utb 2196

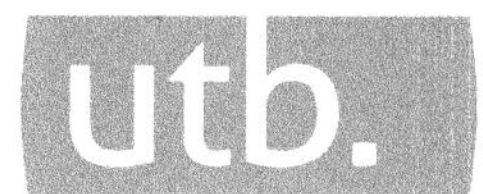

Eine Arbeitsgemeinschaft der Verlage

Brill | Schöningh – Fink · Paderborn
Brill | Vandenhoeck & Ruprecht · Göttingen – Böhlau · Wien · Köln
Verlag Barbara Budrich · Opladen · Toronto
facultas · Wien
Haupt Verlag · Bern
Verlag Julius Klinkhardt · Bad Heilbrunn
Mohr Siebeck · Tübingen
Narr Francke Attempto Verlag – expert verlag · Tübingen
Psychiatrie Verlag · Köln
Ernst Reinhardt Verlag · München
transcript Verlag · Bielefeld
Verlag Eugen Ulmer · Stuttgart
UVK Verlag · München
Waxmann · Münster · New York
wbv Publikation · Bielefeld
Wochenschau Verlag · Frankfurt am Main

Karl-Heinz Menzen

Grundlagen der Kunsttherapie

6., durchgesehene Auflage

Mit 123 Abbildungen und 8 Tabellen

Ernst Reinhardt Verlag München

Prof. Dr. **Karl-Heinz Menzen** ist Professor em. für Pädagogik mit dem Schwerpunkt „Altern und Behinderung unter Einbeziehung von Aspekten ästhetischer Bildung“ an der Katholischen Hochschule Freiburg i. Br. Seit 2013 leitet er den Masterstudiengang Kunsttherapie an der Sigmund Freud Universität Wien. Vom Autor außerdem im Ernst Reinhardt Verlag erschienen: „Kunsttherapie mit altersverwirrten Menschen“, Reinhardts Gerontologische Reihe, Band 30

Bibliografische Information der Deutschen Nationalbibliothek

Die Deutsche Nationalbibliothek verzeichnet diese Publikation in der Deutschen Nationalbibliografie; detaillierte bibliografische Daten sind im Internet über <http://dnb.d-nb.de> abrufbar.

UTB-Band-Nr.: 2196
ISBN 978-3-8252-6058-3 (Print)
ISBN 978-3-8385-6058-8 (PDF-E-Book)
ISBN 978-3-8463-6058-3 (EPUB)

Printed in EU
Einbandgestaltung: siegel konzeption | gestaltung, Stuttgart
Fotos im Innenteil: Karl-Heinz Menzen sowie Studierende der HdK Berlin, der HfAK Wien und der KFH Freiburg
Cover: © iStock.com/vernonwiley
Satz: Bernd Burkart; www.form-und-produktion.de

Ernst Reinhardt Verlag, Kemnatenstr. 46, D-80639 München
Net: www.reinhardt-verlag.de E-Mail: info@reinhardt-verlag.de

Inhalt

Vorwort

Kunsttherapie ist ein viel versprechendes Wort. Es verweist auf ein Fach, das seinen Namen aus einer Amalgamierung zweier in ihren Interessen gegenläufiger Instrumente des sozialen Handelns bezieht. Wenn Kunst die imitierenden und irritierenden Kodes einer Gesellschaftsverfassung in eigenwilligen Material- und Verfahrensweisen entwirft, um eben diese Verfassung aufzubrechen und zu verändern, – dann will Therapie das Gegenteil: Menschen, die leidvoll aus ihren sozialen Kontexten herausgefallen sind, wieder dorthin zurückführen, wo sie sich geborgen fühlen.

Im Aufeinanderbezug, in der Kooperation der beiden Intentionen geschieht Bergendes und Irritierendes. Wenn verhaltensverunsicherte, mental geschädigte, psychisch erkrankte Menschen aus ihren Alltagskontexten gefallen sind, bieten sich Therapien an, um ehemalige, Halt gebende Bezüge wieder zu vermitteln. Wenn innere wie äußere Lebensbilder erstarrt, nicht mehr kommunizierbar sind, bieten sich künstlerische Therapieverfahren an, um kreativ und phantasievoll andere Bilder des Lebens zu erschließen. Wenn Kunst sich die therapeutischen Handlungsfelder erschließt, lassen sich die ästhetischen Einbahnstraßen des Lebens differenzieren, sodass individuelles Leben facettenreicher, in seinen gesellschaftlichen Bezügen wieder flexibel wird.

Der rehabilitativ, klinisch-psychosomatisch oder psychiatrisch erfasste Mensch ist von den unterschiedlichsten Einschränkungen seines Verhaltens betroffen. Er weiß um die Hilfestellung, die er in Hinblick auf ein verändertes Verhalten braucht. Er weiß jene Freiheit, Nicht-Stringenz, den Charakter der Nichteingebundenheit der Kunst in die gesellschaftlichen Zwänge zu schätzen: „Endlich keine Therapie“ – habe ich oft bei unseren kunsttherapeutischen Klinik-Projekten gehört, und ich habe erfahren, wie gut es tut, wenn Menschen, ansonsten leidend, Tätigkeitsräume erleben, die nicht in der gewohnten Alltagsart zwingend sind.

Von den Nöten und den Freiheiten dieser Menschen berichtet dieses Buch. Es sind hauptsächlich jene, die in ihrem Leben kaum zu Wort kamen. Es sind jene, die vor allem im Raum des nicht-gesellschaftsfähigen Ausdrucks zu Hause sind. Ihre Ausdrücke, ihre Bilder, die Bilder der Menschen mit Krankheit oder Behinderung – sie präsentieren eine Welt, die als abgespaltene, exterritorialisierte beschaut, bestaunt, zuweilen kulturausdrücklich gefeiert wird. In dem vorliegenden Buch wird diese Welt vorgestellt.

Das hier in der sechsten Auflage vorgelegte Buch vermerkt seit seinem Erscheinen einen anfangs nicht für möglich gehaltenen Fortschritt des Faches auf dem Feld des Gesundheitswesens. Nach der teilweisen Zulassung der künstlerischen Therapieformen in der Akutklinik sind diese auch in der rehabilitativen Versorgung anzutreffen. Dieser Umstand ist wesentlich dem Einsatz vieler berufspolitisch tätigen KunsttherapeutInnen in den entsprechenden Berufsverbänden und in der Bundesarbeitsgemeinschaft Künstlerischer Therapien (BAG KT) zu verdanken, deren Geschäftsführung ich an dieser Stelle für manche Hinweise bei der hier vorliegenden Überarbeitung danken möchte.

Mit dem Erscheinen dieser 6. Auflage bahnt sich ein berufspolitischer Erfolg an, der wesentlich der BAG-KT und deren zu- und mitarbeitenden Instituten zu verdanken ist: In der inzwischen fortgeschrittenen Diskussion steht zur Entscheidung, ob die Kunsttherapie berufs- und abrechnungsrechtlich als Heilberufsgesetz geregelt und entsprechend als „verordnungsfähig“ anerkannt wird.

TEIL I
KUNSTTHERAPIE – EINFÜHRUNG UND ÜBERBLICK

Wer einen Begriff vom Wesen und der Methode der Kunsttherapie gewinnen möchte, der hat sich zuerst darüber klar zu werden, wie innere Bilder auf die Psyche wirken und wie sie das Verhalten beeinflussen. Denn dass Bilder therapeutisch wirksam sein können, ist seit langem bekannt. Daher geht es den bildnerischen Therapien von Anfang an um einen Gestaltungsvorgang, der in seiner bildnerischen Dynamik den Zustand, die Befindlichkeit eines Menschen spiegelt und beeinflusst.

1 Zur Herkunft der künstlerischen Therapien

Bevor wir die verschiedenen Spezialisierungen dieser Therapieform nachzeichnen, wollen wir versuchen, die moderne Kunsttherapie in ihrem Wesen, ihren Ansätzen und Einsatzfeldern zu erfassen. Nach ihrer Herkunft lassen sich sechs Ansätze in der Kunsttherapie differenzieren:

1. ein kunstpsychologischer Ansatz in der Entstehenszeit dieser Disziplin;
2. ein kunstpädagogischer/-didaktischer Ansatz;
3. ein psychiatrischer, d.h. arbeits-, ergo- und beschäftigungstherapeutischer Ansatz;
4. ein heilpädagogischer, zunehmend neurologischer Ansatz;
5. ein kreativ- und gestaltungstherapeutischer Ansatz und
6. ein tiefenpsychologischer Ansatz.

1.1 Der kunstpsychologische Ansatz

Die ästhetische Psychologie wird in Lehrbüchern wie dem von Kreitler und Kreitler (1980) auch unter dem Begriff der Kunstpsychologie subsumiert. Sie befasst sich seit ihren Anfängen mit den rezeptiven, reproduktiven und produktiven Äußerungsformen des künstlerischen Vorgangs, insoweit diese auf ein psychisches Korrelat der Empfindung oder des Gefühls, also auf die Organisierung von Bewusstseinsprozessen verweisen.

Seit der Zeit der Aufklärung wurde die menschliche Erfahrung als solche zunehmend verwissenschaftlicht. Kant unterschied einen sinnes-, verstandes- und einbildungskräftigen Aspekt an ihr. Nach welchen Regeln nehmen wir wahr und verstehen wir, nach welchen Regeln fällen wir Urteile, wenn wir Vorstellungen bildhafter, plastischer oder musikalischer Art in ihrer subjektiv-innersinnlichen Gefühlshaftigkeit einer jeweils objektiv-sinnlichen Wahrnehmung zuzuordnen, fragte er. Seit

Kant lässt sich die Zusammenschau des sensualistischen Empfindens (Locke) und des intelligiblen Vorstellens (Leibniz) im ästhetisch-anschaulichen Wahrnehmungs- und Vorstellungsakt experimental-psychologisch verwenden. Die experimentell ausgerichtete psycho-physische Analyse des Erlebens fragt danach, wie ästhetisch wirkende physikalische Gegebenheiten und psychische Erfahrung korrelieren (Fechner 1871/Ed. 1978).

Im Übergang von ästhetischer Theorie zur Psychologie steht ein Bewusstseinsverständnis, das den „ästhetischen Sinn“ (W. v. Humboldt) kunstpsychologisch und -didaktisch auszubilden auffordert: „Über die ästhetische Darstellung der Welt als das Hauptgeschäft der Erziehung“ lautet eines der frühen Werke Herbarts (1804); „Psyche und Ästhetik“ (Dannecker 2006) ist der Titel eines Buches unserer Tage, das jenem Gesichtpunkt folgt.

1.2 Der kunstpädagogische und kunstdidaktische Ansatz

Dieser Ansatz der zunächst erzieherischen, dann ansatzweise therapeutischen Arbeit mit musisch-bildnerischen Mitteln ist seit den Zeiten der Aufklärung zu verzeichnen: Pestalozzi zitiert die Kunstkräfte des Kindes, Schiller tritt für eine ästhetische Erziehung ein, mittels derer sich der heranwachsende Mensch spielerisch-ganzheitlich zu organisieren habe. Das Kind soll schließlich „kunstgemäß“ im Prozess der Erziehung erregt werden (Fröbel), um über die Darbietung ästhetischer Gegenstände eine Veredelung seiner Gemütsbestimmungen und Geschmacksurteile zu erfahren (Herbart 1841/1850–52). In der Klassik werden die Vorstellungen, was menschliche Natur ist (Goethe) oder sein soll (Schiller), von idealen Vorstellungen geprägt. Sie geben ein Bild des Kindes vor, das in die humanistischen und dann neuhumanistischen Erziehungskonzepte beispielsweise von Carus und Niethammer eingeht. In der Geschichte der Erziehung, die die inneren Anschauungen wie die Verhaltensweisen des Kindes formen will, setzt sich dieses (neu-)humanistische Bild, wie ein Kind sein soll, durch. Ganz in diesem Sinne wird die Kunst-, genauer die Mal- und Zeichenpädagogik in Dienst gestellt.

Eine breit angelegte ästhetische Erziehung wird institutionalisiert: In der Zeit um 1800 orientieren sich Anmutungs-, Anstands- und Leibesübungen (Campe, Lenz, Jahn) in ästhetisch-moralischem Sinn an einer vorbildlichen Natur. Ästhetisch-didaktische Erziehung soll im Kunstunterricht nicht mehr von der Herstellung einer „peinlich genauen Kopie“ bestimmt sein (so der Kunsterzieher Grangedor (1868, 70), sondern die Bewegungen der Seele ausdrücken, so einer der berühmtesten Kunsterzieher des 19. Jahrhunderts, Viollet-le-Duc (1862, 526). Kunst-,

Mal- und Zeichenpädagogik werden zum Erziehungs- und dann auch „notwendigen Heilmittel“ (Deinhardt/Georgens 1863, 363). Die Empfindungen, die Gefühle des heranwachsenden Kindes sollen zeichnerisch, malerisch sichtbar sein. Das Kind soll ein „Gefühl für die Übergänge des Seelischen“ (Ruskin zit. nach Oppé 1952, 170) in diesem Vorgang organisieren und seine „Erlebnisse ... zu ... wirksameren Formen der Darstellung“ erheben. Anschauung als „verkörpertes Gefühl“ (Erdmann 1851/1896, 332) lässt sich kunsterzieherisch erarbeiten und pädagogisch-moralisch einsetzen. Einfühlung und Nacherleben ästhetischer Zustände werden recherchiert (Lipps 1901) und als lenk- und richtbar erkannt (Schulze 1909): Die „Hingabe an ästhetisch wirkende Dinge“ erhält einen Stellenwert im Prozess der Erziehung (Lay, 1903/Ed. 1910, 550 f.) und soll die Zerrissenheitserfahrung des zu Bewusstsein gelangenden Bürgertums versöhnen.

1.3 Der ergotherapeutische Ansatz in der Psychiatrie

In den „Irren-“ und den sog. „Idiotenanstalten“, den Psychiatrien und Anstalten für geistig verwirrte Menschen ist seit dem frühen 19. Jahrhundert ein beschäftigungstherapeutischer Ansatz musisch-bildnerischer Einflussnahme zu vermerken: Nicht nur der psychiatrisch Erfasste ist davon betroffen: „Industriosität“, d.h. Arbeit- und Tugendsamkeit stehen auch auf dem gewöhnlichen Erziehungsplan des Heranwachsenden. Der philanthropische Tugendkatalog will den Funktionserfordernissen einer sich ausweitenden Manufaktur zur sog. großen Maschinerie angemessen sein. Der arbeitende Mensch wird zunehmend im Hinblick auf diese funktionellen Anforderungen bewertet. So auch in den Psychiatrien und sog. „Blödheits-“ und „Idiotenanstalten“ der Zeit.

Von Anfang an sind Arbeits-, Ergo-, Werk- und Beschäftigungstherapien auf die Funktionen von Körper und Geist bezogen und sollen das Arbeitsvermögen wiederherstellen. Die Geschichte dieser Therapieformen weist den künstlerischen Beschäftigungsformen hierbei ihren Platz: Die erste heilpädagogische Werkstätte von Deinhardt und Georgens (1979/1861), die Levana in Baden bei Wien, wie auch eine der ersten Schulen für Beschäftigungstherapie, die „School of Civics and Philanthropy“ (1908), suchen die Wiederherstellung ausgefallener Funktionen des arbeitenden Menschen mit künstlerisch-gestalterischen Mitteln zu erreichen. Und in den Psychiatrien der Wende zum 19. Jahrhundert wird das Funktionieren großgeschrieben.

In der Hallischen Psychiatrie erfährt dieses Funktionieren zu Beginn des 19. Jahrhunderts allerdings eine bemerkenswerte Differenzierung. Hier macht man über die gewöhnlichen Fixierungen an Bett und Stuhl, die heißen Dauerbäder, die willkürlich herbeigeführten eitrigen Infektionen, die Isolierungsmaßnahmen, die Drehstuhl-Torturen u.a.m. hinaus eine neue Erfahrung: Zeichnen, Malen und Gestalten – bei dem Chefarzt Johann Christoph Reil (1803) werden sie unter die drei Gruppen von psychischen Heilmitteln gezählt. Und anders als der Tübinger Kollege Peter Josef Schneider (1824), der auch auf neue „Cur-Mittel", auf eine neue Art von Beschäftigungstherapie aus ist, macht Reil eine Entdeckung: „Anfangs beschäftigt man bloß den Körper, nachher auch die Seele. Man schreitet von Handarbeiten zu Kunstarbeiten und von da zu Geistesarbeiten fort" (Reil 1803, 241 f.).

Wo zu Beginn des 19. Jahrhunderts im Umkreis der französischen Psychiatrischen Klinik Salpêtrière und deren Chef Philippe Pinel (1745–1826), noch Atelier-Werkstattarbeit (hier speziell: die Malerei) benutzt wird, um in der Beschäftigung mit den sog. schönen Künsten die Leidenschaften durch moralische Maximen zu überwinden (Pinel 1801), da wird in der Folge unter den deutschen und englischen Kollegen eher ein handwerklicher Aspekt von Beschäftigungstherapie hervorgekehrt. Die künstlerischen Tätigkeiten, in den deutschsprachigen und anglosächsischen Regionen im Rahmen der Beschäftigungstherapie benutzt, werden eher werkhaft-gestaltend verstanden (Hils 1971, X).

Beschäftigungs- und Arbeitstherapie lassen sich folgendermaßen voneinander abgrenzen: Die Beschäftigungstherapie (BT) will seit ihrem Beginn gegen die geistige Verwirrung und den körperlichen Verfall geistig und motorisch anregen, aber auch erholsam und unterhaltend, zunehmend werkhaft-gestaltend verstanden sein. Arbeitstherapie (AT) will gegen die abstumpfende Bettlägerigkeit die Klinikinsassen aktivieren, anfordernd, leistungsfördernd, produktionsorientiert sein. Die Tradition des AT-Begriffes sucht vergeblich und immer wieder den Begriff der Arbeits- durch den der Werk- oder Beschäftigungstherapie zu ersetzen. Schließlich setzt sich nach langer Diskussion der Begriff Ergotherapie (griech.: to ergon = Werk, Tat, Unternehmung, Kunstwerk) durch, immer noch neben sich einen arbeitstherapeutischen, speziell produktions- und leistungsanpassenden Zweig konzipierend. Die begrifflich erst spät genannte Kunsttherapie (KT) will allenfalls den Teil der erwähnten Verfahren abdecken, der über das Kunsthandwerkliche hinaus die spielerischen, kreativen, frei gestaltenden Handlungselemente betont (Otto 1971; Aernout 1981; Domma 1990). Seit Anfang des 20. Jahrhunderts erobern sich die künstlerisch-bildnerischen Verfahren in den gesundheits- und heilungsorientierten Möglichkeiten von Beschäftigung, Arbeit und Spiel einen Platz, dem zunehmend kognitiv-, psycho- und verhaltensmodifikatorische Eignung zugeschrieben wird.

In den entstehenden künstlerischen Werkstätten im psychiatrischen Bereich entwickelt sich vor dem Ersten Weltkrieg eine Form der Beschäftigungstherapie, die die künstlerische Tätigkeit zum „Cur-Mittel" erklärt. In dem Maße, wie sich im Laufe des 20. Jahrhunderts Arbeits- und Beschäftigungstherapien voneinander trennen (1905 entwirft in der Anstalt Warstein, der späteren Gütersloher Anstalt, der Psychiater Hermann Simon, 1867–1947, zum ersten Mal ein solches Konzept, das Garten- und Aufräumarbeiten als aktive Arbeits-Therapie versteht; vgl. Bauer 1992, 186, Stichw. Arbeitstherapie), kommen nunmehr in Absetzung von den beschäftigungstherapeutischen den künstlerischen Tätigkeiten spezifische Aufgaben zu: Sie erhalten eine eher schöpferisch-musische, individualitätsangemessene und selbstzweckorientierte Aufgabenstellung im Rahmen der Behandlung. Die arbeitstherapeutischen Maßnahmen sind dagegen produktions-, leistungs- und zweckorientiert, und auch die beschäftigungstherapeutischen Maßnahmen können ihrer Zweckorientierung nicht entbehren. Eine künstlerische oder kunsthandwerkliche Betätigung – bei Pinel (1801) und Reil (1803) für die Patienten der gehobenen Schichten gedacht und auf deren Zerstreuung aus (Günter 1989) – wird zunehmend von einer handwerklich-arbeitsprozessorientierten Betätigung geschieden, die eher der Wiedereingliederung von Patienten der unteren Schichten dient.

Die Trennung von Arbeits- und Beschäftigungstherapie und mit ihr die Spezifizierung der Kunsttherapie führt im Verlauf des 20. Jahrhunderts in den rehabilitativen und klinischen Einrichtungen zu folgenden institutionalisierten Varianten: Als Arbeitstherapie (AT; Ergotherapie, Industrial Therapy, ergothérapie, thérapeutique par le travail) sollen die kunsthandwerklichen Formen zweckgebunden und produktionsorientiert, zumindest arbeits- und sozial-integrativ sein. Als Beschäftigungstherapie (BT; Occupational Therapy; thérapeutiques occupationelles) ist die kunsthandwerkliche Tätigkeit eher selbstzweckorientiert im Sinne der individuellen Kur.

In der Folge spezifizieren sich AT und BT nach Rehabilitationsinteressen: BT ist zunehmend orthopädischen, unfallchirurgischen, neurologisch-rekonstruktiven, rheumatologischen und geriatrischen Maßnahmen zugewandt, während die AT und mit ihr m.E. die Heilpädagogik auf die teilweise Rehabilitation, die Wiederherstellung des Arbeits- und Leistungsvermögens orientiert ist. Gestaltungstherapien besetzen zunehmend jenen Raum der Kur-, Rehabilitations- und Behandlungsmaßnahmen, der von den unmittelbaren Zwängen der arbeits- und zweckorientierten Tätigkeiten frei bleibt. Gleichermaßen finden künstlerische Therapieformen im Rahmen der Arbeits- und Beschäftigungstherapien ihren Platz: In eher pädagogischer Hinsicht sind sie auf die Ausweitung von ästhetischen und mit diesen korrelierenden sozialpraktischen Kompetenzen aus. In eher therapeutischer Hinsicht suchen sie das psychische Verarbeitungsrepertoire auszuweiten, d.h.

den Betroffenen wieder verfügbar zu machen. Auf diese Weise haben die Behandlungsformen mit bildnerischen Mitteln die Aufsplittung in Ergo- bzw. Arbeits- und Beschäftigungstherapien innerhalb ihres Faches nachvollzogen: Sie implizieren sowohl material- und arbeitsam-zweckgebundene wie gestaltungs- und eher psychisch-orientierte Zielsetzungen.

1.4 Der heilpädagogisch-rehabilitative Ansatz

Die Entwicklung der heilpädagogischen Kunsttherapie verläuft in drei großen Schüben: 1860 wurde sie von den Heilpädagogen Deinhardt und dem Ehepaar Georgens in Bezug auf Sinnes- und Teilleistungsstörungen formuliert. Um 1920 orientierte sie sich an den aufkommenden ganzheits- und gestaltpsychologischen Ansätzen, und ist um 1990 schließlich neurologisch ausgerichtet (Menzen 1994; Bader/Baukus/Mayer-Brennenstuhl 1999). Erst gegen Mitte der 1990er Jahre wird sie zu einem Fach, das im Rahmen einer inzwischen wissenschaftlich geregelten Heilpädagogik angeboten wird (Menzen 1994, 2007, 2016, 2017).

Die ansatzweise wahrnehmbare heilpädagogische Kunsttherapie richtet sich in der Mitte des 19. Jahrhunderts an der Fröbelschen Kindergartenpädagogik aus. Wir werden noch sehen, wie mit Hilfe von Kugeln, Scheiben, Quadern und Säulen als Lehrmaterialien Heranwachsende wie Erwachsene die Welt begreifen lernen sollen. Ein halbes Jahrhundert später und bis weit nach dem Zweiten Weltkrieg ist die heilpädagogisch-bildnerische Förderarbeit der Gestaltwahrnehmung verpflichtet. Nicht weg von den sinnesbezogenen, aber hin zu einer sog. ganzheitlichen Förderung zielt ihr Umgang mit den Menschen mit Behinderung. Das Mythologem des Ganzheitlichen ist bis in die späten 1990er Jahre in aller Munde. Gegenwärtig befasst sich die heilpädagogische Kunsttherapie mit neurologischen Aspekten spezifischer Störungsbilder wie Hyperaktivität, Störungen der Sinne, der Motorik und des Sozialverhaltens. Nicht von ungefähr erhält die Bezugswissenschaft der Heilpädagogik, bislang eher ein Konglomerat aus den Geistes- und Sozialwissenschaften, ein spezifisch wissenschaftliches Profil. Sie erarbeitet 1998 ein Curriculum, das bundesweit verbindlich wird; sie organisiert sich als Fachbereichstag bei der bundesdeutschen Kultusminister- und Rektorenkonferenz. Die heilpädagogische Kunsttherapie entwickelt sich in diesem Zeitraum und Zusammenhang zur eigenständigen Methode.

In der Geschichte der heilpädagogischen Kunsttherapie stehen die Fehlverknüpfungen und Wahrnehmungsstörungen des teilleistungsgestörten Menschen im Mittelpunkt. An ihnen hat sich die Herangehensweise mit ästhetisch-bildnerischen Mitteln als buchstäblich „vorbildlich" erwiesen. In diesen Fällen ist die ästhetisch-bildnerisch orientierte Wiederaneignungsarbeit von Raum-, Zeit- und Handlungsstrukturen heilbringend.

Entsprechend der usprünglichen psychomotorischen Verschaltungen beim Kind erarbeitet Kunsttherapie beim Menschen mit Wahrnehmungs- bzw. Teilleistungsstörung, d.h. Lern-, aber auch beim geistige Behinderung das früheste Sinneserfahrungsterrain: Sie rekonstruiert und kompensiert die mit diesen Reizumständen verknüpften Situationen der frühen Kindheit (Deinhardt/Georgens 1979/1861; Theunissen 1989, 2004; A. Lichtenberg 1990; Menzen 1994).

Das Umfeld der Wahrnehmung des Menschen mit Teilleistungs-, Lern- wie auch geistiger Behinderung soll erweitert werden (A. Lichtenberg 1987). Die grundlegenden Wahrnehmungsaktivitäten dieses Menschen sollen basal stimuliert werden, beispielsweise im taktilen Bereich in Erfahrungsmodalitäten wie warm/kalt, fest/weich, nass/trocken (A. Lichtenberg 1990).

Beim hirngeschädigten Menschen müssen die ausgefallenen hemisphärischen Funktionen wieder reorganisiert, müssen die entsprechenden zeitlichen (eher linkshemisphärischen) und räumlichen (eher rechtshemisphärischen) Gestaltleistungen zum Teil neu angeeignet werden. So können sich beispielsweise Verzerrungen des Körperschemas rückbilden, wie wir sie aus den gestörten willkürlichen Bewegungsentwürfen mancher Menschen mit geistiger Behinderung kennen. Bei Schädigungen der rechten Hirnhemisphäre erscheint das Unvermögen in einer zusammenhanglosen, fragmentarischen Gestaltherstellung und -wahrnehmung, im Falle einer Schädigung der linken Hemisphäre erscheint das Unvermögen eher in einer gestörten Detailgenauigkeit und Sequenzhaftigkeit, einer mangelhaften Einschätzung des Nacheinander von Zeichen, Ausdrücken und Verhaltensweisen. (Zu den Ergebnissen kunsttherapeutischen Handelns mit Menschen mit Lernbehinderung und geistiger Behinderung liegen Praxisdokumentationen vor: Theunissen 1989; A. Lichtenberg 1990; Menzen 1990a, b; ders. 1994). In der Praxis der Neurologischen Klinik sind die sinnesstimulierenden Erfahrungen der heilpädagogischen Kunsttherapie in einem modifizierten Realitäts-Orientierungs-Training (ROT) mit Schlaganfall-, Unfall- oder Alzheimer-Patienten äußerst wertvoll und in manchen Abteilungen nicht mehr wegdenkbar (Menzen/Brandenburg 2022b).

1.5 Der kreativ- und gestaltungstherapeutische Ansatz

Ein kreativ- und gestaltungstherapeutischer Ansatz hat sich im Laufe unseres Jahrhunderts entwickelt. Er hat eine ähnliche zweckfreie bzw. zweckgebundene Orientierung erfahren, wie wir dies im Falle der Arbeits- und Beschäftigungstherapie gesehen haben. Tardieu (1872), Lombroso und du Camp (1880), Morcelli (1881), Simon (1888), Kiernan (1892), Hospital (1893), Mohr (1906), Réja (1907), Morgenthaler (1918; 1919; 1921), Prinzhorn (1919; 1922; 1927), Bürger-Prinz (1932), Dubuffet (1949), Binswanger (1955), zusammenfassend Bader (1975), Navratil (1965; 1969; 1979; 1983), Benedetti (1984) und Gorsen (1980, 1984) haben sich in den letzten 100 Jahren einer Denktradition angenommen, welche sich in zwei entgegengesetzten Positionen formulieren lässt:

- Die einen behaupten, dass Kinder, „Wilde", Geisteskranke und Genies sich in einem originalen, zivilisatorisch unverstellten und unbeeinflussten Gefühlsdrang unmittelbar-kreativ auszudrücken vermögen. Im Gestaltungsausdruck erscheine unbewusst Vorgebildetes, das unbeeinflusst von aller Kultur sei und sich triebhaft entäußere. Diese Position wird in der Kunst von Surrealisten wie Max Ernst, Paul Klee, André Breton, Alfred Kubin und anderen geteilt: Sie sehen in der Kunst der Primitiven eine besondere Kulturform, in der sich das unzensierte und vielgestaltige Ich naturhaft ausdrückt. Seit Dubuffet wird eine solche künstlerische Ausdrucksform unter dem Stichwort „art brut" behandelt.
- Die kritischen Gegenstimmen unterscheiden bildnerischen Betätigungsdrang – beispielsweise des psychotischen Menschen – und künstlerische Kompetenz: Sie verweisen darauf, dass die gefeierte Ursprungs- und Naturmythologie des Kindhaften und Kranken kaum apologetisch gegen derzeitig entfremdete Verhältnisse gesetzt werden dürfe (Günter 1989). Psychotische Kunst könne kaum das richtige Abbild einer ganzen falschen Zivilisation sein, wohl aber sei sie in der Lage, die pathologischen Formen neuzeitlicher Subjektzerstörung zu demonstrieren.

Künstler der Moderne wie Joseph Beuys in seiner Rauminstallation „Das Ende des 20. Jahrhunderts" (1983) oder in seiner Zeichnung „selbst im Gestein" (1955), oder Walter Dahn in seinem Bild „Selbst doppelt" (1982) bestätigen: Die Spaltung, die Zerrissenheit, die Exkorporalisierung des Menschen der Moderne ist allenfalls in ihrer Unversöhnlichkeit zu illustrieren (Menzen 1990a). Die ursprungsmythologische Tendenz, Kunst- und Naturausdruck des Menschen gleichzusetzen, wird von den Kritikern da zurückgewiesen, wo die Eigenständigkeit des Kulturellen, des spezifisch Künstlerischen verloren geht.

Seit den 1960er Jahren des 20. Jahrhunderts hat sich eine Version tiefenpsychologisch und analytisch orientierter Gestaltungstherapie aufgetan (Kramer 2014; Franzke 1977; Wellendorf 1984; Schrode 1989; Schottenloher 1989). Sie versteht sich „als Therapie mit bildnerischen Mitteln auf tiefenpsychologischer Grundlage" (so der Titel von Schrode 1989) und hat vor allem in die klinisch-stationäre Gruppenpsychotherapie Eingang gefunden (Petzold 1987). Gestaltungstherapie solcher Art sieht sich als Ergänzung verbal orientierter Psychotherapie durch den bildnerischen Ausdruck. Sie beabsichtigt die spontane Ausdrucksgestalt als eine Synthese von Innerem und Äußerem und intendiert die Vermittlung zwischen Bewusstem und Unbewusstem in der symbolisch sich entwickelnden Äußerung (Jung 1958/1916). Gestaltungstherapeutische Verfahren werden beispielsweise bei Menschen mit Borderline-Syndrom, mit posttraumatischen Störungen und unterschiedlichsten psychoneurotischen und psychovegetativen Störungen angewandt, sowohl in privater wie in klinisch-stationärer Praxis, besonders in der medizinisch-stationären Rehabilitation.

1.6 Der tiefenpsychologische Ansatz

Ein spezifisch tiefenpsychologischer und psychotherapeutischer Ansatz der Kunsttherapie stimmt mit dem zuletzt beschriebenen teilweise überein: Er fußt auf Freuds These, dass sich im jeweiligen symbolischen Ausdruck ein Triebschicksal offenbare. Ebenso greift er Jungs Antwort auf, dass diese These allzu leicht auf die kindliche Triebgeschichte reduziert werden könne und komplexer gesehen werden müsse. Mit Jung wird angenommen, dass der Sinn des Symbols in dem Versuch besteht, das noch gänzlich Unbekannte und Werdende analogisch zu verdeutlichen. Die Erkenntnis von Freud und Jung war, dass sich im Vorgang des Symbolisierens seelische Konflikte ästhetisch-bildnerisch dokumentieren können. Beide vermuteten, dass sich hinter dieser Stellvertretung ein affektbeladener, verhinderter seelischer Vorgang verbirgt, der eine andere Entladung (Konversion), eine Umleitung und ein Abschwellen der Erregung sucht (Katharsis). Der symbolisch angedeutete Sinnzusammenhang weise auf einen abgewehrten Ausdruck zurück. Und das Unbewusste, so Jung, entwerfe im Symbol eine Vorstellung dessen, was eigentlich gemeint sei und was nach Bewusstwerdung, nach Gestaltung dränge (Dieckmann 1972).

Freudianische und jungianische Positionen haben das Dokument des Unbewussten unterschiedlich diskutiert: Freuds Anhänger konzentrieren sich auf die Semantik, die Bedeutung des symbolischen Ausdrucks, und suchen die Ursachen in der frühen Triebgeschichte. Vertreter der jungschen Auffassung rücken den Sinnzusammenhang des individuellen Lebenswegs insgesamt in den Mittelpunkt. In der Nachfolgediskussion sind die Ziele des ästhetischen Produzierens, des ästhetischen Gestaltens entsprechend unterschiedlich: Es soll zur Regression anregen und ermöglichen, auf eine frühere, unzensierte, emotionalere Stufe der psychogenetischen Entwicklung zurückzugehen (Kris 1977). Die Differenzierung von Denk- und Bewusstseinsstrukturen soll außer Kraft gesetzt werden (Müller-Braunschweig 1964; Ehrenzweig 1974). Die ästhetische Produktion soll verdrängte Affekte freisetzen, eine Bewältigung von Konfliktspannungen durch Reduktion und Abfuhr von Triebenergie (Katharsis) in die Wege leiten und solchermaßen eine libidinöse Entlastung herbeiführen (Müller-Braunschweig 1977). Angstbesetzte Vorstellungen sollen in eine äußere bildnerische Realität überführt werden (Fenichel 1983). Das ästhetische Gestalten ermöglicht den Austausch des Triebobjekts bei Beibehaltung der Triebziele (Sublimation) und hilft dadurch, nicht-sozialisierte Impulse zu bewältigen (Schmeer 1995). Es soll im Sinn narzisstischer Regulation zum affektiven Gleichgewicht, zur Erweiterung der Ich-Grenzen beitragen (Henseler 1974; Benedetti 1979). Und es soll u. U. ein Probehandeln sein, um das, was sonst nicht möglich, nicht erlaubt ist, zu agieren (Müller-Braunschweig 1974; Schuster 1997; Greb 2022).

Der tiefenpsychologische Ansatz der Kunsttherapie wird in privater und klinischer Praxis verwandt und ist dabei, sich mit anderen, beispielsweise verhaltens-, familien- und systemtherapeutischen Ansätzen zu liieren (Schmeer 1995; Menzen 1999; Schmeer 2006 a, b).

2 Zur Aktualität der künstlerischen Therapieformen

Die Kunsttherapie unserer Tage wird im klinisch-psychologischen und im rehabilitativen Bereich eingesetzt, und zwar stationär, ambulant und komplementär. Sie macht sich die innerpsychischen Prozesse bei der Betrachtung und bei der Herstellung von bildnerischen Ausdrücken zunutze. Ihr Zweck besteht darin, die Orientierungs- und Gefühlslagen der Patienten wiederherzustellen und Problem- wie Leidenssituationen bildnerisch zu bearbeiten. Ihr Mittel besteht darin, jenen psychischen Ausdrücken, jenen Bildern, Vorstellungsmustern, die Leiden verursachen, eine andere Ausrichtung zu geben. Im Ergebnis sollen die Bewusstseins- und Erlebnisweisen, aber auch die Verhaltensabläufe mit bildnerischen Mitteln so konstelliert werden, dass es möglich wird, das Alltagsleben neu zu sehen und zu bewältigen.

Drei praktische Perspektiven der Kunsttherapie haben sich herausgeschält – eine klinisch-neurologische und heilpädagogische-rehabilitative, eine psychosomatisch-tiefenpsychologische und eine psychiatrisch orientierte Kunsttherapie. Alle drei Perspektiven werden derzeit in der sozial- und heilpädagogisch- wie psychotherapeutisch-medizinischen Rehabilitation angewandt.

- Die klinisch-neurologische und heilpädagogische-rehabilitative Kunsttherapie sucht vor allem die Selbsterlebens- und Erfahrensformen des Menschen mit geistiger und körperlicher Behinderung oder Demenz zu restituieren oder zu kompensieren; und dazu bedarf es einer langwierigen Wiederaneignung der unterbrochenen Sozialisation. Jeder, der täglich mit Menschen mit geistiger Behinderung und/oder neurologischen Schäden zu tun hat, kennt die Etikettierungen, denen diese ausgesetzt sind. Was der Therapeut über diese Menschen denkt, wie er sie wahrnimmt und wie er ihre Kompetenzen und Defizite einschätzt, das bleibt den Betroffenen in der Regel verborgen. Sie scheinen in ihrer eigenen Welt zu leben, die den Außenstehenden eine terra incognita ist. Der therapeutische Prozess, der in den Umkreis dieser Welt eindringt, entwickelt sich in bildnerischen, psychologisch und physiologisch angemessenen Schritten. Er knüpft dabei mit den Mitteln der Kunst an den Facetten der bildnerischen Material-, Form- und Farbgebung an, deren je eigene Psychodynamik aus den erstarrten, zuweilen nie erlebten Verhaltens- und Bewusstseinsformen herausführen soll (Menzen 2007, 355–368).
- Die psychosomatische, zunehmend traumatherapeutisch orientierte Kunsttherapie will helfen, dass das Selbsterleben des beschädigten, des regressiven Bewusstseins, das sich leidvoll am Körper zeigt, bildnerisch ausgedrückt und dadurch aus Erstarrungen gelöst werden kann. Setting und Interventionsformen gleichen zuweilen noch denjenigen der Psychoanalyse, werden aber immer mehr von den explorativen Imaginationsverfahren und der Verhaltenstherapie geprägt. Ihr geht es einmal um die innere wie die äußere Form des Erlebten und dessen bildnerische Darstellung. Das Erlebte soll beispielsweise in der traumatherapeutischen Behandlung nach einer Phase der Stabilisierung in der sog. Traumaexposition eine Form, eine Gestalt erhalten – und so anschaubar, reflektierbar, auf die nicht mehr leiden machenden Seiten, eher auf die den Patienten eigenen Ressourcen hin ausgerichtet werden. Ihr geht es einerseits darum, die leiden machenden, immer wiederkehrenden Bilder, die schädlichen Erlebens- und Verhaltensmuster transparent, fassbar zu machen, andererseits die Selbstheilungskräfte zu aktivieren. Die psychosomatisch orientierte Kunsttherapie hat viel von der Gestalttherapie gelernt, die

die inneren Beweggründe, die krankmachend sind, nachzuvollziehen, auszugestalten sucht, um sich schließlich der eigenen Kompetenzen bewusst zu werden.

- Der psychiatrisch orientierten Kunsttherapie geht es noch ausdrücklicher als den psychosomatischen Verfahren um die Formen misslingender sozialer Alltagsgeschichten angesichts einer erschütterten und gefährdeten Ich-Instanz. Wo die sozialen Beziehungen nur noch verwirrend und gewaltförmig erlebt werden, da sucht diese Art der Kunsttherapie Beziehung wieder fassbar zu machen, zu gestalten. Ausgangspunkt der Therapie ist das leidvolle dissoziative und identitätsgestörte Erleben des Patienten. In der Folge wird die strukturierte Beziehung, die den Therapeuten und den Patienten durch das Medium der Kunst hindurch miteinander verbindet, zur Basis für eine therapeutisch dokumentierte Relation. Das Setting soll Verhaltensformen so reproduzieren, dass ihr therapeutisches Produkt sinnlich angeschaut und bildnerisch gestaltet werden kann, damit es als das Eigene verinnerlicht werden kann. In der Psychiatrie wird die kunsttherapeutische Methode zunehmend als Gruppenpraxis angewandt. Hierbei zeigt sich, dass die psychiatrische Kunsttherapie die Zeit- und Raumbestimmungen des Alltags, die alltäglichen Wahrnehmungen und Erlebnisse, die im Zuge der Verwirrungen psychotischer Schübe aus der Fasson geraten sind, rekonstituieren kann. Hierin ist die psychiatrische Kunsttherapie den neueren Therapien verwandt: Sie will wie die Verhaltenstherapie mit dem Patienten ein adäquates Verständnis für dessen Vulnerabilität und Stressfaktoren herstellen; sie will wie die Systemische Therapie mit dem Patienten dessen erstarrte Denk- und Handlungsmuster rekontextualisieren, beispielsweise „resonanzbildhaft" (Schmeer 2006) anschaubar machen; sie will wie das Psychodrama und die Klinische Bewegungstherapie angesichts der verunklarten Ich-, Körper- und Rollenfunktionen mit dem Patienten ein neues Selbstgefühl, eine neue Definition von sich selbst konstruieren, die bildhaft verfügbar ist.

Wenn wir versuchen, eine zusammenfassende Beschreibung derzeitiger kunsttherapeutischer Tätigkeit zu geben, kommen wir zu folgendem Fazit: Die klinisch-neurologische, die psychosomatische und die psychiatrische Kunsttherapie haben sich weitestgehend in einem Bereich des Gesundheitswesen angesiedelt, den wir allgemein den Rehabilitationsbereich nennen. Im sozialrechtlichen Sinne sind die ambulanten wie klinisch-stationären Fördermaßnahmen in der Sozialen Vorsorge der Kranken- und Rentenversicherungskassen wie in der rehabilitativ orientierten Sozialhilfe verortet; diese Maßnahmen sind rechtlich im Sozialgesetzbuch (SGB) grundgelegt.

Angesichts eines Psychotherapeutengesetzes, das den Kunsttherapeuten als eigenständigen Berufsstand nicht in den Bereich der psychotherapeutischen Versorgung einbezieht, haben die künstlerischen Therapieformen schwerpunktmäßig also ihren Ort in den Feldern der sozialen Wiedereingliederungs- und Rehabilitationshilfe. Da deren Maßnahmen nicht unwesentlich mit den psychosomatisch-psychotherapeutischen und neurologischen einhergehen, finden wir KunsttherapeutInnen zunehmend in dem Feld der psychosomatischen, psychotherapeutischen und neurologischen Medizin und deren rehabilitativen Einrichtungen – was einer hohen Wertschätzung des Berufsstandes seitens der im klinischen Bereich Verantwortlichen entspricht. Explizit werden neuerdings Kunsttherapeuten für die stationäre Versorgung der Psychotherapeutischen Medizin vorgeschlagen, und es wird konstatiert, dass die „psychotherapeutischen Ansätze ... verbale und nonverbale (körperbezogene Therapie, Musik- und Kreativtherapie) Methoden" umfassen (Sozialministerium Baden-Württemberg 1998b, 32).

Explizit hat die Expertenkommission der „Deutschen Rentenversicherung Bund" in der KTL 2006 (Klassifikation Therapeutischer Leistungen), verordnet allen Rehabilitationseinrichtungen, den Kunsttherapeuten/-innen mit den Berufsgruppen der Klinischen Psychologen und Neurologen eigene Leistungs- und Abrechnungsziffern zugewiesen (F 15, F 16), sie sogar im Delegationsverfahren bei psychotherapeutischen Verfahren zugelassen (G 04). (Deutsche Rentenversicherung Bund 2006)

Das Psychotherapeutengesetz bedeutet also für die kunsttherapeutisch Tätigen nicht, dass sie auf ihr psychotherapeutisches Know-how verzichten müssen. Nach wie vor arbeiten sie u.a. damit, innerpsychische Einstellungen und sich ausdrückende Verhaltensmuster in der bildnerischen Formgebung und Dynamik eines ästhetischen Mediums zu spiegeln und die sich dabei abbildenden Lebensverhältnisse bearbeitbar und neu zentrierbar zu machen, so dass sich neue Lebensperspektiven bieten.

Die künstlerischen Therapien wollen rehabilitieren und wiedereingliedern. Sie wollen die Ausdrucksformen eines gehemmten, gestörten soziokulturellen Austauschs wieder sozial zugänglich machen. Mit bildnerischen, mit abbildenden Mitteln suchen sie die beeinträchtigten, die gestörten, die krank gewordenen Äußerungen aus den Einbahnstraßen des Lebens herauszuführen.

TEIL II
METHODEN DER KUNSTTHERAPIE

Jede Methode ist „eine Form, mit deren Hilfe der Inhalt einer gegebenen Wissenschaft, ihre Bedeutung für die Praxis, ihr Zusammenhang mit anderen Wissenschaften und ihre erzieherische Wirkung dargestellt werden" (Schtraks/Platonow 1973, 20). Daher bezeichnet sie die „Vorgehensweise bei der theoretisch-erkennenden und praktisch-gegenständlichen Tätigkeit des Menschen einschließlich der diesem Vorgehen zugrundeliegenden Gesetze, Regeln und Normen sowie deren erkenntnistheoretisch-logische Struktur" (Friedrichs 1980, 13). Der Versuch, die Methoden der Kunsttherapie darzulegen, muss folglich darauf bedacht sein, alle ihre Vorgehensweisen in Theorie und Praxis, in Erziehung und Therapie aufzuzeigen.

1 Sinneskompensation und Sinnesförderung

1.1 Die Entwicklung der Methode im 19. Jahrhundert: ästhetisch-bildnerische Ansätze

Schon die Aufklärung kannte die Wirkung der Ästhetik auf die Anschauungsweisen, das Verhalten und das Leben des Kindes. „Die Darbietung ästhetischer Ideale", so der einflußreiche Psychologe und Pädagoge Johann Friedrich Herbart (1776–1841), „das Herzeigen ästhetischer Gegenstände", all dieses „veredelt die Gemütsbestimmungen, erzieht zu Geschmacksurteilen, betont gefühlshaft das sittliche Urteil und entwickelt Typen des Geschmacks" (1841/Ed. 1850–52, Bd. 3, 173). Bereits der Titel seiner Schrift „Über die ästhetische Darstellung der Welt als Hauptgeschäft der Erziehung" von 1804 demonstriert, worum es Herbart ging: Die Kinder sollten mit Hilfe der Kunst Moral, Sitte und Anstand lernen. Denn die Vernunft zeige sich, so Kant, vor allem in der Praxis, d. h. in ihrem öffentlichen Gebrauch. Damit eröffnete Herbart die erste Perspektive auf die Verwendung der Kunst als Erziehungs- und Heilmittel.

Das 19. Jahrhundert war die große Zeit der Natur: Die Natürlichkeit des Menschen stand im Zentrum, und die Landschaftsmalerei, etwa eines Watteau, arbeitete am Kult der befreiten Natur. Aber es war doch eine Natur, die gesellschaftlichen Kriterien zu gehorchen hatte. Diese Unterordnung, die sich z. B. im Kunstunterricht als direktiv gelenktes Zeichnen nach der Natur demonstrierte, wurde etwa im sog. „Naturzeichnen" Rousseaus sichtbar. Daraus ergab sich eine Kollision, die folgenreich sein sollte, ein Widerspruch zwischen der abstrakten, der gesellschaftlichen Natur und der wirklichen, der empirischen Natur des heranwachsenden Menschen. Im Namen der Natur wurde die seine zum Gegenstand von Dressur und Manipulation. Und dagegen erhob sich, im Namen der wirklichen inneren und äußeren Verfasstheit des Kindes, der Protest vieler Pädagogen.

So entwarfen die Heilpädagogen Deinhardt (1821–1880), Georgens (1823–1886) und Gayette-Georgens (1817–1895) um 1860 ein Konzept des Gebrauchs „ästhetisch-erzieherischer Heilmittel", das in seiner Radikalität bis heute besticht. Ihre Behandlungspläne nehmen die Freiheit der kindlichen Natur ernst:

> „So muß man sie zum Beispiel üben, Gegenstände verschiedener Form und ziemlicher Größe, Würfel und Säulen, Kegel, Stäbe, Scheiben mit einem Griff zu erfassen, ihnen verschiedene Stellungen zu geben, sie zu drehen etc., man muß die Gegenstände mit glatten und rauhen Oberflächen aneinander und an den Händen und Wangen reiben lassen, man läßt bei geschlossenen Augen einen Gegenstand aus anderen hervorsuchen, man hat ihr Auge durch Farbenspiele zu beschäftigen, indem man ihnen zum Beispiel abwechselnd die verschiedenartigen Seiten von Scheiben zukehrt, sie nach Fähnchen verschiedener Farben langen oder weglaufen läßt, später verschiedenartige Täfelchen in gleichfarbige Häufchen aufeinanderlegen läßt und zu den Legeübungen einen Übergang macht." (Deinhardt/Georgens 1863/1979, 362f.)

Die Spiele, die Georgens, Deinhardt und Gayette-Georgens vorschlagen, sollen „ästhetische, [...] notwendige Heilmittel" sein (1863/1979). Damit ist der erste Schritt in Richtung einer Kunsttherapie gemacht, die der Sinnesentwicklung entspricht. Denn hier finden sich schon deutliche Anklänge an die Theorie der „Zone der nächsten Entwicklung" von Lew Wygotsky (1896–1934) und Jean Piaget (1896–1980), die es erlaubt, haptische, optische, akustische und psychomotorische Fördermaßnahmen entwicklungsgemäß mit allen Mitteln der Kunst einzuleiten. Eine der ersten Anstalten für geistigbehinderte Menschen, die damals noch „blöd-sinnig" und „idiotisch" hießen, die Heilpflege- und Erziehungsanstalt Levana in Baden bei Wien (Deinhardt/Georgens 1858), wird von Georgens, Gayette-Georgens und Deinhardt geleitet und verbindet im Sinne der neuen Entwicklungs- und Förderlehre medizinische, pädagogische und ästhetische Methoden. Die drei Heilpädagogen verwerfen das bisherige Dogma, „idiotische" Menschen müssten prinzipiell gesondert erzogen werden, und sie plädieren für eine spezielle Heilpädagogik.

Im Rückgriff auf die schillersche Ästhetik, die Sinnlichkeit und Verstand in Einklang bringen möchte, will man in der Levana der Erkrankung des Kindes mit naturwissenschaftlich-medizinischen und ästhetisch-sinnlichen Mitteln begegnen. Nach Georgens u.a. kann eine naturgemäße Erziehung nur eine sinnlich-ästhetische sein: Es geht um kompensatorische Wiederherstellung, Aufbau, Stabilisierung und Entfaltung der sinnlichen und geistigen Natur (Schiller 1975/1795). Ihre Idee des vollkommenen Menschen impliziert eine Ausbildung zur „Genußfähigkeit“ und zur „Arbeitsfähigkeit“:

> „Als notwendige Ansprüche an die ästhetische Erziehung, die uns mit der wahrhaft naturgemäßen Erziehung gleichbedeutend ist, haben wir direkt und indirekt hervorgehoben, daß sie die Betätigung allseitig zu entwickeln und harmonisch ins Spiel zu setzen, die Genußfähigkeit in die Arbeitsfähigkeit und die letztere [...] als Darstellungs- und Herstellungsvermögen auszubilden, die einzelnen durch die Gemeinsamkeit der Arbeit und des Genusses innerlich und lebendig zu verknüpfen, und hierdurch, das heißt durch die prototypische Verwirklichung der Gemeinschaft die sittliche wie die dynamische Gemeinschaftsfähigkeit zu erzeugen hat.“ (Georgens/Deinhardt 1861/1979, 167)

Deinhardt und Georgens betonen, dass ihre „Kulturförderung“ dem Spiel, der Leibpflege, der Geschmacksbildung sowie der Arbeit besondere Bedeutung beimisst (1858, 6). Und jede ästhetische Erziehung bedürfe der pädagogisch geregelten Spielübung (1863/1979, 4f.). Nur so sei das Zusammenwirken der Sinne und der Bewegungsorgane sowie die Ausbildung der Wahrnehmungs-, Bewegungs- und Empfindungsfähigkeit zu fördern. Es gehe um die Entfaltung des Vorstellungsvermögens und der Kombinationsfähigkeit, der praktisch-ästhetischen Produktivität, des ästhetischen Darstellungsvermögens.

Dieses Konzept wandte sich nicht zuletzt gegen die mittlerweile arrivierte Experimentalpsychologie, deren Protagonisten Johann Friedrich Herbart, Gustav Theodor Fechner (1801–1887) und Wilhelm Wundt (1832–1920) sich allenfalls der Unterrichtung, der Arbeits- und Leistungsfähigkeit des Kindes verschrieben hatten. Von einer derartigen Zurichtungspraxis waren Deinhardt, Georgens und Gayette-Georgens nicht nur meilenweit entfernt, ihr Ansatz stand dazu sogar in scharfem Gegensatz – ein halbes Jahrhundert vor der Erfindung des Taylorismus, der totalen physischen und psychischen Vermessung des Menschen im Interesse der industriellen Verwertung und mehr als über ein halbes Jahrhundert vor der faschistischen Vernichtung, die den Taylorismus nationalistisch und rassistisch noch radikalisierte und überbot.

1.2 Die Weiterentwicklung im 20. Jahrhundert: basale Stimulation

Das 20. Jahrhundert unterscheidet zunehmend zwischen geistiger Behinderung und Wahrnehmungs-, speziell Sinnesstörung. Zwar drücken sich die Formen geistiger Behinderung unter Umständen in gehirnfunktionalen Ausfällen aus, gehen mit ihnen parallel und lassen sich daher mit Intelligenztests erkennen. Aber das bedeutet nicht, dass sie in jedem Fall zu Verhaltensauffälligkeiten führen. Diejenigen Symptome geistiger Behinderung, die erst in der sozialen Interaktion auffällig werden, müssen nicht die logische Folge einer ursprünglichen Hirnschädigung sein. Zuweilen sind sie das Resultat von prä-, peri- oder postnatalen Störungen der Sinnesentwicklung oder von Wahrnehmungseinschränkungen in der frühen Kindheit. Die Anfälligkeit des Embryos für Störungen infektiöser (z.B. Viren), toxischer (z.B. Alkohol und Nikotin) oder stressbedingter (z.B. hohe Kortisolausschüttungen nach Ärger, Konflikt etc.) Art ist bekannt.

Hirnschädigungen können ganz verschiedene Ursachen haben wie z.B. Tumore (d.h. Gliome, die in die Hirnsubstanz einwachsen, Meningiome, die Druck auf die Hirnsubstanz ausüben, oder Metastasen, die durch Transport aus anderen Körperregionen im Hirn entstehen) oder Infektionen (z.B. Enzephalitis, d.h. eine Gehirnentzündung, bei der Nervenzellen in großer Zahl absterben). Andere Schädigungen können vaskulär bedingt sein (Hirndurchblutungsstörungen bis zur Embolie, z.B. Schlaganfall), traumatisch (z.B. Verkehrsunfall: Zerstörung von Hirnsubstanz durch Aufprall und nachfolgende Schwellung sowie durch Zerstörungen im Blutgefäßsystem), stoffwechselbedingt oder chromosomal (wie beim Down-Syndrom). Diese unterschiedlichen Ursachen einer Hirnschädigung, die eine gestörte Wahrnehmung und Informationsverarbeitung zur Folge haben, müssen in ihrer Ätiologie, also in ihrer Entstehung von den so genannten Sinneswahrnehmungs- und Teilleistungsstörungen unterschieden werden.

Wahrnehmungsstörungen können schon frühzeitig in Form von kindlichen Fehlreaktionen auffällig werden: Entweder reagiert das Kind nicht, und seine Sinne sind nicht stimulierbar, oder das Kind reagiert übertrieben und unverhältnismäßig. Im zweiten Fall scheinen seine Ausdrucksformen der Art, Stärke und Abfolge der Stimulationen nicht zu entsprechen.

Ein Beispiel: Die kleine Gisela reagiert auf kinästhetische Reize irritiert. Was heisst das? Wird sie in einer bestimmten Position im Arm gehalten, verhält sie sich ruhig, aber sowie sich die Mutter bewegt und die Raumlage der kleinen Gisela verändert, beginnt diese zu wimmern. Ihre kinästhetische Wahrnehmung, also ihr Muskelsinn und Bewegungsempfinden, gesteuert u.a. von den Gleichgewichts-, Körperlage- und motorischen Koordinationszentren des Gehirns, ist gestört. Daran liegt es, dass sie sich bei freier Bewegung im Raum unsicher orientiert: Dies betrifft ihr Gleichgewichtsvermögen ebenso wie ihre Statumotorik, ihr gesamtes taktiles, visuelles und motorisches Verhalten.

Tabelle 1 gibt eine Liste der Sinnes- und Wahrnehmungsstörungen sowie der aus ihnen resultierenden Einschränkungen und Lernbehinderungen. Dass die körperlichen und geistigen Störungen hier von den Sinnes- und Lerneinschränkungen unterschieden werden, geschieht nur aus Gründen der Darstellung, denn in der Realität treten sie oft gemeinsam auf und können oft auch nur gemeinsam behandelt werden.

Tab. 1: Übersicht der Sinnes- und Verhaltensbeeinträchtigungen

Funktionelle Teilleistungs- und Wahrnehmungsstörungen	**Lernbehinderungen und daraus resultierende soziale Einschränkungen**	**Körperliche und geistige Behinderungen**
Gestörte sensumotorische Muster: * visuelle * akustische * taktile * kinästhetische * propriozeptive * vestibuläre * statumotorische * osmische * gustatorische	**Verhinderte soziale Verhaltensmuster:** * Wahrnehmungs- * Anpassungs- * Kommunikations- * Kooperationsfähigkeit	**Körper- und neurophysiologische Funktionsstörungen:** * Informationsverarbeitungs- (Autismus, Agnosie ua.) * Bewußtseins- und Sprach- (Amnesien, Aphasien, Agnosien, Demenz) * Hirnfunktionale- (tumural, infektiös, vaskulär, traumatisch, chromosomal, genetisch bedingt) * Spastische Störungen (durch Läsionen der Pyramidenbahn bedingt)

Tabelle 1 zeigt ein ganzes Repertoire gestörter Sinnesfunktionen auf basaler Ebene, aus denen soziale Kooperationsstörungen ableitbar sind. Sie lässt zugleich die Vermutung zu, dass auch eine hirnfunktionale Schädigung vorliegen könnte (die heilpädagogische Betrachtung ignoriert zunehmend weniger den möglichen organischen Anteil der Störung).

Ayres(1975,1984),Fröhlich(1983),Affolter(1987),Schäferu.a.(2022) und weitere haben in den letzten Jahren in der Tradition der Entwicklungspsychologie Piagets die modalen, d.h. sinnesspezifischen Störungen des heranwachsenden Kindes analysiert. Anneliese Augustin (1986) hat beispielsweise die Störungen des taktil-kinästhetischen Wahrnehmens (Tast- und Bewegungsempfindungen), des vestibulären Systems (Gleichgewichtssinn), der visuellen (Gesichtsempfindung) und der akustischen Wahrnehmung (Gehör) sowie der gustatorischen (Geschmack) und der olfaktorischen Wahrnehmung (Geruch) untersucht. Sie hat all diese sinnesspezifischen Leistungen in den ersten Lebenswochen beobachtet und festgestellt, wie ab dem vierten Monat die Sinnesverbindungen intermodal verschaltet werden, z.B. die Koordination von Auge und Hand. Mit dem neunten bis elften Monat entwickelt das Kind sogenannte seriale Leistungen, d.h. es vermag nun Einzelleistungen in die richtige raum-zeitliche Reihenfolge zu bringen und nach Maßgabe seiner Erkundung der Lebenswelt zu integrieren. Nach eineinhalb Jahren ist das Kind sodann fähig, die Dinge miteinander in Bezug zu setzen und Handlungen zum Abschluss zu bringen, es vermag die Dinge zu benennen und sein Spiel mit Lautäußerungen zu begleiten.

Jean Ayres (1975, 1984) hat ein Konzept der „sensorischen Integration" vorgelegt, das alle Störungen dieser Sinnesverschaltungen systematisiert (Abb. 1).

Daran anknüpfend hat Praschak (1992) eine Didaktik der „sensumotorischen Kooperation" erarbeitet. Ihm zufolge bereitet das lutschende, strampelnde und kreischende Kleinkind unwissentlich „sensumotorische Handlungspläne für spätere Aufgaben" (1992, 13f.) vor. Praschak stellt diese sensumotorischen Aktivitäten als Anpassungsprozesse dar, die gleichsam von innen her die Kompetenzen aufbauen, erweitern und verändern. Wie schon die frühkindliche Entwicklung die Weichen für eine eventuelle spätere Behinderung mit all ihren emotionalen, kognitiven und sozialen Folgen stellt, so haben auch an den sog. normalen Handlungsentwürfen entwicklungspsychologische, neuropsychologische und auch biographische Bedingungen ihren Anteil. Sie konstituieren eine Art Koordinatensystem, das den Modus aller Handlungen bestimmt. Jede einzelne Bedingung kann für sich dafür verantwortlich sein, dass die sensumotorischen Praktiken gestört und die sozialen Interaktionen verzerrt werden, dass die sozio-kulturell üblichen Umgangsformen nur schwer erlernt werden können.

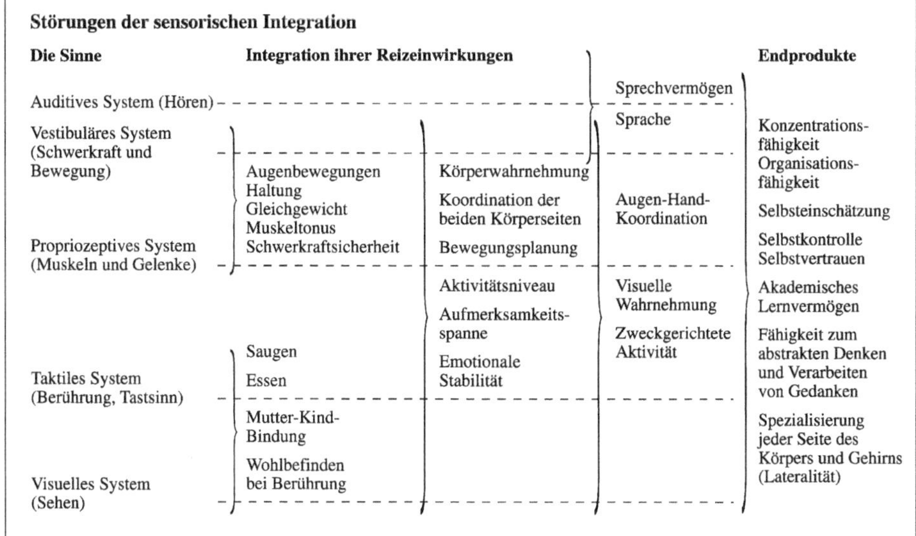

Abb. 1: Die Sinne – Integration ihrer Reizeinwirkungen (Ayres 1984, 84)

Diese Studien orientieren sich zwar an der Entwicklungslehre Jean Piagets, aber sie argumentieren – und das ist das Neue daran – mit der nicht altersgemäßen Störung. Sie forschen der unter- oder überempfindlichen und somit potentiell pathologischen Reaktion des Kindes nach. Denn wo der grundlegende Zusammenhang von Reiz und Reflex gestört ist, ist der Weg in die geistige Behinderung oder Retardierung offen. Derartige Störungen können aber auch ein Hinweis auf eine organisch bedingte geistige Behinderung sein. Die Symptome der Wahrnehmungsstörung einerseits, der geistigen Behinderung andererseits sind keineswegs eindeutig, was die Diagnose umso schwerer macht. Da beide Phänomene jedoch von Anfang an verschiedener Behandlung bedürfen, trägt die Diagnose eine enorme Verantwortung. Denn bei einer Wahrnehmungsstörung ist eine entwicklungsanbahnende Behandlung angebracht, während im Falle einer geistigen Behinderung entwicklungskompensatorische Schritte eingeleitet werden müssen und Hoffnungen auf grundlegende Veränderungen fehl am Platz sind. Warum sich an die entwicklungsanbahnenden Maßnahmen die größeren Hoffnungen knüpfen, zeigen Abbildung 2 und 3.

Wahrnehmungsstörungen liegen immer dann vor, wenn die modalen, d. h. sinnesspezifischen Reize unangemessen aufgenommen, verarbeitet oder beantwortet werden. Eine falsche oder fehlende Verschaltung der Sinnesempfindungen sowie fehlende raum-zeitliche Orientierung

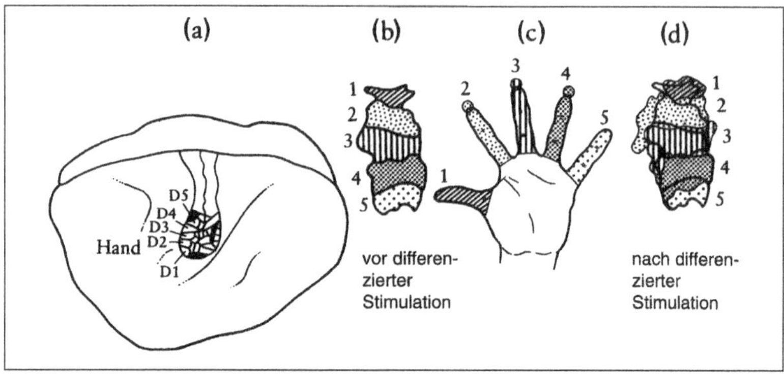

Abb. 2: Das Gehirn und seine Anpassung an neue Erfahrungen: Ein Affe, der 3 Monate lang Finger 2 und 3 (siehe c) gezielt bewegen muss, zeigt im Vergleich der entsprechenden Hirnareale (b = vorher, d = nachher), dass diejenigen, die die entsprechenden Finger repräsentieren, durch diese stimulierende Tätigkeit mehr verschaltet worden sind, geradezu ausufern (a zeigt die Gesamtansicht; Greenfields 1999, 147; Kandel/Hawkins o. J., 44).

lässt die Störung im Verlauf der Entwicklung umso komplexer werden. So kommt es zu modalen (sinnesspezifischen), intermodalen (sinnesverschalteten) oder serialen (sinneskontextualen) Wahrnehmungsstörungen, die auf der jeweiligen Stufe der Störung zu behandeln sind. Winfried Mall (1982) hat einen Fragebogen ausgearbeitet, der die Lücken in der sensumotorischen Wahrnehmungsentwicklung im Hinblick auf die therapeutische Förderung erfasst. Er erhebt en detail die modalen, intermodalen und serialen, die intentionalen und symbolhaften Tätigkeiten des Kindes. Mall hat darüber hinaus das Modell eines weiterführenden Entwicklungsberichts entworfen, der nicht nur die Anamnese des bisherigen kommunikativen, sozialen und emotionalen Verhaltens eines Kindes mit Behinderung, sondern auch seine Sinnesausdrücklichkeit erfasst.

Georg Theunissen (1989, 194 f.) gibt Beispiele für die praktische Anwendung eines solchen Entwicklungsfragebogens. Darin entspricht jedem Entwicklungsstand eine bestimmte Förderungsmaßnahme. Zum Aufbau von Tast- und kin-

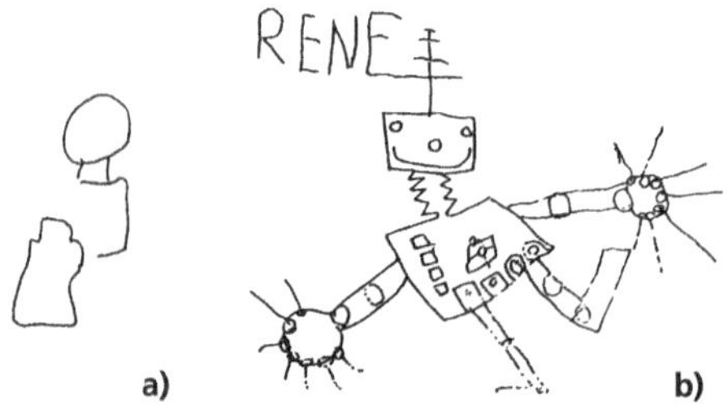

Abb. 3:

a) Eine schlecht gelungene Integration früher Sinneswahrnehmung, die sich im Fehlen eines Körperschemas, einer integrierten Körper-Gestalt ausdrückt (René mit 6;5 Jahren).

b) Die gelungene Integration nach einer Phase der Sinnesförderung (René mit 8;11 Jahren). (Grissemann 1986, 70).

ästhetischen Empfindungen schlägt er haptisch-taktile Stimulationen vor:

- Fingerspiele, Spiele mit den Händen: Hände vorsichtig öffnen und weiche oder harte Gegenstände hineinlegen;
- Fingerpuppen, hergestellt aus einfachsten Materialien wie Kartoffeln und Tüchern;
- Spiele mit selbst angefertigten Säckchen, die mit unterschiedlichen Materialien (Sand, Kieselsteine, Reis, Nudeln, Papier, Watte, Styropor, Blätter etc.) gefüllt sind, und die man tasten, knautschen, klopfen, drücken, werfen etc. kann.

Die haptisch-taktile und teilweise kinästhetische Stimulation soll die entsprechenden Empfindungsbereiche sensibilisieren und verschalten. Für das bildnerisch-ästhetische Arbeiten gelten entsprechende Vorschläge: freies Fingerfarbenmalen, zum Beispiel am Tisch, auf Tapetenbahnen am Boden, an der Wand, an großen Fensterscheiben, Fingerfarbenmalen mit Musikbegleitung, beidhändiges rhythmisches Malen, bimanuelles Malen mit dickflüssiger Farbe (Kleister-, Lehm, Fingerfarbe), Handabdrücke herstellen, mit den Füßen malen usf. (Theunissen hat 2004 in seinem Buch „Kunst und geistige Behinderung" seine Vorschläge erweitert.)

Die Absicht ist klar: Wir müssen das Zusammenwirken der verschiedenen Hirnbereiche in der Verarbeitung der einzelnen Sinnesreize beachten. Entsprechend müssen wir unsere Beobachtungen den verschiedenen Entwicklungsbereichen zuordnen und die Wahrnehmungsstörungen auf ihrer jeweiligen Stufe (modal-intermodal-serial) in deren Verschränktheiten beachten. Schließlich machen wir ein stimulierendes Angebot, das dem Bedarf des gestörten Kindes auf dem Stand seiner Entwicklung entspricht (Pfluger-Jakob 1994; Schäfer u. a. 2022).

Aus den Beispielen Malls, Theunissens und Pfluger-Jakobs, die wir in ähnlicher Form auch in den Anweisungen zur Sinnesförderung bei Anneliese Augustin (1986, 1988) finden, lässt sich ein Gesamtkonzept für die basal-ästhetische Stimulation darstellen. Darin entspricht jedes ästhetische Material in seiner besonderen Psychodynamik einem spezifischen Entwicklungsstand des Kindes. So werden die Material- und Sinnesfunktionen in ihrer jeweiligen Form-, Farb- und Strukturhaftigkeit ins therapeutische Verhältnis gesetzt. Die Behandlung wahrnehmungsgestörter Kinder mit bildnerisch-ästhetischen Mitteln zielt darauf, die gehemmte Entwicklung im Sektor der Störung aufzugreifen und wieder in Bewegung zu bringen. Das Konzept der basalen Sinnesförderung wird inzwischen auch in der Rehabilitation von Demenzkranken eingesetzt. Wir werden ihm später wieder begegnen.

1.3 Trend im 21. Jahrhundert: mentale Repräsentation

Wir haben gesehen, wie die anfängliche philosophische Besinnung des 19. Jahrhunderts auf das, was wir uns einbilden, auf die sog. Einbildungskraft, es im 20. Jahrhundert möglich gemacht hat, über die Aneignung der Bilder nachzudenken. Wir haben gesehen, wie die Bildaneignung einerseits zu Erziehungszwecken didaktisiert wurde, wie Bilder zu erzieherischen, moralischen, religiösen Zwecken gebraucht, zuweilen missbraucht wurden. Andererseits wurde es im Gesundheitsbereich immer wichtiger, das Nichtvorhandensein oder das Gestörtsein der inneren Bilder, die Bild-Ausfälle zu analysieren, herauszufinden, warum Menschen Bildeindrücke vergessen, wahrnehmungsinadäquat verzerren, gestalthaft und symboleindrücklich verstellen. Die mentale Repräsentation oder Nicht-Repräsentation der Bilder deutet u.U. auf eine normal oder auf eine gestört abgelaufene Entwicklung hin, verweist auch auf neuronale Ausfälle, die es zu beheben, die es zu rehabilitieren gilt. Die mentale Repräsentation von Sinneseindrücken und leibhaften Gestaltmustern wurde zum großen Thema nicht nur der Entwicklungspsychologie. Sie eröffnete der Forschung der Neuropsychologie und der Neuropsychoanalyse des 21. Jahrhunderts ein Terrain, das möglicherweise die bislang eher getrennten tiefenpsychologisch-psychoanalytischen und kognitiv-psychologischen Hinsichten der inneren Bildproduktion vereinen wird (Kaplan-Solms/Solms 2005).

1.3.1 Kunsttherapie in der Rehabilitation Demenzkranker

Demenz ist ein Sammelbegriff. Er steht für Verlusterfahrungen, denen wir innerhalb und außerhalb der neurologischen Klinik begegnen. Diese Verlusterfahrungen rufen bei uns allen Ängste und Befürchtungen hervor. Der Begriff bezeichnet Konzentrations-, Aufmerksamkeits-, Gedächtnis-, Assoziations- und Affektstörungen, die sich reaktiv in Verwirrtheits-, Vergessens- und Desorientierungszuständen äußern, wobei letztere wiederum von Ängsten, Depressionen, Ohnmachtsgefühlen u.a. begleitet werden. Man unterscheidet drei Stadien der Demenz:

1. Stadium der Vergesslichkeit: Zerstreutheit, Konzentrationsstörungen, Erinnerungsprobleme, Wortfindungsprobleme, zeitliche Orientierungsprobleme, ängstliche, verzweifelte, depressive Reaktionen, die oft überspielt, verdrängt, verleugnet werden, sozialer Rückzug;
2. Stadium der Verwirrtheit: zeitliche, örtliche und situationsbezogene Orientierungsprobleme, zunehmende Erinnerungslücken, amnestische

Aphasien, d.h. Wortfindungsstörungen, Sprachverstehensstörungen, Störungen der Urteilsfähigkeit, leichte bis schwere Gefühlsverunsicherungen bis zu Ausbrüchen und Panikattacken, gereizte, misstrauische, aggressive Reaktionen, zuweilen unverbindlich erscheinende Freundlichkeit;
3. Stadium der schweren Demenz: Langzeitgedächtnisstörungen, Wahrnehmungs-, Denk- und Sprachzerfall, paranoide Wahnideen, Störungen der Motorik, leicht entfachbare Erregungszustände, Verschwinden früherer Freundlichkeitsbekundungen (Theunissen 1999).

> *Ein Krankenhaus-Bericht:* „Sein Denken war schwer, die hier mußten ihm etwas eingegeben haben, so daß er nicht mehr richtig denken konnte. Er wollte nach Hause gehen. Dies hier war nicht sein Zuhause. Daheim war seine Frau. Die würde ihm helfen. Mit langsamen Schritten schlurfte er aus seinem Zimmer, den Flur längs und dann die Treppe herunter. Die große Eingangstür war zu seiner Enttäuschung abgeschlossen. Er kam nicht heraus und rüttelte hilflos längere Zeit an der Türklinke. Dann stand er einige Zeit verloren in der Vorhalle und versuchte nachzudenken, was jetzt zu tun sei, bis er seinen Harndrang bemerkte. Er blickte sich nach einer Toilette um, fand aber keinen Hinweis. Was machte er eigentlich hier in diesem fremden Haus, wie war er hier hinein gekommen? Er konnte sich nicht entsinnen. Er hatte nicht nur vergessen, wo sein Zimmer war, sondern sogar, daß er hier überhaupt ein Zimmer hatte. Die Blase schmerzte, und davon angetrieben, schlurfte er in irgendeine Richtung." (Kasten 1999, Teil 9/2.2, 2)

Die dementiellen Funktionsstörungen können unterschiedlich bedingt sein: genetisch, traumatisch, infektiös, vaskulär, endokrinal oder degenerativ. Ursachen können ein durch einen Unfall erzeugtes Schädel-Hirn-Trauma (S-H-T), ein Schlaganfall (Apoplex), eine durch Transmitter-Unterversorgung erzeugte Parkinson-Erkrankung, ein von Gedächtnisschwund begleitetes Alzheimersyndrom, ein durch zu viel Alkohol bedingter Crash im Gehirn, das sog. Korsakow-Syndrom, oder Multiple Sklerose, eine degenerative Rückenmarks-Erkrankung sein.

Symptome der Demenz sind Störungen von Wiedererkennens-, Benennens-, Zuordnungs- und Funktionsleistungen: Agnosie (Bedeutungsverlust), Aphasie (Sprachstörung), Apraxie (gestörte Bewegungsplanung und -koordination) und Ataxie (Bewegungsunsicherheit), oft auch epileptische Anfälle, jene „Gewitter im Gehirn", wie sie der Volksmund richtig nennt. Nicht zuletzt sind die Phänomene charakterisiert durch den Ausfall der sog. menschlichen Exekutivfunktionen, des Planens, Organisierens, des Reihen-Erstellens, auch des Abstrahierens u.a.m.

Das aus dem Lateinischen stammende Wort „Demenz“ bedeutet soviel wie „weg von den geistigen Fähigkeiten“. Es drückt etymologisch noch nicht aus, dass mit der Absenz der geistigen immer auch die emotionalen und die rational-synthetisierenden Fähigkeiten betroffen sind. Zellkomplexe im Neokortex (sinneshaft-motorische und planerische), im limbischen System (gedächtnis- und gefühlsorientierte) und im Zentral- und Zwischenhirn (Thalamus und Hypophyse) sind miteinander verbunden. Fällt der eine Komplex aus, ist der andere mitbetroffen. Besonders die gedächtnisfunktionalen Schläfenlappenbereiche des Gehirns sind oft tangiert: Wenn wir vergleichsweise in einer fremden Großstadt die Orientierung verloren haben, bekommen wir Angst, empfinden wir starke erregende oder den Bewegungssinn und seine Ausführung lähmende Gefühle. Sinne, Motorik, Gefühle und deren rationale Synthese sind eben aufeinander angewiesen. Das erlebt der Demenzkranke in jedem Augenblick.

Die Weltgesundheitsorganisation WHO definiert Demenz als „erworbene globale Beeinträchtigung der höheren Hirnfunktionen einschließlich des Gedächtnisses, der Fähigkeit, Alltagsprobleme zu lösen, der Ausführung sensumotorischer und sozialer Fertigkeiten, der Sprache und Kommunikation sowie der Kontrolle emotionaler Reaktionen ohne ausgeprägte Bewusstseinsstörung“ (Sozialministerium B-W, 1998a, 7). Der DSM-IV (Diagnost. und Statist. Manual Psych. Störungen, 1996, 194) fügt den „multiplen kognitiven Defiziten“ die Gedächtnisbeeinträchtigungen bei, die uns besonders interessieren werden (DSM-IV 294.1).

Epidemiologische Einschätzung des Risikos, an einer Form der Demenz zu erkranken: „Epidemiologischen Studien zufolge ist der Anteil der über 65-Jährigen an der Gesamtbevölkerung Deutschlands in den vergangenen 100 Jahren von ca. 5 % auf ungefähr 15 % gestiegen. Es wird angenommen, dass im Jahre 2030 etwa ein Drittel unserer Bevölkerung über 60 Jahre alt sein wird. Dabei wird vor allem der Anteil der ‚alten Alten‘ (über 75 Jahre) zunehmen. [. .] Mit zunehmendem Lebensalter steigt auch das Risiko für dementielle Erkrankungen. Geschätzt wird, dass 2 bis 3 % der 65-Jährigen, etwa 5 % der 70-Jährigen, 10 % der 75-Jährigen, 20 bis 24 % der 80- bis 90-Jährigen und über 30 % der über 90-Jährigen davon betroffen sind.“ (Zit. nach Theunissen 1999, 165) Andere, eher pessimistische Einschätzungen liegen weit darüber.

Die genetisch (z. B. Multiple Sklerose), traumatisch (z. B. Schädel-Hirn-Trauma), perinatal (z. B. Infantile Cerebralparese/Spastik), infektiös (z. B. Rötelembryopathie), vasculär (z. B. Schlaganfall), endokrinal (z. B. Parkinson; oder auch als Folge einer Substanz-Einnahme) oder degenerativ (z. B. Alzheimer- oder Korsakow-Syndrom) bedingten Funktionsstörungen des Gehirns werden immer mehr den kunsttherapeutischen Förder- und Behandlungsmaßnahmen zugeordnet und in deren Methodeninventar aufgeführt (vgl. Marr 1995).

Die kunsttherapeutischen Methoden sind wie die ergotherapeutischen einsetzbar, um mittels ästhetischer Materialien (Sand, Ton, Gips, Zement; Samt, Leinen, Wolle, Jute; Wasser, Kleister, Leim) die unterschiedlichsten Hirndurchblutungsmuster anzuregen. Sie haben den Anspruch, eben die Einsetzbarkeit dieser Materialien im Verlauf der künstlerischen Ausbildung besser zu beherrschen. Die kunsttherapeutischen Methoden wollen in ihrer Umsetzung durch visuelle, motorische und taktile Stimulationen neue Verschaltungen im Gehirn anbahnen, die Hirnzellaktivität anregen. In den seitlich liegenden Hirnarealen sollen besonders jene Zellen stimuliert werden, die uns an diese oder jene Materialqualität erinnern (an das weiße Hochzeitskleid, an den glitschigen Kleister bei der Wohnungsrenovierung, an die groben Jutesäcke, die ich auf dem Bauernhof schleppte). Solche erinnerungsauslösenden Potentiale sind in der Alzheimerbehandlung sehr wertvoll. Die Arbeit mit sinnes- und motorisch anregenden Materialen sind ebenfalls wichtig für die Behandlung des Schlaganfallpatienten, der z. B. die stimulative Aufforderung an Hand, Arm und Schulter braucht, um zuzupacken, sich zu bewegen – d. h. die entsprechenden Hirnzellen zu aktivieren. Wir wissen heute, dass die im Falle des Schlaganfalls unmittelbar, im Falle der Alzheimer-Erkrankung mittelbar wirkenden Hirnzell-Stimulationen Stoffwechselprozesse und neue Verschaltungen anregen (vgl. Abb. 2).

Dominique Muller (2000) vom Institut für Neuropharmakologie an der Universität Genf weist darauf hin, dass wiederholte intensive Reize Gedächtnisspuren im Gehirn erzeugen und dass diese im Falle der Erkrankung oder Verunfallung erinnert, wiederholt, reproduziert und verstärkt werden müssen (vgl. Menzen 2022a).

Unser Gehirn lässt sich, das ist die Botschaft der kunsttherapeutischen Methodenlehre, mittels des ästhetischen Materials anregen und neu verschalten. Kunst- und Ergotherapie sind sich in diesem methodischen Ansatz einig und in der praktischen Umsetzung ähnlich. Die künstlerische Ausbildung verschafft allerdings einen erweiterten Zugang zum Spektrum der therapeutisch einsetzbaren Materialien und die genaue Kenntnis ihrer ästhetischen Eigenschaften.

Und entsprechend hat der KTL (Katalog der Klassifikationen Therapeutischer Leistungen, Deutsche Rentenversicherung Bund, 2006) den kunst- und ergotherapeutischen Bemühungen unterschiedliche Aufgaben in der Rehabilitation zugewiesen. Dem künstlerischen Therapeuten fallen hiernach eher die Behandlung der psychischen, dem ergotherapeutischen Bemühen eher die Behandlung der organischen Störungen zu (Menzen 2005).

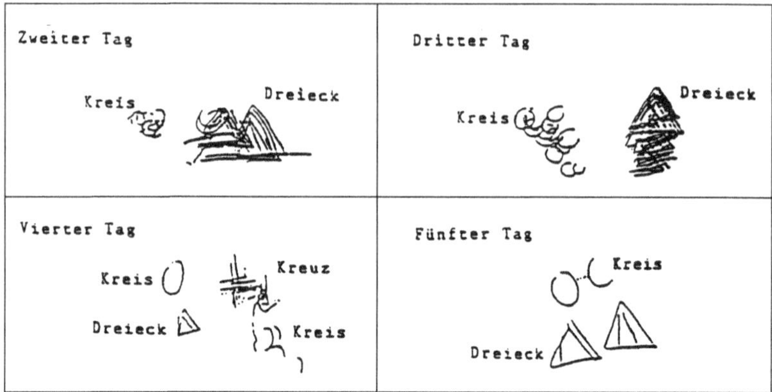

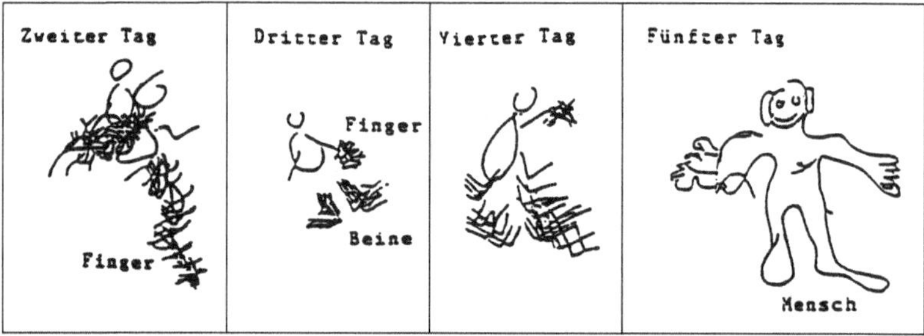

Abb. 4: Neurologische Rehabilitation eines Patienten bis zu fünf Tagen nach einem chirurgischem Eingriff in prämotorische Gehirnareale, die für den Bewegungsentwurf verantwortlich sind. Lurijas (1992, 186) Beispiel kann verdeutlichen, wie wichtig die Bildarbeit mit neurologisch geschädigten Patienten ist.

Die Rehabilitation des dementen Patienten ist in der Regel durch den Ausfall von psychischen und physischen Funktionen bedingt, so dass sich in diesem Feld Überschneidungen ergo- und kunsttherapeutischen Behandelns ergeben. Die u.a. mit der Rehabilitation beauftragten Kunsttherapeuten haben in dem sog. Wiederherstellungsprozess eine Hoffnung: dass nicht-beschädigte Regionen des Gehirns die Funktionen der beschädigten übernehmen (vgl. Abb. 4) – und sich z.B. über die Sicherheit des wiedererlangten Bewegungsrepertoires die Selbstsicherheit des Patienten wiederherstellt.

Für die Methodenlehre der Kunsttherapie ist es wichtig zu wissen, welche Hirnareale betroffen sind und welche Leistungen davon tangiert werden. Tabelle 2 macht dies deutlich: Der Schlaganfall in der linken Hemisphäre wird möglicherweise das sog. semantische Alltagswissen beeinflussen (z.B. wo und wie ich auf dem Frühstückstisch die Kaffeetasse plaziere; oder in welcher Reihenfolge ich morgens meine

Tab. 2: Tätigkeitsformen verschiedener Gedächtnisareale (Markowitsch 1997, 27)

	Episodisches Gedächtnis *(z. B. bildhaft erinnerte Ereignisse)*	**Wissens-system** *(z. B. Alltags- oder semantisches Wissen)*	**Prozedurales Gedächtnis** *(z. B. automatische motorische Fertigkeiten und Handlungsabläufe)*	**Priming/ Prägung** *(z. B. eine Musik hören und dabei den Text assoziieren)*
Einspeicherung	Limbisches	Limbisches	Basalganglien/	Cerebraler
Konsolidierung	System	System/ Cerebraler Cortex	Kleinhirn	Cortex
Abspeicherung	Cerebraler Cortex/ Assoziationsgebiete	Cerebraler Cortex/ Assoziationsgebiete	Basalganglien/ Kleinhirn	Cerebraler Cortex/ Primäre sensorische Felder
Abruf	Temporofrontaler Cortex (rechts)	Temporofrontaler Cortex (links)	Basalganglien/ Kleinhirn	Cerebraler Cortex

Kleidungsstücke anlege), derjenige in der rechten das episodisch-bildhaft Abgelegte (z.B. wie ich bei meiner Hochzeit gekleidet war). In der kunsttherapeutischen Rehabilitation wird man entsprechend beispielsweise mit den Hochzeitsfotos arbeiten oder aber das Alltagsbild des gedeckten Frühstückstisches in die bildorientierten Fördermaßnahmen einbeziehen.

Am **Wissens-Gedächtnis** ist nach unserem Schema das limbische, also das für die Gefühle zuständige System bei der Informationsaufnahme und semantisch-richtigen Einspeicherung beteiligt. Es nimmt eine emotionale Bewertung nach Wichtigkeit der eingehenden Informationen vor. Es geht um das alltägliche, das Allgemein-, Welt- oder Schulwissen, auch die richtigen semantisch-grammatikalischen Kenntnisse. Der linke Schläfenlappen, Teil des linken Stirnhirns, ist offenbar für die Ablagerung wichtig; zunehmend ist auch das Kleinhirn im Gespräch.

Das **episodische Gedächtnis** ist für die bewusste Reflexion unserer Beziehungen im Verlauf der vergangenen, besonders autobiographisch und emotional bedeutsamen Ereignisse wichtig: Es neu zu aktivieren heisst, verborgene Möglichkeiten des Lernens zu benutzen.

Das **prozedurale Gedächtnis** umfasst jenes Können, jene Fertigkeit, die unsere Bewegungs- und Handlungsabläufe bestimmen, z.B.

schreiben, Rad fahren, also sensumotorische bzw. psychomotorische Abläufe.

Priming bezeichnet die Prägung/Anbahnung von Gestaltmustern in unserem Gehirn und beeinflusst das Gedächtnis. Die Zusammengehörigkeit von Gestalt-Elementen als ein Muster kann im Verlauf eines Wiedererkennens-Vorgangs, den wir mit dem Alzheimer-Patienten initiieren, wieder zugänglich gemacht werden. Was episodisch im rechten Schläfenlappen einmal als Information über meine Heirat an eben diesen Ort abgelegt wurde, das kann u.U. reanimiert werden, indem man das Priming nutzt. Vielleicht, so Markowitsch (2000), ist dieses episodische Ereignis durch ein traumatisierendes Stresserlebnis, einen schweren Unfall oder dergl. so blockiert, dass wir es beispielsweise mithilfe einer bildbiographischen Arbeit der Erinnerung wieder zuführen müssen.

1.3.2 Methoden in der Rehabilitation Demenzkranker: (Ästhetisch-) Basale Stimulation (ÄBS/BS), Realitäts-Orientierungs-Training (ROT), Validation, Bild- und Erinnerungsarbeit, Mäeutik

Fünf Verfahren sind gleichermaßen wichtig in der Rehabilitation des Demenz-Patienten geworden: die von Fröhlich (1983) entworfene **Basale Stimulation (BS)** und ihre Umsetzung mit **ästhetischen** Mitteln **(ÄBS)**; das von Folsom (1968) entwickelte **Realitäts-Orientierungs-Training (ROT)**; das von Feil (1999, 2000) entwickelte gefühls-akzeptierende **Validationsverfahren**, wie die von Osborn/Schweitzer/Trilling (1997) entwickelten **Techniken der Erinnerung**, hier besonders diejenigen mit Bildern; schließlich das seit Anfang der 1990er Jahre entwickelte **mäeutische Verfahren** Cora van der Kooijs (2006) und ihres niederländischen Instituts IMOZ, das in den letzten Jahren in Deutschland zunehmend bekannt wird.

Die Ästhetisch-Basale Stimulation (ÄBS). Andreas Fröhlich (1983; 1991), Bienstein/Fröhlich (1994), Winfried Mall (1987) und Nydahl/Bartoszek (1997) haben in den letzen 20 Jahren ein Konzept entwickelt, das zunächst Kindern und Jugendlichen mit geistiger und körperlicher Behinderung, später Komapatienten und Patienten mit Apallischem Syndrom zugute kam. Schließlich wurden die dabei verwendeten haptisch-taktilen, vestibulären, kinästhetisch-somatischen, auditiven, olfaktorischen, gustatorischen und visuellen Reizverfahren auch auf den Schlaganfall-Patienten angewandt (Bienstein/Fröhlich 1994; Nydahl/ Bartoszek 1997). Die basal stimulierenden Maßnahmen sind im Bereich der Klinik, insbesondere der Intensivmedizin (vgl. Pickenhain

1997; Linstedt 1997; Bienstein 1997), auch im Bereich der Geriatrie/ Gerontologie (vgl. Brandenburg/Sowinski 1996) mit Erfolg eingesetzt worden. Wir haben das Verfahren in Kapitel 1.2 eingehend beschrieben. „Untersuchungen haben zeigen können, dass Menschen in narkotisiertem Zustand – und wahrscheinlich auch in sediertem Zustand – wahrnehmungsfähig sind." (Brandenburg/Menzen 1999, 56) Man kann sie also mit basal-stimulativen Methoden erreichen. Die bisherigen Untersuchungen lassen annehmen, dass beispielsweise Komapatienten im Bereich der Geriatrie angstvolle Zustände durchleben (vgl. Hannich 1994, der 200 Tiefeninterviews dazu gemacht hat) und auf basaler Ebene ansprechbar sind – ein Umstand, den sich auch die Kunsttherapie zunutze macht (Feuereissen 1998; siehe dazu auch Kap. II.1.3.3 Beispiel Schädel-Hirn-Trauma).

Die zeitlich-synchrone Verschaltung von Wahrnehmungselementen (z.B. grün-braun-groß-voluminös-rauschend = Baum), mittels derer Zusammenhänge überhaupt erst erfahren und gelernt werden (Pöppel/ Edingshaus 1994), muss erinnert, rekodiert werden. Eine Erfahrung, die schon vor vielen Jahrzehnten von dem Phänomenologen Wilhelm Schapp erabeitet und schließlich von einem Künstler wie Joseph Beuys kunsttheoretisch erläutert worden ist: dass beispielsweise solchermaßen „Töne, Farben [...] sachlich in der Beziehung zum Raum [stehen]", dass eben dieser nicht ohne jene zu erfahren, „dass der Raum eine Form für sie ist" (Schapp 1910/1976a, 41). Schapp stellte als Phänomenologe, dem es um das Zueinander von Bedeutungen, wesentlichen und unwesentlichen, zutun war, fest, dass „gewisse Bestimmtheiten wie Farben, Töne, die Vorstellung von anderen Bestimmtheiten, Flüssig, Starr, in einer gewissen Ordnung mit sich führen" (1910/1976a, 41). Er konstatierte, dass es sich bei „Qualitäten, die man in der Außenwelt vorfindet, Farbigkeit, Töne, Gerüche, vielleicht auch Schwere, Festigkeit, Starrheit [...] immer nur um Momente eines Ganzen handelt" (1976b, 73). Joseph Beuys forderte dazu auf, die steinerne Plastik zu hören „und bringt uns zu der neurologischen Erkenntnis zurück, dass wir seit frühester Kindheit Merkmalsbedeutungen unterschiedlicher Art zusammenschalten, um gestalthaft wahrnehmen und erfahren zu können.

Die alten Kompetenzen, die ehemaligen Fähigkeiten, beispielsweise die des Sehens, Greifens, Zusammenfügens, müssen mühsam wiedererinnert, wiederaufgebaut werden. An diese Kompetenzen knüpft das Konzept einer ästhetisch-basalen Stimulation an. Sie will den Kode der Zusammenschaltung, eben jene früher erfolgte Gestaltleistung restituieren oder substituieren. Die Zusammenhänge, die Zusammenschaltungen aber sind in unserem Leben biographisch erfolgt und neuronal als Nervenzell-Verknüpfungen in den verschiedensten Lebenssituationen entstanden. An diese angestammten Verknüpfungen rühren wir, wenn wir beispielsweise dem Schlaganfall-Patienten helfen, alte Wahrnehmungselemente des Greifens, Sehens, Hörens, Körperempfindens in ihrem Gesamt wieder zu erinnern, d.h. deren neuronale Verknüpfung wiederherzustellen.

Das Realitätsorientierungstraining (ROT). ROT wurde 1968 von Folsom entwickelt. Es sollte den betroffenen Patienten Verhaltenshilfen geben, speziell für zeitliche und räumliche Orientierungsleistungen. Es sollte zu einer möglichst eigenständigen Bewältigung von alltäglichen Lebensaufgaben und Anforderungen, zunächst im Raum des Klinikalltags, verhelfen. Von morgens, wenn sich die Patienten in der Runde vorstellten, die Uhrzeit nannten und die anliegenden Aufgaben schilderten, bis spät nachmittags, wenn im Rückblick das Getane und Erlebte zusammengefasst wurden. Mit Hilfe von ROT sollte der Alltag strukturiert werden.

„Ziel des Trainings, das in kleinen Gruppen durchgeführt wird, ist es, die Orientierung in Bezug auf Raum, Zeit und die eigene Person zu fördern und aufrecht zu halten." (Sozialministerium Baden-Württemberg 1998a, 132) Ähnliche Anweisungen für Orientierungsprogramme kursieren, seitdem sie von den Psychiatern Folstein und Taulbee in den 1960er Jahren entworfen wurden. Wie in der basalen Stimulation sollen Alltagsbezüge helfen, Merkmals-, Bedeutungs- und Wahrnehmungskomplexe zu assoziieren. Zu den Zielen dieses Trainingsprogramms gehören seither „Gespräche, Vorlesen aus der Zeitung mit anschließender Diskussion, Einprägen und Wiederholen von Fakten, die mit Personen, Orten, Sachen oder Zeit in Verbindung stehen, Spiele und Spaziergänge im Haus oder in der Umgebung. Hilfsmittel sind zum Beispiel Fotos, Plakate, Symbole, gut leserliche Kalender und Uhren. In einem umfassenden Sinn beinhaltet Realitätsorientierungstraining den gesamten Stationsalltag: also zum Beispiel das Schaffen einer klaren Tagesstruktur, Orientierungshilfen auf der Station, Training und Unterstützung bei Verrichtungen des alltäglichen Lebens" (Sozialministerium Baden-Württemberg 1998a, 132). ROT dient also der annähernd selbständigen Strukturierung des Alltags unter seinen Wahrnehmungs- und Erlebnis-, Gestaltungs- und Kommunikationsaspekten.

ROT stellt der progressiven kognitiven Verschlechterung und der gleichzeitigen Verschlechterung der psychosozialen Situation ein Gedächtnis- und Lerntraining entgegen, das auch verhaltenstherapeutische Strategien aufgreift, wie z.B. die positive Verstärkung erwünschter Verhaltensweisen oder das ständige Wiederholen und „Überlernen" zu Behaltenseffekten (Menzen/Brandenburg 1999, 54). Und da ROT im besonderen Maße der alltäglichen Situationsbewältigung verpflichtet ist, bezieht es das Ärzte-, Therapeuten- und Pflegeteam mit ein. Im Hinblick auf die Gefahr einer erlernten Hilflosigkeit wird besonders auf die Selbständigkeit der Patienten bei der Arbeit geachtet. In der Praxis haben die ROT-Programme in der Vergangenheit aber auch Kritik hervorgerufen:

- Die unterschiedlichen Grade der Verwirrtheit der Patienten werden nicht berücksichtigt. Holden/Woods (1982) haben daher drei verschiedene Einstufungen der Patienten und Schwierigkeitsstufen (Basis-, Standard-, Fortgeschrittenengruppe) vorgeschlagen.
- Auf die am meisten Verwirrten lässt sich das Verfahren schlecht anwenden. Reisberg (1986) und Haupt (1997) plädieren deshalb für eine Herausnahme dieser Personengruppe aus den bestehenden Programmen.
- Verwirrtheit wird unterschiedlich definiert, daher forderte Müller (1994) eine Genauigkeit der praxis- und forschungsleitenden Konstrukte.
- Die Methoden- und Interventionsspezifität bei Verwirrtheit wurde nicht beachtet. Kritiker wie Rasehorn/Rasehorn (1991) warfen mit Recht Fragen auf, die die grundsätzlich geeigneten Therapieverfahren, die Auswahl und Gruppenzusammenstellung der verwirrten Patienten, die Phasenspezifität der Interventionen, auch den Einbezug des Pflegepersonals in die therapeutischen Maßnahmen u.a.m. diskutierten (Brandenburg/Menzen 1999).

Die Diskussion um ROT ist nicht verstummt. Die Anwendung von ROT aber ging trotz der Kritik weiter. Neue ROT-Stationen wurden aufgemacht. Aus den schlechten Erfahrungen wurde gelernt. ROT- und ÄBS-Maßnahmen wurden aufeinander hin koordiniert (beispielsweise an der Neurologischen Klinik Elzach/Freiburg). Und eben diese Klinikentscheidung, in kunsttherapeutischer Herangehensweise mit den genannten Methoden Lebens- und Alltagssituationen bildnerisch nachzugestalten, diese Option erhielt eine Chance im Gesamt der Therapieverfahren. Es ist zu früh, Verbindungsmöglichkeiten der beiden Ansätze ÄBS und ROT zu bewerten; zu wenige Erfahrungen sind gemacht, um sichere Aussagen zu treffen. Es wäre möglich, dass beide Verfahren zukünftig in Kombination praktiziert werden.

Validation. Naomi Feil hat Ende der 1980er Jahre ein Verfahren vorgestellt, das die Äußerungen des dementen Menschen ernst nimmt. Zunächst ging es ihr darum, die Würde der Betroffenen zu respektieren, sie nicht wie üblich durch klammheimliche Abwertung in jenen fensterlosen Gang erlernter Hilflosigkeit zu schicken, um den wir alle wissen, aber den wir dennoch immer wieder installieren. Sie wollte im

Gegenteil den verwirrten Menschen erreichen, eher auf seine Gefühlsäußerungen reagieren als diese zu korrigieren. Huub Buijssen (1997, 178) berichtet folgendes Beispiel (Gespräch mit der 84-jährigen Frau R.):

> Frau R.: „Ich hoffe insgeheim, dass es ein Junge wird. Ach, eigentlich würde ich mich über ein Mädchen genauso freuen. Das Wichtigste ist, dass das Baby gesund ist."
>
> Die Helferin: „Ich sehe, dass Sie sich sehr auf die Geburt Ihres Kindes freuen. Sie strahlen jedesmal, wenn Sie darüber sprechen."
>
> Frau R.: „Ja Schwester, ich bin noch nie so glücklich gewesen. Als wir geheiratet haben, sagte ich zu meinem Mann: ‚Jetzt möchte ich ein Kind haben.' Und nun ist es bald soweit."

Ein Beispiel für gelungene Validation: Die Helferin hat einen wichtigen biographischen Ort im Leben der Betroffenen entdeckt. Um ihn liegen verstreut vielleicht nicht nur biographisch, sondern auch neuronal vernetzte Geschichtssplitter, die lebensnötig zusammenzufügen sind und durch die Aufmerksamkeit der Helferin ihren angestammten gefühlsangebundenen Ort erhalten.

Die irrationalen Äußerungen und Handlungen des Verwirrten haben einen Sinn, sie „sind Strategien der Vergangenheitsbewältigung"(Sozialministerium Baden-Württemberg 1998a, 132). Nicht nur würde ein ständiges Korrigieren eher Verwirrung steigern, es begäbe sich der Chance, die hintergründigen Gefühlsbotschaften aufzugreifen. In diesem Vorgang des Bestätigens und Weitererzählens können gerade die episodisch erinnerbaren Gedächtnisleistungen geschult werden.

Nicht die selbst wahrgenommene Realität, sondern die gefühlshaft wahrgenommene Realität der Betroffenen steht im Interesse der sich einfühlenden Betreuerin. Diese stellt sich auf die inneren Bilder der Patientin ein, versetzt sich in die wechselnden Stimmungslagen dieser Bilder. Sie folgt in Ruhe der zuweilen unsinnig erscheinenden Logik dieser Bilder. Und entdeckt vielleicht die Beweggründe, die zu den Bildern geführt haben. De Klerk-Rubin (2014) hat konkrete Techniken für den Umgang mit demenzkranken Angehörigen zusammengetragen und an Beispielen erläutert.

Naomi Feil (2000) hat die in Kap. II.1.3.1 skizzierten Stadien der Demenz differenziert, um grundlegende Hinweise für die BetreuerInnen und TherapeutInnen zu erhalten. Vier Stadien erforderns hiernach unterschiedliche Hilfestellungen, die auch unter kunsttherapeutischem Aspekt von Belang sind:

1. Stadium:	Desorientiertheit, erfordert eher sachbezogene Interaktion;
2. Stadium:	Zeitverwirrtheit, taktile Berührungen sind möglich;

3. Stadium: sich wiederholende Bewegungen, taktile Berührungen sind möglich, assoziatives Material wie Kindheits erinnerungen tritt stärker hervor;
4. Stadium: Vor-sich-hin-Dämmern (Feil 2000, 46 f.).

Die methodische Ausrichtung der Kunsttherapie hat sich der Phasenspezifik des Vergessens zu besinnen: Mit dem Realitätsorientierungstraining wird man der Sachbezogenheit gerecht, basale Stimulation entspricht der Körperbezogenheit, Validation und Bild-Erinnerungsarbeit entsprechen der Biographiebezogenheit.

Das Verfahren der (Bild-)Erinnerungsarbeit. 1983 gründete die Theaterpädagogin Pam Schweitzer das Age Exchange Reminiscence Zentrum in London und übernahm dessen künstlerische Leitung. Die Sozialarbeiterin Caroline Osborn koordinierte dieses Projekt in den ersten fünf Jahren. In vielen Theaterproduktionen wurde das „Reminiscence Project" mit 20 MitarbeiterInnen in 150 sozialen und klinischen Einrichtungen erprobt. Fortbildungsprogramme entstanden, ein europäisches „Erinnerungs-Netzwerk" wurde aufgebaut. „Age Exchange" finanzierte sich aus nationalen und europäischen Mitteln, organisierte Gastspiele, Tagungen, Fortbildungsveranstaltungen Die Theaterproduktionen gingen auf Gastreise in Altenheime, Nachbarschaftszentren, Krankenhäuser und gerontopsychiatrische Einrichtungen. Es gab ein Jugend- und ein Seniorentheater, die Texte, Szenen einstudierten, Pop-Songs zu Musicals umschrieben. Das Ziel war, Menschen dazu zu bewegen, mitzusingen, nachzuerleben, zu diskutieren. Die Atmosphäre des „Zentrums der Erinnerungen", das gemeinsame Café von und für Alte und Junge, die inszenierten Themen regten die alten Menschen zu Erinnerungen und Erzählungen an.

Neuere Aktivierungsvorschläge von Virginia Bell, David Troxel, Tonya Cox und Robin Hamon (2007) geben unter dem Stichwort „Alzheimer-Pflege nach dem Best-Friends-Modell" vielfältige Anregungen, mit Hilfe derer Situationen wie Körperpflege, Gemeinschafts- und Lernatmosphäre, das Nachspielen von Lebensszenen und die Lieblingsbeschäftigungen der Männer neu durchdacht sind und angeregt werden können. Das kalifornische Modell ergänzt das Londoner Reminiscence Project um ca. 150 Vorschläge.

Die Mäeutik. Mit diesem Verfahren (griech.: Hebammen-Kunst) der Niederländerin Cora van der Kooij versucht man seit Beginn der 1990er Jahre, die Erlebniswelten demenzkranker Menschen und ihrer Betreuer einfühlsam zu vermitteln. Die Bildwelten und Vorstellungskomplexe, vor allem die daraus resultierenden Bedürfnisse der

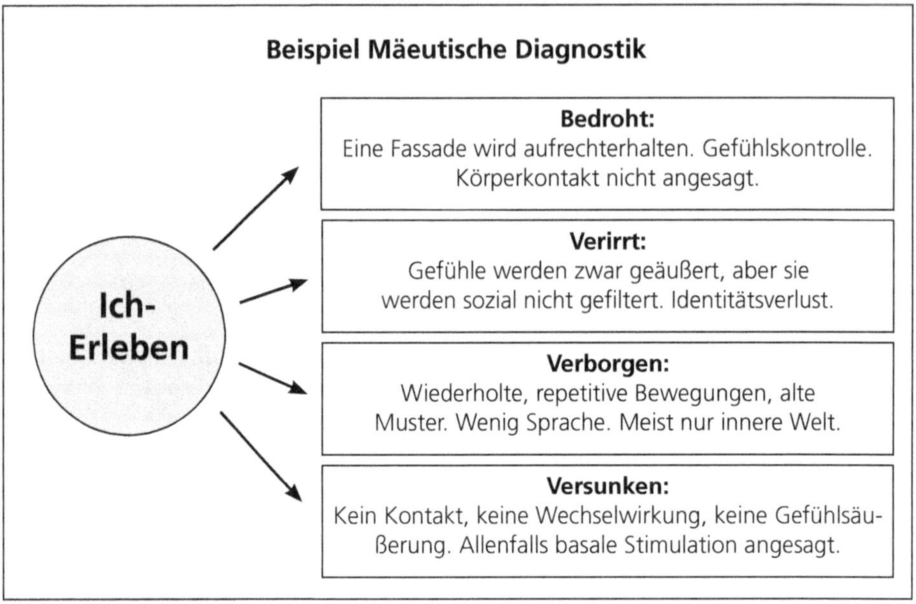

Beispiel Mäeutische Diagnostik

Ich-Erleben	
→	**Bedroht:** Eine Fassade wird aufrechterhalten. Gefühlskontrolle. Körperkontakt nicht angesagt.
→	**Verirrt:** Gefühle werden zwar geäußert, aber sie werden sozial nicht gefiltert. Identitätsverlust.
→	**Verborgen:** Wiederholte, repetitive Bewegungen, alte Muster. Wenig Sprache. Meist nur innere Welt.
→	**Versunken:** Kein Kontakt, keine Wechselwirkung, keine Gefühlsäußerung. Allenfalls basale Stimulation angesagt.

Abb. 5: Das erkrankte Ich aus der Sicht der Mäeutik (nach Egenlauf 2005)

altersverwirrten Menschen sollen in einem empathischen Suchprozess schrittweise erkundet, statt in einem objektivierenden Assessmentverfahren festgestellt werden. Der Weg des stufenweise dementiell bedrohten, verirrten, verborgenen und zu versinken drohenden Ichs soll einfühlsam begleitet werden – wobei die Gefühlswelt der betreuenden Person eine gleichermaßen wichtige Rolle spielt. Die Möglichkeiten, die sich daraus ergeben, sind bildtherapeutisch noch wenig diskutiert. Eine Vernachlässigung dieser Hinsichten, wie sie Sven Lind (2007) vermerkt, würde eine Abkehr von der Kernaussage der Mäeutik bedeuten. Das obige Schaubild vermag eindrucksvoll den Blick auf die Stufe der Erkrankung zu vermitteln.

Wir wollen im Anschluss an die Beschreibung der Methoden im Umgang mit verwirrten Menschen die Frage erheben, wie eine bildnerisch-orientierte Therapie Hilfestellung bieten kann. Kunsttherapie ist mit ihren ästhetisch-elementaren, ihren daran erinnerungshaft anknüpfenden, ihren gleichzeitig realitätszugewandten Methoden vorzüglich in der Lage, die Orientierungsleistungen der Patienten zu stützen:

- Sie hilft, Bezüge, Bedeutungskomplexe, Merkmalsverbindungen, die ehemals neuronal manifestiert waren und jetzt in Gefahr sind verloren zu gehen, wieder anzuknüpfen. Aphasische Störungen, also Störungen der Sprache, des Wort-Findens, des Benennens, des Bezeichnens können in Angriff genommen werden, das lautlich wie inhaltlich Zusammenhängende von Bedeutungen, bes. das Assoziieren bildnerisch-ästhetischer Anmutungen wird gepflegt.
- Kunsttherapie unterstützt außerdem die Gedächtnisleistungen: Erstens wird das semantische, also das Wissensgedächtnis, dem es um das Wissen genereller Zusammenhänge geht, angesprochen. Zweitens kann man auch das episodische, also das bildhaft-emotional getönte Gedächtnis, in dem wir beispielsweise unsere typischen Kindheitserinnerungen aufbewahren, aktivieren. Und dies nicht in Form von leistungsbezogenen Kreuzworträtseln oder Hirn-Leistungs-Tests, sondern – und das ist die Domäne der musisch-künstlerischen Therapien – in Form von Bildvorstellungen, die früher stark emotional bewertet wurden und jetzt aufgesucht werden müssen. Drittens ist das prozedurale Gedächtnis, das für den Ablauf, also das Serielle der Handlungen zuständig ist, auffrischbar. Und viertens ist das Wissen, das sich gestalthaft eingeprägt hat, am ehestens erreichbar.

Zusammenfassend lässt sich also feststellen: Kunsttherapie ist in der Lage, ist aufgrund ihrer Bildorientierung geradezu prädestiniert, an der Wiedererinnerung der inneren Bilder wie der äußeren Verhaltensmuster, an deren Restituierung, Wiederherstellung, zu arbeiten – auch wenn man im Falle einiger Krankheitsbilder, beispielsweise des progredient erkrankten Alzheimer-Patienten, das Leiden nur mindern kann. Aber auch dieser Aspekt gehört zum Verständnis von Rehabilitation (Ritz 1992, 1620).

1.3.3 Kunsttherapie mit Schlaganfall-, Alzheimer- und Schädel-Hirn-Trauma-Patienten

- Beispiel Schlaganfall:

„Der 70-jährige Herr K., der verwitwet im eigenen Haushalt in relativer Nachbarschaft zu seinen zwei Kindern lebte, litt seit einigen Jahren unter latentem Bluthochdruck und vorübergehenden Schwindelattacken, gepaart mit Kopfschmerzen und leichten temporären Gedächtnisstörungen. Als er eines Tages seit den frühen Morgenstunden Sehschwierigkeiten und vermehrte Schwindelgefühle hatte, ging er zu seiner Tochter. Dort erlitt er einen massiven linksseitigen Schlaganfall, der sich in einer plötzlichen, schlaffen Lähmung der gesamten rechten

> Seite sowie dem sofortigen Sprachverlust äußerte. Herr K. war nicht mehr fähig, sich zu äußern und konnte sich nicht mehr bewegen. Der herbeigerufene Hausarzt diagnostizierte den Schlaganfall." (Hülshoff 1996, 209)

Kunsttherapie mit Schlaganfall-Patienten dient der Rehabilitation der sensorischen, motorischen und psycho-sozialen Kompetenzen durch gezielte praktisch-bildnerische Übungen, Gestaltungen und Themenstellungen. Wie Kunsttherapie dabei vorgeht, wird im Folgenden am Beispiel der Aphasie nach einem Schlaganfall beschrieben. Dabei können folgende Störungsbilder auftreten:

- Der Patient verfügt u. U. bedingt über einen motorischen Ausdruck, auch den der Sprache, aber er kann sich selbst und andere nicht verstehen (= sensorische oder Wernicke-Aphasie).
- Der Patient versteht, möchte sich ausdrücken, vermag dies aber motorisch nicht, vor allem nicht sprachmotorisch (= motorische oder Broca-Aphasie).
- Der Patient verfügt nicht über seine Gedächtnisfunktionen, sie erscheinen wie blockiert. Er sucht nach Worten, bricht Sätze ab, äußert Paraphrasien (ähnliche Worte wie das beabsichtigte). Seine Merk- und Konzentrationsfähigkeit sind beeinträchtigt (= amnestische Aphasie).
- Der Patient kann nur noch ein paar wenige Worte und diese auch nur entstellt äußern. Er ist auf Sprachautomatismen angewiesen, ist „apraktisch" in seinem sprachlichen Ausdruck eingeschränkt.

Die bildnerisch orientierte Rehabilitation begegnet diesen Störungen mit folgenden Strategien:

- Sie wird das Wort-Finden, das Benennen, das Bezeichnen, das Zusammenhängen von Bedeutungen, besonders das Assoziieren bildnerisch-ästhetischer Anmutungen pflegen – ohne den Patienten unter Druck zu setzen.
- Sie wird Worte, Sätze, Geschichten ergänzen, serielle Folgen, Bezüglichkeiten herstellen. Dabei empfiehlt sich beispielsweise folgendes Vorgehen (Wais 1990): Man kann dem Patienten einfache zeichnerische Muster vorlegen, auf denen zunächst nur gestrichelte Punkte oder Umrisse zu verbinden sind. Der nächste Schritt ist, Ergänzungen von unvollständigen Umrisszeichnungen anzuregen; schließlich Reihenfolgen von Bildern bestimmen lassen: Die Spielkarten „Vater und Sohn" (Plauen 1982) können hierbei anregend sein. Wenn die Patienten der Zusammenhänge mächtig sind, könnten Versuche im Jeux Dramatiques mit kleinen Patientengruppen den spielerischen

Tab. 3: Der Schlaganfall – klinisch-diagnostische, psychosomatische und psychosoziale Phänomene

	Klinisch-diagnostisch	**Psychosomatisch**	**Psychosozial**
Phänomene der Krankheit	lat. Apoplex oder apoplektischer Insult; zerebrovaskuläre Erkrankung in den Formen: • ischämisch = ungenügend blutversorgt • aneurismisch = arteriell bedingte Hirnblutung; • oft transitorisch-ischämisch, d. h. vorrübergehend blutversorgt = Vaskuläre Demenz vormals: Multi-Infarkt-Demenz (vgl. DSM-IV 290.4x)	Wahrnehmungs- und Empfindungsstörung, oft verbunden mit Kopfschmerz: • Doppelsehen, Gesichtsfeld-Ausfälle (Neglect) • Unfähigkeit, Gegenstände wieder zuerkennen oder zu identifizieren (Agnosie) • Gedächtnis-Störung • Sprach- (Aphasie), Kau- und Schluck-Störungen • Schwindel und Bewegungsunsicherheit, Taubheit und Lähmung (Halbseitenlähmung) • Koordinationsstörung • Blasen-Darm-Kontrollverlust • Störung motorischer Werk-Fertigkeiten (Apraxien) • Schreib-, Lese- und/oder Rechenstörung (Dyslexie/-kalkulie) • Störungen der Exekutivfunktionen wie: Planen, Organisieren, Abstrahieren, Reihenfolgen einhalten, etc.	• Infantilisierung durch Rollenumkehr der Betreuung • von bedingten bis totalen Abhängigkeits und Auslieferungsgefühlen • Scham • Ohnmachts-, Inkompetenzgefühl • Impotenz-Erleben • Kommunikationsabbruch und seine Folgen: psychische und soziale Isolation • Verstehens- oder Artikulationsschwierigkeiten • insgesamt eine in diesem Umfang kaum erfahrene Abkoppelung von der Sozialität. Das Handeln wird eingeengt auf Stereotypen, auf Gewohntes, wird weniger differenziert gesteuert, ist rettungslos überfordert und stellt sich panisch-dekompensierend dar, wenn es beispielsweise abstarkte Beziehungen und Bedeutungskomplexe neubewerten soll. (Dörner/Plog 1978, 247)

Fortsetzung auf Seite 54

Tab. 3: Fortsetzung

	Klinisch-diagnostisch	Psychosomatisch	Psychosozial
Ursachen der Krankheit	Verschluss oder Überflutung von Hirnarterien; Gefäßschädigungen	Arterienverkalkung, Gefäßverengung bzw. Gefäßdurchbruch, Bluthochdruck	Psychisch-körperliche Belastungen, Folge: negativ getönter Stress, Nikotin- und/oder Alkoholkonsum
Ansätze der Behandlung	Wiederherstellung der reversibel geschädigten Zellen, kompensatorische Animation von Zellen, die für die Sinneswahrnehmung oder die Motorik zuständig sind	Verbesserung der gesichts-, hand- und körpermotorischen Fähigkeiten wie des Sprachverständnisses und -ausdrucks	Verbesserung der Wahrnehmungs-, Erinnerungs- und Konzentrationsfähigkeiten

und spieltechnischen Hintergrund der Arbeit bieten (Weiss 1999): Einfache Geschichten werden hierbei vorgelesen, erzählt und nachinszeniert/-gestellt. Einfache Tücher dienen der Verkleidung, ein Kassettenrekorder steht für die Untermalung bereit, und die Patienten übernehmen kleine Rollenacts – wobei der therapeutische Begleiter laut anweisen, kommentieren darf, auch neue Rollen während des Spiels kreiert.

- Im Benehmen mit der Ergo- und Beschäftigungstherapeutin versucht die Kunsttherapeutin spielerisch und kreativ, also ohne den Leistungsdruck des Künstlerischen, die Sinne zu stimulieren (Dinge wahrnehmen, zeigen, berühren). Durch Gestalten mit unterschiedlich festem Material (vom warmen Wasser zum Kleister zum weichen Stoff/Samt zum Sand zum Gips zum Ton zum Zement) werden motorische Animationen eingeleitet, wenn möglich in dem erzählerischen Zusammenhang einer Geschichte, eines dem Patienten bekannten Märchens.
- Die Kunsttherapeutin wird versuchen, die sensorisch und motorisch geschädigten Regionen zu erfassen und sich ein Bild davon zu machen, welche Hirnareale tangiert sind. Sie wird nicht anders als die Ergo- und Beschäftigungstherapeutin versuchen, in den Restarealen Hirndurchblutungsmuster zu erzeugen – also die verbliebenen oder die dem geschädigten Gebiet benachbarten Hirnzellen zu aktivieren. Ästhetisch-basale Stimulation haben wir dieses Vorgehen genannt. Es lebt von der Hoffnung, alte Zellstrukturen wieder zu aktivieren bzw. mit ausgiebigem Training die alten, noch brauchbaren, oder neue Zellkomplexe zu verschalten. Mithilfe der genannten Gedächtnisstrukturen können die entsprechenden Zusammenhänge erar-

beitet werden. Neuropsychologen konnten außerdem zeigen, dass das bloße Betrachten einer Handlung beim Betrachter zu ähnlichen neuronalen Verschaltungen führt wie beim Handelnden. Dieses Forschungsergebnis findet schon lange Anwendung in der Sport- und Arbeitspsychologie. Auch in der Kunsttherapie stützt man sich darauf, dass schon bloßes Zeigen, Zuschauen, Sich-Hineinversetzen neuronale Leistungen fördern kann.

- Beispiel Alzheimer-Erkrankung:

> „5 Uhr morgens. Helen wacht immer um diese Zeit auf. Sie öffnet die Augen – aber sie sieht nichts. Alles ist schwarz um sie. Helen greift nach der Nachttischlampe, schaltet sie ein, aber es bleibt dunkel. Sind alle Sicherungen durchgebrannt? Helen blinzelt die Tränen weg und versucht, ihre Beklemmung zu unterdrücken. Je mehr sie ihrer Tränenflut Einhalt gebieten will, desto größer wird die Panik. Ihr Herz schlägt heftig. Gesicht und Hände sind schweißnass. Sie verspürt Übelkeit. Entsetzen erfasst sie. Helen ist blind. Sie schreit: ‚Hilfe, ich kann nicht sehen! Hilfe!‘ Die Nachbarn rufen die Ambulanz. Ein Rettungswagen bringt sie in die Notstation eines Spitals. Helen erhält eine Beruhigungsspritze gegen ihr Schreien. Innerhalb von zwei Wochen bekommt Helen einen Platz in einem Pflegeheim. Sie kennt weder Uhrzeit noch Ort, sitzt im Rollstuhl, ihr Kopf ist auf die Brust gesackt, die Augen sind geschlossen, die Hände schlaff, der Mund geöffnet, sie atmet kaum – ein lebender Leichnam.“ (Feil 1999, 42)

Methodische Ansätze einer bildnerisch orientierten Therapie mit Alzheimer-Patienten: Ähnlich wie beim Schlaganfall geht es in der Rehabilitation darum, die sensorischen, motorischen und psychosozialen Kompetenzen durch gezielte praktisch-bildnerische Übungen, Gestaltungen, Themenstellungen zu restituieren, kompensieren bzw. substituieren. Aber die Rehabilitation der an Alzheimer Erkrankten stellt auch spezifische Anforderungen:

- Die bildnerisch orientierte Rehabilitation wird neben den aphasischen Störungen besonders das semantische, also das Wissensgedächtnis für generelle Zusammenhänge ansprechen. Auch das episodische, also das bildhaft-emotional getönte Gedächtnis, in dem wir unsere typischen Kindheitserinnerungen aufbewahren, wird gefördert, und zwar in der Form von Bildvorstellungen, die früher stark emotional bewertet wurden und jetzt aufgesucht werden müssen. Mithilfe dieser Vorstellungsbilder kann die eingeschränkte Verbindung zwischen informationsspeicherndem und -abrufendem Kortex und dem emotional bewertenden limbischen System und

Mandelkern unterstützt werden, damit die Wahrnehmungen nicht chaotisierend sind und in der Folge schließlich nur depressiv oder aggressiv beantwortet werden.

- Das Verfahren der Validation lässt im Anklang an die gesprächspsychotherapeutisch-empathische Methode Rogers' die innere Erlebniswelt des dementen Menschen für wert gelten und nimmt sie ernst. Akzeptanz der Gefühle, mit eben diesen in Kontakt kommen, eindeutig sein, keine Empfindungen und Gefühle erpressen etc. sind Feils Ziele in der Alzheimer-Rehabilitation.

Tab. 4: Die Alzheimer-Erkrankung – klinisch-diagnostische, psychosomatische und psychosoziale Phänomene

	Klinisch-diagnostisch	Psychosomatisch	Psychosozial
Phänomene der Krankheit	• Aphasie: Sprachstörung • Apraxie: Unfähigkeit sinngerichteter Bewegungen/ Handlungen • Ataxie: Störung der Koordination der Muskeln • Agnosie: Unfähigkeit, Gegenstände wieder zu erkennen, zu identifizieren • Störung wichtiger Exekutivfunktionen: Planen-Organisieren-Reihenfolgen einhalten - Abstrahieren (DSM-IV 290.1) • zeitliche und räumliche Desorientierung • Hirnatrophie (Gehirnschrumpfung durch Gewebeschwund) • vielfach zunächst Geruchshalluzinationen infolge der Störung des limbischen Systems	• Die psycho-somatisch unabdingbare Aufeinanderverwiesenheit von Körper und Geist ist bewusstseinsmäßig und reflexiv nicht mehr verfügbar. Verwirrtheit ist folglich das wichtigste Symptom dieser Krankheit.	Die Störung der menschlich wichtigen Exekutivfunktionen wie Planen, Organisieren und Abstrahieren bis zu deren Verlust macht teilweise bis total vom anderen und dessen Pflege abhängig. Das belastet die psychosoziale Beziehung, die in gewisser Weise infantilisiert wird. Bei anfänglicher Be wusstheit ist die Erkenntnis dieses Verfallsprozesses kränkend, selbstbewusstseinsmindernd und ohnmächtig machend. Die zunehmende Abhängigkeit vom in der Regel jüngeren Pflege- und Therapiepersonal schafft ein Generationenproblem, das sich psychisch in einer Abwertung der eigenen lebenslang erworbenen Erfahrung manifestiert.

Fortsetzung auf Folgeseite

	Klinisch-diagnostisch	Psychosomatisch	Psychosozial
	• Beginn zumeist in höherem Lebensalter: 5% der 65-Jährigen, 20% der 80-Jährigen		
Ursachen der Krankheit	• m. E. genetisch bedingt und mit Down-Syndrom oft korrelierend (Chromosom 21) • schleichender Beginn, aber auch nach S-H-T oder anderen Hirnerkrankungen und -schädigungen • Unterversorgung des gedächtnisgarantierenden limbischen Systems und der Amygdala (Mandelkern) mit dem Neurotransmitter Acetylcholin • Störung der kortikal-limbischen Strukturen und damit zuerst Ausfall des Kurzzeit-Gedächtnisses, dann des mittelfristigen Gedächtnisses	Der „Gedächtnisverlust [. . .] bezieht sich im wesentlichen auf das semantische und vermutlich auch das episodische, weniger auf das prozedurale Gedächtnis" (Pöppel 1994, 111). • Eine wesentliche Verringerung der Geschwindigkeit der Abläufe im Gehirn wird konstatiert (Pöppel 1994, 115). • Bewusstsein aber ist da, wo Sinneseindrücke als synchrone kodiert worden sind. (Wolf Singer, Meldung Max-Planck-Institut Frankfurt, 21.06.00)	Der gedächtnisbedingte Verlust von zeitlicher und räumlicher Orientierung entkoppelt die Betroffenen von den Hier-und-jetzt-Bezügen, dissoziiert, depersonalisiert, derealisiert. Affekt- und Antriebsstörungen sind die Folge. Schon kleine Reize versetzen in Angst, Scham, Trauer, Wut und/oder Zwangslachen.
Ansätze der Behandlung	• Realitäts-Orientierungs-Training (ROT) • Basale Stimulation (BS) • Ästhetisch-basale Stimulation (ÄBS) • Validation • Katathym-imaginative Bildarbeit (KB) • Mäeutik	Die Behandlung hat das semantische oder Wissensgedächtnis besonders zu berücksichtigen: episodisch- bildhafte, emotionale Erinnerungen. Ästhetisch-basale Stimulationen können hilfreich sein.	Das ROT, bes. aber die Validation nach Feil und die katathym-imaginativen Bildverfahren nach Leuner können die psychosozialen Beziehungen wieder anregen.

- Die katathym-imaginative Bildarbeit von Hanscarl Leuner, bislang eher bei neurotischen Erkrankungen angewandt, kommt zunehmend bei funktionellen Störungen des alternden Menschen in Betracht. Als katathym-imaginative Psychotherapie (KIP) gilt sie in der gerontopsychiatrischen Behandlung der Demenz zwar als kontraindiziert (Erlanger 1997). Das Verfahren der inneren Bild-Einstellung und dessen Erarbeitung kann aber auf niederem Niveau durchaus hilfreich sein, um das Episodische wieder zu erinnern – ohne die psychotherapeutisch-intendierten Methoden des ursprünglichen Verfahrens überanstrengen zu müssen.
- Mittels ästhetisch-basaler Stimulation kann man auch bei der Alzheimer-Erkrankung versuchen, mit bildnerischen Mitteln die Farben, Tönungen, Akzente, Formgebungen, auch die Stimmungen und Anmutungen des Lebens auszuskizzieren.

■ Beispiel Schädel-Hirn-Trauma

„Auf einer Tour in den Bergen stürzte Franz S. mit seinem Rennrad so unglücklich, dass er eine schwere Kopfverletzung erlitt und zehn Wochen lang bewusstlos war. Bei dem Unfall wurde ein großer Teil seiner Hirnrinde und der Nervenfasern, die Informationen in die Hirnrinde schicken, zerstört. Nach dem Unfall und dem wochenlangen Koma war für Franz S. nichts mehr wie früher. Er konnte nur schwer verstehen, was andere zu ihm sagten, und er konnte selber allenfalls einfache Alltags- und Funktionswörter sprechen. Bei komplizierten Wörtern brachte er nur Silbenfolgen heraus, deren Bedeutung nicht nachvollziehbar war. Er sprach eine Kunstsprache, zusammenhanglos und unverständlich. Eine solche Kunstsprache, die gekennzeichnet ist durch neu erfundene Wörter (sogenannte Neologismen) und daher wie ein unbekannter Jargon klingt, wird auch als Jargon-Aphasie bezeichnet. Aber obwohl das, was Franz S. mitzuteilen versuchte, völlig unverständlich war, trug er es doch in der üblichen Sprachmelodie vor. – Während die linke Gehirnhälfte für die Grammatik und das Verstehen der Sprache hauptverantwortlich ist, bestimmt die rechte Gehirnhälfte die Melodie der Sprache, die so genannte Prosodie, mit der wir unseren Gefühlen sprachlich Ausdruck verleihen, und die rechte Gehirnhälfte war ja bei Franz S.' Unfall unbeschädigt geblieben. So konnte er mit seiner Kunstsprache anderen zwar keine Inhalte vermitteln, denn seine Worte waren nicht zu verstehen, doch er konnte seinen Gefühlen noch Ausdruck verleihen. Franz S. berichtet selber über seine Bemühungen, wieder Herr seiner Sprache zu werden: ‚Ich wollte lernen. In der Zeit, als ich auf der Intensivstation war, wurde bereits mit der Sprachtherapie angefangen, jeden Tag einige Minuten. Ich musste die Sprache neu lernen, und zwar ganz anders als ein Kind. Ich brauche achtzigmal, bis ich ein Wort drinnen habe. Es geht manchmal auch wieder weg … Ich arbeite in einem Archiv. Der Hauptgrund waren Bilder für …' – er sucht nach

Tab. 5: Schädel-Hirn-Trauma – klinisch-diagnostische, psychosomatische und psychosoziale Phänomene

	Klinisch-diagnostisch	Psychosomatisch	Psychosozial
Phänomene der Krankheit	• Ataxie: Störung der Koordination der Muskeln • Aphasie: Sprachstörung • Apraxie: Unfähigkeit sinngerichteter Bewegung/ Handlung • Athetose: motorische Störung mit unwillkürlichen Schleuderbewegungen • Neglect: Ausfall einer Seite des Gesichtsfeldes • Koma: Zustand tiefer Bewusstlosigkeit (Apallisches Syndrom) • Amnesien (DSM-IV 294.4)	Ähnliche Phänomene wie beim Schlaganfall: • Gedächtnisverlust; bei Wiederholung: • progrediente Demenz. • Der mögliche Zusammenhang mit Alkohol-/Drogenintoxikationen (risikofreudiges Verhalten) ist zu beachten.	Fehlen von Erinnerungen (Amnesien), die in der Kommunikation extrem verunsichern; alles erscheint zweifelhaft, und Verunsicherung bis Argwohn bestimmen den sozialen Austausch; in der Folge oft posttraumatische Amnesien mit bleibenden Gedächtnisstörungen; mögliche Symptome: Aufmerksamkeitsdefizite, Reizbarkeit, Ängste, Depressionen, Affektlabilität, Apathie, gesteigerte Aggressionen. Besonders schwierig ist für den S-H-T-Patienten die Akzeptanz des Geschehens mit allen seinen Folgen, bes. die Akzeptanz, dass der alte Körper- und Geisteszustand nicht in jedem Fall wiederhergestellt wird.
Ursachen der Krankheit	Unfälle durch Zusammenstoß, Aufprall, Auffahren, Sturz	Die Läsionen, die in der Regel in der Nähe von Thalamus, Hippokampus und basalem Vorderhirn liegen, führen zu einer Unterbrechung der limbischen Schleifen, damit zur Amnesie/ Gedächtnisverlust.	Die Unterbrechung der kognitiven und gefühlsmäßigen Konnotationen führt zu einer psychsozialen Verwirrung: Die erkannte Person vermittelt nicht mehr die gewohnten kognitiven/emotionalen Bedeutungen.
Ansätze der Behandlung	Zunächst intensivstationäre Behandlung, sehr bald Logopädie, Krankengymnastik, Ergotherapie, Kunst- und Musiktherapie	In Anlehnung an die Funktionsstörungen der verschiedenen Gedächtnisformen: episodisch, semantisch, prozedural, Priming.	Die apraktischen, ataktischen und athetotischen Störungen erfordern Hilfestellungen bei den prozeduralen Gedächtnisfunktionen.

einem Wort. Dann spricht er weiter: ‚Es geht um Formulare. Die Bilder müssen auf Formularen beschrieben werden ... die verschiedenen technischen Worte, die auch in den – jetzt finde ich das Wort schon wieder nicht.‘ ‚Welches?‘ ‚Das gleiche wie vorhin – Formular.‘ ‚Sie haben es gefunden.‘ Er nickt mit dem Kopf und sieht traurig aus ... ‚Mein Gehirn ist wie ein Sekretär mit sehr vielen Schubladen mit Wörtern ... Ich muss dann versuchen, eine große Schublade aufzumachen und dann die nächst kleinere. Und auf einmal bin ich in ‚Natur‘. In ‚Biologie‘ und dann bei ‚Blumen‘. Bei ‚Orchideen‘....‘ Der Patient schildert also, wie er für sich eine Technik entwickelt hat, um Sachverhalte in seinem Gedächtnis aufzufinden.“ (Pöppel/Edinghaus 1994, 108 f.)

Methodische Ansätze einer bildnerisch orientierten Therapie mit S-H-T-Patienten:

- Solange der Patient im Koma liegt, kümmern sich Pfleger, Physiotherapeuten und Ergotherapeuten um die Grundversorgung des Patienten (Körperlage, Körperbewegung, Reinigung und Animation des Mund- und Schluck-Traktes, Verabreichung flüssiger Nahrung, Stimulation der haptisch-taktilen, der vestibulären und der propriozeptiven Sinnessysteme etc.). Sinnes- und Körperstimulation sollen vermittels der Regulation des Körpertonus das Wachwerden, die Aktivierung der zentralen funktionalen Hirnstrukturen anregen. Eine wichtige Rolle als Schaltstelle der Gedächtnisfunktionen spielt dabei das limbische System. Es soll mit allen emotional-getönten Sinnesmitteln erreicht, animiert werden. In Pumppressuren wird der Körper durchgeknetet, wird er gedreht, hingesetzt, gestellt, wird der Blick stabilisiert. Vor allem müssen die affektiven Tönungen unserer Welt-Wahrnehmung wieder zugänglich gemacht werden. (Feuereissen, 1998)
- Ist der Patient aus dem Koma erwacht und bei Bewusstsein, kann man mit einem umfangreichen Therapie-Programm in der Früh-Rehabilitation beginnen: Der Patient wird mithilfe des stufig angelegten Wahrnehmungskonzepts von Affolter sinnesstimulativ begleitet. a) Die Sinne werden je nach ihrer Art, also modal, trainiert: Sehen, Hören, Riechen, Schmecken, Spüren. b) Die intermodale Verschaltung der Sinneswahrnehmungen wird animiert: Hören-Sehen, Sehen-Greifen etc. c) Die Sinneszusammenhänge in ihren komplexen Kombinationen werden wieder geübt. d) Ganze Reaktions- und Handlungsketten werden ausgelöst: den Apfel sehen, ihn ergreifen, das Messer ertasten, heranholen, es aufsetzen und in den Apfel einschneiden etc., natürlich am Schluss etwas auf der Zunge (mehr geht noch nicht) lustvoll zergehen lassen – zur Stimulierung des limbischen Systems.

- Neben der ästhetisch-basalen Stimulation kommen auch ergotherapeutisches Schlucktraining, neuropsychologisches Computertraining, das per Sensor den Computer mit dem Mund zu bedienen trainiert, zum Einsatz. Dabei dürfen die Formen des medialen und spielerischen Stimulierens nicht unterbewertet werden, die doch zu den Verfahren der Leistungs- und Funktionsertüchtigung ein heilsames, da entspannendes Gegengewicht darstellen. Bilder, Sprichwörter, Lieder helfen, an die alte und neue Welt wieder anzudocken (Feuereissen 1998).

Fassen wir zusammen: Wir haben Formen schwerer Demenz vorgestellt. Formen von Schlaganfall angesprochen, von Verunfallung, von Verwirrung, die das gewohnte familiale Leben unterbrechen, die aus der Sozialität ausgrenzen. Wir haben Unterschiede und Gemeinsamkeiten der klinischen Bilder aufgespürt. Dabei sind wir früh auf den Umstand gestoßen, dass unterschiedliche Gedächtnissysteme betroffen sind, dass fast immer auch, manchmal unter den klinisch-rehabilitativen Bedingungen verborgen, Gefühle im Spiel sind, schwer tragbare, auf das Ende des Lebens, auf den Tod ausgerichtete Gefühle.

Wir haben fünf Formen der künstlerisch wichtig erscheinenden Therapien skizziert: Die Ästhetisch-Basale Stimulation, das Realitätsorientierungstraining, die Validationstechnik, die Erinnerungsarbeit und die vorstellungs- und gefühlsorientierte Suche der Mäeutik. Wo Worte fehlen, das sahen wir, sprechen zuweilen die Bilder, manchmal nur noch gefühlshaft-angedeutete Impressionen, die sich einstellen. Sie sind nicht unlogisch, auch nicht „averbal“, sondern haben konnotative, denotative, syntaktische Bezüge, um es sprachwissenschaftlich auszudrücken. Sie sind eingebettet in eine verschüttete Textur. Wie in einer Metapher, die „bestehende Referenzbeziehungen (zerschneidet), um einen Freiraum zu schaffen“ (Häußling 1999, 151), haben sich die Bildausschnitte, die zugeordneten Wortschnipsel eigenständig gemacht, haben neue Referenzen, Bezugnahmen gestiftet. An dieser Stelle war uns die Neurophysiologie der Gedächtnissysteme hilfreich: Wie in der Arbeit mit und an der Metapher können sie, die Worte und Gefühle, wieder geerdet, wieder an ihren ursprünglichen Ort versetzt werden, so dass eine Verständigung, ein Verstehen der Helfer und Betroffenen entsteht.

1.4 Ergebnisse neurologischer Forschung: Wie Bilder im Kopf entstehen

Zwei Neurophysiologen haben entwickelt, wie wir beim Erkennen der Dinge über die Schwelle einer natürlich uns mitgegebenen Rezeptionsstruktur gehen müssen. Der Münchener Neurologe Ernst Pöppel nennt

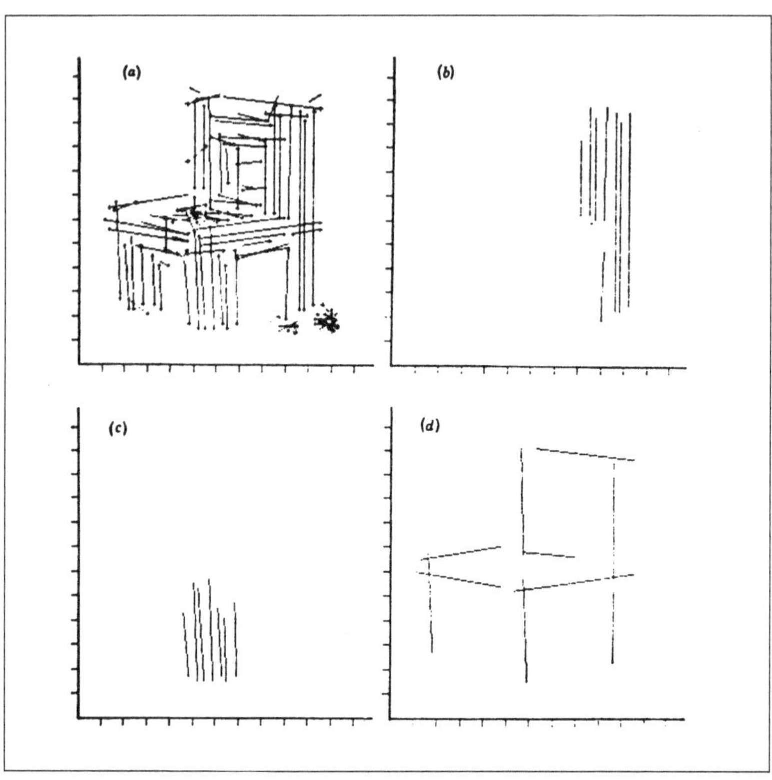

Abb. 6: Computersimulation des Wahrnehmungsprozesses am Beispiel eines Stuhls (Restak 1989, 54)

es „Ordnungsschwelle“, erforscht die zeitliche Reihenfolge von Wahrnehmungsreizen – und kommt zu einem bemerkenswerten Ergebnis, das sein Frankfurter Kollege Wolf Singer bestätigt: Wir benötigen zum Erkennen von Reizen etwa 30 bis 40 Millisekunden (ms), mit einem solchen zeitlichen Abstand von einem Reiz zum nächsten, damit dieser für sich als eigenständig erkannt und möglicherweise mit einem anderen in Zusammenhang gebracht werden kann (Singer 1990, Pöppel 1993). Bei diesem Vorgang werden in eben diesem Zeitraum von 30 bis 40 ms Nervenzell-Areale in Schwingung versetzt, finden Entladungen in den stimulierten Nervenzellen statt – Pöppel nennt sie „oszillatorische Entladungen“ – die sich mit anderen Entladungen in anderen Arealen in demselben Augenblick vergleichen – und möglicherweise zu einem Komplex verbinden, sozusagen eine Synthese eingehen. Die beiden Wissenschaftler nennen das „Gestaltbildung“.

Bezieht man diese Kenntnisse beispielsweise auf die therapeutische Arbeit mit Menschen mit Altersverwirrung und entsprechend Wahrnehmungs-, Gefühls- und Verhaltensbehinderung, so kann man zu folgendem Ergebnis kommen: Was wir in der kunsttherapeutischen Arbeit gemeinsam tun, heißt, sozusagen im Takt unserer Wahrnehmung, Reize, die wir kennen, die wir identifizieren, auf der Grundlage einer zeitlichen Vorgegebenheit und Ordnung wieder in Zusammenhang zu setzen. Laut Pöppel (1993, 7f.) muss die „Gestaltbildung" des Wahrnehmens und Fühlens im Verlauf von drei Sekunden geschehen, in einem Zeitfenster von ein paar Sekunden, in dem das Gehirn jenen „zeitlichen Integrationsmechanismus" (S. 13) zur Verfügung stellt.

Bei all dem, was wir in unserer stimulierenden Arbeit mit dementierenden Patienten tun, bleiben wir – wenn wir unser Augenmerk auf die Farb- und Formgebungen, Werkprozesse und speziell deren Abfolgen richten – in den Zeitspannen, die unser Gehirn benötigt, die Dinge unserer Wahrnehmung zusammenzubringen, zu synthetisieren. Hierbei sind alle Sinne angesprochen, sagen die Neurologen. Und wir haben eine Erkenntnis praktisch gewonnen: dass mittels eines ästhetischen Produktes, eines duftenden Kuchens, eines Werkmodells, eines Bildes ein Gefühl von Selbstwert und -bewusstsein aufkommt, das neuronal verantwortet wird.

Exkurs: Neuronale Grundlagen des Wahrnehmens

Die Orientierung in der Welt fußt auf Erfahrungen, die wir schon erarbeiteten Strukturen des Gehirns zuordnen können. Jean Piaget, der Entwicklungspsychologe, sagt:

> „Der Grundgedanke ist der, dass Erkenntnisse weder allein aus der Erfahrung der Gegenstände, noch aus einer im Subjekt vorgeformten, angeborenen Programmierung hervorgehen, sondern aus aufeinanderfolgenden Konstruktionen mit fortwährender Elaboration neuer Strukturen." (1976, 7)

Diese Strukturen sind Resultat der Interaktion zwischen Subjekt und Umwelt, Piaget spricht von „nicht-präformierten Strukturen" (Piaget 1974, 23). Diese entwickeln sich durch die tätige Auseinandersetzung mit den Gegenständen der Erkenntnis. Je komplexer diese tätige Auseinandersetzung ist, umso komplexer sind die logischen Strukturen des Erkennens und seiner Weiterführung im Denken.

Diese Formen des Handelns sind unterschiedlich komplex: miteinander verbunden (1), aufeinander folgend (2), sich gegenseitig zuordnend (3) oder sich überschneidend (4) (Piaget 1973, 26). In jedem Fall führen solche koordinierten Handlungen zu mentalen Operationen, die zu neuronalen Strukturen unterschiedlich komplexer Art werden. Ihre Komplexität basiert auf logisch-mathematisch nachvollziehbaren Regeln, so Piaget (1973, 50). Piaget begreift an diesem Punkt seines Denkentwurfs, dass seine Forschungsergebnisse Auswirkungen auf die „Koordination innerhalb des Nervensystems und des neuronalen Netzwerkes“ haben (Piaget 1973, 27). Singer und Engel (1997) betonen wie Jean Piaget die Koordinationsleistung des Gehirns:

> „In der Debatte um die neuronalen Grundlagen von Bewusstsein rückt in den letzten Jahren zunehmend die Annahme in den Mittelpunkt, dass Bewusstsein als ein integrativer Prozess betrachtet werden muss. Dies wird besonders deutlich, wenn man den Fall des Wahrnehmungsbewusstseins betrachtet. Eine Leistung, die unser Gehirn ständig erbringen muss, besteht in der Integration von Sinnesdaten zu kohärenten Wahrnehmungseindrücken. Eine solche Integrationsfähigkeit ist die Voraussetzung dafür, dass wir Objekte und Ereignisse in unserer Umwelt voneinander unterscheiden und klassifizieren können. Hierzu müssen die von den Sinnesorganen aufgenommenen Signale einem Ordnungs- und Strukturierungsprozess unterworfen werden, in dem elementare Sinnesdaten in gestalthafte Kontexte eingebettet und mit Bedeutung versehen werden. Ohne diese von den Sinnessystemen geleistete Integration bliebe unsere Wahrnehmungswelt eine Anhäufung bedeutungsloser Farbflecken, Geräusche und Gerüche, ein unübersichtlicher Wirrwarr von Sinneseindrücken – dem vergleichbar, was man beim Blick in ein Kaleidoskop sieht. Obwohl die Bedeutung solcher Integrationsprozesse in der Wahrnehmungspsychologie schon sehr lange bekannt ist, wissen wir bis heute nur relativ wenig über deren physiologische Grundlagen. Erst in jüngster Zeit konzentriert sich die Hirnforschung verstärkt auf die Frage, durch welche Mechanismen integrative Prozesse wie Gestaltbildung und Figur-Grund-Trennung auf der biologischen Ebene realisiert werden, die dann die Entstehung bewusster und emotional getönter Wahrnehmungseindrücke ermöglichen.“

Singer und Engel führen aus, wie „... sich das Sehsystem durch eine hochgradig parallele Architektur aus(zeichnet). Aus zahlreichen Untersuchungen“, so weisen sie nach, „geht hervor, dass verschiedene Klassen von Objektmerkmalen in unterschiedlichen Arealen der Hirnrinde analysiert werden, die verschiedene Merkmalsdimensionen – wie etwa Farbe, Form oder Bewegung – repräsentieren ... Diese Befunde belegen, dass Objekte“ zwar durch einen kleinen Nervenzellverbund stimuliert (so die neueste Studie des Tübinger Instituts für Klinische Hirnforschung vom 1.8.2008, Anm. K.-H. M.) aber „nicht durch einzelne oder sehr wenige Neurone in der Hirnrinde repräsentiert werden, sondern durch ausgedehnte und über weite Bereiche verteilte Neuronenverbände – sogenannte Assemblies“. Damit wird freilich deutlich, dass es hier tatsächlich ein Integrationsproblem oder – wie man auch sagt – ein Bindungsproblem gibt. „Es stellt sich nämlich die Frage, auf welche Weise große Anzahlen von räumlich verteilten Neuronen zu solchen Assemblies – und damit zu kohärenten Objektrepräsentationen – zusammengefasst werden." (Singer/Engel 1997, 69)

Wir sind auf einen wichtigen Umstand aufmerksam gemacht: dass ästhetische Gegebenheiten neuronal angeeignet werden und sich neuronal repräsentieren. Die kalifornischen Wissenschaftler Francis Crick und Christoph Koch haben Anfang der 1990er Jahre auf die neuronale Bündelung sensorischer Stimuli zu sog. Assemblies aufmerksam gemacht, haben im selben Zusammenhang auf die Verbindung zu den Wahrnehmungsgegebenheiten verwiesen. Die Diskussion um die neuronalen Korrelate von Wahrnehmungs- und Bewusstseinsprozessen war eröffnet.

Der fehlende Baustein in der Argumentation hieß, wie die Herstellung solcher Assemblies zeitlich und räumlich erfolgen könnte: „ein zeitlicher Integrationsmechanismus (könnte) die Lösung für das beschriebene Bindungsproblem sein". Man vermutet weiter:

„dass die von einem gesehenen Objekt aktivierten Neurone durch eine Synchronisation ihrer Impulse zu Assemblies zusammengeschlossen werden könnten ... Die zeitliche Korrelation zwischen den neuronalen Impulsen sollte dabei ... die Genauigkeit von wenigen Tausendstel Sekunden aufweisen. Somit wäre also das synchrone Feuern der Hirnrindenneurone Ursache für die ganzheitliche Struktur unserer Wahrnehmungen – etwa für die Gestaltnatur der visuellen Eindrücke. Die zeitlichen Korrelationen würden nämlich – wenn das Modell zutrifft – die Zusammengehörigkeit der Merkmale eines Objektes repräsentieren und wären auf diese Weise für die Erzeugung eines kohärenten Perzepts von entscheidender Bedeutung." (Singer/Engel 1997, 68)

Singer und Engel schließen: „In zahlreichen Arbeiten wurde inzwischen nachgewiesen, dass die Neurone des Sehsystems tatsächlich ihre Aktionspotentiale – also die elektrischen Impulse, die sie bei visueller Reizung erzeugen – präzise im Millisekundenbereich synchronisieren können. Zudem weisen viele Forschungsergebnisse darauf hin, dass diese zeitlichen Korrelationen tatsächlich bedeutsam für die perzeptive Integration und somit für die Segmentierungsleistungen des Sehsystems sind." (1997, 69)

Gabriele Schmid (1999) fasst zusammen: „Wahrnehmungen ... sind im Gehirn doppelt kodiert: räumlich, durch die Kombination synchroner Nervenimpulse, die von örtlich getrennten Bereichen stammen, und zeitlich, durch sich überlagernde Abfolgen von Impulsen."

Das Gehirn arbeitet im Takt elektrophysiologischer Impulse, die von thalamischen Kernen, den sog. Nuclei Intralaminares ausgehen (Ratey 2003, 163). Im Takt wird eine gemeinsame Sende- und Empfangsfre-

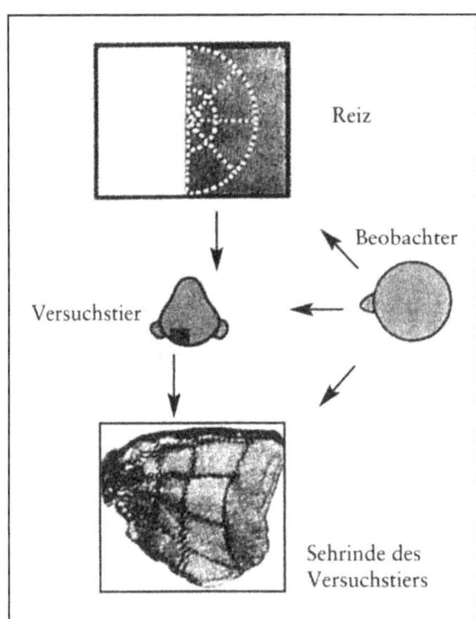

Abb. 7: Mustersehen und neuronale Adäquanz (Damasio 2006, 149)

quenz von 30–80 Hertz in den wichtigen kortikalen Hirnarealen aufrechtgehalten. Diese gemeinsame Empfangs- und Sendesequenz ermöglicht es dem Gehirn, seine verschiedenen Bereiche im selben Augenblick zu verschalten. Seh-, Hör-, Fühl-, Geschmacks- etc. Inputs werden quasi auf einen Nenner gebracht.

Die Ausführung von Singer und Engel (1997) endet mit der an Jean Piaget erinnernden Feststellung, dass es sich um „Prozesse der Selbstorganisation" handelt, die nur aus der oben beschriebenen Koordinationsleistung des Gehirns verstehbar sind.

Für unsere Diskussion um eine Grundlegung neuro-ästhetischer Parallelverarbeitung des Gehirns ist ein entscheidender Baustein mit der Synchronisierung in Assemblies gelegt. Um mit den beiden Autoren noch einmal zusammenzufassen:

> „Die Synchronisationsphänomene, die den Aufbau solcher Assemblies erlauben, stellen nach unserer Hypothese eine wesentliche Voraussetzung für den Prozess der Gestaltwahrnehmung dar" und lassen mit Crick und Koch (1993, 144) vermuten, „dass die Synchronisation neuronaler Assemblies auch eine entscheidende Voraussetzung dafür sein könnte, dass aufgenommene sensorische Information zu einem subjektiven Wahrnehmungserlebnis wird" (Singer, Engel 1997, 72).

Antonio R. Damasio spezifiziert das subjektiv Wahrgenommene und spricht von einer „auffallenden Übereinstimmung zwischen der Form des Reizes und der Form des neuronalen Aktivitätsmusters in einer der Schichten der primären Sehrinde" – einer Übereinstimmung, die, wenn auch im Tierversuch gewonnen, uns tatsächlich erstaunt (Damasio 2006, 149).

Das Sehen in gestalthaften Mustern, Wahrnehmungskomplexen, so schon Piaget, geht mit den neuronalen Koordinationsleistungen einher. Die gestalttheoretischen Implikate der kunsttherapeutischen Arbeit (vgl. auch Kobbert 1986) unterstützen die Annahme, ebenso wie der neuro-ästhetische Ansatz des amerikanischen Neurologen Ramachandran (2005): Die Bildwahrnehmung basiert auf

1. Akzentverschiebung
2. Gruppierung
3. Kontrast
4. Isolation
5. Perzeptive Problemlösung
6. Symmetrie
7. Vermeidung von Zufällen
8. Wiederholung, Rhythmus und Ordnung
9. Ausgewogenheit
10. Metapher

Deren Grundlagen bilden gestalttheoretisch fassbare, gesetzmäßige Wahrnehmungsmuster.

Die Organisation des künstlerischen Ausdrucks, so das Fazit, kommt der optimalen Organisation des Gehirns nahe – und ist im Falle neurologischer Störungen brauchbar.

Seit den gestalttheoretischen Implikaten der Kunst- und Gestaltungstherapie Rudolf Arnheims ist diese Erkenntnis unwiderlegt: Die neuronale Gestalt-Herstellung unterliegt formal-ästhetischen Gesetzmäßigkeiten, die wir produktiv-therapeutisch einsetzen können. Neuere Hinweise auf die Mustererkennung des Gehirns bestätigen und präzisieren dies (Martin Heisenberg u. a. 2006).

Fragen wir uns, was geschieht, wenn unser neuronales Wahrnehmungssystem erregt wird: Rüdiger Vaas berichtet (2003; 2005), wie sich durch zeitliche Koppelungen einzelne Nervenzellen zusammenschließen zu gemeinsam agierenden neuronalen Ensembles, die sich auch mit voneinander getrennten Gruppen verlinken können (sog. linking, binding). Im visuellen, auditorischen, somatosensorischen, motorischen und interhemisphärischen wie subcorticalen Zusammenhang, so Vaas, findet diese Synchronisation neuronaler Aktivitäten nachweislich statt. Die Oszillationen betragen bei einer Bandbreite von 30 bis 80 Hz um 40 Hz, liegen also im Gamma-Frequenzband. Sie basieren auf wechselseitig verschalteten hemmenden und erregenden Nervenzellen. Die Synchronisationen basieren auf großräumigen Nervennetzen. Neurons that fire together wire together – so seine Zusammenfassung, die weltweite Übereinstimmung findet.

„Wenn wir sehen, hören oder riechen", so die Wissenschaftler vom Bernstein Zentrum für Computational Neuroscience (BCCN) und der Universität Freiburg, senden die Nervenzellen Signale und „das Gehirn verarbeitet die aufgenommenen Informationen Schritt für Schritt in aufeinander folgenden Verschaltungsebenen. Neurone in jeder Ebene geben Signale in Form von elektrischen Impulsen an die nächste Ebene weiter. Die neuronalen Verschaltungen, die einem solchen ‚Feed For-

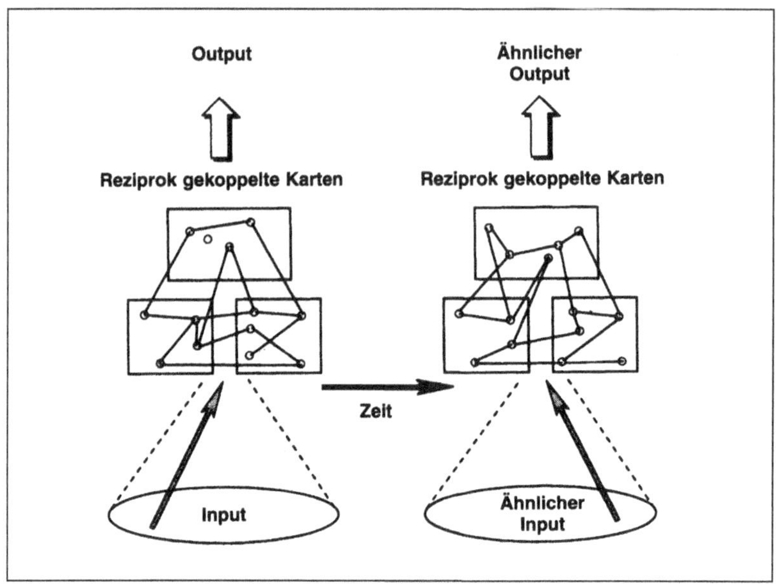

Abb. 8: Unser Gehirn – wie eine Karthothek (Edelman 1995, 150)

ward System' zu Grunde liegen, wurden schon vielfältig untersucht. Meist wurde dabei aber nicht berücksichtigt, dass das Feed Forward System in die komplexe neuronale Architektur des Gehirns eingebettet ist, von dessen Hintergrundaktivität beeinflusst wird und seinerseits auf diese zurückwirkt ... Nicht jede Form der Informationsweitergabe bei jeder Art von Hintergrundaktivität (ist) möglich", so die Wissenschaftler des Instituts. „Eine allzu synchrone neuronale Hintergrundaktivität macht nahezu jede gezielte Signalweiterleitung unmöglich. Ein asynchrones Hintergrundrauschen hingegen erlaubt eine zuverlässige Verarbeitung von Sinnesinformationen und kann sogar konstruktiv zur stabilen Weitergabe des Signals beitragen." Die Wissenschaftler betätigen die bisherige Forschung und ergänzen sie: Impulspakete synchroner neuronaler Aktivität lassen sich ggf. weit verlässlicher weiterleiten als erhöhte Impulsraten. Die neuen Forschungen zeigen, dass wir, wie Vaas (2003; 2005) verdeutlicht hat, die Arbeit der neuronalästhetischen Gestalt-Erkennung als Netzwerk-Leistung des Gehirns betrachten müssen. Die Forschungen zeigen, dass wir die Hintergrundaktivitäten des Gehirns bei Erkennensprozessen mit einbeziehen müssen (Katrin Weigmann, Bernstein Koordinationsstelle; idw-Nachrichten 24.7.08).

Welche Netzwerke, so die weitere Frage, entstehen nun angesichts dieses Settings, oder anders gefragt: Gibt es spezielle Neurone, die zueinander finden? Die Bestätigung haben Edelman (1995) und die beiden Forscher Crick und Koch gegeben. Edelman (1995, 150) geht davon aus, dass unser Gehirn aus einer Art Karthotek besteht, in der bestimmte Karten oder Kategorien bestimmten Eindrücken zugeeignet

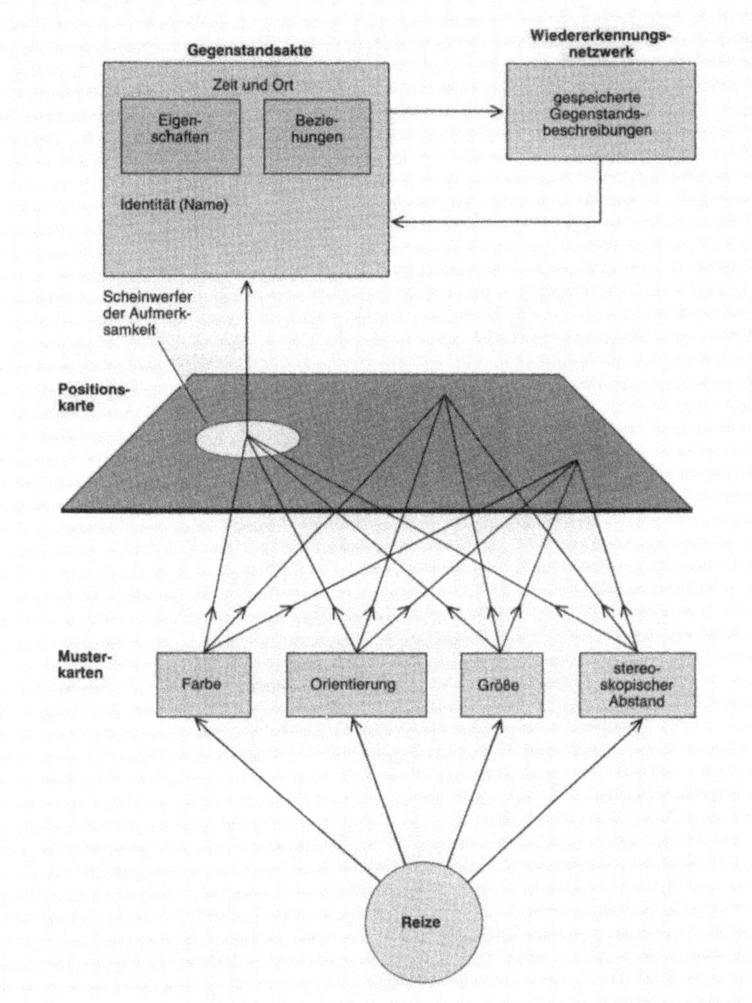

Abb. 9: Merkmale und Gegenstände in der visuellen Verarbeitung (Treismann 1990, 144)

sind. Diese Karten empfangen unabhängig und jede für sich Reize, die sich selegierend und korrelierend sehr schnell verschalten und dieseswegs zu einer schnittmengenhaften Erkennung führen (Edelman 1995, 126f). Abweichungen und Veränderungen als Ergebnis von Veränderungen in der Kategorisierung wirken sich hiernach als Störungen des Seh- oder Bewegungsvermögens, spez. in den Gedächtnis- und Symbolisierungsleistungen, verstärkt aus, verantworten u.U. Krankheitserscheinungen wie Schizophrenie (Edelman 1995, 258).

Edelman schlägt in seinen Studien vor, dass Sehen auf der untersten Stufe einige einfache und zweckmäßige Eigenschaften einer Szene in Form zahlreicher Merkmalskarten kodiert, die möglicherweise die räumlichen Beziehungen der visuellen Welt bewahren, aber nachfolgenden Verarbeitungsstufen selbst keine räumliche Information zur Verfügung stellen. Statt dessen wählt dann gerichtete Aufmerksamkeit mittels einer Originalkarte der Positionen die Merkmale aus, die an bestimmten Orten vorhanden sind, und fügt sie zusammen. Auf späteren Stufen dient schließlich die zusammengefügte Information dazu, Akten über Wahrnehmungsgegenstände anzulegen und auf den neuesten Stand zu bringen. Der Reihe nach werden die Akteninhalte mit Beschreibungen verglichen, die in einem Wiedererkennungsnetzwerk gespeichert sind. Das Netzwerk vereinigt Merkmale, Verhalten, Namen und Bedeutung vertrauter Gegenstände.

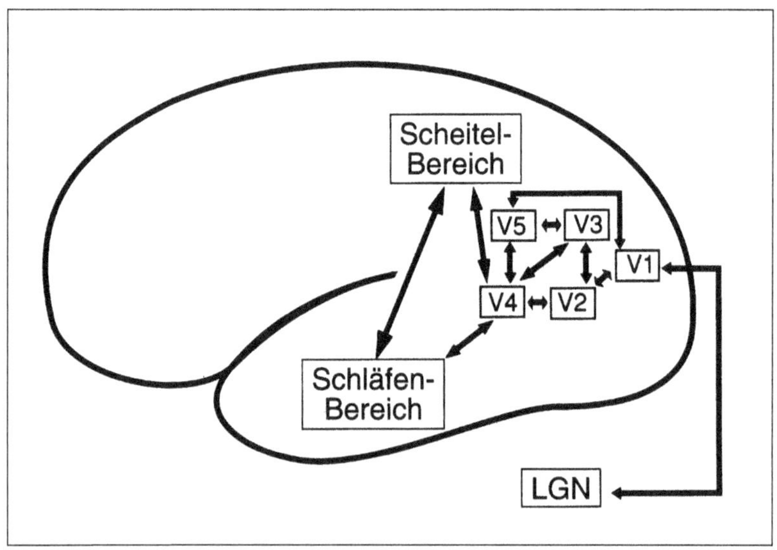

Abb. 10: Reziproke Koppelung visueller Bereiche (Edelman 1995, 128)

Eine Studie von Martin Heisenberg u.a. (2006) kann anhand neuester Forschung illustrieren, dass die Kartierung des neuronal Gegebenen sich durchaus auf neuronal angelegte Orte, sozusagen auf Stammplätze bezieht. Diesbezüglich hat Gerald Edelman auf die Vernetzung dieser Karthothek hingewiesen. Er verdeutlicht, „dass nicht nur sensorische Eindrücke und motorische Handlungsmuster, sondern alle Interaktionen zwischen Person und Umwelt in neuronalen Netzwerken des Gehirns kodiert werden“ (Edelman 2000; 2001).

Der Neurologe Zeki (1993) nennt solche Orte „Sortierfächer“, in denen die Signale zusammenlaufen. Engel und Singer haben in dem viel beachteten Artikel „Neuronale Grundlagen der Gestaltwahrnehmung“ (1997) die bis dato vorliegenden Ergebnisse zusammengefasst:

- Erstens erklärten sie: „Insgesamt lässt sich aus den hier beschriebenen Untersuchungen die Vermutung ableiten, daß der vom Assembly-Modell postulierte zeitliche Bindungsmechanismus im Gehirn tatsächlich existiert. Die bisher vorliegenden Ergebnisse sprechen dafür, dass neuronale Objektrepräsentationen in ausgedehnten und über weite Hirnbereiche verteilten Assemblies bestehen, die durch eine Synchronisation der jeweils relevanten Neurone gebildet werden. Die Synchronisationsphänomene, die den Aufbau solcher Assemblies erlauben, stellen nach unserer Hypothese eine wesentliche Voraussetzung für den Prozess der Gestaltwahrnehmung dar.“ (S. 66f.)

- Zweitens konnten sie unter Bezugnahme auf die Forschungen des englischen Neurologen Zeki nachweisen, wo die neuronalen Assemblies sich verorten.

  Der Neurologe M. Zeki führte 1993 aus: Getrennte Nervenbahnen übermittelten Farb-Form-Bewegungssignale zu einem Verteiler – „Sortierfächern, in denen die verschiedenen Signale zusammenlaufen“ (S. 30) –, der wiederum kodiere und zuordne. Auch er konnte diese Behauptung aufgrund seiner Forschungen genau spezifizieren. Singers und Engels Zuordnung zu bestimmten Arealen (vgl. Abb. 10: V1–V5) fußt auf den Ergebnissen Zekis. Dieser wählte als Untertitel seiner Veröffentlichung: „Indem das Gehirn die Einzelattribute der einlaufenden visuellen Information analysiert und integriert, erschafft es sich ein Bild der Außenwelt.“ (Zeki 1993, 26)

  Zeki recherchiert, dass der Ausfall bestimmter Areale (z.B. V1, hinteres visuelles Zentrum; vgl. Abb. 10) „die Verarbeitung visueller Informationen gänzlich unterbindet“ (Zeki 1993, 32) und dass „eine Läsion in V5 ... die Richtung oder Koordination von Bewegungen“ zutiefst beeinträchtigt (S. 33) – dass jedoch „keines der Seh-

> felder ... eine blosse Relaisstation zur Weiterleitung von Signalen an andere Regionen“ ist, sondern immer „bruchstückhaft zur bewussten Wahrnehmung“ beiträgt und auch kompensiert werden kann (S. 34).

Crick und Koch (1993, 106f.) haben die Repräsentanzleistungen der Neuronenverbände des Großhirns untersucht:

> „So können sich einige Neuronen darauf spezialisieren, die Kategorie ‚Gesicht‘ zu repräsentieren: das heisst, sie werden in Zukunft immer dann aktiv sein, wenn der Mensch ein Gesicht sieht oder die Assoziation an ein solches sich einstellt.“ (S. 110)

Sie beschreiben, wie einige Neuronen „optimale Koalitionen zu bilden versuchen“ (S. 110) um die Gestaltmuster, die sich ihnen präsentieren, schneller kategorisieren und dedektieren zu können. Zusammenfassend, so die beiden Forscher:

> „Ein Netz von Verbindungen zwischen den Arealen sorgt für einen beständigen Abgleich, koppelt jeweils zurück nach Empfang, sendet die Bestätigung wiederum an das umfassendere Areal, das z.B. das Gesichtsfeld topografisch präzise abbildet. „Ein Gegenstand kann auf mehr als eine Weise repräsentiert sein: als Bild, als eine Gruppe von Worten in geschriebener oder gesprochener Form oder gar als Berührungs- oder Geruchsreiz ... Jede (dieser Repräsentationen, Anm. K.-H.M.) ist zudem auf viele Neuronen verteilt ... in verschiedenen Teilen des Gehirns repräsentiert ... Es gibt zunächst die Repräsentation für ein Gesicht als solches: zwei Augen, Nase, Mund und so weiter ... Daraus konstruiert das Gehirn eine betrachterzentrierte Repräsentation, die ohne Aufmerksamkeit nicht zustande kommt.“ (Crick u. Koch, 1993, 108)

Die Theorie der Kartierung des Gehirns von Edelman (1995) hat sich als ein brauchbarer Ansatz erwiesen, die Entstehung der Bild-Wahrnehmung zu verstehen.

Wir sehen, wie mehrere visuell orientierte Areale zur Erkennung beispielsweise eines Gesichtes zusammenspielen, wie „dispositionelle Repräsentationen ... als potentielle Muster von Neuronenaktivität“ sozusagen sich anbieten, wie sie „in kleinen Neuronenkomplexen (existieren)“ (Damasio 2006, 147) – um „durch eine vorübergehende synchrone Aktivierung weitgehend der gleichen neuronalen Entladungsmuster in den frühen sensorischen Rindenfeldern ..., in denen einst auch die den Wahrnehmungsrepräsentationen entsprechenden Entladungsmuster auftraten“ (S. 146), dazu zu verhelfen, „ein Bild zu rekonstruieren“ (S. 147).

Um es noch einmal in Damasios Worten zu verdeutlichen: „Die in unserem Gehirn erzeugten Vorstellungsbilder beruhen auf Prozessen, die regelhaft und strategisch zunächst in dispositionellen Repräsentationen Muster neuronaler Aktivierung erzeugen, um erst im nächsten Schritt zu topographisch kartierten Wahrnehmungsrepräsentationen zu gelangen“ (2006, 153) und hiermit erst die Grundlage für unsere Vorstellungsbilder zu legen. Im Gyrus Fusiformis, einem Areal zwischen Schläfenlappen und visuellen Zentren, käme beispielsweise das Gehirn schließlich zur Gesichtserkennung.

Die Annahme eines für die Wahrnehmung notwendigen Zusammenspiels neuronaler Prozesse schließt allerdings nicht aus, dass schon einzelne neuronale Aktivitäten den Anstoß für den geschilderten Synchronisationsvorgang geben können, wie eine ddp-Meldung Ende 2007 berichtet:

> Empfindungen – Einzelne Neurone reichen als Auslöser, Berlin, ddp, 22. Dezember 2007:
>
> „Im menschlichen Gehirn befinden sich viele Milliarden Nervenzellen, die Nervensignale verarbeiten und weiterleiten. Wie genau diese sogenannten Neurone funktionieren, ist noch nicht abschließend erforscht. Wie die Bernstein Zentren für Computational Neuroscience mitteilen, haben Wissenschaftler nun herausgefunden, dass bereits die Aktivität eines einzelnen Neurons bewusst wahrgenommen werden kann. An der Humboldt Universität und dem Bernstein Zentrum für Computational Neuroscience Berlin konnte in Versuchen mit Ratten nachgewiesen werden, dass schon kleinste Impulse eines Neurons von den Tieren bemerkt werden. Die Wissenschaftler Arthur Houweling und Michael Brecht reizten mit winzigen Strömen im Bereich einiger Nanoampere einzelne Neurone, die am Tastsinn der Ratte beteiligt sind. Da die Nager darauf trainiert waren, mit einer Leckbewegung auf Berührungsempfinden zu antworten, konnten die Forscher feststellen, dass der Impuls von der Ratte wahrgenommen wurde. Das Experiment zeigt, dass die Aktivität einzelner Neurone viel bedeutungsvoller ist, als bisher vermutet. Es ist jedoch nach Ansicht der Forscher nicht anzunehmen, dass die Aktivität eines jeden Neurons ins Bewusstsein gelangt. Das Gehirn wäre damit überfordert. Verschiedene Faktoren wie der Neuronentyp und die Ansprechschwelle nachgeschalteter Neurone beeinflussen, wie gut die Ratte auf die erhöhte Aktivität eines Neurons reagiert und ob sie diese überhaupt wahrnimmt.
>
> Dennoch hat man durch die Versuche gemerkt, dass das Gehirn weit weniger redundant arbeitet als bisher gedacht. Die Wissenschaftler schließen daraus, dass die neuronale Aktivität in der sogenannten somatosensorischen Hirnrinde, die Wahrnehmungen des Tastsinns verarbeitet, wesentlich niedriger ist als bisher angenommen. Die somatosensorische Hirnrinde einer Ratte enthält ungefähr zwei Millionen

> Neurone. Angesichts dieser großen Zahl war man bisher davon ausgegangen, dass nur große Gruppen von Neuronen durch ihr Zusammenspiel eine bewusste Wahrnehmung erzeugen können."

Der Anstoß zu den sich formenden Bildern im Kopf, so können wir schließen, kann durchaus von einzelnen Neuronen ausgehen, die jedoch, wenn in der vorhandenen Karthothek verortet, auf viele andere Neuronengruppen angewiesen sind, um schließlich zu einer eigenen Bildgestalt zu kommen. Aber nicht nur das Gehirn, auch die Netzhaut ist an der Gestaltbildung beteiligt:

> „Was unsere Aufmerksamkeit erlangt, können einerseits die Augen steuern, aber auch das Gehirn", schildert der Neurologe Karnath. „Wenn die Kaffeetasse angeschaut werden soll, befiehlt die Denkzentrale dies den Pupillen. Umgekehrt können auch die Augen das Gehirn auf ein Objekt aufmerksam machen, etwa ein Kind auf einem Dreirad, das am Rand des Blickfeldes auftaucht. Für beide Strategien, die kopf- und die augengesteuerte Wahrnehmung, sind im Gehirn unterschiedliche Areale verantwortlich. Einzelne dieser Zentren können bei Schlaganfallpatienten zerstört sein: Sie können beispielsweise die Kaffeetasse nicht ansehen, auch wenn sie dies wollen." (Informationsdienst Wissenschaft, idw, 11./13.9.2007)

> „Spezielle Zellen in der Netzhaut helfen bei der Formerkennung: Die Netzhaut im Auge kann nicht nur passiv Sehinformationen wahrnehmen, sondern hier findet bereits eine erste Verarbeitung statt. Das haben amerikanische Wissenschaftler nachgewiesen. Nach den Ergebnissen der Wissenschaftler um Ernest Greene von der Universität von Kalifornien in Los Angeles werden bereits in der Netzhaut Informationen über die erzeugten Halbbilder für die beiden Gehirnhälften durch spezielle Zellen miteinander verbunden. Dies geschieht sogar in weniger als einer Millisekunde. Schon lange ist bekannt, dass jede der beiden Gehirnhälften von den Augen nur eine Hälfte des erfassten Bildes zur Weiterverarbeitung übermittelt bekommt. Beide Teile müssen zu einem Gesamtbild zusammengesetzt werden. Diese Verbindung scheint bereits im Auge geschlossen zu werden, schließen Greene und seine Kollegen aus ihren Experimenten …
>
> Greene hat auch schon eine bestimmte Zellart in der Netzhaut im Verdacht, diese Verbindung herzustellen. Die sogenannten Polyaxonalen Amakrinzellen weisen Merkmale auf, die zeitliche und räumliche Unterschiede in Signalen registrieren und koordinieren könnten." (Greene o. J., vgl. Webseite)

Diese Forschungsergebnisse werden im Jahr 2015 weitestgehend von T. R. Vidyasagar und U. T. Eysel (2015) bestätigt. Die bisher geschilderte Informationsaufnahme und -gewinnung über Netzhaut- und Gehirnareale, speziell mittels Synchronisierung ist – so die neueste Forschung – nicht nur auf der Grundlage neuronaler Aktivierung, sondern mehr noch mit der Hemmung von Zellen möglich. Wie eine koordinierte, aber mithilfe von Hemmung produzierte Erregung geschieht, wird seitens einer Berner Forschungsgruppe um M. Larkum wie folgt zusammengefasst:

> „Die menschliche Hirnrinde bedeckt das Gehirn und besteht aus einer wenige Millimeter dicken Schicht von Nervenzellen. In dieser hochkomplexen Struktur verarbeitet das Gehirn den ununterbrochenen Zustrom von Nervensignalen aus den Sinnesorganen und konstruiert daraus ein Abbild der Welt, die uns umgibt. Eindrücke von Farbe, Form oder Bewegung werden wie geschildert in verschiedenen, teilweise weit auseinander liegenden Hirnarealen verarbeitet. Damit im Gehirn eine einheitliche Wahrnehmung zustande kommt, müssen die elementaren Sinnesinformationen (wie z. B. Farbe, Form usw.) zu einer übergeordneten, funktionellen Einheit zusammengebunden werden. Dieses Zusammenführen der verschiedenen Informationsströme wird durch einen zellulären Mechanismus realisiert, der die Nervenzellen in einen speziellen Zustand versetzt, sobald sie Informationen aus unterschiedlichen Hirnstrukturen gleichzeitig erhalten. Die Sinnesinformation wird auch anhand von Erfahrungen aus dem Gedächtnis interpretiert. Zudem wird uns nicht jede Sinnesinformation auch bewusst, sondern nur diejenige, worauf das Gehirn seine Aufmerksamkeit lenkt.
>
> Die geschilderten Vorgänge funktionieren aber auch nur über gezielte Hemmung: Diese Vorgänge erlauben eine gerichtete Aufmerksamkeit sowie die Einbindung von Sinneseindrücken zu einer einheitlichen Wahrnehmung. ‚Ohne Hemmungsmechanismen', so ein Mitarbeiter der Forschungsgruppe, Lüscher, ‚wären alle sensorischen Hirnrindenareale maximal erregt, ähnlich einem elektrischen Gewitter'. Dies würde eine bewusste und differenzierte Wahrnehmung unserer Umwelt verunmöglichen." (Larkum u. a. 2006, 603 f.)

Fassen wir zwischenzeitlich den Stand unserer Erörterungen zusammen: Auge und Gehirn arbeiten erregend, hemmend, dispositionell ermöglichend, schließlich synchronisierend und topographisch repräsentierend zusammen, nach dem Motto „Neurons that fire together wire together", um alle Erfahrungen, selbst die zwischenmenschlichen, „zu einem neuronalen Skript", „zu spezifischen Simultanaktivierungen zahlreicher Nervenzellverbände" (Bauer 2001, 265), schließlich zu einem Vorstellungsbild zusammenzuführen. Den Prozess der Vorstellungsbildung haben wir aus einer derzeit gültigen neurologischen Perspektive betrachtet. In einer umfassenden Einführung in die Gestalttheorie wollen wir die These nun aus einem anderen Blickwinkel, dem der Gestalttheorie beleuchten. Sie erklärt die Gesetzmäßigkeit der

Gestalt-Herstellung aus psychologischer, – neuerdings auch neuro-analytischer Sicht. Das Hinzukommen der Neuro-Analyse spiegelt sich in der folgenden Wissenschaftsmeldung (idw 10.1.07):

> „Unbewusste Wahrnehmung kann zuverlässiger sein als bewusstes Nachdenken. Sich auf seinen Instinkt zu verlassen und Entscheidungen schon nach einem einzigen Blick zu treffen, liefert manchmal bessere Ergebnisse als langes Nachdenken. Das ist das Fazit einer Studie britischer Psychologen. Verantwortlich dafür ist eine ausgeprägte Hierarchie der Vorgänge während der Wahrnehmung: Schon in den ersten Sekundenbruchteilen werden bestimmte Eigenschaften eines Objektes unbewusst registriert. In dem Moment jedoch, in dem das übergeordnete Bewusstsein übernimmt, werden diese durch Informationen mit einer höheren Priorität überschrieben – und das kann wiederum dazu führen, dass schnelle Entscheidungen zuverlässiger sind als wohlüberlegte Reaktionen. Zuerst nimmt das Gehirn auf einer unbewussten Ebene ganz grundlegende Eigenschaften des Gesehenen wahr, wie beispielsweise die Farbe oder die Orientierung eines Gegenstandes, erklären die Forscher. Dann greift das Bewusstsein ein und setzt die Merkmale zu vollständigen Objekten zusammen. Dabei überschreibt es aufgrund seiner höheren Position in der Hierarchie manchmal das zuvor Wahrgenommene, selbst wenn es korrekt ist. So wird in dem Moment, in dem das Gehirn den Gegenstand etwa als Apfel erkennt, die Identität des Objektes zum wichtigsten Merkmal und verdrängt die zuvor herausstechende Eigenschaft."

Die Tagung der APA 2001 hat die Rolle der unbewussten Informationsaufnahme und -verarbeitung verdeutlicht. Im Bericht von Joachim Bauer heißt es (2001, 266):

> „Inzwischen ist empirisch gesichert, dass Vernachlässigung oder frühe bzw. frühere Traumatisierungen bei einigen klinischen Störungen eine pathogenetisch erstrangige Rolle spielen: bei dissoziativen Störungen, bei den ‚Borderline'-Syndromen, bei einem Teil der schweren depressiven Störungen und Angsterkrankungen, bei Schmerzerkrankungen sowie beim Posttraumatischen Stresssyndrom. Vor dem Hintergrund des oben Gesagten erfuhr die letztgenannte Störung (engl. ‚PTSD') bei der diesjährigen APA-Tagung besondere Beachtung. Symposien, bei denen Rachel Yehuda, Donald Klein, Jeremy Coplan und andere ihre Ergebnisse präsentierten, zeigten, wie verheerend sich Erfahrungen in neuronale Strukturen eingraben können: PTSD-Betroffene erleiden nicht nur psychische Symptome (Intrusionen, Hyperarousal, Angst, Schlafstörungen etc.), sondern unterliegen auch neurobiologischen Folgeschäden (Volumenverminderung des Hippokampus, massive endokrine Dysregulation der hypothalamisch-hypophysären-adrenalen Achse). Angstauslösende Stimuli erzeugen bei PTSD-Patienten eine exzessive Aktivie-

> rung der Amygdala, gefolgt von einer massiven Freisetzung von Noradrenalin. Auch ‚masked fearful stimuli', d.h. Angstauslöser, die vom Bewusstsein des Betroffenen nicht wahrgenommen werden, führen zu dieser Aktivierung des Mandelkerns: nebenbei ein eleganter neurobiologischer ‚Nachweis' des Unbewussten und seiner dynamischen Kräfte."

Wie unbewusst-ästhetische Programmierung mithilfe gestalt-ästhetischer Vor-Einstellungen unser Sehen und gefühlsbesetztes Beurteilen bestimmt, demonstriert der schwedische Neurophysiologe Torsten Wiesel, der Ende der 1950er Jahre schon herausfindet, dass Hirnareale auf die ästhetische Anordnung der wahrgenommenen Elemente reagieren. 1981 erhält er zusammen mit David Hubel für seine Forschungen den Medizinnobelpreis. Er meldet sich wieder in der gegenwärtigen Diskussion.

Eine ästhetisch wohlproportionierte Anordnung der Elemente unserer Wahrnehmung erregt das Areal der Insula, leichte Veränderungen in dieser Anordnung bringen sie zum Verstummen. Folglich kann Wiesel die neuronal-ästhetische Taxierung dessen, was wir sehen, in der sog. Insula, einem Areal des Schläfenlappens verorten (vgl. Bild der Wissenschaft 6, 2008, 49). Vilayanur Ramachandran (2005) mit seiner Behauptung einer Art neuronalen, gestalt-theoretisch aufgebauten Grammatik unseres Wahrnehmens wird bestätigt. Nunmehr kann die Neurobiologie erklären, wie die gefühlsmäßige Besetzung einer proportionierten Anordnung von Elementen unserer Wahrnehmung mittels Neurotransmitter und Peptiden (Endorphine) geschieht: Vom sog. Ventralen Tegmentalen Areal (VTA) werden ob des wohlgefälligen Anblicks Dopamine ausgeschüttet, die auf ihrem Weg zum NAc (Nucleus Accumbens), einem der wichtigsten Wohlfühlorte des Gehirns, Endorphine beim Hypothalamus aufnehmen und zum ACC (Anteriorer Cingulärer Cortex), dem Motivationszentrum des Gehirns, bringen. Der Anblick gefällt uns infolge.

Besonders die Motivations- und Leistungszentren des ACC und NAc, die uns seit frühesten Geborgenheits- und Lustgefühlen begleiten, werden angesprochen und nehmen Kontakt mit dem Areal der Insula auf.

Die Forschungen Edelmans, Cricks, Zekis, Pöppels, Singers, Heisenbergs und anderer erläutern den Beginn der Gestalterkennung bis zu jenem Zeitpunkt, an dem eine andere Form des Bewusstseins die Erklärung übernimmt – und im Verein mit den neurologischen bisherige psychoanalytische Verstehensmodelle durchaus eine Neuauflage erhalten (Kaplan-Solms/Solms 2005).

2 Formwahrnehmungsstörung und Gestaltrekonstruktion

2.1 Form – Ganzheit und Gestalt

Im 20. Jahrhundert werden zunehmend ästhetisch orientierte Ganzheits- und Gestaltpsychologien zur Grundlage des bildnerischen Arbeitens mit mental oder kommunikativ beeinträchtigten Kindern und Erwachsenen. Die Lehre von der Gestalt besagt, dass die Gegenstände unserer sinnlichen Wahrnehmung sich vor oder während des Erkenntnisaktes zu einer Form, einer Figur, einer Struktur fügen. Die Lehre von der Ganzheit sagt, dass jenes formhaft, figurativ, strukturiert sich Zeigende wahrnehmungs- oder erlebnismäßig vielleicht anfänglich diffus, letztlich aber als einheitlich erscheint. Erkenntnistheoretisch gesagt: Das unmittelbar Gegebene sei bzw. werde ein Geformtes; oder mit den Worten Ernst Blochs: Das „qualitative Quantum, als das sich jede Gestaltkategorie darstellt" (1975, 155), gelange in der Wahrnehmung zur Einheit seiner selbst, indem es auf sich reflektiere. Es liegt auf der Hand, dass diese Annahmen die einer konstruktivistischen Weltbetrachtung herausfordern, nach denen wir unsere Welt, so der empirische Konstruktivismus, biographiegeschichtlich aneignen, erobern und herstellen.

Nach Jahrzehnten des sozial- und naturwissenschaftlichen Umgehens mit den Begriffen „Ganzheit" und „Gestalt" haben wir uns angewöhnt, mittels dieser Begriffe eine erfahrbare Einheit des Bewusstseins oder des Verhaltens zu beschreiben. Der Ganzheits- bzw. Gestaltbegriff ist aber, so wissen wir heute, ein Begriff des Komplex- bzw. des Systemdenkens, den wir wie ein Konstrukt gebrauchen, um verschiedene Dinge, Wahrnehmungselemente auf einen Nenner zu bringen, zusammenzubringen. So konstruieren wir weiße oder schwarze Punkte/Kreise zu Dreiecks-, Kreis- oder Trapezfiguren je nachdem, wie die einzelnen schwarz-weißen Elemente zueinander stehen; ähnliches tun wir mit Flächen.

Zu Beginn des 19. Jahrhunderts nimmt die Wissenschaft der Ästhetik an, sie könne, wie die Kunst, das Chaos der Welt zu einem wohlproportionierten Ganzen fügen (Allesch 2006): Der Kunsttheoretiker Coleridge meint, die Imagination schaffe die Einheit der Mannigfaltigkeit. Er bezieht sich auf den Philosophen Schelling, der Einbildungskraft als „eigentlich die Kraft der Ineinsbildung" begreift und Maler wie Delacroix und Géricault letztlich animiert, das Ganze im Bild zu sehen, es ins Bild zu setzen (nach Körner 1988, 203).

Dieses kunstphilosophische Theorem hat Auswirkungen auf all jene Wissenschaften, die sich um Wahrnehmungs- und Bewusstseinsphänomene kümmern. Ende des 19. Jahrhunderts stellt Ernst Mach (1838–1916) die erste Gestalt- und Ganzheitstheorie auf. Die frühe systemtheoretische Betrachtung des Gestalt- und Ganzheitsbegriffs geht auf ihn zurück.

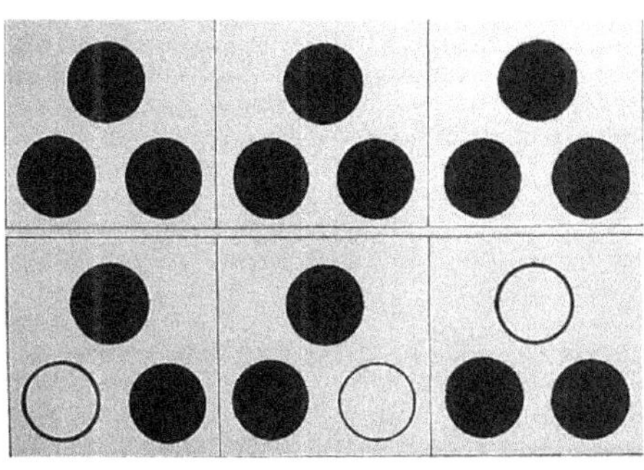

Abb. 11: Gruppierung von Elementen zu einer Gestalt im Blick unserer Wahrnehmung

Der Physiker Mach, der sich u.a. für die Organisiertheit der Sinneserfahrung interessiert, unterscheidet einfache und komplexe unmittelbare Empfindungen (z.B. Raumgestalten, Tongestalten). Er stößt damit einen Forschungszweig an, der die vielen wissenschaftlichen Bemühungen um die Ganzheitstheorien in der Physik, der Biologie, auch in der Psychologie in Gang setzt. Ganzheitliche, komplexe unmittelbare Empfindungen begreift er in der Art funktionaler Beziehungssysteme, die, um ihr Gleichgewicht zu erhalten, auf Einzelreize reagieren. Diese Gedanken nimmt der Philosoph und Psychologe Christian von Ehrenfels auf: Im Anschluss an Mach versucht er, jene noch sensualistisch gefasste Komplexität zu spezifizieren. Ehrenfels fragt 1880, „ob bestimmte Vorstellungsgebilde (etwa Melodien) Zusammenfassungen von Elementen (Komplexionen) oder etwas ‚Neues' (Gestaltqualitäten) seien". Er weist in seinem Beitrag auf die „Übersummenhaftigkeit" der Gestaltqualitäten und deren Transponierbarkeit hin: „So ist die Melodie gegenüber der Summe der Einzeltöne ein ‚Mehr', ein ‚Neues'; sie bleibt dieselbe, wenn auch jeder Einzelton ein anderer wird (beispielsweise Transponierung von C-Dur nach A-Dur)" (Ehrenfels 1880, zit. nach Balmer 1976, 578).

Zusammen mit Hans Cornelius, dem Kunstpädagogen und Philosophen (1863–1947), argumentiert Ehrenfels 1897: Jene melodischen Gestalten stellten sich unmittelbar und erlebnismäßig her als begrenzte so genannte „Unterganze im Bewußtseinsfeld (= Gestalten)"; sie umfassen nicht nur alle Teilganze, sondern auch das jeweilige Erlebnisgesamt selbst. Cornelius nennt eben dieses „Gefühl": Gefühle seien hiernach „die Gestaltqualitäten des jeweiligen Gesamtbewußtseinsinhaltes" (zit. nach Menzen 1998, 356).

Felix Krueger (1874–1948), Mathematiker, Psychologe und Philosoph, unterscheidet als Repräsentant der sog. Leipziger Schule seit 1903 diffuse (Ganzheits-) und gegliederte (Gestalt-)Qualitäten des Empfindens/Wahrnehmens. Er betont dabei, dass „Gestalten" nicht erst durch unsere Vorstellungen strukturiert werden müssten, sondern dass sie unmittelbar gegeben seien. Erst Krueger differenziert die unmittelbar gegebene Gestalt (Wahrnehmungsstruktur) von der ungeglie-

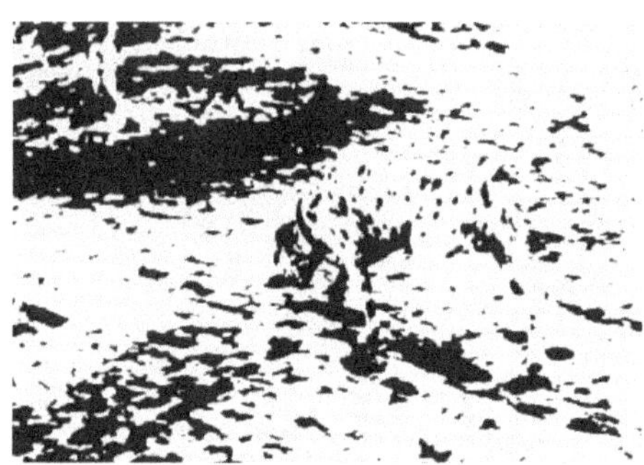

Abb. 12: Diffuse Wahrnehmungsgegenstände, die in unserer Wahrnehmung zu klaren Gestalten werden.

dert gegebenen Ganzheit (Erlebnisstruktur). Er macht es nach Ernst Mach wieder möglich, die Hinsicht auf eine Gestalt (Wahrnehmungs-, Empfindungs-, Gefühls-, Verhaltensgestalt) unter dem Aspekt des systemisch Zusammengehörigen zu denken. Aspekte der Gliederung, des Komplexes bzw. des Systems können hiernach auf alle Formen des menschlichen Ein- und Ausdrucks angewendet werden.

Adorno (1957/58) bemerkt in einer seiner erkenntnistheoretischen Vorlesungen hierzu kritisch: Die Einheit des Gegenstandes, wie die Einheit des Bewusstseins seien nicht unabhängig voneinander gegeben. Auch sein Freund Ulrich Sonnemann vermerkt, dass die Trennung von Gegenstands- und Bewusstseinswelt weder durch die bloß unterschobene Objekteinheit des Gestaltlichen noch durch die bloße und originäre Subjekteinheit des ganzheitlichen Erlebens aufzuheben sei (Sonnemann 1969). Die Bewusstseinsformen seien in ihrer Einheit, so Adorno, vermittelt – wie der Philosoph Georg Remmel sagt, „als Ausdrucksphänomene eines Subjektes" (mündliche Mitteilung), die einer Form von Nachgestaltung unterlägen, d.h. sich als bildhaft im Horizont des anschauenden Subjektes erst konstituierten. Sie seien Resultat einer sinnlich-ästhetischen Formfindung eines empfindenden und diese Empfindung vermittelnden Subjekts. Gleichwohl, so interveniert richtig die Kritik, erscheint der Gestaltbegriff in der angeführten Diskussion als logischer Kunstbegriff, der suggeriert, er beschreibe Sachen. Tatsächlich habe er die Funktion eines formalen Schematismus.

Fassen wir zusammen: Am Beginn des 20. Jahrhunderts unternimmt es die Psychologie, die gesamten Elemente der Wahrnehmung und des Erlebens gestalthaft und ganzheitlich zu begreifen. So kommt es zum Versuch, ein integriertes Körpergefühl als „Gestalt" zu verstehen (Perls 1978) und die Körperbesetzungen zu erarbeiten und auf dieses zu beziehen („body-charts", Petzold 1985a). Seit den 1920er Jahren wird die ästhetische Dokumentation von Erlebnissen und Gefühlen als „Gestaltung" bezeichnet, so von Franz Cizek (1865–1942). Damit wird es zum ersten Mal in der Geschichte der angewandten Psychologie möglich, psychische und physische Komplexe als Gestalten des Wahrnehmens, des Erlebens und des Selbstgefühls bildnerisch zu fassen. Während des Faschismus werden schließlich in der Tradition der sog. Leipziger Schule (deren Meinungsführer Krueger sich nationalsozialistisch exponiert und im Sinne seiner Schule das sich synthetisch-ganz ideell vorausgesetzte und sich zur völkischen Gestalt entwickelnde Deutschland propagiert) die ersten ganzheits- und gestalttheoretischen Experimente als Schulreife- und Leistungstests durchgeführt, die besonders auf die Formauffassung und -wiedergabe von Bildvorlagen zielen (Hoffmann 1944/1961). Gestalt- als Gestaltungstheorie ist praktisch und schulisch-zwingend formbildend geworden. Das gleichschaltende Oktroyat, wie man zu sein, sich zu verhalten, zu denken habe, bewegt Adorno zu der Bemerkung von der „Unwahrheit der Gestalt" (Adorno 1971, 164) und Bloch zu dem Verdikt, „Ganzheit" sei ein Nazi-Wort.

Wie wir gesehen haben, läßt sich mit den Begriffen „Ganzheit" und „Gestalt" die erfahr- und erlebbare Einheit des Bewusstseins denken – und lenken. Bilder von der menschlichen Seele, die man „ganzheitlich" zu sehen sich angewöhnt. Wenig hinterfragt geht dieses Denken über die humanistisch-psychologischen Gestaltansätze in die Tradition der Kunsttherapie ein. Es erscheint zuweilen wie eine Beschwörung des in der Summe der menschlichen Eigenschaften Fehlenden, das man therapeutisch einklagt. Des ungeachtet wollen wir das Synthetisierende, das Geschichte in eine Zusammenschau holt, und das Apperzeptive, das vorwegdenkt und kreativ ist, in der Tradition der Ganzheits- und Gestalttheorie nicht in Abrede stellen (Bloch 1964).

2.2 Neurologische Grundlagen der Gestaltrekonstruktion

Erst in den letzten Jahren hat die Kunsttherapie wichtige Erkenntnisse der gestalt-orientierten Neurologie rezipiert. Die Raum-, Form- und Figur-Herstellung zeichnender oder malender Kinder, Jugendlicher und Erwachsener gibt z.B. über deren Kompetenzen Auskunft. Eine andere wichtige Erkenntnis ist, dass die synthetisierende rechte Hirnhälfte die linke Körper- und Wahrnehmungssphäre kontrolliert und die linke differenzierende die rechte Hälfte des Körpers und Wahrnehmungsbereichs. Diese Erkenntnisse legen nahe, nach den neurologischen Grundlagen der Form- als einer Gestaltrekonstruktion zu suchen. Mit Hilfe dieser Fragen und Antworten können Therapeuten über die Kompetenzen derjenigen etwas aussagen, die in ihren Bildern beispielsweise for-

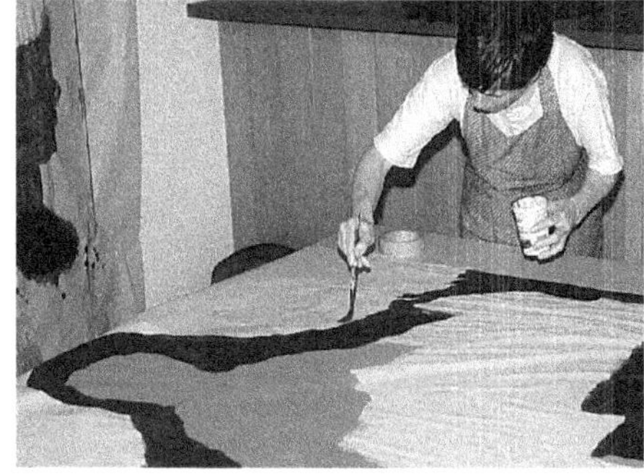

Abb. 13: Deutliche Betonung einer Körperhälfte bei der Bearbeitung des Selbstbildes

malästhetisch eine Bildhälfte, inhaltsästhetisch eine Körperhälfte einseitig betonen.
Wer die rechte Körper- bzw. Bildhälfte hervorhebt, scheint eher analytisch begabt zu sein, wer die linke betont, scheint eher emotional, d.h. mit Intuition begabt zu sein. Das waren Fragen und erste Antworten, die in den 1970er Jahren aufkamen und auch von kunsttherapeutischem Interesse waren. Diese Ergebnisse der sog. Split-Brain-Forschung sind mittlerweile differenziert worden. Sie wurden um die Erkenntnis angereichert, dass unsere gestaltvorwegnehmende (antizipative) und -bildende (synthetisierende) Wahrnehmung nicht ohne die Verschaltungen des Sehfeldes mit dem limbischen (gefühlsnahen) und thalamischen (informationsorganisierenden) System im Gehirn zu denken ist. Sie ist besonders auf die Gedächtnisfunktionen des Temporal- und Frontallappens des Cortex angewiesen (linker temporofrontaler Cortex: Alltagswissen, rechter temporofrontaler Cortex: Erinnerung). Die Kunsttherapie mit Menschen mit Behinderung und/oder Demenz ist dabei, dieses Wissen grundlagentheoretisch und methodisch zu integrieren (Baukus 1997, 1 ff.; vgl. Kap. 1.4; Linke 2006).

Es gibt Hinweise darauf, dass die Bilder von den Kompetenzen ihrer Hersteller sprechen und die jeweils angemessene Förderung verlangen. Die kunsttherapeutische Förderung vermag sowohl sinnes- wie auch neurophysiologische Störungen zu beeinflussen. Wahrnehmungsstörungen können geistige Retardationen zur Folge haben: Eine geschädigte sensumotorische Intelligenz steht notwendigerweise den assimilativen, akkommodativen und transferhaften Notwendigkeiten der Sinnesentwicklung im Wege. Was als Wahrnehmungsstörung erscheinen mag, verbirgt oft eine zerebrale Schädigung. Gerade die leichteren Hirnfunktionsstörungen wie die neurogenen Lernstörungen, Teilleistungsschwächen oder Perzeptionsstörungen können mit Wahrnehmungsstörungen verwechselt werden. Die Leistungen in der Reizaufnahme, Reizverarbeitung und Reizbeantwortung sind nicht nur sinnesmodaler Art, sondern mit den zerebralen Funktionen eng verknüpft (Augustin 1986, 4 f.). Grund genug für die Kunsttherapeutin in der Arbeit mit sinnesgestörten Menschen, sich der neurologischen Grundlagen ihrer Arbeit zu vergewissern. Aber auch Grund, sich bewusst zu sein, dass die neurologische Verfassung eines Menschen noch nichts über die Komplexheit seiner Wahrnehmungsgeschichte aussagt.

Ob die sinnenhafte Vorstellung der eigenen Familie als Tonfigur, als sog. gestellte Skulptur oder aber als Video-Hometrainings-Mitschnitt erarbeitet wird, dazu kann die neuronale Recherche kaum Aussagekräftiges beitragen; sie ist fast immer nahezu gleich. In jedem Fall wird die Erinnerung an die gegebene Familiensituation rechtshemisphärisch und temporofrontal vermerkt und abgerufen. Und in jedem Fall werden sich diese erinnerten Situationen des Wissensbestandes der linken Temporallappen bedienen. Aber die sinnenhaften Konnotationen der jeweiligen Situation können wohl am besten mit dem breiten Repertoire des ästhetischen Mediums abgerufen und erinnerungsgemäß zugeschaltet werden.

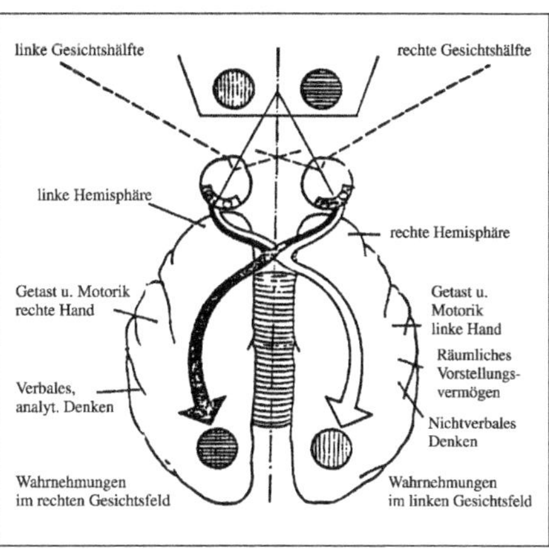

Abb. 14: Die beiden Hirnhälften und ihre Funktionen (Kläger 1989, 17)

Die kunstpädagogische oder kunsttherapeutische Arbeit mit Kindern und Jugendlichen mit Wahrnehmungsstörungen, Lernbehinderung oder geistiger Behinderung zielt darauf, unterentwickelte oder verkümmerte Hirnfunktionen kompensatorisch neu zu organisieren. Wichtig ist daher die diagnostische Beobachtung der neurologischen Schädigung, um die verbleibenden Kompetenzen richtig einzuschätzen, an denen angesetzt werden kann (siehe Abbildung 1 in Kap. II.1; Wichelhaus 2007). Die Schädigung einer Hirnhemisphäre wird dem geübten Beobachter in der Regel relativ schnell offenbar. Aus den Störungen der Sinne, der Motorik und des Verhaltens kann er auf die beteiligten Hirnaktivitäten schließen. Solche Ausfälle zeigen sich sowohl alltagspraktisch wie in den bildnerischen Ausdrucksgebungen der Betroffenen.

Zum Beispiel wird der rechtshirngeschädigte Mensch, der sich anziehen will, die räumlichen Verhältnisse zwischen den Körperteilen und den Kleidungsstücken falsch einschätzen: Er wird etwa in die Hose schlüpfen wollen, indem er den Fuß von unten ins Hosenbein steckt, und das Hemd zieht er verkehrt herum an; das Unterhemd nimmt er so, dass er zunächst mit dem Kopf ins Ärmelloch geht. Der linkshirngeschädigte Mensch dagegen wird Sequentierungsstörungen zeigen, das heißt die Abfolge der Tätigkeiten verkennen: Der Patient zieht zuerst den Pullover, danach die Hosen und die Schuhe und schließlich das Unterhemd und die Socken an. Die räumlichen Relationen stimmen und auch das Verhältnis zwischen Körperteil und Kleidungsstück, die Abfolge in der Prozedur des Anziehens, der zeitliche Zusammenhang jedoch ist gestört. Die Diagnose ist so in die Lage versetzt, die Funktionsstörungen der rechten oder der linken Hemisphäre zuzuweisen (Wais 1987; Zeki 1992; Goldenberg 1998). Die Diagnose ermöglicht zu verstehen, warum Menschen mit Behinderung alltäglich abverlangte Leistungen wie das Erkennen und Deuten von Gesichtern, Gesten, Verhaltensweisen nicht erbringen. Und diese Erkenntnis findet auch zunehmend Anwendung in der klinisch-neurologischen Praxis.

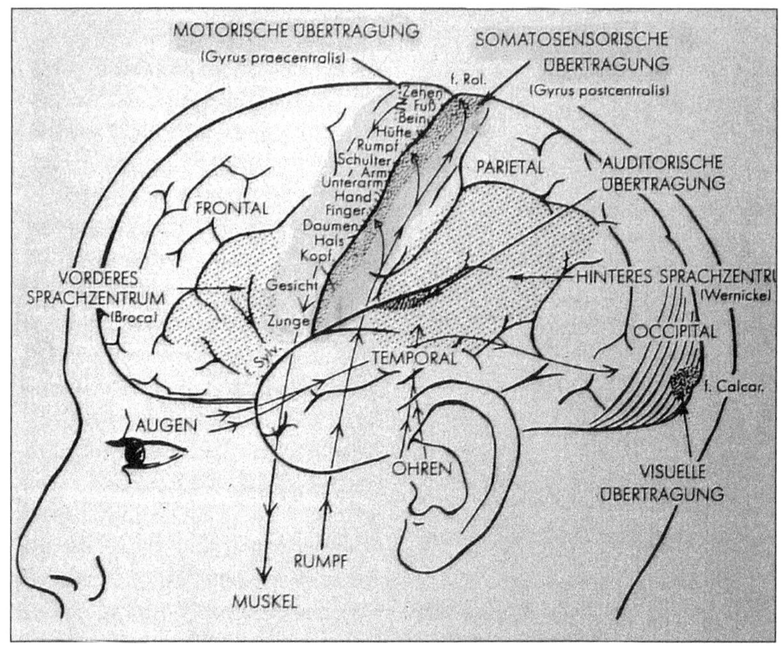

Abb. 15: Seitenansicht des Gehirns mit seinen Funktionsbereichen

Die gestaltrekonstruktive Kunsttherapie muss auf diesen Erkenntnissen aufbauen. Dazu bedarf es eines unverzichtbaren Minimums neurologischen Wissens, das im Folgenden kurz resümiert werden soll:

Die große Furche des Gehirns (Sulcus centralis) teilt die vorderen und hinteren Lappen in die eher informationsverarbeitenden hinteren Bereiche, und in die eher informationsumsetzenden vorderen. Der Sulcus centralis ist eine Art Grenzlinie, um die herum sich im vorderen Teil die motorischen, im hinteren Teil die körpergefühlsmäßigen Befindlichkeiten organisieren. Hören, Sehen, Sprechen lassen sich in groben Zusammenhängen lokalisieren, obwohl ihre Verschaltung noch kaum erforscht ist. Die Stirn- (Frontal-), Scheitel- (Parietal-), Hinterhaupt- (Okzipital-) und Schläfen- (Temporal-)Lappen haben unterschiedliche sensorische und motorische Funktionen; die Schläfen- und Hinterhauptlappen sowie das Kleinhirn sind Orte der Erinnerung. Sie beherbergen die Projektionsfelder der Sinnesorgane, um die sich wiederum jene Assoziationsfelder lagern, die das Projizierte in die angrenzenden Fähigkeitsterrains verschalten. Die Hirnforschung gleicht so dem Bauplan eines Geländes, dessen praktische Nutzanwendung noch relativ unbekannt ist.

Die linke Hirnhemisphäre mit ihrem informationsaufnehmenden und -verarbeitenden sowie handlungsanleitenden Zentrum, mit ihren motorischen und somato-sensorischen Rindenfeldern, die zum Beispiel am Sprechen beteiligt sind, ist in ihren Funktionen scheinbar erforscht. Das Aus- und Nachsprechen von Wörtern z.B. kann an unterschiedlichen Hirnaktivitäten nachgewiesen werden. Stilles oder lautes Lesen führt u.U. auf die jeweils gestörten hirnorganischen Funktionen. Daran erweist sich gegebenenfalls, ob Wahrnehmungsstörungen oder hirnorganische Schädigungen vorliegen und welche Art der Förderung geboten ist. Die linke Hirnhemisphäre, so erste Resultate, scheint besonders interessant für ein bildnachahmendes Verhalten. Speziell Zellkomplexe im vorderen Sprach-Zentrum und in den motorischen Zentren scheinen sog. Spiegelneuronen zu enthalten, Nervenzellen, die die Handlungen anderer imitieren, nachstellen und sich so auf das Verhaltenssetting des Gegenübers einpendeln (Krischke 2000, 53; Bauer 2006).

Neuere Autismusforschungen (vgl. Nature Neuroscience 11, 2005; Bauer 2006; Bild der Wissenschaft 11, 2007) warnen allerdings davor, einzelne Nervenzellen für die Gesamtleistung des Gehirns verantwortlich zu machen. Sie weisen den sog. Spiegelneuronen eine eher initiierende Rolle im Prozess der Wahrnehmung zu (vgl. Kap. 1.4 Exkurs).

Für die ästhetisch-bildnerischen Verfahrensweisen ist aber auch die Intaktheit der rechten struktur- und raumvermittelnden Hirnhemisphäre von großem Belang. Daher bedarf es des Verständnisses der so genannten funktionalen Hemisphärensymmetrie, d.h. ihrer unterschiedlichen Beschaffenheit. Was heißt es konkret, wenn eine dieser Hemisphären geschädigt ist?

Die Dichotomie intellektuell oder intuitiv, analytisch oder ganzheitlich ist ein kulturell gängiges Schema. Im Fall des Menschen mit neurologischer Erkrankung, auch im Fall des Menschen mit Behinderung jedoch gewinnt diese inzwischen in die Jahre gekommene Unterscheidung neues Gewicht (Linke 2006). Manfred Schmidbauer (2004, 155f.) untersuchte die Funktionsspezialisierung unserer linken wie rechten Hirnareale hinsichtlich des Bildnerischen. Die eine Person mit Erkrankung bzw. Behinderung weiß keine Gestalt in ihrem Zusammenhang wahrzunehmen oder herzustellen, die andere zeichnet sie zu schematisch und kann sie nicht differenzieren. Die jeweiligen Mängel der Gestaltkonstruktion sind entscheidend für die Diagnose.

Die Zeichnungen linkshirngeschädigter Menschen (Abb. 16) wirken in ihrem Schematismus überaus ängstlich, geradezu pedantisch und zwanghaft repetitiv. Diese Menschen laufen Gefahr, alle Gesten und die Mimik dazu misszuverstehen, denn ihnen fehlt die Fähigkeit zur kognitiven und sozialen Differenzierung (Wais 1987, 22).

Die Zeichnungen rechtshirngeschädigter Menschen dagegen bringen alles in einen falschen Zusammenhang: Die Gestalt wird nicht erfasst,

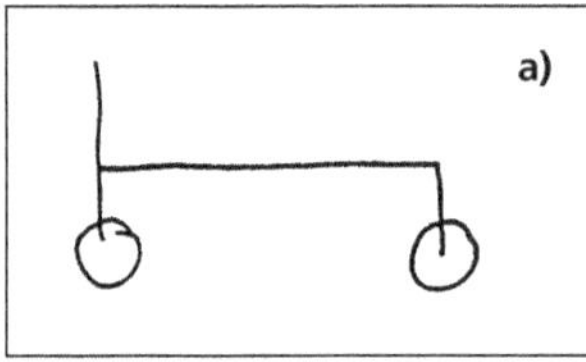

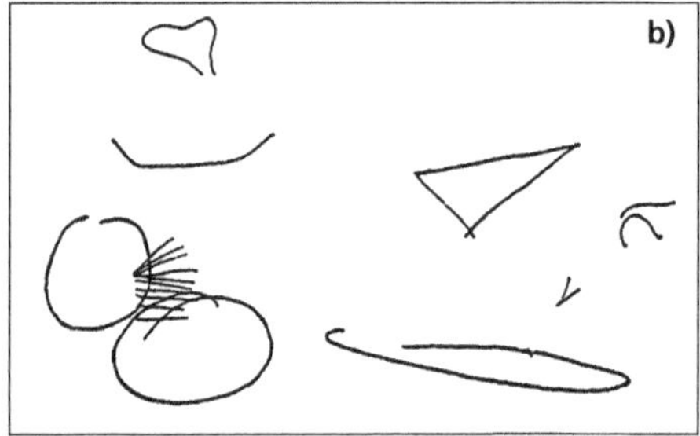

Abb. 16: Fahrrad-Zeichnungen eines linkshirngeschädigten (a) und rechtshirngeschädigten (b) Patienten (Wais 1987, 22 f.)

die figurativ-räumliche Leistung nicht erbracht und die Proportionen gelingen so wenig wie das Ganze. Markierungshilfen – und erst recht die kontrollierende Nachfrage – bringen diese Menschen nur in Verlegenheit. Sie offenbaren die unter Leistungsdruck versagende Kompetenz. Es ist ihnen kaum möglich, vom Teil auf das Ganze zu schließen und zu extrapolieren – ein schwerwiegendes soziales Handicap, denn es sabotiert die Fähigkeit, z. B. von der Mimik oder Gestik auf die Absichten eines Menschen zu schließen. Entsprechend schwer fällt diesen Patienten der soziale Umgang. Ihr emotionaler Bezug bleibt unsicher. Der Rechtshirngeschädigte z. B. weiß mit dem Lächeln des anderen nichts anzufangen.

„Bildhaft-räumliche Denkprozesse sind gewöhnlich rechts hemisphäral lateralisiert, und die Identifikation von Objekten, Gesichtern etc. gelingt besser in der zugeordneten linken Gesichtsfeldhälfte." (Schmidbauer 2004, 160) Entsprechend hat Schmidbauer in den Zeichnungen rechtshemisphärisch geschädigter Menschen strukturell gravierende Veränderungen ausgemacht, die sich gleichermaßen in emotionalen Verunsicherungen spiegeln.

Im Prozess der wahrnehmenden bzw. vorstellenden Gestaltherstellung treten oft gravierende Verunsicherungen auf, die sich zuweilen chaotisch und aggressiv äußern. Eine ganze Forschungsrichtung – die Split-Brain-Forschung – hat versucht, die Schädigungen der Hemisphären zu simulieren. Ihr Ansatzpunkt war, dass visuelle Informationen auf der linken Seite des Gesichtsfeldes in der rechten Hirnhemisphäre aufgenommen werden, und umgekehrt. Dieses Setting wurde nachgestellt. Das Ergebnis: Die motorisch und sensorisch relevanten Nervenbahnen laufen über Kreuz. Die linke Hirnsphäre kontrolliert die rechte Körperhälfte, und umgekehrt. Daraus ergab sich einiger Aufschluss für die Methode der mentalen Funktions- oder Gestaltanalyse sowie über das analytische und synthetische Vermögen des Menschen. Im Resultat wurde die klassische Dichotomie bestätigt. Die linke Hemisphäre analysiert diachron-sequentiell, die rechte fasst synchronganzheitlich zusammen.

Wenn die mentale Funktion, wie wir aus Abb. 17 herauslesen (Patientengruppe b, die wesentlich mehr Anstrengungen, genauer: Augen-

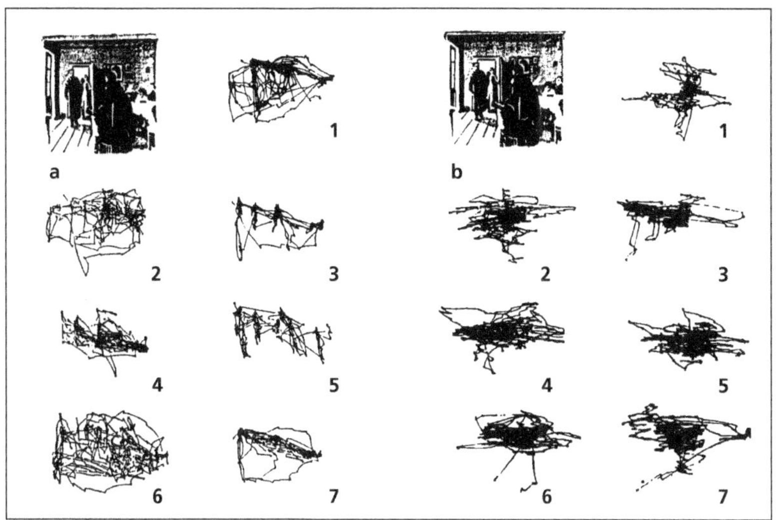

Abb. 17: Augenbewegungen von gesunden (a) und hirngeschädigten (b) Patienten bei dem Betrachten eines Bildes von Ilja Repin „Die unerwartete Rückkehr" (Lurija 1992, 219)

bewegungen zur Dekodierung des Bildes aufbringen muss), jedoch gestört ist, dann wird die neuronale Verarbeitung und die mit ihr korrespondierende Handlung gezwungen, bildanalytisch auf die Suche zu gehen, weil ihr die dargebotenen Bildmuster nicht eindeutig scheinen. Und in dieser Situation treten die schon erwähnten sog. Spiegelneuronen („mirror neurons") in Aktion, Hirnnervenzellen, die nur dafür da sind, die Handlungen des Gegenübers abzutasten, zu reflektieren, zu spiegeln. Sie sind eng mit dem Sprachproduktionszentrum der Großhirnrinde verknüpft und werden aktiv, wenn wir Handlungen beobachten, Bewegungsmuster wahrnehmen: Wir begreifen diese offensichtlich, indem wir sie auf die eigenen im Gehirn gespeicherten Muster projizieren, sie sozusagen schon in Ansätzen nachvollziehen (Krischke 2000; Bauer 2006). Das sind Ergebnisse eines bahnbrechenden Forschungsgebiets, das vor wenigen Jahren von dem US-Neurologen Ramachandran und der Universität Parma eröffnet wurde und inzwischen bundesdeutsche Forscher in Spannung versetzt. Diese Forschungen könnten auch die neurologisch-gestaltrekonstruktiv orientierte Kunsttherapie revolutionieren.

Matthias Wais hat in seinem Buch „Neuropsychologie für Ergotherapeuten" (1987) Behandlungsstrategien für Rechtshirn- und Linkshirngeschädigte ausgearbeitet: Die grundlegende Strategie heißt: „Neuaufbau" und „funktionale Reorganisation" der Leistung. Beim rechtshirngeschädigten Menschen müssen die raumrekonstruktiven Elemente, beim linkshirngeschädigten die Details und die Sequenzen regeneriert oder wieder konstituiert werden. Und gerade in der Behandlung von rechtshemisphärischen Störungen der Raumwahrnehmung liegen praktikable, ästhetisch-bildnerische Erfahrungen vor (Wais/Köster-Wais 1986, Hügel 1987, Marr 1995, Menzen/Brandenburg 1999; Linke 2006, Schmidbauer 2004).

Zwar genügt es nicht, eine bildnerisch-ästhetische Behandlungsform, die sich bei einer Wahrnehmungsstörung bewährt hat, auf den jeweilig Betroffenen zu übertragen. Aber erfahrene Praktiker weisen doch immer wieder darauf hin, daß die sinnesanbahnende und -strukturierende Förderung dem Menschen mit Teilleistungsstörung, Lernbehinderung oder Demenz gleichwohl nützlich sein kann. Denn die neuronal verantworteten Störungen der Differenzierung von Figur und Grund, der Formanalyse und -synthese, der Gestaltgliederung, der visumotorischen Koordination oder der visuellen Gedächtnisleistungen können letztendlich gleichermaßen zu schweren geistigen Retardationen führen.

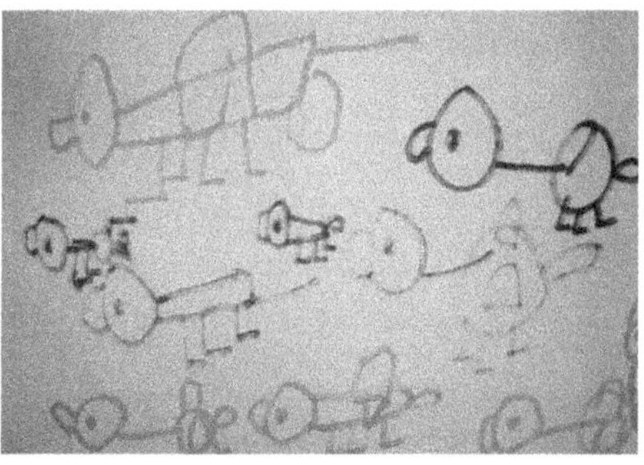

Abb. 18: Wenig differenzierende, aber umso beeindruckendere Zeichnungen eines Menschen mit sog. geistiger Behinderung

Inzwischen wissen wir, dass wir eigene Gedächtnisformen haben, die sich an bestimmte Hirnareale und Ausdrucksweisen knüpfen (vgl. die Kartierungen des Gehirns, Kap. 1.4). Spezielle Sinnes- und Bewegungsgedächtnisse möchten wir sie nennen. Im Falle des prozeduralen, handlungsvollziehenden Gedächtnisses haben wir sie schon spezifiziert. Im Falle des sinnesorientierenden, semantischen und prägungsbezogenen Gedächtnisses ist es geradezu einleuchtend: wie wir etwas sehen und um die richtige Einordnung, den richtigen Zugriff wissen. Im Hinblick auf die neuronalen Schädigungen, die wir angesichts der geläufigen Störungen soeben erwähnten, heißt die simple Devise, wie Isabel Gauthier von der Vanderbilt University sagt, mental zu trainieren. Sie meint, es könne „eine enorme Beruhigung für Patienten nach Unfall oder Schlaganfall" sein, „zu wissen, dass man verloren geglaubte Fähigkeiten durch gezieltes Gehirn-Training zurückgewinnen" könne (Gauthier, zit. nach Schikowski 2000). „Neurobics" im Anklang an Aerobics hat der Neurologe Lawrence Katz dies genannt, meint, die Hirntätigkeit zu kleinen ungewohnten Tätigkeiten zu verführen, beispielsweise zur Tätigkeit mit der linken Hand, eben diese zu steigern (Katz; zit. nach Schikowski 2000). Das jeweilige Sinnes- und Bewegungsgedächtnis zu aktivieren, das könnte auch dem Gesunden sinnvoll sein. Und die mit ästhetischen Mitteln umgehenden Therapeuten könnten dazu eines beitragen – die Lust an dieser Aktivierung zu entwickeln, diese über längere Zeiträume aufrecht zu halten. Es gibt nur wenige Therapieformen, die sich auf einen lustvollen Restitutionsvorgang des Verlorengegangenen beziehen können – der kunsttherapeutisch-rehabilitative Prozess definiert sich darüber.

Fassen wir diese ersten beiden Kapitel zusammen: Wir haben im ersten methodisch orientierten Kapitel die Sinnesstörungen ins Augenmerk genommen. Anschließend wurden aus der klinisch-neurologischen Praxis dementielle Erkrankungen vorgestellt, die solche Sinnesstörungen oft begründen. In stationären und ambulanten Einrichtungen wird die Kunsttherapeutin Menschen mit diesen Erkrankungen antreffen – in der Neurologischen Klinik, in der Psychiatrischen Klinik, speziell in der Gerontopsychiatrischen Tagesklinik, in der stationären Altenhilfe, in der Tages- und Kurzzeitpflege, in den Begegnungsstätten, auch in der ergotherapeutischen Praxis. Verglichen mit Alzheimer- und Schlaganfall-Patienten gilt Unfallopfern derzeit noch allzuwenig Aufmerksamkeit, obwohl die Zahl der schwer Verunfallten hoch ist. Am Ende dieses Kapitels haben wir den Forschungsstand der Entstehung neuronaler Bild- und Anschauungsmuster zusammengefasst, um die Grundlagen für unsere später zu skizzierende Praxis mit Menschen mit mentaler Behinderung oder Störung zu legen.

Im zweiten methodisch orientierten Kapitel haben wir gesehen, dass mit den Sinnesstörungen oftmals Form- als Gestaltwahrnehmungsstörungen einhergehen. Wir haben gesehen, dass unterschiedliche Gedächtnisfunktionen, unterschiedliche Areale der linken oder rechten Hirnhemisphäre hierbei betroffen sind. Folglich sollte die rehabilitativ arbeitende Kunsttherapeutin sich in der Neurophysiologie der Gedächtnisfunktionen auskennen. Sie sollte aber auch um die Grenzen der theoretischen Grundlagenkenntnisse der ergo-, beschäftigungs- und kunsttherapeutischen Behandlung wissen. Wichtig ist dabei die Zusammenarbeit mit dem Facharzt, der Ergotherapeutin, Beschäftigungstherapeutin und Krankengymnastin, die jede methodische Vorgehensweise begründen hilft und klärt, welcher Berufsstand im jeweiligen

Stand des Rehabilitationsprozesses gefragt ist (Menzen 2005). Teamarbeit ist wichtig.

Vielleicht entsteht in der Bescheidung und Besinnung auf die eigenen methodischen Kompetenzen die Erfahrung, dass kunsttherapeutische Trainingseinheiten Spaß machen können und in bestimmten Phasen der Erkrankung bzw. Rehabilitation am ehesten angebracht sind und auch Wirkung zeigen. Wir werden in unserem Praxisteil auf diese Frage eingehen und zeigen, welche konkreten Mittel und Materialien der Kunsttherapeutin dafür zur Verfügung stehen.

3 Entwicklungskompensation und ästhetische Sozialisation

3.1 Entwicklungskonstitution durch Bilder

Bildnerisch orientierte Psychologen und Pädagogen der unterschiedlichsten Traditionen interessieren sich zunehmend für die Symbolisierungsleistungen des Kindes, so die genetisch-strukturalistischen Entwicklungstheoretiker Piaget, Aebli und Inhelder und die ästhetisch-psychologischen Phasentheoretiker Widlöcher, Bachmann, Richter, Wichelhaus und Aissen-Crewett. Ihr Ansatz der Bildverwendung ist inzwischen zu sozial- und heilpädagogischen Zwecken überaus verbreitet. In den ästhetisch-psychologischen Ansätzen werden neuere entwicklungspsychologische, sozialisationstheoretische sowie verhaltensmodifikatorische, spieltherapeutische und rehabilitative Erkenntnisse zur Praxis zusammengeführt.

Dazu gehören zum einen die entwicklungspsychologischen Thesen Piagets, der ein sich immer höher organisierendes kindliches Verhalten annimmt: Die Entwicklung des Kindes vollzieht sich im Rahmen der Entwicklung seiner Denk- und Verhaltensschemata auf dem jeweils entwicklungsgemäßen Niveau. Piaget unterscheidet eine sensumotorische, präoperationale, konkret-operationale und formal-operationale Entwicklungsstufe. Die sensumotorische Stufe ist eine Phase, in der das Kind Spuren macht, d.h. motorische und visuelle Schemata der frühesten Entwicklungsform entwirft, während es auf der prälogisch-symbolischen Stufe schon zu einer gewissen Adäquanz zwischen der Spur als Bild und dem Gegenstand kommt: Jetzt erscheinen die Dinge dem Kind symbolisch und es vermag, Wahrnehmung und Ausdruck zu vermitteln. Besonders diese Stufe des noch nicht logisch differenzierenden symbolischen Ausdrucks ist für den Kunsttherapeuten interessant, der die nicht-entwicklungsgemäßen bildnerischen Regressionsformen des

Kindes einschätzen möchte. Die konkret-operationale Stufe ist jene, auf der das Kind seine innere Konflikt- und Triebdynamik zunächst in Richtungs- und Bewegungsskizzen, in Konstruktions- und Körperentwürfen, dann aber in Handlungsvollzügen einfachster Art form- und inhaltsästhetisch offenbart. Die letzte ist die formal-operationale Stufe, auf der das Kind schließlich die konkret-operational angeeigneten Bedeutungszusammenhänge von Objekten auch aussagen- und binärlogisch generalisieren, sozusagen die Zusammenhänge komplex reflektieren kann. Die Kenntnis der ästhetisch-bildnerischen Entwicklung des Kindes ist ein wichtiger Hinweis auf die angemessene oder unangemessene psychische Entwicklung der Heranwachsenden.

Im Schema Piagets setzt der Übergang zur nächsthöheren Entwicklungsstufe jeweils voraus, dass das Kind sie konstruieren kann, dass es zu einer reflektierenden Abstraktion in der Lage ist. Das Kind muss also Invarianten der jeweiligen Struktur ausbilden, d. h. das jeweilige Bezugssystem erfassen können. Es muss Koordinationen der Handlungen, die wir mit den Objekten ausführen, d. h. Operationen bewerkstelligen können, um nicht nur die nächsthöhere Stufe zu erreichen, sondern zudem die Ausgangsstufe zu rekonstruieren. Piaget sagt, dass das Kind die jeweils erreichte Stufe reflektierend-abstrakt erfasst, d. h. sich davon eine Art Begriff bildet, den er Regulationsstruktur nennt. Dieses Selbstbewusstsein des Kindes ruht in sich – jede weitere Entwicklung hängt davon ab, dass ein Anlass zur Regulation besteht, d. h. ein Ungleichgewicht. Derartige Anlässe entstehen aus der sog. assimilativen (d. h. die Welteindrücke erfassenden) und akkommodativen (d. h. die kognitiven Strukturen verändernden) Bewältigung der Wirklichkeit: Jede neue Erfahrung nötigt das Kind, das bislang Unbekannte seinem Handlungsschema zu assimilieren und es akkommodativ umzustrukturieren. Auf diesem Weg passt sich der kindliche Organismus an die Umwelterfordernisse an und strukturiert sich optimal.

Die neuen ästhetisch orientierten Arbeiten zur Psychologie integrieren den genetisch-strukturalistischen Ansatz Piagets und die Psychoanalyse der kindlichen Ausdrucksfähigkeit, wie sie von Winnicott, Widlöcher, Wichelhaus, Richter, Mahler und Bachmann entwickelt wurde. Piaget und Winnicott haben dargelegt, welchen Veränderungen das Objekt der kindlichen Wahrnehmung unterliegt – eine wahrhaftige Revolution in der Einschätzung der bildnerischen Manifestationen des Kindes. Einer der ersten, der darauf antwortete, war Daniel Widlöcher, der 1974 eine Studie mit dem Titel „Was eine Kinderzeichnung verrät: Methode und Beispiele psychoanalytischer Deutung“ vorlegte. Seine Phänomenologie der Kinderzeichnung will das Wesentliche des kindlichen Ausdrucks erfassen. Theoretisch an der Philosophie Maurice Merleau-Pontys orientiert, versucht er die von Piaget postulierten

Alter	Zeichenentwicklung	Entwicklungsstufe
0–1	Reflexhafte Antworten auf Stimuli; kein Zeichnen	Sensumotorische Phase; zunächst reflexhaft, nicht zielgerichtet koordiniert; dann zufällig; schließlich zweckhaft; Objektpermanenz
1–2	Visuelles und taktiles Anknüpfen an Bewegungsspuren; kinästhetisches Zeichnen; Zick-Zack-Linien, Wellen	Verinnerlichte und experimentelle Handlungsschemata; Anwendung auf neue Situationen; Konstruktion neuer Schemata
2–4	Verfügung über Sensumotorik macht Kreisform möglich; frühe Symbol- und Bedeutungsgebung	von egozentrischer Orientierung zu Automie; symbolisches Denken, Sprechen, Handeln; in-sich-selbst-befangen
4–7	Abstrakter, sog. intellektueller Realismus; innermodellhaftes Sehen, Darstellen; ikonische Ordnungs- und Zeichenmuster; intellektuell-schematische Darstellung	Präoperationale Phase; subjektives, innervorstellungshaftes, merkmals- und motiv-orientiertes Erleben; intuitives Denken; anfängliche Dezentrierung
7–12	Visueller Realismus; Gegenstands- und Welt-Adäquatheit; Transparenztechnik; realistischere Form- und Farbgebung	konkret-operationale Phase; zunehmende logische Orientierung; Umkehrbarkeit und Internalisierung der Aktion; Transformationen
12–	Kritisches Urteilsvermögen; Loslösung aus dem bloß Darstellerischen; Interesseverlust am bloßen Zeichnen	formal-operationale Phase; Entwicklung von Hypothesen bei Problemlösung; komplexere Denkschemata

Abb. 19: Ein Vergleich der ästhetischen und psychischen Entwicklung des heranwachsenden Kindes (nach Inhelder/Piaget 1966, DiLeo 1992; das Alter ist in Jahren angegeben)

invarianten Strukturen des Wahrnehmens und Erkennens anhand der zeichnerisch dokumentierten Erfahrung als ästhetische Wesensäußerungen eines Subjekts zu interpretieren. Widlöcher nimmt die ästhetischen Kundgebungen des Kindes nicht nur in ihrer symbolischen Funktion, sondern zudem als Reflexformen der psychomotorischen Entwicklung, d. h. in ihrer kommunikativen, auf die eigenen Bedürfnisse und die Umwelt antwortenden, und narrativen Form, die zur Stabilisierung und Differenzierung der kindlichen Psyche beiträgt.

Ihm geht es um den Eigenwert des Ausdrucks. Hatte schon Winnicott verlangt, man müsse das kindliche Objekt in seiner wandelbaren Eigenständigkeit sehen, so verwahrt sich auch Widlöcher dagegen, dem kindlichen Handeln und bildnerischen Manifestieren bloß den Status einer Ersatzhandlung beizumessen. Vielmehr hat der „Projektionsakt selbst einen Wert“ (1974, 99). Daher sind es nicht nur die projektiven Anteile, die den Akt kindlichen Objektivierens bestimmen: Die Ästhetik

1. Phase: kritzelnd und spurenmachend

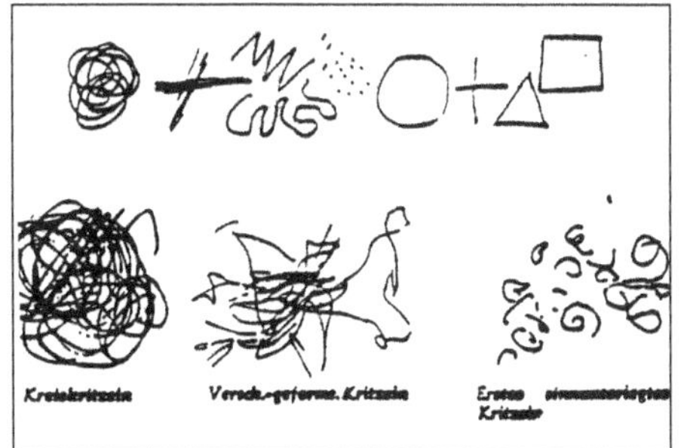

2. Phase: intellektuell-realistisch

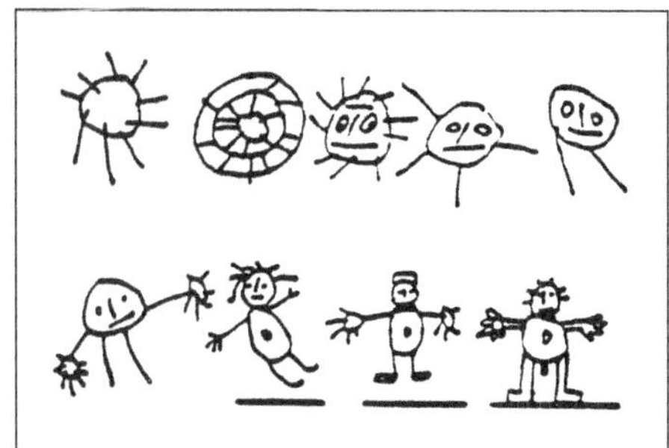

3. Phase: visuell-realistisch

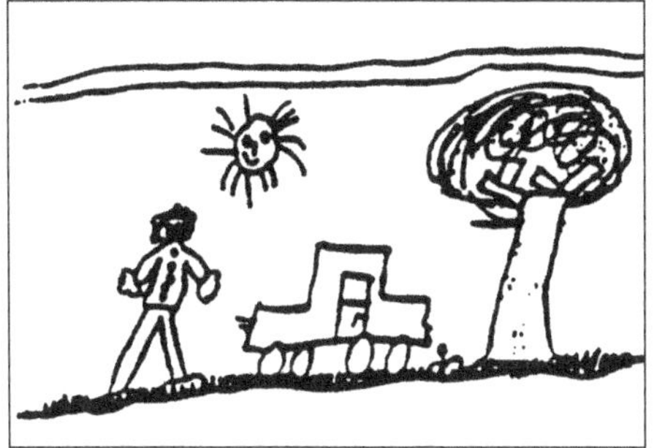

4. Phase: weltkritisch-darstellend

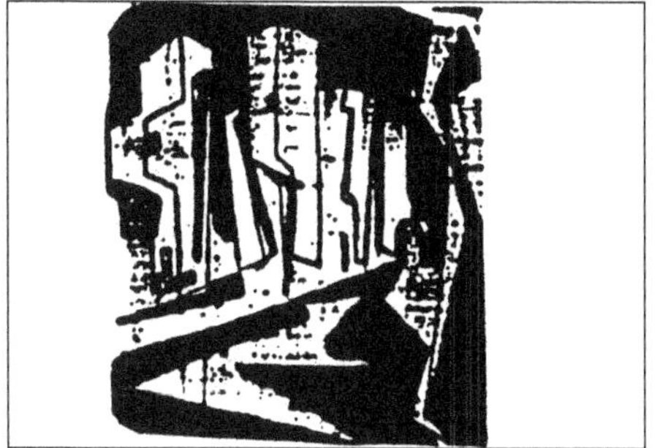

Abb. 20: Schema der kindlich-ästhetischen Entwicklungsschritte (Bachmann 1985, Richter 1987, zusammengestellt vom Autor)

des Kindes ist in gewissem Sinne autonom – vor allem die Gebärde, d.h. die Spur, die grafisch einen motorischen, tonalen und emotionalen Gestus spiegelt, sei es Pro- oder Regression. Der grafische Stil, das motorisch Mögliche und der Affekt des heranwachsenden Kindes hängen zusammen. In der ganzen Breite des psychomotorischen und des affektiven Ausdrucks artikulieren sich Spuren der in der therapeutischen Beziehung erlebten Erfahrung. Nichts anderes dokumentiert sich im Wandel des ästhetischen Objekts. In dem Schematismus der Zeichnung spricht sich ein Vokabular aus, dessen Lektüre gelernt sein will (vgl. Hampe 1999, Kap. II: Die Bedeutung des Ikonisch-Symbolischen im Aneignungs- und Vergegenständlichungsprozeß des Subjekts).

An seiner Entzifferung arbeitet auch Hans-Günther Richter, einer der bekanntesten zeitgenössischen Theoretiker der Kinderzeichnung. Auch ihm geht es darum, alle Aspekte des kindlichen Ausdrucks zu synthetisieren. Er spricht von einer „überhistorischen Formstruktur" (Richter 1987), d.h. wie schon der (Neu-)Kantianismus, vom logischen

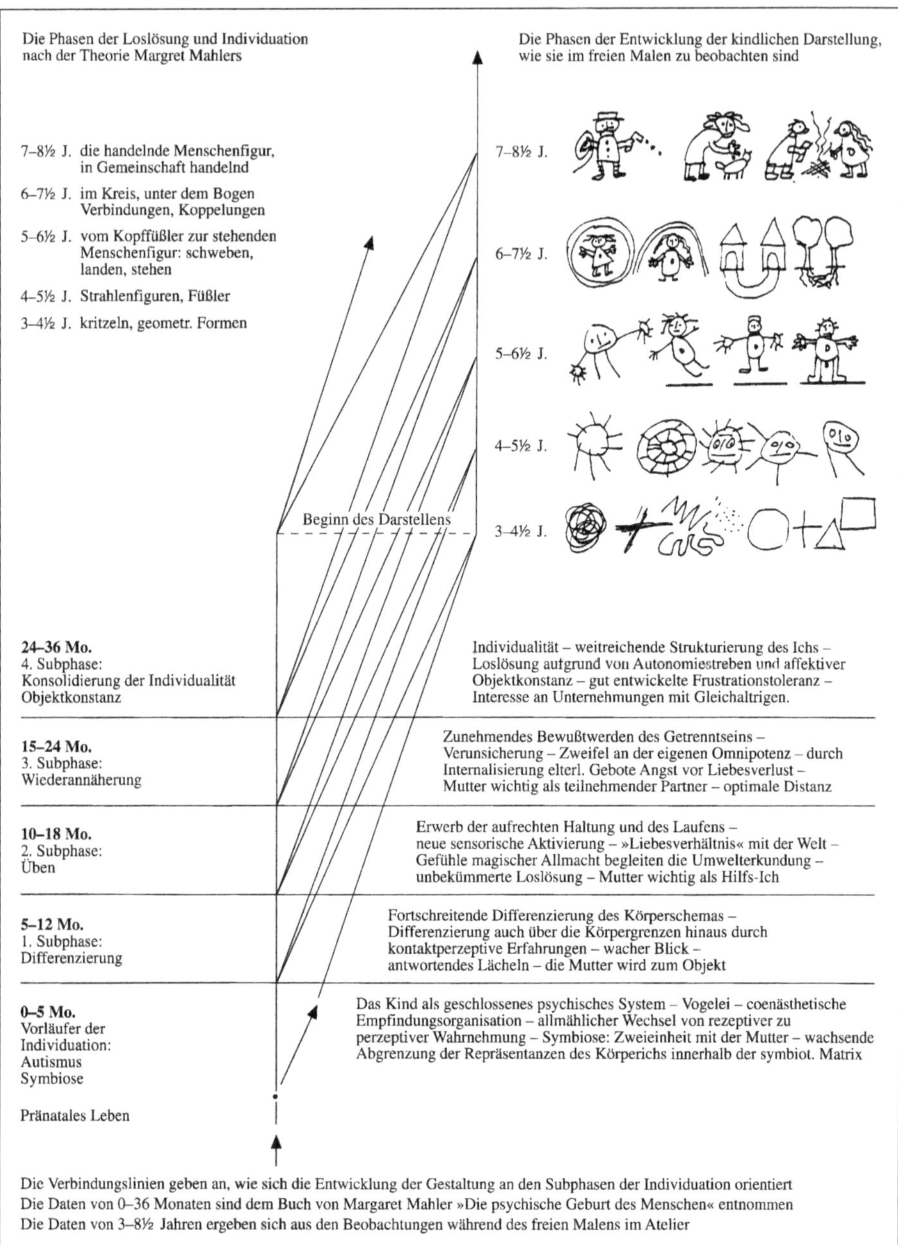

Abb. 21: Zeitskala der beiden in zeitlicher Verschiebung parallel verlaufenden psychischen und bildnerischen Entwicklungslinien (nach Bachmann 1985)

Apriori der sinnlichen Erfahrung. Darin liegt es, dass sich die Individualität des zeichnenden Kindes häufig in einer kollektiven formalen Grundstruktur zu realisieren scheint. Die „überhistorische Formstruktur“ ist eine Art symbolisches System, das dem ästhetisch agierenden Kind kulturell vorgegeben wird und von ihm aktualisiert werden muss. Alle neukantianisch orientierten Theorien nehmen an, dass sich die Menschheit zu einer immer komplexeren Kultur hinauf entwickelt, und überdies, dass jedes Kind in sich die Geschichte der Gattung rekapituliert (Cassirer 1973-75; Dux 2000). Richter hat die Stadien der bildnerischen Entwicklung des Kindes und seine Störformen in seinem Buch „Die Kinderzeichnung“ (1987) dargestellt und analysiert.

Bachmanns Theorie dagegen ist der Psychoanalytikerin Margaret Mahler und dem Pädagogen und Ausdrucksmaler Arno Stern verpflichtet (zu den Entwicklungsannahmen Margaret Mahlers vgl. Kap. II.4.3). Sie nimmt eine Parallele an zwischen den Phasen der kindlichen Individuation, wie Mahler sie bestimmt hat, und dem bildnerischen Ausdruck des Kindes, wie ihn Stern (1979) systematisiert hat, und vertritt eine entwicklungsgenetische Ausdruckstheorie.

Nach Bachmann lässt sich der Zusammenhang von Individuation und ästhetischer Form so darstellen: Die Vorformen der kindlichen Individuation, d. h. die Phasen des „Autismus“ und der Symbiose drücken sich in den Kritzelformen des eineinhalb- bis zweijährigen Kindes aus. Die erste Subphase, d. h. die Ausweitung des Körperschemas, tut sich im zweiten Lebensjahr kund, die zweite Subphase Mahlers, d.h. der Erwerb und die Betätigung sensorischer Kompetenzen, in den ersten figürlichen Gestaltgebungen des dritten Lebensjahres. Die dritte Subphase ist die der Wiederannäherung, in der dem Kind Trennung und Verlust bewusst werden. Zeichnerisch drückt sie sich in Bögen, Verbindungen und Ankoppelungen ästhetisch-figurativer Art aus (Ende des dritten Lebensjahres). Die vierte Subphase schließlich – die Konsolidierung der Individualität, Autonomiestrebung und affektive Objektkonstanz – findet sich in den handelnden menschlichen Figurationen des heranwachsenden Kindes im Übergang zum 4. Lebensjahr (Bachmann 1985). Zur Erläuterung sind die Entwicklungsannahmen Bachmanns in Abb. 21 dargestellt.

3.2 Alltagsästhetik und kulturelle Rekonstruktion

In der didaktisch orientierten Kunsttherapie finden sich einige Ansätze, die sowohl der Entwicklungsförderung als auch der Alltagsästhetik und der kulturellen Rekonstruktion verpflichtet sind, so die Arbeiten von Kobi, Holzkamp und Henkel, von Kramer, Bloch, Theunissen und

Kombrink sowie von Richter, Konrath und Wichelhaus. Nicht nur die Kritische Theorie, d.h. die sog. Frankfurter Schule um Adorno, beispielweise Heydorn (1970), sondern auch die eher pragmatische sog. Berliner Schule (Heimann 1962, Otto 1976) löste einige Bestrebungen aus, eine – hier dialektische, da didaktische – Ablaufsform der Wissensaneignung zu entwickeln, die dem sozialisatorisch Einschränkenden auf die Spur gesetzt zu kulturellen Korrekturen fähig sein und die Rolle des Bildnerischen in diesem Prozess überdenken sollte. Mittlerweile gibt es viele Arbeiten zur ästhetischen Didaktik der Lernbehinderung und geistigen Behinderung wie der Verhaltensauffälligen – so zum Beispiel, um nur einige aufzuführen, die Arbeiten von Henkel und Holzkamp über „Der Mensch im Raum: Therapie durch Malerei“ (1972), von Kobi „Rehabilitation der Lernbehinderten“ (1975), von Theunissen „Ästhetische Erziehung bei Verhaltensauffälligen“ (1980a), von Richter „Pädagogische Kunsttherapie“ (1984), Kombrink „Bildnerisches Gestalten als Entwicklungsförderung bei geistig Behinderten“ (1987), Wichelhaus „Sonderpädagogische Aspekte der Kunstpädagogik – Normalisierung, Integration und Differenz“ (2004) sowie Theunissen und Großwendt „Kreativität von Menschen mit geistigen und mehrfachen Behinderungen“ (2006).

Mittlerweile hat sich der Aufbau kunsttherapeutischer Fördersequenzen für Menschen mit Verhaltensauffälligkeiten, Lernbehinderungen oder geistigen Behinderungen längst bewährt. Es ist das Charakteristikum dieses sog. „klinischen Unterrichts“, schreibt der Heilpädagoge Kobi (1975, 181 f.), dass er „primär von den gestörten Fähigkeitsbereichen [...] und nicht nur von einem vorbestimmten Lehrplan oder einem Curriculum [...] ausgeht. Der (Schul-)Stoff ist nicht Zweck, sondern Mittel [...], um Fähigkeiten zu entwickeln und die Koordination und die notwendigen Umsetzungen zwischen den einzelnen Bereichen – Sprache, Motilität, Perzeption, Kognition, Soziabilität – zu fördern und zu entstören“. Daraus ergibt sich die „Frage, welche Stoffe (Materialien, Unternehmungen etc.) geeignet sind, einem Kind mit Behinderung zu einer besseren Lernbasis zu verhelfen. Durchgehende, d.h. nicht mehr nach Fachprinzipien geordnete Aktivitäten wie: ‚Soziale Interaktionen‘, Transferieren‘, ‚Motivationen verfolgen‘, ‚Visualisierung und Verbalisierung von Wahrnehmungen und Vorstellungen‘ usf. nehmen einen zentralen Platz ein. Sie lösen die dem Kind mit Lernbehinderung nicht (oder noch nicht) einsichtige Fachsystematik auf und führen dadurch u.U. auch zu einer ungewohnten Hierarchie im Stoffangebot: Zeichnen, Erzählen, Gebärden, Spiel etc. erhalten eine Vorrangstellung gegenüber den traditionellerweise als wichtig erachteten Schulfächern – so lange und so weit mindestens, bis jene Beziehungen zwischen Stoff und Basisfunktionen entwickelt sind“ (Kobi 1975, 181 f.).

Seit Beginn der 1970er Jahre gilt das Diktum des Kunstwissenschaftlers Ehmer, der Schwerpunkt des Kunstunterrichts habe sich „vom alltagsenthobenen ästhetischen Gegenstand [...] auf die Gegenstände der täglichen visuellen Wahrnehmung" zu verlagern (Ehmer, zit. nach Kombrink 1987, 89). Kämpf-Jansen meint dazu: „Ästhetische Praxis ist [...] eine sinnliche Tätigkeit" (zit. nach Kombrink 1987, 89). Dass es das „Ziel der ästhetischen Erziehung ist, ästhetische Problemlösungen [...] wahrnehmen, interpretieren, analysieren und realisieren sowie die wechselseitige Abhängigkeit zwischen Ästhetik, Wirtschaft und Gesellschaft erkennen zu lehren" (Otto 1974, 161 f.), war allgemein anerkannt.

Diese kunstdidaktischen Konzeptionen allerdings, die sich z. T. an der kritischen Theorie oder an den pragmatischen Curriculums-Konzepten linker Berliner und Hannoveraner Sozialdemokraten orientierten, waren im Milieu der Menschen mit seelischer bzw. geistiger Behinderung oder Lernbehinderung oft nicht anwendbar, vertraten sie doch einen Begriff von Bildung, der die Menschen mit Behinderung nicht einschloss. Ihre kognitive Beeinträchtigung und ihre eingeschränkte Autonomie schienen Gründe genug, sie für untauglich zur ästhetischen Aus- und Weiterbildung in Schule und Alltag zu halten. Um so wertvoller waren die Anstrengungen des schweizer Heilpädagogen Kobi, der sich um eine ästhetisch angemessene Didaktik bemühte. Darüberhinaus stellten die psychoanalytisch orientierten Ansätze Edith Kramers (2014) und Susanne Bloch-Aupperles (1999) die Ausgrenzung zumindest der Kinder mit Verhaltensstörungen oder Lern- oder Leistungsbehinderung in Frage. Aber es sollte doch noch einige Zeit dauern, bis man auch die Kinder mit geistiger Behinderung einer ästhetischen Erziehung würdig erachtete.

So brach sich erst in der Gegenwart eine Erkenntnis Bahn, die doch seit den gestaltungspädagogischen Bemühungen der 1920er Jahre eigentlich evident war: die Erkenntnis, dass „Symbolbildung eine Kommunikationsform (ist), die dem Kind einen Dialog mit seinen unbewussten Inhalten ermöglicht, Zusammenhänge aufdeckt und überraschende Erkenntnisse vermittelt" (Bloch-Aupperle 1999, 61). Gleichwohl erhob sich immer noch einiger Widerspruch; Konrath z. B. meinte, allein schon im „Vollzug des Gestaltens" liege die Therapie: „Therapeutisch sei diese ästhetische Erziehung in dem Sinn, als sie ohne deutendes und therapeutisch Einfluß nehmendes Dazwischentreten" wirke (Konrath 1980, 11). Diese Diskussion prägt die kunstdidaktischen Förderkonzepte bis heute, prägt auch die Diskussion um psychoanalytische, verhaltens- oder systemtherapeutische Positionen.

Anfang der 1970er Jahre wagten Manfred und Gertrud Henkel gemeinsam mit Klaus Holzkamp in Berlin ein Projekt, bei dem sie verhaltensauffällige junge Heimbewohner sozialpsychologisch (Holzkamp) und künstlerisch (Henkel) bei einer Reihe von Aktionen begleiteten, mit denen diese ihr Recht auf Sexualität gegen die Heimleitung durchsetzen wollten. Die Interessen der Heimbewohner wurden mittels Wandbilder dargestellt und bewusst gemacht. Man arbeitete so an einer Ästhetik, die den sterilen Formalismus der Kunstdidaktik ebenso überwinden wollte wie den Individualismus der Psychoanalyse: „Der Maler, der mit einer Bildvorstellung oder Planung beginnt, zerstört sich bei der ‚Materialdiskussion' durch Gegenpositionen und durch Zufall, beides wird aufgegriffen und der Synthese einverleibt, bis man sich mit dem Werk identifizieren kann" (Holzkamp/Henkel 1972, 75).

In dieselbe Richtung zielte schon der Kunsttheoretiker Anton Ehrenzweig (1908–1966), als er den Versuch unternahm, den schöpferischen Prozess in seinen projektiven, integrativen und introjektiven Anteilen zu verstehen (1974). Seine Theorie gleicht in vielem der des Psychoanalytikers Ernst Kris (1909–1957), der von den „inspirierten" und „ausarbeitenden" Momenten des künstlerischen Schaffensprozesses sprach.

Ehrenzweig unterscheidet ein Anfangsstadium – die schizoide Phase –, in dem Ich-Fragmente auf die Leinwand projiziert werden, von einem zweiten Stadium – der manischen Phase –, in der diese Fragmente zwar vermerkt und auch integriert, aber noch nicht synthetisiert werden können. Das letzte Stadium – die depressive Phase – reintrojiziert die projizierten und integrierten Fragmente ins Ich und eignet sie der Person an. (Nicht zufällig erinnert dies an Melanie Kleins Theorie der Individuierung, die paranoid-schizoide, manisch-ozeanische und depressive Phasen der Entwicklung des Kindes unterscheidet.)

Ehrenzweig will das ästhetisch-bildnerische Moment des Schöpfungsvorganges psychoanalytisch interpretieren: „Jedes Kunstwerk funktioniert wie ein fremdes Wesen, das ein unabhängiges Eigenleben führt" (1974, 113). Für das schöpferische Ich sei es wichtig, „die Grenzen zwischen Selbst und Nicht-Selbst aufheben zu können" (131).

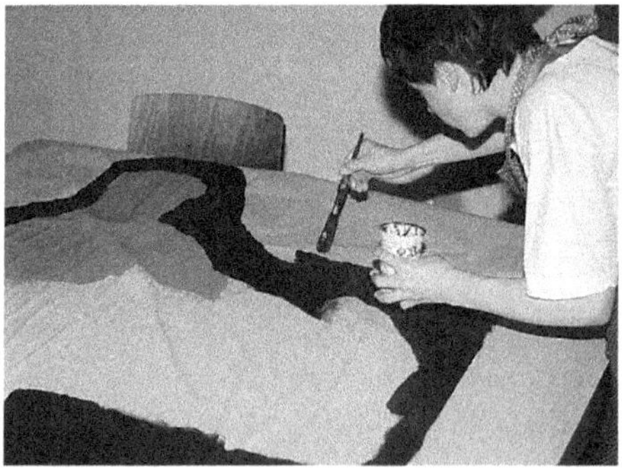

Henkel und Holzkamp verfolgten in Berlin eben dieses Projekt, in dessen Verlauf die Jugendlichen lernen sollten, sich projektiv, integrativ und introjektiv zu identifizieren, d.h. „Identifikation als Anspruch im wiederholten Versuch und als Prozess" zu begreifen. Ähnlich wie Richter (1979) erarbeiteten sie Fördersequenzen, innerhalb derer sich die Jugendlichen in individuellen Arbeits- und Erlebnisrhythmen ausprobieren konnten. Endlich schien die Zeit reif dafür zu sein,

Abb. 22: Ein bildnerischer Versuch, sich „im Bild" zu identifizieren.

auch den heil- und sonderpädagogisch Betreuten eine ästhetische Praxis zuteil werden zu lassen.

Richter (1980) entwarf Formen der pädagogischen Einwirkung auf Heranwachsende, welche über die „regulären" Erziehungs- und Bildungsmaßnahmen hinausgehen. Diese kunstdidaktischen Fördermaßnahmen sollten auf den sonderschulischen und außerschulischheilpädagogischen Bereich übertragbar sein, eine Aufgabe, der sich Konrath (1980) und Theunissen (1980b) widmeten. Mittlerweile existiert eine ganze Literatur zu diesem Thema, z. B. Lichtenberg (1987), Aissen-Crewett (1987), Theunissen (1989; 2006), Menzen (1990) und Wichelhaus (1996; 2004). Allerdings zeigt die Kunst- und Gestaltungstherapie immer noch einige Schwellenangst, dieses Arbeitsfeld zu betreten. Wahrscheinlich wird erst ihre Verwissenschaftlichung in neurophysiologischer und -psychologischer Hinsicht zu einer größeren Akzeptanz der bildnerischen Arbeit mit Menschen mit Behinderung führen (vgl. Menzen 2022a).

3.3 Enkulturation als Aufgabe der Kunsttherapie

Die entwicklungspsychologische Betrachtung des sich sozialisierenden Kindes fragt danach, auf welchem Stand der Entwicklung sein ästhetischer Ausdruck, so wie er in Zeichnungen, plastischen Gestalten, szenischem Ausdruck und Spielhandlungen zu besichtigen ist, sich befindet. Nach Spitz schreiben sich in die Organisation der kindlichen Sinne, das heißt in ihre noch nicht bewusste, noch undifferenzierte Gestalt, diakritische, also im öffentlichen Bewusstsein präsente Kulturmuster ein – ein Vorgang, der der assimilativ-akkommodativen Formierung der Sinne nach Piaget folgt. So kristallisiert sich das Repertoire der Sinne heraus (vgl. Spitz 1974, 85 f.). Die Rhythmik dieser Einschreibung gehorcht den von Piaget formulierten sensumotorischen, präoperationalen, konkret-operationalen und formaloperationalen Phasen der kindlichen Entwicklung (siehe Kap. 3.1, Abb. 19).

Piaget hatte die Ausdrucksweisen des heranwachsenden Kindes ästhetisch und formal auf die sich ihm darbietende Bildwelt bezogen. Damit hat er der ästhetisch-bildnerischen Kompensation von Entwicklungsdefiziten den Weg geöffnet. Die Förderbereiche der kinderpsychologischen, sonder- und heilpädagogischen oder kinderpsychiatrischen Trainingsmaßnahmen entsprechen dieser Entwicklungslogik. Die Analogie dieser Logik zur Mathematik wird therapeutisch ausgenutzt, und es ist kein Zufall, dass sich die Material- und Spielvorgaben nach Fröbel oder Montessori in ihrer mathematischen Regelhaftigkeit einer Arbeits- und Lerndidaktik einordnen lassen. Milan Morgenstern hatte genau dies gemeint, als er in den 1930er Jahren forderte, dass „Werkzeuggeschicklichkeit und rasche Materialassoziation“ die entwicklungsfördernde Arbeit mit Kindern anzuleiten hätten (Morgenstern, zit. nach Oy/Sagi 1988, 21). Diese Kenntnisse gehören inzwischen zu den Grundanforderungen einer entwicklungsorientierten Kunst- und Gestaltungstherapie, die die Entwicklung des Heranwachsenden durch die dem ästhetischen Material eigenen logischen Konsequenzen unterstützt und fördert.

Ob ein Individuum die Geschichte der Menschheit in sich wiederholen kann, entscheiden nicht zuletzt die sozialen und kulturellen Rahmenbedingungen. Sie präformieren die Sinne. Holzkamp (1973) und Reck (1988) haben die Geschichte dieser Prägung geschrieben und analysiert, wie die Sinne tagtäglich auf Logik dressiert und formiert werden (Menzen/Herzog 1976). Dies bedeutet zugleich, dass Simulationen Wirklichkeit werden (angefangen beim Fernsehen) und dass fiktive und konstruierte Gemeinschaften (wie die Fernseh-Nation) als zweite Natur auftreten. „Bildgestaltung“ geschieht „im Medienkontext“, wie ein Buch von Anna Elisa Heine und Thomas Born (2004) in Titel und Ausführung sagt; und dieser Kontext konstituiert uns. Wir werden auf eine ständig im Wandel begriffene Bild-Logik trainiert, von den Tischsitten bis zum Straßenverkehr.

Auch die ästhetische Erfahrung gehorcht den Gesetzen der Simulation. Sie lässt sich nach Piaget als schrittweise Annäherung an eine mathematisch-technische Welt verstehen. Gleichermaßen unterliegt der Mensch mit geistiger Behinderung dieser Verregelung des Wissens. Auch er hat den Anforderungen einer logisierten Welt zu genügen, nicht nur im Alltag, sondern auch in der Therapie. Hier werden – logisch vom Einfachen zum Komplexen fortschreitend – die Eigenschaften des Materials und seine Bearbeitung vermittelt. Was Fröbel und Montessori schon vorschlugen und praktizierten, das geschieht nun mit System. Auch hierin folgt die moderne Therapie der Entwicklungslogik Piagets. Eine Kunsttherapie, die ästhetisch sozialisieren, Alltagsbezüge rekonstruieren und auf diesem Weg geschädigte Menschen wieder enkulturieren will, kann sich dem kaum entziehen.

Fassen wir zusammen: Wir sind in diesem Kapitel dem Gedanken gefolgt, dass Bilder unserer Entwicklung vorangehen, buchstäblich „Vor-Bilder“ sein können. In Hinblick auf die Methoden der Kunsttherapie haben wir dabei eine neue Sicht der bildhaft-sozialisatorischen Welt- und Selbstaneignung gewonnen.

Der Entwicklungspsychologe Jean Piaget hat uns in die Entwicklung der kindlichen Vorstellungsbilder, der sog. inneren Bilder eingeführt, uns ihren Aufbau dargestellt. Der Zeichentheoretiker Widlöcher hat uns gezeigt, wie sich Kinder mit Hilfe dieser Bilder aus der Körperbefindlichkeit heraus die Welt anzueignen versuchen. Und die Psychoanalytikerinnen Mahler und Bachmann haben dargelegt, mit welchem psycho-energetischen Potential diese Bilder besetzt sind.

Schließlich haben uns einige Theoretiker der kindlichen und jugendlichen Bild-Didaktik vermittelt, dass es Muster und Stufen im Ablauf der bildhaften Selbst- und Weltaneignung gibt. Dass es auch innerpsychische Formen der projektiven, integrativen und reintrojektiven Bewältigung der entwicklungskonstitutiven Eindrücke gibt (Ehrenzweig).

4 Tiefenpsychologie und biographisches Erzählen

4.1 Tiefenpsychologische Bildverwendung

Die Frage nach den inneren Vorstellungs- und Gestaltmustern hat auch die psychoanalytischen Entwicklungstheoretiker interessiert. Ihnen geht es, so Jung (1875–1961), darum, das jedem bildlichen Ausdruck zugrunde liegende archaische Bild zu rekonstruieren, d.h. den „Archetypus“ und das „Ur-Symbol“. Allerdings war die Tiefenpsychologie der 1930er Jahre im Unterschied etwa zur Gestalttheorie Hoffmanns noch weit davon entfernt, „ein zuverlässiges Bild des Entwicklungsstandes junger Kinder auf dem Gebiet des bildnerischen Gestaltens zu erbringen“ (Hoffmann 1961, 357). Aber von Anfang an ging es der Tiefenpsychologie darum, den kindlich symbolischen Ausdruck zu dechiffrieren und „das noch gänzlich Unbekannte und Werdende analogisch zu verdeutlichen“ (Jung 1964, Bd. 7, 325), d.h. den Mechanismus der Synthese zu erforschen, der jenseits der bewussten psychischen Tätigkeit liegt.

Die tiefenpsychologische Verwendung von Bildern will, wie Jung 1940 in seiner Schrift „Zur Psychologie des Kind-Archetypus“ ausführte, das „bildsprachlich übersetzen“, was nur eine sog. „facultas praeformandi“, eine apriori gegebene Möglichkeit ist, die sich gleichwohl in inhaltlich bestimmter Weise ausdrückt. Er bestimmt dieses Apriori als „kollektive Erfahrung“, die sich je „individuell wiederholt“, als „archetypische Bilder“, in die sich der je individuelle Sinn projiziert, und damit als Formprinzipien, die gewissermaßen die Bedingung der Möglichkeit jedes ästhetischen Ausdrucks darstellen (Jung zit. nach Jaffé 1984, 410; Menzen/Hartwig 1984, 206f.). Die therapeutische Aufarbeitung widmet sich – beispielsweise in der tiefenpsychologischen Spieltherapie – der Analyse dieses Apriori, das in den 1920er bis 1950er Jahren Hauptgegenstand der Gespräche C.G. Jungs mit den Quantenphysikern seiner Zeit wurde (vgl. Menzen 2019b).

Die Diskussion der kindlichen Archetypen drehte sich daher von Anfang an um den kollektiven archaischen Konflikt von Geist und Trieb und um die Weise, wie er sich im Einzelnen sedimentiert (z. B. Fordham 1974). Die Theorie Jungs beeinflusste nicht zuletzt die Pädagogen und besonders die Kunstpädagogen. Sie wirkte sich vor allem auf die Gestaltungspädagogen der späten 1920er Jahre (Franz Cizek, 1865–1946) und auf die Lebens-, Reform- und Erlebnispädagogik der 1930er Jahre (Otto Friedrich Bollnow, 1903–1991) aus. Sie war einer der Ausgangspunkte der humanistisch-psychologischen Pädagogik, die sich in der „themenzentrierten Interaktion" von Ruth Cohn oder ihrer Schülerin Elizabeth Tomalin nicht nur auf Jung, sondern auch auf Fritz Perls berief.

Ruth Cohn rezipiert Anfang der 1940er Jahre die pädagogisch-psychoanalytische Literatur zur kindlichen Entwicklung, resümiert sie und beginnt schließlich mit den ersten pädagogisch-therapeutischen Workshops (Cohn/Farau 1987). Ihre Leistung besteht in der Amalgamisierung des gestalttheoretischen und des psychoanalytischen Denkens im Felde der Pädagogik: „Der Mensch nimmt wahr und lebt im Erschaffen von Gestaltstrukturen", aber er tut dies so, dass „die Gestalt eines Lebensereignisses sinnbezogene Erinnerungen (Vergangenheit) und sinnbezogene Phantasien (Zukunft)" enthält (Cohn/Farau 1987, 314f). Anknüpfend an das Werk der Psychologen Fritz und Laura Perls erarbeitete sie die pädagogische Gestaltungstherapie. Ihre Schülerin Elizabeth Tomalin setzte die gestalt- und gestaltungsorientierte Gruppenarbeit Ruth Cohns in den 1950er Jahren in ungezählten Fortbildungsseminaren fort und hatte entscheidenden Anteil an dem Zustandekommen einer institutionalisierten Kunsttherapie im deutschsprachigen Raum.

Auch das Werk des Pädagogen und Tiefenpsychologen Hans Zulliger (1893–1965) ist gestaltorientiert: Er widmete sich vor allem der Adoleszenz und der Weiterentwicklung des Rohrschachtests als ganzheits- und gestaltorientierte Methode, bei Jugendlichen anhand symmetrischer Klecksbilder die Fähigkeit zur Forminterpretation zu prüfen. So wollte er psychisch bedingte Entwicklungsstörungen von Schülern und die Psychodynamik jugendlicher Peer-Groups erkennbar werden lassen (Zulliger 1963/64). Er entwickelte neue Formen des Spiels mit natürlichen Materialien, z. B. mit Garten- und Feldfrüchten, denen das Kind Rollen zuweist (Zulliger 1952). So entstand der Ansatz einer psychoanalytischen Pädagogik.

Eine andere Richtung der psychoanalytischen Bildverwendung ist mit Sigmund Freud (1856–1939), Wilhelm Reich (1897–1957), Siegfried Bernfeld (1892–1953) und August Aichhorn (1878–1949) verbunden. Auch sie greift gestalttheoretische Überlegungen auf – so z. B. Wilhelm Reich mit seinem von Kurt Goldstein inspirierten Theorem der organismischen Selbstregulierung (Cohn/Farau 1987, 580). Damit bezeichnet Reich die Überzeugung, dass die psychische Ökonomie des kindlichen Organismus in ihrer ausdrucksgestaltlichen Autonomie zu wahren sei. Im Gegensatz zur experimentellen Psychologie der Wahrnehmung zielen diese psychoanalytischen Versuche zugleich auf die pädagogische Praxis.

Ein Beispiel dafür ist der Wiener Psychoanalytiker August Aichhorn, der seit 1914 als Zentraldirektor der Wiener Knabenhorte die Aufsicht über die Betreuung von mehr als 7000 Kindern hatte. Ursprünglich Heilpädagoge von Beruf, wird es ihm mehr und mehr zum Problem, warum man die ihm unterstehenden, sog. verwahrlosten Jugendlichen „zu einer Sprache zwingt, die sie bewusst nicht mehr verstehen“ (Bonin 1983, 20). Aichhorns Pädagogik soll eine Sozialisationshilfe sein, die sich bewusst gegen die gesellschaftlich herrschende Logik richtet.

Sigmund Freuds Theorie der Symbole verstand diese als Ausdruck einer abgewehrten Triebrealität; im Symbol schlagen sich elementare Triebvorgänge nieder. Die Analyse hatte also danach zu fragen, welche Richtung des individuellen Triebschicksals die kindlichen Zeichen und Symbole offenbarten und welche unbewussten seelischen Konflikte sich darin manifestierten. Freud zufolge war das ästhetisch-bildnerische Produkt als Versuch zu denken, den Konflikt im Bild stellvertretend auszuagieren. Damit steht jedes Bild für unbewusstes oder verdrängtes Leid.

Was in den bildnerischen Ausdrucksweisen „verschoben“ (aus seinen ehemaligen Zusammenhängen), „verdichtet“ (in der Vielfalt seiner möglichen Bedeutungen zusammenfließend), „überdeterminiert“ (aus einer Vielzahl von Symptomursachen amalgamiert) erschien, galt Freud als ein „Zerrbild“ – ähnlich einer „Kunstschöpfung“ –, das zu entschlüsseln sei (Freud 1974, Bd. 9, 363). Der Ausspruch „Zerrbild einer Kunstschöpfung“ war wie ein Signal für die sich formierende Kunsttherapie, führte aber auch zu einer Verkürzung der Diskussion über Psychoanalyse und Kunst (Leitner 1982).

Hinter dem Symbol stehe der Versuch des Subjekts, so Sigmund und später Anna Freud, sich neu zu zentrieren; dabei dokumentiere es seine innere Erregung. Diese ästhetische Regression wurde in der freudianischen Schule unter verschiedenen Titeln analysiert: als Rückgriff auf eine unzensierte, emotionale Stufe (Kris 1977), als Entdifferenzierung des Selbst (Ehrenzweig 1974; Müller-Braunschweig 1964, 1977), als Befreiung verdrängter Affekte (Ulman/Dachinger 1975), als kathartische Abfuhr und libidinöse Entlastung (Müller-Braunschweig 1977), als Sublimierung der Angst mit den Mitteln der Kunst (Fenichel 1983). Man diskutierte die Kunst unter den Aspekten der Sublimation (Hartmann 1955), unter denen des Narzissmus (Henseler 1984) und der Sozialintegration (Schuster/Beisl 1978) sowie unter dem Aspekt der Probehandlung (Müller-Braunschweig 1977; Schuster 1997).

Nicht nur Jacques Lacan (1901–1981), sondern auch Donald Winnicott (1896–1971) versuchte, zwischen dem jungianischen und freudianischen Symbolverständnis zu vermitteln. Winnicotts Argument galt dem Objektcharakter des ästhetischen Symbols, das er als „Übergangsobjekt" bestimmte und dessen Ambivalenz aus vorgefundenen zu vorgestellten Anteilen er zu bestimmen unternahm. Im spielerischen Umgang mit den frühesten Gegenständen seiner Welt offenbare das Kind sowohl Konkretes wie Imaginiertes. Winnicotts Theorie, die auch von der Analytikerin Elisabeth Wellendorf (1984) aufgegriffen wurde, war – gerade in der Fokussierung des Prozesscharakters der kindlichen Ästhetik – nicht zuletzt den Arbeiten Piagets verpflichtet.

René Spitz (1887–1974) ging es um die Vermittlung des Gestalteten in seinen manifesten und imaginierten Anteilen, um die grundsätzliche Auseinandersetzung von Gestalttheorie und Psychoanalyse. Spitz, der als Lehranalysand bei Sigmund Freud begann und später in Berlin, Paris und New York unterrichtete, widmete sich der experimentellen Beobachtung der psychischen Entwicklung von Kleinkindern. Sein Gegenstand war der emotionale Austausch zwischen Mutter und Kind, insbesondere die Reaktion des Kindes auf emotionale Unterversorgung. Ähnliche Reaktionen hatte schon Anna Freud 1953 an der kleinen Laura in der Londoner Tavistock-Klinik demonstriert. Darüberhinaus rezipierte Spitz Piagets Entwicklungslehre für die Psychoanalyse (Bonin 1983). In diesem Geiste beschrieb er die Anfänge der kindlichen Wahrnehmung und ihre Entwicklung von der coenästhetischen, d.h. sinnesübergreifenden, zur diakritischen, d.h. differenzierenden Perzeption. Derart vermittelte er die gestalttheoretische und die psychoanalytische Theorie der kindlichen Symbolproduktion. Spitz zufolge beginnt sie im frühesten Stadium als Wahrnehmung von „Gleichgewicht, Spannungen (der Muskulatur und andere), Körperhaltung, Temperatur, Vibration, Haut- und Körperkontakt, Rhythmus, Tempo, Dauer, Tonhöhe, Klangfarbe, Resonanz, Schall" (Spitz 1974, 153). Im Verlauf der Entwicklung nimmt die Symbolproduktion verschiedene Gestalten an. Sie erscheint aber immer in einer sinnenhaften Figurierung, Gestaltetheit, die ästhetisch nachvollziehbar ist (z.B. wohlig-warm), bis sie sich zur differenzierten psychischen Erfahrung (z.B. so wohlig-warm wie in einer Decke eingewickelt) ausbildet.

Welche ästhetisch-figurativen Ausdrucksformen sich in diesem Prozess ergeben, hat Winnicott 1973 in seinem Buch „Die therapeutische Arbeit mit Kindern" beschrieben. Er erfand eine spezielle Scribble-Technik, in der Patient und Therapeut abwechselnd Zeichenkürzel weiterführen. Damit konnte er darlegen, dass die inneren Figurierungen des Kindes immer auch psychisch besetzt sind, d.h. mehr sind als mechanische Reproduktionen einer Gestalt.

4.2 Ästhetische Produktion in der Psychiatrie

Um die Jahrhundertwende entstand ein „Unbehagen in der Kultur" (Freud, Bd. 9, 1929/1982), die offenbar destruktive Entwicklungen im Prozess der Zivilisation nicht aufhalten konnte, sie sogar auf den Weg brachte. Und die beängstigende Frage erhob sich, ob nicht die Kultivierung der Menschheit nur um den Preis ihrer fundamentalen Neurotisierung zu haben war. Das brachte das Menschenbild zum Einsturz:

> „Um 1900 ist der Mensch in der Psychologie ein anonymer Kreuzungspunkt von mechanischen, chemischen und biologischen Vorgängen, denen auf eine logisch unfassliche Weise noch andere sogenannte seelische Vorgänge zugeordnet sind, die wahrscheinlich ebenfalls nach mechanischen Gesetzen verlaufen." (Prinzhorn 1927, 35)

Die Einheit der Person wurde zum Problem; der Mensch war nicht länger mehr Herr im eigenen Haus, weder in der Gesellschaft noch in seiner Seele. Die Kunst erschien als das Jenseits des Mechanischen. Und Prinzhorn attestierte dem Künstler „ein Maß von Chaotik der Triebe und Interessen", das einerseits in die Haltung des „kultivierten, aber haltlosen ästhetischen Genießers" führe, sich andererseits der mechanischen Verregelung entziehe (Prinzhorn 1922, 133). So wurde der Künstler zum Exemplum dafür, dass sich unter der Kultur und hinter der Mechanik der Lebensvollzüge nichts anderes verbarg als das Chaos der Triebe.

Aber wie sollte diese heillose Spaltung von Geist und Trieb zu heilen sein? Zwar erkannte Prinzhorn (1927) die Rolle der Triebe und Affekte als ein Movens der Entwicklung der Kulturen an, weigerte sich jedoch, sie gegen den Geist auszuspielen, und zugleich, sie zu vergeistigen. Er wandte sich gegen das Motto, nur das Geistige sei vernünftig und verdiene es, erzieherisch und therapeutisch gepflegt zu werden. Stattdessen ging es ihm darum, „mit der künstlichen Zerspaltung des Menschen in ein körperliches Reich einerseits und ein davon möglichst gesondert zu betrachtendes seelisch-geistiges Reich andererseits" (1927, 89) aufzuräumen. Das freudsche Modell der menschlichen Psyche unterstelle, so Prinzhorn, „das Unbewußte sei ein großer Raum, aus dem Triebwünsche in den kleinen Raum des Bewußtseins drängten, aber an enger Pforte von einer Zensur teils zurückgewiesen, teils nur markiert durchgelassen würden“ (1927, 89). Mit Blick auf die Wertphilosophie seiner Zeit war es ihm unmöglich, „im Reich der Werte irgendeine verständige Ordnung und Erklärung zu finden“ (91). Daher schien es ihm unangebracht, den Triebwünschen einen abwertenden Beiklang zu geben.

Die rigorose Trennung von Unbewusstem und Bewusstem war es, die die Pädagogik, Psychologie und Psychiatrie der Jahrhundertwende dazu verführte, das Kind als kleinen verrückten Wilden vom Erwachsenen abzugrenzen, der als Agent von Geist und Zivilisation galt. Die Kinder sollten spontan und unkontrolliert wie die „Verrückten“ sein. Diese Behauptung hat Marcel Réja 1907 unter dem Pseudonym Paul Meunier 1907 in seinem Buch „Die Kunst der Verrückten“ („L'Art chez les fous“) vertreten (Bader 1975). Danach begünstige gerade der Verlust der rationalen Kontrolle die schöpferische Tätigkeit, es sei die Abdankung oder zumindest die Dezentrierung des Ich, die für ästhetische Produktivität und Spontaneität konstitutiv sei:

> „Mit allem Vorbehalt zeigt sich klar, daß die Verrücktheit in gewissen Fällen den Durchbruch einer schöpferischen Tätigkeit begünstigt, [...] der Verrückte unterscheidet sich vom nicht Verrückten dadurch, daß er den Fluß seiner Ideen erduldet, anstatt ihn zu bestimmen. Er ist aller rationalen Kontrolle verlustig geworden“ (Réja 1907; zit. nach Bader 1975, 14 f.).

Auch die kindliche Kreativität, so wird man später behaupten, folge diesem Muster. Wie im freudianischen Modell der Zensur des Es wird hier das vernünftige Ich gegen den Einbruch des sinnlosen Ich gestellt (Prinzhorn 1927, 86). Und dies prägt das Bild der zeitgenössischen Pädagogik von der musischen Erziehung des Kindes, die als Vergeistigung konzipiert wird.

Das beginnende 20. Jahrhundert interessiert sich für die künstlerischen Aspekte der Freisetzung und Wiedereinbindung des Triebhaften: „Das Auftreten einer komplexen künstlerischen Aktivität“, das durch „psychische Störungen“ ausgelöst wird, entspricht einer „Suche nach Harmonie, nach Ordnung“ oder dem „Bedürfnis, eine quälende Idee mitzuteilen“ (Réja 1907; zit. nach Bader 1975, 19). Aber das Bedürfnis, Geist und Trieb zu trennen, führt in einen hermeneutischen Zirkel. Schon bei Marcel Réja (zit. nach Bader 1975, 20) findet man immer nur das, was man sucht:

> „Die wichtigsten Eigenheiten, die wir an diesen Produktionen festgehalten haben, der Idealismus und der Symbolismus [...], finden sich in der Tat fühlbar in den embryonalen Formen des menschlichen Geistes wieder (bei Kindern, Wilden oder Primitiven).“

Die Kaspar Hauser der Neuzeit repräsentieren die von der Kultur unterdrückten Aspekte der menschlichen Natur. Daher könne man, so Prinzhorn, „rückläufig aus diesem Einblick Hilfsmittel zu einer Wertung der Zeitströmungen gewinnen“ (zit. nach Bader 1975, 23).

Wie in der Kunst der „peintres naïfs“, der um die Jahrhundertwende gefeierten naiven Maler, durchlaufe der ästhetische Ausdruck „in seiner Entwicklung [...] sämtliche Stufen des Naturalismus“. Und was von der Kinderzeichnung und der Kunst des „peintre naïf“ gilt, das gilt nicht zuletzt von der „Irrenzeichnung“. Ihr Gemeinsames sei, so Georg Schmidt, der ehemalige Direktor des Basler Kunstmuseums, ihre Nichtkommunikabilität (Bader 1975, 33). So wird die Trennung von Geist und Trieb, die man in der Geschichte der menschlichen Natur zurückverfolgt, zum Mittel der eigenen kulturellen Identifizierung (Schmidt 1976, 56f.).

Die Spaltung von Geist und Trieb wird also zum Schlüssel für die Erkenntnis abweichender Bildproduktion, d.h. zur Dechiffrierung der Unterseite der Kultur. Die Ästhetik der Kinder wie der „Verrückten“ repräsentiert das naturhaft-wilde, noch unverstellte Wesen des Menschlichen. Es gilt, ihre Botschaft, d.h. die Mitteilung einer „anderen Wirklichkeit“, die die unsere erst transparent werden lässt, zu entschlüsseln. Der Psychiater Leo Navratil hat dieser These ein neurophysiologisches Fundament zu geben versucht: Die archaischen Bereiche des Stammhirns seien es, die sich darin gegen die kontrollierenden Areale des entwicklungsgeschichtlich späteren Neocortex durchsetzten (Navratil 1992).

Mit den Thesen Navratils hat sich der hermeneutische Zirkel zum medizinischen Befund verdinglicht, und darin kommt die Projektion des gesellschaftlichen Widerspruchs von Trieb und Geist ins Individuum hinein zu ihrem logischen Ende. Die kranke Flucht aus den Produktionsverhältnissen ergreift auch die Therapeuten, indem sie das Unbehagen in und an der Kultur zur Krankheit erklären. Damit wird der symbolische Zusammenhang, d.h. die symbolisch-kommunikative und in solcherlei Austauschverhältnissen manifest gewordene Realität, an der sowohl der verrückte wie der kindliche Ausdruck teilhat, radikal ausgeklammert (Baudrillard 1982, 209f.).

Die ästhetischen Therapien, die dieser Verkehrung aufsitzen, haben den lustvollen Rückschritt in die Archaik, die wir in der Ganzheitsbeschwörung schon einmal ausmachten, geradezu zum Prinzip erhoben. Die Natur wird zum Urgrund der Heilung von den Schädigungen durch die Kultur proklamiert, und die Gesellschaft souverän ignoriert. Regression gilt als Befreiung. So kommt der Widersinn ins Spiel, dass der moderne therapeutische Markt seine Waren als Gegengift gegen genau jene gesellschaftliche Beliebigkeit, Ersetzbarkeit, Wiederholbarkeit,

Herstellbarkeit anpreist, die er selber reproduziert. Zwar haben die tiefenpsychologischen und psychotherapeutischen Kunst- und Gestalttherapien nach der freudschen Maxime „Erinnern, Wiederholen, Durcharbeiten“ (Freud, Erg.Bd., 1982, 205) die kranke Symbolproduktion seziert, aber sie haben sie doch zugleich reduziert und individualisiert und damit im gleichen Augenblick verkannt (vgl. Heinz 1987).

Leo Navratil, der mit Alfred Bader für den beschriebenen regressiven Kulturgestus auf den „wilden“, kindlichen, „irren“ Mythos steht, hat eine neue Klassifizierung der psychotischen Produktion entwickelt, indem er, ebenso generalisierend wie vereinfachend, eine physiognomisierende, eine formalisierende und eine symbolisierende Tendenz unterscheidet (Abb. 23). Er parallelisiert die ästhetische Produktion des Schizophrenen mit der der frühen Kindheit. Der Schizophrene ist gleichsam ein auf einer frühen Phase festgehaltenes Kind.

- Die erste Ausdrucksklasse, die Physiognomisierung, bezeichnet in diesem Schema die Emotionalisierung der Dingqualität, d.h. die „Verlebendigung der ohne diesen emotionellen Bezug für uns fremden und toten Welt“ (Navratil 1983, 403). Diese Animierung kommt in dem Bewegungsausdruck zutage, den der Zeichner in die Personen, Gegenstände oder Tiere hineinlegt. Insofern ist sie eine Veränderung der vorgefundenen „objektiven“ Welt und als Deformation zugleich „eine Abweichung vom konventionellen Schema“. Dazu gehören sodann all die Disproportionen, Verzerrungen, Verstümmelungen und Zerstückelungen, die das Bild der akuten Psychose ausmachen, und die Navratil (1983) am Fall des August Walla analysiert hat.
- Die zweite Klasse ist die der Formalisierung, d.h. einer „Entphysiognomisierung“, die sich in den Stereotypien und in scharfen Grenzen und Konturen ausdrückt. Sie reflektiert die psychotische Ich-Störung, indem sie die Umrisse, das Schema und die Geometrie betont. Darin äußert sich eine Affektverdrängung, die zwar „vom lebendigen Abbild weg“ führt (Navratil 1983, 425), aber andererseits das eingekapselte Lebendige gerade im Umriss und in der Kontur umso stärker akzentuiert.
- Die dritte Klasse ist die Symbolisierung, die nach Navratil (1983, 426) die Bedeutung schafft, indem sie ebenso bildhaft wie vorbegrifflich zu Verdichtungen und Verschmelzungen führt. Hier kommt es zur so genannten Bildagglutination (Verschmelzung), in der sich die Merkmale unterschiedlicher Wesen ineinander schieben und in der sich der Zeichner selbst in den Bedeutungskomplex mischt. Die Symbolisierungstendenz stellt eine magische Praxis dar, die sich imaginativ in den von ihr dargestellten Zusammenhang webt (Abb. 23).

Worin liegt der Grund dieser ästhetisch sich dokumentierenden, physiognomisierenden, formalisierenden und symbolisierenden Produktion? Ihre formale Ästhetik wird als Attribut „vorgestaltlicher Konfigurationen“ (Claus Conrad; zit. nach Navratil 1983, 436) vorgestellt, die neurophysiologisch fundamentiert sind. Sie sind auf einer Skala des Selbst abzutragen, die je nach dem Grad der Erregtheit des Nervensystems die jeweilige Kreativität erklärt (Fischer 1970). Auch Kinder sind noch nicht in der Lage, ihre Handlungen rational zu kontrollieren. Daher kann ihre ästhetische Produktion nach Maßgabe der Navratilschen Klassifikation gedeutet werden. Das eröffnet eine neue Sicht, der sich die Kunsttherapie zu stellen hat.

4.3 Der Einfluss der psychoanalytischen Entwicklungsforschung

Der Versuch, die Psychoanalyse nach Mahler und Spitz mit der genetischen Psychologie ins Verhältnis zu setzen (Cobliner 1974), hat Erkenntnisse für den Umgang mit „seelisch behinderten Menschen“, wie die Terminologie des Sozialgesetzbuches SBG definiert, besonders für den Umgang mit Kindern mit seelischer Belastung erbracht. Was Piaget als stufenförmige Entwicklungslogik darstellt, das beschreibt Mahler als Resultat einer sich entwickelnden Interaktion. Und wo Mahler von „normalem Autismus“ spricht, da schreibt René Spitz von einer „frühen Stufe der Objektlosigkeit“ (1974, 53f.), schließlich Piaget von einem „egozentrischen Stadium“ der Entwicklung. Mahlers Schema (Tab. 7) kann als Ausgangspunkt für die Anfragen der heutigen Säuglingsforschung (Dornes, Stern, Lichtenberg) an die tiefenpsychologische Methode des Umgangs mit Kindern mit seelischer Behinderung oder Entwicklungsverzögerung dienen. Diese Forschung hat u.a. die Grundannahmen Mahlers erschüttert. Die Säuglingsforscher und Kinderpsychologen wissen inzwischen: Der Entwicklungsverlauf des Kindes ist anfangs gar nicht so „autoerotisch“, „autistisch“, „symbiotisch“, wie Mahler annimmt. Der Entwicklungspsychologe Daniel Stern (1979) hat ein neues, derzeit immer noch geltendes Schema zusammengestellt (Tab. 6).

Der von Stern beschriebene Entwicklungsprozess, das wissen wir seit den Untersuchungen Lurijas (1992) und Leontjews (1973), kann in seinen Grundkonstellationen, an seinen Schnittstellen, den sog. plastischen Sinnesphasen, gestört werden. Die möglichen Zeiten neuronaler Plastizität, d.h. funktioneller und struktureller Veränderungsbereitschaft des zentralen Nervensystems, in denen „häufig benützte neuronale Assoziationskanäle für weitere Reize besser durchlässig“ (Ciompi 1988, 332) und die Kinder lernbereiter sind, werden nicht in Anspruch

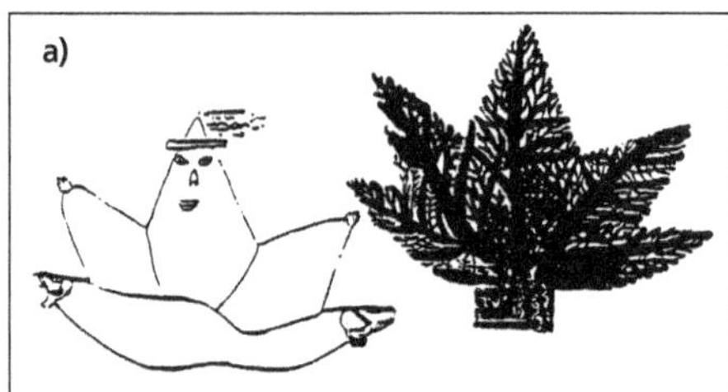

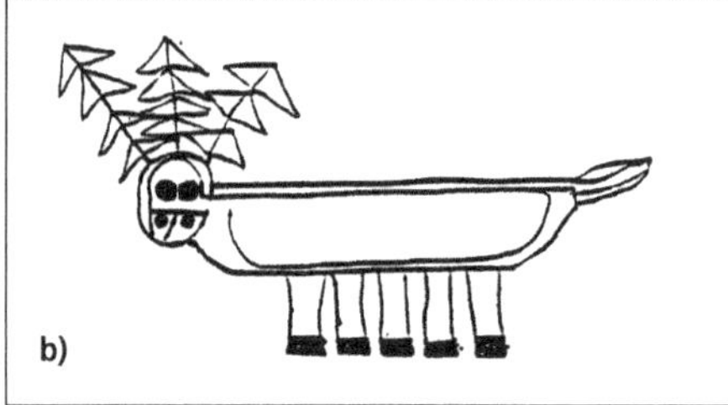

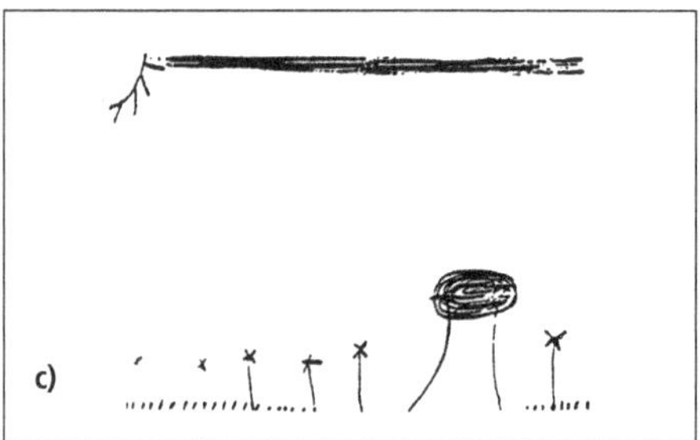

Abb. 23: Klassifikation nach Navratil (1983): Physiognomisierung (a) – Formalisierung (b) – Symbolisierung (c)

genommen, werden beispielsweise infolge von Entzündungen des Gehirns (z. B. Encephalitis) oder viralen Erkrankungen des Gehirns (z. B. Rötelembryopathie) „verpasst“. Im Blick auf die verpassten Bahnungen und Verschaltungen versucht der Kunsttherapeut ähnlich wie seine ergotherapeutischen oder heilpädagogischen Kollegen herauszufinden, welche basalen sensorischen oder motorischen Stimulationen mit ästhetischen Mitteln kompensatorisch oder restitutiv notwendig sind.

Der Entwicklungsprozess kann schon im Interaktionsverhalten der Bezugspersonen grundlegend gestört angelegt sein. Die Kritik an Margaret Mahler hat betont, „daß der Säugling ziemlich früh [...] Sinneseindrücke koordiniert und ein einheitliches Objektkonzept entwickelt, wahrscheinlich schon im ersten Lebensjahr [...] auch, daß der Säugling spätestens mit sechs bis sieben Monaten einen Zusammenhang zwischen dem Affektausdruck im Gesicht der Mutter und dem Affektausdruck in ihrer Stimme herstellt“ (Dornes 1995, 20 ff.). Dornes (1995, 24) wendet außerdem ein, dass „der Säugling, der über einen Gegenstand nachdenkt, [...] dies nicht in bildhafter Form [tut]“, da er „nämlich noch nicht über die Fähigkeit, sich ein Bild von einem abwesenden Objekt zu machen [verfügt]“. Die Kritiker traditioneller psychoanalytischer Entwicklungsmodelle wenden sich daher zunehmend dem Entwicklungsschema von Daniel Stern zu.

Säuglingsforscher gehen außerdem davon aus, dass das Kind in seinem frühen Entwicklungsstadium auf stabile, kontextuell eingebundene Muster des Wahrnehmens, Sich-Fühlens, Verhaltens aus ist (z. B. Lichtenberg 1991). Deren Aufforderungssignale nicht zu beachten, so ein allgemeiner Konsens heute, gehört zu den Ausgangsbedingungen von Verhaltensauffälligkeit. Ein gestörtes Bindungsverhalten beginnt mit einer unscharfen Wahrnehmung der Verhaltensweisen wie einer falschen Interpretation der Ausdrucksgebungen des Säuglings sowie

Tab. 6: Frühe Entwicklung nach Daniel Stern (1979)

Welt der Gefühle (bis 2./3. Monat) ***Auftauchendes Selbst***	Das Kind nimmt Objekte und Ereignisse durch die Gefühle und Stimmungen wahr, die sie in ihm auslösen.
Welt der direkten Kontakte (2./3. bis 7./9. Monat) ***Kern-Selbst***	Das Kind stellt intensive Beziehungen her. Es lernt, dass es etwas bewirken kann: Beispielsweise lächelt es und bringt damit die Mutter zum Lächeln.
Welt der Gedanken (7./9. bis 15./18. Monat) ***Subjektives Selbst***	Das Kind entdeckt, dass es Gefühle und Gedanken mit anderen teilen kann, dass es andere versteht und von ihnen verstanden wird.
Welt der Wörter (15./18. Monat bis zum 3. Lebensjahr) ***Verbales Selbst***	Das Kind spricht Wörter und ganze Sätze und lernt, dass es Gedanken über abstrakte, nicht präsente Dinge mitteilen kann.

einer verfehlten und/oder unangemessenen interaktiv-reaktiven Verstärkung durch die mütterliche Bezugsperson.

Die Münchener Säuglingsforscherin Helga Papoušek hat inzwischen regelmäßige Sprechstunden für die sog. „Schreibabys" und deren verunsicherte Eltern eingerichtet. Im Genfer Zentrum für die Behandlung von Säuglingen und deren Eltern (Clinique de Psychiatrie Enfantine) erklärt dessen Leiter Bertrand Cramer, dass es sich im Falle der von ihm und den Kolleginnen betreuten Menschen nicht um überdrehte Mittelschichteltern handele, die ihre Klein- und Kleinstkinder zum Seelenarzt schleppen, weil man das jetzt tut. Hinter den „Symptomen" sieht er den „seelischen Schmerz", der schon ca. 20 Stunden nach der Geburt dadurch entstehen könne, dass die Signale der Säuglinge wie heftiges Strampeln, Köpfchen Abwenden oder hektisches Am-Schnuller-Saugen in ihrem Antwortcharakter auf dargebotene oder nicht-dargebotene Reize nicht beachtet werden (Der Spiegel 1994, 13).

Ein Experiment, in dem die Mütter drei Minuten lang bei laufender Videokamera nicht auf die Signale der Babys eingehen dürfen, das sog. „Still Face"-Experiment, belegt: Wenn Mütter nicht auf das Lächeln, die Berührungen oder sonstige Kontaktversuche ihrer Kinder eingingen, „versuchten die Babys erst einladend, dann zunehmend verzweifelt und aufgeregt, das versteinerte Gesicht der Mutter wieder zum Leben zu bringen. Schließlich wandten sie sich erschöpft und apathisch ab, sie gaben auf. Es dauerte eine Weile nach dem Ende des Experiments, bis sie wieder überzeugt waren, daß die Welt nicht völlig aus den Fugen geraten war". Ein Baby kann eben allein nicht leben, hatte Winnicott Anfang der 1960er Jahre gesagt – es ist „vor allem Teil einer Beziehung". Und der Pariser Kinderanalytiker Guedeney fügt in den 90ern an, es könne „nur die Rolle spielen, die man ihm gibt", den Teil des Drehbuches, so Cramer, „in welches [...] das Kind hineingeboren wurde" (Der Spiegel 1994, 102).

Weithin wird zugestanden, dass Mahlers Schema der Entwicklung der kindlichen Beziehungsstruktur (Tab. 7) einigen Aufschluss über den Verlauf und die Gestalt kindlicher, biographisch nachzuvollziehender Entwicklungsstörungen vermittelt. Derartige Verzögerungen der Entwicklung können durchaus noch im Verhalten des entwicklungs- und sozial beeinträchtigten Erwachsenen zu beobachten sein. Wenn z. B. ein Kind mit Behinderung keinen Begriff des eigenen Selbst und daher auch keinen von seiner Umwelt zu gewinnen vermag, dann wird es depressiv reagieren und alle Formen des Selbstausdrucks zurücknehmen, oder es wird, scheinbar grundlos, aggressiv – ein Phänomen, das in vielen Wohngruppen und Sonderschulklassen zu beobachten ist (Gaedt 1990, 40 f.). Diese frühe Prägung kann die gesamte weitere Entwicklung beeinflussen.

Piagets und Mahlers Einsichten in den Prozess der Individuation erklären z.B., dass das Verhalten eines seelisch und/oder geistig behinderten, jedenfalls eines entwicklungsverzögerten Kindes, das immer wieder körperliche Wärme spüren möchte und „klammert", möglicherweise als Ausdruck der noch unabgeschlossenen frühen symbiotischen Phase zu verstehen ist (wie auch immer das Symbiotische verstanden werden kann). Und sie zeigen auf, wie dieser Mangel an Weltorientierung kompensiert werden könnte.

Die ästhetische Entwicklung des Kindes (Richter 1984, Kläger 1989) reflektiert die Stadien der Loslösung von dieser Symbiose hin zur Gegenstands- und Weltaneignung. Dies haben nicht zuletzt die Studien der psychoanalytischen Kunsttherapeutin Bachmann gezeigt. Bachmanns Arbeiten erlauben es, aus dem ästhetischen Ausdrucksvermögen eines Menschen auf seinen Entwicklungsstand zu schließen. Ihre Ergebnisse lassen sich mit der „Scribble"-Methode nach Winnicott (1973) vermitteln, d.h. mit der Kritzel- oder Schnörkeltechnik, die seit langem kunsttherapeutisch im erzählerischen Miteinander von Therapeut und kleinem Patienten genutzt wird (Abb. 24).

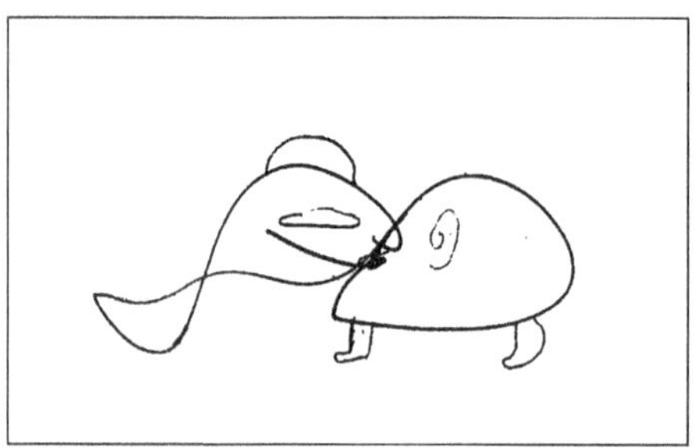

Abb. 24: Therapeut und zwölfjähriger Junge begegnen sich: Der Junge verwandelt den Schnörkel des Therapeuten in einen Fisch, der die Qualle/Schildkröte verschlingt (Winnicott 1973, 130).

Tab. 7: Entwicklung der kindlichen Beziehungsstruktur nach Mahler (1952)

die Phase ab der Geburt	Es finden sich im Kind keine abgrenzbaren Repräsentanzen von ‚Selbst' und ‚Objekt'. ‚Normaler Autismus' (Mahler); ‚Objektlosigkeit' (R. Spitz). Undifferenzierte Triebbedürfnisse.	Starke Vernichtungsängste und Hilflosigkeiten haben in dieser frühen Phase ihren Ort. Vorausgehend: Die Situation einer ‚physiologischen Frühgeburt'; Frage eines Geburtstraumas.
die Phase ab dem 1. Monat	In der symbiotischen Phase (bei manchen Autoren bis 5./6. Monat) bilden Kind und Mutter eine Erlebniseinheit, eine Zwei-Einheit. Angst vor ‚Objekt'-Verlust.	Lächeln, Signalaustausch, erweitertes bindungssuchendes Verhalten, Kontaktbedürfnis, keine Unterscheidung von Selbst- und Triebbedürfnis, Erlebens-Fusion
die Phase ab dem 3. Monat	Das Kind vermag die guten und bösen Zuschreibungen (der Objekt- /z. B. der Mutter/ wie der Selbst-Repräsentanzen /z. B. des Kindes selbst/) zu vereinen. Mutter erhält ab 5. Monat eine räumliche/zeitliche Identität. – Separations-/Individuationsphase ab 6. Monat.	Libidinöse und aggressive Strebungen verschmelzen. Ein schmerzlicher Grundkonflikt, daß eine Person/ Sache zwei Seiten haben kann, wird gelöst. Übergangsobjekte (Plüschtier z. B.) vertreten beide Seiten.
die Phase ab dem 9. Monat	Das Kind experimentiert damit, sich von der Mutter zu entfernen (vgl. in der Psychoanalyse: Acht-Monats-Ängste). Erste motorisch-expansive Erkundungen.	Das Kind lernt, sich zu kontrollieren. Es lebt in einem narzißtischen Überschwang. Erste Selbständigkeitsbestrebungen.
die Phase ab dem 18. Monat	Mit Enttäuschungs- und Omnipotenzerfahrung wird eine Krise erlebt: Die Trennung von der Mutter und eines Liebes-(Objekt-)Verlust.	In Stimmungsumschwüngen, Unzufriedenheit, Unersättlichkeit und Wut wird die Krise erlebt.
die Phase ab dem 24. Monat	Es findet eine Art der Konsolidierung statt: Die erarbeiteten Subjekt- und Objekt-Beziehungen stabilisieren sich. Das Mutterbild ist internalisiert.	Die bisherige Angst vor Verlust wird nicht mehr so stark erlebt. Eine neue Phase der Objektkonstanz konsolidiert die Erfahrung der Individualität und sorgt für die Weiterentwicklung der Autonomie (Trotz z. B.)

Winnicott ging es darum, den Zusammenhang zwischen Symbol und Sinn zu analysieren, und er setzte am kindlichen Umgang mit dem Objekt an. War dieses Objekt in der kindlichen/mütterlichen Innenwelt oder in der libidinös besetzten Außenwelt aufzusuchen? Die Antwort darauf ist für den Umgang mit den kindlichen Äußerungen entscheidend, sind sie doch das prominenteste Medium, sich mit dem Kind, seinen Wünschen, Bedürfnissen und Konflikten in ein Verhältnis der Kommunikation zu versetzen.

Winnicotts Analysen ergaben, dass die Objekte des Kindes in einem synergetischen Zusammenhang stehen. Das heißt, dass die Objekte gleichermaßen introjektiv (Einatmen, Essen, Sehen, Hören), projektiv (Sich-Übergeben, Ausscheiden, Spucken) und identifikatorisch (Sichselbst-Erleben) angereichert werden. Das Objekt ist die Einheit verschiedener Sinndimensionen, eine Einheit, die dynamisch gedacht werden muss (das jedenfalls ist nach der Auseinandersetzung Mahler vs. Dornes festzuhalten). Es zeigte sich, dass das Vorgefundene (z.B. beim Spielen des Kindes mit Lehm) mit derartigen Vorstellungen (der Lehm als Exkrement) verbunden wurde und dass die Objekte des Kindes prozessierenden, d.h. sich stetig verändernden, immer neu vom Kind benannten Bestimmungen unterliegen. Die Erkenntnisse des Psychoanalytikers Otto Kernberg von den ojektbeziehungshaften Zuschreibungen, auch von den Objektbeziehungen und deren möglichen Störung, die der Mensch im Laufe seiner Entwicklung vollzieht und erlebt, legitimierten letztlich die psychoanalytische und bildtherapeutische Arbeit mit den phantasmatisch sich im Laufe des kindlichen Lebens umkodierenden inneren Bildern (Kernberg 1978).

Der Bedeutungsgehalt wie der Sinn der kindlich erlebten Objekte verändert sich im Maße der jeweiligen Konnotation, der psychoenergetischen Besetzung: Der Teddybär, soeben noch bloßes weiches Plüschtier, erinnert an die Wärme, die die jetzt verschwundene, da Einkaufen gegangene Mutter nicht mehr geben kann. Objekte verändern ihren Bedeutungsgehalt je nach vorfindlichem Kontext, weisen hin, repräsentieren auch symbolisch, wo sie vordem vielleicht nur als Spielvorgabe fungierten. Winnicott bezeichnete solche Objekte als „Übergangsobjekte“ und einen solchen Ausdruck als „Übergangsausdruck“, der „das Gegebene und Geschaffene [...] miteinander verknüpft“ (Khan in Winnicott 1973, XVIII). Wer die ästhetische Produktion von Kindern als therapeutischen Ansatzpunkt benutzen möchte, hat sich daher auf ein enorm breites Repertoire von Übergangsbedeutungen einzulassen.

Die kunsttherapeutischen Methoden mit ihren breit angelegten ästhetisch-materialhaften Bedeutungsvorgaben (vgl. den Stein, die Wolle, das Holz – welche sich verwenden lassen für diesen oder jenen

Empfindungsaspekt), sind geradezu prädestiniert, die Störungen der kindlichen Objektfindung und der Identitätswerdung (die Psychoanalyse spricht von inneren sog. Objekt- und Selbstrepräsentanzen) im Nachhinein zu bearbeiten (Rech 1990). Wer z.B. die Scribbel-Technik benutzt, muss sich bewusst sein, dass die Zeichen dem ständigen Flottieren des Sinns ausgesetzt sind, dass sie einer permanenten Zerstörung und Wiederauferstehung unterliegen: „Die Destruktion und das Überleben des Objekts versetzen dieses aus dem Gebiet heraus, das durch die von den projektiven mentalen Mechanismen geschaffenen Objekte eingenommen wird. Auf diese Weise wird eine Welt gemeinsamer Realität erschaffen, die das Subjekt gebrauchen und die ‚Anders-als-ich-Substanz' in das Subjekt zurückleiten kann" (Winnicott 1973, XVIII). Winnicotts Methode baut auf der psychoanalytischen Symboltheorie auf, und er bereichert sie um eine Erkenntnis, die Roland Barthes den „Übergang der Objekte in den Diskurs" genannt hat (1978, 146).

Alfred Adler (1870–1937) hat schon in den 1930er Jahren eine vergleichbare, tiefenanalytische, narrativ-diskursive, d.h. zeichenmaterialhaft-assoziative Methode der bildnerischen Behandlung empfohlen. Und Rose Garlock, praktizierende Kunsttherapeutin in New York City und Ex-Direktorin des dortigen Therapeutic Social Club der Alfred Adler Clinic, entwickelte daraus ein „kunsttherapeutisches Programm auf der Grundlage der Theorien Alfred Adlers" (1991, 157f.). Sie geht von der Grundaussage Adlers aus, dass das soziale das emotional stärkste Band zwischen Menschen sei: „Nur im Rahmen von Zusammengehörigkeit und Interdependenz kann das Individuum seine Selbstverwirklichung erreichen", sagt Adler (Adler / Deutsch 1959, 20), der immer wieder auf die Vorbildhaftigkeit, das Therapeutische der „Ausdrucksform selbst" verweist (Adler, zit. nach Bonin 1983, 15). Rose Garlock organisiert in ihrem familienkompensatorisch verstandenen Therapeutic Social Club künstlerisch orientierte Gruppenaktivitäten. Ihre Patienten berichten darüber:

> „Es geht mir gut, wenn ich aus dem Club komme. Dort habe ich das Gefühl, daß jemand mich braucht. Ich komme, ich spiele Ping-Pong. Ich zeichne und tanze. Ich biete mich an, die Erfrischungen für die nächste Woche zu besorgen." (Garlock 1991, 161)

Die Ich-Stärkung, die mit solchen Zeichen-, Spiel- und Tanz-Aktionen verbunden ist, kommt der Gemeinschaft des Clubs zugute. Dieses Gemeinschaftsgefühl ist für die Betroffenen, denen es genau daran fehlt, notwendig. Immer wieder bringen die Betroffenen ihre Gefühle von Ausgeschlossenheit, Verzweiflung, Hoffnungslosigkeit zeichnerisch zum Ausdruck, z.B. in einem Bild mit Gartenzaun, untertitelt „Warning:

Keep Out!" (1991, 163f.), kommentiert mit: „Bleib draußen, du tust mir vielleicht wieder weh." Der therapeutische Club Garlocks mit einem Programm in Art Therapy ist wochentags ganztägig offen.

Dieses Beispiel macht anschaulich, wie kunsttherapeutische Methodik narrativ, d.h. erzählerisch, in Schnörkeln auf dem Papier, zeichnerisch als Mitteilung und Kommunikation in der Gruppe, zuweilen das eigene Leid herausschreiend, dem anderen mitteilend, genutzt werden kann.

Fassen wir zusammen: Dieses Kapitel ging im ersten Teil den tiefenpsychologischen Ansätzen der Bildverwendung nach. Es hat gezeigt, wie Bilder im Laufe unserer psychischen Entwicklung diese anleiten, zuweilen auch hemmen können.

Jung, Fordham, Zulliger, Reich und Cohn sind Therapeuten, die die Bilder im Gesamt der psychischen Ökonomie analysieren: Sie beschreiben, wie die Bilder das Erlebte verschieben, verdichten, überdeterminieren oder verzerren können; sie argumentieren tiefenpsychologisch.

Zwei Therapeuten verweisen auf wichtige methodische Aspekte: Anna Freud spricht von dem innerbildhaften Versuch, sich immer neu zu zentrieren und deutet damit die Aufgabe einer fokussierenden, auf wichtige Aspekte zentrierenden Bildtherapie an. René Spitz macht darauf aufmerksam, dass die inneren Bilder sich mit anderen als nur visuellen Merkmalen verbinden – und dass die Therapeuten über diese anderen Sinnesmodalitäten am Bildobjekt Zugang zu den inneren Bildern finden können.

Im zweiten Teil dieses Kapitels wurden diejenigen psychiatrischen Aspekte der bildnerischen Produktion hinterfragt, die in der Geschichte der tiefenpsychologisch-methodischen Bildarbeit wichtig geworden sind. Einerseits wurde die traditionelle Gleichung Kind-Behinderter-Geisteskranker (Prinzhorn) kritisch als zu homogenisierend und dem tiefenpsychologischen Denken wenig hilfreich beleuchtet. Andererseits wurden die typischen Ausdrucksgebungen psychotischer Menschen (Physiognomisierung, Formalisierung und Symbolisierung nach Navratil) auf ihre Ursachen hin analysiert. An dieser Stelle deutete sich an, dass die beschriebenen kulturellen regressiven Dokumentationen durchaus zur tiefenpsychologischen Erklärung der Bildverwendung beitragen können.

Im dritten Teil wurden die neueren psychoanalytisch orientierten Säuglingsforschungstheorien (Stern u.a.) daraufhin befragt, was die inneren Objekte, Bildmuster den Heranwachsenden bedeuten. Die Therapeuten Winnicott und Garlock zeigten darüberhinaus, wie man in Einzel- und Gruppenarbeit mit den Bildobjekten psychisch kranker erwachsener Menschen methodisch umgehen kann. Sie haben deutlich gemacht, dass die tiefenpsychologische Verwendung von inneren Bildern biographisch im Leben von Kindern wie Erwachsenen nützlich sein kann, die eigene Bedürftigkeit anzuzeigen, zu kommunizieren.

5 Erlebnis-, Gestaltungs- und Kunstpädagogik / -therapie

5.1 Von der Kunsterziehung zur Erlebnispädagogik

Zu Beginn unseres Jahrhunderts kritisieren und reformieren kunsterzieherisch ausgebildete Erlebnis- und Gestaltungspädagogen die historische Praxis der Kontrolle des kindlichen Ausdrucks und propagieren den freien Erlebnisausdruck des Kindes. Vom Expressionismus und der Psychoanalyse beeinflusst, versuchen sie, die neuen Einsichten praktisch werden zu lassen. In Deutschland sind es vor allem die Kunsterzieher Alfred Lichtwark (1852–1914) und Gustav Hartlaub (1884–1963), dazu die speziell musisch-bildnerisch orientierten Erlebnispädagogen um Wilhelm Flitner (1889–1998), die die kindliche Entwicklung in ihrer ästhetischen Expressivität fördern wollen. Um die „Darstellung der Natur oder Erzeugung eines Gefühls, einer Stimmung, einer Kraft- und Bewegungsvorstellung mit Formen" ist es dem Kunsterzieher Konrad Lange (1966, 25) zu tun. Das heranwachsende Kind soll sich zu immer höheren Formen der Darstellung erheben.

Vom Zeichenunterricht nach Rousseau und Pestalozzi führt eine direkte Linie zur Analyse der Kinderzeichnung. Aber allzu lange herrschte im Kunstunterricht das Zeichnen nach Vorlagen vor. Diese Praxis wird nun, in den 1920er Jahren, revolutioniert. Bisher hatten die Kinder „nach der Natur" zu malen und zu zeichnen; gemeint war die äußere Natur, die – ganz dem Konzept der Naturphilosophie gemäß – die Seele prägen sollte. Jetzt wollen die Kunsterzieher sich mehr der „inneren Natur des Kindes" widmen und sie suchen nach einem Konzept, das die „musische Bildung [...] bis hinein in die Geste des eigenen Leibes" vorantreibt (Flitner 1932, zit. nach Scheibe 1976, 166f.): Ein bestimmter Geist soll sich objektivieren, so der Kunstpädagoge Georg Kerschensteiner (1917/1931, 13), „Wesenhaftes soll sich entsprechend formieren", so Franz Cizek (1921, 452).

Vor allem der Kunsterzieher Franz Cizek (1865–1946) vertritt die Auffassung, dass Kinderzeichnungen nicht das Ergebnis bloßen „Abguckens" seien (Ozinga 1971, 8). Er will schon 1885 gewisse geistige Ordnungen darin entdecken, die er 1895 mit der ersten Ausstellung von Kinderzeichnungen in Wien zu demonstrieren unternimmt. 1903 legt er dem Erziehungsministerium einen Vorschlag zur Einführung des freien Zeichenunterrichts an allen österreichischen Schulen vor, der das bis dahin streng reglementierte Zeichnen nach Vorlagen ablösen soll, und wird zum Fachberater für den Zeichenunterricht ernannt. Das Ergebnis der Reform jedoch, die 1920 durchgeführt wird, ist zwiespältig: Einerseits kommt es zu einer ungeahnten Freisetzung der kindlichen Ästhetik, aber andererseits zu einer Vernachlässigung der technischen Kompetenz.

Das Fazit dieser Entwicklung vom gebundenen, vorgeschriebenen zum freien, gestalterischen kindlich-zeichnerischen Ausdruck ist: Nicht mehr das bloße Nachahmen, genaue Malen nach der Natur ist angesagt, sondern der Dokumentation der inneren Erfahrung, des kindlichen Erlebnisses, ist institutionell ein freier Raum zur Verfügung gestellt. Diese Entwicklung des Kunstunterrichts entspricht der immer mehr um sich greifenden Erlebnispädagogik der Zeit, die sich in ihrer musischen Ausrichtung im österreichischen Unterrichtsbereich um Franz Cizek, im deutschen Unterrichtsbereich um Alfred Lichtwark und Wilhelm Flitner organisiert.

„Mit zwingender Kraft steigen Erlebnisse vor unseren Augen wieder auf“, schreibt ein Vertreter der neuen Kunsterziehungsbewegung, die „aus sich selber, aus eingeborener Kraft gestaltet werden, [...] zu edleren und wirksameren Formen der Darstellung“ erhoben werden wollen (Lamszos 1910, zit. nach Scheibe 1961, 20f.). Die Erlebnispädagogik, u.a. begründet von Hermann Lietz (1868–1919), einem führenden Vertreter der deutschen Reformpädagogik, und Kurt Hahn (1886–1974), Förderer der Idee der Landerziehungsheime (z.B. Schloss Salem), war darauf aus, mittels starker seelischer Eindrücke auf die Heranwachsenden einzuwirken. Sie bedient sich der musischen Fächer, um die neuen Erkenntnisse aus Psychoanalyse (seit etwa 1900) und Gestaltpsychologie (seit etwa 1910) schulisch in der Form einer neu konzipierten Erlebnis- und Gestaltungspädagogik, Hahn wird sie schließlich Erlebnistherapie nennen, zu bündeln (Hahn 1958).

Erinnern wir uns: Im Kunstunterricht der Zeit wurden zwei Ansätze praktiziert: Der realistisch orientierte Ansatz widmete sich der Schulung der äußeren Wahrnehmung, während der expressionistisch orientierte darauf zielte, dem Kind Gelegenheit zu geben, seine innersten Gedanken und Phantasien graphisch, malerisch und plastisch wiederzugeben. Gerade der expressionistische Ansatz bot die Chance, die ikonographischen und musterartigen Strukturen der kindlichen Ästhetik zu beobachten: Das Kind konzipiere diese Muster sprachlich (so die Psychologen Sully, Bühler und Kainz), emotional (so die Psychoanalytiker und Ausdruckstheoretiker Freud, Klages und Prinzhorn), wahrnehmungshaft (so die Gestaltpsychologen Wertheimer, Köhler und Metzger), ausdrucksgestalterisch (so die Kinderzeichnungstheoretiker Levinstein, Kellog und Mühle) und sinngebend (so die Tiefenpsychologen Jung und Jacobi) nach zwar eigenen, aber doch systematisierbaren inneren Bildern. Derart dokumentiere sich das Kind zeichnerisch oder malerisch selbst. Man besann sich der Hinweise, die schon Ruskin und Grangedor, die Kunsterzieher des 19. Jahrhunderts, gegeben hatten: Sie wussten bereits, dass kein Kind die Vorlage einfach reproduziert – es zeichnet und malt vielmehr die Übergangsformen, die es fühlt und zu illustrieren imstande ist: Darin macht sich das Kind seelisch und körperlich sichtbar.

Franz Cizek wies nun darauf hin, dass das Formale und Handwerkliche – die Technik – nicht aus der Erscheinung, sondern aus dem inneren Erlebnis entwickelt wird. Undefinierbare Empfindungen wie die von Farben oder Geräuschen lerne der Schüler aus Eigenem zu gestalten. Was allererst ein freier und unbehinderter persönlicher Ausdruck sei, werde erst danach nach den Gesetzen der Malerei und Plastik geformt (Cizek 1921, 452).

Seit der Wende ins 19. Jahrhundert hatten sich die Anfänge der Mal- und Zeichenpädagogik immer wieder versuchsweise – in den Konzepten Herbarts, Fröbels, Deinhardts und Georgens – psychologisch und gar therapeutisch orientiert. Sie wollten darin die Zerrissenheitserfahrung des Bürgertums formal- und materialästhetisch heilen und wandten sich deshalb gegen die arbeitsteilige Spaltung der menschlichen Fähigkeiten. Schon Pestalozzi war gegen die „Routineindustrie", und Friedrich Schiller konzipierte eine ästhetische Erziehung, die den Dualismus von vergesellschafteter Natur und formbestimmendem Geist versöhnen sollte. Aber er musste doch erkennen: „Der Nutzen ist das große Idol der Zeit, dem alle Kräfte fronen und alle Talente huldigen sollen. Auf dieser groben Waage hat das geistige Verdienst der Kunst kein Gewicht, und [...] verschwindet sie von dem lärmenden Markt des Jahrhunderts" (Schiller, 1975, 263, 2. Brief). Alles zielt auf den Nutzen, und die moderne „Industriosität" verwandelt die Welt in eine gewaltige Fabrik, in der das Zwecklose nichtig ist und ohne Wert.

Die Philanthropie, die sich auf dieser Basis der totalen Verwertung erhebt, will den Menschen marktförmig zurichten, und ihn zugleich im Ästhetischen aus dieser Marktbezogenheit wieder befreien, indem sie zur Imitation, zur bildnerischen Reflexion anleitet. Die Tugend, die hier gepredigt wird, ist der geistige Überbau der Kapitalisierung: Die Körper- und Geistesarbeit soll strikt funktionsbezogen sein und das Arbeitsvermögen reproduzieren (Herzog 1984). Das Zeichnen nach Vorlage entspricht diesem Zustand, mit dem es nun, mit den Reformideen Cizeks in Österreich, aber auch Geists, Langes und Götzes in Deutschland, vorbei zu sein scheint. Der Schein trügt jedoch: Denn die gestaltungspädagogische und -therapeutische Reformbewegung wird durch den Nationalsozialismus für lange Zeit aufgehalten. Erst nach dem Krieg wird sie durch die künstlerische Methode des „action painting" (Jackson Pollock) und den künstlerischen Informel (z. B. Fred Thieler) und durch Künstler, Kunsterzieher und -therapeuten wie Kükelhaus, Stern oder Egger erneut aufgenommen.

5.2 Von der Gestaltungspädagogik zur Gestaltungstherapie

Die neueren Tendenzen der Gestaltungspädagogik sind immer deutlicher therapeutisch versiert, ohne die Verengung auf Psychotherapie mitzuvollziehen. Sie sind wesentlich mit der Ausdrucksmalerei nach Arno Stern verbunden, der heute europaweit auf vielen kunsttherapeutischen Fortbildungsveranstaltungen tätig ist. Er hat den „Clos lieu" erfunden, den beschützenden Raum, der jede Kommunikation ermöglicht und garantieren soll, dass der einzelne – fast wie bei Maria Montesori – keine seiner Eingebungen zensieren muss. Den Gedanken, dass es Schutzräume der ästhetischen Produktion bedürfe, fasste er während seiner Tätigkeit im Waisenheim und setzte ihn erstmals 1953 in Paris in die Tat um. Malen heißt für ihn, sein Innerstes darzustellen („Ausdrucksmalerei"), dem kindlichen oder erwachsenen Maler alle Möglichkeiten zu bieten, dieses zu Papier zu bringen.

> Der „Clos lieu" des Arno Stern ist ein ca. drei mal sieben Meter großer, fensterloser Raum, in dem ein Tisch mit 21 Farben steht, dazu Wasserbecher und Pinsel. Das ist das ganze Inventar. Der Raum wird durch Neonröhren beleuchtet. Die Einladung zum Kurs sagt: Jeder Mensch hat „unabhängig von seinem Alter, seiner Herkunft oder sonstigen Prägungen das innere Bedürfnis, sich auszudrücken", und er hat „auch die natürliche Anlage und die latente Fähigkeit dazu". Der „Clos lieu" bietet die Möglichkeit dazu: „Das befreiende Tun, das Formulation auslöst, stärkt […] auf unvergleichliche Weise die Persönlichkeit" (aus dem Folder einer Kursankündigung).

Arno Sterns Begriff der Formulation bedeutet, Innerstes, Ursprüngliches ausdrücklich formulieren und darüber erfahren, erleben lassen. Hier ist wieder die schon sowohl in der Psychiatriebewegung wie in der Erlebnispädagogik vermerkte europäische Sehnsucht sichtbar, eine Befreiung aus den Einschränkungen, den Verstellungen des Zivilisatorischen zu erfahren. Entsprechend besinnt sich die sog. Formulation ganz ähnlich wie Lebensreform-, Erlebnispädagogik-, und Kunsterziehungsbewegung, explizit auch auf das Bauhaus, auf den Körper als ihren ersten Gegenstand, den sie bildnerisch gestaltend erfasst. Sie zeichnet und gestaltet nach, was das Kind in seinen ersten zeichnerischen Gesten produziert – die frühen Gesten seiner körperlichen, motorischen Expansion in die Welt (Widlöcher). „Formulation", sagt Stern, das ist „Rückkehr zum Ursprünglichen" (so die Ankündigung im Folder zum Intensivseminar).

> Schon der Video-Mitschnitt (Schmiga 1991) einer Sitzung bei Arno Stern vermittelt einen Eindruck der ästhetischen Energie, die hier entladen wird: „Da hast Du viel zu viel Farbe genommen", sagt er da zu dem Kind, das er gerade betreut: Die Fünfjährige kommt von den Malwänden, die mit Packpapier tapeziert und mit Malpapier versehen sind, an den Tisch in die Mitte des Raums. Sie nimmt von der Gouachefarbe, mit der sie gerade malt, einer geschmeidigen Paste, die man sowohl deckend als auch lasierend gebrauchen kann. Diese Farben ermöglichen jede Tiefe des Ausdrucks, die der Malende erreichen will. Stern steht neben dem Kind und verzichtet ganz auf Belehrungen, setzt auf ein Setting, das zum Bild anregt und versteht sich ganz als Diener. Das Papier ist glatt, fest und weiß. Die Malflächen lassen sich aneinanderfügen. „Nicht grübeln", sagt Arno Stern, er ist mit vollem Herzen dabei, folgt jedem Strich. „Nicht so viel Wasser", „ja, ist gut", „geh mal näher": das ist schon die Anleitung, die genügt, die Malerin zu unterstützen. „Möchtest Du diese Farbe haben, welche denn?", fragt er. Das Arbeiten zu zweit fordert das Durchhaltevermögen der Kinder, das ab und zu verstärkt werden muss. Es begünstigt, so die Erfahrung Sterns, ihre Spontaneität und garantiert die Formulation.

„Was echt ist, wiederholt sich", meint Arno Stern. Die Entwicklung des Malenden, sagt er, beginnt mit der naturgetreuen Wiedergabe des Gesehenen, schreitet voran zur Darstellung von Ereignissen und von seelischen und affektiven Äußerungen, geht über in die von Wunschträumen und unbewussten Erregungen und mündet schließlich in einen Akt „organischer Erinnerung", in einem „organischen Gedächtnis". Sein Verfahren ähnelt der Arbeit der Gestalttherapeuten (beispielsweise Hilarion Petzolds) an den „body charts". Das Ziel dieser Ausdrucksmalerei ist die Förderung der Kreativität. Es geht nicht um das Produkt, sondern um die Steigerung des Selbstwertgefühls, und d. h., es geht darum, ohne jeden Gedanken an Konkurrenz das verlorene Gleichgewicht zu finden. Am Ende steht die Verinnerlichung der ästhetischen Geste. Wie bei Bachmann ist „former le caractère" das Ziel (Bachmann 1985, 147).

In der Tradition Arno Sterns arbeitet auch Bettina Egger (geb. 1943), die Stern zur sog. Malleiterin ausgebildet hat. Ihr Setting gleicht dem seinen: Malatelier, Wandbespannung, Palettentisch, wasserlösliche Gouachefarbe (Egger 1982).

„Wenn sich das Papier wegen der Farbe und dem Wasser weitet, komme ich und strecke es ihnen. Dann stecke ich die Reißnägel um, damit sie dort malen können. Ich sage ihnen auch, wie man die Farbe [...] am besten aufs Papier aufträgt, wenn sie damit Mühe haben." Auch sie agiert gleitend, ausdrucks-angemessen und nicht-interpretierend: „Manche wollen während dem Malen etwas sagen, dann höre ich zu. Manche sind lieber für sich. Sie wissen auf alle Fälle mehr über ihr Bild als ich. Ich habe keine versteckten Phantasien, was es bedeutet. Ich sehe nur das, was sie auch wirklich gemalt haben. Wenn sie wollen, sage ich manchmal, was ich gesehen habe." Es ist die gleiche gestalttheoretische und phänomenologische Position, die schon Bachmann bei Arno Stern vermerkt hat (1985, 148). Die Produktion korelliert mit der Phantasie des Produzierenden. Der Malleiter nimmt sich strikt zurück: „Nach zwei Stunden Malen sitzen wir noch ein wenig zusammen. Jetzt haben Sie Gelegenheit, das, was Sie beim Malen erlebt haben, nachwirken zu lassen und auch den anderen mitzuteilen" (Werbeprospekt von Bettina Egger).

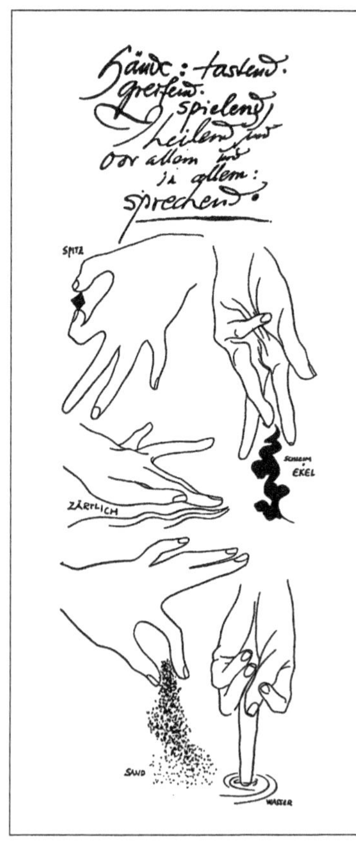

Abb. 25: Elementare Erfahrungen mit Sinnesmaterial (Kükelhaus/zur Lippe 1984, 124)

Hugo Kükelhaus' (1900–1984) „Erfahrungsfeld", das 1966 auf der Expo von Montreal ausgestellt wurde, verbindet die theoretischen Positionen von Rudolf Steiner, Bettina Egger und Arno Stern und entwickelt sie zur Sinnesschule weiter. „Wahrnehmung ist [...] Wahrnahme und Einsicht in eins" (Kükelhaus 1984, 42): Damit sich der Mensch „im Ganzen als ein Ganzer" erfahren könne, ist es nötig, dass er seine eigene Erfahrung erfährt: „Man kann nur das verstehen, was man selbst zur Sprache bringt" (Fernsehmitschnitt 1990). Seine Methode besteht darin, die Phänomene als die Konstituenten des menschlichen Organismus transparent zu machen. Im Einklang mit Goethes Naturanschauung und in Bezug auf den Steinerschen Erfahrungsbegriff plädiert Kükelhaus für die Entfaltung der Sinne: „Erkenntnis [...] con-naissance", das bedeute, „mit dem Gegestand geboren zu werden [...]; mit den Elementen Berührung zu finden wie die Kinder" (Kükelhaus 1984, 42). Die ästhetische Erziehung soll helfen, den „Wagnissen [...] des Sehens, Gehens, Hörens, des Lebens selbst [...] gerecht zu werden" und die „Auseinandersetzung" aufzunehmen (1984, 44), d.h. die Sinne zu entfalten. Der Mensch lebt durch die Sinne; ohne ein adäquates Erfahrungsfeld – dies haben die Experimente des Stauferkaisers bewiesen – „verblöde“ er, sagen die ersten Heilpädagogen.

In seinem Buch „Urzahl und Gebärde – eine mathematisch-philosophische Darstellung von Erscheinungen des Lebens und der Welt auf der Grundlage ihrer Gestaltungsgesetze“ knüpft Kükelhaus 1934 an die Ideenlehre Platos an, dass alles Lernen ein Sich-Erinnern sei: „Alles Erkennen [ist] ein Wiedererkennen“ Dieses Wiedererkennen bezieht sich auf die Manifestationen von Raum und Zeit, den Körpern, ihren Rhythmen und deren Mustergebungen: „Nicht nur in der räumlichen Körperlichkeit, sondern auch in der zeitlichen Rhythmik hängt alles mit allem [...] zusammen“, drücken sich Regelmäßigkeiten aus, die in „zu Anfang und als Anfang angelegten und verankerten Mustern“ (1984, 47), in von „in Linien gebannten Gebärden“ sichtbar werden (Kükelhaus 1934, zit. nach Schumacher 1942, 125). „Die Gesten des Menschen werden [...] zurückbezogen auf das Bild des Kreises, [...] des Kreuzes“, auf „die Normen der inneren Wahrnehmung“. Und aus diesen Vorannahmen ergibt sich sein Programm der „Rückblendung auf den Anfang [...], ontologisch (nicht theologisch)“. Man habe sich in die früheste Kindheit zurückzubegeben, in der der Mensch „vorgeburtlich-nachgeburtlich [...] im Zustand des Universalen“ ist: „der vorgeburtliche Mensch ist im Einklang mit den Gesetzen“ (Fernsehmitschnitt 1990, ebenso die Zitate im folgenden Absatz).

Seine Sinnesschule ist daher auch eine Tast- und Riech-, Geschmacks-, Seh- und Bewegungsschule, die am Elementaren ansetzt. Nicht Veränderung der Gesellschaft ist sein Ziel – er will „absolute Gegenwärtigkeit“ erreichen und die „Einheit der Gegensätze“. Das Pendel ist das Vorbild dieses Denkens: Im Auf und Ab produziert es sein eigenes Fallen und Steigen. Denn das „Leben ist Schwingung [...], Ausgleich von zwei Gegensätzen“. Und daher muss man „alles vergessen, um zur Erkenntnis zu kommen [...], in der Negation“. Das „Erfahrungsfeld“ zur Entwicklung und Entfaltung der Sinne, das Kükelhaus konstruiert hat, soll der „Linearität unseres Lebens“ opponieren, d.h. seiner chronischen Eindimensionalität. Leben dagegen bedeutet Pendeln. Nach Kükelhaus sind die Wahrnehmungs- und Lebenskompetenz gleichermaßen abhängig von der Entfaltung der Sinnesorgane. Wenn die Menschen nicht mehr in den „Ordnungen ihres Leibes“ leben, müssen sie zurück und „Stätten der Wahrnehmung bauen“, d.h. sich auf ihre „Körperlichkeit“ zurückbesinnen. Die Gestaltungstherapie nach Kükelhaus bedeutet, „die Welt nicht in der Richtung unserer Begriffe zu sehen; wie Kinder und behinderte Kinder zu sehen [...] und sich ansehen zu lassen; mit den Elementen Berührung zu finden“ (Fernsehmitschnitt 1990).

5.3 Gestaltungstherapeutische Ansätze in der Tradition der Gestalttherapie

Schon in den 1970er Jahren wird die *Gestalt*therapie zur *Gestaltungs*therapie, zur Interaktion in und mit einem Medium, d.h. zur „Gestalt-Kunsttherapie" als einer „Arbeit", in der Patient und Therapeut vermittels einer bildnerisch dokumentierten Ausdrucksgestalt kommunizieren.

Der Ansatz der Gestalt- wie Gestaltungstherapie lässt sich, Hilarion Petzold zufolge, mit einem Satz Vladimir Iljines aus dem Jahre 1965 am besten illustrieren: „Habe ich meinen Körper verloren, so habe ich mich selbst verloren [...] Ohne diesen Leib bin ich nicht, und als mein Leib bin ich. Nur in der Bewegung aber erfahre ich mich als mein Leib, erfährt sich mein Leib, erfahre ich mich. Mein Leib ist die Koinzidenz von [...] Subjekt und Objekt" (Iljine, zit. nach Petzold 1985a, 347). Aus dieser Koinzidenztheorie entstehen die ersten Körpertherapien, die mit Tanz, Theater, Rhythmik und Gymnastik arbeiten. Fritz Perls (1969) nennt sie katalysatorische Therapien und deutet sie als künstlerische Technik. Zu dieser Schule gehören Vladimir Iljine, Jacob Levy Moreno, Fritz Perls, Grete Anna Leutz, Hilarion Petzold und viele andere.

Die Gestalttherapie wird in den 1920er Jahren von Lore und Fritz Perls (1893–1970) begründet. Sie schöpfen aus der Kulturphilosophie ihrer Zeit, besonders aus den Arbeiten Kurt Goldsteins und denen des Gestalttheoretikers Gelb, des Doktorvaters von Lore Perls. Fritz Perls ist Lehranalysand bei Wilhelm Reich und Kontrollanalysand von Helene Deutsch, Karen Horney und Otto Fenichel, wird allerdings von Sigmund Freud abgelehnt. Wissenschaftstheoretisch orientiert sich Fritz Perls an den Phänomenologen Husserl, Heidegger und Merleau-Ponty, dazu an der Lebensphilosophie Schelers, Diltheys, Sartres und Heideggers, überdies an der Gestaltpsychologie Wertheimers, Koffkas, Köhlers und Lewins. Er rezipiert die körpertherapeutischen Methoden von Gerda Alexander, Moshé Feldenkrais und Elsa Gindler, er liest die Religionsphilosophen Martin Buber und Paul Tillich. Aus all dem destilliert er seinen Begriff der „Gestalt":

> „Gestalt ist so alt wie die Welt. Die Welt und vor allem jeder Organismus erhält sich selbst aufrecht, und das einzige Gesetz, das konstant ist, ist die Bildung von Gestalten – Ganzheiten, Vollständigkeit. Eine Gestalt ist eine organische Funktion." (1969, 24)

Die frühe Gestalttherapie ist organistisch, ihre Vorstellung von der Ganzheitlichkeit der Person hängt, wie Michel Foucault sagt (1977, 173), an der Verteilung der Körperkräfte und der Ökonomie der Energien. Sie entsteht aus der Diskussion der freudschen Partialtriebe, die Perls ins System bringen will. Daraus entsteht die sog. Humanistische Psychologie, die Fritz und Lore Perls an dem von ihnen gegründeten „Gestalt Institute“ in San Francisco propagieren. Die Gestaltarbeit versteht sich als Arbeit an der Figur, die sich stets mit ästhetischen Mitteln – sei es theatralisch, plastisch oder malerisch – ausdrücken möchte. Die Herausarbeitung der Figur ist aber immer auch die Frage nach dem Kontext. Es geht um die „Aktivität eines Organismus, der innerhalb der Konfiguration, die unsere Umgebung ist, interagiert“. Der Therapeut ist ein „Teil der Konfiguration – ein weiterer Organismus, der spontan wahrnimmt und aktiv reagiert“, der seine Teilnahme inszeniert, um „die eigenen Ressourcen zu erspüren“ (Rhyne 1991, 203 f.).

Fritz und Lore Perls nehmen Goldsteins Hypothesen über die Bildung von Figur und Grund auf und folgern daraus, dass das Verhalten eines Organismus von deren Gesetzmäßigkeiten bestimmt werde. Als „Figur“ wird dabei jener Merkmalskomplex definiert, der sich auf der Folie eines bestimmten Kontextes je nach Bedürfnislage aktualisiert. Weitere Ingredientien der Gestalttheorie sind die systemtheoretischen Ganzheitslehren Ernst Machs, Christian v. Ehrenfels’ und Hans Cornelius’. Aus all dem leiten Lore und Fritz Perls die These ab, dass die psychischen, physiologischen und psychosomatischen inneren wie äußeren Ausdrucksgebungen miteinander zusammenhängen und zu einer „prägnanten Gestalt“ tendieren, denn jede offene Gestalt habe die Tendenz, sich in optimaler Einheitlichkeit, Regelmäßigkeit und Ausgeglichenheit darzustellen.

Aus derlei „Einsicht in die Struktur und die Funktion des Organismus“ folgert Perls ein Streben des Organismus nach Gleichgewicht (Perls 1947). Diese Einheit des bewussten Ausdrucks vermittelt sich als ästhetisches Faktum. Auf dieser Grundlage ist die Gestaltpsychologie bestrebt, die Einzelteile nach Maßgabe der Gestalt zu Ganzheiten zu fügen. Und diese „Gestalt“ soll eine Konfiguration, eine Koordination von Einzelmerkmalen und -komponenten sein, deren Gesamtqualität als solche keinem einzigen ihrer Elemente zugeschrieben werden kann, wie Christian von Ehrenfels am Beispiel der Melodie zeigt. Daher rückt die sich aus ihrem Kontext abhebende Figur in das Zentrum des gestalttherapeutischen Interesses, denn sie vermittelt den bewusst-unbewussten Konfigurationen, die therapeutisch erarbeitet werden, eine neue Dynamik und Struktur: „Das drängendste Bedürfnis bestimmt die Gestalt. Je stärker das Bedürfnis, umso klarer, schärfer umrissen, deutlicher, aufmerksamkeitsheischender und zwingender rückt es als Figur in den Vordergrund und motiviert uns zu Handlungen, die es befriedigen wollen“ (Büntig 1982, Bd. 4, 541).

Um zu verstehen, was die Erfahrung integriert, was die Triebimpulse zur Identität der Person anhält, bringen Perls und Petzold das Konzept des „Selbst“ ins Spiel, das im Sinne des englischen „awareness“ (d.h. einer bestimmten Form des Gegenwärtigseins) alle Belange des Organismus regelt. Diesem Konzept entspricht am ehesten die „Gerichtetheit“ der Phänomenologie, ein Mechanismus des Seelenlebens, der sich eidetisch-reduktiv vom Gegebenen löst, es darin als Selbstgegebenheit konstituiert und derart in seinem Wesen erschaut. Der Kunst- und Gestaltungstherapeut Arnheim deutet diese Gerichtetheit auf das Gegebene in Hintanstellung seiner vielen Appendizes: „Einen Gegenstand wahrnehmen, heißt, einfache, auffaßbare Form in ihm zu finden.“ (1972, 242).

Das Konzept des Selbst ist rigoros antifreudianisch, es opponiert der Trennung der Instanzen des Es, Ich und Überich. Perls begreift die Übergänge als fließend, die Es- und Ich-Impulse lassen sich nicht mehr trennscharf voneinander scheiden, und die Bildung der Gestalt ist ständig im Fluss. In diesem Verständnis äußert sich – mit Wilhelm Reich – ein modifizierter Begriff der psychoanalytischen Technik der Übertragung, der stärker auf die Verschränkung der Bedürfnisse abhebt. Seine antifreudianische Auffassung der psychischen Instanzen bringt Perls in die Nähe von Morenos (1892–1974) Konzept des Psychodramas, das dieser in Zusammenarbeit mit dem Gestaltpsychologen Kurt Lewin entwickelt hatte. Er übernimmt daraus die Technik des Rollentausches, d.h. der inszenierten Identitätskrise.

Nach Perls vollzieht sich die Produktion der Identität in fünf Schritten. Am Anfang steht das Klischee, die Phase der Widerspiegelung des Kontexts. Dann kommt das Rollenspiel, d.h. der spielerische Umgang mit sozialen Identitäten. Darauf folgen die Blockierungs- und Implosionsphase, in der das Spiel zum unlösbaren Konflikt eskaliert, und die kathartische Explosionsphase, d.h. der Versuch präzisierter, schließlich integrierter emotionaler Polarität. Am Ende steht die Aufarbeitung, d.h. die Phase der Akzeptanz und Einordnung des erlebten Ganzen. (Hilarion Petzold hat dieses Modell im „Behaviour Drama“ um die Phase der alltagspraktischen Umsetzung erweitert.)

Die Gestalttherapie versteht sich als „Arbeit mit wachstumsblockierten Impuls-Abwehr-Konstellationen“ (Hartmann-Kottek-Schroeder 1983). Sie widmet sich den verschiedensten Anregungs- und Blockierungsphänomenen, d.h. sowohl den sensorischen, basalen Sinnes- und Körperbeeinträchtigungen wie den selbstregulativen sympathischen (leistungs-garantierenden) und parasympathischen (entspannungs-garantierenden) Mustern, die unser vegetatives System regeln, dazu den Blockierungen unserer Phantasie, die eine Entwicklung pathogen werden lassen.

Die Gestalttherapie wird da zur Gestaltungs-Therapie, wo sie sich zur Interaktion in und mit einem Medium, d. h. zur „Gestalt-Kunsttherapie“ als einer „Arbeit“, in der Patient und Therapeut kommunizieren, entschließt:

> „Wir beziehen uns dabei meistens auf die Repräsentanzen, wie sie sich im nonverbalen Medium erschaffen haben. Das heißt, das konkrete Artefakt ist unter uns präsent; seine Präsenz gestattet es uns, die unmittelbare Wahrnehmung bewußter zu erleben und zu äußern. Wir brauchen uns nicht im Abstrakten über Konfiguration, Figur und Hintergrund, Dynamik, Kontakt-Grenzen, Kohärenz und Fragmentierung zu unterhalten; wir sprechen vielmehr von diesen Phänomenen, und zwar im Akt des Wahrnehmens und Gewahrwerdens dessen, was offensichtlich vorhanden ist. Wenn wir uns auch nicht allzu sicher sein können, wie unmittelbar der figurative Inhalt der expressiven Form die Gedanken und Handlungen des Bildners abbildet, so nehmen wir doch sicher an, daß die menschengemachte Form in ihrer Struktur Ähnlichkeiten mit dem menschlichen Verhalten aufweist.“ (Rhyne 1991, 190)

Die amerikanische Kunsttherapeutin Janie Rhyne umschreibt damit genau, wie der Übergang von der Gestalt- zur Gestaltungstherapie geschieht: Gestalt ist traditionell die Summe ihrer wahrnehmungsgesetzlich aufeinander bezogenen Elemente und zeigt im Bedeutungskontext etwas qualitativ Neues an. In der Verbindung mit ästhetischem Material (d. h. Wasser, Filz, Kreide, Fett etc.) erfährt diese Gestalt neue Möglichkeiten ihres Ausdrucks. Sie kann sich fließend, d. h. in Verbindung mit anderen Materialien manifestieren. Und sie kann auf diese Weise andere Empfindungs-, Erlebnis-, Bewusstseinsmodalitäten artikulieren, als es ihr allein über die Sprache möglich war. Rhyne stimmt hier mit dem Philosophen Lyotard überein: „Wir sind nun in einem pikturalen Raum, der polymorph [vielgestaltig, Anm. d. Autors] ist, in einem polymorph-perversen [pervertere, lat.: drehen, wenden, Anm. d. Autors] Raum, wo allerlei chromatische Einschreibungen möglich sind“ (Lyotard 1982, 91). Dieses Zitat zeigt, warum es wertvoll ist, in keinem Fall auf die Kunsttherapie zu verzichten – von der wir weiter oben gehört haben (vgl. Kap. 1.4, Ramachandran 2005, 56), dass sie sich auf gestalthaft vernetzte neuronale Muster des Gehirns berufen kann.
Aus der Gestalttheorie sind die vielfältigsten Gestaltungstherapien hervorgegangen – so etwa die Violet Oaklanders, die ihre kindlichen und jugendlichen Patienten dazu animiert, sich emotional auf allen Ebenen ästhetisch auszudrücken und so das nachzuholen, was Perls das „unerledige Geschäft“ nannte: die Blockaden aufzuheben (vgl. Oaklander 1984; Schottenloher 1989 a, b).

Einer der Begründer der Gestaltungstherapie ist Rudolf Arnheim (1904–2007), der bei Max Wertheimer in Berlin Gestaltpsychologie studierte. Er wendet die Gestalttheorie ins Praktisch-Ästhetische. Ihm gelten die Sinnesformen als Abbilder jener Kräftefigurationen, die die Grundlage unseres Daseins sind. In der Ästhetik werden die elementaren Kräfte manifest, und auch der Mensch kann sich darin erkennen (1972, 296). Daran entwickelt er ein „Gefühl für Anschaulichkeit", d.h. die Fähigkeit zum „Erfassen von Struktureigenschaften" im Bild (1972, 37). Formwahrnehmung wird begriffen als „Erfassen allgemeiner Struktureigenschaften" (39). Im Unterschied zu anderen Theorien müssen sich die Wahrnehmungsgestalten nach Arnheim nicht spontan und automatisch einstellen. Vielmehr ist die Einsicht in ihre elementaren Formen gefragt, d.h. in die „anschauliche Ordnung, um die es sich bei allem Sehen handelt" (44, 56). Eidetisch, d.h. bildhaft-anschaulich und nach Art der phänomenologischen eidetischen Variation (einer Art der Bedeutungsreduzierung, die das Unwesentliche ausklammert) soll die der Verformung „zugrunde liegende invariante Form" erkannt werden. Ähnlich hat sich neuerdings Norbert Groddeck in seinem Beitrag „Signifikante Symbole und intuitive Wahrnehmung" (1992, 74f.) geäußert.

Der künstlerisch geschulte Gestaltungstherapeut will „Anschauungsbegriffe [erkennen], die der unmittelbaren Erfahrung entspringen" (Arnheim 1972, 241) und die sich aus den Eigenschaften des Ausdrucksmaterials ableiten. Daher muss er die Eigenschaften des ästhetischen Materials genau kennen.

Arnheim fordert, dass die Kunsttherapeuten die Sprache des von ihnen benutzten Ästhetischen sprächen; „dass Kunsttherapie [...] immer zugleich auch Kunsterziehung und also nicht nur auf die Klärung des Inhaltlichen aus sein soll, sondern ebenso auf die visuelle Erscheinung. Nur wenn das Bild sich dem Auge deutlich macht, kann es darauf rechnen, dem Geist gute Dienste zu leisten" (1972, 248). Allerdings kann die Fixierung aufs Visuelle auch restriktiv wirken (Knill 1990). Die Erweiterung der Gestalt- zur Gestaltungstherapie bedarf daher der umfassenden künstlerischen Kompetenz in materialer, inhaltlicher und formaler Hinsicht. Die moderne Gestaltungstherapie, ob sie nun spontan-assoziativ oder angeleitet-inszeniert arbeitet, muss ihr Augenmerk auf alle material- wie inhaltsästhetisch verwendbaren menschlichen Ausdrucksfacetten und -mittel richten. Deshalb versteht sie sich wesentlich als intermedial und ästhetisch-transformativ (Petzold/Orth 1991; Knill 1990). Sie greift nicht nur das Gesamt der ästhetischen Mittel auf, sondern auch alle sinnlichen und körperlichen Ausdrucksmittel (McNiff 1986).

5.4 Gestaltungstherapeutische Verfahren bei Menschen mit posttraumatischen Belastungsstörungen

Traumatisierte Personen – das kann ein Widerspruch in sich sein: Sind traumatisierte Menschen doch solche, die in ihrer Personhaftigkeit schwer verunsichert wurden. Sie haben kriegerische Auseinandersetzungen, gewalttätige Angriffe auf die eigene Person (Vergewaltigung, sexueller Missbrauch, körperlicher Angriff, Raubüberfall), Entführung, Geiselnahme, Terroranschlag, Folterung, Kriegsgefangenschaft, Gefangenschaft in einem Konzentrationslager, Natur- oder durch Menschen verursachte Katastrophen, schwere Autounfälle erlebt oder die Diagnose einer lebensbedrohlichen Krankheit erhalten. Infolge des Traumas sind sie im Nachhinein so außerordentlich schwer psychisch belastet, dass sie in ihrer personalen, also klar umgrenzten Verfassung geschädigt, wenn nicht für immer zerstört sind.

Zusammengefasst lässt sich Trauma definieren als Vorgang, bei dem die psychische Verfassung eines Individuums so außer Kraft gesetzt wird bzw. so verletzt wird, dass es nur noch psychopathologisch reagieren kann.

Traumatisierungen destabilisieren den Menschen, seine psychische Verfassung, sein Ich. Die Folgen von traumatischen Erlebnissen werden als „Posttraumatische Belastungsstörung" (PTSD: post-traumatic stress disorder) bezeichnet.

Endres/Moisl (1998) sind den Ursachen und Auswirkungen von Traumen nachgegangen. Sie fassen die Erfahrung des Traumas nach Freud zusammen in einer „Erfahrung der Hilflosigkeit des Ich angesichts unerträglicher Erregung" (14). Unvorbereitet, überflutet, unfähig zu funktionieren, abzuwehren – so wird der Traumatisierte beschrieben.

Je nach Entwicklungsphase, in der das Trauma stattfindet, reagieren die Betroffenen unterschiedlich (Endres/Moisl 1998; Signer-Fischer 1997). Wir wollen den – wissenschaftlich noch nicht vollständig abgesicherten – Versuch machen, die Traumatisierungen in der jeweiligen Entwicklungsphase zu charakterisieren.

Schwer traumatisierte **Säuglinge** werden im Wesentlichen beeinträchtigt durch ein verunsichertes sog. „affect attunement" (affektives In-Einklang-Bringen), durch die fehlende biologisch hoch wirksame affektive Regulation, die jeder Mensch benötigt (Diepold 1998). Wir wissen, dass das limbische System besonders über den Mandelkern Angst- oder Wohlbehagensgefühle vermittelt. Es lernt, konnotiert und verschaltet diese Gefühle mit kognitiven Merkmalen und ordnet sie gewissen, von Bezugspersonen begleiteten, Situationen zu. Wohlbehagen oder Angst werden z.B. mit Licht oder Dunkelheit kodiert, je nachdem, wie die primären Bezugspersonen dem Säugling diese Situationen affektiv-regulativ vermitteln (Crittenden 1996). Die Traumatisierung greift in diesen affektiv-kognitiven Regulationsvorgang ein. „Das bedeutet, dass sehr frühe Traumatisierungen [...] körpernah als innere Spannung oder Unruhe erlebt werden. Das Körpererleben mit diffusen, undifferenzierten und manchmal überwältigenden Spannungen bleibt wie ein Fremdkörper im seelischen Erleben und ist sprachlicher Bewältigung nicht zugänglich." (Diepold 1998, 133)

Kleinkinder erscheinen in einer zerstörten oder fundamental bedrohten psycho-ökologischen Beziehungswelt ausgeliefert, hilflos. Wo ihr „Weltbild" noch magisch und egozentrisch konstituiert ist, werden durch Eingriffe von außen ihre sich entwickelnden psychischen Repräsentanzen und symbolischen Zugriffsweisen auf sich selbst und die Welt bzw. auf sich selbst in der Welt schwer erschüttert. Die Symbolbildung, welche „von der Fähigkeit, sich die Repräsentanz eines abwesenden Objektes vorzustellen" (Limberg 1998, 58), welche einer psychischen Vorstellung einen entstellten, verhüllten, verdichteten Ausdruck gibt (Jones 1960–62), wird durch das Trauma zuweilen auf lange Zeit unterbunden. Das Kleinkind wird auf sein „präreflexives Selbst" zurückgeworfen (Fonagy 1995). Das beeinträchtigte Kind verliert seine Symbol- und Phantasiefähigkeit (Streeck-Fischer 1998, 121).

Ein **Schulkind** hat schon früh Regeln gelernt, die sein soziales Verhalten normieren. Es lernt, diese Regeln konkret-operational auf neue Situationen anzuwenden. Im gewalthaften Ein- und Übergriff werden diese Regeln ohne Erklärung seitens der Erwachsenen außer Kraft gesetzt. Das Kind, das weder von noch vor dem Erwachsenen geschützt ist, diesen sogar als Regelbrecher erfährt, verliert die fundamental wichtigen Rahmenorientierungen seines mit der Welt experimentierenden, konkret-operationalen Verhaltens. Die Grenzsetzung von Unschuld und Schuld ist in Gefahr. Die normgebende Sozialisationsagentur geht verloren, das heranwachsende Kind wird in der moralischen Ordnung der Gegebenheiten allein gelassen.

Jugendliche sind mit schwerwiegendsten biographischen, familien- und geschlechtsbezogenen, sozial und kulturell bewertenden, berufsperspektivischen Umbrüchen konfrontiert. Sie befinden sich in äußerst sensiblen „Entwicklungsphasen, in denen sich Ich und Selbststrukturen verflüssigen und neu formen" (Endres/Moisl 1998, 25). Gewalt- und sexuelle Übergriffserfahrungen verletzen in gravierender Weise die durch das destabilisierte Ich benötigten „Aggrandisierungen" (Streeck-Fischer), also die ersatzweisen Ich-Aufblähungen. Sie führen zu schwersten psychischen Dekompensationen. Traumatisierungen, die bis zu diesem Zeitpunkt von einem relativ stabilen Ich in Schach gehalten wurden (Endres/Moisl 1998), brechen auf und münden in schwerste Krisen. Sie führen zu einer emotional destabilisierten Persönlichkeit, die sich wiederum nur durch depersonalisierende und derealisierende Abspaltungen, also in beziehungs- und weltverkennende Dissoziation retten kann.

Ein durchgehend verunsichertes „affect attunement“, Stimmungs-mäßig-mit-sich-nicht-in-Einklang-Sein, ein Verlust von Einbildungskraft und Phantasie, von symbolischer Fähigkeit, ein moralisches Erschüttert-Sein, dem Wirrwar der Verhaltensoptionen Ausgeliefert-Sein, eine psychisch-emotionale und kulturelle Destabilisierung des Heranwachsenden – das kann das Resultat von Traumatisierung sein, die das Kind, den Jugendlichen zwingt, die sich wiederholenden und aufdringlichen Erinnerungen an das zugrunde liegende Ereignis, auch die quälenden, sich wiederholenden Träume, abzuspalten, zu dissoziieren. Der traumatisierte Mensch will von der Realität der Personen und Dinge nichts wissen. Bei diesem Zustand von Dissoziation und Realitätsverlust hat die Arbeit mit den Bildern – sofern sie noch möglich ist – ihre besondere Chance.

Gerade wenn bei belastenden Erinnerungen an das Ereignis, bei wiederkehrenden einschlägigen Träumen, bei Flashbacks des Wiedererlebens (vgl. DSM-IV 309.81; F43.1) erhöhte Erregung eintritt, kann die Gestaltungstherapie mit bildnerischen Mitteln wirksam werden. Dann ist Bildarbeit gefragt – unter der Bedingung, dass der Betroffene bildmächtig ist. Und das ist nicht immer der Fall. Dann ist eine Arbeit notwendig, die unterhalb der Beziehungs- und Symbolebene auf einer körperlich agierenden Wahrnehmungs- und Stimulationsebene stattfindet und sich dabei „klammheimlich“ der ästhetischen Mittel bedient.

Die sog. französische Psychosomatik (Pierre Marty, Michel de M'Uzan, Christian David) hat auf diesen Arbeitsansatz hingewiesen. Sie hat klar gemacht, dass manche Beziehungsstörungen so gravierend sind, dass man sie nicht ansprechen kann, ohne die Betroffenen grundlegend zu gefährden. Eine Art „pensée opératoire“, ein archaisches, vorbegriffliches, primärprozesshaftes Denken bei diesen Patienten, eng verknüpft mit und zugänglich über sensumotorische Aktivitäten bieten den Kunsttherapeuten geradezu an, einfach zu gestalten.

Die Gestaltungsarbeit muss sich dabei allerdings der Verfassung der Patienten anpassen. Denn wir gestalten dann mit Patienten, die affektarm sind und im Therapeuten auch ein solches leeres Gefühl („relation blanche“) hinterlassen. Alexithymische, eingeschränkt gefühlsmächtige Patienten nennt man sie. Ihre Phantasie- und Gefühlswelt ist verarmt, die Welt der Bilder, der Symbole mangelhaft ausgeprägt. Ein solcher Patient weist einen Defekt in der Bildung seiner inneren Repräsentanzen auf und ist allenfalls darauf aus, „Objekte nach dem

Muster seines eigenen nichtstrukturierten Selbstbildes wahrzunehmen" (Stephanos/Auhagen 1983, 159). Dieser Patient ist unfähig zu antizipieren, zu ertragen, dass jemand anders ist; er minimiert sozusagen seine Objektbeziehungen.

Der Kunsttherapeut, der in der Gestaltungsarbeit nur auf Beziehungsausdruck aus ist, scheint hier verloren. Er erntet nur Widerstand. Frustriert ob der Angepasstheit, der unpersönlichen Gefühlsausdrücke, der geringen Substanz, die er beim Gegenüber vermerkt, sucht er, gut geschult in den Übertragungs-Gegenübertragungsmodalitäten, bei sich die Übertragungsmomente, die Bilder, die Gefühle. Er spürt aber nur Angespannt-Sein, Müdigkeit, Anstrengung und Erschöpfung, Enge, Last auf den Schultern, Sinnlosigkeit seines Tuns. Vielleicht versucht er sogar, die empfundene Leere mit seinen eigenen Phantasien zu füllen. Das ist auch ein Signal, umgekehrt wieder nach psychischen Repräsentanzen zu suchen.

Der Therapeut muss es aushalten: Sollen doch die Zeichnungen des Patienten ruhig flach sein. Sollen sie doch durch Störungen in der Lateralität des Gehirns gekennzeichnet sein. Soll das Oben, Unten, Rechts, Links, sollen die Bezugspunkte eben nicht stimmen. Soll er, der Patient, hilflos mit dem Lineal agieren, messen, zeichnen. Kann er eben nicht mit Tiefe, mit Raum umgehen. Kompensiert er das eher mit Fleiß und Leistung – immerhin zeichnet er! Immerhin lässt er sich vielleicht auch durch einen Körperriss, ein Körperschema an der Wand, auf dem Boden liegend animieren. So erhält er vielleicht Zugang zu den Gedanken und Situationen, die dann ungehindert in ihn einströmen, ihn umtreiben, – aber auch quälen können. Das Gestaltschema auf dem Boden, das Schema an der Wand zu Beginn der Therapie kann den Patienten wieder an seine verschüttete Gefühls- und Phantasiewelt heranführen. In harter Arbeit, in frustrierenden Situationen des Dabei-Seins können Therapeut und Patient gemeinsam lernen. „Holding function" hat Winnicott diese Aufgabe genannt. Aber auch davor gewarnt, zu früh die anfängliche, Sicherheit und Stabilisierung garantierende Phase zu verlassen, zu schnell auf eine „Traumaexposition" zu setzen, die den Therapeuten vielleicht befriedigt, den Patienten aber in fürchterlichste Zerrissenheit führt. Luise Reddemann hat weitergehend die Therapeuten und Therapeutinnen ermahnt, sich weniger mit dem negativen Erlebensspektrum, viel mehr mit den Selbstheilungskräften der Patienten zu befassen, ihr Selbstbewusstsein zu stärken (Reddemann 2004). „To stand by among the ruins"' – mit diesen Worten hat der Expressive Art Therapist Stephen Levine anlässlich eines gemeinsamen Seminars mit palästinensischen und israelischen Sozialarbeitern und Sozialarbeiterinnen die Positionierung des Traumatherapeuten zusammengefasst.

5.5 Gestaltungstherapeutische Begleitung in der psychosomatischen Rehabilitation am Beispiel der Herz-Kreislauf-Erkrankung

Herz-Kreislauf-Erkrankungen gehören zu jener Indikationsgruppe, die mit 17,3 % bei den männlichen Patienten den zweiten Platz auf der Skala des Indikationsbereichs der Rehabilitationsmaßnahmen einnehmen, bei den Frauen mit 7,3 % den Rangplatz 4 (Petermann 1997).

Arteriosklerotische Gefäßveränderungen am Herzkranzsystem sind in der Regel die Ursache einer Durchblutungsstörung am Herz (Angina pectoris) oder eines Herzinfarkts. Eine früh einsetzende Modifikation der Risikofaktoren könnte die Gefahr meist wesentlich senken (besonders eine Beachtung der Cholesterin-Konzentration, der arteriellen Hypertonie und des Nikotinkonsum; aber auch des Übergewichts, Bewegungsmangels und – für die kunsttherapeutischen Maßnahmen wichtig – der psychischen, besonders beruflichen Überbeanspruchungen und Mängel im sozialen Setting). 50 % dieser Patienten sind vom Tod bedroht. Thrombozytische Ablagerungen, Einlagerungen von Eiweißen und Fett in den Gefäßwänden haben die Gefäßvolumina reduziert, haben Gefäßwandveränderungen und Störungen des Blutflusses erzeugt.

Wenn nach der akuten Erkrankung die Phase der Intensivstation hinter dem Patienten liegt, kann die Rehabilitation, die Nachsorge beginnen. Die verhaltensmedizinische Intervention kann das Risiko einer weiteren Erkrankung senken: Hört der Patient auf zu rauchen, senkt er sein Risiko um 50 %. Jedes Cholesterin-Prozent senkt die Wahrscheinlichkeit einer erneuten Erkrankung um weitere 2–3 % usw. Sinnvoll erscheint es besonders, die Lebensgewohnheiten der Patienten zu beeinflussen. Verbesserung der sozialen Unterstützung und Stressmanagement sind angesagt. Außerdem gehören Nikotinreduktion, Gewichtsreduktion, Nahrungsumstellung, Bewegungstraining und Verbesserung der Medikamentencompliance zum Programm der Rehabilitation (Rüddel 1997, 206; Petermann 1997).

Das Vorgehen der kunst- und gestaltungstherapeutischen Arbeit ist wesentlich von dem Grundkonflikt des Patienten geprägt: Der Patient leidet an der scheinbaren Ausweglosigkeit schwieriger Alltags- oder Berufssituationen und sieht nach der Bewertung der Bewältigungsstrategien keine Möglichkeit, diese umzusetzen. Das Bewältigungsverhalten des angehenden Patienten mündet oft in einer Sackgasse, ohne Zugriff auf irgendwelche protektive Faktoren, die heraushelfen könnten. Aufgabe der situationsabbildenden Therapie ist es, nach der gemeinsamen kognitiven Analyse den Königsweg aus der Sackgasse zu finden – und der ist oft emotionaler Art. Denn die emotionalen Programme im Gehirn (limbisches System mit Mandelkern) lenken die kognitiven, wie wir bereits gesehen haben.

In der Kunsttherapie wird diese Sackgasse der Bewältigungsstrategien anschaulich, in dem folgenden Beispiel bei der Arbeit mit Collagen:

> „Das ist ja seltsam“, sagt die Patientin zur Therapeutin, „ich versteh’ das nicht, warum sehe ich denn auf allen vier Collagen von mir sich kreuzende Diagonalen, sehen Sie die? Warum denn bloß? Ich will immer vorwärts, gehe nur nie, halte mich selbst zurück, wie in der Collage. Ja, das ist es! Das ist mein Kreuz“ (Kollmorgen 1988, 51).

Die Bildanalyse der Therapeutin bringt an den Tag, was sich im Körper manifestiert hat, aber nicht mehr wahrgenommen worden ist, was ein Ungleichgewicht der vegetativ-sympathischen und der parasympathischen Anteile des Nervensystems hervorgerufen hat. Die für das Flucht- und Leistungsverhalten zuständige Adrenalin-Cortisol-Achse des sympathischen Nervensystems gewinnt beim Herz-Kreislauf-Patienten die Oberhand. Sie bestimmt den Patienten, der sich nicht mehr erholen kann und krank wird. Entspannung, Aufbau des Organismus und Erholung können sich gegen den Ehrgeiz, das Leistungsstreben, die Gewinnsucht nicht durchsetzen.

Was den Organismus blockiert, wird in der Therapie plastisch greifbar: Im Falle der übergewichtigen sympathischen Anteile sind Motorik, Herz und Kreislauf möglicherweise gestört, und die untergewichteten parasympathischen Anteile – die Atmungsorgane oder der Magen-Darm-Trakt, die für Erholung und Aufbau des Organismus sorgen, sind aus dem Takt geraten. Psychodynamisch betrachtet ist es zu einer einseitigen Betonung von Autonomie-Strebung, d. h. zum parasympathisch-sympathischen Ungleichgewicht gekommen. Eine Situation, die zu einer Neurose als Ausdruck der misslungenen Lösung eines unbewussten Konflikts führen und schließlich vegetativ krank machen kann.

Die Therapeutin, die weiß, was Bilder im Kopf anstellen können, schlägt die Plananalyse der Verhaltenstherapie nicht in den Wind: Sie recherchiert mit dem Erkrankten, wie die Bewältigung seiner Realität aussehen könnte. Die Bilder blockierter Lebensvorstellungen, aber auch die Bilder von Ressourcen, von anderer Situations- und Lebensgestaltung stellen sich ein. Die Kunsttherapeutin in unserem Beispiel provoziert das ganze Potential kreativer Lebensgestaltung – und sucht mit den Mitteln der Kunst kreativ nach den gesund machenden Bildern.

> „In der Collagen-Therapie biete ich ihnen [den Patienten] einen Freiraum, in dem sie selbst aktiv gestalten können, indem sie das, was sie wollen, im Bild tun können, ohne Druck von außen. Wo sie sich selbst Freude machen, wo sie sich wohlfühlen, ihre Erkrankung nicht vergessen, aber üben, sie kreativ in ihr Lebensgefühl zu integrieren." (Kollmorgen 1988)

Wir werden im praktischen Teil (Kapitel III.4) sehen, wie man in der Kunsttherapie mit Herz-Kreislauf-Erkrankten konkret arbeiten kann.

Zusammenfassung: Wir haben in diesem Kapitel vier Aspekte des erlebnispädagogischen und gestaltungstherapeutischen Handelns eingeblendet. Der erste war eher kunsterzieherisch, ging auf die Erfindung des kindlich-expressiven Ausdrucks zurück. Der zweite war eher gestaltpädagogisch, folgte der Geschichte des expressiven Ausdrucks, der sich nach den großen Kunsterziehungstagen in den ersten drei Jahrzehnten des 20. Jahrhunderts in den Arten der gestaltpsychologischen, gestalttherapeutischen Selbstfindung formulierte. Schließlich haben wir einen ersten Blick auf die derzeitige kunst- und gestaltungspädagogische Anwendung geworfen. Wir haben entdeckt, dass die erlebnis- und ausdrucksorientierten Ansätze der Kunsttherapie in der klinischen Praxis da hilfreich sind, wo sich ob der großen Belastungen und zuweilen schrecklichen Erfahrungen des Lebens die Gefühle einkapseln, verweigern. Hier bietet die Gestaltungstherapie die Chance, den Patienten ihre Erfahrungen und Gefühle wieder zugänglich zu machen und neue Bewältigungsstrategien zu finden.

6 Weiterentwicklung der kunsttherapeutischen Methodik: Die Einflüsse von Kognitionspsychologie, Systemtheorie und Verhaltenstherapie

Seit längerem scheint sich eine neue Definition des Faches Kunsttherapie anzubahnen, eine Neubestimmung dieses spezifischen Tuns im Umgang mit Bildern angesichts von Beschädigung (Impairment), Fähigkeitsstörung (Disability) und sozialer Beeinträchtigung (Handicap), wie die Weltgesundheitsorganisation (WHO) unterscheidet. Rückblick, Vergegenwärtigung und Ausblick in die Zukunft dieses Faches leiten die folgenden Gedanken zur Entwicklung der kunsttherapeutischen Methoden an.

6.1 Im Rückblick: Von den Motiven und den sich durchsetzenden Ideen einer Therapieform

Um die Wende zum 20. Jahrhundert werden die wesentlichen Weichen für die derzeit geltende Kunsttherapie gestellt: Theorien zur Kinderzeichnung entstehen und verallgemeinernde Reflexionen werden aus ihnen abgeleitet, setzen sich zur Aufgabe, herauszufinden, wie innere Bilder entstehen und wie diese pädagogisch-didaktisch steuerbar sind. Die Theorien machen deutlich, dass innere Bilder sich nach ungeahnten Gesetzmäßigkeiten organisieren. Entsprechend steht die Fachwelt rätselnd nicht nur vor den Bildproduktionen von Kindern, sondern auch vor den Bildern psychiatrisch untergebrachter Patienten. Auch die Vertreter der aufkommenden psychoanalytischen Praxis fordern ihre Patienten auf, die inneren Bilder, so gut es geht, auszudrücken. Aber eine gewisse Hilflosigkeit ist den pädagogischen, psychologischen, psychiatrischen und schließlich psychoanalytischen Anweisungen zum Umgang mit den Bildern anzumerken.

Die Didaktiker um 1900 versuchen, die experimentellen Bildvorlagen, die sie den Kindern zu Forschungszwecken anbieten, nach ästhetischen Kriterien der Bildgestaltung aufzuschlüsseln; so tut es auch im diagnostischen Interesse der Psychiater Hans Prinzhorn. Bilder zu verstehen in ihrer Organisiertheit, und die Motive zu verstehen, aus denen sie geboren werden, solches wird eines der Hauptinteressen der pädagogischen, psychologischen, psychiatrischen und psychoanalytischen Fachwelt der Jahrhundertwende.

Die Frage, was Bilder sind, welche Bewusstseinslagen und Gefühle sie widerspiegeln, werden auf den ersten sog. Kunsterziehungstagen des beginnenden Jahrhunderts beantwortet. Bilder als mimetische Widerspiegelungen der äußeren und inneren Natur, konnotierend mit persönlichen, erinnerbaren Gefühlen, werden wichtig im Sozialisations-, Bildungs- und Heilungsprozess. Bilder spiegeln, hiernach unverfälscht, die innere Natur des Menschen.

Das Bilder-Produzieren stellt eine Brücke dar von Bewusstseins- zu Gefühls-, schließlich zu Kulturphänomenen, die erinnert sein wollen. Diesen Auftrag, Erinnerungsarbeit zu leisten, übernimmt die analytische Kur und Therapie.

Worauf ist die analytisch orientierte Erinnerungsarbeit aus? In den bildnerisch-therapeutischen und -pädagogischen Angeboten lädt sie zur Regression ein. Institutionen, Personen, Zeiten, Orte werden so eher außer Kraft gesetzt. Das Reale wird zum Gegenstand der symbolisch-bildnerisch rekonstruierenden Therapie, zum Gegenstand von „Erinnern, Wiederholen und Durcharbeiten“ (Freud, GW Erg.Bd., 205). Die krankmachenden räumlich-zeitlichen Fehlprogramme werden geschichtsrückläufig (oder zuweilen: vorläufig, so Jung) seziert und der leidvolle, krankmachende, symptomatisch sich zeigende Zusammenhang mit einem symbolhaft sich Äußernden zusammengebracht.

Im Vorgang dieses analytisch-synthetischen Rekonstruktionsverfahrens soll sich eine „Reinigung der Affecte" ereignen. Ziel ist es, mit Hilfe der „Rückkehr zu den visuellen Resten" (Freud GW Bd. 3, 290) des zu rekonstruierenden Konfliktes eben jene geschilderte Situation, in der „man [...] vorwiegend in visuellen Bildern [erlebt ...] in Worte zu übersetzen" (Freud GW Bd. 11, 86). Freud scheut nicht davor zurück, dieser Bildübersetzung auch Taten folgen zu lassen, das geschilderte Bild zu reinszenieren, beispielsweise das im Traumbild beschriebene Bett des Vaters an die entsprechende Stelle rücken zu lassen. Freud ist detektivisch dem wahren, unverstellten Bild auf der Spur, sucht aufzudecken, wann, wo und warum bestimmte, uns nicht bewußte Inhalte ihre „Bilder in das Gemälde sozusagen hineinschmuggeln" (GW Bd. 9, 312).

Der Psychoanalytiker Manfred Pohlen (2007, 6 f.) hat den gerade bei Bildtherapeuten oftmals falsch verwandten Begriff der Rekonstruktion moniert:

> „Freud hat die Psychoanalyse als Imaginationslehre entwickelt, die sich mit dem Mittel der metaphorischen Rede analogisierend die Wirklichkeit des Seelischen erschließt. Er dachte also in Bildern ... Konstruktionen (Deutungen) des Analytikers oder des Analysanden über die Vorfälle in jener Frühzeit (der Kindheit – Anm. K.-H. M.) (sind) genauso wirksam ... wie tatsächliche Rekonstruktionen."

Er weist darauf hin, dass Therapeut wie Patient in der Jetztzeit verbleiben, sich nicht irgenwie hinweg eskamotieren.

> „Psychoanalyse führt weniger zu neuen Erkenntnissen als zu immer neuen Geschichten, die durch Verknüpfung unerwarteter Zusammenhänge ständig neue Aussichten eröffnen. ... es geht um den in den Geschichten liegenden ‚Überschuss', das zu merken, was es immer noch zu erzählen gibt ... Es gilt, das Unabgegoltene herauszutreiben, den fortwirkenden ‚Überschuss dieses Traums von einer Sache'." (S. 6) Und er skizziert die Rolle des Therapeuten in diesem Vorgang: „Der ‚Phantasieschlüssel' (Freud), die produktive Einbildungskraft eines Psychotherapeuten, ist also die entscheidende Bedingung für das Ingang-Kommen eines Prozesses zur Entdeckung des unbewussten Begehrens eines Anderen." (2007, 7)

Der Therapeut ist „der verspätete Gast", der „aus den Resten das Vergessene, die noch nicht gelebten Möglichkeiten ... in Erinnerung rufen soll" (2007, 8). Erinnerung ist hier gesehen „als stetiger Umschaffungsprozess in der Bedeutungsübertragung gegenüber dem Früheren" (S. 8).

Im traum- oder spielproduzierten Bild wird also nach Freud symbolisch-zeichenhaft frühe triebgeschichtliche Kontroverse offenbar – die aus einer späteren Zeit her anschaubar wird.

Die Therapeuten der ersten Stunde verweisen darauf, daß es um „ein Stück verloren gegangener Lebensgeschichte" gehe (Freud, Erg.Bd., 405), die im Bild erinnert werde und bearbeitbar sei. Nicht anders als die Kunstdidaktiker ist den Psychotherapeuten und Psychoanalytikern das Bild vor allem ein Erinnerungsbild. In diesem sollen „undeutliche Inhalte durch sichtbare Gestaltung verdeutlicht werden [...] durch Zeichnen, Malen und Modellieren" (Jung 1958, 27).

Laut Anton Ehrenzweig lässt sich die Reinigung der Affekte in einem inneren bzw. äußeren Bildbearbeitungsprozess erzielen. Dabei gehe es darum, die Dinge des Inneren zu projizieren, sie als Anteile des Ichs zu integrieren, schließlich sie als die eigenen zu identifizieren und zu akzeptieren. Eine affektive Umorganisation, Neuordnung wird in diesem Prozess vorgeschlagen. Jung will das Unsichtbare zur Darstellung bringen. Elisabeth Wellendorf weist daraufhin, dass wir die bildhaft projizierten Anteile unseres Selbst in ihrer inneren wie äußeren Ordnung zusammenzubringen hätten. Diese drei Zielsetzungen deuteten in der Geschichte des kunsttherapeutisch angeleiteten Imaginationsverfahrens immer wieder darauf hin, dass wir in den Facetten der Bildprojektion Anteile unserer selbst erfahren. Khan (1977) hat daraus den Schluss gezogen, dass die bildhaft-symbolischen Äußerungen statt unserer selbst, also repräsentativ als Bezugsmöglichkeiten einer therapeutischen Rekonstruktions-, Aufräumarbeit dienen könnten. Der Analytiker A. Lorenzer meinte, es gehe darum, die „eigenen lebenspraktischen [...] *Szenen zur Szenenfolge,* zum glaubwürdig zusammenhängenden Drama [zu] ergänzen" (Lorenzer 2006, 57).

In diesem Sinne bezeichnete die psychoanalytisch-kunsttherapeutische Arbeit den Versuch der Leidens- und Konfliktbewältigung an einem innerpsychischen und medial veräußerten Formbildungsvorgang. Genau an dieser Stelle der Reflexion sollte die psychotherapeutische Diskussion einsetzen: Sie schlug vor, die innerpsychischen Anteile, die offenbar desorganisierend, verstörend waren, mit körpergefühlshaft-energetischen, verhaltensausdrücklich-schematischen oder kognitivmusterartigen Begriffen genauer zu umschreiben. Die Imaginationsverfahren der letzten zwei Jahrzehnte setzen – zuweilen wenig bemerkt – die frühe Diskussion um die tiefenpsychologische Bildarbeit fort. Selbst eine anthroposophische Maltherapie konnte insoweit beipflichten: Es gehe um Muster des Lebens, hatte Rudolf Steiner gesagt, die zu ergründen unsere Aufgabe sei.

6.2 Veränderungen in der Zielsetzung der Kunsttherapie in der Gegenwart

Um die Wende zum 20. Jahrhundert entstehen die genannten, an die „Theorie des inneren Nacherlebens", der „Einfühlung", der „Apperzeption" anknüpfenden Bildbearbeitungspraxen, die selbst in der experimentalpsychologischen Diktion Wilhelm Wundts ästhetisch-elementargefühlshaft sind (Menzen 1981a, 146). Die Philosophen der Zeit (Fechner, Lotze, Vischer, Wundt) sind überaus daran interessiert, unter erkenntnistheoretischen Aspekten objektiv ästhetisch Beschreibbares und subjektiv ästhetisches Erleben in Entsprechung zu bringen. Aber die ästhetischen Beschreibungskriterien scheinen den philosophischen Ansprüchen nicht haltbar, und die subjektiv ästhetischen Annahmen scheinen oft illusionär. So macht sich die Gestaltpsychologie daran, subjektives Empfinden wie Gefühl in vielen gestalttheoretischen Untersuchungen zu korrelieren, dem subjektiven Gefühl einen quasi objektiven, physiologisch nachweisbaren Sinnes-Empfindungsausdruck beizugeben. Die Verhaltenspsychologie hat den Ehrgeiz, möglichst illusions- und täuschungsfrei das Verhalten eines Menschen einzuschätzen.

Verhaltenspsychologie und -therapie, die im russischen und angelsächsischen Raum ein kausales Reiz-Reaktionsmodell entwickelten, definierten sich in Opposition zu den mentalistisch konzipierten bewusstseins- und tiefenpsychologischen Modellen. Und auch die Gestaltpsychologie und -therapie begriff sich eher aus Energiemodellen denn aus der Arbeit mit intrapsychischen Dynamiken. Das folgende Schema ist ein Versuch des Systemtherapie-Theoretikers Ludewig (1993), das zugrunde liegende Problemverständnis und die Therapiekonzeption der im 20. Jahrhundert entstandenen psychotherapeutischen Verfahren zu vergleichen. Wir werden aus diesem Schema entnehmen, wo und in welcher Funktion sich im Laufe dieser Geschichte die Kunsttherapie zunächst ansiedelt.

Abb. 26 entnehmen wir, dass die psychoanalytischen wie die humanistisch-psychologischen Modelle eine Art der Selbstvergewisserung sein wollten: Beide konstatierten zwar, dass das bürgerliche Selbst in einen Kontext eingespannt ist, der sein Wohlergehen und seine Leiden mitbedinge. Aber erst die humanistisch-psychologische Formulierung dieses Selbst begab sich auf den Weg, die Sicht, die den Kontext schafft, zu hinterfragen.

An diesem Ort der Psychotherapiegeschichte war historisch eine Kunsttherapie gefragt, die in ihren frühesten tiefenpsychologischen Versionen sich eher im bildhaft-umschreibenden, analogen, konnotativ verstehenden Gestus wiederfand. Gerade dadurch setzte sie sich aber

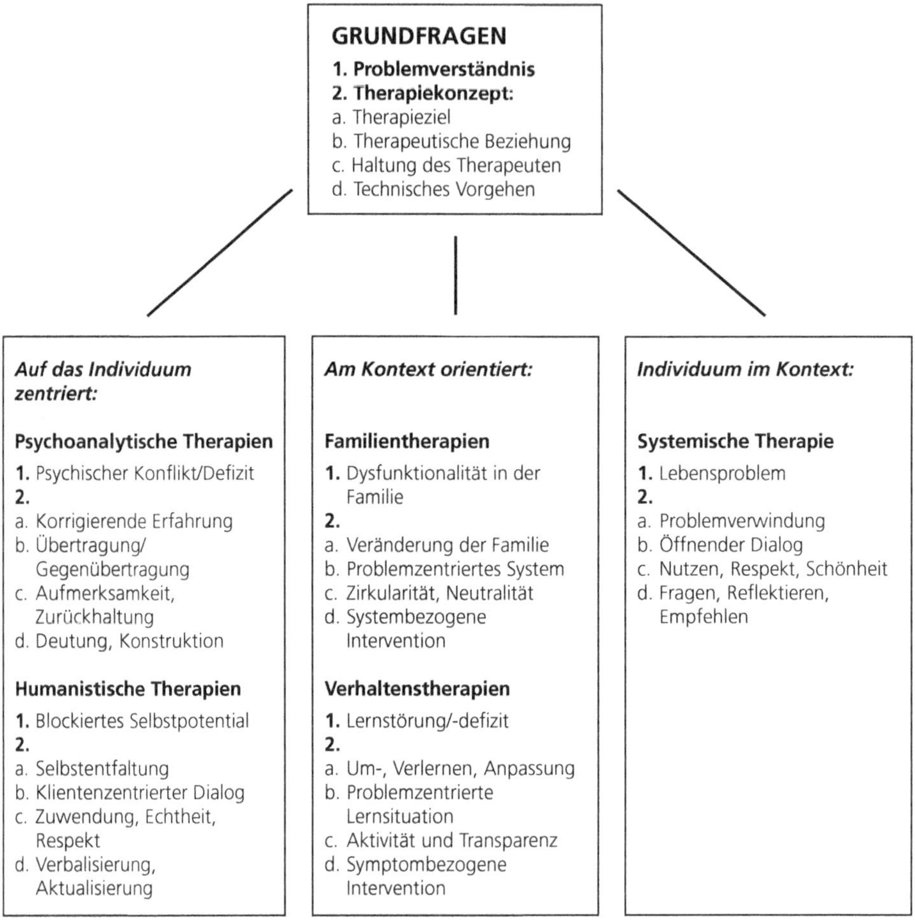

GRUNDFRAGEN
1. Problemverständnis
2. Therapiekonzept:
a. Therapieziel
b. Therapeutische Beziehung
c. Haltung des Therapeuten
d. Technisches Vorgehen

Auf das Individuum zentriert:	*Am Kontext orientiert:*	*Individuum im Kontext:*
Psychoanalytische Therapien **1.** Psychischer Konflikt/Defizit **2.** a. Korrigierende Erfahrung b. Übertragung/ Gegenübertragung c. Aufmerksamkeit, Zurückhaltung d. Deutung, Konstruktion	**Familientherapien** **1.** Dysfunktionalität in der Familie **2.** a. Veränderung der Familie b. Problemzentriertes System c. Zirkularität, Neutralität d. Systembezogene Intervention	**Systemische Therapie** **1.** Lebensproblem **2.** a. Problemverwindung b. Öffnender Dialog c. Nutzen, Respekt, Schönheit d. Fragen, Reflektieren, Empfehlen
Humanistische Therapien **1.** Blockiertes Selbstpotential **2.** a. Selbstentfaltung b. Klientenzentrierter Dialog c. Zuwendung, Echtheit, Respekt d. Verbalisierung, Aktualisierung	**Verhaltenstherapien** **1.** Lernstörung/-defizit **2.** a. Um-, Verlernen, Anpassung b. Problemzentrierte Lernsituation c. Aktivität und Transparenz d. Symptombezogene Intervention	

Abb. 26: Grundfragen psychotherapeutischer Verfahren (nach Ludewig 1993, 53)

dem Verdacht aus, empirisch nicht nachvollziehbar, in ihrer Effizienz nicht evaluierbar zu sein. Gegen diesen Verdacht optierte schon früh ein Vertreter der Humanistischen Psychologie:

> „Wenn es unsere Hoffnung ist, die Welt voll zu beschreiben, muß ein Platz für die Typen des vorverbalen, unbeschreiblichen, metaphorischen, aus dem Primärprozeß und der konkreten Erfahrung stammenden, intuitiven und ästhetischen Erkennens geschaffen werden, denn es gibt gewisse Aspekte der Realität, die in keiner anderen Art und Weise erkannt werden können." (Maslow 1973, 207)

Bei aller Kontroverse „verfolgten Tiefen- und Verhaltenspsychologie trotz aller Unterschiede im Endeffekt das gleiche Ziel: Beide strebten die objektive Geltung ihrer Aussagen und Erkenntnisse an, [...] übertrugen sie auf die ‚Natur des Menschen'. [...] Beide wählten das Individuum als Grundeinheit ihrer Denksysteme, wobei Überindividuelles nur eine sekundäre Rolle spielte." (Ludewig 1993, 38 f.) Wie Ludewig verdeutlicht, kam es nach den Weltkriegen zu einem, alles Soziale wie Therapeutische regelnden, neuen Aspekt: Die soziale Einbindung, der Kontext, das über die einzelne Person Hinausgehende, das Transpersonale und Humanistische erhielten eine maßgebende Gewichtung.

Die Humanistische Psychologie, von Denkern und Therapeuten wie Fromm, Maslow, Perls und Rogers begründet, hatte eines vor allem im Blick: „das Selbstkonzept, das eine Person am liebsten besäße, worauf sie für sich selbst den höchsten Wert legt" (Rogers 1989, 26). Der Begriff des „Selbst" bezieht sich „auf die organisierte, in sich geschlossene Gestalt." Diese beinhaltet „die Wahrnehmungscharakteristiken des Ich, die Wahrnehmungen der Beziehungen zwischen dem Ich und anderen". Wesentlich wird dieses Selbstkonzept definiert von den „Selbsterfahrungen". Sie sind „das Rohmaterial, aus dem das organisierte Selbstkonzept geformt ist" (Rogers 1989, 26).

Die Potenzen des Selbst spiegeln unmissverständlich den Energiebegriff der Gestaltdefinition von Fritz Perls wider. Rogers Selbstbegriff ist in allen Konzepten ein Organismusbegriff, der als „organisiertes Ganzes" seiner Potenzen, d.h. seiner Aktualisierungs-, sprich seiner organismischen Entfaltungstendenzen erinnert.

Wo die organismischen Bewertungen, die Bedürfnisse, so Rogers, mit denen der Beziehungspersonen im Widerspruch stünden, seien ausbleibende Zuwendung, Wahrnehmungsverzerrung, Inkongruenz des Verhaltens möglich. Inkongruente Bilder voneinander seien richtigstellbar, wertschätzend modifizierbar, reorganisier- und veränderbar. Die Beziehungen von Selbst und Organismus, ob abbildhaft verzerrt oder unverzerrt, wurden ins Bild gesetzt.

Nondirektiv, aus vergangener Erfahrung lernend, so sollte Therapie das leidende Selbst achten und akzeptieren. Maria Montessori hatte den Satz geprägt: „Hilf mir, es selbst zu tun!" So lautet auch hier die Devise. Aber die Kritik am Verfahren, an den Verfahrenden wuchs: Zwischen „Du kannst" und „Du sollst", so Ludewig (1993, 41), wurde bald nicht mehr unterschieden. Und der angelsächsische moralische Purismus, schon beim Verhaltenspsychologen Skinner bemerkbar, offenbarte den Widerspruch. Das humanistisch-psychologische Verfahren schien einer positivistischen Verbesserung des Menschen geradezu Vorschub zu leisten. In vielen Verfahrensweisen der Humanistischen Psychologie schmuggelte sich solches Gedankengut ein. Letztlich prägte es auch das Denken, den Ansatz von Ruth Cohn. Themenzentriert, weltweit sollten hier bessere Kommunikationsformen entstehen. Bessere Menschen sollten entstehen. Und an dieser Zielsetzung partizipierten u.a. die Gesprächs-, die Gestalt- und eben auch die Gestaltungstherapie.

Kein Wunder, daß ein Rollback in der Therapiegeschichte zu vermeintlich eher objektivistischen Ansätzen des Bewusstseins, des Verhaltens, des Systems vermerkt war. Kognitionspsychologische, verhaltenspsychologische und systempsychologische Therapieansätze suchten in den 1980er und 1990er Jahren eine Abkehr vom Subjektiven, das den Konflikt zu verzerren drohte. Das Subjekt sollte unverzerrt in des Therapeuten Blick als für sich, auf sich und in seinen Kontext gestellt, wahrnehmbar sein. Quasi „objektiv", nicht mehr nur subjektiv-therapeutisch konnotiert. Und entsprechend sollte sich der Therapeut in seiner Funktion allenfalls als ein Coach, als ein Manager in einer Situation subjektiven Leidens verstehen. „Weg vom Expertentum" hieß es, denn der Experte sei der Klient.

Inzwischen wirken im situativen Kontext z.B. von Großfirmen KunsttherapeutInnen in der Weiterbildung bei therapeutisch verstandenem Coaching und Sozialmanagement. Ihre ästhetische Schulung macht sich bei der Beobachtung sowohl der Arbeitsplatzumgebung als auch des arbeitsprozessualen und kollegialen Verhaltens bezahlt.

Am Beginn des 21. Jahrhunderts ist das Fach zum erstenmal in der Lage, seine Wirksamkeit in den unterschiedlichen Feldern des Gesundheitswesens vorzustellen und sich in der Geschichte der Therapien zu verorten (vgl. Franzke 2000, Menzen 2001, Spreti u.a. 2005).

6.2.1 Kognitionspsychologische Grundlagen der Kunst- und Gestaltungsverfahren

Eckhard Neumann (1998) hat die grundsätzliche Frage angemeldet, „ob der psychoanalytische Ansatz allein und in einer für die Kunsttherapie nicht modifizierten Weise der geeignete theoretische und methodische Referenzrahmen sein kann" (126). Die Überschrift seines Kapitels lautet hierzu „Perspektiven der Überwindung monokausaler/kunstgestaltungstherapeutischer Begründungsmodelle". Wo er auf der einen Seite die Dominanz eines psychoanalytisch-psychodynamischen Konzepts erblickt, sieht er auf der anderen Seite die „kognitiven und lernorientierten Modelle etc. noch nicht in den kunsttherapeutischen Diskurs aufgenommen" (1998, 125). Dem beizupflichten fällt nicht schwer, wenngleich die Begründung, dass die psychoanalytische Ausrichtung des Faches wegen der mancherorts bemängelten begrifflichen, theoretischen wie methodischen Unklarheiten der Psychoanalyse obsolet geworden sei, noch wenig aussagekräftig ist.

Insofern ist diesem Statement, soweit es sich auf die Gegenwart bezieht, nur bedingt zuzustimmen. Unbestreitbar scheint jedoch, dass die psychoanalytische Orientierung der Kunst- und Gestaltungstherapie, die die Selbstdefinitionsgeschichte des bürgerlichen Individuums im 20. Jahrhundert begleitete, in folgenden Grundannahmen an ihre Grenzen gekommen ist:

- Die Neutralität des Therapeuten: Er wird zum Teilnehmer der sozialen Interaktion.
- Das zirkuläre Verständnis der therapeutischen Interaktion: In der Gesprächspraxis wird nicht mehr nur quasi von außen gedeutet, sondern die Selbstaussage initiiert.
- Die Abkehr von linear-kausalen Erklärungsmustern.
- Eine Abkehr von der Stigmatisierung des Einzelnen zur Analyse destruktiver zwischenmenschlicher Verhältnisse.

Neumann tut gut daran, die Frage nach der Effektivität und Wirkungsweise von Psychotherapie zu stellen. Allzuwenig hinterfragt hat eine Therapieform wie die Psychotherapie die bildnerischen Äußerungen von Patienten in ihr Ausgangsmaterial einbezogen. Zu wenig kritisch hat sie sich angesichts der Analogien ihrer Behandlungs- und Untersuchungsgegenstände, der schwer empirisch fassbaren psychischen Ausdrucksgebungen, mit den Ausdrucksformen der Kunst, die solche Unfassbarkeit zum Programm erklärt, im Verlauf ihrer Geschichte liiert.

Neumann misst dem „sich gegenwärtig kognitiv erweiternden psychoanalytischen Theorie- und Methodendiskurs eine besondere Bedeutung zu“ (1998, 126), und dieser neueren Entwicklung in der Kunsttherapie wollen wir hier kurz folgen.

Als naive monokausale Glaubenssysteme werden die psychotherapeutisch tradierten Modelle aus Sicht der Naturwissenschaft bezeichnet. Wirk- und Effizienzfaktoren werden mit der Psychotherapie-Effizienz-Studie Grawes (1987) befragt. Zu prüfen ist, ob ein Einbezug kognitions- und lerntheoretischer Ansätze in die psychodynamischen Modelle nicht hilfreich sei. Bewährte psychodynamische Konzepte „wie z.B. dasjenige des Übergangsobjekts und des intermediären Raums nach Winnicott (1973)“ werden zwar historisch und praxeologisch gewürdigt, aber als neopsychoanalytisch-historistisch und nicht auf aktuellem Stand bezeichnet (1998, 125). Das wesentliche Vokabular der psychoanalytischen Kategorien gerät auf den Prüfstand: „Übertragung, Gegenübertragung, Widerstand, Projektion, therapeutische

Neutralität und therapeutische Intervention" (1998, 25). Und somit wird die wesentliche Ausrichtung derzeitiger kunst- und gestaltungstherapeutischer Praxis hinterfragt.

Während die einen Vertreter des Faches fragen, ob „künstlerische Therapie wissenschaftlich zu verstehen" ist (Petersen 1998, 196), fordern Martin Schuster (1997) und mit ihm Eckhard Neumann (1998) „die klare Definierbarkeit und Kontrollierbarkeit der Maßnahmen der Kunsttherapie" (Schuster 1997, 80). Auch die fach- und berufspolitische Situation verlangt zunehmend nach Effizienz in der kunst- und gestaltungstherapeutischen Methode. Definier- und Kontrollbarkeit scheint somit schon im eigenen Interesse des Faches zu liegen, das den Erfordernissen der Akut- und Rehabilitationsklinik mit seinen DRG- und KTL-Leistungsziffern gerecht werden will (vgl. Teil IV „leistungsrechtliche Voraussetzungen"). Aber auch die außerklinischen kunsttherapeutischen Angebote geraten auf den Prüfstand.

Das „Lebensbewältigungshilfegesetz" wurde im Mai 1998 im Bundestag beraten und anschließend an die Rechts-, Wirtschafts-, Arbeits-, Sozial-, Familien- und Gesundheitsausschüsse überwiesen. Dieses Gesetz will den von dem Psychotherapeutengesetz nicht berücksichtigten übrigen „gewerblichen Psychomarkt" erfassen und im Sinne des Verbraucherschutzes regeln. Eine geplante sog. „Beweislastumkehr" erlegt den Anbietern auf, objektiv-wissenschaftlich die jeweilige Effizienz ihrer angebotenen Verfahren nachzuweisen. In dem bisher vorliegenden Katalog werden folgende Verfahren aufgezählt: alle Formen von Selbsterfahrungsgruppen, Gesprächstherapie, Gestalttherapie, NLP, Mal- und Farbtherapie, Sterbebegleitung, Arbeit mit Trauernden nach Trennung oder Tod nahestehender Menschen, Anti-Stress-Training, Ehe-, Familien- und Lebensberatung etc. Auch wenn die Kritik an der Enquetekommission des Bundestages die Arbeit an einem bundesweiten Gesetz kurzzeitig gestoppt hat, so hat das Land Bayern begrüßenswerterweise 2003 ein Psychovertragsgesetz als Verbraucherschutzgesetz auf den Weg gebracht, was ganz im Sinne derjenigen sein muss, die – im gesundheitspolitischen Rahmen tätig – auf die seitens der Kliniken kontrollierte Wirksamkeit ihres Tuns verweisen können.

Neumann (1998) bringt vor diesem Hintergrund eine integrativ-kognitionspsychologische Neuorientierung ins Gespräch. Gefordert sind vor allem „klare Zielvorgaben", „reflektierbare methodische Schritte" und „Kriterien für Wirk- und Effizienzfaktoren" (1998, 126). Unter der Vorgabe deutlich erweiterter Anwendungsgebiete (z. B. bei Angstsymptomen, Depression, Psychosomatik, Suchtverhalten etc.) soll die Klarheit der therapeutischen Referenzbedingungen erreicht werden, so dass „Kooperationen mit anderen Therapieansätzen im klinischen Bereich" möglich sind (1998, 127). Seine Forderungen, 1998 erhoben, sind 2008 angesichts der Aufnahme kunsttherapeutischer Verfahren in viele Standards, Richtlinien, Leitlinien und Empfehlungen der Wissenschaftlichen Medizinischen Fachgesellschaften (AWMF – Arbeitsgemeinschaft Wissenschaftlich-Medizinischer Fachgesellschaften) auf den Weg gebracht worden.

Für die Kunsttherapie sind folgende kognitionspsychologische Paradigmen relevant: Kognitionen sind „Prozesse, durch welche innere und äußere Reize umgewandelt, reduziert, elaboriert, gespeichert, wiedererkannt und verwertet werden" (Neumann 1998, 127). Kognitionen können selbstschädigend sein, „mehr oder weniger unbewußte Muster (Schema) von problemerzeugenden und Probleme aufrechterhaltenden Einstellungen. [...] Wahrnehmungsverzerrende Bedeutungsgebungen von Umweltbeziehungen [werden] als der Angelpunkt von selbstschädigenden Schemabildungen des Erlebens und Verhaltens angesehen" (Neumann 1998, 127).

Um diese Wahrnehmungsverzerrungen im Rahmen einer Therapie zu bearbeiten, reichen einfache Konditionierungsprozesse, wie von der Verhaltenstherapie nahegelegt, nicht aus. Das die Probleme erzeugende unbewusste Material muss in die Bearbeitung miteinbezogen werden. Mentales Antizipationstraining und defizitäre Problemlösungsverfahren, auch die verhaltensorientierte Plananalyse haben kognitionspsychologisch die jeweiligen komplexen Problemzusammenhänge ins Blickfeld gerückt.

Besonders die verhaltenstherapeutische Plananalyse, also die Analyse der Bewältigungs- und Vermeidungspläne, der emotionsregulierenden Pläne, der blockierten oder bedrohten Pläne, hat darauf verwiesen, daß Pläne Teile übergeordneter Schemata sind, eines Schema-Systems, das unsere gesamte Psyche reguliert.

Das heuristische Vorgehen des Therapeuten hat den Klienten folglich „als System" im Blick (Neumann 1998, 129f.). Dieses verändert sich, ist folglich nicht isolierbar, sondern durch fließende Übergänge definiert. Gefühle lassen sich entsprechend kognitionspsychologisch durch unbewusste Selbstinstruktionen, Handlungsbereitschaften, Gedankenkonnotationen etc. definieren, die nicht monokausal verortbar sind (so der Vorwurf an die Psychoanalyse). Die Psyche als System aufeinander bezogener Schemata enthält kognitive, emotionale und situationsbezogene Komponenten. Neumanns Thesen (1998) richten sich gegen eine therapeutische Intervention in Teilbereichen, wo ein Gesamtkonzept psychischer Regulation gefragt ist, das nur integrativ-kognitionspsychologisch zu verstehen ist.

Neumann (1998) schlägt vor, die Aspekte der kognitiv-affektiven und situativen Wissensbasis von Bedeutung therapeutisch so zu integrieren, dass auch der „unbewußte Wissenskern" (129) nicht ausgeklammert ist. Diesen Vorschlag sieht er in der Hypnotherapie, die imaginativ und schemaunterbrechend die Problemsituation auf neue Lösungen verweist, annähernd verwirklicht. Die Erfolgsraten der Hypnotherapie bestätigen die Meinung – verweisen aber auch darauf, dass nach Neumann eine Übertragung der Kognitionsparadigmata auf kunst- und gestaltungstherapeutische Prozesse möglich sei. Die selbstschädigenden, wahrnehmungs- und verhaltensverzerrenden Kognitionsmuster, so die Botschaft an die Kunsttherapie, können angesichts „defizitärer Problemlösungsfertigkeiten bei Patienten" (1998, 129) im bildhaft-explorierenden Verfahren bearbeitet werden. Neumanns Arbeit hat den Verdienst, die therapeutischen Effekte der Bild-Imaginationsverfahren aufzuzeigen:

- „Erlebens- und Handlungsantizipationen im symbolischen Explorationsraum",
- „Erlernen von erweiterter Handlungs- und Veränderungskompetenz innerhalb des symbolischen Explorationsraumes",
- die Gewinnung eines neuen Kommunikations- und Handlungsmodelles, das die selbst-, beziehungs- und dingrepräsentativen Bezugsgrößen regelt (1998, 132).

Was aus kognitionspsychologischer Perspektive antizipatives Probehandeln im symbolischen Explorationsraum genannt werden könnte, kann psychodynamisch-kommunikativ im Zusammenhang von Selbst-, Beziehungs- und Sachrepräsentanz antizipativ-handelnd gelernt werden (vgl. die Ich-Wir-Es-Paradigmatik der Themenzentrierten Interaktion Ruth Cohns).

Die aus tiefenpsychologischer Sicht symbolhaft-verdichteten Erlebnis- und Verhaltensbereitschaften „können als vorsprachlichee kognitive Prozesse" der Imagination begriffen werden (1998, 133). Die Imagination, tiefen- und kognitionspsychologisch zusammengedacht, umfasst hiernach „Elemente der verschiedenen stets interagierenden Kognitionsaspekte" (Neumann 1998, 132). Sie ist einer der wesentlichen Bestandteile der Kognition. Die affektiv geleiteten frühen Bilder sind Teil vorsprachlich kognitiver Prozesse und – ein Zugeständnis an die psychoanalytische Forschung – entsprechend Teil der psychisch-regulativen Schemata, wie schon Piaget/Inhelder (1973) demonstrierten..

6.2.2 Systemische Grundlagen der Kunst- und Gestaltungstherapie

Kunsttherapie als Probehandeln im symbolischen Explorationsraum lässt sich am Beispiel eines problematischen und neuzustrukturierenden Familiensystems demonstrieren.

Klären wir zunächst einige Begriffe: Der chilenische Biologe Maturana und der Physiker Varela (1987) nehmen an, dass lebende Organisationsformen die Dynamik ihrer Zuständlichkeit selbst regeln, indem sie ihre Eigenzustände im Gleichgewicht halten und „operational“, also wirksam tätig den eigenen Zusammenhang definieren. Sie nannten diesen Selbstregelungsvorgang Autopoiese. Diese Erkenntnis haben Varela und Maturana zunächst nicht auf soziale Systeme übertragen. Es war die sog. systemische Therapie, die den Nutzen der Theorie für die Therapien im sozialen Bereich erkannte und durch eine bestimmte methodisch-therapeutische Haltung des Intervenierens ergänzte, nämlich durch die zirkuläre Frage. „System“, „systemische Therapie“ und „Prinzip der Zirkularität“ sind die Schlüsselbegriffe, die wir zunächst kurz erklären wollen.

System. Das Individuum (mit seinen Teilfunktionen) und die Umwelt (mit ihren spezifischen Funktionen) wirken als Teilsysteme wechselseitig und koevolutiv aufeinander ein. Das Individuum ist zwar für die Anregungen von außen offen, nimmt aber gemäß seiner internen Struktur (kognitiv-semantisch-motivational-sozial) diese Anregungen auf und verarbeitet sie entsprechend. Die Systemtheorie nennt diese Eigenschaft „operationale Geschlossenheit“. Das System des Adressaten ist demnach anregbar, „pertubierbar“, aber nicht bestimmbar (Baraldi u.a. 1997, 29). Selbstreferentiell und autopoietisch, so die These, definiert dieses System für sich diejenigen Grenzen, „die es ihm erlauben, die eigene Identität nach intern produzierten und prozessierten Regeln zu erzeugen und gegenüber einer externen Realität durchzuhalten“ (Willke 1992, 41). Willke (1992) versteht unter System „einen ganzheitlichen Zusammenhang von Teilen, deren Beziehungen untereinander quantitativ intensiver und qualitativ produktiver sind als ihre Beziehungen zu anderen Elementen. Diese Unterschiedlichkeit der Beziehungen konstituiert eine Systemgrenze, die System und Umwelt trennt“ (282).

Systemische Therapie. Die systemischen Therapien orientieren sich nicht mehr wie in traditionellen Therapieformen an psychischen Elementen und Zuständen. Statt dessen werden verbindende Muster und Prozesse interessant. Nicht mehr Eigenschaften, Konstanzen, lineare Kausalitäten, – „Szenenfolgen” (Lorenzer 2006) sind gefragt; eher sind Ganzheiten, Rückkoppelungen und Zirkularität von Interesse.

„Systemische Therapie“ ist ein Oberbegriff, der klassische strukturell-familientherapeutische, erlebnisorientiert-familientherapeutische, systemisch-kybernetische, systemisch-konstruktivistische und lösungsorientierte kurzzeit-therapeutische Modelle umfasst (von Schlippe/

Schweitzer 1997, 24). „Systemtherapeutische Techniken ergeben sich aus der Frage, wie in sozialen Systemen Menschen gemeinsam ihre Wirklichkeit erzeugen, welche Prämissen ihrem Denken und Erleben zugrunde liegen und welche Möglichkeiten es gibt, diese Prämissen zu hinterfragen und zu ‚verstören'." (17)

Zirkularität. Eine dieser systemtherapeutischen Techniken ist die zirkuläre Frage. Sie stellt nicht mehr lineare Erklärungsmuster, Ursache-Wirkungsmuster zwischen zwei Ereignissen her – nach dem Motto: Wer ist schuld? Wer hat was verursacht? Stattdessen provoziert sie die wechselseitige Bedingtheit in der Herangehensweise an den Konflikt derart, dass eines auf das andere verweist, im Hin und Her die Konnotationen des Konflikts immer mehr angereichert und sichtbar werden. Auf diese Weise ist ein Symptom nicht mehr eindeutig einem Träger zuzuschieben, sondern jeder Träger ist, wie in einem Zirkel, Ursache und Wirkung. So ist symptomatisches Verhalten nicht Ausdruck einer individuellen Pathologie, sondern ein solches Verhalten hat eine Funktion für den Bestand der Familie (Ludewig 1993). „Zirkuläres Fragen zielt darauf, die Funktion eines Symptoms im ‚pathologischen Spiel' einer Familie zu sondieren" (137). „Was würde ihre Mutter sagen, wenn sie das hören würde", eine solche Frage reicht die Problemstellung weiter, öffnet den Dialog, gibt die lineare Sicht auf.

In der Familien-Kunsttherapie ist solche spielerische Distanzierung, zirkuläre Fragestellung oft bewegend: Auf dem Brett wie auf einem Schachbrett, das Patient und Therapeut vor sich stehen haben, könnte ein Familienmitglied, das wie die anderen als Tonfigur da steht, den Platz eines anderen einnehmen. Ohne Worte eröffnet sich eine neue Perspektive (vgl. Ludewig 1993, Landgarten 1990). Die Stabilität, das Gleichgewicht, das sich jede Familie sichert (im Sinne der oben genannten Systeme), spiegelt nach solcher Aufforderung oft pathologische Kommunikationsmuster, die allen Beteiligten – wie gesagt: in der Familien-Kunsttherapie zuweilen ohne Worte – einsichtig werden und reflektiert werden können. In einer oft nur sechswöchigen Kurztherapie für Familien wird der in der Praxis der Kunsttherapie seltene systemische Ansatz praktiziert. Beginnen kann man beispielsweise mit folgender Aufgabe: „Die fünf Mitglieder der Familie Brown bekamen vier Bogen farbiges Papier, Ölkreiden, eine Schere, Klebstoff und eine Unterlage; dazu wurde ihr die Aufgabe gestellt: Baut gemeinsam eine Familienskulptur auf. Bei diesem Projekt dürft ihr miteinander sprechen" (Landgarten 1990, 48).

Gisela Schmeer (1995) unterscheidet drei Formen des Sehens: das synoptische, das fokussierende und das zirkulär-dynamische Sehen. Letzteres ist grundlegend für ein systemisches Betrachten eines Bildes. „Systemisches Verständnis des Bildes bedeutet, daß wir davon ausgehen, daß das Bild, der Maler oder die Malerin des Bildes in einem permanenten Wechselwirkungszusammenhang stehen, in den auch der Therapeut von Anfang an einbezogen ist. Auch der Raum, in dem sich Therapeut und KlientIn begegnen, ist in diesen Wechselwirkungszusammenhang einbezogen. Auch die Tageszeit, die Schwingung im Raum, alles wirkt auf alles, und alles wirkt sich aus“: Stimmungen, Erwartungen, Erfahrungen, innere Bilder, Farbe der Kleidung, der Augen, der Stimme usf. (Schmeer 1995, 4). Nicht die Therapeutin, sondern die Patientin steht im Mittelpunkt. Aufgefordert, dem Bild Worte zu verleihen, wird eine direkte Rede der Bildelemente initiiert. „Wenn das Bild jetzt sprechen könnte, was würde es sagen?“ Und mit zirkulärer Fragetechnik werden frühe Beziehungsfiguren ins Spiel gebracht: „... und wenn ihr Vater das Bild sehen würde, was würde er sagen?“ Vermieden wird auf jeden Fall *Sprechen über*. Schmeer (1995, 4) will den „unmittelbaren Dialog mit dem Focus“, der „eine Atmosphäre energetischer Dichte“ schafft.

In systemischer Betrachtensweise geht es um ein Netzwerk von MalerIn, TherapeutIn, dem Bild selbst und dessen Bildelementen. Der Beobachter wird in die Beobachtung selbst einbezogen, beide scheinen unauflösbar verquickt. Die Elemente des Systems, die in ihrem Verhältnis immer auf energetischen Ausgleich bedacht sind, beeinflussen sich wechselseitig.

Die Skizze der systemischen Betrachtensweise gilt hinsichtlich gesunder wie krankmachender Zuständlichkeit. Gerade psychische Erkrankung kann systemisch stabilisierend sein. Und der Therapeut kann auch darin seinen Platz haben. Sein Ziel muss es aber sein, den Wechselwirkungszusammenhang aller Elemente bewusst machen zu helfen. Durch sog. zirkuläre Befragung aller Elemente hilft er dem Patienten, die betreffenden Außenperspektiven wahrzunehmen. Lineare Ursachenzuschreibungen werden in der systemischen Therapie aufgelöst (vgl. Lenz u.a. 1997). Alte Erklärens- und Verhaltensmuster werden verwischt, und die Sichtweisen der Patienten werden erweitert. Zirkulär, also kreisend, werden neue Sichtweisen etabliert. Und der Therapeut sollte sich hüten, den eigenen Fokus, Komplex, zu früh in den Austausch der Sichtweisen einzuführen.

Das zirkuläre Sehen ist Grundlage für ein „systemisches Verständnis“ (Schmeer 1995, 4). Es baut erstens auf den synoptischen, also die Bildelemente zusammenschauenden Blick und zweitens auf den detailfokussierenden Blick auf. Und es geht vor jeder Bildbetrachtung von dem eigenen Gefühl aus, das in unserer Begegnung in mir ausgelöst wird.

> Folgendes Beispiel verdeutlicht das zirkuläre Fragen: Die Klientin skizziert ihr Problem, gestaltet ein Bild. In der Mitte des Bildes ist das Gesicht eines kleinen Mädchens zu sehen. Eine Schielbrille, erläutert sie, zeigt auf das Bild und die Brille, die das Mädchen trägt. Daraus entwickelt sich ein Gespräch zwischen Therapeutin und Klientin: „Wenn Ihr Vater gehört hätte, was Sie eben über das Schielen und das Kind gesagt haben, und wenn Ihr Vater das Bild sehen würde, was würde er sagen?“ – „Mein Vater würde sagen: Du wolltest schon immer mehr sehen, als Dir zustand.“ – „Und Sie?“ – „Allerdings, das glaube ich Dir, dass ich unbequem war. Ich habe nämlich gesehen, dass es zwischen Dir und Mama etwas gab, eine Geschichte, eine Frau, die dazwischen stand.“ – „Und daraufhin Ihre Mutter?“ – „Das geht Dich nichts an.“ – „Und Sie?“ – „Das geht mich eben schon etwas an. Diese andere hat sich wegen Papa umgebracht. Das weiß ich. Die Sache habe ich mitgekriegt, auch wenn niemand darüber gesprochen hat. Auch über meine Halbschwester hat niemand gesprochen.“ – „Draufhin Ihre Mutter?“ – „Lass das unsere Sache sein.“ – „Und der Vater?“ – „Dir ist doch nichts abgegangen. Was willst Du überhaupt?“ – „Und Sie?“ – „Doch mir ist etwas abgegangen: dass ich nicht die Wahrheit sagen durfte, dass ich so tun musste, als ob …, dass ich lügen musste. So wie auf dem Bild hier …“ (Schmeer 1995, 9 f.).

Gisela Schmeer hat inzwischen ihren systemisch-kunsttherapeutischen Ansatz um die sog. Resonanzbildmethode (Schmeer 2006a) erweitert und die zirkuläre Herangehensweise auf die Gruppe ausgedehnt; hat dabei ihren psychoanalytischen, systemisch-kunsttherapeutischen Standpunkt (Schmeer 2006b) beibehalten. Das gruppenorientierte Verfahren hält dazu an, schnell und spontan auf die Bilder eines anderen Gruppenmitglieds skizzenhaft zu reagieren und eben dieses darüber eine andere Sicht einnehmen zu lassen.

Constanze Schulze (2004, 196) resümiert, dass sich „vorhandene Kunsttherapieansätze und -methoden mit Hilfe des sytemischen Denkens systematischer betrachten und sich im Sinne kontextspezifischer Anwendung weiterentwickeln und modifizieren lassen.“

6.2.3 Die Einflüsse von Verhaltenstherapie und kognitiver Verhaltenstherapie auf die neueren imaginativ-orientierten Verfahren

Martin Schuster (1997) hat einen Beitrag verfasst mit dem Titel „Verhaltenstherapie und Kunsttherapie – ein fruchtbarer Gegensatz?“. Der Beitrag hat auch in Deutschland eine Diskussion in Gang gebracht, die in den USA wenig früher initiiert wurde (Roth 1991). Es ist hiernach das erlernte problematische und leidenmachende Verhalten, situativ und im systemischen Zusammenhang verstärkt, das analysiert, modifiziert oder neu strukturiert werden soll. Nicht nur die systematische Desensibilisierung, die Verhaltensmodifizierung, das Lernen am Modell oder die operante Konditionierung prägten das Bild von der Verhaltenstherapie als einer bloß symptomorientierten Therapieform. Auch die Plananalyse-Arbeit erarbeitete die Erscheinungsweisen des Verhaltens in seinem Gesamt im Hinblick auf dessen Bewältigung oder Vermeidung und scheute sich gleichermaßen nicht, „die imaginierte Bewältigung einer problematischen Situation“ in den Blick zu nehmen (Schuster 1997, 81). Die ausdrückliche Einbeziehung der Schemata des Verhaltens und deren innerbildhafter Dokumentation führte zu einer methodischen Differenzierung, mit der sich das Bild von einer bloß symptomorientierten Therapie veränderte. Die systemische Betrachtensperspektive, die die Pläne und die aufeinander zu beziehenden Schemata des Verhaltens im Sinne ihrer psychischen Regulation in den Blick nahm (Neumann 1998), hat dazu beigetragen, „diese geballten Suggestionen der Fachsprache der Verhaltenstherapie“ langsam aufzulösen (Schuster 1997, 81). Neumann (1998, 128) spricht von einer „kognitiven Wende“ der verhaltenstherapeutischen Modelle.

Roth (1991, 233) hebt in ihrem Ansatz noch eher deskriptiv die Gemeinsamkeiten von psychodynamischen und verhaltensorientierten Therapieformen, die bislang unverträglich schienen, hervor (Beziehung, Übertragung, Einsicht, Imitation etc.). Sie beruft sich auf das Diktum, dass „alle lerntheoretischen Formulierungen im Grunde dynamische Formulierungen sind“ (London 1973, 170). Die psychische Desorganisiertheit eines sechsjährigen Jungen, die sich verhaltensgemäß hyperaktiv und destruktiv, gestalt- und bildnerisch in Ausdrücken einer gestörten Raumwahrnehmung kundtut, geht sie beispielsweise mit der verhaltensmodifizierenden Technik des „Reality Shaping“ an. Dabei handelt es sich um eine Art der angeleiteten Realitätswiedergabe, -formung, in unserem Beispiel mit bildnerischen Mitteln ein kleines, wirklichkeitsentsprechendes Haus zu reproduzieren. Damit versucht sie, das Selbstwertgefühl des Jungen zu stärken.

Schuster (1997) und Neumann (1998) suchen dagegen eher das Gemeinsame des psychischen und phänomenalen Verhaltensausdrucks. Sie finden dieses in den Begriffen der Plananalyse unserer Vorstellungen, in deren innerpsychischen, schematischen Regulation und der ausdrucksgestalterischen Manifestation.

Welche Rolle kann die bildnerische Arbeit in einer verhaltensorientierten Therapie spielen? Was zeichnet die Gestalten, die zu Ausdruck gekommen sind, über das ihnen korrespondierende Psychische, über das bloße Phantasieprodukt hinaus aus? Die sich abzeichnenden inneren Gestalten erfahren ihre äußere, zu Ausdruck kommende Verstärkung (im verhaltenstherapeutischen Sinn) in der Ausgestaltung (Schuster 1997):

- Ein Ausgestaltetes ist weniger naturalistisch und gefährlich als die Phantasie.
- Ein Ausgestaltetes ist weniger flüchtig als die Phantasie; es steht zur Verfügung, zeigt eine quasi objektive Spur zur Lösung hin.
- Ein Ausgestaltetes entscheidet sich in Farbe und Form, wirkt so auf die Phantasie zurück.
- Ein Ausgestaltetes wird öffentlich und regt zur Interaktion an.
- Ein Ausgestaltetes kann als Schönes positiv-verstärkend und intervenierend-belohnend sein.
- Ein Ausgestaltetes lässt sich im Sinne der humanistischen „sensory awareness" sinnlich und körpergefühlshaft erleben.
- Ein Ausgestaltetes ermöglicht im Sinne unserer rechtshemisphärischen körpergefühlshaften Kompetenzen eine längere Verweildauer beim Produkt.
- Ein Ausgestaltetes gibt im Sinne eines operationalisierenden Bewusstseins den vagen Phantasien Form und trägt sie der bewussten Verarbeitung zu.
- Ein Ausgestaltetes veräußert das symbolisch-metaphorisch Innere.
- Ein Ausgestaltetes versetzt aus einem künstlich-künstlerischen Raum in einen alltäglichen.

Die aufgezählten Ausdrucksformen der Ausgestaltung bildhaft-mentaler Zustände beinhalten prozessuale Wirkungen (Schuster 1997). An ihnen sind operationalisierbare Unterscheidungen ablesbar, die die Phantasiearbeit von Imaginationsverfahren differenzieren, je nachdem diese auf die Ausgestaltung Wert legen oder nicht. Solche Betonung legt nahe, die kognitiven Aspekte dieses gestalterisch sich dokumentierenden Vorgangs näher zu beleuchten.

Nehmen wir das Beispiel der systematischen Desensibilisierung. Ihre Grundgedanken sind folgende: In angstfreier Situation wird ein Klient einem angsterzeugenden Reiz ausgesetzt. Der Klient lernt, dass er vor dem normalerweise Angst erzeugenden Reiz keine Angst zu haben braucht. Er wird gelöscht resp. relativiert in der Verbindung mit einem angenehmen Reiz. Wichtig ist in dieser angstbefreienden Konstellation „die erfolgreiche Bewältigung der Angstsituation in der Vorstellung" (Schuster 1997, 81).

In langjähriger Bildarbeit ließ Schuster eine Klientin sich mit ihren angstgetönten gezeichneten Bildern konfrontieren. Bei längerer Betrachtung verloren die Bilder tatsächlich langsam ihren Schrecken. Die Erfahrung der Angstlösung und des Weges dahin fielen dem Therapeuten einfach zu. Schließlich suchte er mit der Klientin deren angstgetönte Realsituationen auf. Und der anfängliche Horror des Alltags schwand. Die Vorstellung „im Kopf" half die „Realbewältigung" zwar vorbereiten, wurde aber erst so richtig fruchtbar, als die Klientin nach der gemeinsamen Phase des bloßen Anschauens und Ertragens der Bilder mit der Frage konfrontiert wurde, wie solche Situationen – sowohl die phantasievollen wie realen – bewältigbar wären.

Ist „es die Phantasie einer erfolgreichen Bewältigung [...], die bei der systematischen Desensibilisierung therapeutisch wirkt?" (Schuster 1997, 81) Auch im „Prozeß des (symbolisch) verdeckten Lernens" (Neumann 1998, 136) kommen anscheinend die bekannten verhaltenstherapeutischen Variablen zum Einsatz: „Auch Belohnungen und Bestrafungen werden in der Phantasie verwirklicht. Man bezeichnet dies als Coverants (verdeckte Reaktion). Zum Beispiel stellt sich der Raucher die negativen Konsequenzen des Rauchens, etwa eine teerverseuchte Lunge, bildhaft vor." (Schuster 1997, 81)

Es sind doch gerade diese bildhaften Vergegenwärtigungen in der Vorstellung, die sich symbolisch explorieren, vergegenwärtigen, bewältigen lassen. Die verdeckten Anteile, Situationen, Reaktionen sind auf gleichem bildhaft-symbolischem Weg effektiv steuerbar. Sie können verstärkend/belohnend oder löschend bildhaft inszeniert und in den Reaktionen bildhaft und verdeckt korrigiert werden. Die Symbolarbeit kann im Rahmen der psychotherapeutischen, aber auch der heil- und sozial-pädagogischen Arbeit verdeckt-intervenierend tätig werden und entspannende Verfahren zur Verbesserung der Effektivität hinzuziehen, so dass „der anfangs aversive Reiz allmählich neutrale und mitunter sogar positive Werte erhalten" kann (Neumann 1998, 137).

Ein Überblick über die imaginativ-orientierten Therapieverfahren, die hier als kunsttherapeutische begriffen sind, macht nachdenklich hinsichtlich der gewohnten psychoanalytisch und tiefenpsychologisch Verfahrensweisen mit Bildern.

Wenn hier in biographisch vorwärtsschauender sinnstiftender Absicht der Jungianer oder in biographisch assoziativ rückwärtsgewandter aber konfliktlösender Absicht der Freudianer die Klienten ihre Bildbearbeitung betrieben, dann stand doch das neu scheinende Motiv einer emotiv eingefärbten kognitiven Assoziation und ihres entsprechenden Verhaltenskomplexes seit fast einhundert Jahren immer im Mittelpunkt. Was also ist neu an den imaginativ-orienten Verfahren?

Sicher ist die therapeutische Absicht der neuen Imaginationsverfahren weniger biographisch-vergangenheitsorientiert. Und auch die Beziehung der beiden Therapieparteien hat sich gewandelt: eher partnerschaftlich, weniger aus Gründen des personhaften Übertragungsangebots therapeutisch distanziert. Humanistisch-psychologisch haben wir gelernt, im „Hier und Jetzt" der sich äußernden leidvollen Bildvorstellungen „themenzentriert" und entsprechend zuweilen kurzzeittherapeutisch zu arbeiten.

Neumann (1998) hat die unterschiedlichen Aspekte des symbolischen Bewältigungslernens synthetisiert: die abgestuften Löschungsverfahren, das Gegenkonditionieren, das verdeckte Modelllernen, die inner-monologhafte Imaginationsarbeit.

Die Vielfalt der Ansätze macht deutlich, wie und wohin sich die tradierten analytischen Verfahren verändert haben. In Fragen des Settings, der Beziehungskonstellation, der Interventionen mussten sie Differenzierungen hinnehmen, die sie z. T. in ihren Grundparadigmen erschütterten.

Von Anfang an waren kognitive wie behaviorale Aspekte der Intervention im Spiel, die unter der Hand die tiefenpsychologische Option modifizierten: So lässt sich z. B. das „Katathyme Bilderleben" (Leuner 1985) symboldramatisch und bildexplorativ im Sinne einer Bewältigungsimagination verstehen. Auch die „Reziproke Bildübermalung" (Benedetti/Peciccia 1990) in ihrem fortschreitenden Übermalungsvorgang auf Folie und in den positiven Bildkommentaren seitens der Therapeuten ist durchaus symbolisch-probehandelnd und verdeckt-verhaltensändernd ausgerichtet. In der Mandala-Arbeit (Riedel 1992) werden mit Hilfe von symbolisch verdeckten und modellhaften Imaginationen, Bildgestalten die Ressourcen, Kompetenzen der Klienten geweckt. Und in den Heilungsritualen früher Völker werden Sandbilder (so bei tibetanischen Mönchen) oder „dry paintings" (bei den Navaho-Indigenen) entdeckt, die schon vergessene kulturelle Ressourcen erinnern (v. Engelhardt 1996, 31 f.).

Laut Neumann (1998, 135) konnten „aus kognitiv-behavioraler Sicht [...] solche bildnerisch lenkenden und explorierenden Aktivitäten durchaus als wesentliche symbolische Lernstrategien begriffen werden", als „Methoden der imaginativen Perspektivveränderungen", ohne dass die Angst der Analytischen Therapie, einem Paradigmenwechsel von Gefühls- zu Bewusstseinsarbeit zu erliegen, in Erfüllung ging. Die kunst- und gestaltungstherapeutischen Verfahren sind dabei, den Blick auf die Bild-Kognition und ihrer – im Falle des Leidens – notwendigen „Neuattribuierung" zu lenken. Sie bedienen sich zunehmend schematherapeutischer Vorgehensweisen, die die beeinträchtigenden Bild-, Vorstellungs- und Lebensmuster in den Blick nehmen (vgl. Menzen 2013).

Was der klassisch orientierte Psychotherapeut in Zukunft sicher lernen muss, ist, im Patienten nicht nur den Akteur, sondern zunehmend den aktiven Regisseur seines inneren Bildraumes zu erleben.

6.3 Effizienz- und Wirkkriterien – neue Maßstäbe für Kunst- und Gestaltungstherapie

Es ist unbestreitbar, dass sich eine auf dem Gesundheitsmarkt expandierende Therapieform in ihrer Effizienz und Wirksamkeit ausweisen muss, und zwar mit möglichst großer wissenschaftlicher Genauigkeit. Darüber kann es eigentlich keine Diskussion geben, aber sie wird geführt mit dem Hinweis auf den eigenen Charakter der musisch- und speziell bildnerisch-ästhetischen Methoden und Interventionen der Praxis.

Wie wichtig die Diskussion über und die Kontrolle der praktizierten Therapieformen ist, hat eine Kommission in den Niederlanden hinsichtlich der professionellen Standards der künstlerischen Therapieverfahren gezeigt: „Durch eine Visitations- und Untersuchungskommission wurden im staatlichen Auftrag Defizite der Ausbildung, der Ausbildungsinstitutionen und der Praxis der künstlerischen Therapieformen untersucht – mit einem desaströsen Ergebnis: mangelnde Wissenschaftlichkeit, mangelnde Effektivität, unzureichende Ausbildungspraxis etc. wurden festgestellt“ (Zdunek/Petzold 1999, 158).

Effizienzkontrolle, Wirksamkeitsnachweise, Qualitätssicherung und Professionalität, das wollen wir grundsätzlich festhalten, gehören zu den wichtigsten Forderungen an eine künstlerische Therapieform. Sie wird dabei einerseits qua Methodenorientierung mit ihren eigenen wissenschaflich gesetzten Standards immer Schwierigkeiten haben und andererseits in Gefahr sein, „bei der Entwicklung von Forschungsstrategien die Bedeutung von Kunst und Kreativität einzubüßen“ (Doktor u. a. 1999, 149). „Die Dichotomie von Kunst und Wissenschaft scheint unsere größte Hürde zu sein, effektive Forschungsmethoden zu entwickeln“ (149).

Umso erfreulicher scheint es, dass nach einer Mitgliederbefragung der im Bereich der künstlerischen Therapieformen Tätigen, die der Berufsverband der „Deutschen Gesellschaft für künstlerische Therapieformen“ (DGKT e.V.) und der „Europäischen Akademie für psychosoziale Gesundheit“ (EAG) 1998 durchführte, festgestellt wurde, dass 70–100 % der von den acht Verbänden befragten Mitglieder ein abgeschlossenes Studium in sozialen und (heil-, sozial-)pädagogischen Fächern nachweisen können. Andererseits erscheint es eher unerfreulich, dass nur knapp über ein Drittel ein Kunststudium oder dergleichen aufweist. Die medizinischen und psychologischen Abschlüsse waren mit bis zu 10% deutlich niedrig vertreten. Ein sicher erfreuliches Ergebnis war, dass fast alle Mitglieder neben dem spezifisch vetretenen künstlerischen Verfahren ein weiteres Therapieverfahren erlernt hatten.

> In einer früheren Untersuchung zeigte sich, dass neben der Gestalt- die Gesprächs- und die Verhaltenstherapie mit Abstand am häufigsten als zweites Verfahren erlernt wurden. In der Praxis, so eine Untersuchung der Freiburger Abteilung für Psychosomatik und Psychotherapeutische Medizin (Scheidt u. a. 1998/1999), zeigte sich, dass die Behandlungsverfahren mehrheitlich in Kombination verwandt wurden. Allerdings fühlten sich aber auch nur rund drei Viertel der seit ca. 7–12 Jahren praktizierenden Befragten ausreichend qualifiziert. Je nach Verband verfügten 5–45 % der Mitglieder über die Heilpraktikererlaubnis, was, so die Verantwortlichen, berufsverbandspolitische Entscheidungen unumgänglich macht (Zdunek/Petzold 1999).

Hinsichtlich einer gründlichen ausgewiesenen Therapieform hat Parloff (1980) als Kriterien aufgeführt: Effektivität, Bedeutsamkeit (klinische Relevanz), Breite und Dauerhaftigkeit der erzielten Veränderungen, Prozentsatz „gebesserter" Patienten, Patientenzufriedenheit u. a. m. Die Kontroverse um die Kriterien, von Konsumentenschutz- und Verbraucherverbänden in den USA mit Recht diskutiert, führte in der BRD zu ersten Gesetzesvorlagen für ein Lebenshilfebewältigungsgesetz, das, von einigen norddeutschen Länderparlamenten im Bundestag eingebracht, den Bundesrat zur Verabschiedung erreichte, inzwischen in die Ausschüsse des Bundestages zurückverwiesen ist, in der Forderung nach einer Art „Weiterbildungspass" wiederauflebte und erstmals in Bayern zu einem Verbraucherschutzgesetz in psychotherapeutischen Angeboten geführt hat.

Der Klärungsbedarf hinsichtlich der Effektivität der Verfahren, der Dauer der Verfahren oder der Indikation für ein bestimmtes Verfahren ergab sich schon aus einer Befragung von betroffenen Klienten, die Seligman 1995 als „The Consumer Reports Study" einer großen amerikanischen Verbraucherzeitschrift durchführte und Hartmann und Zepf 2003 wiederholten. „Keinerlei Hinweise auf die Überlegenheit einer therapeutischen Richtung und auch keine Unterschiede hinsichtlich der Grundberufe der Berater und Therapeuten", so kommentierte Petzold (1996, 1) das Ergebnis. Die „Beschreibung und Bewertung von Evaluationsmethoden im Bereich der Psychotherapie" (Sbandi u. a. 1993) bezieht unterschiedlichste Standpunkte. Umso dringender ist es, dass die eingesetzten Messinstrumente aus Gründen der Vergleichbarkeit standardisiert und von der „Society for Psychotherapy Research" (SPR) empfohlen sind. Diesem Anliegen hat sich seitens der Kunst-, Integrativen und Bewegungstherapien eine methodenübergreifende Evaluationsstudie verpflichtet, die seit 1996 an der „Europäischen Akademie für psychosoziale Gesundheit" (EAG) durchgeführt wird und auch die von Grawe u. a. (1994) empfohlenen Erhebungsinstrumente benutzt, nämlich den SCL-90-R (Symptom-Checkliste von

Derogatis, dt. Version von G. Franke 1995) und den IIP-D (Inventory of Interpersonal Problems, dt. Version von Horowitz/Strauss/Kordy 1994).

Petersen (1998) äußert angesichts der sich ausbreitenden Diskussion um Wirkungs- und Effizienzkriterien in der Therapieforschung den Verdacht, dass alle Therapieformen über einen Leisten gespannt, sozusagen „glattgebügelt" werden. Er hinterfragt eine Begrifflichkeit, die in den tonangebenden Forschungsgutachten von Meyer (1990) und Grawe und Mitarbeitern (1994a, b) gebraucht wird und seiner Meinung nach von einer „banalen Bequemlichkeit" ist. Mit „flachen Begriffen" setzt sich das „System wissenschaftlicher Forschung" suggestiv durch und verunsichert. Besonders die künstlerischen Medien, die in den verschiedenen Ansätzen zu unterscheidbarer Form kommen, werden missachtet (Luhmann 1998, 291).

Die Ausdrucksformen, auch die künstlerischen, müssten in ihrem Verhältnis der zur Verfügung stehenden Medien differenziert werden. Der Gebrauch der Skulptur in der Familientherapie und der Gebrauch von Ton in der Kunsttherapie wie der Gebrauch der Videosequenz beim Video-Home-Training sind nicht nur in Hinblick auf die indizierte Einsetzbarkeit zu unterscheiden. Sie werden auch anders wirken und unterschiedlich effizient sein. Offenbar fehlt an dieser Stelle den medizinisch-psychologischen Gutachtern die Einsicht in die Wirkmächtigkeit der unterschiedlichsten Kulturtechniken. Die Kritik Luhmanns weist darauf hin, dass „Medien und Formen" von Verfahren „immer eine Systemreferenz" voraussetzen, eine Systemreferenz, die bei Grawe und Meyer besonders in formausdrücklicher Hinsicht nicht berücksichtigt ist (1998, 166). Familientherapie, in der Familie eingesetztes Video-Home-Training und konfliktorientierte Kunst- und Gestaltungstherapie werden sich hinsichtlich der medial verwendeten und unterschiedlich wirkenden Mittel wesentlich voneinander unterscheiden.

Grawe u.a. (1994a, b) haben fünf Wirkprinzipien von Psychotherapie aufgestellt:

- Aktivierung produktiver (gesunder) Kräfte im Patienten;
- Aktualisierung des Problems in der realen Erfahrung im therapeutischen Prozess;
- aktive Hilfe zur Problembewältigung;
- Klärung der Motivation des Patienten;
- Reflexion der therapeutischen Beziehung.

Kritik ist dort berechtigt, wo einzelne therapeutische Schulen diese Basis-Prinzipien der Psychotherapie in ihrer Ausbildung nicht vermitteln (Petersen 1998). Die Messlatte dieser Wirkprinzipien kann aber die künstlerischen Therapieformen ggf. nicht erreichen. „Künstlerische Therapien sind ebenso wenig vermeßbar wie Kunst" (Petersen 1998, 200). Es finde eine klinisch-psychologische Einebnung der künstlerisch-therapeutischen Verfahren statt, die einen „Verlust an Kultur" mit sich bringe, indem die natur- und kulturwissenschaftlich fundierten Verfahren über einen Leisten gespannt werden. Mit Hilfe der Wirkfaktoren solle die Spezifität der Therapieverfahren standardisiert werden.

Dass der Wirksamkeits- und Effizienzforderung in den künstlerischen Therapien Rechnung getragen werden kann, zeigen beispielsweise die gerontopsychiatrischen Studien von Lony Schiltz (2007) und die psychosomatischen Studien von Wolfram Henn und Harald Gruber, insbesondere das von ihnen herausgegebene Buch „Kunsttherapie in der Onkologie" (2004). An Hand von Studienergebnissen und Praxisberichten dokumentiert der Band, dass Kunsttherapien unter anderem zur Unterstützung der Krankheitsverarbeitung sowie zur Verbesserung der Lebensqualität hilfreich sein kann. „Gerade in der Onkologie wird die Bedeutung der kunsttherapeutischen Angebote geschätzt, da sie den Menschen zu einer aktiven Rolle in der Bewältigung ihrer Ängste, der Erschöpfungszustände, Depressionen und Schlafstörungen verhelfen", so Gruber in der abschließenden Presseverlautbarung (2004). Und auch Peter Sinapius und Michael Ganß haben neuerdings in ihrem umfassenden Buch „Grundlagen, Modelle und Beispiele kunsttherapeutischer Dokumentation" (2007) gezeigt, dass die Zeiten der Ablehnung von Effizienz- und Wirkkontrolle vorbei sind.

Die Rolle von Effizienz- und Wirkkriterien wird dennoch nach wie vor kontrovers diskutiert: Neumann (1998) hat vor Jahren die Auffassung vertreten, dass die bildhafte Imagination als kognitive Strukturform auf einer präverbalen Wahrnehmungs- und Bewusstseinsebene auch wissenschaftlich, nämlich kognitiv-behavioral analysierbar sei. Im Falle einer inneren „Bild-Störung" und deren verstörter Ausdrucksform, also beispielsweise im Falle einer verzerrten, angstgestörten Wahrnehmung, sei es durchaus angebracht, die Effizienz- und Wirkeffekte der imaginativ-künstlerischen Verfahren zu hinterfragen. Effekte kämen immerhin auf der Grundlage einer ggf. kognitiv-behavioral orientierten Therapieform zustande – und seien also auch auf dieser Grundlage hinterfragbar.

Neumann scheint es unverständlich, Imaginationsverfahren, die sich wissenschaftlich-psychologisch ausweisen, nicht auch klinisch-psychologisch standardisierten Prüfverfahren zu unterstellen. Und tatsächlich ist erst langsam der Versuch gemacht worden, die wissenschaftlich-methodischen Forschungsansätze von Kunst- und Kreativitätstherapeuten in ihrem Fach zu hinterfragen. In den letzten Jahren wird sich die Kunsttherapie als wissenschaftliches Fach mit Bachelor- und Masterabschlüssen an deutschen Hochschulen dieser Lücke bewusst. Forschung wird nunmehr großgeschrieben (Aldridge 2002, Aldridge u.a. 2002; Petersen 2002). Die Veröffentlichungen, vormals noch allenfalls historisch-dokumentarisch, eher entwicklungsorientiert-deskriptiv und handlungsbeschreibend (Doktor u.a. 1999), halten nunmehr weitgehend den wissenschaftlichen Standards Stand. Die Konzepte der sog. „Ästhetischen Forschung" (Kämpf-Jansen 2002, Peez 2002) setzten einen Anfang, Konzepte kunsttherapeutischer Forschung folgten unter dem Druck gesundheitspolitischer Anerkennung unmittelbar (Aldridge u.a. 2002). Martin Schuster (1997, 80) hat die Erfordernisse schon früh in einer Art Memorandum zusammengefasst:

> „Die Maßnahmen der Kunsttherapie müssen objektiv beschreibbar sein, und die erwartete Wirkung muß meßbar sein. [...] Die differentia specifica der Kunsttherapie zu anderen Therapieformen ist nicht die Arbeit mit bildhaftem Denken (das tun z.B. auch Hypnotherapie, katathymes Bilderleben und in der Traumdeutung die klassische Psychoanalyse), sondern die Ausgestaltung der bildnerischen Phantasie in einem Produkt."

Schusters verhaltenstherapeutischer Ansatz stimmt, soweit sich ein leidvoller Konflikt bildhaft-phantasievoll widerspiegelt, durchaus mit psychoanalytischen Grundannahmen überein. Aber er sieht eine neue, andere Wirkmächtigkeit und Effizienzmöglichkeit da, wo eine Ausdrucksform über das bildhaft-phantasievoll Evozierte hinausgeht. Was da Gestalt annimmt, sollte in seiner Wirkmöglichkeit analysiert werden, kann in der Folge auch als Wirk- und Effizienzkriterium einer Verfahrensweise gelten, wenn sie überprüft wird.

Wenn die Verfahrensweisen operationalisierbar sind, so die Hoffnung Neumanns und Schusters vor Jahren, könnte doch im Sinne Doktors u.a. (1999) der Beginn von Effektivitätsforschung in den künstlerischen Therapien angelegt sein. Wenn solche Forschung zudem finanziell unterstützt wird, dann ist ein Schritt getan, einer zahlenmäßig noch kleinen aber zunehmend wichtigen Therapeutengruppe zur Legitimität ihres Tuns zu verhelfen. Der Beitrag David Aldridges über das „Wechselspiel Forschung und Praxis" in den künstlerischen Therapien auf einer Tagung des Landschaftsverbandes Rheinland LVR 2007 hat gezeigt, dass die Instrumente zur Erhebung künstlerisch-therapeutischer Effizienz vorliegen und nur gebraucht werden müssen (Aldridge 2007).

6.4 Ausblick: Vom Primat des Inhalts zur Eigenständigkeit der Form/des Formprozesses des Produkts in der Kunsttherapie

Kunsttherapie bemüht sich, drei Weisen der Vernetzung zu verwalten, drei Netzwerke, die aufeinander bezogen sind: 1) das Netzwerk der ästhetisch-bildnerischen Elemente eines Produkts (das für sich alleine steht); 2) das Netzwerk der kognitiven, verhaltensgemäßen und emotiven Assoziationen, die dem Assoziationskomplex ästhetischer Art in irgendeiner Weise entsprechen; 3) das Netzwerk a) des sich bildnerisch ausdrückenden Menschen, b) des Therapeuten, zu dem dieser Mensch in ein Verhältnis tritt, und c) des ästhetisch-bildnerischen Produkts selbst (Schmeer 1995).

Wie sollen sich diese drei Netzwerke assoziieren, aneinander koppeln, miteinander etwas bewerkstelligen? Die Frage stellt sich besonders hinsichtlich des ersten Netzwerks, das quasi ohne Anwalt, als Objekt im Raume steht.

Bisher haben wir nur über das zweite Netzwerk als für den Therapeuten interessantes gesprochen. Jenes Netzwerk aus kognitiven, behavioralen, auch emotionalen Assoziationen, die zu explorieren, in ihrer leidenmachenden Organisiertheit umzustrukturieren, symbolisch-kognitiv zu bearbeiten wären.

Wenn wir die formalästhetische Dimension des Produkts (Netzwerk 1) betrachten, rücken Techniken, die sich für viele praktizierende Kunsttherapeuten wissenschaftlicher Hinsicht entziehen, Techniken wie Mandala-Arbeit, anthroposophische Maltherapie, Messpainting und solche Techniken, die sowohl den inneren Zustand wie die äußere Präsenz widerzuspiegeln in der Lage sind, – rücken solche kunst- und gestaltungstherapeutische Verfahrensweisen an dieser Stelle in den Vordergrund.

Wir haben als Kunsttherapeuten diesen formalästhetischen Aspekt spätestens seit Jackson Pollocks „action painting“, in dem er seine Farben tröpfeln, spritzen lässt, schätzen gelernt. Pollock sieht sich von Freud und Jung beeinflusst. Und er charakterisiert den Vorgang seiner Malerei, seine Art, Zeichen zu setzen, als „aus dem Unbewußten“ gemalt (Claus 1963, 64).

Offenbar sind ästhetische Gattungs-, Stilmittel- und Kompositionsentscheidungen nicht aus ihren psychodynamischen Hinsichten zu entlassen, auch wenn sie noch so formal konzipiert wie bei Pollock erscheinen. Auch Jean Dubuffet konzipiert seine Bilder „klinisch-psychovegetativ“ und findet sich gleichermaßen „im Bild“ präsent (Claus 1963). Dubuffet malt z. B. ein „Meer aus Haut“ („La mer du peau“), das an die material-collagierten, frottagenartigen, eben: materiologisch präsentierten inneren Zustände der Malkunst der 1950er Jahre erinnert.

Schmeer hatte darauf hingewiesen, dass das visuell Erscheinende in den Ausdrucksformen der Klienten unter systemischen Gesichtspunkten eine Eigenständigkeit besitzt, die nicht einfach kognitiv- oder verhaltenspsychologisch anzukoppeln ist. Die Kunsttherapie soll „nicht nur auf die Klärung des Inhaltlichen aus sein [...], sondern ebenso auf die visuelle Erscheinung. [..:] Nur wenn das Bild sich dem Auge deutlich macht, kann es darauf rechnen, dem Geist gute Dienste zu leisten", hat der Gestaltungstherapeut Arnheim gesagt (1972, 248).

Ein längst vergessener Philosoph, Wilhelm Schapp, ein schon fast vergessener Künstler, Joseph Beuys, und ein wenig bekannter Vertreter einer neuen Foto-Performance-Kunstgattung, Jeff Wall, stehen für diesen Aspekt: nicht inhaltlich konzeptuell zu schnell die ästhetische Präsenz und ihre innere Bezüglichkeit glatt zu bügeln. Sie klagen die Selbstreferentialität, die systemische Aufeinanderbezüglichkeit des ästhetisch sich Zeigenden vehement ein. Und sie kritisieren sublim den kognitiven Konzeptualismus, der in Gefahr ist, detektivisch den „verdeckt-symbolischen" Konnotationen auf der Spur zu sein – ungeachtet der selbstreferentiellen Organisation des inneren wie äußeren Bildes.

Hugo Kükelhaus fordert, ähnlich wie vor ihm der Phänomenologe Wilhelm Schapp (1910), „mit den Elementen Berührung zu finden wie die Kinder" (1990, zit. nach Menzen 1992, 197), was erst die kunstorientierte Systemtheorie wieder entdeckt. In seinem Konzept einer Tast-, Seh-, Riech-, Schmeck- und Bewegungsschule und „-galerie will er die Organisation der Sinne umsetzen, das Zueinander ihrer Ein- und Ausdrücke nachspielen wie die Kinder. Die Systemtheorie, hier „ins Spiel" gebracht, will gleichermaßen die „Komplexität" der medialen und formausdrücklichen Möglichkeiten wieder erinnern:

> „Das Kunstwerk kombiniert eine Vielzahl von Unterscheidungen – wieviel, das ist eine Frage der noch zu bewältigenden Komplexität. Farben, Gewichte, Linienführung, Vordergrund/Hintergrund im Bild; Gleichzeitigkeit bzw. Nahwirkung/Fernwirkung von verschiedenen Tönen oder Tonfolgen in der Musik; Verschiedenheit der Perspektiven von unterschiedlichen Charakteren und die Notwendigkeit des Zufalls ihrer Begegnung" (Luhmann et al. 1990, 16).

Die Systemtheorie unterscheidet das Medium von der Form (Luhmann 1998). Medien wie „Töne, Farben stehen sachlich in der Beziehung zum Raum", so dass „der Raum eine Form für sich ist" (165 f.).

Für die Kunsttherapie ist die Erkenntnis wichtig, dass sich die ästhetischen Elemente in einer gewissen Eigenständigkeit auf etwas hin formulieren. Gegebenenfalls folgen sie dem Lehrmeister „Psyche" in seiner kognitiven Verfasstheit, wollen aber in ihrem Fokus erst entdeckt sein. Joseph Beuys' Hinweis, dass wir aufgefordert sind, die steinerne

Plastik zu hören, ergänzt nur den Hinweis an die Praktiker: Nicht nur auf die Sinnesäußerungen, auch nicht nur auf die entsprechenden Sinnesmodalitäten, sondern eben auch auf die Sinnesverknüpfungen und schließlich auf die medialen Zugriffsweisen der Sinne und deren ästhetisch-formale Äußerungsweisen zu achten.

Viele kunsttherapeutische Ausdruchsformen haben eine gewisse Eigenständigkeit des ästhetischen Ausdrucks sehr wohl berücksichtigt: Besonders leicht schien die Forderung da erfüllbar, wo eher formalästhetische Aspekte in der Bewertung des Bildnerischen gefragt waren und therapeutisch (nicht psychotherapeutisch) auch eher die Organisation des mentalen oder körperhaften Ausdrucks über die Organisiertheit der ästhetischen Elemente im Bild angestrebt wurde. Das trifft oftmals in der Betreuung klinisch-neurologisch untergebrachter Patienten zu. Die Reorganisation der mentalen Fähigkeiten beispielsweise bei Alzheimer-Patienten erfordert operationelle Unterscheidungen in der Farb-, Form- und Gegenstandswahrnehmung. Sie erfordert die Arbeit an der Bezüglichkeit der wahrgenommenen Elemente. Sie verlangt schließlich kunsttherapeutische Hilfestellungen im Wechselspiel formal- und inhaltsästhetischer Aspekte der alltäglichen Gegenstandswahrnehmung.

„Form ist ein Einschnitt, eine Verletzung eines unbestimmten Bereichs von Möglichkeiten durch eine Unterscheidung, eine Transformation unbestimmbarer in bestimmbare Komplexität“ (Luhmann et al. 1990, 10). Genau diese Kompetenz der Unterscheidung aber muss der Alzheimer-Patient wieder lernen (Gauß 2007, 23). Und hier geht es ihm wie dem Menschen mit geistiger Behinderung. Differenzieren lernen, nicht nur die berühmte Figur-Grund-Unterscheidung, sondern die grundsätzlichen Differenzierungen des alltäglichen Lebens. Aus den Erfahrungsberichten der Kunsttherapeuten an neurologischen Kliniken geht deutlich hervor, wie solches Differenzieren an dem ästhetischen Formrepertoire, an dem Zugriff schon auf die unterschiedlichen Medien zu üben möglich ist und Nutzen bringt. Eine inhaltsästhetische Konzeptualisierung des kunsttherapeutischen Tuns, beispielsweise eine Akzentuierung inhaltlich-symbolischer Sicht, ist mitunter nicht indiziert. Dieser Gedanke bringt am Ende dieses Kapitels eine grundsätzliche Überlegung ins Spiel.

Der Künstler Jeff Wall (1997, 251) weist auf den zunehmenden Verlust der „Möglichkeit spontanen Erkennens von Bedeutung“ hin. Er erlebe in der Kunstszene entsprechend ein „Hin und Her zwischen radikal zersplitterten und fragmentierten Verfahren und nicht minder radikal vereinheitlichten, komprimierten und systematischen Verfahren“ (1997, 250). Was hier für die Kunstszene ausgesagt wird, gilt in Vielem auch für die Szene der künstlerischen Therapie.

Einerseits sind Konzeptualisierungen des imaginativen Tuns im Gang, die sich produktiv und stringent voneinander scheiden, versuchsweise und zunehmend systematisieren. Andererseits hält z.B. Levine (1998) den Systematisierungs- und Harmonisierungsbestrebungen ein fragmentiertes Menschen- und Weltverständnis entgegen: „A different aesthetic actually operates in living art which has to do with the recognition of the ruined character of our culture, [...] willingness to stay with the resulting fragmentation" (40). Hier Harmonisierung, da Beistand in der Fragmentierung – eine Diskussion kommt da in Gang, wo die lange Zeit der Ganzheitsbeschwörungen in Frage steht.

Die Rolle der Kunst umschreibt Levine so: „Are not our own broken fragmented lives brought into question by the art which comes out of this fragmented perspective? [...] We can no longer go on with therapeutic models which are based on the notion of wholeness and integration" (1998, 45). Therapeutische Hilfestellung wird reduziert auf „willingness to stay with the resulting fragmentation" (1998, 40).

Das mag niemandem, der therapeutisch tätig ist, so recht gefallen. Bloß beizustehen in mentaler Not, bloß Bezug zu nehmen auf die fragmentierten Dinge des Lebens, das scheint heilender Absicht zu widersprechen. Vielleicht gehört es aber zur Einsicht in die Realität, die Idee der Integration aufzugeben – allenfalls die Hoffnung in die integrierenden Potentiale der Kunst selbst zu setzen (vgl. Reiter 1996, 125 f.).

Fassen wir zusammen: Die Kunsttherapie unserer Tage erlebt seitens der in den letzten drei Jahrzehnten sich durchsetzenden Therapiemethoden, das sind vor allem die kognitiv-psychologischen, die behavioralen und systemischen Methoden, eine enorme Bereicherung. Sie erlebt einen Anspruch, sich des ideologischen, subjektphilosophischen Ballastes zu begeben, der die konflikthaften Äußerungen, Darstellungen des Patienten als vorwiegend innerpsychisch, innertriebhaft, innerkomplexhaft, innergestaltlich theoretisierte. Wenn nunmehr Effizienzkontrolle, Wirksamkeitsnachweise, Qualitätssicherung und Professionalität dieser Kunsttherapie abverlangt werden, dann deutet sich eine gesellschaftsphilosophische Besinnung an: Das psychisch gestörte Subjekt wird zunehmend in seinen Kontexten definiert. Auch seine sprachlichen wie seine nichtsprachlichen, bildnerischen Darstellungen und Äußerungen werden an diesen – nicht nur sozialen, sondern auch psychosozialen und institutionellen – Kontexten gemessen. Wirksamkeit, Qualität und Professionalität des therapeutischen Eingriffs haben gleichermaßen diese Kontexte im Blick. So nimmt es nicht Wunder, wenn der Aspekt „Auf das Produkt kommt es doch gar nicht an" nunmehr im gestalteten Produkt wieder diskutiert werden darf – als Produkt, das aus seinen Kontexten verstehbar ist.

In diesem Zusammenhang wird das wichtig, was dieses Produkt u.a. auszeichnet. Frühe psychotherapeutische Überlegungen werden wieder wach. In ihnen wird eine Wertschätzung nicht nur des inhalts-, sondern auch des formalästhetischen Aspektes in den Patientenbildern ausgesprochen: Das hatte schon die tiefenpsychologisch orientierte Jolande Jacobi (1969) verlangt, wenn sie auf die formalästhetische Konzeptualisierung des Patientenbildes verwies. Auch Rudolf Arnheim (1972, 246) bestand bereits darauf, dass „die Kunsttherapie [...] nicht nur auf die Klärung des Inhaltlichen aus sein soll, sondern ebenso auf die visuelle Erscheinung."

Die kunsttherapeutischen Bemühungen unserer Tage betonen das imaginativ-explorative Tun in seinen vielen und vieldeutigen Facetten (Neumann 1998, Schuster 1997, Baer 2007). Und sie hinterfragen das innerbildhaft explorative Tun in seinem mehrdeutigen Verhältnis zu dem gestalteten Dokument, das ihm entspricht. Das ist der Moment, wo der Kontext dieses ästhetischen Dokuments ins Spiel kommt. Dieser Kontext des Ästhetischen wird auf seine Konnotationen befragt und zur Zirkularität der Antwort geradezu herausgefordert, gezwungen.

TEIL III
KUNSTTHERAPIE IN DER PRAXIS

1 Sinneskompensation und Sinnesförderung in der Praxis

Ein alltäglicher Fall: Peter stürzt ins Zimmer, rennt zum Klettergerüst, rutscht fix hinunter, reißt das Fach mit den Spielbällen auf, rempelt das Schaukelpferd an, schaut mich an, nein: streift allenfalls meinen Blick, hastet von Ding zu Ding, von Ort zu Ort – es scheint, er habe die sensorischen Rückkoppelungsprogramme, die zur menschlichen Basiskompetenz gehören, nur mangelhaft erlernt. Vermutlich ist er ein hyperaktives und in seinen kinästhetisch-taktilen, vestibulären und propriozeptiven Fähigkeiten gestörtes Kind. Wahrscheinlich hat er diese Kompetenzen nicht erwerben können, da es ihm an interaktivem Feedback fehlte – und damit ist er gewissermaßen der Normalfall eines Schulkindes von heute.

Nehmen wir Peter als Exemplar, als Sinnbild unserer Kultur und unseres Erziehungssystems, dann wird der Fall deutlicher: Den Kindern und Jugendlichen werden in der Gegenwart gewisse Kulturtechniken abverlangt, Kompetenzen des individuellen und sozialen Verkehrs. Diese werden im Wesentlichen audiovisuell, d. h. „sehrohstoffartig“ (Virilio 1989) trainiert und exerziert. So kommt es zu einer programmierten Einseitigkeit der kindlichen Entwicklung mit typischen neurologischen Konsequenzen: Der Primat des Hörens und Sehens führt zur Vernachlässigung des interaktiven Vermögens, d. h. der Fähigkeit, den Körper als Medium zwischenmenschlicher Kommunikation zu begreifen – wie im Fall Peter. Das bestätigt sich, als ich ihn zu diagnostischen Zwecken, wie es bei uns im Heilpädagogischen Ambulatorium üblich ist, auffordere, einen Menschen, einen Mann zu malen (Abb. 27).

Die kulturellen Kompetenzen, die der Mensch in der modernen Gesellschaft

1. Male einen Mann:

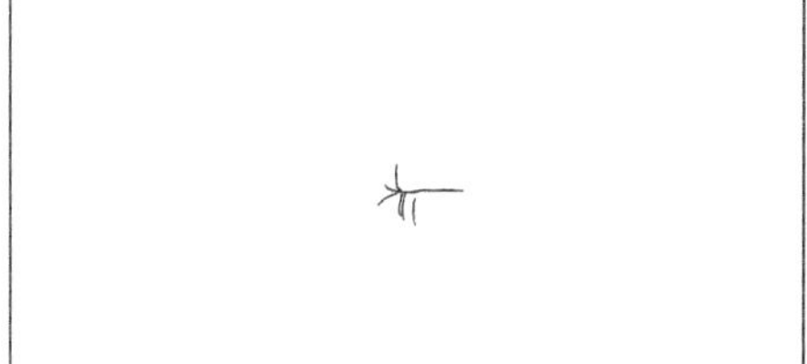

2. Male einen Mann, so gut, wie Du kannst:

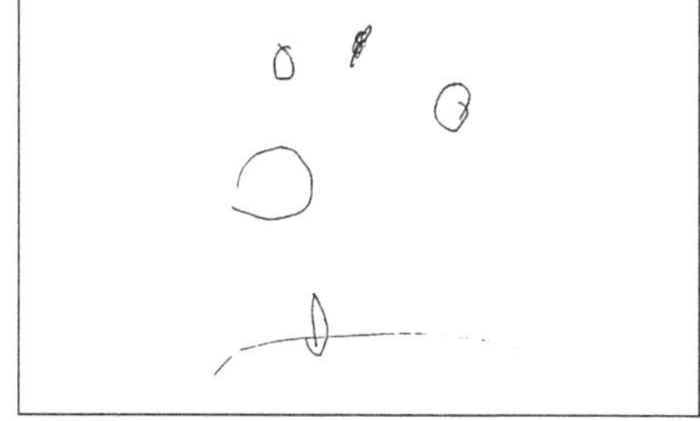

3. Zeichnung ohne weitere Aufforderung:

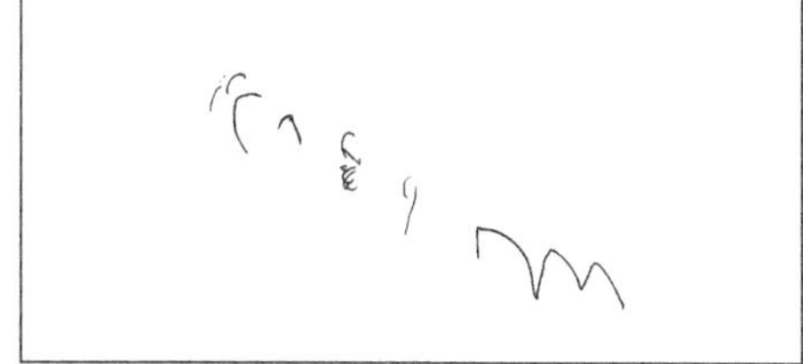

Abb. 27: Peters Zeichnungen bei der zweimaligen Aufforderung, einen Mann zu malen (Menzen 1987)

benötigt, haben, neurologisch gesprochen, einen ausgeprägten linkshemisphärischen Touch. Sie fordern das analytische Vermögen und sie unterdrücken das Repertoire der rechten Hirnhemisphäre – Interaktion, beziehungsorientierte Emotion, im Zusammenhang verstandene Gestik und Mimik.

Wenn die Diagnose des Falls Peter misslingt, wird man ihn vielleicht einer heilpädagogischen Übungsbehandlung in farb- und formanalytischen, in reizdiskriminierenden Wahrnehmungssettings unterziehen. Und am Ende der Behandlung wird er wahrscheinlich den berühmten HAWIK, den Form-Intelligenz-Test für Kinder in- und auswendig kennen; er wird die Buchstaben mit dem Stift nachziehen, Laute bilden und Worte nachsprechen können. Mehr aber auch nicht. Eine angemessene Diagnose dagegen müsste – durchaus auf der Grundlage geeigneter Diagnoseparameter (z.B. der BLN-K: Berliner-Lurija Neuropsychologisches Verfahren für Kinder, Lösslein/Deike-Beth 1998) – zu therapeutischen Maßnahmen führen, die gezielt die emotionale und soziale Kompetenz fördern, und d.h. die synthetischen Vermögen entwickeln. Damit Peter aber diese Kompetenzen erlernen kann, gilt es zunächst, seine Sinnesvermögen zu fördern. Wie kann er sozialen Kontakt aufnehmen, wenn sein Gleichgewichts- (vestibuläres), sein Raum-Richtungs- (kinästhetisches), sein Berührungs- (haptisches) Vermögen schlecht entwickelt sind?

Mittlerweile hat die Kunsttherapie einige neue Verfahren entwickelt, die dieser Anforderung genügen wollen und die versuchen, mit Hilfe ästhetisch-bildnerischer Materialien haptisch-taktile, optische, akustische, kinästhetische, vestibuläre und motorische Sensationen zu stimulieren. Es sind besonders basal-stimulative Verfahren, die hier in Anwendung kommen – und die sich im Umgang mit hyperaktiven Kindern besonders gut bewährt haben (Pfluger-Jakob 1994). Die Verfahren knüpfen dabei an die Ergebnisse der Ergo- und Beschäftigungstherapie an, die immer wieder nach geeigneten Materialien geforscht hat, dazu an die Erfahrungen der Spielpädagogik nach Fröbel, die Pädagogik Montessoris und an die Arbeiten Augustins, Affolters, Prekops, Pfluger-Jakobs u.a. Schon in der diagnostischen Phase wird es offenbar: Die teilleistungsgestörten Kinder, denen wir die hyperaktiven wegen ihrer sinneshaften und motorischen Defizite in der Reizaufnahme oder -verarbeitung zurechnen, können das Blatt Papier, das wir ihnen reichen, nicht differenziert fassen – sie knautschen es. Oder sie greifen den hingereichten Luftballon mit zu hohem Krafteinsatz – er platzt. Sie machen die Knetmasse, aus der sie eine Kugel formen wollen, platt. Sie agieren also mit undifferenziertem handmotorischem Energiepotential, das sie ungenügend steuern (Pfluger-Jakob 1994).

Anhand so unterschiedlicher Materialien wie Holz, Sand oder Wasser, Creme, Erbsen, Linsen, Steine, Ton und Plastik sollen die Kinder die unterschiedlichen Charaktere in allen ihren Qualitäten erfahren und derart in ihrer Sinnesentwicklung gefördert werden (Fischer 2001).

1.1 Materialien in der basalen Stimulation

Die Materialien sind vielfältigster Art. Sie gehorchen nicht unbedingt der materialästhetischen Didaktik des Kunstunterrichts, der in das Sehen und Wiedergeben der Welt hauptsächlich mittels des Zeichenstifts, weniger der Farbe einführt und seinen Stoffbereich entsprechend lange Zeit aus der gegenständlichen Kunstpraxis genommen hat (Richter 1984, 24f.). Die ästhetischen Materialien, die in basal-stimulativer Praxis verwandt werden, sind auf Mehrdeutigkeit angelegt und „(als nichtsprachliches) Mitteilungssystem mit besonderer Struktur anzusehen" (32). Der Tonstaub, den ich beispielsweise mit den Kindern anmische, mit Wasser versetze, je nach erwünschter Konsistenz flüssiger oder steifer mache, kann unterschiedlich eingesetzt werden: Die Weichheit oder die Härte des angerührten Materials wird die Spontaneität erleichtern oder bremsen.

Die Wahl des ästhetischen Materials kann der „freien Gestaltung" (Sudeln, Klecksen, Kritzeln, Schnörkeln) oder einer „gelenkten Gestaltung" dienen (Musikmalen, Bildserien herstellen oder lesen lernen wie in den Comics, auch das sog. geführte Zeichnen nach Hippius, bei dem die inneren Impulse bei geschlossenen Augen und beidhändig die Produktion, die graphitschwarzen Schraffen auf dem Papier bestimmen, vgl. Richter 1984; Biniek 1982).

Die Wahl des Materials ist wesentlich von den Ausprägungen und den Erfahrungen mit der Teilleistungsstörung resp. Behinderung bestimmt, kann insofern nicht standardgemäß angegeben werden, wiewohl dies immer wieder versucht wird (Lindsay 1973, die ansonsten gute und einfühlsame bildnerische Anregungen gibt): Sie wird nicht nur in Hinblick auf die psychische Befindlichkeit, sondern auch im Hinblick auf die neurologischen Dysfunktionen und kognitiven Leistungen angemessen (wobei die entwicklungspsychologischen Standards Piagets hilfreich sein können; vgl. Kap. III.3) mittelbar die Sinne und die Motorik anregen. In der praktischen Anwendung, das gilt besonders für Heranwachsende mit einer Lernbehinderung, wird sie eher individualisierend und auf die Lebensgeschichte des Kindes oder Jugendlichen mit Behinderung bezogen sein, weniger komplex, sinn- und lerninstruktiv. Die Art, der Grad, die Auswirkung der Behinderung erfordern unterschiedliche pädagogisch-didaktische Konsequenzen (Abb. 28, Richter 1984).

Handlungsthematik	ca. ab	Erkenntnis-Entwicklung	Bewegungsentwicklung	mögliche Handlungsveränderungen
1. **oral** Einverleiben	0; 0–0; 1	Reflexe und erste Gewohnheiten, primäre Zirkulärreaktionen	Saugen; Mund-Hand-Koordination	depressive Grundstimmung, Riesenansprüche, Entfremdung vom eigenen Körper
2. **attentiv** („intentional") Aufmerken			Orientierende Reaktion; Seh-Hör-Tast-Koordination	Entfremdung von der Welt, konsekutive Denkstörung, konsekutive Kontaktstörung (Unechtheit)
3. **kaptativ** Ergreifen	0; 3	sekundäre Zirkulärreaktionen	in Rücken- und Bauchlage greifen; Auge-Mund-Hand-Koordination	gestörte Leistungsmotivation: Mißerfolgsängstlichkeit, unrealistisches Anspruchsniveau
4. **explorativ** Erkunden	0; 6	Mittel-Zweck-Differenzierung (Intention)	Kriechen, sich in den Stand ziehen; Hand-Hand-Koordination	kognitiver und emotionaler Egozentrismus, Angst vor neuen Situationen, Sprunghaftigkeit, Konzeptbildungsschwäche
5. **expansiv** („aggressiv") Erobern	0; 9–1; 0	aktives Experimentieren	Manipulieren im Feingriff in Sitz und Stand; sich festhaltend gehen	frei flottierende Aggressivität, totale Evasion, Trotz und Streik, Affektstauungen und -entladungen
6. **retentiv** („anal") Behalten		Objekt-Permanenz, symbol. Repräsentation, Konstruktion („Werk")	freies Laufen; Mastdarmkontrolle	verschämte und unverschämte Bettlerhaltung
7. **sexuell** („urethral", „phallisch") Sich-hingeben	2.–3. Lj.	(präoperationales) Denken, Spracherwerb, Rollenverständnis, allmähliche Dezentrierung	(sozial genormte) Routinehandlungen; Blasenkontrolle	gestörte Übernahme der (alterstypischen) Geschlechtsrolle

Abb. 28: Richter 1984, 168

Wie erfolgreich diese basal-ästhetische Stimulierung von Menschen mit Verhaltensauffälligkeiten, Lern- oder geistiger Behinderung sein kann, beweisen nicht nur die praktischen Erfahrungen, sondern auch eine mittlerweile umfangreiche Literatur, so z. B. Mall (1982), Richter (1984), Malaguzzi (1984), Lichtenberg (1987), Kombrink (1987), Augustin (1988), Aissen-Crewett (1988), Egger (1990), Theunissen (1991), Fröhlich (1991), Praschak (1992), Gabriele Weiss (2006), Lichtenberg (2006), Schuppener (2006), Theunissen/Großwendt (2006) und Schäfer u.a (2022).

1.2 Praxisprojekte mit Menschen mit geistiger Behinderung mit den Materialien Kleister, Farbpigmenten, Ton

Die Abbildungen 29–31 gewähren Einblick in eine Serie von Projekten, die Studenten unter Anleitung des Autors mit Bewohnern eines Caritas-Heims für Menschen mit geistiger Behinderung durchgeführt haben.

Ein normaler Tapetenkleister (bei Menschen mit sehr schwerer Behinderung, die den Kleister in der Phase des ersten Kennenlernens in den Mund nehmen, muss er garantiert ungiftig sein) animiert dazu, unstrukturiert zu matschen und einfach damit herumzuspielen – aber auch dazu, erste Strukturen mit der Handfläche oder den Fingern zu formen. Als Unterlage dienen eine billige Plastikfolie, die am Tisch befestigt ist, dazu Makulaturpapier, das als sog. Fotopapier bei Zeitungsdruckereien kostenlos zu erhalten ist. Sog. Pigmentfarben, d.h. pulvrig gemahlene und bindefähige Farben, werden auf die verklebten Finger geschüttet. Schwer spastischen Menschen wie Kerstin, die auf den Tisch sabbert, als sie durch das Geschehen immer mehr erregt wird, kann diese Farbe in den Speichel auf dem Tisch gegeben werden: Das gibt die Ausgangskonstellation für ein auch mit verkrümmten Fingern und Händen gerade noch mögliches Geschiebe und Gepantsche, das schließlich noch schöne Muster hervorbringt. Die Farbe wird von den um den Tisch herum Stehenden oder Sitzenden in den vorher zu Papier gebrachten Tapetenkleister gemischt, und jetzt beginnt bei meditativer oder – wenn den Menschen mit Behinderung diese Töne zu unstrukturiert, zu wenig akzentuiert sind – eher flotter Walzermusik das Schieben, Kreisen und Schwingen der Kleisterfarbe mit den Händen.

Die Abbildungen 29–31 zeigen, wie in Kleister eingeweichte Papiermassen, die im Eimer vorbereitet worden sind, mit den Händen zu sonderbaren Gebilden geformt werden, mit denen sich kleine plastische Figuren herstellen lassen. Später, wenn sie trocken sind, können sie mit ebenfalls ungiftiger Dispersionsfarbe bemalt werden. Man kann dies auch mit gemahlenem, pulverförmigem Ton tun, den man selbst zu einer formbaren Masse zubereiten muss. Gerade diese Aufbereitung macht mit dem noch pulvrigen Tonmaterial vertraut.

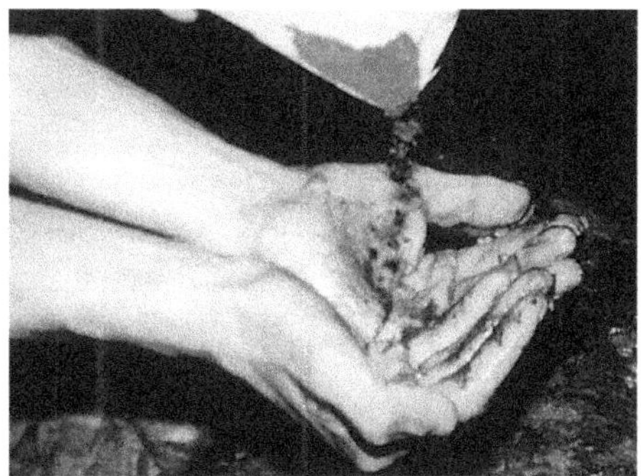

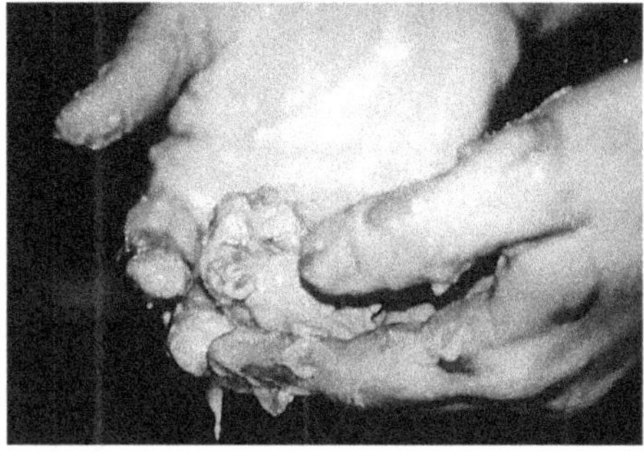

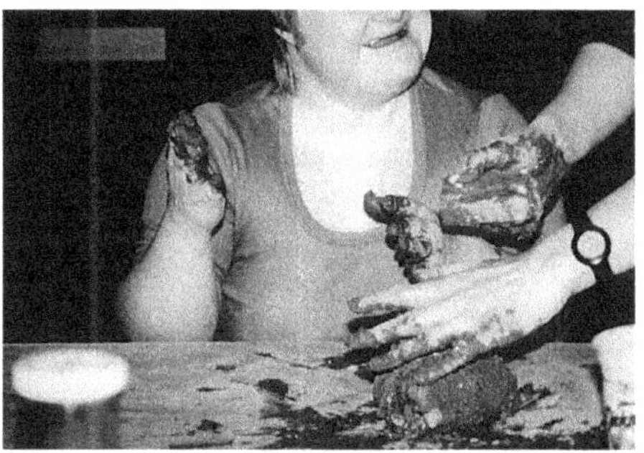

Abb. 29–31: Praxisprojekt mit Kleister und Farbpigmenten

In diesem zweiten Beispiel (Abb. 32–34) geht es darum, sowohl die Taktilität, also das haptische Greifvermögen der Handfläche und der Finger, als auch die Vestibularität (das Gleichgewichtsverhalten) und die Kinästhetik (die Lage- und Bewegungsempfindlichkeit sowie die Tiefensensibilität) anzuregen. Gerade Menschen mit Down-Syndrom bedürfen dieser taktilen und motorischen Stimulation, da jene Klein-

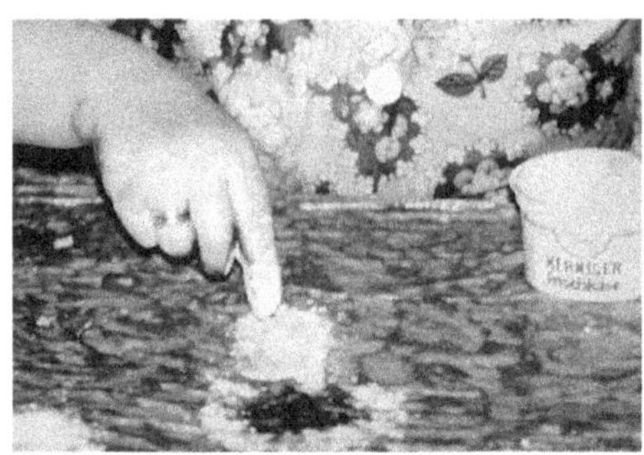

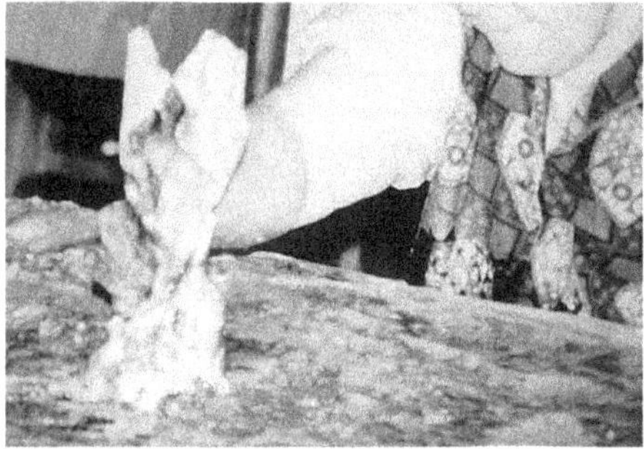

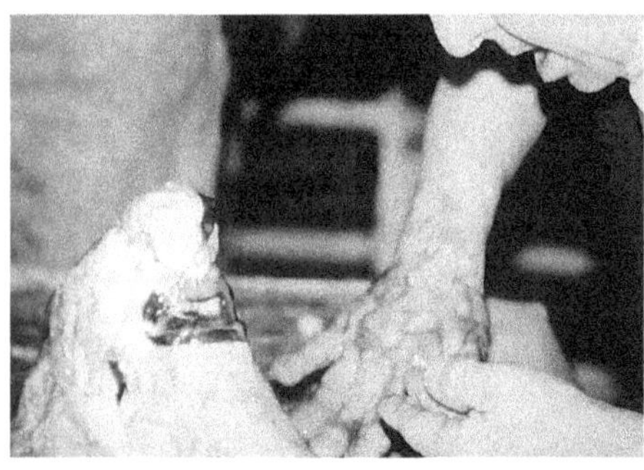

Abb. 32–34: Kleister zur Anregung von Taktilität, Vestibularität und Kinästhetik

hirnfunktionen, die die Bewegung koordinieren, eingeschränkt sind. Da die elementaren motorischen Fähigkeiten schon intrauterin ab der 4. Lebenswoche entwickelt werden, sind Menschen mit Down-Syndrom vor allem von frühen Entwicklungsstörungen betroffen. Bei Menschen mit geistiger Behinderung kommen derartige Störungen gehäuft vor. Die Kleisterübung, auch wenn sie zunächst auf einige Abwehr wegen der Angst vor Schmutz und den damit verbundenen Irritationen stoßen mag, kann zur sinnesphysiologischen Kompensation beitragen; sicherlich bewirkt sie auch eine Desensibilisierung der Verschmutzungsängste.

Das dritte Beispiel aus der Praxis (Abb. 35–37) demonstriert ein Projekt, das motorisch verspannte, eingeschränkte und stereotype Bewegungsmuster durchbrechen soll. Auch hier sollte sich die Förderung aus dem Charakter des Materials selbst zwanglos ableiten.

Fettiger oder wenig fetthaltiger Ton, der sich den Fingern und Händen mehr oder weniger (je nach vorliegender Bewegungsstarre) anpasst, ist das Ausgangsmaterial (Lindner 1989). Während sich der fettige Ton, der aus besonders dicht gelagerten Schlämmteilchen besteht, geschmeidig und gut formbar verhält, ist der magere Ton eher rau, weniger plastisch und reißt leicht ab. Die Tonmasse wird mit einem Draht so aufgeteilt, dass jeder Teilnehmer ein Stück erhält. Die Masse wird immer wieder auf den Tisch geschlagen, kräftig durchgearbeitet und geknetet, damit sie konsistenter und geschmeidiger wird. Bei diesem Vorgang, der durchaus etwas Aggressives an sich hat, ruft Erika plötzlich laut: „Ich will nicht mehr früh um 7 Uhr geweckt werden." Die Psychodynamik des Knetens und Schlagens erinnert an Wehrlosigkeit und Widerstand. Zuerst wird besonders die Grob-, später die Feinmotorik angesprochen. Die Behinderten sitzen um den Tisch herum, jeder hat einen Studierenden zur

Seite, der ihn betreut. Sie rollen die Tonmasse und behandeln sie wie einen Teig, der mit einer leeren Milchflasche ausgewalzt wird. Die entstehende Tonfläche darf nicht zu dünn werden, weil sie nun mit allen nur möglichen Kleinmaterialien bedruckt werden soll – mit Schlüsseln, Tannenzapfen, Plätzchenformen usw. Nach ein paar Tagen Lagerung können die Tonflächen gebrannt werden. Jetzt zeigt sich, ob alle darauf geachtet haben, dass man die Tonplatten nicht zu dünn auswalzen sollte.

Beide Projekte zielten darauf, die Sinne der Menschen mit Behinderung zu schulen. Nicht zuletzt geht es darum, identifizierbare Strukturen entstehen zu lassen und damit die Gestaltwahrnehmung zu fördern – wir kommen im Abschnitt III.3 darauf zurück.

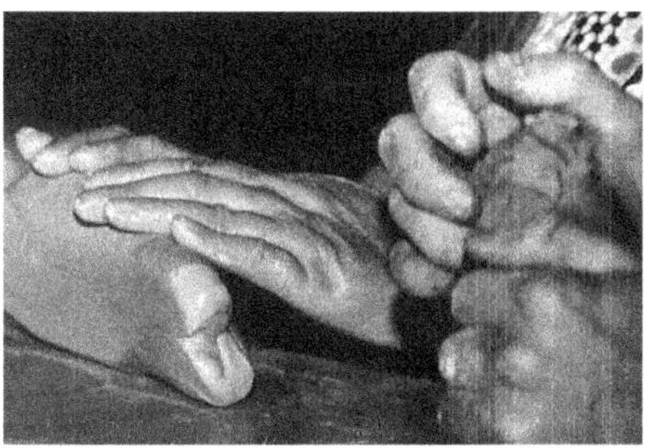

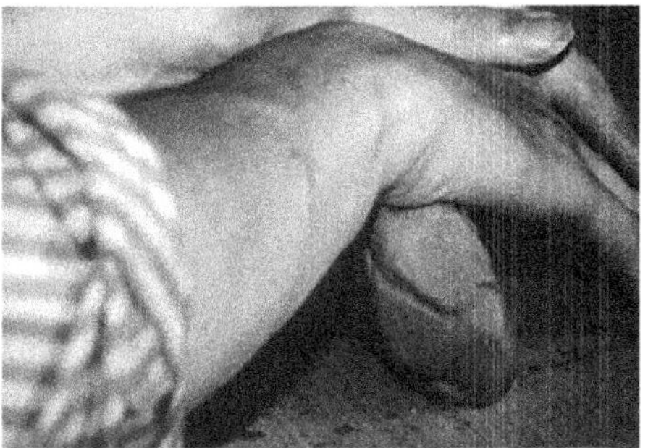

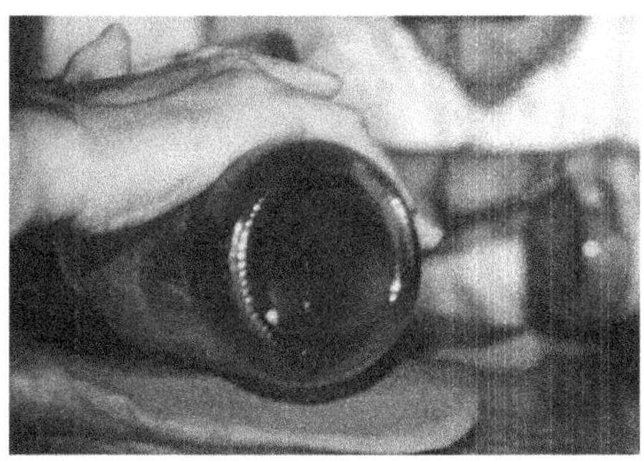

Abb. 35–37: Arbeit mit Ton zur Bewegungsanregung

1.3 Exkurs: Kunsttherapeutische Praxis als Projektarbeit

Die Idee des Projektunterrichts hat seit langem in den Schulen Einzug gehalten und wird derzeit auch von Therapeuten rezipiert und angewandt. Beispielsweise hat Brigitte Umbach-Woborny (2006) mit Unterstützung der baden-württembergischen Schulbehörden an einer Schule ein kunsttherapeutisches Projekt für Kinder mit ADHS-Syndrom und deren Eltern initiiert. Problem-, lösungs- und verhaltensorientiert hat sie deutlich gemacht, wie sich ADHS auf die Familie und die Schule auswirken und wie die maltherapeutischen Ressourcen gerade in den beiden Instituten Familie und Schule zur Verfügung stehen (Elternmalen – Kindermalen). In der Projektarbeit erwies sich die maltherapeutische Einbeziehung des Umfeldes als der entscheidende Schlüssel für eine erhöhte Beziehungs- und Konzentrationsfähigkeit, deren wissenschaftlicher Nachweis alle Beteiligten verblüffte.

Kunsttherapeutische Projekte sind Vorhaben zu pädagogischen, rehabilitativen oder therapeutischen bzw. gestaltungs- oder psychotherapeutischen Zwecken. Ihr Konzept ist ebenso umfassend wie zugleich eindeutig; sie zielen auf einen bestimmten Adressaten und sind nach Zeit, Raum und Verfahren, nach Lernzweck, Arbeitsmaterial und Technik durchorganisiert (Richter-Reichenbach 1992; Selle 1992). Sie folgen einer klaren Didaktik mit den Phasen des Einstiegs, des Aufbaus, der Vertrautheit und Differenzierung und schließlich der Erweiterung (Theunissen 1980a).

Jede Projektdidaktik spiegelt den in der Pädagogik herrschenden Geist. Zielt die Pädagogik auf die idealistisch gedachte Vermittlung zweier Subjekte, dann verfährt die Didaktik meist autoritär, d.h. agiert in höherem Auftrag. Bezweckt die Pädagogik jedoch eine systemisch-ökologische Bildung, d.h. die Vermittlung von Subjekt/Beobachter und Natur/Umwelt, dann wird die entsprechende Didaktik eher bestrebt sein, an den unmittelbaren Interessen ihrer Adressaten anzusetzen. So ist jede Didaktik zugleich gesellschaftlich vermittelt. Die gegenwärtig in der Sozial-, Heil- und Sonderpädagogik gängigen Projektmodelle sind noch allzu oft einem autoritären Stil verpflichtet. Und auch die in Rehabilitations-Kliniken umgesetzten Projekte sind oft von einem Stil geprägt, der sich dem Timing und Setting aufeinander abgestimmter Patienten-Gruppentherapien unterwirft. Selbst die psychotherapeutisch orientierten Projekte leiden oft an dem Spannungsverhältnis von Wissendem und Nicht-Wissendem. Solche Projekte wollen vermitteln und anleiten, d.h. einen Korpus objektiven Wissens in das Bewusstsein des lernenden Subjekts implantieren. Während systemisch orientierte Projekte allenfalls anregen wollen.

Der Begriff des *künstlerischen Projekts* stützt sich auf Beuys. Nach Beuys sind Kunst und Leben ein und dasselbe, und daher geht es darum, die erstarrten Bedeutungen der menschlichen Umgebung wieder erfahrbar zu machen und zu verflüssigen. So soll das Fett auf seine Energie durchsichtig gemacht werden und der Filz das Wärmepotential des Stoffes bezeugen. Indem die Konstruktion sie aufeinander bezieht, setzt sie die Assoziationen frei, sodass der Zuschauer genötigt wird, die plastischen Elemente in ihrem Eigenwert und in ihrem Verhältnis zueinander zu begreifen: „Indem man den Begriff Plastik in seine Bestandteile aufspaltet, kommt man zur Aktion“ (Beuys im WDR-Werkstattgespräch vom 1.7.69). Es geht darum, beim Betrachten eine innere Aktion auszulösen. Beuys’ Zeichnung „Selbst im Gestein“ von 1955 inszeniert einen Krisenzustand, eine Art „Vertotung“, die darauf aus ist, „sich aus innerer Sammlung in transformierende Energie“ zu verwandeln (Koepplin 1988, 13). Und seine Sozialplastik „Das Ende des 20. Jahrhunderts“ von 1984 stempelt Basaltquader mit dem immer gleichen Stanzmuster, legt sie in immer der gleichen Art nebeneinander, um den Betrachter aufzufordern, seiner gesellschaftlichen Uniformiertheit ein Ende zu setzen.

Derart vermitteln die Beuysschen Sozialplastiken eine Alternative zum herrschenden Projektunterricht. Nach Ablauf, Material und Technik brechen sie mit der herkömmlichen Didaktik, die in Bezug auf Material und Ablauf fest vorgegeben ist und den Nah- und Fernzielen gemäß im Unterricht durchgehalten wird. Die Beuyssche Sozialplastik zielt darauf, die Betroffenheit des Einzelnen „als Verhältnis zu materialisieren" (Lorenzer 1986, 124 f.), um dieses wiederum sozial werden zu lassen. Das nennt Beuys „therapeutisch" an der Kunst: „Das ist auch ein therapeutischer Prozeß. ... Wenn das alles schon so verhärtet ist, dann muß man doch das mal wirklich generell anstoßen, richtig anstoßen ... Es muß sich aus diesem Energetischen etwas in Bewegung setzen und dann zu einer Form kommen ..." (Beuys zit. nach Harlan u. a. 1984, 21 f.).

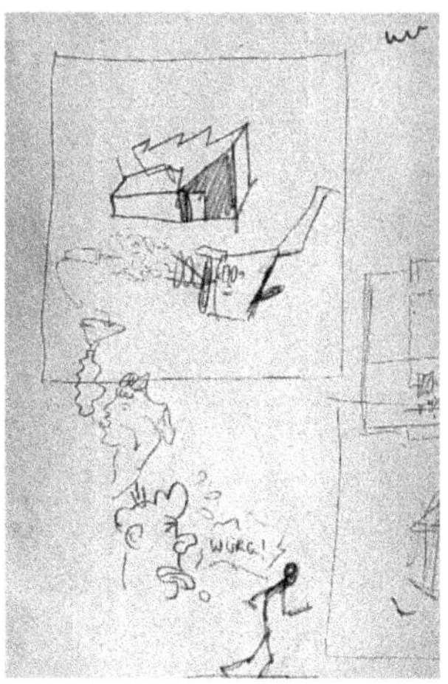

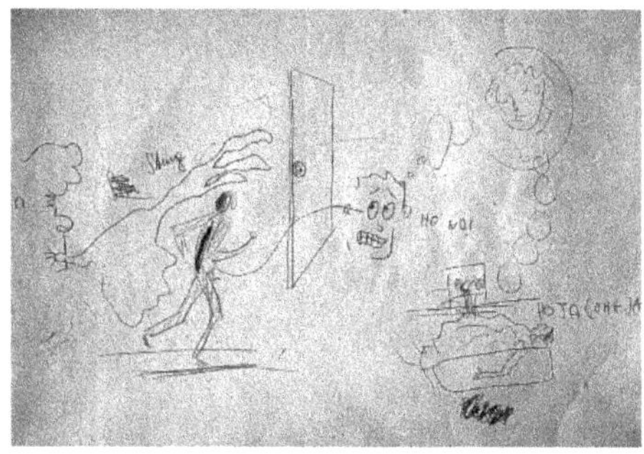

Abb. 38 und 39: Schizophrene Patienten zeichnen ihre Umgebung

Die in diesem Buch vorgestellten Projektskizzen bezwecken, nach dem Vorbild einer gestaltungstherapeutisch umgesetzten Erlebnisfigur ein reales, materiales Verhältnis zu fundieren, d. h. eine gleichsam physiologische Schicht (Adorno 1971) zu schaffen, die den Betrachter zu tätiger Auseinandersetzung provoziert, ihn geradezu verführt, im Sinne des ästhetischen Settings und Materials aktiv zu werden.

Derartige Projekte basieren – wie wir an dem oben skizzierten Projekt von Brigitte Umbach-Woborny (2006) verdeutlichten – sowohl auf neueren, dem Neurofeedback verpflichteten lösungs- und verhaltenstherapeutischen Konzepten (gezielte Lenkung der eigenen Hirnaktivität) wie auf neueren psychoanalytischen Konzepten, die sich von der materialen Reproduktion von Körperäußerungen wie Wärme, Laute, Gerüche oder Hautempfindungen eine therapeutische Wirkung versprechen (Anzieu 1991), indem sie das Organische der Reflexion zugänglich machen. Derartige Projekte haben Eingang gefunden in Entwürfe von „Klangkunst“, die mit der alltäglichen Geräuschkulisse arbeitet, von „Wortkunst“, die all das Gerede und Geplapper aufgreift, das den Menschen einlullt, von „Raumkunst“ sowie von „Personkunst“, die sich der Selbstinszenierung des Körpers im öffentlichen Raum widmet (Schurian 1992).

Die vorliegenden Projektskizzen greifen diese Idee auf. Zwei Beispiele zur Illustration, die der Autor 1993 an der Hochschule für Angewandte Kunst in Wien miterleben, mitinitiieren konnte:

- Ein Künstler der Hochschule (Gerhard Frommel) begleitete ambulante schizophrene Patienten, die im Verlauf der Entlassung aus der Klinik, im Bus sitzend, auf der Parkbank auf die Straßenbahn wartend, ihre alltägliche Umgebung abzuzeichnen versuchten – ein Versuch, ihre Lebensverhältnisse abzubilden und sie wieder verfügbar zu machen (Abb. 38, 39).
- Von Künstlerinnen der Hochschule aus den Klassen Tapisserie/ Weben wurde lebensnah ein weiteres Projekt initiiert (Theresa Gschwandtner, Lizzy Mayrl u.a.). Sie brachten ältere blinde Menschen mit Naturwolle in Kontakt und versuchten filzend, ihnen deren Formvielfalt haptisch und taktil nahezubringen: das Knäuel, das Flies, das Wollflies. Die Berührung des Materials sollte zum Katalysator der Erinnerung werden; die Sensibilisierung für den Stoff entwickelte die individuelle Biographie und bewegte zur Reflexion – etwa über die Zeit nach dem Krieg, als Wolle Mangelware war und die Frauen jeden Fetzen sammelten, um sich Pullover u.a. zu stricken.

Nach diesen Vorbildern will die Kunsttherapie nicht nur im speziellen sozial- und heilpädagogischen Feld, sondern im gesamten Bereich der rehabilitativen Arbeit die Lebensverhältnisse abbilden, um sie den Patienten wieder verfügbar zu machen und sie ihres pathogenen Gehalts zu entkleiden. Im Unterschied zur psychoanalytisch-psychotherapeutischen Kunsttherapie enthält sich die beschriebene Praxis jeden Kommentars, jeder Deutung; sie konstelliert sich in das Material selbst („Selbst im Gestein“, Beuys), dem Beuys einen „sakramentalen Charakter“, einen transsubstanzialisierenden, einen wesensverändernden Charakter beimisst (Beuys zit. nach Harlan u.a. 1984, 20). Am Beispiel der oben geschilderten Filz-Aktion wird dies deutlich: Die Wolle, der Filz, biographisch konnotiert, bedeuten einen bestimmten Lebenszusammenhang, Über-Lebens-Zusammenhang, den die Frauen mit Sehbehinderung abbilden, den sie in der Aktion tatsächlich benennen.

1.4 Kunsttherapeutische Sinnesförderung mit Schlaganfall-, Alzheimer- und Schädel-Hirn-Trauma-Patienten

Wir erinnern uns des im methodischen Teil eingebrachten Schemas (Kapitel II.1.3.1), in dem wir die Gedächtnisleistungen der linken Hemisphäre (Alltagswissen) und der rechten Hemisphäre (episodische Erinnerungsbilder) beschrieben haben.

Die Gedächtnisinhalte können, wie wir im Methodenkapitel sahen, schon beim Menschen mit geistiger Behinderung infolge von Durchblutungsmängeln oder infektiöser Erkrankung, die die linke oder rechte Hirnhemisphäre schädigten, betroffen sein. Auch beim Schlaganfall-Patienten trifft dies gleichermaßen zu: Von der Behinderung bis zur gerontologischen Erkrankung sind die faktoriellen Bedingungen der hirnorganischen Ausfälle gleich. Die Alzheimer-Erkrankung beugt sich nicht diesem Muster: Der Zelltod, der ihr ebenfalls zugrunde liegt, hat andere Ursachen. Dennoch wenden die Behandlungsmaßnahmen auch hier ähnliche Praxen wie in den anderen Fällen an: die basale Stimulation und die explizit ästhetisch basale Stimulation, um assoziierte Zellen im Umkreis der betroffenen vielleicht aktivieren zu können.

Wir haben gesehen, wie beim Abruf der Gedächtnisinhalte die Informationen beispielsweise des linken oder rechten temporo-frontalen Cortex (also des jeweiligen kortikalen Schläfenlappens) zur Verfügung stehen – wenn nicht wie beim Schlaganfall eine der Seiten betroffen ist und ausfällt. Besonders sind die amnestischen, motorischen oder sensorischen Aphasien von Belang, die vor allem die linke Hirnhemisphäre betreffen. Aber auch die Orientierungsleistungen, die vornehmlich in der rechten Hirnhemisphäre verantwortet werden, können betroffen werden. In all diesen Fällen können wir in der Regel die Wirksamkeit der Nervenzellen in jenen Bereichen verbessern, die teilweise geschädigt sind.

Die „Reparatur“ der verbliebenen Informationsnetze, ihre Restitution (z.B. Verbindung von Laut und Mundstellung); die Substitution des Zusammengebrochenen (z.B. durch Seh- oder Gehör-Implantate), die Wiederverbindung der einzelnen Sinnesleistungen (z.B. die Koppelung von Geruch und Bild), ihre Integration und auch die grundlegende Wiederbelebung einer ausgefallenen Tätigkeit sind therapeutische Marschrouten, die am Beginn der Hilfestellung stehen (Pöppel/Edingshaus 1994).

Was wir im Falle des Menschen mit geistiger Behinderung sagten, gilt auch hier: Die gerontologischen Ansätze in der Behandlung von Menschen mit Demenz haben aus der Behandlung von Menschen mit Wahrnehmungsstörungen und geistiger Behinderung gelernt (Menzen/Brandenburg 1999, Theunissen 1999, 2004, 2006): Die Basale Stimulation (BS), insbesondere die mit ästhetischen Mitteln (ÄBS; vgl. Menzen 1994, Marr 1995), wie das sog. Realitätsorientierungstraining (ROT), insbesondere das, welches sich auf ästhetische Kategorien der Wirklichkeitsbeschreibung bezieht, scheinen sich trotz mannigfacher Kritik auch im Falle des Schlaganfall-Patienten zu bewähren (Jones/Miesen 1992; Müller 1994, Marr 1995, Nydahl/Bartoszek 1997, Theunissen 1999). Wir werden im Folgenden zeigen, wie diese Methoden in der kunsttherapeutischen Praxis verwendet werden.

Die kunsttherapeutische Gruppe ist vorwiegend mit Patienten besetzt, die aufgrund eines Unfalles ataktisch (Störung der Koordiation der Muskeln), aphasisch (Sprachstörungen unterschiedlichster Art) bzw. apraktisch (Unfähigkeit sinngerichteter Bewegungen und Handlungen) sind. Einige Schlaganfallpatienten haben sich der Gruppe beigesellt. Die kunsttherapeutische Arbeitseinheit besteht darin, nach einer Fotovorlage (abgelichteten Großplastiken aus einer Picasso-Ausstellung) mit Klebepistolen Holzstücke zusammenzuleimen. Sie versucht mit den – vornehmlich männlichen – Patienten, das Hinsehen, Wiedergeben, Greifen, Form-Abschätzen, das Formen-Zusammenfügen so zu trainieren, dass die männlichen Patienten nicht von den als in der Regel allzu weiblich apostrophierten bildnerischen Übungen abgeschreckt sind. Benutzt wird ein Werkzeug, die Klebepistole, die Männern vertraut ist und sie zum Werken animiert. Die Arbeitseinheit kommt dem Gedanken der folgenden Realitäts-Orientierung sehr nahe: Anhand von Fragen wie „Welche Formen gehören zusammen?“, „Was gehört zu einer menschlichen Gestalt?“ u.a. fordert sie dazu auf, Zusammenhänge anhand der Materialelemente zu erkennen und herzustellen. Basal-stimulatives und gestaltrekonstruktives Arbeiten können hier nicht getrennt werden, da unterschiedlichste Schädigungen in der Gruppe vorliegen, die sich nicht homogenisieren lassen. (Wir haben Ähnliches schon in der kunsttherapeutischen Gruppenbetreuung von Menschen mit Behinderung erlebt: Das Ergriffene fühlen und über die elementaren Sinnesbestimmungen des Gefühlten den Zusammenhang begreifen, das ist sicher methodisch, aber kaum praktisch trennbar).

Auch unser zweites Praxisbeispiel lehnt sich an das Konzept von *ROT* an: Die Sehnsucht nach dem eigenen Heim, nach der eigenen Familie, wurden in einer Kleingruppe, die aus 5–6 PatientInnen bestand, mit einer Gestaltung angesprochen, die um eine Dorfmitte Häuser aus vorgefertigten kleinen Styroporblöcken setzte. Die Vorlagen, die der Formhaftigkeit des eigenen Hauses entsprachen, wurden in der erinnerten Farbe bemalt, und schließlich wurden Wege mit und zu den MitpatientInnen ausgehandelt (Abb. 44–47 sowie Abb. 51, 52).

Als in der nächsten Doppelstunde die eigenen Zimmer rekonstruiert

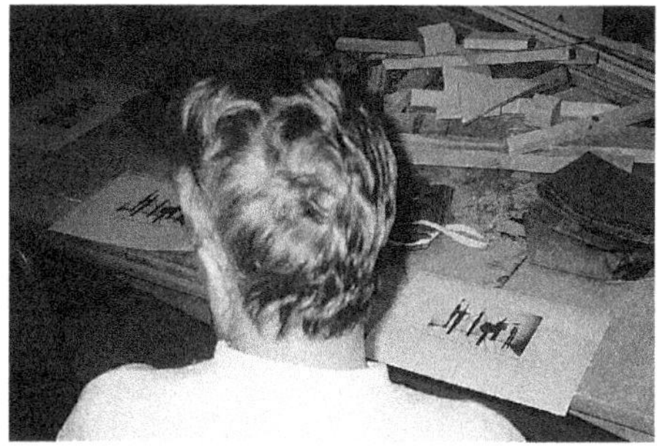

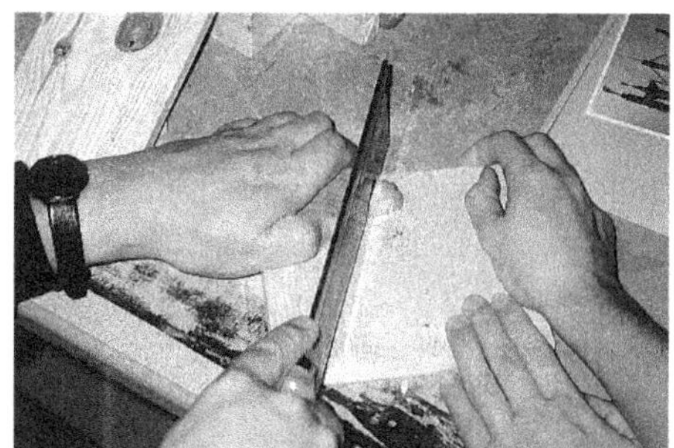

wurden, war der Raum voller Gefühle. Zunächst waren nur kognitive und handwerkliche Fähigkeiten gefordert, indem die PatientInnen mit kleinen, aus Styropor ausgestanzten Formen ihre Zimmer, die Möblierung nachbauen sollten. Aber dann verband sich mit diesen kleinen, legoartigen Formen eine ganz spezielle Assoziation: Die Erinnerung an die eigene blaue Schlafdecke bei sich zuhause löste in Form eines entsprechend farbigen Transparenzpapier-Streifens Heimweh-Gefühle aus, initiierte ein Gespräch, rief Situationen mit dem Ehemann hervor – und machte mit einem Schlag deutlich, wie wenig zuweilen die neurologisch-klinische Versorgung, wiewohl zum Besten des Patienten organisiert, die Patienten emotional begleitet.

Raumrekonstruktion ist ein realitätsorientierendes Verfahren, das sich der basal-stimulativen Materialelemente bedient. Implizit wird ein Gespräch initiiert, das derjenigen methodischen Fertigkeit bedarf, die wir in der Validation beschrieben haben. Wir sehen, wie eng die Verfahren verknüpft sind, die wir im Falle der dementiellen Erkrankung anwenden.

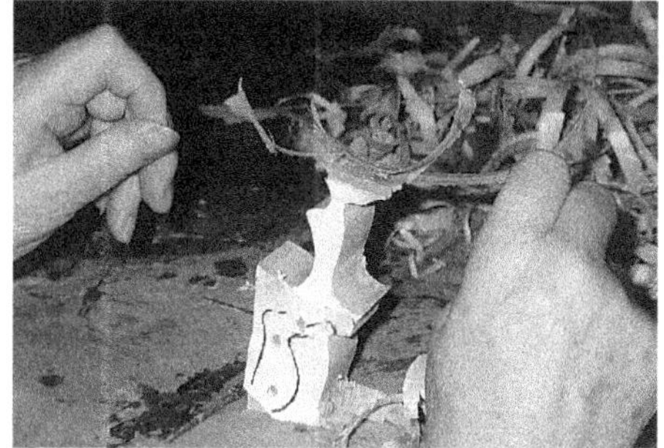

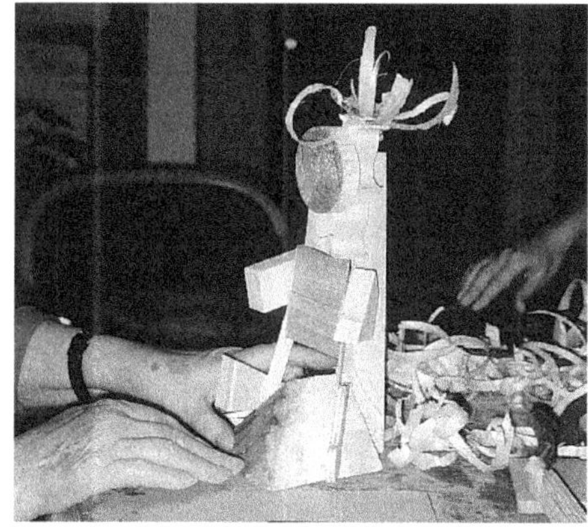

Abb. 40–43: Arbeit mit Holzstücken nach Fotovorlage. Kunsttherapeutische Einheit mit Unfallopfern, d. h. mit Menschen, die sich ihrer alten Kompetenzen nicht mehr mächtig fühlen.

Es erscheint zu früh, ein abschließendes Urteil über die kunsttherapeutischen Maßnahmen abzugeben, die ROT und ÄBS miteinander verbinden und so die Kritik zu entkräften, dass die PatientInnen mit

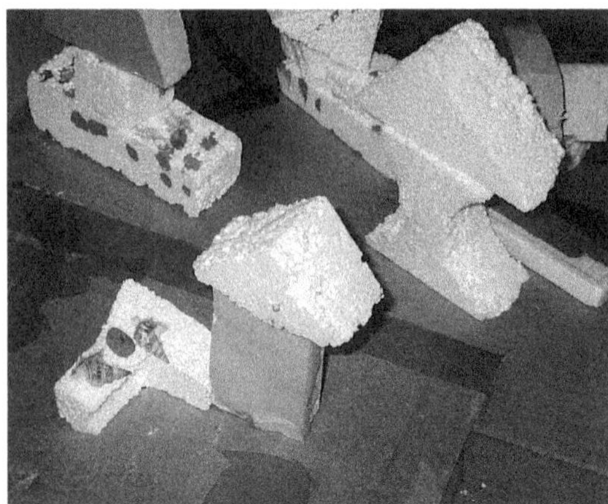

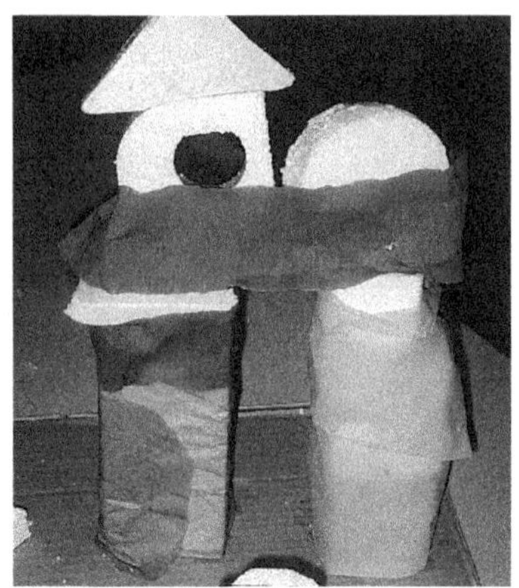

den ROT-Maßnahmen überfordert würden. Die Erfahrungen, die inzwischen gemacht worden sind, haben aber immerhin dazu geführt, in der Frührehabilitations-Abteilung der neurologischen Klinik Elzach beispielsweise die kunsttherapeutischen Maßnahmen zu verstärken.

Die Vielfalt des ästhetischen Materials ist gut einsetzbar, um sowohl die Körperfunktionen zu stimulieren, wie an Gewohntes zu erinnern und darüber den Zugang zur Realität wieder zu erleichtern. Wir zitierten die Aktion (Kapitel II.1.3.3), die darin bestand, die Sinne je nach ihrer Art zu trainieren (Sehen, Hören, Riechen, Schmecken, Spüren), die Sinneswahrnehmungen zu verschalten (Hören-Sehen, Sehen-Greifen etc.), die Sinneszusammenhänge in ihren komplexen Kombinationen wieder zu üben und ganze Reaktions- und Handlungsketten auszulösen (Langfeldt-Nagel 2006): Beispielsweise den Apfel zu sehen, ihn zu ergreifen, das Messer zu ertasten, dieses heranzuholen, es aufzusetzen und in den Apfel einzuschneiden etc. Es erscheint ebenfalls zu früh,

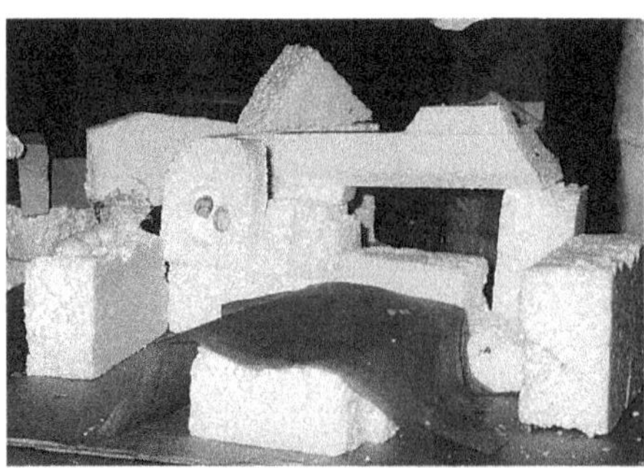

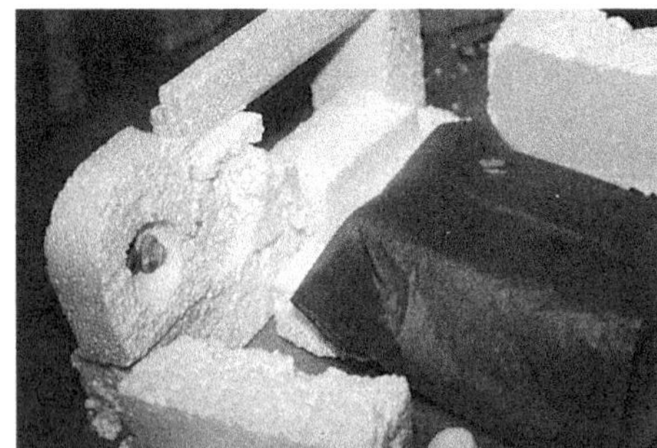

Abb. 44–47: Ergebnisse einer ROT-Gruppenarbeit mit Schlaganfall-Patienten

den Einsatz der Validation im Gesamt der ÄBS/BS- und ROT-Verfahren zu bewerten. „Validation verwendet [...] nonverbale Mittel, um Interaktion anzuregen" (Feil 2000, 123). Nonverbale Mittel, thematisch um typische Situationen des alltäglichen Lebens zentriert, können alten, auch verwirrten Menschen helfen. Dies haben die Berichte über die integrativ-gestaltungstherapeutischen Angebote, explizit über die mal-, poesie-, puppenspiel-, bibliotherapeutischen Angebote in der Gruppenarbeit mit alten und verwirrten Menschen gezeigt, wie sie Hilarion Petzold in den 1980er Jahren kolportiert (Petzold 1985b). In den Berichten ist sehr berührend geschildert, wie die schwindenden Ausdrucksformen des altersverwirrten Menschen in den frühen Stadien der Demenz noch eingefangen werden können – ohne die „Bedrückung, Beschneidung, Verletzung" des Dahinsiechenden in seiner Welt zu leugnen (Petzold 1985b, 7). Wie Angehörige und professionell Pflegende nach dem Prinzip der Validation mit ihrem desorientierten Familienmitglieder erfolgreich kommunizieren können, eröffnet in plastischen Schilderungen die Tochter Naomi Feils, Vicki de Klerk-Rubin in ihrem Buch „Mit dementen Menschen richtig umgehen. Validation für Angehörige" (2014).

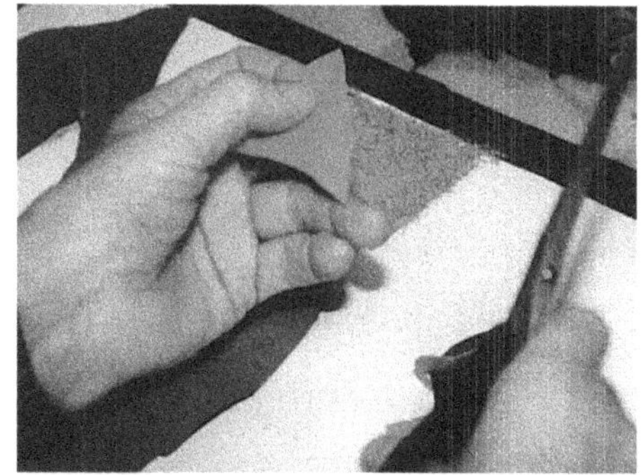

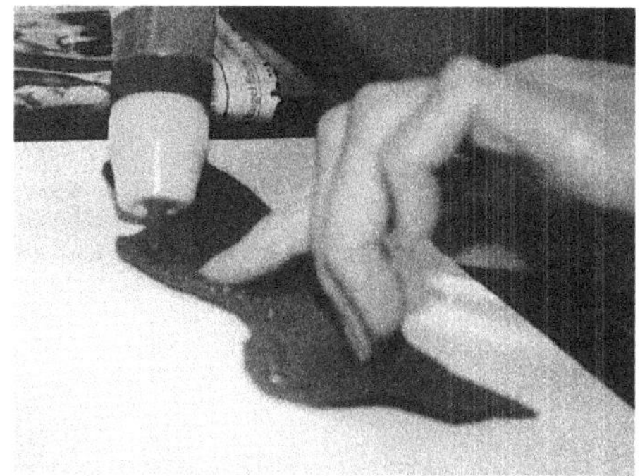

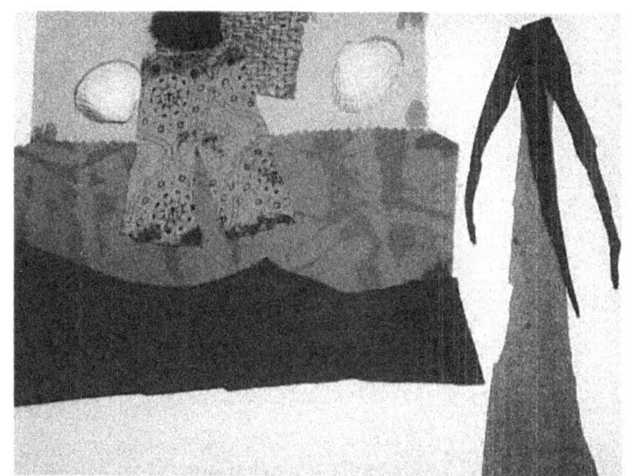

Abb. 48–50: Demente Patienten bearbeiten das Thema „meine Ferien" mit kleinen Filz-Stückchen.

Albert Erlanger, Schüler des Erfinders des Katathymen Bilderlebens, Hanscarl Leuner, sieht Möglichkeiten der bildnerisch-orientierten Psychotherapie, der katathym-imaginativen Psychotherapie mit älteren Menschen (KIP), die sich zwar als psychotherapeutischer Ansatz von der Kunsttherapie abgrenzt, aber methodisch-praktisch kaum von dieser zu trennen ist. Die Einschränkungen, Grenzen, liegen ihm jedoch auf der Hand: da wo „Menschen bestimmte Bereiche ihres Le-

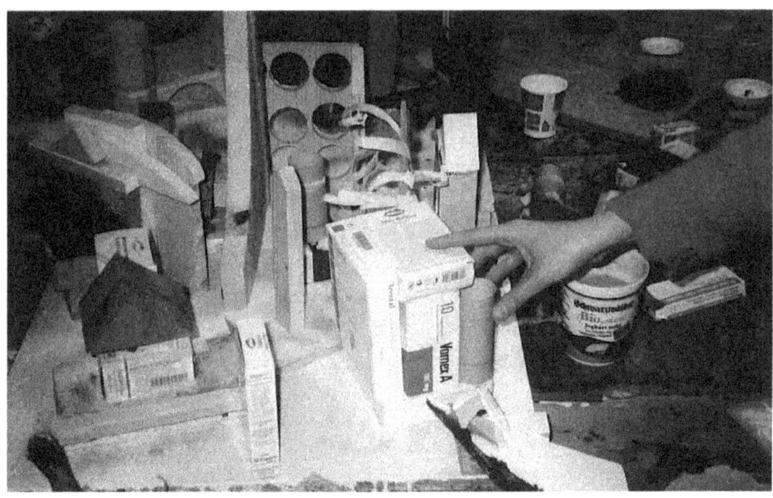

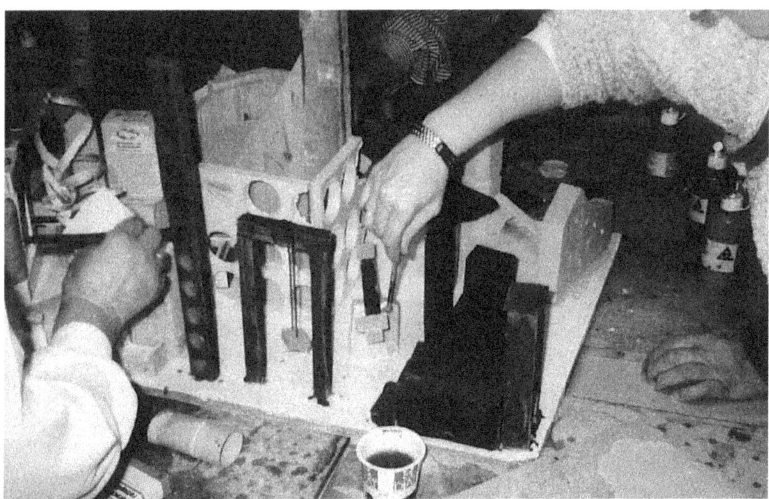

Abb. 51 und 52: Kunsttherapeutische Erinnerungsarbeit mit dem Thema „mein Dorf, mein Haus"

bens in einer Therapie nicht mehr angehen wollen" (1997, 146), wo „die Multimorbidität" des alternden und zunehmend verwirrten Menschen so groß ist, dass die Recherche zugrunde liegender Gefühle mit dem Ziel einer Aufdeckung, Korrektur o.Ä. die Verwirrung und den Verfall nur beschleunigen würde. Naomi Feil sagt, dass Psychotherapie „keine geeignete Hilfe und Methode für Menschen ist, die in der

Aufarbeitungsphase (siehe die 4 Stadien – Anm. d. V.) sind" (Feil 2000, 127). Und entsprechend hält Erlanger die Anwendung der katathym-imaginativen Psychotherapie im Falle hirnorganischer Störungen, d. h. im Falle der verschiedenen Demenz-Formen für kontraindiziert (Erlanger 1997). Dennoch ist der Pflegende mit vielen Gefühlen des altersverwirrten Menschen, mit Ängsten, Aggressionen, paranoischen Anwandlungen, tiefsten Depressionen und apathischen Rückzügen konfrontiert. Das Lehrbuch von Langfeldt-Nagel (2006) kann zum Verständnis beitragen.

Unsere nächsten beiden Praxisbeispiele (Abb. 48–50, Abb. 51 und 52) folgen den Überlegungen der *Erinnerungsarbeit* nach Osborn/Schweitzer.

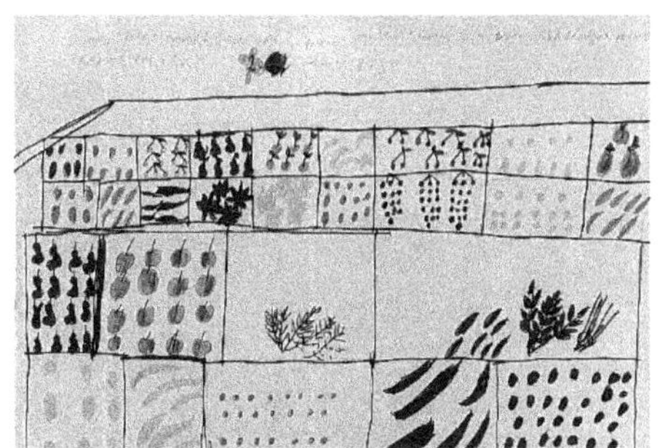

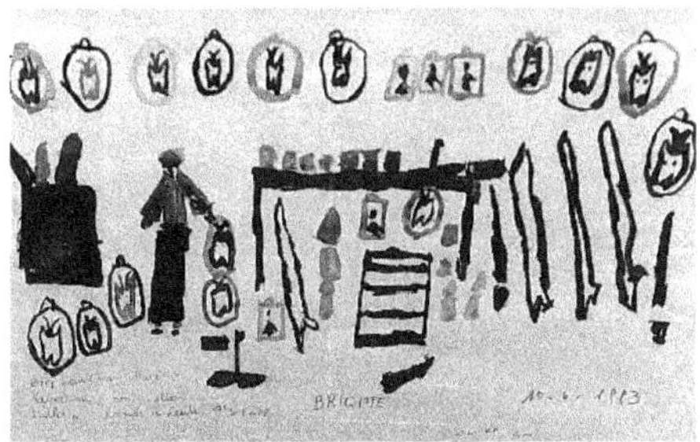

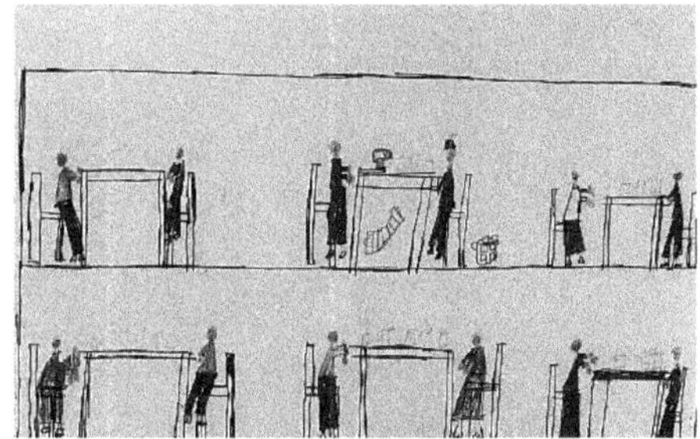

Abb. 53–55: Künstlerisch angeleitete Erinnerungsarbeit von Anne Schmees

Geeignete Themen für die Erinnerungsarbeit sind z. B. „meine Ferien" oder „mein Dorf, mein Haus". Erinnern – an was sollen sich in der Diktion Osborns und Schweitzers (1983) die dementiell Erkrankten erinnern? Sie zählen auf, liefern Stichworte, füllen assoziativ die Bedeutungskomplexe: Familie, Hausarbeit, Frauen- und Männerrollen, Kinderspiele, Nachbarschaft, Schulzeit, Feiern und Festtage, Ausflüge, Moden, Ausgehen, Arbeitsleben auf dem Land und in der Stadt, Verliebt-verlobt-verheiratet-gewesen-sein etc. Stichworte, Texte, Zeitungsausschnitte, Bilder jeder Art werden herangeschafft – und die Betroffenen lernen, aus den Fragmenten einen Zusammenhang herzustellen. – Ein neueres Buch von Bell u. a. (2007) hat vielfältige Anregungen nach dem kalifornischen „Best-Friends-Modell" zusammengetragen, um Angehörigen und professionell Pflegenden bei der Suche nach geeigneten Themen der Erinnerungsarbeit zu helfen.

Das letzte Praxisbeispiel (Abb. 53–55) einer kunsttherapeutischen Erinnerungsarbeit wurde mit drei Frauen durchgeführt, die in einer betreuten Wohnung leben.

Es handelte sich dabei um drei Schwestern, die sozial betreut wurden. Infolge ihrer geistigen Einschränkung, sozialen Verwahrlosung und Verwirrtheit bestand immer die Gefahr, dass sie in ein Heim abgeschoben würden. Motivation des Projekts war die Suche nach Spuren von sich selbst, von Freunden, Bekannten, fremden Menschen. Den Frauen sollte geholfen werden, ihre Lebenszusammenhänge durchschaubar zu machen. Über die Lebensmittel- und Nahrungsmittelauswahl, die Kleidungs- und Wäschestücke, die Speisepläne, die tagtäglichen Vorhaben, die zu erwartenden Szenarien werden Listen angelegt, gezeichnet. Dabei erscheinen die Speisen, wie die drei sie im ersten Herangehen auf dem Markt wahrnehmen, im zweiten Schritt geordnet auf dem Regal, schließlich in einem groß angelegten, gezeichneten Rezeptbuch als Kochrezept und Speiseplan. Kleidungstücke werden zeichnerisch registriert, das Anzuziehende aufgelistet, den jeweiligen Ereignissen zugeordnet. Das gesamte Leben, das ansonsten in der Vielzahl der Erscheinungen die drei zu ersticken droht, wird aufgelistet.

> „Mit Hilfe der Zeichnung sollen die Kleidungs- und Wäschestücke, Papiere, Malmaterialien, Federballschläger, Gesellschaftsspiele, Putzlappen, Erinnerungsstücke, Schallplatten ... in den Kästen geordnet werden. Indem die Kästen aufgezeichnet werden und der ungeordnete Inhalt zeichnerisch nach Gruppen sortiert und in die Fächer eingeordnet wird, soll der Zusammenhang zwischen Bild und Alltag begreifbar werden" (Schmees, zit. nach Menzen in Zusammenarbeit mit Studierenden und Absolventen der HfAK Wien 1996, 147).

Die Zeichnungen dienen als Kommunikationsmittel, zur Lösung in den zuweilen verwirrenden Situationen. Handlungsabläufe erscheinen auf einmal wieder in ihrer Logik, sind ansehbar. Zusammenhänge werden wieder ins Gedächtnis zurückgerufen.

2 Förderung durch Gestaltrekonstruktion

2.1 Orientierungsförderung bei neurologischen Störungen

Greifen wir den Fall Peter auf, den wir in Kapitel III.1 verlassen hatten, und fragen wir danach, wie eine gestaltrekonstruktive Arbeit mit ihm aussehen müsste. Der zehnjährige Peter verhält sich fahrig und diffus. Die erste Diagnose schätzt ihn als seriell gestörtes Kind mit Verdacht auf aphasisches Unvermögen ein. Viele Diagnosen sind möglich, Teilleistungs-, Aufmerksamkeitsdefizit –, hyperkinetische, aber auch schwere, beziehungsverantwortete Verhaltensstörungen kommen bei seiner Fahrigkeit durchaus in Betracht. Das Bild ist nicht eindeutig, zur Aphasie tritt bei Peter eine Apraxie hinzu: Nur mit Anstrengung vermag er die sprachmotorisch notwendigen gesichtsmuskulären Artikulationsstellungen zu leisten. Und ebenfalls nach Art einer rechtshemisphärisch lokalisierbaren Apraxie verliert er meist den Überblick über den Gesamtzusammenhang seines Handelns.

Die therapeutische Maßnahme läuft wie folgt ab: Als er das unter Anleitung des Therapeuten aus Ton angefertigte Modell einer Faust betrachtet, ist er ganz fasziniert und zeigt mit seiner geballten linken Hand, dass er versteht, was es bedeutet. Der Therapeut formt nun alle Finger der Faust aus, er elementarisiert sozusagen die Gesamtheit der Hand; Peter ist wie selten bei der Sache. Als er nach der Tonhand grapschen will, reißt der tönerne Daumen ab, und Peter zeigt mit einem Schmerzenslaut, dass er die Funktion dieses Gliedes begriffen hat. Darauf will er es selbst tun, will das Tun des Anleitenden imitieren. Er nimmt den weichen Tonklumpen und will noch einmal die Gestalt formen. Aber das Vorhaben misslingt. Wir erleben deutlich seine „Gestaltunfähigkeit". Er legt den Klumpen auf die Erde, glättet ihn, legt die Hand auf die Tonscheibe und versucht, die Glieder abzubilden. Es misslingt abermals, und er wird immer aggressiver. Das Ganze endet in einem Desaster. Was sich in Aggressivität hier zeigt, scheint eine unendliche Frustration darüber zu sein, dass es ihm nicht gelingt, etwas in eine Gestalt, einen Zusammenhang zu bringen. In den nächsten Stunden wird Peter das frustrierende Erlebnis wettmachen. Schließlich wird sein Bemühen von Erfolg gekrönt sein.

Peters Diagnose ist, wie gesagt, uneindeutig: Einerseits die Vermutung eines linkshemisphärischen aphasischen Unvermögens, andererseits eine rechtshemisphärische konstruktive Apraxie. Die zu Beginn der Behandlung noch immer nicht stimmige Diagnose wird sich spä-

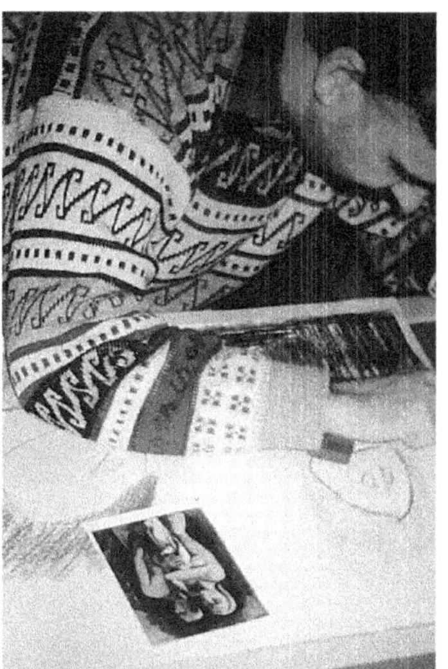

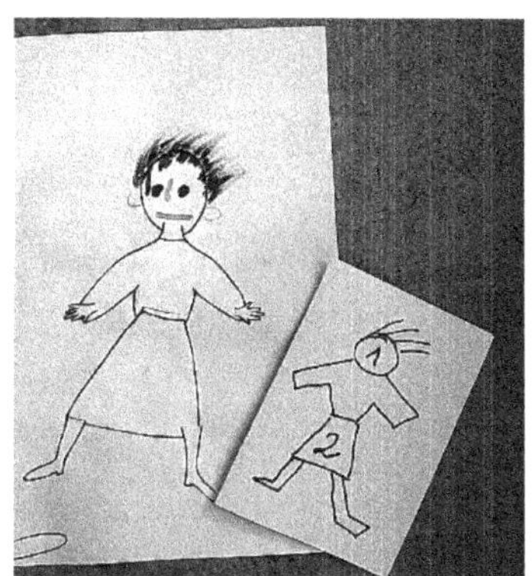

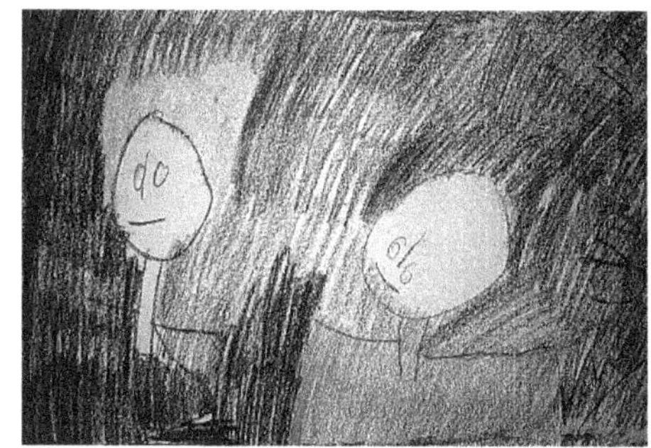

Abb. 56–58: „Reproduktionen" eines Kunstwerks

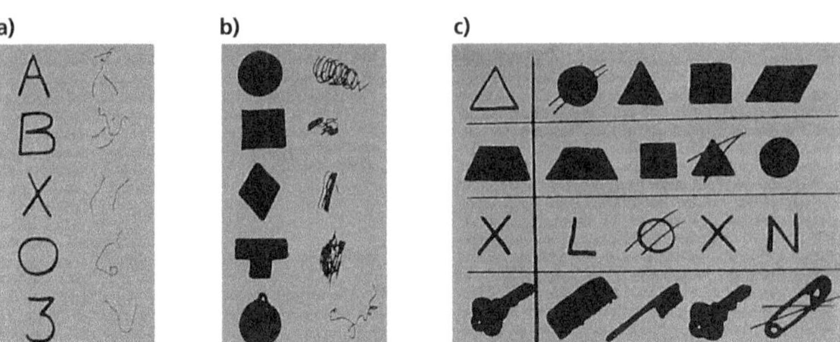

Abb. 59: Aus der Diagnostik eines hirngeschädigten und in der Folge wahrnehmungs- und ausdrucksgeschädigten Menschen: Aufforderung, jeweils die linke Spalte zu reproduzieren (Beispiel a und b) oder zu erkennen (Beispiel c) (Zeki 1992, 61)

ter hinsichtlich des aphasischen Unvermögens klären, schwankt bis dahin zwischen einer Wahrnehmungsstörung, einem Hyperkinetischen (HKS) oder ADHS-Syndrom und einer geistigen Behinderung.

Ein anderes Beispiel ist der Fall des erwachsenen Max. Er zeigt, wie schwierig die Arbeit mit Menschen sein kann, die keine zeitlichen und räumlichen Zusammenhänge erkennen können. Das macht ihren Alltag sehr gefährlich: Wenn Max auf die Straßenbahn wartet, dann tut er zuweilen den zweiten Schritt vor dem ersten, er sieht die Bahn, er tritt aufs Gleis, er drängt in die Bahn, bevor die Türen sich öffnen.

Max' Leben verlief von Anfang an schwierig. Er war ein unerwünschtes Kind und seine Mutter gab ihn fort. Als Säugling hatte er eine Meningitis, die offiziell ein Grund seiner heutigen Beeinträchtigung ist – an den Zusammenhang von Unerwünschtsein und Desori-

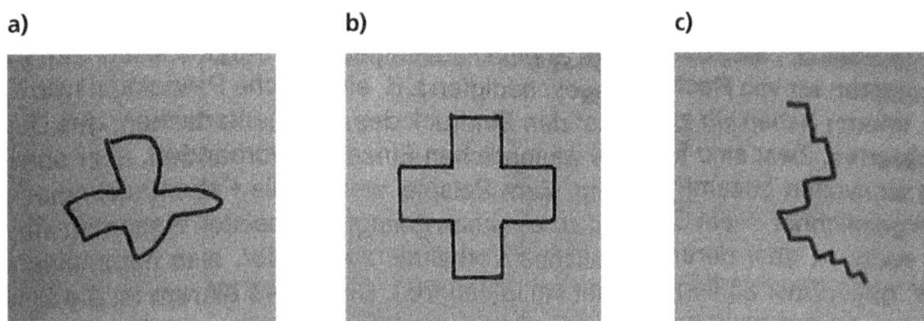

Abb. 60: Aus der Diagnostik eines linkshirngeschädigten (a) und eines rechtshirngeschädigten Menschen (c) – Zeichnungen nach Vorlage (b) (Wais 1987)

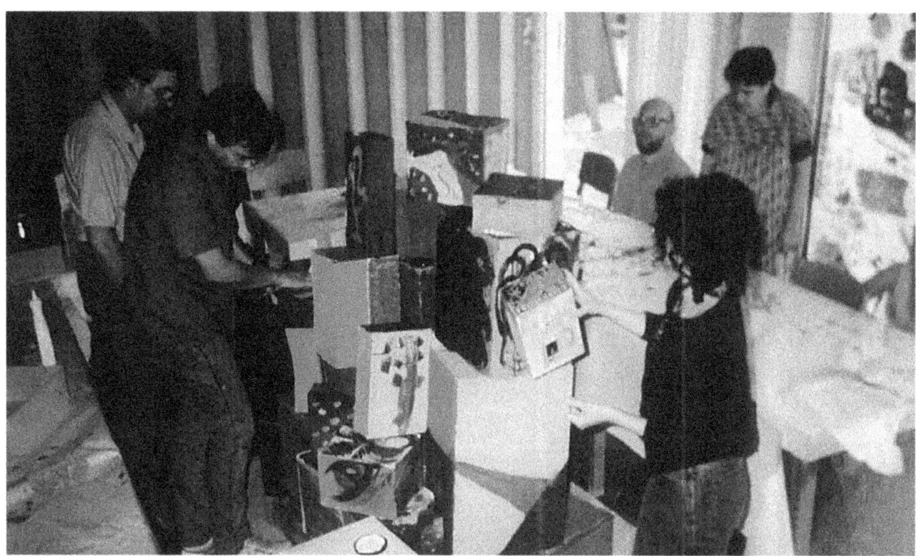

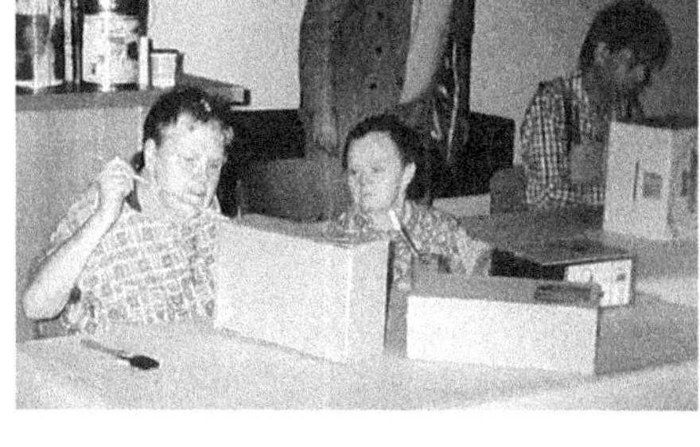

entiertsein (Amendt 1992) hat sich niemand erinnert. Die Symptome wurden nicht erkannt – weder seine frühkindliche fundamentale Verunsicherung noch seine körperlichen Signale: Kopfschmerz, Mattheit, Lichtempfindlichkeit, Nackensteife, Bauchschmerzen und Fieber wurden nicht als Folgen der Meningitis gedeutet. Man brachte ihn nicht ins Krankenhaus, sondern verabreichte Grippemittel.

Max' Orientierung ist schwer gestört. Er kann den Ablauf des Alltagslebens – den Zusammenhang von Aufstehen, Kaffeetrinken, Arbeiten und Freizeit – nicht verstehen, aber auch nicht einfache Verhältnisse von Ursache und Wirkung. Was zählt, ist das unmittelbare Lustprinzip; und so beschränkt sich sein Leben auf die unmittelbare Befriedigung seiner Bedürfnisse. Das heißt, er steht morgens auf, wann er möchte, trinkt von dem Kaffee, so viel er will – aber das „Mögen", „Wollen" ist undefiniert. Max ist seinen Bedürfnissen ausgeliefert.

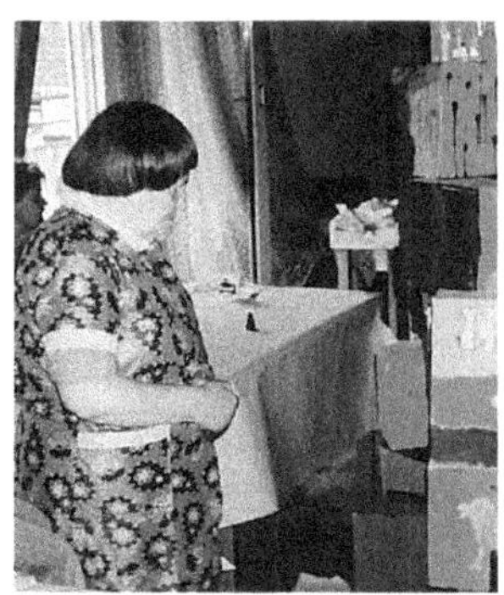

Abb. 61–63: Gestaltwahrnehmungs- und -herstellungsprozess mit Pappkisten

In mehreren Projektphasen wurde Max darin geschult, hinzusehen, wahrzunehmen und einzuschätzen. Eine seiner Lieblingsbeschäftigungen wurde das Zeich-

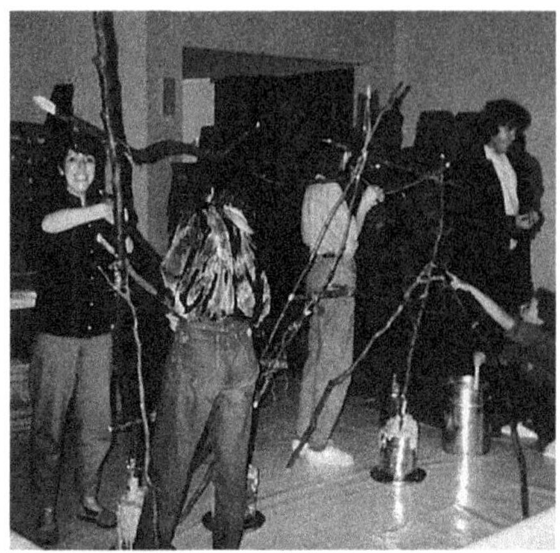

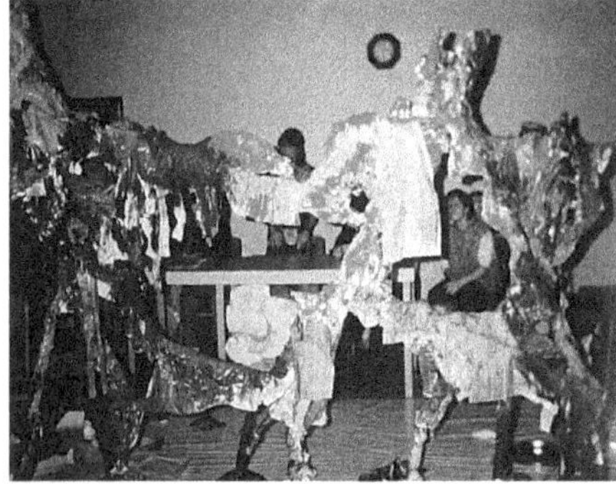

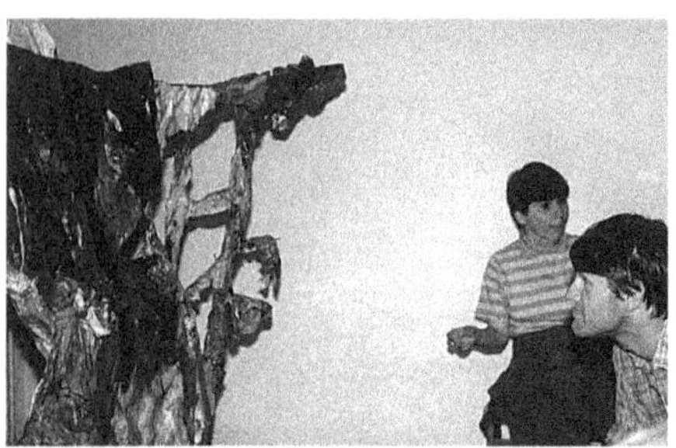

Abb. 64–66: Gestaltwahrnehmungs- und -herstellungsprozess mit Zeitungspapier und Kleister

nen, dem er sich mit einer schon animistisch-magisch anmutenden Hingabe verschrieb. Das brachte ihn auf die Idee, mit Begleitung ein Museum zu besuchen. Von dort brachte er die Reproduktion eines Bildes, die ihm gefallen hatte, mit, und begann, es aufs Genaueste zu kopieren. Max entwickelte darin eine Begeisterung und war kaum noch wieder zu erkennen (vgl. Abb. 56–58).

In der Folge wurden seine Bilder und Zeichnungen immer wieder zum Anlass des Gesprächs: Die Abbildungen 56–58 zeigen ein solches Resultat. Die Frage war, aus welchen Teilen der Mensch sich zusammensetzt, und in diesem Kontext kamen beispielsweise die Grenzsetzungen, die Verhältnisse von Menschen, das von Mann und Frau zur Sprache. Sodann ging es darum, die Genauigkeit seiner Zeichnungen zu steigern. Zeichnerische Vorgaben sollten präzis reproduziert werden. So verknüpfte Max seine liebste Beschäftigung mit der alltäglichen Notwendigkeit, die Zusammenhänge zu erkennen, Grenzen einzuschätzen und nicht nur zu tun, was beliebt. Parallel lief eine Art Trainingsprogramm, in dem verhaltensmodifikatorisch Ausdrucksweisen verstärkt wurden, andere unbeachtet blieben. Inzwischen hat Max es gelernt, mehr als vorher Frustration und einen ungesicherten Gefühlszustand zu ertragen.

Zusammenfassend wollen wir hier noch einmal festhalten, dass die inneren Bewegungsentwürfe von Menschen mit Verhaltensstörungen, Lern- und geistiger Behinderung beeinträchtigt sein können. Sie nehmen selbst Form- und Strukturvorlagen schlecht wahr und reproduzieren sie je nach spezifischer Schädigung falsch – wie wir aus der Diagnostik hirngeschädigter Menschen und aus dem alltäglichen Umgang mit ihnen wissen. Die Abbildungen 59 und 60 zeigen zwei Einzelsequenzen, wie unterschiedlich Gestalten wahrgenommen, aufgebaut, d.h. aus ihren Elementen konstruiert und darüberhinaus formiert werden. Die in ihren Wahrnehmungsleistungen geschädigten Menschen sollen aber lernen, genauer, differenzierter hinzuschauen, auch das unterschiedlich Gesehene zu einer Gestalt zu kompilieren, zusammenzusetzen. Eine Art Wahrnehmungsschulung will solche Arbeit sein. Und die geschieht mit künstlerischen Mitteln.

2.2 Praktische Übungen zur Gestaltwahrnehmung mit desorientierten Menschen

Die folgenden Abbildungen sollen bildnerisches Schaffen mit Menschen mit Verhaltensstörungen, Lern- und geistiger Behinderung demonstrieren: Das Prinzip ist, mit der Hilfe von Gestalt-, Struktur- und Situationsvorgaben materialer, formhafter und szenischer Art den Menschen mit Behinderung dazu zu bewegen, das Angebotene auszudifferenzieren, es plastisch in seiner Form, Gestalt und Struktur zu erkennen und zu reproduzieren. Das Ziel besteht ferner darin, die alltägliche Wahrnehmung zu verbessern, einen differenzierenden Gestaltwahrnehmungsprozess (Schulung der linkshemisphärischen Kompetenzen) und einen synthetisierenden, zusammenfassenden Gestaltwahrnehmungsprozess (Schulung der rechtshemisphärischen Kompetenzen) zu initiieren.

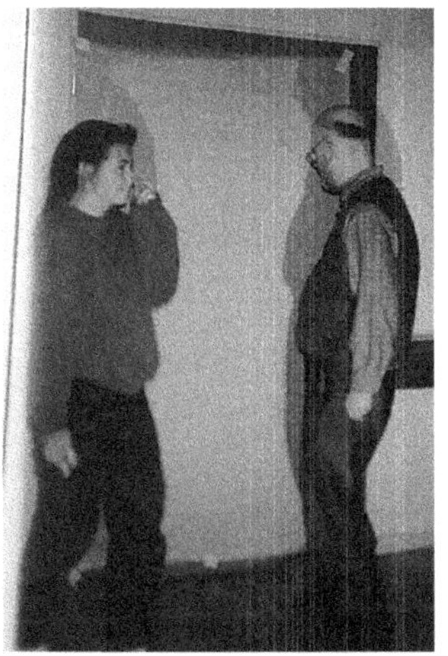

Im ersten Projekt bringen Heimbewohner und Betreuende jeweils eine leere Kiste mit. Aus den Kisten wird eine Gestalt geformt: In der Mitte des Raums entsteht eine Pyramidengestalt (Abb. 61). Anschließend greift jeder seine Kiste, malt sie an und bezeichnet sie, wie es ihm gefällt, mit einer bestimmten Farbe zum Beispiel – er differenziert seine Gestalt (Abb. 62).

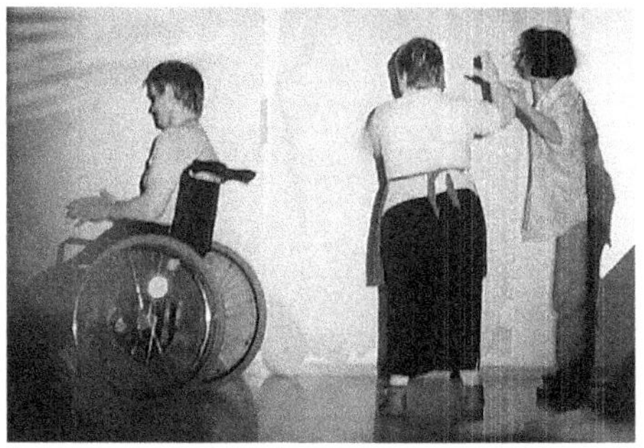

Abb. 67 und 68: Gestaltwahrnehmungs- und -herstellungsprozess mit Schattenbildern

Die bemalten Kisten werden in die Mitte zurückgestellt und ergeben wieder die alte, nun aber differenzierte Gesamt-Gestalt. In dieser hat jetzt ein jeder seinen Platz und jeder kann sich darin wieder finden (Abb. 63).

Im Prinzip findet im zweiten Projekt eine Wiederholung statt: Die Studenten

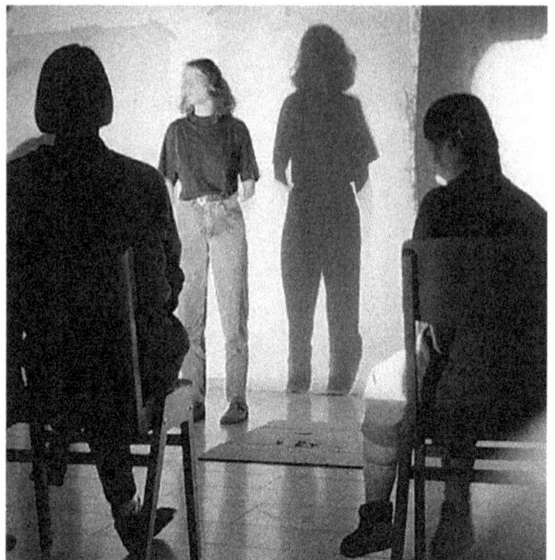

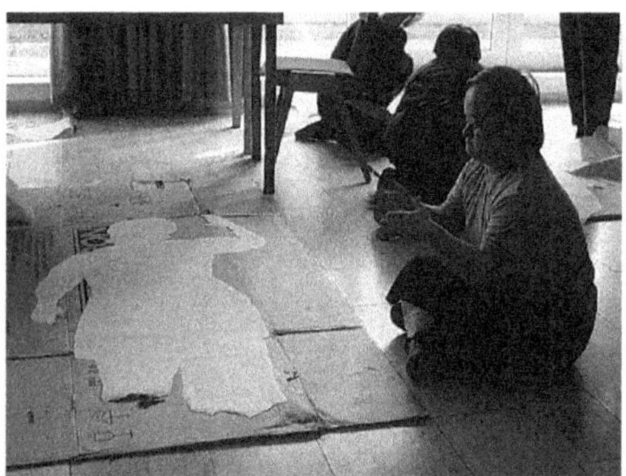

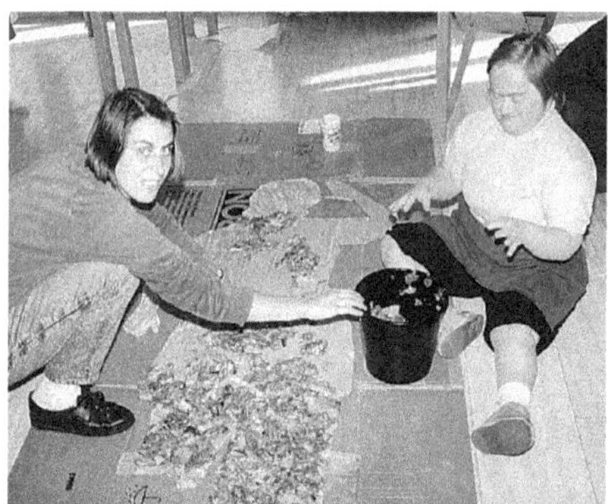

Abb. 69–71: Gestaltwahrnehmungs- und -herstellungsprozess mit Schattenrissen, die mit Kleisterpapier belegt werden

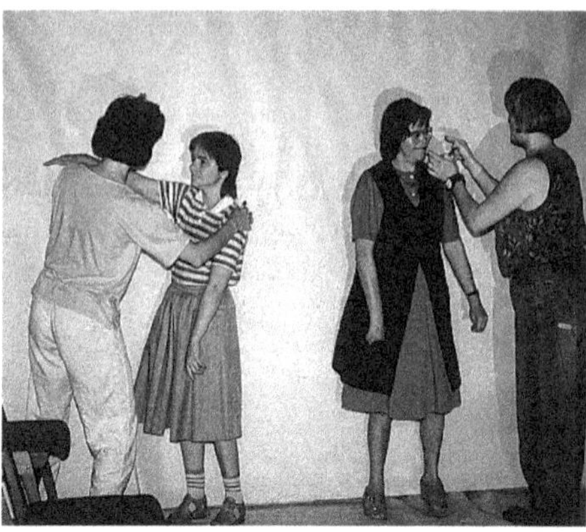

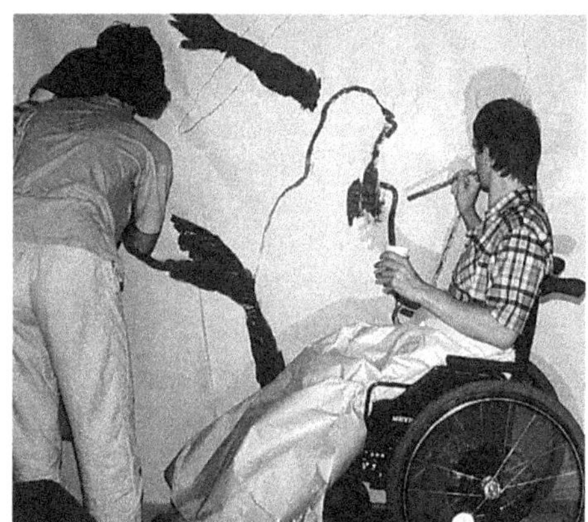

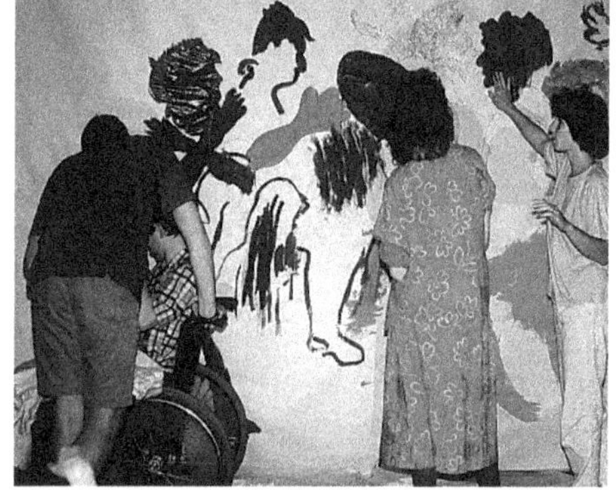

Abb. 72–74: Gestaltwahrnehmungs- und -herstellungsprozess mit Schattenbildern im sozialen Kontext

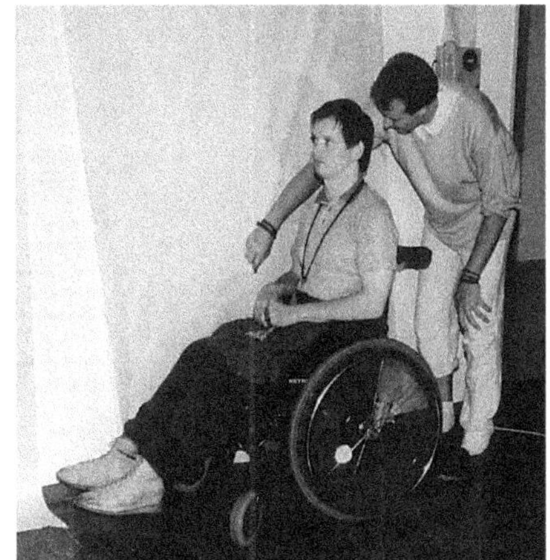

und der Leiter haben aus Ästen, die sie in großen Blechdosen verankert und mit Steinen und Gips gefüllt und stabilisiert haben, eine noch undifferenzierte Gestalt produziert. Das Gestell lagert auf einer großen Pappe (Fahrrad-Versand-Karton, Abb. 64).

Die Gruppe der Heimbewohner betritt den Raum. Jetzt muss alles fertig sein: Wir und sie haben Stöße alter Zeitungen mitgebracht, die – nach einer einführenden, einfachen Erklärung – mit dem vorbereiteten Kleister über das Astgestell gespannt und bemalt werden (Abb. 65).

Was dabei herauskommt, ist ein ungeplantes Phantasiegebilde, eine Differenzierung des leeren Gestells (der leeren Gestalt), das jetzt mit Staunen über die eigene Leistung betrachtet wird (Abb. 66).

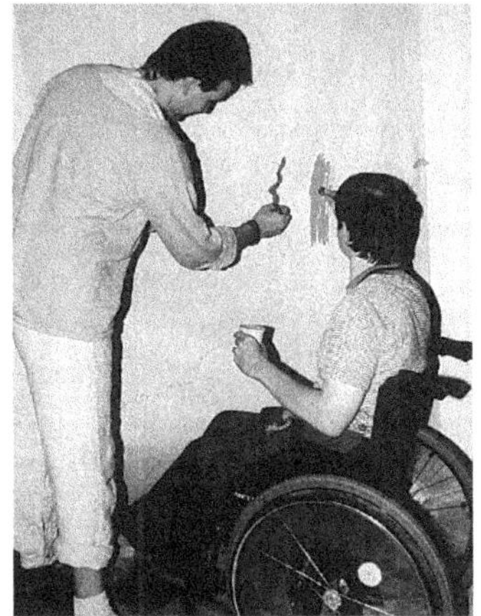

Bei der dritten Variante werden mit einem Overheadprojektor die Schattenbilder der Beteiligten an die Wand geworfen und je zwei malen sich, malen ihre Gestalten gegenseitig auf vorbereitete Papierbahnen (Abb. 67).

Die Bilder werden abgenommen, ausgeschnitten und alle auf eine Wand geklebt. So ergeben die zunächst undifferenzierten Schattenrisse ein neues, differenziertes Zueinander (Abb. 68).

Die Abbildungen 69–71 zeigen weitere Varianten; die Differenzierungen ergeben sich dadurch, dass die Schattenrisse auf große, in Fahrradgeschäften leicht beziehbare Kartons geklebt und dann mit Kleisterpapier reliefartig belegt werden. Später können die reliefartigen Schattenrisse der Einzelnen dann mit einem Teppichmesser ausgeschnitten und an die Wand gehängt werden. Im gesamten Prozess werden Figur-Grund-, d.h. Gestaltleistungen körperschematischer Art gefordert, auch Konzentration und sensumotorisches Vermögen.

Die Abbildungen 72–74 zeigen dieselbe Methode wie zuvor. Aber diesmal geht es um den sozialen

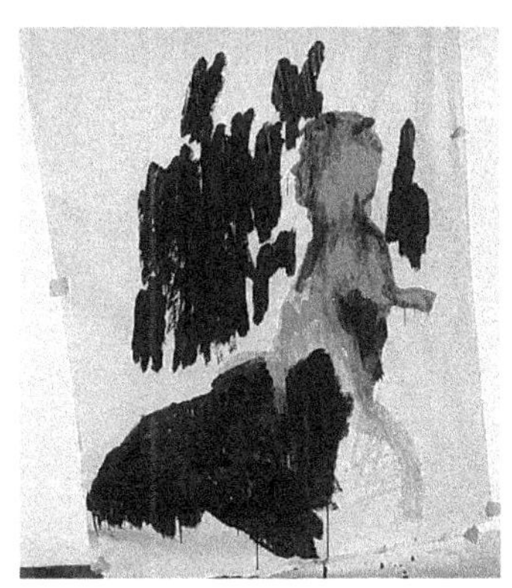

Abb. 75–77: Gestaltwahrnehmungs- und -herstellungsprozess als Ausfüllen leerer Schemata

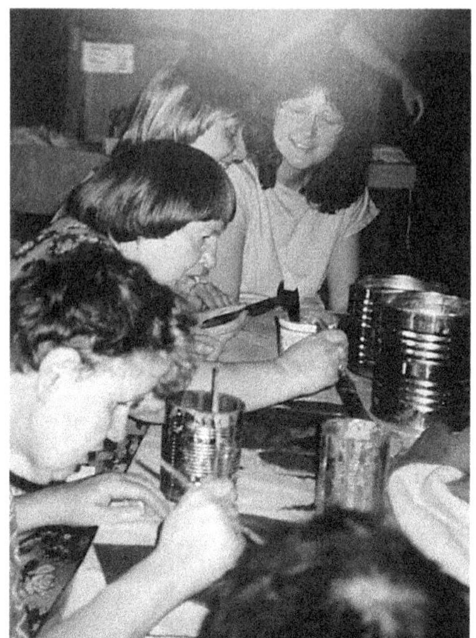

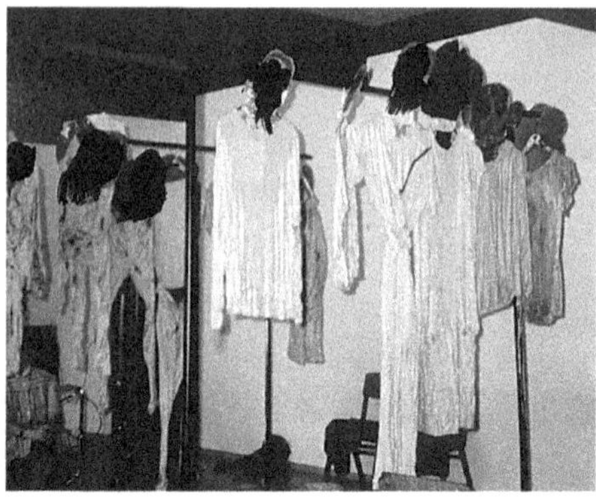

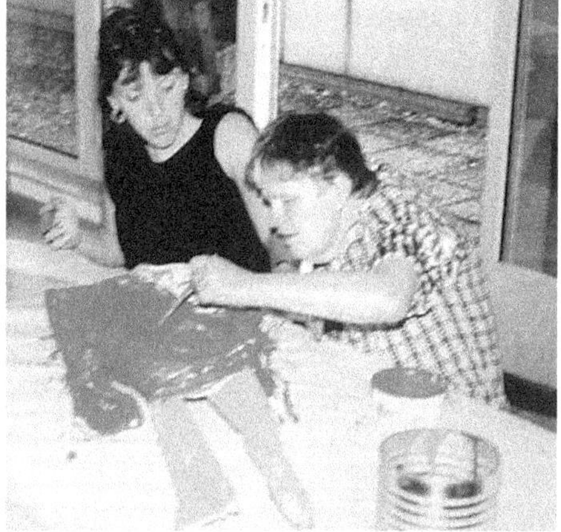

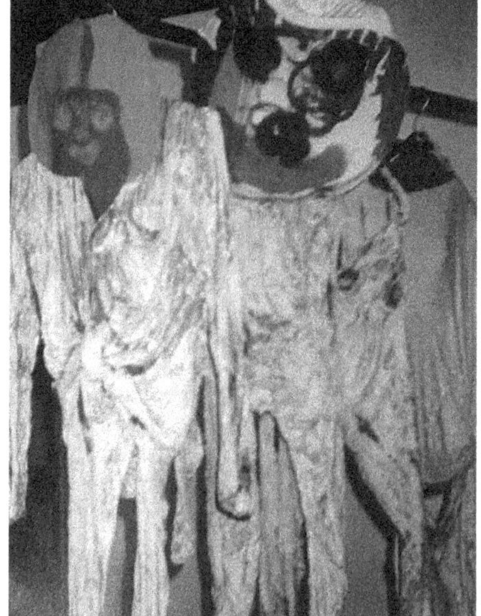

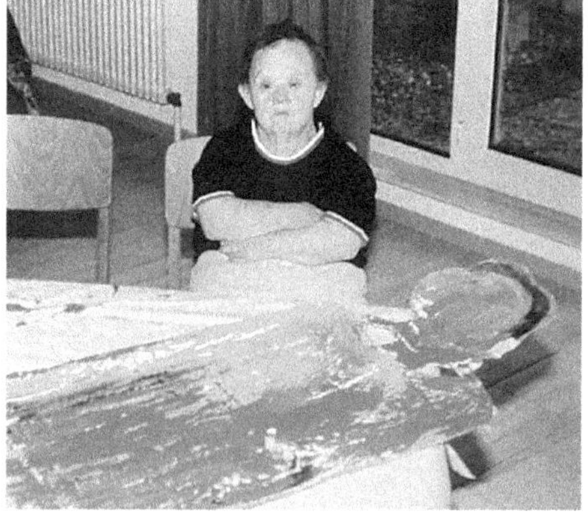

Abb. 78–82: Gestaltwahrnehmungs- und -herstellungsprozess mit alten Kleidern und Gips

Kontext, um das Zusammen und Gegeneinander in der Gruppendynamik. Alles wird mit der Foto- oder Videokamera dokumentiert und alle Beteiligten, auch die mit Behinderung, haben den Zugriff auf die Geräte. Daraus, und aus der Malerei sowieso, ergeben sich soziale Konfliktkonstellationen. Gerade das ist die Absicht, denn Menschen mit Behinderung, die oft auf einem bestimmten Stand ihrer Sozialentwicklung stehen geblieben sind, brauchen eine Gelegenheit, ihre alltäglichen Enttäuschungen zu verarbeiten, die Konflikte befriedigend zu lösen.

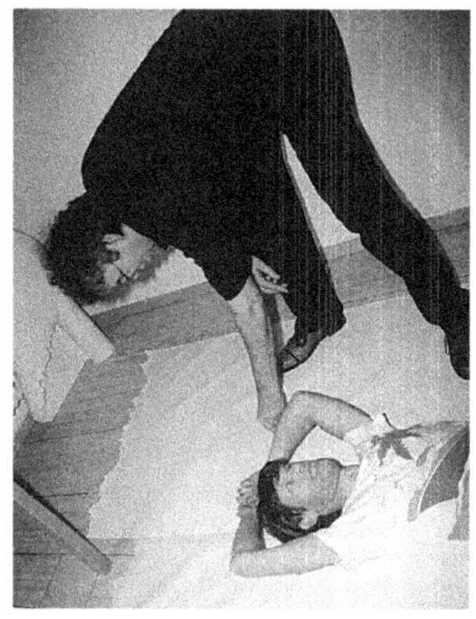

Die Abbildungen 75–77 wiederholen das gestalterische Prinzip, zunächst leere Schemata zu bilden und diese sodann auszudifferenzieren, um die Erkenntnis- wie Reproduktionsleistungen rekonstruktiv oder kompensatorisch weiterzuentwickeln. Die beteiligten Erzieher und schwerpunktmäßig Heilpädagogik und Kunsttherapie Studierenden waren erstaunt, zu welchen Konzentrationsleistungen die Menschen mit Behinderung fähig waren.

Das letzte Projekt (Abb. 78–86) zeigt, wo die Grenzen dieser Methode liegen: Die Idee war, mit alten, in schnell bindenden Gips eingetauchten Kleidern Vorlagen zu schaffen, die dann ausdifferenziert, d.h. bemalt, mit aus Pappe ausgeschnittenen Köpfen versehen und schließlich im Raum, an der Wand oder an der Decke angebracht werden sollten. Die Unternehmung scheiterte kläglich, obwohl die Bilder darüber täuschen mögen: Die Gipsmasse band nicht so recht ab (wir hatten es vorher nicht ausprobiert). Die Gesichter aus der Hand zu zeichnen und zu bemalen, war den Heimbewohnern nicht möglich (was abermals die Schwierigkeit der Gestalterkennung demonstriert), und schließlich befand sich der Raum in einem solchen Zustand, dass wir zu Recht Schwierigkeiten mit der Putzfrau bekamen. Aber trotzdem – Abb. 82 ist Kommentar genug. Auf die Bitte, sie fotografieren zu dürfen, demonstriert sich Hilde stolz vor ihrem Produkt. Ihre Haltung war Lohn genug für alle mit den Projekten verbundenen Mühen.

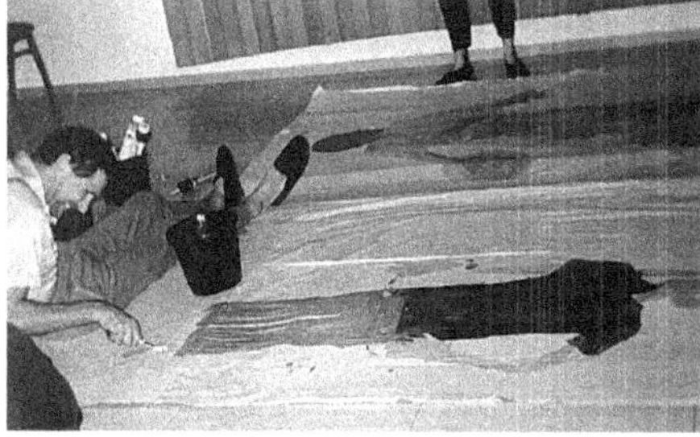

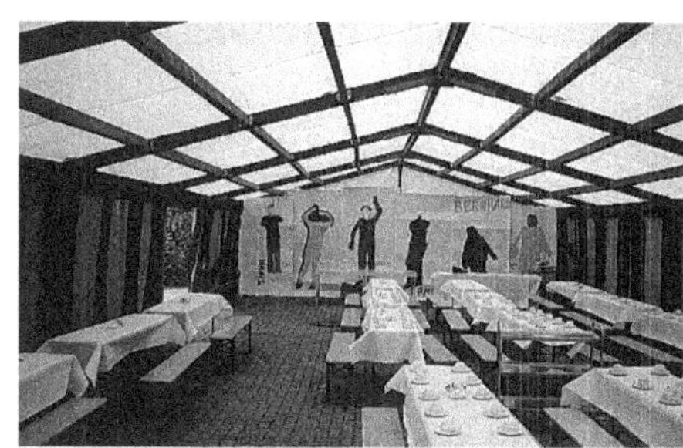

Abb. 83–85: Gestaltarbeit

Eine räumlich und zeitlich orientierte Kunsttherapie will mit einfachst erscheinender Gestalt-Projektionsarbeit etwas erreichen: Sie ist in Beispielen der bisher vorgestellten Art von Projektpraxis mit Menschen mit Verhaltensstörungen, Lern- und geistigen Behinderungen vor allem auf die Erarbeitung der alltäglich abverlangten Orientierung aus. Sie zielt auf die bildnerische Erarbeitung und Ausdifferenzierung der eigenen Gestalt, die letztlich und im Akt des bildnerischen Schaffens „Kommunikationsfähigkeit im ästhetischen Bereich“ anstrebt – wie das Programm der „pädagogischen Kunsttherapie“ nach Richter (1984) lautet. Auf der bildnerischen Ebene dieses Gestaltungsprozesses sollen sich die Agierenden zuerst ausdrücken, verstehen lernen.

3 Entwicklungsförderung durch ästhetische Sozialisation

Die Entwicklungspsychologie Jean Piagets erlaubt es nicht nur, gewisse Entwicklungsstörungen zu diagnostizieren, sondern auch, entsprechende ästhetisch-therapeutische Maßnahmen einzuleiten. Die Diagnose hat zu erheben, ob bei einer Störung wahrnehmungs- oder neuropsychologische Aspekte im Vordergrund stehen. Wie bereits in extenso dargelegt, können Wahrnehmungsstörungen geistige Retardationen zur Folge haben, und eine geschädigte sensumotorische Intelligenz steht immer assimilativen, akkommodativen und transferhaften Notwendigkeiten beim Aufbau der Sinne und der neurophysiologischen Kompetenz im Weg.

Was jedoch als Wahrnehmungsstörung in Erscheinung tritt, kann eine zerebrale Schädigung verbergen (Theunissen 1999). Gerade die leichteren Hirnfunktionsstörungen wie neurogene Lernstörungen, Teilleistungsschwächen oder Perzeptionsstörungen können mit Wahrnehmungsstörungen verwechselt werden. Aber Reizaufnahme, -verarbeitung und -beantwortung sind nicht nur sinnesmodaler Art, sondern mit den zerebralen Funktionen eng verknüpft (Augustin 1986, 4 f.). Die kunstpädagogische Arbeit mit Kindern und Jugendlichen mit Wahrnehmungsstörungen oder geistiger Behinderung, die darauf zielt, kortikal nie entwickelte Funktionen kompensatorisch neu zu organisieren, ist daher auf eine heuristische Diagnostik verwiesen, um die vorhandenen Kompetenzen richtig einzuschätzen.

Im Folgenden sollen Bilder von Kindern und Jugendlichen vor diesem Hintergrund untersucht werden. Dabei verbietet sich jede vorschnelle Wertung, dieser oder jener Ausdruck sei nicht altersadäquat.

Denn auch Erwachsene haben Spaß am Kritzeln, und die Resultate sind entsprechend. Dies soll am Vergleich eines normalen und eines gestörten ästhetischen Ausdrucksvermögens mit allen therapeutischen und didaktischen Konsequenzen näher dargelegt werden. Vorerst werden wir aber Hinweise zum ästhetischen Material und zur Wahl von Farben geben, um die bildnerischen Zugriffsweisen der Kinder und Jugendlichen richtig einschätzen zu können.

3.1 Hinweise zum ästhetischen Material

Die Kinder und Jugendlichen, die hier vorgestellt werden, haben gelernt, ihre Erfahrung bildnerisch zu gestalten, entweder von selbst oder mit therapeutischer Unterstützung. Diese Art des Umgangs mit der Welt, mit Personen und Ereignissen ist ein Mittel der Orientierung im Alltagsleben, und ein ganzes Kaleidoskop von Materialien und Techniken kann dabei helfen, es zu erlernen.

Der Kunsttherapeut – und jeder andere, der mit ästhetischen Mitteln arbeitet – will die physischen und psychischen Verkrampfungen seiner Klienten lockern und fördert alle spontanen Handlungen, die der Selbstvergewisserung dienen, auch die aggressiven, indem er hilft, sie künstlerisch darzustellen.

Die Kunsttherapie arbeitet mit einer neuen Grammatik des Erlebens und Erfahrens, mit jener „Eigenwilligkeit des Ausdrucks“, wie der Psychiater Hans Lauter die Äußerungen der Patienten kennzeichnet (vgl. Spreti u. a. 2005), die beachtet sein wollen. Derart eröffnet sie die Möglichkeit, kompositorisch, materialhaft und gestaltungsdynamisch die Psyche aufs Papier zu bringen, d. h. eine Produktion anzuregen, die emotionale Brücken baut. Ohne sich zu sehr in die Entstehung der Bilder einzumischen, kann der Therapeut teilnehmen und mit dem Produzenten verbunden sein. Das fördert die Autonomie. Dazu bedarf es jedoch einiger Kenntnisse über geeignete Techniken und Materialien (Richter 1984, Lumma/Knüdeler 1984, Marburg 1999).

Blei- und Buntstifte. Der *Bleistift* ist nützlich für klare Umrisslinien, setzt aber zeichnerische Fähigkeiten voraus. Er verleitet oft zum Vorzeichnen und zum anschließenden farblichen Ausfüllen, was die Aktivität des Kindes mitunter einschränkt. Aufgrund der verschiedenen Härtegrade der Stifte ist es möglich, klare Linien und Strukturen, aber auch flächenhaftes Helldunkel zu gestalten. Die dickeren Zimmermannsstifte liegen den Jugendlichen zuweilen besser in der Hand. Durch Radieren oder Verwischen (Knetgummi) kann man die flächigen Schraffuren steigern.

Der *Buntstift* animiert ebenfalls das eher akkurate Zeichnen. Man setzt ihn gewöhnlich dazu ein, um einen allzu spontanen Ausdruck zu verhindern: Zeichnen mit Buntstift ist mühsam und stellt hohe Anforderungen an die Frustrationstoleranz. Linear-farbliche Kontraste kommen allerdings – wie bei Kindern mit Down-Syndrom oft zu bestaunen – überaus gut zur Wirkung. Gerade im Alter von ca. 5 Jahren, wenn die Kinder besonders richtungs-, raum- und ordnungsbezogen denken und malen, wenn sie anfangen, ihre Welt im Detail zu erkunden, können Blei- und Buntstifte das Richtige sein. Diese sollten jedoch nie gegen den Gebrauch der Farbe eingesetzt werden, also Kinder nicht ermutigt werden, statt farblich „genau" zu malen, den Stift dem Pinsel vorzuziehen. Das „richtige" Abzeichnen sollte dem eher individuell getönten, affektiv bedeutsamen Farbausdruck der Kinder, wenn sie den ersten „Zeichen"-Unterricht erhalten, nicht vorgezogen werden; aber leider geschieht gerade dies in aller Regel (Richter 1987).

Filzstifte. Zwar mögen die Kinder sie gerne, aber im Sortiment sind solche Stifte in der Regel zu vielfältig und bunt, was die Kinder zuweilen überfordert. Der Filzstift gestattet ein flottes und zugleich – der Konturen wegen – kontrolliertes Arbeiten. Kinder, die damit malen, sind oft sehr angestrengt und setzen angespannt Strich an Strich. Daher mag es angemessen sein, dem Kind ein anderes und ausdrucksförderndes, vielleicht flächendeckenderes und farblich anregenderes Material zur Verfügung zu stellen: z. B. Wachskreide oder Fingerfarbe. Wenn das Angebot der Farben zu verwirrend ist, sollte die Anzahl der Stifte schon anfangs reduziert werden.

Kugelschreiber. Entgegen der landläufigen Meinung hat er doch einige Vorteile: Er ist leicht rhythmisch zu bewegen und unterstützt die Sicherheit der Strichführung. Damit bietet er gute Möglichkeiten zur linearen Umsetzung von Erfahrung und ist, wie der Bleistift, immer dann angebracht, wenn es um Wiedergabe von Realitäten geht.

Wachsmalkreide. Kreide bietet erstaunlich viele Anregungen, sie ist farbintensiv und in der Formgebung berechenbar, sie gestattet den darstellerischen Übergang von der Linie zur Fläche. Die Form- und Farbgebung ist kontrollierbar, was die Angst reduziert. Die Farben verschwimmen nicht, sie sind flächendeckend und gleichwohl konturierend. Kindern, deren Farbexperimente mit vier oder fünf Jahren zu einem Höhepunkt kommen, leisten sie gute Dienste. In diesem Alter werden sie bevorzugt farb-formhaft eingesetzt und legen die Grundlage für differenziertes Gestalten. Die in diesem Alter vorherrschende richtungs-, flächen-, raum- und farborientierte Darstellungsweise kann mit

Wachsmalkreide nachhaltig gefördert werden. Sie hilft der erwachenden kindlichen Kompetenz, die Elemente des Gesehenen bildhaft zu gliedern und zu ordnen.

Fingerfarbe. Direkt mit den Fingern oder – im Ausnahmefall, wenn Widerstände bestehen – mit dem Pinsel aufgetragen, färbt sie sowohl die Fläche wie die Finger und Hände. Das steht nicht nur dem Reinlichkeits- und Ordnungsbedürfnis entgegen, sondern lässt den Malenden mit seinem Tun verschmelzen. Bei Kindern mit geistiger Behinderung müssen ungiftige Farben verwendet werden, damit sie auch einmal gefahrlos in den Mund genommen werden können. Der Kontakt, den dieses Material erlaubt, ist sehr vielfältig – es spricht viele Sinne an, erlaubt, über die Fläche zu gleiten, auf ihr zu sudeln und zu schmieren – und dies alles ohne große Selbstkontrolle. Erst nach einer Weile entsteht die berühmte braune Einheitssauce. Bis dahin kann die Vermischung der Farben durch frühes Auftragen von Kleister verhindert werden – und das macht es möglich, die unterschiedlichsten emotionalen Stimmungen zu fixieren. Gerade darin liegt die Stärke der Fingerfarben: Sie lassen nahezu alle Stimmungen, Gefühle und Emotionen unkontrolliert zum Ausdruck kommen. In körpertherapeutischen Verfahren wird die Fingerfarbe zu Zwecken der Abreaktion und Katharsis eingesetzt. (Unterschätzt wird zuweilen, wie schwer diese Farben sind, und dass das Papier entsprechend stark sein muss.) Fingerfarbe regt zur Bewegungsförderung an, auch mit Musik. Bei Kindern mit Behinderung kann sie – wenn die Ängstlichkeit vor der Verschmutzung einmal abgebaut ist – direkt als basal-ästhetisches Fördermittel angewendet werden.

Pigmente. Sie bestehen aus fein zermahlenen Farbstoffen, die mit Bindemittel zu Farbe angerührt werden müssen. In der Regel gehen die Pigmente mit dem Bindemittel (für unsere Zwecke: Caparol oder Kleister; hier wieder die Mahnung, nach ungiftigen Bindemitteln Ausschau zu halten) keine chemische Verbindung ein. Sie werden dazu benutzt, die Fließ- und Trockeneigenschaften der aufgetragenen Farbe zu verbessern, was sie für unsere Zwecke besonders geeignet macht.

Aquarell- und Wasserfarben. Aquarellfarben bestehen aus feinst gemahlenen und mit Leim und Gummi gebundenen Pigmenten, die mit Wasser wieder löslich sind. Man verwendet sie zumeist für die Wiedergabe von atmosphärischen Stimmungen. Diese Wirkung verdankt sich ihrer Durchsichtigkeit, zumal wenn sie lasierend aufgetragen werden. Man kann sie aber auch nicht lasierend, d. h. deckend benutzen. Dann werden sie dick und leuchtend aufgetragen. Aquarell- und Wasserfarben bieten vielfältige Anwendungsmöglichkeiten und können ein großes Spektrum seelischer Stimmungen widerspiegeln. Oft werden die falschen Pinsel benutzt. Meistens gibt man den Kindern – auch wenn dies nahe liegt – zu feine Pinsel. Aber auch bei fehlender Ausdauer sollten große Flächen schnell zu erarbeiten sein und der anfängliche Schwung, mit dem die Kinder oft ihr Werk beginnen, sollte nicht durch einen zu kleinen und schmalen Pinsel gestört werden.

Kreide- und Pastellstifte. Sie bestehen aus trockenem Pigment, das mit Pasten farbloser Kreiden angerührt, geformt und schließlich getrocknet wird. Mittels des weißen Pigments gibt es von jeder Farbe mehrere Tonstufen, durch die Zugabe des Bindemittels stehen verschiedene Härten zur Verfügung. Diese Auswahl erlaubt ein Spektrum seelischer Ausdrucksmöglichkeiten, denn je nach Härte können auch sehr zarte Ausdrücke wiedergegeben werden. Da Pastell sehr empfindlich ist, wird es am Ende fixiert, d.h. mit Pflanzenleim oder Harz besprüht, wodurch die Pigmentschicht ein wenig nachdunkeln kann. Feine Striche sind möglich, dazu Schattenbildung durch leichtes Verwischen. Die Beschaffenheit des Papiers ist letztlich entscheidend. Kreide- und Pastellstifte sind dann angezeigt, wenn das fein- und grobmotorische Geschick gefördert werden soll (wie im Falle der motorischen Störung). Wenn ein Kind unfähig ist, Bleistift und Pinsel zu gebrauchen, sind Kreide- und Pastellstifte angebracht.

Kleister. Man benötigt genügend große und kleine Gefäße. Als Fingerfarben-Grundlage und für die Anmischung der Pigmentfarben ist Kleister angebracht. Der Brei wird auf strapazierfähiges Papier aufgetragen, dann werden mit kleinen Hölzern oder mit den Fingern Ornamente, Strukturen und Spuren gemalt. In kleineren Mengen braucht man den Kleister zur Herstellung von Collagen, in größeren Mengen für plastische Reliefs (auf einer Unterlage, die mit Holzwolle oder Papierknäueln, dann großflächig mit in Kleister getunktem Zeitungspapier belegt ist), oder für größere plastische Objekte (aus Holzstöcken, die man zu einem Gestell zusammenbindet, mit einer Unterlage aus einem großen Karton versieht, und mit kleistergetränktem Papier bespannt).

Papier. Nichtsaugende Papiere sind für Federzeichnungen das beste, saugende dagegen für Pinselzeichnungen und Aquarelle. Sie schaffen verfließende Farbübergänge, die besonders animierend sind, v.a. auf dem sog. Japanpapier. Auch die Papierunterlage, die Fixierung und die Größe des Papiers sind wichtig. Große Flächen animieren zu weiträumigen Bewegungen. Gerade im Falle des depressiven oder hospitalisierten Kindes ist das richtige Format entscheidend. Beim Malen mit Fingerfarben braucht es mindestens die Größe eines Zeitungsbogens.

3.2 Hinweise zur Wahl der Farben

Salewski u.a. (1999) haben es unternommen, die Bedeutungs- und Wirkungsebenen des Farbgebrauchs in der Kunsttherapie auf eine eher kognitiv-emotionale und eine eher physiologische Basis zurückzuführen. Der emotionale und kognitive Bedeutungsgehalt, so die Autoren, sei einprägsam an die Aktualisierung von vergangenen, individuellen Erlebnissen geknüpft und rufe bei seiner Aktivierung in der Regel unverarbeitete psychische Inhalte auf den Plan. Wo sie kultur- und religionsspezifische Assoziationen hervorriefen, fußten sie entweder auf lebenswichtigen Farberfahrungen, die unwillkürlich eben diesen Lebensereignissen zugeordnet seien, oder sie kämen als willkürlich-zugeordnete gezielt in ihrer Bedeutungshaftigkeit einem Kulturausdruck einer Gruppe zu. Eine historisch-biographisch im Leben des Einzelnen oder einer Gruppe tief verankerte Zuordnung nenne man „archetypisch“, wenn sie bedeutungshaft-umspannend und polar die ganze Ambivalenz der Farbe signalisiere – beispielsweise in dem aggressiv-warmen Gefühl der roten Farbe.

Wir erfahren von dieser archetypischen Bedeutungshaftigkeit am ehesten, wenn wir Heranwachsenden in deren Farbgebrauch verfolgen: Farbspiele, Farbspuren, Farbe, die mit dem Pinsel aufgetragen oder mit Kleister oder Bindemitteln versetzt wird, Farbe, in der sich Strukturen abbilden lassen, Farbe, die einfach hingesprüht wird – darin drücken sich die inneren Gefühlsschwankungen der Kinder und Jugendlichen aus, einmal konstruktiv, das andere Mal aggressiv und destruktiv. Diesen Ausdruck therapeutisch zu nutzen, ist gar nicht einfach, aber viel versprechend.

Wie also die Erlebnisqualität der Farbe einerseits subjektiv der Entwicklungsphase und den jeweilig vorherrschenden Gefühlen der Betreffenden verpflichtet ist, kann sie andererseits objektivierend sein: Die anthroposophische Farbenlehre „beschreibt diese objektiven Wesenheiten der Farben als interindividuell gleiche Erscheinungs- und Wirkungsweisen“ und sucht das individuelle Farberleben universell, kosmisch, jahreszeitgemäß, naturhaft zu gründen (Pütz/Glöckler 1993). Die jungianisch orientierte Kunsttherapie kommt der anthroposophischen Feststellung nahe (Riedel 2006; Daniel 1993). Empirische Untersuchungen, die die Farbwirkung erfragen und zu objektivieren versuchen, stellen affektive Komplexe fest, die sich an die jeweilige Farbe binden – beispielsweise Erregung-Ärger-Spannung an das Rotorange (Levy 1984). Als anregend (angespannt/entspannt), gefühlsmäßig bedeutsam (angenehm/unangenehm), stark und lange wirkend (dominierend/unterlegen) werden sie klassifiziert, und die Schlussaussage ist doch wieder uneinheitlich – ob es so etwas wie eine interindividuelle Bedeutsamkeit der Farben gebe (Salewski u.a. 1999).

Wir stellen hier fest, dass die Bedeutung der Farben ebenso umstritten ist wie ihre Wirkung. Aber es kommt vielleicht auch weniger auf die einzelnen Farben an als vielmehr auf die Wirkung ihres Zusammenspiels – wie ihre Nuancen sind, welchen Rhythmus sie haben und ob sie harmonisch inszeniert sind. Die Stärke eines Bildausdrucks resultiert aus einer Zusammenschau, die die Farbwahl und -komposition beachtet. Das sehen wir besonders im folgenden Fall: Autistische Kinder und besonders Kinder mit Down-Syndrom, sind vorzügliche Farbkünstler. Sie können mit wenigen Farben wunderschöne Farbkompositionen entwerfen und überraschen uns bei aller Einfalt der Farbauswahl mit ihrem Ergebnis.

Manch ein selbstbezogenes Kind wird aber wegen der Irritationen seiner Wahrnehmung und seines – ihm oft beigebrachten – Unvermögens, die Dinge richtig zu erfassen, Zeichen, Striche oder ikonische Fragmente zwanghaft setzen. Gerade die autistischen Kinder neigen zu Stereotypien, da sie so verunsichert sind. Und dennoch gewinnt man oft den Eindruck, es sei ein künstlerisch gelungenes Bild. Angesichts der Befindlichkeiten unserer Kinder, aber auch angesichts dessen, dass unseren Kindern im ersten Kunstunterricht beigebracht wird, die Dinge der Welt richtig abzubilden, müssen wir uns davor hüten, ihre Form-Genauigkeit, ja Pedanterie zugunsten ihrer vernachlässigten Farbvermögen vorschnell negativ zu bewerten. Sie lernen mit Beginn ihres Schullebens eben eher formhaft zu gestalten, verlernen dabei oft ihre Farbkompetenzen, die sie mit fünf bis sechs Jahren teilweise erstaunlich weit entwickelt haben. Auch hier ist also in der Einschätzung Vorsicht angezeigt – wie uns gerade Kinder mit Behinderung in ihrer Ausdrucksweise zeigen.

Kurze Hinweise zum Farbgebrauch im kunsttherapeutischen Prozess wollten wir geben und sind mitten in einem Thema angelangt, bei dem wir uns auf Glatteis begeben: So soll die Farbe „Medium des nonverbalen Ausdrucks“ sein (Salewski u.a. 1999, 217). Diese Annahme vermag selbst bei analogischem Gebrauch der Farbbedeutung doch das Logische, ihre prädikative Zuordnung kaum zu umgehen (Häußling 1999, 163). So sprechen die jungianische und humanistisch-psychologische Therapie von einer „kathartischen Farbwirkung im Gestaltungsprozess“ (Salewski u.a. 1999, 163), eine Annahme, die in ihrer emotional entlastenden Wirkung zuweilen weit überschätzt wird. Die vielen Anfragen haben in den letzten Jahren eine genauere Indikation für den Einsatz der Farben auf die Tagesordnung gesetzt – und wir sollten bis dahin mit diesem Thema, der Wirkung und der Indikation der Farben, behutsam umgehen.

Behutsam umgehen – das heißt keineswegs, den Farbgebrauch unbeobachtet zu lassen; das heißt keineswegs, sich nicht auf die Farbe zu konzentrieren; das heißt wohl, ein möglichst sachlich-kritisches Verhältnis nach Jahrzehnten der Festschreibungen zu gewinnen:

> „Die Konzentration auf die Farbe hat den Sinn, eine möglichst große Distanz zu der Ebene des Abbildhaften, zu realistischen Darstellungsformen zu schaffen. Der Patient soll seine Problematik eben nicht ‚erzählen', sondern zunächst Abstand gewinnen und sich in einen Bereich begeben, in dem andere Inhalte, andere Erfahrungen von Bedeutung sind. Je nach augenblicklichem Gefühlszustand, je nach psychischer Verfassung kann die Farbe ‚blau' anders als ‚kühl' oder ‚still' wirken, ebenso muss ‚rot' nicht als aktiv und lebendig empfunden werden. Es geht nicht um die spezifischen Wirkungen, die den Farben in den Farblehren von Goethe, Runge, Hölzel usw. bis zu den Anthroposophen zugeschrieben werden, sondern zunächst darum, eine Wirkung zuzulassen und wahrzunehmen." (Limberg 1998, 95)

Renate Limberg (1998) gibt uns den sublimen Hinweis, wie Farbe therapeutisch einzusetzen ist: je nach biographiegeschichtlichem Stand, je nach augenblicklichem Gefühlszustand. Was wohl bedeutet, zunächst die psychische Verfassung des Klienten in seiner Farbausdrücklichkeit zu erfahren, um dann erst Situationen einzuleiten, die farbexperimentell oder interventionistisch (vom Patienten oder Therapeuten angeregt), vielleicht auch farbinteraktionistisch (angeregt durch andere Patienten oder den Therapeuten) auf den Weg gebracht sind:

> So sucht *die anthroposophische Maltherapie* (Altmeier, zit. in Bader u.a. 1999, 57f.) „Farbprozesse", „Farbenklänge", „Farbenwege" zu initiieren. „Die Klientin lernt nun eine neue Technik – Schichtmalerei [...] Selbständig wählt sie Farben für Menschen und Landschaften aus, entwickelt Freude am Variieren. Auf dem malerischen Wege gewinnt das Rot – das die Lieblingsfarbe war, vor dem sie aber anfangs erschrak – immer mehr an Intensität und Vielfalt. Sie hat Freude an der Komposition, Farbenzusammenstellung und der sich wandelnden Gestaltung der Bilder. In dieser Zeit gewinnt sie neues Zutrauen zu sich selbst" (Altmeier, zit. nach Bader u.a. 1999, 58).

So sucht *die Farbinteraktion* (Hanus, in Bader u.a. 1999, 81) in gegenstandsfreier bildnerischer Handlung und unter Beteiligung des Therapeuten auf derselben Malfläche und sich nacheinander aufeinander beziehend die Auseinandersetzung mit den Bedürfnissen des jeweils Anderen: Hier Erlebnisfähigkeit, Selbstbewusstsein, psychische Stabilität als Ziel, da soziale Auseinandersetzung, eine Art Handlungssprache, diese farblich erfindend.

3.3 Die Zeichnungen einer Vierjährigen – bildnerisches Dokument einer Entwicklung

In den Abbildungen 88–94 kann man die Mühsal und Freude der vierjährigen Sarah verfolgen. Die Bilder dokumentieren einen Standard des kindlich-abbildenden Niveaus in seinem Beginn. Damit lässt sich der Gestus, der sie lenkt, ergründen und die Entwicklungsstörung, die sich in ihnen zeigt, an den vorliegenden Standards messen. Diese Hinweise können, wie wir sehen werden, hilfreich sein.

Sarah ist ein „ganz normales" Kind, sie kritzelt und malt geometrische Kreise. Sie zeichnet zunächst aus der mittleren Körperachse heraus, dann aus den Arm-, Gelenk- und Handwurzelpunkten (vgl. Widlöcher 1974). Daran sieht man, wie wichtig dies für die Entwicklung der Motorik und des körperlichen Bewegungsausdrucks sein kann. Der motorische Gestus nimmt eine leibhaft verfolgbare Entwicklung. Sarahs Zeichnungen zeigen jene Schemata, die Piaget beschrieben hat und die die Basis sind, um reale Gegenstände und Geschichten weltaneignend zu gestalten – zunächst egozentrisch, dann immer mehr der Welt, dem außerhalb seiner selbst Befindlichen zugewandt. Diese kindlichen Ausdrucksformen sind Mittel und Methode in einem, sich die Welt praktisch anzueignen. Hier liegt der Ansatzpunkt der ästhetisch-sozialisatorischen Förderung: in der Frage, wie es um die zeichnerisch sich abbildende Egozentrik, wie es um die zeichnerische Aneignung seiner selbst und des außerhalb seiner selbst Liegenden bestellt ist. Piagets Entwicklungsschemata dokumentieren sich in Sarahs Zeichnungen folgendermaßen:

- Erster sensumotorischer Gestus (1. Entwicklungsperiode): anfängliches selbstverliebtes Kritzeln (Abb. 86);
- andeutungshaft absichtsvolle Darstellung (2. Entwicklungsperiode): Sarah zeichnet zentrierte Kreise, die schon etwas „außerhalb" ihrer selbst dokumentieren (Abb. 88).
- Objekt-/körperhafte Darstellung (Übergang zur 3. Periode): Sarah zeichnet sich gegenüberstehende Kreiskörper (Abb. 89).
- Sich und den Körpergegenstand unterscheidende Darstellung (3. Periode): Sarah zeichnet sich lösende eigenständige Körper (Abb. 90–92).
- Die Darstellung löst sich immer mehr von ihrer Egozentrik (4. Periode).
- Die Darstellung bezieht sich konkret und zunehmend abstrakt operational auf die Gegenstände der Welt (5. und 6. Periode der Entwicklung): Sarah zeichnet einen Kreis, den sie mit lauter Punkten versetzt. Von diesem so besetzten Kreis, quasi ihrem Selbstobjekt,

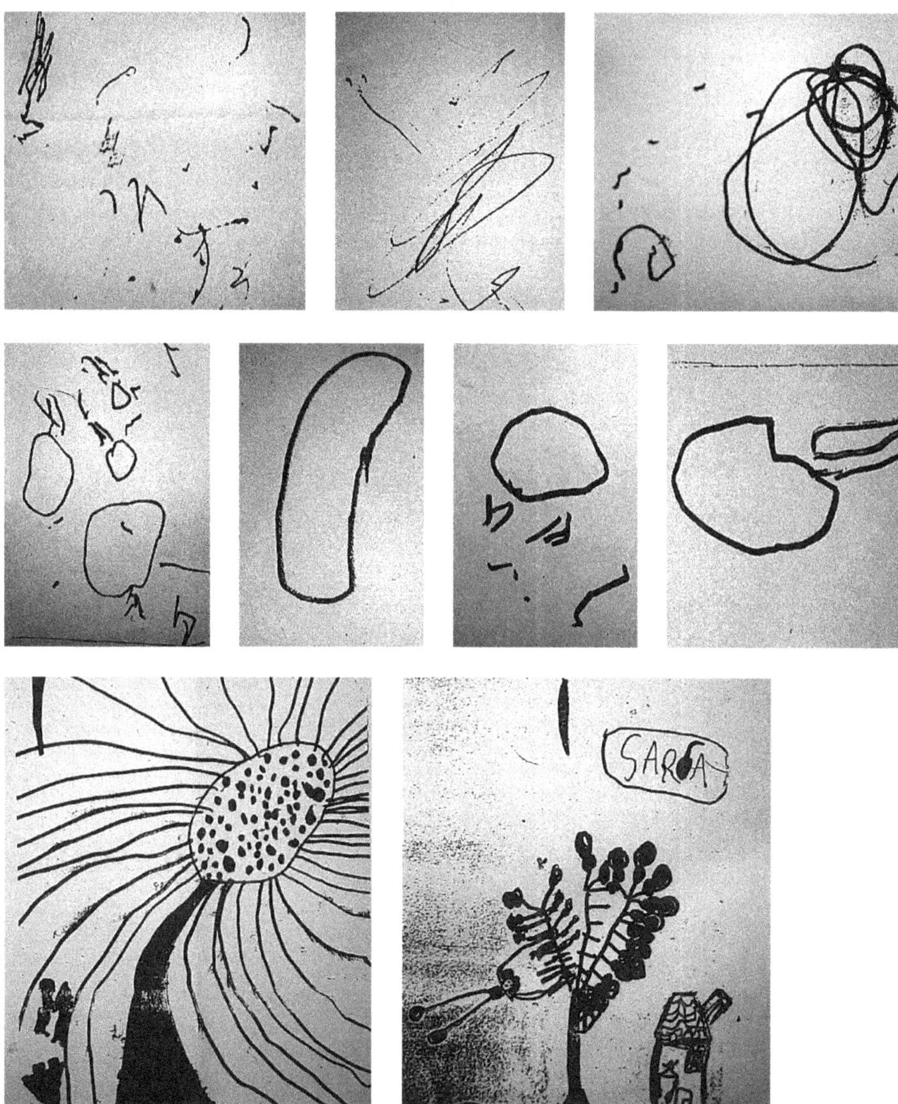

Abb. 86–94 (von links nach rechts): Zeichnungen der vierjährigen Sarah (Menzen 1982)

zeichnet sie Strahlen nach außen, in die Welt (Abb. 93). Wenn sie endlich schaukelnd am Baum hängt (Abb. 94), ist sie dabei, sich selbst gestaltend die Welt zu erobern.

Wenn es den Kindern und Heranwachsenden gelingt, ihre Welt trotz widriger Umstände wie flüssiger Farbe oder unhandlicher Stifte als umgrenzte und definierte darzustellen, dann haben sie diese Welt zum ersten Mal praktisch und ästhetisch für sich konstituiert. Die Perspektive auf die Welt kreiert sie als Subjekte. Die Förderung will dabei helfen, ihre frühen, „intellektuell-realen" Wahrnehmungsmuster zu visuell-realistischen, d. h. gegenstandsadäquaten zu entwickeln. Sarah hatte bislang nicht nur gelernt, mit einem Filzstift ihre Körperfunktionalität abzubilden, sondern überdies, die ästhetischen Codes zu gebrauchen, die die Bewegung des Körpers im Raum eröffnet: den Kreis, die gerichtete Bewegung, die Verortung. Und sie hat gelernt, diese Codes zuerst mit frühen symbolischen Andeutungen und dann mit realen Verweisen anzureichern. Welche Entwicklung die Heranwachsenden in der ästhetischen Aneignung von Welt durchlaufen, haben wir in Abb. 20 (Kap. II.3.1) gesehen.

Gehen wir in der Betrachtung von Sarahs Bildern weiter: An den folgenden Bildern wird deutlich, dass Kinder ihre schrittweise weltaneignenden Vorstellungen nicht nur intellektuell, sondern auch emotional ausdeuten. Man betrachte nur Sarahs letzte Zeichnung, auf der sie sich an einem Baum vor einem Haus abbildet. Auffällig ist, dass sie sich und ihr Haus in eine Welt versetzt, die sie und die Gegenstände umfasst. Darin wird ihr aktuelles oder erhofftes Befinden sichtbar.

Der Zeichentheoretiker DiLeo (1992) weist darauf hin, dass die spontanen Zeichnungen der Kinder häufig „Häuser" zum Thema haben, und darin wird seiner Ansicht nach ein fundamentales Gefühl manifest. Besonders im Vorschul- und dann im Schulalter spielt das Haus eine große Rolle. Ähnliches ist bei der Arbeit mit neurologisch erkrankten Erwachsenen zu beobachten (vgl. Kap. III.2). Und die in der Gestaltungspraxis von Kindern kundige Renate Limberg sagt:

> „Die Entwicklung des Formbestands in der Kinderzeichnung ist [...] unmittelbar mit der aktiven Bearbeitung der frühen Lebenserfahrungen verbunden, wenngleich mit dieser Feststellung noch nichts über die Qualität dieser Lebenserfahrungen ausgesagt ist, die wiederum nicht losgelöst von Objektbeziehungen gesehen werden kann" (1998, 101).

Wenn der Kreis als Symbol für „Ganzheit" angeblich eine integrierende Funktion, aber durchaus auch eine Art von Beengung an sich hat, das Quadrat eher Sicherheit, aber auch Begrenztheit vermittelt – dann wird in solchen polaren Zuschreibungen klar, dass die wiedergegebene Formhaftigkeit in der Kinderzeichnung etwas über die Qualität von Lebenserfahrung aussagt, die keineswegs von der Erfahrung der Objekte losgelöst werden kann (Limberg 1998). Also heißt der Appell Limbergs, die biographisch-kulturelle Erfahrung nicht mit irgendwelchen

Festschreibungen zu „deckeln“, ganz im Sinne unseres bisherigen Herangehens vorsichtig mit Zuschreibungen zu sein, die nicht als solche auch erfahren sind.

3.4 Die Wandmalereien von Jugendlichen

Die Wandmalereien in Abb. 95–99 sehen so aus, als ob sich einige Jugendliche ganz erstaunt und mit einiger Distanz zur Kenntnis nähmen. Im Laufe der Betreuung des Projektes wird klar: Sie zeichnen, malen und sprühen Graffitis, in denen sie sich selbst karrikieren; sie verfremden sich und stellen sich als Disney-Katzen, Marsmenschen usw. dar.

Die Linienführung ist den Inhalten entsprechend klar und konturiert. Für Jugendliche, die mitten in der Pubertät sind, ist eine solche Selbstdarstellung keineswegs selbstverständlich, aber sie demonstriert, welcher Camouflage und Ironie es bedarf, selbständig zu werden.

Einige von ihnen sprühen ihre Befindlichkeit, ihr inneres Selbstbild als Schreckensfratze. Die Graffitis geraten zu einer entfremdeten Selbstdarstellung, die jede Menge blutrünstiger Fabelwesen heranzitiert, um Zuneigung und Distanz in einem zu dokumentieren (Reiter 1984).

Diese Graffitis entstanden in einem kunsttherapeutischen Projekt in Berlin. Die Jugendlichen waren von der Polizei beim Sprayen („Sachbeschädigung“) gefasst und nach § 10 Jugendgerichtsgesetz (JGG) mit der Auflage eines sog. „sozialen Trainings“ zur Teilnahme an einer erlebnispädagogischen Gruppe bedacht worden. Die Kunsttherapeuten recherchierten schnell, dass solche erlebnispädagogische Gruppenarbeit im Sinne des § 29 SGB VIII als„Soziale Gruppenarbeit“ verstanden und kunsttherapeutisch angeleitet werden kann (Möller/Nix 1991). Die Caritas stellte straffreie Möglichkeiten zum Sprayen zur Verfügung, nämlich ihren Pfarrsaal. Die Wohnungsbaugesellschaft, die ihre Hausfassaden in Zukunft „spraybildfrei“ haben wollte, stiftete eine Menge an Leinwand und Spraydosen. Schließlich begann man, über den Sinn und Zweck eines solchen Tuns in der kunsttherapeutischen Gruppe zu diskutieren. Da kamen Themen wie „Erwachsenwerden“ auf. Da wurde das Verhältnis zu der „Gesellschaft“ bei lautester Blustermusik debattiert.

Der kunstpädagogische Versuch, jemanden zur Selbstdarstellung zu animieren, setzt voraus, dass er einen Begriff seiner selbst besitzt. Er dokumentiert das jeweilige Stadium der Selbstwerdung – von der frühkindlich-symbiotischen, d.h. primärbezüglichen Interaktion über die destruktive Ablösung und die geschlechtsspezifische Rollenfindung bis hinein in die Pubertät. Der Psychotherapeut Alfons Reiter (1984, 153f.) spricht angesichts der vielfältigen Trennungserfahrun-

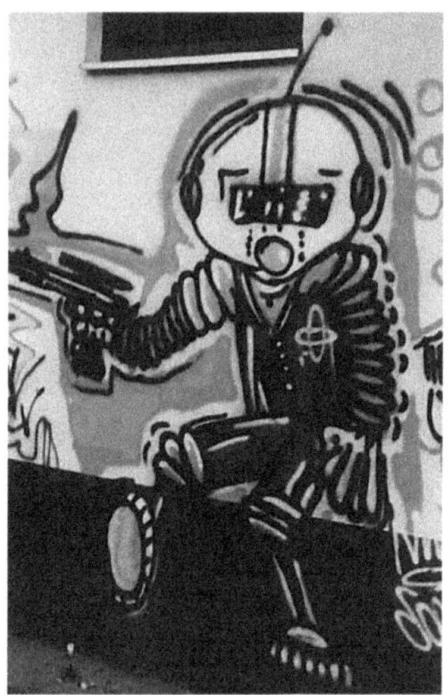

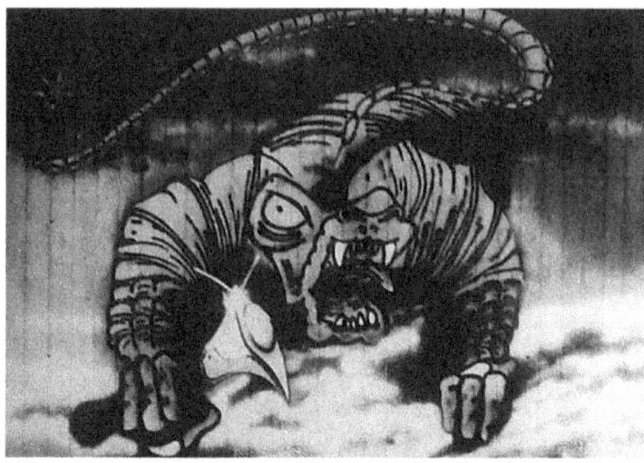

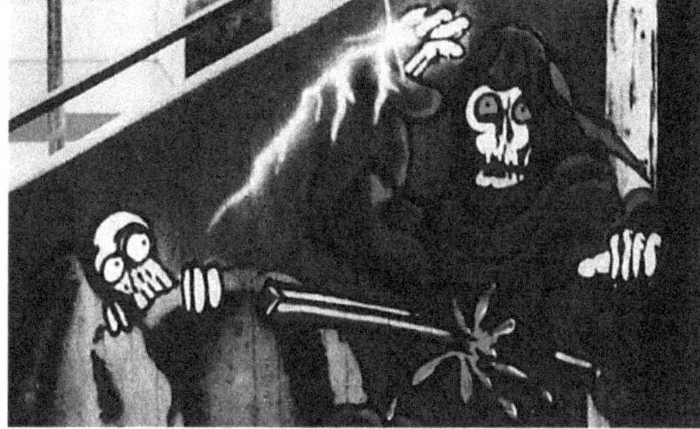

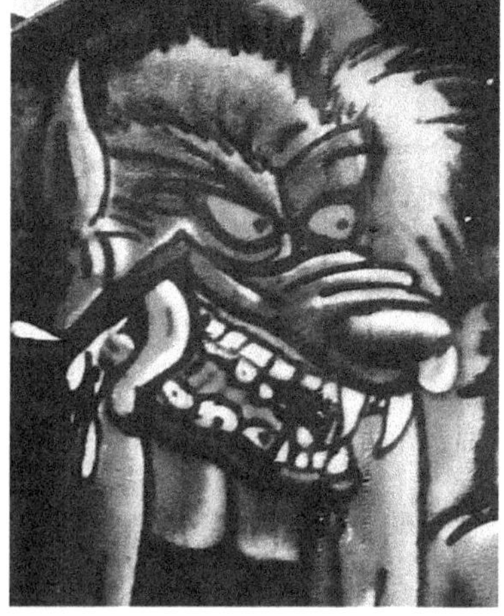

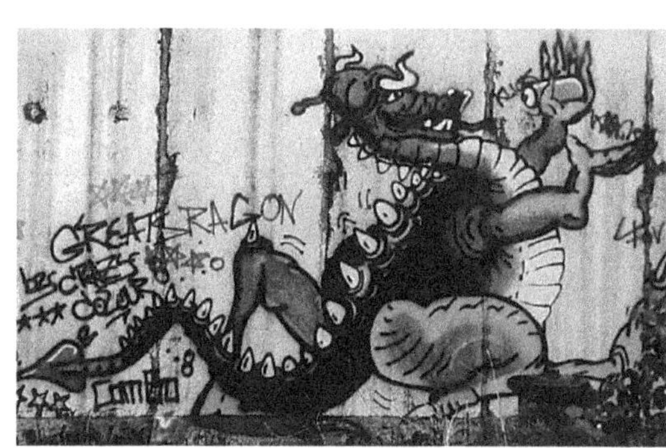

Abb. 95–99: Wandmalereien von Jugendlichen (aus dem Projekt von Gerlinde Althaus und Hinnerk Peitmann, Berlin)

gen von „archaischer Destruktivität“. Ute Eberle vermag neurologisch zu spezifizieren, warum Teenager, wie sie nicht nur ironisierend, sondern auf einen lange nicht beachteten Umstand hinweisend, sagt, „so hirnrissig sind“(Eberle 2006). Sie erklärt das desorientierte, zuweilen destruktive jugendliche Verhalten mit dem gewaltigen Verlust synaptischer Verschaltungen ab dem 12. Lebensjahr und wird hierin bestärkt durch den israelischen Neurologen und Psychiater Jay Giedd, der mit seinen Studien belegt, wie erst ca. ab dem 20. Lebensjahr der neuronale Umbauprozess des Gehirns bewerkstelligt ist (vgl. GEO 2005/9; Bild der Wissenschaft 2006/2). Die Bilder der Berliner Jugendlichen demonstrieren aber sowohl destruktive Ablösung wie auch konstruktive Ironie.

Im Folgenden sollen einige Beispiele ästhetisch-sozialisatorischer Gestaltung gegeben werden, die zeigen, wie mit ihren Mitteln eine ganz neue Psychodynamik bewirkt werden kann.

3.5 Arbeit mit einem überangepassten Mädchen

Mareike, fünf Jahre, ist ein außerordentlich leistungsorientiertes, aber auch angepasstes Kind. Beim ersten Kontakt nimmt sie sich das größte Papier, dazu einen dünnen Stift, und beginnt zu malen. Es ist schier unmöglich, was sie da unternimmt und wie sie sich übernimmt: Die Formgebungen und Zugriffsweisen – gar wie erwachsen.

Nach einer Phase der Reflexion und Supervision beginnt die Therapeutin, ihr ganz neue Verhaltensweisen zu eröffnen. Schmieren soll und darf sie nun – die Plastikfolie schützt vor der Farbe. Nicht schmutzig werden und sich dennoch im Schmutz aalen, mit weit ausholenden Schwüngen malen. Schließlich malt sie sich selber an. Was wird die Mutter dazu sagen? (Abb. 100–102)

Nach der Schmutzphase (die die Mutter, die gesprächsweise einbezogen wurde, nun gelassen hinnahm), kam die Ton-Phase. Mareike wirft die Kügelchen gegen das Fenster, bis sie dort wie Trophäen ihres Sieges über alle Verbote haften bleiben.

Nach einem halben Jahr beginnt die Arbeit mit dem Kleister: Mareike zeichnet Figuren darin. Alle Zwanghaftigkeit und Angepasstheit ist Vergangenheit.

Die Sonne, die Mareike malt, lacht wie ein Selbstporträt. Vergessen sind die großen Bögen, die genau zeichnenden Stifte – was aussieht wie ein bloßes Geschmier, ist doch ihre Leistung, mit der sie überaus zufrieden zu sein scheint.

Aus dem Kind, das seine Linien peinlich genau zog und das sich laufend übernahm, ist ein Kind geworden, das frei experimentiert und seine Grenzen erst über das Ausagieren, über die anale Produktion, wie die Psychoanalyse sagt, erfährt (die psychoanalytische Phasenlehre vermerkt für das Kind ab dem zweiten Lebensjahr, dass es seine analen, also seine Ausscheidungsfunktionen zu kontrollieren lernt).

Mareike ist das Kind einer Asyl suchenden Familie. In Berlin angekommen, um Arbeits- und Aufenthaltserlaubnis nachsuchend, passt

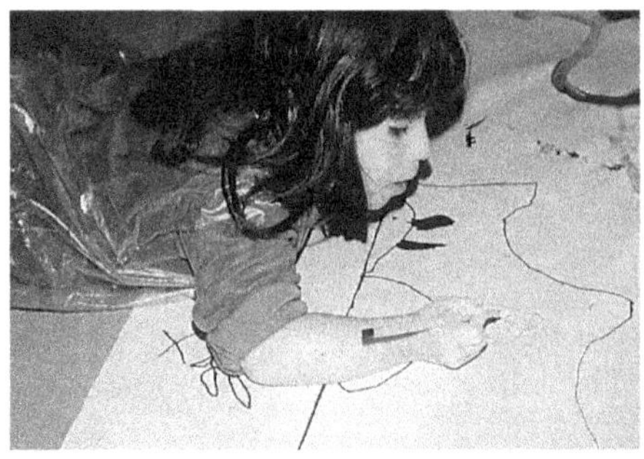

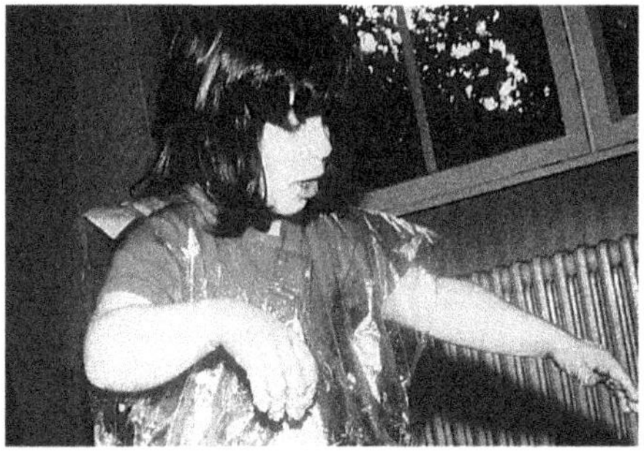

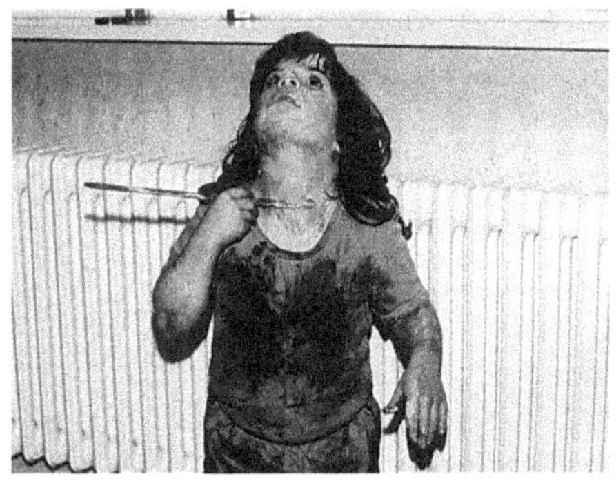

Abb. 100–102: Kunsttherapie mit der fünfjährigen Mareike (aus der Praxis einer Berliner Kunsttherapeutin)

sich die Familie allzustark der neuen Situation an. Nur nicht negativ auffallen, eher positiv die angenommenen Werte der deutschen Nachbarn übernehmen – das ist die Devise. Mareike in ihrem motorisch-expansiven Drang liegt oft an der Kette dieses Oktroyats. Und wird immer stiller, angepasster, schließlich depressiv-verstimmt. Ihren Unmut, ihren Ärger muss sie hinunterschlucken. Übereifrig passt sie sich den Gegebenheiten an. Und jetzt erleben wir sie voller Eifer mittels Leistung und Akkuratheit den Obliegenheiten zu genügen.

Im Gegensatz zur sinnesorientierten Förderung, die wir in Kapitel III.1 beschrieben haben, geht es hier um die Persönlichkeitsentwicklung des Kindes. Der Fokus liegt nicht auf einem gestörten Ausdruck der Sinne oder der Motorik, beispielsweise auf einem zu wenig entwickelten Muskeltonus und in der Folge gehemmten motorischen Impulsen. Die Aufmerksamkeit wendet sich dem stillen, angepassten, schließlich depressiv-verstimmten Mädchen zu, das seinen Unmut, seinen Ärger ob der Anpassungsleistungen der Familie hinunterschlucken muss. Langsam hat es seine Lebensenergien und -impulse zurückgenommen, wegen der guten Beziehung zu den Eltern. Die Betreuung will die Energien des Kindes wieder mobilisieren und seine Persönlichkeitsentwicklung fördern (Menzen 1988d; zur Symptomatik der Depression vgl. Fuchs 2005, 81 f.). Flora von Spreti (2005, 88 f.) hat beschrieben, wie sie als Kunsttherapeutin in klinischem Zusammenhang mit depressiven Patienten umgeht; wie aus erstem therapeutisch-erlebten Zwiespalt der Gefühle mitfühlende, mitleidende, die Entwertung nachfühlende Übertragungen folgen und welche Interventionen, die das eigene Selbst des Patienten aufwerten könnten, angelegen sein können – bis zu jener, sich bislang selbst ständig abwertenden, jetzt ermutigenden Aussage des Patienten: „Aber so schlecht ist mein Bild eigentlich doch gar nicht, oder?" (Spreti 2005, 97) Die Therapeutin rät, zuweilen den Druck der Depression zu mindern, gibt nützliche kunsttherapeutische Hinweise.

3.6 Arbeit mit einem sich sozial verweigernden Jugendlichen

Dieses Fallbeispiel zeigt, wie man den Rückstand einer jugendlichen Sprachentwicklung, im Vorliegenden eine schwere Störung der Artikulation, mit bildnerischen Mitteln angehen kann. Durch die Sprachverweigerung ist der betroffene Junge in seinem Sozialisationsprozess schwer behindert. Die bildnerische Arbeit erweist sich, insofern sie den verbalen Ausdruck ausklammert, als indiziert.

Manfred ist 18 Jahre alt und lebt in Berlin. Er ist groß von Gestalt und hat einen spitzbübischen Ausdruck. Dass er einer kunsttherapeutischen Maßnahme bedarf, verdankt sich gleich mehreren Umständen, die seine Entwicklung negativ beeinflusst haben. Am Anfang seiner Auffälligkeit steht ein teilweiser sprachlicher Rückzug, ein sog. selektiver Mutismus (Brack 1986).

Manfred ist ein sich sozial verweigerndes Kind. Aus den Forschungen der Beziehungstheoretiker Main (1977), Spitz (1974), Bowlby (1969) und Amendt (1992) ist bekannt, dass diese Kinder in ihrem explorativen Verhalten und daher in ihrer mentalen Entwicklung gehemmt sein können. Diese Forscher haben auch herausgefunden, dass in der Folge eines frühen Klinikaufenthalts die kindliche Immunabwehr (infolge geringer Oxytocin-Ausschüttung) wegen mangelnder Zuwendung geschwächt wird (Menzen 1996; Verny 1981) und dass so ein Wechselspiel physisch-psychischer Beeinträchtigungen entsteht – mit allen denkbaren Folgen wie z.B. Einschränkungen der motorischen Kompetenzen.

Manfred erkrankt in früher Kindheit an einer Enzephalitis, einer virusbedingten Gehirnentzündung, die sich über Wochen und Monate hinzieht und das Kind derart belastet, dass es meist interesselos und verstört reagiert, eine frühe Prägung, die sich schließlich zu Störungen des Bewusstseins, der Sprache und der Motorik erweitert.

Der Kontakt zwischen Mutter und Kind ist natürlich extrem gestört, vor allem wegen der kaum ausgeprägten sozialen Rückkoppelung des Kindes. Bei Manfred wird eine sog. milieureaktive Entwicklungsstörung festgestellt.

Obwohl sich die Mutter um Manfred rührend bemüht, wird sein Entwicklungsrückstand im Laufe der Zeit Schwindel erregend. Eine

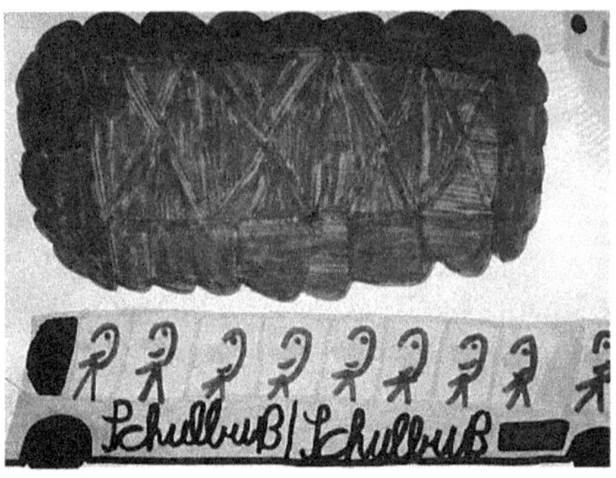

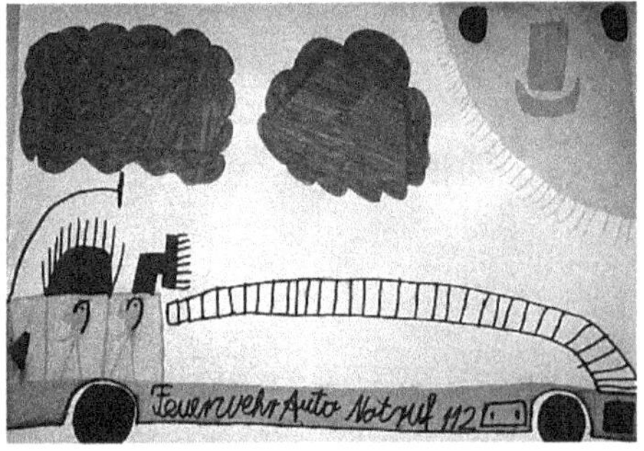

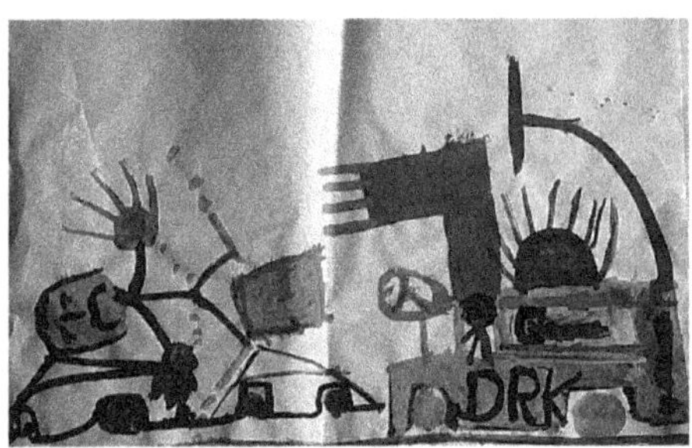

Abb. 103–105: Bilder eines 18-jährigen Jugendlichen, der sich sozial verweigert

Frühförderstelle, eine Schule für Kinder mit Lernbehinderung, dann eine Schule für Kinder mit geistiger Behinderung – das sind nur einige seiner Lebensstationen.

Körperlich und sprachlich in seiner Motorik retardiert, voller Kontaktscheu – so wächst Manfred heran. Nur ein Aspekt seines Ausdrucksverhaltens ist besonders bemerkenswert: Er spielt mit einer Fülle von Autos, die er auch zeichnet und malt. Das ist die Ebene, auf der sich seine Kunsttherapeuten mit ihm verstehen.

Gerade diese seine Eigenart wird zum Ansatzpunkt der angebotenen Therapie. Die Maßnahmen erstrecken sich nicht nur auf seine motorische und rhythmische Förderung, sondern unterstützen zunächst seine Stereotypien. Spielen und Malen wechseln einander ab. Und im Fortgang lösen sich die Stereotypien langsam auf, indem sie reproduziert und erweitert, ausphantasiert und, soweit dies geht, besprochen werden.

Dann kommt der Tag, als Manfred wieder Autos malt: Große Flächen – die später verschiedene Typen von Lastwagen darstellen – werden geometrisch-igural, in immer denselben Dreiecken aneinander gereiht (siehe Abb. 103). Und daraus entstehen Landschaften und vor allem Wolken – eine Art ästhetischer „Übergangsobjekte" (Winnicott), die in der Folge alle Malereien begleiten werden.

Figuren, immer in derselben Form, werden zwanghaft aneinander gereiht und auf die Sitzreihen der Autos gebannt. So entsteht ein pedantisches, akkurates Gefüge von Großraumlastern, -bussen und -wagen. Meist haben sie eine besondere Eigenschaft: Sie tragen Aufschriften wie „Polizei", „Gefängnis" oder „Feuerwehr". Sie künden von einer großen inneren Not, die „gelöscht" werden muss. Jetzt haben die kunsttherapeutischen Betreuer die Aufgabe, diese Not in Worte zu fassen.

Der Behandelnde geht planmäßig vor: Er hat ein großes Papier vorbereitet, auf den Boden geklebt und darauf Straßen, Häuser und Ampeln verzeichnet. Manfred hat seine Spielautos in der Hand und legt los. Dann überlässt er dem Betreuer einen der Wagen. Der legt es bewusst auf eine gefühlsbetonte Karambolage an, was Manfred plötzlich sichtlich betroffen werden lässt.

Das Spiel geht auf einem anderen Papierbogen weiter und die Szene wird wiederholt, diesmal mit Fingerfarbe (die in der Regel dem emotionalen Ausdruck entgegenkommt). Manfred zeichnet die Karambolage, die beteiligten Autos dazu, den Notarztwagen. Und dann malt er noch etwas, das den Betreuenden alarmiert: Vor dem Unfallwagen liegt ein Kind, augenscheinlich ein Junge, und er blutet (Abb. 105). – Manfred hat sich selbst in seiner Not zu Papier gebracht, und das ist der eigentliche Anfang der Therapie und damit: seines Lebens.

Manfred hat sein ganzes Leben lang Autos gemalt, Autos jeder Art. Was mag er damit verbinden? Auf seinen Bildern kommen viele Menschen vor, aber der, der im Auto sitzt, scheint oft eine besondere Bedeutung zu haben. Seine Bilder fallen durch ihre Lebendigkeit, aber auch durch die Wiederholungen auf: Da sind immer wieder reihenweise Sitzbänke, aneinander gereihte Menschen – Stereotype, die einen Sinn haben, die den Zeichner ganz und gar nicht langweilen. Man muss sich hüten, dies vorschnell als „Autismus" zu bezeichnen, denn gerade durch die Repetition erreicht Manfred ein großes Maß an informationeller Dichte, möglicherweise auch an Selbstvergewisserung.

3.7 Exkurs: Anmerkungen für die Gruppenarbeit

Die ästhetische Arbeit mit Gruppen bedarf im Gegensatz zur Arbeit mit Einzelnen (Zöller 1991; Niederreither 1995) besonderer Techniken und Methoden, ihre Zusammenstellung erfordert einige Überlegungen und Vorbereitungen hinsichtlich des Settings, der Interventionen und des Gruppenprozesses (Aissen-Crewett 1987; Schottenloher 1989b; Spreti u.a. 2005, 243f.). Extrem unruhige Kinder und extrem ängstliche, das nur als Beispiel, können sich gegenseitig beeinträchtigen – die einen brauchen zunächst etwas Entspannung, die anderen vielleicht ein bisschen Bewegung. Jede Gruppensitzung lebt von ihrer Struktur – von ihren Eingangs- und Abschlussritualen, vom gemeinsamen Aufräumen usw.

Auch der Bewusstseinsstand, also das, was die Kinder bewusstseinsmäßig beschäftigt, und die Stimmung der heranwachsenden Kinder sind wichtig. Ob Wochenende oder Wochenanfang – das prägt nicht zuletzt den therapeutischen Elan. Und man muss wissen, womit sich die Kinder in ihrer Freizeit beschäftigt haben, welche Fernsehhelden gerade populär sind, ob Batman oder Alf, die Turtles oder die Teletubbies, die Gummibärenbande oder die Simpsons. Die Video-Spiele, die gerade „in“ sind, prägen sie. Nach mehreren Durchgängen des Spiels „Doom III“, in dem in langen Labyrinthgängen mit der Kettensäge oder der Pump-Gun an die 200 Gegner zu zerstückeln, zu erlegen sind – nach diesen Erfahrungen sind die Heranwachsenden hochgradig physiologisch erregt (wie Autor und Leser unbedingt einmal am eigenen Leibe erfahren sollten – ein Rat an alle Eltern, TherapeutInnen). Solches prägt die Erfahrungen und kann zum Gegenstand bildnerischer Arbeit in der Gruppe werden. Der Therapeut muss Themen auswählen, die die Gruppe seelisch engagieren.

Eine einleitende Übung könnte darin bestehen, einfach drauflos zu phantasieren und mit den Worten zu beginnen: „Mein Name ist Alf.“ Am Ende der Arbeitseinheit könnten alle Bilder aufgehängt werden, um sie gemeinsam zu bereden. Der Lehrer/Therapeut sollte den Kindern und Jugendlichen keine Themen aufzwingen, sondern z.B. ihre Kindheits- und Adoleszenzkonflikte aufgreifen. Zuweilen stehen die Verhältnisse gerade großer pädagogischer oder klinischer Anstalten den kindlichen Bedürfnissen von Geborgenheit und Beziehung entgegen, und natürlich ist es schwer, mit schwachen Kräften eine intensive Betreuung zu gewährleisten – aber umso wichtiger ist es, die Bedürfnisse der Kinder und Jugendlichen zumindest in der bildnerischen Arbeit aufzunehmen.

Aber die Kunsttherapie hat nicht nur die altersspezifischen Probleme anzusprechen, sondern einen teilweise gravierenden Mangel an Sinnes- und Gefühlserfahrungen zu kompensieren. Gerade die Arbeit in den Gruppen vermag dies zu leisten, denn hier ist in gewissem Sinne jeder eines jeden Lehrer. Die bildnerische Arbeit in Gruppen, nicht nur sofern sie sich therapeutisch versteht, kommt nicht an Themen vorbei, die sich der Verarbeitung des Bedürfnisses nach Geborgenheit und den Erfahrungen der Beziehungshaftigkeit/-losigkeit widmen. Hier tut sich ein großer Fundus möglicher Themen auf, Unbehaustheit oder Heimatlosigkeit ästhetisch darzustellen – das greift die vorhandenen Ängste wirksam auf, aber gehört auch zu den prekären Themen. Sie mobilisieren nicht nur kognitive Bilder, sie animieren die Gefühle. Daher sollte man mit allzu gewagten Problemstellungen vorsichtig sein. Eine recht gute Anleitung bei der Findung der Themen können Bücher wie das von Gabriele Weiss, „Wenn die roten Katzen tanzen. Jeux dramatiques für sozial- und heilpädagogische Berufe“ (1999), sein. Auch das Kapitel „Kunsttherapie bei speziellen Patientengruppen“ (Spreti u.a. 2005, 243f.) bietet eine gute Grundlage. Diese Bücher leiten an, geben Methoden, Anregungen, Planungen für die Durchführung von gruppenorientierten Ausdrucksspielen.

Es kann für Kinder und Jugendliche auch durchaus nützlich sein, sich nach einschlägigen Erfahrungen zu gruppieren. Eine bildnerische Arbeit mit von Scheidung betroffenen Kindern kann als Begleitung zu einer Familientherapie von großem Nutzen für alle Beteiligten sein. Und wieder ist Einfühlung verlangt, Abwägung, was wir den Heranwachsenden zumuten können (Wellendorf 2005).

Gruppenthemen wollen gut überlegt sein. DiLeo erzählt, wie enorm engagierend zum Beispiel eine einfache und scheinbar unverfängliche Themenstellung „Das Kind zeichnet einen Mann im Boot“ wirken kann. Er gab diese einer Kindergruppe in der Hoffnung vor, sie werde sie ohne große Probleme bewältigen, musste jedoch eine unerwartete Erfahrung machen: Die Kinder assoziierten pränatale Geborgenheit, das Boot erwies sich als mütterliches Symbol (1992, 35 f.). Wählt man z.B. ein Thema wie „Monster“, dann tut sich ein Bedeutungsfeld auf, das bei „rabenschwarzer Nacht“ anfängt und bei „unheimliche Bedrohung“ noch lange nicht aufhört. Dieses Thema mobilisiert die existenzielle Situation von Jugendlichen. Man sollte es daher nur in Kleingruppen bearbeiten, damit der Anleitende etwaige Krisen auffangen kann. Das Dargestellte ist oft sehr real, und es wäre natürlich nicht uninteressant, direkt danach zu fragen. Aber der ästhetische Ausdruck ist ein sublimer Weg zur Selbsterkenntnis, die man nicht mit vorschnellen Deutungen um ihre eigene Arbeit betrügen darf.

4 Förderung nach dem tiefenpsychologischen Ansatz und in der Psychiatrie

Im Folgenden werden wir zunächst einem Arbeitsansatz folgen, der lange Zeit heil- und sozialpädagogisch, dann klinisch-psychologisch, schließlich kinder- und jugendpsychotherapeutisch definiert war und nunmehr durch das Psychotherapeutengesetz geregelt wird. Das neue Psychotherapeutengesetz (PsychThG) zieht klare Grenzen, wer in diesem Berufsfeld tätig sein darf. Es hat aber in den Übergangsvorschriften (§ 12 Abs. 1–5) Ausnahmen für die Approbation zum/r Kinder- und Jugendlichenpsychotherapeuten/in formuliert: Wer eine überwiegende Tätigkeit mit Kindern und Jugendlichen und beispielsweise einen heil- oder sonderpädagogischen Fachhochschul- oder Universitätsabschluss nachweisen kann, der darf hier tätig werden. Das PsychThG lässt durchaus sog. komplementäre Berufe neben der psychotherapeutischen Betreuung zu. Darunter lässt sich auch der/die Kunsttherapeut/in unter den oben angegebenen Voraussetzungen zählen: Außerhalb der übergangsvorschriftlichen Zugangsregelungen hat sich eine solche komplementäre Praxis im Rahmen der sozialpsychiatrischen Ambulanz durchgesetzt, die auf der Grundlage einer Vereinbarung der Krankenkassen möglicherweise auch die Basis für ein kunsttherapeutisches Arbeiten geschaffen hat: So sieht der § 35 SGB VIII (Kinder- und Jugendhilfe) beispielsweise „intensive sozialpädagogische Einzelbetreuungsmaßnahmen“ vor, die durchaus „eine individuelle psychische Dimension“ annehmen können (Möller/Nix 1991). Und hier haben ggf. auch kunsttherapeutische Maßnahmen einen gesetzlich abgesicherten Platz, sofern sie nicht beanspruchen, psychotherapeutisch-eigenverantwortlich sein zu wollen. Der § 10 Abs. 5 SGB VIII definiert das „seelisch behinderte“ Kind, den Jugendlichen, der im Rahmen der Eingliederungshilfe unserer Hilfe bedarf. Und auch die Sozialpsychiatrie-Vereinbarung stellt im Rahmen sozialpsychiatrischer Praxis einen solchen Ermessensspielraum.

Der seit Januar 2006 in Kraft getretene KTL (Klassifikation Therapeutischer Leistungen) erlaubt es unter der Ziffer G04 auch den KunsttherapeutInnen, delegiert im Zusammenhang psychotherapeutischer Betreuung tätig zu werden. Beispielsweise unter der „Dokumentationsziffer G041 Psychotherapie in der Gruppe, psychodynamisch: Psychoanalytisch orientierte Gruppe; unter der Ziffer G042 Psychotherapie in der Gruppe, psychodynamisch: Psychoanalytisch-interaktionelle Gruppe; unter der Ziffer G043 Psychotherapie in der Gruppe, psychodynamisch: Ichstrukturell modifizierte psychoanalytische Gruppe; unter der Ziffer G044 Psychotherapie in der Gruppe, psychodynamisch: Körperzentrierte, psychoanalytisch orientierte Gruppe; unter der Ziffer G045 Psychotherapie in der Gruppe, psychodynamisch bei Beeinträchtigung der Körperwahrnehmung“ usw.(Deutsche Rentenversicherung Bund 2006). Solches gilt für die stationäre Behandlung an Rehabilitationskliniken und kann hier zentral über die den künstlerischen Therapeuten mit den Klinischen Psychologen und Neurologen eigene Dokumentationsziffer abgerechnet werden.

4.1 Arbeit mit einem narzisstisch gestörten Jungen

„Bilder helfen, etwas vom Leben dingfest zu machen“ (Matthies 1995a, 58). Sie sind oft der einzige Raum, in dem Kinder ihre Leiden und Schmerzen auszudrücken vermögen. Und diese Bilder können sich in allen Sinnesdimensionen mit somatischen oder interaktionalen Konstellationen der Gefühle verbinden. In den gemalten oder gestalteten Räumen finden sich dunkle, sich verlierende Spuren, sie bieten aufwühlende und erregende, lösende und heilsame Annäherungen an die

Gefühlswelt des Kindes und Jugendlichen. Hier entspringt eine Quelle der Begegnung, hier werden unheimliche und elementare Gefühle der frühen Beziehung artikuliert.

Christa-Barbara Kraft und Karin Rohwer berichten in ihrem Buch „Worte können nicht der Seele Bilder malen“ (1993) von den Abgründen, die sich darin auftun. Es sind diese Spaltungen, die es zu versöhnen gilt. Die Bilder geben vom Vorrationalen und Vorbewussten Ausdruck, dem, was im Bild erspürt werden kann. Die Bilder offenbaren die Abspaltungen, die Versuchungen und Versagungen, die Verschmelzungslust und Isolationsangst der frühesten Kindheit. Diese inneren Bilder können sich materialisieren, sie können sich mit Erde, Wasser, Farbe und Papier verbinden, und so gemeinsam angeschaut und interpretiert werden. Und diese Welt der Beziehungen, die zu Beginn einer Kunsttherapie so entsetzlich farblos, leer und disparat scheinen mag, wird schließlich farbiger: Die Welt, die es zu erkunden gilt, ist „nicht schwarz oder weiß“, sondern sie kennt Zwischentöne, die schrecklich und wunderbar zugleich sind (Kraft/Rohwer 1993, 7).

Die Bilder des folgenden Beispiels stammen aus der Praxis eines Heims. Die Biographie des Jungen zeigt, so sehr sie den „normalen“ Rahmen sprengt, was gängige Fördermaßnahmen zu leisten vermögen. Allerdings bedarf der Therapeut in den geschilderten Situationen einiger Erfahrung und auch der Supervision. Der Junge, der wegen ehelicher Auseinandersetzungen seiner Eltern in einem psychiatrisch-pädagogischen Rehabilitationszentrum „landete“, wurde über eine Projektphase von neun Monaten einzeltherapeutisch betreut.

Das kann wörtlich genommen werden, denn während des Projekts entwickelte Erich einen bildhaften Begriff davon, was es heißt, aus den Höhen der Geborgenheit in die Niederungen einer emotional verkarsteten Landschaft zu „fliegen“. Die bildnerische Umsetzung seiner affektiven Situation benutzt das Fliegen als Realmotiv. Die Therapeutin orientiert sich an den räumlichen und zeitlichen Versetzungen der Bedeutungsmerkmale, wie sie aus der Theorie und der Malerei des Surrealisten René Magrittes bekannt sind, der Gegenstände und Menschen aus ihren Kontexten löst und ungewöhnlich neu zusammensetzt. Solche Versetzungen finden sich in den Entwürfen Erichs (vgl. Abb. 106–109).

Das Setting des Projektes war durch die zeitlichen Vorgaben eines Praktikums im Rahmen einer kunsttherapeutischen Zusatzausbildung definiert. Die Bestimmung des Kindes, des Ortes und der Zeit wurde durch das Team des psychiatrisch-pädagogischen Rehabilitationszentrums vorgegeben.

Als die Therapeutin den 13-jährigen Erich trifft, lernt sie einen Jungen kennen, der aggressiv, erregt und wütend ist. Er hasst das Heim, die vielen therapeutischen Sitzungen, die wenige Freizeit, mit der er

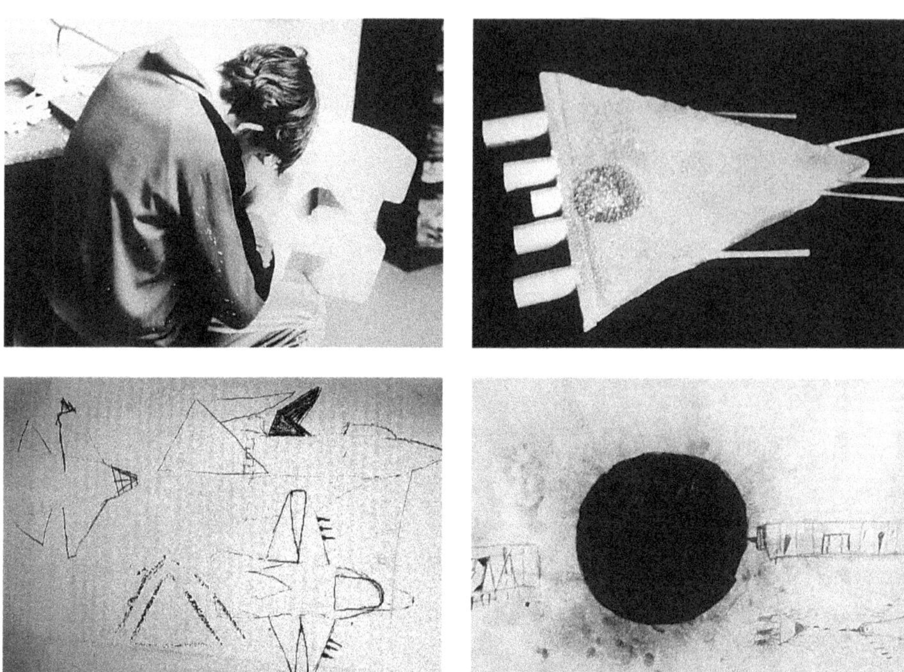

Abb. 106–109: Erich baut eine Raumstation (Bilder von Brigitte Vollhardt)

allerdings nichts anzufangen weiß. Die Therapeutin beschleicht ein Gefühl der Unfreiheit und der inneren Gefangenschaft, ein Gefühl von Fremdbestimmung und narzisstischer Entgrenzung. Und sie hat mit ihm genau das zu machen, was er so hasst: Therapie.

Erich verhält sich in den ersten Sitzungen sehr ambivalent: Er tut so unterschiedliche Dinge wie ein Schwert reparieren, ein Selbstbild und ein Haus voller Konflikte malen. Vor dem Haus, das er malt, entfernt sich ein kleines Pferd – das Bild erinnert die Therapeutin an eines von Magritte: Denn in dem Bild „Die Kindheit des Ikarus“ gibt es auch ein Pferd, das sich mit seinem Reiter aus der Szene entfernt und das später in dem Bild „Der verlorene Jockey“ wieder auftaucht. Schwert, Haus, Pferd – diese Motive richten den Blick der Therapeutin von einer eher narzisstischen zu einer ödipal zu deutenden Thematik.

Die Supervisionsgruppe diskutiert, ob die Therapeutin dem Jungen bei dessen Spiel- und Gestaltungsideen folgen soll. Sie schlägt vor, ein Material zu benutzen, das ihn zu größerem Widerstand und gleichwohl zur Spontaneität animiert. So kommt es dazu, dass die Therapeutin mit ihm einen Turm aus Blechabfällen und Metall zu bauen beginnt.

Erich ist daran interessiert, für das Heimfest eine Fluglandschaft zu gestalten. Wie sich herausstellt, ist das Fliegen kein Phantasiemotiv: Sein Vater ist beruflich viel mit dem Flugzeug unterwegs. Erich identifiziert sich mit ihm, der doch so wenig zuhause ist. Sein Vater und seine Mutter leben getrennt. Erich ist durch diese Trennung, die genau in die Zeit seiner ödipalen Phase fällt, in seiner Selbstwerdung gestört: Sein Verhalten ist narzisstisch und ödipal geprägt. Es scheint unsicher in Bezug auf den Selbstwert, auf die männliche Rollenfindung.

In den nächsten Wochen begleitet die Therapeutin Erich bei seinen Anstrengungen, aus Styropor einen Hangar für ein Flugzeug, eigentlich, wie sich später herausstellt, eine Raumstation für seinen Weltraumgleiter zu bauen.

Die Energie, mit der Erich seinen Raumgleiter entwirft, erstaunt; lange nicht mehr haben ihn die Erzieher so konzentriert bei der Sache gesehen. Aber seine Pläne sind von Anfang an überdimensioniert, und das charakterisiert alle seine Wünsche. Sein Raumgefährt entwickelt sich gegen alle materialen Hindernisse: Schnell, unnahbar, unerreichbar soll es sein. In der Raumstation scheint sich Erich ein ideales Refugium einzurichten. Dann zeichnet er sich dabei, wie er fliegt: Seine Arme, d.h. seine Flügel sind mit automatischen Waffen bestückt. Niemand wird ihm zu nahe kommen, erst recht nicht „der schwarze Lord" – er hat ihn gerade in dem Film von den „Yedi-Rittern" gesehen. Unschwer ist zu verstehen, dass von seinem Vater die Rede ist.

In den Entwürfen igelt er seine Station im All nach allen Seiten ein: Schwere Bordgeschütze, steile Aus- und Einflugwinkel kennzeichnen die bedrohliche Situation. Und dann kommt es zu der folgenden Verlaufs- und Situationsskizze, zu der ihn die Therapeutin wie nebenbei animiert (vgl. Abb. 109): Von der Erde, die er mit Graphit gemalt und so angepustet hat, dass es aussieht, als würde sie explodieren, hebt eine Raumfähre ab, in der sich alle verlassenen Babys der Erde befinden. Links wird die bewaffnete Raumstation sichtbar, die Basis des Raumgleiters, der sich inzwischen auf den Weg gemacht hat, um den wichtigsten Kampf seines Lebens zu bestehen. Rechts unten trifft er auf seinen Feind, den „schwarzen Lord", den er vernichten wird.

In diesem Bild gehen Trauer und Größe, Wut, Verzweiflung und Wehrlosigkeit in eines. Hier sind die emotionalen Elemente des Jungen und sein innerstes Leben zu erkennen. Die Therapeutin und die Supervisionsgruppe interpretieren es als Ausdruck des noch nicht gänzlich bearbeiteten narzisstischen und des anstehenden ödipalen Konflikts. Die Therapie hat nun die Aufgabe, Erichs Seelenleben mit seiner realen Situation in Übereinstimmung zu bringen und ihm dabei beizustehen, die Trauer über die Wirklichkeit zu bewältigen.

Die Supervisionsgruppe und die Therapeutin sind erstaunt, wie schnell sich das Lebensthema des Jungen offenbart und wie hilfreich eine solche wenn auch zeitlich begrenzte kunsttherapeutische Maßnahme sein kann. Und der Junge lernt, sich und seine Situation besser einzuschätzen, seine Wut und Trauer zu artikulieren, statt sie in sich hineinzufressen.

4.2 Konsequenzen für die kunsttherapeutische Ausbildung

Dieses Beispiel demonstriert die Grenzen der herkömmlichen Fördermaßnahmen, die durch das Psychotherapeutengesetz gezogen sind. Wie wir schon einleitend in diesem Abschnitt diskutierten, ist eine psychotherapeutisch orientierte Kunst- und Gestaltungstherapie dabei, sich im Bereich der Betreuung und Begleitung besonders gestörter Kinder und Jugendlicher zu etablieren (vgl. Schottenloher 1989b) – und dies nach Maßgabe des Psychotherapeutengesetzes, das zwar die Kunsttherapie als psychotherapeutisches Verfahren nicht erwähnt, also ausschließt, aber in seinen Übergangsregelungen bestimmt, wer unter welchen Voraussetzungen in der kinder- und jugendpsychotherapeutischen Arbeit tätig sein kann.

Das Beispiel zeigt vielleicht, dass Überschneidungen zwischen der kinder- und jugendtherapeutischen, familien-, verhaltenstherapeutischen, psychoanalytischen, psychologischen und heilpädagogischen Behandlung von Kindern und Jugendlichen manifest werden. Diese Überschneidungen haben Kompetenzstreitigkeiten mit sich gebracht, die aber per Ausschlussverfahren in dem neuen Psychotherapeutengesetz geregelt worden sind. Jedenfalls schließt das neue Gesetz nicht aus, und damit entspricht es der faktischen Situation in der ambulanten und stationären Versorgung, dass in beschränktem Maße psychotherapeutisch weitergebildete (Heil-, Sonder-, Sozial-)PädagogInnen mit ggf. kunsttherapeutischem Schwerpunkt als Kinder- und Jugendlichenpsychotherapeuten/innen approbiert und tätig sind.

Ein Kompendium von Schattmayer, Schrode und van Veen (1989) hält dafür, dass die „Gestaltungstherapie in der psychotherapeutischen Klinik“ (so der Titel des Werks) durchaus pädagogische Aspekte besitze. Und andererseits macht eine Studie aus den USA (Rubin 1991) klar, dass die Kunsttherapie auch psychotherapeutische Aspekte impliziert, die bislang fraglos in die Pädagogik/Heilpädagogik fielen, so zum Beispiel die psychische Rehabilitation, die zur Voraussetzung zu einer psychoanalytischen Behandlung werden kann.

Die genannten Überschneidungen haben einen neuen Wettbewerb auf dem Markt der Therapien ausgelöst. Zwar liegt es dem Verfasser fern, das Spezifische der Behandlungsmaßnahmen zu verwischen oder zu unterminieren, aber es scheint durchaus angebracht, wie die Sozialpsychiatrie-Vereinbarung von 1994 vorsieht, eine Maßnahme wie die oben beschriebene an besonders qualifizierte sog. „komplementäre Berufe", an im Gesundheitssystem mittlerweile gesicherte therapeutische Kompetenzen zu delegieren.

4.3 Kunsttherapie in der Psychiatrie

Ein bedeutendes Berufsfeld hat sich in den letzten Jahrzehnten im Raum der ambulanten wie der stationären psychiatrischen Versorgung aufgetan. Der Ort dieser Versorgungsmaßnahmen bietet einen Rahmen für diejenigen, die „existentiell orientierungslos" sind (Rech 1999, 45). In den Zustand derer, die in ihrem „Spaltungsirresein", wie der traditionelle Begriff etikettiert, offenbar „daneben" sind, und „sich verlierende Gegenwart" anzeigen, „gibt [es] keine Einfühlung", sagt provozierend Peter Rech (1999, 46). Dieses wahnhafte Irresein ist „ein bezeichnender soziozentrischer Begriff, der zum Gebrauch der Normalen ‚diejenigen, die nicht wie sie denken' zusammenfasst", ein Begriff, der „zum geometrischen Ort ganz disparater Gegebenheiten" wird (Gabel 1967, 201).

Zeit- und Raumlosigkeit, so Gabel, seien ein Problem, welches der manische Mensch, aber auch der schizophrene Mensch an sich habe. Er beruft sich auf Eugen Minkowski (1933/1971) und Ludwig Binswanger (1955), welche im Falle der vorliegenden Erkrankungen eine Art verräumlichter Zeit, die dennoch strukturlos ist, konstatieren: „Reine Leere" als Form der Zeitlosigkeit und „All-Raum" als eine Form der Raumlosigkeit kommen zusammen, so die Autoren, in einer Art „Verräumlichung der Dauer". Binswanger zitiert eine Form von „Verschmelzung von Eigen- und Fremdraum zu einem einheitlichen, ungesonderten Raum".

> Ein Patient berichtet: „Ich fühlte das Bellen eines Hundes als ein schmerzhaftes Berührtwerden meines Körpers, der Hund war nur im Bellen da, mein ‚Ich' nur in dem Schmerz. Und wenn ich meine Augen öffnete, so sah ich vor mir in der Richtung des Fensters, ohne aber dieses als ein Fenster aufzufassen, lauter Farben, grüne und hellblaue Flecken, ich wußte, daß dies die Blätter eines Baumes und der dazwischen hindurch sichtbare Himmel waren. Es war aber nicht möglich, diese Empfindungen auf verschiedene Dinge im Raum mit verschiedenen Ortswerten zu beziehen." (Binswanger 1955, Bd. 2, 213)

Binswanger betont, dass der persönliche „Anschauungsraum körperlich, farbig und klingend" sei und Bestimmtheiten von Ausdrucksgestalt an sich habe, beispielsweise „der Härte oder Weichheit, des Warmen oder Kalten, des Hölzernen, Stählernen, Schwammigen, Knöchernen usw." (192). Er spricht daher von einem „gestimmten Raum" (220) und weist unmissverständlich darauf hin, die ästhetische „Kompetenz der künstlerischen Darstellung" von dem „bildnerischen Betätigungsdrang" des psychotisch Betroffenen zu trennen (21). Die Anfassens-, Verschmelzens-, Fusionsängste, die Unmöglichkeit der Differenzierung zwischen mir und dem Gegenstand machen aus dem chronisch Kranken „nach ein oder mehreren Jahrzehnten perspektivisch ‚verrückten' Da-Seins, [...] in seiner reduzierten Form nur noch ein ‚Splitter' seiner gesunden Möglichkeiten. Der Splitter hat keine Eigenexistenz mehr, er ist vom Baum oder Glas abgesplittert – sein Material verrät lediglich noch die Zugehörigkeit zu einer gewesenen Gestalt [...] ‚Verrückung' im Sinne des perspektivischen Mißverhältnisses des Kranken zur Welt" (Wyss 1973, 384).

Wir wollen in diesem Kapitel an die wahrnehmungsphänomenologische Version ästhetisch-bildnerischen Arbeitens nach Schapp (1910/1976) erinnern. Auch Beuys verweist, wie wir schon gesehen haben, auf die sinnesanaloge Wahrnehmungsgestalt, in dem vorgegebenen Fall auf das Hören von gesehenen Dingen (das Plastische des Steines).

> „Töne, Farben stehen sachlich in der Beziehung zum Raum, daß der Raum eine Form für sie ist. In ihnen stellt sich der Raum dar, das ist eine eigene Beziehung. [...] Der Ton stellt uns etwas im Raum vor, das nicht selber Ton ist, sondern etwas Dingartiges. Dies Dingartige ist im Raum an einer bestimmten Stelle, wie eben Dinge im Raum sind. Das Rauschen, Wehen, Rasseln, Klirren, Poltern, Dröhnen und alle Worte, die in dieser Weise eine von Geräusch begleitete Veränderung der Außenwelt ausdrücken, bezeichnen, wie im Ton hier mehr liegt, als bloß Ton, wie der Ton uns auf die Außenwelt bezieht [...] Diese Außenwelt nun gliedert sich von selbst im Raum, der den Ton darstellt." (Schapp 1910/1976, 44)

Die Formhaftigkeit des Tons, so schließen wir, gliedert das ihm eigentlich nicht Gemäße. Der Ton „lagert sich vor und in das, was er darstellt". Seine formalästhetische Bestimmtheit nimmt von einem andern Besitz, erhält Hinweisfunktion: „Was er darstellt, ist im Raum und damit in anderer Weise auch er selbst als Darstellendes." (Schapp 1910/1976, 44) Es vollzieht sich „eine lebendige Relation zwischen den Dingen", ein Ton greift „in den Lauf der Dingwelt ein" (52 f.).

Angesichts der hier in den Raum gestellten Behauptung, dass „psychoanalytische Theorien für die Schizophrenie fragwürdig" sind, „überfragt" sind (Rech 1999, 46), da dem schizophrenen Patienten der

Durchblick auf das Reale verwehrt ist – bietet sich dem Behandelnden jenes Konglomerat der Zeichen, die nicht unbedingt der Realität verpflichtet sind: Künstler benutzen es; entwerfen Zusammenhänge, Strukturen, deren Bedeutungshorizont offen ist. Wir reden über strukturelle Zusammenhänge, die dem psychiatrisierten Patienten möglicherweise dienlich sind: Sie vermitteln uns, zeigen farblich-gestalthaft-tonal dinghaft Eigenschaftsstruktur an (Härte, Schwere, Flüssigkeit u. s. w.), die wir kennen.

> „Es ist, als ob jedes Ding seine Geschichte habe und als ob diese Geschichte Spuren in ihm hinterlasse. Diese Spuren, zuweilen erscheinen sie uns fast wie Narben, verstehen wir zu lesen; unmittelbar darin sehen wir, was es mit dem Dinge ist. [...] Es fängt an, seine Eigenschaften voll zu entwickeln." (Schapp 1910/1976, 117f.)

Eine Meldung der Forscher um Robert McCarley von der Harvard-Medical-School in Brockton bestätigte 2004, dass psychotisch erkrankte Menschen an der Integration dekodierter Sinnesmerkmale leiden: „Die Messungen der Gehirnströme von Schizophrenen mit einem EEG zeigten keine Gehirnströme im Bereich zwischen 30 und 100 Hertz, dem Gamma-Band. Diese Gamma-Wellen helfen vermutlich, dass Zellen miteinander kommunizieren und so verschiedene Wahrnehmungen verknüpfen." Bei einigen der Schizophrenen maßen die Forscher Wellen mit niedrigerer Frequenz, was auf eine weniger effektive Kommunikation zwischen den Gehirnzellen hinweisen könne, sagt McCarley. „Wenn die effizienteste Verständigung zwischen Gruppen von Neuronen bei 40 Hertz liegt und Schizophrene mit geringeren Frequenzen arbeiten, ist es wahrscheinlich, dass bei ihnen die Kommunikation zwischen Zellverbänden und Hirnregionen gestört ist." Die geringste Aktivität im Gamma-Bereich fanden die Forscher bei den Patienten mit den heftigsten Symptomen der Krankheit.

Schizophrene Menschen haben häufig einen gestörten Realitätsbezug und können unter Halluzinationen und Wahnvorstellungen leiden. Die psychische Erkrankung betrifft 0,5 bis 1 Prozent der deutschen Bevölkerung. Sie wird meist mit einem mehrdimensionalen Therapieansatz behandelt, bei dem Mediziner psychopharmakologische, psycho- und sozialtherapeutische Maßnahmen kombinieren (McCarley 2004).

Die Meldung bestätigt, dass unsere bisher eingenommene phänomenologische Perspektive, die eine Störung in der Verarbeitung sinneshafter Gegebenheiten beobachtet, Sinn macht; wir wollen ein Beispiel aus der Praxis einer klinischen Kunsttherapeutin zitieren (Dreifuss-Kattan 1986).

■ Fallbeispiel einer schizophrenen Patientin:

> „Stephane wartete bereits im verabredeten Zimmer, als ich zu unserer ersten Kunsttherapie-Stunde auf die Abteilung kam. Sie schob sich einen Stuhl durch den ganzen Raum an die entfernteste Ecke des Tisches. Ich hatte Tinte in mehreren Farben, ein schön gebundenes Skizzenbuch und eine Feder mitgebracht, um so ihrem Wunsch, mit diesen Malutensilien zu arbeiten, nachzukommen. Es war sehr still um uns, als Stephane wortlos das Tintenfläschchen aufschraubte, die Feder schnell eintauchte und einige Tropfen am Flaschenhals abstreifte. Ihr Gesicht spannte sich – plötzlich griff die scharfe Feder das leere Papier an, begann sich zu bewegen – zu ritzen. Stephane kontrollierte die Feder mit festem Griff, und kein anderes Geräusch war im Raum außer dem Kratzen der Feder. Doch sehr viel Spannung war da – Spannung zweier Menschen, welche nicht wissen, was sie voneinander zu erwarten haben. Meine Augen folgten jeder gezeichneten Linie, und ich versuchte, jede Bewegung der Feder aufzunehmen. Gleichzeitig hatte ich das starke Bedürfnis, meinen Atem einzuschränken; ich empfand ihn als laut in dieser gespannten Stille, und er hätte meine innere Unruhe verraten können. Stephane hörte sofort auf zu zeichnen, als ich einen Kommentar über die vorgerückte Zeit machte, und schob mir unvermittelt, mit einer abrupten Bewegung die Zeichnung zu – ‚messy', ‚schludrig', meinte sie. Ich veränderte meine unbequeme Sitzhaltung, bewegte meine Beine und realisierte, wie auch mein Körper sich angespannt hatte und steif geworden war. Bis jetzt konnte ich meine große Spannung damit überspielen, daß ich jede mögliche Veränderung in Stephanes Darstellung beobachtete, doch jetzt hatte sie zu zeichnen aufgehört und wir waren nur uns überlassen. Stephane schien dies sofort zu bemerken und begann, sich zwanghaft zu beschäftigen, die Feder zu reinigen und gleichzeitig die Spannung wegzuputzen." (Dreifuss-Kattan 1986, 33)

„Die scharfe Feder" und „das leere Papier" – hier werden zwei ästhetische Materialien ins Verhältnis gebracht: Hier das schnelle Eintauchen in das Tintenfläschchen, da das Kratzen. Augen, die der Bewegung der Feder angeheftet sind, eingeschränkter Atem. Die Therapeutin interpretiert dies als Aggression.

> „Eine gewisse Aggressivität war auch in dieser ersten Stunde offensichtlich; sie schien mit der scharfen Feder das Papier regelrecht verletzen zu wollen. Ich wollte auf jeden Fall den spontanen Fluß ihrer Arbeit und ihrer Konzentration nicht unterbrechen." Und ein Kommentar an späterer Stelle nach dem fünften Bild: „Man kann bemerken, wie in dieser Zeichnung einzelne kleine Teilchen herumfliegen. Wir sehen Teile von Füßen, Händen, Fingern, Augen und Ohren. Die Fragmentierung, d.h. der fortschreitende Persönlichkeitszerfall, welcher schon bei einigen früheren Bildern sichtbar war, verstärkt sich

> nun; und während Stephane nahezu besessen die Feder reinigt, sagt sie: ‚Does hang less together, not connected, falls apart, hangs in the air', d.h. hängt weniger zusammen, ist nicht verbunden, zerfällt, hängt in der Luft.“ (Dreifuss-Kattan 1986, 37)

Hier kann man an den Zeit-Raum-Verlust schizophren erkrankter Patienten denken. Er lässt sich in der zusammenhanglosen Äußerung, des fragmentierenden Tuns auch vermuten. Bei einer melancholischen Patientin äußern sich die raum-zeitlichen Störungen so:

> „Es ist nicht so, als empfände ich die Leere, nein ich bin die Leere ... Ich bin die Leere und darum bin ich nicht. [...] Die Welt, in der ich lebe, ist die Leere; ich bin da und doch nicht da, alles geht einem verloren, nur nicht das Wissen um das, was man verloren hat ... Die Leere wird nicht erlebt, sie ist da, sie ist das Unmittelbarste ... Leere von innen, Leere von außen. Leere von Raum und Zeit. Man selbst ist die Leere, man wird von ihr besessen.“ (Gabel 1967, 217)

Hier ist die „Derealisation“ der Tiefendimension, der räumlichen Perspektive: „die Dinge sind gleichsam eine reglose Oberfläche“, sagt ein Patient (Tellenbach 1956, 294). Die Gliederungen des Raumes verwischen sich, die erlebten Dimensionen verlieren ihre Tiefe (Gabel 1967). Wie im Raum sind die Grenzen zwischen mir und dem anderen verwischt; auch die Grenzen innerhalb meiner sind aufgehoben. Aber, so die klinisch arbeitende Kunsttherapeutin Flora von Spreti (2005, 64), die „Sicherheit, jederzeit den Raum verlassen zu können“, in dem die Patienten sich gerade realiter befinden, gehört oft zum Beginn einer heilsam werdenden Therapie.

Ästhetisch-bildnerisch orientierte Angebote, sich die eigene gefährdete Körper-, Leibhaftigkeit wieder zu erarbeiten – die Wiederaneignungsarbeit von Raum- und Zeitstrukturen ist über deren sinnlich-gegenständliche Ausdruckshaftigkeit möglich. Wir haben dies an einem Beispiel nachvollzogen: Formhafte Sinnesqualität ästhetischer Gegebenheit setzt eine andere psychische frei. Sie lässt sie zum Gegenstand des Diskurses zwischen Patient und Therapeut werden. Die im Beispiel Dreifuss-Kattans (1986) ersichtlich gewordene Intentionalität der Gegenstandsstruktur (Stahlfeder) lässt sich mit der Intentionalität des Referenzobjektes (Papierfläche) verbinden, gelangt zur ästhetisch-einsehbaren, erfahr- und diskutierbaren Instanz.

Eine andere Patientin ist in den eigenen Äußerungen angesichts der Brüchigkeit der eigenen Leibgrenzen (Spreti u.a. 2005) „völlig überrumpelt, wenn etwas Ichhaftes entsteht“(Benedetti 1982, 43). Sie schildert sich – buchstäblich körper-sprachlich zerrissen – auch „am Rande der Einschlagkraft ihrer Worte“, die auseinandergerissen sind, fragmentiert. Der Therapeut sucht die nächste Konnotation, die konnotative Brücke: „Ich malte in Worten ihre Bilder weiter, indem ich die unbewussten Intentionen der Patientin, die verborgenen Bedeutungen, die Visionen ihres Leidens formulierte" (Benedetti 1982, 43). Das folgende Bild der Patientin wird zum „Dolmetscher" der ansonsten nicht artikulierbaren Gefühle (Spreti u.a. 2005, 93).

Benedetti nennt es „Einmischung im Prozeß von Bildern", wenn er die Bruchstücke zu verbinden hilft und damit neue Zentrierung, neue Strukturierung (Anna Freud) bewirkt.

> Die zitierte Patientin beschreibt: „Innerhalb eines gedachten Satzes gibt es verschiedene Komponenten und Dimensionen ohne Worte; und sie sind furchtbar vermischt oder unbegreiflich in ihrer Bedeutung oder mit anderen durchsetzt; und plötzlich versuchen sie deutlich zu werden, oder die Vermischungen versuchen sich aufzuheben und zu unterteilen, was von mir ist, welcher Anteil Raum ist, und in welche Richtungen es gehen könnte und welche sich verzweigen; aber man ist hilflos, weil keine Worte dazu existieren." (Benedetti 1982, 34)

Die Hamburger Patholinguistin Schmidt-Knaebel (1975; 1983) hat vor vielen Jahren deutlich gemacht, was der Therapeut in vieler, auch in sprachlicher Hinsicht, wie oben angedeutet, angesichts der semantisch-komplexen Dimensionalität des schizophrenen Sprechen, Denkens und Fühlens tun muss: Der Therapeut muss sich selbst in die Bilder begeben. Er begleitet therapeutisch den Gang des Unbewussten zu seinem bewussten Ausdruck, um mit C.G. Jung zu sprechen (Czerny 1988). Benedetti nennt dies, „in die Widersprüchlichkeit der Gegensätze" zu treten; mehr zu sein „als die Leinwand einer Projektion", eben sich bild-prozesshaft einzumischen (1982, 43; 1984).

Bildorientierte Verfahren werden in fast jeder fünften bundesdeutschen psychiatrischen Abteilung genutzt (Kuhlmann 1991). Sie dienen der Wiederaneignung verloren gegangener Wahrnehmungs-, Bewusstseins-, Gefühls- oder Orientierungsleistungen. Bei Durchsicht der kunst- und gestaltungstherapeutischen Literatur scheinen zunächst nur schizophrene PatientInnen die Adressaten dieser Verfahren zu sein. Bei genauerem Hinsehen erstrecken sich die inzwischen anerkannten Leistungen dieser Verfahren aber auch auf Formen der kognitiven wie emotionalen Identitätsstörungen, die in der psychiatrischen Praxis auf der Grundlage der Klassifikationen des DSM-IV (1996) und des ICD-10 (1995) behandelt werden (Steinbauer/Taucher 1993, 159). Neben dem Klassifikationsmerkmal der „Schizophrenen oder anderen psychotischen Störungen" werden hier die „Affektiven", die „Vorgetäuschten", die „Somatoformen" und die „Dissoziativen Störungen" genannt. Die sog. „dysthyme Störung" (Steinbauer/Taucher 1993), die eine schwer bestimmbare Verstimmung anzeigt, ist zuweilen die häufigste Indikation für die Malgruppe in der stationären psychiatrischen Arbeit. (An der Universitätsklinik für Psychiatrie in Graz liegt sie mit 29% weit vor der schizophrenen Psychose mit 10%; Steinbauer/Taucher 1993, 159.) Die bildnerisch-therapeutische Reflexion scheint aufgefordert, ihre Einsichten dem Gesamtphänomen der psychiatrisch behandelten Erkrankungen zugänglich zu machen und die ausschließliche Orientierung kunsttherapeutischer Praxis und Reflexion am Krankheitsbild der Schizophrenie zu hinterfragen. Der Forderung kommt schließlich das Buch „Kunsttherapie bei psychischen Störungen" nach (Spreti u.a. 2005).

Das bildnerisch-therapeutische Interesse richtet sich zunehmend auf das Konzept einer sog. „Integrativen Maltherapie", wie es beispielsweise an der Universitätsklinik für Psychiatrie Graz in Gruppen praktiziert wird (Steinbauer/Taucher 1993). Die psychodynamische Ausrichtung des Konzepts, das sich tiefenpsychologisch ausgibt, verdankt sich möglicherweise der Häufigkeitsverteilung der Krankheitsformen, die die Teilnehmer der Maßnahme ausweisen. Wie schon erwähnt, sind es die dysthymen Störungen, die an der Spitze stehen (29%), die Major Depression folgt (21%), Konversionssyndrome (14%), schizophrene Psychosen (10%), Süchte und Essstörungen (9%), phobische Neurosen (7%) u.a.m. bestimmen das Bild der Krankheitsphänomene; Patienten mit akuten schizophrenen Psychosen nehmen an der Malgruppe nicht teil. Generell meinen die anleitenden Therapeuten, dass im Hinblick auf die „schizophrenen Patienten ... ein spannungsarmes, gut strukturiertes Gruppensetting" notwendig sei (Steinbauer/Taucher 1993, 165). Also werden Konfliktaktualisierungen wie metaphorisch verunsichernde Deutungen vermieden. Im Rückbezug auf die sog. „aktive Imagination" C.G. Jungs, so die Autoren, werden in der Malgruppe „die inneren Bilder ... in wirkliche Bilder umgewandelt und zu einem gegenständlichen Gegenüber" (161). Gefühle und Stimmungen, angstbesetzte Inhalte, Minderwertigkeitsgefühle und Traummaterial werden gestaltet, ggf. „einer Aufarbeitung durch andere psychotherapeutische Strategien zugeführt" (162). Und die Autoren wie praktisch Anleitenden sagen in aller Einfachheit: „Das Bild wird als Projektionsmöglichkeit seelischer Inhalte aufgefasst" (163); das in den Bildern auftauchende relevante Material „wird durch die Assoziationen der Gruppenmitglieder konkretisiert und damit auch häufig aktualisiert" (165).

Künstlerische Therapien sind inzwischen in der Behandlung schizophrener Patienten anerkannt. 2005 wurde dazu eine Leitlinie von der „Deutschen Gesellschaft für Psychiatrie, Psychotherapie und Nervenheilkunde DGPPN" veröffentlicht (AWMF 2005). Im Kapitel 5, übertitelt „Psychotherapeutische Interventionen", ist unter der Überschrift „Weitere Therapieformen" folgender Text enthalten:

> „Zu weiteren bei der Schizophrenie angewendeten Verfahren gehören u. a. Kreativtherapien wie die gestaltende Kunsttherapie, Musiktherapie, Tanztherapie, Drama und Bewegungstherapie. *Hauptmerkmale dieser Verfahren* sind die Bedeutung der therapeutischen Beziehung und die handlungsorientierte Anwendung künstlerischer Medien und Prozesse in ihrer wechselseitigen Bezogenheit. *Hauptsächliche Ziele* dieser Therapieformen im Sinne einer Stärkung der Ich-Funktionen sind eine Wiedergewinnung des Selbst- und Realitätsbezugs durch Verbesserung von Ich-Erleben und Selbstvertrauen, Entwicklung vor allem der Körper- und Raumwahrnehmung, Verbesserung der kognitiven Funktionen, Denkorganisation, Konzentration und Impulssteuerung, Autonomie und Gefühlsausdruck."

Die Indikationen werden durch die Ziele angedeutet: Geschwächte Ich-Funktionen, Selbst- u. Realitätsbezug. – Das Fazit heißt: Die künstlerischen Therapieformen sind auf einem wichtigen Feld des Gesundheitswesens angekommen.

5 Gestaltungstherapeutische Förderung in der Praxis

Die bildnerische „Gestaltungsarbeit" soll die Fähigkeit, „Gestalten" zu bilden, mit ästhetischen Mitteln, zeichnerisch, malerisch, graphisch, videotechnisch etc. entwickeln und schulen. Sie stiftet die Einheit der Sinne, indem sie deren jeweiligen Ausdruck provoziert (das Hinsehen, das Auswählen, das Zugreifen, das Gebrauchen, das Herausarbeiten einer Struktur oder Stimmung, das Ordnen der Elemente zu einem Bild, das Reden darüber) und die Koordination der einzelnen Sinnes- und Gefühlskompetenzen auf diese Weise fördert. Die Körper-, Gestalt- und Gestaltungsarbeit will den Mangel an Orientierung kompensieren. Sie will dem heranwachsenden Kind zu einer genaueren Wahrnehmung verhelfen und dazu, dass es den Zusammenhang einer Geste, eines Gesichts, eines Verhaltens oder einer Situation erkennt und ihren Sinn durchschaut. Gerade die kunsttherapeutische Arbeit mit geistig behinderten Kindern und Jugendlichen zeigt, wie wichtig die ästhetische Kompetenz für das alltägliche Wahrnehmen und Handeln ist. Und sie beweist überdies, wie groß die kulturelle Potenz der Menschen mit geistiger Behinderung ist. Aber auch die kunsttherapeutische Arbeit mit Kindern mit schwersten psychischen Schädigungen Kindern vermag zu zeigen, wie ein drohender Zerfall der Selbst- und Fremdrepräsentanzen, also der Gestaltmuster, die sich die Kinder in ihrer Entwicklung von sich und anderen machen, gebremst oder rückgängig gemacht werden kann. Wir wollen dies Letztere an einem Beispiel zeigen.

5.1 Kunsttherapeutische Gestaltungsarbeit mit einem traumatisierten Jungen

Im Rahmen einer heilpädagogischen Ambulanz und einer hier empfohlenen Entwicklungsförderung unternahm es ein Studierender unter Anleitung und Supervision des Autors im Sommer und Winter 1993/94, einen Jungen, der sozialisatorisch schwer geschädigt war, von einem Elternteil als Kind oft geschlagen worden und in seinem Bindungsverhalten sehr beeinträchtigt war, zu betreuen. Die äußere Situation des Jungen war ob der kulturellen und sozialen Abschottung der Familie nicht auflösbar. Verschiedene Versuche waren seitens der Sozialarbeit diesbezüglich erfolglos unternommen.

Der Junge zeichnete sich dadurch aus, dass er, in seinen Personenbeziehungen verunsichert, zu einzelnen Menschen keine konstante Beziehung aufzubauen in der Lage war, diese oftmals schnell abbrach, auch von der Bildungs- und Ausbildungsmaßnahme, an der er gerade teilnahm, immer wieder fernblieb, insgesamt hierbei eine merkwürdige Apathie ausstrahlte. Die tief gehende Verzweiflung des Jungen ob der vielen tatsächlichen und angedrohten Schläge durch eine ihm nahe stehende und eigentlich geliebte Person, die gleichzeitige Verstörung in seinem Verhältnis dieser Person gegenüber, eine immer wieder aufkeimende Angst und Erregung bei gleichzeitiger scheinbarer innerer Distanzierung – das alles bewegte die kunsttherapeutische Maßnahme, sich ein diagnostisch genaues Bild von dem Jungen und seiner Symptomatik zu machen. Sie kam zu dem Schluss, dass er eine schwere chronische posttraumatische Belastungsstörung aufweise, die in vieler Hinsicht eine Komorbidität mit einer emotional instabilen Persönlichkeits- und einer Borderline-Persönlichkeitsstörung zeige (DSM-IV, 309.81; F43.1/F60). „Wir werden bei traumatisierten Kindern und Jugendlichen mit Selbstaufblähung, dem Verlust der Wahrnehmung des anderen [...] immer wieder konfrontiert“, sagt erläuternd die Psychoanalytikerin Streeck-Fischer (1998, 122f.), die mit den von Trauma-Erfahrungen gekennzeichneten Borderline-Jugendlichen arbeitet. Borderline-Persönlichkeiten „zeigen ein Muster instabiler, aber intensiver Beziehungen“, erläutert der DSM-IV (1996, 735) und weist darauf hin, dass das traumatisierende Erlebnis durch „gewalttätige Angriffe auf die eigene Person“ (487), „in Zusammenhang mit einem zwischenmenschlichen Belastungsfaktor“ (489) ausgelöst werden kann. Eine gemeinsame, persönlichkeits- und identitätserschütternde, affektlabilisierende Erfahrung kennzeichnet beide Charaktere, macht das zuweilen gleichzeitig erscheinende Störungsmuster aus. Von Anfang an war klar, dass diese Diagnose nur einen heuristischen Wert haben könne, also hypothetisch nach bestem Wissen gestellt, sich auf die Suche nach den wahren psychischen Konstellationen des Jungen begeben müsse.

Bei dem betreuten Jungen waren jene Symptome vorherrschend, die einen zutiefst erregten, in seinem Leben nicht zur Ruhe gekommenen, eher psychisch und verhaltensmäßig diffusen, dissoziierten, d. h. gefühlsmäßig gespaltenen Menschen anzeigten. Es drängte sich sehr rasch die Frage auf, ob die sich abzeichnenden Symptome, besonders die auf den Therapeuten projizierten sog. Spaltungsübertragungen, jene Mal-gut-, Mal-böse-Zuschreibungen mit der traumatisiert-dissoziativen Befindlichkeit des Jungen in der anhaltend traumatisierenden Situation erklärbar seien. Vor allem war da bei dem Jungen eine emotionale und soziale Art von Apathie, eine Weise der scheinbar affektiven Unbetroffenheit, die die Frage aufkommen ließ, welches Ziel die Entwicklungsförderung mit bildnerischen Mitteln haben könnte.

Die Supervisionsgruppe entschied sich, vor allem die Affektstörung, ihre Schwankungen zu beachten, die sich hier als Teilnahmslosigkeit, da als Gefühlsambivalenz äußerte. Besonders war auf die Gefühlsambivalenzen zu achten, jene Gefühle, die als Resultat von Spaltungsübertragungen besonders bei Borderline-Patienten auftreten (vgl. Kernberg 1975). Die Entwicklungsförderung sollte dem Jungen helfen, in seinen momentanen familiären und Berufsausbildungs-Bezügen bleiben zu können, diese überhaupt als kontinuierlich erfahren zu können, indem er sich zu seinen innerpsychisch repräsentierenden Bezügen kontinuierlich verhalten könne. Das kunsttherapeutische Projekt und sein Anleiter sollten helfen, eine personal und sachbezogene Kontinuität von Beziehung und Anforderung, eine Konzentration auf die Bewältigung einer Aufgabe zu garantieren.

Ein Wandmal-Projekt an der Wand einer Caritas-Bibliothek wurde avisiert. Mit den Verantwortlichen der Bibliotheksleitung wurde eine finanzielle Unterstützung ausgehandelt, die zu bearbeitende Wandfläche diskutiert und das, wohl nicht unwichtig, Motiv. Die folgenden Stunden mit dem Jungen waren vornehmlich der Motivsuche gewidmet. Vorrangig stand das Interesse des Jungen an Videospiel und Fernsehkonsum im Raum. Unter den vielen Motiven, die sich beim Durchblättern einer Videospielzeitung anboten, erschien dem Jungen besonders das Motiv des Alladin attraktiv.

Die Alladin-Geschichte erzählt von einem großen Riesen, der wie der Geist aus der Flasche kommt und einen kleinen Jungen in der Hand hält – ihn erdrückend oder ihn haltend. Das Interesse des kunsttherapeutisch betreuten Jungen an diesem Motiv war offenbar nicht nur das

Sicherheits- und Geborgenheitsgefühl, das die Alladin-Figur vermittelte, das der Junge in seinem Leben allzu lange vermisst hatte; es schien auch die böse Gewalt des Riesen faszinierend. Die Supervisionsgruppe erkannte hierin eine regressive Bezogenheit des betreuten Jungen auf frühe nicht-vermittelte Zuneigung wie auf erlittene Gewalt. Sie empfahl dem das Projekt praktisch Anleitenden, besonders auf seine Beziehung zu dem Jungen zu achten, selbst wenn vorübergehend eine solche Beziehung gar nicht erwünscht war, und eine gewisse emotionale Kontinuität zu gewährleisten, selbst wenn eine solche gar nicht gesucht sein sollte.

Über Monate gestaltete sich die Arbeit wie das Verhältnis der beiden sehr schwierig, als kaum integrierbar in seiner Ambivalenz. Immer wieder versuchte der Junge, aus der Arbeit wie aus der Beziehung – wiewohl er diese wie seine Bezugsperson sehr zu mögen schien – auszubrechen. Immer mehr aber war er fasziniert von den Figuren, die vorgezeichnet, auf Folien kopiert und an die Wand projiziert, auszumalen waren. Als schließlich das Projekt beendet wurde, war da an der Caritas-Bibliothek ein Wandgemälde in der Art eines Graffiti von hoher Güte. Was aber wichtiger erschien, war der Umstand, dass der betreute Junge über neun Monate ein Projekt durchgehalten hatte, in einer Beziehung und an einer Sache geblieben war. Der das Projekt praktisch Anleitende war in einem außergewöhnlichen Maße emotional gefordert –

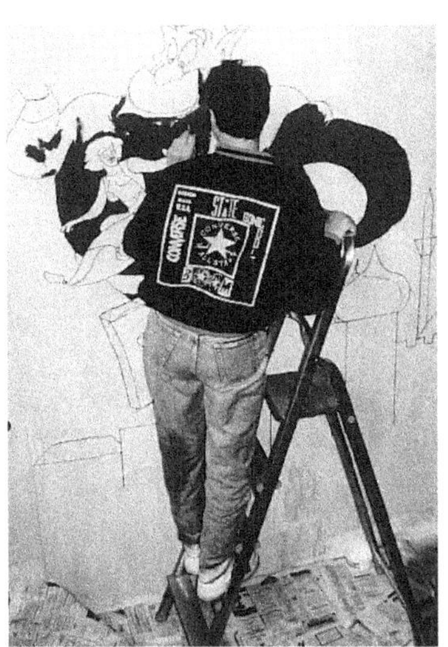

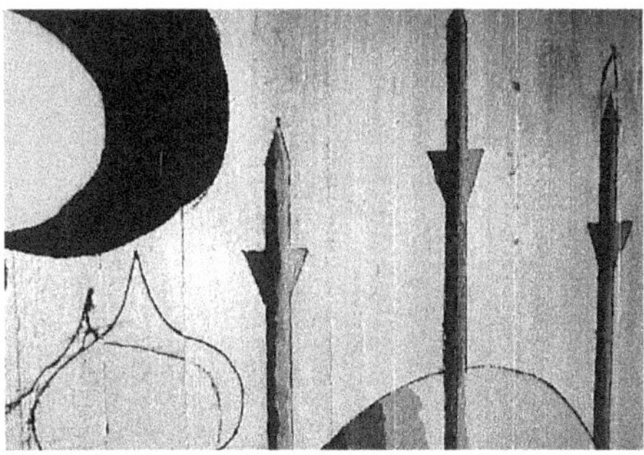

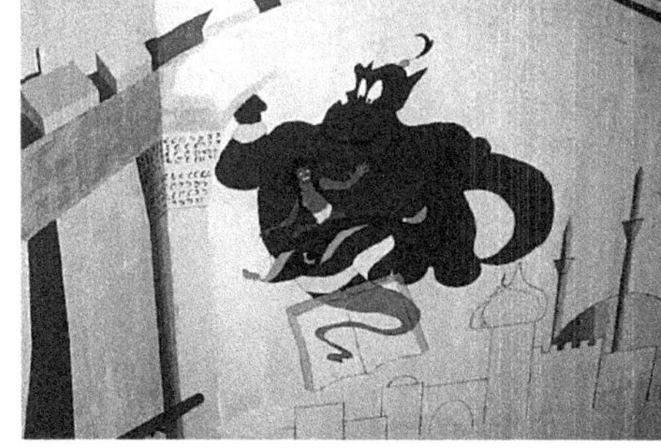

Abb. 110–112: Projekt Alladin

wohl der Preis, mit einem borderlinegestörten und ob der schwer traumatisierenden Situation, die nicht auflösbar war, von seinen realen Bezüglichkeiten abgespaltenen Jugendlichen zu arbeiten (Rentrop 2005; Martins 2005).

Riedesser (1992) und Reddemann (2005) beschreiben, was aus Traumatisierungen folgt, wenn protektive Ressourcen (z.B. eine ständig verfügbare, psychisch stabile Bezugsperson) nicht vorhanden sind, wenn das nicht bewältigbare Ereignis in extreme Hilflosigkeit versetzt, psychisch ohnmächtig macht und alle bisher bekannten Abwehrmechanismen außer Kraft setzt: regressives Verhalten, Einnässen und Einkoten, Schlafangst und -störungen, stete innere Alarmbereitschaft und Rückzug in die Sprachlosigkeit. Riedesser verweist auch auf den inneren Bild- und Phantasieverlust, der unter der Macht der psychisch niederdrückenden Ereignisse auftritt.

Wenn protektive Faktoren nicht verfügbar sind, dann ist wohl geboten, zunächst nach ihnen zu fahnden, nach den Bewältigungsbildern früherer Verletzungen, Beschädigungen zu suchen. Es ist eine Art Copingprozess, eine Suche nach den leidenmachenden Bildern, die zu erinnern, zu erarbeiten sind. Dazu kann „Dissoziation als grundlegende Fähigkeit des Menschen zur Realitätsbewältigung [...] bewusst induziert werden" (Sachsse 1994, 47). „Die Anwendung traumakonfrontierender Techniken", so Luise Reddemann (2005, 138), ist jedoch „an strikte Voraussetzungen gebunden, dass sie nicht zur Retraumatisierung wird." Zuweilen kann, darf keine Erinnerungsarbeit durchgeführt werden, beispielsweise wenn die Stabilisierung unzureichend ist, und dann gilt es, „dass die Patienten lernen, sich selbst zu stabilisieren und zu beruhigen." (S. 138)

> „Fast alle sexuell oder aggressiv missbrauchten oder gefolterten Menschen haben die Fähigkeit entwickelt, Depersonalisationszustände aktiv herbeizuführen, den eigenen Körper verlassen zu können (wir erinnern an die Apathie des oben geschilderten Jungen – Anm. K.-H. M.), neben sich zu stehen oder sich ganz tief in sich zurückzuziehen, dorthin wo Schmerz und Scham und Pein nicht mehr hinkommen." (Sachsse 1994, 47)

Wir wissen aber auch aus der Epidemiologie, dass die Häufigkeit einer posttraumatischen Belastungsstörung PTSD abhängig ist von der Art des Traumas:

- ca. 50% Prävalenz nach Vergewaltigung,
- ca. 25% Prävalenz nach anderen Gewaltverbrechen,
- ca. 20% bei Kriegs- und
- ca. 15% bei Verkehrsunfallopfern.

Die Lebenszeitprävalenz für PTSD in der Allgemeinbevölkerung liegt zwischen 1% und 7%. Die Prävalenz subsyndromaler Störungsbilder ist wesentlich höher. Es besteht eine hohe Chronifizierungsneigung.

Die Psychoanalytikerin Streeck-Fischer (1998) führt stationär an diese Situationen wieder heran, induziert sie, induziert die Realitätsverkennung, die Größenphantasien, die folgenden Grenzüberschreitungen und Retraumatisierungen in harter Gruppenarbeit. Sie reinszeniert diesen „deadly dance" in der Hoffnung, die traumatisierende Situation erlebnismäßig zu bewältigen, zu beenden.

> „In der Behandlung von Kindern und Jugendlichen mit solchen schweren Störungen ist es notwendig, Bedingungen herzustellen, in denen sich das Kind und der Jugendliche im Blick des anderen erfahren und erkennen kann und Bilder und eine Sprache findet, die einen symbolischen Austragungsort für das Schreckliche, das sie erfahren haben, möglich machen, um dies dort zu bewältigen. Durch ihre Reinszenierungen zwingen sie den therapeutisch Tätigen in die traumatische Verstrickung, die es frühzeitig zu erkennen gilt. Die Bearbeitung solcher traumatischer Erfahrungen ist nur möglich, wenn durch Grenzziehungen ein Rahmen gefunden wird, innerhalb dessen das Trauma mit seinen vielfältigen Folgeerscheinungen bearbeitet werden kann." (Streeck-Fischer 1998, 129)

Bedingungen herstellen, um sich im Blick der anderen zu erfahren – Streeck-Fischer tut dies praktisch, indem sie klinisch-stationär die Räumlichkeiten bereitstellt; sie tut dies therapeutisch, indem sie intersubjektive Räume eröffnet, in denen ohne grundlegende Gefährdung gefühlt, phantasiert und gedacht werden kann. Sie weiß, dass es in vielen Fällen darum geht, die Übergangsräume des Kindes zu seiner Ich-Werdung solchermaßen wiederherzustellen, dass das Kind wie in nicht-nachhaltig-gestörter früher Kindheit seine Fähigkeit zur symbolischen Aktion wieder lernt.

Die Reaktionen auf ein Trauma zu beachten ist höchstes Gebot: einerseits katatonoide Lähmung und Erstarrung, andererseits ein panikartiger innerer Bewegungssturm; einerseits psychovegetative Funktionen, die qua Übererregung den neuronalen Haushalt zum Zusammenbruch führen, andererseits solche, die den Organismus reaktionsfähig erhalten. Die Schemata unserer Wahrnehmungsverarbeitung werden durch die traumatischen Erlebnisse strukturell verändert bzw. außer Kraft gesetzt. Müssen dennoch um des Überlebens willen garantiert sein. Die Erfahrung eines sicheren Erlebnisraumes wird für den Betroffenen wichtig – die Erfahrung von Sicherheit und Stabilität in der Traumaexposition. Luise Reddemann hat in vielen Vorträgen und Büchern darauf hingewiesen, dass eine solche Arbeit sich nicht in den negativen, belastenden Erfahrungen, den traumatischen Bildern der PatientInnen aufhalten darf, sondern die Selbstheilungskräfte der Betroffenen zu stärken hat.

5.2 Gestaltungsarbeit mit einer traumatisierten, phobischen jungen Frau

Das folgende Beispiel, das der Behandlungsgeschichte einer jungen Frau entnommen ist, schildert unglaubliche, ausgeprägte und mit bestimmten Konnotationen belegte Angstreaktionen. Die 25-Jährige plagen leidvolle, panikartige Reaktionen hervorrufende Vorstellungen, die von Vermeidungsgedanken geprägt sind. Seit fast zehn Jahren ist sie in zahlreichen Klinikstationen daheim – eher unterwegs, immer gehetzt von eben jenen Gedanken, die sie bestimmen.

Nach Freud ist die Neurose der Ausdruck einer misslungenen Lösung eines unbewussten Konflikts, dessen Quellen meist in der Kindheit liegen. Sie ist eine Art Kompromiss aus Wunsch und Abwehr. Sie kann sich im psychovegetativen Bereich und in Störungen des vegetativen Nervensystems zeigen. Ein Ungleichgewicht der vegetativ-sympathischen und der parasympathischen Anteile kann entweder die eher aktiven oder die passiven Muster forcieren und schließlich den Organismus ganz blockieren. Dann werden – im Falle der übergewichtigen sympathischen Anteile – die gesamte Motorik, Herz und Kreislauf möglicherweise gestört. Oder aber – im Falle der übergewichtigen parasympathischen Anteile – geraten Atmungsorgane oder Magen-Darm-Trakt aus dem Takt. Psychodynamisch betrachtet, kommt es dann zur einseitigen Betonung von Symbiose- oder Autonomie-Strebung, d.h. zum parasympathischen oder zum sympathischen Ungleichgewicht.

Die Klientin in unserem Beispiel bringt eine wahre Flut von gezeichneten, gemalten, ausphantasierten Einfällen, Vorstellungen, Bildern mit. Zu dem jeweils hingelegten Bild gibt sie keinen Kommentar. Das geht so über vier Jahre therapeutischer Begleitung. Die Klientin, offenbar selbst überrascht über ihren Mut, enthält sich aller Kommentierung. Therapeut und Patientin phantasieren, erleben die gemalten Szenen, Figuren, Gestalten auf unterschiedliche Weise. Zu sehen sind Ungeheuer wie Schlangen, die auffressen, in der Regel das „Ich“: Gierig sperrt das Ungeheuer den Schlund auf, sucht die Buchstaben ICH zu verschlingen. Schwerter schlagen den Kopf ab: Vom Körper getrennt, trudelt ein Gesicht dahin, gerade noch erfasst von bergenden Händen. Der aufmerksame Betrachter sieht, wie ein kleines Pflänzchen sich aus dem Oberschädel keimend dreht, geradezu herauswindet. Immer wieder der Hinweis, dass da was in dem Kopf vor sich geht.

SCHNEIDE SIE AB,
ES SIND WUNDE,
KEINE BABYS
SCHMERZ
ANGST
EINSAMKEIT
OH, ES TUT
SO WEH
ICH
MACH ES TOT
ICH FINDE
DIE SCHMERZ
NICHT

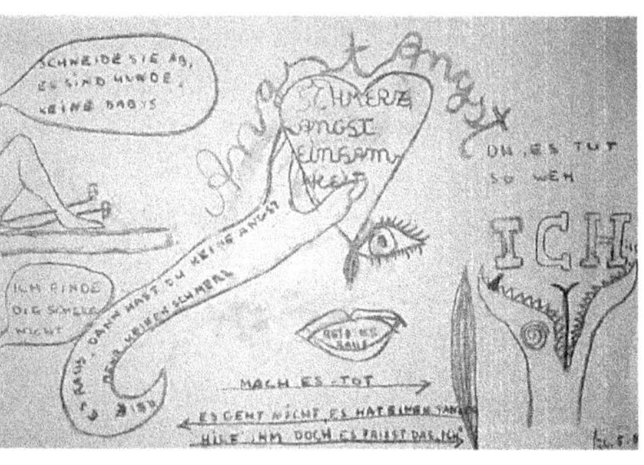

Abb. 113: Zeichnungen einer traumatisierten, phobischen jungen Frau

Die Klientin, die als Verkäuferin arbeitete, fühlte sich mehr und mehr von den Blicken männlicher Kunden bedrängt. Was sich in der Folge als Einschränkung der Lebensführung erwies, zeitweise von Kliniken als „psychotisch" apostrophiert, dann aber letztlich als „Agoraphobische Vermeidung mit panikartigen Symptomen" (F40.01) eingeordnet wird, war unerwartet, hielt zur Besorgnis an, schien ihr, der Patientin ein Zeichen, langsam verrückt zu werden. Was wie aus heiterem Himmel aufkam, erinnerte ein fernes Trauma: Das des kleinen Mädchens, dessen Mutter auf der Erde liegt, soeben von dem alkoholisierten, lüsternen, gewalttätigen Vater zu Boden geschlagen. Im Nachhinein beschreibt sich die Patientin in dieser Situation „wie neben sich". Dissoziation ist typisch für das Trauma: sich abzuspalten, sich neben sich wahrzunehmen – wie in Trance.

Beim Betrachten ihrer Bilder in der Therapie hat die Betroffene das Gefühl, auf der Erde zu liegen wie damals die Mutter. Sie hat das panikartige Gefühl, in die Katastrophe wieder hineingezogen zu werden. Eine Posttraumatische Belastungsstörung kann erneut durch Reize ausgelöst werden, die an den Belastungsfaktor erinnern (DSM-IV). Solche Assoziationen, Zustände sind zu vermeiden. Als Kind meinte die Patientin damals, alles tun zu müssen, dass die Mutter nicht stirbt, nicht von ihr geht. So sitzt dieses kleine Kind, jetzt groß, noch immer neben der Mutter. Jedes Weggehen aus dem Haus, jede kleinste Trennung von Mann und Kind am frühen Morgen, jedes sich Entfernen löst die Erinnerung an das Ereignis aus.

Die Erinnerung ruft Herzklopfen, Schwitzen, Zittern, Atemnot, Schwindel hervor und jene Angst, die Kontrolle zu verlieren. Ihr angstgetöntes Vermeidungsverhalten, ihre Agoraphobie hat sie im Griff.

Die bildnerisch orientierte Gestaltungstherapie, die Erinnerung wachrufende Bildarbeit lässt die Klientin spüren, dass ihre zeichnerisch-talentierte Produktion die widerstrebenden Bedeutungen widerspiegelt und derart zum therapeutischen Medium wird. Metamorphosenartig deutet ein Bild auf das andere, stellen sich Bezüge her, entbirgt sich auf einmal bildhaft das, was Panik auslöst in ihrem Kopf: das Ausgeliefertsein an den Gewaltakt. Es zeigt, wie sie sich zu verstecken, zu verkriechen sucht. Für sie gibt es keinen sicheren Platz, es sei denn unter der Erde. Die Bilder, die Bedeutungen wandeln sich, haken ineinander, verketten sich, entwickeln und deuten ihre eigene Geschichte.

Beim staunenden Betrachten ihrer Kreationen befreit sich die Patientin zunehmend von ihren Ängsten. Das Bilder-Produzieren und -Offerieren hat eine eigene therapeutische Bedeutung, unabhängig von inhaltlich interpretierender Bildassoziation. Die aktive Gestaltung der Bilder weckt neue Ressourcen, hilft die inneren Bilder zu bewältigen, desensibilisiert. Bald kann die Klientin den Vorschlag des Therapeuten annehmen, aus dem Haus zu gehen, mit dem Auto zu fahren, ein Vorgang, der seit 15 Jahren unmöglich schien.

Subjektive Selbstzerstörungsmuster können sich bildnerisch-ästhetisch und symbolisch zeigen. Im Fall unserer Klientin sind es die Bilder des Ausgeliefertseins, die in der Inszenierung der Erwachsenen das imaginierte kleine Kind mit Verlassenheitsängsten, mit dem Weggehen des Liebsten, der Mutter, assoziiert. Aus psychodynamischer Sicht wird das kleine Kind, das inzwischen groß geworden ist, lernen müssen, selbst zu gehen, wegzugehen, sich der Ungeborgenheit auszuliefern. Die erwachsene Frau erfährt in ihren regressiven Bildern, was sie bis zu diesem Zeitpunkt nicht wusste. Darin liegt die Chance zu neuer seelischer Orientierung (Gebsattel 1954, 288). Diese Form der Gestaltungstherapie verhilft zur Reflexion des Selbstkonzepts, indem sie an den Bedeutungen der ästhetischen Symbolisierungen arbeitet. Die junge Frau lernt mit den Mitteln der ästhetischen Phantasie, sich an ihre Traumen, die sie krank machen, heranzutasten, Distanz zu gewinnen und ein neues Bild ihrer selbst zu entwerfen. So wird ihre abgespaltene, desorientierte Ausdrücklichkeit wieder integrierbar, „die Bedrängnis sichtbar [...] durch Malen" (Schottenloher 1989b, 11): Sich „im Malen zu befreien" – und dabei eine Art von „Materialisierung" des Unbewussten zu erleben, das heißt hier, die Affekte, die bislang in Bann schlugen, nun als projizierte, symbolisch verdichtete, anzuschauen, zu integrieren und schließlich zu reintrojizieren (Ehrenzweig 1974). Das Unbewusste, das zu Bewusstsein drängt, durchläuft laut Jung im Symbol eine bewusst-unbewusste Vermittlungsinstanz, einen Weg, in dem sich „die Gegensätze in einem Bild vereinigen" und offenbaren (Dieckmann 1972, 36). Anna Freud meinte hierzu, der Vorgang ziele auf eine neue Zentrierung des Bewusstseins. In der Wahl des ästhetischen Materials, der Darstellungstechnik, von Farbe, Form, Perspektive und Proportion kann diese neue Zentrierung sichtbar werden (Jacobi 1969).

Klinisch orientierte und tiefenpsychologisch fundierte Gestaltungstherapie macht deutlich, welche Ressourcen dieser analytischen Sicht zur Verfügung sind. Angesichts der schweren Traumatisierung der jungen Frau, angesichts der Zugänglichkeit der traumatisierenden Erfahrung über die Bilder, sucht sie ein solches bildhaftes und „unreflektiertes Gestalten möglich [zu] machen, damit der Impuls ohne Behinderung in Motorik und Gestaltung umgewandelt werden kann" und die nicht zugelassenen Bedürfnisse „beim Gestalten entweder direkt oder sublimiert befriedigt werden“ können (Schrode 1983, 129). Aus verhaltenstherapeutischer Sicht scheint hierbei von Interesse, welche kognitiven Muster, inneren Pläne, welche Verarbeitungs-, Bewältigungs-, Erinnerungsbilder zur Verfügung stehen. Wie eine systematische Desensibilisierung der traumatischen Erfahrung über die Bilder möglich wird. Wie schließlich eine Aktivierung, eine innere Plananalyse und Handlungsplanung angeregt werden können, so dass sich die Klientin aus den Einbahnstraßen ihrer fixierenden Vorstellungsmuster endlich herausbewegen kann.

Fassen wir die wesentlichen Aspekte der Gestaltungtherapie mit Traumapatienten noch einmal zusammen: „Traumatische Erfahrungen von Gewalt haben den intersubjektiven Raum, den Übergangsraum oder auch den Raum der Symbolbildung zerstört.“ (Streeck-Fischer 1998, 121 f.) Die Symbolbildung gehört in die Zeit der frühen Ich-Werdung, die sich dadurch auszeichnet, mit den Bedeutungen, die das Leben gibt, zu spielen. Es ergeben sich schließlich feste Deutungen, Bedeutungen meiner selbst und des anderen, die Selbst- und Objektrepräsentanzen, die sich innerbildhaft und konstant spiegeln. An die Stelle des Symbols tritt, wenn der Prozess der Entwicklung nicht gestört ist, in Konstanz ein Bild von „mir“ und „dir“.

Das zu erinnern heißt, sich gewahr zu sein, was in früher Traumatisierung verschüttet wird. Bildnerisch orientierte Therapie versucht, den Spielraum des Verschütteten freizulegen. Wenn sich die Bildarbeit den Phänomenen des Traumatisierten und in der Folge Verleugneten widmet, geht es immer um die Rekonstruktion des Abgespaltenen – unter Rückgriff „auf das dem Patienten Verfügbare“ (Reddemann 2005, 139), besonders auf seine Stärken, sein positives Selbstbild. „Selbstvergewisserung“, so Marion Wendlandt-Baumeister, „selbststärkende Erfahrungen“ sind in der Kunsttherapie unerlässlich (2005, 165). Im Geflecht einer „Übertragungsbeziehung“ (S. 170) kann das ehemals geschundene Selbst lernen, sich und seine inneren Bilder wieder anzusehen.

Roland Barthes hat die Ambivalenz des in vielen Bruchstücken Repräsentierten, wie es die Beispiele eines traumatisierten Jungen und einer traumatisierten jungen Frau zeigen, am Beispiel des Winnicottschen „Übergangsobjektes“ dargestellt und den Moment analysiert, in dem es sich wieder in seinen Kontext einordnet (Barthes 1984, Winnicott 1976, 1979). In diesem Prozess etabliert sich demnach eine Art „Übergangssubjekt“, das einen intermediären Charakter hat, mehrfach gebrochen ist und sich im Blick des Patienten gleichsam spiegelt. Wie sich das Kind als jemand, der es noch gar nicht ist, erkennt, indem es sich in der Mutter (d.h. in dem von ihr gemachten Bild) spiegelt: Darin erfährt es seine Synthese, die es an sich selbst noch gar nicht leisten kann. Im Spiegelverhältnis wird ihm die Einheit des Subjekts vorgegeben. Es ist dieses im Spiegelstadium konstituierte „Übergangssubjekt" der frühen Kindheit, das der therapeutischen (Re-)Konstruktion hier harrt.

Unseren Fallbeispielen entnehmen wir, welche Projektionen, Spiegelungen – des Jungen in seinem Vater, der Frau in ihrer Mutter – möglich sind. Und wir erfahren, wie diese Projektionen, wie die frühen psychischen Spiegelungsformen ihrer spielerischen Übergangshaftigkeit, Mehrdeutigkeit durch schwere Traumata beraubt werden können. Die Schwere des Erlebnisses legt sich über den bislang dem Spiel gewidmeten Raum. Deshalb müssen wir „den intersubjektiven Raum, den Übergangsraum oder auch den Raum der Symbolbildung" wieder versuchen zurückzugewinnen (Streeck-Fischer 1998, 121). Die Verfügbarkeit über die möglichen Bilder des Lebens zu gewinnen, das ist das eigentliche Ziel der Therapie.

Die Rekonstruktionsversuche der ursprünglichen, bildhaft-projektiven Identifikation knüpfen an das kindliche „Übergangssubjekt" an und wollen es von seinen traumatisch-bildhaften Festlegungen reinigen. Es geht darum, „den Sinn freizulegen" (Lacan 1975, Bd. 1, 76), die anfängliche „Gestalt" der kindlichen Imagination wieder zu erinnern, die „Form des Körpers, kraft der das Subjekt in einer Fata Morgana die Reifung seiner Macht vorwegnimmt" (64f.). In der „Fata Morgana" des Übergangssubjekts, so Lacan, entwirft sich das Subjekt wie „in einem Außerhalb" und formt sich zugleich. Dieses „Standbild, auf das hin der Mensch sich projiziert", soll therapeutisch erinnert und durchgearbeitet werden. Und diese „Gestalt" vermag „bildnerische Wirkungen" auszuüben (64f.).

Freuds Hinweis auf die „mehrfache Determinierung" der inneren Gestalt, die sich schließlich ausdrückt, leitet die Symptomrecherche an: Das Symptom soll in einer widersprüchlichen Bedeutungsvielfalt entziffert und entwirrt (Lang 1973, 273f.) und auf sein in ihm repräsentiertes Anderes hin analysiert werden. Die projektive Identifikation mit dem Bild soll helfen, diese verzerrte Antizipation der „Gestalt" in ihrem realen Gehalt anzueignen (Weber 1978, 87).

Die Gestaltungstherapie fixiert die flüchtige ästhetische Gestalt, inszeniert sie bewusst als symbolischen Prozess. Sie wiederholt im Bild den Mangel und das unbewusste Begehren (Weber 1978). Denn das Ich ist spielerisch „immer zugleich und zuerst ein anderes gewesen", und es wird auch immer ein anderes gewesen sein, so dass alle „Versuche, zu sich selbst zu kommen, immer Verkennung und Verleugnung implizieren" (87). Man stößt uns auf eine „leere Spur", und „der Trieb umkreist die leere Spur, die der Eindruck der ersten Befriedigungserlebnisse hinterlassen hat". Dabei wendet er sich „an den anderen, damit er ihm das Rätsel dieses unergründlichen Fehlens beantworte" (Seifert 1987, 62). Der Gestaltungstherapie geht es also darum, die „leere Spur" derart einzukreisen, daß das „Symbolische als allgemeine Form der differentiellen Artikulation" für den erforderlichen „Einschreibevorgang" gewonnen und wieder aufgeschlossen werden kann (Weber 1978, 91); dass es „das Beziehungsgeflecht zwischen KlientIn, Bild und TherapeutIn mit seinen unterschiedlichen Ebenen und Aspekten" schließlich darstellt (Dupierry 1999, 80).

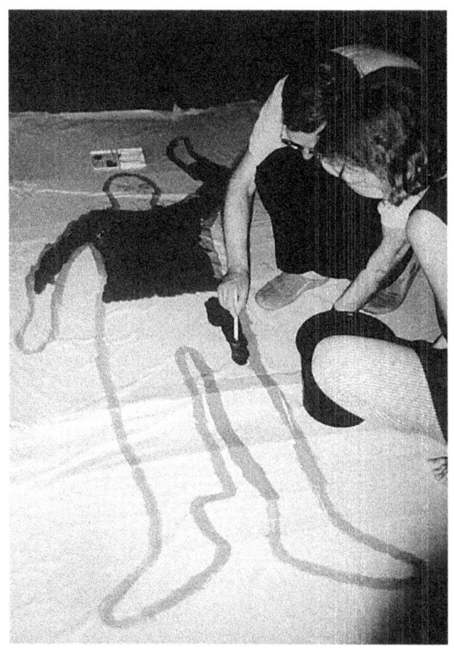

Abb. 114: Gestalt-Arbeit

Die Bildarbeit mit den Traumatisierten zeigt, dass nicht nur die Erinnerung, sondern auch die spielerische Haltung, die innere Beweglichkeit der Bilder wiederherstellbar ist – eine Voraussetzung, den krankmachenden Verhaltensweisen zu entfliehen.

Seit Januar 2006 sind die künstlerischen Therapien in der Behandlung posttraumatischer Belastungsstörungen als adjuvante Verfahren aufgenommen (vgl. AWMF-Leitlinien-Register Nr. 051/010, Januar 2006).

5.3 Gestaltungstherapie in der onkologischen Rehabilitation – am Beispiel leukämie- und tumorkranker Kinder

Die Belastungen von Kindern und Jugendlichen, die chronisch erkrankt sind, variieren stark je nach ihrem Alter und Entwicklungsstand (Petermann 1998, 968). Entscheidend für die Bewältigung der Belastungsauswirkungen sind das bisher verfügbare Verhaltensrepertoire – und damit verbunden, dessen kognitive Repräsentationen. Bilder können helfen, eine schwerwiegende Problemsituation zu bewältigen. „In einem geschützten Rahmen eröffnet die Kunsttherapie den Betroffenen einen Raum, in dem sich ihr körperliches und seelisches Erleben in bildnerischen Gestaltungen mitteilen kann." (Bienert 1995, 174)

Wir werden im Folgenden einen Jungen vorstellen, der infolge seiner Krebserkrankung in seinem Körpererleben höchst verunsichert und in der Folge psychisch schwer belastet ist. Die im Verlauf seiner kunsttherapeutischen Betreuung „entstandenen Bilder [...] sind Formen des Selbstausdrucks [...] Auf vielfältige Weise ermöglichen sie seelische Entlastung, da sich in ihnen Traurigkeit, Wut und Aggression, Empfindungen von Bedroht- oder Verlassensein ebenso äußern können wie Vitalität und Lebensfreude." (Bienert 1995, 174)

Viele KrebspatientInnen haben einen Einschnitt in ihren Lebensverhältnissen erfahren, haben eine schwerwiegende Unterbrechung ihrer Lebenssituation zu bewältigen. Ein gewaltiger Einschnitt besteht darin, aus den bisherigen Lebensverhältnissen, der familiären häuslichen Umgebung und dem Freundeskreis, auch der Kontinuität der eigenen Lebensgeschichte herausgerissen zu werden.

Der Pädagoge Hurrelmann zählt in seiner Belastungsskala, seiner „Social Readjustment Rating Scale" (SRRS), die Trennung von den Angehörigen und von zu Hause zu den größten Erschwernissen, die Heranwachsende zu verkraften haben (Hurrelmann 1988, 89). Er erfasst in dieser Skala sog. Stressoren, die es neben den medizinisch umschreibbaren Komplikationen zu beachten gilt. Sicher ist es nicht unproblematisch, das Konzept des psychischen Hospitalismus auf die Krankenhaussituation zu übertragen. Die deutlich verringerten stationären Aufenthalte wie auch die quasi importierten Deprivationssituationen werden offenbar zu wenig beachtet (Petermann 1998). Umgekehrt gibt es auch begünstigende Bedingungen der Bewältigung bei Krankenhausaufenthalten: Ressourcen, wie die Anwesenheit von nahen Bezugspersonen oder positive soziale Kontakte zu Mitpatienten, Pflegepersonal oder Ärzten. Vor allem das Psychosoziale Team, Psychologen, Therapeuten und sozialpädagogische Professionen, auch die Krankenhauslehrer stellen Ressourcen für die von der Krankheit Bedrohten dar (Petermann 1997, 1998).

In unserem Fallbeispiel hat eine Leukämierkrankung und in der Folge eine Rezidivbehandlung den Heranwachsenden aus allen Lebensbezügen herausgeholt. Alle Sicherheiten, lokalen, sozialen und psychischen Rahmenbedingungen schützen nicht mehr, garantieren die Fortführung des Lebens nicht mehr wie gewohnt. Was vormals an Sicherheit und Lebensperspektive in dem Übergangsraum der Mutter-Vater-Kind-Beziehung bzw. einer Großfamilie gegeben war, ist dahin (Streeck-Fischer 1998). Und was vielleicht zur Fortführung des Lebens stimulierend da sein müsste, ist deprivierend aus dem Lebenszusammenhang ausgeschlossen (Diepold 1998).

Zuweilen drückt sich ein inneres Wissen um den Ernst der Situation nur in den Bildmitteilungen der Betroffenen aus, wie wir es in den Bildern des elfjährigen Jungen sehen.

Die psychosozialen Belastungen dieser Heranwachsenden sind unter einem Aspekt besonders gravierend: Sie „kollidieren mit den Anforderungen im Adaptationsprozess des Krankheitsgeschehens“ (Rist 1999, 9). Der Schock der Diagnose, die Angst vor der Behandlung, die Ungewissheit des Erfolgs, der Spannungsanstieg im familiären Umfeld, die extreme Bedrohung durch die Krankenhauswelt, die zu erwartende Verletzung der körperlichen Integrität – all dies steht gleichzeitig neben der Anforderung an den Patienten,

- sich der Situation anzupassen,
- die Krankheit anzunehmen,
- die Ungewissheit zu akzeptieren,
- sich ggf. einem veränderten Körperbild zu stellen,
- die Eigen- und Fremdressourcen zu recherchieren,
- neue Perspektiven zu entwerfen. (Rist 1999, 11)

Mit dieser Situation müssen die Betroffenen „fertig werden“ (Englisch: to cope, Coping). Sie müssen ihr Problem bewältigen lernen: Kunsttherapie wird zum „Problembewältigungs-Verfahren im Copingprozess“ (Rist 1999, 11). Dabei darf nicht zu schnell thematisch fokussiert werden. Wichtig ist auch herauszufinden, wie die Betroffenen bisher in ihrem Leben mit belastenden Ereignissen umgegangen sind. Also heißt es, sich auf deren Bedürfnisse einzustellen.

Das Copingverfahren besteht wesentlich in der kognitiven, affektiven und behavioralen Bemühung, die neuen Anforderungen mit den zur Verfügung stehenden Ressourcen anzugehen. Und hierbei soll der Kunsttherapeut behilflich sein. Die Rahmenbedingungen des Kunsttherapeuten sind klar definiert:

> „In der kunsttherapeutischen Auseinandersetzung mit der eigenen Identität im Belastungskontext der Erkrankung geschieht selbsterfahrende Wahrnehmung und Ausdruck. Das eigene Copingverhalten, die individuellen funktionalen und dysfunktionalen Copingmechanismen werden dabei sichtbar. Bearbeitbar wird die jeweilige Belastungssituation, wenn der Patient die entsprechenden Signale der Bereitschaft und des Vermögens sendet. Wird vom Patient ein Auftrag dazu erteilt, verläuft kunsttherapeutische Intervention und Intention in erster Linie ressourcenorientiert, den individuellen, biographischen Möglichkeiten des Einzelnen auf der Spur. Die Gruppe der Gleichbetroffenen kann dabei hilfreich und unterstützend in therapeutische Prozesse miteinbezogen werden“ (Rist 1999, 11).

Nach Maßgabe der australischen, hierzulande eingeführten und ab 2004 verbindlichen DRG-Kriterien (Diagnosis Related Groups; Fallpauschalensystem für Behandlungen mit stationärem Aufenthalt) lautet die für den Kunsttherapeuten relevante Diagnose in diesen Fällen: „Anpassungsstörung“ bei einer schweren Erkrankung. Zu bedenken ist, dass es sich dabei um ein Urteil über eine Patientenreaktion handelt, die im Falle einer lebensbedrohlichen Erkrankung doch zutiefst verständlich, nachvollziehbar und nicht als Störung mit Krankheitswert zu betrachten ist (Schelter 2001). Diese Kodierung der „Krankheit“ hat jedoch den Sinn, die Krankheitsphänomene auf die effizient zu behandelnden Elemente hin zu zentrieren. Ziel der Behandlung ist die psychosoziale Stabilisierung, Unterstützung im Copingprozess, die Beurteilung und Sicherung weiterer Nachsorge.

Die Anwendung der Künstlerischen Therapien ist nach dem fach- und indikationsübergreifenden KTL 2006 (Katalog der Klassifikationen Therapeutischer Leistungen an Rehabilitationskliniken) möglich. Der KTL 2006 sieht „nonverbale Therapieformen insbesondere dann“ vor, „wenn der Rehabilitand einem verbalen Zugang nicht mehr bzw. noch nicht zugänglich ist (z.B. in begleitenden psychischen Krisen oder belastenden Lebenslagen)“ (Deutsche Rentenversicherung Bund, KTL 2006, F 15; vgl. Teil IV). Die therapeutische Methode ist ggf. die Ressourcenarbeit durch Imaginations- und Entspannungsverfahren (Rist 1999, 11 ff.). Bei der Wahl therapeutischer Themen ist auch zu beachten, dass die Patienten in den einzelnen Phasen der Akut- (in den ersten Monaten) und Rehabilitationsversorgung (in der Kur der folgenden ca. 3–5 Wochen) mit ganz unterschiedlichen Fragen und Problemen konfrontiert sind. Sie unterscheiden sich außerdem wiederum von den Fragestellungen in der Zeit der selten bewilligten jahrelangen Nachsorge und Therapie. Wie sich das Anliegen der Therapie artikuliert, hat sich daher dem Patientenwillen zu unterstellen.

Die Themen, die die betroffenen Kinder und Jugendlichen in der akuten Versorgungsphase bewegen, sind „Kampf- und Kriegssituationen, Jagdszenen, offene oder verdeckte Gefahrensituationen, omnipotente Helden in Aktion, Symbole für Wandlung und neues Wachstum, Symbole der Trauer, der Trennung und des Abschieds, Symbole der Vergeistigung“ (Bienert 1995, 176). Vielschichtig sind die Empfindungen der Heranwachsenden. Es ist ein „Auf und Ab der Gefühlszustände“, das sie prägt. Im kunsttherapeutisch-rehabilitativen Setting sind die folgenden Themen vorrangig: Angriff und Abwehr, Trauerarbeit und Kraftquellen, Gefühlswelten und Identität, Ressourcen, Ziele und Perspektiven (Rist 1999). Zwischen erster Akutversorgung und Rehabilitationsphase liegen Gefühlswelten, liegen aufgegebene Hoffnungen und hoffnungsvoller Neubeginn.

Betrachten wir nun ein Fallbeispiel aus der Praxis der Kunst- und Musiktherapeutin Luellin Bienert, die in Berlin leukämie- und tumorkranke Kinder und Jugendliche betreut. Der Junge hat Leukämie und wird wegen eines Rezidivs, vier Jahre nach seiner ersten Behandlung, abermals behandlungsbedürftig. Der Junge wird der Therapeutin vom Team vorgeschlagen, und sie entschließt sich, ihn für längere Zeit kunsttherapeutisch zu begleiten.

Die Kunsttherapie soll den Jungen bei seiner inneren Auseinandersetzung mit Krankheit und Behandlung unterstützen und seinen bildnerischen Vorlieben entgegenkommen. Das Setting ist durch einen Behandlungszeitraum von ca. 3 Monaten konstelliert. Die Sitzungen finden in der Regel mangels anderer Räumlichkeiten im Spielzimmer der Station statt, oft in Anwesenheit der Mutter. Im Verlauf der Betreuung entstehen ca. 35 großformatige Bilder, von denen einige hier besprochen werden sollen.

Das erste Bild (Abb. 115) zeigt eine Landschaft: Ein braunes, ansonsten kahles Gebirge, schiebt sich an ein Wasser heran, darüber steht ein blauer, etwas blasser Himmel. Die Mitte des Bildes, in die das Gebirge hineinragt, zeigt die letzten Strahlen einer untergehenden Sonne. Das Bild rührt den Beobachter wegen seiner Kargheit und seiner horizontalen Dreigliederung an.

Das nächste Bild (Abb. 116) führt die Thematik weiter: Die Sonne ist jetzt im Zenit, der Rücken des Gebirges ist mit gruppenweise arrangierten Bäumen besetzt, abseits stehen zwei einzelne. Die Schraffur ist nicht mehr so aufgelockert wie im ersten Bild, eher fest und dynamisch.

Wenig später zeigt ein anderes Bild drei einzelne Bäume. Während der linke Baum abgeerntet zu sein scheint, ist beim rechten die Ernte noch im Gange; rechter Hand steht ein Haus, aus dem Rauch aufsteigt. Auch dieses Bild berührt wegen seiner Gliederung. Ein anderes Bild (Abb. 117) gliedert noch deutlicher: Zwei Bäume, durch wippende und spielende Kinder getrennt, unter dem linken der Gärtner, unter dem rechten ein Ball spielendes Kind zwischen rot-gelben Punkten, die wohl Blumen oder Obst darstellen sollen. Über diesem Kind schwebt ein Vogel, der äußerst bedrohlich wirkt.

Aus der Vielzahl der Bilder sticht vor allem das Folgende ins Auge: Zwei Baumpaare, die jeweils aus einem begrünten und einem dürftig belaubten Baum bestehen. Vor dem linken Paar hockt ein drachenähnliches Wesen mit langem Schwanz. Ganz rechts ein großer Drache, der einen kleineren zu behüten scheint. Über dem größeren, der wie ein Muttertier aussieht, schwebt wiederum ein bedrohliches Wesen.

Es folgt ein Bild (Abb. 118), das die Gebirge und die Drachen aufeinander bezieht. Das Gebirge hat ein Loch, und aus der Höhlung

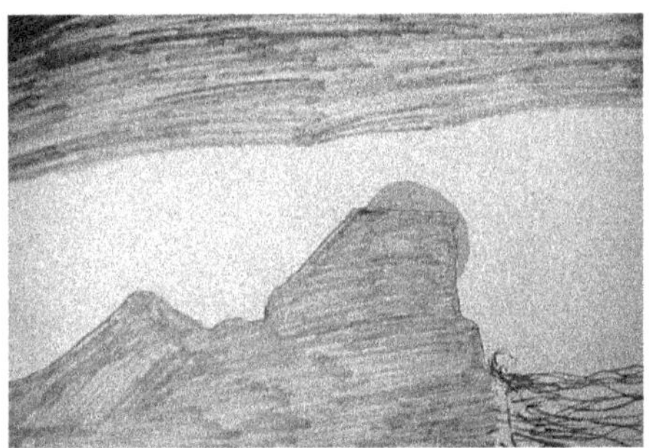

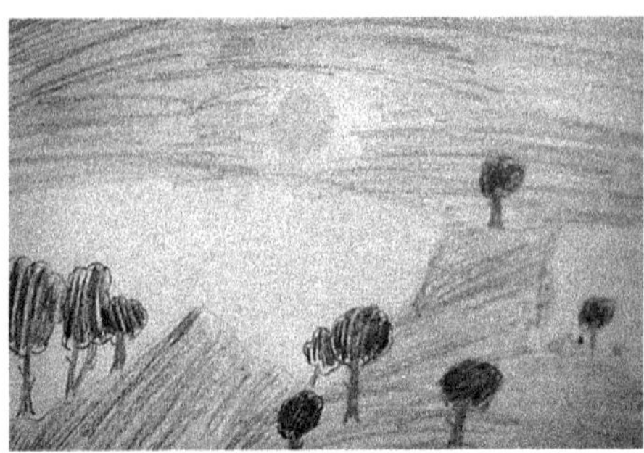

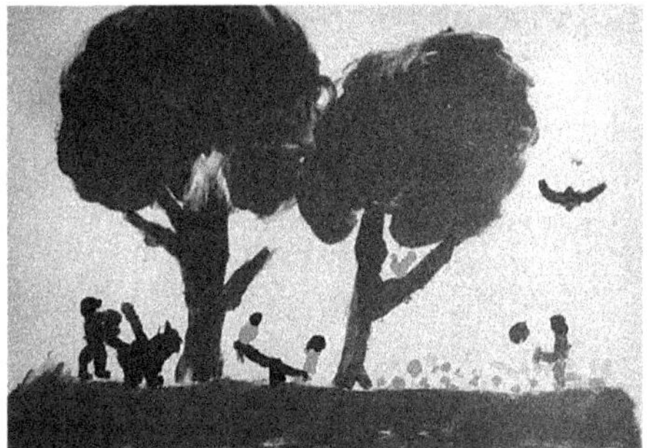

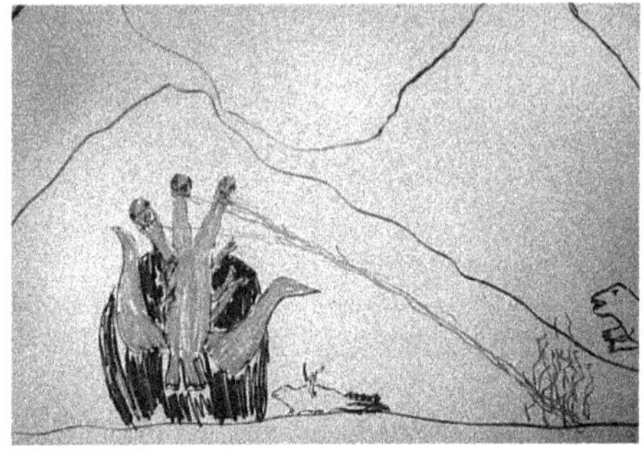

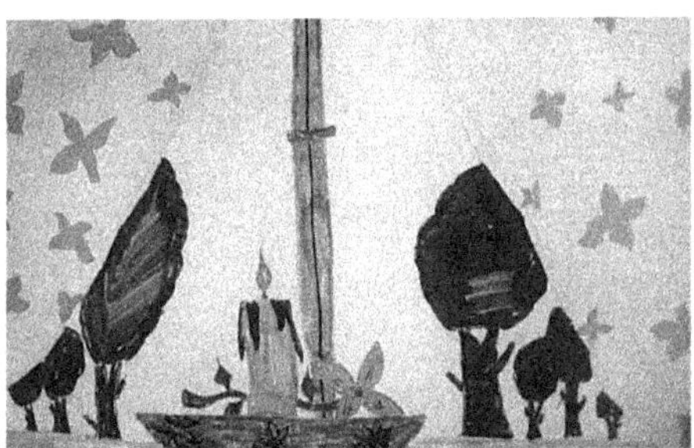

Abb. 115–119 (von links nach rechts): Bilder eines elfjährigen leukämiekranken Jungen

schaut Flammen speiend ein siebenarmiges Ungeheuer heraus. Der kleine Drachen, auf dem jetzt ein kleiner schwertschwingender Mensch sitzt, hat sich kämpferisch an das Ungeheuer herangetastet. Der größere Drachen, durch einen Feuerstrahl von dem kleinen getrennt, scheint ängstlich über die Szene zu wachen.

Auf einem der letzten Bilder (Abb. 119) malt Hassan eine halb heruntergebrannte Kerze, die in einem Fenster steht, vor dem wiederum ein halbgeöffneter Vorhang hängt, der mit Blumenmustern bedruckt ist. Unter ihm lugen links drei und rechts vier grüne Bäume heraus. Die Kerze steht in einer blauen Schale, auf der ein abgeschnittener Blattstengel liegt.

Im Fortgang der Bildproduktion scheint Hassan wieder auf die Dreiteilung des ersten Bildes zurückzukommen: Unten Erde, diesmal mit verstreuten Menschen bevölkerter Wüstensand, oben ein schmaler, blauer Himmel – und in der Mitte ein weißer, gleißender Horizont, der von einer untergehenden Sonne beschienen wird.

Die Interpretation dieser Bilder scheint sich zu erübrigen; allzu deutlich sprechen die Angst vor und die innere Auseinandersetzung mit Krankheit und Tod daraus. Anzumerken wäre höchstens, dass auch sie von Hassans depressiven Verstimmungen berichten, von seinen Kämpfen, die Krankheit zu besiegen.

Die Therapeutin erfährt Hassan als einen äußerst ernsten und verschlossenen Jungen, mit dem in Kontakt zu treten nicht leicht ist. Aus seinem nach Innen gerichteten Ausdruck schließt sie auf eine enorme innere Besorgnis und Bedrückung. Sie versucht, ihm ihr Interesse an seinen Bildern zu zeigen, und überdies, dass sie ihn ernst nimmt und bereit ist, seine Gefühle zu teilen.

An dem ersten Bild fällt der Therapeutin besonders der „leere Raum“ auf, von dem „etwas Blockartiges und damit Bedrückendes“ ausgehe, auf späteren der „große schwarze Vogel“, der über dem spielenden Kind (Abb. 117) schwebt und damit dessen Bedrückung zum Ausdruck bringe. Das Motiv der unter den Bäumen schaukelnden Kinder interpretiert sie als „Wunsch nach Geborgenheit“. Das Motiv verweise zudem „auf einen regressiven Prozess, der durch die mit der Krankheit einhergehende gesteigerte Abhängigkeit ausgelöst worden war.“ In den Bildern liest die Therapeutin einen symbiotischen Wunsch, der mit den Baum- und Ast-Konstellationen ausgedrückt wird. Und auch die Supervisionsgruppe erinnert an Winnicotts (1974) verlässlichen, haltenden Raum, die „holding function“, die Therapie zu leisten habe.

Aus den abgesägten Ästen spricht ein beschädigtes Körperselbst. Der Drache steht für Krankheit und Hilflosigkeit, das Gebirge erinnert an den Mutterleib und verspricht Schutz. So oszillieren in den Bildern Gefühle von Angstüberflutung und Vernichtung, von Rettung und narzisstischem Stolz: „Zwischen symbiotischen Wünschen und Angst vor Autonomieverlust gestellt, erlebte er eine starke ambivalente Beziehung zur Mutter. In mir konnte er eine Seite der Mutter erleben, die seinen Autonomiewünschen und seiner Suche nach neuen Erfahrungen entgegenkam“, resümiert die Therapeutin.

Kunsttherapeutische Arbeit vermag im vorliegenden Fall den Schwierigkeiten im Prozess der Krankheitsbewältigung zu begegnen. Der Junge kann seinen Wunsch ausdrücken, sich aus seiner Misere wegzubewegen: Immer wieder malt er Szenen, in denen er als Batman hoch über der Erde fliegt, als Astronaut nichts Irdisches mehr erfährt, allenfalls aus der Distanz die Erde betrachtet (Abb. 120). Kunsttherapie begegnet dem Wunsch des Jungen, der Leidens- und möglichen Todesbedrohung aus dem Weg zu gehen.

Kunsttherapeutische Begleitung – das heißt in unserem Fall von Nachsorge, mit der Angst und depressiven Stimmungen umzugehen. Wo die diagnostische Zuschreibung einer sog. Anpassungsstörung,

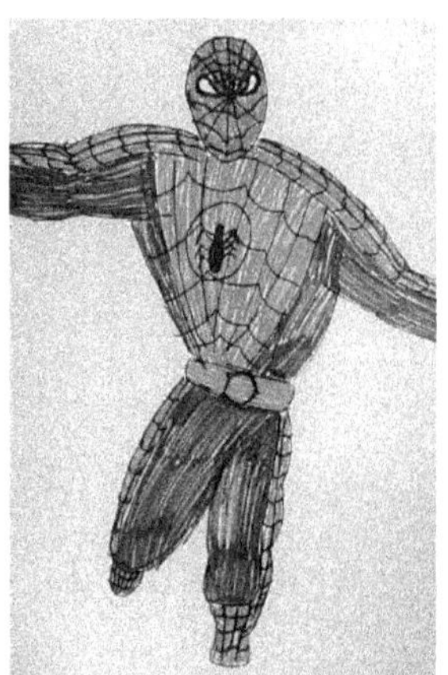
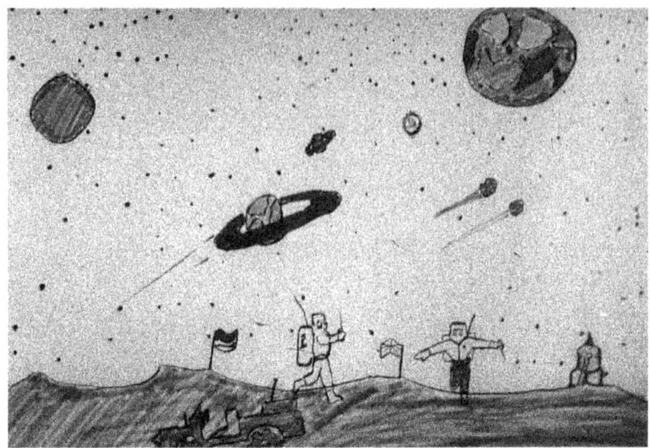

Abb. 120 und 121: Hassan malt sich als Spiderman und Astronaut

einer im Verlauf der Rehabilitation sich ergebenden Schwierigkeit des Patienten mit der Krankheit und den notwendigen Eingriffen angebracht ist, heißt es, sich darum zu bemühen, dass der Patient sich von der Notwendigkeit der Maßnahmen überzeugt. Eine schwere Depression kann zu Verlaufskomplikationen eines medizinischen Krankheitsfaktors führen: In diesem Fall nicht nur zu einer mangelnden Compliance, einem Mittun mit den Maßnahmen, sondern auch zu einer erhöhten adrenergen, in der Folge kortisol-dominierten Verfassung des kindlichen Körpers, die den Kampf gegen die Krebszellen auf der neurophysiologischen Ebene unterhöhlt.

Hier setzt die Kunsttherapie an: Dem Patienten im bildnerischen Ausdruck zu ermöglichen, weggeschobene, verdrängte Gefühle zu reflektieren, diese richtig einzuschätzen, das ist hilfreich in Hinblick auf die Immunabwehr und die Compliance, der Mitarbeit des Patienten angesichts seiner Isolation, seines krankheitsbedingten Verlusts von Beziehung.

Die AWMF (Arbeitsgemeinschaft der Wissenschaftlichen Medizinischen Fachgesellschaften) haben in ihrer Leitlinie „Psychosoziale Versorgung in der Kinder- und Jugendonkologie“ im Abschnitt 4.1 die Künstlerischen Therapien in die Behandlung einbezogen. (vgl. AWMF-Leitlinien-Register Nr. 025/002, Juni 2005).

5.4 Gestaltungstherapeutische Förderung am Beispiel Herz-Kreislauf-Erkrankter

„Herzinfarktpatienten haben alle eine gemeinsame Erfahrung: Einen Körper, der sich plötzlich [...] ihrem Willen und ihren Wünschen entzogen hat [...] Eine Seele, die alle Ängste dieser Welt durchlitten hat" (Kollmorgen 1988, 22). In der Reha-Klinik sollen sie in drei bis vier Wochen eine neue Technik des Lebens, Technik zu leben lernen. Und das mit Hilfe von Collagen, Klebebildern, mit spontan ausgerissenen Bildteilen aus verschiedensten Magazinen, mit Schere, mit Fixogum, einem Leim, der sich von den Händen abreiben lässt, mit Kartons.

Zunächst sind die Patienten skeptisch. Dann sehen wir sie im Atelierraum werken, zunächst vorsichtig schneiden, dann „beherzt" greifen, schließlich reißen sie das Papier, das da liegt. Über die Ergebnisse sind die Patienten am Ende oft sehr erstaunt. Es gibt keine Bewertungen, und das Vertrauen in die eigene Kreativität ist erstarkt. Gegenseitige Verletzungen werden ausgeschlossen. Und die Verletzten – sie werden eingeschlossen, fühlen sich ungewohnt integriert:

> „Das Zerreißen und Zerstören eines Ganzen und das Komponieren, Zusammenfügen von Zerteiltem [...] zu einem neuen Ganzen, der Collage, gibt Kraft, läßt den Kreislauf fließen. [...] Ein Patient vergisst [...] seine eigenen Wünsche, fängt zielgerichtet für den anderen an zu suchen, findet, bringt ihm stolz das Gewünschte" (Kollmorgen 1988, 85).

Die Autonomie-(Sehn-)Sucht schmilzt dahin. Die an ihren Einzelkämpfen Zerbrochenen machen eine neue Erfahrung. Ohne Druck, fremdbestimmten Leistungsdruck, anders als im Büro, der Firma, der Familie geht es zu. Da wächst etwas, gestaltet sich etwas – gestalte „ich" etwas: „Ich lebe doch" heißt eine Unterschrift (1988, 39). „Der Patient kann sich selbst an die Hand nehmen", kann in die Hand nehmen, was da liegt: Papier jeder Sorte, Reißen, Schneiden, Kleben „alle Dinge dieser Welt, der eigenen Welt auf dem Karton sinnvoll [...] vereinen" (1988, 48). Er kann es selber tun, muss es nicht tun – sich anspannen und entspannen, das was er sonst nie durfte.

Ein Patient hat sein collagiertes Bild mit Pflanzen, Blumen, Palmen, Wasser bestückt, aus den vielen Fragmenten, blau-grün-rot-gelben papiernen Hoffnungsfetzen ist so etwas wie ein Urlaubsparadies geworden (Abb. 122). Das hat er sich an einer Seite mit vielen Steinen verbaut. Und erkennt: „Ich muss die Steine zurücknehmen; mein Baum braucht Luft. Die Blumen haben Luft" (Kollmorgen 1988, 114).

Es hat sich herausgestellt, dass Musiktherapie bei kardiovaskulär Erkrankten die Produktion von Stresshormonen senkt (Vollert u.a. 1995). Die Vermutung, dass die Erkenntnisse auf die Wirkungsweise

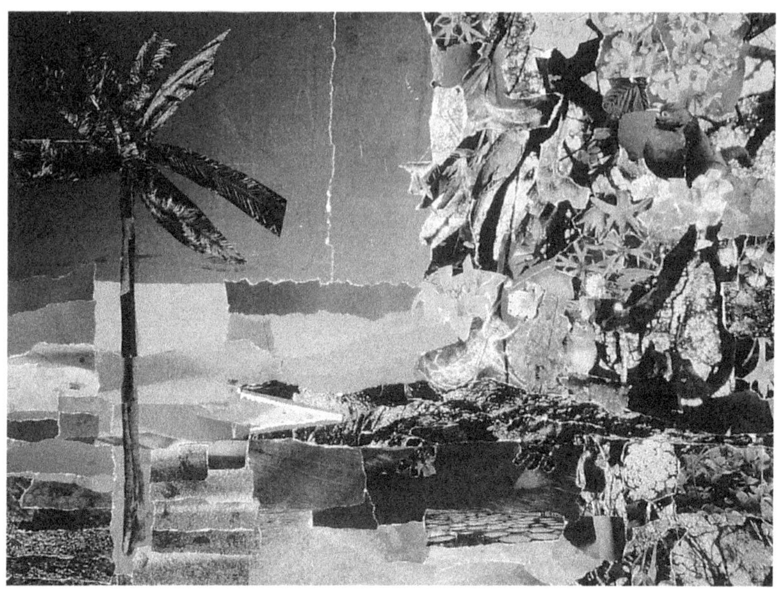

Abb. 122: Kollage eines Herz-Kreislauf-Patienten

anderer musisch-therapeutischer Verfahren übertragen werden dürfen, ohne die Spezifität der musiktherapeutischen Wirkung verwischen zu wollen, liegt nahe. Wesentliche Einflussfaktoren sind im Falle der Musiktherapie: „Der Ablenkungseffekt, Modulation neuronaler Aktivität über Verbindungen der Hörbahn zur formatio reticularis [...], Beeinflussung der Stimmung (Emotionen), Modulation des Stressreizes (Abschirmungseffekt)“ (134).

Die vorherige neuroendokrinologisch nachweisbare Erhöhung des Kortisonspiegels, die auf eine Überlastung der Patienten mit allen Anzeichen des sog. Distress hindeutete, kann in einen physiologischen Zustand von Stressminderung und Entspannung überführt werden. Die abschirmende und ablenkende Wirkung des Musischen scheint einen wohltuenden Einfluss auf die Ausschüttung der neuronalen Transmitter auszuüben. Was auch die Patientin der Collagen-Therapie bestätigt: „Collagen entspannen mich und machen mir viel Freude“ (Kollmorgen 1988, 150).

> „Was von mir unerwähnt blieb, es fiel mir erst heute Abend bei der Rekapitulation all der schönen Momente dieser Reha-Maßnahme ein: Da ich häufiger meinen Puls kontrolliere (er ‚rast‘ häufig ohne Anlaß),

> war ich erstaunt, nach den ersten beiden Stunden bei Ihnen, nur noch eine Pulszahl von 60 Schlägen/Minute zu haben. Nach der nächsten Collagen-Stunde kontrollierte ich, neugierig geworden, auch den Blutdruck. 105/62 Puls 61! Die Werte vor dem Zubettgehen gemessen, waren dann wieder etwas höher. Vielleicht könnten Sie in dieser Hinsicht auch mal andere Patienten befragen?“ (Kollmorgen, briefliche Mitteilung).

Wir haben in diesem Praxisteil gesehen, wie vielfältig sich kunsttherapeutische Methoden im klinischen und rehabilitativen Bereich einsetzen lassen. Behinderung, Beeinträchtigung, neurologische, psychosomatische und psychische Erkrankungen, das haben die zahlreichen Fallbeispiele gezeigt, lassen sich mit Hilfe kunsttherapeutischer Methoden, kompensieren, lindern oder heilen.

Wir haben versucht, die Fülle von Anwendungsgebieten den einzelnen in Kapitel II beschrieben Methoden zuzuordnen. In der Praxis werden die verschiedenen methodischen Ansätze allerdings kaum vollständig voneinander zu trennen sein. Sinnesförderung und Gestaltrekonstruktion, das haben uns die Praxisprojekte demonstriert, greifen in der neurologischen Rehabilitation oft ineinander. Die Fallbeispiele von Traumapatienten hingegen machen deutlich, wie die kunsttherapeutische Gestaltungsarbeit auch von tiefenpsychologisch orientierter Bildinterpretation beeinflusst wird. Damit der/die KunsttherapeutIn die ganze Vielfalt künstlerischer Mittel (heil-)pädagogisch und therapeutisch gewinnbringend einsetzen kann, benötigt er/sie eine fundierte Ausbildung sowohl im künstlerischen als auch im pädagogisch-therapeutischen Bereich. Wir werden daher im nächsten Kapitel den berufsrechtlichen Rahmen kunsttherapeutischer Ausbildung und Tätigkeit abstecken.

TEIL IV
KUNSTTHERAPEUT / IN – EIN BERUF

„Der Kunsttherapeut hat die Aufgabe, mit Hilfe künstlerischer Mittel zu erziehen, zu bilden und zu heilen. Er setzt neben den erlernten künstlerischen Disziplinen (Malerei, Plastik, Grafik) auch Methodik und Didaktik auf pädagogischem, therapeutischem sowie psychotherapeutischem Gebiet ein, um unterstützend und ergänzend zu anderen Maßnahmen, vor allem medizinischer Behandlung, positiv auf Klärungs- und Heilungsprozesse einzuwirken.“ (Rieger 1984, 1124)

Ein Bildungs-, ein Therapie- und ein Psychotherapieauftrag ist in diesem Aufriss benannt. Neben den therapeutischen, speziell psychotherapeutischen, werden nicht nur pädagogisch-didaktische Kompetenzen, sondern vor allem Kompetenzen in der Anwendung künstlerischer Mittel verlangt. Wir wollen einen kurzen Blick auf die Handlungs- bzw. die Ermessensräume des künstlerisch im therapeutischen Bereich Tätigen werfen.

Das Psychotherapeutengesetz der Bundesrepublik *Deutschland* (PsychThG vom 01.09.2020) hat wie das vorherige die künstlerischen Therapien zwar nicht in den Katalog der abrechenbaren Psychotherapieverfahren aufgenommen – aber deren Praxis, d.h. deren Leistungserbringung ist zwischen 2004 und 2007 sowohl im Bereich der Akutkliniken mit der Einführung des G-DRG-Systems (seit 2004 verpflichtend, 2015 revidiert; die neuerliche Bezeichnung G-DRG [„G“ = „German“] meint die deutsche Fassung der australischen Vorlage) wie im Bereich der Rehabilitationskliniken mit der Einführung des KTL (seit 2007 verpflichtend, 2015 revidiert) ermöglicht und 2015 teilweise neu formuliert worden.

Im Herbst 2019 haben Bundestag und Bundesrat eine weitreichende Reform des Gesetzes zur Ausbildung von PsychotherapeutInnen (Psychotherapeutengesetz / PsychThG) beschlossen, die seit dem 1. September 2020 mit zwölfjähriger Übergangsfrist gültig ist. Mit der Reform wird die Ausbildung von PsychotherapeutInnen grundlegend umgestellt. So wird es künftig nötig sein, ein Studium mit psychotherapeutischer Ausrichtung zu absolvieren, um später als PsychotherapeutIn zu arbeiten. Die bisherige postgraduale psychotherapeutische Ausbildung wird in eine verfahrensspezifische Weiterbildung zum Psychotherapeuten bzw. zur Psychotherapeutin umgewandelt. Wer künftig eine Tätigkeit als PsychotherapeutIn im Rahmen der gesetzlichen Krankenversorgung anstrebt, muss nach dem neuen Ausbildungsmodell zunächst ein psychotherapeutisch ausgerichtetes Studium absolvieren und im Anschluss an die Approbationsprüfung eine verfahrensspezifische Weiterbildung durchlaufen. Anstelle der bisherigen Berufsbezeichnungen („Psychologische/r PsychotherapeutIn“ sowie „Kinder- und JugendlichenpsychotherapeutIn“) wird die einheitliche Berufsbezeichnung „PsychotherapeutIn“ eingeführt werden (Psychologische Hochschule Berlin, 2021).

In *Österreich* gibt es seit 1984, durch die Gründung des ÖBM, des Österreichischen Berufsverbandes für Musiktherapie, die Bestrebung, die Musiktherapie als eigenständigen Gesundheitsberuf neben der Psychotherapie, der klinischen Psychologie und anderen gesetzlich schon geregelten Gesundheitsberufen, gesetzlich anerkennen zu lassen. Dies ist 2009 geschehen: Parallel mit der Etablierung anderer Kunsttherapie-Richtungen in den 1990er Jahren, sind diese Bestrebungen zu einem ersten österreichischen Berufsgesetz künstlerischer Therapien herangereift. Mit 2. Juli 2008 hat der Österreichische Nationalrat das Bundesgesetz über die berufsmäßige Ausübung der Musiktherapie beschlossen und mit 1. Juli 2009 in Kraft gesetzt. Diese Entwicklung setzte förderliche Impulse auch für die anderen kunsttherapeutischen Ausrichtungen. Seit 2014 ist in Österreich ein wichtiger Bildungsimpuls gesetzt: An der Sigmund Freud PrivatUniversität Wien entstand ein akkreditierter Master-Studiengang „Kunsttherapie“, der organisatorisch in das Department für Psychotherapie eingebunden ist.

In der *Schweiz* schlossen sich im Jahre 2002 namhafte Fachverbände für künstlerische Therapien zu einem Dachverband, der „Konferenz der Schweizer Kunsttherapieverbände KSKV/CASAT“ zusammen, mit dem Ziel, die staatliche Anerkennung über eine eidgenössisch reglementierte „Höhere Fachprüfung“ zu erreichen. Die Verbände einigten sich auf den Oberbegriff „Diplomierte Kunsttherapeutin/Diplomierter Kunsttherapeut“ mit den Fachrichtungen: Intermediale Therapie, Mal- und Gestaltungstherapie, Musiktherapie, Sprach- und Dramatherapie, Tanz- und Bewegungstherapie als anzustrebenden, geschützten Titel.

Wir wollen im Folgenden den Ermessensraum des kunsttherapeutischen Handelns im klinischen und/oder rehabilitativen Bereich des deutschen Gesundheitssystems erörtern, dabei ein besonderes Augenmerk legen auf die stationären Bereiche der Akut- und Rehabilitationskliniken. Bildungs-, heilungs- und leistungsrechtliche Aspekte begleiten unsere Diskussion (Flach 2008).

1 Die bildungsrechtlichen Voraussetzungen

Wie der „Deutsche Fachverband für Kunst- und Gestaltungstherapie“ (DFKGT e. V., seit 1992) in seiner „Empfehlung zur Einrichtung eines Arbeitsplatzes für KunsttherapeutInnen im Angestelltenverhältnis“ (DFKGT 1999b) richtig schreibt, ist „die Eingruppierung von KunsttherapeutInnen […] im Bundesangestelltentarif (BAT) nicht geregelt und wird daher nicht einheitlich gehandhabt. Arbeitsverträge werden individuell geschlossen, die Bezahlung variiert entsprechend der Tätigkeitsmerkmale und Qualifikation.“ (vgl. dazu: Oster, 2015, 17f.)

Zunächst müssen wir konstatieren, dass im Rahmen der Neuordnung des Tarifrechts im öffentlichen Dienst (TVöD) eine neue Entgeltordnung eingeführt und die alten Eingruppierungsregelungen des Bundesangestellten-Tarifvertrags (BAT) ersetzt worden worden sind. Seit 2006 sind auch die Beschäftigten der Länder in den TVöD übergeleitet. Die Dach- und Berufsverbände künstlerischer Therapieformen haben entsprechend ihres neuen Status‘ an den Akut- und Reha-Kliniken Verhandlungen mit der Gewerkschaft verd.i geführt, um einen Vertragspartner bei kommenden Tarifvertragsverhandlungen zu gewinnen. Die wissenschaftliche und klinische Qualifikation grundständig oder weitergebildeter KunsttherapeutInnen war zunächst Gegenstand der Diskussion.

Seit den 1990er Jahren sind Entscheidungen über das Berufsbild hinsichtlich seiner Verankerung im Gesundheitswesen erfolgt und haben auch eine neue bildungsrechtliche Diskussion hervorgebracht:

(1) Der Deutsche Städtetag hat auf Anfrage schon Mitte der 1980er Jahre bestimmt, die Einstufung von Kunst- und Gestaltungstherapeuten je nach Tätigkeit eines Beschäftigungstherapeuten oder eines Sozialpädagogen, also in der Spanne von BAT VI bis III vorzunehmen.

(2) Die Psychiatrie-Personalverordnung ist seit 1990 so geändert, dass Kunst- und Gestaltungstherapeuten in der stationären Versorgung eingesetzt werden können.

(3) Die Bundesversicherungsanstalt für Angestellte (BfA) hat 1995 einen Leistungskatalog für die im Rahmen der medizinischen Rehabilitation beschäftigten Kunst-, Gestaltungs- und Kreativtherapeuten erstellt.

(4) Einzelne Gebietskrankenkassen wie die AOK München, die IKK Hamburg, die Betriebskrankenkasse der Post (BKK-POST) oder die SECURVITA Hamburg haben einschlägige Vereinbarungen getroffen, die die alternativen Therapieverfahren betreffen und die Kunst- und Gestaltungstherapien miteinbeziehen. Nach Absprache der Krankenkassen untereinander sind viele dieser Vereinbarungen aufgehoben worden.

(5) Im Oktober 1994 wurden erstmals im Gesundheitsreferat München Kunsttherapeuten zur Prüfung nach dem Heilpraktikergesetz zur Ausübung der Heilkunde durch nichtärztliche Psychotherapeuten zugelassen.

(6) Die anthroposophische Fachhochschule für Kunsttherapie/-pädagogik und Kunst in Bremen-Ottersberg erreichte, dass ihre Diplom-KunsttherapeutInnen bei der Antragstellung zur Ausbildung als Kinder- und Jugendpsychotherapeuten den Antrag stellenden Sozialpädagogen oder Psychologen gleichgestellt wurden.

(7) Mitte 1998 wurde im Auftrag des Sozialministeriums Baden-Württemberg ein Gutachten erstellt, das einen sog. Spezialtherapeuten für die stationäre psychotherapeutisch-medizinische Versorgung vorschlägt. Es soll hiernach möglich sein, den Gestaltungs- bzw. Kunst-, den Musik- oder den Klinischen Bewegungstherapeuten als einen solchen „Spezialtherapeuten“ in der stationären psychosomatisch-psychotherapeutischen Versorgung einzustellen. 15 Jahre später ist die Zuweisung zur Berufsgruppe der Spezialtherapeuten im Kodiersystem der Krankenkassen gebräuchlich.

(8) Einzelne klinische Einrichtungen stellen KunsttherapeutInnen im Einverständnis mit den Versicherungsträgern auf Beschäftigungs- und ErgotherapeutInnen-Stellen ein. Frei werdende Stellen werden auch kunst- und ergotherapeutisch ausgeschrieben.

(9) Im Januar 2001 kommt ein erstes Gespräch zwischen den Vertretern der künstlerisch-therapeutischen Verbände und der Gewerkschaft verd.i zustande.

(10) 2004 gelingt es den Dach- und Fachverbänden, KunsttherapeutInnen als sog. Leistungserbringer an Akut-Kliniken im neuen G-DRG-System zu positionieren. Sie werden berechtigt, auf der Grundlage der sog. OPS-Maßnahmen („Operating Procedure System“ – Erklärung s. u.) zu arbeiten. Zahlreiche Klinik-Chefärzte unterstützen gutachterlich die Verbände dabei.

(11) 2006 gelingt es den Dach- und Fachverbänden, KunsttherapeutInnen als Leistungserbringer an Rehabilitationskliniken im sog. KTL-System zu positionieren (KTL: Klassifikation Therapeutischer Leistungen – Erklärung s. u.).

(12) Die Berufsstände der Ergo- und Kunsttherapeuten werden im Rahmen der KTL-Maßgabe, d. h. im Bereich der Rehabilitation getrennten Leistungsbereichen zugeordnet. Sie erhalten unterschiedliche Dokumentationsziffern. In der Einstellungspraxis werden aber zunehmend beide Berufe auf denselben Positionen ausgeschrieben.

(13) Die Aus- und Weiterbildung zur/-m Kunsttherapeuten/-in wird mehr und mehr an die Hochschulen verlagert.

(14) 2008 tun sich die kunsttherapeutisch-orientierten Verbände zu einer BAG KT (Bundesarbeitsgemeinschaft Künstlerische Therapien) zusammen, die sich 2015 als Verein organisiert.

(15) Zunehmend gelingt es der BAG KT, speziell deren Untergruppe AG Imp (Implementierung), sich in dem Leitliniensystem des Gesundheitswesens zu platzieren.

Diese fünfzehn Entscheidungen haben eine neue Ausgangslage hinsichtlich der Bewertung des Faches auf dem Arbeits-/Gesundheitsmarkt geschaffen. Wir stellen fest, dass zunehmend hochschulisch ausgebildete KunsttherapeutInnen in Anstellungsverhältnisse gelangen, und wollen fragen, welche Bildungs- und Ausbildungsvoraussetzungen wie -abschlüsse für den Beruf „KunsttherapeutIn“ (KuTh) grundlegend sind. Die Anstellung als KunsttherapeutIn wird in der öffentlich zunehmend geregelten Praxis auf der Basis der wie folgt aufgeführten Studiengänge und Abschlüsse ermöglicht:

I. Aufbau-, Schwerpunktstudiengänge KT an Hochschulen und Universitäten:
Heilpädagogische oder pädagogische Musik- oder KunsttherapeutInnen (Univ.) absolvieren das Studium als Schwerpunktstudiengang im Rahmen eines Universitätsstudienganges der (Heil-)Pädagogik bzw. als Aufbaustudium im Anschluss an ein Studium der Kunst, der Musik, der Pädagogik oder der Heilpädagogik an Universitäten oder gleichrangigen Hochschulen (z.B. Hochschule der Bildenden Künste München).

II. Grundständige und Aufbau-Studiengänge KT an Hochschulen und Universitäten:

1. KunsttherapeutInnen (FH) werden an staatlich anerkannten Fachhochschulen bzw. Hochschulen und Universitäten ausgebildet (z.B. FH Bremen-Ottersberg, Alanus-Hochschule Alfter, Hochschule Nürtingen, Sigmund Freud PrivatUniversität Berlin/Wien).
2. KunsttherapeutInnen (FH) erhalten ihre Ausbildung als Schwerpunktstudium im Rahmen von grundständig heil- oder sozialpädagogisch, aber auch künstlerisch ausgerichteten, mit dem Bachelor abschließenden Fachhochschulstudiengängen (z.B. FH Ottersberg).
3. Musik- oder KunsttherapeutInnen erhalten ihre Ausbildung in Masterstudiengängen (z.B. Berlin-Weißensee, Med. Hochschule Hamburg, Hochschule Alanus in Alfter bei Bonn, KH Berlin, HKT Nürtingen, SFU Berlin/Wien).

III. Berufsbegleitende Fort- und Weiterbildungen KT:
Kunst- und GestaltungstherapeutInnen erhalten auch zertifizierte Abschlüsse auf dem freien Weiterbildungsmarkt. Sie sind in den „Blättern zur Berufskunde“ der Bundesanstalt für Arbeit (BfA 1996) erfasst, haben aber in der Regel weniger Berufschancen als die mit Dipl./B.A./M.A. ausgestatteten Absolventen der kunsttherapeutisch ausbildenden Hochschulen (Oster 2015).

Wir stellen also fest, dass Fachhochschulen, Hochschulen und Universitäten zu dem entsprechenden wissenschaftlichen Abschluss führen (früher Diplom, inzwischen B.A./Bachelor und M.A./Master) und dass darüberhinaus auch durch private Ausbildungseinrichtungen der Berufszugang ermöglicht wird.

Die G-DRG- und KTL-Regelung sieht als Zugangsvoraussetzung für eine Anstellung in Kliniken für Rehabilitation vor: „Künstlerischer Therapeut (Dipl./B. A./M. A. Kunsttherapeut, Dipl./B. A./M. A. Musiktherapeut, Tanz-, Bewegungs-, Theatertherapeut und gleichwertige Ausbildung)" (OPS Version 2015: 9-401 ff.; KTL Version 2015: F 68-F70).

Unterschiedliche Zugangsvoraussetzungen zum Beruf sind hiernach möglich. Aber die Praxis favorisiert einen bestimmten Typus von Qualifikation, der wiederum berufsrechtlich nicht festgeschrieben ist, sondern dem Angebot und der Nachfrage eines Marktes unterliegt, der sich durch die Vorgaben in den klinisch- stationären Bereichen zunehmend geregelt sieht (vgl. Vorgaben durch G-DRG-, OPS- und KTL-Leistungserbringung).

„Rechtsgrundlagen einer beruflichen Bildung oder berufsrechtliche Grundlagen sind für die Kunsttherapie in spezifizierten Ausführungen nicht vorhanden. Geltung hätte hierfür das Berufsbildungsgesetz vom 14.08.1969 (BGBI. IS 1112)" (Mertens 1996b, 10). Und auch sozialrechtliche Regelungen, letztlich anlässlich der Änderung des Fünften Buches des Sozialgesetzbuches (SGB V) vom 13.08.93 möglich, sind bislang noch nicht getroffen worden, aber zunehmend geboten.

Tab. 8: Verteilung der Abschlüsse (mit Mehrfachnennungen Kunsttherapie / Gestaltungstherapie *(Oster 2015)*

Abschluss	Anzahl	Prozent
M. A. Master of Arts	75	8,2
Bachelor 240 CPs	16	1,7
Bachelor 210 CPs	1	0,1
Bachelor 180 CPs	**1**	**0,1**
Diplom Uni	58	6,3
Diplom FH	307	33,5
Hochschulzertifikat	85	9,3
Privates Zertifikat 5400 UE	122	13,3
Privates Zertifikat 3600 UE	70	7,6
Privates Zertifikat 1800 UE	87	9,5
Privates Zertifikat weniger 1800 UE	77	8,4
Sonstiges	90	9,8
Keine Angabe	16	1,7

In der Begründung der Änderungen des Gesetzentwurfes wird argumentiert: „Die Frage ob das Gesetz auch Regelungen für weitere Berufe wie Musiktherapeuten, Kunsttherapeuten etc. umfassen soll, ist geprüft, jedoch verneint worden. Bei Psychologischen Psychotherapeuten und bei Kinder- und Jugendlichenpsychotherapeuten kann [...] auf

> langjährige Erfahrung zurückgegriffen werden. In diesem Rahmen hat sich für beide Berufe ein gefestigtes Berufsbild mit weitgehend einheitlichen Ausbildungsstrukturen entwickelt. Dies ist bei den genannten anderen Berufen, deren Angehörige ebenfalls im Rahmen der Behandlung von psychischen Krankheiten zum Einsatz kommen, nicht im gleichen Maße der Fall. Von einer Einbeziehung der Berufe in ein Gesetzesvorhaben soll daher abgesehen werden“ (AG Köln 1995, 1).

Angesichts der Variabilität der Zugangsvoraussetzungen hat der Dachverband, die „Deutsche Gesellschaft für Künstlerische Therapieformen“ (DGKT e.V., seit 1983), schon Mitte der 1980er Jahre beschlossen, Zugang zur Ausbildung und zum Beruf könne nur derjenige haben, der mindestens die Fachhochschul-Zugangsqualifikation besitzt.

Inzwischen bestimmen weit über 50 Prozent der hochschulisch, fachhochschulisch und universitär Ausgebildeten das Berufsfeld und, vermittels der Einstellungspraxis der klinischen und rehabilitativen Einrichtungen, hat sich weitgehend die Hochschulzugangsqualifikation als Voraussetzung für die Ausbildung und eine spätere Berufsanstellung durchgesetzt.

Das „European Consortium For Arts Therapies Education“ (ECArTE, seit 1991) stellt fest, dass die hochschulische Qualifikation der KunsttherapeutInnen im europäischen Maßstab zu unterstützen sei (Kossolapow 2000). Diese Auffassung wird besonders von vielen der privaten Anbieter kunsttherapeutischer Ausbildungen nicht geteilt, da künstlerisch und therapeutisch Begabte zuweilen diese Qualifikation nicht besitzen. Sie scheint dennoch angesichts einer ausstehenden Regelung zur Kunsttherapie als eines staatlich anerkannten und gesetzlich geregelten Begriffs des Gesundheitswesens unumgänglich zu sein. Selbst die geregelten Berufsstände der Ergo-, Physio- und Beschäftigungstherapeuten sind dabei, sich fachhochschulisch zu orientieren (Flach 2008).

2 Die heilungsrechtlichen Voraussetzungen

Heilkunde ist ein Rechtsgut, und die Zulassung zu den heilkundlichen Berufen wird im Auftrag des Staates durch die Länder geregelt, die kommissarisch diejenigen Verfahren auswählen, welche als sog. „wissenschaftlich-anerkannte“ zu gelten haben. In diesen Verfahren muss man wiederum eine wissenschaftlich und praktisch angemessene Ausbildung nachweisen, um die Approbation, d.h. die Zulassung zu einem der Verfahren zu erhalten. In Entscheidungs- und Auswahlprozessen über Verfahren und Probanden sind die Gesetzlichen Krankenkassenversicherungen (GKV) einbezogen, deren Vertreter in den Länderkommissionen Sitz und Stimme haben.

Heilberufe sind Berufe, die nach Approbation (Zulassung, Bestallung) zur selbständigen und eigenverantwortlichen Ausübung von Heilkunde berechtigen. Bislang gehörten Ärzte, Zahnärzte, Heilpraktiker, auch Psychologen mit Heilpraktikergesetz-Berechtigung (HPG) und Psychologische Psychotherapeuten zu diesem Personenkreis. Einige Länder haben derweil die Zulassungen nach HPG für den Bereich heilkundlich psychotherapeutischer Tätigkeit eingeschränkt. Sie haben die Zulassung zur Approbation im Sinne des Psychotherapeutengesetzes eindeutig geregelt.

Welche Befugnisse hat der Approbierte? Der Approbierte erlangt „die Rechte [...] zur Zulassung zu einem heilkundlichen Beruf und die Rechte zur Teilnahme am System der GKV (Gesetzliche Krankenversicherung – Anm. d. V.)“ (Kühn 1999, 96). Wer ausgeschlossen ist aus der Zuordnung zu einem Heil-, Medizinalberuf, dem bleibt nur die Tätigkeit auf dem nicht als therapeutisch definierten, pädagogischen Sektor. Delegationen, also nicht-verantwortliche, nicht-eigenständige Tätigkeiten heilberuflicher Art, sind beispielsweise im Rahmen der Kinder- und Jugendhilfe (SGB VIII), der Sozialpsychiatrie-Vereinbarung oder des Bundessozialhilfegesetzes (BSHG) definiert bzw. müssen nach Verabschiedung des Psychotherapeutengesetzes klarer gefasst werden; dazu zählen mit Sicherheit jene Delegationen, die im Rahmen psychotherapeutisch-heilkundlicher Leistung ausgesprochen werden.

Halten wir fest, dass eine eigenständige kunst(psycho)therapeutische Tätigkeit nach der Gesetzeslage nicht erlaubt ist. So kommt eine nicht-eigenständige, heilhilfsberufliche, paramedizinische Tätigkeit auf dem Verordnungsweg in Betracht. Die Krankenkassen notieren in ihren Zielrichtlinien die „Berufsgruppe nichtärztlicher Therapeuten“ und führen diese als „sonstige Vertragspartner“ auf, die als „Leistungserbringer von Heil- und Hilfsmitteln in einem vertraglichen Rahmen“ Gesundheitsleistungen mittels direkt heilender, übender oder helfender Verfahren erbringen (Rosenthal 1994, 28; Mertens 1996a).

Zu diesen Heil- und Hilfsmitteln zählen auch beschäftigungstherapeutische Maßnahmen. In neurologischen, psychiatrischen und psychosomatischen Kliniken sowie in Einrichtungen des Behindertenwesens sind, das haben die Kapitel II und III gezeigt, kunst- und beschäftigungstherapeutische Maßnahmen mindestens analog zu werten.

Es ist also eine z. T. hochschulqualifizierte, heilkundlich ausgerichtete, nicht-ärztliche Berufsgruppe entstanden, die als Leistungserbringer im Sinne der Gesetzlichen Krankenversicherung anzusehen wäre. Die ungeregelte Berufspraxis erschwert jedoch nicht nur eine angemessene therapeutische und psychotherapeutische Versorgung, sondern auch die Kooperation der heilkundlichen, nichtärztlichen Berufsbereiche untereinander wie die Zusammenarbeit mit dem medizinischen Berufsbereich (AG Köln 1995). Bleibt festzuhalten: Die kunsttherapeutische Tätigkeit, auch wenn heilkundlich ausgerichtet und leistungserbringend in den stationär-klinischen Bereichen eingesetzt, ist als solche noch nicht geregelt.

Eine Reihe von Empfehlungen an die Sozial- und Gesundheitspolitik liegen vor. Der Gesetzgeber hält sich bezüglich der Leistungserbringer aber noch bedeckt. Er definiert deren Tätigkeit ggf. als zur ärztlich- oder psychologisch-therapeutischen „komplementär".

Die im Bereich des Gesundheitswesens politisch Verantwortlichen nehmen jedoch zur Kenntnis, dass sich im klinischen und ambulanten, heilungsrechtlich definierten Feld Berufsstände etabliert haben, die einen Bedarf von PatientInnen signalisieren: Musik-, Drama-, Tanz-, Poesie-, Klinische Bewegungs-, Kreativitäts- und eben auch Kunst- und Gestaltungstherapeuten sind dort vorfindbar. Sie arbeiten interdisziplinär mit ärztlichen wie nichtärztlichen, im Übrigen auch mit KrankengymnastInnen, Arbeits-, Ergo- und BeschäftigungstherapeutInnen zusammen. Sie üben schon seit vielen Jahren in diesen Feldern Heilkunde aus (Petzold/Sieper 1990).

Die Expertenkommission für den KTL des Deutschen Renten Versicherung Bund hat 2005 aufgrund einer Vorlage beschlossen (vgl. Menzen 2005), die Leistungserbringung von Kunst- und Ergotherapie zu trennen und unterschiedlichen Dokumentationsziffern zuzuweisen.

In der Regel sind alle gesundheitlich ausgerichteten Berufsstände in ihrer Praxis ärztlicher Fachaufsicht und klinischer, den Leistungsträgern verpflichteter Verantwortung unterstellt. Aber das Problem ihrer befugten Heilbehandlung ist damit noch nicht gelöst, da diese Berufsgruppen, beispielsweise die der Kunsttherapeuten, bisher nur bedingt und noch nicht im gesamten Feld des Gesundheitswesens einsetzbar sind. Derzeit scheinen die Kunst-, Musik- und Klinischen Bewegungstherapeuten am ehesten die Chance zu haben, diese Befugnis zu erlangen.

3 Die leistungsrechtlichen Voraussetzungen

Die leistungsrechtlichen Aspekte der gesundheitlichen Ersatzleistungen und Wiedereingliederung werden durch das Sozialgesetzbuch (SGB) geregelt, in diesem Zusammenhang vornehmlich durch:

- das Fünfte Buch: insbes. Qualitätssicherung und Leistungsrecht im Rahmen der Gesetzlichen Krankenversicherung,

- das Sechste Buch: insbes. Leistungen der Rentenversicherung, sowie der medizinischen und berufsfördernden Rehabilitation,
- das Siebte Buch: insbes. Heilbehandlung und Rehabilitationsmaßnahmen im Rahmen der Gesetzlichen Unfallversicherung,
- das Achte Buch: insbes. Eingliederungshilfen für seelisch behinderte Kinder und Jugendliche, auch Hilfen für Volljährige im Rahmen der Kinder- und Familienhilfe,
- das Neunte Buch, das ab 1. Juli 2001 die Rehabilitationsleistungen für behinderte Menschen, bes. auch die für den Kunsttherapeuten infrage kommenden „Integrationsprojekte“ regelt,
- das Elfte Buch: insbes. teilstationäre und stationäre Rehabilitationsmaßnahmen im Rahmen der Pflegeversicherung (vgl. SGB 2000; Bundestagsbeschluss des Neunten Buches SGB IX).
- das zwölfte Buch: insbs. Teilhabe und Leistungsberechtigung, Eingliederungshilfe fur behinderte Menschen.

Das Sozialgesetzbuch SGB gewährt ein Sozialleistungssystem, das den ihm anvertrauten Menschen in Hinblick auf folgende Leistungen betrachtet:

- vorsorgende Leistungen: Soziale Vorsorge, Verantwortungsbereich der Sozialversicherungen,
- entschädigende Leistungen: Soziale Entschädigung, Verantwortungsbereich der Kriegs-, Unrechts- wie Kriminalopferversorgung etc.,
- fördernde Leistungen: Soziale Förderung, Verantwortungsbereich der Ausbildungsförderung, der Kinder- und Jugendhilfe, der Schwerbehindertenhilfe etc.,
- sozial helfende Leistungen: Sozialhilfe, Verantwortungsbereich des Bundessozialhilfegesetz BSHG (Schulin 2000, XVIII).

Krankenkassen- und Rentenversicherungsträger stehen eher in der vorsorgenden, kommunale und wohlfahrtsverbandliche Organisationen stehen eher in der sozial helfenden Funktion. Krank zu sein heißt nach dem Gesetz noch nicht, behindert zu sein, bezieht sich entsprechend auf einen je anderen Leistungsträger. Konkret heißt diese Teilung der Verantwortungsbereiche, dass der kunsttherapeutisch Arbeitende mit Kassenzulassung (was selten der Fall ist), sich im Falle der Auftragserteilung durch den Patienten an die großen Versicherungs- als die zuständigen Leistungsträger wendet. Der ohne diese Zulassung Arbeitende avisiert beispielsweise nach Maßgabe des SGB VIII (Kinder- und Jugendhilfe; des ehemals so genannten KJHG-Gesetzes) also die in Frage kommenden kommunalen und/oder wohlfahrtsverbandlichen Träger für die Leistungserstattung vor Aufnahme der Betreuung/Behandlung.

Das Sozialleistungssystem bildet u.a. die Rechtsgrundlage für die Regelung der Leistungen, wie sie auch von dem kunsttherapeutischen Berufsstand erbracht werden. Wir wollen im Folgenden einzelne Entscheidungen und Aspekte kunsttherapeutischer Leistungserbringung im Sinne des SGB nach den Aspekten *erstens der Sozialen Förderung wie der Sozialhilfe* und *zweitens der Sozialen Vorsorge* diskutieren.

3.1 Kunsttherapeutische Leistungserbringung unter den Aspekten der Sozialen Förderung und der Sozialhilfe

Kunsttherapie als ein sich zunehmend bewährender Berufsstand hat sich in ihrer Tätigkeit gegebenenfalls auf unterschiedliche Leistungsträger zu beziehen. In diesem Kontext ist der Bereich der Sozialen Förderung bzw. der Sozialhilfe von Interesse. Er wird wesentlich durch das Sozialgesetzbuch (SGB), insbesondere durch das Achte Buch SGB VIII (Kinder- und Jugendhilfe) und durch das BSHG, also das Bundessozialhilfegesetz definiert.

Im Bereich der Öffentlichen Hand haben sich seit Mitte der 70er, besonders aber seit den 1990er Jahren kunsttherapeutische Arbeitsfelder aufgetan, die tarifrechtlich nur über andere Berufspraxen abgesichert und im Sinne der „Sozialen Förderung" wie der „Sozialhilfe" als komplementär nützlich anerkannt wurden.

In der Folge des Rehabilitationsangleichungsgesetzes von 1974 hat das Bundessozialhilfegesetz (BSHG) einen vorzüglichen Begründungszusammenhang für kunsttherapeutische Maßnahmen geschaffen – wenn diese der Eingliederung angesichts einer drohenden oder tatsächlich eingetretenen sog. Behinderung dienen.

Die Maßnahmen erfassen mittels eines „Formblatts" zunächst ärztlicherseits die familiäre und soziale Situation der Betroffenen, bestimmen die geplanten Maßnahmen und Behandlungsziele. Sie beschreiben – was für den Einsatz von Kunsttherapie wesentlich ist – u.U. die „Einbindung alternativer Therapiemaßnahmen", und sehen eine Stellungnahme des Beratungsarztes/Gesundheitsamtes vor, in der über die körperliche, geistige oder seelische Behinderung nach den §§ 39 BSHG und über den Krankheitswert im Sinne des SGB V entschieden wird. Ähnliche Maßnahmen wie im Rahmen der Kinder- und Jugendhilfe sind auch in der Altenhilfe vorgesehen (die aber in den Bereich der „Sozialen Vorsorge" fallen).

Seit 1990 gibt es im Rahmen des Achten Buches SGB VIII (Kinder- und Jugendhilfe; ehemals KJHG, Kinder- und Jugendhilfegesetz) eine Vielzahl von Möglichkeiten, kunst- und gestaltungstherapeutisch initiativ zu werden: Vorgesehen ist eine „Hilfe zur Erziehung [...] insbesondere die Gewährung pädagogischer und damit verbunden therapeutischer

Leistungen“ (§ 27 SGB). Es sollen hierbei „Fachkräfte verschiedener Fachrichtungen zusammenwirken, die mit unterschiedlichen methodischen Ansätzen vertraut sind“ (§ 28 SGB VIII). Vor allem der § 35a SGB VIII, in dem die „Eingliederungshilfe für seelisch behinderte Kinder und Jugendliche“ geregelt ist, fordert geradezu die Kompetenz desjenigen heraus, der am ehesten die psychische Bedürftigkeit von Heranwachsenden auf einer ästhetisch-bildnerischen Ebene, einer im Leben eines jeden Heranwachsenden wichtigen Ausdrucksebene, zu lesen vermag.

Dieser Paragraph gebraucht einen Begriff von „seelischer Behinderung“, der alle die pädagogischen und therapeutischen Fachkräfte auf den Plan ruft, die über Methoden verfügen, welche Kindern und Jugendlichen zu helfen vermögen, die „infolge psychischer Belastungen und Besonderheiten die Teilnahme am gesellschaftlichen Leben (z. B. in sozialer, schulischer, beruflicher Hinsicht)“ nicht wahrnehmen können (Münder 1993, 278). Der Kommentar umschreibt die „seelische Behinderung“ als einen „langfristigen oder andauernden Folgezustand einer psychischen Erkrankung [...], der die Ausübung sozialer Funktionen und Rollen beeinträchtigt“ (279).

In der Beschreibung der „Art der Hilfe (Maßnahmen)“ verweist er auf Regelungen (§ 40 BSHG), die den Leistungen der Kinder- und Jugendhilfe ein besonderes Augenmerk zukommen lassen und hierbei gezielte Einzel- und Gruppenmaßnahmen u. a. mit musiktherapeutischen Mitteln vorschlagen (Münder 1993). Der § 35a SGB VIII könnte zur Begründung kunst- und gestaltungstherapeutischer Arbeit im Kontext und Auftrag von Beratungsstellen für Kinder und Jugendliche oder im Rahmen des Tätigkeitsgebiets der Jugend- und Sozialämter dienen (vgl. Menzen 2013).

3.2 Kunsttherapeutische Leistungserbringung unter dem Aspekt der Sozialen Vorsorge

Die kunsttherapeutische Leistungserbringung, soweit sie in den Ermessensbereich der Krankenkassen- und Rentenversicherungen fällt, fand Ende der 1980er Jahre einen großen Fürsprecher: Der „Deutsche Paritätische Wohlfahrtsverband“ (DPWV) plädierte 1989 in seinen „Richtlinien für Arbeitsverträge“ dafür, den Berufsstand der „Künstlerischen Therapeuten“ tarifrechtlich zu erfassen und auf diesem Wege leistungsrechtlich solchermaßen einzugliedern, dass er im Sinne des Gesetzes eine sog. medizinische Rehabilitationsleistung erbrächte. Analog den Beschäftigungs- oder Musiktherapeuten empfahl er, „künstlerische Therapeuten dann Beschäftigungstherapeuten gleichzustellen, wenn ihre Ausbildungsdauer, Ausbildungsqualität und Aufgabengebiet mit den Merkmalen der Beschäftigungstherapeuten vergleichbar“ wären (gesetzliche Regelung des Berufes des Beschäftigungs- und Arbeitstherapeuten vom 25.5.1976, BGBl., 1246 ff.). Zum anderweitigen Vergleich machte er den Vorschlag: „Musiktherapeuten mit abgeschlossener Hochschulbildung [...] in die Vergütungsgruppe IIaff einzustufen." In der Folge wurden in einer BAT-Zusatz-Vereinbarung vom 14.10.1977 die Musiktherapeuten nach VIb bis IVb eingestuft. In dieser Vereinbarung war die Hochschulqualifikation aber nicht einbezogen.

In den frühen 1990er Jahren wurden in einem großen Klinikverbund der Rentenversicherungsanstalten, in den Rehabilitationskliniken der AGH Allgemeine Hospital-Gesellschaft, zur Sicherstellung des Rehabilitationserfolges, der nach SGB VI an der Erhaltung bzw. Wiederherstellung der Erwerbsfähigkeit festgemacht wird, die spezifischen Aspekte der Prozess- und Erlebnisqualität der therapeutischen Angebote untersucht. Um die Qualität der therapeutischen Leistung zu ermitteln, befasste man sich mit den therapeutischen Regelangeboten: Diesen gehörte eine gestaltende Therapie an (in der Konnotation noch mit Ergotherapie); die Aspekte „Gefühlswahrnehmung und Umgang mit Gefühlen" sowie „Körperorientierte Gefühlswahrnehmung" rückten „defizit- und ressourcenorientiert" in den Mittelpunkt (Missel/Schäfer 1997, 385 f.). Inzwischen werden ehemalige Ergo- und Beschäftigungstherapie-Stellen der AGH auch mit Kunsttherapeuten besetzt. Der inzwischen revidierte KTL 2006 empfahl per Kapitel-Zuordnung noch die Trennung von ergo- und kunsttherapeutischen Leistungen; in der klinischen Einstellungs-Praxis kommt man, vermutlich aus Kostengründen, dieser Empfehlung in den letzten Jahren nicht immer nach. Auch die Version 2015 des OPS-Katalogs ordnet die ergotherapeutischen Maßnahmen vornehmlich dem Kapitel 8, die kunsttherapeutischen vornehmlich dem Kapitel 9 zu.

Seit den 1990er Jahren eröffneten Krankenkassen- und Rentenversicherungsträger den Kliniken Ermessensräume im Rahmen der Abrechnung therapeutischer Leistungen in der stationären, medizinischen Rehabilitation.

KunsttherapeutInnen in der Psych-PV (Personalausstattung Psychiatrie und Psychosomatik-Richtlinie/PPP-RL).
Für einen wichtigen Bereich der medizinischen Rehabilitation gilt seit 18. Dezember 1990 die Psychiatrie-Personalverordnung (Psych-PV), die die Beschäftigung von Kunst- und KreativtherapeutInnen ermöglicht. Die neue Psych-PV (Personalausstattung Psychiatrie und Psychosomatik-Richtlinie/PPP-RL, Fassung vom 19.09.2019) hat dieser Möglichkeit stattgegeben. In Paragraph 5,1 Abs. d und 5,2 Abs. d führt sie auf:

„(1) Für die Erwachsenenpsychiatrie und Psychosomatik werden zur Ermittlung der Mindestvorgaben für die Personalausstattung die folgenden Berufsgruppen definiert […] „Spezialtherapeutinnen und Spezialtherapeuten (z.B. Ergotherapeutinnen und Ergotherapeuten und künstlerische Therapeutinnen und künstlerische Therapeuten). (2) Für die Kinder- und Jugendpsychiatrie werden zur Ermittlung der Mindestvorgaben für die Personalausstattung die folgenden Berufsgruppen definiert: d) Spezialtherapeutinnen und Spezialtherapeuten (z.B. Ergotherapeutinnen und Ergotherapeuten und künstlerische Therapeutinnen und künstlerische Therapeuten)".

Sowohl in der „Regelbehandlung" wie auch in der „Tagesklinischen Behandlung" wird im Anhang 1 u.a. die Kunsttherapie aufgeführt: In der Regelbehandlung: „Diagnostik, Psychopharmakotherapie, Psychotherapie, psychosoziale Therapie, Ergotherapie und künstlerische Therapie"; in der Tagesklinischen Behandlung: „Diagnostik, Psychotherapie, psychosoziale Therapie, Ergotherapie und künstlerische Therapie, Motivation zur Inanspruchnahme suchtspezifischer Hilfen".

In der Anlage 4,3 werden die Regelaufgaben für Künstlerische TherapeutInnen wie folgt aufgeführt: Regelaufgaben der Spezialtherapeutinnen und Spezialtherapeuten – Gestaltungstherapie – Konzentrative Bewegungstherapie – Musiktherapie oder Möglichkeiten zur zusätzlichen Einzeltherapie in einer der genannten Spezialtherapien (Bundesausschuss 2021).

KunsttherapeutInnen in der Sozialpsychiatrischen Versorgung (SPV). Im Bereich der Krankenkassenversicherungsträger ist die seit Juli 1994 geltende „Vereinbarung über besondere Maßnahmen zur Verbesserung der sozialpsychiatrischen Versorgung von Kindern und Jugendlichen im Ersatzkassenbereich" zu nennen. Diese Sozialpsychiatrie-Vereinbarung (SPV) sieht den Einsatz von sog. „komplementären Berufen" (§ 3 Abs. 3) vor. Genannt werden Ergotherapeuten; es dürfte die Vereinbarung aber wohl nicht überinterpretieren, die Kunst- und Gestaltungstherapeuten, soweit kinder- und jugendpsychiatrisch spezialisiert, diesen komplementären Berufen zuzuordnen. Dem Team des Facharztes, so die Vereinbarung, sollten angehören: „mindestens ein Heilpädagoge und ein Sozialarbeiter bzw. eine entsprechende Zahl von Mitarbeitern mit jeweils vergleichbaren Qualifikationen wie Fachschul-, Fachhochschul- oder Hochschulabschluss mit kinder- und jugendpsychiatrischer bzw. therapeutischer Zusatzqualifikation" (§ 3 Abs. 2). Das Gesetz bezieht sich auf den „gezielten Ausbau solcher Behandlungsangebote, die für eine sinnvolle kontinuierliche Betreuung der betroffenen Patienten erforderlich sind, im Katalog der abrechnungsfähigen ärztlichen Leistungen nach der Ersatzkassen-Gebührenordnung (E-GO) jedoch nicht aufgeführt werden" (§ 1).

Das Partnerschafts- und Kooperationsgesetz: Die Sozialpsychiatrie-Vereinbarung ist im Juli 1996 durch das sog. Partnerschaftsgesetz ergänzt worden: Dieses Gesetz erfüllt eine Forderung der in freier Praxis tätigen Ärzte, mit anderen freien Berufen zu kooperieren. Neben Praxisgemeinschaften und Gemeinschaftspraxen tritt also eine neue Form der Ärztepartnerschaft: Ärzte können sich hiernach mit einem oder mehreren Angehörigen nichtärztlicher Heilberufe zusammenschließen. In der Berufsordnung werden beispielsweise Heilpädagogen, Logopäden, Ergotherapeuten u.a. genannt. Die eigenverantwortliche und selbständige Berufsausübung des Arztes bleibt gewahrt, die Verantwortung gegenüber dem Patienten bleibt getrennt. Die Entscheidung in diagnostischer und therapeutischer Hinsicht trifft der behandelnde Arzt. Das Partnerschafts- und Kooperationsgesetz ergänzt auch die Sozialpsychiatrie-Vereinbarung.

Die Sozialpsychiatrie-Vereinbarung der Ersatzkassen mit den entsprechenden Fachärzten sieht vor, dass diese sich im ambulanten Bereich der komplementären pädagogischen und/oder therapeutischen Kompetenz anderer Heilhilfsberufe bedienen können. Solche Heilmittel sind laut § 32 SGB V „alle Dienstleistungen, die von entsprechend ausgebildeten, berufspraktisch erfahrenen und nach § 124 SGB V zugelassenen Personen erbracht werden" (Rosenthal 1994, 39).

Die spezifisch ausgebildeten KunsttherapeutInnen dürften dem hier geforderten Standard weitestgehend entsprechen, wenn sie in den Fachgebieten Entwicklungspsychopathologie, Kinder- und Jugendpsychiatrie, heilpädagogische und rehabilitative Kunsttherapie ausgebildet sind. „Auf der Grundlage des § 124 und 126 des SGB V wäre ein eigenes Zulassungsverfahren für die Heilpädagogische Kunsttherapie als Heilmittel einzuführen" schreibt Mertens (1996b, 17) mit Blick auf die (fach-)hochschulisch ausgebildeten HeilpädagogInnen mit Schwerpunkt Kunsttherapie.

Ein kurzer berufsgeschichtlicher Rückblick vermag die von den KunsttherapeutInnen erwarteten Leistungen zu detaillieren: Eine große Rentenversicherungsanstalt, die Bundesversicherungsanstalt für Angestellte (BfA), verzeichnete 1995/96 in ihrer „Klassifikation Therapeutischer Leistungen" (KTL 1995/96) unter der Rubrik „Fachübergreifende Leistungen" neben der Ergotherapie auch die Gestaltungstherapie als Einzel- oder Gruppentherapie. Und unter der Rubrik „Fachgebundene Leistungen" tauchte erstmals die Kreativtherapie auf. Die Leistungseinheiten sollten nur in den Fachgebieten Neurologie, Psychotherapie, Psychosomatik und Psychiatrie gelten und durch fachgebietsübergreifende Leistungseinheiten ergänzbar sein. Angesprochen war die Berufsgruppe der Kunst- und Gestaltungstherapeuten, als Indikation war vermerkt: „Förderung der bildnerischen Ausdrucksmöglichkeiten von Stimmungslagen und Phantasien, Gestalterisches Darstellen, Klären, Strukturieren und Bearbeiten von Kontakterfahrungen und affektivem Erleben, Erkennen, Erleben, Verstehen und Verbalisieren von Zusammenhängen zwischen unbewussten Phantasien, konflikthaften Situationen und psychischen bzw. psychosomatischen Störungen, ggf. modifizierte Zielsetzung und Vorgehensweise nach Ich-strukturellen Gesichtspunkten, z.B. bei schweren Persönlichkeitsstörungen und Psychosen." Die Anwendungsform der Kreativtherapie sah vor: 90-/60-/30-minütige Sequenzen ein- bis zweimal pro Woche und jeweils je nach Sequenzlänge Gruppen von unter 10 bis zu 1 Patienten.

Die BfA verzeichnete unter dem Qualitätsmerkmal „Psychotherapie", vorbehalten den Berufsgruppen der Ärzte und Diplom-Psychologen, diejenigen, die „Weiterbildung in Systemischer Therapie, Gestalttherapie, Psychodrama u.a." nachweisen konnten. Der Leistungs-, d.h. Abrechnungsschlüssel sah neben den genannten Verfahren „sonstige anerkannte Therapieverfahren" vor, also die durch Landesärztekammern und KV der Länder anerkannten Therapieverfahren.

Das Anliegen einer Anerkennung und Ersteinstufung kunsttherapeutischer Tätigkeit wurde 1995 auch vom Bundesverband Bildender Künstler (BBK) implizit unterstützt: Kunsttherapie sollte als künstlerische Tätigkeit anerkannt und in die Künstlersozialkasse aufgenommen werden.

Die Kassenärztliche Bundesvereinigung ist bei der gesetzlichen Regelung von psychotherapeutischen Leistungen dieser Entscheidung für kunsttherapeutische Leistungen im Bereich der Rehabilitation nicht gefolgt (vgl. Leistungen nach Ziffer-Nr. 860ff.). Eine Auswahl ärztlicher Leistungen außerhalb der Gesetzlichen Krankenversicherung sieht als psychotherapeutisches Angebot u.a. auch die Kunst- und Körpertherapien vor.

Es liegt im Ermessen des privat verrechnenden Arztes, entsprechende gleichwertige Leistungen zu berechnen, sofern diese für eine medizinisch notwendige Versorgung erforderlich sind. Immerhin liegt seit Jahren ein Entwurf für eine neue Gebührenordnung der Bundesärztekammer vor, in der im Bereich der ambulanten Versorgung der Privatkassen auch kunsttherapeutische oder musiktherapeutische Behandlungen bei psychisch/psychosomatisch Kranken im Rahmen eines Gesamtbehandlungsplans aufgeführt werden und Gruppenzahlen wie Abrechnungssätze vorgesehen sind. Und wie wir sehen werden, liegt auch ein Entwurf für den Bereich der stationären Behandlung psychisch/psychosomatisch Erkrankter vor (Gutachten Sozialministerium B-W 1998b).

Ein Vorbild wollte die anthroposophisch orientierte Innungskrankenkasse Hamburg (IKK Hamburg) sein. Sie veröffentlichte im Mai 1997 einen Leistungskatalog, den sie um Elemente der sog. „Komplementärmedizin" angereichert hatte. Als einzige deutsche Krankenkasse sahen ihre Ergänzungen für 100.000 Versicherte und 10.000 Arbeitgeber vor, sich „an den Kosten für [...] Kunsttherapie“ u.a. zu beteiligen. Dem Beschluss ging ein Gutachten voran, das 1991 im Auftrag des „Europäischen Verbraucher-Verbandes für Naturmedizin“ gemacht worden war (Der Spiegel 1997, 23).

In den Gutachten wurde beklagt, dass an Therapien wie die Kunsttherapie (hier die anthroposophische), ein wissenschaftlich-medizinischer Standard angelegt werden müsse – ein Standard, der „in Qualität und Wirkung“ angesichts der kleinen Populationen nie zu erbringen sei. Und der Gutachter schlug vor, den „anerkannten Stand der medizinischen Erkenntnisse [...] von den Vertretern der jeweiligen besonderen Therapierichtungen“ bestimmen zu lassen (Der Spiegel 1997, 23). Die IKK Hamburg schloss sich diesem Urteil an.

Ein neueres Gutachten eröffnet dem kunsttherapeutisch Tätigen im Gesundheitswesen, speziell im Bereich der medizinischen Rehabilitation, eine Option, die sich seiner psychotherapeutischen Grundkenntnisse und methodischen Kompetenzen versichert. Das „Wissenschaftliche Gutachten zur Krankenhausplanung für das Fachgebiet Psychotherapeutische Medizin“ (1998) trifft eindeutige Stellungnahmen zur Position stationär tätiger KunsttherapeutInnen in der medizinischen Versorgung. Es ordnet diese fachlich und explizit den sog. „Spezialtherapeuten“ zu.

Seit das Fachgebiet „Psychotherapeutische Medizin“ in seiner Spezifität anerkannt ist, haben sich auch die Parameter der Versorgung geändert.

Das Stichwort der „spezialistischen Versorgung“ führt an, „dass eine qualifizierte stationäre psychosomatisch-psychotherapeutische Behandlung ohne die Mitwirkung von Spezialtherapieverfahren nicht möglich ist.“ Deshalb sollen Gestaltungstherapie bzw. Kunsttherapie und Konzentrative Bewegungstherapie eingesetzt werden. Schließlich wird das Spezielle der Leistungserbringung angedeutet: „Spezialtherapien sind von einer Beschäftigungstherapie in der psychiatrischen Behandlung (mit dem Ziel eines kognitiven Trainings, der Wiedergewinnung von Zeitstrukturen etc.) wesentlich unterschieden“ (Sozialministerium 1998b, 218). Hier wird ein fortgeschriebener, detaillierter Plan für den Kunst-Gestaltungs-, den Konzentrativen Bewegungs- und den Musiktherapeuten vorgelegt: Für zwei stationäre Einheiten von je 9 Betten ist ein Mindestbedarf von 1,5 Spezialtherapeuten postuliert.

Die berufspolitische Anstrengung und der berufspraktische Einsatz der Kunsttherapie im Bereich des Gesundheitswesens scheint bis zu diesem Zeitpunkt erfolgreich zu sein. Das Spektrum der Berufsgruppen im Modell einer prognostizierten stationären Einheit eines psychosomatisch-psychotherapeutischen Krankenhauses oder der entsprechenden Abteilung für Psychotherapeutische Medizin (entsprechend § 107 SGB V) führt nach den Ärzten und Psychologen den Spezialtherapeuten auf, explizit die „Gestaltungstherapie/Kunsttherapie“ (vgl. Sozialministerium Baden-Württemberg 1998b, 205).

In den folgenden Jahren ist es soweit: Die Künstlerischen Therapien (Kunst-, Musik-, Tanz-, Bewegungs- und Theatertherapie) werden Bestandteil des G-DRG-Fallpauschalensystems zur Erfassung psychosozialer Leistungen im Akutkrankenhaus. Die für die Kodierung verwendeten Kataloge werden vom DIMDI (Deutsches Institut für medizinische Dokumentation und Information) in Zusammenarbeit mit den Fachgesellschaften und dem INEK (Institut für das Entgeltsystem im Krankenhaus gGmbH) erstellt und jährlich aktualisiert (vgl. www.dimdi.de). Ein Schlüssel für die Maßnahmen (OPS: Prozeduren), führt unter 9-401 zu gewährleistende „Psychosoziale Maßnahmen“ auf, unter 9-401.4 speziell die „Künstlerischen Therapien“. Konkret müssen alle Kliniken seit 2004 ihre Diagnosen (ICD-10) und Prozeduren (OPS) für jeden stationären Aufenthalt eines Patienten innerhalb von 48 Stunden nach der Entlassung an die entsprechende Krankenkasse gemeldet haben. Die Dokumentationsziffern für Künstlerische Therapien innerhalb des G-DRG-Systems lassen sich wie folgt zusammenstellen:

3.2.1 Abrechnungs- und Kodiersystem künstlerisch-therapeutischer Behandlungen im Rahmen der Leistungen der Akutkliniken

Künstlerische Therapien werden im Rahmen des Leistungs- und Maßnahmenkataloges der Akut-Kliniken in Kapitel 9 der OPSVersion 2015 (DIMDI 2015) unter „Ergänzende Maßnahmen“ (9-20…9-99), speziell unter „Psychosoziale, psychosomatische, neuropsychologische und psychotherapeutische Therapie“ (9-40…9-41) erwähnt:

Psychosoziale/Künstlerische Therapien im OPS 2015
(Stand Dezember 2015)

Kapitel 1

-1-901	(Neuro-)psychologische und psychosoziale Diagnostik

Kapitel 8

-8-559	Fachübergreifende und andere Frührehabilitation
-8-563	Physikalisch-medizinische Komplexbehandlung
-8-918	Multimodale Schmerztherapie
-8-974	Multimodale Komplexbehandlung bei sonstiger chronischer Erkrankung
-8-975	Naturheilkundliche und anthroposophisch-medizinische Komplexbehandlung
-8-982	Palliativmedizinische Komplexbehandlung

Kapitel 9
Einzelziffer
9-401.4 Künstlerische Therapie
Komplexziffer
9-401.5 Integrierte psychosoziale Komplexbehandlung
9-403 Sozialpädiatrische, neuropädiatrische und pädiatrisch-psychosomatische Therapie
9-412 Multimodale psychotherapeutische Komplexbehandlung im Liaisondienst

„Seit 2001 befassen sich Künstlerische Therapeutinnen und Therapeuten mit der Etablierung ihrer Arbeit in Leistungsverzeichnissen, Leitlinien etc. Diese Aufgaben werden heute durch die Arbeitsgruppe Implementierung der Bundesarbeitsgemeinschaft Künstlerische Therapien e. V. (BAG KT), kurz AG Imp, mit Unterstützung wissenschaftlicher Experten koordiniert. Die AG Imp der BAG KT kommuniziert in Telefonkonferenzen, persönlichen Treffen und bei themenbezogenen Studientagen und entwickelt dabei ihre Organisation entsprechend den jeweiligen Erfordernissen. Die Kernaufgaben bestanden und bestehen in

- der Implementierung im und der Eingabe von Aktualisierungsvorschlägen zum amtlichen Operationen- und Prozedurenschlüssel OPS;
- der Teilnahme an der Überarbeitung von Leitlinien der in der Arbeitsgemeinschaft der Wissenschaftlichen Medizinischen Fachgesellschaften e. V. (AWMF) zusammengeschlossenen Medizinischen Fachgesellschaften;
- der Mitwirkung an Revisionen der Reha Therapiestandards (RTS) und Klassifikation Therapeutischer Leistungen (KTL) der Deutschen Rentenversicherung (DRV).

Künstlerische Therapien wurden 2005 in das „OPS" (engl. Operating Procedure System = Maßnahmenkatalog im Gesundheitswesen), genauer: in dem amtlichen Operationen- und Prozedurenschlüssel OPS 301 (Ziffern 9-401 Psychosoziale Therapie, 9-401.4 Künstlerische Therapie) aufgenommen. Seit 2006 sind Künstlerische Therapien mit eigenen Kodierziffern auch in der „Klassifikation Therapeutischer Leistungen" (KTL Reha) repräsentiert. Seit 2009 werden sie in den Auswahllisten der Regelungen zum Qualitätsbericht der Krankenhäuser des G-BA genannt" (Schumacher 2015).

Außerdem wurden die Künstlerischen Therapien in medizinisch wissenschaftliche S3-Leitlinien (LL) implementiert:

„Seit 2006 setzt sich die Bundesarbeitsgemeinschaft Künstlerische Therapien mit wissenschaftlichen Experten im Rahmen aktuell anstehender Revisionsverfahren für die Implementierung Künstlerischer Therapien in die Behandlungsleitlinien ein, da nur so eine systematische Integration der Künstlerischen Therapien im medizinischen Kontext gewährleistet werden kann" (Statement BAG KT, Schumacher 2015).

Medizinisch wissenschaftliche Leitlinien beruhen auf aktuell wissenschaftlichen Erkenntnissen und dienen der Orientierungshilfe für eine qualitativ angemessene medizinische Behandlung (Diagnose und Therapie) im ambulanten und klinischen Kontext. Adressaten und Anwendungsspektrum sind darin definiert. So können ambulante, stationäre, teilstationäre, rehabilitative, präventive u.a. Versorgungsbereiche beschrieben werden. Leitlinien werden in wiederkehrenden Revisionsverfahren an den aktuellen Stand von Praxis und Forschung angepasst. Neben der Zusammenarbeit mit den Berufs- und Fachverbänden für Künstlerische Therapien und Experten für die jeweils zu bearbeitenden Aufgabenbereiche kooperiert die AG Imp seit 2014 mit dem DGPPN-Referat Gesundheitsfachberufe.

Aus einem Bericht der BAG-KT:

Künstlerische Therapien werden in folgenden aktuellen S3-Leitlinien erwähnt:

- Behandlung akuter perioperativer und posttraumatischer Schmerzen (S3-Leitlinie, Registernummer 001-025)
- Bipolare Störungen (S3, Registernummer 038-019)
- Depressive Störungen bei Kindern und Jugendlichen (S3, Registernummer 028-043)
- Demenzen (S3, Registernummer 038-013)
- Mammakarzinom der Frau; Früherkennung, Diagnostik, Therapie und Nachsorge (S3, Registernummer 032-045OL)
- NVL Schizophrenie (nvl-010)
- Nationale Versorgungsleitlinie unipolare Depression (Registernummer: nvl-005)
- Palliativmedizin für Patienten mit einer nicht heilbaren Krebserkrankung (S3, Registernummer 128-001OL)
- Posttraumatische Belastungsstörung (Registernummer 155-001)
- Psychoonkologische Diagnostik, Beratung und Behandlung von erwachsenen Krebspatienten (S3, Registernummer 032-051OL)
- Psychosoziale Therapien bei schweren psychischen Erkrankungen (S3, Registernummer 038-020)
- Psychosoziale Versorgung in der Pädiatrischen Onkologie und Hämatologie (S3, Registernummer 025-002)
- Schlaganfall (S3, Registernummer 053-011)
- Therapie der Adipositas im Kindes und Jugendalter (S3, Registernummer 050-002)

- Umgang mit Patienten mit Nicht-spezifischen, funktionellen und somatoformen Körperbeschwerden (S3, Registernummer 051-001)
- Zwangsstörungen (S3, Registernummer 038 – 017) – Vgl. web: KT in med. Leilinien: BAG KT – Bundesarbeitsgemeinschaft Künstlerische Therapien.

3.2.1.1 Die Ziffern des 9. OPS-Kapitels führen beispielsweise die Künstlerischen Therapien an den folgenden Stellen auf:

- **Die Ziffer 9-401.4 Künstlerische Therapie** Inkl.: Kunst- und Musiktherapie u.a. sieht vor: Therapeutische Maßnahmen, die Wahrnehmungs- und Gestaltungsprozesse umfassen sowie therapeutische Anwendung künstlerischer Medien.
  9-401.40 Mindestens 50 Minuten bis 2 Stunden
  9-401.41 Mehr als 2 Stunden bis 4 Stunden
  9-401.42 Mehr als 4 Stunden
- **Die Ziffer 9-401.5 „Integrierte psychosoziale Komplexbehandlung"** sieht unter Leitung eines Facharztes, eines psychologischen Psychotherapeuten oder eines Kinder- und Jugendlichen-Psychotherapeuten auf einer somatischen Station den Einsatz von mindestens 2 psychosozialen Berufsgruppen, darunter genannt den „Künstlerischen Therapeuten (Kunst- und Musiktherapeut)“ vor.

  Die psychosozialen Maßnahmen können je nach Bedarf im Einzelfall umfassen: psychotherapeutische, psychologische oder neuropsychologische Diagnostik, Psychotherapie, supportive Therapie, Krisenintervention, Künstlerische Therapie (Kunst- und Musiktherapie u.a.); beratende Interventionen (Einzel-, Familien-, Paar-, Erziehungs- und sozialrechtliche Beratung); Nachsorgeorganisation und präventive Maßnahmen.
  9-401.50 Mindestens 3 Stunden
  9-401.51 Mehr als 3 bis 5 Stunden
  9-401.52 Mehr als 5 bis 8 Stunden
  9-401.53 Mehr als 8 Stunden
- **Die Ziffer 9-403 Sozialpädiatrische, neuropädiatrische und pädiatrisch-psychosomatische Therapie** sieht eine operationalisierte individuelle Therapie und Anleitung von Bezugspersonen durch ein multidisziplinäres Team unter Leitung eines Kinder- und Jugendarztes bei drohender oder manifester Behinderung, Entwicklungs- und Verhaltensstörung sowie seelischen Störungen vor. Die Therapie erfolgt nach Diagnoseerstellung entsprechend der Mehrdimensionalen Bereichsdiagnostik der Sozialpädiatrie (MBS)/pädiatrischen Psycho-

somatik. Die Therapiedurchführung ist an den jeweiligen Standards der neuropädiatrischen oder sozialpädiatrischen Gesellschaft oder der pädiatrischen Psychosomatik orientiert. Folgende Therapeutengruppen sind dabei u. a. je nach Behandlungsplan einzubeziehen: Ärzte, Psychologen, Ergotherapeuten, (Heil-)Erzieher, (Heil-)Pädagogen, Kunsttherapeuten.

- **Die Ziffer 9-412 Multimodale psychotherapeutische Komplexbehandlung** lässt im Liaisondienst Kunsttherapeuten zu. Sie schreibt vor die Anwendung bzw. Einleitung u. a. folgender Verfahren in patientenbezogenen unterschiedlichen Kombinationen: Einzel- oder Gruppenpsychotherapie, psychoedukative Verfahren, Entspannungs- oder imaginative Verfahren, psychologische Testdiagnostik, sozialpädagogische Beratung, Ergotherapie, Künstlerische Therapie (Kunst- und Musiktherapie), supportive teambezogene Interventionen, Balintgruppen / Supervision.

3.2.1.2 Gültigkeit der OPS-Kodes für die Psychiatrie und die Psychosomatik

Die OPS-Kodes für die Behandlung bzw. Diagnostik von psychischen und psychosomatischen Störungen und Verhaltensstörungen bei Erwachsenen sowie bei Kindern und Jugendlichen gelten ab dem 1. Januar 2010 neben der patientenbezogenen Dokumentation der Behandlungsbereiche nach der Psychiatrie-Personalverordnung auch in der psychiatrischen Versorgung.

3.2.1.3 Der Gemeinsame Bundesausschuss (G-BA) zur Kunsttherapie im Qualitätsbericht der Krankenhäuser

Der Gemeinsame Bundesausschuss (G-BA) hat in seinem Qualitätsbericht 2008 Änderungen gegenüber dem Qualitätsbericht 2006 benannt und unter der Rubrik *B-X.12.2 Pflegerische Fachexpertise der Abteilung, Neue Schlüssel – Zusatzqualifikation, gesondert unter B-X.12.3 Spezielles therapeutisches Personal* folgende Berufsgruppe in den geänderten Schlüssel aufgenommen: SP13 Kunsttherapeut und Kunsttherapeutin / Maltherapeut und Maltherapeutin / Gestaltungstherapeut und Gestaltungstherapeutin / Bibliotherapeut und Bibliotherapeutin.

In einem Beschluss vom 19. März 2009 über die Neufassung der Regelungen zum Qualitätsbericht der Krankenhäuser hat er die Kunsttherapie unter den Kodex MP23 in die *Auswahlliste medizinisch-pflegerischer Leistungsangebote (A-9 und B-[X].3)* aufgenommen.

Die Künstlerischen Therapien (Kunst-, Musik-, Tanz-, Theatertherapie) wurden also einer neu definierten Berufsgruppe, derjenigen der sog. Spezialtherapeuten, zugewiesen; ihr Angebot wurde den *medizinisch-pflegerischen Leistungen zugeordnet.* Die Folge ist, dass im Rahmen der Einführung der Psych-G-DRG/OPS-Systematik Kunst- und Gestaltungstherapie innerhalb der Psych-PV und also in dem entsprechenden Dokumentationssystem nicht mehr genügend differenziert wird; sie wird neben den anderen Spezialtherapien aufgeführt (Ergo-, Physiotherapie, Sozialarbeit etc.) und unter der Psych-OPS-Ziffer für Spezialtherapien kodiert. Die neue Zuweisung hat Probleme mit sich gebracht: Spezialtherapeutische Leistungen dürfen nur von entsprechend ausgebildeten Spezialtherapeuten geleistet und müssen demgemäß einschlägig dokumentiert werden. In Folge hat die Arbeitsgruppe „Entgeltsystem“ der Deutschen Gesellschaft für Psychosomatische Medizin und Ärztliche Psychotherapie (DGPM) darüber hinaus auch die Chefarztkonferenz psychosomatisch-psychotherapeutischer Krankenhäuser und Abteilungen (CPKA) und das Deutsche Kollegium für Psychosomatische Medizin (DKPM) eindeutig „Kreativ- und Gestaltungstherapien“ als Verfahren der Spezialtherapeuten beschrieben und eine Dokumentation der Künstlerischen Therapien in den aktuellen Pre-Versionen der jeweiligen Dokumentationssoftware vorgesehen (Klimke/Engfer/Bauer 2010).

Als Beispiel wird im Folgenden aus dem OPS-Katalog 2015 ein Auszug aus *9-65 Psychiatrisch-psychosomatische Regelbehandlung bei psychischen und psychosomatischen Störungen und Verhaltensstörungen bei Kindern* dargestellt. Hier ist illustriert, wie im psychiatrischen und psychosomatischen Behandlungsbereich Künstlerische Therapeuten als Spezialtherapeuten gefordert sind.

Störungen und Verhaltensstörungen bei Kindern

Vorhandensein von Vertretern der folgenden Berufsgruppen in der Einrichtung:

- Ärzte (Facharzt für Kinder- und Jugendpsychiatrie und -psychotherapie)
- Psychologen (Kinder- und Jugendlichenpsychotherapeut, psychologischer Psychotherapeut oder Diplom-Psychologe)
- *mindestens 2 Spezialtherapeutengruppen (z. B. Ergotherapeuten, Sozialarbeiter, Heilpädagogen, Bewegungs-, Erlebnis-, Kreativtherapeuten, Logopäden)*
- pädagogisch-pflegerische Fachpersonen (z. B. [Kinder-]Gesundheits- und Krankenpflegepersonal, Erzieher, Heilerziehungspfleger, Jugend- und Heimerzieher)

Als angewandte Verfahren der pädagogisch-pflegerischen Fachpersonen und der Spezialtherapeuten gelten folgende Verfahren oder im Aufwand vergleichbare Verfahren:

- Behandlungseinheiten durch die kinderpsychiatrische bzw. jugendpsychiatrische Pflege/Bezugspflege des Pflege- und Erziehungsdienstes (z. B. alltagsbezogenes Training, Anleitung und Förderung der Selbstständigkeit, Stuhltraining, Esstraining, Verstärkerplan, Feedbackrunden)
- Anleitung bei sozialer Interaktion
- gelenkte Freizeitaktivitäten, Medienpädagogik, Erlebnispädagogik/-therapie mit therapeutischem Auftrag gemäß Gesamtbehandlungsplan
- Angehörigengespräche und gezielte Anleitung der Bezugspersonen aus dem Herkunftsmilieu
- heilpädagogische oder ergotherapeutische Förder- und Behandlungsverfahren
- spezielle psychosoziale Techniken (z. B. Sozialkompetenztraining)
- *Kreativtherapien (z. B. Tanztherapie, Kunsttherapie, Musiktherapie)*
- Bewegungstherapie, Mototherapie, Logopädie
- übende Verfahren und prospektive Hilfekoordination hinsich lich der geplanten Reintegration in Schule und soziales Umfeld, inklusive Behandlung als Hometreatment
- Gespräche mit Behördenvertretern
- hierzu zählen auch syndromspezifische Module

Es kommen pro Woche mindestens ein Therapieverfahren aus dem Bereich der ärztlich-psychologischen Behandlung und mindestens ein Therapieverfahren aus der pädagogisch-pflegerischen Behandlung oder aus den Therapieverfahren der Spezialtherapeuten zur Anwendung.

3.2.2 Abrechnungs- und Kodiersystem künstlerisch-therapeutischer Behandlungen im Rahmen der Leistungen der Rehabilitationskliniken (KTL-Version 2015)

Seit 2006 ist es auch im Bereich der Rehabilitation so weit: Die KunsttherapeutInnen erhalten fach- und indikationsübergreifend zusammen mit den Klinischen Psychologen und Neurologen die Möglichkeit, stationär zu behandeln. Entsprechend dem G-DRG-System müssen sie auch hier dokumentieren, d. h. nach Leistungsziffern zu Händen iher Verwaltung abrechnen. Ab 2007 ist dieses Abrechnungssystem an den Rehakliniken verpflichtend. Im Folgenden sind die Leistungsziffern F68-70 (für das künstlerisch-therapeutische Einzelangebot sowie für die Gruppe) und L57 (das gestalterisch-kreative Angebot in der Rekreationstherapie) aufgeführt:

KTL Klassifikation therapeutischer Leistungen in der medizinischen Rehabilitation (Version 2015; *Deutsche Rentenversicherung Bund 2014*)

Kapitel F Klinische Psychologie, Neuropsychologie
F68-69 Künstlerische Therapien einzeln bzw. Gruppe

Dokumentationskodes

F681 Musiktherapie einzeln
F682 Tanz- und Bewegungstherapie einzeln
F683 Kunst- und Gestaltungstherapie einzeln
F684 Theatertherapie einzeln
F689 Sonstige künstlerische Therapie einzeln

Qualitätsmerkmale
Berufsgruppe: Kunsttherapeut (B.A., M.A., Diplom), Musiktherapeut (B.A., M.A., Diplom), Tanz-, Bewegungs-, Theatertherapeut und gleichwertige Ausbildung

Zusatzqualifikation
Fachgebiet: fachgebietsübergreifend
Indikation: psychische und Verhaltensstörungen, Störungen der Krankheitsverarbeitung und des Spontanverhaltens, bei hohem Bedarf an individueller Anleitung und Unterstützung

Therapieziel: Stärkung des Selbstwertgefühls, Reduktion von Spannungszuständen, Steigerung der emotionalen Aufgeschlossenheit, Aufarbeitung biografischer Probleme und sozialer Konflikte, Verbesserung der Krankheitsbewältigung

Mindestdauer: 30 Minuten
Frequenz: individuell

Anzahl
Rehabilitanden: 1 Rehabilitand (in der Rehabilitation von Kindern und Jugendlichen ggf. unter Einbezug von Angehörigen)

F69 Künstlerische Therapie in der Kleingruppe

Dokumentationskodes

F691 Musiktherapie in der Kleingruppe
F692 Tanz- und Bewegungstherapie in der Kleingruppe
F693 Kunst- und Gestaltungstherapie in der Kleingruppe
F694 Theatertherapie in der Kleingruppe
F699 Sonstige künstlerische Therapie in der Kleingruppe

Qualitätsmerkmale
Berufsgruppe: Kunsttherapeut (B.A., M.A., Diplom), Musiktherapeut (B.A., M.A., Diplom), Tanz-, Bewegungs-, Theatertherapeut und gleichwertige Ausbildung

Zusatzqualifikation
Fachgebiet: fachgebietsübergreifend
Indikation: psychische und Verhaltensstörungen, Störungen der Krankheitsverarbeitung und des Spontanverhaltens, bei leicht erhöhtem Bedarf an Anleitung und Unterstützung

Therapieziel: Stärkung des Selbstwertgefühls, Reduktion von Spannungszuständen, Steigerung der emotionalen Aufgeschlossenheit, Aufarbeitung biografischer Probleme und sozialer Konflikte, Verbesserung der Krankheitsbewältigung, Stärkung der (psycho-)sozialen Kompetenz

Mindestdauer: 50 Minuten
Frequenz: individuell

Anzahl
Rehabilitanden: maximal 5 Rehabilitanden (in der Rehabilitation von Kindern und Jugendlichen ggf. unter Einbezug von Angehörigen)

F70 Künstlerische Therapie in der Gruppe

Dokumentationskodes

F701 Musiktherapie in der Gruppe
F702 Tanz- und Bewegungstherapie in der Gruppe
F703 Kunst- und Gestaltungstherapie in der Gruppe
F704 Theatertherapie in der Gruppe
F709 Sonstige künstlerische Therapie in der Gruppe

Qualitätsmerkmale
Berufsgruppe: Kunsttherapeut (B.A., M.A., Diplom), Musiktherapeut (B.A., M.A., Diplom), Tanz-, Bewegungs-, Theatertherapeut und gleichwertige Ausbildung

Zusatzqualifikation
Fachgebiet: fachgebietsübergreifend
Indikation: psychische und Verhaltensstörungen, Störungen der Krankheitsverarbeitung und des Spontanverhaltens

Therapieziel: Stärkung des Selbstwertgefühls, Reduktion von Spannungszuständen, Steigerung der emotionalen Aufgeschlossenheit, Aufarbeitung biografischer Probleme und sozialer Konflikte, Verbesserung der Krankheitsbewältigung, Stärkung der (psycho-)sozialen Kompetenz

Mindestdauer: 50 Minuten
Frequenz: individuell

Anzahl
Rehabilitanden: maximal 12 Rehabilitanden (in der Rehabilitation von Kindern und Jugendlichen ggf. unter Einbezug von Angehörigen)

Kapitel L Rekreationstherapie
L57 Gestalterisch-kreative Therapie

Dokumentationskode

L570 Gestalterisch-kreative Therapie

Qualitätsmerkmale
Berufsgruppe: alle qualifizierten Berufsgruppen

Zusatzqualifikation
Fachgebiet: fachgebietsübergreifend
Indikation: indikationsübergreifend

Therapieziel: Förderung der Kreativität, Verbesserung der Freizeitkompetenz, Förderung der Selbstständigkeit und Eigeninitiative

Mindestdauer: individuell
Frequenz: individuell

Anzahl
Rehabilitanden: keine Vorgabe
Weitere Hinweise: z.B. kreatives Nähen, Malen mit Ölfarben, Fotographie-Kurs

Zusammenfassende Bemerkung: Die vorstehenden Dokumentationskodes sind aus den Eingaben der mit der Deutschen Rentenversicherung kooperierenden Verbände, u.a. der BAG-KT, sowie aus den Ergebnissen eines Expertenworkshops 2005 entstanden. Die Zuordnung der Leistungen zum KTL, Kapitel F, entspricht derjenigen im OPS zu den Psychosozialen Leistungen. Beide Systeme sind aufeinander bezogen, aber nicht deckungsgleich, da jeweils anderen Zielsetzungen unterliegend.

Insgesamt scheint es unumgänglich, so das Fazit dieses Kapitels, Kunsttherapie als anerkanntes Berufsbild im Rahmen der Heilmittelverordnung anzuerkennen und zu etablieren. Was hier heißt, den Prozess der Zulassung kunsttherapeutischer Heil- und Hilfsmittelerbringung im Rahmen des Gesundheitsreformgesetzes berufspolitisch anzugehen, die Zulassungsvoraussetzungen (nach § 124 Abs. 2 SGB V) zu klären und die in der medizinischen Rehabilitation gewonnene Erfahrung sachgemäß einzubeziehen. Die Angebote kunsttherapeutischer Leistungs-

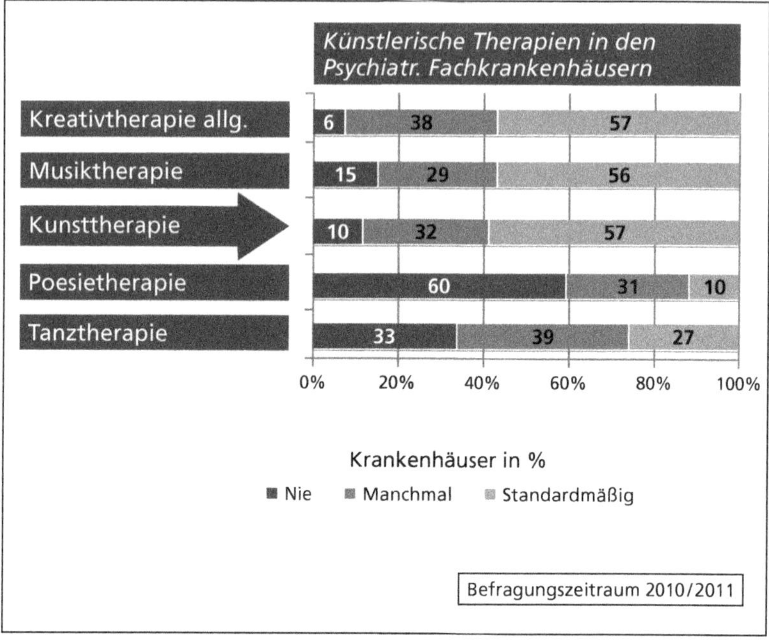

Abb. 123: Psychiatrie-Barometer – Einsatz von Kreativtherapien in Psychiatrischen Krankenhäusern (Blum et al. 2011, S. 58).

erbringung werden zunehmend als hilfreich im Bereich der „Sozialen Vorsorge„, der „Sozialen Förderung" wie der „Sozialhilfe" anerkannt. Abbildung 123 vermittelt einen Eindruck, wie häufig Kunsttherapie als Kreativtherapie in Psychiatrischen Fachkrankenhäusern eingesetzt wird.

Bis zur Klärung des gegenwärtigen ungeregelten Zustandes werden KunsttherapeutInnen außerhalb der oben angeführten berufspraktischen Ermessensräume wohl kaum daran vorbeikommen, um die eingeschränkte Erlaubnis zur Ausübung der Heilkunde nachzusuchen, sofern sie mit bildnerischen Mitteln psychotherapeutisch-ambulant in der Behandlung von Störungen mit Krankheitswert, bei denen Psychotherapie indiziert ist, tätig sein wollen; und selbst dann dürfen sie allenfalls delegiert tätig werden. Es bleibt aber auch festzuhalten, dass im Rahmen der Übergangsregelungen zum Psychotherapeutengesetz viele KollegInnen die Approbation für Psychotherapie erhalten haben und auf diesem Wege dazu beigetragen haben, die Stellung der KunsttherapeutInnen im Bereich des Gesundheitswesens zu festigen.

4 Der Beruf „Kunsttherapeut/in" mit dem Schwerpunkt der klinischen Rehabilitation

4.1 Kunsttherapie in der Rehabilitation

Stadien einer Erkrankung, von der anfänglichen Akutversorgung bis zur Schlussphase einer evtl. Krankenhausnachsorgebehandlung – der Patient durchläuft auf diesem Weg die stationäre oder ambulante Rehabilitation, die nicht nur der Beseitigung der Krankheitssymptome, sondern auch seiner psychosozialen Reintegration dient. Er führt ggf. ein ambulantes Vorgespräch mit der Klinik, klärt die Kostenzusage von Krankenkassen-, Unfall- oder Rentenversicherungsträger, reserviert sich schließlich seinen Platz. Rehabilitation will Leiden mindern oder beseitigen, der Pflege vorbeugen, so dass eine Fortsetzung der Arbeits- und Erwerbsfähigkeit, evtl. die Beendigung der Arbeitslosigkeit, mindestens aber die Verhinderung des Pflegestatus und insgesamt die Wiederherstellung der psychosozialen Beziehungsfähigkeit ermöglicht wird. Die ambulante oder stationäre Nachsorge sichert die Maßnahmen der psychosozialen und/oder beruflichen Rehabilitation. Nach § 107 Abs. 2 SGB V dienen Vorsorge-, Rehabilitations- und Nachsorge-Einrichtungen diesem Zweck. Sie haben einen Versorgungsvertrag mit den Krankenkassen nach § 111 SGB V geschlossen und erfüllen oft auch die Bedingungen für eine Kur- und Spezialeinrichtung nach § 559 RVO.

Die Leistungen der Rehabilitation werden durch den Krankenkassen- oder Rentenversicherungsträger je nach den versicherungsrechtlichen Voraussetzungen garantiert. Akute, rehabilitative und nachsorgende Behandlung grenzen den Auftrag der Versicherungsträger ab. Ihre Aufgabenfelder beziehen sich u. a. auf die stationären Leistungen: Diese können nach Krischke (1996, 123) über die ärztlich-ambulanten und Krankenhausleistungen hinaus im Auftrag der Krankenkassen- wie der Rentenversicherungsträger erbracht werden, je nachdem, in welcher Phase der Erkrankung der Patient sich befindet: In der Phase der akuten Therapie werden Linderung und/oder Heilung des Leidens vorherrschen, in der Phase der Rehabilitation die wiederzuerringende Verbesserung der Lebensqualität und die Leistungsfähigkeit.

Rehabilitation entnimmt der lateinischen Wortherkunft die Vorstellung, dass Vermögen, die ein Mensch aufgrund widriger Umstände nicht hat oder nicht mehr hat, wieder-, ersatzweise- oder neu zu vermitteln sind. Ob in der Verantwortung der Sozialhilfe, implizit der gesetzlich definierten Kranken- oder der Rentenversicherungsträger, der Bundesversicherungsanstalt für Angestellte, der Gesetzlichen Unfallversicherung, der Kriegsopferversorgung/-fürsorge, der Sozialen Entschädigung bei Gesundheitsschäden, genauer: der Versorgungsämter und Fürsorgestellen – Rehabilitation will Menschen in den Stand des ihnen sozialgesetzmäßig Zustehenden rückversetzen. In der Rehabilitation geht es um „medizinische, berufsfördernde, soziale und ergänzende Leistungen, Behandlungs- und Beratungsverfahren, die dem Ziel dienen, körperlich, geistig oder seelisch behinderte, von Behinderung bedrohte oder chronisch kranke Menschen beruflich und sozial dauerhaft (wieder-)einzugliedern. (Integration)" (Beims, in Bauer 1992, P–Z, 1623). Das Sozialgesetzbuch SGB I § 10 regelt die Aufgaben aller Rehabilitationsträger (Neuregelung 2001).

Die Träger der Rehabilitation, zusammengeschlossen in der Bundesarbeitsgemeinschaft für Rehabilitation (BAR), sind: Die Träger der gesetzlichen Krankenversicherungen, die Träger der gesetzlichen Rentenversicherung, die Bundesanstalt für Arbeit, die Träger der gesetzlichen Unfallversicherung, die Träger der sozialen Entschädigung bei Gesundheitsschäden/Kriegsopferversorgung, schließlich die Träger der Sozialhilfe (vgl. Bauer 1992, P–Z, 1622). Sie haben sich auf der konzeptionellen Grundlage, die die Weltgesundheitsorganisation (WHO) im Anschluss an die International Classification of Impairments (biologische Schäden), Disabilities (funktionelle Einschränkungen), und Handicaps (soziale Beeinträchtigung) in ihrem IC-IDH-Katalog geschaffen hat, zusammengetan und ihre Rehabilitationsmaßnahmen auf den jeweiligen Zustand physischen, psychischen und sozialen Wohlbefindens ausgerichtet (gleich Gesundheit, so die WHO).

Physische, psychische und soziale Rehabilitation ist in ihren theoretischen Modellannahmen immer noch unverknüpft. Die medizinischen Paradigmen haben akute und chronische Krankheit unterschieden und lernten auch, deren psychische, psychosomatische und soziale Folgeerscheinungen zu differenzieren. Die psychologischen Paradigmen gewöhnten sich an, die psychosomatischen, die lern- und stresstheoretischen Annahmen, die familialen und beruflich-systemischen Faktoren einzubeziehen. Währenddessen haben die soziologischen Paradigmen die Aspekte der sozialen Integration nachzuvollziehen gelernt (Krischke 1996, 126).

Das soziale Wohlbefinden wird durch Integration in die Gesellschaft erreicht. Sie ist eines der Hauptziele der Rehabilitation. Soziale Integration, der lat. Ursprungsbedeutung nach „unter den Schutz eines Daches bringen", entlehnt den Begriff dem lateinischen „integer" (dt. „rein, unversehrt, unverletzter Rechtszustand") einen Aspekt von Ganz- oder Heilsein. Damit meint man entsprechend, gegen das sozial oder psychisch Zerfallende von Existenz und Bewusstseinsverfassung die soziologische Zugehörigkeit und hiermit verbunden das psychisch Identische setzen zu müssen (Dietze, in Bauer 1992, G–O, 1020).

Gerdes, Jäckel und Fliedner haben 1991 begonnen, den somatischen, den psychosozialen und den beruflich-funktionalen Status von Rehabilitationspatienten zu erheben (Gerdes/Jäckel/Fliedner 1991). Was als Defizit der Rehabilitationsforschung erschien, das ist dabei, in der Frage nach der eingeschränkten und wiederzuerringenden Lebensqualität in physischer, psychischer und sozialer Hinsicht beantwortet zu werden – wichtige Fragen und noch wichtigere Antworten, die die Art und die Leistung der Versicherungsträger bestimmen.

Die Rehabilitationsversicherungs-Träger haben entsprechend mit dem sog. Rehabilitations-Angleichungsgesetz von 1974 (RAG) den Leistungsumfang und die Leistungsverteilung/-zuordnung untereinander so geregelt, „dass die bis dahin nicht zuständigen Träger der Krankenversicherung (Krankenkassen) Rehabilitationsmaßnahmen finanzieren müssen“ (Bauer 1980, 343). Und das RAG hat es mit der impliziten sozialen Begriffsfassung von Krankheit zum erstenmal in der Geschichte der deutschen Sozialgesetzgebung geschafft, „den Begriff ‚Krankheit‘ als Voraussetzung für die Leistungsgewährung durch die Krankenkassen um den Begriff der ‚Behinderung‘ zu erweitern“ (343) und mit dem Schlagwort „Rehabilitation vor Rente“, heute „Rehabilitation vor Rente und Pflege“ die kassenärztliche Tätigkeit in das sog. „Social-Support-System“ zu integrieren (vgl. Ahrens 1997, 43). Mit der Angleichungs- und Integrationsmaßnahme, die heute vor allem Pflegebedürftigkeit/-abhängigkeit verhindern will, wurde der Akzent der Zielsetzung rehabilitativer Maßnahmen eindeutig auf die Bewältigung von Krankheit und Behinderung gelegt – wodurch die Psychotherapieverfahren/Therapieverfahren, inbegriffen die Kunsttherapie, heute ebenfalls eine neue Zielsetzung erhalten haben. Unter volkswirtschaftlichem Aspekt scheinen sie, wo der Pflege vorbeugend, rentabel zu sein.

Im Jahr 2001 hat das Rehabilitations-Angleichungsgesetz von 1974 eine Fortschreibung erfahren. Das im April 2001 verabschiedete SGB IX versucht, Lösungen für jene Konflikte und Schwierigkeiten zu formulieren, denen besonders der Mensch mit Behinderung unterliegt.

Trotz aller bisherigen gesetzlichen Bemühungen ist es bislang aber gerade die soziale Gruppe der Menschen mit schwerer Behinderung, die aufgrund ihrer „körperlich-geistig-seelisch verhinderten“ Versicherungspflichtigkeit (da nie versicherungspflichtig tätig gewesen) von dem RehabilitationsAngleichungs-Gesetz zuweilen wenig spüren. Sie werden zwar vom Bundessozialhilfegesetz (BSHG) erfasst, von den individuellen Fördermaßnahmen des Arbeitsförderungsgesetzes des Dritten Buches Sozialgesetzbuch (SGB III) dann wieder ausgeschlossen, weil das BSHG § 39 die Erwartung einer beruflichen Eingliederung auferlegt (vgl. Bauer 1980, 344).

Eine Art verzweifelter Identitätssuche trifft besonders diese Gruppierung: Menschen mit einer Behinderung sind von dem Umstand der offenbaren sozialen und scheinbaren psychischen und/oder mentalen Nichtintegrität besonders betroffen. Ihr soziales Zugehörigkeitsgefühl zerfällt sichtbar da, wo einzelne Merkmale ihrer Erscheinungsweise nicht mit der anderer deckungsgleich sind, wo alltagsästhetisch-kategorial eher Abweichungen und in der Folge Stigmatisierungen an der Tagesordnung sind. Auch wenn das Grundgesetz in § 3 Abs. 3 GG die Gleichheit aller Personen auf dem Terrain der Bundesrepublik prinzipiell sicherstellt, wird für diese Gruppe von Menschen mit einer Behinderung vielerorts appellativ die „Soziale Integration“ beschworen, um ihrer sozialen Desintegration und Stigmatisierung entgegenzuwirken. Faktum aber ist, dass hierbei mit wohlklingenden und -meinenden Fiktionen gearbeitet wird: In der BRD ist 1996 ein Schwerbehindertengesetz (SchwbG) verabschiedet worden, das eine bestimmte Gruppe von Menschen mit Behindeung von dem Recht auf Arbeit ausschließt: Nach § 54 Abs. 2 SchwbG wird diese Gruppe von Behinderten, die „ein Mindestmaß wirtschaftlich verwertbarer Arbeitsleistung im Arbeitsbereich dauerhaft nicht zulassen“, einem „Beschäftigungsgruppen“Bereich zugeordnet. Die einem solchen Beschäftigungsbereich Zugeordneten stehen hiernach in keinem Arbeitsverhältnis und sind auch nicht sozialversichert (Speck 1998, 10). Im Oktober 2000 ist dieses Gesetz modifiziert worden, um die Arbeitslosigkeit von Menschen mit schwerer Behinderung zu bekämpfen (BMfAS 2000).

Dietze (1992, 1021) macht in seinem zusammenfassenden Beitrag klar: „Überall da, wo von Integration oder, was das gleiche bedeutet, (Wieder-)Eingliederung gesprochen wird, wird mit Fiktionen gearbeitet.“ Fiktionen, hypothetische Vorstellungsentwürfe von dem sozialen Integriertsein, Wiederhergestelltsein, stehen am Anfang der therapeutischen Versorgung. Zahlreiche künstlerische Ateliers (beispielsweise in Berlin (Thikwa), Bremen (Blaumeier), Hamburg (Die Schlumper, Atelier Lichtzeichen), Oldenburg (Blauschimmel), Frankfurt (Atelier Goldstein), Sinsheim (Kraichgauer Kunstwerkstatt), Nürnberg (chroma omada), Reutlingen (Gustav-Werner-Stiftung), Wehr-Öfflingen (Kunst-Werkstatt), Stetten (Kreative Werkstatt), München (hpca-Augustinum), para-Cultura (Online-Galerie) unter der Leitung künstlerischer Therapeuten haben gezeigt, dass Integration mithilfe künstlerisch-therapeutischer Begleitung möglich ist. An der Hochschule für Kunsttherapie HKT Nürtingen wird für die Arbeit in künstlerischen Ateliers eine Zusatzqualifikation zur Fachkraft für Künstlerische Assistenz angeboten.

4.2 Rehabilitationskliniken und kunsttherapeutische Maßnahmen

Im Folgenden wollen wir einen kurzen Blick auf die möglichen wie tatsächlichen Berufsfelder sowie auf den allgemeinen und die spezifischen Maßnahmenkataloge des rehabilitativ-kunsttherapeutisch Tätigen tun (vgl. Petermann 1997; Jeschke/Lang 1997; Sozialministerium Baden-Württemberg 1998 b, Menzen, 2019a, 2019b).

Ambulante, teilstationäre, stationäre sowie komplementäre Einrichtungen:

- Soziale oder medizinische Beratungseinrichtungen; Sozialpsychiatrische Dienste
- Einrichtungen/Werkstätten für Menschen mit Behinderung:
  „Als Behinderte gelten Personen, die durch eine nicht nur vorübergehende Beeinträchtigung ihres Gesundheitszustandes in ihrer Fähigkeit zur Eingliederung in die Gesellschaft eingeschränkt sind." (Bauer 1992, Bd. A–F, 257)
- Kliniken für Herz-Kreislauf-Erkrankungen:
- Maßnahmen für nachzuversorgende akut Erkrankte, Patienten mit Risikofaktoren und bereits eingetretenen chronischen Schäden des Herz-Kreislaufsystems.
- Kliniken für Erkrankungen der Haltungs- und Bewegungsorgane:
  Maßnahmen vor allem für Erkrankte mit Störungen im Bereich der Wirbelsäule, der Halswirbelsäule, der Lendenwirbelsäule u.a.m.
- Kliniken für Rheuma-Kranke:
  Maßnahmen für Erkrankte mit Entzündungen des Knie-, Hüft-, Schulter-, Hals-Nacken-Bereichs, bes. für chronisch polyarthritisch und reaktiv arthritisch Erkrankte u.a.m.
- Psychosomatische Kliniken:
  Maßnahmen für onkologische, gastrointestinale, gynäkologische, Ess- und Atemwegserkrankungen, sonstige psychovegetative Störungen.
- Mutter-Kind-Kurkliniken und Familienrehabilitation:
  Maßnahmen zur psychosozialen Regeneration von Mutter und Kind; Einzel- und Gruppenmaßnahmen; familientherapeutisch-rehabilitative Begleitung
- Spezielle Sucht-Kliniken:
  Maßnahmen für Abhängigkeitskranke, beispielsweise für Alkohol- und Drogenabhängige und deren Familien; für sozial destabilisierte Jugendliche und junge Erwachsene mit Abhängigkeits-, Verwahrlosungserscheinungen, HIV-Infektion, sozialer Isolation.

- Rehabilitationskliniken für chronische Erkrankungen im Kindes- und Jugendalter:
  Maßnahmen für Erkrankte mit Asthma bronchiale, Adipositas/Essstörungen, Hauterkrankungen, Blut- und Krebserkrankungen, neurologische Erkrankungen u.a.m.
- Psychiatrische Kliniken:
  Maßnahmen für Erkrankte mit Schizophrenie, Schizoaffektive Störung, Wahnhafte Störung, Kurze Psychotische Störung, Substanzinduzierte Störung.
- Gerontopsychiatrische Kliniken:
  Maßnahmen bei ischämischen und sonstigen Herzkrankheiten, neurologischen Erkrankungen, Stoffwechselerkrankungen insbes. Diabetes mellitus, Ernährungsmangelkrankheiten, spezif. Geriatrischen Funktionsstörungen insbes. Blasen- und Darmstörungen, arteriellen Verschlusskrankheiten, degenerativen Erkrankungen des Stütz- und Bewegungssystems.
- Kliniken für Psychotherapeutische Medizin:
  Maßnahmen, die nach dem Gutachten des Landes Baden-Württemberg (1998b) in einem psychosomatisch-psychotherapeutischen Krankenhaus oder den entsprechenden Abteilungen für Psychotherapeutische Medizin bei spezifisch psychischen Symptomen wie Ängsten, Zwängen, Süchten, chronischen Funktionsstörungen etc. vorgenommen werden.
- Neurologische Kliniken:
  Maßnahmen bei frühkindlicher Hirnschädigung, entwicklungspathogenen Fehlregulationen des zentralen Nervensystems, erworbener Hirnschädigung, geistiger Behinderung als Folge neurogener Noxen, neurologischen Erkrankungen, dementieller Abbauphasen u.a.m.

An diesen Orten von Rehabilitation sind KunsttherapeutInnen tätig. Vorbei scheint die Zeit, wonach es in der Befragung Carola Kuhlmanns (1991, 47) „laut der Mehrzahl der Kunsttherapeuten/innen [...] für den Einsatz der Kunsttherapie keiner speziellen Indikation“ bedurfte. Die spezifischen Erkrankungen, das sahen wir, erfordern ein unterschiedliches Materialangebot, jeweils zu unterscheidende Methoden, ein unterschiedliches Intervenieren. Informationen und Materialien zu Kunsttherapie können im Internet gefunden werden (z.B. unter socialnet.de: https://www.socialnet.de/lexikon/Kunsttherapie sowie https://www.socialnet.de/materialien/28897.php).
Die folgende Übersicht listet auf, an welchen Einrichtungen und unter welcher Bezeichnung künstlerische Therapeuten angestellt sind (nach Oster 2015, 28 ff.):

Übersicht: Kliniken – Anstellungen – Kodierungen

Kunst-Therapie in der BRD	Bereich	Anstellungen	Kodierungen 2015
	Akutklinisch (gesamt: ca. 2200 Kliniken)	ca. 54 Prozent der kunstther. Tätigen	DRG Diagnosis Related Groups OPS Operating Procedure System
	Rehabilitativ (gesamt: ca. 1300 Reha-Einrichtungen bzw. -Kliniken)	ca. 23 Prozent der kunstther. Tätigen	KTL Klassifikation Therapeutische Leistungen

Abb.: vgl. Oster 2015, S.28

Kunsttherapeutische Methoden in der Rehabilitation:

1. Allgemeine kunsttherapeutische Methoden

- Entspannungsverfahren;
- Stressbewältigungsverfahren;
- Regulation von Wahrnehmung, Gefühl und Sozialverhalten;
- Copingverfahren in der Krankheitsbewältigung;
- Ressourcen-, Antizipations- und Bewältigungsabeit mit Bildern.

2. Spezielle kunsttherapeutische Methoden

- Ästhetisch-Basale Stimulation: Alltagsbewältigungstraining und Übungsbehandlung mit ästhetischer Hilfestellung;
- Kognitive Bildbearbeitung: Antizipation, Problemlösung, Planentwurf, Ausführung;
- Konfliktorientierte Gestaltung: Spiel- und gestaltungstherapeutische Inszenierung von Konflikten in imaginativ-explorativer Plan-Arbeit oder in Jeux Dramatiques;
- Erinnerungsbildarbeit in der Art der Reminiscence.

Kreative Entspannungsverfahren als kunsttherapeutische Methode der präventiven Gesundheitsförderung:
Eine der Perspektiven für die Förderung kunsttherapeutischer Angebote durch die Krankenkassen ist die Integration in den Bereich der präventiven Gesundheitsförderung. Die kreative Gestaltung, die selbst Entspannungspotenzial in sich trägt, wird in diesem Konzept mit Entspannungsübungen kombiniert und kann damit einen wichtigen Beitrag in der Gesundheitsförderung und Prävention leisten. Das ressourcenorientierte Konzept bietet eine mit allen Sinnen spürbare Vielfalt subjektiven Erlebens und stärkt die Resilienz zur besseren Bewältigung belastender Situationen. Die jedem Menschen innewohnende Kreativität ist ein hilfreicher Gegenpol negativer Anspannung im alltäglichen Leben. Sie beugt geistig-mentaler Erschöpfung als Zeichen eines Burn out vor.

In diesem Rahmen wird selbstbestimmtes aktives Handeln in sinnlicher Verbundenheit gefördert, um Spannung abzubauen und Entspannung zu finden. Im Rahmen dieser Angebot besteht dann auch eine Förderungsmöglichkeit und Anerkennung durch die Krankenkassen, wenn diese sich an dem Leitfaden Prävention (Anhang) orientieren. Ein Pilotprojekt zur Kombination von Entspannung und Kunsttherapie wird seit 2019 an der Universitätsambulanz der Sigmund Freud PrivatUniversität unter der Leitung von Prof. Dr. Georg Franzen und der Mitarbeit von Sybille Koenig und Barbara de Gero durchgeführt. Link: https://www.sfu-berlin.de/de/ambulanz/praeventionskurse/; vgl. Leitfaden Prävention – Handlungsfelder und Kriterien nach § 20 Abs. 2 SGB V, sowie den Leitfaden Prävention in stationären Pflegeeinrichtungen nach § 5 SGB XI (Seite 153 f.).

Ausblick:
Die kunsttherapeutischen Angebote und Maßnahmen, so die abschließende Feststellung, sind im Gesundheitsbereich zu einem integrativen Bestandteil der akut-versorgenden wie rehabilitativen, einschließlich der nachsorgenden Angebote geworden. Im Sozialbereich sind sie eine wichtige methodische und Fallhilfe-bezogene Ergänzung zu den Methoden der Sozialen Arbeit geworden (vgl. Menzen 2013). Die meisten rehabilitativen Fachkliniken haben inzwischen Kunsttherapeut/innen eingestellt, die nach OPS-/DRG-/KTL-Maßgaben arbeiten. Auch in der ambulanten Praxis werden zunehmend die kunsttherapeutischen Leistungen von einzelnen Krankenkassen auf dem „ärztlichen Verordnungsweg“ erstattet. So dass die Hoffnung berechtigt erscheint, dass sich das Berufsbild in den Bereichen des Sozial- und Gesundheitswesens durchsetzt und die kunsttherapeutischen Angebote als „Heilmittel“ (SGB) Anerkennung erfahren.

Schlussbemerkung: Von der Kunst, mit Leiden wortlos umzugehen

„Bei Kant wird das Bild zum Modell des Verstehens aus sich selbst." (Rech 1997, 111 f.) Wie wollen wir, so stimmen wir bei, die Welt der Kinder, Jugendlichen und Erwachsenen mit Beeinträchtigungen, Behinderungen, Erkrankungen verstehen, wenn wir deren Sprache nicht beherrschen und nur über die wissenschaftliche Rhetorik von Psychologie und Pädagogik – zuweilen aber über die Sprache der Kunst verfügen? Diese Frage greift die Kunsttherapie auf, sucht sie zu beantworten.

Stellen wir die Frage, was die Kunst speziell im Raum des sozial, des körperlich, des mental beeinträchtigten Menschen beizutragen habe. Stellen wir die Frage nach der Kunst im Raum von Therapie. Kunst im Raum von Therapie will im sozialen Feld, wo notwendig, d. h. da, wo Not zu wenden ist, Lebensverhältnisse abbilden, um sie dem alltäglichen Gestus wieder verfügbar zu machen. Um sie überschaubar, gestaltbar werden zu lassen, so dass sie nicht mehr krankmachend sind. Das zu leisten, das zu initiieren, dazu kann Kunst, wie vielleicht deutlich geworden ist, Vorzügliches beitragen.

Wenn wir künstlerische Projekte auf ihrem theoretischen, ästhetisch-sozialisatorischen, klinisch-neurologischen, tiefenpsychologisch-therapeutischen, gestaltungstherapeutischen Hintergrund vorstellten, durchgeführt in den Bereichen von kindlicher Teilleistungsstörung, von Jugendprävention und Drogennachsorge, von onkologischer Rehabilitation und Traumaarbeit, von Akut- und Gerontopsychiatrie, Altenpflege und Sozialhilfe, in der Arbeit mit Menschen mit Sinnes- und geistiger Behinderung, dann aus dem einen Motiv: Erfahrungen speziell an die in diesen Bereichen Arbeitenden, gerade an die Künstler, weiterzugeben; Erfahrungen, die es wert sind, weitergegeben zu werden. Nicht nur weil sie so innovativ, kreativ anmuten, sondern weil sie es künstlerisch, d. h. hier: mit ungewohnten Mitteln, Menschen ermöglichen, die starren Erfahrens-, Erlebnis- und Verhaltensmuster, die Einbahnstraßen zu durchbrechen, die sich im Laufe eines Lebens einstellen können.

Wenn wir über die künstlerischen, sagen wir es weniger angestrengt: bildnerischen Ausdrucksweisen leidender Menschen berichteten, dann um etwas zu lernen, eine Art Leseversuche in einer anderen Schrift zu betreiben. Die Schrift des Leidens in ihrem Kode zu verstehen. Lee Breuer, der amerikanische Autor und Theaterdirektor meint, dass wir diese Bilder ja nicht unbedingt interpretieren müssen, dass wir diese Sprache nicht mit dem Ziel betrachten müssen, sie selbst sprechen zu lernen, dass wir sie vielmehr verstehen sollen (1983). Und Mirjam Schröder, eine Gestaltungstherapeutin und Ärztin sagt dazu, man müsse sich so lange ohne jede Deutung oder Benennung in die Bilder versenken, bis es gleichgültig wird, ob man sie analysiert oder nicht, oder, in den Worten Breuers, was für eine Bedeutung man daraus ableiten kann.

Jean Tardieu, der Surrealist und Theaterschriftsteller, hat 1965 in seinem wunderbaren Buch „Mein imaginäres Museum“ geschrieben: „Ich habe mir oft gedacht, daß die sichtbare Welt eine vergessene Sprache sei, ein ‚Kode‘, zu dem wir den Schlüssel verloren haben [...], daß sich uns eine Welt aufdrängte, in der alles diesseits oder jenseits der Sprache geschah.“ Es genüge nicht zu wissen, ohne zu verstehen; es gehe darum, menschlich zu sein, empfänglich, verletzlich. Wir müssten diese unvergänglichen Wesen der bildnerischen Ausdrücke „mit all unseren Schwächen belehnen, mit all der Kraft lieben, fürchten oder hassen, deren wir fähig sind“ (1965, 8).

Nichts anderes bedeutet es, die Spuren, die leidende Menschen auf ihren Bildern hinterlassen, zu lesen. „Es ist die Gebärde, die die Spur ihrer Bahn auf einer Fläche hinterlässt“ sagt der französische Kinderpsychologe Henri Wallon über die Ästhetik der Betroffenen (zit. nach Widlöcher 1974, 30). Offenbar müssen wir lernen, zu schauen, zu sehen und zu betrachten, um uns mit allen Sinnen in diese Welt der Formen zu vertiefen.

„Die Darstellung“, so hat uns der Kunsttherapeut Rudolf Arnheim überliefert, übermittelt „schon im rein Wahrnehmungsgemäßen der Komposition symbolisch das Kräftespiel [...], das dem Thema zugrundeliegt“ (1972, 248). Wenn wir die Bilder betrachten, müssen wir sie unmittelbar mit den Sinnen lesen. Wir müssen die gesamte Konstellation in einem erfassen und uns davor hüten, sie begrifflich zu verdinglichen, d.h. wir müssen unser Denken „in besonders großer Flüssigkeit und Beweglichkeit halten“ (Joseph Beuys, zit. nach Koepplin 1980, 9f.). Gegen alle Erfahrung verlangt Beuys, dass der Betrachter die Ausdrucksweisen der ihm anvertrauten Menschen mit allen Sinnen lesen lernen soll. Er soll die herkömmlichen Herangehensweisen an die Krankheit nicht verlernen, aber erweitern – um mehr als nur eine neue Technik der Wahrnehmung, vielmehr um einen qualitativ anderen Begriff von Raum und Zeit, von Perspektive und Darstellung.

Die künstlerischen Therapien, das entnehmen wir den methodischen, den praktischen Aspekten des Vorliegenden, bemühen sich wesentlich darum, das von den Betroffenen Dargestellte aus der Unterwerfung unter ein bestimmtes Material, eine bestimmte Form, eine bestimmte Farbe zu befreien – so dass sich die alte Situation in neuen Gegebenheiten zeigt und bearbeitbar wird. Biographisch krankmachende, sozial verstörende Wahrnehmungs-, Erlebnis- und Verhaltensmuster in Formen des künstlerisch Bild- und Formhaften solchermaßen zu gestalten, dass

Krisenzustände bildnerisch transformierbar und ästhetisch-simulativ ersetzbar werden, dass sich das bildnerisch Ausgedrückte in der Weise des intermediären Raums, der übergangshaften Lokalität, in welcher die ehemaligen menschlich verzerrten Vorgänge ihren Ort, ihre Präsenz erhalten und solchermaßen dissoziiert erinnert werden können, neu zentrierbar sind.

„Wir stellen uns immer eine Art von Leben vor, wie wir es kennen", und das „hat sehr feste Grenzen" (Burroughs 1983, 110). Und wer viele Lebensformen kennt, sich „von einem Land ins andere" bewegt, der ist ein „Sprachkenner" (120), d. h. ein Entdeckungsreisender. Hugo Kükelhaus, den wir vorstellten, meinte, man könne nur verstehen, was man selbst zur Sprache bringe. Die Sinne – das Tasten, Greifen und Riechen, das Schmecken, Hören und Sehen – hätten ihre eigene vergessene Geschichte und ihre eigene Sprache, die sich in den Organen abgelagert hat und dort, wie die Fliege im Bernstein, verschlossen ist. Das Erfahrungsfeld der Sinne sei ihr Museum, eine sinnlich erfahrbare Galerie der menschlichen Möglichkeiten. Hier gebe es eine Tastgalerie, die uns zeige, dass unsere Finger mehr können als Knöpfe drücken, eine Riechgalerie, d. h. einen Garten der Düfte, dann eine Schule des Gehens usw. „Ich muß Mischungen bekannter Gewürze im Munde zerkauen, um vielleicht das Aroma zu finden, das ich suche", sagt Jean Tardieu (1965, 16). Man muss offenbar den Sinn schmecken lernen und das Wesen riechen. Man muss wieder sehen lernen und nicht nur darüber reden:

> „Und so rede ich, rede, rede, rede – ich häufe Vokabel auf Vokabel, das gebeugte Verb, das Adjektiv wie ein Klotz, die Blitze der Präpositionen, die geschmeidigen Adverbien – all dies, ohne einen Schritt vorwärtszukommen [...] Wie träge das Wort ist! [...] Ich brauche Wörter, die sprühen, andere, die brennen, andere, die kühlen. Ich brauche verschmelzende Begriffe, flimmernde Bilder." (1965, 15)

Tardieu fordert uns auf, die Sinnlichkeit der Wörter zu entdecken, ihr Aroma, das vom Einheitsbrei der Moderne überdeckt worden ist.

Die Zeichnungen und Malereien der betroffenen Menschen, der sich nicht mehr alltäglich ausdrückenden Menschen, sie können uns in all ihrer Rhythmik, Farbgebung und Ornamentik lehren, dass es noch andere Welten gibt als die, die in der Zentralperspektive des rationalen Ich erscheinen. „Ich gehe immer dahin, wo ich bin, und niemals komme ich an, wo ich bin." (Octavio Paz 1990, 84)

Institute, Verbände und Ausbildungsrichtlinien

1. Hochschulinstitute

Akademie der Bildenden Künste
Akademiestr. 2–4, 80799 München,
Tel.: +49 89/38 52-0
Internet: www.adbk.de
E-Mail: kunsttherapie@adbk.mhn.de
Aufbaustudiengang KünstlerInnen und KunstpädagogInnen,
Ausbildungsdauer: 4 Semester, Abschluss: M. A. Kunsttherapie
im Master-Studiengang Bildnerisches Gestalten und Therapie

Alanus-Hochschule, staatl.anerk.Hochschule für Kunst und Gesellschaft
Johannishof, 53347 Alfter
Tel.: +49 22 22/93 21-12, Fax: +49 22 22/93 21-21
Internet: www.alanus.edu
E-Mail: info@alanus.edu/de/home
Abschlüsse:
BA Kunsttherapie/Sozialkunst (Teilzeit/Weiterbildung:
Regelstudienzeit von 8 Semestern, in Blöcken von
10 Wochenenden und zwei Kompaktwochen pro Jahr)
M. A. Kunsttherapie (Master-Studiengang, 4-semestrig)

Fachhochschule München, FB 11
Bogenhauser Kirchplatz 3,
81675 München, Tel.: +49 89/98 93 86

Hochschule für Künste im Sozialen, Ottersberg (HKS)
Institut für Kunsttherapie und Forschung
Bachelorstudium *Kunst im Sozialen. Kunsttherapie*
Am Wiestebruch 66–68, 28870 Ottersberg
Tel.: +49 42 05/3 94 90, Fax: +49 42 05/39 49 79
E-Mail: info@hks-ottersberg.de
Internet: www.hks-ottersberg.de
staatlich anerkannt, anthroposophisch; Studiendauer: 4 Jahre;
Abschlüsse: BA (FH); MA Kunst und Theater im Sozialen

Hochschule für Bildende Künste Dresden, Aufbaustudiengang Kunsttherapie
Guentzstr. 34, 01307 Dresden; Postadresse: 01288 Dresden;
Tel.: +49 3 51/4 40 222 72
Fax: +49 3 51/4 40 222 06
Internet: www.hfbk-dresden.de
E-Mail: winter@serv1.hfbk-dresden.de
2-jähriges Vollzeitstudium; Abschluss: Diplom (Universität) mit
Diploma Supplement

Hochschule für Kunsttherapie Nürtingen (HKT)
Die HKT wird mit ihrem Studienangebot zum Sommersemester 2016 in die staatliche Hochschule für Wirtschaft und Umwelt Nürtingen-Geislingen (HfWU) integriert.
Neckarsteige 6-10, 72622 Nürtingen, Tel.: +49 70 22/201-0
Internet: www.hfwu.de
E-Mail: info@hfwu.de
Bisherige Adresse der HKT Nürtingen:
Sigmaringer Str. 15, 72622 Nürtingen
Tel.: +49 70 22/9 33 36-0, Telefax: +49 70 22/9 33 36-23
Internet: www.hkt-nuertingen.de
E-Mail: info@hkt.de
Abschlüsse: B. A. (8 Sem.) / M. A. (3 Sem.) Kunsttherapie (grundständige Studiengänge)

Internationales Hochschulprogramm für Musik- und Ausdruckstherapeutische Methoden in Beratung und Coaching (IHMA)
Joh. v. Weerthstr. 10, 79100 Freiburg,
Tel.: +49 7 61/4 01 98 29, Fax: +49 7 61/4 01 98 29
Abschluss: Zertifikat

Katholische Hochschule Freiburg
Institut für wissenschaftliche Weiterbildung IWW,
EKT – Einführung in die Kunsttherapie.
Zusatzlehrprogramm der wissenschaftlichen Weiterbildung
4 Module im Umfang von 9 ECTS-Punkten
79104 Freiburg, Karlstr. 63
Tel.: +49 76 12/00 14 60 oder /-1364 oder /-1561
E-mail: iww@kh-freiburg.de
Abschluss: Zertifikat

Katholische Hochschule Nordrhein-Westfalen, Abt. Aachen Pädagogische Kunsttherapie
Robert-Schuman-Str. 25, 52066 Aachen,
Tel.: +49 2 41/6 00 03-31, Fax: +49 2 41/6 00 03-88
2 Jahre berufsbegleitend, Abschluss: Zertifikat „Pädagogische Kunsttherapie“ (KatHO NRW)

Kunsthochschule Berlin-Weißensee in Kooperation mit Kunsttherapie Berlin, Kolleg für Weiterbildung und Forschung gGmbH
Schönstr. 90, 13086 Berlin, Tel.: +49 30/96 28 45 50
Internet: www.kunsttherapie-berlin.de, www.kh-berlin.de
Abschluss: M. A. Art Therapy, 3-jähriges Teilzeitstudium

Katholische Hochschule Berlin
Bachelorstudiengang Gestaltungstherapie / Klinische Kunsttherapie
In Zusammenarbeit mit der DAGTP e. V.
Tel. +49 30 60/92 04 12
Internet: www.khsb-berlin.de
E-Mail: institut@dagtp.de
Abschluss: BA Gestaltungstherapie / Klinische Kunsttherapie
(BA GKT; 7-semestrig)

MSC Medical School Hamburg
University of Applied Science and Medical University
Am Kaiserkai 1, 20457 Hamburg
Tel.: +49 40/36 12 26 40 12
E-Mail: tina.trenkler@medicalschool-hamburg.de
Internet: http://www.medicalschool-hamburg.de
http://www.arts-and-change.de/studiengaenge/Masterstudiengangintermediale-kunsttherapie/
Abschlüsse:
Bachelorstudiengang Expressive Arts In Social Transformation
(EAST; dreijährig),
Masterstudiengang Intermediale Kunsttherapie (Expressive Arts; dreijährig)

Sigmund Freud PrivatUniversität Berlin / Wien (SFU) – Campus Tempelhof
Aus- und Weiterbildungsinstitut der DGKT e. V.
Columbiadamm 10, Turm 9, 12101 Berlin – Tempelhof
Tel.: +49 30/69 57 97 28-0, Fax: +49 30/69 57 97 28-9
E-Mail: office@sfu-berlin.de; office-kunsttherapie@sfu-berlin.de
Internet: https://ptw.sfu-berlin.de/de/studium/fort-und-weiterbildung/kunsttherapie/
Abschlüsse:
4 Semester: Klin. KunsttherapeutIn (Zertifikat / DGKT e. V.)
5 Semester: Master of Arts (M. A.; nach österr. Recht, wird über die SFU Wien im Anschluss ggfs. vergeben), vgl. https://sfu.ac.at/de/studium-mit-akademischem-abschluss/kunsttherapie

2. Privatinstitute

AKP – Ausbildungsinstitut für Klientenzentrierte Psychotherapie und personenzentrierte Pädagogik gGmbH – Sektion Kunsttherapie
Königsteiner Str. 97, 65929 Frankfurt/M.,
Tel.: +49 69/30 36 83, Fax: +49 69/30 36 83
Internet: www.akp-kt.de
Abschluss: KunsttherapeutIn (Zertifikat), von der Bundesanstalt für Arbeit als berufliche Weiterbildung anerkannt (3–4-jährig)

akt – Arbeitsgemeinschaft für Klientenzentrierte Therapie und humanistische Pädagogik GmbH – Siegen
Hans-Kruse-Str. 17, 57074 Siegen, Tel.: +49 27 11/33 48 62
Email: akt@person-zentriert.de
Internet: www.person-zentriert.de

A. K. T. – Forum für analytische und klinische Kunsttherapie e. V.
Volkartstr. 16, 80951 München, Tel.: +49 89/16 86 50
E-Mail: info@kunsttherapie.com
Abschluss: Zertifikat, Ausbildungsdauer: 4–5 Jahre, berufsbegleitend

APAKT – Arbeitsgemeinschaft für psychoanalytische Kunsttherapie
Ysenburgstr. 10, 80634 München, Tel.: +49 89/1 68 98 95;
Internet: www.apakt-muenchen.de/

APAKT – Hamburg
Arbeitsgemeinschaft für psychoanalytische Kunsttherapie
Donnerstraße 10 Haus 3, 22763 Hamburg,
Tel.: +49 40/22 10 52
Internet: www.apakt.de
E-Mail: info@apakt.de

Ausbildungszentrum für künstlerische Heilberufe
Fördergem. f. künstl. Therapie
Mozartstr. 18, 99423 Weimar
Tel.: +49 36 43/77 23 82, Fax: +49 36 43/77 95 88
anthroposophisch, Ausbildungsdauer: 5 Jahre, Vollzeit

Campus Naturalis
CN ist ein an 6 Standorten der BRD angesiedeltes
Weiterbildungsinstitut u. a. mit dem Schwerpunkt Kunsttherapie
Die Weiterbildung zur Klinischen Kunsttherapeutin ist an eine
Heilpraktiker-Ausbildung gekoppelt.
Ausbildungsdauer: 3 Semester
Abschluss-Zertifikat als:
Integral-therapeutische/r KunstpädagogIn oder
Kreativ-methodischer PraktikerIn
Tel.: +49 80 03/22 44 99
E-Mail: info@campusnaturalis.de

DAGTP – Deutscher Arbeitskreis Gestaltungstherapie / Klinische Kunsttherapie e. V., Institut für Weiterbildung im DAGTP
Dreilindenstraße 72, 14109 Berlin,
Telefon: +49 30/60 92 04 12
Internet: www.dagtp.de/ E-Mail: institut@dagtp.de
Dauer der Ausbildung: 4 Jahre (berufsbegleitend),
Abschluss: Gestaltungstherapeut / Klinischer Kunsttherapeut DAGTP

Fritz Perls Institut für Integrative Therapie, Gestalttherapie und Kreativitätsförderung (FPI), Europäische Akademie für biopsychosoziale Gesundheit (EAG), Fachbereich Integrative Kunst- und Kreativitätstherapie:
Wefelsen 5 (Beversee), 42499 Hückeswagen,
Tel.: +49 21 92/8 58-16 oder -18
Internet: https://www.eag-fpi.com/
E-Mail: EAG.FPI@t-online.de
Abschluss: Klinischer Kunst- und Kreativitätstherapeut,
Ausbildungsdauer: 3 Jahre, berufsbegleitend

Farbensatt – Gesellschaft für Kunst, Kreativität und Kunsttherapie
65197 Wiesbaden, Marcobrunnenstr. 7
Tel: +49 6 11/9 40 62 20, Fax: +49 6 11/44 64 31
E-Mail: info@farbensatt.de

Freie Akademie München für Kunst, Kultur, Bildung und Therapie e.V. (anthroposophisch)
Seeriederstr. 18, 81675 München
Tel.: +49 89/6 88 68 38, Fax: +49 89/48 95 55 09
Internet: www.kunsttherapie-akademie.de
E-Mail: akademie-von.zieten@t-online.de
Ausbildungsdauer: 4,5 Jahre, berufsbegleitend

HIGW – Hamburger Institut für Gestaltorientierte Weiterbildung Fachbereich Kreativtherapien
Holzhäuser 2, 21079 Hamburg
Tel.: +49 40/7 68 64 42, Fax: +49 40/7 68 42 64
Internet: www.higw.de
E-Mail: info@higw.de
Ausbildungsdauer: 4 Jahre, berufsbegleitend

IFKTP – Institut für Kunst und Therapie Potsdam Kunsttherapeutenakademie (DGKT/IGKGT/VDKT)
Herzogin-Agnes-Platz 8, 29336 Nienhagen
Telefon: +49 51 44/49 54 17, Fax: +49 51 44/49 54 18
E-Mail: institut@ifktp.de
Dauer der Ausbildung: 3 (6 Semester) bzw. 4 Jahre (8 Semester), berufsbegleitend

Institut für Ausbildung in bildender Kunst und Kunsttherapie (IBKK)
Lohrheidestr. 57, 44866 Bochum
Tel.: +49 23 27/9 28 70, Fax: +49 23 27/3 40 42
Internet: www.ibkk-kunstzzentrum.de
E-Mail: info@ibkk-kunstzentrum.de, IBKKBochum@aol.com

Institut für Humanistische Kunsttherapie Darmstadt – Begleitetes Malen und Maltherapie nach Bettina Egger, Alfred und Michaela Niedecken
Heidelberger Landstraße 405 c, 64297 Darmstadt,
Tel.: +49 61 51/2 58 75
Internet: www.ihkd.de
E-Mail: info@ihkd.de
2-jährig, berufsbegleitend
Abschluss: „MalleiterIn/MaltherapeutIn"

Institut für Kunst und Therapie München (IKT München) Berufsbegleitende Weiterbildung in Kunst- und Gestaltungstherapie
Germeringerstr. 6 A, 82131 Gauting bei München
Tel.: +49 89/72 01 62 36
Internet: www.ikt-muenchen.de
E-Mail: info@kunsttherapie-ikt.de
Dauer der Ausbildung: 4 Jahre, berufsbegleitend

Institut für Kunsttherapie und kreative Pädagogik
Bornaer Chaussee 11A, 04416 Markkleeberg
Tel.: +49 17 8/6 94 21 68 oder +49 34 29 7/16 24 30
E-Mail: pekielhorn@web.de

IPK – Institut für Psychoanalytische Kunsttherapie Hannover
Küchengartenstr. 8, 30449 Hannover,
Tel.: +49 5 11/45 46 71, Fax: +49 5 11/44 37 60
Internet: http://ipk-hannover.de/
E-Mail: ipk-hannover@t-online.de
Ausbildungsdauer: 4 Jahre, berufsbegleitend

IHP Institut für Humanistische Psychologie, Abt. Kunsttherapie
Schubbendenweg 4, 52249 Eschweiler, Tel.: +49 24 03/47 26
Internet: www.ihp.de
E-Mail: office@ihp.de
3–4-jährig, berufsbegleitend
Abschluss: Kunsttherapeut/Kunstpsychotherapeut

Institut für Integrative Gestalttherapie Würzburg (IGW)
Friedrich-Ebert-Ring 7, 97072 Würzburg
Tel.: +49 931/97 09 12 34, Fax: +49 931/97 09 12 35
Internet: www.igw-gestalttherapie.de/
E-Mail: info@igw-gestalttherapie.de

Institut für Psychodrama und Figuration (IPF)
Spitzackerstr. 17, 4410 Liesetal, Schweiz,
Tel.: + 41 61/91 36 38

IONA, Praxis und Schulungsstätte für Künstlerische Therapie (anthroposophisch),
Hinter den Gärten 1, 88696 Owingen,
Tel.: +49 75 51/83 01 50 oder 6 53 44 (19:30–20:00 Uhr),
Fax: +49 75 51/83 01 99

Kölner Schule für Kunsttherapie (DGKT, DFKGT)
Friedrich Karl Straße 129, 50737 Köln
Tel. +49 2 21/37 36 89
Internet: www.koelnerschule.de
E-Mail: info@koelnerschule.de
Ausbildungsdauer: 4 Jahre, berufsbegleitend

Kölner Schule für Kunsttherapie / Abt. Frankfurt / M.
Sigmund Freud Str. 50, 60435 Frankfurt / M.,
Tel.: +49 69/54 89 01 30

Margarethe-Hauschka-Schule für Künstlerische Therapie
Gruibinger Str. 29, 73087 Bad Boll (Göppingen)
Tel.: +49 71 64/45 64, Fax: +49 71 64/40 34
Internet: www.margarethe-hauschka-schule.com
E-Mail: info@margarethe-hauschka-schule.com

3. Rahmenbedingungen der Ausbildungsangebote

3.1 Rahmenbedingungen der öffentlichen Ausbildungen

Die zeitlichen Rahmenbedingungen der hochschulischen Studiengänge sind sehr unterschiedlich. Sie sind 4-, 3- oder 2-jährig (in der Grund-, Zusatz- oder Aufbauform). Die hochschulische Ausbildungsdauer unterscheidet sich je nachdem, ob der Studiengang auf einen B. A. oder M. A. hin (hier wiederum grundständig oder konsekutiv angelegt) ausgerichtet ist. Die hochschulischen Studiengänge schließen in der Regel keine oder nur eine verminderte Anzahl lehranalytisch begleiteter Einzeltherapien ein. Die Zahl der lehrtherapeutisch verpflichtenden Stunden beträgt bei Ausbildungsinstituten, die der DGKT e. V. oder dem DFKGT e. V. angeschlossen sind, bis zu 100 Stunden.

3.2 Rahmenbedingungen der privaten Ausbildungen

Auch die zeitlichen Rahmenbedingungen der angebotenen Fort- und Weiterbildungen sind sehr unterschiedlich. In der Regel sind sie 4- oder 3-jährig und durchweg berufsbegleitend. Die ehemalige Forderung der Verbände nach 100 Stunden lehranalytisch begleiteter Einzeltherapien ist zunehmend rückgängig gemacht, an einzelnen Standorten aber strikt beigehalten worden.

Nähere Informationen bietet auch die Homepage der Bundesagentur für Arbeit: https://berufenet.arbeitsagentur.de/berufenet/faces/index?path=null/kurzbeschreibung&dkz=59055

4. Fach- und Berufsverbände

Deutschland

BAG KT Bundesarbeitsgemeinschaft Künstlerische Therapien
Naumannstr. 22, 10829 Berlin,
Tel. +49 30 29/49 24 93, Fax: +49 30 29/49 24 94
E-Mail: info@bagkt.de

BKMT / FEAT Berufsverbände für Kunst-, Musik- und Tanztherapie
Europäischer Dachverband für künstlerische Therapien gem. e. V.
Von-Esmarch-Str. 111, 48149 Münster,
Tel.: +49 25 1 / 86 15 00, Fax: +49 25 1 / 86 64 88
Internet: http://bkmt.de
E-Mail: bkmt@bkmt.de

BTD Berufsverband der Tanztherapeuten Deutschlands e. V.
Feldstr. 35, 21335 Lüneburg
Tel.: +49 41 31 / 78 92 96
Internet: www.btd-tanztherapie.de

BVAKT Berufsverband für Anthroposophische Kunsttherapie e. V.
Am Hessenberg 34, 58313 Herdecke,
Tel.: +49 23 30 / 60 66 73, Fax: +49 71 1 / 77 99 723
Internet: www.anthroposophische-kunsttherapie.de
E-Mail: berufsverband@anthroposophische-kunsttherapie.de

DAGTP Deutscher Arbeitskreis Gestaltungstherapie &
klinische Kunsttherapie e. V.
Mittenwalder Straße 59, 10961 Berlin
Tel.: +49 30 / 8 93 59 03, Fax: +49 30 / 89 09 14 83
Internet: www.dagtp.de
E-Mail: info@dagtp.de

DFKGT Deutscher Fachverband für Kunst- und Gestaltungstherapie e. V.
Sigmaringer Str. 15, 72622 Nürtingen
Tel.: +49 70 22/93 17 04, Fax.: +49 70 22/93 17 05
Internet: www.dfkgt.de
E-Mail: dfkgt@t-online.de

DGPB (Mitglied DGKT) Deutsche Gesellschaft für
Poesie- und Bibliotherapie e. V.
Werner Str. 8, 44388 Dortmund
Tel.: +49 20 2/29 88 960, Fax: +49 20 2/2 98 89 62
Internet: http://www.dgpb.org

DGIB Deutsche Gesellschaft für Integrative Bewegungstherapie e. V.
Hauptstr. 94, 44651 Herne
Tel.: +49 23 25/93 25 21, Fax: +49 23 25/93 25 23
E-Mail: dgib@iblt.de

DGKT e. V. Deutsche Gesellschaft für Künstlerische Therapieformen
Tel.: +49 20 22/98 89 60; Fax: +49 20 22/98 89 62;
Telefonsprechzeit: montags 9–12 Uhr
E-Mail: verwaltung@dgkt.de

DGT (Mitglied DGKT) Deutsche Gesellschaft für Tanztherapie e. V.
Königsberger Str. 60, 50259 Pulheim
Tel./Fax: +49 22 34/8 30 08
Internet: www.dgt-tanztherapie.de
E-Mail: office@dgt-tanztherapie.de

DGKT Deutsche Gesellschaft für Künstlerische Therapieformen e. V.
Röpkestr. 16, 42115 Wuppertal
Tel.: 02 02/2 98 89 60; Fax: 02 02/2 98 89 62
Internet: www.dgkt.de
E-Mail: verwaltung@dgkt.de

DGTP Deutsche Gesellschaft für Therapeutisches Puppenspiel e. V.
Sebastian-Rinz-Str. 20, 60323 Frankfurt
Tel.: +49 69/59 34 67
Internet: www.dgtp.de
E-Mail: gaudapsych@aol.com

DMtG Deutsche Musiktherapeutische Gesellschaft e. V.
Bundesgeschäftsstelle Naumannstraße 22, 10829 Berlin
Tel. +49 30/29 49 24 93, Fax: +49 30/29 49 24 94
Internet: www.musiktherapie.de
E-Mail: info@musiktherapie.de

DVP Deutscher Dachverband für Psychotherapie
Kurfürstenstr. 18, D-60486 Frankfurt/M.,
Tel.: +49 70 7/93 66, Fax: +49 70 7/39 67
Internet: www.dvp-ev.de
E-Mail: office@dvp-ev.de

IGKGT Deutsche Sektion der Internationalen Gesellschaft für Kunst, Gestaltung und Therapie
KH Freiburg Karlstr. 63, 79104 Freiburg
Tel: +49 76 1/2 00 15 30, Fax: +49 76 1/2 00 14 96
Internet: www.deutsche-sektion-igkgt.de/www.kh-freiburg.de

FAKT Fachverband für angewandte Kunst und Therapie, German Section of the International Arttherapy Organisation IAO
Oderstr. 22a, 10247 Berlin
E-Mail: bundesvorstand@fakt.info

VDKT Verband Deutscher Kunsttherapeuten
Dannenbütteler Weg 59, 38518 Gifhorn,
Tel.: +49 53 71/58 96 44 und +49 53 71/67 63 00
E-Mail: info@vdkt.de

Österreich

AKT Akademie für Kunsttherapie
Gemeinnütziger Verein für Bildung und künstlerisch-therapeutische Services Kunsttherapie
1210 Wien, Scheffelstraße 13
1210 Wien, Schwaigergasse 19/20a
Telefon: (01) 59 60 385
Fax: (01) 59 60 385 15
Internet: https://docplayer.org/49009800-Issa-akademie-fuer-ganzheitliche-kunsttherapie-einfuehrung.html
sowie http://www.a-kt.at

ÖBKT Österreichischer Berufsverband für Kunsttherapie
1150 Wien, Stutterheimstraße 16-18/2/2/15b
Kontakt: 0699/19418148
Internet: www.berufsverbandkunsttherapie.com
E-Mail: office@institut-kunsttherapie.at; oebkt@gmx.at

MGT Fachverband für Mal- und Gestaltungstherapie
Schulgasse 36/14, 1180 Wien, Tel.: +43 1/4 09 69 88
Internet: www.mgt-akademie.at; http://f-mgt.at
E-Mail: office@mgt.or.at

Akademie für Kunsttherapie
Lindengasse 56, 1070 Wien, Tel.: +43 1/5 96 03 85
Internet: www.issa.at
E-Mail: office@issa.at

Goetheanistische Studienstätte
Speisingerstr. 258, 1238 Wien, Tel.: +43 1/8 88 69 03
E-Mail: goethe.studienstaette@vienna.at

Multimediale Kunsttherapie im ÖAGG
Weyringergasse 11/8, 1040 Wien, Tel.: +43 1/5 04 46 37
Internet: www.multimediale-kunsttherapie.at
E-Mail: thomas.mayr@multimediale-kunsttherapie.at

Wiener Schule für Kunsttherapie
Porzellangasse 48/2, 1090 Wien,
Tel.: +43 1/3 15 65 31, Fax: +43 1/3 15 65 31
E-Mail: wsk@kunsttherapie-schule.at

Schweiz

Dachverband

KSKV/CASAT Konferenz der Schweizer Kunsttherapieverbände
Sonnenrain 38, 6103 Schwarzenberg, Tel. +41 4 97/14 25
E-Mail: info@kskv-casat.ch

Mitgliederverbände

APSAT Association Professionelle Suisse des Art-Thérapeutes
Case Postale 126, 1026 Denges,
Tél.: +41 79/7 10 56 93
Internet: https://apsat.ch/

ARAET Association Roman de l'Art Expression et Thérapie
Case postale 5261, 1211 Genève 11, Tél. +41 79/6 53 09 06
Internet: www.araet.ch

GPK Fachverband für Gestaltende Psychotherapie und Kunsttherapie
Postfach 100, 4663 Aarburg,
Tel.: +41 62/7 91 01 23, Fax: +41 62/7 91 01 24
Internet: www.gpk.ch
E-Mail: info@gpk.ch

Fachverband **IAC FIAC**
Bahnhofplatz 1, 8953 Dietikon, Tel. +41 7 40/40 14

SVAKT Schweizer Verband für Anthroposophische Kunsttherapie
Malen, Musik, Plastizieren, Sprachgestaltung
Lilienweg 6, 3072 Ostermundigen,
Tel./Fax: +44 1 31/93 19 08
Internet: www.svakt.ch

Medizinisch-Künstlerisches Therapeutikum
Fachbereich Sprache und Drama
Holligenstr. 87, 3008 Bern,
Tel.: +41 31/3 70 20 77, Fax: +41 31/3 70 20 71
Internet: www.therapeutikum-bern.ch
E-Mail: info@therapeutikum-bern.ch

Europäisch

ECArTE European Consortium of Art Therapie Education
Newton Road, Torquay TQ2BY, South Devon/UK
Tel.: +44 18 03/38 63 84, Fax.: +44 18 03/38 64 03
Internet: www.ecarte.info
Deutsche Sektion: Prof. Dr. L. Kossolapow
Haus Vorlage, 49525 Lengerich

EFAT European Federation of Art Therapy (EFAT)
EFAT IVZW
Tenboslaan 70, 1560 HOEILAART BELGIEN
Internet: EFAT (arttherapyfederation.eu)
E-Mail: info@arttherapyfederation.eu

EGS European Graduate School
Alter Kehr 20
CH 3953 Leuk-Stadt
E-Mail: administrator@egs.edu

4.1 BAG KT – Bundesarbeitsgemeinschaft Künstlerische Therapien

Seit 2002 arbeiten Berufs- und Fachverbände für Künstlerische Therapien intensiv in Konsensusvorgängen zu Leitlinien wissenschaftlich-medizinischer Fachgesellschaften (AWMF u. a.) mit. Mit der Vereinsgründung im Jahr 2014 gab sich die Bundesarbeitsgemeinschaft Künstlerische Therapien eine Rechtsform. Derzeit arbeiten 10 Fach- und Berufsverbände verschiedener künstlerischer Therapieformen zusammen. Das „Konsenspapier der Bundesarbeitsgemeinschaft Künstlerische Therapien (BAG KT)" versteht sich als Grundlage für die Formulierung eines übergeordneten Berufsbildes „Künstlerische Therapeutin/Künstlerischer Therapeut". Ziel ist die Qualitätssicherung der künstlerisch-therapeutischen Praxis auf der Basis eines umfassenden und zeitgemäßen fachbereichsübergreifenden Kompetenzerwerbs. Die Inhalte wurden in einer Arbeitsgruppe im Rahmen der BAG KT entwickelt. Die BAG KT ist in Kontakt mit Studiengängen und Weiterbildungen aller Fachrichtungen der Künstlerischen Therapien. Dieser Austausch erfolgt teilweise direkt, teilweise über die Mitgliedsverbände der BAG KT. Auf diese Weise wird sichergestellt, dass die im Konsenspapier beschriebenen und in der Praxis erforderlichen Kompetenzen transparent herausgebildet werden können (Statement BAG KT, Schumacher 2015).

Adresse: Bundesarbeitsgemeinschaft Künstlerische Therapien e. V., Naumannstr. 22, 10829 Berlin
Kontakt: info@bagkt.de; Telefon: +49 30 29/49 24 93; Telefax: +49 30 29/49 24 94

4.2 DGKT e. V. – Deutsche Gesellschaft für künstlerische Therapieformen und Therapie mit kreativen Medien e. V.

– Die ursprüngliche Zielsetzung des Dachverbandes, die verschiedenen künstlerischen Therapieformen zusammenzuführen und als eigenständige Verfahren und Methoden im Gesundheitswesen zu etablieren, ist inzwischen von der BAG-KT (Bundesarbeitsgemeinschaft Künstlerischer Therapieformen) übernommen worden. Der Beruf Kunsttherapeutin/Kunsttherapeut, Musiktherapeutin/ Musiktherapeut, Poesie- und Bibliotherapeutin und Poesie- und Bibliotherapeut, Tanztherapeutin/Tanztherapeut soll entsprechend der ursprünglichen Zielsetzung fest im Kanon psychosozialer Berufe verankert sein.

Theoretisch fundierend und handlungsanleitend sind für die DGKT die Erkenntnisse aus tiefenpsychologisch fundierten Verfahren, Psychoanalyse, humanistischen Psychologien, kognitiven Theorien und Systemtheorien sowie der Verhaltenstherapie.

– Die Verbände, mit denen die DGKT e. V. zusammenarbeitet:

AGPF – Arbeitsgemeinschaft Psychotherapeutischer Fachverbände

AGP – Arbeitsgemeinschaft Psychotherapie

BKMT / FEAT – Berufsverbände für Kunst-, Musik- und Tanztherapie, Europäischer Dachverband für künstlerische Therapien gem. e. V., siehe 4.2.

BVAKT – Berufsverband für Anthroposophische Kunsttherapie e. V.,

siehe 4.3.

DAGTP – Deutscher Arbeitskreis Gestaltungstherapie & klinische Kunsttherapie e. V., siehe Übersicht.

DFKGT – Deutscher Fachverband für Kunst- und Gestaltungstherapie e. V., siehe Übersicht.

BTD – Berufsverband der Tanztherapeuten Deutschlands e. V. (Mitglied DGKT), siehe Übersicht.

DGT – Deutsche Gesellschaft für Tanztherapie e. V. (Mitglied DGKT), siehe Übersicht.

DGPD – Deutsche Gesellschaft für Poesie- und Bibliotherapie e. V. (Mitglied DGKT), siehe Übersicht.

BGK – Berufsverband gestaltorientierter Therapeuten e. V. (Mitglied DGKT), Spadenteich 4/5, 20099 Hamburg, Tel. 040/2809361,

Fax 040/6430850

DMtG Deutsche Musiktherapeutische Gesellschaft e. V., siehe Übersicht.

DGIB – Deutsche Gesellschaft für Integrative Bewegungstherapie e. V.,

siehe Übersicht.

DGTB – Deutsche Gesellschaft für Therapeutisches Puppenspiel e. V.,

siehe Übersicht.

GPK – Fachverband für gestaltende Psychotherapie und Kunsttherapie, siehe Übersicht.

KdVKG – Konferenz deutschsprachiger Verbände für Kunst- und Gestaltungstherapie

E-Mail: dfkgt@t-online.de

ECArTE – European Consortium of Art Therapie Education, siehe 4.7.

– Formen der Mitgliedschaft in der DGKT e. V.:

Assoziierte Mitglieder sind alle Personen, die eine künstlerisch-therapeutische Aus- oder Weiterbildung nach den Ausbildungsstandards der DGKT begonnen haben.

Ordentliche Mitglieder können alle Personen werden, die eine künstlerisch-therapeutische Aus- oder Weiterbildung nach den Standards der DGKT abgeschlossen haben.

Graduierte Mitglieder können alle Personen werden, die nach einer abgeschlossenen therapeutischen Weiterbildung drei Jahre in Vollzeit berufstätig waren, Graduierungsseminare und ein Graduierungscolloquium absolviert haben. Graduierte Mitglieder sind ausbildungsberechtigt.

– Standards der Ausbildung:

1) Eingangsvoraussetzungen: Die Institute sind gehalten, auf die Eingangsvoraussetzung zu achten, Ausnahmeregelungen sind durch Nachweis besonderer Qualifikation möglich.
   a) Abschluss eines medizinischen, psychologischen, künstlerischen oder geisteswissenschaftlichen Studiums, an einer Fach- oder Hochschule oder Berufsausbildung im medizinischen, sozialen oder pädagogischen Bereich und 3-jährige Berufstätigkeit
   b) Nachweis künstlerisch-kreativer Tätigkeit (bildende Kunst, darstellende Kunst, Tanz, Musik, Schreiben usw.)
   c) Mindestalter: 22 Jahre
2) Lehrtherapeutische Einzelarbeit: Nachweislich mindestens 60 externe Einzelstunden, davon mindestens 30 Stunden mit künstlerischen Medien des jeweiligen Verfahrens (nicht gleichzeitig beim Ausbilder / bei der Ausbilderin)
3) Selbsterfahrung: 250 Stunden Selbsterfahrung im jeweiligen Verfahren in einer kontinuierlichen geschlossenen Aus- und Weiterbildungsgruppe
4) Methoden und Theorievermittlung: 260 Stunden Methoden und Theorievermittlung im jeweiligen Verfahren und in der Referenztheorie (Menschenbild-Krankheitsbild). Methoden und Theorien bzgl. Diagnostik, Krisenintervention (auch jeweiliges Verfahren), Indikation etc. (die aktuellen allg. Forschungsergebnisse aus psychosozialer Beratung und Psychotherapie, Lern- und Systemtheorie sollen auch reflektieren werden)
5) Theorie: 160 Stunden (teilweise extern möglich), (Grundlagen der Psychoanalyse, allgemeine und spezielle Neurosenlehre, Psychopathologie, Pädagogik)
6) Künstlerische Arbeit und kunsthistorische/aktuelle Auseinandersetzung: 300 Stunden künstlerische Arbeit und kunsthistorische/aktuelle Auseinandersetzung in der Gruppe bzw. Einzelarbeit
7) Praktikum
   a) 250 Stunden beratungs- oder psychosozial-orientiertes Praktikum oder 500 Stunden klinisches Praktikum
   b) jeweils 100 Stunden davon selbständig und eigenverantwortlich (unter Anleitung kunst-/gestaltungstherapeutisches Arbeiten praktisch einüben)

8) Supervision: 30 Stunden Einzelsupervision, 90 Stunden Gruppensupervision
9) Abschlussarbeit: Schriftliche Darlegung eines psychozozialen Beratungsprozesses oder eines psychotherapeutischen Behandlungsprozesses mit Ausführung des theoretischen Rahmens und feldvergleichender Reflektion (Einzel- und Gruppentherapie)
10) Ausbildungsumfang: 1440 Stunden für beratungsorientiert arbeitende künstlerische Therapeuten/innen; 1690 Stunden für klinisch arbeitende künstlerische Therapeuten/innen (Die kompensatorischen Theorieanteile bei vorangegangenem künstlerischem Studium bzw. künstlerischen Praxisanteile bei vorangegangenem medizinischen, psychologischen, pädagogischen oder humanwissenschaftlichen Studium sind hier nicht mitgerechnet)

Für die Einzelmitgliedschaft in der DGKT e. V. ist ein Fach- oder Hochschulabschluß erforderlich. Ausnahmeregelungen bei besondere Qualifikation werden durch den Vorstand getroffen.
Adresse: DGKT e.V. Verwaltung, Röpkestr. 16, 42115 Wuppertal, Tel. 0202/2988960, Fax 0202/2988962, E-Mail: verwaltung@dgkt.de, Homepage: www.dgkt.de

Mitgliedsinstitute der DGKT e. V.

Aufbaustudiengang Bildnerisches Gestalten und Therapie Akademie der Bildenden Künste München
Akademiestr. 2-4
80799 München
Telefon: +49 89 38/52 14;
Internet: https://www.adbk.de/de/lehrangebot/weiterfuehrende-studiengaenge/bildnerisches-gestalten-und-therapie.html

EAG - FPI Europäische Akademie für biopsychosoziale Gesundheit - Fritz Perls Institut
Abt. Integrative Kunst- und Kreativitätstherapie
Wefelsen 5
42499 Hückeswagen
Telefon +49 21 92/85 80
Internet: www.eag-fpi.com
E-Mail: info@eag-fpi.de

IBKK Institut für Ausbildung in Bildender Kunst und Kunsttherapie
Abt. Kunsttherapie
Lohrheidestr. 57;
44866 Bochum
Telefon +49 23 27/9 28 70, Fax +49 23 27/3 40 42
Internet: www.ibkk-kunstzentrum.de
E-Mail: info@ibkk-kunstzentrum.de

IHP Institut für Humanistische Psychologie
Abt. Kunsttherapie Dr. Klaus Lumma
Schubbendenweg 4
52249 Eschweiler
Telefon +49 24 03/47 26
Internet: www.ihp.de
E-Mail: office@ihp.de

IKT München
Institut für Kunst und Therapie München
Sekretariat Michael Hussmann
Germeringer Str. 6A
82131 Gauting
Telefon +49 89 72/01 62 36, Fax +49 89 72/01 62 58
Internet: www.ikt-muenchen.de
E-Mail: kunsttherapie@ikt-muenchen.de

Ikusa – Institut für Kunsttherapie Sachsen
Peggy Kielhorn
Bornaer Chaussee 11a
04416 Markkleeberg
Telefon +49 34 29/79 05 12 00
Internet: www.institut-ikusa.de
E-Mail: info@institut-ikusa.de

Kölner Schule für Kunsttherapie
Hiltrud Zierl
Rennbahnstraße 117
50737 Köln
Telefon +49 22 11/3 11 08
Internet: www.koelnerschule.de
E-Mail: info@koelnerschule.de

Sigmund Freud PrivatUniversität Berlin (SFU)
Aus- und Weiterbildungsinstitut der Deutschen Ges. f. Künstl. Therapien
In Zusammenarbeit mit dem MA-Studiengang Kunsttherapie der SFU Wien
Anmeldung und Anfragen:
Studien Service Center-Berlin
Sigmund Freud PrivatUniversität Berlin
Campus Tempelhof
Columbiadamm 10, Turm 9
12101 Berlin
Telefon +49 30 69/57 97 28
E-Mail: office-kunsttherapie@sfu-berlin.de

Zusatzlehrprogramm (EKT) und Wissenschaftliche Weiterbildung Kunsttherapie (WWKT)
Katholische Hochschule Freiburg
Karlstr. 63
79104 Freiburg
Telefon +49 76 12/00 14 51, +49 76 12/00 14 60; +49 76 12/00 15 61
Internet: www.kh-freiburg.de
E-Mail: iww@kh-freiburg.de

4.3 BKMT e. V.: Berufsverband für Kunst-, Musik- und Tanztherapie, Europäischer Dachverband für künstlerische Therapien gem. e. V., Wissenschaftliche Gesellschaft für künstlerische Therapien

Der BKMT wurde 1986 in Tübingen gegründet. Als Ergänzung zu den medizinischen und verbalen Verfahren vertritt er die künstlerischen Therapeuten, die auf der Basis eigener künstlerischer Fertigkeiten die Wirkung von Kunst, Musik, Tanz, Theater u. ä. an sich selbst erfahren und ein entsprechendes Hochschulstudium absolviert haben und bereit sind, den Menschen umfassender zu betrachten – nicht nur in seiner visuellen, auditiven und motorischen Fähigkeit –, und dadurch die Gemeinsamkeiten und Besonderheiten der jeweiligen künstlerischen Therapien kennen und zum Wohle der Patienten einsetzen können.

Berufspolitische Zielsetzung: Der BKMT verfolgt laut Selbstaussage mit Sorge als nationaler und europäischer Berufs- und Dachverband die Zersplitterung des inzwischen beachtlich angewachsenen Berufsstands, der sich zudem noch in zahlreiche Einzelsparten (wie Rhythmus-, Sing-, Mal-, Drama-, Biblio-, Poesietherapie usw.) auffächert. Andererseits kann der BKMT aber Niveauabsenkung und Öffnung dieses Berufs für Interessenten ohne den erforderlichen Ausbildungsabschluss nicht akzeptieren: Dies schade nicht nur dem Ansehen und den Zielen qualifizierter künstlerischer Therapeuten, sondern auch deren berechtigter Forderung nach angemessener Vergütung. Der BKMT legt Wert auf Qualitätssicherung. Er lehnt im Interesse qualifizierter künstlerischer Therapeuten solche Personen ab, die die erforderlichen künstlerischen oder therapeutischen Studiengänge nicht absolviert haben, auch wenn sie sich als Lehrtherapeuten ausgeben und sich gegenseitig als solche anerkennen. Der BKMT verlangt die Reservierung der Bezeichnung „künstlerisch" für solche Therapeuten und Therapien, die die Bezeichnung auch tatsächlich verdienen. Als wissenschaftliche Gesellschaft nimmt er nur Absolventen aus Einrichtungen auf, deren Ausbildungsordnung universitären Studiengängen entspricht und deren Ausbilder einen wissenschaftlichen bzw. künstlerischen Hochschulabschluss nachweisen können. Über die Aufnahme entscheidet der Vorstand auf der Grundlage der eingereichten Zeugnisse, Tätigkeitsnachweise und Gutachten.

Adresse: BKMT, Von-Esmarch-Str. 111, 48149 Münster
Telefon: 0251/86-1500 Fax: 0251/86-6488, E-Mail: bkmt@bkmt.de

4.4 BVAKT e. V. – Berufsverband für Antroposophische Kunsttherapie

- Zielsetzung: Der BVAKT e. V. „sieht in der anthroposophischen Geisteswissenschaft Rudolf Steiners einen Weg, den Zusammenhang von Mensch und Kunst zu erkennen und für die Therapie fruchtbar zu machen." (Satzung, 1998) Er vertritt den Berufsstand der Anthroposophischen KunsttherapeutInnen in der BRD, sorgt für Weiterentwicklung, Etablierung und Anerkennung, und er fördert Forschung, Lehre und Weiterbildung im Bereich der Anthroposophischen Kunsttherapie.
- Zusammenarbeit: Der BVAKT e. V. arbeitet mit der medizinischen Sektion der Freien Hochschule für Geisteswissenschaft am Goetheanum/CH, der Gesellschaft Anthroposophischer Ärzte in Dtl. e. V., mit den Ausbildungsstätten für Anthroposophische Kunsttherapie, mit Patientenorganisationen wie Anthroposophisches Heilwesen e. V. oder Eur. Verbraucherverband f. Naturmedizin zusammen.
- Mitgliedschaft: Ordentliches Mitglied kann werden, wer eine anthroposophisch-kunsttherapeutische Qualifikation erworben hat. Assoziiertes Mitglied kann jeder künstlerisch-therapeutisch Tätige, jeder in der Anwendung anthroposophischer Kunsttherapie kompetente Arzt, sowie jeder/jede anthroposophisch-kunsttherapeutisch Ausgebildete werden.
- Standards: Mit Beschluss vom 5.6.99 kann ordentliches Mitglied werden, wer: ein 4-jähriges Vollzeitstudium Anthroposophischer Kunsttherapie absolviert, 2 Jahre berufspraktisch in Kooperation mit einem Arzt sowie Kunsttherapeuten gearbeitet, zwei Therapieverläufe schriftlich dokumentiert, sowie eine positive Beurteilung seiner Mentoren erbracht hat.

Adresse des BVAKT e. V.: Am Hessenberg 34, 58313 Herdecke,
Tel.: +49 23 30/60 66 73, Fax: +49 71 1/7 79 97 23
Internet: www.anthroposophische-kunsttherapie.de
E-Mail: berufsverband@anthroposophische-kunsttherapie.de

4.5 BVPPT e. V.

Adresse: Berufsverband Pädagogischer Psychotherapeuten,
52249 Eschweiler,
Tel. 02403/4728; Fax 02403/ 20447

4.6 Der Fachverband DFGKT e. V. – Deutscher Fachverband für Kunst- und Gestaltungstherapie e. V.

- Zielsetzungen des Fachverbandes:

  a) Zusammenschluss von Kunst- und Gestaltungstherapeuten verschiedener Aus- und Weiterbildungen und Institute.
  b) Die Etablierung und Verbreitung eines Berufsbildes und Berufsstandes Kunst- und Gestaltungstherapie sowie die berufsständische Vertretung der Kunst- und Gestaltungstherapeuten.

c) Die Entwicklung und Überprüfung der Aus-, Fort- und Weiterbildungsrichtlinien für Kunst- und Gestaltungstherapie mit dem Ziel einer zeit- und sachgerechten Anpassung und Vereinheitlichung der Standards in den angeschlossenen Instituten.
d) Die Förderung von wissenschaftlichen Arbeiten zu Theorie und Methode der Kunst- und Gestaltungstherapie als psychotherapeutisches Verfahren.
e) Die Planung, Durchführung und Förderung von regionalen und überregionalen Fort- und Weiterbildungsveranstaltungen für Kunst- und Gestaltungstherapie.
f) Die Zusammenarbeit mit Verbänden ähnlicher Zielsetzung auf nationaler und internationaler Ebene.

– Mitgliedschaft im Fachverband:

a) Ordentliches Mitglied des Vereins kann werden: jede natürliche Person, die eine den geltenden Richtlinien des Vereins entsprechende Aus- oder Weiterbildung in Kunst- und Gestaltungstherapie erfolgreich abgeschlossen hat; als juristische Person die Aus- und Weiterbildungsinstitute, deren Curricula und Standards den geltenden Richtlinien des Vereins entsprechen.
b) Vorläufige Mitglieder können alle natürlichen Personen werden, die wenigstens das zweite Aus- oder Weiterbildungsjahr an einem dem Verein angehörenden Institut begonnen haben.
c) Graduierte Mitgliedschaft können ordentliche Mitglieder erlangen, die nach der Aus-, Fort- und Weiterbildung über eine mindestens dreijährige von einem(r) Lehrtherapeuten(in) des Vereins oder von einem vom Verein anerkannten SupervisorIn supervidierte kunst- und gestaltungstherapeutische Praxis verfügen.

– Standards der Ausbildung:

I Eingangsvoraussetzungen:
a) Abschluss eines medizinischen, psychosozialen, künstlerischen oder geisteswissenschaftlichen Studiums an einer Hochschule oder Fachhochschule,
b) Berufsausbildung im medizinischen, sozialen oder pädagogischen Bereich und dreijährige Berufstätigkeit – sowie Nachweis bildnerischer Tätigkeit
c) Mindestalter 22 Jahre

II Standards der Weiterbildung
a) Lehrtherapeutische Einzelarbeit: 100 Stunden bei einer/einem vom DFKGT oder einem seiner Mitgliedsinstitute für die Durchführung von Lehrtherapien anerkannten Therapeutin/Therapeuten unter Einbeziehung kreativer Medien. „Diese Lehrtherapien sind zu erbringen bei privaten Aus-, Fort- und Weiterbildungsinstituten im Rahmen der

Aus- und Weiterbildung oder bei Fach- und Hochschulabsolventen spätestens bis zur Graduierung.

b) Selbsterfahrung: 250 Stunden künstlerische, kunst- und gestaltungstherapeutische Selbsterfahrung in der Gruppe
c) Methodenseminare: 260 Stunden. Die Methodenseminare sollen thematisch umfassen: Krisenintervention, kunst- und gestaltungstherapeutische Interventions- und Behandlungstechniken sowie Traum- und Imaginationsarbeit, therapeutische Beziehungsarbeit im speziellen Rahmen der Kunst- und Gestaltungstherapie. Vermittlung von diagnose-relevanten Gestaltungsmerkmalen.
d) Theorieseminare: 180 Stunden. Dabei wird vorausgesetzt, daß darüber hinaus die Standards a–c und g Theorieanteile vertreten.
e) Gruppenarbeit: Für KandidatInnen ohne psychosoziale Kenntnisse: 300 Stunden klinische und psychosoziale Theorie. Für KandidatInnen ohne künstlerische Vorbildung: 300 Stunden künstlerische Weiterbildung sowie Nachweis der künstlerischen Kompetenz durch Mappen, Ausstellungskatalogen, Skizzenbücher u. a. m.
f) Praktikum: 500 Stunden in klinischen, sozial- oder sonderpädagogischen Institutionen, in denen unter Anleitung kunst- gestaltungstherapeutisches Arbeiten praktisch eingeübt werden kann – davon wenigstens 100 Stunden selbständige, eigenverantwortliche Arbeit.
g) Supervision der Praktika: 30 Stunden kunst- und gestaltungstherapeutische Einzelsupervision à 45 Minuten; 90 Stunden kunst- und gestaltungstherapeutische Gruppensupervision à 45 Minuten
h) Ausbildungsumfang 1600 Stunden

Die Ausbildungskommission des DFKGT sichert und fordert die Einhaltung der verbandlichen Mindest-Standards von den folgenden angeschlossenen Aus-/Weiterbildungen:

Akademie der Bildenden Künste München
Master-Studiengang und Zusatz-Studiengang Bildnerisches Gestalten und Therapie
80799 München

Alanus Hochschule für Kunst und Gesellschaft Alfter
Master-Studiengang Kunsttherapie
53347 Alfter

APAKT Hamburg
Arbeitsgemeinschaft für psychoanalytische Kunsttherapie
private Weiterbildung
22763 Hamburg

APAKT München
Arbeitsgemeinschaft für psychoanalytische Kunsttherapie
private Weiterbildung
80634 München

Kath. Hochschule für Sozialwesen Berlin (KHSB)
in Kooperation mit dem Dt. Arbeitskreis Gestaltungstherapie/klin. Kunsttherapie (DAGTP)
Gestaltungstherapie/Klinische Kunsttherapie
Bachelor-Studiengang Gestaltungstherapie/Klinische Kunsttherapie
10318 Berlin

Hochschule für Künste im Sozialen, Ottersberg
University of Applied Sciences and Arts
Bachelor-Studiengang Kunst im Sozialen. Kunsttherapie
28870 Ottersberg

Hochschule für Bildende Künste Dresden
Aufbaustudium für KunstTherapie
01307 Dresden
Hochschule für Wirtschaft und Umwelt Nürtingen-Geislingen
Hochschulstudiengänge Künstlerische Therapien
Bachelor-Studiengang Kunsttherapie
72622 Nürtingen

IHP
Institut für Humanistische Psychologie
private Weiterbildung Klinische KunsttherapeutIn HPG
52249 Eschweiler

IKT
Institut für Kunst und Therapie München
in Kooperation mit der
Hochschule für Wirtschaft und Umwelt Nürtingen-Geislingen (HfWU)
Hochschulstudiengänge Künstlerische Therapien (HKT)
private hochschulzertifizierte Weiterbildung
82131 Gauting

IPK
Institut für psychoanalytische Kunsttherapie
private Weiterbildung
30449 Hannover

IWW - Institut für Wissenschaftliche Weiterbildung
Wissenschaftliche Weiterbildung Kunsttherapie
Kath. Hochschule Freiburg
79104 Freiburg

Kunsthochschule Berlin-Weißensee
Master-Studiengang Kunsttherapie
13086 Berlin

MSH Medical School Hamburg
Masterstudiengang Intermediale Kunsttherapie
21079 Hamburg

Zukunftswerkstatt therapie kreativ
private Weiterbildung
Kreative LeibtherapeutIn / Schwerpunkt Kunstpsychotherapie
47506 Neukirchen-Vluyn
Adresse: c/o FH Nürtingen, Sigmaringer Str. 15, 72622 Nürtingen,
Tel. 07022/931704, E-Mail: dfgkt@t-online.de

4.7 DAGTP e. V. – Deutscher Arbeitskreis Gestaltungstherapie/ Klinische Kunsttherapie e. V.

GestaltungstherapeutInnen mit langjähriger Berufserfahrung in Fachkliniken für Psychosomatik und Psychotherapie gründeten 1979 den Verein Deutscher Arbeitskreis Gestaltungstherapie e. V. Der Verein verfolgt vorrangig die Ziele: Weiterentwicklung der Gestaltungstherapie nach neuesten wissenschaftlichen Erkenntnissen von Tiefenpsychologie und Sozialpsychologie; Erarbeitung der Grundlagen für einen zu etablierenden Berufsstand des Gestaltungstherapeuten/klinischen Kunsttherapeuten; Veranstaltungen zur Fort- und Weiterbildung; Förderung und Unterstützung von Veröffentlichungen, die gestaltungstherapeutische Gedanken, Konzepte und Ideen im Sinne des DAGTP e. V. publizieren.

Nach der Erstellung eines Curriculums und der Durchführung von Trainingsgruppen konnte im März 1981 der erste Kurs der 4-jährigen, berufsbegleitenden Weiterbildung beginnen. 1986 wurde das Institut für Weiterbildung im DAGTP e. V. gegründet und mit der Durchführung der Weiterbildungsveranstaltungen in tiefenpsychologisch fundierter Gestaltungstherapie beauftragt. Durch die Namenserweiterung „Klinische Kunsttherapie e. V." soll deutlich gemacht werden, dass die tiefenpsychologisch fundierte Gestaltungstherapie als eine psychotherapeutische Methode innerhalb eines übergreifenden, nach Praxisfeldern differenzierten Berufsbildes „Kunsttherapie", im klinischen (psychotherapeutischen) Bereich angesiedelt ist.

Adresse: Joachim-Friedrich-Str. 30, 10711 Berlin,
Tel. 030/8935903,
www.dagtp.de

4.8 ECArTE – The European Consortium for Arts Therapy Education

ECArTE ist ein Zusammenschluss von Universitäten und Weiterbildungseinrichtungen auf europäischer Ebene. Hauptziel ist es, die Entwicklung der Kunsttherapien in Europa zu repräsentieren und zu fördern, insbesondere die wissenschaftlich überprüfte und anerkannte Aus- und Weiterbildung in den künstlerischen Therapien (Kunst-, Tanz-, Drama- und Musiktherapie).
ECArTE wurde 1991 von den Universitäten in Hertfordshire, Münster, Nijmegen und Paris gegründet und umfasst gegenwärtig 30 Institutionen in 10 europäischen Ländern.

Zielsetzungen: Förderung der europäischen Verbindungen durch Austauschprogramme; Förderung der Erforschung kunsttherapeutischer Methoden in Europa; Entwicklung internationaler Studiengänge; Förderung der europaweiten Anerkennung kunsttherapeutischer Berufsqualifikation; Entwicklung geeigneter akademisch anerkannter, auf nationaler Ebene validierter Weiterbildungskurse; Organisation internationaler Tagungen zur Förderung der professionellen Kommunikation.

Adresse: Haus Vortlage,
49525 Lengerich, Tel. 05481/6356, Fax 05481/84311,
E-Mail: kossola@uni-muenster.de

4.9 European Federation of Art Therapy (EFAT)

Die Gründung der European Federation of Art Therapy (EFAT) wurde 2018 in Brüssel von Kunsttherapeuten aus 27 verschiedenen europäischen Ländern unterzeichnet - ein wichtiger Schritt hin zu mehr Zusammenarbeit und Lernen auf diesem Gebiet. EFAT wurde später als offizielle International Non-Profit Association (AiSBL) registriert, nachdem sie das vom belgischen König am 15. Juli 2018 unterzeichnete königliche Dekret erhalten hatte. Die Mitgliederaufnahme begann im September 2019. Ein Netzwerk europäischer Kunsttherapeuten war das Sprungbrett für die Gründung dieser Europäischen Föderation. Dieses Netzwerk wurde 2011 auf Initiative von Paola Luzzatto gegründet.

Adresse: EFAT IVZW Tenboslaan 70 1560 HOEILAART BELGIEN.
E-Mail: EFAT (arttherapyfederation.eu), info@arttherapyfederation.eu

Literatur

Adler, A., Deutsch, D. (Hrsg.) (1995): Essays in individual psychology. New York

Adorno, Th. W. (1971): Zur Metakritik der Erkenntnistheorie. Studien über Husserl und die phänomenologischen Antinomien. Frankfurt a. M.

Aernout, J. R. (1981): Arbeitstherapie: Eine praxisorientierte Einführung. Weinheim

Affolter, F. (1987): Wahrnehmung, Wirklichkeit und Sprache. Villingen

AG Köln (Hrsg.) (1995): Stellungnahme zu den Beratungen bezüglich des Gesetzes über die Berufe des Psychologischen Psychotherapeuten und des Kinder- und Jugendlichenpsychotherapeuten und zur Änderung des Fünften Buches Sozialgesetzbuch vom 13.08.1993 und dessen Bedeutung für die Entwicklung eines Berufsbildes und eines Berufsrechtes für Kunst- und Musiktherapeuten im besonderen und heilkundlich hochschulqualifizierte Berufsgruppen im allgemeinen. (hrsgg. von der Arbeitsgruppe Etablierung der Kunst- und Musiktherapie am FB Heilpädagogik der Univ. Köln). Köln

Ahrens, S. (1997): Lehrbuch der psychotherapeutischen Medizin. Stuttgart

Aissen-Crewett, M. (1987): Kunst und Therapie mit Gruppen: Aktivitäten, Themen und Anregungen für die Praxis. Dortmund

Aldridge, D. (2002): Musiktherapieforschung – eine Erzählperspektive. In: Petersen, 123–147

Aldridge, D. (2007): Wechselspiel Forschung und Praxis. Tagung des Landschaftsverbandes Rheinland LVR, „Kreativtherapie-Tagung im Rheinland 2007“, Köln

Aldridge, D., Gruber, H., Kunzmann, B., Weis, J. (Hrsg.) (2002): Eine Zusammenstellung von Studien/Veröffentlichungen. Zur Begründung der OPS-Revision für Kreative/Künstlerische Therapien – Zur Vorlage der Begründung für die OPS-Revision vom September 2002 für psychosoziale Diagnostik und Therapie des Runden Tisches Psychosozialer Fachgesellschaften im Akutkrankenhaus gegenüber dem Deutschen Institut für Medizinische Dokumentation und Information (DIMDI). Veröff. DFKGT, Nürtingen

Allesch, C. G. (2006): Einführung in die psychologische Ästhetik. Wien

Amendt, G. (1992): Das Leben unerwünschter Kinder. Frankfurt a. M.

Andel, H. v., Pittrich, W. (1991): Kunst und Psychiatrie. Münster

Andersch, N. (2007): Symbolische Form und Gestalt – Ein kreatives Spannungsverhältnis. Ernst Cassirers Beitrag zu einem „Modell mentaler Funktionsräume”. In: www.gestalttheory.net/uploads/pdf/GTH-Archive/2007Andersch_SymbolischeFormUndGestalt.pdf, 20.02.2023

Anzieu, D. (1991): Das Haut-Ich. Frankfurt a. M.

Arnheim, R. (1965): Kunst und Sehen. Berlin

Arnheim, R. (1972): Anschauliches Denken. Köln

Augustin, A. (1986): Beschäftigungstherapie bei Wahrnehmungsgestörten. Dortmund

Augustin, A. (1988): Ergotherapie bei überaktiven Kindern. In: Franke U. (Hrsg.): Aggressive und hyperaktive Kinder in der Therapie. Berlin, 43 ff.

AWMF (2005): Leitlinie „Schizophrenie“, hrsg. von der Deutschen Gesellschaft für Psychiatrie, Psychotherapie und Nervenheilkunde DGPPN. Darmstadt. In: http://www.uni-duesseldorf.de/WWW/AWMF/ll/038-009.htm, 30.09.2008

Ayres, A.J. (1984): Bausteine der kindlichen Entwicklung. Berlin

Bach, S. (1966): Spontanes Malen schwerkranker Patienten. Ein Beitrag zur psychosomatischen Medizin. In: Acta Psychosomatica 8

Bachmann, H.J. (1985): Malen als Lebensspur. Die Entwicklung kreativer bildlicher Darstellung. Ein Vergleich mit den frühkindlichen Loslösungs- und Individuationsprozessen. Stuttgart

Bader, A. (Hrsg.) (1975): Geisteskrankheit, Bildnerischer Ausdruck und Kunst: Eine Sammlung von Texten zur Psychopathologie des Schöpferischen. Berlin

Bader, R., Baukus, P., Mayer-Brennenstuhl, A. (Hrsg.) (1999): Kunst und Therapie. Eine Einführung in Geschichte, Methode und Praxis der Kunsttherapie. Nürtingen

Baer, U. (2007): Kreative Therapie im Spagat zwischen Kunst und Wissenschaft. Vortrag auf der Tagung des Landschaftsverbandes Rheinland LVR, „Kreativtherapie-Tagung im Rheinland 2007“, Köln

Balmer, H. (Hrsg.) (1976): Die Psychologie des 20. Jahrhunderts. Bd. 1. Zürich

Baraldi, C., Corsi, G., Esposito, E. (Hrsg.) (1997): GLU – Glossar zu Niklas Luhmanns Theorie sozialer Systeme. Frankfurt a.M.

Barthes, R. (1978): Über mich selbst. München

Barthes, R. (1984): Fragmente einer Sprache der Liebe. Frankfurt a.M.

Baudrillard, J. (1982): Der symbolische Tausch und der Tod. München

Bauer, J. (Hrsg.) (1996): Synaptic plasticity of the cortex. Behavioral Brain Research. Special Issue, 78, 1–72

Bauer, J. (2001): „Integrating Psychiatry, Psychoanalysis, Neuroscience“. In: PPmP Psychother Psychosom med Psychol, 51, 265–266

Bauer, J. (2006): Warum ich fühle, was du fühlst. Intuitive Kommunikation und das Geheimnis der Spiegelneurone. München

Bauer, M.u.a. (Hrsg.) (1980): Psychiatrie. Psychosomatik-Psychotherapie. 3. A. Stuttgart

Bauer, R. (Hrsg.) (1992): Lexikon des Sozial- und Gesundheitswesens. 3 Bde. München

Baukus, P., Thies , J. (Hrsg.) (1972): Kunsttherapie. Stuttgart

Beims, H. (1992): Stichw. Rehabilitationsmassnahmen. In: Bauer, R. (Hrsg.): Lexikon des Sozial- und Gesundheitswesens. 2 Bde. München

Bell, V., Troxel, D., Cox, T., Hamon, R. (2007): So bleiben Menschen mit Demenz aktiv. 147 Anregungen nach dem Best-Friends-Modell. München

Benedetti, G. (1982): Über die Kreativität des schizophrenen Leidenden. In: Psychologie Heute 6, 32f.

Benedetti, G. (1983): Todeslandschaften der Seele. Psychopathologie, Psychodynamik und Psychotherapie der Schizophrenie. Göttingen

Benedetti, G. (1984): Die Symbolik des schizophrenen Patienten und das Verstehen des Therapeuten. In: Hartwig, H., Menzen, K. -H. (Hrsg.): Kunst-Therapie. Berlin

Benedetti, G., Peciccia, M. (1990): Die Funktion des Bildes in der gestaltenden Psychotherapie bei Psychose-Patienten. In: Petzold, H., Orth, I. (Hrsg.): Die neuen Kreativitätstherapien (Bd. 1). Paderborn, 317 ff.

Bettzieche, P., Apolte, U. (Hrsg.) (2022): Kaleidoskop. Vielfalt kunsttherapeutischer Intervention. Lengerich

Beuys, J. (1988): The secret block for a secret person in Ireland. München

BfA/Bundesanstalt für Arbeit (Hrsg.) (1966): Blätter zur Berufskunde: Diplom-Kunsttherapeut/in (FH), Kunst- und Gestaltungstherapeut/in, Anthroposophische/r Kunsttherapeut/in. Bielefeld

Bienert, L. (1995): Kunsttherapie. In: Häberle, H., Niethammer, D. (Hrsg.): Leben will ich jeden Tag. Freiburg

Bienstein, C. (1997): Stand der Forschung in der Anwendung des Konzepts „Basale Stimulation in der Pflege“. In: Fröhlich, A., Bienstein, C., Haupt, U. (Hrsg.): Fördern-Pflegen-Begleiten. Düsseldorf

Bienstein, C., Fröhlich, A. (1994): Basale Stimulation in der Pflege. Düsseldorf

Biniek, E. (1982): Psychotherapie mit gestalterischen Mitteln. Darmstadt

Binswanger, L. (1955): Ausgewählte Vorträge und Aufsätze. 2 Bde. Bern

Bloch, E. (1964): Tübinger Einleitung in die Philosophie. 2 Bde. Frankfurt a. M.

Bloch, E. (1975): Experimentum Mundi. Frage, Kategorien des Herausbringens, Praxis. Frankfurt a. M.

Bloch-Aupperle, S. (1999): Kunsttherapie mit Kindern. München, Basel

Blohm, M. (Hrsg.) (2021): Kunsttherapeutische Stichworte. Flensburg

Blohm, M. (Hrsg.) (2022): In psychotherapeutische Kontexte eingebettete Bilder und Objekte. Kunsttherapeutische Fallbeispiele. Flensburg

Blum, K., Löffert, S., Offermanns, M., Steffen, P. (2011): Psychiatrie-Barometer. Einsatz von Kreativtherapien in Psychiatrischen Krankenhäusern. Deutsches Krankenhaus Institut, Düsseldorf

BmfAS (Bundesministerium für Arbeit und Sozialordnung/Hrsg.) (1995): Übersicht über das Sozialrecht. Bonn

BmfAS (Bundesministerium für Arbeit und Sozialordnung/Hrsg.) (2000): Gesetz zur Sicherung der Eingliederung Schwerbehinderter in Arbeit, Beruf und Gesellschaft (Schwerbehindertengesetz – SchwbG). Bonn

Bonin, W. F. (1983): Die großen Psychologen: Von der Seelenkunde zur Verhaltenswissenschaft. Forscher, Therapeuten und Ärzte. Düsseldorf

Born, Th., Heine A. E. (2004): Bildgestaltung im Medienkontext. Grundlagen und Methoden. Bonn

Bowlby, J. (1969): The nature of the child's tie to his mother. In: Int. J. Psycho-Anal. 39, 1958, p. 350–373; Attachment and loss. International Psychoanalytical Library Nr. 79. London

Brack, U. B. (1986): Frühdiagnostik und Frühtherapie. Psychologische Behandlung von entwicklungs- und verhaltensgestörten Kindern. München

Brandenburg, H., Sowinski, C. (1996): Alltagsaktivitäten – Unterschiede und Gemeinsamkeiten im Verständnis zwischen Gerontologie und Pflege, In: Zeitschrift für Gerontologische Geriatrie 29, 387–396

Brandenburg, H., Menzen, K. -H. (1999): Altenhilfe der Zukunft – Berufsfeld der rehabilitativen Kunsttherapie. In: Kunst & Therapie 1–2, 49–59

Braun, A. K., Bock, J. (2003): Die Narben der Kindheit. In: Gehirn & Geist, 1, 50–53

Breuer, L. (1983): Media Rex. In: Lotringer, S. (Hrsg.): New Yorker Gespräche. Berlin, 169

Buijssen, H. (1997): Senile Demenz. Eine praktische Anleitung für den Umgang mit Alzheimer-Parienten. Weinheim

Büntig, W.E. (1982): Die Gestalttherapie Fritz Perls'. In: Eicke, D. (Hrsg.): Individualpsychologie und Analytische Psychologie. Kindlers Psychologie des 20. Jahrhunderts (Bd. 4). Weinheim, 534f.

Bundesausschuss, G. (2021). Personalausstattung Psychiatrie und Psychosomatik-Richtlinie. In: https://www.g-ba.de/downloads/62-492-2329/PPP-RL_2020-10-15_iK_2021-01-01.pdf, 21.02.2023

Burroughs, W. (1983): Ausrotten. In: Lotringer, S. (Hrsg.): New Yorker Gespräche. Berlin, 105f.

Ciompi, L. (1988): Außenwelt – Innenwelt. Die Entstehung von Zeit, Raum und psychischen Strukturen. Göttingen

Cizek, F. (1921): In: Der Cicerone. Monatsschrift für Künstler, Kunstfreunde und Sammler

Claus, J. (1963): Theorien zeitgenössischer Malerei in Selbstzeugnissen von Pollock, Hartung, Tapiès, Nay, Baumeister, Michaux, Vedova, Mathieu, Wols u.a. Reinbek

Cobliner, W.G. (1974): Die Genfer Schule der genetischen Psychologie und Psychoanalyse: Parallelen und Gegensätze. In: Spitz 1974, 312 f.

Cohn, R., Farau, A. (1987): Gelebte Geschichte der Psychotherapie. Stuttgart

Crick, F., Koch, C. (1993): Das Problem des Bewußtseins. In: Spektrum der Wissenschaften-Spezial – Gehirn und Geist, 106–114

Crittenden, P.M. (1996): Ein Beitrag zum Verhältnis von Affekt und limbischem System. In: Prax. Kinderpsychol. Kinderpsychiatr. 45, 147–155

Czerny, M. (1988): Die Tierstimme des Unbewußten. In: Kurz, H. (Hrsg.): Gestaltungstherapie Almanach. Stuttgart

Damasio, A.R. (2001): Ich fühle also bin ich. Die Entschlüsselung des Bewusstseins. 3.A. München

Damasio, A.R. (2006): Descartes' Irrtum. Fühlen, Denken und das menschliche Gehirn (2004). 4.A. Berlin

Damasio, A.R., Damasio, H. (1993): Sprache und Gehirn. In: Spektrum der Wissenschaft. Spezial 1: Gehirn und Geist, 46–55

Daniel, R. (1993): Archetypische Signaturen im unbewußten Malprozeß. Waiblingen-Hohenacker

Dannecker, K. (2003): Internationale Perspektiven der Kunsttherapie. Wien

Dannecker, K. (2006): Psyche und Ästhetik. Die Transformationen der Kunsttherapie. Berlin

Daszkowski, A., McLeod Kessin, K. (2022): Den Toten eine Stimme geben – Die Transformation Transgenerationaler Traumatisierung durch Kunst. In: Bettzieche, P., Aolte, U. (Hrsg.): Kaleidoskop. Lengerich, 134–142

Deinhardt, H.M., Georgens, J.D. (1881/1883/1979): Die Heilpädagogik mit besonderer Berücksichtigung der Idiotie und der Idiotenanstalten (2 Bde). Leipzig. Reprint Gießen

Deinhardt, H.M., Gayette, J.M.v. (Hrsg.) (1858): Medizinisch-Pädagogisches Jahrbuch der Levana für das Jahr 1858 (Bd. 1). Wien

Deutsche Rentenversicherung Bund (Hrsg.) (2007): KTL-2007. Berlin.
Deutsche Rentenversicherung Bund (Hrsg.) (2014): KTL Klassifikation therapeutischer Leistungen in der medizinischen Rehabilitation. Version 2015. 6. Aufl. Berlin.
DFGKT (Hrsg.) (1999a): Sein im Bild – Im Bild Sein. Dokumentation der Jahrestagung 1999. Fachhochschule für Kunsttherapie: Nürtingen
DFGKT (Hrsg.) (1999b): Empfehlungen zur Einrichtung eines Arbeitsplatzes für KunsttherapeutInnen im Angestelltenverhältnis. Mitteilungsblatt des Vorstandes (F. Marburg). Nürtingen
Dieckmann, H. (1972): Träume als Sprache der Seele. Eine Einführung in die Traumdeutung. Stuttgart
Diepold, B. (1998): Schwere Traumatisierungen in den ersten Lebensjahren – Folgen für die Persönlichkeitsentwicklung und Möglichkeiten psychoanalytischer Behandlung. In: Endres, M., Biermann, G. (Hrsg.): Traumatisierung in Kindheit und Jugend. München
Dietze, L. (1992): Stichw. Integration. In: Bauer, R. (Hrsg.): Lexikon des Sozial- und Gesundheitswesens. 2 Bde. München
DiLeo, J. H. (1992): Die Deutung von Kinderzeichnungen. Karlsruhe
DIMDI (2015): OPS-Version 2015. Behandlungs- und Abrechnungskatalog der Akut-Kliniken. Deutsches Institut für Medizinische Dokumentation und Information, Köln.
Doktor, D., Eckert, A., Gersie, A., Junker, J., Rutten-Servis, M. (1999): Praxisorientierte Wissenschaften der Kreativen Therapien. In: Kunst & Therapie. Zeitschrift für Theorie und Praxis künstlerischer Therapieformen 1–2, 147–155
Domma, W. (1990): Kunsttherapie und Beschäftigungstherapie: Grundlegung und Praxis-Beispiele klinischer Therapie bei schizophrenen Psychosen. Köln
Dörner, K., Plog, U. (1978): Irren ist menschlich oder Lehrbuch der Psychiatrie/Psychotherapie. Wunstorf
Dornes, M. (1995): Wahrnehmen, Fühlen, Phantasieren. In: Koch, G. (Hrsg.): Auge und Affekt – Wahrnehmung und Interaktion. Frankfurt a. M.
Dreifuss-Kattan, E. (1986): Praxis der klinischen Kunsttherapie: Mit Beispielen aus der Psychiatrie und aus der Onkologie. Bern
DSM-IV (H. Saß/H. -U. Wittchen/M. Zaudig, Hrsg.) (1996): Diagnostisches und Statistisches Manual Psychischer Störungen. Göttingen
Dufern, R., Beier, A., Menzen, K.-H. (2014): Künstlerische Therapien im sozialen Brennpunkt. Ein Leitfaden zur Institutionalisierung kunsttherapeutischer Arbeit. Dortmund
Duncker, H., Hampe, R., Wigger, M. (Hrsg.) (2018): Kreative Lernfelder. Künstlerische Therapien in Kultur- und Bildungskontexten. Freiburg
Dupierry, F. (1999): Ein psychodynamisch-prozeßorientierter Ansatz der Kunsttherapie – Aspekte und Interventionsmöglichkeiten. In: Hampe, R., Ritschl, D., Waser, G. (Hrsg.), 78–85
Dux, G. (2000): Historisch-genetische Theorie der Kultur. Weilerswist
Eberle, U. (2006): Warum Teenager so hirnrissig sind. In: Bild der Wissenschaft 2

Edelman, G.M. (1993): Unser Gehirn – Ein dynamisches System. München
Edelman, G.M. (1995): Göttliche Luft, vernichtendes Feuer. Wie der Geist im Gehirn entsteht. München
Edelman, G.M., Tononi, G. (2000): A universe of Consciousness: How matter becomes imagination (vgl. Vortrag auf der Jahrestagung der APA 2001). New York
Egger, B. (1982): Malen als Lernhilfe: Malen und bildnerisches Gestalten in der Schule und mit geistig und körperlich behinderten Kindern. Bern
Ehrenzweig, A. (1974): Ordnung und Chaos: Das Unbewußte in der Kunst. München
Endres, M., Biermann, G. (Hrsg.) (1998): Traumatisierung in Kindheit und Jugend. München
Endres, M., Moisl, S. (1998): Entwicklung und Trauma. In: Endres, M. / Biermann, G. (Hrsg.): Traumatisierung in Kindheit und Jugend. München
Engelhardt, G. v. (1996): Kann es eine Brücke geben von ursprünglichen Lebensformen zu den Kreativitätstherapien? In: Zifreund, W. (Hrsg.), 31–43
Erdmann, J.E. (1852/1986): Psychologische Briefe. Leipzig
Erlanger, A. (1997): Katathym-Imaginative Psychotherapie mit älteren Menschen. München
Fechner, G. Th. (1871/1978): Vorschule der Ästhetik. Beigebunden: Zur experimentellen Ästhetik. Nachdruck der Ausgaben 1871 und 1925. Hildesheim
Feil, N. (1999): Validation. Ein Weg zum Verständnis verwirrter alter Menschen. 10. Aufl. 2013. München
Feil, N. (2000): Validation in Anwendung und Beispielen. Der Umgang mit verwirrten alten Menschen. 7. Aufl. 2013. München
Fenichel, O. (1983): Psychoanalytische Neurosenlehre. 2 Bde. Frankfurt a.M.
Feuereissen, B. (1998): Das langsame Aufwachen begleiten. Zu den Möglichkeiten heilpädagogischen Handelns in der Früh-/Rehabilitation von hirngeschädigten und komatösen Patienten. Diplomarbeit KFH Freiburg, Fachbereich Heilpädagogik. Freiburg
Fischer, R. (1970): Über das Rhythmisch-Ornamentale im Halluzinatorisch-Schöpferischen. In: Confinea Psychiatrica 13, 1 f.
Fisher, A.G. (2001): Sensorische Integrationstherapie. Berlin
Flach, S.M. (2008): Berufs- und Leistungsrecht für künstlerische Therapien. München
Folsom, J. (1968): Reality orientation for the elderly mental patient. Journal Geriatric Psychiatry, 1, 291–307
Fonagy, P. (1995): Playing with reality: The development of psychic reality and its malfunction of borderline personalities. In: Int. J. Psychoanal. 76, 39–44
Fordham, M. (1974): Das Kind als Individuum: Kinderpsychotherapie aus der Sicht der Analytischen Psychologie C.G. Jungs. München-Basel
Foucault, M. (1977): Sexualität und Wahrheit. Frankfurt a.M.
Franke, G. (1995): SCL-90-R. Die Symptom-Checkliste von L.R. Derogatis. Manual. Dt. Version. Weinheim
Franke, U. (Hrsg.) (1988): Aggressive und hyperaktive Kinder in der Therapie. Berlin

Franzen, G. (2009): Kunst und seelische Gesundheit. Berlin
Franzen, G. (2020): Psychotherapie, Kunst und Kreativität. In: Pritz, A. u.a.: Universitäres Psychotherapiestudium. Lengerich, 447-466
Franzen, G., Hampe, R., Wigger, M. (Hrsg.) (2020): Zur Psychodynamik kreativen Gestaltens. Künstlerische Therapien in klinischen und psychosozialen Arbeitsfeldern. Freiburg
Franzen, G., Menzen, K.-H. (Hrsg.) (2022): Rezeptive Kunsttherapie. Das künstlerische Bild im Leidenszusammenhang des Patienten. Freiburg
Franzke, E. (1977): Der Mensch und sein Gestaltungserleben: Psychotherapeutische Nutzung kreativer Arbeitsweisen. Bern
Franzke, E. (2000): Kreative Arbeitsweisen in der Psychotherapie. In: Kunst & Therapie, 29, 23–40
Freud, S. (1969–1982): Studienausgabe: Zehn Bände und ein Ergänzungsband. Frankfurt a.M.
Friedrichs, J. (1980): Methoden empirischer Sozialforschung. Opladen
Fröhlich, A. (1983): Probleme der Förderung von Schwerst- und Mehrfachbehinderten. In: Hartmann, M. (Hrsg.): Beiträge zur Pädagogik der Schwerstbehinderten. Heidelberg
Fröhlich, A. (1991): Basale Stimulation: Selbstbestimmtes Leben. Düsseldorf
Fuchs, Th. (2005): Depression und Manie. In: von Spreti (2005), 81–87
Gabel, J. (1967): Ideologie und Schizophrenie: Formen der Entfremdung, Frankfurt a.M.
Gaedt, Chr. (Hrsg.) (1990): Selbstentwertung – depressive Inszenierungen bei Menschen mit geistiger Behinderung. Neuerkerode
Ganß, M. (2007): „Anderland" – kunsttherapeutische Begegnungen mit Menschen mit Demenz. In: Kunst & Therapie 2, 19f.
Garlock, R. (1991): Ein kunsttherapeutisches Programm auf der Grundlage Alfred Adlers. In: Rubin, J.A. (Hrsg.): Richtungen und Ansätze der Kunsttherapie: Theorie und Praxis. Karlsruhe
Gebsattel, V.E.v. (1954): Prolegomena einer medizinischen Anthropologie. Berlin
Gerdes, N., Jäckel, W.H., Fliedner, T.M. (1991): IRES – Ein Fragebogen zur Messung von Rehabilitationsbedürftigkeit und Rehabilitationserfolg. Mitteilungen der LVA Württemberg 3, 72–77
Goldenberg, G. (1998): Neuropsychologie. Grundlagen-Klinik-Rehabilitation. Stuttgart
Gorsen, P. (1980): Kunst und Krankheit: Metamorphosen der ästhetischen Einbildungskraft. Frankfurt a.M.
Gorsen, P. (1984): „Kunsttherapie" – Zur Ideologisierung des psychotherapeutischen Prozesses. In Hartwig, H., Menzen, K. -H. (Hrsg.): Kunst-Therapie. Berlin
Grangedor, J. (1868): De l'enseignement du dessin. In: Gazette des Beaux-Arts, 1
Grawe, K. (1987): Die Effekte der Psychotherapie. In: Amelang, M. (Hrsg.): Bericht über den 34. Kongress der Deutschen Gesellschaft für Psychologie in Heidelberg 1986. Bd. 2., 515534. Göttingen

Grawe, K., Donati, R., Bernauer, F. (1994a): Psychotherapien im Wandel: Von der Konfession zur Profession. Heidelberg

Grawe, K., Braun, U. (1994b): Qualitätskontrolle in der Psychotherapiepraxis. Ztschr. f. Klin. Psychol. 23 (4), 242–267

Greb, S. (2022): Schiessbilder – Eine Methode in der Kunsttherapie mit Jugendlichen in Anlehnung an Niki de Saint Phalle im Rahmen der stationären Kinder- und Jugendpsychiatrie. In: Bettzieche, P., Apolte, U. (Hrsg.): Kaleidoskop. Lengerich 118-123

Greenfield, S. A. (1999): Reiseführer Gehirn. Heidelberg

Günter, M. (1989): Gestaltungstherapie: Zur Geschichte der Mal-Ateliers. In: Psychiatrische Kliniken. Bern

Grissemann, H. (1986): Hyperaktive Kinder. Kinder mit minimaler zerebraler Dysfunktion und vegetativer Labilität als Aufgabe der Sonderpädagogik in der allgemeinen Schule. Bern

Groddeck, N, (1992): Signifikante Symbole und intuitive Wahrnehmung. In: Kunst & Therapie 19, 74 f.

Gruber, H., Henn, W. (2004): Kunsttherapie in der Onkologie. Köln

Haas, M.-Th. (2022): Kreativität, Ästhetik und das Unbewusste. Eine Begegnung von Kunst und Psychoanalyse. Giessen

Hahn, K. (1958): Erziehung zur Verantwortung. Stuttgart

Hampe, R. (1999): Metamorphosen des Bildlichen. Bremen

Hampe, R., Ritschl, D., Waser, G. (Hrsg.) (1999): Kunst, Gestaltung und Therapie mit Kindern und Jugendlichen. Bremen

Hampe, R. (2018): Perönlichkeitsbildung in Schulen. Ein ästhetisch-gestalterisches Förderangebot. In: Duncker, H. u.a. (Hrsg.): Kreative Lernfelder. Freiburg, 208–238

Häußling, R. (1999): Zur Rolle von Kreativität heute. Würzburg

Hannich, H. -J. (1994): Beziehung und Interaktion mit Bewußtlosen. In: Bienstein, C., Fröhlich, A. (Hrsg.): Bewußtlos. Düsseldorf

Harlan, V., Rappmann, R., Schata, P. (19843): Soziale Plastik. Materialien zu Joseph Beuys. Achberg

Hartmann, H. (1955): Notes on a theory of sublimation. In: Psychoanal. Study of the Child, 10, 9–29

Hartmann, S., Zepf, S. (2003): Effectiveness of psychotherapy – A replication of the Consumer-Reports-Study. In: Psychother. Res. 13, 235–242

Hartmann-Kottek-Schröder, L. (1983): Gestalttherapie. In: Corsini, R. J. (Hrsg.): Handbuch der Psychotherapie (Bd. 1). Weinheim, 281 ff.

Hartwig, H. (1984): Kultur als Therapie – Therapie als Kultur. In: Hartwig, H., Menzen, K. -H. (Hrsg.): Kunst-Therapie. Berlin

Haupt, M. (1997): Psychotherapeutische Strategien bei kognitiven Störungen. In: Förstl, H. (Hrsg.): Lehrbuch der Gerontopsychiatrie. Stuttgart

Heinz, R. (1987): Pathognostische Studien. Essen

Henkel, M., Holzkamp, K. (1972): Der Mensch im Raum – Therapie durch Malerei. (Unveröffentlichtes Manuskript). Berlin

Henseler, H. (1984): Narzißtische Krisen. Zur Psychodynamik des Selbstmords. Opladen

Herbart, J.F. (1804/1850–52): Über die ästhetische Darstellung der Welt als das Hauptgeschäft der Erziehung. Ed. Langensalza

Herbart, J.F. (1841/1850–52): Umriß pädagogischer Vorlesungen. Ed. Langensalza

Herbart, J.F. (1886): Lehrbuch zur Psychologie (1816). In: Herbart, J.F.: Schriften zur Psychologie (Hrsg. G. Hartenstein). 3.A. Hamburg/Leipzig

Herzog, G. (1984): Krankheitsurteile: Logik und Geschichte in der Psychiatrie. Loccum

Heydorn, H. -J. (1970): Über den Widerspruch von Bildung und Herrschaft. Frankfurt a. M.

Hilge, G., Stahl, K. (1994): Anmerkungen und Hinweise zur tarifrechtlichen Eingruppierung von Kunst- und Kreativtherapeuten. In: Pittrich, W., Seidenberg. G. (Hrsg.): ImPulse der Kunst. Innovationen in kunst- und kreativtherapeutischer Praxis. Lengerich

Hils, K. (1971): Therapeutische Faktoren im Werken und Formen. Darmstadt

Hörmann, K. (2009): Tanzpyschologie und Bewegungsgestaltung: Grundlagen der Tanztherapie. Pabst: Lengerich

Hoffmann, L. (1944/1961): Vom schöpferischen Primitivganzen zur Gestalt. München

Holden, U.P., Woods, R.T. (1982): Reality Orientation – Psychological Approaches to the Confused Elderly. Edinburgh

Holzkamp, K. (1973): Sinnliche Erkenntnis: Historischer Ursprung und gesellschaftliche Funktion der Wahrnehmung. Frankfurt a. M.

Horowitz, L.M., Strauss, B., Kordy, H. (1994): Inventar zur Erfassung Interpersonaler Probleme. Dt. Version. Manual. Weinheim

Hülshoff, T. (1996): Das Gehirn. Funktionen und Funktionseinbußen. Hans Huber: Göttingen

Hurrelmann, K. (1988): Sozialisation und Gesundheit. Somatische, psychische und soziale Risikofaktoren im Lebenslauf. Weinheim

ICD-10 (1995): Internationale statistische Klassifikation der Krankheiten und verwandter Gesundheitsprobleme. Köln

ICIDH (1995): International Classification of Impairments, Disabilities, and Handicaps. Hrsg. v. Matthesius, R. -G. u. a. Berlin

Jäger, R.M., Martin, D. (2020): Alle Künste unter einem Dach. In: Deutsches Ärzteblatt PP 8, 2020, 354–357

Jacobi, J. (1969): Vom Bilderreich der Seele: Wege und Umwege zu sich selbst. Olten

Jeschke, H.A., Lang, J.R. (Hrsg.) (1997): Rehabilitation im Umbruch. Kulmbach

Jones, E. (1960–62): Das Leben und Werk von Sigmund Freud. 3 Bde. Bern, Stuttgart

Jones, G.M.M., Miesen, B.M.L. (Eds.) (1992): Care-Giving in Dementia – Research and Applications. London

Jung, C.G. (1916/1958): Die transzendente Funktion. In: Geist und Werk (Hrsg. D. Brody). Zürich

Jung, C.G. (1964): Die Beziehungen zwischen dem Ich und dem Unbewussten, GW Bd. 7. Zürich

Jung, C.G. (1967): Die transzendente Funktion. In: GW. Bd. 8. Olten

Jung, C.G. (1979): Die Dynamik des Unbewussten. GW Bd. 8. Olten
Kämpf-Jansen, H. (2002): Ästhetische Forschung. Köln
Kandel, E. (2007): Auf der Suche nach dem Gedächtnis. München
Kandel, E., Hawkins, R.D. (o.J.): Molekulare Grundlagen des Lernens. In: Spektrum der Wissenschaft Spezial: Gehirn und Geist, 36–45
Kaplan-Solms, K., Solms, M. (2005): Neuro-Psychoanalyse. Eine Einführung mit Fallstudien. Stuttgart
Kasten, E. (1999): Einmaleins der psychischen Störungen im Alter. Fachverlag für Altenarbeit: Echterdingen
Kernberg, O.F. (1978): Borderline Störungen und pathologischer Narzißmus. Frankfurt a.M.
Kerschensteiner, G. (1917/1931): Das Grundaxiom des Bildungsprozesses. Berlin
Kläger, M. (1989): Phänomen „Kinderzeichnung“: Manifestationen bildnerischen Denkens. Baltmannsweiler
Klerk-Rubin, V. de (2014): Mit dementen Menschen richtig umgehen. Validation für Angehörige. 4. Aufl. München
Klimke, A., Engfer, R., Bauer, M. (2010): Ein neues Entgeltsystem für Psychiatrie und Psychosomatik – Chance auf gerechtere Vergütung oder Einstieg in den Ausstieg aus der regionalen Vollversorgung? In: Psychiatrische Praxis 37 (2), 92–98
Knill, P. (1990): Neue Entwicklungen der Therapie mit kreativen Medien. In: Petzold, H., Orth, I. (Hrsg.) (1990)
Kobbert, M. (1986): Kunstpsychologie. Darmstadt
Koepplin, D. (1988): The secret block for a secret person in Ireland. In: Katalog „Joseph Beuys: The secret block for a secret person in Ireland.“ München
Körner, H. (1988): Auf der Suche nach der „wahren Einheit“: Ganzheitsvorstellungen in der französischen Malerei und Kunstliteratur: Poussin – David – Delacroix – Diderot – Baudelaire. München
Kollmorgen, C. (1988): Collagen-Therapie: Bildnerische Arbeit mit Herzinfarkt-Patienten in der Rehabilitationsklinik. Berlin
Kombrink, U. (1987): Bildnerisches Gestalten als Entwicklungsförderung bei geistig Behinderten. Gießen
Konrath, A. (1980): Zur therapeutischen Grundorientierung der ästhetischen Erziehung. In: Theunissen, G. (Hrsg.) (1980b): Ästhetische Erziehung bei Behinderten.
Kooij, Cora van der (2006): Ein Lächeln im Vorübergehen. Erlebnisorientierte Altenpflege mit Hilfe der Mäeutik. Bern, Göttingen, Toronto, Seattle
Kossolapow, L. (Hrsg.) (2000): ARTS THERAPIES 2000. Abstract Book of the 5th European Arts Therapies Conference. Münster
Kraft, C.B. (1996): Vom Körper-Ich zum verkörperten Selbst. Vortrag DFKGT Jahrestagung. DAGTP- Geschäftsstelle: Stuttgart
Kraft, C.B. (1998): Die gestaltungstherapeutische Beziehung im Symbolisierungsraum von Bild und Wort. In: Kunst & Therapie – Zeitschrift der Praxis künstlerischer Therapien 1, 113–124
Kraft, C.B., Rohwer, K. (1993): Worte können nicht der Bilder Seele malen. Stuttgart

Kraft, H. (1982): Die Kopffüßler. Stuttgart

Kraft, H. (Hrsg.) (1984): Psychoanalyse, Kunst und Kreativität heute: Die Entwicklung der analytischen Kunstpsychologie seit Freud. Köln

Kramer, E. (2014): Kunst als Therapie mit Kindern. 6. Aufl. München

Kreitler, H., Sh. (1980): Psychologie der Kunst. Stuttgart

Kris, E. (1977): Die ästhetische Illusion: Phänomene der Kunst in der Sicht der Psychoanalyse. Frankfurt a. M.

Krischke, N. R. (1996): Lebensqualität und Krebs. München

Krischke, W. (2000): Am Eingang eines bahnbrechenden Forschungsgebiets. Computerwissenschaftler, Linguisten und Psychologen sind elektrisiert: Entzaubern Spiegelneuronen die Rätsel des Gehirns? Ein Werkstattbericht aus Delmenhorst. In: FAZ 18.07.2000, 53

Kühn, M. (1999): Heilkunde und Ethik. Zur Problematik des Psychotherapeutengesetzes. In: DFGKT (Hrsg.) (1999a): Sein im Bild – Im Bild Sein. Dokumentation der DFGKT-Jahrestagung 12.–14.3.99. Nürtingen, 92–100

Kükelhaus, H. (1984): Bau von Stätten der Wahrnehmung – eine Utopie? In: Kükelhaus, H., zur Lippe, R.: Entfaltung der Sinne: Ein „Erfahrungsfeld" zur Bewegung und Besinnung. Frankfurt a. M.

Kükelhaus, H. (1988): Erfahrungsfeld zur Entfaltung der Sinne (Handbuch). Düsseldorf

Kuhlmann, C. (1991): Ausbildungswege und Einsatzmöglichkeiten der Kunsttherapie in der Psychiatrie. In: Andel, H. v., Pittrich, W.: Kunst und Psychiatrie. Münster

Kunze, H., Kaltenbach , L. (Hrsg.) (1992): Psychiatrie-Personalverordnung. Textausgabe mit Materialien und Erläuterungen für die Praxis. Köln

Kunzmann, B. (2007): Psychosoziale / Künstlerische Therapien im OPS 2008 (Stand September 2007). Mitteilung des DFKGT

Kunzmann, B., Grießmeier, B. (2005): Leitfaden zur Dokumentation und Kodierung Künstlerischer Therapien als psychosoziale Interventionen im Akutkrankenhaus. In: https://www.wfmt.info/Musictherapyworld/modules/archive/hosting/atw/leitfaden.php, 21.02.2023

Lacan, J. (1975): Schriften I. Frankfurt a. M.

Lampart, C. R.(1991): Das Prä- und Perinatale in der Gestaltung, Prä- und perinatale Aspekte zum Verständnis psychischer Veränderungsprozesse. In: Forum für Kunsttherapie, 4. Jg., 2, Zürich

Landgarten, H. B. (1990): Klinische Kunsttherapie. Ein umfassender Leitfaden. Karlsruhe

Lang, H. (1973): Die Sprache und das Unbewußte: Jacques Lacans Grundlegung der Psychoanalyse. Frankfurt a. M.

Lange, K. (1966): Das Wesen der künstlerischen Erziehung: Vortrag auf dem ersten Kunsterziehungstag. In: Lorenzen, H. (Hrsg.): Die Kunsterziehungsbewegung. Bad Heilbrunn

Langfeldt-Nagel, M. (2006): Psychologie in der Altenpflege. Lehrbuch. München

Larkum, M. et al. (2006): Das Gehirn schützt sich selber vor Reizüberflutung. In: Neuron, Vol. 50, 603–616, 18

Lay, W. A. (1910): Experimentelle Didaktik. Leipzig

Leitner, M. (1982): Psychoanalyse und Kunst – Ein Literaturbericht. In: Kunst & Therapie 1, 31 f.
Lenz, G., Osterhold, G., Ellebracht, H. (19973): Erstarrte Beziehung – heilendes Chaos. Freiburg
Leontjew, A.N. (1973): Probleme der Entwicklung des Psychischen. Frankfurt a.M.
Leuner, H. (1985): Lehrbuch des katathymen Bilderlebens. Bern
Levine, S.K. (1998): Expressive arts therapy among the ruins. In: Journal für Kunst, Gestaltung, Therapie, 3+4, 34–47
Levy, B.I. (1984): Research into the psychological meaning of colour. In: American Journal of Art Therapy, 23, 58–62
Lichtenberg, A. (1987): Bildnerisches Gestalten von schwerst- und mehrfach behinderten Menschen in der Kunsttherapie. In: Zur Orientierung 1, 24 f.
Lichtenberg, A (1990): Kunsttherapeutische Arbeit mit schwerst- und mehrfach behinderten Heimbewohnern. In: A.K.T. Forum News 9, 2ff.
Lichtenberg, A (2006): Einblicke in die kunsttherapeutische Arbeit mit schwerst- und mehrfach behinderten Menschen. In: Theunissen, G., Großwendt, U., 161–171
Lichtenberg, J.D. (1991): Psychoanalyse und Säuglingsforschung. Berlin u. Heidelberg
Limberg, R. (1998): Kunsttherapie bei frühen Störungen. Aachen
Lind, S. (2007): Rezension vom 23.06.2007 zu: Cora van der Kooij: Ein Lächeln im Vorübergehen. Erlebnisorientierte Altenpflege mit Hilfe der Mäeutik. Bern, Göttingen, Toronto, Seattle
Lindner, G. (1989): Werken und künstlerisches Gestalten. München
Lindsay, Z. (1973): Bildnerisches Gestalten mit behinderten Kindern. München
Linke, D. B (2006): Das Gehirn, Schlüssel zur Unendlichkeit. Der Geist ist mehr als unser Hirn. 2. A., Freiburg
Linstedt, U. (1997): Wahrnehmungsfähigkeit unter Narkose und bei Langzeitsedierung. In: Nydahl, P., Bartoszek, G. (Hrsg.): Basale Stimulation. Berlin
Lipps, Th. (1901): Von der Form der ästhetischen Apperzeption. Halle
Llinas, R.R. (2002): I of the Vortex: From Neurons to Self. Massachusets
Llinas, R.R. (2007): Kognition, Emotion, Gedächtnis und Wahrnehmung. Skills-Training bei Borderline- und Posttraumatischer Belastungsstörung. Wien
London, P. (1973): The end of ideology in behavior modification. In: Intern.J. of Psychiatry, 11, 167–182
Lorenz, K. (2018): In der Berührung der Systeme entsteht kreativer Ausdruck – Kunsttherapie in der Primarschule. In: Duncker, H. u.a. (Hrsg): Kreative Lernfelder. Freiburg, 239–275
Lorenzer, A. (1986): Tiefenhermeneutische Kulturanalyse. In: König, H. -D., Lorenzer, A.u.a. (Hrsg.): Kultur-Analysen. Frankfurt a.M.
Lorenzer, A. (2006): Szenisches Verstehen. Zur Erkenntnis des Unbewussten. Kulturanalysen, Bd. 1. Marburg

Lösslein, H., Deike-Beth, C. (1998): Hirnfunktionsstörungen bei Kindern und Jugendlichen. Neuropsychologische Untersuchungen für die Praxis. Köln

Ludewig, K. (1993): Systemische Therapie. Klett-Cotta: Stuttgart

Luhmann, N. (1998): Die Kunst der Gesellschaft. Frankfurt a. M.

Luhmann, N., Bunsen, F.D., Baecker, D. (1990): Unbeobachtbare Welt. Bielefeld

Lumma, K., Knüdeler, B. (Hrsg.) (1984): Medien für Kreative Gestaltungsarbeit in Beratung, Therapie und Ausbildung. Eschweiler

Lurija, A.R. (1992): Das Gehirn in Aktion: Einführung in die Neuropsychologie. Reinbek

Lyotard, J. -F. (1982): Essays zu einer affirmativen Ästhetik. Berlin

Mahler, M.S. (1952): On Child Psychosis and Schizophrenia: Autistic and Symbiotic Infantile Psychoses. In: The Psychoanalytic Study of the Child, 7

Main, M. (1977): Sicherheit und Wissen. In: Grossmann, K. (Hrsg.): Entwicklung der Lernfähigkeit in der sozialen Umwelt. München

Mall, W. (1982): Fragebogen zur Erfassung von Lücken in der sensomotorischen Wahrnehmungsentwicklung. (Manuskript) Mühlheim

Mall, W. (1987): Basale Kommunikation. Ein Weg zum andern. In: Bundesvereinigung Lebenshilfe e. V. (Hrsg.): Hilfen für Behinderte. Marburg/Lahn

Marburg, F. (1999): Eine Peergroup der IGKGT. In: Hampe, R., Ritschl, D., Waser, G. (Hrsg.), 102–105

Markowitsch, H.J. (1997): Neuropsychologie des menschlichen Gedächtnisses. In: Spektrum der Wissenschaft, 4, 24–33

Marr, G. (1995): Kunsttherapie mit altersverwirrten Menschen. Weinheim

Martius, P. (2005): Persönlichkeitsstörungen. In: Spreti u. a., 118–120

Maslow, A.H. (1973): Psychologie des Seins. Ein Entwurf. München

Matthies, K. (1995): Visuelle Sozialisation und Kunstorientierung. In: Schadow, A., Mueller, H. (Hrsg.): Zukunft Kunst. Bildungswerk Kunst. Hannover, 47–59

Mayer-Brennenstuhl, A. (2020): KUNST WEITER DENKEN. Das Potential der Kunst im Kontext gesellschaftlicher und personaler Trans-formations-Prozesse. Berlin

McCarley, R. (2004): Messungen der Gehirnströme von Schizophrenen. In: Lichtblick-newsletter.de Nr. 147 vom 12.11.2004

McNiff, Sh. (1986): Education of the Creative Arts Therapist, a Profile of the Profession. Charles Thomas: Springfield

Menzen, K.-H. (1981a): Zum Verhältnis von ästhetischer Theorie und ästhetischer Psychologie. In: Berichte zur Wissenschaftsgeschichte 4, 143 ff.

Menzen, K.-H. (1981b): Jugendliche Symbolbildungen: Grundlegende Überlegungen zur Verwendung ästhetischer Artikulationsformen in der Therapie. In: Musiktherapeutische Umschau 2, 107 ff.

Menzen, K.-H. (1982): Eine Erziehungsgeschichte der Ästhetik: Beiträge zur Entwicklung des kindlich-symbolischen und jugendkulturellen Ausdrucks. Weinheim

Menzen, K.-H. (1987a): Kunsttherapeutische Indikation im Bereich von Behinderung. In: Kunst & Therapie 11, 87 ff.

Menzen, K.-H. (1987b): Medien – Kunst – Therapie. Rückblick und Perspektive. In: News Forum 7, 9 ff.

Menzen, K.-H. (1988a): Kunsttherapie in den Bereichen heil- und sozialpädagogischen Handelns. In: Freiburger Notizen 1, 4 ff.

Menzen, K.-H. (1988b): Kunsttransfer in außerkünstlerische Bereiche: Kunsttherapie. In: Matthies, K. (Hrsg.): Schönheit, Nachahmung, Läuterung: Drei Grundkategorien für ästhetische Erziehung. Frankfurt a. M., Bern

Menzen, K.-H. (1988c): Kunsttherapie in der BRD. In: Zeitschrift des Schweizerischen Verbandes für Gestaltungstherapie 4

Menzen, K.-H. (1988d): Verschüttete Bilder: Aspekte der Beratungsarbeit. Freiburg

Menzen, K.-H. (1990a): Vom Umgang mit Bildern: Wie ästhetische Erfahrung pädagogisch und therapeutisch nutzbar wurde. Köln

Menzen, K.-H. (1990b): Kunsttherapie mit wahrnehmungsgestörten und geistig behinderten Menschen. In: Petzold H., Orth, I. (Hrsg.): Die neuen Kreativitätstherapien. Bd. 1. Paderborn, 499 ff.

Menzen, K.-H. (1992a): Stichwort ‚Kunsttherapie'. In: Bauer, R. (Hrsg.): Lexikon des Sozial- und Gesundheitswesens. Bremen

Menzen, K.-H. (1992b): Kunsttherapie. Zur Geschichte der Therapie mit Bildern. Frankfurt a. M.

Menzen, K.-H. (1994): Heilpädagogische Kunsttherapie. Freiburg

Menzen, K.-H. (1996): Kids' Problems. Ein Studienbuch zur kindlichen und jugendlichen Entwicklung. Neuwied

Menzen, K.-H. (2005): Ein Vergleich von Kunst- und Ergotherapie. Vorschlag für die Expertenkommission des Deutschen Rentenversicherung Bundes. Berlin

Menzen, K.-H. (2006): Alt, verwirrt, behindert – und dennoch kreativ? Wahrnehmungspsychologische Gedanken zu kunsttherapeutischer Hilfestellung oder Selbsthilfe im behinderten Alter. In: Theunissen, G., Großwendt, U., 173–180

Menzen, K.-H. (2007): Heilpädagogische Kunsttherapie. In: Greving, H. (Hrsg.): Kompendium der Heilpädagogik, Bd 1, A–H, 355–368. Troisdorf

Menzen, K.-H. (2008): Kunsttherapie mit altersverwirrten Menschen. 2. A. München / Basel

Menzen, K.-H. (2008): Das Bild in Kunst, Pädagogik und Therapie. Münster

Menzen, K.-H. (2008): Das Produkt der Kunsttherapie. Neuro-ästhetische Reflexionen über einen Nachmittag in der Klinik. In: Kunst & Therapie 2

Menzen, K.-H. (2009): Kunsttherapie mit neurologisch erkrankten Menschen. In: Hampe, R., Martius, Ph., von Spreti, F., Stalder, P. B. (Hrsg.): KunstReiz. Neurobiologische Aspekte künstlerischer Therapien. Berlin, 261–272

Menzen, K.-H. (2010): Neuro-Ästhetik. Aspekte einer Neurologie der Wahrnehmung und deren ästhetische Repräsentanz. In: Sinapius, P., Wendlandt-Baumeister, M., Niemann, A. (Hrsg.): Bildtheorie und Bildpraxis in der Kunsttherapie. Frankfurt a. M.

Menzen, K.-H. (2013): Kunsttherapie in der Sozialen Arbeit. Dortmund

Menzen, K.-H. (2015): Outside-Inside: Über die neurogenetischen Grundlagen unseres bildnerischen Empfindens und Geschmacks. In: Loers, V., Jansen, G. (Hrsg.): Avatar und Atavismus. Katalog zur Ausstellung der Kunsthalle Düsseldorf. Heidelberg/Berlin, 127-135

Menzen, K.-H. (2016a): Therapie mit Bildern. Neurobiologische Grundlagen der klinischen Heil- und Sonderpädagogik. Heidelberg

Menzen, K.-H. (2016b): Heil-Kunst. Entwicklungsgeschichte der Kunsttherapie. Freiburg

Menzen, K.-H. (2017): Kunsttherapie in der Förder- und Heilpädagogik. Neurobiologische Grundlagen. Heidelberg

Menzen, K.-H. (2018): Das Symptom als Bild. Neuropathologie der Wahrnehmung Von A bis Z. Lengerich

Menzen, K.-H. (2018): Von den Bildern in den Köpfen der Kinder, Eltern und Erzieher. Eine Heilpädagogin, ein Entwicklungspsychologe, eine Neuropsychiaterin, ein Neurologe und ein Quantenphysiker im Gespräch. In: Duncker, H. u.a. (Hrsg): Kreative Lernfelder. Freiburg, 46–57

Menzen, K.-H. (2019a): Drei auf einer Bank. Ein Neurologe, ein Kunst- und ein Quantentheoretiker im Gespräch über Funktion und Wirkung der Bilder und über ein Fach, das Neuro-Ästhetik heißt. Wien

Menzen, K.-H. (2019b): Unbewusste Bilder. Quantentheoretische Anmerkungen zu den frühen Eindrücken der Menschheits- und Kindheitsgeschichte. In: MTK 1, 8-16, Lengerich

Menzen, K.-H. (2019c): Stichwort ‚Kunsttherapie'; sowie ‚Materialien zum Stichwort Kunsttherapie', in: socialnet.de: https://www.socialnet.de/lexikon/Kunsttherapie, sowie https://www.socialnet.de/materialien/28897.php, 21.02.2023

Menzen, K.-H. (2019d): Das Vor- und Unbewusste. Im Zentrum der inneren Bilder. Lengerich: Pabst Verlag.

Menzen, K.-H. (2020a): Die Archäologie der Kunsttherapie. Modelle der psychischen Rekonstruktion in der bildnerischen Arbeit mit Patient*innen. Lengerich

Menzen, K.-H. (2020b): Das quantisch Unbewusste als Bild. Ein Protokoll der Gespräche zwischen dem Tiefenpsychologen Carl Gustav Jung und den Quantenphysikern Werner Heisenberg und Wolfgang Pauli. In: MTK (2), 121-130

Menzen, K.-H. (2022a): Neurologie für Bild- und Künstlerische Therapeut*innen. Der Stoff, aus dem die Bilder sind. Köln

Menzen, K.-H. (2022b): Kunsttherapie mit dementiell erkrankten Menschen. In: Bettzieche, P., Apolte, U. (Hg.): Kaleidoskop. Vielfalt kunsttherapeutischer Intervention, 88–95

Menzen, K.-H. (2023): Bild- als Quantentheorie. Therapeutische Perspektiven. Lengerich

Menzen, K.-H., Brandenburg, H. (1999): Altenhilfe der Zukunft – Berufsfeld der rehabilitativen Kunsttherapie. In: Kunst & Therapie 1–2, 49–59

Menzen, K.-H., Franzen, G. (Hrsg.) (2022): Die Psyche als Ort der Gestaltung (Erich Neumann). Wenn Bilder zu Bewusstsein kommen. Flensburg

Menzen, K.-H., Hartwig, H. (Hrsg.) (1984): Kunst-Therapie. Berlin

Menzen, K.-H., Herzog, G. (1976): Wie Wahrnehmung durch Mengenlehre trainiert wird. In Hartwig, H. (Hrsg.): Sehen Lernen. Kritik und Weiterarbeit am Konzept Visuelle Kommunikation. Köln

Menzen, K.-H., Studierende und Absolventen der HfAK Wien (Hrsg.) (1996): Kunst und Therapie II: Projekte in Kunst und Therapie. Wien

Mertens, M. (1996a): Entwicklung eines Berufsbildes Kunsttherapie. Argumente für die Anerkennung bei der gesetzlichen Krankenversicherung. Hamburg

Mertens, M. (1996b): Die Zulassung von Heilpädagogischer Kunsttherapie im Rahmen der Heil- und Hilfsmittelverordnung der gesetzlichen Krankenkassen. Manuskript. Köln

Meyer, A. (1990): Wodurch wirkt Psychotherapie? In: Lang, H. (Hrsg.): Wirkfaktoren der Psychotherapie. Berlin

Minkowski, E. (1933/1971): Die gelebte Zeit. 2 Bde. Salzburg

Missel, P., Schäfer, R. (1997): Qualitätsmanagement in der Therapie Suchtkranker. In: Jeschke, H. A., Lang, J. R. (Hrsg.): Rehabilitation im Umbruch, Entwicklungschancen und Zukunftsrisiken. Kulmbach

Möller, W., Nix, C. (Hrsg.) (1991): Kurzkommentar zum Kinder- und Jugendhilfegesetz. Weinheim

Müller, D. (1994): Interventionen für verwirrte, ältere Menschen in Institutionen. Köln

Müller-Braunschweig, H.(1964): Frühe Objektbeziehungen und künstlerische Produktion. In: Jb. d. Psychoanal., 3, 116 f.

Müller-Braunschweig, H.(1977): Aspekte einer psychoanalytischen Kreativitätstheorie. In: Psyche 9, 821 ff.

Münder, J. (1993): Frankfurter Lehr- und Praxis-Kommentar zum KJHG. Frankfurt

Murg, M., Gebharter, E., Oder, W. (2008): Bildnerei in der neurologischen Rehabilitation. Kunsttherapie zur Unterstützung von Diagnostik und Therapie. Wien

Navratil, L. (1983): Die Künstler aus Gugging. Berlin

Navratil, L. (1992): Schizophrenie und Religion. Berlin

Neubauer, A. C. (2002): Jäten im Gehirn. In: Gehirn & Geist, 2, 44–46

Neumann, Eckhard (1998): Kognitive Grundlegungen für integrative Kunst/Gestaltungstherapie und Imaginationsverfahren. In: Z. f. Musik-, Tanz- und Kunsttherapie, 3, 124–146

Neumann, Erich (1949): Ursprungsgeschichte des Bewusstseins. Zürich

Niederreiter, L. (1995): Bilder zwischen Leben, Krankheit und Tod. Künstlerisches Arbeiten und Therapie mit einem an AIDS Erkrankten. Köln

Nydahl, P., Bartoszek, G. (Hrsg.) (1997): Basale Stimulation. Berlin

Oaklander, V. (1984): Gestalttherapie mit Kindern und Jugendlichen. Stuttgart

Osborn, C., Schweitzer, P., Trilling, A. (Hrsg.) (1997): Erinnern. Eine Anleitung zur Biographiearbeit mit alten Menschen. Freiburg

Oster, J. (2015): Ergebnisbericht „Berufsgruppenanalyse Künstlerische Therapeutinnen und Therapeuten (BgA-KT)“ zu den Fachbereichen Kunsttherapie-Musiktherapie-Tanztherapie-Eurhythmietherapie-Theatertherapie-Sonstige. Ulm

Otto, G. (1976): Didaktik der ästhetischen Erziehung. Braunschweig

Oy, C.M.v., Sagi, A. (19887): Lehrbuch der heilpädagogischen Übungsbehandlung. Heidelberg

Ozinga, C. (1971): Die schöpferische Belebung des Kindes durch bildende Kunst. Biel

Parloff, M.B. (1980): Psychotherapy and research. An analytic depression. In: Psychiatry, 43, 279–293

Paz, Octavio (1990): Der sprachgelehrte Affe. Frankfurt a.M.

Peez, G. (2002): Qualitative empirische Forschung in der Kunstpädagogik. Methodologische Analysen und praxisbezogene Konzepte zu Fallstudien über ästhetische Prozesse, biografische Aspekte und soziale Interaktion in unterschiedlichen Bereichen der Kunstpädagogik. Books on Demand, Norderstedt

Perls, F.S. (1947): Ego, hunger and aggression. New York

Perls, F.S. (1969): Gestalt therapy verbatim. Lafayette/CA

Perls, F.S. (1978): Grundlagen der Gestalt-Therapie. München

Petermann, F. (Hrsg.) (1997): Rehabilitation. Ein Lehrbuch zur Verhaltensmedizin. Göttingen

Petermann, F. (1998): Chronische Krankheiten in den ersten Lebensjahren und ihre Bewältigung. In: Oerter, R./Montada, L. (Hrsg.): Entwicklungspsychologie. 4. A. Weinheim

Petersen, P. (1998): Ist künstlerische Therapie wissenschaftlich zu verstehen? In: Zeitschrift für Musik-, Tanz- und Kunsttherapie, 4, 196–204

Petersen, P. (Hrsg.) (2002): Forschungsmethoden Künstlerischer Therapien. Stuttgart

Petzold, H. (1985a): Die modernen Verfahren der Bewegungs- und Leibtherapie und die „Integrative Bewegungstherapie“. In: Petzold, H. (Hrsg.): Leiblichkeit: Philosophische, gesellschaftliche und therapeutische Perspektiven. Paderborn, 347 ff.

Petzold, H. (Hrsg.) (1985b): Mit alten Menschen arbeiten. Bildungsarbeit, Psychotherapie, Soziotherapie. München

Petzold, H. (1987): Überlegungen und Konzepte zur Integrativen Therapie mit kreativen Medien und einer intermedialen Kunstpsychotherapie. In: Integrative Therapie 2/3, 104 ff.

Petzold, H. (1996): Evaluation methodenübergreifender Therapien: z.B. „Integrative Therapie“, „Kunsttherapie“, „Bewegungstherapie“ und andere Psychotherapieverfahren unter besonderer Berücksichtigung von Kurzzeit-(therapeutischen) Effekten. Studiendesign der Forschungsstelle der EAG. Düsseldorf

Petzold, H., Orth, I. (1991): Körperbilder in der Integrativen Therapie. Darstellungen des phantasmatischen Leibes durch 'Body Charts' als Technik projektiver Diagnostik und kreativer Therapeutik. In: Integrative Therapie 1/2, 117

Petzold, H., Sieper, J. (1990): Kunst und Therapie, Kunsttherapie, Therapie und Kunst – Überlegungen zu Begriffen, Tätigkeiten und Berufsbildern. In: Petzold, H., Orth, I. (Hrsg.) (1990): Die neuen Kreativitätstherapien: Handbuch der Kunsttherapie. Bd. 1. Paderborn

Pfluger-Jakob, M. (1994): Ein Kind fällt auf. Beobachtungen bei Kindern mit sensorischen und motorischen Integrationsstörungen. In: Kindergarten Heute 1–2, 16–23; 3, 34–41; 4, 18–25;6, 28–36; 9, 16–24; 10, 24–27

Piaget, J. (1973): Einführung in die genetische Erkenntnistheorie. Frankfurt a.M.

Piaget, J. (1974): Abriss der genetischen Epistemologie. Olten

Piaget, J. (1976): Die Äquilibration der kognitiven Strukturen. Stuttgart

Piaget, J. (1978) Das Unbewußte bei Freud und bei Piaget. Das affektive und das kognitive Unbewußte. In: Inhelder, B., Chipman, H. (1978) Von der Kinderwelt zur Erkenntnis der Welt. Wiesbaden

Piaget, J., Inhelder, B. (1973): Die Psychologie des Kindes. Olten/Freiburg

Pickenhain, L. (1997): Neurophysiologische Grundlagen der Basalen Stimulation. In: Fröhlich, A., Haupt, U., Bienstein, C. (Hrsg.): Fördern-Pflegen-Begleiten. Düsseldorf

Pinel, Ph. (1801): Philosophisch-Medizinische Abhandlungen über Geistesverwirrungen oder Manie. Wien

Pohlen, M. (2007): Die Artistik der Psychotherapie: Von der ingeniösen Kompetenz des Therapeuten und von „korrigierender kognitiver Erfahrung" als anderer Beziehungserfahrung. In: Kunst – Gestaltung – Therapie, 1, 6–16

Pöppel, E. (1993): Wo bin ich? Orientierung in Zeit und Raum. In: Funkkolleg „Der Mensch. Anthropologie heute". Studienbrief 7, Studieneinheit 20, DIFF, Tübingen, 5–41

Pöppel, E., Edingshaus, A.-L. (1994): Geheimnisvoller Kosmos Gehirn. München

Praschak, W. (1992): Sensumotorische Kooperation mit Schwerstbehinderten. In: Behinderte in Familie, Schule und Gesellschaft 2, 13ff.

Prinzhorn, H. (1922): Die Bildnerei der Geisteskranken: Ein Beitrag zur Psychologie und Psychopathologie der Gestaltung. Berlin

Prinzhorn, H. (1927): Leib-Seele-Einheit: Ein Kernproblem der neuen Psychologie. Potsdam

Psychologische Hochschule Berlin (2021): Die Psychotherapeutengesetzreform. Was ändert sich für Studierende und PiAs? In: https://www.psychologische-hochschule.de/studium-ausbildung/psychotherapeutengesetz-faq/, 21.02.2023

Pütz, H., Glöckler, M. (1993): Grundlegendes über die künstlerischen Therapien der Anthroposophischen Medizin und Darstellung ihrer Zeitgestalt am Beispiel einer Maltherapie. In: Baukus, P., Thies, J. (Hrsg.): Therapie durch künstlerisches Gestalten. Stuttgart, 167–183

Ramachandran, V. (2005): Eine kurze Reise durch Geist und Gehirn. Reinbek

Rasehorn, H., Rasehorn, E. (1991): Ich weiß nicht, was soll es bedeuten – Für ein anderes Verständnis von Verwirrtheit im Alter. Hannover

Ratey, J. (2003): Das menschliche Gehirn. Eine Gebrauchsanweisung. München

Rech, P. (1990): L'art pour l'autre: Methodik der psychoanalytischen Kunsttherapie. Köln

Rech, P. (1997): umgekehrt. Bilder und Unbewusstes. Wien

Rech, P. (1999): Schizophrenie als Selbsterfahrung. In: Kunst & Therapie, 1–2, 38–48

Rech, P. (2007): Plus Kunst Minus Therapie. Soziologie der Kunsttherapie. Berlin

Reck, H.U. (Hrsg.) (1988): Kanalarbeit: Medienstrategie im Kulturwandel. Frankfurt a.M.

Reddemann, L. (2004): Imagination als heilsame Kraft, 10. A., Stuttgart

Reddemann, L. (2005): Traumastörungen. In: Spreti u.a., 135–140

Reil, J.C. (1803): Rhapsodien über die Anwendung der psychischen Kurmethode auf Geisteszerrüttungen. Halle

Reisberg, B. (1986): Hirnleistungsstörungen: Alzheimersche Krankheit und Demenz. Weinheim

Reiter, A. (1984): Vampirmotive als Aggressionsausdruck beim Depressiven. In: Menzen, K. -H., Hartwig, H. (Hrsg.), 153–172

Reiter, A. (1996): Selbstpsychologie und gestaltende Therapien. In: Zifreund, W. (Hrsg.): Therapien im Zusammenspiel der Künste. Tübingen, 125–133

Rentrop, M. (2005): Borderline-Störung: Krisenintervention, medizinische und psychiatrische Behandlung. In: Spreti u.a., 120–134

Restak, R.M. (1989): Geheimnisse des menschlichen Gehirns. Ursprung von Denken, Fühlen und Handeln. München

Rhyne, J. (1991): Gestalt-Kunsttherapie. In: Rubin, J.A. (Hrsg.) (1991): Richtungen und Ansätze der Kunsttherapie: Theorie und Praxis. Karlsruhe

Richter, H. -G. (1984): Pädagogische Kunsttherapie. Düsseldorf

Richter, H. -G. (1987): Die Kinderzeichnung: Entwicklung – Interpretation – Ästhetik. Düsseldorf

Richter-Reichenbach, K.S. (1983): Bildungstheorie und ästhetische Erziehung heute. Darmstadt

Richter-Reichenbach, K.S. (1992): Identität und ästhetisches Handeln: Präventive und rehabilitative Funktionen ästhetischer Prozesse. Weinheim

Riedel, I. (1992): Maltherapie. Eine Einleitung auf der Basis der Analytischen Psychologie von C.G. Jung. Zürich

Riedel, I. (2006): Farben. In Religion, Gesellschaft, Kunst und Psychotherapie. 19. Aufl. Stuttgart

Riedesser, P. (1992): Psychische und psychosomatische Probleme des Ausländerkindes. In: Biermann, G. (Hrsg.): Handbuch der Kinderpsychotherapie, Bd. 5, München, Basel

Rieger, H. -J. (1984): Lexikon des Arztrechts. Berlin

Rist, T. (1999): Klinisch rehabilitative Kunsttherapie im Copingprozess mit chronisch erkrankten Jugendlichen/Jungen Erwachsenen. In: Kunst & Therapie. Zeitschrift der Praxis künstlerischer Therapien 1–2, 9–18

Ritz, H. -G. (1992): Stichwort „Rehabilitation". In: Bauer, R. (Hrsg.): Lexikon des Sozial- und Gesundheitswesens. 3 Bde. München. Bd. P–Z, 1620–1623

Rogers, C.R. (1956/2009): Eine Theorie der Psychotherapie, der Persönlichkeit und der zwischenmenschlichen Beziehungen. München

Rosenthal, F. (1994): Leistungserbringer von Heil- und Hilfsmitteln und Krankenkassen. Sankt Augustin

Roth, E. A. (1991): Kunsttherapie unter verhaltenstherapeutischem Aspekt. In: Rubin, J. A. (Hrsg.) (1991): Richtungen und Ansätze der Kunsttherapie: Theorie und Praxis. Karlsruhe, 230–247

Rubin, J. A. (Hrsg.) (1991): Richtungen und Ansätze der Kunsttherapie: Theorie und Praxis. Karlsruhe

Ruskin, J. (1857/1903 ff.): The complete Works. Hrsgg. v. Cook, E. T., Wedderburn, A. London (Bd. 15: The Elements of Drawing. London 1857)

Sachsse, U. (1994): Selbstverletzendes Verhalten. Göttingen

Salewski, U., Gruber, H., Weis, J. (1999): Zur Rolle der Farbe in der Kunsttherapie – Kulturgeschichtliche Hintergründe, kunsttherapeutische Sichtweisen und aktuelle Forschungsaspekte. In: Zeitschrift für Musik-, Tanz- und Kunsttherapie, 10, 211–224

Saß, H., Wittchen, H.-U., Zaudig, M. (Hrsg.) (1996): Diagnostisches und Statistisches Manual Psychischer Störungen. DSM-IV. Übers. nach der 4. A. Göttingen

Sbandi, P., Richter, R., Bedenbecker, C. et al. (1993): Beschreibung und Bewertung von Evaluationsmethoden im Bereich der Psychotherapie. Wien

Schäfer, H,, Zentel, P., Manser, R., (Hrsg., unter Mitarb.v. Fröhlich, A.) (2022): Förderdiagnostik mit Kindern und Jugendlichen mit schwerster Behinderung. Eine praktische Anleitung zur förderdiagnostischen, pädagogisch-therapeutischen Einschätzung und Bildungsplanung. Dortmund

Schapp, W. (1910/1976a): Beiträge zur Phänomenologie der Wahrnehmung. Wiesbaden

Schapp, W. (1953/1976b): In Geschichten verstrickt. Zum Sein von Mensch und Ding. Wiesbaden

Schattmayer, K., Schrode, H., Veen, Br. van (Hrsg.) (1989): Gestaltungstherapie in der psychotherapeutischen Klinik. Stuttgart

Scheibe, W. (Hrsg.) (1961): Die Pädagogik im 20. Jahrhundert. Stuttgart

Scheibe, W. (1976): Die Reformpädagogische Bewegung 1900–1932: Eine einführende Darstellung. Weinheim

Schelter, W. (2001): Neues Vergütungssystem für Krankenhäuser. German-DRGs werden vorbereitet. In: Mabuse 129, 51–54

Schikowski, S. (2000): Geheimnis des Lernens. TV/Hören und Sehen 19.–25.08.2000

Schiltz, L. (2007): Klinische und experimentelle Studien zur Anwendung der Kunsttherapie in der Gerontopsychiatrie. Vortrag auf der Tagung der IG-KGT, „Künstlerische Therapien in der Rehabilitation", Freiburg

Schiller, Fr. (1795/1975): Über Kunst und Wirklichkeit: Schriften und Briefe zur Ästhetik (Hrsg. von Cl. Träger). Leipzig

Schlippe, A. v., Schweitzer, J. (1997): Lehrbuch der systemischen Therapie und Beratung. Göttingen

Schmeer, G. (1990): Heilende Bäume: Baum-Bilder in der psychotherapeutischen Praxis. München

Schmeer, G. (1995): Systemisches Verständnis in der Kunsttherapie. In: DF-GKT-Mitgliederrundbrief, 1, 4–11

Schmeer, G. (2003): Kunsttherapie in der Gruppe. Stuttgart

Schmeer, G. (2006a): Die Resonanzbildmethode – Visuelles Lernen in der Gruppe. Selbsterfahrung – Team – Organisation. Stuttgart

Schmeer, G. (2006b): Krisen auf dem Lebensweg. Psychoanalytisch-systemische Kunsttherapie. Stuttgart

Schmid, G. (1999): Illusionsräume. Mesdags Panorama, Monets Seerosen, Boissonnets Hologramme und Kirchen der Gebrüder Asam. Konstruktionen und Vermittlungsstrategien. Diss. HdK Berlin

Schmidbauer, M. (2004): Das kreative Netzwerk. Wie unser Gehirn in Bildern spricht. Wien

Schmidt, G. (1976): Umgang mit Kunst. Basel

Schmidt-Knaebel, S. (1975): Syntakto-semantische und pragmatische Aspekte des Sprechverhaltens bei schizophrenen Probanden. In: Heinrich Weber, Harald Weydt (Hrsg.): Sprachtheorie und Pragmatik. Akten des 10. Linguistischen Kolloquiums. Tübingen, Bd 1, 207–219

Schmidt-Knaebel, S. (1983): Schizophrene Sprache in Monolog und Dialog. Psycholinguistischer Beitrag zu einer Charakteristik psychotischer Sprechakte mit Vorschlägen für das Gespräch in Klinik und Psychotherapie. Hamburg

Schneider, P.J. (1824): Entwurf zu einer Heilmittellehre gegen psychische Krankheiten oder Heilmittel in Beziehung auf psychische Krankheitsformen. Tübingen

Schottenloher, G. (1989a): Das therapeutische Potential spontanen bildnerischen Gestaltens unter besonderer Berücksichtigung körpertherapeutischer Methoden. Konstanz

Schottenloher, G. (1989b): Kunst- und Gestaltungstherapie. München

Schottenloher, G. (Hrsg.) (1994): Wenn Worte fehlen, sprechen Bilder. 3 Bde. München

Schrode, H. (1983): Gestaltungstherapie als Therapie mit bildnerischen Mitteln auf tiefenpsychologischer Grundlage: In: Praxis der Psychotherapie und Psychosomatik 28, 117f.

Schrode, H. (1995): Klinische Kunst- und Gestaltungstherapie. Regression und Progression im Verlauf einer tiefenpsychologisch fundierten Therapie. Stuttgart

Schtraks, G., Platonow, G.W. (Hrsg.) (1973): Grundlagen der Methodik der Philosophieausbildung. Berlin

Schulin, B. (2000): Einführung ins SGB. In: SGB. München

Schulze, C. (2004): „Konstruktion-Kommunikation-Therapie. Studien zur systemtheoretischen Grundlegung der Kunsttherapie". Diss. Heilpädagogische Fakultät, Universität Köln

Schumacher, C. (2015): Mitteilung der Geschäftsführung BAG-KT im Dezember 2015 (E-Mail)

Schumacher, F. (1942): Die Sprache der Kunst. Stuttgart

Schuppener, S. (2006): Kreativität und Identität. In: Theunissen, G., Großwendt, U., 61–72

Schuster, M. (1997): Verhaltenstherapie und Kunsttherapie – ein fruchtbarer Gegensatz? In: Zeitschrift der Praxis künstlerischer Therapien, 2, 80–87

Schuster, M., Beisl, H. (1978): Kunstpsychologie. Köln

Schurian, W. (1992): Kunst im Alltag. Stuttgart
Seifert, E. (1987): Was will das Weib? Zu Begehren und Lust bei Freud und Lacan. Weinheim, Berlin
Seligman, M. E. P. (1995): The Effectiveness of Psychotherapy. In: The Consumers reports Study. American Psychologist 50 (12), 965–974
Selle, G. (1992): Das ästhetische Projekt. Plädoyer für eine kunstnahe Praxis in Weiterbildung und Schule. Unna
SGB (2000): Sozialgesetzbuch. 26. Auflage. München
Sinapius, P. (2005): Therapie als Bild – Das Bild als Therapie/Grundlagen einer künstlerischen Therapie. Frankfurt a. M.
Sinapius, P., Ganß, M. (Hrsg.) (2007): Grundlagen, Modelle und Beispiele kunsttherapeutischer Dokumentation. Reihe: Wissenschaftliche Grundlagen der Kunsttherapie. Bd. 1. Frankfurt a. M., New York
Singer, W. (1990): Hirnentwicklung und Umwelt. In: Gehirn und Kognition. Spektrum der Wissenschaft, Heidelberg, 50–66
Singer, W., Engel, C. (1997): Neuronale Grundlagen der Gestaltwahrnehmung. In Spektrum der Wiss: Gehirn und Geist, 66–73
Solms, M., Turnbull, O. (2004): Das Gehirn und die innere Welt. Neurowissenschaft und Psychoanalyse. Düsseldorf und Zürich
Sonnemann, U. (1969): Negative Anthropologie. Vorstudien zur Sabotage des Schicksals. Reinbek
Sozialministerium Bad.-Württ. (Hrsg.) (1998a): Dementiell erkrankte ältere Menschen. Versorgungssituation und Versorgungskonzepte. Stuttgart
Sozialministerium Bad.-Württ. (Hrsg.) (1998b): Wissenschaftliches Gutachten zur Krankenhausplanung für das Fachgebiet Psychotherapeutische Medizin. Erarbeitet von P. L. Janssen, M. Franz, Th. Herzog, G. Heuft, G. Paar, W. Schneider. Stuttgart
Speck, O. (1998): Arbeit für Menschen mit geistiger Behinderung. In: Orientierung 1, 5–11
Spitz, R. (19744): Vom Säugling zum Kleinkind. Stuttgart
Spreti, F. v. (2005): Kunsttherapie mit schizophrenen Patienten. In: Spreti, F. v., Martius, P., Förstl, H. (Hrsg.), 63–80
Spreti, F. v., Martius, P., Förstl, H. (Hrsg.) (2005): Kunsttherapie bei psychischen Störungen. München
Steinbauer, M., Taucher, J. (1993): Malgruppentherapie in der stationären psychiatrischen Arbeit. In: Musik-, Tanz- und Kunsttherapie 4, 158–166
Stephanos, S., Auhagen, U. (1983): Objektpsychologisches Modell auf der Basis der französischen psychoanalytisch-psychosomatischen Konzepte. In: Hahn, P.: Kindlers Psychologie des 20. Jahrhunderts. Psychosomatik, 2 Bde. Bd. 1, 156 f., Weinheim
Stern, D. (1979): Die Lebenserfahrung des Säuglings. Stuttgart
Streeck-Fischer, A. (1998): Kinder und Jugendliche mit komplexen Traumatisierungen in analytischer Psychotherapie. In: Endres, M., Biermann, G. (Hrsg.) (1998): Traumatisierung in Kindheit und Jugend. München
Tardieu, J. (1965): Mein imaginäres Museum. Frankfurt a. M.

Tellenbach, H. (1956): Die Räumlichkeit des Melancholischen. Über Veränderungen des Raumerlebens in der endogenen Melancholie. In: Der Nervenarzt, 7

Theunissen, G. (1980a): Ästhetische Erziehung bei Verhaltensauffälligen. Frankfurt a. M.

Theunissen, G. (Hrsg.) (1980b): Ästhetische Erziehung bei Behinderten. Ravensburg

Theunissen, G. (1989): Wege aus der Hospitalisierung: Ästhetische Erziehung mit schwerstbehinderten Erwachsenen. Bonn

Theunissen, G. (1999): Geistig behindert und dement. In: Geistige Behinderung 2, 165–178

Theunissen, G. (2004): Kunst und geistige Behinderung. Bildnerische Entwicklung – Kunstunterricht – Ästhetische Erziehung – Kulturarbeit. Bad Heilbrunn

Theunissen, G., Großwendt, U. (Hrsg.) (2006): Kreativität von Menschen mit geistigen und mehrfachen Behinderungen. Bad Heilbrunn

Tietze, D. (2022): Deckengestaltung eines Intensivstationszimmers. Die heilfördernde Wirkung von Licht, Farbe und Form. In: Bettzieche, P., Apolte, U. (Hrsg.): Kaleidoskop. Lengerich, 50–65

Treismann, A. (1990): Merkmale und Gegenstände in der visuellen Verarbeitung. In: Spektr d Wiss: Gehirn u Kognition, 144

Ulman, E., Dachinger, P. (Hrsg.) (1975): Art therapy: In theory and practice, New York

Umbach-Woborny, B. (2006): Muster und Bilder – eine kunsttherapeutische Konzeption für Eltern und Kinder mit diagnostizierter ADHS. M. A.-Arbeit. Internat. Hochschule für künstler. Therapien, Calw

Vaas, R. (2003): Time before Time – Classifications of Universes in contemporary cosmology, and how to avoid the antinomy of the beginning and eternity of the world. In: Löffler, W., Weingartner, P. (Eds.): Knowledge and Belief. Papers of the 26th International Wittgenstein Symposium. Austrian Ludwig Wittgenstein Society. Kirchberg am Wechsel, pp. 351–353

Vaas, R. (2005): Tunnel durch Raum und Zeit. Einsteins Erbe – Schwarze Löcher, Zeitreisen und Überlichtgeschwindigkeit, Stuttgart

Verny, T. (1981): Das Seelenleben des Ungeborenen. München

Vidyasagar, T. R., Eysel, U. T. (2015): Origins of feature selectivities and maps in the mammalian primary visual cortex. In: Trends in Neurosciences, 38 (8), 475–485. In: http://www.sciencedirect.com/science/article/pii/S0166223615001484, 221.02.2023

Virilio, P. (1989): Die Sehmaschine. Berlin

Violett-le-Duc, E. (1862): L'enseignement de l'art. In: gazette des Beaux-Arts, 1

Violett-le-Duc, E. (1869): Ausstellungskatalog „Eugene Violett-le-Duc". Paris

Vollert, J., Möckel, M., Störk, T., Röcker, L., Klapp, B. F., Frei, U. (1995): Streßreduktion als therapeutisches Ziel bei kardiovaskulären Erkrankungen. In: Musik-, Tanz-, und Kunsttherapie 3

Wais, M. (1987): Neuropsychologie für Ergotherapeuten: Grundlagen und Behandlung. Dortmund

Wais, M. (1990): Neuropsychologische Diagnostik für Ergotherapeuten. Dortmund

Wall, J. (1997): Szenarien im Bildraum der Wirklichkeit. Hrsgg. von Gregor Stemmrich. Dresden

Weber, S.M. (1978): Rückkehr zu Freud: Jacques Lacans Entstellung der Psychoanalyse. Frankfurt a.M.

Weiss, G. (1999): Wenn die roten Katzen tanzen. Jeux Dramatiques für sozial- und heilpädagogische Berufe. Freiburg

Weiss, G. (2006): Heilpädagogische Rhythmik für Menschen mit und ohne Behinderungen. In: Theunissen, Großwendt, 133–144

Wellendorf, E. (1984): Ästhetische Produktivität und Therapie. In: Hartwig/Menzen (Hrsg.) (1984): Kunsttherapie. Berlin

Wellendorf, E. (2005): Kunsttherapie mit Kindern: Was heißt Heilen? In: Spreti u.a., 249–256

Wendlandt-Baumeister, M. (2005): Kunsttherapie mit Folterüberlebenden. In: Spreti u.a., 159–173

Wichelhaus, B. (Hrsg.) (1996): Kunsttherapie in der Heilpädagogik. Köln

Wichelhaus, B. (2004): Sonderpädagogische Aspekte der Kunstpädagogik – Normalisierung, Integration und Differenz. Hamburg

Wichelhaus, B. (2007): Bildnerische Diagnostik und kunsttherapeutische Intervention in der neurologischen Rehabilitation. Vortrag auf der Tagung der IGKGT, „Künstlerische Therapien in der Rehabilitation“, Freiburg

Widlöcher, D. (1974): Was eine Kinderzeichnung verrät. München

Willke, H. (1992): Beobachtung, Beratung und Steuerung von Organisationen in systemtheoretischer Sicht. In: Wimmer, R. (Hrsg.): Organisationsberatung. Wiesbaden

Winnicott, D.W. (1973): Die therapeutische Arbeit mit Kindern. München

Winnicott, D.W. (1976): Von der Kinderheilkunde zur Psychoanalyse. München

Winnicott, D.W. (1979): Vom Spiel zur Kreativität. Stuttgart

Wyss, D. (1973): Erziehung und Gestalt. Entwurf einer anthropologischen Psychologie und Psychopathologie. Göttingen

Zaudig, M., Wittchen, H. -U., Saß, H. (Hrsg.) (2000): DSM-IV und ICD-10 Fallbuch. Göttingen

Zdunek, K., Petzold, H.G. (1999): Qualitätsentwicklung und Forschung im Bereich der künstlerischen Therapien. In: Kunst & Therapie, 1–2, 156–176

Zeki, S.M. (1992): Das geistige Abbild der Welt. In: Spektrum der Wissenschaft 22, 54f.

Zeki, S.M. (1993): Das geistige Abbild der Welt. In: Spektrum der Wissenschaften – Spezial: Gehirn und Geist, 26f.

Zeki, S.M. (1999): Inner Vision: An Exploration of Art and the Brain. Oxford

Ziefreund, W. (Hrsg.) (1996): Therapien im Zusammenspiel der Künste. Tübingen

Ziefreund, W. (Hrsg.) (2000): Kompetenzstärkung durch Kunst und Kreativität. Themenheft der Ztschrft. Musik-, Tanz- und Kunsttherapie

Zöller, W. (1991): Dramatherapeutische Gestaltungen. In: Kunst & Therapie 17, 57–83

Zulliger, H. (1952): Heilende Kräfte im kindlichen Spiel. Stuttgart

Zulliger, H. (1963): Aus der Geschichte der psychoanalytischen Bewegung in der Schweiz. In: Psyche, 17

Zulliger, H. (1969): Die deutungsfreie psychoanalytische Kinderpsychotherapie. In: Biermann, G. (Hrsg.): Handbuch der Kinderpsychotherapie. München/Basel

Weitere Medien (Video, Fernsehdokumentation, Internet etc.):

Giedd, J. (2005): www.starke-kids.de/htm/ archiv/artikel/09_2005/baustelle.htm, 30.09.2008

Greene, E. et al. (2007): Das Gehirn im Auge. Spezielle Zellen in der Netzhaut helfen bei der Formerkennung (Universität von Kalifornien in Los Angeles). PLoS ONE, Band 9, e871

Heisenberg u. a. (2006): Gang Liu, Holger Seiler, Ai Wen, Troy Zars, Kei Ito, Reinhard Wolf, Martin Heisenberg und Li Liu: „Distinct memory traces for two visual features in the Drosophila brain", Nature 439, 551–556

Kükelhaus, H. (1990/1984): Leben ist Schwingung. Vortrag vom 23.6.1984. Film von P. Goedel. Südwestfernsehen 23.1.1990

Kunzmann, B., Grießmeier, B. (2005): Leitfaden zur Dokumentation und Kodierung Künstlerischer Therapien als psychosoziale Interventionen im Akutkrankenhaus. In: https://www.wfmt.info/Musictherapyworld/modules/archive/hosting/atw/leitfaden.php, 21.02.2023

Larkum, M. et al. (2006): http://www.kommunikation.unibe.ch/lenya/kommunikation/live/medien/mitteilungen/news/2006/neuronen.html, 30.09.2008

Markowitsch, H. J. (2000): Gedächtnis und Gedächtnisstörungen – Neurophysiologie des menschlichen Gedächtnisses. Tele-Akademie, Südwest3. Progr., 11.06.2000

Muller, D. (2000): Neurophysiologie des Gedächtnisses. In: Sendung „Visionen", TV-Bayern 3, 07.11.2000

Schmid, G.: www.eugwiss.hdk-berlin.de/schmid/diss/III.31.html, 30.09.2008

Schmiga, G. (1991): Arno Stern: Begründer des Closlieu – Videoarbeit: Stuttgart

Schulze, C. (2004): Volltext der Dissertation „Konstruktion-Kommunikation-Therapie. Studien zur systemtheoretischen Grundlegung der Kunsttherapie". Köln

Signer-Fischer, S. (1997): Die Behandlung von traumatisierten Kindern und Jugendlichen. VHS-Kassette der video-cooperative-ruhr. Dortmund

Singer, W. (1997): Vortrag auf dem Paderborner Podium zu Podium/05_Computer, Gehirn und Bewusstsein. Paderborn

Sachregister

Personenregister

Leseprobe aus

Eichenberg / Senf:
Einführung Klinische Psychosomatik

3.3 Psychosomatische Anamnese

3.3.1 Grundlagen

Bei der psychosomatischen Anamnese handelt es sich um einen pragmatischen diagnostischen Zugang auf der Grundlage der biografischen Anamnese unter tiefenpsychologischen Gesichtspunkten. Sie erfordert einen zeitlichen Raum von wenigsten 30–60 Minuten, unter Umständen mehr. Viele Patienten werden überwiesen mit *„organisch o. B., Psychosomatik"*. Statt einer Ausschlussdiagnostik geht es in der psychosomatischen Medizin um eine *positive Diagnostik*, das heißt, dass der psychosomatische Zusammenhang einer Erkrankung grundsätzlich durch positive Hinweise gegeben sein muss.
Im Mittelpunkt dieses Ansatzes steht die *psychodynamische Krankheitshypothese,* aus der sich die Symptombildung aus einer innerpsychischen, dem Betroffenen nicht bewussten psychosozialen Belastung und innerpsychischen Konfliktsituation erklärt. Dabei kommt es zur innerpsychischen Verknüpfung eines *konflikthaften „Hier und Jetzt"* (aktueller Konflikt) in der aktuellen Lebenssituation mit einem konflikthaften *„Dort und Damals"*, d. h. biografisch zurückliegenden belastenden oder traumatischen Erfahrungen und ungelösten Konflikten. Das setzt eine Kenntnis der Gesamtpersönlichkeit voraus, ihrer Entwicklungsbedingungen in der Kindheit, ihrer Konflikte in der Sozialisation und deren bis in die Gegenwart reichenden Aus-

wirkungen und die daraus resultierenden persönlichen Vulnerabilitäten, was im Rahmen einer biografischen Rückblende zu leisten ist. Voraussetzung dafür sind Kenntnisse aus der Entwicklungspsychologie (Kap. 2.4).
Ein *erstes Ziel* der psychosomatischen Anamnese ist, einen zeitlichen Zusammenhang zwischen *Beginn eines Symptoms* und einer biografisch fassbaren, lebenswichtigen *Veränderung*, die durchaus schon eine Zeit zurückliegen kann, aufzufinden und einen psychodynamisch verstehbaren Zusammenhang zu der Symptombildung herzustellen (positive Diagnose) – oder das *Fehlen* zu registrieren.
Ein *zweites Ziel* der psychosomatischen Diagnostik ist, den Patienten als *„Mitarbeiter"* zu gewinnen, d.h. ihn für die gemeinsame diagnostische und psychotherapeutische Arbeit zu motivieren. Durch die psychosomatische Diagnostik soll auch schon eine Selbstreflexion bei den Patienten ausgelöst werden.

3.3.2 Praktisches Vorgehen

Das diagnostische Vorgehen strebt ein möglichst umfassendes Bild über die Erkrankung an, von den Symptombildungen, der persönlichen Entwicklung des Kranken bis hin zu seinen gegenwärtigen Konflikten. Es geht dabei um die Beurteilung von „neurotischen" Verhaltensweisen, was sich dadurch erschließt, ob der Patient ein verzerrtes und verformtes Erleben der umgebenden Welt zeigt, ob er neurotische Reaktionsmuster aufweist, die sich zum Schaden des Patienten in Situationen melden, in denen sie nicht hilfreich sind, ob es ihm an Bewältigungsstrategien mangelt. Der *Ablauf der Untersuchung* erfolgt in den in Abbildung 3.5 dargestellten Schritten.

... UND DIE WAHRHEIT WIRD EUCH FREI MACHEN

Aktualisierte Ausgabe fürs 21. Jahrhundert

David Icke

David Icke

… und die Wahrheit wird euch frei machen

Titel der Originalausgabe: „… and the truth shall set you free“

Gesamtausgabe, 2022

Deutsche Übersetzung: Nina Hawranke
Titelgraphik: Neil Hague
Layout: Inna Kralovyetts
www.mosquito-verlag.de

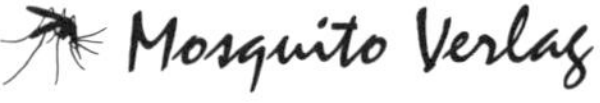

ISBN: 978-3-943238-67-9

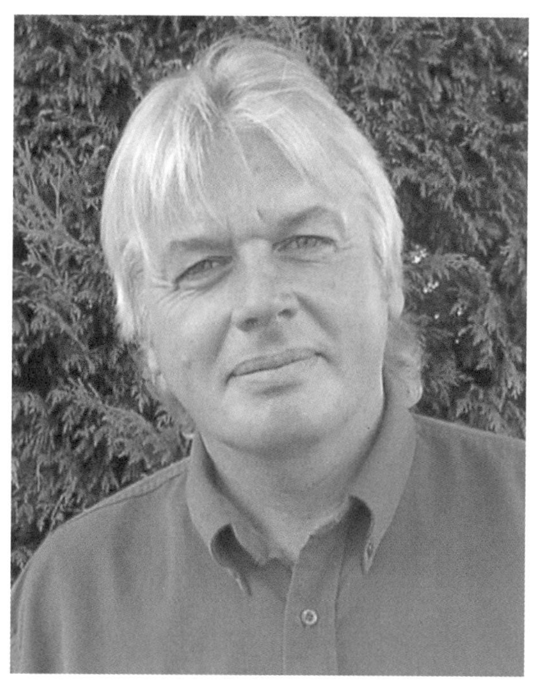

Widmung

Diese Ausgabe fürs 21. Jahrhundert ist Linda Atherton, ehemals Linda Icke, gewidmet, der besten Freundin, die man sich nur wünschen kann und die immer und in jeder Situation für einen da ist.

Würde es sie nicht geben, hätte ich sie erfinden müssen.

Wir sind die Kraft in jedem von uns;
Wir sind der Tanz des Mondes und der Sonne;
Wir sind die Hoffnung, die sich nie verbergen wird;
Wir sind der Wechsel der Gezeiten.

Erkennt die Wahrheit, und die Wahrheit wird euch frei machen

Was wissen wir schon über das Ausmaß der Ewigkeit.
Wie können wir es wagen, Macht und Größe dieser Weisheit, dieser Schöpfung in Zweifel zu ziehen.
Dieser Himmel könnte eine Million Welten bergen … neben der unseren.
Eine jede bevölkert von Lebewesen, die staunend zum Himmel, zum unendlichen Universum aufschauen.
Auch sie könnten denken, es gebe keine andere Intelligenz … außer ihnen.
Vielleicht aber sind sie nicht so arrogant wie die menschliche Rasse.
Vielleicht sind sie so intelligent zu erkennen, dass in dieser Weite des Immerwährenden alles möglich ist …

Es ist durchaus denkbar, dass diese unsere Erde, die vor der Größe der Wirklichkeit nicht mehr als ein Staubkorn ist, von anderen Lebensformen nicht nur besucht, sondern auch beherrscht wird.
Im Hinblick auf das, was möglich und was unmöglich ist, sollten wir uns nicht von unserer Arroganz blenden lassen.
Denn wir sind Kinder, die gerade erst den Morgen ihrer Erschaffung erleben.
Das Universum ist unser Klassenzimmer, und eine Intelligenz, die jenseits unserer Vorstellungskraft liegt, wartet darauf, sich uns zu erschließen … sobald wir bereit dafür sind.

Sucht, und die Wunder, auf die ihr stoßen werdet, werden euch das wahre Wesen unseres Universums enthüllen.
Euer Herz wird die Wahrheit unseres Ursprungs erkennen.
Unser Ursprung ist weit schöner, als ihr begreifen oder euch auch nur vorstellen könnt.
So unendlich tief reicht eure kosmische Wirklichkeit, dass sie, in den Nebeln der Ewigkeit, auf ewig ein Teil eures Erbes sein wird.

Der Frieden, der im Begreifen liegt, macht erst die Schönheit der Schöpfung aus.
Das Wort wurde ausgesät, und der Geist in euch weiß, dass eure Heimat die Ewigkeit und dass alle Existenz unsterblich ist …

Tony Dodd

Inhaltsverzeichnis

Einführung zur Ausgabe fürs 21. Jahrhundert

Es ist nun zehn Jahre her, dass die erste Auflage dieses Buches allen Widerständen zum Trotz gedruckt wurde. Die Verleger meiner vorangegangenen Bücher weigerten sich, die Veröffentlichung dieses Buches auch nur in Erwägung zu ziehen, weil die Namen, die es nennt, und die Pläne zur globalen Diktatur, die es beschreibt, die Schwelle des Fassungsvermögens ihres „New-Age"-Geistes weit überschritten.

Am Horizont sah man nur noch eine Staubwolke und fliehende Rücken, und vielleicht rennen sie ja noch immer. Wenn man bedenkt, wie erfolgreich dieses und nachfolgende Bücher waren, haben alle, die damals den Schwanz eingezogen haben, vielleicht eine wichtige Lektion gelernt. Vor den Dingen, die wir nicht sehen wollen, zu fliehen, ist nie eine Lösung. Es zögert lediglich – und oft nur für kurze Zeit – hinaus, dass wir den Dingen, die wir fürchten, die Kontrolle über uns entreißen müssen.

Wie auch immer, um dieses Buch, das niemand wollte, veröffentlichen zu können, musste ich mir zunächst von einem Freund in Liverpool, David Solomon, 15.000 britische Pfund leihen und ein Unternehmen namens Bridge of Love Publications ins Leben rufen. Ich nahm auch die Hilfe weiterer Leute in Anspruch, die ich „zufällig" in den Wochen zuvor kennengelernt hatte – darunter Alice Ferguson, der Künstler Neil Hague und die Buchdesignerin Sam Masters, die auch alle nachfolgenden Bücher gestalten sollte.

Es war eine Herausforderung, praktisch bei null anzufangen, doch mit den Jahren hat die Unternehmung Früchte getragen. Von der Ebene „dieser Welt" aus betrachtet, ist es nach wie vor mein bedeutsamstes Buch und wird es wahrscheinlich bleiben, bis ich diese Welt der manipulierten Illusion eines Tages verlasse.

In den zehn Jahren, die auf die Erstveröffentlichung dieses Buches folgten, hat sich herausgestellt, dass seine Themen und Vorhersagen sich bewahrheiten sollten und sich im heutigen Weltgeschehen widerspiegeln. Dazu gehört auch der oft benutzte „abgewandelte Hegelianismus" bzw. das Schema „Problem-Reaktion-Lösung", wie ich es nenne, durch das man im Verborgenen ein Problem erzeugt, für das die Behörden eine offizielle „Lösung" bieten – in Form von gesellschaftlichen Veränderungen, um den weltweiten Faschistenstaat des Großen Bruders voranzutreiben, den die Bevölkerung ohne ein zuvor erzeugtes „Problem" zurückweisen würde. Die grausamen Anschläge vom 11. September waren ein klassisches Beispiel dafür, wobei die Anschläge (das Problem) die Antwort „Es muss etwas getan werden“ (die Reaktion) hervorriefen, die zum Abbau grundlegender Freiheiten und Rechte der Privatsphäre führte sowie zum durch und durch inszenierten „Krieg gegen den Terror“ (der Lösung). Ausführliche Informationen zu den Hintergründen bietet mein Buch „Alice im Wunderland und das World Trade Center Desaster“.

Wenn Sie das vorliegende Buch lesen, werden Sie sehen, dass ich bereits Mitte der 1990er die Macht, die hinter den Ereignissen des 21. Jahrhunderts steckt, und die Agenda, an der sie sich orientierten, detailliert beschrieben habe. Man musste kein Prophet sein, um das heutige Geschehen voraussagen zu können – man musste sich lediglich eingehend mit dem Netzwerk befassen, das Regierungen, Banken, Weltkonzerne, militärische Autoritäten und Medien kontrolliert, und es offenlegen.

Es ist dem Werk engagierter Forscher zu verdanken, dass sich heute ungleich mehr Menschen der Weltverschwörung bewusst sind, als noch in den einsamen Tagen der Erstauflage dieses Buches. Wenn ich auflisten müsste, was ich im Leben erreicht habe und auf was ich besonders stolz bin, dann würde dieses Buch ganz weit oben stehen.

David Icke
Ryde,
Isle of Wight, GB

Juli 2004

Einführung

Wir sind das, was wir zu sein glauben

Wir leben in einem multidimensionalen Universum, das Teil eines multidimensionalen und unendlichen Bewusstseins ist, das wir als Gott bzw. als die Schöpfung bezeichnen. Wir sind multidimensionale Wesen. Daher muss dieses Buch, wenn es zur Freiheit der Menschen beitragen will, ebenfalls multidimensional sein.

Zum einen enthüllt es, wie ein geheimer Verbund unser Leben tagtäglich manipuliert, und zum anderen zeigt es die spirituellen Hintergründe und Lösungen auf, die den Planeten Erde und alle, die auf ihm leben, endgültig befreien werden. Die Lösungen sind abhängig davon, was wir über uns selbst denken und wie wir uns wahrnehmen. Bevor ich die globale Manipulation entwirre und einige der verantwortlichen Personen und Organisationen aufliste, möchte ich noch den Kontext beschreiben, aus dem heraus ich diese Themen behandle. Das letzte, was ich will, ist, Wut und Hass im Leser zu wecken und ihn dazu zu bringen, die globalen Manipulatoren und ihr Werk zu verdammen. Ich habe dieses Buch nicht geschrieben, um anzuprangern, sondern um das Bild einer Menschheit zu vermitteln, die sich ihren Verstand hat nehmen lassen. Zudem will ich zeigen, wie schnell sich dieser Sachverhalt ändern lässt – was bereits geschieht –, sobald wir uns unseren Verstand zurückerobern.

Ich nenne hier nur deshalb Namen, weil es wichtig ist zu wissen, wer hinter der Manipulation steckt, wenn wir aufdecken wollen, was in der Welt vor sich geht. Diese Bloßstellung gibt auch den Urhebern selbst die Chance, sich mit ihren Taten auseinanderzusetzen und zu erkennen, dass der Drang nach Kontrolle und Herrschaft über andere nur ihr eigenes inneres Ungleichgewicht und ihren eigenen Selbsthass widerspiegelt. Das Lüften des Schleiers wird uns dem Tag näherbringen, an dem Herrschaft und Manipulation enden werden. Den Eliteverbund, der die Welt beherrscht – die Globale Elite, wie ich sie nenne –, haben wir jedoch selbst erschaffen. Daher hilft es nicht, ihm Hass und Verdammnis für all das Übel dieser Welt entgegenzuschleudern. Wie wir noch sehen werden, steckt ein und dieselbe Gruppierung sowohl hinter den beiden Weltkriegen als auch hinter allen anderen negativen Ereignissen von globaler Bedeutung der Vergangenheit und Gegenwart. All diese Ereignisse waren nur unter Mithilfe der gesamten Menschheit möglich. Eine kleine Elite kann nur dann Kriege anzetteln, wenn Tausende bzw. Millionen von Menschen bereit sind, sich als Kanonenfutter opfern zu lassen. Wer dieses Buch liest und weiterhin nur die Globale Elite für das Geschehen verantwortlich macht, hat die wesentliche Botschaft, die ich vermitteln möchte, nicht begriffen. Was in der Welt vor sich geht, spiegelt lediglich das Hier und Jetzt wider, das in unserem Innern, im Innern der Menschheit, geschieht. Wir haben diese Wirklichkeit erschaffen. Aber wie?

Im Gegensatz zu dem, was uns die Medizin unbedingt weismachen möchte, besteht der Mensch nicht allein aus dem physischen Körper. Dieser stellt nur die eindrucksvolle Hülle dar, mittels derer unser ewiges Ich die materielle Welt erlebt. Wir bestehen aus weit mehr als nur unserem Körper. Die Schöpfung ist Ausdruck des einen unendlichen Geistes. Alle Lebensformen sind Aspekte dieses einen Geistes, den einige als Gott bezeichnen. Jeder von uns ist gleichzeitig alle anderen. Wir alle sind Gott, wenn wir so wollen. Das Zentrum dieses Geistes ist ein Bewusstsein, das ich als ein blendendes Licht vor mir sehe – das Urbewusstsein, das alles durch Gedanken erschaffen hat. Die Schöpfung besteht aus unendlich vielen Dimensionen, Wellenlängen und Frequenzen der Wirklichkeit. Die materielle Welt ist nur eine von vielen Welten. All diese Frequenzen nehmen denselben Raum wie unsere physische Welt ein, so wie auch alle Radio-, Fernseh- und Telekommunikationsfrequenzen, die in unserer Umgebung ausgestrahlt werden, denselben Raum einnehmen wie unser Körper. Sie kommen sich deshalb nicht in die Quere, weil sie auf verschiedenen Frequenzen bzw. in verschiedenen Dimensionen existieren. Sie schwingen auf unterschiedlichen Wellenlängen. An dem Punkt, den wir als Tod bezeichnen, verlassen Verstand, Emotionen und Geist – dieser Zusammenschluss von allem, was unser denkendes, fühlendes Ich ausmacht – den Körper bzw. den „genetischen Raumanzug", wie ich ihn nenne. Dieser ewige Geist begibt sich auf eine andere Wirklichkeitsfrequenz, in eine andere „Welt", um sich dort weiterzuentwickeln. Das ist es auch, was während sogenannter „Nahtoderfahrungen" passiert oder auch dann, wenn jemand für gewisse Zeit aus seinem Körper austritt: die Betroffenen erzählen hinterher bemerkenswert ähnliche Geschichten über das, was sie erlebt haben. Das Leben ist ewig – und zwar für jeden von uns.

Unser mentales, emotionales und spirituelles Selbst besteht aus einer Reihe von Energiefeldern, die durch Energiewirbel in Wechselbeziehung stehen. Diese Energiewirbel sind als Chakren bekannt. Der Begriff „Chakra" stammt aus dem altindischen Sanskrit und bedeutet „Lichtrad". Die Wirbel sind Energiespiralen, die alle Schichten unseres Wesens durchdringen, sodass diese sich energetisch austauschen können. Dieses System sorgt auch dafür, das ein entstandenes Ungleichgewicht auf der emotionalen Ebene – vielleicht ausgelöst durch Stress – sich auf alle Schichten unseres Wesens auswirkt und schließlich im physischen Körper manifestiert. Auf diese Weise verursacht Stress Krankheiten. Was wir als „physische" Krankheit bezeichnen, ist in Wahrheit eine Disharmonie bzw. Krankheit

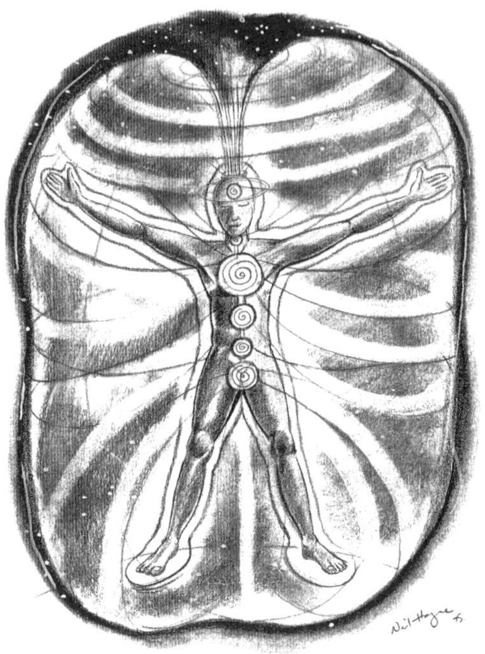
Abb. 1: Der magnetische Umhang

auf multidimensionaler Ebene. Wir nehmen permanent magnetische Energie aus dem Kosmos auf, und einen Großteil davon durch das sogenannte Wurzelchakra am unteren Ende der Wirbelsäule. Wenn diese Lebenskraft unsere verschiedenen Schichten durchlaufen hat und wir uns genommen haben, was wir brauchen, geben wir die restliche Energie durch unsere Chakren wieder an den Kosmos und die uns umgebende Welt ab (*Abb. 1*). Wenn jemand sagt, eine bestimmte Person verbreite gute oder schlechte „Schwingungen", dann ist von dieser Energie die Rede. Dasselbe gilt, wenn wir sagen, ein Haus oder Ort sei „positiv", „anheimelnd" oder „beängstigend". Was wir als „Atmosphäre" bezeichnen, entsteht durch Schwingungen (Energiefelder), die von lebenden oder toten Personen ausgesandt werden bzw. wurden. Auf ehemaligen Schlachtfeldern fühlt man sich oft unwohl, weil dort die Energien zu spüren sind, die Schmerz, Aggression und Leid der Betroffenen zurückgelassen haben.

Die Energie, die durch das Wurzelchakra eintritt, unterscheidet sich stark von der, die wir wieder abgeben. Beschaffenheit und Form der Energie wandeln sich, wenn diese uns durchläuft. Sie wird geprägt vom jeweiligen Energiemuster eines Menschen, und dieses Muster wird seinerseits geprägt von dem, was gegenwärtig auf mentaler, emotionaler und spiritueller Ebene in uns geschieht. So senden wir permanent ein Energiefeld aus, in dem sich widerspiegelt, was wir von uns selbst halten. Das scheint auf den ersten Blick nichts mit der Manipulation der Welt zu tun zu haben, doch tatsächlich bildet es das Herzstück dessen, was geschehen ist und nach wie vor geschieht.

Dieser Prozess ist vergleichbar mit einem magnetischen Umhang oder einer Aura, der bzw. die uns umgibt. Gemäß der Gesetzmäßigkeit, dass Gleiches sich anzieht, zieht dieses magnetische Energiefeld – das äußere

Spiegelbild des Inneren einer Person – ähnliche Energiefelder an. Alles ist Energie, was selbst die herkömmliche, engstirnige Wissenschaft nach und nach anerkennt. Jede Person ist nichts als eine Reihe magnetischer Energiefelder, und das gilt auch für Orte, Erfahrungen, Situationen und alles übrige. Das Leben besteht aus der Interaktion dieser Energiefelder, die allesamt die Fähigkeit besitzen, zu denken und Informationen zu speichern. Energie ist Bewusstsein, und Bewusstsein ist Energie. Beides ist ein und dasselbe. Wenn es Ihnen schwerfällt zu glauben, eine Wand, ein Stein oder Wasser könnten denken und Informationen speichern, dann machen Sie sich bewusst, dass alles magnetische Energiefelder besitzt. Denn was speichert in dem Computer, an dem ich gerade dieses Buch schreibe, die Informationen? Eine magnetische Festplatte. Das ist dasselbe Prinzip. Wir treffen deshalb auf bestimmte Leute, Orte, Erfahrungen und Lebensweisen, weil wir diese magnetisch anziehen. Sie werden angezogen von dem Magnetismus unseres „Umhangs". Dieser Umhang wiederum spiegelt wider, was wir in Bezug auf uns selbst denken und empfinden. Unser Leben ist das perfekte Abbild unseres Unterbewusstseins. Die Art und Weise, wie das Unterbewusstsein über sich selbst denkt und wie es sich selbst und die Welt wahrnimmt, manifestiert sich in den Menschen, Orten und Erfahrungen, die wir anziehen. Als Kind habe ich oft folgendes Sprichwort gehört: „Mach dir glückliche Gedanken, dann bist du auch glücklich." Dieses Sprichwort enthält eine unabänderliche Wahrheit, wenn diese auch nichts mit Glück zu tun hat. Wir werden zu den Menschen, Orten und Erfahrungen hingezogen, die magnetisch mit unserem „Umhang" in Verbindung stehen. Wenn wir daher in unserem Innern glauben, dass wir immer arm und unterdrückt sein werden, wird sich dieses Muster in unseren Umhang einprägen. Dieser wird sozusagen zum Umhang der Hoffnungslosigkeit. Die magnetische Prägung zieht die Erfahrungen an, die dafür sorgen, dass wir tatsächlich immer arm und unterdrückt sein werden. Auf diese Weise erschaffen wir unsere eigene Wirklichkeit. Es ist ungemein wichtig, dies zu begreifen – nicht nur im Hinblick auf dieses Buch, sondern auf das gesamte Leben:

Wir erschaffen unsere eigene Wirklichkeit

Religionen und alte Schriften, die bis weit in die Vergangenheit zurückreichen, haben bestimmte Aussagen gemeinsam: „Du erntest, was du säst", „Auge um Auge, Zahn um Zahn", „Was du anderen antust, wird auf dich zurückfallen". Am Geläufigsten ist dieser Vorgang heute unter dem Namen „Karma". Allzu oft wird Karma als etwas Negatives betrachtet. Jemandem geschieht etwas Unangenehmes, und gleich heißt es, schuld sei das

„Karma". Das klingt beinahe wie eine Bestrafung, und auf dieser Ebene ist es das auch – Selbstbestrafung. Denn wir selbst haben es erschaffen und nicht etwa ein wütender, richtender Gott, der mit dem Zeigefinger wedelt. Was wir als Karma bezeichnen, ist in meinen Augen nur ein anderer Begriff für die Art und Weise, auf die wir selbst unsere Wirklichkeit erschaffen. Wenn wir ein Ungleichgewicht in uns haben, durch das wir uns anderen gegenüber negativ verhalten, dann zieht dieses Ungleichgewicht wiederum physische Erfahrungen an, die unser inneres Selbstbild reflektieren. Was wir anderen antun, fällt deshalb auf uns zurück, weil wir an unserem Ungleichgewicht, an unserer mangelnden Selbstliebe, festhalten und so derartige Erfahrungen anziehen. Wenn wir uns wohl in unserer Haut fühlen und eine positive Lebenseinstellung haben, dann errichten wir um uns herum auch eine entsprechende Welt. Das nennt man positives „Karma". Meine Vorstellung von Karma hat nichts mit der des New Age zu tun, das eine karmische Reaktion auf Geschehenes für unausweichlich zu halten scheint, unabhängig davon, was wir nachfolgend tun. Ich dagegen meine, dass wir dadurch, dass wir uns jemand anderem gegenüber negativ verhalten, dann erkennen, warum wir es getan haben, und den inneren Auslöser für unser Verhalten beseitigen, unsere magnetische Ausstrahlung – unseren Umhang – verändern können und ein solches „Karma" nicht länger anziehen. Es hat seine Notwendigkeit verloren, denn wir haben das Ungleichgewicht in uns erkannt. Zu mehr dient Karma nicht. Was die Schöpfung ausmacht, ist die Liebe – sich selbst und allen anderen gegenüber. Auch das Karma gehört zu dieser Liebe. Es ist ein Mittel, das uns ermöglicht, uns selbst gegenüberzutreten, negativen Ballast abzuwerfen und weiterzugehen. Es hilft uns bei unserer Entwicklung und ist ein Geschenk, keine Strafe – sofern wir selbst es nicht zu einer machen. Ganz gleich, welche Erfahrungen Sie in Ihrem Leben bereits gemacht haben oder derzeit machen – Sie allein und niemand sonst ist dafür verantwortlich.

Es gibt zwei Dinge, die Sie beim Lesen dieses Buches und in Zukunft beachten sollten: Opfermentalität erschafft Opferrealität. Und: Was Sie glauben, werden Sie auch erreichen.

Die Erschaffung der eigenen Wirklichkeit findet auf vielen Ebenen statt. Die Gesamtheit der Wechselbeziehungen zwischen allen Individuen stellt den kollektiven Geist der Menschheit dar. Jede Spezies verfügt über einen kollektiven Geist, mit dem alle „einzelnen" Mitglieder dieser Spezies verbunden sind. Wir lassen unsere Gedankenmuster unablässig in diese kollektive Ebene einfließen, wie wir selbst auch auf die Muster anderer zugreifen, die diese kollektive Ebene bereitstellt. Es ist ein Prozess, der in zwei Richtungen abläuft. Wir geben, und wir nehmen. Die Wissenschaft spricht vom Syndrom des hundertsten Affen, das ich bereits in früheren Büchern beschrieben habe: Sobald eine bestimmte Anzahl von Individuen einer Spezies etwas Neues gelernt hat, besitzt der Rest ihrer Artgenossen diese neue Eigenschaft plötzlich ebenfalls, ohne dass man es ihnen beibringen musste. Sie können es rein instinktiv. Dieser Prozess, den sich die herkömmliche Wissenschaft aufgrund ihrer eingeschränkten Sichtweise nicht erklären kann, ist ganz einfach. Wenn eine bestimmte Anzahl von Individuen einer Spezies sich auf der kollektiven Ebene eine neue Eigenschaft aneignet, ist irgendwann ein Punkt der „kritischen Masse" erreicht. Das neue Wissen ist innerhalb des kollektiven Geistes so intensiv geworden, dass jedes andere Mitglied der Spezies es automatisch besitzt. Sobald sich diese auf die Frequenz (das Gedankenmuster) des Wissens einstellen, eignen sie sich die neue Eigenschaft an, ohne dass man sie ihnen vermitteln muss, weil das Gedankenmuster selbst sie anleitet. Wir nennen das Instinkt oder Inspiration, doch in Wahrheit ist es nichts weiter, als in Resonanz mit einer Schwingung (einer Frequenz) zu treten, die eine bestimmte Information transportiert.

Was ich über die Erschaffung der Realität durch jeden Einzelnen gesagt habe, gilt auch für den kollektiven menschlichen Geist. Dieser spiegelt die Gesamtheit menschlichen Denkens wider, die Gesamtheit dessen, was die Menschheit als Ganzes von sich hält. Wenn die Menschheit als Ganzes sich nicht mag, nicht liebt und nicht respektiert, dann kreiert sie diese Wirklichkeit auf diesem Planeten. Sie zieht die physischen Manifestationen dessen an, was sie in ihren Augen an Wert und Potential besitzt. Nur dass sich der magnetische Umhang in diesem Fall nicht nur um eine einzelne Person, sondern um den gesamten Planeten legt. So entsteht die globale Wirklichkeit.

Werfen Sie einen Blick auf die Folgen, die dies für unseren Alltag hat. Die Menschheit als Ganzes würde sich gerne der Verantwortung für das Weltgeschehen entziehen. Wenn irgendetwas schiefgeht, hört man den lauten Ruf: „Was werden **Sie** jetzt dagegen unternehmen?" Selten suchen wir die Verantwortung bei uns selbst. Zwar beschweren wir uns über Politiker und Bankiers, doch die meisten von uns sehen trotzdem lieber andere die Welt regieren, als selbst an ihre Stelle zu treten und die Verantwortung zu übernehmen. Entsprechend sind die Gedankenmuster geformt, die den kollektiven Geist beherrschen, und dieser hat die Wirklichkeit im kollektiven, globalen Ausmaß erschaffen. Der kollektive Geist hat auf den Wunsch, jemand anderes solle „etwas unternehmen", reagiert, indem er die Energiefelder – die Personen – angezogen hat, die das geheime Netzwerk gebildet haben, welches das Leben jedes Einzelnen reglementiert. Wir haben bekommen, was wir erbeten bzw. „erdacht“ haben. Dasselbe gilt für Religionen. Auch sie wurden durch die Gedankenmuster des kollektiven Geistes erschaffen, wie auch die Medien und alle anderen Institutionen, die auf Angst und Schuldgefühle zurückgreifen, um zu manipulieren und zu kontrollieren. Sie spiegeln auf kollektiver Ebene nur wider, was Milliarden von Menschen täglich tun – sie rufen Angst und Schuldgefühle hervor, um zu bekommen, was sie wollen. Beobachten Sie einmal ein paar Tage lang sich selbst und andere, und finden Sie heraus, wie oft Sie (und andere) auf Angst und Schuld zurückgreifen, um in einer bestimmten Situation die Oberhand zu gewinnen. Wir tun das meist unbewusst und geben dieses Verhalten an unsere Kinder weiter. Denn wie reden wir mit unseren Kindern?

„Du ungezogener Bengel! Wenn du das noch einmal tust, dann setzt es was. Warte nur, bis Papa nach Hause kommt, dann wird es dir leidtun.“

(Angst)

„Du böse Göre! Wie kannst du Mama und Papa das nur antun? Wie kannst du uns nur so traurig und unglücklich machen? Nach allem, was wir für dich getan haben.“

(Schuld)

Das sind nur zwei kleine Beispiele dafür, wie wir Kindern Angst und Schuldgefühle einflößen. Schon im frühen Alter lernen sie, ihrerseits anderen Angst oder ein schlechtes Gewissen zu machen. Wenn sie das Erwachsenenalter mit seinem komplexen Beziehungsgeflecht erreichen, haben sie den Einsatz von Angst und Schuldgefühlen zu Kontrollzwecken längst perfektioniert. Man müsste Medaillen dafür verleihen. Folglich beherrscht dieses Gedankenmuster unseren kollektiven Geist, und es hat das kollektive physische Spiegelbild dazu kreiert – die Religionen und anderen Institutionen, die uns sagen, was wir zu denken haben, und die ebenfalls Angst und Schuld einsetzen, um Kontrolle auszuüben. Auch sie haben wir erschaffen. Sie sind unser Spiegelbild oder zumindest das unseres Kollektivs. Das ist gut so, denn es bedeutet, dass wir die Macht haben, die Manipulation auf globaler Ebene zu beseitigen, indem wir auf persönlicher Ebene gegen sie vorgehen.

Ein solcher Wandel der menschlichen Wahrnehmung ist wesentlich für die Zukunft unseres Planeten und der Welt, die wir unseren Kindern hinterlassen. Die Neigung des Menschen, sich seinen Verstand nehmen zu lassen, hat über die Jahrtausende eine Struktur entstehen lassen, die heute kurz davor steht, sich zu einem globalen Faschistenstaat zu entwickeln. Der Faschismus endete mit Adolf Hitler? Schön wäre es. Dieselbe Geisteshaltung steckt auch hinter der geheimen Weltregierung, die unablässig damit beschäftigt ist, den menschlichen Geist dazu zu bringen, die zentralistisch organisierte globale Tyrannei zu akzeptieren. Diese Tyrannei firmiert unter dem Namen „Neue Weltordnung", und wenn wir nicht bald aus unserem geistigen Tiefschlaf erwachen, wird sie sich in Form einer Weltregierung, einer Weltzentralbank und weltweiten Einheitswährung, einer Weltarmee und einer mit Mikrochips versehenen und an ein globales Computernetzwerk angeschlossenen Bevölkerung manifestieren. Wer glaubt, all dies sei lächerlich, auf den dürften die folgenden Seiten dieses Buches recht ernüchternd wirken. Wir sind all diesen Dingen erstaunlich nahe. Es ist an der Zeit, erwachsen zu werden und aufzuwachen.

Wenn Sie im Folgenden lesen, wie Ihr Leben und das aller anderen auf diesem Planeten kontrolliert und manipuliert wird, möchte ich Sie bitten, sich stets vor Augen zu halten, dass wir alle dies selbst hervorgebracht haben. Die Namen, die ich nenne, und die Ereignisse, die ich beschreibe, sind nur unsere eigenen Gedankenmuster, die sich in der Menschheit und der Erde widerspiegeln. Unsere Welt besteht lediglich aus menschlichen Gedanken, die Gestalt angenommen haben. Sobald wir das wahre Wesen dieser negativen Muster erkennen und sie beseitigen, werden Wirklichkeit und Welt sich ändern. Doch nicht eher.

Es beginnt und endet bei uns selbst.

1. Kapitel

Der Schleier aus Tränen

Bestimmt haben wir alle uns irgendwann schon einmal umgeschaut und uns dieselben Fragen gestellt. Warum muss das Leben ein solcher Kampf sein? Warum wissen wir so wenig über uns selbst und über den Sinn unseres Lebens? Warum gibt es in einer Welt voller Schönheit und Überfluss so viel Krieg und Leid?

Um eine Antwort auf diese und viele andere Fragen zu erhalten, möchte ich Sie bitten, die einprogrammierten, Ihrem „Hier und Jetzt" entstammenden Gewohnheiten hinter sich zu lassen und Ihren grenzenlosen Geist größeren Möglichkeiten zu öffnen. Ich meine den Begriff „einprogrammiert" nicht herablassend, denn wir alle sind von den Botschaften und Glaubenssätzen geprägt, denen wir seit unserer Kindheit, durch die Medien und durch das Bildungssystem permanent ausgesetzt sind. Sich aus dieser Programmierung zu lösen heißt, Geist und Herz offen zu machen für ein Verständnis, für Wunder und Möglichkeiten jenseits unserer momentanen Vorstellungskraft. Ich habe lange über die Beschaffenheit der sichtbaren materiellen Welt nachgedacht in dem Versuch, sie zu ergründen. Seit 1990 befinde ich mich auf einer nicht enden wollenden spirituellen Entdeckungsreise. Sie hat mich Dingen gegenüber geöffnet, über die ich mein Leben lang nicht nachgedacht und die ich nie zuvor gespürt habe, und obwohl es viele schmerzvolle Momente gab, haben auch sie mich zu einem umfassenderen Verständnis gebracht. Ich habe erfahren, wie wir unseren Geist, unser Bewusstsein, in Resonanz mit anderen Wirklichkeitsebenen bringen können und so Zugang zu Informationen erhalten, die nicht oder nicht vielen auf der Erde bekannt sind. Ich habe erkannt, dass unser Geist – unser denkendes, empfindendes Ich – aus mehreren Energiefeldern besteht, die den physischen Körper als Mittel benutzen, um Erfahrungen zu sammeln.

In diesem Moment steht unser Bewusstsein in Resonanz mit der uns umgebenden dichten, materiellen Welt, und diese macht demnach unsere Wirklichkeit aus. Wenn wir „sterben", verlässt unser Denken/unser Geist (unser Bewusstsein) diesen provisorischen physischen Körper und wechselt über zu einer anderen Wellenlänge, einer anderen Erfahrungs- und Entwicklungsebene.

Sehr wichtig ist hierbei, dass der Geist – auch wenn wir nur einen physischen Körper besitzen und nur einen physischen Planeten bewohnen – in Resonanz mit vielen verschiedenen Frequenzen des Wissens und Verstehens treten kann. Deshalb unterscheiden sich die Menschen so sehr in Bezug auf Bewusstsein, Blickwinkel und Wahrnehmung. Die alltägliche Redewendung „nicht auf einer Wellenlänge sein" beschreibt Menschen, die verschiedene Ansichten vertreten und wenig gemeinsam haben. Welche Lebenseinstellung wir hegen und inwiefern wir uns Erkenntnisse und Weisheit aneignen können, hängt von den jeweiligen Schwingungsebenen ab, mit denen unser Geist in Verbindung steht. All dies ist wichtig, um verstehen zu können, was meiner Meinung nach seit Jahrmillionen, auch heute noch, die Menschheitsgeschichte lenkt. In meinen Augen gleicht die Menschheit oft einer Herde aus verwirrten, verirrten Schafen. Man beachte, wie oft das Bild der „verirrten Schafe" in der dokumentierten Geschichte erscheint, um unsere Misere zu beschreiben. Irgendwie haben wir die Verbindung zu unserem höheren Potential, unserer Kraftquelle, verloren; auch dies taucht in der Geschichte und in allen Kulturen immer wieder in Redewendungen wie „verlorene Kinder" auf, die von ihrem „Vater" getrennt wurden. Deutlich wird dies am Beispiel vom verlorenen Sohn im Neuen Testament. Ich denke, dass dies im symbolischen Sinne genau das ist, was geschehen ist, und das erklärt viele Aspekte der Welt, in der wir heute leben.

Was geschehen ist, lässt sich meiner Meinung nach nur erfassen, wenn wir unseren Geist der Existenz sogenannten außerirdischen Lebens öffnen. Das mag eine unendliche Vielfalt von Formen beinhalten. Mit „außerirdisch" meine ich lediglich alles Leben, das „nicht irdisch" ist – andere Zivilisationen und andere Bewusstseins- und Lebensformen, die auf anderen Frequenzen existieren und die wir mit unseren physischen Sinnen gemeinhin nicht erfassen können. Wenn wir beispielsweise einen anderen Planeten unseres Sonnensystems betrachten und scheinbar nur unfruchtbare Ödnis ohne jedes Leben sehen, dann betrachten wir diesen Planeten allein aus unserer eigenen Wellenlänge bzw. Dimension, aus unserer eigenen Raum-Zeit-Wirklichkeit. In einer anderen Dimension wimmelt es auf diesem Planeten vielleicht nur so von Leben, was vergleichbar ist mit all den Radio- und Fernsehsendern, deren Frequenzen denselben Raum einnehmen wie unser Körper. Auch sie können wir nicht sehen, ebenso wenig, wie sich diese untereinander „sehen" können, weil sie unterschiedliche Wellenlängen besetzen. Wenn wir noch einen Schritt weitergehen und die Tatsache mit einbeziehen, dass andere, auf anderen Frequenzen existierende Zivilisationen über ein viel fortschrittlicheres Wissen und Knowhow verfügen könnten als wir derzeit, dann entsteht ein bestimmtes Bild, zumindest für mich und einige andere. Diese anderen Zivilisationen sind nicht nur gut oder nur böse. Sie sind, wie wir auch, von beidem etwas. Außerirdisches Leben ist nichts Besonderes. Es gehört zu demselben Lebensstrom, den wir als die Schöpfung oder Gott bezeichnen, und befindet sich nur auf einer anderen Entwicklungsstufe und/oder einer anderen Frequenz. Viele dieser Völker sind uns jedoch technologisch und im Hinblick auf das Verständnis der universellen Gesetzmäßigkeiten um Jahre, manchmal um Jahrmillionen (gemäß unserem Zeitverständnis) voraus. Wenn wir nur von der Perspektive unserer wissenschaftlichen Errungenschaften auf dieser Frequenz des Planeten Erde aus beurteilen, ob etwas glaubwürdig oder verrückt ist, werden wir niemals begreifen, was mit uns geschehen ist. Darum möchte ich die Skeptiker unter Ihnen bitten, sich anderen Möglichkeiten gegenüber zu öffnen. Einem armen Bauern mitten in den Bergen einer abgeschiedenen Gesellschaft im tiefsten Asien fällt es schließlich auch schwer, einer Beschreibung New Yorks Glauben zu schenken. Dennoch existiert New York. Und bedenken Sie, dass auch die Vorstellung vom Menschen im Weltraum noch vor kurzem als lächerlich abgetan wurde.

Im Laufe der Jahre, die ich mich nun schon mit der Situation des Menschen beschäftige, hat sich in meinem Kopf eine Geschichte zusammengesetzt. Ein Buch mit dem Titel „Die Boten des Neuen Morgens"[1] bestätigte einige der Themen, die ich in „The Robots' Rebellion" behandelt habe, wie auch einige der Vorstellungen, die sich während der folgenden Monate in mir gebildet hatten. Es handelt sich um ein „gechanneltes" Buch, dessen Autorin Barbara Marciniak bewusst mit einer anderen Wellenlänge in Resonanz getreten ist und als Kanal gedient hat, um Informationen in unsere Frequenz zu ziehen. Ich bin immer vorsichtig, was gechannelte Bücher angeht, weil dieser Prozess – wie jeder andere auch – einerseits inspirierende Einsichten bringen, andererseits aber auch reine Effekthascherei sein kann. Das hängt vom jeweiligen Channel wie auch von der Ebene der Wellenlänge ab, mit der dieses in Verbindung tritt. Wie jemand ganz treffend in Bezug auf den Kontakt zu den nicht länger auf der Erde Weilenden sagte: „Der Tod heilt nicht von Unwissenheit." Wenn man sich in Frequenzebenen einklinkt, die sehr dicht an unserer liegen, läuft man schnell Gefahr, in die Irre geführt zu werden.

Bei „Die Boten des Neuen Morgens" handelt es sich angeblich um die Worte eines Bewusstseins, das von den Plejaden aus zu uns spricht. Ich weiß, dass all dies sich recht phantastisch anhört und nicht leicht zu akzeptieren ist, wenn man zum ersten Mal davon hört. Doch, wie jeder andere kann auch ich nur das sagen, was ich denke und empfinde. Ich glaube daran, dass die Plejaden, oder zumindest die fortschrittlicheren Gruppen in diesem System, Teil eines universellen Plans sind, um die Menschheit und diese Welt aus dem Gefängnis zu befreien, in dem wir unwissentlich bereits Ewigkeiten unserer sogenannten Zeit zugebracht haben. Wir sind die Generation, die Zeuge dieses Vorgangs werden wird.

Der Planet Erde wurde einst eingenommen von einer anderen Zivilisation bzw. mehreren Zivilisationen, die zwar technisch sehr weit entwickelt waren, aber über wenig Liebe und Weisheit verfügten. Diese Kombination ist immer sehr radikal und zutiefst unausgeglichen. Ich nenne sie „Klugheit ohne Weisheit“. Wir leben in einem Universum des freien Willens, in dem wir, innerhalb gewisser Grenzen, alle Empfindungen durchleben und aus den Konsequenzen unserer Handlungen lernen können. Wenn daher ein Planet vereinnahmt wird, greift nicht gleich der „Vater“, der Ursprung von Allem Was Existiert, ein, um den Besatzern die Kontrolle zu entreißen. Vielmehr wird dies als Phase der Erfahrung betrachtet, während der alle lernen und sich entwickeln. Wir leben in einer Raum-Zeit-Realität bzw. „-Welt“, die die Dritte Dimension genannt wird, und einige unserer „Nachbarn“ aus der Vierten Dimension haben sich in unsere Welt eingemischt. Wenn ich vom außerirdischen Bewusstsein oder auch vom Gefängniswärter-Bewusstsein spreche, meine ich die Manipulation von der Vierten Dimension aus, die entweder durch Gedankenkontrolle oder direkte Einmischung stattfindet. Sowohl die außerirdischen Besatzer als auch die Außerirdischen, denen das Wohl der Menschheit am Herzen liegt, besuchen die Erde schon seit tausenden von Jahren. Sie sind als „Götter“ in den alten Schriften und Legenden zu finden, aus denen die meisten, wenn nicht alle unsere heutigen großen Religionen hervorgegangen sind. Wenn vor Urzeiten tatsächlich ein Außerirdischer mit seinem erstaunlichen Raumschiff mit Antigravitationsantrieb auf diesem Planeten gelandet sein oder eine Vision eines Fremden aus einem anderen Frequenzbereich erschienen sein sollte, hätte man diesen damals natürlich für einen Gott gehalten! Und so war es auch. Genau das waren diese „Götter“ – besonders die zornigen, richtenden Götter mit Feuer und Schwefel: negative Außerirdische. Die „Angst vor Gott“ war geboren, und Angst und Ablehnung angesichts Veränderungen (Ungehorsam gegenüber den Göttern) sind noch immer in der kollektiven Psyche verankert. Im Laufe der Zeit verschmolzen die verschiedenen Gottesmythen und bildeten „zusammengesetzte Götter“, die ihren Ursprung in den frühen Zivilisationen haben, wie ich bereits in „The Robots‘ Rebellion“ beschrieben habe. So verhält es sich mit Judentum, Christentum, Islam und den meisten anderen Religionen. Ihre jeweilige Gottesversion hängt mit dem Typus von Außerirdischen zusammen, dem ihre Religion entstammt, bzw. mit der Art und Weise, auf die sich im Laufe der Jahrhunderte aus den verschiedenen Geschichten über Außerirdische ein zusammengesetzter Gott herausgebildet hat. Liebe Gemeinde, wir haben uns heute hier versammelt, um ein Gotteskonglomerat anzubeten, das uns von Außerirdischen beschert wurde. Amen.

Wenn man sich die Ursprungsgeschichten der Hauptreligionen ansieht, dann ähneln sie auf bemerkenswerte Weise dem, was Menschen, die angeblich von Außerirdischen entführt wurden oder Kontakt zu Außerirdischen hatten, heutzutage zu berichten haben. Mohammed, der Gründer des Islam aus dem siebten Jahrhundert, sagte, der Engel Gabriel sei ihm erschienen und habe „ausgesehen wie ein Mensch" und „am Himmel über dem Horizont gestanden".[2] Die Figur habe ihm gesagt, er solle ein Prophet werden, und ihm wurden Botschaften übermittelt, aus denen später das heilige islamische Buch, der Koran, hervorgehen sollte. Diese Botschaften wurden Mohammed über viele Jahre hinweg überbracht, und jede von ihnen empfing er in Trance. Er schrieb auch, er werde sich auf eine „himmlische Reise" begeben. Viele Leute aus unserer Zeit, die behaupteten, sie hätten Kontakt zu Außerirdischen gehabt, beschrieben Ähnliches wie Mohammed. Saul von Tarsus, besser bekannt als der heilige Paulus, machte aus Y'shua (Jesus)[3] den Retter-Gott-Messias, der das Christentum gründete. Das geschah, nachdem er auf der Straße nach Damaskus eine „Vision" von Y'shua hatte. Er berichtete auch, er sei mit in den Himmel bzw. mehrere Himmel (Dimensionen) genommen worden. Über sich selbst schrieb er:

> „Ich kenne jemand, einen Diener Christi, der vor vierzehn Jahren bis in den dritten Himmel entrückt wurde; ich weiß allerdings nicht, ob es mit dem Leib oder ohne den Leib geschah, nur Gott weiß es. Und ich weiß, dass dieser Mensch in das Paradies entrückt wurde; ob es mit dem Leib oder ohne den Leib geschah, weiß ich nicht, nur Gott weiß es. Er hörte unsagbare Worte, die ein Mensch nicht aussprechen kann."
>
> **2 Korinther 12:2-4**

Auch dies entspricht vielen heutigen Zeugenberichten von Menschen, die von Außerirdischen entführt wurden und erzählten, sie seien von den Außerirdischen in andere Dimensionen der Wirklichkeit mitgenommen worden, manchmal in ihrem Körper, und manchmal ohne diesen. Sowohl Paulus als auch ein Prophet namens Enoch beschreiben, sie hätten auf ihren „Reisen" viele Himmel gesehen. Das entspricht den Geschichten in den Veden, den alten heiligen Schriften Indiens, die im Ur-Sanskrit verfasst wurden. Sie beschreiben sieben höhere und sieben niedere Ebenen, die unseren Planeten umgeben. Noch heute sagt man, man befinde sich im „siebten Himmel", wenn man etwas Schönes erlebt. Eine dieser „Ebenen" ist unsere dritte Dimension, und schwingungsmäßig direkt über uns befindet sich die Ebene, von der aus wir manipuliert werden. Die „Wächter" aus dem Buch Enoch ähneln bemerkenswert Außerirdischen. In den Schriftrollen vom Toten Meer heißt es, Noahs Vater sei ein „Wächter" gewesen, und Nebukadnezar, der von 651 bis 604 v. Chr. König von Babylon war, berichtete, er sei von einem Wächter und einem Heiligen besucht worden, die vom Himmel gekommen seien.[4] Die Dakas des Mahayana-Buddhismus waren „Wesen, die den Himmel bereisen", und über Padma Sambhava, den Gründer des tibetischen Buddhismus, heißt es, er habe Tibet in einem himmlischen Wagen verlassen.[5] Ähnliches wurde über den biblischen Propheten Elijah gesagt, als dieser Israel verließ,[6] und auch über den mittelamerikanischen Gott Quetzalcoatl.[7] Beschreibungen von fliegenden Scheiben, fliegenden Booten und himmlischen Wagen gibt es auf allen Kontinenten und in allen Kulturen. Noch heute setzen wir den „Himmel" mit der Sphäre über uns gleich, weil von dort die alten „Götter" in ihren Raumschiffen kamen. Die australischen Aborigines sprechen von drei alten Wesenheiten, den Djanggawul, die mit dem Planeten Venus in Verbindung standen, und auch Quetzalcoatl und die polynesische Gottheit Kahuna waren mit diesem Planeten verbunden.[8] Fügt man all dem noch die vielen Beispiele aus „The Robots' Rebellion" und zahllosen anderen Büchern hinzu, die sagen, Außerirdische hätten die irdischen Rassen erschaffen und überwacht, dann kann nur der verschlossenste Geist noch die Möglichkeit – oder sagen wir besser die Wahrscheinlichkeit – von sich schieben, dass Außerirdische das Herzstück der Menschheitsgeschichte und der Ereignisse bilden, die diese Geschichte beeinflusst haben.

Es gibt zahlreiche Gemeinsamkeiten zwischen den alten Schriften und heutigen Berichten von UFO-Sichtungen und Außerirdischen. UFO-Forschern ist es gelungen, den vermeintlichen Autor eines Berichtes mit dem Titel „The Memorandum" aufzuspüren. Bill English war Hauptmann der „Green Berets" in Vietnam, einer Spezialeinheit der US-Armee, die an der Bergung eines B-52-Bombers beteiligt war, der über dem Dschungel von einem UFO zum Absturz gebracht worden war. English behauptet, nach dieser Erfahrung drei Monate in einer psychiatrischen Einrichtung verbracht zu haben, bevor ihm vom US-militärischen Geheimdienst ein RAF-Horchposten in England zugeteilt wurde. In seinem Büro, so gibt er an, habe er einen Beutel mit einem 624 Seiten umfassenden Bericht über UFOs vorgefunden, der als der „Grudge 13"-Bericht bekannt wurde. In seinem Memorandum liefert er eine persönliche Analyse dieses Dokuments. Es umfasst alle UFO-Aktivitäten zwischen 1942 und 1951, darunter UFO-Landungen, -Sichtungen, und -Abstürze, Entführungen von Menschen sowie Außerirdische, die von der Regierung gefangen genommen wurden. All diese Ereignisse wurden durch Zeugenaussagen belegt. Natürlich könnte es sich dabei auch um Desinformationen handeln, denn davon sind in UFO-Kreisen jede Menge im Umlauf. Aber der Bericht birgt einige interessante Aspekte. In ihm heißt es, dass die Sprache der außerirdischen Gefangenen dem Sanskrit ähnlich sei, der Sprache der heiligen altindischen Schriften, der Veden, die an vielen Stellen Raumschiffe und andere Flugobjekte namens Vimanas sowie außerirdische „Götter" zu beschreiben scheinen.

Im „Grudge 13"-Bericht heißt es, die Nahrung der Außerirdischen basiere auf Chlorophyll, das (wie heute bekannt ist) nicht nur auf der Erde, sondern überall in unserem sogenannten Weltraum vorkommt. In den Veden kommt einer Pflanze namens Soma besondere Bedeutung zu. Sie wurde als halluzinogene Droge bei Zeremonien eingesetzt, um die Kommunikation mit dem „Gott" Indira und anderen „Göttern" zu erleichtern. Auch wurde aus ihr das Lieblingsgetränk von Indira und seinen Genossen hergestellt. Da zunehmend angenommen wird, dass die alten „Götter" in Wahrheit Außerirdische waren, ist es schon bemerkenswert, dass das Soma-Getränk angeblich vor allem aus flüssigem Chlorophyll bestand. Eine Reihe von Leuten, die behaupten, Kontakt zu Außerirdischen gehabt zu haben, gaben an, dass die Außerirdischen sich von „Saft" ernährt hätten. Andererseits dürften schon zehntausende von außerirdischen Zivilisationen unseren Planeten besucht haben, die sich in Aussehen, Genetik und Ernährung stark voneinander unterscheiden. Einige werden uns zweifellos ähnlich sehen und könnten durch die Straßen laufen, ohne dass sich jemand nach ihnen umdrehen würde. Andere dagegen sehen ganz anders aus.

Ich glaube, dass zumindest ein Großteil der „Wunder", die in den Legenden der verschiedenen Religionen auftauchen, außerirdischen Ursprungs sind (bzw. der Vierten Dimesion entstammen). Was etwa 70.000 Katholiken 1917 bei Fatima, Portugal, beobachteten, klingt wie viele der Geschichten, die sowohl in den alten Schriften als auch in der modernen Welt beschrieben werden. Das „Wunder" von Fatima folgte auf eine Reihe von Treffen zwischen drei Kindern und einem merkwürdigen Wesen, das sich ihnen, wie die Kinder angaben, manchmal in Gestalt der Jungfrau Maria zeigte. Das Wesen versprach ihnen ein Wunder, um die Augen der Menschheit zu öffnen, und den zehntausenden Menschen, die kamen, um Zeuge dieses Wunders zu werden, bot sich in der Tat ein phantastischer Anblick. Was aber war es? Der UFO-Forscher Jaques Vallee glaubte, es zu wissen, als er in seinem 1976 erschienenen Buch „The Invisible College" schrieb:

> „Nicht nur wurde übereinstimmend von einer fliegenden Scheibe oder Kugel gesprochen, sondern auch deren Bewegungen, ihre Flugbahn, die einem fallenden Blatt glich, die Lichteffekte und Donnerschläge, das summende Geräusch, der seltsame Geruch, das ‚Engelshaar', das zu Boden fiel und sich sofort auflöste, die Hitzewelle, die mit der sich nähernden Scheibe einherging – all das sind Konstanten bei UFO-Sichtungen weltweit. Und so auch Lähmungen, Amnesie sowie Massenkonvertierungen und -heilungen."

Die Kinder übergaben dem Papst eine versiegelte Botschaft ihres Kontakts mit der Anweisung, diese nicht vor 1960 zu öffnen und zu veröffentlichen. Der Papst öffnete sie 1960, aber auf die Veröffentlichung warten wir noch heute. Eines ist jedoch sicher: Hätte die Botschaft die Grundlage der römisch-katholischen Kirche bestätigt, wäre sie binnen weniger Minuten in allen Medien erschienen. Worin also bestand sie wohl?

Ich bin überzeugt davon, dass auch der alttestamentarische „Gott" Yhwh (Yahweh) auf einen Außerirdischen bzw. auf viele Außerirdische zurückgeht. Dass die jüdische Religion ein monotheistischer Glaube ist, wie gemeinhin angenommen wird, wird interessanterweise von den alten hebräischen Texten nicht gestützt. Während die Übersetzungen von einem „Gott" sprechen, ist im Hebräischen von „den Elohim" die Rede, was der Plural ist und „Götter" heißt. Gleiches gilt für den Ausdruck „Herr", für den die hebräischen Schriften „Adonai" setzen, was „die Herren" bedeutet. Jehovah, der oft mit Yahweh gleichgesetzt wird, ist wahrscheinlich anderen Ursprungs. Wahrscheinlich handelt es sich bei ihm um einen anderen Außerirdischen.

Wenn man das Alte Testament und andere alte Schriften liest und jeden Bezug auf „Gott" oder „die Götter" durch „Außerirdische" ersetzt, wird plötzlich alles schlüssig und offensichtlich. Wichtig ist, sich dabei vor Augen zu halten, dass der Zeitraum zwischen der Niederschrift dieser Zeugnisse und heute aus Sicht der Evolution kaum mehr als ein kurzes Blinzeln ist. Die heute bekannten UFO-Phänomene, über die tausende Menschen berichtet haben – Phänomene, wie erstaunliche holographische Bilder, Wesen und Raumschiffe, die auftauchen und verschwinden (die Dimensionen wechseln), und eine ganze Reihe weiterer Erscheinungen und Kunststücke, die selbst Walt Disney in den Schatten stellen – wurden schon während der Entstehungsphase der großen

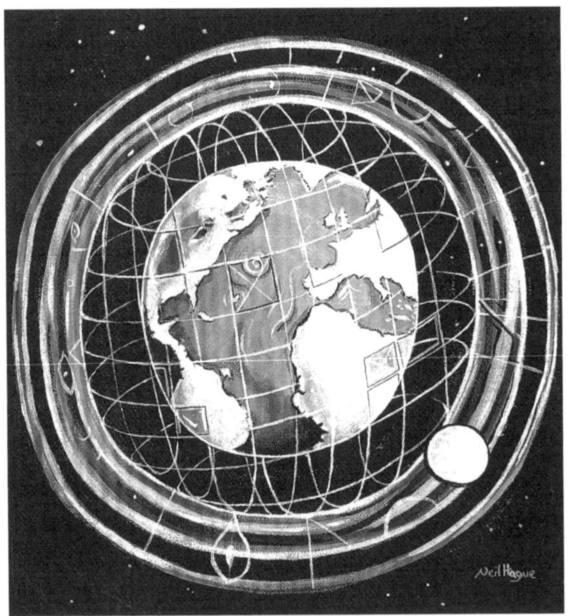

Abb. 2: Ist die Erde ein Frequenzgefängnis?

Religionen von Außerirdischen veranstaltet. Die Manipulatoren aus der Vierten Dimension erschufen die Religionen, um den Geist der Menschen zu kontrollieren, weil sie unsere Dimension beherrschen wollten.

Der Möglichkeit, die Menschheit mittels solcher Technologie zu manipulieren, sind keine Grenzen gesetzt. Was eignet sich besser dazu, die Menschheit zu kontrollieren, ihren Geist zu verschließen und sie zu teilen und zu beherrschen, als eine Reihe dogmatischer Religionen aufzustellen, die sich auf außerirdische Spezialeffekte stützen? Schauen Sie sich an, für wie viel Leid, Elend und Unverständnis zwischen den Generationen sowohl das Christentum als auch Islam, Judentum und die übrigen Religionen geführt haben. Wer das Bewusstsein der Menschen verschließen will, damit sie aufhören, selbstständig zu denken, und ihren Geist von ihrem unendlichen Potential abkoppeln möchte, sollte ihnen eine dogmatische Religion oder irgendeine andere Form von strengem Dogma schmackhaft machen. Dann sind sie Wachs in den Händen des Manipulators.

Ich glaube, dass die Übernahme der Erde durch das Luziferische Bewusstsein, wie ich es nenne, erfolgte. Ich benutze diesen Ausdruck als Oberbegriff für die Kraft, die durch alle Lebensformen, sowohl Menschen als auch Außerirdische, hindurch versucht, den Planeten unter ihre Kontrolle zu bekommen. Sie ist eine überaus negative Energie, die von der Vierten Dimension aus wirkt. Das Luziferische Bewusstsein nimmt hauptsächlich zwei Formen an. Die verschiedenen Kulturen geben diesen Formen unterschiedliche symbolische Namen. Die eine Form will uns in der materiellen Welt festhalten, indem sie uns jegliche Vorstellung von spirituellen Welten und einem ewigen Leben auszureden versucht. Die andere Form wirkt auf spirituelle Menschen ein und versucht sie dazu zu bringen, die Wirklichkeit der materiellen Welt zu ignorieren und in einer Art spiritueller Betäubung umherzuschweben. Beides bedeutet, dass man die Betroffenen kontrollieren und sie in ihrem Vermögen, die physische Welt positiv zu wandeln, stark beschneiden kann.

Die Übernahme der Erde durch die außerirdische Gestalt des Luziferischen Bewusstseins brachte, so glaube ich, ein Frequenzgefängnis hervor. Wir sind multidimensionale Wesen, die auf verschiedenen Frequenzen und in verschiedenen Dimensionen gleichzeitig wirken. Ich weiß, dass diese Konzepte für alle, die sie unvorbereitet hören, merkwürdig klingen, aber das Potential, das wir zu haben glauben, ist Lichtjahre von dem entfernt, was wir tatsächlich erreichen können, wie wir in den kommenden Jahren auf erstaunliche Weise erfahren werden. Wenn man unseren Planeten mit einem „Netz" aus Frequenzen umgibt, einem Netz aus hemmenden, einschränkenden Schwingungen, die uns daran hindern, uns mit den höheren

Ebenen unseres Bewusstseins und Potentials zu verbinden, sind wir nicht länger „ganzheitlich". Wir sind vom „Vater" abgekoppelt. Vom Wissensstand der Vierten Dimension aus betrachtet, ist das nicht so unglaublich, wie es auf den ersten Blick erscheint. Störfrequenzen gibt es bereits auf der Erde, und erst recht gibt es sie in technologisch fortgeschrittenen Zivilisationen. Die damalige Sowjetunion schuf ein Informationsgefängnis, indem sie Frequenzen ausstrahlte, die ausländische Radiosender blockierte, sodass diese von der einheimischen Bevölkerung nicht empfangen werden konnten. So verhinderte man, dass das Volk an Informationen kam, die nicht mit der offiziellen Linie konform gingen. Man erschuf ein Frequenzgefängnis, ein Informationsgefängnis. Wenn man dieses Konzept auf unseren Planeten überträgt, dann erhält man genau das Bild, das ich hier zeichne (*Abb. 2*). Der Unterschied liegt allein in der Größenordnung, das ist alles.

In seinem Buch „Das Montauk Projekt"[9] beschreibt der Elektroingenieur Preston Nichols, wie er eine Frequenz entdeckte, die den Geist der medial begabten Personen blockierte, mit denen er im Rahmen eines Forschungsprojekts über Telepathie zusammenarbeitete. Die Grundlagen der Telepathie sind laut Preston Nichols ganz simpel. Wenn wir denken, dann senden wir eine Gedankenwelle aus, die einer von einem Sender ausgestrahlten Radio- oder Fernsehwelle ähnelt. Ein Radio- bzw. Fernsehgerät entschlüsselt diese Wellen, und auf dieselbe, wenn auch etwas komplexere Weise, setzt das menschliche Gehirn die Gedankenwellen um. So funktioniert Telepathie. Nichols fand heraus, dass der Geist seiner Medien jeden Tag zur gleichen Zeit blockiert war. Mittels Aufspürvorrichtungen verfolgte er die Störfrequenz bis zu einem heute berühmt-berüchtigten Zentrum für Bewusstseinskontrolle und Zeitreisen namens Montauk zurück, das sich an der Ostküste von Long Island, New York, befindet. Selbst auf der Erde sind Störfrequenzen demnach Tatsache.

Ich werde, um es einfach zu halten, weiterhin von blockierenden und störenden Frequenzen sprechen. Ebenso könnte man jedoch sagen, dass diese Frequenzen die Tore verschlossen haben, die unsere physische Dimension, die wir um uns herum wahrnehmen, mit anderen Dimensionen der Raumzeit verbinden. Einige dieser Übergänge werden an den heiligen Stätten unserer Vorfahren vermutet, z. B. bei Stonehenge, Machu Picchu in Peru, Ayers Rock und im ehemaligen Babylon und Mesopotamien, dem heutigen Irak. Das Bermuda-Dreieck gilt als weiteres Portal, und das Öffnen des Tores wäre eine mögliche Erklärung für die vielen merkwürdigen Fälle von verschwundenen Schiffen und Flugzeugen. Es ist gut möglich, dass diese Tore vorwiegend aus positiven Beweggründen geschlossen wurden, um weitere feindselige Außerirdische daran zu hindern, in unsere Raum-Zeit-Realität einzudringen. Hierbei bleibt noch vieles offen, und es gibt noch vieles mehr zu erfahren und zu begreifen. Ob nun Störfrequenzen, das Schließen der interdimensionalen Tore oder beides – was genau für die Entstehung des Gefängnisses gesorgt hat, ist für dieses Buch nicht weiter von Belang. Wichtig ist, dass eine außerirdische Macht aus der Vierten Dimension ein Informationsgefängnis errichtete, indem sie die höheren Ebenen des menschlichen Bewusstseins blockierte. Über das Bewusstsein legte sich ein Schleier, ein Schleier aus Tränen. Tatsächlich saßen wir fortan in spiritueller und geistiger Quarantäne.

Eine solche Störfrequenz um unseren Planeten oder sogar unser gesamtes Sonnensystem herum beschränkt unser Potential auf die Bewusstseinsebenen, die sich innerhalb der blockierenden Frequenz befinden. Alles Bewusstsein und Wissen auf höheren Frequenzen außerhalb des Frequenzgefängnisses ist außer Reichweite. Wir sind, in den Worten der alten Schriften, „verlorene Seelen", die von ihrem „Vater" getrennt wurden. Ich habe die folgende Analogie schon viele Male verwendet, aber sie bringt es immer wieder auf den Punkt: Stellen Sie sich vor, Sie seien ein Astronaut auf dem Mond. Durch Augen und Ohren empfangen Sie Informationen aus der Welt, die Sie unmittelbar umgibt. Mittels der sogenannten „Kontrollstation" empfangen Sie zudem Informationen über die Welt hinter der unmittelbaren Umgebung und über Ihre eigentliche Aufgabe. Wenn sich die Informationen, die Sie zum einen durch Augen und Ohren und zum anderen aus der umfassenderen Perspektive der Kontrollstation erhalten, die Waage halten, ist alles gut, und Sie nutzen Ihr volles Potential. Aber malen Sie sich aus, was geschehen würde, wenn die Verbindung zur Kontrollstation abrisse: Plötzlich würden Sie ohne das allumfassende Verständnis und ohne Führung dastehen. Nur noch die Informationen, die Ihnen „Augen und Ohren" liefern, würden Ihr Denken und Ihr Verhalten lenken. Sehr bald schon wären Ihr Verhalten und Ihre Wahrnehmung ganz anders, als sie es gewesen wären, wenn der machtvolle Kontakt zwischen Ihnen und der Kontrollstation nicht abgebrochen wäre.

Als diese blockierende Störfrequenz unseren Planeten, unser Sonnensystem und möglicherweise noch weitere Bereiche dahinter umgab, hatte dies denselben Effekt. Wir verloren den Kontakt zu unserer Kontrollstation und, was entscheidend ist, zu unserer ewigen Erinnerung. Wir vergaßen, wer wir sind und woher wir kommen. Zumindest die überwiegende Mehrheit vergaß das. Diejenigen, die es schafften, ihre Schwingungsfrequenz zu halten, blieben auch weiterhin mit ihren höheren Ebenen, ihrem Höheren Selbst, in Verbindung, auch wenn diese Verbindung aufgrund der

Störfrequenz selbst für diese Menschen alles andere als perfekt war. Da die Störfrequenz nach und nach zerfällt, können immer mehr Menschen sich erneut mit ihrem Höheren Selbst verbinden. Dieser Prozess wird als „spirituelles Erwachen" bezeichnet, und inzwischen ist der gesamte Planet in ihn eingebunden. Bis vor kurzem waren jedoch nur Wenige in der Lage, diese Verbindung herzustellen. Die Schwingungsfrequenz der übrigen Menschen ist durch bestimmte Ereignisse, durch die verschiedenen Religionen und durch die allgemeine Programmierung, was insgesamt zu einer Verschließung des Geistes geführt hat, zu niedrig für eine solche Verbindung. Das hat bei diesen Menschen zu einer schwingungsmäßigen Kluft – bei einigen zu einem regelrechten Abgrund – zwischen den niederen Bewusstseinsebenen innerhalb der blockierenden Frequenz (dem Niederen Selbst) und dem unendlichen Potential außerhalb dieser Grenzen (dem Höheren Selbst) geführt. Das Gefängnis umschließt sowohl unsere physische Ebene als auch einige immaterielle Ebenen, auf die wir zwischen unseren einzelnen Inkarnationen zurückkehren. Die übrige Schöpfung ist den meisten Menschen bislang verschlossen geblieben. Das ist, als würde die Menschheit ihr Dasein in einer Schachtel fristen, deren Deckel von außen festgehalten wird. So sitzen wir im Dunkeln und glauben, unser Potential und die Schöpfung im Allgemeinen beschränke sich auf das, was in der Schachtel, innerhalb des Frequenzgefängnisses, ist. Die Unendlichkeit im Hinblick auf Potential und Raum ist so nahe, unmittelbar jenseits des Deckels, doch durften wir nie einen Blick nach draußen werfen und wissen daher nicht, dass es dieses Draußen überhaupt gibt. Seit die Erde vor tausenden von Jahren mit diesem „Netz" aus Schwingungen umgeben wurde, nutzt unser Volk, unsere Rasse, lediglich einen Bruchteil ihres vollen und unendlichen Potentials. Das Leben auf der Erde änderte sich damals radikal, und ich glaube, dass dies auch die Tierwelt beeinflusste. Das Gesetz der Wildnis und die Grausamkeit, die wir in der Natur beobachten können, sind meiner Meinung nach nicht das Gesicht, das die Natur ursprünglich besaß, bevor der Schleier sich senkte. Die gute Nachricht ist – und schreien Sie diese ruhig laut heraus –, dass diese Phase der Trennung sich nun ihrem Ende zuneigt. Was für einer wunderbaren Zukunft wir entgegensehen!

Ich glaube, dass in dem Zeitraum, der auf die Installation der Störfrequenz folgte, die Außerirdischen aus der Vierten Dimension mit der Luziferischen Einstellung auf die Erde kamen und die DNS, den genetischen Schlüssel des physischen Körpers, umformten. Die neue DNS-Struktur wurde von Generation zu Generation übertragen und breitete sich im Laufe der Zeit auf die gesamte Menschheit aus. Die DNS entscheidet über unsere physische Beschaffenheit und übermittelt die gesamten Erinnerungen aller Generationen. Wäre die DNS nicht verändert worden, dann wüssten wir zumindest, auch wenn wir innerhalb eines Frequenzgefängnisses leben, was geschehen ist und wie das Problem sich gestaltet. Durch die Zerstörung der DNS ging uns jedoch selbst dieses Wissen verloren. Die Übermittler von „Die Boten des Neuen Morgens“ (wie auch anderer Bücher, die angeblich aus außerirdischer Quelle stammen) sagen, dass die menschliche DNS vor diesem Zeitpunkt zwölf Spiralen, die sogenannten Helices, besessen habe, diese jedoch durch den Eingriff auf zwei Stränge reduziert worden sei. So wurden unser Potential und die Informationen, die wir geerbt hatten, auf ein Sechstel ihres ursprünglichen Umfangs reduziert. Selbst heute noch kann man Teile der DNS identifizieren, denen die Wissenschaft keinerlei Funktionen zuzuordnen vermag. Man bezeichnet diese Teile als „Junk-DNS“. Es liegt möglicherweise an der Abkopplung der übrigen zehn Spiralen, dass wir, wie weithin anerkannt ist, nur einen Bruchteil unseres Hirnpotentials nutzen. Hier kommt eine weitere frohe Botschaft – es ist eine Zeit angebrochen, in der sich diese DNS-Spiralen nach und nach wieder zusammenfügen. Du liebe Güte! Der Umfang an Wissen, Erinnerungen und Können, über den wir dann verfügen werden, ist von unserem jetzigen Standpunkt aus schier unvorstellbar.

Möglicherweise werden diese Eingriffe in die Genetik symbolhaft in der Geschichte von Adam und Eva und in dem Begriff „Sündenfall“ dargestellt. Zudem findet man viele Verweise in den alten Schriften und Legenden auf „Götter“, die vom Himmel kamen, um die Menschheit zu kontrollieren und die Frauen zu schwängern. In der Bibel heißt es in Genesis 6:4, dass „die Gottessöhne [sich] mit den Menschentöchtern ein[ließen] und diese ihnen Kinder [gebaren]“. Der Ausdruck „Gottessöhne“ (der sich bei fast allen alten Religionen findet) bezieht sich, da bin ich mir sicher, auf die Außerirdischen. In der Bibel steht, Gott (die Götter) habe den Menschen „nach seinem Ebenbild“ erschaffen. In „The Robots‘ Rebellion“ gehe ich auf einige dieser Bezüge näher ein. Der Nachwuchs, den die Außerirdischen mit den Menschen zeugten, unterschied sich vom normalen Volk. In Genesis 6:4 heißt es: „In jenen Tagen gab es auf der Erde die Riesen, und auch später noch, nachdem sich die Gottessöhne mit den Menschentöchtern eingelassen und diese ihnen Kinder geboren hatten. Das sind die Helden der Vorzeit, die berühmten Männer.“ Der Grund dafür, dass die Wissenschaft, die glaubt, diese Welt sei alles, was existiere, noch immer kein fehlendes Bindeglied in der Evolution der menschlichen Genetik entdeckt hat, ist der, dass es keines gibt. Die plötzliche Veränderung des menschlichen Aussehens geht auf das Eingreifen der Außerirdischen zurück. Hierin liegt möglicherweise auch der Ursprung der Legende von der jungfräulichen Mutter, die man auf der ganzen Welt findet. Im China gab es einen „Himmelsgott" namens Di, der „auf wunderbare Weise" eine Jungfrau geschwängert haben soll, die daraufhin Zu gebar, den ersten Menschen der neuen genetischen Linie. Die Königshäuser weltweit gehen angeblich auf Himmelsgötter – auf Außerirdische – zurück. Aus Zeugnissen der alten mesopotamischen Kultur geht hervor, dass die pyramidenförmigen, als „Zikkurat" bekannten Türme dieses Volkes der sexuellen Verbindung einer Priesterin und eines Himmelsgottes dienten. Herodot beschrieb das Innere einer Zikkurat, die er in Babylon sah, wie folgt:

> „Auf dem obersten Turm steht ein geräumiger Tempel, und im Innern dieses Tempels steht ein großes Bett mit feinsten Tüchern und einem goldenen Tisch an jeder Seite. An diesem Ort steht keine einzige Statue, und dieser Raum wird des Nachts von nur einer einzigen Frau aus dem Volke bewohnt, die, so sagen die chaldäischen Priester, die Gottheit von allen Frauen des Landes erwählt hat. Die Priester behaupten außerdem, wenn ich persönlich auch nicht daran glaube, dass der Gott leibhaftig in das Zimmer komme und auf dem Lager nächtige."[10]

In der Inschrift auf einem Grab, das aus dem Zeitraum zwischen dem ersten und vierten Jahrhundert n. Chr. stammt, heißt es: „Ich bin sowohl Sohn dieser Erde als auch der Sterne des Himmels, doch entstamme ich der himmlischen Rasse. Möge das Wissen weitergetragen werden!"[11] Auch die Geburt Y'shuas (Jesu), die in den gnostischen Evangelien beschrieben wird, weist Ähnlichkeiten zu modernen Berichten von Außerirdischen auf. Das Protoevangelium des Jakobus ist das älteste der gnostischen Evangelien, die 325 n. Chr. auf dem Konzil von Nicäa aus dem orthodoxen Christentum entfernt wurden (siehe „The Robots' Rebellion"). Der gnostische Text beschreibt die Geburt Y'shuas und erzählt, wie Mensch und Tier urplötzlich in ihren Bewegungen erstarrten, von einer starken, wenn auch vorübergehenden Lähmung befallen, von der nur Joseph und die Hebamme verschont blieben. Auch dies ist eine Parallele zu vielen Erfahrungsberichten von Menschen, die von Außerirdischen entführt wurden bzw. Kontakt zu diesen hatten. In dem Text heißt es weiter:

> „Und die Hebamme ging mit ihm. Und sie standen in der Höhle und sahen eine leuchtende Wolke, die unter der Höhlendecke schwebte. Und die Hebamme sagte: ‚Meine Seele hat sich heute geweitet, denn mein Auge hat seltsame Dinge geschaut – denn Israel wurde heute die Rettung geboren.' Und sofort verschwand die Wolke aus der Höhle, und ein Licht so hell, dass die Augen es nicht ertragen konnten, ließ die Höhle erstrahlen. Nicht lange, da wurde das

Licht schwächer, bis das Kind erschien und die Brust seiner Mutter Maria annahm."

In den alten Legenden und Schriften gibt es zahllose Verweise auf „Götter" und „Wolken". Und was hat es mit dem „Stern" auf sich, der über dem Geburtsort von Y'shua geschwebt haben soll? Hätte dieser nicht vielleicht ein Raumschiff sein können? Im Buch der Offenbarung ist die Rede vom Neuen Jerusalem, das vom Himmel herabkommt (Off 21:10) und von Y'shua, der „mit den Wolken" zurückkehrt (Off 1:7). Gehörte Y'shua vielleicht zu einer den Menschen freundlich gesinnten außerirdischen Rasse, und nahm er menschliche Gestalt an, um der Menschheit aus ihrem Gefängnis zu helfen? Gewiss ist das möglich. Der nordamerikanische Stamm der Irokesen hat eine Legende, in der eine Jungfrau der Irokesen den Häuptling des Himmelsvolkes heiratet. Der Geologe Christian O'Brien vermutet, dass einige hebräische und sumerische Texte sich auf eine Rasse von Wesen beziehen, die die „Strahlenden" genannt werden, ein Begriff, den er mit dem hebräischen Ausdruck „Elohim" in Verbindung bringt. Es ist kein Zufall, dass auch die Devas aus dem Sanskrit und die Engel des Christentums als die „Strahlenden" bezeichnet werden. Auch die peruanischen Inka sprachen von den „Strahlenden". O'Brien meint, dass die Elohim genannten Wesen die moderne Menschheit erschaffen hätten, indem sie die ursprüngliche Gestalt des Menschen durch genetische Manipulation veränderten. Er fügt hinzu, dass einige der Elohim – die „Wächter" aus dem Buch Enoch – sich mit den Menschen gepaart hätten, und er glaubt, dass die vermeintlichen Urväter des semitischen Volkes, Shemjaza und Yahweh, ebenfalls zu den „Wächtern" bzw. den „Strahlenden" gehört hätten.[12]

Ein israelischer Gelehrter namens Zecharia Sitchin stützt seine Überzeugung, der moderne Mensch sei von einer außerirdischen Rasse, den Nefilim, erschaffen worden, auf alte sumerische und babylonische Schriften.[13] Auch heute berichten Menschen, die Opfer von UFO-Entführungen wurden, sie hätten von Außerirdischen erfahren, dass diese die Körper der heutigen Menschen erschaffen und unsere DNS manipuliert hätten. Viele Entführte berichten, sie hätten sexuellen Verkehr mit Außerirdischen gehabt, während sie sich im Raumschiff befanden. Nicht all diese Geschichten werden wahr sein, ebensowenig wie die Theorien und Einzelheiten, doch wenn man die Gemeinsamkeiten in ihnen allen zusammennimmt, dann beginnt sich ein bestimmtes Bild zusammenzusetzen. Ich glaube, dass verschiedene außerirdische Zivilisationen die verschiedenen menschlichen Rassen der Erde hervorgebracht haben, und vielleicht erklärt dies, warum einige so besessen sind von der Reinhaltung ihrer Rasse. Die wenigsten dieser Leute werden dies in Zusammenhang mit ihrem außerirdischen Ursprung bringen, doch auf einer tiefen, unterbewussten Ebene ist dies vielleicht der Antrieb hinter ihrer Besessenheit.

Ich denke, dass die Erde weitaus älter ist, als die Wissenschaft glaubt, und dass eine ganze Reihe verschiedener Zivilisationen unseren Planeten bevölkert hat, ohne in irgendeinem geschichtlichen Werk erwähnt zu werden. Die meisten dieser Völker waren vor dem „Sündenfall" sowohl in technischer als auch in spiritueller Hinsicht weit fortgeschrittener, als die Menschheit es heute ist. Sobald die Verbindung zu unserem wahren Potential gekappt wird, können wir uns durchaus auch zurückentwickeln. Das hängt davon ab, über wieviel Wissen und Vermögen wir verfügen. In der Ära von Lemuria und Atlantis, die nach unserer Zeitrechnung hunderttausende von Jahren zurückliegt, lebten die Menschen in einer Welt, die wir heute als Science Fiction bezeichnen würden. Diese Zivilisationen, wie auch die davor, waren zu erstaunlichen Dingen fähig. Die vermeintlichen Wunder basierten jedoch allesamt auf den Naturgesetzen der Schöpfung. Was wir als paranormal oder übernatürlich bezeichnen, ist lediglich das, was unsere beschränkte Wissenschaft bislang nicht erkannt bzw. anerkannt hat. Alles, was existiert, ist das Ergebnis von „Natur"gesetzen. Wenn das nicht so wäre, würde es nicht existieren. Unsere Rückentwicklung begann mit der Errichtung der Störfrequenz. Diese versperrte uns den Zugang zu den Bewusstseinsebenen, die das Wissen aus der Zeit der Menschheitsgeschichte bargen, die nirgends dokumentiert ist. Damals schlugen die Gefängnistore zu, und nun stoßen wir sie langsam wieder auf.

Ich bin überzeugt davon, dass die menschliche Zivilisation nicht auf dem Planeten Erde begann. Sie stammt aus anderen Gebieten der Galaxis. Einige behaupten, die ersten Menschen seien von der Wega gekommen, die 26 Lichtjahre von der Erde entfernt ist und dreimal größer ist als die Sonne. Die Wega ist der hellste Stern des Sternbilds Leier und der fünfthellste überhaupt an unserem Himmel.[14] Ich glaube, dass die menschliche Rasse ursprünglich aus einem anderen Sternensystem kam, um diesen großartigen neuen Planeten zu bevölkern und zu erfahren. Genetische Manipulation, sowohl im positiven als auch im negativen Sinne, wurde immer schon betrieben, um unsere Spezies entweder voranzubringen oder zu kontrollieren, abhängig von der jeweils vorherrschenden Mentalität. Ich denke, dass der physische Körper in früheren Zeiten nicht so dicht war wie heute. Er war ätherischer, lichter und durchlässiger, und er konnte sich manifestieren, auflösen und schweben. All dies können wir prinzipiell auch heute noch, wenn wir genügend Konzentration aufbringen, doch damals, so glaube ich, war es Jedem möglich und stellte etwas Alltägliches dar. Zu dieser Zeit gab es keinen physischen „Tod". Das Bewusstsein zog sich nach Belieben aus dem physischen Körper zurück. Im Laufe der Transformation dieses Planeten und der Menschheit werden wir auch dazu wieder in der Lage sein.

Eine weitere Parallele zwischen gechannelten Botschaften vermeintlich außerirdischer Quellen und den symbolischen Geschichten der alten Schriften und Legenden, die im Laufe von Jahrtausenden entstanden sind, sind Beschreibungen eines Krieges in den Himmeln, bei dem möglicherweise die verschiedenen außerirdischen Zivilisationen um die Kontrolle über diese Galaxis fochten. Ich denke eher, dass sich bei diesem Krieg zwei Arten von Bewusstsein der Vierten Dimension bekämpften, um die Kontrolle über unsere Dimension zu erlangen. Das eine Bewusstsein brachte Lemuria hervor, das andere Atlantis. Es war ein langer und erbitterter Kampf, und die Menschen standen als Spielfiguren zwischen den Fronten. Die indischen Veden enthalten Stellen, in denen womöglich eine hochtechnisierte Schlacht am Himmel beschrieben wird. Technologisch fortschrittliche Zivilisationen sind nicht zwangsläufig auch spirituell hochentwickelt. Die Erfindung der Atombombe ist dafür ein typisches Beispiel. Die Entwicklung der Bombe selbst war ein technisches Meisterwerk. Die Bombe zu werfen, war jedoch das genaue Gegenteil von Spiritualität. Für mich ist es daher durchaus vorstellbar, dass in einigen Teilen der Galaxis die Hölle losbrach, weil sich einige Außerirdische mit ihrem hochentwickelten Spielzeug um die Vorherrschaft stritten. Ich glaube, dass Filme wie „Star Wars" und andere Science-„Fiction"-Geschichten ihren Ursprung in den tiefsten Erinnerungen ihrer Verfasser haben. Manche Autoren mögen auch direkten Zugang zu den Informationen über das Geschehene haben. Eben diese Erinnerungen in den Tiefen unseres Bewusstseins sind es, die so erstaunlich viele Menschen zu Science-Fiction-Filmen und -Büchern hinzieht. Besonders oft tauchen Orion, Sirius und die Plejaden in den gechannelten Botschaften über diese Konflikte auf. Interessanterweise spielten diese Sternensysteme in den alten Religionen und Kulten vieler irdischer Zivilisationen über die Jahrtausende hinweg eine wichtige Rolle. Sowohl die Pyramide von Gizeh als auch die riesige Spinne auf der Ebene bei Nazca, Peru, sind exakt auf den Orion ausgerichtet. Ich glaube, dass auch dem Stern Arcturus im Sternbild des Bärenhüters eine wichtige Bedeutung im Hinblick auf die Erdgeschichte zukommt.

Die feindlichen Außerirdischen wollten die Menschheit zu einer Sklavenrasse machen. Das ist schon immer ihr erklärtes Ziel gewesen und ist es noch heute, wenn auch in abgewandelter Form. Anstatt uns auf physische Weise zu kontrollieren, indem sie unseren Planeten besetzt halten, sind sie seit ein paar tausend Jahren dazu übergegangen, von anderen Dimensionen aus unser Bewusstsein zu manipulieren. Ich glaube, dass auf die alte babylonische und ägyptische Kultur eine Zeit folgte, ab der sie, aus welchem Grund auch immer, sich nicht mehr, wie zuvor, offen zu erkennen gaben. Vielleicht wurden sie von anderen, uns freundlich gesinnten Außerirdischen gezwungen, diesen Planeten zu verlassen. Vielleicht ist es auch auf eine veränderte Schwingungsfrequenz zurückzuführen. Ob nun das eine oder andere der Fall war, so glaube ich, dass sie daraufhin dazu übergingen, den menschlichen Geist großenteils von der Vierten Dimension aus zu steuern, und dass diese Methode die physische Besatzung der Zeit davor ersetzte. Dennoch bezweifele ich nicht, dass sie auch weiterhin kamen und dies seit kurzem wieder verstärkt tun. In J. R. Tolkiens „Der Herr der Ringe" wird ein Krieg zwischen den menschenähnlichen Hobbits und den kleinen, grauen Orks beschrieben. Viele glauben, dass das Dargestellte dem tatsächlichen Geschehen recht nahekommt, bis hin zu den Beschreibungen unterirdischer Labore, in denen sich widerspiegelt, was angeblich in den heutigen Untergrundbasen und Genlaboren der USA und anderer Länder vor sich geht.

Die destruktivste Phase der Schlacht um die Erde, die über einen Zeitraum von zehntausenden von Jahren geführt worden sein mag, fällt möglicherweise mit dem Ende von Atlantis zusammen, als diese riesige Insel zwischen 10.500 und 9.500 v. Chr. im atlantischen Ozean versank. Zahlreiche Quellen belegen, dass es zu dieser Zeit zu dramatischen Umbrüchen gekommen sein muss, die auf meteorologische und geologische Veränderungen zurückgingen. Dabei türmten sich ganze Gebirgszüge auf, und eine ungeheure Flutwelle brandete über die Erdoberfläche hinweg. Die Geologen J. B. Delair und D. S. Allan belegen dies in ihrem Buch „When The Earth Nearly Died".[15] Sie glauben, dass um etwa 15.000 v. Chr. ein Stern explodierte, dessen Trümmer in unser Sonnensystem eindrangen und eine Spur der Zerstörung hinterließen. Ihr Werk untermauert, was gechannelte Botschaften seit Jahrtausenden behaupten: Dass die Erdoberfläche, wie wir sie heute kennen, hauptsächlich durch eine Katastrophe von enormem Ausmaß geformt wurde, und zwar, aus Sicht der Evolution, blitzartig, und nicht etwa langsam und schrittweise, wie die offizielle Wissenschaft behauptet.

All diese verschiedenen Ansichten sind in ihren Einzelheiten sehr interessant, aber dennoch finde ich die grundlegenden Gemeinsamkeiten zwischen den alten und neuen Zeugnissen und Religionen weitaus bemerkenswerter. Gemeinsam ist ihnen vor allem der außerirdische Einfluss auf die Menschheit, der Kampf zwischen verschiedenen außerirdischen Zivilisationen um die Oberherrschaft und die Katastrophe, die die Erde und das gesamte übrige Sonnensystem heimsuchte und von irgendeinem „Fremdkörper" ausgelöst wurde, der das System durchflog. Ich denke, dass all dies miteinander verbunden ist, und diese Verbindung stellt das Luziferische Bewusstsein dar. Dabei handelt es sich um ein kollektives Bewusstsein, um die Gesamtheit des menschlichen wie außerirdischen Geistes, dessen Denken innerhalb eines extrem negativen Frequenzbereichs gefangen ist. Wenn es auch einer einzelnen Person oder Gruppe nicht möglich ist, ein Planetensystem allein mittels Gedankenkraft aus dem Gleichgewicht zu bringen, so ist es (zumindest meiner Meinung nach) sicherlich einem multidimensionalen kollektiven Bewusstsein möglich, dies zu bewirken.

Da alles durch einen Gedanken erschaffen wurde und alle Materie dem Gedanken unterliegt, sind auch alle physischen Ereignisse das Ergebnis eines oder mehrerer Gedanken, die auf die Materie eingewirkt haben. Das gilt für alles. Wenn Wissenschaftler die „Gesetze" untersuchen, denen Physik und Materie unterliegen, dann stellen sie in Wahrheit mathematische Gleichungen auf, die die Kraft und das Potential von Gedanken beschreiben, wobei ihnen ein Großteil dieses Potentials bisher verborgen geblieben ist. All diese Ereignisse, die das Sonnensystem in ein Chaos gestürzt haben, fanden innerhalb der Grenzen des Frequenzgefängnisses statt, das von den verschiedenen Ausdrucksformen des Luziferischen Bewusstseins erschaffen wurde. Dieses Bewusstsein wirkt durch alle Lebensformen hindurch, ob menschlich oder außerirdisch, die auf seiner Frequenz schwingen. Das Luziferische Bewusstsein ist eine extrem negative Struktur, die aus einem bzw. mehreren Gedanken besteht, und jeder, dessen Geisteshaltung mit dieser Struktur übereinstimmt, kann von ihr erfasst und in ein Werkzeug seines Willens verwandelt werden. Das gleicht der Abstimmung eines Radios auf einen bestimmten Sender. Wenn sich das Luziferische Bewusstsein in das Bewusstsein einer Person einklinkt, wird es zur Kontrollstation, zur Führung des Betreffenden. Wenn unsere innere Einstellung liebevoll und positiv ist, kann es uns nicht unmittelbar beeinflussen, weil unser Energiefeld, das aus Verstand, Emotionen und Geist besteht, dann auf einer höheren Frequenz als das Luziferische Bewusstsein schwingt. So kann keine Resonanz entstehen. Der Luziferische „Sender" kann nicht von einem Bewusstsein empfangen werden, das auf eine andere Frequenz „eingestellt" ist, so wie ein Radio nur die Sender empfangen kann, die sich zu einem gegebenen Zeitpunkt innerhalb einer bestimmten Bandbreite befinden.

Ich glaube, dass die Zivilisation, die wir als Atlantis bezeichnen, ein Versuch war – ein Versuch, der von „Freiwilligen", wie ich sie (in „The Robots' Rebellion") nenne, durchgeführt wurde bzw., wie es in „Die Boten des Neuen Morgens" heißt, von der Familie des Lichts und den Systembrechern – die das Vibrationsbollwerk, die Störfrequenz, sprengen wollten. Diese Freiwilligen entstammten großenteils dem positiven Bewusstseinsstrom der Vierten Dimension. Diese Wesen drangen in das Gefängnis, in die Schachtel, ein, um die Erdfrequenz zu verändern und die Kontrollfrequenz zu durchbrechen. Für eine Weile hatten sie Erfolg, doch unter dem Einfluss des Luziferischen Bewusstseinsstroms wurde Atlantis zu einem höchst negativen Ort und fand ein grausames Ende. Wir, die heutigen Generationen, haben nun die Chance, zu tun, was Atlantis versagt blieb – die Störfrequenz zu sprengen und die Menschheit zu Ganzheit und Einheit zurückzuführen, damit sie sich erneut mit ihrem vollen Potential verbinden kann. Wir werden diese Chance nutzen, und wir werden es friedlich tun. Nicht etwa mit physischer Gewalt, sondern mit Liebe. Ich möchte dieses Buch so einfach wie möglich halten, ohne mich in komplexen Ausführungen zu verlieren. Daher werde ich anstelle der beiden großen Geisteshaltungen, die für den Planeten Erde eine jeweils andere Zukunft vorsehen, vereinfachende Begriffe verwenden. So werde ich dem Bewusstsein der Vierten Dimension, das den Planeten besetzt und die Menschheit schwingungsmäßig und genetisch von ihrem vollen Potential und ihrem höheren Wissensschatz abgekoppelt hat, den symbolischen Namen „Gefängniswärter" geben. Ich möchte dies nicht als einen einfachen Kampf zwischen „Hell" und „Dunkel", „Gut" und „Böse" darstellen, denn wir alle sind grundsätzlich Teil eines einzigen Ganzen, ein Aspekt desselben einen Bewusstseins, das wir Gott bzw. die Schöpfung nennen. Wir alle besitzen sowohl einen positiven als auch einen negativen Pol, die wir in Einklang zu bringen versuchen. Aber da wir uns alle an verschiedenen Punkten der Entwicklung befinden, unterscheiden wir uns in unserer jeweiligen Geisteshaltung. Die Erfahrungen, die aus der Interaktion dieser unterschiedlichen – positiven wie negativen – Gedankenmuster entspringen, treiben unsere Evolution voran. Die andere Gedankenströmung wird durch all die Wesen und Bewusstseinsströme verkörpert, die die Grenzen und Trennungslinien zu durchbrechen versuchen, die der Menschheit und der Erde auferlegt wurden. Diese Wesen und Strömungen wollen die freie Entfaltung von Gedanken und Geisteskraft wiederherstellen, und ich werde diesen Bewusstseinsstrom als Schwingung des „Lichts" bzw. der „Liebe" bezeichnen.

Ein wichtiger Punkt dieser vibrationellen Übernahme ist auch die Beschaffenheit unserer „Lebensmittel" und unserer Ernährung. Auf der physischen Ebene braucht unser Körper physische Nahrung, um existieren zu können. Auf anderen Frequenzen der Wirklichkeit jedoch, in den nichtphysischen Bewusstseinswelten, ist pure Energie das einzige Nahrungsmittel. Je mehr Energie, die auf derselben Frequenz wie man selbst schwingt, erzeugt werden kann, desto üppiger ist dort sozusagen das Mahl. Der Gefängniswärter bzw. das Luziferische Bewusstsein bezieht seine Stärke aus der negativen Energie. Je mehr es davon erzeugen kann, desto stärker wird es. Und desto mehr gerät es natürlich aus dem Gleichgewicht. Gefühle wie Angst, Schuld und Wut können, sofern sie nicht von positiven Empfindungen ausgeglichen werden, ein hohes Maß an negativer Energie hervorbringen. So wird ein Krieg zu einem Festmahl. Wir erzeugen unablässig Energie, und medial begabte Menschen sehen und spüren diese. Tatsächlich können wir alle sie wahrnehmen, doch die Meisten sind blind dafür. Wenn die Menschheit dahingehend manipuliert werden kann, dass sie voll ist von Hass, Schuldgefühlen und Wut, dann wird die „Frequenzschachtel", in der wir leben, zu einer Fabrik für negative Energie. Für die Gefängniswärter ein gedeckter Tisch! Interessanterweise heißt es in modernen Berichten über feindliche Außerirdische, die gegenwärtig unter uns sind, diese würden sich von den negativen Emotionen der Menschen ernähren und deshalb Ereignisse und Umstände provozieren, die extrem negative Energie erzeugen. Ich glaube, dass dies stimmt und dass die Schrecken aus Vergangenheit und Gegenwart, die der menschliche Geist hervorgebracht hat, vor allem aus diesem Grund von den Gefängniswärtern, dem außerirdischen Bewusstsein, provoziert wurden. All diese Ereignisse sind nicht auf das „Böse" im Menschen zurückzuführen. Sie wurden fabriziert, indem das Wesen und der Realitätssinn des Menschen manipuliert wurden. Es ist sehr wahrscheinlich, dass die Tier- und Menschenopfer an die „Götter" (die zu allen Zeiten und in allen Kulturen der Welt praktiziert wurden) nur deshalb durchgeführt wurden, um das Bedürfnis der Außerirdischen nach negativer Energie, und vielleicht sogar nach Körperteilen, zu befriedigen. Die Azteken Mittelamerikas, die den „Göttern" eine Unzahl von Menschen opferten, sind nur eines von vielen Beispielen. Glücklicherweise sind die wenigsten Außerirdischen derart negativ eingestellt, und so bemüht sich eine ganze Reihe außerirdischer Zivilisationen auf verschiedenen, unseren Planeten umgebenden Wellenlängen darum, die spirituelle Transformation voranzutreiben, die bereits begonnen hat und die uns befreien wird. Sie sind hier, um uns zu helfen.

Nachdem die Störfrequenz errichtet war, konnten die meisten Menschen nach ihrem „Tod", wenn das Bewusstsein den physischen Körper verlässt, höchstens bis in die nichtphysischen Frequenzbereiche entfliehen, die sich noch innerhalb des Frequenzgefängnisses befinden. Doch selbst dort, als immaterieller Körper, waren sie von ihrem höheren Bewusstsein, ihrem Höheren Selbst, getrennt – sie waren in der Dritten Dimension gefangen. So begann der Reinkarnationsprozess, die Reise von einem irdischen Körper in den nächsten, weil alle Wesen versuchten, sich innerhalb eines Gefängnisses weiterzuentwickeln, das sie nicht einmal als solches erkannten. Die „Götter“, die das Gefängnis überwachten, wurden als Gott wahrgenommen. Viele Menschen gerieten so sehr aus dem Gleichgewicht und verfingen sich dermaßen in bestimmten Gedankenmustern und Geisteshaltungen, dass sie immer wieder in Existenzen reinkarnierten, die sie mit denselben Situationen, Orten und Kulturen konfrontierten. Indem sie ihre eingefahrenen Reaktionen immer und immer wieder abspielten, verstärkte sich ihre Disharmonie mehr und mehr. Menschen mit einem umfassenderen Verständnis dagegen suchten mittels ihrer verschiedenen Inkarnationen Erfahrungen zu sammeln und sich fortzuentwickeln.

Unser Bewusstsein besteht aus einer Reihe sich gegenseitig beeinflussender magnetischer Energiefelder, und je umfassender unser Verständnis und je aufgeschlossener unser Geist, desto höher ist die Frequenz dieser Energiefelder. Nachdem das Gefängnistor zugeschlagen war, wurden die Insassen dazu gebracht, ihren Geist zu verschließen, und das ist nach wie vor noch der Fall. Alles, was die positiv eingestellten Außerirdischen für uns tun können, ist, uns die Möglichkeit zu geben, unseren Geist zu öffnen und unsere Frequenz zu erhöhen, damit wir uns erneut mit unserem unendlichen Selbst verbinden können. Das versuchen sie durch Phänomene wie beispielsweise die Kornkreise zu bewirken.

Das ist eigentlich ganz simpel: Die positiv eingestellten Außerirdischen der Vierten Dimension (und höherer Dimensionen) versuchen, unseren Geist und unser Herz zu öffnen, und die negativ eingestellten versuchen, diese verschlossen zu halten. Unser Geist kann nicht einfach dadurch geöffnet werden, dass ein paar Außerirdische auf dem Rasen vor dem Weißen Haus landen. Das würde den kollektiven menschlichen Geist nicht öffnen, sondern ihn sprengen! Man denke nur an die Massenpanik von 1938 auf H.G. Wells' Radiosendung „Krieg der Welten“ hin, die wie eine Live-Berichterstattung über die Landung von Außerirdischen aufgezogen worden war. Der Geist ist wie ein Muskel: Je intensiver man ihn benutzt, desto besser funktioniert und desto größer wird er. Daher müssen zunächst Andeutungen unser Bewusstsein weiten, um so die Erinnerungen, die in den Tiefen unseres Bewusstseins ruhen, an die Oberfläche zu holen und zu integrieren. Die negativ eingestellten Außerirdischen aber versuchen, alle

Informationen, die uns geistig und intellektuell fördern könnten, zu unterdrücken.

Eine Handvoll Menschen hat es im Laufe der Geschichte geschafft, ihr Bewusstsein so weit zu öffnen und zu weiten, dass ihre Schwingungsfrequenz schließlich höher war als die des Frequenzgefängnisses, sodass sie sich mit ihresgleichen und der Schöpfung wiedervereinigen konnten. Dieser Prozess wird als „Aufstieg“ – aus dem Gefängnis heraus – bezeichnet, und beschrieben wird er in den Worten, die Y'shua wie auch ihm ähnlichen geschichtlichen Figuren zugeschrieben werden: „Ich und mein Vater sind eins.“ Die Geschichtsbücher sind voll von Personen wie Y'shua. Sie waren in der Lage, selbst in physischer Gestalt ihr Bewusstsein so weit zu erhöhen, dass sie sich mit den Frequenzen jenseits der Gefängnismauern verbinden und die menschliche Misere begreifen konnten. Sie wurden verspottet und verdammt, weil das, wovon sie sprachen, einem Wissen entstammte, das nur von Ebenen außerhalb der Störfrequenz aus zugänglich ist. Die meisten Menschen aber, zu denen sie sprachen, nahmen nur die ihnen bekannte Welt wahr, die sie um sich herum sahen. Sie konnten sich an keine andere erinnern.

Kehren wir zum eigentlichen Thema dieses Buches zurück: der Erschaffung unserer eigenen Wirklichkeit. Das Bewusstsein der Gefängniswärter kennt diesen Vorgang nur zu gut. Unsere materielle Wirklichkeit ist die Kreation der vergangenen und gegenwärtigen Gedanken, an denen wir festhalten. Diese Gedanken erschaffen in uns ein Muster, das uns in Form eines magnetischen Umhangs bzw. einer magnetischen Aura auch im Außen umgibt. Dieser Umhang zieht eine physische Wirklichkeit aus Personen, Orten und Ereignissen an, die unser inneres Muster, unser Selbstbild, exakt widerspiegeln. Der Schlüssel zu dieser Wirklichkeit liegt im Gedanken. Wenn man die Gedanken und das Selbstbild eines Menschen manipulieren kann, dann formt man die Wirklichkeit des Betreffenden und, daraus folgend, seinen physischen Erfahrungsschatz. Darüber hinaus geben die meisten Menschen einen Großteil ihrer Ansichten und Glaubenssätze an ihre Kinder weiter und bestimmen so – oftmals mit den besten Absichten –, wie diese sich selbst und ihre Fähigkeiten sehen. Das beeinflusst das Selbstwertgefühl dieser Kinder und erschafft die entsprechende physische Realität.

Kurz gesagt: Ist man erst einmal in der Lage, die Gedanken einer bestimmten Generation zu manipulieren, lässt sich das, was man will, allen nachfolgenden Generationen umso leichter auferlegen, weil man nun über programmierte Eltern und „Führungspersonen“ verfügt, die einem unwissentlich in die Hände arbeiten. In diesem Buch wird immer wieder deutlich werden, dass die globale Manipulation im Grunde die Manipulation des einzelnen menschlichen Geistes und seiner Sicht auf das Selbst und die Welt ist. Die Globale Verschwörung (bei der das Bewusstsein der Gefängniswärter an der Spitze der Pyramide steht) ist eine Verschwörung, durch die man das Selbstbild der Menschheit und somit die Erschaffung ihrer Wirklichkeit manipulieren will. Wie ich bereits sagte: Opfermentalität erschafft Opferrealität. Heutzutage ist dieser Planet voll von Leuten, die dazu gebracht werden, sich für Opfer zu halten, und es daher auch sind.

Was in dieser Phase des globalen Gefängnisses geschieht, ist nur ein Abbild dessen, was gerade im kollektiven menschlichen Geist vor sich geht. Wir haben diese Erfahrung gemeinschaftlich angezogen. Wir haben diese Wirklichkeit auf ähnliche Weise erschaffen, wie die geprügelte Ehefrau, die sich weder liebt noch Selbstwertgefühl besitzt: Sie zieht die Bestrafung unterbewusst an, die sie verdient zu haben glaubt. Eine Frau mit dieser Geisteshaltung wird ihr Selbstbild dadurch manifestieren, dass sie geradezu magnetisch das Energiefeld eines Mannes anzieht, der unbedingt jemanden bestrafen möchte. Auf dieselbe Weise hat der Mangel des kollektiven menschlichen Geistes an Eigenliebe und Selbstwertgefühl das WärterBewusstsein bzw. das Luziferische Bewusstsein angezogen, das mit der Menschheit dasselbe tut. Gäbe es innerhalb des kollektiven menschlichen Bewusstseins kein Ungleichgewicht, das mit unseren gegenwärtigen Erfahrungen in Verbindung steht, dann hätten wir diese Erfahrungen nicht hervorgebracht. Das Problem wie auch die Lösung beginnen und enden beim Selbst. Wenn der Einzelne es schafft, sich selbst zu lieben, dann wird er eine entsprechende Wirklichkeit für sich erschaffen, ebenso wie der kollektive Geist eine solche Wirklichkeit für alle erschaffen wird. Wenn wir das schaffen, wird das Luziferische Bewusstsein uns nicht länger beeinflussen können, weil wir nicht länger die Erfahrungen anziehen werden, die es für uns bereithält.

Wenn wir das Luziferische Bewusstsein von einer höheren Verständnisebene aus betrachten, dann ist es – so grausam es uns im materiellen „Hier und Jetzt" auch erscheinen mag – nur eine Erfahrung, die wir als Spiegel unseres Selbst erschaffen haben, um dem kollektiven Ungleichgewicht im menschlichen Geist zu begegnen und es dadurch zu beheben. So gesehen ist es eine positive Erfahrung, zumindest im Hinblick auf das Ergebnis.

Endnoten

1 Marciniak, Barbara: Die Boten des Neuen Morgens. Schirner, 2004; engl.: Bringers Of The Dawn. Bear & Co, Santa Fe, 1992
2 Shastri, Hari Prasad: The Ramayana Of Valmiki. Shanti Sadam, London, 1976, Bd. II, S. 95
3 Jesus ist die griechische Version eines jüdischen Namens, höchstwahrscheinlich von Y'shua, dem hebräischen Wort für Joshua. Der volle Name müsste lauten: Y'shua ben Yosef (Joshua, Sohn des Josef).
4 Andrews, George C.: Extra-Terrestrials Among Us. Llewellyn Publications, USA, 1986, S. 63
5 Ebd., S. 54f.
6 Ebd., S. 73f.
7 Ebd., S. 72f.
8 Ebd., S. 63
9 Nichols, Preston B. und Moon, Peter: Das Montauk Projekt. Michaels Verlag, Peiting, 1994; engl.: The Montauk Project. Sky Books, New York, 1992
10 Andrews, Extra-Terrestrials, S. 54
11 Ebd., S. 59
12 O'Brien, Christian: The Genius Of The Fen. Turnstone Press Ltd., Wellingborough, Northamptonshire, 1985. Seine Ansichten werden auch dargelegt in Thompson, Richard L.: Begegnungen mit Außerirdischen. Droemer Knaur, 2002; engl.: Alien Identities. Govardhan Hill Publishing, San Diego, 1993, S. 197f.
13 Sitchin, Zecharia: Der zwölfte Planet. Kopp, 2003; engl.: The 12th Planet. Avon, New York, 1976
14 Essene, Virginia und Nidle, Sheldon: Der Photonenring – Nachrichten vom Sirius. Christa Falk Verlag, 1996; engl.: You Are Becoming A Galactic Human. S. E. E. Publishing Co, Santa Clara, 1994
15 Allan, D. S. und Delair, J. B.: When The Earth Nearly Died. Gateway Books, Bath, 1995

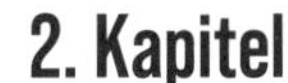

Die Geburt der Bruderschaft

Der wirkungsvollste Weg, den menschlichen Geist zu blockieren und seine Selbstwahrnehmung zu manipulieren, besteht darin, ihm irgendein Dogma einzuprogrammieren. Ein Dogma wehrt sich stets gegen anderweitige Informationen und lehnt jede alternative Meinung ab, die seiner engstirnigen, verhärteten Sichtweise widerspricht. Ein Dogma verleiht Sicherheit und Kraft. Die Menschheit neigt dazu, sich so fest an beides zu klammern, dass ihre Knöchel weiß hervortreten.

Dogmen können praktisch jede Form annehmen. Sofern man die Menschen dazu bringen kann, an gegensätzlichen Dogmen festzuhalten, ist die Erzeugung von Konflikten und die Kontrolle mittels des Prinzips „Teile und Herrsche" sehr einfach. Dieses Prinzip wird schon seit der Entstehung des Frequenzgefängnisses angewandt – und heute stärker denn je. In den Augen eines Manipulators ist das Judentum so gut wie das Christentum und der Islam; und die politische „Linke" ist ihm ebenso wichtig wie die politische „Rechte", denn man benötigt mindestens zwei Dogmen, um sie gegeneinander ausspielen zu können. Seit Jahrtausenden schon sind die verschiedenen Religionen die wirkungsvollsten aller Dogmen. Es begann mit einer Generation, die eine engstirnige Sicht auf das Leben und sich selbst (eine Religion) annahm und diese Sichtweise an ihre Kinder weitergab, die sie wiederum an ihre Kinder weiterreichten, was sich bis in unsere Zeit fortgesetzt hat. Alle religiösen und politischen Dogmen wurden von den negativen Aspekten der Vierten Dimension inspiriert.

Die zwei Hauptwaffen jeder Religion sind die beiden Empfindungen Angst und Schuld, die wie ein Krebsgeschwür sind. Sie blockieren den menschlichen Geist und zerstören das Selbstwertgefühl und lassen auf diese Weise eine entsprechende materielle Wirklichkeit entstehen. Allen Religionen liegt eine einzige Idee zugrunde, die vielerlei Gestalt annimmt – Kontrolle. Selbst der Ursprung aller religiösen Mythen, Geschichten und Zeremonien ist durchweg derselbe, weil sie alle aus derselben Quelle stammen!

Als Atlantis kurz vor seinem Untergang stand, flohen viele Menschen von der Insel, die mehr und mehr zerfiel. Einige schafften es, das Gefängnis zu verlassen, solange ihre Schwingungsfrequenz es noch zuließ. Andere gerieten zufällig in Gefangenschaft oder ließen sich bewusst einfangen. Als Atlantis schließlich unterzugehen drohte, ließen sich einige der Flüchtlinge in den Gebieten nieder, die wir heute als Ägypten, den Mittleren Osten, Mittelamerika und die Vereinigten Staaten kennen. Diejenigen, die die anschließenden Katastrophen überlebten, gaben ihr Wissen in Form von Geschichten und Mythen an ihre Kinder weiter. Das ist eine mögliche Erklärung für das scheinbare Rätsel, warum die Europäer, als sie im 15.

und 16. Jahrhundert Amerika „entdeckten“, bei den einheimischen Völkern auf viele kulturelle und religiöse Aspekte stießen, die denen der europäischen „Alten Welt“ und des Mittleren Ostens bemerkenswert ähnlich (und teilweise sogar identisch) waren. Sowohl die Alte als auch die Neue Welt waren von dem Wissen geprägt, das die geflohenen Atlanter mitgebracht hatten, wenn ich auch als einen weiteren Grund hierfür die außerirdischen Aktivitäten weltweit ansehe. Ich glaube, dass auch in der Zeit nach Atlantis noch außerirdische Verkörperungen des Gefängniswärter-Bewusstseins auf die Erde kamen und die Menschen beeinflussten, indem sie verschiedenen Völkern dieselben Geschichten erzählten.

Einige Atlanter konnten fliehen, indem sie sich nach Amerika im Westen oder nach Europa und Nordafrika im Osten retteten. Möglicherweise bezieht sich die biblische Geschichte von Noah und der Arche auf diese Periode, vielleicht aber ist darin auch von einer anderen großen Flut einige tausend Jahre später die Rede. Über viele Jahrtausende hinweg wurde das Wissen der Atlanter und der Außerirdischen von Generation an Generation weitergegeben, bis die ursprünglich deutliche Botschaft schließlich der häufigen Wiederholung zum Opfer fiel. Auch wurde dieses Wissen zu einem Instrument der Macht und dem Nutzen für den jeweils Herrschenden angepasst. Aus diesem Grund finden wir Elemente dieses Wissens auch heute noch in allen Religionen. Das ursprüngliche Wissen wurde verwässert und verzerrt und zu Religionen wie dem Christentum, dem Islam, dem Judentum, verschiedenen heidnischen Religionen, dem Hinduismus usw. Bis zu einem gewissen Maße enthalten sie alle noch das Wissen, wobei die wahre Bedeutung jedoch häufig durch Dogmen, Mythen und Lügen verlorenging. Ironischerweise haben gerade die heidnischen Religionen, die von den anderen Religionen (wie dem Christentum) als „böse“ verurteilt werden, das ursprüngliche Wissen am stärksten bewahrt. Die Gefängniswärter der Vierten Dimension wollen verhindern, dass wir erfahren, wer wir sind, wie wir in Gefangenschaft gerieten und wie wir dort wieder herauskommen. Uns irrezuleiten und in verschiedene Gruppen, Religionen und Sprachen zu zerteilen, ist dabei immer schon ein Teil ihrer Strategie gewesen. Symbolisch beschrieben wird dies in der Geschichte vom Turmbau zu Babel:

> „Alle Menschen hatten die gleiche Sprache und gebrauchten die gleichen Worte. Als sie von Osten aufbrachen, fanden sie eine Ebene im Land Schinar und siedelten sich dort an. Sie sagten zueinander: ‚Auf, formen wir Lehmziegel, und brennen wir sie zu Backsteinen.‘ So dienten ihnen gebrannte Ziegel als Steine und Erdpech als Mörtel. Dann sagten sie: ‚Auf, bauen wir uns eine Stadt

und einen Turm mit einer Spitze bis zum Himmel, und machen wir uns damit einen Namen, dann werden wir uns nicht über die ganze Erde zerstreuen.'

Da stieg der Herr [die Außerirdischen] herab, um sich Stadt und Turm anzusehen, die die Menschenkinder bauten. Er sprach: ‚Seht nur, ein Volk sind sie, und eine Sprache haben sie alle. Und das ist erst der Anfang ihres Tuns. Jetzt wird ihnen nichts mehr unerreichbar sein, was sie sich auch vornehmen. Auf, steigen wir hinab, und verwirren wir dort ihre Sprache, sodass keiner mehr die Sprache des anderen versteht.' Der Herr zerstreute sie von dort aus über die ganze Erde, und sie hörten auf, an der Stadt zu bauen. Darum nannte man die Stadt Babel (Wirrsal), denn dort hat der Herr die Sprache aller Welt verwirrt, und von dort aus hat er die Menschen über die ganze Erde zerstreut."

Genesis, 11:1-9

Das Christentum sieht diese Menschen in einem sehr negativen Licht, obwohl meiner Meinung nach genau das Gegenteil der Fall war. Diese Menschen lehnten sich gegen die Kontrolle auf. Nach Atlantis entstanden durch die Reinkarnation atlantischen Bewusstseins neue Zivilisationen. Das Wissen, das sie von ihren Vorfahren wie auch von Außerirdischen hatten, war gleichermaßen positiv wie negativ. In Mesopotamien (dem heutigen Irak) gab es eine Zivilisation namens Sumer, die sich entlang der Ufer von Euphrat und Tigris entwickelte. Es heißt, Sumer sei um etwa 6.000 v. Chr. entstanden, aber diese Zahl ist nur geschätzt. Später sollte die sumerische Zivilisation in das Babylonische Großreich eingegliedert werden, das – wie auch das alte Ägypten – sowohl Judentum als auch Christentum beeinflusste. Einzelheiten hierzu erfahren Sie in „The Robots' Rebellion".

Eine meiner Kontaktpersonen, die Einblick in die „inneren Kreise" von britischer Regierung und Geheimdiensten erhalten hat, erzählte mir eine Geschichte, in der es um Sumer und die Übernahme durch Außerirdische geht. Mein Kontakt sagte mir, dass die britischen Geheimdienstbehörden in den 1960ern einen geheimen Bericht herausgegeben hätten, der Behauptungen über die Sichtung von Außerirdischen behandelt. Unter anderem waren 1.800 Personen in Europa und Skandinavien befragt worden, die behaupteten, ein UFO oder einen Außerirdischen gesehen oder Kontakt zu Wesen aus einer anderen Welt gehabt zu haben. Zur gleichen Zeit, so sagte mein Kontakt, seien ähnliche Befragungen in den USA, der Sowjetunion, Australien und Japan durchgeführt worden. Die Ergebnisse wurden zusammengefasst, und so konnte man schließlich auf etwa 62.000 Interviews zugreifen, die mit Menschen weltweit geführt worden waren. Zum einen hatte der Großteil der Befragten angegeben, der Kontakt zu den Außerirdischen verschiedener Rassen sei positiv und von Liebe geprägt gewesen. Das steht im krassen Gegensatz zu den Geschichten über „böse Aliens", die durch die Medien geistern. Zum anderen berichteten etwa 75 Prozent der Befragten dasselbe: Dass die Außerirdischen ihnen von einem Planeten namens Melchedek erzählt hätten, der einst in unserem Sonnensystem existierte. Dessen Bewohner seien von der materiellen Welt besessen gewesen und hätten ihre Umwelt zerstört. Schließlich hätten sie im Rahmen von Tests und Konflikten so viele atomare Sprengkörper gezündet, dass der Planet auseinandergebrochen und explodiert sei. Der Asteroidengürtel ist angeblich ein Überbleibsel des Planeten Melchedek.

Den Berichten der Befragten zufolge konnten etwa 5.000 Angehörige der „Elite" von Melchedek fliehen und auf der Erde landen, in dem Gebiet von Sumer, dem heutigen Irak. Die Rasse vom Planeten Melchedek wurde als – halten Sie sich fest – blond und blauäugig beschrieben. Die „arische Herrenrasse" Adolf Hitlers. Weiter heißt es, dies seien die „Götter" gewesen, die auf den sumerischen Tafeln beschrieben werden, und im Laufe der Zeit habe diese Rasse mit Hilfe ihres fortschrittlichen Wissens über die Genetik eine neue Rasse von Erdenmenschen erschaffen – die heutige weiße Rasse. Symbolisch wird dies in der Geschichte von Adam und Eva dargestellt, und das Verbot, vom Baum der Erkenntnis zu essen, stand symbolhaft für den Plan, die irdischen Rassen in Unkenntnis über ihren Ursprung zu halten. Tatsächlich wurde eine Sklavenrasse erschaffen, und Sklaven sind wir auch heute noch. Die Befragten gaben an, die Melchedekaner seien die Elohim der Bibel gewesen. Ich denke, dass die Macht aus der Vierten Dimension viele Namen hat. Die ursprünglichen Völker der Erde waren die schwarze und die rote Rasse sowie alle anderen Eingeborenenvölker Afrikas, Amerikas, Asiens und Australiens.

Die „Invasoren" vom Melchedek unterteilten sich in zwei Gruppen. Zum einen gab es die, die sich nur untereinander kreuzten und so die blondhaarige, blauäugige Erblinie „rein" hielten. Die befragten Personen, die mit Außerirdischen in Kontakt getreten waren, sagten, dass diese Gruppe noch immer auf der Erde lebe, wenn auch zumeist unterirdisch und im Verborgenen. Zum anderen gab es die Außerirdischen, die sich mit den neugeschaffenen Erdenrassen kreuzten. Doch auch sie versuchten und versuchen noch heute, ihre Linie so rein wie möglich zu halten, indem sie sich nur innerhalb ihrer Sippe oder eines ausgesuchten Kreises mit ähnlicher Genetik fortpflanzen. Es heißt, es sei diese Erblinie, der die Familien der „Illuminati" hauptsächlich entspringen, die das Schicksal der Menschheit schon seit den Zeiten von Sumer lenken. Diese Manipulation führt unseren Planeten denselben zerstörerischen Weg entlang, den schon Melchedek gegangen ist. Die überwältigende Mehrheit der 62.000 Befragten gab an, es gebe heute noch fünf weitere außerirdische Rassen, die der Menschheit dabei zu helfen versuchten, aus dem Gefängnis auszubrechen und sich von der melchedekanischen Manipulation zu befreien. Eine dieser Rassen soll etwa 3,35 Meter groß sein – sind das vielleicht die „Riesen" der alten Legenden? Sie sollen doppelte Hüftgelenke, eine sehr hohe Stirn, blaue Augen, riesige Füße und anstatt eines Mundes in unserem Sinne nur einen kleinen Spalt haben. Daraus kann jeder machen, was er will, aber dennoch könnten – **könnten** – diese Wesen ebenfalls aus der Vierten Dimension stammen und auf unserer Frequenz in Erscheinung treten.

Fest steht, dass Sumer vieles hervorbrachte, das Kultur und Wesen des Menschen formen sollte. Der christliche Glaube an einen Gottessohn und an ein Lamm Gottes, das starb, damit uns unsere Sünden vergeben werden, findet sich schon in Sumer, Babylon und Ägypten. Das Konzept eines Lammes, das stirbt, um die Menschheit von ihren Sünden reinzuwaschen, entspringt dem sumerischen Glauben daran, dass ein Lamm aus Fleisch und Blut, an einem Altar geopfert, die Anwesenden von ihren Sünden befreie. Während ich noch an diesem Buch schrieb, sah ich in einer Zeitung das Bild eines modernen orthodoxen Juden, der ein Huhn um den Kopf eines jungen Mädchens kreisen lässt, in dem Glauben, das Huhn nehme die „Sünden" des Mädchens auf. Jungfräuliche Mütter von „Retter"-Gestalten finden sich nicht wenige in der Alten Welt, und auch der Glaube der Ureinwohner Nord-, Mittel- und Südamerikas ist reich an ihnen. Die biblische Geschichte vom Garten Eden spiegelt sich in der viel älteren sumerischen Geschichte vom Garten Edinnu wider, und selbst das Konzept des Sabbat findet sich im Sabattu, dem sumerischen Ruhetag, wieder. Die jüdischen Stämme wurden in Babylon gefangen gehalten, und als die Perser sie befreiten, nahmen sie viele der babylonischen Geschichten und Glaubenselemente mit zurück nach Palästina. Diese gingen in das Alte und schließlich auch in das Neue Testament der Bibel ein. Die heutigen Religionen sind die wiederaufbereiteten alten Glaubensrichtungen und symbolischen Geschichten, die unter der Anleitung des Gefängniswärter-Bewusstseins ergänzt und verzerrt wurden, sodass ihre ursprüngliche Bedeutung unter einer Lawine aus Mythen und Erfindungen verloren gegangen ist. Forscht man nach dem Ursprung der Geschichten, die eine bestimmte Religion begründet haben, stößt man oft auf dieselben Grundthemen und dieselben angeblichen Helden und Schurken, die lediglich andere Namen tragen. So findet der christliche Jesus seine Entsprechungen in Bel (Sumer), Dionysos (Griechenland), Mithra (Persien und Rom), Osiris (Ägypten), Quetzalcoatl (Mittel- und Südamerika), Krishna (Indien) und so weiter. Auf diese Weise wurde das spirituelle Wissen, dem alle Religionen ursprünglich entstammen, in der öffentlichen Arena weitestgehend ausgemerzt. Dieser Prozess war grundlegend dafür, die Menschheit kontrollieren zu können: Man enthält der Öffentlichkeit Informationen vor und gibt sie im Geheimen an jene weiter, die nach denselben Zielen streben wie man selbst.

Wesentlich für die erfolgreiche Manipulation der Welt war immer schon die Kontrolle des Wissens. Während die verschiedenen Religionen auf Angst, Schuldgefühle und Zwang zurückgriffen, um den Menschen eine hoffnungslos engstirnige Sicht auf das Leben und sich selbst zu verkaufen, enstand ein geheimes Netzwerk, das das weit fortschrittlichere Wissen an eine Handvoll Privilegierter weiterreichte. Selbst innerhalb des Frequenzgefängnisses lässt sich auf höheres Wissen zurückgreifen, was den meisten Menschen jedoch verborgen bleibt. Dieses Wissen ist nicht zu vergleichen mit dem, was außerhalb des Gefängnisses zu finden ist, aber es ist immer noch weit umfassender als das, was der Menschheit im Allgemeinen zugänglich gemacht wird. Wenn man die Menschen manipulieren will, ist es wichtig, mehr zu wissen als sie. Eine der ersten Regeln der Kontrolle und Manipulation lautet: „Lass deine Opfer nie so viel wissen, wie du weißt." Ich bezeichne diese „versteckten", unterdrückten Informationen als „esoterisches Wissen". Mein Wörterbuch definiert die Esoterik wie folgt: „Einer philosophischen Doktrin zugehörig, die den Eingeweihten vorbehalten und nicht allgemein verständlich ist; geheim, vertraulich." Das bringt es auf den Punkt. Dieses Wissen wurde der breiten Masse zum Zwecke der Kontrolle und der Manipulation vorenthalten und ist heute somit in der Tat „geheim [und] vertraulich".

Ein weltweites Erwachen ist jedoch im Gange, das diese Informationen jedem, der sie hören will, zugänglich machen wird. Die Verschwörung, die darauf abzielt, die Menschheit in spiritueller Dunkelheit zu halten, wird bröckeln und in sich zusammenbrechen. Das hat bereits begonnen. Ein unerlässlicher Teil dieses Prozesses ist, den Schwindel und seinen Zweck zu enttarnen. Die alten Mysterienschulen hielten das Wissen von der Bevölkerung fern, indem sie es nur an Eingeweihte weitergaben. Heute führt das inzwischen riesige, weltweite Netzwerk der Geheimgesellschaften, das ich als die Bruderschaft bezeichne, dies fort. Das Maß an Wissen, das preisgegeben wird, steigt mit dem Grad der Einweihung. So entsteht eine Pyramidenstruktur, in der die Wenigen, die die oberen Einweihungsgrade erreichen, weit mehr wissen als die breite Mehrheit weiter unten (siehe *Abb. 3*). Dadurch fällt es den Wenigen leicht, alle Übrigen zu manipulieren. Das esoterische Wissen beinhaltet ein Verständnis der Gesetze und des Potentials der Schöpfung, das weit über das der institutionalisierten „Wissenschaft" hinausgeht. Zudem birgt es Wissen über die menschliche

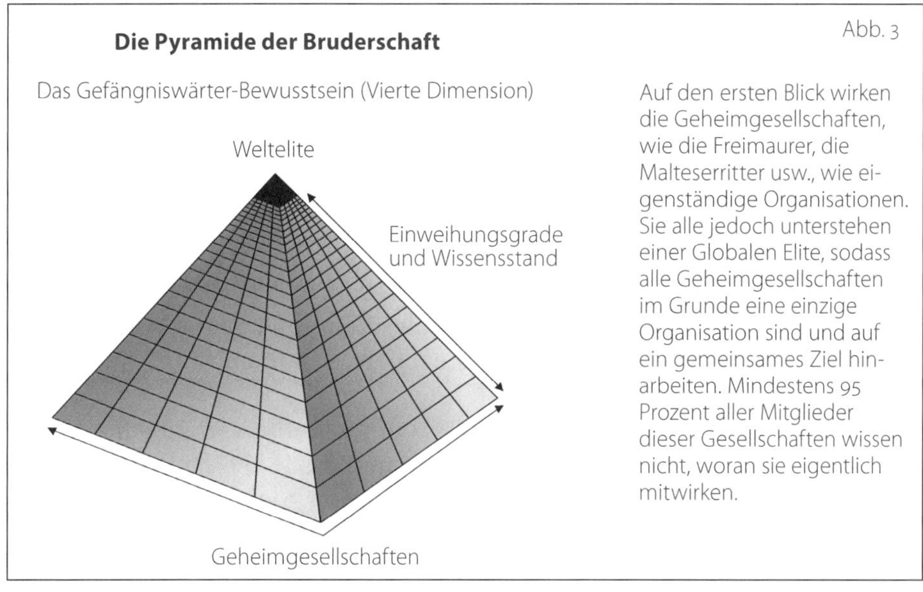

Die Pyramide der Bruderschaft

Abb. 3

Auf den ersten Blick wirken die Geheimgesellschaften, wie die Freimaurer, die Malteserritter usw., wie eigenständige Organisationen. Sie alle jedoch unterstehen einer Globalen Elite, sodass alle Geheimgesellschaften im Grunde eine einzige Organisation sind und auf ein gemeinsames Ziel hinarbeiten. Mindestens 95 Prozent aller Mitglieder dieser Gesellschaften wissen nicht, woran sie eigentlich mitwirken.

Psyche, darüber, wie sie beschaffen ist und wie man sie programmieren und kontrollieren kann.

Das Horten dieses Wissens hatte nicht immer einen negativen Hintergrund. Als das Christentum sein irriges und manipulatives Dogma über einen Großteil der damals bekannten Welt verbreitet hatte, kam es einem Selbstmord gleich, öffentlich über alternative Lehren zu sprechen. Daher überrascht es nicht, dass diese Lehren nur unter der Hand weitergereicht oder in Legenden und symbolhaften Geschichten verschlüsselt wurden. Zum Glück! Das Wissen selbst ist neutral. Positiv oder negativ wird es erst durch seinen Gebrauch. Das spirituelle Wissen kann genutzt oder aber missbraucht werden, und dasselbe gilt für die Geheimniskrämerei, die Geheimgesellschaften und Mysterienschulen betreiben, die, besonders in den oberen Rängen, über ein Wissen verfügen, das den meisten übrigen Menschen vorenthalten wird. Ebenso wie jeder höhere Einweihungsgrad innerhalb der Geheimgesellschaften mehr weiß als der jeweils unter ihm liegende, stellen die Gefängniswärter der Vierten Dimension sicher, dass sie mehr wissen als ihre menschlichen Instrumente an der Spitze der globalen Manipulationspyramide. Heute, so glaube ich, wird dieses Netzwerk der Geheimgesellschaften wie auch das Wissen, das in ihm weitergegeben wird, fast ausschließlich für negative Zwecke missbraucht, und zwar unter der Leitung seines mächtigen, kontrollierenden Kerns: der Globalen Elite oder einfach der Elite. Die Mitglieder dieser Elite sind entweder unmittelbare Verkörperungen der Gefängniswärter aus der Vierten Dimension oder aber werden mental von diesen gesteuert. Das Ziel der Bruderschaft und ihrer interdimensionalen Herrscher liegt darin, die Macht in den Händen Weniger zu bündeln. Dieser Prozess ist schon weit vorangeschritten, und dank moderner Technologien läuft er weltweit ab. Der Spielplan wird als Großes Werk der Zeitalter oder auch als Neue Weltordnung bezeichnet. Es geht darum, eine Weltregierung zu errichten, der alle Nationen als Kolonien unterstehen; eine Weltzentralbank mit einer weltweiten Einheitswährung einzuführen; eine Weltarmee aufzustellen; und die Bevölkerung mit Mikrochips zu versehen und an ein globales Computersystem anzubinden. Die Manipulation, die sich seit Jahrtausenden schon entfaltet, spitzt sich nunmehr zu.

Das Konzept, das Wissen nur mittels einer Reihe von geheimen Einweihungsriten weiterzugeben, geht mindestens bis in die Zeit von Atlantis, wahrscheinlich aber noch weiter, zurück. In den gechannelten Botschaften ist immer wieder von einer Art Tempel die Rede, der auf Atlantis gestanden haben soll und in dem diejenigen, die man als vertrauenswürdig einstufte, Einblick in das Wissen erhielten, das dem gemeinen Volk verborgen blieb. Die Zivilisationen, die auf die atlantische folgten, führten die Einweihung in die verschiedenen Wissensebenen fort. Unter den Institutionen, die dies praktizierten, befanden sich die Mysterienschulen von Babylon, Ägypten und Griechenland, die ihren Wissensschatz streng hüteten. Selbst der kleinste Verstoß gegen das Schweigegelübde wurde mit dem Tod geahndet. Auf dieser Grundlage basiert das heutige allumspannende Netzwerk der Geheimgesellschaften. Die Mysterienschulen, die nur den Eingeweihten Zutritt zum Wissen gewährten, entsprangen dem negativen Aspekt der Vierten Dimension und wurden seit ihrer Entstehung durch die höchsten Eingeweihten – den Adepten, die diesem Bewusstsein als Instrumente dienten – überwacht. In seiner Studie „Fragmente eines verschollenen Glaubens" schreibt Professor G. R. S. Mead:

> „Eine Tradition, die alle großen Mysterienschulen wie ein roter Faden durchzieht, ist die, dass ihre verschiedenen Gründer die Schätze der Zivilisation brachten; sie waren entweder selbst Götter oder aber wurden von diesen angeleitet – kurzum, es waren Männer, die über weit mehr Wissen verfügten als alle, die nach ihnen kamen. Sie waren die Lehrer der noch in den Kinderschuhen steckenden Völker ...
>
> Es heißt, diese frühesten aller Lehrer der Menschheit, die die Mysterieneinrichtungen als höchst wirkungsvolles Mittel gründeten, um die noch junge Menschheit in Höheres einzuweisen, seien Seelen gewesen, die einer weit höher entwickelten Menschheit als der unseren entstammten ... In frü-

hester Zeit, so heißt es weiter, wurden die Mysterien von Jenen ausgeführt, deren Wissen über die Kräfte der Natur einer Gesellschaft entsprang, die bereits Vervollkommnung erreicht hatte und nicht notwendigerweise irdischen Ursprungs war. Die Wunder, die sie vollbrachten, waren von einer Art, die unsere Menschheit niemals von sich aus hätte vollbringen können."[1]

Mit dieser Form der Einweihung verfolgte man entweder von Anfang an negative Ziele im Hinblick auf die Menschheit, oder aber sie wurde später vom negativen Bewusstsein annektiert. Ich glaube, dass die höchst einflussreiche ägyptische Bruderschaft schon mindestens seit dem Ende der Herrschaft des Pharaos Echnaton, der etwa 1.362 v. Chr. starb, durch diese negative Manipulation beherrscht wurde. Er verlegte den ägyptischen Königshof in eine neue Stadt namens El-Amarna und errichtete dort einen Bruderschaftstempel für die esoterischen Einweihungsriten. Nach seinem Tod kehrten seine Nachfolger mit dem Hof in den Norden nach Theben zurück, und nur die Bruderschaft blieb in El-Amarna und spaltete sich vom Staat ab. Im Laufe der Jahrhunderte entstanden weitere Institutionen, die das Wissen weitergaben. Einige, wie beispielsweise die Katharer im 12. und 13. Jahrhundert, wurden auf bestialische Weise von der katholischen Kirche vernichtet, nachdem sie ihren Einfluss von ihrer Basis in Südfrankreich aus großflächig ausgeweitet hatten. Die Tempelritter (oder auch Templer), die etwa zur selben Zeit wie die Katharer Berühmtheit erlangten, ereilte das gleiche harte Schicksal päpstlicher „Gerechtigkeit". Die Templer aber tauchten unter und bestehen daher auch heute noch, sowohl als eigenständige Institution als auch in andere Geheimgesellschaften eingebunden, die letztlich allesamt eine übergreifende Organisation darstellen. Die Ära der Katharer und der Kreuzzüge brachte viele Ableger der Bruderschaft hervor, die auch heute noch großen Einfluss ausüben – Geheimgesellschaften wie der Orden vom Spital des Heiligen Johannes zu Jerusalem, der heute als Orden der Johanniter- bzw. Malteserritter bekannt sind. Dieses Phänomen beschränkte sich nicht auf die christliche und die jüdische Welt. Ähnliche Geheimgesellschaften entstanden in allen Kulturen, und die arabische Großloge der Bruderschaft in Kairo sollte kommende Ereignisse auf machtvolle Weise prägen.

Das Ziel dieser negativen Zweige der Bruderschaft ist es, die Massen dazu zu bringen, jeden Unsinn zu glauben, während die Manipulatoren das Wissen um die wahre Natur des Lebens und der Schöpfung wie auch das Wissen darum für sich behalten, wie man die Kraft des Geistes, die Erdenergiefelder und das Energienetz der Erde (das Netzwerk aus Energielinien, das, je nach Kulturkreis, als Ley-Linien, Meridiane oder Drachenlinien bezeichnet wird) ausbeuten kann. Doch selbst die höchsten

Eingeweihten schafften es nicht, die Reinheit der Informationen über die Jahrhunderte hinweg zu bewahren. So liegt auch ihnen heute nur eine verzerrte Version des Wissens vor, wenn diese auch immer noch ein fortschrittlicheres Verständnis der universellen Gesetze vermittelt als alles, was man in den Religionen und der Wissenschaft des Establishments findet, denen wir übrigen anzuhängen haben. Am meisten wird innerhalb der Bruderschaft die Kraft der Liebe missverstanden. Das Bewusstsein der Gefängniswärter, das den Geist derjenigen manipuliert, die wiederum die Bruderschaft kontrollieren, begreift nicht, was Liebe ist. Es bringt negative Energie hervor und ernährt sich von dieser, und je mehr negative Energie es aus eigener Kraft und mittels der Menschheit erzeugen kann, desto mächtiger wird es. Für dieses Bewusstsein ist die Liebe wie Knoblauch für einen Vampir. Ohne die Liebe – die Energie, die der gesamten Schöpfung zugrunde liegt – wird das Wissen missbraucht. Doch Wissen ohne Liebe ist noch immer der Zustand, der, durch die Globale Elite, die höheren Ebenen des Bruderschaftsnetzwerks beherrscht. Das ist sozusagen herzloser Intellekt ohne das ausgleichende weibliche Gegengewicht.

Die Symbole der Bruderschaft sind heute noch dieselben wie früher – die Pyramide und das Allsehende Auge, die Swastika, das Lamm, der Schurz, der Obelisk und vieles mehr. Der Obelisk steht symbolisch für den Penis des ägyptischen Gottes Osiris. Der Legende nach wurde dieser vom „bösen“ Seth (Luzifer, Satan, Teufel u. a.) in Stücke gerissen, und als Isis, die Gattin des Osiris, ihn wieder zusammensetzen wollte, fand sie alle Teile außer seinem Sie wissen schon. Solche Legenden stehen, so glaube ich, symbolisch für ganz konkrete Wahrheiten.

Sowohl der Obelisk als auch der Penis des Osiris in der oben genannten Geschichte stehen für die männliche Energie, welche die Welt seit Anbeginn der Menschheitsgeschichte beherrscht. Wir alle, wie auch die Schöpfung an sich, sind auf der Suche nach Ausgleich und Harmonie zwischen den Gegensätzen – negativ und positiv, männlich und weiblich. Diese beschreiben die Kräfte Yin und Yang der chinesischen Kultur. Wenn eine der beiden Kräfte stärker ist als die andere, äußert sich das in einem unausgeglichenen Verhalten. Die Wandlung, die unser Planet derzeit vollzieht, soll diese Kräfte ins Gleichgewicht bringen, sodass sie beide konstruktiv sind, ohne dass eine vorherrscht. Dadurch, dass die männliche Energie die weibliche unterdrückt, ist eine von der männlichen Kraft dominierte Welt entstanden, der auch der „Macho“ entsprungen ist. Das geschah nicht durch Zufall, sondern nach Plan – nach dem Plan der Gefängniswärter. Harmonie und Gleichgewicht bedeuten Ganzheitlichkeit, und Ganzheitlichkeit bedeutet unendliche Stärke. Das ist das Letzte, was die Gefängniswärter wollen, denn eine solche Menschheit lässt sich nicht kontrollieren. Daher war es stets ihr Ziel, uns aus dem Gleichgewicht zu bringen. Denn Disharmonie und Ungleichgewicht bewirken eine Aufspaltung des Selbst, und eine Aufspaltung des Selbst begrenzt das eigene Potential.

Die beiden großen Ungleichgewichte in uns und dem Gefängnis allgemein sind zum einen die negative Kraft, die die positive dominiert, und zum anderen die männliche Kraft, die die weibliche beherrscht. Die Unausgeglichenheit durch die männliche Vorherrschaft zeigt sich vor allem in vielen der großen Religionen sowie im Netzwerk der Geheimgesellschaften. Um die Erde wieder ins Gleichgewicht zu bringen, ist es wichtig, die weibliche Energie wieder verstärkt einfließen zu lassen, und damit meine ich nicht etwa nur, dass auch Frauen an die Macht sollen. Ich meine das Wiedererwachen der weiblichen Energie im Mann und eine Abschwächung des eingeimpften Bedürfnisses vieler Männer, zu herrschen und ihrer Macho-Programmierung zu folgen. Das Wiedererstarken der weiblichen Energie wird symbolisch als „die Wiederkehr der Göttin" bezeichnet.

Es ist sehr bezeichnend, dass der Obelisk (das Symbol männlicher Energie) seit Jahrhunderten so bedeutsam für die **Bruder**schaft ist, denn schließlich ist diese eine Bruderschaft und keine Bruder- und Schwesternschaft. Beinahe alle Geheimgesellschaften werden von Männern beherrscht, während den Frauen der Zugang zum Wissen sowie die Entscheidungsgewalt verwehrt bleibt. Als Beispiel dafür seien die Freimaurer genannt. Die Mitgliedschaft ist ein männliches Vorrecht, und die Gattinnen werden nur zum alljährlichen Diner aufgefahren, als seien sie Dekoration. Eine derart männlich-dominierte Organisation muss schon vom Prinzip her unausgeglichen sein, und auf diese trifft das sicherlich zu. Die Freimaurer sind zu einer der bedeutendsten Geheimgesellschaften überhaupt aufgestiegen, und sie stützen sich, wie auch die übrigen Gesellschaften, auf die Struktur und die Lehren der Mysterienschulen der Bruderschaft. Ich werde dieses Netzwerk den Kult des Allsehenden Auges nennen, den Kult, der die „Götter" bzw. „Herren" der Vierten Dimension verehrt. Dieser Kult reicht bis weit in die Vergangenheit zurück, wobei dieselben Manipulationsmethoden auch hinter der heutigen Neuen Weltordnung stecken. Er setzt sich aus den alten esoterischen Lehren zusammen, die aus Babylon, Ägypten und der hebräischen Kabbala stammen. Die höheren Ebenen der Freimaurer verehren auch heute noch einen „Gott" namens Jahbulon – Jah (Jehova, Hebräer), Bul (Baal, Babylon) und On (Osiris, Ägypten).

Das Wichtigste, das die globale Elite-Bruderschaft auf ihrem Weg in Richtung Weltherrschaft je erreicht hat, war wahrscheinlich die Kolonisierung Amerikas, eines Landes, von dessen Existenz man längst wusste, bevor es offiziell „entdeckt“ wurde. Durch die gesamte dokumentierte Geschichte hindurch haben schon immer zwei verschiedene Wissensebenen auf diesem Planeten gewirkt. Eine Ebene wird der breiten Masse zugänglich gemacht, ist aber zu einem Großteil fehlerhaft und manipuliert, um sowohl unser Denken als auch die Wirklichkeit, die wir erschaffen, zu kontrollieren, während die andere Ebene nur wenigen, zumeist der Elite der Bruderschaft, bekannt ist. Die allseits verbreitete Geschichte über die „Entdeckung“ Amerikas ist ein Beispiel dafür. In den Geschichtsbüchern heißt es, Christoph Kolumbus habe 1492 vermutet, die Erde sei rund bzw. birnenförmig, und dass er, wenn er westwärts segele, schließlich Indien und den Fernen Osten erreichen würde, die bereits Marco Polo entdeckt hatte. Es heißt, er habe „zufällig“ die heutige Karibik entdeckt und bis zu seinem Tod geglaubt, er habe Indien gefunden. Zudem wird behauptet, dass John Cabot und sein Sohn, beide Venezier, vier Jahre, nachdem Kolumbus von Spanien aus losgesegelt war, in Bristol Segel gesetzt und Nordamerika 1497 „entdeckt“ hätten. Die offizielle Geschichte sieht keinen Zusammenhang zwischen diesen beiden Ereignissen. Schaut man jedoch genauer hin, gibt es durchaus eine mögliche Verbindung: das Wissen der Bruderschaft, das seit den Zeiten von Atlantis kontinuierlich weitergereicht wurde.

Manly P. Hall, ein Freimaurer des 33. Grades, zeigt in seinem Buch „America’s Assignment With Destiny“[2] auf, dass John Cabot eigentlich Giovanni Caboto hieß. Er wurde in Genua geboren, wo auch Kolumbus angeblich das Licht der Welt erblickte, und wurde später ein Bürger Venedigs. Man vermutet, dass er Verbindungen zu einer christlichen Sekte der Bruderschaft, den Johannitern, unterhielt, die stark von der esoterischen Doktrin der Templer geprägt war. Den Legenden zufolge suchte er, wie schon Kolumbus, die sogenannten „Weisen des Nahen Ostens“ auf. Auch Kolumbus stand in Verbindung mit der Bruderschaft. Sein Vater war ein Mitglied des Ordens Christi, eines Zweigs der Bruderschaft. Kolumbus selbst hatte Kontakt zu einer Gruppe, die dem Glauben des Dichters Dante anhing, der sowohl Katharer als auch ein Adept der Templer war. Kolumbus wurde oft in Kleidung gesehen, die an die Tracht der Franziskaner erinnerte. Der Sohn von Kolumbus behauptete, sein Vater sei in einem solchen Gewand gestorben. Die Priester des altägyptischen Bruderschaftstempels in El-Amarna trugen einen ähnlichen Habitus, und so auch die sogenannten Fraternités, eine Untergruppe der Bruderschaft zur Zeit von Kolumbus. Das sind nur einige seiner Bruderschaftsverbindungen. Der Schwiegervater von Kolumbus war ein Mitglied der Ritter Christi, was ein Deckname der Tempelritter war. Als die Templer in ganz Europa verfolgt wurden, flohen sie nach Portugal und überlebten, indem sie ihren Namen in „Ritter Christi" umwandelten. Sie widmeten sich der Seefahrt. Auch der Entdecker Vasco da Gama war ein Ritter Christi, und so auch Prinz Heinrich der Seefahrer, der ein Großmeister des Ordens war. Kolumbus' Schwiegervater war ein Kapitän von Prinz Heinrich und erbte von diesem Himmels- und Seekarten, die Kolumbus halfen, Amerika zu „finden". Das rote Kreuz auf weißem Grund ist ein Symbol der Templer. Es wurde vom Papst verboten, als die Templer verfolgt wurden. Kolumbus' Schiffe aber trugen ein rotes Kreuz auf weißem Grund auf ihren Segeln![3] Seine historische Reise wurde von König Ferdinand von Aragon und von Königin Isabella von Kastilien finanziert, deren Hochzeit dazu beigetragen hatte, Spanien zu einen. Diese „katholischen" Monarchen nun finanzierten die Reise eines Mannes, der das Zeichen der Templer führte. Weitere Unterstützung erhielt Kolumbus von Leonardo da Vinci und Lorenzo de Medici, beide hochrangige Eingeweihte von Geheimgesellschaften der Bruderschaft. Betrachtet man sich die Umstände von Kolumbus und Caboto, so liegt es hart an der Grenze des Glaubwürdigen zu behaupten, ihre jeweilige „Entdeckung" verschiedener Teile Amerikas innerhalb von vier, fünf Jahren sei bloßer Zufall gewesen. Von vielen der frühen Entdecker und Siedler ist bekannt, dass sie Gesellschaften der Bruderschaft angehörten. Sie wussten genau, wonach sie suchten, denn sie besaßen Sternen- und Seekarten von der gesamten Welt, die über tausende von Jahren hinweg, möglicherweise seit der Zeit von Atlantis, innerhalb der Bruderschaft weitergereicht worden waren.

Schon 1513 erstellte Piri Reis, ein Flottenadmiral der ottomanischen Türken, eine Karte von der Landmasse der Antarktis, die damals – wie heute auch – unter einer kilometerdicken Eisdecke verborgen war! Offiziell „entdeckt" wurde die Antarktis allerdings erst 300 Jahre nach Entstehung der Karte. Die US-Luftwaffe hat bestätigt, dass die Karte „auf höchst bemerkenswerte Weise"[4] mit den Ergebnissen des seismischen Profils übereinstimmt, das die schwedisch-britische Antarktisexpedition 1949 erstellt hat. Das weise darauf hin, so heißt es von seiten der US-Luftwaffe, dass „die Küstenlinie bereits kartographiert wurde, bevor sie vereiste".[5] Weiter heißt es, man habe keine Ahnung, wie sich die Daten der von Piri Reis erstellten Karte mit dem geographischen Wissensstand von 1513 vereinbaren lasse. Da kann ich weiterhelfen: Piri Reis erstellte seine Karte, indem er auf Sternen- und Seekarten zurückgriff, die auf den höheren Ebenen der Bruderschaft weitergereicht worden waren. Es mehren sich die Beweise dafür, dass die Eiskappe die Antarktis nicht etwa schon seit Jahrmillionen, sondern erst seit etwa 6.000 Jahren bedeckt. Die Welt wurde schon vorher von Kulturen kartographiert, die der unseren weit voraus waren, entgegen dem, was die herkömmliche, zusammengeschusterte Geschichte uns weismachen will, die uns nicht lehren, sondern hinters Licht führen soll. Sowohl Kolumbus als auch Cabot entdeckten Amerika aus einem ganz einfachen Grunde: sie wussten, wo es lag!

Die Besiedelung Amerikas, und ganz besonders Nordamerikas, scheint ein von langer Hand geplantes Ziel des Großen Werks der Zeitalter bzw. der Neuen Weltordnung gewesen zu sein. Der englische Großkanzler Sir Francis Bacon, der zu Zeiten von Elizabeth I. und James I. lebte, war ein hochrangiges Mitglied der Bruderschaft. Er war Großkommandeur des Rosenkreuzerordens der Bruderschaft und stark in die Untergrundaktivitäten der Templer eingebunden. Bacon verschlüsselte das geheime Wissen in Werken wie z.B. den Shakespeare-Stücken, die er allesamt selber schrieb. Die Beweislage dafür ist solide, und die Geschichte um Shakespeare somit ein Mythos. Tut mir leid, Stratford. Bacon bediente sich des Netzwerks, um die Besiedelung Nordamerikas voranzutreiben, nicht zuletzt, um die Spanier daran zu hindern, das Land unter ihre Kontrolle zu bringen. Darüber hinaus arbeitete er für die Pläne der Bruderschaft. Auch Sir Walter Raleigh und andere prominente Männer der elisabethanischen Gesellschaft gehörten zu Bacons Zirkel.

Ich möchte betonen, dass nicht alle innerhalb der Bruderschaft negative Absichten hegen. Die Meisten werden von den höheren Graden dahingehend manipuliert zu glauben, dass das Große Werk der Zeitalter dem Wohle der Menschheit diene. Ein Großteil der Bruderschaftsmitglieder hat keine Ahnung vom Despotismus hinter der wahren Agenda, die nur einer Handvoll Leuten bekannt ist. Tatsächlich ist die wahre Agenda nur den Gefängniswärtern der Vierten Dimension bekannt, die seit Jahrtausenden der rote Faden in der Verschwörung sind.

In seinem Werk „Neu-Atlantis“ legt Bacon seine Vision einer neuen Welt dar, in der die Macht in den Händen einer Geheimgesellschaft liegt, die der Tempel des Salomon genannt wird. In Bacons Vision betreibt die privilegierte Elite ihre Wissenschaften im Verborgenen und agiert wie eine unsichtbare Regierung, die darüber entscheidet, was das Volk wissen darf und was nicht. All dies ähnelt bemerkenswert der verdeckten Manipulation der heutigen Ereignisse und Informationen. Doch so bemerkenswert ist das gar nicht, denn der Plan Bacons aus dem 16. und 17. Jahrhundert war derselbe, den die Bruderschaft auch heute noch zu verwirklichen sucht. Einige aus der Bruderschaft sind fest davon überzeugt, dass diese Regierungsform die beste für die Welt sei, doch werden sie – und davon bin ich fest überzeugt – irregeführt, weil sie nicht erkennen, dass eine solche Welt von den Wenigen, die sie leiten, auch leicht zum Schaden aller manipuliert werden kann. Vor allem sehen sie nicht, dass alles – auch sie selbst – von den Gefängniswärtern gesteuert wird.

Eine weitere bedeutsame Persönlichkeit dieser Zeit war Dr. John Dee, ein Adept (hochrangiger Eingeweihter) sowie offizieller Astrologe von Königin Elizabeth I. Zudem war er ihr inoffizieller Geheimagent und unterzeichnete seine Berichte mit „007".[6] In seinem Tagebuch vermerkte Dee 1586, als er sich in Prag befand, er habe einen „kleinen Mann" getroffen, der „einen Fuß hoch über dem Boden zu schweben schien und sich auf einer kleinen feurigen Wolke fortbewegte" und „in einer großen Feuersäule" gen Himmel geschossen sei. In Prag übergab Dee Kaiser Rudolph ein illustriertes, verschlüsseltes Manuskript, das angeblich von Roger Bacon stammte, dem franziskanischen Mönch aus dem 13. Jahrhundert, der mit seinen Ansichten und Vorstellungen die kirchlichen Autoritäten gegen sich aufbrachte. Unter anderem sagte er die Erfindung von Mikroskop, Teleskop, Auto, U-Boot und Flugzeug voraus und vertrat die Meinung, die Erde sei eine Kugel. Im Jahre 1912 erwarb der amerikanische Buchhändler Wilfrid Voynich das Manuskript, und seitdem ist es als das Voynich-Manuskript bekannt. Heutige „Experten", denen er Kopien des Manuskripts schickte, sagten, dass die meisten der hunderten von abgebildeten Pflanzen auf der Erde nicht vorkämen. Einige Abbildungen sehen aus wie unter einem Mikroskop betrachtetes Gewebe, und andere zeigen Sternensysteme und Sternbilder. Die besten Entschlüsselungsexperten, die dem US-Geheimdienst während des Ersten und Zweiten Weltkriegs zur Verfügung standen, versuchten sich an dem Manuskript, das sie als „das rätselhafteste der Welt" bezeichneten, scheiterten aber einer nach dem anderen. William Romaine Newbold, ein Professor der Universität von Pennsylvania, behauptete 1921, einen Teil des Manuskripts entschlüsselt zu haben. Ihm zufolge lautet ein Teil des Textes:

> „In einem konkaven Spiegel sah ich einen schneckenförmigen Stern, der sich zwischen dem Nabel des Pegasus, dem Andromedagürtel und dem Kopf der Kassiopeia befand."[7]

Heute weiß man, dass das, was Roger Bacon in dem Manuskript beschreibt, das John Dee in die Hände fiel, korrekt ist, bis hin zu der Abbildung des Andromedanebels, dass aber alles aus einem Winkel betrachtet wird, der von der Erde aus nicht einsehbar ist! Dee war sowohl ein Adept als auch ein höchst angesehenes Medium und behauptete, mit einem „Engel mit einem Zauberstab", einem Außerirdischen, in Kontakt zu stehen. Das Wissen innerhalb einer Geheimgesellschaft war dem des gewöhnlichen Volkes schon immer weit – oft um Jahrhunderte – voraus. Das Wissen um die Existenz Amerikas und um dessen Platz im langfristigen Plan war diesen elisabethanischen Adepten wohlbekannt, wie es auch, dank der Manipulatoren der Vierten Dimension, denen bekannt gewesen sein dürfte, die Kolumbus und Cabot steuerten.

Die erste dauerhafte englische Siedlung in Nordamerika wurde 1607 unter dem Namen Jamestown in Virginia (benannt nach Elizabeth der „Virgin Queen", der „jungfräulichen Königin") errichtet. Unter den ersten Siedlern befanden sich viele Angehörige der Familie Francis Bacons. Von diesem Zeitpunkt an war das Schicksal der Kultur der nordamerikanischen Urbevölkerung besiegelt, und nicht anders erging es den Ureinwohnern Mittel- und Südamerikas, wo die Spanier und die Portugiesen landeten. Die gnadenlose Abschlachtung der Indianer und die respektlose, unsensible Zerstörung ihrer Kulturen stellt einen der schrecklichsten Abschnitte der Menschheitsgeschichte dar. Tausende Siedler segelten von Europa aus westwärts, um der religiösen Verfolgung durch die von der Bruderschaft angefachten Reformation zu entkommen, die das Christentum in Protestanten und Katholiken spaltete. Durch die Teilung und den Konflikt, der daraus erwuchs, verlor der Papst an Einfluss. Sobald diese verfolgten Gruppen jedoch in Amerika ankamen, verfolgten sie die einheimische Bevölkerung wie auch die andersgläubigen Immigranten oft auf die gleiche grausame Weise, die sie vormals selbst erfahren hatten.

Das Land, das sie besetzten und das heute als die Vereinigten Staaten bekannt ist, war und ist ein Hauptinstrument innerhalb des langfristigen Plans der Bruderschaft zur Erlangung der Weltherrschaft. Nach dem englischen Bürgerkrieg, und ganz besonders im frühen 18. Jahrhundert, wandelten sich die Maurerverbände stark und breiteten sich aus. Bis dahin waren nur Leute aufgenommen worden, die als Maurer oder Handwerker arbeiteten. Nun stand die Mitgliedschaft jedem offen, und die Freimaurerei war geboren. Es ist wahrscheinlich, dass Francis Bacon die treibende Kraft hinter diesem Wandel war. Eine neue (1717 in London errichtete) Großloge, die als die Große Mutterloge der Welt bekannt wurde, wurde zum Zentrum dieses rasch expandierenden Netzwerks. Sie wurde zum Zentrum der Manipulation durch die Freimaurerei und förderte die Errichtung weiterer Logen in ganz Europa, im gesamten britischen Empire und in Amerika. Es wurden zahlreiche Unterarten der Freimaurerei eingeführt, so der York-Ritus und der Schottische Ritus, der auf Michael Ramsey zurückgeht (und auf dem System der Templer basiert). Der Schottische Ritus umfasst 33 Einweihungsgrade und besitzt heute einen enormen Einfluss auf Politik, Wirtschaft, Militär und Sicherheitsdienste in Großbritannien, Europa, den USA und vielen weiteren Ländern. Die Stadt New York wurde nach dem York-Ritus benannt.

Die Bruderschaft plante die Vereinigten Staaten von Amerika als unabhängiges Gebiet – unabhängig von der britischen Regierung, und nicht etwa unabhängig von der Bruderschaft. Angestachelt von der Mutterloge in London, begannen die Freimaurerlogen in den amerikanischen Kolonien gegen die britische Herrschaft zu intrigieren und aufzubegehren. Man erzeugte eine Wirtschaftskrise, nicht zuletzt durch einen Krieg zwischen Großbritannien und den Franzosen. Da die britische Regierung in Finanznöten war, erhöhte sie die Steuern und Zollabgaben für die amerikanischen Kolonien. Geplant und koordiniert wurde dies von der Globalen Elite, und dasselbe Prinzip hat sich seitdem oft wiederholt. Dem Netzwerk in Großbritannien gehören, wie in jedem anderen Land auch, Bankmagnaten, zahlreiche Politiker und – was viel wichtiger ist – deren politische Berater an. Sie alle sorgten im Geheimen für Ereignisse, die zu einer wirtschaftlichen Krise in Großbritannien führten. Dann rieten sie der britischen Regierung, die amerikanischen Kolonien höher zu besteuern, um aus der Krise herauszukommen. Gleichzeitig wurde der amerikanische Arm der Bruderschaft angewiesen, ein Aufbegehren gegen dieses Vorgehen anzustacheln und diese Wut in eine Forderung nach der Unabhängigkeit von Großbritannien umzusetzen. Oberflächlich – und laut den Geschichtsbüchern – sieht es nach einem Kampf zwischen Großbritannien und den amerikanischen Kolonien aus. In Wahrheit aber wurden beide Seiten von demselben Netzwerk gelenkt. Auf diese Weise wurden bislang alle großen Kriege und Revolutionen hervorgerufen, wie wir noch sehen werden. P. Sedir beschreibt diese Strategie sehr gut in seiner „Histoire et doctrine des Rose-Croix“, die 1910 in Paris erschien:

> „Da diese rätselhafte Allianz das Schicksal der Welt nicht unverhohlen zu lenken vermag, weil die Regierungen sich dem entgegenstellen würden, kann sie nur mittels Geheimgesellschaften agieren … Diese bildeten sich, da sie nun einmal notwendig wurden, ganz allmählich und sind in verschiedene Gruppen unterteilt, in Gruppen, die scheinbar in Opposition zueinander stehen und gegensätzliche Ansichten im Hinblick auf Religion, Politik, Wirtschaft und Literatur vertreten; aber sie alle hängen zusammen und werden vom unsichtbaren Zentrum aus gesteuert, das seine Macht verdeckt hält, um auf diese Weise alle Zepter der Welt zu schwingen.“

Der Widerstand vonseiten der amerikanischen Kolonien führte dazu, dass die britische Regierung die neue Besteuerung, mit Ausnahme der höheren Steuern auf Tee, rückgängig machte. Die Bruderschaft aber ließ nicht zu, dass der Aufruhr sich legte. So verkleideten sich Mitglieder der

Freimaurerloge von St. Andrews aus Boston, angeführt von ihrem Zweiten Aufseher Paul Revere, als „Indianer" und warfen, aus Protest gegen die Teesteuer, Teekisten über Bord ins Hafenbecken. Die Bostoner Teeparty, wie sie schließlich genannt wurde, wurde während eines Abendessens im Hause der Gebrüder Bradlee ausgeheckt, die beide Mitglieder der Loge von St. Andrews waren.[8] Die Triebfeder, die einen Unabhängigkeitskrieg ins Rollen bringen sollte, spannte sich weiter, bis ein Krieg unausweichlich war.

Die Anführer der Revolution wie auch die Unterzeichner der Unabhängigkeitserklärung 1776 waren fast ausnahmslos Freimaurer. George Washington, der siegreiche Oberbefehlshaber der amerikanischen Truppen sowie erster Präsident der Vereinigten Staaten von Amerika, war selbst ein hochrangiger Freimaurer, und alle seine Brigadegeneräle waren, bis auf zwei, ebenfalls Maurer. Manly P. Hall, ein führender Freimaurer und Historiker der Freimaurerei, sagt, dass von den 56 Männern, die die Unabhängigkeitserklärung unterzeichneten, knapp 50 als Freimaurer bekannt gewesen seien und nur einer ganz sicher kein Freimaurer gewesen sei.[9] Enrique De Vincente, ein weiterer Forscher, behauptet, dass 53 der Unterzeichner Freimaurer gewesen seien und dass 17 Präsidenten, angefangen bei Washington, ebenfalls dem Orden angehört hätten. John Adams, der zweite US-Präsident, war Mitglied einer Geheimgesellschaft, die sich „die Drachen" nannte, ein Name, der sich von den Magnetlinien des Erdenergienetzes ableitet. Er beschäftigte sich eingehend mit der heiligen Geometrie dieses Energienetzes und wusste, wie man sich seine Kraft zunutze machen konnte.[10]

Einer der Anführer der Revolution und der Gründerväter der Vereinigten Staaten war Benjamin Franklin, der erste Großmeister der Freimaurer von Pennsylvania. Er freundete sich mit Sir Francis Dashwood an, dem britischen Schatzmeister und Gründer des Club of Hell's Fire, dem Höllenfeuer-Club, einer weiteren Geheimgesellschaft. Franklin wurde – wie auch der Bürgermeister Londons, der Sohn des Erzbischofs von Canterbury und dem Prinz von Wales – ein Mitglied dieses Clubs. Er reiste nach Frankreich und warb dort bei den französischen Freimaurern erfolgreich um die Unterstützung der amerikanischen Revolution. Auch sicherte er sich die Hilfe des deutschen Freimaurers Baron von Streube zu, der in der Armee Friedrichs des Großen von Preußen diente. Der Baron sollte in dem Sieg der Kolonien über Großbritannien noch eine entscheidende Rolle spielen. Franklin pflegte enge Bande zur französischen Bruderschaft. Er wurde ein hochrangiges Mitglied der Loge von San Juan und der „Neuf Soeurs", der Neun Schwestern, die, gemeinsam mit der Großen Orientloge in Paris, im

Jahr 1789 die Französische Revolution vom Zaun brechen sollten. Franklin wurde Großmeister der „Neuf Soeurs". Einer der führenden Revolutionäre in Frankreich, der Marquis de Lafayette, war ein Freund Franklins und unterstützte diesen und die Kolonisten während der amerikanischen Revolution.

Es waren die Freimaurer, die den Unabhängigkeitskrieg steuerten und gewannen, um schließlich die Kontrolle über die Vereinigten Staaten von Amerika zu erlangen. Sie wie auch andere Gruppierungen der Bruderschaft kontrollieren die USA bis heute. Wie passend ist es da, dass das Große Siegel der Vereinigten Staaten, das die Gründerväter in Auftrag gaben, die klassischen Symbole der Bruderschaft (bzw. der Gefängniswärter) enthält, die bis ins alte Ägypten und weiter zurückreichen und zu denen unter anderem die Pyramide und das Allsehende Auge gehören. Über und unter dem Symbol des Siegels sind zwei lateinische Sprüche zu lesen: „Annuit Coeptis" und „Novus Ordo Seclorum". Übersetzt bedeuten sie „In Ankündigung der Geburt/der Entstehung/der Ankunft" einer „neuen Ordnung der Zeitalter". Mit anderen Worten kündigen sie die Erschaffung einer Neuen Weltordnung an. Die Gründung der Vereinigten Staaten stellte einen wichtigen Schritt in Richtung zentralistische Weltherrschaft dar. Heute findet sich dieser Teil des Siegels auf jeder Dollarnote (*Abb. 4*), und auch dies ist bezeichnend, wenn man bedenkt, dass die Elite sowohl die amerikanische Wirtschaft als auch die jeder anderen Nation beherrscht. Die Entscheidung, die Pyramide bzw. das Symbol der Neuen Weltordnung auf die Dollarnote zu drucken, traf Franklin D. Roosevelt, ein Freimaurer des 33. Grades, im Jahr 1935, und zwar mit der vollen Unterstützung seines Vizepräsidenten Henry Wallace, ebenfalls Freimaurer des 33. Grades.[11] Von Roosevelt wird in den folgenden Kapiteln noch oft die Rede sein. Die US-amerikanische Flagge mit den „Stars and Stripes", den Sternen und Streifen, wurde ebenfalls unter Berücksichtigung des Symbolismus der Bruderschaft ent-

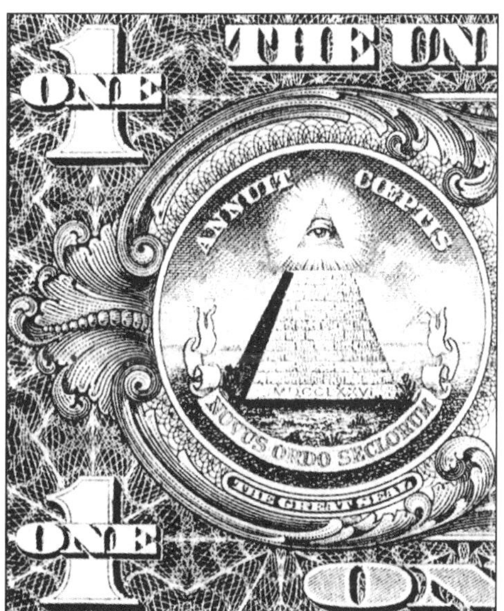

Abb. 4: Die US-Dollarnote mit dem klassischen Symbol der Bruderschaft, dessen Herkunft weit in der Vergangenheit liegt.

worfen, und die Freiheitsstatue wurde den amerikanischen Freimaurern von der französischen Großen Orientloge der Freimaurer (Illuminati) geschenkt.[12]

Obwohl die Verbindung zwischen Großbritannien und den Vereinigten Staaten nach dem Krieg „offiziell" gekappt war, wurden die Bande zwischen den amerikanischen Gesellschaften der Bruderschaft und den herrschenden Familien und ihren Gleichgesinnten in Großbritannien und Europa durch das geheime Netzwerk nur umso stärker. Wiederum behaupte ich keineswegs, dass jeder, der für die amerikanische Unabhängigkeit gefochten hat, aus niederen Beweggründen handelte oder dass ausnahmslos alle in den Logen der Bruderschaft von solch negativer Gesinnung seien. Den Meisten wird man eingeredet haben, sie täten das Richtige, und in gewisser Weise taten sie das auch. Oftmals ist es nicht die Tat an sich, sondern die dahintersteckende Motivation, die zählt. Meiner Ansicht nach ist es falsch, wenn ein Land ein anderes besitzt und kontrolliert. Wir sollten den jeweiligen Plan und die Motivation hinter einem Geschehnis im größeren Zusammenhang sehen und uns sehr genau die möglichen Alternativen anschauen. Die durch einen britischen Monarchen und eine britische Regierung ausgeübte Kontrolle über Amerika durch die Kontrolle einer geheimen Bruderschaft zu ersetzen, fördert wohl kaum die Freiheit der Menschen, aber dennoch – und das sollte man nicht aus dem Auge verlieren – kann (und wird) eine solche Verschiebung von Macht und Kontrolle durchaus so dargestellt, als diene sie der Freiheit der Menschen. Der amerikanische Unabhängigkeitskrieg war der erste einer ganzen Reihe von „Revolutionen des Volkes", die allesamt von der Bruderschaft angestachelt und finanziert wurden. Damit wollte man den Monarchen die Macht entziehen. Dem stelle ich mich nicht entgegen, sofern es friedlich geschieht und wahrhaft vom Volk ausgeht. Anstatt jedoch „dem Volke die Macht" zu geben, wurden die Monarchien lediglich durch andere Formen der Diktatur ersetzt, die als Revolutionskomitees, Kommunisten und Faschisten daherkamen oder auch, sehr subtil, als Demokratie, die in Wahrheit aber auch nichts anderes war und ist als die Herrschaft der Elite.

Ich fasse das bisher Dargestellte kurz zusammen. Erschaffen und beeinflusst durch die negativen Manipulatoren der Vierten Dimension, den Gefängniswärtern, entstand eine Pyramidenstruktur innerhalb der Menschheit. Die Gefängniswärter steuern die Menschen, die an der Spitze der Pyramide stehen und die ich die Globale Elite nenne. Diese wiederum manipulieren die niederen Ebenen des Netzwerks, auf denen man die meisten der großen nationalen wie globalen Drahtzieher aus Politik, Bankwesen, Wirtschaft und Kommerz, Medien, Militär usw. findet. Die Gefängniswärter manipulieren die Elite, die Elite manipuliert das Netzwerk der Bruderschaft, und das Netzwerk der Bruderschaft manipuliert die Welt. Je niedriger die Ebene, desto weniger wissen die Betreffenden, und keine der Ebenen verfügt über so viel Wissen wie die Gefängniswärter. Es ist das Paradies eines Manipulators, in dem niemand weiß, an was man beteiligt ist und wie das angestrebte Ziel aussieht.

Symbolisch könnte man es folgendermaßen beschreiben: Die Scharfsichtigen (Außerirdischen) steuern die, die alles nur vage sehen (Globale Elite/Bruderschaft) und die wiederum die Blinden (die breite Masse der Menschen) steuern. Durch die Entstehung der Vereinigten Staaten und dadurch, dass sich diese in den Händen der Bruderschaft befinden, kann die Herrschaft über die Welt nun schneller voranschreiten als zuvor.

Endnoten

1 Mead, G. R. S.: Fragmente eines verschollenen Glaubens. Das Geheimwissen der Gnostiker. Ansata Verlag, Interlaken, 1990; engl.: Fragments Of A Faith Forgotten. The Theosophical Publishing Society, London, 1906

2 Hall, Manly P.: America's Assignment With Destiny: The Adepts In The Western Esoteric Tradition, Part Five. Philosophical Research Society, Los Angeles, 1979, S. 58

3 Interessant ist auch der heutige Gebrauch des roten Kreuzes. Nicht jedes rote Kreuz steht für die Kontrolle der Templer, aber viele tun es.

4 Brief von Oberstleutnant Harold Z. Onlmeyer, Oberbefehlshaber der 8. Technischen Aufklärungsschwadron (SAC) der US-Luftwaffe, Westover Airforce Base, Massachusetts, an Professor Charles H. Hapgood, Keene College, New Hampshire, vom 6. Juli 1960. Zitiert in Hancock, Graham: Fingerprints Of The Gods. Heinemann, London, 1995, S. 3

5 Ebd.

6 Andrews: Extra-Terrestrials, S. 76

7 Ebd., S. 80

8 Hall: Assignment, S. 95

9 Ebd., S. 96

10 De Vincente, Enrique: „The Occult Roots of the New World Order" in *Exposure*, 1993, Bd. 1, Nr. 2, S. 10

11 Ebd.

12 Van Helsing, Jan: Secret Societies And Their Part In The 20th Century. Ewert-Verlag, Gran Canaria, Spanien, 1995, S. 215; Originaltitel: Geheimgesellschaften und ihre Macht im 20. Jahrhundert. Ewert-Verlag, Lathen, 1995. Die Originalausgabe ist in Deutschland vergriffen.

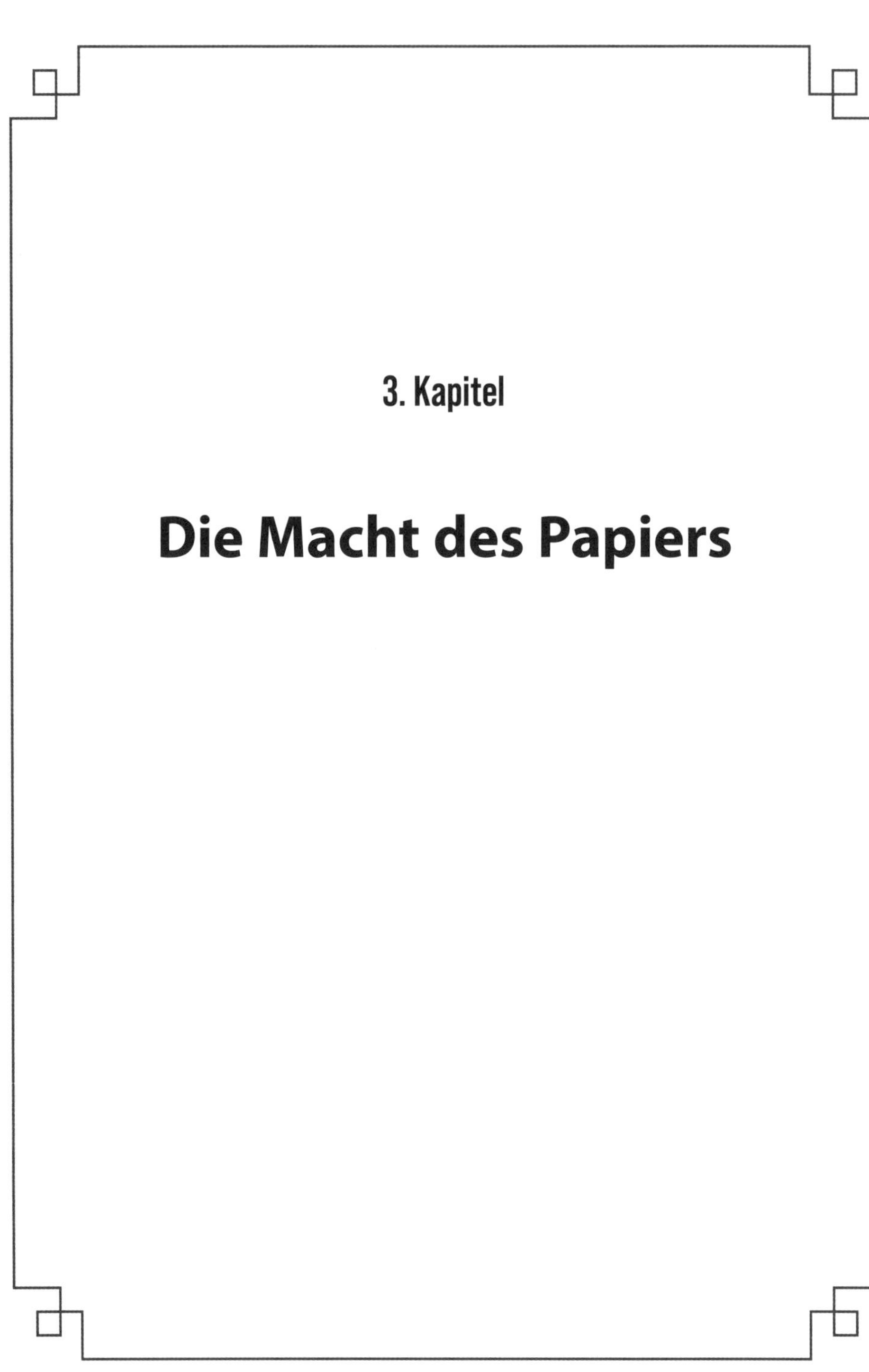

3. Kapitel

Die Macht des Papiers

Der Plan, der der Neuen Weltordnung und der globalen Kontrolle zugrunde liegt, trat in die nächste Phase, als die ersten „Blüten" aufkamen. Mit Blüten meine ich das Geld, das Banken zwar verleihen und für das sie sogar Zinsen berechnen, das es aber gar nicht gibt (Kredit)! Wenn ich Ihnen etwas Nichtexistentes geben und Sie auffordern würde, mich dafür zu bezahlen, dann würden Sie bestimmt in Erwägung ziehen, die Polizei zu rufen. Wenn ich Ihnen etwas Nichtexistentes geben und Ihnen sagen würde, dass ich Sie vor Gericht zerren und Ihnen Ihr Eigentum nehmen würde, wenn Sie mich nicht bezahlten, dann würden Sie wahrscheinlich sagen, dass wir in einem faschistischen Staat lebten. Was ich jedoch gerade beschrieben habe, ist das weltweite Bankensystem und seine Methoden, durch die sowohl die Bevölkerung als auch die Regierungen langsam in Schulden ertränkt werden. Und was bedeuten Schulden? Kontrolle.

Die Templer gehörten zu den ersten Bankiers der Welt. Sie erhielten enorme Reichtümer von den Christen, die ihre Kreuzzüge unterstützten oder ihnen ihr Erbe vermachten in der Hoffnung, sich so einen Platz im Himmel zu erkaufen. In allen Ländern, in denen sie sich niederließen, waren sie die reichste Organisation, und ihre Tempel in Paris und London wurden zu Finanzzentren. Schließlich zerschlug König Philip IV. von Frankreich gemeinsam mit Papst Clemens V. die Templer und stahl ihnen ihre Schätze, um seine Schulden zu bezahlen und, wie ich in „The Robots' Rebellion" aufzeige, möglicherweise auch noch aus anderen Gründen. Der Großmeister der Templer, Jaques de Molay, starb auf dem Scheiterhaufen, und der Orden tauchte unter, um künftig im Geheimen durch andere Organisationen zu wirken und Ränke zu schmieden. Die christliche Welt verbot strikt den Wucher (den Aufschlag von Zinsen auf Anleihen), doch im Laufe der Jahrhunderte geriet dies in Vergessenheit, und so entwickelte sich das Bankensystem, das heute die Menschheit kontrolliert.

Die Währung der damaligen Zeit bestand aus Edelmetallen (wie z. B. Gold und Silber). Aus Sicherheitsgründen bürgerte es sich immer mehr ein, dass die Besitzer ihren Reichtum bei den Goldschmieden hinterlegten, weil diese Tresore besaßen. Die Goldschmiede stellten Papierbelege für das Gold und Silber aus, das man bei ihnen lagerte. Die Besitzer zahlten ihre Schulden, indem sie nach Bedarf kleine Mengen ihres „Guthabens" abhoben. Es war sicherlich beschwerlich, das Metall selbst mit sich herumzuschleppen, und nach und nach etablierten sich die Papierbelege als Zahlungsmittel. Das Gold und Silber selbst wurde selten bewegt, und der Besitzer wechselte mit der Weitergabe der Belege (des „Geldes"), wodurch Schulden getilgt wurden. Auf dieselbe Weise werden auch heute Reichtümer erschaffen, indem einfach Zahlen von einer Computerdatei auf eine andere übertragen werden.

Die Goldschmiede und alle anderen, die Tresore besaßen, erkannten, dass die Besitzer jeweils immer nur kleine Mengen an Gold und Silber abhoben. „Nun“, dachten sie bei sich, „warum geben wir nicht Scheine (Geld) an Personen aus, denen das Gold nicht gehört, und verlangen Zinsen dafür?“ Der Trick wäre höchstens dann aufgeflogen, wenn sie zu viele Scheine vergeben hätten und alle Leute auf einmal vorbeigeströmt wären, um diese gegen Gold und Silber einzulösen. Sie begannen, weit mehr Besitzbescheinigungen auszustellen, als tatsächlich Gold und Silber in ihren Tresorräumen ruhte. Ein Großteil der Scheine, die sie verliehen (und an denen sie Zinsen verdienten), bezog sich auf Gold und Silber, das die „Banken“ gar nicht besaßen. Aber da immer nur ein geringer Teil der Edelmetalle auf einmal abgehoben wurde, kam kein Verdacht auf. So konnten sie jede Menge Papier für Gold und Silber, das gar nicht existierte, ausstellen und dafür Zinsen kassieren! Das bringt das heutige Bankensystem, das die Welt kontrolliert, auf den Punkt.

Bevölkerung und Regierungen ertrinken in Schulden und versuchen verzweifelt, Zinsen auf Geld zu bezahlen, das es nie gab und nie geben wird. Man schätzt, dass eine Bank pro 1.000 britischen Pfund, die sie von ihren Kunden erhält, mindestens 10.000 Pfund verleiht (und dafür Zinsen berechnet)! Das darf sie aufgrund des partiellen Reservesystems, demzufolge nur ein kleiner Teil (etwa ein Zehntel) der gesamten Einlagen bzw. „Reserven“ einbehalten werden muss. Man verlässt sich darauf, dass nicht alle Kunden gleichzeitig ihre Einlagen einfordern (abheben). In den meisten Ländern, in denen die Banken reguliert werden, erlaubt es die Gesetzgebung der Bank, ihre Tore zu schließen, wenn zu viele Personen zur gleichen Zeit ihr Geld verlangen. Die Bank erschafft dieses Geld praktisch aus der Luft, indem sie Zahlen in einen Computer eingibt. Ein Großteil Ihrer Steuern geht direkt an die Banken, um damit Zinsen für Geld zu bezahlen, das auf diese Weise kreiert wurde. Ihre Steuern könnten ebensogut dafür genutzt werden, Armut und Hunger zu mindern und allen Menschen bessere Möglichkeiten zu eröffnen. Tatsächlich würde eine Umstrukturierung des Geldsystems, wodurch es dem Volk und nicht länger den Banken zugute kommen würde, höchstwahrscheinlich Steuern allgemein überflüssig machen.

Der Betrug wird dadurch abgerundet, dass die Bank, wenn man mit der Zahlung der Zinsen für das nicht existente Geld in Verzug gerät, einem das Auto, das Haus und andere Güter – den wirklichen Reichtum – wegnehmen darf. Denken Sie auch immer daran, dass Sie, wenn Sie sich von der Bank einen bestimmten Betrag leihen, durch die Zinsen einen höheren Betrag zurückzahlen müssen. Wo aber kommen diese Zinsen her? Sie kommen aus dem weltweiten Vermögen und den Krediten. Seit Entstehung des Systems sind demnach, aufgrund der Zinsen, mit jeder Rückzahlung eines Darlehens an die Bank der Reichtum und das Geld dieser Welt in das Bankensystem geflossen. Mit jeder Tilgung eines Darlehens wird die Kontrolle, die dieses System ausübt, umfassender. Dadurch wird es dem Bankensystem, das wiederum von der globalen Elite gesteuert wird, möglich, noch höhere Summen an nicht existentem Geld zu verleihen und noch mehr Menschen in Schulden zu stürzen.

Das 18. Jahrhundert war für die Bestrebungen der globalen Elite bzw. der Bruderschaft ein enormer Schritt nach vorn. Das Bankensystem breitete sich aus, besonders als das Haus Rothschild auftauchte und schnell die Vorherrschaft an sich riss. Wenige Organisationen unserer Zeit haben den Ambitionen der Bruderschaft mehr in die Hände gespielt als diese. In der ersten Hälfte dieses Buches (in der ich darlege, wie die Kontrolle der Gefängniswärter auf der physischen Ebene stattfindet) wird der Name Rothschild so häufig auftauchen, dass ich an dieser Stelle kurz die Geschichte der Rothschilds erzählen möchte.

Mayer Amschel Bauer (später Rothschild) wurde 1743 in Frankfurt am Main geboren. Im Jahr 1770 heiratete er Gutele Schnaper, und sie gründeten eine große Familie mit fünf Söhnen und fünf Töchtern. Zwar wurde er Rabbi, arbeitete später jedoch für kurze Zeit bei der Oppenheimer-Bank in Hannover und wurde anschließend Pfandleiher im Dienste von Wilhelm IX., dem Landgraf von Hessen-Kassel. 1785 erbte Wilhelm IX. den europaweit größten Familienbesitz, der heute umgerechnet auf vierzig Millionen US-Dollar geschätzt wird.[1] Ein Teil dieses Besitzes stammte aus der Verleihung von Truppen an Großbritannien, die im von der Bruderschaft angestifteten amerikanischen Unabhängigkeitskrieg kämpfen sollten.

Das Rothschild-Imperium gründete sich auf Geld, dass Mayer Amschel von Wilhelm unterschlagen hatte, der es wiederum den Soldaten gestohlen hatte, die er an die Briten verliehen hatte. Das Geld, etwa drei Millionen US-Dollar, war von der britischen Regierung an Wilhelm gezahlt worden, der davon den Sold der Soldaten hätte zahlen sollen, es jedoch selbst behielt.[2] Wilhelm gab das Geld Rothschild, der es vor Napoleons Armee verstecken sollte, doch dieser sandte stattdessen seinen Sohn Nathan mit dem Geld nach England, wo dieser den Londoner Zweig des Familienimperiums gründete. Mit dem Geld kaufte Nathan von der East India Company eine große Menge Gold und finanzierte damit die militärischen Großtaten des Herzogs von Wellington. Nathan lenkte die Entwicklung in Bahnen, die zum riesigen Vermögen der Rothschilds führen sollten. Man sollte nicht vergessen, dass Geld, wie alles andere, eine Energie ist. Es kann für positive wie für negative Zwecke genutzt werden, und es wird stets die „Absicht" transportieren, die hinter ihm steckt. Dass das Haus Rothschild auf Geld fußte, das von einem Unterschlagenden unterschlagen worden war, heißt, dass es sich von Anfang an auf negative Energie gründete.

Auf dem Fundament von Nathans finanziellem Coup entstanden die Rothschild-Zweige in Berlin, Paris, Wien und Neapel. Jeder von Mayers Söhnen war für jeweils einen der Zweige verantwortlich. Heute wird der Besitz der Rothschilds angeblich vom Five Arrows Fund auf Curaçao und der Five Arrows Company in Toronto, Kanada, verwaltet. Der Name „Five Arrows" – zu deutsch: fünf Pfeile – stammt vom Rothschild-Symbol des Adlers, der fünf Pfeile, die für die fünf Söhne stehen, in den Krallen hält.[3] Das Vermögen wuchs zusehends, während die Rothschilds Regierungen manipulierten und durch das Netzwerk der Bruderschaft hindurch wirkten, um Kriege und Revolutionen anzuzetteln, wobei sie oft beiden Gegnern des jeweiligen Konflikts Geld liehen. Das sollte zu einer Standardpraktik der Bank-Elite werden. Es ist leicht, Kriege und Konflikte zu schüren; man muss nur die Kontrolle über einen Diktator oder eine Regierung haben, ihm bzw. ihr die Mittel zur Aufstellung einer mächtigen Streitmacht zur Verfügung stellen und den Diktator oder die Regierung dann ermutigen bzw. anweisen, in andere Länder einzufallen. Diese anderen Länder werden sich natürlich verteidigen, und schon hat man einen Krieg.

Ich habe schon Leute sagen hören, niemand verdiene an einem Krieg, aber das stimmt nicht ganz. Die Bankiers gewinnen immer – kurzfristig zumindest. Sie leihen beiden Seiten Geld, das nicht existiert, und streichen durch die Zinsen immense Gewinne ein. Sie kontrollieren auch die Waffenhersteller, denen beide Seiten das Falschgeld geben, das ihnen die Banken geliehen haben. Auf diese Weise bekommen sie ihre Anleihen durch die Waffenproduzenten zurück, während sie gleichzeitig weiterhin Zinsen für das ursprüngliche Darlehen von der Regierung kassieren. Wenn sich dann die zwei oder mehr Länder mit Hilfe des von den Banken geliehenen Geldes gegenseitig verwüstet haben, leihen ihnen dieselben Banken weiteres nicht existentes Geld zum Aufbau ihrer zerstörten Nation und Infrastruktur. Das verschafft den Banken weitere Gewinne und durch die Schulden zudem Kontrolle über die betreffenden Länder und deren Bevölkerung. Das Rothschild-Imperium bekam bald ein Händchen für diese Art von Manipulation, wie es in Amerika auch J. P. Morgan, dem Rockefeller-Imperium und vielen anderen gelang, die, wenn man einen Blick hinter die Fassade wirft, alle von denselben Familien und Personen gesteuert werden. Es gibt

Hinweise darauf, dass in Wahrheit das Haus Rothschild hinter den beiden großen Geschäfts- und Bankimperien steckte, was beweist, wie genial die Rothschilds vorgehen, um das Ausmaß ihrer Macht und Kontrolle hinter Strohmännern und Organisationen zu verbergen.

Aber die Banken können all dies nicht allein tun. Sie brauchen die Hilfe des Bruderschafts-Netzwerks, um die Grundlage für einen Konflikt schaffen zu können. Die Rothschilds sind seit langem leidenschaftliche Freimaurer, und auch Napoleon Bonaparte war umgeben von Freimaurern, die ihn in strategischer und expansionspolitischer Hinsicht berieten. Einmal überredeten sie ihn dazu, in Ägypten einzufallen und in antiken Stätten Wissen und Artefakte zu plündern, die nach den Ritualen und Legenden der Freimaurer als heilig galten. Napoleon brachte als Teil der Ausbeute einen riesigen ägyptischen Obelisken mit zurück nach Paris. In Großbritannien überredeten Freimaurer die Regierung ebenfalls zu einem solchen Raubzug, woraufhin man den Obelisken stahl, der unter dem Namen „Cleopatra's Needle" noch heute in London steht. Die Bruderschaft und ihre Bankiers wussten Napoleons Eskapaden wohl zu nutzen. In seinem Buch „The Rothschilds" berichtet der Historiker John Reeves, dass Nathan Rothschild 1815 den Ausgang der Schlacht von Waterloo beobachtete und sah, dass Wellington die Armee Napoleons geschlagen hatte. Daraufhin überquerte Nathan Rothschild so schnell er konnte den Kanal und eilte zur Londoner Börse, wo er – schmutzig, verzweifelt und mit Panik in den Augen – verkündete, Wellington sei geschlagen worden. Er verlieh seiner Aussage noch dadurch Glaubwürdigkeit, dass er ein paar seiner Aktien zu lächerlich niedrigen Preisen abstieß. Das löste eine Panik an der Börse aus, weil jeder nun versuchte, seine Aktien, egal zu welchem Preis, zu verkaufen. Nathan und das Haus Rothschild kauften die Aktien insgeheim zu Schleuderpreisen auf. Damals, als es weder Telephon noch Telegraphen gab, dauerte es mehrere Tage, bis die Nachricht über Wellingtons Sieg bis nach London vorgedrungen war. Sofort erholte sich die Börse, und die Preisen schossen wieder nach oben. Nathan verkaufte die Aktien, die er heimlich aufgekauft hatte, und fuhr riesige Gewinne ein. Diese grundlegende Methode ist seither immer wieder angewandt worden und wird auch heute noch benutzt, um die Finanzmärkte zu manipulieren. Eine Börsenpanik entsteht nicht zufällig. Sie wird geschickt in die Wege geleitet und schadet allen, außer denen, die sie einfädeln. Die Methode, die dem Rothschild-Imperium zugrunde liegt, wird in einem Ausspruch Mayer Amschel Rothschilds auf den Punkt gebracht: „Gebt mir die Kontrolle über die Währung einer Nation, und es ist mir egal, wer ihre Gesetze macht."[4]

Unter Nathan Rothschild nahmen Reichtum und Einfluss der Rothschilds ganz neue Dimensionen an. Er brüstete sich damit, ihr Kapital innerhalb von fünf Jahren auf das Zweitausendfünfhundertfache vermehrt zu haben.[5] Er gründete in London den privaten Bankkonzern N.M. Rothschild and Sons mit Niederlassungen in Paris, Berlin, Wien und Neapel. Der Konzern sollte an der Börse tätig werden und Darlehen an Regierungen und andere vergeben. Er wurde zum Agenten und Manager für Banken, Eisenbahnen, Waffenproduzenten und Körperschaften jeglicher Art. Aus diesem Konzern gingen Zweige unter vielen verschiedenen Namen hervor, um so das Ausmaß von Einfluss, Macht und Infiltration der Rothschilds zu tarnen. Auf ganz ähnliche Weise funktioniert das Finanzsystem noch heute, wobei nur wenige im Mittelpunkt stehen und sich ein und dieselbe Organisation hinter zahllosen verschiedenen Gesichtern und Namen verbirgt. Schauen Sie sich die Namen über den Geschäften in jeder beliebigen Durchschnittsstadt an und forschen Sie dann nach dem eigentlichen Besitzer. Sie werden feststellen, dass alles denselben wenigen Gruppen untersteht. Dasselbe gilt für die augenscheinlich verschiedenen Marken von Waschmitteln und anderen Produkten in den Supermärkten. In Amerika wurde das Rothschild-Imperium von Unternehmen wie Kuhn, Loeb & Co. repräsentiert, und einigen Forschern zufolge ist es sehr wahrscheinlich, dass auch US-Firmen wie J.P. Morgan, Speyer und Lehman von den Rothschilds kontrolliert oder zumindest stark beeinflusst wurden. Der ehemalige britische Premierminister Benjamin Disraeli stand der Familie Rothschild sehr nahe. Sie lieh seiner Regierung vier Millionen britische Pfund, um 1875 einen maßgeblichen Anteil am Suezkanal zu erwerben. Disraelis Roman „Coningsby" stützt sich eindeutig auf die Geschichte der Familie Rothschild. Bei der Figur des Sidonia in dem folgenden Auszug handelt es sich in Wahrheit um Nathan Rothschild:

> „Nach dem Frieden von Paris kam er [in London] an und brachte sein riesiges Vermögen mit. Er setzte alles, was er hatte, auf das Waterloo-Darlehen, und dies machte ihn zu einem der größten Kapitalisten Europas ... Er erntete die Früchte seiner Klugheit. Europa brauchte Geld, und Sidonia [Nathan] war bereit, Europa dieses Geld zu leihen. Frankreich wollte Geld, Österreich wollte etwas mehr, Preußen nur ein wenig und Russland gleich einige Millionen; Sidonia versorgte sie alle. Das einzige Land, das er mied, war Spanien; Spaniens Ressourcen waren ihm nur allzu bekannt.
>
> ... In den meisten Metropolen setzte er einen Bruder oder nahen Verwandten ein, dem er vertrauen konnte. Er war Herr über die Geldmärkte der Welt und somit praktisch Herr über alles andere auch. Er hielt buchstäblich die Erträge

> Süditaliens als Pfand, und die Monarchen und Minister aller Länder suchten seinen Rat und ließen sich von seinen Vorschlägen leiten."

Der Historiker John Reeves in seinem Werk „The Rothschilds" schreibt:

> „Mayer Amschel wird kaum geahnt haben, dass seine Söhne mit den Jahren einen derart unbegrenzten Einfluss entwickeln würden, dass der Frieden ganzer Nationen eines Tages von ihrem Kopfnicken abhängen würde; dass die machtvolle Kontrolle, die sie über Europas Geldmärkte ausübten, sie zu Herren über Krieg und Frieden machen würde, da sie nach Belieben die finanziellen Mittel zum Führen einer Kampagne gewähren oder verweigern konnten.
>
> Genau das aber war es, so unglaublich es klingt, wozu sie ihr großer Einfluss zusammen mit ihrem enormen Reichtum und ihrem unbegrenzten Guthaben befähigte, denn es gab kein Unternehmen, das stark genug gewesen wäre, sich ihnen über längere Zeit hinweg zu widersetzen, oder unbesonnen genug, ein Geschäft abzuschließen, das die Rothschilds nicht billigten. Um zu dieser erhabenen Position zu gelangen, waren Mayer Amschel und seine Söhne auf die Kooperation der Staaten angewiesen, aber als er erst einmal über deren Rücken dorthin gelangt war, wo er hatte hinkommen wollen, brauchte er keinerlei Hilfe mehr und konnte absolut frei handeln, während die Staaten als Bittsteller zu seinen Füßen knieten."[6]

Das Ausmaß, das der Einfluss der Rothschilds heute einnimmt, kann wohl kaum überschätzt werden. Als Nathan starb, nahm sein ältester Sohn Lionel seinen Platz an der Spitze der N.M. Rothschild ein. Lionel vergab hohe Darlehen an die britische und die US-amerikanische wie auch an weitere Regierungen wie die ägyptische. Dazu gehörte auch ein Darlehen von ungefähr achtzig Millionen US-Dollar an Großbritannien, um den (von der Elite angezettelten) Krimkrieg zu finanzieren, in dem zehntausende Menschen starben. Zudem war Lionel 20 Jahre lang Bevollmächtigter der russischen Regierung.[7] Ihm folgte sein ältester Sohn, Nathan Mayer, der der erste Lord Rothschild wurde, als er 1885 in den Adelsstand erhoben wurde und seinen Platz im Oberhaus des britischen Parlaments einnahm. Der erste Lord Rothschild wurde schließlich der Direktor der Bank von England und erlangte dadurch unermesslichen Einfluss auf das weltweite Finanzsystem. Die „Alte Dame in der Threadneedle Street" (wie die Bank von England auch genannt wird) war und ist ein Arm der Weltelite. Die Stellvertreter der Rothschilds weltweit manipulierten auch weiterhin die Ereignisse, um ihre Macht auszuweiten und damit einem längerfristigen Plan zu dienen, der dem der Bruderschaft entsprach: die Weltherrschaft.

Ich möchte an dieser Stelle betonen, dass ich, wenn ich hier die Rolle der Rothschilds hervorhebe, keineswegs das jüdische Volk als Ganzes meine, dessen große Mehrheit gar nicht weiß, was vor sich geht, und es bestimmt nicht unterstützen würde, wenn sie es wüsste. Auch viele Mitglieder der Familien, die in diesem Buch genannt werden, wie die Rothschilds, Rockefellers und andere, kennen den Spielplan nicht. Ich möchte nur diejenigen bloßstellen, die die Imperien kontrollieren, und nicht alle, die Rothschild, Rockefeller usw. heißen. Ich glaube, dass die Forscher, die im Laufe der vergangenen Jahre die gesamte Verschwörung auf das jüdische Volk als Ganzes geschoben haben, die Sache völlig falsch sehen. Gleichfalls naiv ist es, wenn jüdische Organisationen sagen, kein einziger Jude wirke an der Verschwörung um die Neue Weltordnung mit; diese Organisationen sind von einem Dogma oder Schlimmerem befallen, das sie blind gegenüber der Wirklichkeit macht. Es ist ein roter Faden erkennbar – die Gier nach Macht und der Kult um das Allsehende Auge –, der alle Rassen durchzieht und meiner Ansicht nach – manchmal wissentlich, doch zumeist unwissentlich – mit einer höheren Kontrollmacht verbunden ist: den Gefängniswärtern der Vierten Dimension.

Die Weltelite errichtete ein Bankennetzwerk, das in jedem Land Zentralbanken hatte, die zusammen das System in ganz Europa und den gesamten USA steuerten. Dieses Netzwerk sollte später durch die Bank für Internationalen Zahlungsausgleich in Basel und einer dreizehnköpfigen Elite der International Banking Commission in Genf koordiniert werden. Vielleicht haben Sie bereits festgestellt, dass die Schweiz immer außen vor gelassen wird, wenn Europa in den Krieg zieht. Das ist der Grund dafür: Die Schweiz ist das Finanzzentrum der Weltelite. Die Zentralbank in jedem Land geht ebenfalls auf einen Einfall der Elite zurück. Die erste Zentralbank war die 1609 gegründete Bank von Amsterdam; es folgten die Bank von Hamburg (1619) und die Bank von Schweden (1661), die von den Nachfahren der Bankiersfamilien von Genua und Venedig gegründet wurden. Dazu gehört auch die Familie Warburg aus Hamburg, die von Abraham del Banco abstammt, dessen Familie die größte Bankiersfamilie Venedigs war. Die Drahtzieher hinter der Bank von Amsterdam standen auch hinter dem niederländischen Wilhelm von Oranje,[8] der 1689 den britischen Thron bestieg, ein Kunststück, das ihm dank der Manöver einer Geheimgesellschaft namens Oranier-Orden gelang. Die Bank von England folgte bald darauf; Wilhelm bewilligte ihre Gründung im Jahr 1694. Einige Forscher behaupten, dass alle europäischen Monarchen mit Wilhelm blutsverwandt seien.[9] Der Widerstand gegen die Bank aus den Reihen des britischen Parlaments ging unter, als Wilhelm Großbritannien in einen kostspieligen Krieg mit Frankreich verwickelte. Die Notwendigkeit, Geld aufzutreiben, ließ die Opposition dem Druck nachgeben, mit dem versucht wurde, die

Bank einzuführen. Nachdem die Bank durchgesetzt war, lieh sie der britischen Regierung Geld, das nicht existierte. Die phantastischen Gewinne, die sie dadurch machte, stammten aus der Einkommensteuer, die aus der Tasche des Volkes floss, und aus der Ausbeutung der Ärmsten der Armen Englands. Die Staatsschuld (gegenüber den Banken) war geboren, und das königliche Münzrecht wurde einem Ausschuss übertragen, der auch befugt war, die Grundlage des Landes zu Gold zu machen, über das dann die Elite herrschte.

Führend innerhalb der Weltelite, die an der Spitze der Menschheitspyramide steht, ist eine Gruppe, die als Schwarzer Adel bekannt ist. Aus ihr stammen Familien wie die Warburgs aus Hamburg. Der Schwarze Adel stand an der Spitze der Bestrebungen, Wilhelm von Oranje auf den britischen Thron zu befördern und ein Finanzsystem einzuführen, wie wir es heute noch kennen. Dieser Adel entstammt den Welfen, die auch die Neri bzw. die Schwarzen Welfen genannt und heute als Schwarzer Adel bezeichnet werden.[10] Er war die treibende Kraft hinter den Normannen, die England 1066 unter Wilhelm dem Eroberer in der Schlacht von Hastings einnahmen. Später, als der Schwarze Adel seine Basis im italienischen Genua hatte, unterstützte er Robert Bruce bei der Eroberung Schottlands. Dieselbe Erblinie und Geheimgesellschaft war es auch, die dafür sorgte, dass Wilhelm von Oranje der König von England, Schottland und Irland wurde.[11] Durch Wilhelm erschuf der Schwarze Adel die Bank von England, und die berüchtigte East India Company weitete sich schnell aus, um Asien und Fernost für die Briten (die Weltelite) einzunehmen und das größte Drogennetzwerk zu erschaffen, das die Welt je gesehen hat. Die politische und wirtschaftliche Vereinigung von Schottland und England sollte Schottland zwingen, sich ebenfalls im Spinnennetz aus Krediten und Kontrolle zu verfangen. Es ist in der Tat ein Vereinigtes Königreich – geeint in seiner Unterjochung durch das manipulierte Geldsystem, das von einigen Wenigen kontrolliert wird. Die Bankiers der Elite manipulierten die Welt nun mit zunehmend größerem Einfluss. Auch beim amerikanischen Bürgerkrieg hatten sie ihre Hände im Spiel und finanzierten beide Seiten. Die Londoner Rothschilds unterstützten den Norden, die Pariser Rothschilds den Süden.[12] US-Präsident Abraham Lincoln druckte sein eigenes, zinsfreies Geld, die sogenannten „Greenbacks“, um den Schuldenberg, dem sich die Regierung gegenübersah, möglichst schnell abzutragen. Das drohte zur Katastrophe für die Banken zu werden. Wäre dies nach dem Krieg weitergegangen und hätte auch in anderen Ländern Verbreitung gefunden, dann hätten die Banken und die Elite ihre Macht eingebüßt. Lincoln wurde von John Wilkes Booth ermordet, und einige Forscher behaupten, er habe im Auftrag der Rothschilds gehandelt.[13] Nach Lincolns Tod wurden keine Greenback-Noten mehr gedruckt.

Die Bemühungen, in den USA eine Zentralbank einzuführen, waren stets sehr umstritten. Gegen den Widerstand von zweien der Gründungsväter, Thomas Jefferson und James Madison, wurde dank der Manipulationen Alexander Hamiltons, einem weiteren Gründungsmitglied und Leiter der Bank von New York, die erste US-Zentralbank gegründet. Unter der Hand wurde er von der Bank von England und dem Rothschild-Imperium unterstützt, die beide in Wahrheit ein und dasselbe waren. Als George Washington, ein hochrangiger Freimaurer, 1789 Präsident wurde, beförderte er Hamilton zum Finanzminister. Innerhalb von zwei Jahren hatte Hamilton Erfolg mit seinen Bestrebungen, eine US-Zentralbank, eine Bank der Vereinigten Staaten, zu erschaffen. Wie auch die Bank von England, war sie eine Privatbank, die künftig die amerikanische Wirtschaft kontrollierte. Die Bank löste Chaos aus, und ihre Strategien führten zu Aufständen. In den 1830ern hatte Präsident Andrew Jackson den Mut, die Macht über die Bank der Vereinigten Staaten an sich zu reißen, und er gewann. Die erste US-Zentralbank war nicht mehr. Doch eine weitere sollte bald folgen.

In den Anfangsjahren des 20. Jahrhunderts plante die Elite im Geheimen, die Kontrolle über die US-Wirtschaft erneut und noch tiefgreifender als zuvor an sich zu reißen. Sie wollte zwei Dinge: eine neue Zentralbank, die landesweit die Vergabe von Krediten kontrollierte, und die Einführung einer landesweiten Einkommensteuer, um der Bank die Kontrolle über die Staatserträge zu geben. Wieder gab es großen Widerstand, aber durch das klassische Schema „Schwarz ist Weiß" täuschte man den amerikanischen Kongress und das Volk. Zuerst unterstützte die Elite die Wahl von Präsident Woodrow Wilson im Jahr 1909. Er war ein Strohmann, eine politische Marionette und ein Rosenkreuzer. Die wahre Macht der Wilson-Regierung lag in den Händen eines Mannes namens „Oberst" Edward Mandel House,[14] dessen einzige Aufgabe darin lag, der Elite zu dienen. Wilson sagte einst, House sei seine „zweite Persönlichkeit", sein „Alter Ego" und „seine und meine Gedanken sind eins". Die Elite gab Oberst House Anweisungen, die dieser an Woodrow Wilson weitergab, der tat, wie ihm geheißen wurde. Dies alles geschah unter dem Deckmantel der „Demokratie".

Die Bankiers der Elite trafen an einem Ort namens Jekyll Island in Georgia zusammen, um den Gesetzentwurf zur Einführung der neuen US-Zentralbank, des Zentralbanksystems der Vereinigten Staaten, zu beschließen. Sie reisten in einem luxuriös ausgestatteten privaten Eisenbahnwaggon an, der Senator Nelson Aldrich gehörte, der politischen Stimme der Elite in Washington. Er war gleichfalls der Großvater von Nelson

Aldrich Rockefeller (der vier Mal Bürgermeister der Stadt New York war sowie Vizepräsident der Vereinigten Staaten unter Präsident Ford). Aldrichs Tochter Abby war mit John D. Rockefeller junior verheiratet. Später wurde das Treffen auf Jekyll Island jahrelang von „Pädagogen", Kommentatoren und „Historikern" bestritten. Heute ist es eine anerkannte Tatsache, wird jedoch als unwichtig abgetan. Das ist es aber wahrlich nicht: Es war der Moment, in dem die Elite durch das Zentralbanksystem sowohl die US-Wirtschaft als auch die Bevölkerung in Besitz nahm.

Im Jahr 1902 sandten die Rothschilds Paul Warburg, einen ihrer Bevollmächtigten, gemeinsam mit seinem Bruder Felix nach Amerika, um das US-Bankensystem gemäß den Interessen von Rothschild und Elite „umzustrukturieren". Max Warburg, ein weiterer Bruder, blieb in Frankfurt, um dort die Bank der Familie weiterzuführen. Nach seiner Ankunft in Amerika heiratete Paul Warburg Nina Loeb (von der durch die Rothschilds kontrollierten Kuhn, Loeb & Company). Felix heiratete Frieda Schiff, die Tochter Jacob Schiffs, der das Oberhaupt von Kuhn, Loeb und Co. war. Es überrascht kaum, dass beide Brüder Partner der Gesellschaft wurden und Paul ein Jahresgehalt in Höhe von einer halben Million Dollar erhielt (und das zu Anfang des 20. Jahrhunderts!), um dem Zentralbanksystem, das man der US-amerikanischen Bevölkerung auferlegen wollte, den Boden zu ebnen. Hinter alldem steckten die Rothschilds, höchstwahrscheinlich sogar hinter den Ehen der Warburg-Brüder. Die Familien der Bankenwelt und der Elite heiraten untereinander, wann immer möglich. Das hält die Gene rein und (die Kontrolle über) das Geld in der Familie. Als Jacob Schiff in die USA kam, um bei Kuhn, Loeb & Company einzusteigen, heiratete er die Tochter von Solomon Loeb. Jacob Schiff sollte in der ersten Hälfte des 20. Jahrhunderts zu einem der Hauptmanipulatoren werden. Die Familien Schiff und Rothschild waren eine Einheit, und in den Tagen von Mayer Amschel teilten sie sich in Frankfurt sogar ein Haus. Der Gesetzentwurf zur Einführung des Zentralbanksystems bekam den Namen „Aldrich Bill". Das geheime Treffen auf Jekyll Island war von Warburg und Aldrich organisiert worden. Viele Jahre darauf sollte Frank Vanderlip, der damals ein Beauftragter der Rockefellers war, sagen:

> „Obwohl ich es für überaus wichtig halte, dass der Öffentlichkeit mehr Einsicht in die Angelegenheiten von Unternehmen gewährt wird, gab es eine Situation gegen Ende des Jahres 1910, in der auch ich so verschwiegen – ja so heimlichtuerisch – wie ein Verschwörer wurde … Ich glaube, es kann ohne Übertreibung gesagt werden, dass bei unserer geheimen Expedition nach Jekyll Island das künftige Zentralbanksystem gezeugt wurde."[15]

Das Zentralbanksystem ist ein Kartell von Privatbanken, von denen die Bank von New York die einflussreichste ist. Bis heute kontrolliert sie die US-Wirtschaft und beeinflusst damit unser aller Leben. Durch seine US-Ableger wie J.P. Morgan und Kuhn, Loeb & Co. kontrollierte das Rothschild-Imperium die wichtigsten Bankhäuser New Yorks und somit die Bank von New York. Das gab den Rothschilds die Kontrolle über das US-Zentralbanksystem und die Wirtschaft des Landes.[16] Offiziell wird das Zentralbank-Kartell von dem von der US-Regierung ernannten Vorsitzenden des Zentralbankvorstands geleitet, aber in Wahrheit heißt das nichts anderes, als dass die Elite es kontrolliert. Das Kartell leiht der US-Regierung nicht existentes Geld und stellt auf diese Weise sicher, dass das Land – und so auch das Volk – in den Schulden gegenüber den Banken ertrinken. Ihr Gebaren führte dazu, dass die Banken bis 1910 bei der Bevölkerung in Ungnade fielen. Die Elite musste über einen Weg nachdenken, wie sie die Menschen dazu bringen konnte, einen Streich der Banken gegen das amerikanische Volk gutzuheißen, indem man es denken ließ, die Macht der Banken werde beschnitten. Als also der Gesetzentwurf, den die Bankiers verfasst hatten, von den Marionetten-Politikern eingeführt wurde, setzten sie sich lautstark öffentlich gegen ihn ein. Das erweckte den Eindruck, als sei der Entwurf schlecht für die Banken, und so wurde er 1913 ratifiziert in dem Glauben, er entmachte die Geldmanipulatoren. Das aber tat er nicht. Er gab ihnen die totale Kontrolle. Um auf der sicheren Seite zu sein, wurde der Gesetzentwurf dem Kongress kurz vor Weihnachten 1913 vorgelegt, als viele Abgeordnete bereits für die Feiertage zu Hause bei ihrer Familie waren.

Nun kontrollierte die Elite die Kredite, die die Regierung aufnahm, wie auch die Zinssätze, und sie konnte nach Belieben wirtschaftliche Hochs und Tiefs verursachen. Noch ungeheuerlicher war die Art und Weise, auf die die nationale Einkommensteuer eingeführt wurde, auch wenn man so viel Unverfrorenheit bewundern muss. Um die Steuer gesetzlich festzulegen, mussten mindestens 36 Staaten ihre Zustimmung geben, weil für dieses Gesetz ein Zusatz, der sechzehnte, an die Verfassung der Vereinigten Staaten angehängt werden musste. Nur zwei Staaten stimmten zu. In einer Demokratie sollte man meinen, dass der Entwurf daraufhin verworfen wurde. Aber nein. Die USA sind keine Demokratie! Der Außenminister Filander Knox sagte dem Kongress, die notwendige Zustimmung sei erlangt worden, und so wurde die nationale Einkommensteuer zum „Gesetz". In Wahrheit jedoch war das nicht der Fall. Der Internal Revenue Service (IRS), die oberste Steuerbehörde der USA, die die Einkommensteuer erhebt und denen, die sich zu zahlen weigern, ihr Eigentum nimmt, beraubt seit

Jahrzehnten das amerikanische Volk und tut es auch weiterhin. Die erzwungene Erhebung der Einkommensteuer ist bis heute illegal. Sie ist nie standesgemäß ratifiziert worden. Im Jahr 1985 klagte ein US-amerikanischer Geschäftsmann den IRS aus diesem Grund an und gewann. Ich gebe hier einen Brief wieder (*Abb. 5*), der im englischsprachigen *Nexus-Magazin* abgedruckt wurde, einer hervorragenden Publikation, die die Manipulationen im Rahmen der globalen Verschwörung aufzeigt. Der Brief stammt vom Leiter der obersten Steuerbehörde, ist an die örtlichen Direktoren gerichtet und behauptet sicher zu sein, dass die US-Regierung sehr wohl wisse, dass es Diebstahl sei, die Leute zur Zahlung der Einkommensteuer zu zwingen. Einige behaupten, der Brief sei gefälscht, und vielleicht ist er das wirklich, doch wer in den USA lebt, sollte sich von professioneller Seite beraten lassen, ob er tatsächlich zur Steuerzahlung verpflichtet ist.

Der Einfluss auf politische und gesellschaftliche Ereignisse wuchs stetig, während das Spielgeldsystem die Welt mehr und mehr in den Griff bekam. Das ermächtigte die Bankiers der Elite dazu, beinahe willkürlich Kriege und Revolutionen zu manipulieren – in Zusammenarbeit mit anderen Elementen innerhalb des Netzwerks der Bruderschaft, das sich weiter ausdehnte und sich während der Epoche, in der das Bankensystem entstand, noch stärker auf seine Ziele ausrichten konnte. Ein weiterer Zweig der Bruderschaft wurde von dem deutschen Professor Adam Weishaupt offiziell am 1. Mai 1776 ins Leben gerufen. Dieser Zweig versuchte, alle Machtinstanzen Europas zu infiltrieren. Es handelte sich um die Bayerischen Illuminaten. Der Begriff „Illuminaten" heißt „die Erleuchteten" und hat seinen Ursprung weit in der Vergangenheit. Weishaupts Illuminaten wiesen die klassische Struktur der Bruderschaft auf und umfassten Zirkel, die augenscheinlich nichts miteinander zu tun hatten, aber hinter den Kulissen und unwissentlich von ein und demselben zentralen Herz manipuliert und geleitet wurden. Weishaupt hat gesagt: „Die große Stärke unseres Ordens liegt in seiner Verborgenheit; lasst ihn nie unter seinem richtigen Namen erscheinen, sondern immer nur unter einem Decknamen mit einem angeblichen anderen Zweck." Das bringt die Methode der Illuminati bzw. der globalen Elite sehr schön auf den Punkt. Einige Forscher vermuten, dass Weishaupt bereits 1770 von den Rothschilds angestiftet wurde, die Bayerischen Illuminaten zu gründen.[17]

Die Geheimgesellschaften der Bruderschaft planten die Zerschlagung der europäischen Monarchien. Sie wollten diese entweder durch Republiken ersetzen oder aber, was weniger häufig vorkam, sie entmachten und als rein symbolische Staatsoberhäupter auf dem Thron lassen. Ein einflussreicher Monarch durfte bleiben, sofern er die Pläne der Illuminati

International Revenue Service **Finanzministerium**

An alle Distriktdirektoren **4. April 1985**

Am 5. März 1985 reichte US-Staatsanwalt George Duncan vor dem US-Bezirksgericht Indianapolis eine Klage wegen Steuerhinterziehung ein. Die Klage wurde abgelehnt! Der Strafverteidiger, Lowell Becraft aus Huntsville, Alabama, legte unwiderlegbare Beweise dafür vor, dass der 16. Zusatzartikel der US-Verfassung nie rechtmäßig ratifiziert wurde. Der Artikel, der die „Einkommensteuer" eingeführt hat, wurde trotz schwerwiegender Unregelmäßigkeiten abgesegnet. In Wahrheit haben nur zwei Bundesstaaten den Artikel ratifiziert, obwohl eine Ratifizierung die Zustimmung von 36 Staaten erfordert, um Gültigkeit zu haben. Die Folge daraus ist, dass alle Steuern, die seit 1913 an das Finanzministerium gezahlt wurden, den Bürgern und Unternehmen zustehen und zurückgezahlt werden müssten.

Die offizielle Aufgabe unseres Dienstes war und ist es, den Bürgern der Vereinigten Staaten zu helfen und zur Seite zu stehen. Wir werden das, was wir herausgefunden haben, nicht veröffentlichen oder bekanntmachen, da eine vollständige Rückerstattung die Ressourcen der Staatskasse erschöpfen würde. Alle Bürger, die davon erfahren und die eine vollständige Rückerstattung beantragen, sollen die Rückerstattungsunterlagen so schnell und still wie möglich erhalten ...

... Unterrichten Sie all Ihre Führungskräfte darüber, dass diese Angelegenheit Niemandem gegenüber zur Sprache gebracht werden darf. Es wird keine schriftlichen Mitteilungen geben. Vernichten Sie dieses Memorandum.

Der Finanzminister hat mir versichert, dass der Personalbestand nicht gesenkt werde, da die Rückerstattungsaktion mindestens fünf Jahre in Anspruch nehmen werde. Weitere Anweisungen werden Ihnen, sofern Veranlassung besteht, zugestellt.

(unterschrieben)

Roscoe L. Egger, Jr.
Leiter des Internal Revenue Service

Abb. 5: Dieser Brief könnte durchaus eine Fälschung sein, aber er zeigt, nach welchem Schema der Schwindel abläuft.

bzw. der Elite für eine Neue Weltordnung unterstützte. Weigerte er sich, stellte er ein ernsthaftes Hindernis für die Entfaltung des Plans dar. Die Manipulatoren konnten ihn natürlich ermorden und hoffen, dass der Nachfolger kooperativer sein würde, aber diese Methode konnte man nicht ewig fortführen. Viel besser vom Standpunkt der Bruderschaft aus war es, die Monarchien durch gewählte Repräsentanten des Volks zu ersetzen, die alle paar Jahre wechselten. Wenn man Geld und Medien kontrolliert, hat man großen Einfluss darauf, wer an die Spitze einer politischen Partei gelangt und wen die Leute in die Regierung wählen. Man gewährt finanzielle Hilfe und bedient sich des Netzwerks der Geheimgesellschaften, das auch die politischen Parteien durchzieht, um den eigenen Kandidaten nach ganz oben zu manövrieren; man mobilisiert die Medien (die man selbst kontrolliert), um die Person, die die Wahl gewinnen soll, beliebter zu machen und den Gegner auszuschalten. Die Illusion, die lächerlicherweise als Demokratie bezeichnet wird, ist ein hocheffektives Werkzeug der Illuminati bzw. der globalen Elite. Die Demokratie ist ihre Schöpfung, und demokratisch ist das letzte, was sie ist.

Die Französische Revolution im Jahr 1789 war ein Staatsstreich der Illuminati. Die Methode, die ihr zugrunde lag, ist immer und immer wieder angewandt worden, um undemokratische Monarchien durch undemokratische „Volksparlamente" zu ersetzen. Der einzige wirkliche Unterschied zwischen den beiden Regierungsformen besteht darin, dass die Monarchie eine eindeutige Diktatur ist, während die Demokratie Freiheit heuchelt. Wird ein Volk von einem Diktator regiert, dann kommt irgendwann immer der Zeitpunkt, an dem im Volk das Verlangen wächst, bei allen Staatsangelegenheiten ein Mitspracherecht zu haben. Mit anderen Worten: Die Menschen, die unter einem Diktator leben, wissen, dass sie unterdrückt werden, und begehren schlussendlich auf. Das System, das die Monarchien ablöste – die „Scheindemokratie", wie ich sie nenne –, sollte die Illusion von der „Macht des Volkes" vermitteln; dabei war es so strukturiert, dass einige Wenige alle Fäden in der Hand hielten. Die Elite manipulierte mittels direkter Einmischung, Korruption oder Medienmacht Ereignisse und Wahlen und stellte so sicher, dass die Personen ihrer Wahl Präsident, Premierminister oder ein anderer führender Kopf in der Regierung wurden. Viele fragen sich, warum alle, die weltweit an die Spitze der Politik gelangen, oft entweder korrupt oder unfähig sind. Nun, jetzt wissen Sie es. Es ist eine Grundvoraussetzung für diese Positionen. Hinzu kommt, dass das Volk nur schwer gegen die Tyrannei einer Scheindemokratie aufzuhetzen ist, weil es darauf programmiert ist zu glauben, es lebe in einer echten Demokratie. Mit der Entmachtung der Monarchie durch die von den Illuminati angezettelten Revolutionen wurde lediglich die eine Form der Diktatur durch eine andere ersetzt, doch nur wenigen Menschen ist das bewusst.

Wenn wir uns kurz anschauen, wie die Französische Revolution zustande kam, dann wird die geheime Strategie deutlich, die die globale Elite und ihr Illuminati-Spross permanent anwenden, um Konflikte zu schüren und die Menschheit zu betrügen. Wie gewöhnlich, begann alles mit einer künstlich erzeugten Wirtschaftskrise. Zuerst stürzt man ein Land und sein Volk durch Armut und einen wirtschaftlichen Zusammenbruch in eine verzweifelte Notlage. Wie Sie noch oft in diesem Buch sehen werden, erschaffen die Manipulatoren eine Situation, in der die öffentliche Meinung laut wird: „Etwas muss getan werden!" Wenn diese Phase (durch Wirtschaftskrisen, Kriege etc.) erst erreicht ist, treten die Manipulatoren aus dem Schatten mit dem scheinbaren Anliegen, sich für das Volk einzusetzen. Sie bieten die „Lösungen" für die Probleme, die sie selbst erschaffen haben. Bei diesen „Lösungen" handelt es sich um genau die Maßnahmen, die die Manipulatoren von Anfang an durchsetzen wollten und die einen Teil des Weges hin zur Neuen Weltordnung darstellen. Ich nenne dieses Szenario Problem-Reaktion-Lösung. In diesem Fall wollten sie, dass das französische Volk die Monarchie stürzt, und die Saat der Revolte legten sie in Form von Armut und Verschuldung, ihrer uralten Methode. In seinem Buch „The Life Of Napoleon" schreibt Autor McNair Wilson über die Epoche Napoleons:

> „In der Wirtschaftsstruktur Europas hatte sich ein grundlegender Wandel vollzogen, wobei Reichtum nicht länger durch den Besitztum von Ländereien, Äckern, Nutzvieh und Bodenschätzen gemessen wurde; ein neuer Standard hatte Einzug gehalten, nämlich eine Art Geld, dem die Bezeichnung ‚Kredit' verliehen worden war."[18]

Schulden wurden in Gold und Silber angerechnet, und Frankreich förderte weder das eine noch das andere. Daher konnte Frankreichs Verschuldung nur wachsen, und es wurde immer aussichtsloser, sie zu begleichen. Die Bruderschaft hatte, wie gewohnt, auch Frankreich infiltriert und hatte unter anderem einen der Ihren zum obersten Finanzverwalter von König Louis gemacht. Der Name dieses Mannes war Necker, und er behauptete, ein Schweizer mit deutscher Abstammung zu sein. McNair Wilson schrieb über ihn: „Necker hatte sich den Weg in das Schatzamt des Königs erkämpft, indem er vorgab, das Schuldensystem zu vertreten, dem es Treue zu halten gelte."[19] Bevor er dem Verwaltungsapparat des Königs beitrat, hatte er sich den Ruf eines waghalsigen, skrupellosen Spekulanten erworben, und nachdem er vier Jahre lang im Schatzamt gewaltet hatte, hatte er, im Auftrag der Illuminati-Elite, der nationalen Schuldenlast Frankreichs umgerechnet weitere 280 Millionen Euro hinzugefügt.[20] Als die französische Wirtschaft am Boden lag und aufgrund der Armut der Unmut im Volk wuchs, läuteten die Illuminati Phase zwei ein und entfachten eine Revolution. Dies taten sie mittels des Freimaurernetzwerks.

Im Jahr 1730 war die Freimaurerei von England nach Frankreich gekommen und hatte sich zahlreiche angesehene Persönlichkeiten einverleibt. So auch Philippe Egalité, den Herzog von Chartres und Orleans, der zum Großmeister der Freimaurer wurde. Die Bruderschaft bediente sich Leuten wie ihm, um der Revolution, deren erklärte Forderungen eher moderat waren, ein erstes Standbein zu geben. Egalité war davon überzeugt, dass er der König eines demokratischen Staates werden würde, wenn König und Königin erst einmal gestürzt worden wären. Er ahnte nicht im Geringsten, welches Blutbad folgen sollte. Dasselbe galt für Lafayette, einen weiteren Revolutionär sowie Freund Benjamin Franklins. Lafayette wollte eine demokratische Monarchie unter Louis, dem damaligen König. All diese Leute wurden missbraucht, um die Revolution zu entflammen. Die wahren Manipulatoren wussten genau, was für eine Art Revolution es werden würde. Als Egalité seine Schuldigkeit getan hatte, erwartete ihn die Guillotine. So werden viele Menschen von den Illuminati irregeführt, um sicherzustellen, dass sie ihre Rolle in dem übergeordneten Plan spielen, dessen wahre Agenda vor ihnen geheim gehalten wird. Wenn sie ihre Aufgabe erfüllt haben, entledigt man sich ihrer. Diejenigen aus den unteren Rängen der Bruderschaft, die dieses Buch lesen, sollten intensiv über das Gesagte nachdenken, wenn schon nicht um ihrer selbst, dann doch wenigstens um aller anderen willen.

Ein weiterer Strohmann der Bruderschaft war der Marquis de Mirabeau. Es ist bekannt, dass er von dem Deutschen Moses Mendelssohn, einem Mitglied der Illuminati, finanziert wurde.[21] Rabbi Marvin S. Antelman zählt Mendelssohn zu den Hauptmanipulatoren eines inneren „jüdischen" Zirkels, der, wie er glaubt, versucht hat, das Judentum und alle anderen Religionen zu zerschlagen.[22] Antelman sagt, dass dieser Zirkel, zu dem auch Nichtjuden gehört hätten, dem sogenannten Kult um das Allsehende Auge angehört habe. Er sieht eine Verbindung zwischen dieser Gruppe und dem Hause Rothschild und behauptet, der Kult sei die treibende Kraft hinter der Französischen Revolution gewesen. Moses Mendelssohn ließ 1776 – im selben Jahr, in dem die Bayerischen Illuminaten gegründet wurden – die Haskala-Bewegung entstehen, hinter der sich ebenfalls die Illuminati verbargen. Eine Person, die Mendelssohn sehr nahestand, war Friedrich Nicholai. Rabbi Antelman nennt Mendelssohn einen „Hochstapler", der insgeheim am Untergang des Judentums gewerkelt habe, während er offiziell vorgegeben habe, diese Religion wie auch die jüdische „Rasse" zu fördern. Genau das geschieht auch heute noch. Es gibt einen globalen jüdischen Zirkel, dessen Mitglieder in Wahrheit alles andere sind als Anhänger des Judentums oder Unterstützer des jüdischen Volks. Die französischen Freimaurerlogen, insbesondere die, die vom Grand Orient kontrolliert wurden, wurden von den Manipulatoren der Illuminati infiltriert und benutzt, um die Revolution anzustacheln. Im Jahr 1786 gründete Mirabeau im Rahmen einer Versammlung an der Jakobinischen Akademie in Paris eine Illuminati-Loge, die Jakobiner. Im selben Jahr entstand in Frankfurt eine weitere Gruppe der Illuminati, die dem Kult des Allsehenden Auges angehörte: die Frankisten, benannt nach Jakob Frank. Einer der führenden Köpfe dieser Gruppierung war Michael Hess, ein Angestellter Mayer Amschel Rothschilds. Diese beiden Gruppen, die Jakobiner und die Frankisten, bildeten das Herzstück der Französischen Revolution.

Der Plan der Bruderschaft flog auf, als ein Angehöriger von Adam Weishaupts Bayerischen Illuminaten, der geheime Papiere mit sich führte, bei Ratisbon vom Blitz erschlagen wurde. Die Papiere enthüllten die Pläne für eine weltweite Revolution und eine Neue Weltordnung und sie ähnelten auf bemerkenswerte Weise den „Protokollen der Weisen von Zion", von denen später noch die Rede sein wird.[23] Die bayerische Regierung ließ den Hauptsitz der Bayerischen Illuminaten durchsuchen. Man stieß auf weitere Informationen und berichtete auch den französischen Behörden von dem Plan. Doch die Ereignisse in Frankreich hatten bereits eine solche Eigendynamik entwickelt, dass nichts mehr sie aufhalten konnte. Bis 1789 hatten sich über 2.000 Freimaurerlogen mit der Grand-Orient-Loge zusammengeschlossen, die von den Illuminati gesteuert wurde, die wiederum von der Globalen Elite kontrolliert wurden.

Das Zentralorgan der Revolution befand sich im Palais Royal, dem Haus Egalités, wo auch die Propagandablätter gedruckt und dann verteilt wurden. Egalité stand bei den Pfandleihern in so hoher Schuld, dass ihm nichts anderes übrigblieb, als ihnen seinen Palast und seine Ländereien zu überschreiben. Die Gedankenmanipulation im Rahmen jeder Operation der Elite bzw. der Illuminati besteht zum Teil darin, Rufmord an der Opposition zu begehen. Ein Beispiel dafür im Zusammenhang mit der Französischen Revolution ist das berühmte Halsband, das Königin Marie Antoinette „erwarb". Ihre Schwester in Österreich hatte sie einige Jahre zuvor vor den Freimaurern gewarnt, aber Marie Antoinette hatte die Warnung in den Wind geschlagen. Sie hatte ihrer Schwester mitgeteilt, dass die Freimaurerei in Frankreich eine unverhüllte Sache sei und „jeder alles darüber weiß". Während sie diese Worte schrieb, planten die so „unverhüllten" Freimaurer ein Blutbad an der Guillotine. Die Verbitterung über die Monarchie in Frankreich wurde zusätzlich angefacht, als die Propagandamaschinerie verkündete, die Königin habe ein Diamantencollier für 1,6 Millionen Livres, heute etwa 400.000 Euro, erworben, obwohl dieses in Wirklichkeit ohne ihr Wissen von einem Agenten der Bruderschaft, einem engen Verbündeten Adam Weishaupts, bestellt worden war. In einer Epoche, in der Frankreich von Armut gebeutelt wurde, war dies politisches Dynamit. Das Vorhaben war von Joseph Balsamo (dessen wahrer Name Cagliostro lautete) organisiert worden, einem Italiener aus Palermo, der von Weishaupt bei den Illuminati eingeführt worden war.[24]

Die „Revolution des Volkes" entledigte sich auch weiterhin ihrer Handlanger und Strohmänner, sobald sie in eine neue Phase der Gewalt trat. Andere folgten, wie Danton, Marat und Robespierre, die ebenfalls beseitigt wurden, sobald ihr Potential erschöpft war. Es wurden Rotten zusammengestellt und auf die Straße geschickt, um noch mehr Gewalt und Unruhen zu schüren. Bei den sogenannten „Septembermorden" im September 1792 wurden allein in den Gefängnissen von Paris insgesamt 8.000 Menschen getötet, und das im Namen einer Revolution, bei der es doch eigentlich um die „Freiheit" von der königlichen Tyrannei ging. Dabei lag die Basis der Revolution nicht einmal in Frankreich. Wie Sir Walter Scott in „Life of Napoleon" schrieb: „Die Hauptanführer der Revolution scheinen Fremde gewesen zu sein."[25] Es heißt, Robespierre sei das Richtfeuer der Revolution gewesen, als diese ins Rollen kam, aber auch das war nur scheinbar so. G. Renier schreibt in seinem Buch „The Life Of Robespierre":

> „Am 28. Juli 1794 hielt Robespierre eine lange Rede, in der er gegen radikale Terroristen wetterte … wobei er vage, unbestimmte Anschuldigungen fallenließ. ‚Hier und jetzt wage ich nicht, sie zu nennen. Ich kann mich nicht überwinden, den Schleier, der dieses tiefe, uralte Rätsel bedeckt, zur Gänze zu zerreißen. Was ich jedoch mit Sicherheit sagen kann, ist, dass sich unter den Urhebern des Plans Vertreter dieses Systems der Korruption und der Extravaganz befinden, das das allerstärkste der Mittel darstellt, das man außerhalb unseres Landes zur Zerstörung dieser Republik ersonnen hat; ich spreche von den unlauteren Aposteln des Atheismus und der Unmoral, die man an der Basis dieses Systems findet'."

In der folgenden Nacht wurde Robespierre um zwei Uhr angeschossen, und am nächsten Tag führte man ihn zur Guillotine. Er war der Wahrheit über die so „ruhmreiche" Französische Revolution zu nahe gekommen, und in der verqueren Welt der Illuminati bzw. der Elite bedeutete das, dass er abtreten musste. Alle, die der Bruderschaft angehören und glauben, die Dinge unter Kontrolle zu haben, sollten dies bedenken. Steigen Sie jetzt aus, sagen Sie mir alles, was Sie wissen, und machen Sie, dass Sie da herauskommen, bevor Sie ein nächster Robespierre oder Egalité werden! Anhand der Französischen Revolution erkennt man alle wichtigen Elemente manipulierter Kriege und Revolutionen. Diese Elemente sind bei allen „Volksaufständen" Europas, bei denen die Monarchie verdrängt wurde, und bei allen Konflikten weltweit auch heute noch sichtbar. Im Einzelnen sind dies: die finanzielle Krise, die Leiden und den Wunsch nach einem Wandel erzeugt („Etwas muss getan werden"); die Täuschung einflussreicher Persönlichkeiten, die „der Sache" dienen, ohne den wahren Plan zu kennen; der Abgang dieser Personen, sobald sie ihren Zweck erfüllt haben; die Massenpropaganda, mit deren Hilfe man den natürlichen Sinn für Gerechtigkeit in den Menschen unterminiert, Desinformationen verbreitet und die öffentliche Meinung in die gewünschte Richtung lenkt; die Lügen, die man über die Gegner des Plans verbreitet und der Rufmord an diesen Leuten, bis das Volk voller Hass gegen sie ist; die Zusammenrottung pöbelnder Gruppen, die Unruhe stiften und andere dazu anstacheln, die etablierte Ordnung zu stürzen; und, als letzten Schritt, die Errichtung einer Scheindemokratie, die nichts anderes ist als eine alternative Diktatur.

Schauen Sie sich den Hintergrund einer beliebigen Revolution oder eines Krieges an, und Sie werden die meisten, für gewöhnlich sogar alle diese Aspekte erkennen. Durch das gerade beschriebene System projizieren die außerirdischen Gefängniswärter und das Luziferische Bewusstsein der nicht-physischen Frequenzen, die unseren Planeten umgeben, ihre Kontrolle in Form der Globalen Elite bzw. des Netzwerks der Illuminati/der Bruderschaft in die physische Welt hinein. Das Prinzip „Teile und Herrsche", die Kontrolle des Informationsflusses, die geheime Manipulation und der Konflikt – all diese Kontrollmethoden der Gefängniswärter sind seit etwa 300.000 Jahren auf der Erde im Netzwerk der Elite erkennbar. Jede dieser Methoden ist nur eine andere Ebene der vorangegangenen. Während des 19. Jahrhunderts gingen die Revolutionen und Kriege in ganz Europa weiter, und viele von ihnen wurden von Lord Palmerston koordiniert, dem britischen Premierminister, der die Politik seines Landes an den Plänen der Illuminati ausrichtete. Lord Palmerston war der Großpatriarch oder auch Großmeister der Grand-Orient-Freimaurerei – die für die Illuminati steht.

Palmerstons Amtszeit umfasste auch die „Opiumkriege", in denen Großbritannien China zwang, Opium zu importieren. Durch diese Strategie machte man die Bevölkerung abhängig, sodass sie leicht zu kontrollieren war. Eine Folge davon war, dass Hongkong an Großbritannien fiel. Von

Hongkong aus führten die Briten ihren Drogenhandel, und gemeinsam mit den Amerikanern und Chinesen taten sie dies bis in unsere Zeit hinein.

Die Agenda der Gefängniswärter bzw. der Globalen Elite zu dieser Zeit sah noch ein weiteres Ziel vor: den Tod Gottes in den Köpfen der Menschen. Der Gott der Elite ist das Luziferische Bewusstsein, aber sie wollte, dass die Menschheit ihren Glauben an das ewige Leben allgemein verlor und stattdessen Sterblichkeit, Endgültigkeit und der materialistischen „Wissenschaft" anhing. Denn das würde dafür sorgen, dass das menschliche Bewusstsein noch stärker an die materielle Ebene gebunden würde. Gegen Ende des 19. Jahrhunderts tauchte ein umstrittenes Dokument auf, das man die „Protokolle der Weisen von Zion" nannte. Ich nenne es die Illuminati-Protokolle, und in „The Robots' Rebellion" zitiere ich ausgiebig aus diesen Protokollen. Einige behaupten, sie seien gefälscht und nur deshalb publik gemacht worden, um die Juden in Misskredit zu bringen, und ich verwende bewusst den Begriff „Illuminati-Protokolle", um die Betonung des Jüdischen zu vermeiden. Wenn die Protokolle aber eine Fälschung sind, was durchaus möglich ist, von welchen Schriften wurden sie dann abgekupfert, und von wem? Die Autoren des Bestsellers „Der heilige Gral und seine Erben" kommen zu dem Schluss, dass die ursprünglichen Protokolle authentisch waren. Sie vermuten, dass sie das Werk einer elitären Gruppe namens „Prieuré de Sion" waren, dem innersten, herrschenden Kern der Tempelritter.[26] Die Autoren glauben, dass das Originaldokument so verändert wurde, dass es den Anschein einer jüdischen Verschwörung bekam. Ich würde eine solche Folgerung nicht leichtfertig verwerfen. Nicht die Anschuldigung, sondern die Manipulation, die sie beschreiben, interessiert mich. Ich selbst glaube, wie auch Rabbi Antelman, dass der Ursprung der Protokolle in den Reihen der Illuminati zu finden ist. Doch wie auch immer man argumentieren mag, wenn man auf die vergangenen 100 Jahre zurückblickt, kann eine Tatsache nicht geleugnet werden: Die Protokolle – von wo auch immer sie stammen mögen – verhalten sich erstaunlich prophetisch, was die Kriege des 20. Jahrhunderts und die Manipulation angeht, die ich in diesem Buch aufdecke. Wer auch immer sie geschrieben hat, wusste nur zu gut, was vor sich ging. Eines der Protokolle beschreibt die Methode, mit der die Manipulatoren versuchten, das Gotteskonzept in so vielen Köpfen wie möglich zu zerstören:

> „Mit diesem Ziel vor Augen entfachen wir, mittels unserer Presse, permanent ein blindes Vertrauen in diese [wissenschaftlichen] Theorien. Die Intellektuellen unter den Gojim [Nichtjuden] werden sich mit ihrem Wissen brüsten und alle Informationen durchsetzen, die die Wissenschaft bereithält und die die Experten unserer Agentur listig zusammengesetzt haben, um den Geist die-

ser Intellektuellen wie gewünscht zu formen, ohne dass diese sie einer logischen Prüfung unterzögen. Glaubt nicht auch nur einen Moment lang, diese Behauptungen seien leere Worte: Denkt nur an den Erfolg, den wir mit dem Darwinismus hatten ..."

Protokoll 2

„... Es ist lebensnotwendig, jeden Glauben zu unterwandern und das Prinzip der Gottheit und des Geistes aus den Köpfen der Gojim herauszureißen, um an seiner statt arithmetische Rechnungen und materielle Bedürfnisse zu installieren."

Protokoll 4

Der Darwinismus bezieht sich natürlich auf Charles Darwin, den Mann, dem es am erfolgreichsten gelungen ist, den Glauben zu verbreiten, es gebe nur ein Leben und danach komme nichts mehr. Er stellte Mitte des 19. Jahrhunderts die These auf, dass das geistige Potential eines Menschen genetisch vererbt würde. Das ist offenkundiger Unfug, doch rechtfertigte er die Eugenik-Bewegung (Rassenhygiene), die auf Adolf Hitler zurückgeht und die zu den heutigen Strategien zur Geburtenkontrolle geführt hat. Darwins Werk „Über die Entstehung der Arten", um den Titel hier abzukürzen, sollte zur Grundlage des „wissenschaftlichen" Denkens werden, und diese Denkweise dominiert nach wie vor das, was wir so mutig als Wissenschaft bezeichnen. Seine berühmteste Theorie – das Überleben des Stärkeren – taucht in den ersten vier Auflagen des Buches gar nicht auf. Darwin übernahm es aus den Werken eines Zeitgenossen namens Herbert Spencer, und auch der hatte es von jemandem abgeschrieben. Der Begriff „Evolution" wird erst ab der sechsten Auflage aus dem Jahr 1872 erwähnt. So wie ich es verstanden habe, hat Darwin selbst in seinen letzten Lebensjahren diese Theorie nicht geglaubt, sondern Gott als Schöpfer der Menschheit angesehen. Trotzdem ging seine „Entstehung der Arten" in das wissenschaftliche Gedankengut ein. Die Elite sorgte dafür. Darwin war nichts als ein weiterer ihrer Handlanger.

Er stand an der Spitze eines Streichs gegen den menschlichen Geist, der über viele Jahre hinweg ausgeführt wurde. Eine wichtige Rolle spielte dabei eine Gruppierung aus Birmingham, England, die sich die Lunar Society nannte. Später wurde die Gruppe zur in London ansässigen Royal Society, die noch heute eine der einflussreichsten Institutionen weltweit in punkto Wissenschaft ist. Die Royal Society wurde unter Charles II. vom Orden der Rosenkreuzer gegründet. Sir Isaac Newton, der die „Wissenschaft" ebenfalls stark beeinflusste, war Rosenkreuzer sowie Großmeister der Prieuré de Sion, des Herzstücks der Templer. Er hat die Royal Society mit inspiriert. Forscher, die den Hintergrund der Lunar Society untersucht haben,

haben aufgezeigt, dass diese Gesellschaft (bemerkenswert genau) eine Gruppe namens „Invisible College“ widerspiegelt, die in Francis Bacons „Neu-Atlantis“ beschrieben wird. Die Lunar Society (zu dt.: Mond-Gesellschaft) trug ihren Namen, weil sich die Mitglieder einmal im Monat zum Zeitpunkt des Vollmonds trafen. Unter den Mitgliedern waren auch Benjamin Franklin, einer der Gründerväter der Vereinigten Staaten sowie ein enger Verbündeter der französischen Revolutionäre, und ... Erasmus Darwin, der Großvater Charles Darwins – des Mannes, der einst der Vorreiter des Glaubens werden sollte, dass diese Welt alles ist, was existiert. Was für ein Zufall! Ein weiteres Mitglied war der Unitarier Josiah Wedgwood, der Gründer der berühmten Porzellanmanufaktur. Seine Tochter sollte die Mutter Charles Darwins werden, denn sie heiratete Dr. Robert Darwin, den Sohn Erasmus Darwins. Es geht doch nichts über Familienbande.

Sechs der Mitglieder der Lunar Society besuchten die Edinburgh University, auch Charles Darwin. Die Gesellschaft war eine auf Revolution bedachte Organisation und unterstützte den Sturz der Monarchien sowie die Ausmerzung des Gotteskonzepts im Glaubenssystem der Menschen. Benjamin Franklin sollte zu diesem Zweck zu einer Art „Pendler-Diplomat“ werden, ähnlich wie Henry Kissinger in der zweiten Hälfte des 20. Jahrhunderts. Ich kann nur jedem das Buch des kanadischen Wissenschaftlers und Forschers Ian T. Taylor, „In The Minds Of Men: Darwin And The New World Order“, ans Herz legen. Es enthüllt, wie die moderne „wissenschaftliche“ Theorie fabriziert und verbreitet wurde, um den menschlichen Geist irrezuleiten. Mit detaillierten, belegten Beweisen enttarnt Taylor das künstliche Gebilde des wissenschaftlichen Establishments – dessen Glaubenssätze, Behauptungen und Manipulationen. Jeder, der sich wissenschaftlich betätigt, könnte entscheidend von dieser Lektüre profitieren.

Aber natürlich lesen nur die Wenigsten derlei Beweise. Die Meisten durchlaufen das Schul- und Universitätssystem und nehmen das etablierte Gefasel in sich auf, das noch aus der Zeit Darwins stammt. Das beeinflusst, wie viele dieser Menschen sich selbst und das Leben allgemein sehen, und so erschaffen sie, wie ich bereits dargelegt habe, diese Wirklichkeit in der Welt, die sie umgibt. Es ist eine Welt mit dem Motto: „Was soll's? Schließlich sind wir nur ein kosmischer Unfall, und im Leben geht es lediglich um das Überleben des Stärkeren. Kein Platz für Gefühle; jeder kämpft für sich selbst“. Eine Bewegung, die aus der Darwin'schen Weltsicht erwachsen ist, nennt sich Humanismus. Der Humanismus ist ein weiteres Instrument der Manipulation, auch wenn der Großteil seiner Verfechter dies nicht sieht. Noch heute tun Organisationen, wie z. B. das Committee for the Scientific [sic] Investigation of Claims of the Paranormal (CSICOP) alles, was sie können, um Erklärungen oder Phänomene, die die Wissenschaft des Establishments als Betrug auffliegen lassen würden, in Misskredit zu bringen. Eine britische Aktivistin, die sich leidenschaftlich gegen jede alternative wissenschaftliche Erklärung ausspricht, ist Susan Blackmore, die oft in Fernsehsendungen aufgefahren wird, um die Linie des Establishments gegen jedwede Anfechtung zu verteidigen. Das Vorhängeschloss vor Köpfen wie dem ihren spottet jeder Beschreibung.

In unserer kurzen Reise durch die Geschichte der Verschwörung sind wir nun in den ersten Jahren des 20. Jahrhunderts angelangt. Die Manipulatoren haben das Banken- und Finanzwesen erschaffen, die Wissenschaft eingeführt, die außer dieser einen Welt nichts kennt, und sie haben mittels künstlich entfachter Revolutionen eine Reihe von Scheindemokratien errichtet, die von ihnen selbst gesteuert und geleitet werden, während die Menschheit denkt, sie sei frei. In ihrer irrigen Gedankenwelt (die von den Gefängniswärtern der Vierten Dimension kontrolliert wird) ist es nun an der Zeit, auf dem Weg hin zur Neuen Weltordnung die nächste Phase einzuleiten. Es ist an der Zeit, sich die Welt zu nehmen.

Endnoten

1 Jüdische Enzyklopädie, Bd. X, S. 499
2 Armstrong, George: Rothschilds Money Trust. 1940, S. 22
3 Mullins, Eustace: The World Order, Our Secret Rulers. Ezra Pound Institute of Civilisation, Staunton, USA, 1992, S. 7
4 Dieses Zitat wird manchmal auch nachfolgenden Rothschilds zugeschrieben.
5 Reeves, John: The Rothschilds, The Financial Rulers Of Nations. S. 167
6 Ebd., S. 104f.
7 Jüdische Enzyklopädie, Bd. X, S. 501f.
8 Ich bezeichne ihn als "niederländisch", obwohl er ursprünglich ein deutscher Prinz aus dem Hause Nassau war. Interessanterweise sollte im selben Jahrhundert noch ein weiterer deutscher Prinz in die niederländische Königsfamilie einheiraten: Prinz Bernhard, von dem später noch ausführlich die Rede sein wird.
9 Mullins: The World Order, S. 25
10 Ebd., S. 25
11 Ebd., S. 276
12 Van Helsing: Secret Societies, S. 122
13 Ein anderer Gedankengang ist, dass Lincoln getötet wurde, weil er zu viele Geheimnisse der Bruderschaftsgesellschaften, denen er angehörte, preisgab. Ich werde die schwarzesoterische Grundlage der Globalen Elite/Bruderschaft in einem späteren Kapitel beschreiben.
14 Der Titel „Oberst" war rein ehrenhalber. Er hat nie gedient.
15 *Saturday Evening Post*, 9. Februar 1935, S. 25
16 Armstrong: Rothschild Money Trust, S. 41
17 Van Helsing: Secret Societies, S. 109
18 Wilson, McNair: The Life Of Napoleon. S. 38
19 Ramsey, Captain A. H. M.: The Nameless War. Omni Publications, London, 1952, S. 25
20 Ebd., S. 25
21 Ramsey: Nameless War, S. 26
22 Antelman, Rabbi Marvin S.: To Eliminate The Opiate. Zahavia Ltd., NY/Tel Aviv, 1974
23 Van Helsing: Secret Societies, S. 110-112
24 Ramsey: Nameless War, S. 29
25 Ebd., S. 33
26 Baigent, Michael; Leigh, Richard; Lincoln, Henry: Der heilige Gral und seine Erben. Lübbe, 2004; engl.: Holy Blood, Holy Grail. Jonathan Cape, London, 1982, S. 198-203

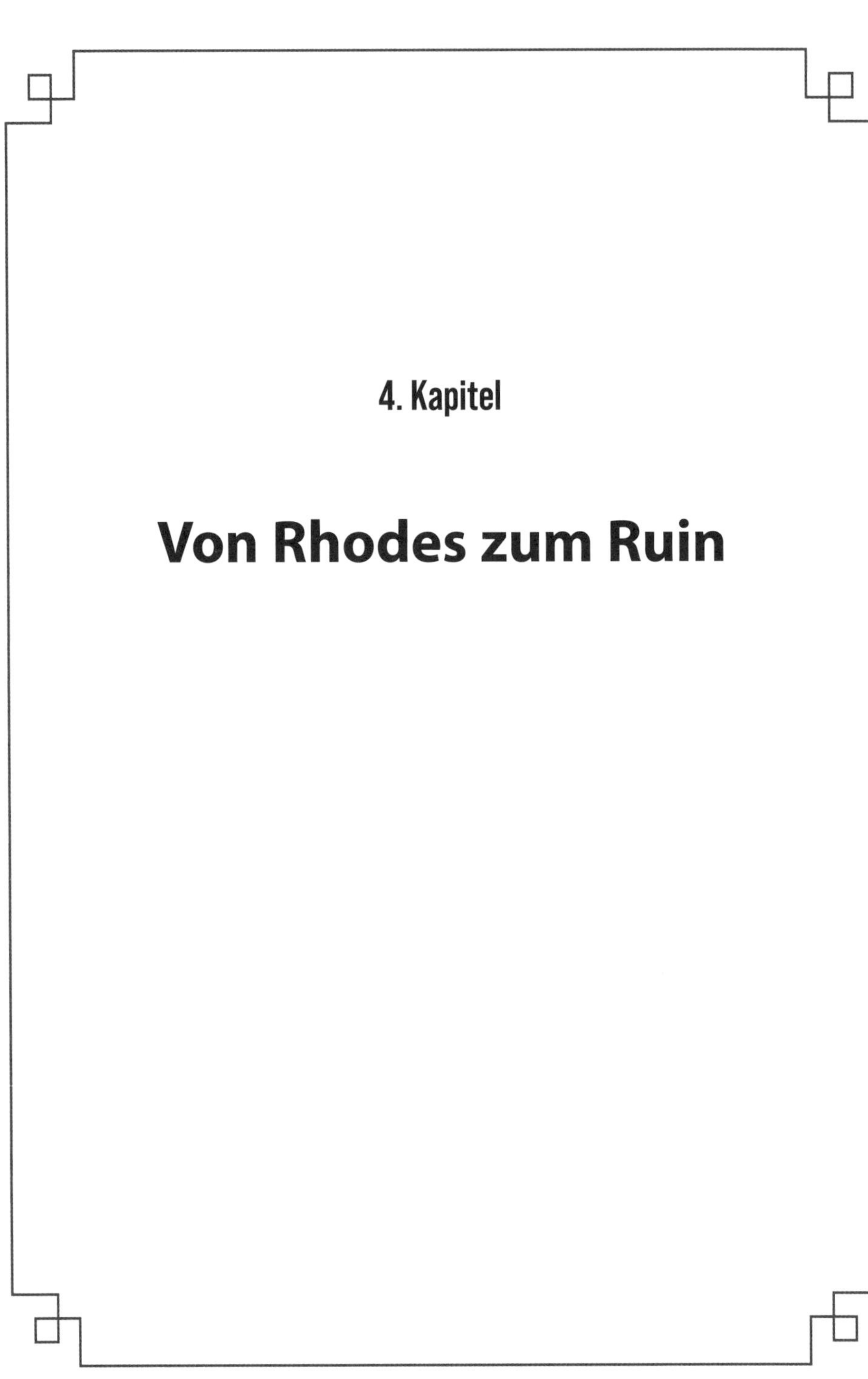

4. Kapitel

Von Rhodes zum Ruin

Einigen Menschen fällt es anfangs schwer zu begreifen, wie sich eine solche Manipulation über so viele Generationen hinweg fortsetzen konnte, aber das ist im Grunde ganz einfach – sie wird von der Vierten Dimension aus koordiniert und inspiriert. Und alle, die es bis an die Spitze der Menschheitspyramide geschafft haben, halten permanent nach Leuten Ausschau, die aus dem richtigen Holz geschnitzt sind, um einmal ihre Stelle als irdische Vertreter der Gefängniswärter einzunehmen. Das Wissen um den Plan für eine Neue Weltordnung und um die Manipulationsmethoden wird zudem auch innerhalb bestimmter Familien von Generation zu Generation weitergereicht, was den Prozess wesentlich erleichtert.

Ich glaube, dass über die Jahrtausende hinweg immer wieder dieselben Bewusstseinseinheiten inkarniert, „gestorben" und erneut inkarniert sind, um den Plan am Laufen zu halten. Genau wie alle, die die Menschheit befreien wollen, von anderen Dimensionen aus unterstützt werden, erhält auch das Netzwerk von Elite/Illuminati/Bruderschaft Hilfe von diesen anderen Dimensionen aus. Gemeinsam ist vielen der Beteiligten, dass sie sich für den „schwarzen" Okkultismus interessieren und mit außerirdischen „Supermännern" in Kontakt treten möchten – den Gefängniswärtern der Vierten Dimension. Die Art und Weise, auf die diejenigen, die die Freiheit wollen, und diejenigen, die kontrollieren wollen, in Kontakt treten, ist die gleiche. Lediglich die Absicht hinter der Kontaktaufnahme unterscheidet sich. Der Elite werden Gedanken und Informationen in das Bewusstsein eingegeben, die sie lenken, und dasselbe gilt für die Menschen, die das System in Frage stellen. Wir auf der Erde sind nur Medien für einen spirituellen Machtkampf, der auf einer ganz anderen Ebene dieses und anderer Planeten ausgetragen wird.

Der „Round Table"

Cecil Rhodes war ein unglaublich reicher Engländer, der den afrikanischen Kontinent und seine Völker ausgebeutet hat, insbesondere die Diamantvorkommen Südafrikas. Der Name Rhodesien, das heutige Simbabwe, ist ein Beweis des Einflusses, den er in diesem Teil der Welt besaß. Als Rhodes an der Universität von Oxford studierte, wurde er von John Ruskin inspiriert, einem Professor der bildenden Künste, der noch heute eine Legende in Oxford ist. Ruskin kam 1819 in London als Sohn eines reichen Weinhändlers zur Welt und erbte ein großes Vermögen. Sein Held war der alte griechische Philosoph Plato, in dessen Werken er beinahe jeden Tag las. Plato war ein brillanter Kopf und trug viel zum menschlichen Diskurs und Wissensschatz bei, aber einige seiner Ansichten bezüglich einer Gesellschaftsstruktur, innerhalb der der Höherstehende befiehlt, könnten meinen Ansichten kaum ferner sein. Ruskin glaubte an den Plan einer Machtzentralisierung im Rahmen der Neuen Weltordnung, und er war der Meinung, dass der Staat alle Produktionen und Vertriebe kontrollieren sollte. Derselben Philosophie hing die britische Labour-Partei an, bevor sie zu der alternativ-konservativen Partei wurde, die sie heute ist. Ruskin aber ging noch einen Schritt weiter und glaubte, dass die Kontrolle über den Staat in den Händen eines einzigen Diktators liegen sollte, dessen Intellekt den der restlichen Gesellschaft überragt. Einige Forscher behaupten, er habe die Illuminati unterstützt. Vielleicht hat Ruskin die Situation der Armen aus aufrichtigen Motiven heraus verbessern wollen, aber ich denke, dass er ernstlich irregeleitet wurde, was die Durchsetzung dieses Ziels anging. Seine Ideen wurden von Karl Marx und Friedrich Engels (einem weiteren Anhänger Platos) aufgegriffen und zur Grundlage des marxistischen Kommunismus, der bald schon alle Nationen Osteuropas infizieren sollte.

Auch Rabbi Marvin S. Antelman sieht in Plato einen wichtigen Aspekt und zieht eine Verbindung zum geheimen Netzwerk um das Allsehende Auge. Er hebt hervor, dass Moses Mendelssohn, einer der Urheber der Französischen Revolution, derart von Platos Werken beeinflusst war, dass er als der „deutsche Plato" galt. Er übertrug drei Bücher über Platos Republik ins Deutsche, die jedoch nie veröffentlicht wurden. Sie wurden aber innerhalb der Bankiersfamilie Warburg weitergereicht, die den Rothschilds ergeben war und die Federal Reserve Bank gründen sollte.[1] Später sollten die Warburgs, gemeinsam mit den Rothschilds, Adolf Hitler finanziell unterstützen. Auch Adam Weishaupt, der Gründer der Bayerischen Illuminaten, hing Plato an und war in das geheime „Gedankengut" des Kults um das Allsehende Auge eingeweiht.

Die Ansichten John Ruskins und dass er diese unmissverständlich kundtat, revolutionierte das Denken der privilegierten Studenten von Oxford und teilweise auch der von Cambridge. Rhodes schrieb Ruskins einführende Vorlesung in Langschrift ab und bewahrte sie sein Leben lang auf. Die Idee, eine Weltregierung mit Hauptsitz in Großbritannien zu errichten, wurde zu seiner Obsession. So gut wie allem, was er tat, lag dieses Konzept zugrunde. Mit seinem zunehmenden Reichtum, den er durch die Ausbeutung der südafrikanischen Diamant- und Mineralvorkommen erlangte, gründete er Unternehmen wie DeBeers Consolidated Mines und Consolidated Gold Fields. Zudem wurde er Premierminister der Kapkolonie und benutzte Geld und Einfluss, um die Verteilung der Parlamentssitze in Großbritannien und Südafrika zu kontrollieren. In den 1890ern verdiente er pro Jahr mindestens eine Million britische Pfund (und das über hundert Jahre vor unserer Zeit!). Dennoch war sein Konto ständig überzogen, weil er die Angewohnheit besaß, verschwenderisch zu leben. Eine große Summe investierte er in sein Ziel, eine Weltregierung zu errichten. Es wird behauptet, Rhodes sei Mitglied einer Elitegruppe namens „Komitee der 300", auch die „Olympianer" genannt, gewesen. Um diese Organisation dreht sich das Buch „Komitee der 300. Die konspirative Hierarchie" von Dr. John Coleman. Coleman behauptet, ein Geheimdienstoffizier des britischen MI6 gewesen zu sein. Im folgenden werde ich Personen, die Dr. Coleman als dem Komitee zugehörig nennt, mit der Abkürzung (Komm300) versehen. Diese Organisation setzt sich aus Führungspersonen der Bereiche Politik, Finanz- und Bankwesen, Medien, Militär etc. zusammen, die allesamt auf das Ziel der totalen globalen Macht hinarbeiten.

Rhodes[2] wollte eine Geheimgesellschaft gründen, die das Weltgeschehen derart manipulieren sollte, dass schließlich eine zentralisierte weltweite Kontrolle dabei herauskäme. Diese Gesellschaft hat viele Namen, aber um es einfacher zu machen, werde ich mich hier auf einen beschränken: Round Table. Die Struktur des Round Table geht auf die der Illuminati und der Freimaurer zurück. Es gab einen inneren Kreis, die sogenannte Gesellschaft der Auserwählten (bzw. Eingeweihten), der genau wusste, was gespielt wurde und zu welchem Zweck. Und es gab einen äußeren Freundeszirkel, der aus einflussreichen Personen bestand, die der Sache dienten, aber nicht zwangsläufig von den eigentlichen Verwicklungen oder Zielen des Round Table wussten. Die Manipulatoren des Round Table waren zumeist diejenigen, die über die eigentliche Macht verfügten, und nicht diejenigen, die scheinbar die Macht innehatten. Die Mitglieder dieser Gruppe gingen für gewöhnlich nicht in die Geschichtsschreibung ein wie die berühmten Führungspersonen in Politik und Militär, aber sie kontrollierten die Ereignisse weitaus stärker als diejenigen, die in den Geschichtsbüchern dokumentiert sind.

Lord Astor (Komm300) gehörte der inneren Elite des Round Table an. Er war beispielhaft für einen weiteren Bereich, der für die Kontrolle durch die Elite schon immer von wesentlicher Bedeutung war: die Medien. Ihm sollte später die Zeitung *Times* gehören. Auch heute noch liegt die Macht nicht in den Händen der Politiker, sondern in den Händen der schattenhaften Figuren, die sie „beraten" und steuern, wie auch all jener, die die Informationen manipulieren, die an die Öffentlichkeit gelangen. Der Round Table, der ebenfalls eine Kreation der Rothschilds ist, stiftete den zweiten Burenkrieg an, der von 1899 bis 1902 in Südafrika tobte und in dem zehntausende von Männern, Frauen und Kindern starben. Viele von ihnen kamen in den Konzentrationslagern ums Leben, die Lord Kitchener (Komm300) errichten ließ. Zu dieser Zeit war Lord Salisbury (Komm300) zugleich britischer Premier- und Außenminister. Er entstammte der Elitefamilie Cecil und war ein enger Freund Winston Churchills (Komm300). Lord Salisbury wie auch die Familie Cecil waren Schlüsselfiguren in der Operation von Rhodes und dem Round Table. Die Manipulation durch den Round Table sicherte den Briten die Kontrolle über die Mineralvorkommen und führte zur Gründung der Südafrikanischen Union. Nathan (Baron) Rothschild gehörte ebenfalls dem Round Table an, der allein die Interessen des Hauses Rothschild sowie der von diesem kontrollierten Bankiers – wie der Warburgs, Schröders und Lazards – vertrat. J. P. Morgan (Komm300) wurde 1899 Mitglied.

Als Rhodes 1902 starb, vermachte er sein Kapital der Sache, der er gedient hatte. Das trug erheblich zur Unterstützung des Round Table bei, wenn auch ein Großteil des Geldes aus dem Hause Rothschild stammte. In seinem Testament verfügte Rhodes zudem die Einrichtung eines Stipendiums, das es auch heute noch gibt. Dieses fungiert vor allem als Tarnung, hinter der sich die Geheimgesellschaft verbirgt. So werden noch immer ausgesuchte ausländische Studenten an die Universität Oxford geholt, wo ihnen die britische Weltanschauung und das Konzept der Weltregierung vermittelt werden. Es ist bemerkenswert, wie viele „Rhodes Scholars", wie man sie nennt, es an die Spitze von Nationen, Geheimdiensten und anderen Bereichen schaffen, die für die Elite von Bedeutung sind. Manche werden auch „Berater" dieser Führungspersönlichkeiten. Der berühmteste Rhodes Scholar unserer Zeit ist Bill Clinton, der 1993 als Präsident der Vereinigten Staaten vereidigt wurde. Die Universität Oxford – insbesondere das All Souls College, das Balliol College und das New College – wurde schließlich vom Round Table dominiert. Das lief auch nach Rhodes' Tod so weiter, als Alfred Milner (Komm300), ein Handlanger der Rothschilds, die Herrschaft übernahm. Auch er war ein glühender Verehrer Ruskins, und auch die ehemaligen Studenten von Oxford und Cambridge, die Milner für den Round Table und später das Royal Institute of International Affairs rekrutierte, hingen Ruskins Lehren an. Unter dem Vorsitz Milners wuchs der Einfluss des Round Table, der schließlich enorme Macht im Herzen der Regierung erlangte. Unter den Mitgliedern des inneren Zirkels war auch Außenminister und Premier Lord Balfour (Komm300),[3] dessen „Balfour-Deklaration" zur Gründung des Staates Israel führen sollte.

In den darauffolgenden Jahren erlangte der Round Table die Kontrolle über die Londoner *Times* und andere Publikationen. Der Round Table war es auch, der den Begriff „Völkerbund" ins Spiel brachte und dafür sorgte, dass diese Idee Wirklichkeit wurde. Durch Milner hatte der Round Table im Ersten Weltkrieg großen Einfluss auf das britische Kriegskabinett unter Lloyd George (Komm300). Und er sollte die britische Delegation auf der „Friedenskonferenz" von 1919 lenken, auf der die Nachkriegswelt gestaltet und die Höhe der deutschen Reparationszahlungen festgelegt wurden. Der Round Table war die treibende Kraft hinter der Entstehung des Völkerbunds, des ersten getarnten Modells einer Weltregierung. Zwischen 1917 und 1945 bestimmte diese Organisation die britische Politik in Irland, Palästina und Indien und kontrollierte (mit den Worten des Forschers Carroll Quigley) in hohem Maße „die Quellen und Schriften der Geschichte der Imperial- und Außenpolitik Großbritanniens seit der Zeit der Burenkriege".[4] Die Umformulierung der Geschichte ist ein wesentlicher Teil der Strategie der Elite, denn wie sich die Geschichte präsentiert, beeinflusst erheblich die Art und Weise, auf die wir heute die Welt und unsere Mitmenschen sehen. George Orwell sagte in seinem Buch „1984" treffend, dass wer die Geschichte kontrolliere, auch die Gegenwart kontrolliere, und wer die Gegenwart kontrolliere, kontrolliere gleichzeitig die Geschichte.

Auch in anderen Ländern wurden Zweige des Round Table gegründet. Bis 1915 gab es Gruppen des Round Table in Großbritannien, Südafrika, Kanada, Australien, Neuseeland, Indien und den Vereinigten Staaten. Die Koordination zwischen den einzelnen Gruppen wurde dadurch verbessert, dass die Gesellschaft ab November 1910 ein eigenes Magazin mit dem Titel *The Round Table* herausgab. Die „Errungenschaften", die ich aufgelistet habe und die bis heute eine einschneidende Wirkung auf unser aller Leben haben, sind nicht das Ergebnis demokratisch getroffener Entscheidungen, sondern den Manövern einer Geheimgesellschaft namens Round Table zu verdanken, die ihre eigenen Ziele verfolgt. Carroll Quigley, ein Professor der Universität Georgetown, war ein „Insider", der Einblick in geheime Papiere erhielt, in denen es um die Verschwörung hinter der Neuen Weltordnung ging. Er tanzte aus der Reihe und enthüllte sehr detailgenau, was während der ersten Hälfte des 20. Jahrhunderts hinter den Kulissen vor sich gegangen war. In seinem Buch „The Anglo-American Establishment" schreibt er:

> „Der Ausblick ist erschreckend, weil dieses Maß an Macht – auf welches Ziel auch immer sich diese richten mag – zu hoch ist, als dass es guten Gewissens einer einzigen Gruppierung anvertraut werden könnte … Kein Land, das seine Sicherheit zu schätzen weiß, sollte zulassen, dass geschieht, was die Milner-

> Gruppe erreicht hat – dass eine kleine Anzahl von Männern in Verwaltung und Politik soviel Macht ausüben kann; dass sie beinahe unbegrenzte Kontrolle über die Veröffentlichung von Dokumenten hat, in denen sie ihr Handeln darlegt; dass sie einen solch großen Einfluss auf die Informationswege ausübt, die die öffentliche Meinung formt; und dass sie die Schriften und Lehren ihrer Geschichtsepoche derart besitzergreifend an sich reißt."[5]

Gleichermaßen ernüchternd ist der Gedanke, dass das Netzwerk des Round Table zwar die Politik des damals mächtigsten Landes und Imperiums der Welt steuerte, aber die Menschen nicht wussten, dass eine solche Organisation überhaupt existiert, geschweige denn, was sie macht. Jeder, auch jeder Historiker, den Sie heute nach dem Round Table von Rhodes und Milner fragen, wird Ihnen entgegnen: „Der Round was?" Die heimliche Hand, die den Kurs der Welt bestimmt, ist in der Tat gut vor dem Auge der Öffentlichkeit verborgen. Der Round Table weitete seinen Einfluss über den Atlantik hinweg auf die Vereinigten Staaten aus. Dort bildeten sich im frühen 20. Jahrhundert die Blöcke der Macht, die später die politischen und wirtschaftlichen Strategien und die Kommunikationsindustrie kontrollieren sollten – und dies bis heute tun. Diese Blöcke bestehen aus den Organisationen und Unternehmen des sogenannten „Eastern Establishment", des Establishments der US-Ostküste, die im Rahmen einer gemeinsamen globalen Strategie mit den Mitgliedern des europäischen Round Table zusammenarbeiten. Zu den Hauptakteuren und Geldgebern des Round Table in den USA zählten die Carnegie United Kingdom Trust, die Unternehmen und Treuhandgesellschaften, die sich um die Rockefellers, J. P. Morgan und die Whitneys scharten, sowie weitere Institutionen, die mit den internationalen Bankiers in London, wie den Rothschilds und den Gebrüdern Lazard, in Verbindung standen. All diese Personen wollten im Sinne der Neuen Weltordnung ihr Ideal, die Weltregierung, durchsetzen. Der Round Table stand in engem Kontakt zu anderen Gruppierungen der Elite, darunter der Freimaurerei und der dubiosen Geheimgesellschaft, die auf dem Campus der US-amerikanischen Universität Yale ansässig ist und sich Skull&Bones-Society nennt. Letztere werde ich später ausführlicher behandeln. Vorerst soll es genügen zu wissen, dass viele der einflussreichen amerikanischen Persönlichkeiten, die hinter dem Ersten Weltkrieg und der bolschewistischen Revolution steckten, der Skull&Bones-Society angehörten oder zumindest mit dieser in Verbindung standen.

Vor allem die Namen Rockefeller und Morgan beherrschten das Netzwerk der Elite bzw. des Round Table in den USA. Beide Familien standen in enger Verbindung zu den Rothschilds (Komm300) und wurden höchstwahrscheinlich von diesen kontrolliert. Die Rockefellers (deren Name ursprünglich Rockenfelder lautete) stehen bis heute im Mittelpunkt der Manipulation für die Sache der Neuen Weltordnung. J. D. Rockefeller gründete im Jahr 1853 seine Standard Oil Company. Ursprünglich produzierte er Lampenöl, aber als er das Potential entdeckte, das im Erdöl steckte, wurde die Standard Oil zu einem weltweit agierenden Unternehmen und gewann enormen Einfluss. Anfang des 20. Jahrhunderts hatte sich das Rockefeller-Imperium auch in anderen Wirtschafts- und Interessenbereichen breitgemacht, darunter im Eisenbahnbau und im Bankwesen. Die Rockefellers besaßen bzw. kontrollierten die National City Bank, die Hanover National Bank, die United States Trust Company sowie führende Versicherungsunternehmen wie die Equitable Life und die Mutual Life Insurance in New York. Das Morgan-Imperium gründete sich auf Stahlbau, Schiff-Fahrt und Elektrizitätsindustrie, unter anderem General Electric. Auf dem Finanzsektor gehörte den Morgans zur damaligen Zeit die National Bank of Commerce, die New York Life Insurance und die Guaranty Trust Company, die größte Treuhandgesellschaft der USA.[6] Morgan und Rockefeller waren ein perfektes Paar, und keine Regierung und kein Politiker der USA konnte irgendetwas ohne ihre Einwilligung beschließen. Sie agierten gemeinsam mit weiteren Familien der anglo-amerikanischen Kartelle in Politik, Bankwesen und Wirtschaft, Familien des Ostküsten-Establishments, zu dem auch die Familie Dulles gehörte. Auf John Foster Dulles und seinen Bruder Allen werden wir im Laufe der Geschichte vom Ersten Weltkrieg bis zur Ermordung Kennedys noch zurückkommen. John Foster Dulles sollte später US-Außenminister werden und Allen das Oberhaupt der CIA.

Ein Name, den ich hier noch nennen sollte, gehört einer Familie, auf die wir noch oft stoßen werden: Harriman. Edward Harriman besaß kaum Schulbildung und fing schon mit 14 Jahren an zu arbeiten. Sein Schicksal kehrte sich zum besseren, als er Mary Averell heiratete, die Tochter eines New Yorker Bankiers und Präsidenten der Eisenbahn. Durch die Union Pacific Railroad baute sich Harriman ein eigenes Vermögen auf, aber er stand in dem Ruf, ein korrupter, skrupelloser Geschäftsmann zu sein. Im Jahr 1904 wurde er eines Betrugs für schuldig befunden, der ihm 60 Millionen US-Dollar eingebracht hatte. An diesem Geschäft war auch das Rothschild-Unternehmen Kuhn, Loeb & Co. beteiligt. Nur seine Insiderkontakte zu Politikern und deren Parteien bewahrten Harriman vor dem Gefängnis. Nicht eben wenig half ihm eine Schenkung in Höhe von 250.000 US-Dollar, die an Präsident Theodore Roosevelts Republican National Committee ging. Auch die Skull&Bones-Society werkelte im Hintergrund. Roosevelt hatte Harriman zuvor als einen Mann von „tiefsitzender Verderbtheit" beschrieben, aber die Viertelmillion Dollar sorgte dafür, dass der Präsident ihn in einem anderen Licht sah. Harriman war auch an der Finanzierung der Bolschewisten sowie beider Seiten im Ersten Weltkrieg beteiligt. Er und die Rockefellers stellten einen Teil des Startkapitals für die Morgan Guaranty Trust, die zu einem wichtigen Instrument zur Manipulation des Weltgeschehens werden sollte. Edward Harriman hatte zwei Söhne, Averell und Roland. Beide waren Pfeiler der Skull&Bones-Society. Averell (Komm300) sollte zu einem der aktivsten Manipulatoren des 20. Jahrhunderts werden.

Wer aber stand wirklich hinter diesen amerikanischen Unternehmens- und Bankengiganten? Das Imperium J. P. Morgans nahm 1838 in England als die George Peabody & Company seinen Anfang. Diese hatte Verbindungen zur Firma der Gebrüder Brown (später Brown Brothers, Harriman). George Peabody arbeitete schon 1835 im Geheimen für die Rothschilds[7] und sollte später als Königin Victorias „Lieblingsamerikaner" bekannt werden. Eine Statue von George Peabody steht noch immer gegenüber der Bank von England, und seine alte Brotbüchse wird heute auf einem Ehrenplatz im Londoner Büro der Morgan Stanley Bank ausgestellt. Peabody, der Strohmann der Rothschilds, wurde zum erfolgreichsten US-Wertpapierhändler der Welt. Gemeinsam mit seinem Partner John Peirpont Morgan (Komm300) übte er enormen Druck auf die Regierung Abraham Lincolns aus, um so die US-Wirtschaft in Bahnen zu lenken, die ihren persönlichen Interessen entgegenkamen. Peabody selbst hatte keine Söhne, und so ging sein Unternehmen nach seinem Tod an Morgans Sohn, John Peirpont Morgan junior (Komm300), der 1867 in New York zur Welt kam. Dieser zweite J. P. Morgan wurde, wie sein Vater, als ein allmächtiger Bankier angesehen, der sein eigenes Imperium steuerte, aber mit großer Gewissheit war auch er nur ein Instrument des Hauses Rothschild. Morgan war ein direkter Nachfahre Alexander Hamiltons, der die erste US-Zentralbank, die Bank der Vereinigten Staaten, ins Leben manipulierte, um die Interessen der Rothschilds zu unterstützen. Als der erste J. P. Morgan 1913 starb, hinterließ er nur elf Millionen Dollar, eine recht bescheidene Summe, wenn man seinen Ruf und die Summen bedenkt, die andere hinterließen. Wahrscheinlich ist dies darauf zurückzuführen, dass Morgan eine Marionette der Rothschilds war und nicht der allmächtige Herrscher über sein Reich. Lincoln Steffens, ein Wall-Street-Reporter, befragte sowohl J. P. Morgan als auch J. D. Rockefeller und erkannte, dass sie nicht die wahre Macht hinter ihrem Imperium waren. „Niemand scheint die Frage zu stellen: ‚Wer steht eigentlich hinter den Morgans und den Rockefellers?'", schrieb er einst. Erwähnenswert ist auch, dass die Morgans als antijüdisch galten, während sie gleichzeitig eng mit den Rothschilds zusammenarbeiteten. Der Trick mit dem „Antisemitismus" wird häufig angewandt, um die Interessen der

Rothschilds zu tarnen. In den USA wurden die Rothschilds überaus machtvoll von der Bank Kuhn, Loeb & Co. vertreten. Diese wurde 1867 von Abraham Kuhn und Solomon Loeb gegründet, zwei Kaufleuten aus Cincinnati. Als jedoch Jacob Schiff 1875 aus Frankfurt zu der Bank stieß, wurde sie offenkundig eine Tarnorganisation der Rothschilds. Schiff wurde in dem Haus in Frankfurt geboren, das sich die beiden Familien Schiff und Rothschild teilten. Die geschäftlichen Abkommen zwischen Schiff und Kuhn, Loeb & Co. wurden – wie so oft – dadurch perfektioniert, dass Schiff Solomon Loebs Tochter Therese ehelichte. Schiff brachte Rothschild-Kapital in die Firma mit ein und führte sie als eine Tarngesellschaft, hinter der sich die Rothschilds verbargen. George R. Conroy schrieb in der Ausgabe des Magazins *Truth* vom Dezember 1912:

> „Herr Schiff ist Oberhaupt der großen Privatbank Kuhn, Loeb & Co., welche die Rothschilds auf dieser Seite des Atlantiks repräsentiert. Man hat ihn als Finanzstrategen beschrieben, und seit Jahren ist er der finanzielle Abgesandte der Macht ohne Gesicht, die wir als Standard Oil kennen. Er hat mit den Harrimans, den Goulds und den Rockefellers Hand in Hand bei all ihren Eisenbahnunternehmen gearbeitet, und in der Eisenbahn- und Finanzwelt Amerikas ist er längst die vorherrschende Macht."

Schiff war der Repräsentant der Rothschilds in den USA. Dabei hatte diese Familie doch angeblich kaum Einfluss auf Amerika oder auch nur ein Interesse an diesem Land. Die National City Bank in Cleveland, die ebenfalls eine Bank der Rothschilds war, finanzierte die Ausweitung des Rockefeller- und Harriman-Imperiums in dessen früher Phase. Schließlich schlossen die Rockefellers und die Rothschilds (mittels Kuhn Loeb) einen Teil ihrer Banken zusammen und bildeten so die Chase Manhattan Bank, die noch heute eine der einflussreichsten Banken der Welt ist.

In den frühen Jahren des 20. Jahrhunderts nahm die Kontrolle der Elite mehr und mehr zu, und die Struktur dieser Kontrolle wurde noch straffer und effektiver. Seit der Zeit Cecil Rhodes' hatte die Geheimgesellschaft Round Table somit ein länderübergreifendes Netzwerk aus zusammenhängenden Gruppierungen hervorgebracht, die alle auf ein und dasselbe Ziel hinarbeiteten. Die beiden wichtigsten Hochburgen des Round Table blieben jedoch Großbritannien und die Vereinigten Staaten. Auf der Ebene der Elite gab es auf beiden Seiten des Atlantiks gewisse Familien und Personen, die unter der Hand alle gemeinsam für dasselbe Ziel arbeiteten, nämlich eine Weltregierung, eine Weltzentralbank, eine Welteinheitswährung und eine Weltarmee. Die Technologie, die elektronische Zahlungsmittel und Mikrochips für die Bevölkerung möglich machen würde, sollte später folgen.

Nun tauchten nach und nach Namen auf, die in den folgenden Jahrzehnten in so ziemlich alle Ereignisse von globaler Bedeutung verwickelt sein würden: Namen wie Rockefeller, Rothschild, Morgan, Harriman, Milner, Dulles, Warburg, Roosevelt, House und Baruch. Je mehr die herkömmliche Sicht auf die Geschichte gestürzt wird, desto vertrauter werden diese Namen werden.

Diese Namen und Organisationen innerhalb des Netzwerks von Elite/Illuminati/Bruderschaft steckten hinter den beiden Weltkriegen, der Russischen Revolution, dem Aufstieg Adolf Hitlers und der permanenten Manipulation des Finanzsystems. All diese Ereignisse haben die Menschheit – wie beabsichtigt – in Furcht gehalten und Grenzen gezogen. Es ist jedoch eine berechtigte Frage, warum sie gleichzeitig Faschismus, Kommunismus und Kapitalismus unterstützt haben sollten. Und inwiefern hätte dies ihren Plänen für eine Neue Weltordnung helfen sollen? Man muss dies von verschiedenen Ebenen aus betrachten. Aus finanzieller Sicht sind Kriege und Revolutionen für Banken und Zulieferfirmen eine lohnende Sache. Doch dahinter steckt weit mehr. Der Wunsch, dass Nationen ihre Souveränität aufgeben und Entscheidungsgewalt und Macht einer Weltregierung in die Hände geben, realisiert sich nicht einfach so. Man muss nachhelfen, indem man Konflikte zwischen den einzelnen Nationen nach dem Prinzip Problem-Reaktion-Lösung schürt. Die Elite, die teilweise mittels des Round-Table-Netzwerks agiert, wollte so viel Leid und Krieg zwischen den verschiedenen Ländern erzeugen, dass die Bevölkerung schließlich fordern würde: „Es muss etwas geschehen." Von Anfang an stand fest, dass dieses „Etwas" eine Weltregierung sein sollte.

Zuerst versuchte man dies nach dem Ersten Weltkrieg durch den Völkerbund zu erreichen, und als das nicht fruchtete, führte ein weiterer Weltkrieg zu den Vereinten Nationen. Beide Organisationen sollten angeblich – dadurch, dass man „einander beschimpft, anstatt einander beschießt", um Winston Churchills berühmten Ausspruch anzuführen – den Frieden zwischen den Nationen wahren. Doch sie waren lediglich Trojanische Pferde, die eine Weltregierung, eine Weltzentralbank, eine Weltwährung und eine Weltarmee in sich bargen. Schauen Sie sich an, was heute in den Vereinten Nationen vor sich geht, und Sie werden erkennen, wie weit sich die UN bereits in diese Richtung bewegt hat. Die Strategie, derer sich die Elite/der Round Table in den beiden Weltkriegen, der Russischen Revolution und zahllosen anderen Konflikten in diesem Jahrhundert bedient hat, wurde einem Mann namens Hegel angelastet, obwohl die Strategie als solche nicht von Hegel stammt. Sein Werk war lediglich der Ansporn für andere, die seine Denkansätze weiterentwickelten, abänderten und schließlich ein unheimliches Phänomen kreierten. Hegel selbst scheint ein sehr aufrichtiger Mensch gewesen zu sein. Einfach ausgedrückt, kann man die abgewandelte Version seines Denkens als „Krisenmanagement" bezeichnen, das zwar wahllos wirkt, in Wahrheit jedoch mit viel Kalkül in die Wege geleitet wurde. „Gelenkter Konflikt" oder „gesteuerte Wahl" wären treffendere Bezeichnungen. Die Idee, die dahintersteckt, sieht vor, einen Krieg zu entzünden und dann im nachfolgenden Frieden zu gewinnen, indem man das zerstörte Nachkriegsland nach einem bestimmten System umstrukturiert.

Georg Wilhelm Friedrich Hegel war ein deutscher Philosoph. Er wurde 1770 in Stuttgart geboren. Zu seinen Lebzeiten dürfte er kaum geahnt haben, welche Wirkung eine abgewandelte, materialistische Version des Phänomens, das er nachwies, von damals bis heute auf die Welt haben würde. Seine Beobachtungen in Bezug auf die geistige Entwicklung des Verstandes wurden von anderen, darunter von Karl Marx, weiterentwickelt und verändert. Diese veränderte Form des Hegelianismus präsentiert sich folgendermaßen: Wenn man zwei gegnerische Parteien hervorbringt und sie dazu bringt, sich zu bekämpfen, dann wird man dadurch eine dritte Kraft erzeugen, die eine Synchronisation beider ist. Die Formel dazu lautet „These versus Antithese = Synthese, neue Ordnung". Marx, der Deutsche, der die bolschewistische Revolution entzünden sollte, studierte eifrig Hegels Werke. Der Unterschied zwischen beiden bestand darin, dass Hegel von Geist und Verstand sprach, während Marx die Idee eines Gottes und eines Lebens nach dem Tod ablehnte. Er war Materialist und vertrat (zumindest offiziell) die Ansicht, dass es außer dieser Welt nichts gebe. Einst räumte er ein: „Ich habe Hegel auf den Kopf gestellt." Indem er das tat, hatte er zudem ein unglaublich wirkungsvolles Werkzeug gefunden, um die Welt auf eine zentralisierte Kontrolle zuzutreiben.

Marx brachte gemeinsam mit seinem Freund, dem Industriellen Friedrich Engels, das „Kommunistische Manifest" heraus. Engels, der die Befreiung der Masse vom Joch des Kapitalismus postulierte, hatte selbst durch Kinderarbeit in Lancashire, Großbritannien, ein Vermögen erwirtschaftet. Das „Kommunistische Manifest" enthielt nichts Neues und ging sicherlich nicht auf Karl Marx zurück. Seine „Ideen" stammten vielmehr aus den Werken anderer, die er während endloser Stunden im britischen Museum gelesen hatte. Sein Glauben an einen Klassenkampf entsprang Weishaupt und den Bayerischen Illuminaten. Der amerikanische Forscher Gary Allen schreibt in seinem 1972 erschienenen Buch „Die Insider":

> „Tatsächlich war das Kommunistische Manifest schon viele Jahre, bevor Marx bekannt genug war, um ihm die Urheberschaft für dieses revolutionäre Handbuch

zuzusprechen, im Umlauf. Alles, was Karl Marx tat, war, die bahnbrechenden Pläne zu aktualisieren und zu verschlüsseln, die Adam Weishaupt, der Gründer des Ordens der Bayerischen Illuminaten, bereits 70 Jahre zuvor niedergeschrieben hatte."

Marx gehörte einer Geheimgesellschaft namens Bund der Gerechten an, der ebenfalls zum Netzwerk von Elite/Illuminati/Bruderschaft gehörte und später zum Bund der Kommunisten werden sollte. Der Bund der Gerechten war ein Spross der Gesellschaft der Jahreszeiten, die eine führende Rolle bei der Französischen Revolution spielte. Wieder wandert unser Blick nach Deutschland, dem Geburtsort der Bayerischen Illuminaten. Der Bund der Gerechten wurde auch einfach „Der Bund" genannt. Er war die treibende Kraft hinter dem Aufstieg des Marxismus, und Marx war nur ein weiterer Strohmann. Interessant ist, dass ausgerechnet der 1. Mai in marxistisch-leninistischen und sozialistischen Ländern und bei kommunistischen Gruppen weltweit zum Feiertag erhoben wurde. Die Bayerischen Illuminaten, aus denen der Bund erwuchs, wurden am 1. Mai 1776 ins Leben gerufen. Marx hatte durch seine Heirat mit Jenny von Westphalen, die mit den schottischen Herzögen von Argyll und mit den Campbells verwandt war, gute Verbindungen zum britischen Adel. Eine Ahne Jenny von Westphalens, Anna Campbell, war die Herzogin von Balcarras und Argyll und zugleich die Gouvernante des Prinzens von Oranje, des späteren Königs Wilhelm, der die Gründung der Bank von England zuließ und Irland in namenloses Leid stürzte. Archibald Campbell, der erste Herzog von Argyll, begleitete Wilhelm auf dessen Reise nach England, wo dieser 1688 den Thron bestieg. Der gegenwärtige Graf von Balcarras ist mit dem Vicomte Cowdray (Weetman John Churchill Pearson) verwandt, dessen Mutter die Tochter von Lord Spencer Churchill war. Um hier nur einige der Verbindungen zu nennen, über die Karl Marx, der „Revolutionär des Volkes", verfügte.

Eine kleine Elite koordiniert all diese scheinbar so zusammenhanglosen Ereignisse. Wenn also bestimmte Leute gleichzeitig „Gegner" wie Marxismus-Leninismus, Faschismus und Kapitalismus unterstützen und finanzieren, dann sind sie nicht etwa verwirrt oder verrückt. Dieselben Leute nämlich erschaffen diese sich gegenüberstehenden Seiten erst, um dann einen Konflikt zwischen ihnen anzufachen, die eine gegen die andere auszuspielen und eine neue Macht zu kreieren – die Neue Weltordnung. These versus Antithese = Synthese. Auf besonders offensichtliche und destruktive Weise zeigte sich dies daran, wie die Elite Kapitalismus, Kommunismus und Faschismus erschuf und förderte, um dann die ersten beiden im Zweiten Weltkrieg gegen den Faschismus antreten zu lassen (*Abb. 6*). Das führ-

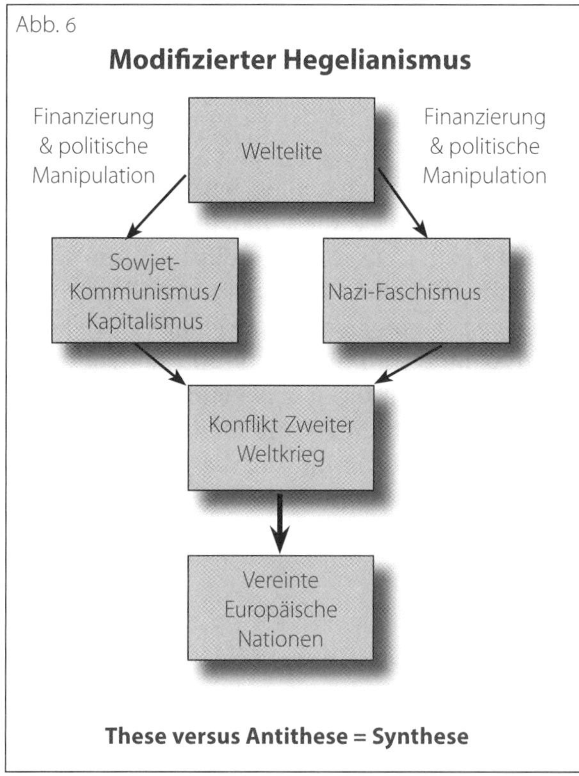

te zu der gewünschten Synthese: den Vereinten Nationen und der Europäischen Gemeinschaft. Der „Kalte Krieg" zwischen Kapitalismus und Kommunismus wird, im Anschluss an zahlreiche von der Elite angezettelte „Volksaufstände" in der gesamten ehemaligen Sowjetunion, zu einer weiteren Synthese führen. Man hat die Leute dazu gebracht zu glauben, dass man seine politische Gesinnung nur durch entweder den Kommunismus (das linke Extrem) oder den Faschismus (das rechte Extrem) zum Ausdruck bringen könne. Das gehört zu der Illusion, die vor uns verbergen soll, was wirklich vor sich geht. Faschismus und Kommunismus sind keine Gegensätze; sie werden nur als solche verkauft. Bei beiden zentralisiert sich die Macht bei einer kleinen Elite. Beim wahren politischen Spektrum stehen auf der einen Seite das Recht auf Freiheit der Meinungsäußerung, des Denkens und des Lebenswandels und auf der anderen Seite Autoritarismus (Faschismus/Marxismus-Leninismus). Dennoch gibt es Marxisten, die die Faschisten wegen ihrer autoritären politischen Grundsätze angreifen und umgekehrt! Diese vermeintlichen Gegensätze wurden von der Elite geschaffen, um die Illusion von Extremen zu erzeugen. Diese Extreme können sie dann benutzen, um einen Konflikt hervorzurufen, der zu einer Synthese führt – den zentralisierten weltweiten Institutionen, nach denen sie streben. Alle politisch „Radikalen" bzw. „Roboter-Radikalen", wie ich sie nenne, wurden hinters Licht geführt, damit sie eine wesentliche Funktion in all dem erfüllen. Und sie werden nach wie vor getäuscht.

Mittels der abgewandelten Hegel'schen Philosophie haben die Elite und all die genannten Familien und Organisationen die Menschheit derart stark manipuliert, dass man eine ganze Bibliothek füllen könnte, wenn man die gesamte Geschichte niederschriebe. Selbst dann noch wären die Beziehungen und Querverbindungen zwischen den Namen und Organisationen derart komplex, dass man kaum durchsteigen würde. Und Sie zu Tode zu langweilen, ist nicht meine Absicht. Zudem möchte ich genügend Details einbringen, um Ihnen zu zeigen, dass die Vorstellung, eine Handvoll ausgesuchter Personen könne die Welt und Ihr Leben kontrollieren und tue dies auch, keine bloße Theorie ist, sondern eine beweisbare Tatsache. Daher werde ich mich in diesem Kapitel im Folgenden auf die drei wichtigsten Ereignisse zu Beginn des 20. Jahrhunderts beschränken, die belegen, dass die Geschichtsversion, die uns Schule und Medien vermitteln, der Wahrheit nicht einmal annähernd nahekommt. Bei diesen Ereignissen handelt es sich um den Ersten Weltkrieg, die Russische Revolution und die Gründung des Staates Israel. Ein und dieselbe Handvoll Personen hat alle drei in die Wege geleitet.

Der Erste Weltkrieg

Zwar war Kaiser Wilhelm II. zu Beginn des 20. Jahrhunderts der offizielle Herrscher über das Deutsche Reich, aber die Politik wurde von Männern in seinem Ministerium beeinflusst, die die Elite dort eingeschleust hatte. Dasselbe trifft auf Großbritannien (Milner) und die Vereinigten Staaten (Oberst House) zu. Die Ermordung von Erzherzog Ferdinand, des österreichisch-ungarischen Thronerben, wurde als Vorwand für einen Krieg genutzt, aber der Konflikt selbst ist lange im Voraus beschlossen worden. Die Österreicher bezichtigten Serbien des Mordes und erklärten dem Land den Krieg. Die Ermordung fand am 28. Juni 1914 statt und wurde von einer serbischen Geheimgesellschaft ausgeführt, die sich die „Schwarze Hand" nannte und von der Elite kontrolliert wurde. Ferdinand war mit seiner Frau auf dem Weg nach Sarajevo in Bosnien. Er reiste in einem Wagen. Auf dem Weg zu seinem Zielort warteten sechs Mörder auf ihn, doch als das Auto an ihnen vorbeifuhr, schaffte es keiner von ihnen, den Erzherzog zu töten. Dieser schien den Anschlag bereits überlebt zu haben, als sein Chauffeur plötzlich „verwirrt" war, die „falsche Abzweigung" nahm und den Wagen schließlich direkt vor einem der Möchtegern-Mörder, Gavrilo

Princip, zum Stehen brachte, der seine zweite Chance erfolgreich nutzte. Ferdinand hatte zuvor seinem Freund, dem Grafen Czerin, erzählt, er wisse, dass ihm ein tödlicher Anschlag drohe, denn ein Jahr vorher habe man ihm berichtet, dass die Freimaurer seinen Tod beschlossen hätten. Zeitgleich – zum exakt selben Zeitpunkt – wurde in Russland Grigori Jefimowitsch Rasputin, der einflussreichste Berater des Zaren, der gegen den Krieg war, in Pokrovskoe mit einem Messer attackiert. Der Anschlag misslang. Autor Colin Wilson schreibt in seinem Buch „Rasputin":

> „Zwischen Sarajevo und Pokrovskoe liegen 50 Längengrade, was bedeutet, dass es 2.15 Uhr in Pokrovskoe ist, wenn es in Sarajevo 11.00 Uhr ist. Es ist schon ein merkwürdiger Zufall, dass zwei Mörder beinahe zu demselben Zeitpunkt zuschlagen – ein Zufall, der einen geneigt macht, die ‚Blindheit der Geschichte' anzuzweifeln. Ferdinands Tod machte einen Krieg möglich; Rasputins Verwundung jedoch machte ihn zu einer beschlossenen Sache, denn er war der einzige Mann in Russland, der ihn noch hätte abwenden können."

Kaiser Wilhelm, der von seinen Beratern aus der Bruderschaft gedrängt wurde, versicherte Österreich seiner Unterstützung und erklärte Russland und Frankreich den Krieg. Der „Große Krieg" war in die Wege geleitet. Einer der Ränkeschmiede war des Kaisers Kanzler, Bethmann Hollweg, der zur Bankiersfamilie Bethmann aus Frankfurt gehörte und ein Cousin der Rothschilds war.[8] Großbritannien wandte sich gegen Deutschland, und die USA taten es ihm 1917 gleich. Schon vorher hatte festgestanden, dass Amerika mit in den Krieg einsteigen würde, denn die öffentliche Meinung wurde von den Medien hochgepeitscht. Kent Cooper, der Präsident von *Associated Press*, schrieb in der *Life*-Ausgabe vom 13. November 1944:

> „Vor und während des Ersten Weltkriegs gehörte die große, deutsche Nachrichtenagentur Wolff dem europäischen Bankhaus Rothschild, das seinen Hauptsitz in Berlin hatte. Ein führendes Mitglied dieses Unternehmens war der persönliche Bankier von Kaiser Wilhelm (Max Warburg). Was im Deutschen Kaiserreich geschah, war, dass der Kaiser Wolff benutzte, um die Bevölkerung so weit zu fesseln und aufzubringen, dass sie dem Ersten Weltkrieg geradezu entgegenfieberten. 20 Jahre darauf wiederholte sich dieses Muster um einiges stärker unter Hitler, der sich des DNB bediente, des Nachfolgers Wolffs."

In seiner Autobiographie mit dem Titel „Barriers Down" fügt Cooper hinzu, dass das Haus Rothschild Anteile an den drei führenden Nachrichtenagenturen Europas erwarb: an *Wolff* in Deutschland, *Havas* in Frankreich und *Reuters* in England. Für alle, die nicht wissen, wie die Medien arbeiten: Die Nachrichtenagenturen liefern Nachrichten an alle Zeitungen und Medien. Was sie sagen, wird demnach meist von allen Medien wiederholt. „Es muss doch stimmen, wenn sie alle es sagen", höre ich die Leute oft sagen. Aber die Medien sprechen nur deshalb unisono, weil sie ihre Informationen von derselben Quelle beziehen – der Nachrichtenagentur. Es ist bemerkenswert, dass Baron Herbert de Reuter, das Oberhaupt der Agentur *Reuters*, gerade am 28. April 1915 „Selbstmord beging". Kurz zuvor war die Bank Reuters zusammengebrochen. An den Platz des Barons trat Sir Roderick Jones, der in seiner Autobiographie anmerkt, dass „... es sich fügte, dass ich, kurz nachdem ich 1915 den Platz von Baron Herbert de Reuters einnahm, eine Einladung von Herrn Alfred Rothschild, dem Oberhaupt des britischen Hauses Rothschild, erhielt, der mich zum Mittagessen ins historische New Court in der [Londoner] City bat". Er weigerte sich zu enthüllen, was bei diesem Anlass besprochen wurde. Was glauben Sie?

So erstaunlich es auf den ersten Blick erscheinen mag, treten die Verbindungen zwischen dem jüdischen Haus Rothschild und den beiden Weltkriegen (in denen unzählige Juden unglaubliches Leid erfuhren) immer deutlicher zutage.

Die Strategie der Elite sah vor, die USA in den Krieg mit einzubeziehen, um so die nach dem Krieg laut werdende Forderung nach einer globalen Behörde, die weitere Kriege verhindern sollte, zu verstärken. Das war kein allzu großes Problem, weil Woodrow Wilson, der damalige US-Präsident, alles tat, was Oberst House (Komm300) ihm auftrug. Im Jahr 1915 war die Versenkung des amerikanischen „Passagierschiffs" Lusitania durch die Deutschen genauso ein Kriegsgrund, wie es die Ermordung Ferdinands für die Deutschen gewesen war und wie es der Angriff auf Pearl Harbor für die Amerikaner werden sollte, um in den Zweiten Weltkrieg einzusteigen. Man ließ die Lusitania bewusst ohne Eskorte in Gewässer vordringen, von dem bekannt war, dass dort deutsche U-Boote kreuzten. Die Menschen an Bord wurden um der grausamen Ambitionen der Elite wegen geopfert. Präsident Wilson hortete im Archiv des US-Finanzministeriums Beweise dafür, dass die Lusitania militärische Hilfsmittel für Großbritannien beförderte.[9] Die Lusitania hatte nicht nur Passagiere an Bord, wie man im Rahmen der Propaganda behauptete, mit der man die Empörung des amerikanischen Volkes anstacheln wollte. Alfred Gwynne Vanderbilt, dessen Familie zum Ostküsten-Establishment gehört, war auf der Lusitania, als diese sank. Bevor das Schiff New York verließ, war Vanderbilt ein Telegramm zugestellt worden, das ihn warnte, er solle die Reise nicht antreten. Doch das Telegramm hat ihn nie erreicht, und das kostete ihn das Leben. Offenbar wusste da jemand ganz genau, was geplant war.

Amerika wurde von drei Hauptinstanzen in den Krieg hineinmanipuliert: dem Council on National Defense, der Navy League, und der League to Enforce Peace. Zu den Mitgliedern des Council on National Defense zählte auch der Rothschild-Handlanger Bernard Baruch. Als Vorsitzender des Kriegsindustrie-Rates während des Krieges hatte Baruch nach seinen eigenen Worten „… vielleicht mehr Macht als jeder andere Mann im Krieg …".[10] Die Navy League wurde von J.P. Morgan beherrscht. Unter den Großen der League to Enforce Peace waren Elihu Root, J.P. Morgans Anwalt; Perry Belmont,[11] der US-Agent der Rothschilds; und Jacob Schiff von Kuhn, Loeb & Co. Der stellvertretende Außenminister zu dieser Zeit war ein gewisser Franklin Delano Roosevelt, der bereits große Aufträge zur Aufrüstung der Kriegsflotte vergab, bevor auch nur die Rede davon war, dass Amerika in den Krieg eintreten könnte – genau wie er es wenige Jahre später tun sollte, als er vor und während des Zweiten Weltkriegs der Präsident der Vereinigten Staaten war.

Eine weitere Bestätigung dafür, dass der Erste Weltkrieg langfristigen Zielen diente, fand sich in den 1950ern, als eine Untersuchung durch das Reece-Komitee im Auftrag des US-Kongresses bei der Carnegie-Stiftung (Carnegie Endowment for International Peace) auf Beweise stieß. Man fand heraus, dass diese Organisation in Wahrheit Kriege schürte! Diese Organisation ist eine sogenannte steuerbefreite Stiftung, die von den Familien Carnegie, Rockefeller und Rothschild ins Leben gerufen wurde, die den Plan für die Neue Weltordnung mitfinanzieren. Norman Dodd, der Leiter des Reece-Untersuchungsausschusses, berichtete, was die Ermittlerin Kathryn Casey herausgefunden hatte. Dodd sagte, dass auf einem Treffen der Carnegie-Treuhänder die Frage aufgeworfen worden sei: „Gibt es eine bessere Methode als den Krieg, um das Leben eines ganzen Volkes zu verändern?" Man sei zu dem Schluss gekommen, dass es keine gebe, und so habe die nächste Frage der Treuhänder gelautet: „Wie verwickeln wir die Vereinigten Staaten in einen Krieg?" Dodd fuhr fort:

> „Und dann fragten sie: ‚Wie bekommen wir die diplomatische Maschinerie der Vereinigten Staaten unter Kontrolle?' Die Antwort lautete: ‚Wir müssen das Außenministerium unter unsere Kontrolle bringen.' An diesem Punkt stießen wir auf das, was wir bereits herausgefunden hatten … dass jeder hohe Posten im Außenministerium durch eine Behörde, die von der Carnegie-Stiftung gegründet worden war, neu besetzt worden war. Schließlich hatten wir Krieg. Die Treuhänder von der Versammlung, die 1917 stattgefunden hatte, besaßen tatsächlich die Frechheit, sich zu der Weisheit ihrer ursprünglichen Entscheidung zu gratulieren. Denn schon jetzt zeitigte der Krieg seine Wirkung und ließ ahnen, dass er das Leben in diesem Lande ändern konnte und würde. An diesem Punkt traten wir in den Krieg ein; wir waren verwickelt. **Man war sogar so dreist, ein Telegramm an Herrn Wilson aufzusetzen und abzuschicken,**

> **in dem man ihn ermahnte, der Krieg dürfe nicht allzu schnell enden**."[12] [*meine Hervorhebung*]

Dodd sagte, dass Kathryn Casey zudem noch auf andere Notizen gestoßen sei, in denen es um die Aufgabe der Carnegie-Stiftung gegangen sei, das Leben in Amerika davon abzuhalten, zur Vorkriegssituation zurückzukehren. Die Lebensweise und Gedankenwelt der Menschen zu ändern, war schließlich das vorrangige Ziel des Kriegs gewesen. Dodd berichtete:

> „... man kam zu dem Schluss, dass man das Bildungswesen kontrollieren müsse, um eine Rückkehr zum alten Schema zu verhindern. Man trat an die Rockefeller-Stiftung heran und fragte: ‚Werden Sie die Kontrolle über die Bildung übernehmen, da diese Gebiete betrifft, die von innerstaatlicher Bedeutung sind?' So wurde es beschlossen. Gemeinsam entschied man, dass der Schlüssel im Unterrichten der US-amerikanischen Geschichte liege und man diese daher ändern müsse. Also trat man an die damals bekanntesten amerikanischen Historiker heran, um sie dazu zu bringen, die Art und Weise, wie die Geschichte dargestellt wurde, zu ändern."[13]

Das ist der Grund dafür, warum ein Großteil der Informationen, die ich in diesem Buch über die Hintergründe des Weltgeschehens liefere, nie an Schulen oder Universitäten gelehrt wurde. Man enthält Ihnen die gesamte Geschichte deshalb vor, weil dieses Wissen (vom Standpunkt der Manipulatoren aus) Sie gefährlich machen würde. Aus diesem Grund habe ich das Buch geschrieben. Denn Sie haben ein Recht darauf, gefährlich zu sein.

Die Russische Revolution

Während der Erste Weltkrieg in die Wege geleitet wurde, reifte bereits der nächste Coup der Elite heran – die Russische Revolution von 1917. Sie verlief nach demselben Schema wie die Französische Revolution. Die Elite sorgte für ein Wirtschaftschaos, und der regierende Diktator, der Zar, spielte der Elite in die Hände, indem er sich weigerte, die Demokratie einzuführen und dem Volk Vollmachten zu geben. Im Jahr 1905 wurde der Zar von den Rothschilds zu einem Krieg gegen Japan veranlasst. Dadurch ging die russische Wirtschaft in die Knie, und die Saat für Unruhen im Volk war gelegt. Die Rothschilds sicherten dem Zaren finanzielle Unterstützung für den Krieg zu. Gleichzeitig finanzierte das Rothschild-Unternehmen Kuhn, Loeb & Co in den USA Japan. Es folgte der Krieg gegen Deutschland 1914, wobei die russische Armee durch äußere Einflüsse ständig geschwächt wurde. Ein Weg der Elite, über den Ausgang eines Krieges zu bestimmen, besteht darin, der Seite, die verlieren soll, minderwertige Waffen zu schicken oder aber die Auslieferung zu verzögern. So stellte Lloyd George (Komm300), der britische Finanzminister und baldige Premier, 1915 fest, dass eine Waffenlieferung für Russland bereits seit fünf Monaten überfällig war. Zu einem Zeitpunkt gab es die Situation, dass auf sechs Soldaten nur ein Gewehr kam. Das nährte, wie geplant, die schwelende Revolution. Die Elite wollte die russischen Soldaten demoralisieren, bis sie meuterten. Das Unternehmen, das schuld an der Lieferverzögerung war, hieß Vickers Maxim und wurde von Sir Ernest Cassel kontrolliert, einem Geschäftspartner von Rothschilds Kuhn, Loeb & Company. Ein Großteil der Vickers-Aktien gehörte dem Hause Rothschild.[14] Das britische Kabinett entsandte Lord Kitchener nach Russland, um die Armee dort wieder auf Vordermann zu bringen, aber auf der Reise ertrank er, weil die HMS Hampshire in der Nacht des 5. Juni 1916 auf „mysteriöse" Weise sank. Wahrscheinlich mal wieder einer dieser Zufälle.

In Russland wurde derweil das Feuer der Zwietracht geschürt. Einen ersten (und recht harmlosen) Aufstand setzte ein Freimaurer namens Alexander Kerensky in Gang. Ich nenne diese Erhebung die „erste", doch in Wahrheit hat es bereits davor eine gegeben, die von Prinz Lwow angeführt worden war. Zu diesem Zeitpunkt hatte Zar Nikolaus II. bereits abgedankt, und Lwow plante eine Republik nach US-amerikanischem Vorbild. Doch die Revolution hatte bereits, wie in Frankreich, eine Eigendynamik entwickelt, und schon folgte die nächste, noch erschreckendere Phase. Trotzky und Lenin traten auf den Plan, um das Steuer zu übernehmen und die despotische Herrschaftsform namens Marxismus-Leninismus einzuführen. Es handelte sich nicht um eine Russische Revolution, sondern um einen Streich gegen Russland, ausgeführt vom US-amerikanischen finanziellen Arm der globalen Elite, der vor allem von den Rothschilds kontrolliert wurde. Leo Trotzky, der nach seiner Vertreibung aus Deutschland in New York gelebt hatte, trat am 26. März 1917 auf der SS Kristianiafjord die Reise nach Petrograd, Russland, an. Bei sich trug er 10.000 US-Dollar, die ihm die Rockefellers gegeben hatten.[15] Er war im Besitz eines US-Passes, den ihm Präsident Woodrow Wilson verschafft hatte. Jennings C. Wise schreibt in seiner Studie „Woodrow Wilson: Disciple Of Revolution":

> „Die Geschichtsschreiber sollten niemals vergessen, dass Woodrow Wilson es, trotz aller gegenläufiger Bemühungen der britischen Polizei, Leo Trotzky ermöglichte, mit Hilfe eines US-amerikanischen Passes nach Russland einzureisen."[16]

Dies geschah zu einer Zeit, als die US-Behörden angeblich potentielle Revolutionäre, die mit einem amerikanischen Pass nach Russland reisen wollten, verschärft kontrollierten. Wer aber kontrollierte Wilson? Der Stellvertreter der Elite, Oberst Edward House (Komm300). Als das Schiff unterwegs in Kanada anlegte, wurde Trotzky von den kanadischen Behörden festgehalten, dann aber auf freien Fuß gesetzt und durfte seine Reise nach Russland fortsetzen. Oberstleutnant John Bayne MacLean, der Gründer und Vorsitzende der MacLean Publishing, war für seine guten Beziehungen zum kanadischen Geheimdienst bekannt. Ihm gehörte auch das Magazin *McLean's*, in dem er 1918 einen Artikel mit dem Titel „Warum ließen wir Trotzky ziehen? Wie Kanada seine Chance vertat, den Krieg zu verkürzen" veröffentlichte.[17] MacLean enthüllte eine Reihe von Dingen über Trotzky, von denen viele durch Beweise, die seither aufgetaucht sind, bestätigt oder gestützt werden. Er sagte, Trotzky sei kein Russe, sondern Deutscher gewesen und habe besser deutsch als russisch gesprochen.[18] MacLeans Quellen sagten, Trotzkys „Ausweisung" 1914 aus Deutschland sei deshalb an die große Glocke gehängt worden, um das, was er im Folgenden tat, glaubwürdig aussehen zu lassen. Des Weiteren sagte MacLean, dass weitere Russische Revolutionäre, die Trotzky in den USA und Westkanada zusammenrottete, „großenteils Deutsche und Österreicher [waren], die sich als Russen ausgaben". Er fuhr fort:

> „Durch russische Verbündete fanden die Briten heraus, dass Kerensky, Lenin und einige weniger namhafte Anführer praktisch schon seit 1915 auf der Gehaltsliste der Deutschen standen. Im Jahr 1916 fanden sie heraus, dass dies auch auf Trotzky zutraf, der inzwischen in New York lebte. Seither wurde er vom Bombeneinsatzkommando aufmerksam beobachtet. Anfang 1916 reiste ein deutscher Beamter per Schiff nach New York. Er wurde von britischen Geheimdienstoffizieren begleitet. Er [Trotzky] wurde in Halifax aufgehalten, aber auf ihre Anweisungen [die Anweisungen des britischen Geheimdienstes] hin mit wortreichen Entschuldigungen für die unnötige Verzögerung ziehengelassen. Auf komplizierten Wegen gelangte er zu einer verkommenen, kleinen Zeitungsredaktion in den Slums. Dort fand er Trotzky, für den er wichtige Instruktionen hatte. Von Juni 1916 bis zu dem Zeitpunkt, an dem man ihn den Briten anvertraute, verlor das New Yorker Bombenkommando Trotzky nicht aus den Augen. Das Kommando fand heraus, dass sein wahrer Name Braunstein[19] lautete und dass er Deutscher war und kein Russe."

Interessant ist, dass, wenn dies zutrifft, sowohl der Kommunismus als auch der Faschismus (die im Zweiten Weltkrieg in Konflikt gerieten) großenteils aus demselben Land stammen – aus Deutschland, der Heimat vieler Geheimgesellschaften der Elite und Geburtsort der Bayerischen Illuminaten unter Adam Weishaupt. Nachdem Trotzky in Russland angekommen war, stieß Lenin zu ihm. Dieser war im April 1917 in einem versiegelten Zug von der Schweiz aus über Deutschland und Schweden sicher nach Russland gelangt, begleitet von 32 weiteren „Revolutionären". Die Reise war, auf Befehl des deutschen Oberkommandos, vom deutschen Generalstab abgesegnet und bezahlt worden. Zudem steckten die Deutschen enorme Summen in die bolschewistische Propaganda in Russland. Von Kuhmann, der deutsche Außenminister, sagte 1917 zum Kaiser:

> „Erst als die Bolschewisten regelmäßig über die verschiedenen Kanäle und unter den verschiedensten Vorwänden Geld von uns erhielten, waren sie in der Lage, ihr Propagandaorgan – die [Zeitung] Prawda – aufzubauen, um energisch Hetze zu betreiben und die ursprünglich schwache Grundlage ihrer Partei erheblich auszuweiten."[20]

Der Plan sah vor, dass sich Russland aufgrund der erneuten Revolution aus dem Ersten Weltkrieg zurückziehen und mit Deutschland „Frieden" schließen würde. Genau dies geschah. Auch diese Ereignisse sind multidimensional zu betrachten. Die russischen „Revolutionäre", wie Lenin und Trotzky, wurden benutzt, um Russland aus dem Krieg herauszumanövrieren, was Deutschland zugute kommen sollte. Von der Perspektive der Elite aus betrachtet, wurde der Dämon namens Kommunismus erschaffen, um die Aufspaltung der Menschheit durch Angst und Misstrauen zu schüren, was sich als Kommunismus versus Kapitalismus versus Faschismus niederschlug. Hat man erst einmal zwei oder mehrere „verschiedene" Seiten, hat man das Prinzip „Teile und Herrsche": Kontrolle. Zudem ist die Angst der Aspekt, der die meiste negative Energie erzeugt. Trotzky, Lenin und ihre Leute denunzierten eifrig die Kapitalisten und wurden dabei von den Londoner und New Yorker Bankiers finanziert. Trotzky wurde von der russischen Zeitung *Russkoje* folgendermaßen zitiert: „Die Sowjets dürfen sich nicht mit den amerikanischen Kapitalisten verbünden, denn das wäre Verrat." Tatsächlich, Leo? In Wahrheit wurden Trotzky und die Bolschewisten finanziell und politisch von denselben Personen unterstützt, die später Hitler und die Faschisten unterstützen sollten. Die Elite selbst vertritt keine politische Linie. In seiner Autobiographie bezieht sich Trotzky auf einige der Kredite, die er von britischen Finanziers erhalten hat. Viele der Kredite wurden von Lord Milner (Komm300) vom Round Table und von „Alexander" Gruzenberg (dessen wahrer Vorname Michael lautet) in die Wege geleitet. Gruzenberg war der skandinavische Oberagent der Bolschewisten und der vertrauliche Berater der Chase National Bank in New York, die J. P.

Morgan gehörte. Es war eine Revolution, die von London und New York ausging, und das russische Volk war einmal mehr nur das Opfer.

Ein Verbindungsmann zwischen der Londoner Wall Street und den Bolschewisten war Olaf Aschberg, den man den „Bankier der Sowjets" nannte. Ihm gehörte die 1912 gegründete Nya Banken in Stockholm. Aschbergs Londoner Vertretung war die North Commerce Bank, bei der Graf Grey den Vorsitz führte, der wiederum ein Freund Cecil Rhodes war und dem Round Table angehörte. Ein weiterer enger Verbündeter Aschbergs war Max May, der Vizepräsident von J. P. Morgans Guaranty Trust, dessen Operationen in Übersee er leitete. Aschberg war eindeutig der geeignete Mittelsmann, um Gelder von London und New York aus an die Bolschewisten weiterzuschleusen. Im Jahr 1915 wurde die American International Corporation gegründet, um die Russische Revolution finanziell zu fördern. Der Vorstand der Corporation vertrat die Interessen der Rockefellers, der Rothschilds, von DuPont, Kuhn, Loeb, Harriman und der Federal Reserve. Ebenfalls dazu gehörten Frank Vanderlip (der der Gruppe auf Jekyll Island angehört hatte, die die Federal Reserve gründete) und George Herbert Walker, der Großvater von Präsident George Bush junior.

Mittels Jacob Schiff, der in New York bei der Kuhn, Loeb & Co. saß, waren auch die Rothschilds unmittelbar an der Finanzierung der Revolution beteiligt. Im Sommer 1917 trafen sich internationale Bankiers aus Großbritannien, den Vereinigten Staaten, Russland, Deutschland und Frankreich in Schweden. Sie kamen überein, dass die Kuhn, Loeb & Co. 50 Millionen Dollar für Lenin und Trotzky auf einem schwedischen Bankkonto deponieren sollte. In einem Artikel im *New York American Journal* vom 3. Februar 1949 sagte Jacob Schiffs Enkel, sein Großvater habe den beiden „Revolutionären" zusätzliche 20 Millionen Dollar zukommen lassen. Die Zahlung von 20 Millionen Dollar an die Bolschewisten durch Elihu Root (den Anwalt der Kuhn Loeb, der zuvor Außenminister gewesen war) und einen speziellen Geldfonds ist in den US-Kongressakten vom 2. September 1919 belegt. Es war eine lohnende Investition, wenn Lenin tatsächlich, wie einige Forscher vermuten, zwischen 1918 und 1922 an die Kuhn, Loeb & Co. 450 Millionen Dollar in russischen Rubeln zurückzahlte. Doch das war nichts verglichen mit dem Gewinn, den die Bankiers durch die Ausbeutung des Bodens, der Wirtschaft und des Volkes Russlands erzielten, nicht zuletzt dadurch, dass sie das Gold des Zaren stahlen und enorme Summen in eben den Banken in Übersee bunkerten, die die Revolution finanzierten.

Im Jahr 1917 traf die Elite, unter dem Deckmantel einer Mission des Roten Kreuzes in Russland, die letzten Vorkehrungen für eine Übernahme durch die Bolschewisten. Das Rote Kreuz in Washington führte eine Werbekampagne durch, um zwei Millionen Dollar zusammenzubekommen. Die Kampagne verlief nur aufgrund der beträchtlichen Zuwendungen durch New Yorker Geldgeber erfolgreich, unter ihnen auch J.P. Morgan, der 100.000 Dollar spendete. Die Bankiers und Industriellen New Yorks arbeiteten weiter daran, die Kontrolle über das US-amerikanische Rote Kreuz an sich zu reißen. Sie betrachteten das amerikanische Rote Kreuz, wie John Foster Dulles, ein Handlanger der Elite, es ausdrückte, „praktisch als Arm der Regierung …".[21] Die Liste der Personen, die im August 1917 an der Russland-Mission beteiligt waren, sagt alles. Nur sieben der insgesamt 24 Teilnehmer waren Ärzte. Der Rest bestand großenteils aus New Yorker Finanziers und ihren Mitarbeitern, angeführt von William Boyce Thompson (Komm300), dem ersten Vollzeit-Chef der Federal Reserve Bank in New York. Die Ärzte kehrten nach nur einem Monat zurück, und Dr. Frank Billings, Doktor der Medizin an der Universität von Chicago und der offizielle Leiter der Mission, war angeblich angewidert von den offensichtlich politischen Aktivitäten der nichtmedizinischen Gruppenmitglieder. Mit von der Partie waren außerdem drei russische Dolmetscher, die bekennende Bolschewisten waren. Einer von ihnen, Boris Reinstein, sollte später Lenins Sekretär und Leiter des Büros für Internationale Revolutionäre Propaganda werden.[22] Das Rote Kreuz ist schon oft und ohne das Wissen der ehrbaren Helfer von der Elite missbraucht worden. Das beleidigt nicht nur die Aufgabe, die das Rote Kreuz zu erfüllen versucht, sondern ist zudem für die 99 Prozent der Personen, die in aufrechter Absicht und aus Mitleid für die Notlage der Völker dieser Welt für diese Organisation tätig sind, höchst gefährlich. Interessanterweise spiegelt sich das Symbol des Roten Kreuzes in dem der Templer, in der Fahne Großbritanniens wie auch in der Flagge wider, die Kolumbus auf seinen Schiffen hisste, als er, im Auftrag der Tempelritter, die „Neue Welt entdeckte". Das Rote Kreuz wurde während des von der Elite angezettelten Deutsch-Französischen Kriegs 1870 gegründet, wie aus einem Bericht in unserer alten Freundin, der Londoner *Times*, hervorgeht.

Die Bankiers der Elite erschufen nicht nur Organisationen, die die Bolschewisten unterstützten, sondern kreierten und finanzierten parallel dazu auch antibolschewistische Organisationen. So bildeten Otto Kahn und einige Mitglieder des Morgan Guaranty Trust eine Gruppe, die sich United Americans nannte und antikommunistische sowie antijüdische Propaganda verbreitete. Dadurch hatte man einen Vorwand, um die wahren Gegner der Revolution als „antisemitisch" abzustempeln. Das läuft bis heute folgendermaßen: Die Roboter-Radikalen von der Gesinnung „Ich bin politisch so makellos, dass ich glatt platzen könnte" tanzen an Fäden, die die globale

Elite in der Hand hält, und stempeln jeden, der der Wahrheit gefährlich nahekommt, als „Antisemiten“ ab. Auch ich bin davon betroffen. Das alles verläuft nach einem vorhersehbaren Schema. Die Fäden der Roboter-Radikalen und ihrer „Opposition“, der Roboter-Rechten, werden von denselben Personen gezogen. Ist schon witzig, nicht wahr?

Auf seiner Rückreise aus Russland machte William Boyce Thompson in London halt, um sich mit dem britischen Premierminister Lloyd George zu treffen. Auch Thomas W. Lamont von der J.P. Morgan stieß aus Paris (wo er mit Oberst Edward House darüber gesprochen hatte, wie man die Welt nach dem Krieg am besten umstrukturieren könne) zu ihnen. House schickte US-Präsident Wilson am 28. November 1917 ein Telegramm, in dem er ihn drängte, alle Kritik gegen die Bolschewisten aus den Medien zu verbannen: „Es ist überaus notwendig, dass derartige Kritik unterdrückt wird“, hieß es in dem Telegramm. Das Telegramm wurde in einer vertraulichen Akte abgelegt und kam erst sechs Jahre später ans Licht. Der Forscher Carroll Quigley sagte, dass das Haus Morgan etwa ab 1915 linke Gruppierungen in den USA infiltriert habe. Ihre Strategie sah vor, sowohl die „Linke“ als auch die „Rechte“ im Inland und weltweit zu unterwandern.[23]

Die Russische Revolution war ein Teil des großen Plans. Aus diesem Grund unterstützten die führenden Köpfe der von den Rothschilds kontrollierten Federal Reserve Bank in New York, darunter auch Thompson, die Bolschewisten. Während dieser Phase legte die Weltelite die Nachkriegspolitik fest und stellte sicher, dass die Marionetten-Politiker sie auch durchsetzen würden. Thompson und Lamont trafen mit Lloyd George zusammen, um ihn davon zu überzeugen, dass die antibolschewistische Haltung der britischen Regierung falsch sei und die Regierung die Tatsache einbeziehen müsse, dass Lenin und Trotzky nun einmal bleiben würden.[24] Lloyd George und sein Kabinett – zu dem natürlich auch Lord Milner vom Round Table gehörte – beugten sich der Sichtweise Thompsons und Lamonts. Wer, wie die Elite, in den gehobenen Positionen aller Seiten seine Leute sitzen hat, kann praktisch tun, was er will. Die Entscheidung der Briten, die Bolschewisten zu unterstützen, überrascht nicht allzu sehr, wenn man bedenkt, dass Lloyd George in dieser Hinsicht nicht frei agieren konnte. Sein Privatleben machte ihn erpressbar: So war er einem internationalen Waffenhändler namens Basil Zaharoff verpflichtet (der sich eine goldene Nase damit verdiente, in jedem Krieg, den er finden konnte, beide Seiten zu beliefern). Zaharoff hatte George in der Hand, nachdem dieser eine Affäre zwischen seiner eigenen Frau, ehemals Emily Ann Burrows aus Knightsbridge, und dem Premierminister ins Rollen gebracht hatte.

Zaharoff verkaufte zudem von Lloyd George kreierte Adelstitel.[25] Autor Donald McCormick schreibt in seinem 1963 veröffentlichten Buch „The Mask Of Merlin",[26] Zaharoff habe so viel Macht besessen, dass „Staatsmänner und Anführer der Alliierten ihn konsultieren mussten, bevor sie einen größeren Übergriff planen konnten". Woodrow Wilson, Lloyd George und der französische Premierminister Georges Clemenceau trafen sich einige Male in Zaharoffs Pariser Wohnsitz. Das ist daher für die Politik der Alliierten in Bezug auf Russland von Bedeutung, weil Zaharoff die Bolschewisten unterstützte und seine Waffen nur an jene verteilte, die diesen nicht feindlich gegenüberstanden. Auch er setzte sich in London und Paris für die Sache der Bolschewisten ein.

Im April 1919 gab das britische Außenministerium für neun Pence ein Weißbuch über Russland heraus, in dem enthüllt wurde, die Revolution sei von internationalen Bankiers organisiert und finanziert worden. Es legte dar, dass „chinesische Verbrecher" nach Russland geholt worden seien, um unter bolschewistischen Offizieren an einer Terrorkampagne gegen das russische Volk mitzuwirken. Das Dokument wurde schnellstens aus dem Verkehr gezogen und durch eine für sechs Pence erhältliche Version ersetzt – die diese Information nicht mehr enthielt.[27] Einige behaupten, die bolschewistische Revolution sei in Wahrheit eine jüdische Revolution gewesen, aber ich denke, dass Rabbi Marvin S. Antelman die Situation richtig einschätzt, wenn er sagt:

> „In Wahrheit war es eine Verschwörung, aber diese Verschwörung war weder jüdisch noch katholisch, noch freimaurerisch. Hinter ihr steckten Personen aller möglichen Religionen und Nationalitäten. An der Seite der Schiffs, der Warburgs und der Rothschilds standen die Morgans und die Rockefellers. Neben Trotzky waren da noch Lenin und Stalin."[28]

Was war all diesen Leuten gemein? Der Kult des Allsehenden Auges. Nachdem die Revolution erfolgreich ins Rollen gebracht worden war, sorgte die Elite dafür, dass ihre Geheimdienstleute nach Russland geschickt wurden. Alfred Milner wählte den Agenten Bruce Lockhart (Komm300) aus, der nach Russland ging und sich dort mit dem Amerikaner Raymond Robins zusammenschloss. Robins war nach der Mission des „Roten Kreuzes" 1918 in Russland geblieben und hatte inzwischen von William Boyce Thompson die Leitung über die Mission übernommen – zu der nun gar keine Ärzte mehr gehörten. Die Franzosen schickten Jaques Sadoul, der den Bolschewismus befürwortete und ein alter Freund Trotzkys war. Somit kontrollierten die Personen, die hinter der Verschwörung steckten, die Berichte von Diplomaten und Geheimdiensten, die aus Russland an die verschiedenen Regierungen gesandt wurden. Damit war der Coup der Weltelite gegen das russische Volk komplett. Lenin und Trotzky fuhren damit fort, alle Institutionen und Arbeitergruppen, die in den frühen Tagen der Revolution entstanden waren, zu zerschlagen. Die verhasste Ochrana, der „Geheimdienst" der Zaren, wurde umgestaltet und schließlich zum KGB. Die „Revolution des Volkes", die hunderte Millionen von Menschen zu besseren Gefangenen in ihrem eigenen Land machte und zahlreiche Menschen in Konzentrationslagern leiden und sterben ließ, hat die Ziele der Neuen Weltordnung ein gutes Stück vorangetrieben. Der sowjetische Joker würde in den folgenden Jahrzehnten noch sehr wirkungsvoll zum Einsatz kommen.

Die Erschaffung des Staates Israel

Die Elite plante während des Ersten Weltkriegs zudem, Großbritanniens Anerkennung eines jüdischen Heimatstaates im damaligen Palästina zu erlangen. Die politische Bewegung namens Zionismus wurde eingeführt, um Propaganda für einen jüdischen Staat zu machen, doch wird der Zionismus oft falsch aufgefasst: nicht alle Juden sind Zionisten, und nicht alle Zionisten sind Juden. Der Zionismus bezieht sich weder auf eine Religion noch auf ein Volk; er ist eine politische Bewegung, die alle vertreten – Juden genauso wie Nichtjuden –, die einen jüdischen Staat fordern. Wer dies unterstützt, ist ein Zionist, ganz gleich, welchem Volk oder welcher religiösen Gesinnung er angehört. Zu sagen, dass der Zionismus das jüdische Volk sei, ist, als würde man sagen, dass die britische Labour-Partei das britische Volk sei. Der Zionismus wurde im 19. Jahrhundert von dem Atheisten Theodor Herzl ins Leben gerufen und wird von der Weltelite als Deckmantel und Mittel missbraucht, um das gesamte jüdische Volk hinters Licht zu führen. Hinter dem Angebot, den Juden ein Heimatland in Palästina zu geben, steckte der Plan, sowohl die USA in den Krieg zu verwickeln als auch im Mittleren Osten einen „gelenkten Konflikt" und eine Situation nach dem Prinzip „Teile und Herrsche" entstehen zu lassen. Am 25. April 1939, über 20 Jahre nach dem Ersten Weltkrieg, enthüllte US-Senator Gerald P. Nye aus North Dakota gegenüber dem Senat einiges über den Hintergrund zu Großbritanniens Anerkennung eines jüdischen Staates und des Ersten Weltkriegs allgemein. Er sagte, man habe ihm einige Dokumente mit dem Titel „Der nächste Krieg" ausgehändigt. Der Titel bezog sich auf den Zweiten Weltkrieg, von dem die Autoren der Unterlagen bereits wussten, dass er stattfinden würde. Ein Band mit dem Titel „Die Propaganda im nächsten Krieg" behandelt beiläufig auch, wie das amerikanische Volk in den Ersten Weltkrieg hineinmanipuliert worden war. Dort war zu lesen:

> „Eine Weile lang war nicht sicher, für welche Seite die Vereinigten Staaten Partei ergreifen würden, aber letztlich gingen sie doch auf das Werben Großbritanniens ein. Bleibt die Judenfrage. Schätzungen zufolge leben nicht weniger als fünf Millionen der insgesamt etwa fünfzehn Millionen Juden weltweit in den Vereinigten Staaten; 25 Prozent aller Bewohner New Yorks sind Juden.
>
> Während des großen Krieges kauften wir den breiten amerikanisch-jüdischen Bevölkerungsanteil, indem wir ihm einen jüdischen Staat in Palästina versprachen, der von Ludendorff als Meisterstreich der alliierten Propaganda bezeichnet wurde, da er uns nicht nur die Sympathie der Juden in Amerika, sondern auch die der Juden in Deutschland einbrachte."[29]

Die Amerikaner traten 1917 in den Krieg ein. Am 6. November desselben Jahres erfolgte die Balfour-Deklaration. Arthur (Lord) Balfour (Komm300), der britische Außenminister, der dem inneren Kreis des Round Table angehörte, erkannte in dieser Deklaration offiziell Palästina als Heimatstaat des jüdischen Volkes an. Auch dieses Ereignis müssen wir wieder von verschiedenen Ebenen aus betrachten. Die Propagandaführer mögen tatsächlich geglaubt haben, Amerikas Eintritt in den Krieg sei ein „Meisterstreich" gewesen, doch wussten sie nicht, dass man sie manipuliert hatte, damit sie andere manipulierten. Amerika wäre so oder so in den Krieg eingetreten. Die Strategie der Elite hatte schon lange einen jüdischen Staat in Palästina vorgesehen. Die List, Amerika in den Krieg zu verwickeln, sollte bezwecken, dass die britischen Politiker diesen Staat schneller akzeptierten. Die Balfour-Deklaration war ein schrecklicher Schlag ins Gesicht der Araber. Diese hatten unter der Führung und unter Versprechungen des Engländers T. E. Lawrence („Lawrence von Arabien") für die Briten gegen die Türken gekämpft und wesentlich zum Sieg der Briten beigetragen. Man hatte den Arabern für ihre Hilfe nach dem Krieg die volle Souveränität und Unabhängigkeit versprochen, und dies wurde in der offiziellen Korrespondenz bestätigt. Lawrence, der ein guter Freund Winston Churchills (Komm300) war, wusste genau, dass er die Araber belog, die er anführte. Einige Jahre später sagte Lawrence:

> „Ich übte Verrat, weil ich davon überzeugt war, dass die Hilfe der Araber für einen kostengünstigen und schnellen Sieg im Osten unumgänglich war und wir besser gewinnen und unser Wort brechen konnten, als zu verlieren … Die

> Kampfeslust der Araber war unsere wichtigste Waffe in diesem Krieg im Osten. Also versicherte ich ihnen, dass England sein Wort, sowohl im Herzen als auch vertraglich fixiert, halten werde. In gutem Glauben leisteten sie ganze Arbeit; natürlich war ich nicht stolz auf das, was wir taten, sondern fortwährend verbittert und voller Scham."[30]

Während Lawrence und die Briten den Arabern die Unabhängigkeit versprachen, verpflichteten sie sich gleichzeitig, Palästina in einen jüdischen Staat umzuwandeln. Lawrence, Milner und Victor Rothschild kannten sich alle. Die Balfour-Deklaration wurde dem britischen Unterhaus nicht etwa vom Außenminister vorgelegt. Vielmehr entsprang die Deklaration einer Korrespondenz zwischen Arthur Balfour (Komm300), der dem von den Rothschilds finanzierten Round Table angehörte, und Lord Lionel Walter Rothschild (Komm300), dem Repräsentanten der britischen Zionistischen Vereinigung, die ebenfalls mit Rothschild-Geld aufgebaut worden war. Der Brief war von der tonangebenden Stimme im Kabinett Lloyd Georges verfasst worden, von der einflussreichsten Person, die der Round Table besaß: Lord Milner (der von Lord Rothschild zum Vorsitzenden der Rio Tinto Zinc gemacht wurde).[31] Die Balfour-Deklaration war ein Beschluss der Rothschilds bzw. der Weltelite und entsprang nicht etwa einem demokratischen Prozess. In Balfours Brief an Lord Rothschild, von dem viele glauben, dass Lord Rothschild ihn, gemeinsam mit Milner, selbst geschrieben habe, heißt es:

> „Es bereitet mir große Freude, Ihnen im Auftrag der Regierung Ihrer Majestät die folgende Deklaration zu übermitteln, in der wir unsere Sympathie gegenüber den Bestrebungen der jüdischen Zionisten erklären, die dem Kabinett zugetragen und gutgeheißen wurden: Die Regierung Ihrer Majestät betrachtet die Errichtung einer nationalen Heimstatt für das jüdische Volk in Palästina mit Wohlwollen und wird tun, was sie vermag, damit dieser Sache Erfolg beschert ist. Dabei ist es natürlich selbstverständlich, dass nichts getan wird, was die zivilen und religiösen Rechte der dort lebenden nichtjüdischen Gemeinden Palästinas verletzt [was für ein Witz!] bzw. die Rechte und den politischen Status schädigt, den die Juden in anderen Ländern genießen. Ich wäre Ihnen zu Dank verpflichtet, wenn Sie die Zionistische Vereinigung über diese Deklaration in Kenntnis setzen würden."

Zu jener Zeit war weniger als ein Prozent der palästinensischen Bevölkerung jüdisch, und dennoch sollte dieser Brief dazu führen, dass die Nachkriegswelt sich spaltete und die Araber die Kontrolle über Palästina einbüßten. Nicht etwa die Frage, was das Beste für die Juden sei, stand im Vordergrund, auch wenn die Urheber, die Rothschilds, zumindest dem Namen nach Juden sind. Es ging um die langfristigen strategischen Möglichkeiten im Hinblick auf das Öl und die Neue Weltordnung, die ein Fuß in der Tür in diesem Teil des Mittleren Ostens bot. Ich denke, dass Rabbi Marvin S. Antelman richtig liegt, wenn er das Haus Rothschild mit der Clique um das Allsehende Auge verbindet, die das Judentum zu zerstören trachtet. Möglich, dass manches im **Namen** des gesamten jüdischen Volkes geschieht, aber bestimmt geschieht es nicht zum **Nutzen** dieses Volkes. Das jüdische Volk wird von der Elite wie auch von vielen aus der jüdischen Hierarchie als bloßes Kanonenfutter missbraucht. Auch stimmt es nicht, dass die meisten Juden heutzutage aus dem alten Israel stammen, eine Behauptung, mit der man die Besetzung Palästinas gerechtfertigt hat. Aus demselben Grund wird auch der Begriff „antisemitisch" ständig missverständlich gebraucht.

Mich persönlich interessiert weder die Hautfarbe noch die genetische Herkunft des Körpers eines Menschen. Der Körper ist ein Instrument, um Erfahrungen zu sammeln, mehr nicht. Wir alle spiegeln einander wider. Da aber viele Leute sich auf ihre Abstammung berufen, um ihr Tun zu rechtfertigen, sollten wir Eines schnellstmöglich richtigstellen: Das Wort „semitisch" bezieht sich auf die Völker des alten Sumer, von denen die biblischen Juden angeblich abstammten. Sem oder Shem, einer der Söhne Noahs in der Bibel, stammte angeblich aus dieser Linie. Das scheint der Ursprung der Legende von „Shemjaza" zu sein, dem „himmlischen Sohn und Schutzengel Gottes". Mit großer Wahrscheinlichkeit ein weiterer Außerirdischer. Tatsächlich aber können laut zahlreicher jüdischer Autoren, darunter Arthur Köstler mit seinem Buch „Der Dreizehnte Stamm",[32] nur sehr wenige Juden heute ihre genetische Herkunft auf die semitische Linie dieser Periode und/oder auf die semitische Linie in Palästina und Israel zur Zeit Y'shuas (Jesu) zurückführen. Stattdessen stammen sie von einem Volk mit türkisch-mongolisch-nordischer Herkunft ab, den Khasaren, die im Jahr 740 n. Chr. zum Judentum übertraten.

Die Khasaren lebten im südlichen Teil Russlands zwischen dem Schwarzen und dem Kaspischen Meer. Sie waren eingezwängt zwischen der christlichen und der islamischen Welt, und ihr Anführer nahm den jüdischen Glauben an, um zu vermeiden, dass sein Volk zwischen den beiden anderen Alternativen aufgerieben würde. Die meisten heutigen Juden, so Köstler, stammten von diesem Volk und nicht von der semitischen Linie ab. Jemanden als „Antisemiten" zu bezeichnen, heißt in Wahrheit, ihn einen „Anti-Araber" zu nennen, weil unter denen, die von den alten Semiten abstammen, viel mehr Araber als Juden sind.

Im 13. Jahrhundert brach das Khasarenreich zusammen. Einige der Völker, die den jüdischen Glauben angenommen hatten, blieben in Russland; der Großteil aber wanderte ab, um sich auf dem heutigen Balkan und in Litauen, Polen und Deutschland niederzulassen. Daher rührt die jiddische Sprache: Sie ist eine Mischung aus Hebräisch, Polnisch und Deutsch. Der Name Rothschild leitet sich von dem Roten Schild her, dem Symbol der khasarischen „Juden" Osteuropas. Die Familie Rothschild besitzt ein genauso starkes historisches Band zu Palästina wie ein Eskimo.[33] Die „jüdische" Hakennase hat ihren Ursprung nicht etwa im biblischen Israel, sondern im Kaukasus. Das klassisch jüdische Gesicht von Y'shua ist ein Mythos. Er kann gar nicht so ausgesehen haben, weil er nicht in Südrussland zur Welt gekommen ist. Köstler schreibt: „Die Anthropologie ist sich mit der Geschichte einig darin, dass der herkömmliche Glaube, das jüdische Volk habe seinen Ursprung in einem biblischen Stamm, nicht haltbar ist." Der als Jude geborene christliche Bischof Hugh Montefiore sagte am 24. Januar 1992 gegenüber der britischen Zeitung *Church Times*: „Der Antisemitismus stützt sich auf einen hartnäckigen Rassenmythos, den Juden und Antisemiten gleichermaßen verinnerlicht haben." Dennoch gehören diejenigen, die hinter der Erschaffung Israels und der bis heute ununterbrochenen Unterdrückung palästinensischer Rechte stecken, der genetischen Linie an, die keinerlei Verbindungen zu Palästina hat.

Der jüdische Schriftsteller Alfred M. Lilienthal geht noch einen Schritt weiter. Er behauptet, es gebe keine jüdische „Rasse". Ein „Jude" zu sein heiße, der jüdischen Religion anzuhängen, und das habe nichts mit der Rasse zu tun. Denn, so sagt er, im Laufe der Jahrtausende seien Menschen verschiedenster Völker zum Judentum übergetreten und hätten so eine wilde Mixtur aus verschiedensten genetischen Abstammungen ergeben, wobei sich alle als Juden bezeichneten. In seinem mutigen Buch „What Price Israel?" stellt Lilienthal heraus:

> „Das überzeugendste Argument, das die jüdischen Nationalisten für den Zionismus ins Feld führen konnten, basiert auf der Annahme einer ‚hebräisch-semitischen Rasse'. Aber die meisten Angehörigen dieser ‚Rasse' dürften sich unter den arabischen Völkern des Mittleren Ostens finden, von denen die überwältigende Mehrheit nicht dem jüdischen Glauben anhängt. Die Araber, erbitterte Feinde der Israelis, die in die angebliche Heimat ihres ‚Volkes' zurückgekehrt sind, weisen eine große Ähnlichkeit mit den Juden auf, die tatsächlich aus Palästina und dem Mittleren Osten stammen; denn diese Juden besitzen einen weit geringeren Anteil an hebräisch-israelischem Blut als die meisten derer, die man ‚eingemeindet' hat ... Die Behauptung, die Araber seien antisemitisch, ist einfach lächerlich.
>
> Es ist die einhellige Meinung aller Anthropologen – von Weissenberg, Hertz und Fishberg (alle ihrerseits Juden) bis hin zu Boas, Ripley, Mead, Pittard und anderen

–, dass Juden weltweit den Menschen ähneln, unter denen sie leben. Selbst die, die einen typisch jüdischen Namen tragen, der bis auf die alten hebräischen Stämme zurückgeht, wie die Leviten (Levi) und die Kohanim (Kohn, Coehn, Cohn, Cohen), ähneln einander kaum. Es gibt nicht ein einheitliches rassisches Merkmal, das allen, die sich Juden nennen, gemein ist."[34]

Solche Kleinigkeiten aber entgingen Lloyd George (Komm300), der ein begeisterter Verfechter des jüdischen Staates Israel war. Nach dem, was er zu diesem Thema in den 1920ern geschrieben hat, muss entweder er versucht haben, die Leute irrezuführen, oder aber er ist selbst irregeführt worden. In seinem Buch „Is It Peace?" vertritt er, ohne zu hinterfragen, die Ansicht, dass die Juden ein geschichtlich verankertes Anrecht auf Palästina hätten.[35] Er sagt, dass Palästina nur mit der Brillanz und Hingabe der Juden ein „Land, wo Milch und Honig fließt", werden könne, weil – um seine Worte auf den Punkt zu bringen – die Araber dafür zu dumm seien. Wenn er aber zionistische Pläne für Palästina äußert, dann zeigt dies, dass seine Behauptungen entweder unglaublich naiv oder aber mit Berechnung geäußert sind, um irrezuführen. Noch wahrscheinlicher ist, dass es seine Erpressbarkeit war – bedingt durch die unzähligen Aspekte in seinem Privatleben sowie seinen korrupten Charakter –, die dafür sorgte, dass er sich dem Zionismus zuwandte. Wie sagt man so schön? „Wenn man Jemanden an den Eiern hat, dann hat man ihn auch an Herz und Verstand." Lloyd George verurteilt die Gegner der Balfour-Deklaration für ihre Behauptung, die Anführer der Zionisten versuchten, eine „jüdische Oligarchie in Palästina zu errichten, die die arabische Bevölkerung zu Sklaven der begünstigten jüdischen Minderheit" machen würde.[36] Die beste Antwort auf diese Anschuldigung, sagte er, bestehe in einem Memorandum der Zionistischen Vereinigung an die Vereinten Nationen. Jetzt im Nachhinein, 70 Jahre später, bezweifle ich, dass selbst Lloyd George dieses Memorandum als Bestätigung dafür auffassen würde, dass seine Gegner falsch liegen:

„Die Juden verlangen kein Privileg außer dem, durch ihre eigene Anstrengung und ihre eigenen Opfer ein Land wieder aufbauen zu dürfen, das einst der Stammsitz einer blühenden, produktiven Zivilisation war und lange Zeit brachlag. Sie erwarten nicht, in politischer oder religiöser Hinsicht bevorzugt zu werden. Sie sehen sich und alle Einwohner Palästinas, seien es nun Juden oder Nichtjuden, in jeder Hinsicht auf der gleichen Stufe. Sie wollen keine Position innerhalb der Regierung, außer der, in die man sie, im Rahmen der Verfassung, als Bürger des Landes beruft. Sie wollen keine Begünstigungen. Kurzum, sie fordern nicht mehr, als dass man ihnen zusichert, sich durch ihren eigenen Fleiß und Erfolg in Frieden eine nationale Heimat aufzubauen."

Die jüdische und die arabische Bevölkerung befinden sich also auf gleicher Stufe? Die Juden erwarten keine Bevorzugung in politischer oder religiöser Hinsicht? Oh, wirklich?

Chaim Herzog, der ehemalige, inzwischen verstorbene Präsident Israels, sah das einige Jahre später aber anders. Er sagte, die Araber könnten „in keinerlei Hinsicht an einem Land mitwirken, das unserem Volk seit Jahrtausenden geweiht ist. Für die Juden dieses Landes gibt es keine Teilhaber".[37] Da kommen wir der Wahrheit schon näher. Das jüdische Volk als Ganzes (der Glaube) ist dem Zionismus (der politischen Bewegung) zum Opfer gefallen, der wiederum von der Weltelite kontrolliert wird. Es ist an der Zeit, dass die Juden (die unschuldigen Juden, die nicht wissen, was im Hintergrund vor sich geht) erkennen, wie sie sowie ihre Gedanken und Gefühle für langfristige Pläne missbraucht werden, die zu einer zentralisierten Kontrolle führen und nicht etwa ihnen und ihren Kindern dienen sollen.

Ganz gewiss trifft dies auf die Anti-Defamation League (ADL) des B'nai B'rith zu, die 1913 in den Vereinigten Staaten gegründet wurde. Damals wie heute agiert die Anti-Defamation League als Geheimdiensteinheit, die jeden als „Antisemiten" brandmarkt, der die Weltelite kritisiert oder hinterfragt. Wurde aber die League etwa zum Nutzen des jüdischen Volkes gegründet? Nein, nein. Sie wurde gegründet, um die Verbrecher New Yorks zu schützen. Zu Beginn des 19. Jahrhunderts fing Thomas Bingham, ein Polizeikommissar der Stadt New York, entschlossen an, Jagd auf die Gangster zu machen. Unter diesen war auch Arnold Rothstein, der Mentor von Meyer Lansky, der später der Pate des organisierten Verbrechersyndikats werden sollte. Dieses half dabei, die jüdischen Untergrund-Terroristen in Palästina zu finanzieren und mit Waffen zu beliefern, und später tat das Syndikat dasselbe in Israel. Lansky spielte auch bei der Ermordung von Präsident Kennedy eine Schlüsselrolle. Die Gangster von New York reagierten auf Binghams Untersuchung, indem sie ihn als Antisemiten betitelten. Der Rufmord war so erfolgreich, dass es ihn aus seinem Amt zwang, was die Untersuchung in Sachen New Yorker Verbrecher beendete.

Die Attacken gegen Bingham wurden von einem Komitee koordiniert, das von einem Anwalt namens Sigmund Livingston gegründet worden war. Im Jahr 1913 erhielt das Komitee eine formelle Bezeichnung – Anti-Defamation League.[38] Heute ist sie ein Zweig des Mossad, der Geheimdienstbehörde von Israelis und Weltelite, und war wesentlich an einigen schrecklichen Ereignissen, darunter der Kennedy-Ermordung, beteiligt. Die Funktion der ADL besteht darin, der Weltelite und den Terroristen, die

Israel an sich gerissen haben, zu helfen, und nicht etwa darin, das jüdische Volk vor Vorurteilen zu schützen. Ganz im Gegenteil.

Im Frieden gewinnen

Der Erste Weltkrieg endete 1918. Millionen von Menschen waren auf allen beteiligten Seiten durch diesen blutigsten Konflikt der Menschheitsgeschichte ums Leben gekommen oder verwundet worden. Planung und Durchführung dieses Krieges gingen von der Elite aus. Bedient hatte sie sich dabei der Macht und des Geldes ihres Netzwerks aus Banken und Geheimgesellschaften. Ansonsten wäre der Krieg nie zustande gekommen. Er war keine Ausgeburt der menschlichen Natur, sondern der **manipulierten** menschlichen Natur. Gleichzeitig hatte die Elite bereits die Saat für den Zweiten Weltkrieg gelegt, bei dem sich Kapitalismus/Kommunismus und Faschismus gegenüberstanden; und auch der Kalte Krieg, bei dem sich Kapitalismus und Kommunismus bekämpften, geht auf ihre Kappe, weil sie es war, die die Russische Revolution in die Wege geleitet und gefördert hat. Und die Elite hat sowohl die Revolution als auch den Krieg gewonnen. Danach bereitete sie sich auf ihren wichtigsten Schachzug vor – auch im Frieden zu gewinnen. Die Elite hatte die Staaten Europas genau da, wo sie sie haben wollte. Der Krieg hatte Europa verwüstet und in Schulden gegenüber den Bankiers der Elite gestürzt, die beide Seiten mit Krediten versorgt hatten. Im Mittelpunkt dabei stand der Name J.P. Morgan (Komm300). Die Morgan Guaranty Trust und die American International Corporation der Elite unterstützten durch Kredite sowohl die deutsche Spionage als auch die verdeckten Operationen der Deutschen in den USA und in Südamerika. Das brachte 1919 das Overman-Komitee des US-Senats ans Licht. Beteiligt waren auch die Kuhn, Loeb & Co. der Rothschilds sowie Morgans Chase Manhattan Bank. Zudem fand das Komitee heraus, dass die Guaranty Trust, die während des Krieges Kredite an die Alliierten vergeben hatte, insgeheim dafür sorgte, dass Deutschland auf den Londoner Geldmärkten an Kredite kam. Dieses Geld wurde über Südamerika nach Deutschland geschleust.[39]

Während all dies sich 1915 abspielte, setzte die britische Regierung eben jenen J.P. Morgan als einzigen Agenten für den Erwerb des britischen Kriegsgeräts ein, das man in den „neutralen" USA einkaufte. Zudem war Morgan als Einziger für die Kredite von US-Privatbanken zuständig. Großbritannien wurde außerdem der Bürge für alle Güter und Kredite, die die Franzosen, Italiener und Russen aus den USA erhielten. Bis zum Ende des Krieges war Großbritannien, einst das mächtigste Land der Welt, in die Knie gegangen. Auch dies war kein Zufall, sondern geplant. Zum Zeitpunkt der Versailler Friedenskonferenz 1919 schuldete Großbritannien den USA durch den Krieg 4,7 Milliarden Dollar. Die britische Staatsverschuldung stieg zwischen 1913 und 1918 um 924 Prozent, während die Gewinne der Unternehmen, hinter denen die Weltelite steckte, in die Höhe schossen. Der österreichischen Autorin Gertrude Elias zufolge wuchs allein schon das Kapital DuPonts (Komm300) während des Ersten Weltkriegs von 83 Millionen auf 308 Millionen Dollar an.[40] Die „siegreichen" Vertreter der Alliierten in Versailles waren Woodrow Wilson, Lloyd George und Georges Clemenceau. Sie waren mit ihren „Beratern" angereist, um zu entscheiden, welche Reparationen Deutschland den Siegermächten zahlen sollte, und um die Bedingungen für den Friedensvertrag festzulegen. Versailles und seine Sprösslinge sollten zudem den Völkerbund, den ersten Versuch einer geheimen Weltregierung durch die Elite, und den Internationalen Gerichtshof im niederländischen Den Haag hervorbringen. Versailles bestätigte außerdem Israel als jüdischen Staat, wobei die Kontrolle über Palästina bis zu dessen Entstehung in den Händen der Briten liegen sollte. Versailles bedingte auch die Rückkehr der Weltwirtschaft zum Goldstandard, was bedeutet, dass die Währung eines Landes durch Gold gedeckt wird. Und wer kontrollierte das Gold? Die Rothschilds und ein paar weitere Finanziers der Elite.

Die Elite kontrollierte auch die Ereignisse und Entscheidungen in Versailles. Woodrow Wilson wurde von Oberst House (Komm300) und Bernard Baruch „beraten"; Lloyd George (Komm300) wurde von Lord Milner (Komm300; Round Table) sowie von Sir Phillip Sassoon beraten, einem direkten Nachfahren von Mayer Amschel Rothschild; Clemenceau hatte Georges Mandel zur Seite, seinen Innenminister, dessen wahrer Name Jeroboam Rothschild lautete. In der amerikanischen Friedenskommission saßen zudem die Gebrüder Dulles; die Warburgs (Max aus Deutschland und Paul aus den USA); Thomas W. Lamont von der J.P. Morgan; US-Außenminister Robert Lansing, ein Onkel der Dulles; und Walter Lippman (Komm300), der (gemeinsam mit House und anderen) einer der Haupturheber des Völkerbunds und der Gründer des amerikanischen Zweigs der Fabian Society war. Ihr Gastgeber in Frankreich war Baron Edmund de Rothschild, der einer der wichtigsten Befürworter eines jüdischen Staates Israel sowie Hauptmanipulator für dessen Entstehung war.

Die drei Anführer (bzw. Handlanger) stellten in Versailles zwei Komitees auf, die die Nachkriegspolitik erarbeiten sollten. Eines nannte sich die Abteilung für Wirtschaft, und die andere war das Finanzkomitee. Woodrow Wilson ernannte Bernard Baruch zum US-Repräsentanten der Abteilung für Wirtschaft, und Thomas W. Lamont von der J.P. Morgan vertrat die Interessen der USA (der Elite) in Sachen Finanzen. Baruchs Gruppe entschied, dass Deutschland zwölf Milliarden Dollar an Reparationen zahlen sollte. Das war, zusammen mit weiteren Beschränkungen für die deutsche Wirtschaft, das Todesurteil für die neue deutsche Republik, die Weimarer Republik. Das alles sollte die Voraussetzungen für den Machtaufstieg Hitlers liefern. Das Finanzkomitee traf sich später noch einmal in Brüssel, um über eine Rückkehr zum Goldstandard zu diskutieren. Die Wirkung, die dies auf die verschiedenen Währungen hatte, machte es Deutschland unmöglich, die Reparationen zu zahlen. Zwar zeigte der schwedische Professor Cassel dem Komitee gegenüber auf, welche finanziellen Konsequenzen es für alle Nationen hätte, zum Goldstandard zurückzukehren, erreichte mit seinen Einwänden aber nichts. All diese Entscheidungen wurden so koordiniert, dass sie in Europa das Umfeld für den nächsten Krieg schaffen würden, um so die Neue Weltordnung voranzutreiben. Schließlich führte der Goldstandard zu so viel Chaos und Leid, dass man ihn wieder fallenließ, aber der Schaden war bereits angerichtet.

Oberst House setzte den ersten Entwurf für den Pakt des neuen Völkerbundes auf, und Präsident Wilsons berühmtes 14-Punkte-Programm, das er auf der Versailler Konferenz vorschlug, wurde zum Großteil von einer Gruppe aufgestellt, die von Oberst House zusammengestellt worden war. Man nannte diese Gruppe „The Inquiry" [dt.: die Untersuchung]. All diese Leute – Leute wie John Foster Dulles, der künftige US-Außenminister, und sein Bruder Allen, das künftige Oberhaupt der CIA – gehörten zu den Manipulatoren zugunsten der Neuen Weltordnung. House hatte einige Jahre zuvor einen Roman geschrieben mit dem Titel „Philip Dru: Administrator", von dem er später zugab, er enthalte als Fiktion präsentierte Fakten. In dem Buch stellte er seine Philosophie einer neuen Weltordnung dar.[41] George Sylvester Viereck, Wilsons Biograph, sagte: „Die Regierung Wilsons ließ die Romanideen des Oberst zu einer wahren Geschichte werden."[42] In seinem Roman, den er zwei Jahre vor Ausbruch des Ersten Weltkriegs veröffentlichte, schlägt House „... einen Völkerbund" vor. Sieben Jahre später zierte eben dieser Name eine Organisation, die den einzelnen Staaten ihren Willen aufzwingen konnte unter dem Vorwand, die Kriege beenden zu wollen, die ihre Urheber überhaupt erst angezettelt hatten! Man erschaffe die Probleme und biete dann die Lösungen zu selbigen. Die Rockefellers spendeten das Geld für den Bau des Hauptquartiers des Völkerbunds in Genf, Schweiz, wie sie auch später das Grundstück in New York stellen sollten, auf dem das Hauptquartier der Vereinten Nationen errichtet wurde.

Der Völkerbund scheiterte trotz aller Bemühungen der Eine-Welt-Verfechter, weil diese nicht genug Männer im US-Kongress für sich gewinnen konnten. Und wenn die Vereinigten Staaten das Konzept nicht unterstützten, war es nun einmal zum Scheitern verurteilt. Möglich ist, dass der Zweite Weltkrieg die Macht des Völkerbunds ausweiten und diesen in eine ausgewachsene Weltregierung verwandeln sollte. Der Rückschritt aber bedeutete, dass die Elite den nächsten Krieg nutzen musste, um die Nachfolgerin des Bundes auf den Plan treten zu lassen. Als der Völkerbund in sich zusammenfiel, waren die heutigen Vereinten Nationen schon längst in Sicht.

Endnoten

1 Antelman, Rabbi Marvin S.: To Eliminate the Opiate. S. 71f., S. 82f.
2 Kitty Little, eine Forscherin auf dem Verschwörungssektor, die zahlreiche Kontakte zu den höchsten Ebenen des ehemaligen Rhodesiens hatte, sagt, die Rolle, die Rhodes gespielt habe, sei missverstanden worden. Sie behauptet, Rhodes habe verhindert, dass die Rothschilds die Kontrolle über das südafrikanische Gold gewannen. Als Rache hätten diese daraufhin versucht, Rhodes für die Taten des eigentlichen Oberhaupts des Round Table, Alfred Milner, verantwortlich zu machen.
3 Quigley, Carroll: The Anglo-American Establishment. Books In Focus, New York, 1981, S. 312
4 Ebd., S. 5
5 Ebd., S. 197
6 Sutton, Anthony C.: Wall Street And The Bolshevik Revolution. Veritas Publishing, Morley, Westaustralien, 1981, S. 49f.
7 Mullins: The World Order, S. 17
8 Ebd., S. 10
9 Keith, Jim: Alternative 3. Die Beweise. Michaels Verlag, 1999; engl.: Casebook On Alternative 3. IllumiNet Press, Lilburn, USA, 1994, S. 20
10 So gesagt nach dem Krieg auf einer Anhörung vor dem Graham-Komitee, von dem Baruch befragt wurde.
11 Perry Belmont war der Sohn von August Belmont, dem Bankier, der im amerikanischen „Unabhängigkeitskrieg" als Agent der Rothschilds die Seite der Union finanzierte und manipulierte.
12 Norman Dodd berichtete darüber in einem Interview, das Autor William H. McIlhany II. für sein 1980 veröffentlichtes Buch „The Tax Exempt Foundations" (Arlington House, Westport, USA) mit ihm führte. Das Sonderkomitee des Kongresses zur Untersuchung steuerbefreiter Stiftungen erstattete 1954 Bericht. Es wurde nach seinem Vorsitzenden, dem Repräsentanten B. Carroll Reece aus Tennessee, das Reece-Komitee genannt.
13 Siehe Anm. 12.
14 Mullins: The World Order, S. 35
15 Ebd., S. 76. Die Rockefellers haben durch die Ausbeutung Russlands und der Sowjetunion wie auch dadurch, dass sie ihre Männer in wichtige Positionen geschleust haben, immense Gewinne erzielt. Einer ihrer Männer war Präsident Gorbatschow.
16 Wise, J. C.: Woodrow Wilson: Disciple Of Revolution. Paisley Press, New York, 1938
17 Zitiert in Sutton: Wall Street, S. 32f.
18 Ebd.
19 Verbreiteter ist die Schreibweise Bronstein.
20 Sutton: Wall Street, S. 39
21 Dulles, John Foster: American Red Cross. Harper, New York, 1950
22 Sutton: Wall Street, S. 78

23 Quigley, Carroll: Tragedy And Hope. MacMillan, New York, 1966, S. 938. Dieses Buch hat die Manipulatoren so sehr erzürnt, dass es aus den Buchläden verschwand. Nur der Raubdruck ist noch erhältlich.
24 Sutton: Wall Street, S. 46
25 Mullins: The World Order, S. 37. Ein Rittertitel kostete damals zwischen 10.000 und 12.000 britische Pfund, von denen, laut Autor Eustace Mullins, 5.000 an Lloyd George gingen.
26 McCormick, Donald: The Mask Of Merlin. MacDonald, London, 1963, S. 208. McCormick behauptet auch, der britische Geheimdienst sei auf Dokumente gestoßen, die bewiesen, dass so mancher Regierungsbeamter ein Geheimagent von Zaharoff gewesen sei – mit dem Wissen Lloyd Georges!
27 Little, Dr. Kitty: „Subversive Infiltrators Into Westminster And Whitehall. Promotion Of A Federal Europe." Dem „Nolan-Komitee zum Standard des öffentlichen Lebens" vorgelegt (Januar 1995). S. 4, Absatz 16
28 Antelman: Opiate, S. 15
29 US-Kongressakten, 76. Kongress, Bd. 84, Nr. 82, S. 6597-6604
30 „Documents on British Foreign Policy, 1919-1939", erste Reihe, Bd. IV, S. 245-247
31 Der Insider Carroll Quigley schreibt in „The Anglo-American Establishment": „Zwar ist diese Deklaration als Balfour-Deklaration bekannt, doch sollte sie besser ‚Milner-Deklaration' heißen, weil Milner der eigentliche Urheber ist und offenbar auch ihr stärkster Befürworter im Kriegskabinett war. Diese Tatsache wurde erst am 21. Juli 1937 bekannt" (S. 169). Demnach verfasste Lord Milner, der führende Kopf des Round Table, die Balfour-Deklaration in einem Brief an Lord Rothschild, der den Round Table finanzierte und kontrollierte! Wie also standen die Chancen für die Palästinenser, je Gerechtigkeit zu erfahren?
32 Köstler, Arthur: Der Dreizehnte Stamm – Das Reich der Khasaren und sein Erbe. Molden Verlag, 1982; engl.: The Thirteenth Tribe – The Khazar Empire And Its Heritage. ursprünglich bei Hutchison & Co., 1976. Siehe auch Reed, Douglas: Controllers of Zion. Dolphin Press, 1978
33 Van Helsing: Secret Societies, S. 39.
34 Lilienthal, Alfred M.: What Price Israel? Henry Regnery, Chicago, 1953, S. 223f.
35 George, David Lloyd: Is It Peace? Hodder & Stoughton, London, 1923, S. 246-253
36 Ebd.
37 Chomsky, Noam: Letters From Lexington. Common Courage Press, Maine, USA, 1990, S. 3
38 Piper, Michael Collins: Final Judgement, The Missing Link In The JFK Assassination Conspiracy. The Wolfe Press, Washington DC, 1995, S. 82
39 US-Senat, Overman-Komitee, 2:2009
40 Elias, Gertrude; Informationsschreiben, das online veröffentlicht wurde (London 1995)
41 House, Oberst E. Mandell: Philip Dru: Administrator. B. W. Huebsch, New York, 1912
42 Viereck, George Sylvester: The Strangest Friendship In History: Woodrow Wilson And Colonel House. Liveright, New York, 1932, S. 28

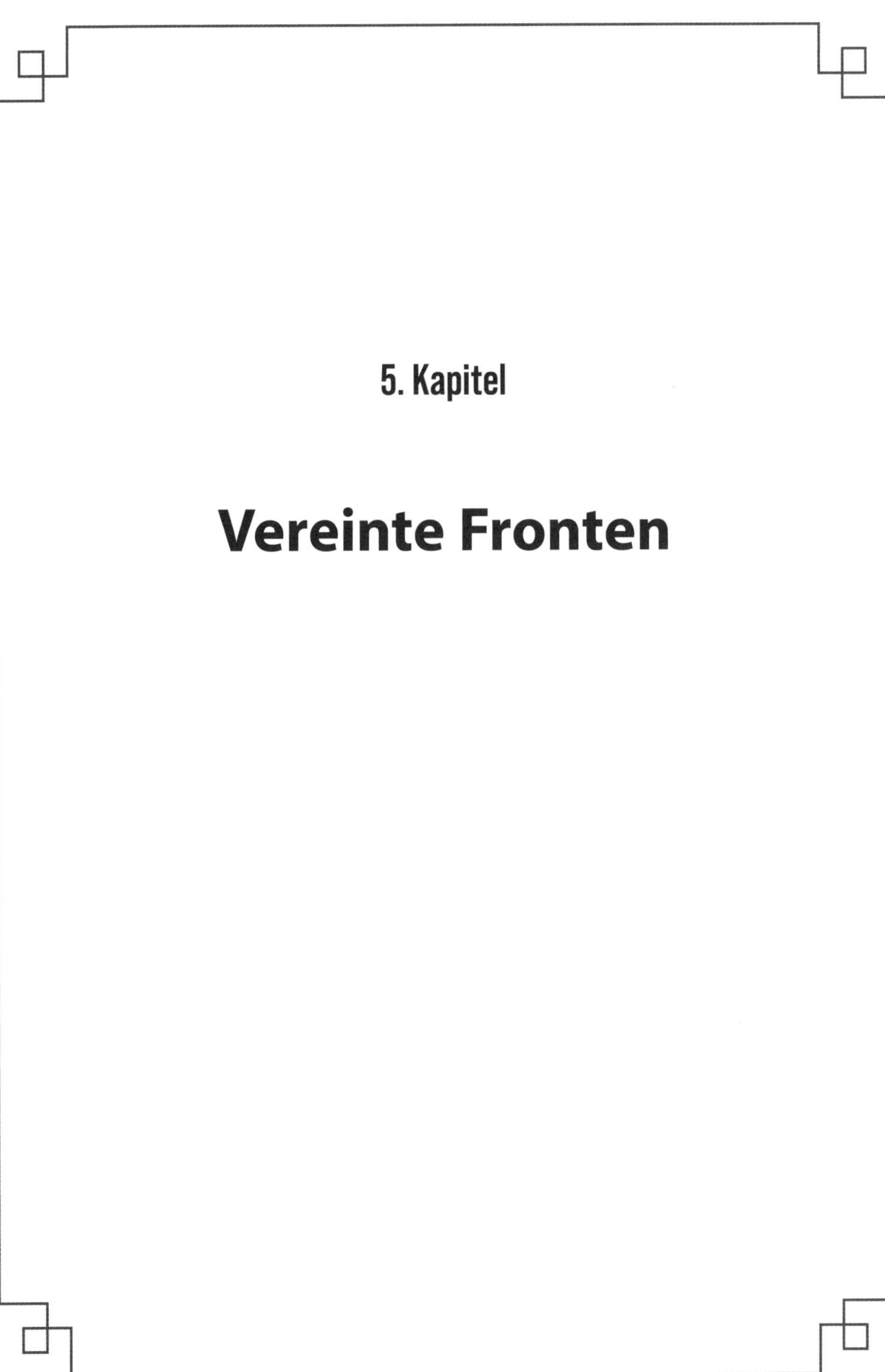

5. Kapitel

Vereinte Fronten

Die Menschheitsgeschichte ist das Ergebnis eines Kampfes zwischen zwei Geisteszuständen: dem, der gefangen nehmen will, und dem, der befreien will. Schauplatz des Kampfes ist der kollektive menschliche Geist.

Seit der zweiten Hälfte des 20. Jahrhunderts hat die Menschheit eine Chance, die sie seit Atlantis nicht mehr hatte: sich aus dem Gefängnis zu befreien und hinaus in die geistige, emotionale und spirituelle Freiheit zu treten. Es geschehen Dinge, auf die ich später ausführlicher eingehen werde, die die hemmenden Schwingungen auflösen und die Erde erneut an die Vibrationen der restlichen Schöpfung anbinden. Wir werden wieder eins sein mit unserem „Vater". Das wird nicht bei jedem einfach so geschehen; der Wunsch danach muss geäußert werden. Aber die Chance ist für alle greifbar, und viele nehmen sie wahr, wie ich durch die tausende von Briefen, die ich erhalte, und die Menschen, die ich treffe, immer wieder erfahre. Wir befinden uns in einer Übergangsphase, die uns aus den alten Schwingungen der Angst heraus und hinein in die erneut erwachenden Schwingungen der Liebe führt.

Unterbewusst weiß das ein jeder von uns, und zunehmend mehr Menschen nehmen dies auch bewusst wahr. Die meisten erinnern sich noch nicht daran, warum sie hier sind, aber das werden sie bald. Die Gefängniswärter der Vierten Dimension wissen auch, was vor sich geht, und das Letzte, was diese Art von Bewusstsein will, ist, dass sein Gefängnis und seine Produktionseinheit für negative Energie in sich zusammenfallen. Der Schlüssel, mit dem wir uns aus dem Gefängnis befreien können, liegt darin, unser Bewusstsein erwachen und wachsen zu lassen, bis es auf einer so hohen, machtvollen Frequenz schwingt, dass wir alle gemeinsam die hemmende Frequenz durchbrechen können. Die Gefängniswärter haben, mittels der Weltelite, alles getan, was in ihrer Macht stand, um unseren Geist zu verschließen und die Menschheit mit Trennlinien zu durchziehen, damit wir nicht als Einheit zusammenarbeiten. An dem von mir beschriebenen beschleunigten Vorgehen bei der globalen Manipulation seit dem Ersten Weltkrieg erkennt man, welchen Druck das Gefängniswärter-Bewusstsein ausübt. Es will, dass das Tempo erhöht wird, mit dem an der Zentralisierung der Kontrolle über den menschlichen Geist gearbeitet wird, bevor die Herausforderung, der sich die Besatzer unseres Planeten gegenübersehen, ihren Höhepunkt erreicht, dem sie seit dem Ende des 20. Jahrhunderts entgegensteuert. Doch auch das beschleunigte Voranschreiten der zentralisierten Kontrolle ist ein Ausdruck des kollektiven menschlichen Geistes in Form einer abwärts führenden Spirale. Wir haben unseren Geist in fremde Hände gelegt und die Gedankenmuster anderer angenommen, was dazu geführt hat, dass wir uns minderwertig fühlen und meinen, unser Leben nicht mehr selbst in die Hand nehmen zu können. Diese Gedankenmuster haben wir in eine physische Wirklichkeit umgesetzt. Anstatt aber aus den Ereignissen, zu denen dies geführt hat, z. B. Kriegen, zu lernen, haben wir zugelassen, dass das Geschehen uns noch mehr Mutlosigkeit, Furcht, Schuldgefühle und Verzweiflung einflößt. Dadurch haben wir uns noch minderwertiger gefühlt, uns selbst noch mehr verachtet und verzweifelt bei anderen nach einem Ausweg aus dieser zunehmenden Finsternis gesucht. Wiederum hat der menschliche Geist diese negative Wahrnehmung in eine Wirklichkeit umgewandelt, in der Macht und Kontrolle noch stärker zentralisiert sind. Denn genau das fordert der menschliche Geist, bedingt durch Angst und Selbstverachtung, auf unterbewusster Ebene. Die Gefängniswärter haben sich diese kollektive Geisteshaltung zunutze gemacht und sie noch zusätzlich angefacht. Doch sie können nicht die entsprechende Realität dazu erschaffen; das können nur wir. Wir erschaffen diese Realität durch das, was wir über uns selbst denken, wie auch durch fremde Gedankenmuster, die wir annehmen, darunter auch die von Gefängniswärtern und Weltelite, die unsere Selbstliebe und unser Selbstwertgefühl auszuhöhlen suchen.

Während des 20. Jahrhunderts hat das Tempo, mit dem die Agenda der Neuen Weltordnung vorangeschritten ist, von Jahr zu Jahr spürbar zugenommen. Nach der Friedenskonferenz von Versailles 1919 schoss ein ganzes Netzwerk von Organisationen aus dem Boden, und inzwischen ist dieses Netzwerk das wirkungsvollste Instrument der Weltelite, wenn es um die Kontrolle von Ereignissen weltweit geht. Die Organisationen innerhalb des Netzwerks werden als harmlose „Denkfabriken“ und Foren dargestellt, doch in Wahrheit gehören sie zu einem Netz aus Täuschung und Manipulation, das die gesamte Welt durchzieht. Sie wurden gegründet mit dem Ziel, alle Bereiche von Politik, Bankwesen, Wirtschaft, Medien, Bildung, Wissenschaft und Militär zu infiltrieren. Ihre Rolle besteht darin, neue Mitglieder zu rekrutieren, die die Philosophie der Neuen Weltordnung unterstützen, und sicherzustellen, dass diese Leute in allen Bereichen des nationalen und internationalen Lebens die wichtigsten Positionen besetzen. Es sind Organisationen innerhalb von Organisationen, die die etablierten Strukturen zerfressen und die Welt auf eine globale Tyrannei zusteuern lassen. All diese Organisationen haben ihren Ursprung im Round Table, der dieses Netzwerk nach der Versailler Konferenz hervorbrachte. Sein erster Sprössling war das Institute of International Affairs, das seinen Sitz im Chatham House in London hat. Als das königliche Oberhaupt Großbritanniens 1926 offiziell die Leitung über das Institut übernahm, wurde es zum „Royal“ Institute of International Affairs. Gegründet wurde es von den Mitgliedern der britischen und der amerikanischen Delegation in Versailles, als diese sich am 30. Mai 1919 im Pariser Hotel Majestic trafen. Die beiden Gruppen setzten sich aus Leuten zusammen, die aus Lord Milners britischem Round Table sowie aus der US-amerikanischen „Untersuchungs"-Gruppe von Oberst House stammten. Um es kurz zu fassen, widmeten sie sich der Erschaffung einer Neuen Weltordnung.

Der Round Table verfügte über enge Beziehungen zu den Imperien von Rothschild, Morgan, Rockefeller und Carnegie und gab diese Beziehungen an das Royal Institute of International Affairs (RIIA) weiter. In Großbritannien saßen die Astors am Steuer sowohl des Round Table als auch des RIIA, unter anderem auch John (Jacob) Astor, ein Direktor der Hambros Bank und Besitzer der Zeitung *The Times* (ab 1922). Auch waren viele von Cecil Rhodes' ehemaligen Verbündeten mit von der Partie. So war ein Mitbegründer des RIIA beispielsweise Sir Abe Bailey, der Besitzer der Transvaal Mines, der gemeinsam mit Lord Milner für den Ausbruch des Burenkriegs sorgte. Auch John W. Wheeler-Bennett war unter den Gründern des RIIA. Er sollte später General Eisenhowers politischer Berater in London werden, während der beiden wesentlichen letzten Jahre des Zweiten Weltkriegs, als darüber entschieden wurde, wie man die Nachkriegswelt gestalten würde. Das Chatham House am St. Jame's Square 10 in London ist nach William Pitt, dem Grafen von Chatham, benannt. Er war einer von drei britischen Premierministern, die dort gewohnt haben. Der Himmel allein weiß, wie vielen Ministern und Premierministern dort noch der politische Kurs diktiert worden ist.

Das Institute of International Affairs begann umgehend, das Bildungssystem zu infiltrieren und seinen Einfluss über die ganze Welt auszuweiten. Innerhalb Großbritanniens hat das Institut enorme Geltung in Oxford und anderen Universitäten sowie in der London School of Economics. Diese Infiltration sowie all die Publikationen und Propagandamaßnahmen zu finanzieren, war nie problematisch. Wann immer Geld gebraucht wird, wird irgendein Zweig des Bruderschaftsnetzwerks es liefern. Im Jahr 1926 kam das Geld für Bücher und andere Werke beispielsweise von der Carnegie United Kingdom Trustees, der Bank von England und von J. D. Rockefeller. Die Rothschilds waren und sind die eigentliche Macht hinter den Kulissen. Schon sieben Jahre nach der Gründung des Instituts stand fest, wie die großen Banken und multinationalen Konzerne es finanzieren würden; und auch heute noch spenden viele internationale Unternehmen für die Sache. 1926 kamen die Spenden unter anderem von: der Bank von England; der Barklays Bank; den Lloyds und der Lloyds Bank; der Westminster Bank; der Midland Bank; der Hambros Bank; der Rothschild & Sons; der Ford

Motor Company; der Anglo-Iranian Oil (heute BP); der Baring Brothers; der Imperial Chemical Industries (ICI); der British South Africa Company; der Mercantile and General Insurance Company; der Erlangers Ltd.; der Lever Brothers; der Stern Brothers; der Vickers-Armstrong; der Central Mining & Industrial Investment Ltd.; der British American Tobacco Company; der Whitehall Securities Corporation; und der Nachrichtenagentur *Reuters*, die ihre Nachrichten an Zeitungen und Rundfunkanstalten weltweit liefert.[1]

In den darauffolgenden Jahren entstanden weitere Zweige des Instituts in Australien, Kanada, Namibia, Neuseeland, Nigeria, Trinidad/Tobago und in Indien, wo man es den Council of World Affairs nennt. Die bei weitem einflussreichste Schöpfung des Instituts ist jedoch der Council on Foreign Relations (CFR) in den Vereinigten Staaten, der bald schon alle Bereiche des amerikanischen Lebens durchdringen sollte. Gegründet wurde er 1921 im Harold Pratt House, 68. Straße Ost, New York, der ehemaligen Villa der Pratts, die enge Freunde der Rockefellers waren. Kurz darauf übernahmen Oberst House und seine Männer, darunter die Rockefellers und insbesondere J. P. Morgan, die allgemeine Verwaltung. Der erste Präsident des CFR war John W. Davis, J. P. Morgans persönlicher Anwalt; der erste Vizepräsident war Paul Gravath von einer Anwaltskanzlei, die die Morgans vertrat; und der erste Vorsitzende des Rates war Russell Leffingwell, ein Geschäftspartner der Morgans. Eindeutig eine dieser „unabhängigen" Organisationen. Der Council on Foreign Relations und das Institute of International Affairs sind ein und dieselbe Organisation, die auf beiden Seiten des Atlantiks nach derselben Agenda auf dieselben Ziele hinarbeitet. Ihre Mitglieder besetzen allesamt Führungspositionen in Regierung – unter anderem als Präsident –, im Bankwesen, in der Wirtschaft, im Bildungswesen, im Militär und in den Medien.

Die Macht des Council on Foreign Relations nahm schnell zu, und heute kontrolliert der Rat die gesamte Regierung der USA, insbesondere die Außenpolitik. Sein Ziel ist es, eine Weltregierung einzuführen, und die USA hat er bereits mit einem Netz aus ihn unterstützenden Gruppen überzogen. Jede dieser Tarnorganisationen, wie z. B. der CFR, besitzt eine ähnliche Struktur, die auf der des Round Table basiert: verschiedene Zirkel von Mitgliedern unterstehen einer zentralen Elite. Der innerste Kreis kennt die Agenda und arbeitet rund um die Uhr an ihrer Umsetzung. Der nächste Zirkel kennt die ganze oder zumindest einen Großteil der Agenda und werkelt innerhalb des eigenen Einflussbereichs – Politik, Banken, Medien etc. – daran, die Welt in die gewünschte Richtung zu dirigieren. Die übrigen Kreise kennen nur einen kleinen Teil der wahren Geschichte. Man lockt sie, die Organisation zu unterstützen, indem man ihnen die Vorstellung vermittelt, eine Weltregierung sei die einzige Möglichkeit, dem Leid der Menschheit zu begegnen. Was diese letzte Gruppe nicht begreift, ist, dass dieses Leid von eben den Organisationen verursacht wird, an denen sie mitwirken.

Viele der Personen, die ich in diesem Buch nenne, sind nicht etwa aus Bösartigkeit beteiligt, sondern weil sie ehrlich glauben, die Agenda der Neuen Weltordnung sei der beste Weg, der Welt Frieden und Stabilität zu bringen. Einige wenige Mitglieder der Tarnorganisationen der Elite hatten den Mut aufzubegehren, als sie das Spiel durchschauten. So war Admiral Chester Ward, ein ehemaliger Wehrdisziplinaranwalt der US-Marine, 16 Jahre lang Mitglied des Council on Foreign Relations. Er sagte, der Zweck dieser Organisation bestehe darin, die „Souveränität und die nationale Unabhängigkeit der USA in einer allmächtigen Weltregierung zu ertränken". In seinem Buch „Kissinger On The Couch", das er zusammen mit Phyllis Schafly verfasste, schreibt Ward:

> „... Die Lust, die Souveränität und Unabhängigkeit der Vereinigten Staaten in die Knie zu zwingen, durchdringt einen Großteil der Mitglieder und insbesondere die Führung mehrerer verschiedener Gruppen, die im Grunde eine einzige polyzentrische Organisation sind ... [Die Hauptgruppe] besteht aus den Ideologen, die eine globale Weltregierung verfechten – man bezeichnet sie auch höflicher als die organisierten Internationalisten. Sie sind diejenigen, die die Tradition der Gründer fortführen."[2]

Der Autor James Perloff hat jede einzelne Ausgabe des Magazins des CFR mit dem Titel *Foreign Affairs* gelesen, seit es 1922 zum ersten Mal erschienen ist. Sein Urteil: „... Die an das Council on Foreign Relations erhobenen Anschuldigungen – das angestrebte Ziel einer Weltregierung und der Hang zum Kommunismus – sind wahr." Er sagte, die Tatsache, dass die US-Regierung in Washington stets von CFR-Mitgliedern dominiert worden sei, habe „den Kurs der amerikanischen Außenpolitik dieses [des 20.] Jahrhunderts, die die Stärke der Vereinigten Staaten zerfressen und die Verbündeten der USA manchmal gänzlich vernichtet hat, maßgeblich beeinflusst".[3] Was für den CFR gilt, trifft auch auf all die anderen „Denkfabriken" zu, die nach ihm entstanden sind.

Das Netzwerk der Kontrolle, das in Großbritannien und den USA seinen Anfang nahm, breitete sich während der 1920er und 1930er über die gesamte Welt aus. Das Institute of Pacific Relations beispielsweise wurde 1924 gegründet und von Jerome D. Greene angeführt, einem Bostoner Bankier, der Morgan und den Rockefellers sehr nahestand. Man plante, auf diese Weise das Netzwerk auf die Regierungen und Konzerne in Fernost ausweiten zu können. Neben Greene saß im herrschenden Rat Lionel Curtis, der federführend bei der Gründung des Royal Institute of International Affairs gewesen ist. Im Laufe dieses Buches werden Sie sehen, dass dieses Netzwerk aus bekannten Namen und Organisationen immer dort auftaucht, wo wichtige Ereignisse inszeniert werden. Eine Bruderschafts-Mafia aus Organisationen und Einzelpersonen, die alle von einer Elite kontrolliert wurden, warf ihr aus Manipulation gewebtes Netz von London aus über den Atlantik bis nach Washington und darüber hinaus.

Ein Großteil des Geldes für das Netzwerk um die Neue Weltordnung stammt von den steuerfreien Stiftungen. Dabei handelt es sich um Stiftungen, die von den hohen Tieren aus Bankwesen, Finanzwelt und Wirtschaft ins Leben gerufen und dazu benutzt werden, verschiedenen Zwecken Geld zukommen zu lassen. Personen wie die Rockefellers, Fords und Carnegies haben allesamt Stiftungen gegründet und sie als Instrumente der Menschenfreundlichkeit hingestellt. In Wahrheit sind diese Stiftungen nichts anderes als Steuerhäfen, die unter dem Deckmantel der Wohltätigkeit daherkommen, und das meiste Geld wird an Organisationen und Sachgebiete geschleust, die die zentralisierte Kontrolle unterstützen und fördern. Dieser Sachverhalt kam in den 1950ern ans Licht, aber die Kontrolle, die die Elite über die Medien hat, sorgte dafür, dass er rasch wieder verdunkelt wurde. Der US-Kongress rief 1953 ein Komitee ins Leben, dem B. Carrol Reece aus Tennessee vorstand und das die Methoden der steuerbefreiten Stiftungen untersuchen sollte. Der Forscher und „Insider" Carroll Quigley schreibt in seinem Buch „Tragedy And Hope":

> „Bald schon stellte sich heraus, dass einige enorm reiche Personen es nicht gutheißen würden, wenn die Untersuchung zu weit ginge. Keine der ‚angesehendsten Zeitungen unseres Landes', die mit diesen enorm reichen Personen verbrüdert sind, hätte die Enthüllungen begeistert genug aufgegriffen, sodass sich eine Veröffentlichung weder auf die Wählerstimmen noch auf die Parteispenden ausgewirkt hätte."
>
> **(S. 995)**

Was die Zeitungen nicht begeistert genug aufgriffen, waren die Entdeckungen, die das Reece-Komitee machte: Dass die reichen Bankiersfamilien den Stiftungen zwar Geld spenden, aber darüber bestimmen, wofür es verwendet wird; alle großen Stiftungen hängen zusammen und gehen nach einer gemeinsamen Strategie vor; sie reißen nach und nach die Sozialwissenschaften in den USA an sich und unterdrücken alle Sozialwissenschaftler, die mit ihren Plänen nicht einverstanden sind; Forschungsarbeiten, die von den Stiftungen gesponsert werden, werden oft verzerrt, um zu den Ergebnissen zu gelangen, die die Geldgeber sehen wollen; alle US-Bildungsinstitutionen, die sich den Vorgaben nicht beugen, bekommen keine Zuschüsse; die Stiftungen schleusen „Rhodes Scholars" in die Regierung ein; die Stiftungen bezuschussen Geschichtsbücher, die den Menschen die Wahrheit vorenthalten. Das Reece-Komitee fand heraus, dass die Carnegie-Stiftung, die sich den internationalen Frieden auf die Fahne geschrieben hat, den Krieg fördert und dass die Stiftungen die Vereinten Nationen als das Fundament einer sozialistisch-kommunistischen Koalition präsentieren. All diese Ergebnisse stammen von einem offiziellen Komitee des US-Kongresses.[4]

Auch heute läuft es noch so wie oben beschrieben, und hinter dem Namen all dieser Stiftungen, auch der von Ford und Carnegie, stehen als kontrollierende Instanz wieder die Rockefellers. Vor allem die Ford-Stiftung geriet in Kritik. Sie hatte der „Bildung" eine Milliarde und dem Council on Foreign Relations eine Million Dollar zukommen lassen. All diese Stiftungen sind lediglich ein weiteres Instrument der weltweiten Manipulation. Norman Dodd war der Leiter des Untersuchungskomitees, und im Rahmen seines Berichts befragte er H. Rowan Gaither, den damaligen Präsidenten der Ford-Stiftung. Gaither berichtete ihm, seine Stiftung erhalte ihre Anweisungen vom Weißen Haus und diese Anweisungen liefen allesamt darauf hinaus, alles zu unternehmen, was möglich sei, um die Struktur innerhalb der Vereinigten Staaten so zu verändern, dass eines Tages eine Fusion mit der Sowjetunion glatt über die Bühne gehen könne.[5] Die Stiftungen dienen besonders dazu, Projekte zu finanzieren, mit denen sich die öffentliche Meinung formen lässt.

In den Jahren nach dem Ersten Weltkrieg hat das zusammenhängende Netzwerk aus Denkfabriken und Stiftungen die Wirkungskraft der Verschwörung erheblich ausgeweitet. Ebenfalls wurde in diesem Zeitraum das eingefädelt, was schließlich als der Zweite Weltkrieg eskalieren sollte. Auch dieser Konflikt ist von den Bankiers herbeigeführt worden. Hätten sie nicht geduldet, was geschah, hätte es keinen Krieg gegeben. Der Zweite Weltkrieg ist schon vor Versailles geplant worden. In Versailles sorgte das Netzwerk aus den Rothschilds, der Wall Street, Oberst House, Bernard Baruch und dem Round Table dafür, dass Deutschland mit utopischen Reparationsleistungen belastet wurde, die das neue demokratische Deutschland zerstören mussten und dem Diktator Adolf Hitler auf seinem Weg an die Spitze den Weg ebneten. Deutschland wurde in Versailles nicht nur ein immenser Schuldenberg aufgelastet, sondern man raubte dem Land darüber hinaus noch 75 Prozent seines Eisenerzes, 68 Prozent seines Zinks und 26 Prozent seiner Kohle. Es dauerte nicht lange, da verkündete Frankreich,

Deutschland sei mit seinen Reparationszahlungen im Rückstand, woraufhin französische Truppen das Ruhrgebiet besetzten. Bei diesem „Rückstand", so sollte sich herausstellen, handelte es sich um ein geringes Defizit bei der Auslieferung von Kohle und Telegraphenmasten. Der französische Schachzug ließ die deutsche Mark in den Keller fallen, und sie sank bis auf 7.592 Mark pro Dollar. Das überrascht nicht sonderlich, wenn man bedenkt, dass das Ruhrgebiet 80 Prozent von Deutschlands Kohle, Eisen und Stahl produzierte. Im November 1923 war die deutsche Währung auf 4.200 Milliarden Mark pro Dollar gefallen.

Es folgte ein doppelter Schlag von Wall Street und britischem Bankenkartell. Beide finanzierten zunächst die Wiederaufrüstung Deutschlands und sorgten so dafür, dass Deutschland bereit war für den nächsten Krieg. Dann führten sie einen Wirtschaftskollaps in Deutschland herbei, um Adolf Hitler an die Macht zu bringen. Dieser zweifache Schlag bestand aus dem Dawes- und dem Young-Plan. General C. Dawes sollte auf Geheiß der US-Regierung eine Lösung für das deutsche Reparationsfiasko ausarbeiten. Er schlug eine Reihe von kurzfristigen Krediten vor, die die Banken der Wall Street bereitstellen sollten, um den Deutschen aus der Misere zu helfen. Natürlich trug das nur zu dem Schuldenberg bei und schob den deutschen Wirtschaftskollaps ein wenig auf. Der Kollaps sollte zu einem Zeitpunkt kommen, an dem er Adolf Hitler an die Macht bringen würde. Lloyd George sagte gegenüber dem New Yorker *Journal American* vom 24. Juni 1924:

> „Die internationalen Bankiers haben den Dawes-Beschluss bezüglich der Reparationszahlungen diktiert. Das Protokoll, das die Alliierten, ihre Bündnismächte und Deutschland unterzeichneten, stellt den Triumph der internationalen Finanziers dar. Ein Einvernehmen wäre ohne das schnelle, brutale Eingreifen der internationalen Bankiers niemals erreicht worden. Sie fegten Staatsmänner, Politiker und Journalisten beiseite und erteilten ihre Befehle mit der Herrschsucht absolutistischer Monarchen, die sich bewusst sind, dass ihre skrupellosen Dekrete ohne Widerspruch erfüllt werden. Der Beschluss ist der gemeinsame Ukas von König Dollar und König Sterling. Der Dawes-Bericht stammt von ihnen. Sie inspirierten und formten ihn. Der Dawes-Bericht wurde von den Geldkönigen kreiert. Die Befehle, die die deutschen Finanziers [mit der Warburg-Bank an der Spitze] ihren politischen Repräsentanten gaben, waren ebenso absolut wie die, die die Bankiers der Alliierten ihren politischen Repräsentanten erteilten."

Das war so, weil die Bankiers der Deutschen und der Alliierten auf derselben Seite standen. Sie waren durch den Kult um das Allsehende Auge verbunden, eine Macht, die bis weit in die Vergangenheit zurückreicht.

Die kurzfristigen Kredite, die Deutschland im Rahmen des Dawes-Plans gewährt wurden, kamen ausgesuchten deutschen Unternehmen zugute, die eine wesentliche Rolle bei der Wiederaufrüstung spielten. Dieses Geld war dafür verantwortlich, dass der Pharmakonzern I.G. Farben, der in Wahrheit Hitlers Kriegsmaschine war, expandieren konnte. Das deutsche Unternehmen Farben hatte bereits im Ersten Weltkrieg Giftgas hergestellt, wofür der Fanatiker Fritz Haber verantwortlich war. Der Rest des Geldes ging an andere deutsche Kartelle oder deutsche Tochtergesellschaften amerikanischer Unternehmen. Darunter an AEG (die deutsche General Electric), United Steelworks und die American I.G., eine hundertprozentige Tochter der I.G. Farben. Diese Kredite, zu denen auch Morgan und Rothschild beigesteuert hatten, machten, gemeinsam mit der Technologie, die aus den USA an die deutschen Kartelle geliefert wurde, den Zweiten Weltkrieg erst möglich. Ohne diese Hilfe hätte es den Krieg nie gegeben. Der deutsche US-Botschafter William Dodd schrieb in einer Mitteilung an Präsident Franklin D. Roosevelt vom 19. Oktober 1936:

> „Gegenwärtig haben über hundert amerikanische Unternehmen deutsche Tochtergesellschaften, die miteinander kooperieren. Die DuPonts haben drei Verbündete in Deutschland, die das Waffengeschäft fördern. Ihr Hauptverbündeter ist die I.G. Farben, die der Regierung gehört und jedes Jahr 200.000 Mark an eine Propagandaorganisation spendet, die sich an den Ansichten der USA orientiert. Die Standard Oil Company (das New Yorker Tochterunternehmen) schickte im Dezember 1933 2.000.000 Dollar nach Deutschland und hat pro Jahr 500.000 Dollar Gewinn dadurch gemacht, dass sie den Deutschen bei der Herstellung von Ersatzgas für Kriegszwecke geholfen hat. [...] Der Präsident der International Harvester Company sagte mir, das Geschäftswachstum seines Unternehmens in Deutschland (ich glaube, er produziert Waffen) wachse jährlich um 33 Prozent, müsse die Gewinne aber in Deutschland lassen. Selbst unsere Luftfahrtleute haben geheime Abkommen mit den Krupps. Die General Motors Company [Morgan] und Ford sind durch ihre deutschen Tochterunternehmen hier geschäftlich überaus aktiv und erzielen Gewinne. Ich erwähne diese Tatsachen, weil sie die Sachlage komplizierter machen und das Kriegsrisiko vergrößern."[6]

Das war eine schockierende Geschichte über die Verwicklung großer US-Konzerne in die Wiederaufrüstung von Nazi-Deutschland, und sie wird um so schockierender durch die Tatsache, dass sie vom US-Botschafter in Deutschland stammt. Was tat Roosevelt? Nichts. Franklin D. Roosevelt, ein entfernter Cousin des früheren US-Präsidenten Theodore Roosevelt, kam durch eine von der Wall Street geschaffene Depression in der US-Wirtschaftswelt an die Macht und konnte sich seines Wahlsiegs sicher sein, als die Wall Street ihm mit ihrer Finanz- und Medienmacht Rückendeckung gab. Ein weiterer seiner Unterstützer war Meyer Lansky, das Oberhaupt des internationalen Verbrechersyndikats, zu dem auch die Mafia gehörte. Zwar wird oft der Begriff „Mafia" verwendet, um das Netzwerk des organisierten Verbrechens zu beschreiben, doch tatsächlich ist die italienische Mafia nur ein Teil des Gesamtbildes, wenn auch ein wichtiger. Lansky gehörte zu den Topmännern des Syndikats, und Roosevelt kam dank seiner finanziellen Unterstützung und seiner Schmiergelder an die Macht.[7] Einmal mehr wurde das amerikanische Volk betrogen. Einige seiner angesehenen Förderer erschufen eine Organisation, die sich gegen Roosevelt wandte – eine Strategie der Weltelite, die sich ständig wiederholt. Sie nannte sich die „Liberty League". Was sie proklamierte, stellte sicher, dass sie bald als „rechtsextrem" und „antisemitisch" eingestuft werden würde. Das lieferte die Rechtfertigung dafür, die gesamte Opposition Roosevelts, selbst alle ehrbaren Personen, als politisch rechts und antisemitisch abzustempeln. Die Liberty League wurde gegründet von Pierre und Irene DuPont (die 325.000 Dollar beisteuerten), J.P. Morgan, den Rockefellers, J. Howard Pew und William J. Knudsen, der später von eben dem Präsidenten, dem die Liberty League „sich entgegenstellte", eine führende Position erhalten sollte.[8] Auf diese Weise werden die Roboter-Radikalen der politischen Linken und Rechten weltweit missbraucht, um eine aufrichtige und ehrliche Opposition in Verruf zu bringen.

Wie Amerika und Deutschland sich auf den Krieg vorbereiteten und wie sowohl Hitler als auch Roosevelt an die Macht kamen, ähnelt sich auf bemerkenswerte Weise. Wir wissen bereits, dass die Elite die deutsche Wirtschaft in den Kollaps führte, und in Amerika geschah dasselbe. In den 1920ern verführte die Elite die US-Börse dazu, sich zu übernehmen, und anschließend erließ die Federal Reserve eine Reihe rigider neuer Bankgesetze, die die kleineren Bankhäuser einem enormen Druck aussetzten. Es war das sogenannte „Truthahnschießen", bei dem die Weltbanken die kleinen Fische verschlangen und so ihre Macht massiv ausdehnten. Als das Schlachten vorbei war, nahm die Federal Reserve die neuen Gesetze wieder zurück. Der Börsencrash an der Wall Street 1929 stürzte das Land in eine wirtschaftliche Depression.

Sowohl in den Vereinigten Staaten als auch in Deutschland wurde dieselbe Lösung angeboten: noch mehr Geld von den Banken zu leihen. Dem amerikanischen Volk wurde als Weg aus der Depression Roosevelts „National Recovery Act", auch „New Deal" genannt, präsentiert. Tausende von Meilen entfernt, jenseits des Atlantiks, wurde den Deutschen von Adolf Hitler derselbe Plan unter einem anderen Namen vorgeführt. Roosevelts

New Deal war das Werk von Gerald Swope, der zahlreichen Roosevelt-Organisationen angehörte. Er war Vorsitzender der von Morgan kontrollierten International General Electric sowie Direktor der deutschen General Electric (AEG). Roosevelt war ein weiterer Woodrow Wilson. Wie schon Wilson vor ihm, sollte auch er gewählt werden, weil er den Menschen versprach, dass Amerika in keinen Krieg eintreten werde, obwohl er genau wusste, dass exakt dies passieren würde. Wieder zog Oberst House hinter den Kulissen die Fäden. Im Jahr 1932 besuchte er Roosevelt fast täglich in dessen Haus in der 65. Straße Ost in New York.[9]

Was für ein „Zufall" es doch ist, dass sowohl Roosevelt als auch Hitler als Folge einer Wirtschaftsdepression an die Macht gelangten, ihren Lösungen dieselben Grundsätze im Stil des „New Deal" zugrunde lagen und dass beide von Personen beraten wurden, die sowohl mit den amerikanisch-deutschen Kartellen als auch mit der Bank für Internationalen Zahlungsausgleich (Bank of International Settlements) in Zusammenhang standen, die ebenfalls von der Elite beherrscht wird. Zudem hatten beide ihren Amtsantritt im Jahr 1933! Die Welt ist ein Dorf, nicht wahr? In demselben Dorf wohnten übrigens auch Margaret Thatcher und Ronald Reagan, die in den 1980ern auf beiden Seiten des Atlantiks an die Macht gelangten, nachdem sich vorab die Wirtschaftsstrategie der 1930er wiederholt hatte: Thatcherismus und Reaganomie.

Dass Hitler an die Macht kommen würde, zeichnete sich schon 1929 ab, nachdem die kurzfristigen Kredite im Rahmen des Dawes-Plans ausgelaufen waren und Deutschlands Schuldenberg um zusätzliche 16 Milliarden Dollar angewachsen war. Owen D. Young, einer von Franklin D. Roosevelts Hauptfinanziers, wurde beauftragt, Lösungen für das Problem der deutschen Zahlungsunfähigkeit vorzulegen. Young hatte bei Morgan eine leitende Position inne und war das Oberhaupt der von Morgan beherrschten General Electric. Der Plan Youngs, als Reparationsleistungen nur noch Geld und keine Sachgüter mehr zu akzeptieren, zwang die deutsche Wirtschaft beinahe über Nacht in die Knie. Aber das war ja auch der Zweck seines Plans. Dr. Fritz Thyssen, einer der großen Geldgeber Hitlers, sagte in einer Befragung 1945 aus:

> „Dass der Young-Plan und seine finanziellen Richtlinien Zustimmung fanden, ließen die Arbeitslosigkeit mehr und mehr ansteigen, bis etwa eine Million Menschen erwerbslos waren. Das Volk war verzweifelt. Hitler sagte, er werde die Arbeitslosigkeit bekämpfen. Die damalige deutsche Regierung war unfähig, und die Situation der Menschen verschlechterte sich zusehends. Das war der Grund für den enormen Erfolg, den Hitler bei der Wahl hatte. Bei der letzten Wahl erhielt er etwa 40 Prozent der Stimmen."[10]

Das Netzwerk, das sowohl die Nazis als auch die Alliierten an oberster Stelle verbindet, ist deutlich zu erkennen. Während Millionen in einem Krieg kämpften und starben, in dem es in ihren Augen um die Freiheit ging, manipulierte ein und dieselbe Macht die Angelegenheit von beiden Seiten aus. Ohne diese beiden Seiten hätte es keinen Krieg gegeben.

Die österreichische Autorin und Forscherin Gertrude Elias sieht in Hjalmar Schacht einen wichtigen Verbindungsmann zwischen den Nazis und der die Wall Street und die City von London beherrschenden Elite.[11] Schacht war Hitlers Finanzberater und Präsident der deutschen Reichsbank. Die zwei Signaturen auf dem Dokument, mit dem am 17. März 1933 Schachts Ernennung bestätigt wurde, stammten von Adolf Hitler und Max Warburg, dem Strohmann der Rothschilds.[12] Im Jahr 1930 gründete Schacht zudem im schweizerischen Basel die Bank für Internationalen Zahlungsausgleich, eine weitere Bank der Weltelite. Eine Schlüsselfigur in England war Montagu Norman (Komm300), der Gouverneur der Bank von England, die von den Rothschilds kontrolliert wurde, sowie ein enger Freund Schachts. Tatsächlich standen sich die beiden so nahe, dass Schacht seinen Enkel nach Norman benannte. Norman war es auch, der auf eine Anhebung der US-Zinssätze durch die Federal Reserve drängte, was sich als letzter Anstoß für den Zusammenbruch an der Wall Street, den New Deal und Franklin D. Roosevelt erweisen sollte. Norman war damals der einflussreichste Bankier der Welt, und was er im Bunde mit der Wall Street tat, war ausschlaggebend.

Als Hitler schließlich mit hoher Mehrheit gewählt worden war, veränderte sich die Haltung der Bank von England und der Federal Reserve gegenüber Deutschland. Sie boten dem Nazi-Regime Kredite, und nachdem die Nazis erfolgreich in der Tschechoslowakei einmarschiert waren, machte Norman sechs Millionen britische Pfund in tschechoslowakischem Gold für Hitler locker, das in London deponiert wurde. Premierminister Neville Chamberlain hatte dazu grünes Licht gegeben.[13] Am 11. Juni 1934 und noch einmal im Oktober desselben Jahres trafen sich Norman und Schacht heimlich in Badenweiler im Schwarzwald, um sich über die Kredite für Hitler und die Nazis zu einigen.[14] Wer aber stand hinter Norman? Seine Familie schien den Titel des Gouverneurs der Bank von England als ihr persönliches Eigentum zu betrachten. Sein Großvater George Warde Norman war von 1821 bis 1872 der Gouverneur, und sein anderer Großvater, Lord Collet, trug diesen Titel zwischen 1887 und 1889. Montagu Norman arbeitete eine Zeitlang in den USA im Büro des von Rothschild bezuschussten Unternehmens der Gebrüder Brown (später Brown Brothers, Harriman). Außerdem war er mit der Familie von W.A. Delano (Komm300) befreundet,

Verwandten von Franklin Delano Roosevelt, der zu derselben Zeit der Präsident der Vereinigten Staaten war, in der Norman der Bank von England vorsaß. In Wahrheit war der allmächtige Bankier ein Speichellecker der Rothschilds, und wieder einmal wurde der altbewährte Trick angewandt: auch er galt als antijüdisch.

Auch heute noch ist die Bank von England das Lehnsgut der Weltelite. Gertrude Elias behauptet, dass die Bank mit dem führenden Zionisten, Lord Bearsted von der Royal Dutch Shell, gemeinsame Sache machte, um den Transfer der Güter reicher deutscher Zionisten nach Palästina zu erwirken. Diese Güter, sagt sie, hätten dazu beigetragen, die Wirtschaft des jungen zionistischen Staates aufzubauen. „Sie waren die privilegierte Emigrantenklasse, während man den Juden, die nichts besaßen, das Asyl verweigerte und sie durch den Holocaust kaltstellen ließ", fügt Elias hinzu.[15] Ich glaube, dass all dies von der „jüdischen" Elite eiskalt berechnet war aus Gründen, auf die ich bald zurückkommen werde.

Ich möchte Sie mit dieser Masse an Details nicht etwa einschläfern, sondern deutlich machen, dass nachweisbar ist, dass der Zweite Weltkrieg und der Aufstieg Hitlers von der Elite in Großbritannien und den USA kreiert wurden. Wir müssen uns von der Verschwörungstheorie wegbewegen und erkennen, dass es sich um Verschwörungsfakten handelt. Nur dann können wir dagegen angehen. Wesentlich beigetragen zum Aufbau der Nazi-Kriegsmaschinerie haben ein paar der bekanntesten US-Unternehmen, die Hitler über ihre deutschen Tochtergesellschaften bzw. Partner unterstützten. Im Folgenden nur einige der zahllosen Beispiele dafür, wie dies heimlich vonstatten ging ...

I. G. Farben / Standard Oil

Die deutsche Produktion von Stahl und anderen für den Krieg benötigten Gütern erlebte in den Jahren vor 1939, als der Krieg ausbrechen sollte, einen enormen Aufschwung. Das Herzstück der Wiederaufrüstung bildete der Chemiegigant I. G. Farben. Wie Senator Homer T. Bone 1943 gegenüber einem Komitee des US-Senats sagte, war „die I. G. Farben Hitler, und Hitler war die I. G. Farben".[16] Die Kriegsversion dieses riesigen Kartells entstand durch amerikanische Anleihen. Es investierte an der Wall Street, und bis 1939 war die Farben der größte Chemikalienhersteller weltweit geworden. Und wer kontrollierte die I. G. Farben, die Juden und andere Gruppen als Sklavenarbeiter einsetzen sollte? Die Rothschilds, die sich hinter einer Reihe von Strohmännern und Unternehmen verbargen. Unter den deutschen Bankiers im Aufsichtsrat der Farben saß bis Ende der 1920er auch Max Warburg, der Bruder Paul Warburgs von der Manhattan Bank, der von den Rothschilds in die Vereinigten Staaten geschickt worden war, um dort eine Zentralbank durchzusetzen und so die US-Wirtschaft an sich zu reißen. Die Warburg-Brüder waren ein perfektes Paar und zogen von den USA und von Deutschland aus am gleichen Strang. In einem Bericht des US-Marinegeheimdienstes vom 2. Dezember 1918 heißt es: „Paul Warburg. Deutscher, 1911 in den USA eingebürgert; vom deutschen Kaiser dekoriert; wickelte große Summen ab, die von deutschen Bankiers an Lenin und Trotzky gingen. Sein Bruder Max leitet das deutsche Spionagesystem."[17] Paul Warburg war im Aufsichtsrat der American I. G., der amerikanischen Tochtergesellschaft der Farben. Neben ihm saßen dort noch Edsel Ford (der Sohn Henry Fords) von der Ford Motor Company, Charles E. Mitchell von der Federal Reserve Bank in New York und Walter Teagle, ein enger Freund Franklin D. Roosevelts von der Standard Oil. Wohlgemerkt galten der Einfluss und die Unterstützung all dieser amerikanischen Topmänner einem Unternehmen, über das es in einem Bericht des amerikanischen Kriegsministeriums heißt:

> „Ohne die enorme Produktionskapazität, die intensive Forschung und das breite internationale Beziehungsgeflecht der I. G. wäre der Krieg für Deutschland so undenkbar wie unmöglich gewesen. Die Farben konzentrierte nicht nur ihre gesamte Energie auf die Aufrüstung Deutschlands, sondern auch darauf, die als Opfer Auserkorenen zu schwächen. Diese doppelte Bemühung, das industrielle Kriegspotential Deutschlands auszuweiten und das der übrigen Welt zu beschränken, wurde nicht ‚auf normalen Geschäftswegen' geplant und abgewickelt. Es gibt überwältigende Beweise dafür, dass die Führungskräfte der I. G. Farben über die Welteroberungspläne Deutschlands sowie jeden später durchgeführten aggressiven Schritt bereits vorab genau Bescheid wussten ..."[18]

Das Farben-Imperium wurde zu einem Staat im Staate und leitete ihr eigenes Wirtschaftsreich. Berichte und Untersuchungen, die während und nach dem Krieg erstellt bzw. durchgeführt wurden, zeigen, dass die Rolle der Farben, die auf die Unterstützung der Wall Street und Großbritanniens baute, darin bestand, Deutschland in allen Bereichen, die Hitler für einen Krieg brauchte, unabhängig zu machen: in der Herstellung von Produkten wie Gummi, Benzin, Ölen und Sprengstoffen. Ihr Hauptproblem war die Beschaffung von Erdöl. Deutschland importierte seine Vorräte, und 1934 kamen etwa 85 Prozent aller deutschen Erdölprodukte aus dem Ausland. In einem Krieg würde die Versorgung versiegen. Doch ein Abkommen zwischen der Farben und den Rockefellers stellte sicher, dass Deutschland auch weiterhin Öl bekommen würde. Die Farben begann, enorme Summen ihrer Wall-Street-Kredite in die Forschung zu stecken, um herauszufinden, wie sich aus deutscher Kohle Erdöl herstellen ließ. Was sie selbst nicht herausfand, lieferte ihr die Standard Oil der Rockefellers. Im Januar 1933, kurz bevor Hitler an die Macht kam, hieß es in einem Bericht, den der Handelsattaché der US-Botschaft in Berlin verfasst hatte:

> „In zwei Jahren wird Deutschland genug Öl und Gas aus Braunkohle herstellen, um damit einen langen Krieg führen zu können. Die New Yorker Standard Oil steuert Millionen von Dollar dazu bei."[19]

Die Rockefellers halfen der I. G. Farben auch mit für die Herstellung von Flugzeugtreibstoffen wichtigen Chemikalien aus. Die amerikanischen Stellvertreter der American I. G. versuchten zu verbergen, dass ihr Unternehmen in die deutsche Kriegsmaschinerie verwickelt war, indem sie die American I. G. mit einer anderen Firma fusionieren ließen und den Namen in American Aniline & Film Corporation änderten. Aus welchen Leuten sich der Vorstand der American I. G. im Jahr 1930 – als die I. G. Farben sich bereits seit fünf Jahren auf einen Krieg vorbereitete – zusammensetzte, sagt alles über das Netzwerk der amerikanisch-deutschen Bruderschaft, das die Welt einmal mehr auf einen blutigen Konflikt zusteuern ließ. Im Vorstand der American I. G. saßen: Carl Bosch (Deutscher) von Ford; Edsel B. Ford (Amerikaner), Henry Fords Sohn; Max Ilgner (Deutscher), der Direktor des Farben-Geheimdienstbüros in Berlin; H. A. Metz (Amerikaner), einer der Leiter der I. G. Farben sowie der Bank of Manhattan, die den Rothschilds bzw. den Warburgs gehörte; C. E. Mitchell (Amerikaner), Direktor der Federal Reserve Bank in New York sowie der Morgan National City Bank; Hermann Schmitz (Deutscher), ein Leiter der American I. G. und der I. G. Farben, der zudem im Vorstand sowohl der deutschen Zentralbank als auch der Bank für Internationalen Zahlungsausgleich saß; Walter Teagle (Amerikaner), ein Direktor der Federal Reserve Bank in New York, der Standard Oil der Rockefellers in New Jersey, ein Treuhänder der Roosevelt-Stiftung sowie ein enger Freund des US-Präsidenten; W. H. von Rath (eingebürgerter Amerikaner), Direktor der deutschen General Electric (AEG); und Paul Warburg von der Bank of Manhattan.

Als der Krieg zu Ende war und man die Hintergründe zu untersuchen begann, wurden drei deutsche Mitglieder aus dem Aufsichtsrat der American I. G. bei den Nürnberger Kriegsverbrecher-Prozessen für schuldig befunden. Die amerikanischen Stellvertreter, wie z. B. Paul Warburg, wurden nicht angetastet, ebensowenig wie dessen Bruder Max Warburg, der, obwohl er Jude war, 1939 ohne Probleme aus Nazi-Deutschland hatte ausreisen dürfen. Die Elite kontrollierte auch die Festnahmen und Prozesse im Anschluss an den Krieg und die Schrecknisse, für die sie selbst verantwortlich war. Solche Operationen waren nicht nur zwischen zwei Unternehmen zu beobachten; beteiligt waren auch noch andere Elemente von Weltelite/Bruderschaft in anderen Unternehmen und Regierungen. Der damalige Präsident der Standard Oil in New Jersey (heute Exxon) war William Stamps Farish. Während des Kriegs wurde vom US-Justizministerium ein Schreiben von Frank A. Howard, dem Vizepräsidenten der Standard Oil unter Farish, veröffentlicht. Es war auf den 12. Oktober 1939 datiert, und in ihm heißt es:

> „... in England traf ich mich, wie verabredet, mit dem Herrn von der holländischen Royal Dutch [heute Shell], und ... wir wurden uns über die Veränderungen einig, die – hinsichtlich des Krieges – in Bezug auf unsere Beziehungen zu der I. G. [Farben] nötig waren ... Die Royal Dutch Shell Group ist im großen und ganzen britisch ... Zudem traf ich mich einige Male mit dem [britischen] Luftfahrtministerium ...
>
> Ich benötigte Hilfe, um die Erlaubnis zu erlangen, nach Holland einreisen zu dürfen ... Nach Gesprächen mit [dem amerikanischen] Botschafter [Joseph Kennedy] ... war die Sache aus der Welt geschafft ... Der Herr aus dem Luftfahrtministerium ... bot mir höflichst an, mir bei der erneuten Einreise nach England behilflich zu sein.
>
> Aufgrund dieser Absprachen konnte ich meine Verabredung in Holland wahrnehmen (wohin ich mit einem Bomber der britischen Royal Air Force geflogen wurde), wo ich drei Tage lang Gespräche mit den Repräsentanten der I. G. führte. Sie händigten mir die Übereignung von 2.000 ausländischen Patenten aus, und **wir gaben unser Bestes, um eine Vorgehensweise für die Dauer des Krieges zu entwerfen, die unabhängig davon angewandt werden sollte, ob die USA in diesen Krieg eintreten würden oder nicht**."[20] [*meine Hervorhebung*]

William S. Farish versorgte während des Krieges die Schiffe und Unterseeboote der Nazis von Spanien und Südamerika aus mit Treibstoff. Die Standard Oil und die I. G. Farben waren es, die am 14. Juni 1940 das Konzentrationslager Auschwitz in Betrieb nahmen und sich der Sklavenarbeit von Juden und politischen Gegnern bedienten, um aus Kohle künstliches Gummi und synthetischen Treibstoff herzustellen. Farish stand Hermann Schmitz, dem Vorsitzenden der I. G. Farben, sehr nahe. Die Standard Oil heuerte den berühmt-berüchtigten Publizisten Ivy Lee an, um für die Farben und die Nazis in den Vereinigten Staaten die Trommel zu rühren. William S. Farish hat einen Enkel, William Farish III., der inzwischen ein enger Freund von George Bush senior (Komm300) ist und in seinem Haus auch schon Königin Elizabeth II. (Komm300) willkommen geheißen hat. Offenbar züchten sie gemeinsam Pferde. Als George Bush Vizepräsident wurde, musste er seine Geschäfte und Kapitalanlagen einem „Blind Trust", eine Art anonymer Treuhänder-Verwaltung, übergeben, um (zumindest der Theorie nach) nicht etwa im Weißen Haus Entscheidungen treffen zu können, die Auswirkungen auf seine Anlagen haben könnte. Wem wurde die Verwaltung übertragen? William Farish III.

General Electric (GEC)

Schon vor und auch während des Krieges machte die I. G. Farben gemeinsame Sache mit anderen Kartellen, z. B. der durch J. P. Morgan kontrollierten General Electric, einem Unternehmen, zu dem Präsident Franklin D. Roosevelt gute Verbindungen hatte. Im Jahr 1939 sagte Senator James A. Reed aus Missouri, ein einstiger Unterstützer Roosevelts, gegenüber dem US-Senat, der Präsident sei „von den Wirtschaftsroyalisten [der Wall Street] angeheuert" worden. Er fügte hinzu, dass die Roosevelts die meisten Anteile an der General Electric besäßen.[21] Wie interessant, dass die General Electric Hitler unterstützte. Es gibt Photographien und Dokumente, die beweisen, dass neben der I. G. Farben auch die beiden deutschen Unternehmen der General Electric, AEG und Osram, Hitler direkt finanzierten.[22] Die Farben stellte den größten Anteil (45 Prozent der Summe, die Hitler 1933 an die Macht brachte), aber die Gesellschaften, die mit der General Electric zusammenhingen, machten zudem großzügige Schenkungen. Außerdem saß – inmitten dieses intriganten Netzwerks – eine Reihe von Direktoren der deutschen General Electric auch im Vorstand der I. G. Farben. Wie die anderen großen amerikanischen Unternehmen, die beteiligt waren, schleuste auch die (US-amerikanische) General Electric ihre Beiträge an Hitler über die Kanäle ihrer deutschen Tochterunternehmen und Kartellpartner. Bei den Nürnberger Prozessen wurden wiederum nur die deutschen Direktoren des Kartells um die General Electric angeklagt und verurteilt, nicht aber die amerikanischen. Das nämlich hätte die ganze Sache ans Licht gebracht.

International Telephone and Telegraph (ITT)

Ein weiteres US-Unternehmen, das Hitler und seiner Kriegsmaschinerie sehr nützlich war, war die International Telephone and Telegraph, besser bekannt als ITT Der Schöpfer dieser Kreation war Sosthenes Behn, ein Unternehmer von den Virgin Islands. Bis zum Jahr 1924 hatte die ITT enge Bande zu J. P. Morgan geknüpft, und auch im Vorstand spiegelte sich der Einfluss Morgans wider. Es ist bewiesen, dass die ITT Hitler über ihre deutschen Tochterunternehmen Spenden zukommen ließ und das Nazi-Regime erheblich unterstützte.[23] ITT erwarb einen großen Anteil an deutschen Waffenherstellern, besonders am Flugzeughersteller Focke-Wolfe. Die Gewinne, die die Firma aus diesem Geschäft schlug, gingen nicht in die Vereinigten Staaten, sondern wanderten in die deutsche Wiederaufrüstung. Im August 1933 traf sich Sosthenes Behn mit Hitler.[24] Baron Kurt von Schröder, Hitlers persönlicher Nazi-Bankier, der außerdem das Amt eines SS-Brigadeführers bekleidete, beaufsichtigte die Interessen der ITT in Deutschland und wurde Direktor aller Tochtergesellschaften der ITT, und Baron von Schröder leitete noch bis mindestens 1944 ITT-Gelder an Himmlers SS weiter![25] Die Bankiersfamilie Schröder aus Hamburg führte unter dem Namen J. Henry Schröder (Komm300) Zweiggeschäfte der Bank in London und New York. Der Vorsitzende des Vorstandsgremiums der Schröder-Bank in England war F. C. Tiarks, der ebenfalls ein Direktor der Bank von England war, die von den Rothschilds kontrolliert und von Montagu Norman beaufsichtigt wurde. Gordon Richardson war Vorsitzender der Schröder-Bank bis 1973, als er Gouverneur der Bank von England wurde. Ab 1938 vertrat die Schröder-Bank in London die Interessen der Nazis in Großbritannien. In Amerika machten Schröder und die Rockefellers bei ihren geschäftlichen Interessen gemeinsame Sache.

Die Ford Motor Company

Über das geheime Einverständnis zwischen Henry Ford und den Nazis ist viel geschrieben worden. Er verurteilte die Juden unerbittlich. Ebenso geradlinig war Ford darin, seine Kritik an den Finanziers aus der Wall Street kundzutun, die er beschuldigte, Kriege anzuzetteln und die Geldmärkte weltweit für ihre Zwecke zu manipulieren. Gleichzeitig behauptete er, man könne J.P. Morgan vertrauen, und ich werde das Gefühl nicht los, dass er sein Bestes tat, um Falschinformationen zu verbreiten. Er stellte sich selbst so dar, als stehe er als Freund der Menschen den Manipulatoren gegenüber, obwohl er in Wahrheit einer von ihnen war. Er fuhr während des Krieges enorme Gewinne ein, weil er beide Seiten unterstützte. Schon 1922 berichtete die *New York Times*, dass Ford Hitlers Nationalisten und die antijüdische Bewegung in Deutschland unterstütze. Das *Berliner Tageblatt* forderte den US-Botschafter auf, dafür zu sorgen, dass Ford sich nicht länger in deutsche Angelegenheiten mische. Hitler war Ford für dessen Hilfe so dankbar, dass er ihn 1938 mit der höchsten Ehre auszeichnete, die die Nazis Nichtdeutschen zuteil werden ließen: dem Großkreuz des Deutschen Adlerordens. In Hitlers privatem Büro hing an der Wand hinter dem Schreibtisch das Porträt Fords. Die beiden wichtigsten Panzerhersteller Hitlers vor und während des Kriegs waren die deutsche Tochter der Ford Motor Company und die von Morgan beherrschte General Motors (Opel). Im Jahr 1928 fusionierte die deutsche Ford Motor Company mit der I.G. Farben. Oberhaupt des Ford-Unternehmens in Deutschland wurde Carl Bosch von der I.G. Farben.

W.A. Harriman

Fritz Thyssen war ein deutscher Stahlunternehmer und Bankier, der die Nazis seit den 1920ern unterstützte. Über den Bankverkehr einer seiner Ableger hatte er Verbindungen zur W.A. Harriman Company in New York (nach 1933 die Brown Brothers, Harriman), die wiederum (zumindest anfangs) von den Rothschilds finanziert wurde. Die Harrimans waren berüchtigt dafür, sowohl die Russische Revolution als auch Adolf Hitler zu unterstützen. Ein Unternehmen Thyssens kontrollierte die US-amerikanische Union Banking Corporation, bei der, neben bekannten Nazis und Finanziers der Nazis, auch E. Roland Harriman im Vorstand saß. Prescott Bush, der Vater von George Bush senior, war ebenfalls ein Vorstandsmitglied der UBC und verdankte sein Vermögen den Harrimans. W. Averell Harrimans (Komm300) Bruder Roland war ein Direktor bei Morgans Guaranty Trust zu der Zeit, als dieser Lenin und Trotzky unterstützte. Averell Harriman sollte später enorme Gewinne aus Geschäften mit Russland ziehen und zum US-Botschafter in der Sowjetunion ernannt werden. Auch auf die Demokraten hatte er einen kontrollierenden Einfluss, und zudem stand er Präsident Franklin D. Roosevelt recht nahe.

Die Gebrüder Dulles

Auch der Name Dulles durchzieht die Manipulation sowohl des Ersten als auch des Zweiten Weltkriegs. Die Gebrüder Dulles stammten aus einer Sklavenhalter-Familie der Südstaaten und waren Cousins der Rockefellers. Sie hatten mit internationalen Bankgeschäften in Amerika und Deutschland zu tun. Schon 1911 verrieten Kommentare von John Foster Dulles, dass er die Erschaffung einer „Superrasse" durch „die Ausmerzung aller niederen Gesellschaftsmitglieder" propagierte.[26] Die Anwaltskanzlei der Dulles, Sullivan & Cromwell, kümmerten sich um die US-Geschäfte der I. G. Farben und Fritz Thyssens. Thyssen, Hitlers wichtigster Geldgeber, stellte Allen Dulles übrigens dem künftigen Führer vor. John Foster Dulles unterschrieb seine Briefe an deutsche Klienten stets mit „Heil Hitler". Nachdem Hitler an die Macht gekommen war, kam John Foster Dulles im Auftrag der Rothschilds bzw. des Round Table nach Deutschland, um mit den Nazis über neue Kredite zu verhandeln. Den Brüdern Dulles gelang während des Ersten Weltkriegs mit Hilfe des damaligen US-Außenministers Robert Lansing, ihres Onkels, der Aufstieg ins Außenministerium. Lansing gehörte der Gruppe um Oberst House und Bernard Baruch an, die Woodrow Wilson kontrollierte. Die Brüder waren ebenfalls auf der Versailler Friedenskonferenz mit von der Partie, wo sie die Delegation des Round Table trafen und Teil des Netzwerks bestehend aus Round Table, Royal Institute of International Affairs und Council on Foreign Relations wurden. Allen Dulles wurde – wie günstig – 1920 Erster Sekretär an der US-Botschaft in Berlin. Auch sein Bruder war in Deutschland und vertrat durch seine Verbindungen zur Bank von England und dem Imperium um J. P. Morgan die Bankiers der Elite. Beide Brüder Dulles waren mit Hjalmar Schacht, Hitlers Finanzzauberer, befreundet. John Foster Dulles sollte Staatssekretär werden und sein Bruder Allen Dulles das erste Oberhaupt der CIA. Letzterer gehörte auch zur Warren-Kommission, die den Mord an Präsident Kennedy aufdecken sollte.

Somit haben wir nun die wichtigsten Namen im Hinblick auf die Finanzierung und Manipulation Deutschlands und seiner Wiederaufrüstung beisammen. Diese Banken und Großindustriellen unterstützten die Nazi-Partei auch ganz offen. Unter den Dokumenten, die bei den Nürnberger Prozessen vorgelegt wurden, finden sich auch Original-Überweisungszettel von der I. G. Farben, der deutschen General Electric, Osram und anderen, die die Überweisung von Geldern an das Konto der Nationalen Treuhandgesellschaft der Nazis, Hitlers Geldmittel für die Wahl, belegen. Dadurch ist bewiesen, dass die Repräsentanten der Unternehmen, die den Rockefellers gehörten oder die sie zumindest kontrollierten, wie z.B. die American I.G., die ITT, die General Electric und Ford, tief in den Nationalsozialismus verstrickt waren.[27] Es ist bemerkenswert, dass die deutschen Fabriken und Werke der amerikanisch-deutschen Kartelle nicht vom Bombenhagel getroffen wurden. So fiel zum Beispiel vielen Soldaten der Alliierten, als sie Köln erreichten, der krasse Gegensatz auf, der zwischen der in Grund und Boden gebombten Stadt und den unbeschädigten Fabriken (die der I.G. Farben, der Ford Motor Company und der United Rayon Works) am Rande Kölns herrschte. Dass die Werke der I.G. Farben die Bombardierung überstanden, ist schon auffällig, wenn man bedenkt, dass die Alliierten wussten, dass dieses Unternehmen die Kriegsmaschine Deutschlands darstellte. Es gibt Beweise dafür, dass die Ford-Werke in Deutschland und Frankreich von der US-Luftwaffe verschont wurden.[28] Als das Werk bei Poissy von den Briten getroffen wurde, zahlte das Vichy-Regime 38 Millionen Francs an Wiedergutmachung! Erleichtert schrieb Edsel Ford seinem Geschäftsführer in Europa: „Zwar brachten die amerikanischen Zeitungen Bilder von der brennenden Fabrik, aber glücklicherweise erwähnte keine die Ford Motor Company."[29] Das Vichy-Regime machte gemeinsame Sache mit den Nazis, und zu ihm gehörte auch ein gewisser François Mitterand (Komm300), ein Großmeister der Freimaurerloge „Grand Orient" und der spätere Präsident Frankreichs.[30]

Laut der Autorin und Forscherin Gertrude Elias erzielten die US-Treuhandunternehmen, die ich genannt habe, innerhalb der fünf Jahre, die der Krieg und das Schlachten dauerten, einen Gewinn von insgesamt 175.000.000.000 Dollar.[31]

Um diese abstoßende Geschichte über den Betrug an der Menschheit gebührend abzuschließen: Eben die Institutionen an der Wall Street, die den Krieg entfachten und in Gang hielten, wurden von Franklin D. Roosevelt auserkoren, um nach Kriegsende das Schicksal der deutschen Industrie zu beaufsichtigen. Zu den Top-Leuten hierbei gehörten Louis Douglas, Direktor der von Morgan beherrschten General Motors sowie Präsident der Morgan Mutual Life Insurance, und Brigadegeneral William H. Draper junior von der Dillon, Read & Co., einer Firma, die ebenfalls beträchtlich dabei half, die Kartelle zu erschaffen und Hitler-Deutschland mit Geldern zu versorgen. Sowohl Draper als auch Douglas gehörten zum Council on Foreign Affairs, und Draper, der ein fanatischer Anhänger der Eugenik (der „Herrenrasse"-Bewegung) war, sollte später eine führende Rolle bei der Finanzierung der „Geburtenkontrolle" spielen.

Die Geschichte von William H. Draper zeigt, wie weit Schwindel und Vertuschung reichten. Im Jahr 1927 trat er dem Kreis um Prescott Bush bei, nachdem er von Dillon, Read & Co. beauftragt worden war, das Konto von – Fritz Thyssen zu verwalten, einem von Adolf Hitlers wichtigsten Geldgebern. Draper erhielt eine leitende Position in Dillon Reads German Credit & Investment Corporation, wo er später zum stellvertretenden Schatzmeister wurde und einige der kurzfristigen Kredite beaufsichtigte, die im Rahmen des Dawes-Plans an Thyssens German Steel Trust vergeben wurden. Die Kredite, für die Draper grünes Licht gab, halfen Hitler an die Macht und finanzierten seine Wiederaufrüstung. Seine Partner bei diesem Unternehmen waren beide Nazis: Alexander Kreuter aus Berlin war der Präsident und Frederic Brandi (der 1926 in die USA übersiedelte) wurde Drapers Co-Direktor bei der German Credit Investment Corporation in Newark, New Jersey. Brandis Vater besetzte bei der German Steel Trust eine führende Position im Bereich Kohle. Draper war 1942 Direktor bei der German Credit, bis diese 1943 liquidiert wurde. Da hatte er seine Arbeit aber schon getan.[32]

Anschließend ging Draper als General in den Pazifikraum, um für die USA zu kämpfen! Eben dieser Mann war von Roosevelt nach der Kapitulation der Deutschen ermächtigt worden, mit darüber zu entscheiden, was mit den Nazi-Kartellen geschehen sollte, an deren Erschaffung er selbst beteiligt gewesen war. Er hatte die Macht zu entscheiden, wer an den Pranger gestellt, wer sein Geschäft verlieren oder behalten und wer irgendwelcher Kriegsverbrechen schuldig gesprochen würde. Das Ausmaß dieses Schwindels ist schier unglaublich. Draper spielte das alte Spiel „good guy/bad guy“ mit US-Finanzminister Henry Morgenthau, um einen weiteren psychologischen Coup zu landen. Morgenthau forderte, die deutsche Industrie zu zerstören und Deutschland zu einer reinen Bauernnation zu machen. Draper sollte dies verhindern, aber nur, sofern die Deutschen vorher alle Schuld am Nationalsozialismus auf sich nähmen. Die Autoren des hervorragenden Buches „George Bush, The Unauthorised Biography“ schreiben:

> „Draper und seine Kollegen verlangten von Deutschland und der Welt zu akzeptieren, dass die Erklärung für die Etablierung von Hitlers Neuer Ordnung und die Kriegsverbrechen der Nazis in der Kollektivschuld des deutschen Volkes zu finden sei. Das kam natürlich General Draper selbst wie auch den Bushs sehr entgegen. Auch heute noch, Jahrzehnte später, gereicht es ihnen zum Vorteil, ermöglicht es doch Prescotts Sohn, Präsident George [senior], Deutschland immer wieder die Gefahren des Hitlerismus vor Augen zu halten. Es scheint, als ließen sich die Deutschen zu viel Zeit damit, die Neue Weltordnung anzunehmen.“
>
> **(S. 55)**

Das Schema wiederholte sich im Laufe der Jahrzehnte: Präsident Bush senior verschaffte Drapers Sohn, William Draper III., einen Posten bei den Vereinten Nationen, bei dem es um Geburtenkontrolle ging. Nicholas Brady, Bush seniors Finanzminister, war bei Dillon, Read & Company lange Zeit der Partner von Frederic Brandi, der General Draper dabei half, Hitlers Stahlkartell mit Geld zu versorgen. Beim Ersten Weltkrieg, der Russischen Revolution und dem Zweiten Weltkrieg führte ein und dieselbe kleine Gruppe aus Bankiers, Unternehmen und politischen Manipulatoren Regie. Ohne ihr Geld hätte es die größten Konflikte der Menschheitsgeschichte nie gegeben.

Warum ist es wichtig, dies zu wissen? Es gibt viele Gründe, doch zwei möchte ich besonders hervorheben. Ich habe Leute oft sagen hören, dass das Problem der Welt in der Natur des Menschen liege. Die menschliche Natur sei böse, höre ich sie sagen, und auf was berufen sie sich, um dies zu belegen? Auf die beiden Weltkriege und andere Konflikte davor und danach. Unser Wunsch nach multidimensionaler Freiheit wird erst dann Wirklichkeit werden, wenn wir erkennen, dass die menschliche Natur keineswegs böse ist. In der Natur des Menschen ist die Sehnsucht nach Liebe und nicht nach Hass verankert, nach Harmonie und nicht nach Konflikt. Es hat diese Kriege nicht gegeben, weil die menschliche Natur böse ist. Es hat sie gegeben, weil die Menschheit ihr Recht auf eigenständiges Denken und Handeln an andere abgetreten hat. Noch immer befinden wir uns in der Phase, dies herauszufinden und zu erkennen, und bis wir dies tun, wird uns unser wahres unendliches Potential vorenthalten bleiben. Dabei könnten wir den Schalter blitzschnell umlegen, wenn wir wollten.

Mittels Schulen, Universitäten und den Medien projiziert man uns permanent eine bestimmte Version des Weltgeschehens in den Kopf. Diese Version des Weltgeschehens hat so gut wie nichts mit der Wahrheit zu tun. Sie wurde erschaffen, um uns irrezuleiten und uns zu einem bestimmten Denken und Handeln zu motivieren, was wiederum dem Ziel der Menschheitsmanipulatoren und ihren Herrschern, den Gefängniswärtern, entgegenkommt. Wer einen Krieg will und möchte, dass die Menschen hinter ihm stehen, der inszeniert einfach einen Angriff auf eines seiner eigenen Schiffe oder einen Mord an einem seiner Top-Männer und peitscht durch Propaganda gegen den vermeintlichen Schurken die öffentliche Meinung hoch. Solange die Menschheit alles unhinterfragt glaubt, was man ihr vorsetzt, und die Welt nicht offen und unvoreingenommen betrachtet, wird sie eine kopflose Herde bleiben, die blindlings dem Leitschaf nachrennt. Aber ist es wirklich ein Schaf an der Spitze – oder vielleicht eher ein Monster? Und was beabsichtigt es? Wenn wir aufhören, wie menschliches Löschpapier die Welle an Desinformationen aufzusaugen, und stattdessen anfangen, das, was uns weisgemacht wird, zu filtern, wird es um so schwieriger, uns irrezuführen. Schreckliche Ereignisse wie die des 20. und 21. Jahrhunderts sind nur möglich, wenn wir als Angeführte die Weltsicht der Anführer akzeptieren. Solange wir dies tun, wird eine Handvoll Personen in der Lage sein, die Welt zu lenken. Und das hat diese Handvoll getan. Bis heute.

Endnoten

1 Quigley: Anglo-American Establishment, S. 190
2 Schafly, Phyllis und Ward, Chester, Konteradmiral VSN a. D.: Kissinger On The Couch. Arlington House, New Rochelle, New York, 1975, S. 146, S. 149f.
3 Perloff, James: The Shadows Of Power: The Council On Foreign Relations And The American Decline. Appleton, Western Islands, USA, 1988
4 Sonderkomitee zur Untersuchung steuerfreier Stiftungen, das 1954 seinen Bericht vorlegte. Die Fords haben schon lange die Kontrolle über ihre Stiftung verloren. Heute ist es nur noch dem Namen nach die Stiftung der Fords; in Wahrheit wird sie von den Rockefellers kontrolliert, die wiederum von *wem* kontrolliert werden?
5 Aussage Dodds in einem Interview, das Autor William H. McIllhany II. 1988 für sein Buch „The Tax Exempt Foundations" mit ihm führte.
6 Dixon, Edgar B. (Hrsg.): Franklin D. Roosevelt And Foreign Affairs. Belknap Press, Cambridge, 1969, Bd. 3, S. 456
7 Piper, M. C.: Final Judgement, S. 130
8 Mullins: The World Order, S. 91
9 Ebd., S. 90
10 US Group Control Council (Deutschland), Büro des Geheimdienstleiters, Geheimdienstbericht Nr. EF/ME/1, 4. September 1945
11 Elias, Gertrude; Infoblatt, das 1995 online veröffentlicht wurde.
12 Atkinson, Rodney und McWhirter, Norris: Treason at Maastricht, The Destruction Of The Nation State. Compuprint Publishing, Newcastle-Upon-Tyne, 1995, S. 20
13 Quigley: Anglo-American Establishment, S. 299
14 Mullins: The World Order, S. 154
15 Elias, Gertrude; Online-Infoblatt, 1995. Bevor jetzt jemand empört „Antisemitin" brüllt: Gertrude stammt aus einer jüdischen Familie.
16 Senator Homer T. Bone in einer Rede vor einem Ausschuss des US-Senats zu Militärangelegenheiten, 4. Juni 1943.
17 Zitiert in Mullins: The World Order, S. 128.
18 „Elimination Of German Resources", S. 943
19 Bericht an das US-Außenministerium, Washington DC
20 Zitiert bei Tarpley, Webster Griffin und Chaitkin, Anton: George Bush, The Unauthorised Biography. Executive Intelligence Review, Washington DC, 1992, S. 47

21 *New York Times*, 04.10.1936
22 Wer tiefer forschen will, dem empfehle ich Anthony C. Suttons hervorragendes Buch „Wall Street And The Rise Of Hitler“ von Heritage Publications, Melbourne, Australien, 1976, S. 121-132.
23 Ebd.
24 Bericht in der *New York Times*, 4. August 1933
25 Sutton: Wall Street, S. 79
26 Dulles hat einen Kommentar abgegeben, der auf der „natürlichen Auslese“ und dem Überleben des Stärkeren beruhte. Er sagte, die schwächsten Bevölkerungsmitglieder müssten durch natürliche Auslese eliminiert werden, damit die Menschheit voranschreiten könne. Zitiert wird er in Keith, Jim: Alternative 3, S. 19
27 Für detaillierte Informationen siehe Sutton: Wall Street, S. 123-132.
28 Martin, James Steward: All Honourable Men. Little Brown & Co., Boston, 1950, S. 75; siehe auch Sutton: Wall Street, S. 62-66.
29 Dubois Jr., Josiah E.: Generals In Their Grey Suits. The Bodley Head, London, 1953, S. 251
30 Atkinson/McWhirter: Treason At Maastricht, S. 137
31 Elias, Gertrude; Online-Infoblatt (London, 1995)
32 Tarpley/Chaitkin: George Bush, Unauthorised, S. 53f.; zitiert wird “Directory Of Directors For New York City”, 1942.

6. Kapitel

Große Pläne

Der Erste und der Zweite Weltkrieg wurden möglich durch einen Staatsstreich gegen den Geist von Hundertmillionen von Menschen. So wie die Gefängniswärter den Geist der Weltelite programmieren, programmiert die Weltelite die Völker der Erde. Es fiele gar nicht so sehr ins Gewicht, dass die internationalen Bankiers und Großindustriellen beide Seiten finanziert haben – wenn (und es ist ein verdammt dickes „Wenn") die Menschheit erkannt hätte, worauf sie zusteuert, und Widerstand geleistet hätte. Ich erinnere mich an einen brillanten Song von Donovan aus den 1960ern mit dem Titel „The Universal Soldier":

> „Er ist eins sechzig und eins neunzig groß. Er kämpft mit Raketen und mit Speeren. Er ist schon einunddreißig, und er ist erst siebzehn. Er ist seit tausend Jahren schon Soldat [...] Er ist der universelle Soldat, und er ist schuld. Wie wäre Hitler ohne ihn an die Macht gekommen? Er lässt es zu, dass sein Körper zur Waffe wird; ohne ihn gäbe es das ganze Töten nicht."[1]

Hitler hätte für die Welt nie eine Bedrohung dargestellt, wenn nicht das deutsche Volk ihm sein Leben überantwortet hätte. Leider geschah dies auch in Großbritannien und an anderen Orten der Welt, wo die Menschen ebenfalls aufhörten zu denken und es zuließen, dass „Führer" dies für sie taten. In Deutschland peitschte die entsprechende Propaganda die öffentliche Meinung gegen den vermeintlichen Feind hoch, und das Ego der Deutschen wurde mit dem Geschwätz von einer „deutschen Herrenrasse" gehätschelt. Jenseits der Grenzen Deutschlands brachte dieselbe Machtinstanz die öffentliche Meinung gegen die Deutschen auf, sobald Hitlers Wiederaufrüstungsprogramm weit genug fortgeschritten war. Als beide Seiten die konstruierte Propaganda tief genug eingesogen hatten, wurden sie gegeneinander ausgespielt. Die meisten Menschen, die in diesem Krieg kämpften, wollten dies nicht tun. Sie wären lieber zu Hause bei ihrer Familie geblieben und hätten ihre Kinder groß werden sehen. Weil sie aber ihr Recht auf eigenständiges Denken aufgegeben hatten, verließen sie ihre Familie und ihre Kinder, um zu töten und getötet zu werden.

Ihr Geist war von der Massenhypnose so gefesselt, dass alle, die die offizielle Linie angriffen, ohne Prozess ins Gefängnis wanderten und kaum jemand auch nur einen Mucks dagegen sagte. Zu diesem Zeitpunkt war der kollektive Geist – noch geprägt vom Ersten Weltkrieg und der Großen Depression – bereits voller Angst. Er hatte jedes Selbstvertrauen verloren. Er war verwirrt, kopflos und suchte stets bei den anderen nach einer Lösung für die menschliche Misere. Man hatte dem menschlichen Geist zudem einprogrammiert – nicht zuletzt durch die jüngsten Ereignisse –, dass das Leben aus Konflikt und Kampf bestehe: dass die Welt ein grausamer Ort sei. Dies waren die vorherrschenden Gedankenmuster, und entsprechend sah die physische Wirklichkeit aus, die dadurch entstand.

Eine Nation durch einen gemeinsamen Feind zusammenzuschweißen und das Volk von seiner genetisch veranlagten Überlegenheit zu überzeugen, ist ein weiteres machtvolles Kontrollinstrument. Die Nazis wandten dieses Instrument sehr erfolgreich an, indem sie eine deutsche Herrenrasse propagierten bzw. antijüdische Propaganda betrieben. Geradezu Ironie oder Ärgeres ist es, dass sie dabei von einem Mann namens Alfred Rosenberg unterstützt wurden, einem Okkultisten jüdisch-estnisch-französischer Herkunft. Rosenberg war es auch, der Hitler eine Ausgabe der „Protokolle der Weisen von Zion" zukommen ließ. Warum um alles in der Welt tat er das, wenn er doch wissen musste, dass Hitler die Protokolle als Propaganda gegen das gesamte Judentum missbrauchen würde? Und tatsächlich brachte Hitler die Protokolle unters Volk, um seine Kampagne gegen die Juden zu rechtfertigen. Das war ungeheuerlich, denn der Großteil der Juden wusste weder, was vor sich ging, noch hätten sie es unterstützt, wenn sie es gewusst hätten.

Rosenberg behauptete, ein Fremder sei aus dem Nichts aufgetaucht und habe ihm eine Kopie des Dokuments gegeben: „Der Mann, den ich nie zuvor gesehen hatte, kam ohne anzuklopfen in mein Arbeitszimmer, legte mir das Buch auf den Schreibtisch und verschwand wieder, ohne ein Wort zu sagen."[2] Rosenberg machte keinen Hehl aus seiner Judenfeindlichkeit und stieg bald schon zum offiziellen „Ideologen" der Nazi-Partei auf, wobei ihm die Aufgabe zukam, die „faktische" Grundlage für die Kampagne gegen die Juden zu liefern. Ernst Hanfstaengl, ein guter Freund Franklin D. Roosevelts, war ebenfalls ein enger Verbündeter Hitlers vor dem Krieg. Er sagte, er sei von dem österreichischen Schriftsteller Rudolf Kommer mit den folgenden Worten gewarnt worden: „Wenn irgendwo eine politische Partei mit einem antisemitischen Programm auftaucht, die von jüdischen oder halbjüdischen Fanatikern angeführt wird, dann müssen wir auf der Hut sein." Hanfstaengl schrieb, dass er erst später, als er erkannte, welchen Einfluss Alfred Rosenberg auf Hitler hatte, begriff, was mit dieser Bemerkung gemeint gewesen sei:

> „Ich dachte wieder an Rudolf Kommers Bemerkung über das antijüdische Programm, das von jüdischen oder halbjüdischen Fanatikern angeführt würde – Rosenbergs Erscheinung war eindeutig jüdisch, auch wenn er der erste gewesen wäre, der lauthals protestiert hätte, hätte jemand seine Abstammung angezweifelt. Aber ich sah ihn fast jeden Morgen mit einem ungarischen Juden namens Holoschi in einem schäbigen Café an der Ecke Briennerstraße / August enstraße. Holoschi war einer seiner wichtigsten Helfer. Innerhalb Deutschlands

> nannte er sich Hollander, und er war auch einer dieser jüdischen Antisemiten ... Ich zweifelte den arischen Hintergrund vieler dieser Männer an; Strasser und Streicher sahen für mich ebenso jüdisch aus wie Ley, Frank und selbst Göbbels, dem es schwergefallen wäre, den Stammbaum von ihnen allen nachzuweisen."[3]

Ist das nicht alles ein wenig seltsam? Jüdische Bankiers und ihre politischen Repräsentanten waren nachweislich an der finanziellen Unterstützung der Nazis und ihrer Wiederaufrüstung beteiligt. Dann kommt Alfred Rosenberg mit seiner jüdischen Herkunft des Weges. Er übergibt Hitler die Protokolle der Weisen von Zion und wird zum wichtigsten „Forscher" antijüdischen Materials, das zu der grausamen Behandlung der Juden unter dem Nazi-Regime führen sollte. Diese Behandlung der Juden wird dann in die Welt hinausgeschrien und benutzt, um eine Übernahme Palästinas zu rechtfertigen und dort einen „jüdischen" Staat zu errichten. Niemand aber wandte diese Methode offensichtlicher an als Lord Victor Rothschild in seinen Reden vor dem britischen Oberhaus, mit denen er um Unterstützung für einen jüdischen Staat in Palästina warb. Was geht hier vor? Ich glaube, dass es ein abgekartetes Spiel der Elite war. Generalmajor Haushofer, der Ghostwriter von Hitlers berüchtigtem Buch „Mein Kampf", gab zu, dass ein Großteil der „Ideen", die in dem Buch zum Ausdruck kommen, von Halford J. MacKinder stammten, dem Direktor der Londoner School of Economics, einer Schule der Elite. Ein amerikanischer Student deckte 1996 offizielle deutsche Dokumente auf, die ebenfalls bewiesen, dass viele von Hitlers führenden Offizieren und tausende seiner Soldaten jüdischer Herkunft waren.

In Großbritannien, so scheint es mir, war man darum bemüht, die Öffentlichkeit dazu zu bringen, Hitler so lange zu ignorieren, bis die Wiederaufrüstung in Deutschland abgeschlossen war. Als die Deutschen dann kampfbereit waren, brachte man die Öffentlichkeit urplötzlich dazu, Hitler als ein Monster zu betrachten, das es aufzuhalten gelte. Die kollektive Psyche der Briten war wie ein kleines Kind, das einem Psychiater in die Hände gefallen ist. Ich glaube, dass diese Strategie von Lord Milner und der Geheimgesellschaft des Round Table koordiniert worden ist, gemeinsam mit dem Royal Institute of International Affairs im Chatham House. Die Drahtzieher während dieser beiden Phasen waren Premierminister Neville Chamberlain und sein Nachfolger, Winston Churchill (Komm300).

Chamberlain und Lord Halifax, seine rechte Hand (der Mann, der beinahe von Beginn an ein Mitglied des Round Table und des Komitee der 300 war), betrieben, was Hitler anging, Beschwichtigungspolitik. Auch Milner und seine manipulierenden Genossen stimmten dieser Politik zu. Die Oberkommandierenden von Round Table und Royal Institute, wie z.B. Lionel

Curtis (Komm300), Leopold Amery und Lord Lothian, machten während der 1930er in verschiedenen Reden deutlich, dass sie sehr dafür waren, Hitler gewähren zu lassen. Im Mai 1933 traf sich Hitlers Repräsentant (Alfred Rosenberg) in England mit Sir Henry Deterding (Komm300), dem Oberhaupt von Royal Dutch Shell, mit Geoffrey Dawson, dem Herausgeber der Zeitung *The Times* (die den Astors (Round Table, Royal Institute) gehörte), dem britischen Parlamentsmitglied Walter Eliot, dem ersten Vicomte Hailsham, der gleichzeitig Kriegsminister war, und dem Herzog von Kent, dem Bruder von König Edward III. und König George VI.

Edward, der angeblich mit Hitler sympathisierte, verliebte sich später in eine amerikanische Frau namens Mrs. Simpson. Daraufhin dankte er ab und zog sich auf das Schloss der Rothschilds in Österreich zurück, nachdem er nur 325 Tage lang regiert hatte. Es wird spekuliert, dass er Großbritannien in Wahrheit deshalb verließ, weil er einem Krieg gegen Deutschland nie zugestimmt hätte, dieser aber, wie die Manipulatoren wussten, nun einmal geplant war.

Als Hitler 1936 die Remilitarisierung des Rheinlands ankündigte, nahm das britische Kabinett dies hin. Die Astors bedienten sich ihrer *Times*, um gleichfalls Hitlers Ansichten zu verbreiten. Der offizielle Biograph von Lord Halifax zeigt auf, dass die Gruppe um Milner und das britische Kabinett hinter den Kulissen mit Deutschland verhandelten und Vorschläge machten, die Hitler letztlich die Kontrolle über das gesamte europäische Festland gegeben hätten. Dies war Teil eines britisch-deutsch-amerikanischen Paktes, den Milners Verbündeter Lord Lothian Hitler bei einem Treffen im Januar 1935 unterbreitete. Auch Lord Halifax traf sich am 19. November 1937 in Berchtesgaden mit Hitler. Carroll Quigleys Nachforschungen in Bezug auf das anglo-amerikanische Establishment ergaben, dass Halifax (Komm300) Hitler offenbar von drei Aspekten überzeugte: a) dass Großbritannien Deutschland als wichtigste Bastion Europas gegen den Kommunismus sehe, b) dass Großbritannien bereit sei, ein Viermächte-Abkommen mit Frankreich, Deutschland und Italien zu schließen und c) dass Großbritannien Deutschland freie Hand bei der Vereinnahmung Österreichs, der Tschechoslowakei und Polens lassen werde, sofern man dies bewältigen könne, ohne dass die öffentliche britische Meinung nach einem Krieg gegen Deutschland verlange.[4] Alle Elemente von Round Table, Royal Institute of International Affairs und ihrer angebundenen Organisationen, Publikationen und Mitglieder wurden angewiesen, die Beschwichtigungspolitik an den Mann zu bringen.

Das Einzige, was früher als geplant einen Krieg gegen Deutschland hätte auslösen können, war die Meinung des britischen Volkes, und deshalb wurde in Sachen Beschwichtigungspolitik noch einmal nachgelegt. Im März 1938, wenige Monate nach dem Treffen zwischen Halifax und Hitler, fielen die Nazis in Österreich ein. Daladier, der französische Premierminister, reiste nach London und bat um die Hilfe der Briten beim Schutz der Tschechoslowakei vor einem Übergriff Hitlers. Chamberlain lehnte ab. Mehr noch schien es so, als wollte man die Franzosen dazu nötigen, Druck auf die Tschechen auszuüben, mit Hitler ein Abkommen zu schließen. In seinen Reden vor dem britischen Oberhaus und im Chatham House verurteilte Lord Lothian die Tschechen dafür, keine Zugeständnisse an Deutschland gemacht zu haben.[5] Bei einem Treffen mit Journalisten im Londoner Anwesen der Astors ließ Chamberlain eine so wohlkalkulierte wie unverbindliche Bemerkung fallen, mit der er seine Meinung kundtat, die Tschechen hätten einen Teil ihres Landes an Deutschland abtreten sollen.[6] Als dies an die Öffentlichkeit geriet, bestritt Lady Astor, dass das Treffen je stattgefunden habe, musste später jedoch einräumen, dass es doch abgehalten worden sei.

Die Strategie, die Chamberlain den Journalisten dargelegt hatte, wurde durch einen Leitartikel in der *Times* gestützt, die den Astors gehörte. Daraufhin folgte ein derartiger Aufschrei der Empörung, dass die Manipulation der öffentlichen Meinung noch einmal verstärkt wurde. Der Artikel erschien am 7. September 1938, als man bereits wusste, dass der deutsche Einfall in der Tschechoslowakei kurz bevorstand. Ende des Monats starteten Halifax und andere eine Propaganda-Aktion, die auf die Erzeugung von „Kriegshysterie“ ausgerichtet war. Die Regierung verbreitete Geschichten, in denen die Stärke der deutschen Truppen stark übertrieben dargestellt wurde. Man deutete an, dass im Falle eines Kriegs gegen Hitler in null Komma nichts deutsche Flugzeuge zur Stelle sein würden, um England mit Giftgas zu bombardieren. Die Regierung schrak nicht einmal vor der lächerlichen Aktion zurück, Londoner Parks mit Schützengräben zu durchziehen und Gasmasken zu verteilen! Aber so dumm, wie sich das auch ausnimmt – was soll man mit Schützengräben in Parks? –, war es ohnehin nicht der militärische Nutzen, der die Regierung interessierte. Ihr ging es vielmehr um die Manipulation des Verstands. Man wollte der Bevölkerung Angst einjagen, damit sie zu der Überzeugung gelangte, dass ein Krieg gegen Deutschland doch keine so gute Idee sei. Chamberlain setzte noch einen drauf, indem er dem Radiosender BBC gegenüber sagte, der Disput zwischen Deutschland und der Tschechoslowakei sei „ein Streit in einem weit entfernten Land zwischen Menschen, von denen wir nichts wissen“.[7] In Wahrheit war die Invasion der Nazis in die Tschechoslowakei ein wesentliches Element des Plans, weil sie Hitler die Ressourcen verschaffte, die er brauchte, um eine militärische Großmacht zu sein und einen langen Krieg führen zu können. Die Autorin Gertrude Elias schreibt dazu:

> „Am aufschlussreichsten sind selbst heute noch die Abkommen, die dem Verrat an der Tschechoslowakei durch Chamberlain 1939 vorangingen und Deutschland in eine militärische Supermacht verwandelten. Tatsache ist, dass die Skoda-Werke, die größte Munitionsfabrik Zentraleuropas, die von dem Franzosen Schneider Creuzot kontrolliert wurde, wie auch Wittowitz, der größte Stahlproduzent, der den Rothschilds gehörte, wie auch der tschechische Sprengstoffhersteller bereits vorher den Deutschen übergeben worden waren …
>
> … Das Todesurteil [der Tschechoslowakei] wurde im Hauptbüro der Unilever-Tochter in Aussig unterzeichnet, dem Hauptquartier der Clique, die die Nazis unterstützte."[8]

Als Deutschland im März 1939 die gesamte Tschechoslowakei besetzte, wandelte sich die Haltung Milners und des Round Table auffallend abrupt. Plötzlich waren alle für einen Krieg gegen Deutschland. Die Zeit für den zweiten Streich der Vorkriegsstrategie der Elite in Großbritannien war gekommen. Chamberlain hatte seinen Zweck erfüllt, indem er Hitler genügend Zeit gegeben hatte, um (mit Hilfe der Wall Street) Deutschland wieder aufzurüsten und Deutschlands Einflussbereich auszuweiten. Diktatoren mit ähnlicher Gesinnung waren in Italien (Mussolini) und Spanien (Franco) eingesetzt worden. Okay, Jungs, alles bereit. Krieg an.

Auch Hitler war irregeleitet worden, indem man ihn glauben machte, er habe keinerlei Widerstand zu erwarten. Plötzlich aber änderte sich das. Die Gruppe um Milner hatte mittels ihrer Publikation, dem *Round Table Magazine*, Hitlers Tun die ganze Zeit über abgewiegelt. Nun aber rief man zu einer „Großen Allianz" zwischen Polen, Rumänien, Frankreich und Großbritannien gegen Deutschland auf. Lord Lothian und Lord Astor, die beiden Erzschlichter, hielten mit einem Mal Reden, die das Gegenteil von dem besagten, was sie zuvor verbreitet hatten. „Krieg gegen Deutschland!", schrien sie. Lothian forderte zudem ein Bündnis mit Russland. Sie verlangten, die Wehrpflicht einzuführen, und dies propagierten auch die *Times*9 der Astors und Lord Amery, der Mann, der Hitler einst so tatkräftig unterstützt hatte. Der Strategiewandel vollzog sich nicht einmal besonders subtil. Er war geradezu schmerzhaft offensichtlich, wenn man weiß, nach welchem Plan die Elite spielt.

Chamberlains Nutzen für die Elite war so gut wie ausgereizt. Sein Nachfolger, Winston Churchill (Komm300), rückte bereits nach. Man musste nur noch Chamberlain beseitigen, und seine einstigen „Freunde" wetzten bereits die Messer. Es gibt wohl kaum ein besseres Beispiel für die Heuchelei, die im britischen Unterhaus herrscht, als die Worte Leopold Amerys, der ein Zitat Cromwells in Richtung der Regierungsreihen schleuderte: „Ihr sitzt hier bereits länger als verdient. Geht, so sage ich, und belästigt uns nicht länger. In Gottes Namen, geht!“[10] Ja, gehet hin, Chamberlain, im Namen der Strategie, die Amery verfolgte, bis er sich 1939 plötzlich eines Besseren besann. Lady Astor, die ganz und gar hinter Chamberlains Politik gestanden hatte, hatte sich schon früher gegen ihn gewandt. „Der Herr Premierminister möge bitte keine Zeit verlieren, die deutsche Regierung davon in Kenntnis zu setzen, mit welcher Abscheu unser gesamtes Land die Taten der Deutschen betrachtet“, äußerte sie 1939 gegenüber Chamberlain. Chamberlain schwieg, doch ein anderes konservatives Parlamentsmitglied, Major Vyvyan Adams, brachte es auf den Punkt, als er Lady Astor zurief: „Sie sind doch selbst schuld!“[11]

Chamberlain war – ob bewusst oder unbewusst – lediglich ein Sündenbock. Churchill wurde Premierminister. Nun saß ein Mann des Krieges in der Downing Street, und noch am Abend des 11. Mai 1940, dem Tag, an dem er die Zügel des britischen Imperiums an sich riss, begann das Bombardement ziviler Einrichtungen. Die Churchills haben Verbindungen zu den Rothschilds (Komm300). Als Winstons Vater, Lord Randolph Churchill, Mitte des 19. Jahrhunderts Finanzminister war, wurde er vom Hause Rothschild unterstützt. Nathaniel Rothschild war sein bester Freund. Als Randolph Churchill starb, schuldete er den Rothschilds etwa 65.000 britische Pfund.[12] Auch Winston schuldete den Rothschilds Geld. Er war eng mit Lord Victor Rothschild und Bernard Baruch, dem Erzmanipulator der Rothschilds in Amerika, befreundet.[13] Auch heute noch tauchen die Namen Rothschild und Churchill oft im Doppelpack auf. Im Jahr 1995 wurde ein Teil von Churchills Unterlagen und Reden unter umstrittenen Umständen von seiner Familie für 12.500.000 Pfund – Geld, das aus der staatlichen Lotterie stammte – an den National Heritage Memorial Fund verkauft. Der Vorsitzende des National Heritage Memorial Fund, der sein Einverständnis zum Kauf der Papiere für diese immense Summe gab, war Lord Jacob Rothschild. Ebenfalls von Bedeutung waren Churchills enge Bande zu Bernard Baruch und der Elitefamilie Cecil. Tatsächlich kontrollierten beide Parteien Churchill nicht eben wenig. Die Cecils haben schon lange Verbindungen zu den Netzwerken einer anderen Tarnorganisation der Elite, den Jesuiten, wie auch zu anderen Familien der europäischen Elite wie den Habsburgern und dem Schwarzen Adel Italiens. Churchill wusste genau, was er tat.

Keine zwei Wochen, nachdem er in der Downing Street 10 Einzug gehalten hatte, griff Churchill auf die berüchtigte „Regulation 18b" zurück, um hunderte Briten zu inhaftieren, die gegen den Krieg waren oder darauf hinwiesen, dass dieser von einer geheimen Macht angezettelt worden war.[14] Diese Vorgehensweise sollte in jedem Friedens-Leitfaden besonders gewürdigt werden. Es ist eine Sache, sich der Propagandamaschine zu bedienen, um die öffentliche Meinung in eine bestimmte Richtung zu lenken; wenn man aber ein Manipulator ist, so ist es auch wichtig, alle zum Schweigen zu bringen, die gegenläufige Informationen verbreiten. Die britische Regierung benutzte die Regulation 18b, um – ohne Strafprozess – alle einzusperren, die zu enthüllen drohten, wer tatsächlich hinter dem Krieg steckte. Gegenüber der Öffentlichkeit rechtfertigte man dies, indem man die Presse behaupten ließ, in Großbritannien sei eine staatsfeindliche „Fünfte Kolonne" am Werk, die Hitler unterstütze. Die Regulation 18b war vor dem Krieg eingeführt worden als Folge von Bombenanschlägen in London, die man der IRA in die Schuhe schob. So konnte man bequem und allein auf der Basis eines „Tatverdachts" Leute einsperren. Der Staat musste nichts beweisen, und ich werde den Verdacht nicht los, dass dieses Gesetz ein weiterer Fall von folgendem Schema war: man erschaffe ein „Problem" (die Bombenattentate von London, für die man die IRA verantwortlich machte) und biete dann eine „Lösung": eine Verordnung, die einen ermächtigt, während des Krieges, den man bereits kommen sieht, nach Belieben jeden festzunehmen und einzusperren, wann und wo man will. Eine Dame, eine gewisse Mrs. Nicholson, die Gattin eines angesehenen Admirals, wurde verhaftet, vor Gericht gestellt und in allen Anklagepunkten hinsichtlich einer Mittäterschaft in der „Fünften Kolonne" freigesprochen. Als sie, von Richter und Jury für unschuldig befunden, das Gericht verließ, wurde sie auf der Grundlage der Regulation 18b erneut festgenommen und für mehrere Jahre eingesperrt. Dies geschah unter Churchill und in einem Land, das doch angeblich im Namen der Freiheit kämpfte! Und wer war der britische Geheimdienstoffizier, der für die Strafverfolgung im Rahmen der Regulation 18b verantwortlich war? Lord Victor Rothschild, der Freund, ich würde sogar sagen Manipulator Churchills.[15] Rothschild hatte Maxwell Knight unter seiner Fuchtel, den Geheimdienstagenten, der offiziell für die Durchsetzung der Regulation 18b zuständig war. Die Geheimdienst-Forscherin Dr. Kitty Little, die 50 Jahre lang Lord Rothschilds Aktivitäten untersuchte, sagte mir gegenüber:

> „Dadurch, dass er die Kontrolle über die Bekämpfung staatsfeindlicher Aktivitäten und die Durchsetzung der Regulation 18b hatte, hatte Rothschild jede Menge Spielraum für eigene staatsfeindliche Aktivitäten. So konnte

er sicherstellen, dass die Mitglieder der drei geheimen Abteilungen seiner Organisation vor jeder Untersuchung verschont blieben. Er wandte 18b in zweierlei Weise an. Einerseits ermöglichte die Regulation es ihm, Personen wie Fuchs zu inhaftieren [die Rede ist von dem sowjetischen Spion und Kernphysiker Klaus Fuchs, der später an der Atombombe mitwirkte] und sie in ein Lager in Kanada zu schicken, wo sie speziell für die Bekämpfung staatsfeindlicher Organisationen und die Behinderung deren Mitglieder ausgebildet wurden. Seit dieser Zeit hatten auch viele Leute, die eine gemäßigte patriotische Linie vertraten oder eine normale akademische Laufbahn einschlugen, den Wünschen der staatsfeindlichen Agenten aber damit zuwiderliefen, mit ansehen müssen, wie ihre Karriere und ihr Einfluss auf unerklärliche Weise behindert und ruiniert wurden. Rothschilds Agenten schafften es so weit, dass eine patriotische Gesinnung automatisch als ‚faschistisch', ‚rechtsextrem', ‚rassistisch' oder ‚antisemitisch' verleumdet wurde."[16]

Ein berühmtes Opfer der Regulation 18b war das konservative britische Parlamentsmitglied Kapitän Archibald Maule Ramsey, der ehemals dem Royal Military College in Sandhurst angehörte. Ramsey hatte im Ersten Weltkrieg im zweiten Bataillon der Coldstream Guards, eines britischen Gardegrenadierregiments, gekämpft, bevor er 1916 schwer verwundet wurde. Er beschuldigte die Juden, den Zweiten Weltkrieg manipuliert zu haben, und er machte keinen Hehl daraus. Ich selbst denke, dass es allzu einfach ist, ein einzelnes Volk als Schuldigen für etwas hinzustellen, und dass dies schnell zu der falschen Annahme führen kann, dass alle Juden verantwortlich seien. Das ist ganz und gar nicht der Fall. Ich glaube, dass das jüdische Volk als Ganzes ebenfalls nur ein Opfer der Weltelite ist und nicht etwa hinter dieser steckt. Aber dass **auch** Juden beteiligt sind, steht außer Frage. Warum ist es offenbar so schlimm, das zu sagen, obwohl es völlig in Ordnung ist zu sagen, dass Araber und Deutsche beteiligt sind, was durchaus der Fall ist? Menschen sind Menschen sind Menschen. Das sollte zumindest so sein. Mir ist es gleich, in was für einem Körper diese Menschen stecken. Was mich interessiert, ist ihr Tun.

Ramsey ließ ein paar berechtigte Bemerkungen bezüglich der geheimen Manöver fallen, und er stellte im britischen Unterhaus einige kluge Fragen, während die meisten Parlamentsmitglieder, wie gewohnt, der Manipulation anheim fielen. Vom Gefängnis in Brixton aus ließ Ramsey dem Sprecher und den Mitgliedern des britischen Unterhauses ein Schreiben zukommen, in dem er behauptete, fast dreißig Organisationen aufgedeckt zu haben, die in Großbritannien an der Vollendung der – wie ich sie nenne – Agenda der Elite werkelten. Die Namen, die diese Organisationen verbanden und kontrollierten, lauteten Ramsey zufolge: Professor Harold J. Laski (Fabian

Society und Labour-Partei), Israel Moses Sieff, Professor Herman Levy, Victor Gollancz, D.N. Pritt (britisches Parlamentsmitglied) und G.R. Strauss (ebenfalls im britischen Parlament). Beachtenswert vor dem Hintergrund der Europäischen Gemeinschaft, die sich mit der Zeit herauskristallisieren sollte, ist seine Aussage, er habe durch seine Nachforschungen eine Verschwörung aufgedeckt, die ein Vereintes Europa zum Ziel habe. Das sollte sich offensichtlich als zutreffend erweisen. Er sagte, er sei im Februar 1940 in den Besitz von Unterlagen über eine neue Gruppierung gelangt, die für ein Vereintes Europa unter einer zentralistischen Kontrollmacht eintrete. „Die Liste der Leute, die dies unterstützten, war erstaunlich", sagte er. „Sie hätte eins zu eins aus der Aufstellung stammen können, die ich gerade fertiggestellt hatte." Die Auflistung enthielt die miteinander verbundenen Namen und Organisationen, von denen er behauptete, sie hätten den Krieg angezettelt. Einige davon sind oben genannt.[17] Ramsey brachte diese Angelegenheit in Form einer Frage vor dem britischen Unterhaus zur Sprache. Er bat um eine Bestätigung dafür, dass ein europäischer Staatenbund kein Kriegsziel seiner Regierung sei, erhielt darauf aber nur eine unverbindliche Antwort. Tatsächlich hatte Ramsey, wie wir noch sehen werden, einen der Hauptgründe für diesen Krieg freigehoben.

Dass die Manipulatoren in ihm eine Bedrohung sahen, war vor allem auf seine Verbindung zu Tyler Kent zurückzuführen, einem amerikanischen Dechiffrierbeamten in der US-Botschaft in London zu der Zeit, als Joseph Kennedy (der Vater J.F. Kennedys) dort Botschafter war. Kennedy sollte später sagen, er sei gegen den Krieg gewesen, weil dieser manipuliert gewesen sei. Mehr dazu im 12. Kapitel. Kent war dafür zuständig, verschlüsselte Telegramme zwischen Winston Churchill, der damals noch nicht Premierminister war, und Franklin D. Roosevelt weiterzuleiten. Sie beide waren wissentlich an dem Schwindel beteiligt. Churchill war damals Marineminister. Der Inhalt der Telegramme bestätigte, dass der Krieg in der Tat inszeniert worden war und dass Churchill und Roosevelt gemeinsam Pläne für die Gestaltung kommender Ereignisse schmiedeten. Auch ging aus ihnen hervor, dass die Manipulation des Kriegs in Europa von New York aus koordiniert wurde.

Einige dieser Dokumente sah Ramsey in Kents Wohnung am Gloucester Place Nr. 47. Er wollte auch die anderen einsehen und beabsichtigte, ihren Inhalt nach einer Reise nach Schottland an Chamberlain weiterzugeben. Während er unterwegs war, wurde Chamberlain durch Churchill ersetzt, und als Ramsey nach London zurückkehrte, wurde er auf der Treppe seines Hauses verhaftet, im Rahmen der Regulation 18b. Den Rest des Kriegs über saß er im Gefängnis, wie auch Tyler Kent, den man für schuldig befand, Unterlagen aus der US-Botschaft gestohlen zu haben.[18] Der Botschafter Joseph Kennedy hatte Kent kurz vor dessen Verhaftung durch die britischen Behörden entlassen, und dadurch hatte er seine diplomatische Immunität verloren, die ihn vor einer strafrechtlichen Verfolgung durch die britischen Gerichte geschützt hätte. Er wurde im Geheimen abgeurteilt, auf eine Weise, die nach der US-amerikanischen Verfassung illegal war. Neben Kent und Ramsey wurde auch Anna Wookoff, ebenfalls eine Ermittlerin, für die Dauer des Krieges in Großbritannien inhaftiert. Man wollte diese Personen daran hindern, die wahren Hintergründe des Krieges und dessen Beginn zu enthüllen. Kent verteidigte sich gegen die Anklage unter anderem mit der Aussage, dass Roosevelt dabei geholfen habe, Chamberlain durch Churchill zu ersetzen und dass dies Teil einer Kette von Ereignissen gewesen sei, mit denen man Amerika dazu hatte bringen wollen, in den Krieg einzutreten.

In den USA wie auch in Großbritannien werden Roosevelt und Churchill, die während des Kriegs an der Macht waren, nach wie vor als Kriegshelden verehrt, doch Wahrheit und Legende klaffen Lichtjahre weit auseinander. Selbst der konventionelle Teil der „Geschichte", der besagt, dass Churchill sich im Radiosender BBC live an die Nation gewandt habe, um dem Volk Mut zu machen (mit Sätzen wie „Wir werden sie schon an der Küste bekämpfen"), ist pure Phantasie. Churchills Reden wurden weder live noch in ihrer Gesamtheit von der BBC ausgestrahlt. Er hielt diese Reden im britischen Unterhaus, und durch die Medien gingen später nur gekürzte Mitschnitte. Nach dem Krieg heuerte man einen Schauspieler an, der die Reden in voller Länge für das britische Plattenlabel Decca vertonte.[19]

Als Roosevelt, Churchill und Hitler dort waren, wo man sie haben wollte, war für die Elite der Zeitpunkt gekommen, die nächste Phase einzuleiten und den Krieg in einen weltweiten Konflikt zu verwandeln. Es sollte ein enormes, globales Problem werden, das nach einer enormen, globalen Lösung verlangte: den Vereinten Nationen, der Europäischen Gemeinschaft und all den anderen zentralistischen Organisationen, die nach 1945 aus dem Boden schossen. Roosevelts Sohn, Oberst Elliot Roosevelt, zufolge gab sein Vater im August 1941 vor, zum Fischen hinauszufahren, um sich in Argentina Bay an Bord eines Kriegsschiffs mit Churchill zu treffen. An diesem Treffen teil nahmen auch Lord Beaverbrook (der Besitzer der Londoner Zeitung *Daily Express*) und Averell Harriman (dessen Familienunternehmen die bolschewistische Revolution, Adolf Hitler, die Kriegsmaschinerie der Nazis sowie verschiedene Eugenik-Organisationen finanziert hatte, die die Zwangssterilisation der „unteren Klassen" propagierten, um eine „Herrenrasse" hervorzubringen). Das nun waren die Leute, die sich trafen, um zu diskutieren, was man gegen Hitler unternehmen könne! Churchill, Beaverbrook und Harriman gehörten allesamt dem Komitee der 300 an.

Harriman stand sowohl Roosevelt als auch Churchill sehr nahe, und so war er eine Art Mittelsmann, der beiden mit Rat zur Seite stand. Von dieser Position aus konnte er die beiden Machthaber manipulieren wie er – bzw. die Weltelite – wollte. Das große Problem der Elite bestand darin, das amerikanische Volk dazu zu bewegen, wieder einmal seine Söhne und Töchter in einen Krieg nach Europa zu schicken, der auf den ersten Blick nichts mit Amerika zu tun hatte. Die Amerikaner waren so sehr gegen einen Krieg eingenommen, dass Roosevelt nur wiedergewählt wurde, weil er behauptete, er werde die Kinder Amerikas weder nach Europa noch sonstwohin in einen Krieg schicken. Damit wiederholte er die Worte, die Woodrow Wilson geäußert hatte, bevor er Amerika in den Ersten Weltkrieg verwickelte. Wie schon Wilson, log auch Roosevelt. Schauen Sie sich einige seiner Kommentare an:

> „… Und den Müttern und Vätern, zu denen ich spreche, kann ich noch etwas versprechen. Ich habe es schon mal gesagt, und ich werde es wieder und wieder und wieder sagen. Ich werde eure Söhne in keinen fremden Krieg schicken."[20]

> „Daher können Sie jedes Gerede über Truppenentsendungen nach Europa als vorsätzliche Lügen abtun."[21]

Während er diese Dinge von sich gab, wusste er genau, dass der Zweite Weltkrieg bereits von der Elite in die Wege geleitet wurde und dass man hinter den Kulissen Methoden ersann, um das amerikanische Volk dazu zu bringen, eine Kriegsbeteiligung zu akzeptieren. Roosevelt brach das internationale Neutralitätsgesetz und strafte seine eigenen Reden Lüge, indem er die Briten sowohl unter der Hand als auch im Rahmen des sogenannten Leih- und Pachtgesetzes mit Munition und Waffen versorgte. Einige Kongressmitglieder erkannten, was vor sich ging. Der Abgeordnete Philip Bennett aus Missouri sagte:

> „Der Präsident sagt, dass unsere Söhne nicht nach Übersee geschickt würden. Das aber ist Unfug, Herr Vorsitzender. In diesem Moment baut man für unsere Söhne Kojen auf den Transportschiffen; in diesem Moment werden von der Firma William C. Ballantyne & Co. in Washington die Marken geprägt, durch die man die Toten und Verwundeten identifizieren wird."[22]

Bis heute heißt es in bekannten Geschichtsquellen über Roosevelt, er sei ein Mann gewesen, der „sich umsonst mühte, den Krieg abzuwenden".[23] Der Plan der Elite, der Roosevelt wohlbekannt war, sah vor, einen Angriff auf Amerika zu inszenieren, der die öffentliche Meinung so sehr aufpeitschen würde, dass das Volk sich auf einen Krieg gegen den Angreifer einlassen und, als Folge daraus, auch in den europäischen Konflikt eintreten würde. Als Mitglied der Regierung von Woodrow Wilson während des Ersten Weltkriegs dürfte Roosevelt in Sachen Manipulation der öffentlichen Meinung durch inszenierte Ereignisse gut geschult gewesen sein. Im Jahr 1939 behauptete Senator P. Nye aus North Dakota, er habe eine Reihe von Bänden mit dem Titel „Der nächste Krieg" zu Gesicht bekommen, und darunter sei ein Band gewesen, auf dem „Die Propaganda während des nächsten Krieges" gestanden habe. Auf dieses Dokument habe ich bereits vor einigen Kapiteln Bezug genommen. Darin wird offengelegt, dass man den Amerikanern versprochen hatte, Großbritannien werde einen jüdischen Staat in Palästina anerkennen, sofern Amerika in den Ersten Weltkrieg eintrete. Wie Senator Nye weiter enthüllt, enthielt das Material auch den Spielplan, nach dem man die amerikanische Bevölkerung in einen Eintritt Amerikas in den zweiten weltweiten Konflikt manövrieren wollte, der den Dokumenten zufolge, die zwischen den Kriegen verfasst worden waren, nahte. In dem Propaganda-Dokument, das aus England stammt, heißt es:

> „Sie [die Vereinigten Staaten] dazu zu bringen, die ihnen zugedachte Rolle zu spielen, wird um einiges schwieriger sein. So schwierig, dass ein Erfolg kaum zu erwarten ist. Es wird schon einer eindeutigen Bedrohung für Amerika bedürfen, einer Bedrohung, die noch dazu durch Propaganda an jeden einzelnen Bürger herangetragen werden muss, bevor die Republik erneut zu den Waffen greift, um sich in einen fremden Streit zu stürzen …
>
> Die Lage würde selbstverständlich erheblich vereinfacht werden, würde ***Japan*** [meine Hervorhebung] verwickelt werden. Das könnte und würde wahrscheinlich dafür sorgen, dass Amerika ohne weitere Umstände mitspielte. Zumindest würde es wie eine natürliche, offensichtliche Folgeerscheinung wirken, wenn unsere Propagandisten erreichen könnten, was sie auch schon während des Großen Krieges erreicht haben, als sie die Vereinigten Staaten mit Deutschland in Clinch geraten ließen …
>
> Im Hinblick auf Amerika steht unsere Propaganda zum Glück auf sicherem Boden. Wir können absolut aufrichtig sein, und wir werden die alte demokratische Schiene fahren. Wir müssen deutlich aussprechen, dass wir an die demokratische Regierungsform glauben und dass wir fest entschlossen sind, an der alten Göttin des demokratischen Programms festzuhalten."[24]

Die Manipulation in den Kreisen um Roosevelt wurde von Bernard Baruch und der Tarnorganisation der Weltelite, dem Council on Foreign Relations (CFR), koordiniert. Baruch war während des Ersten Weltkriegs

Vorsitzender des War Industries Board. Auch befand er sich unter den „Beratern", die in Versailles die Reparationszahlungen der Deutschen aushandelten. Er war die Stimme in Roosevelts Ohr, wie auch im Ohr so vieler US-Präsidenten zuvor. Der Council on Foreign Relations heckte den Plan aus, Japan so lange zu reizen, bis es die Vereinigten Staaten angreifen würde. An der Spitze des Plans stand Henry Stimson, Roosevelts Kriegsminister sowie ein Mitbegründer des CFR. In seinem Tagebuch schrieb er: „Wir sehen uns der heiklen Frage gegenüber, wie man es diplomatisch am geschicktesten arrangiert, dass Japan an der Nase herumgeführt wird und als erstes einen fatalen offenen Zug macht."[25] Das War and Peace Studies Project des CFR schickte Roosevelt ein Memo mit dem Vorschlag, China zu unterstützen, solange dieses Land sich mit Japan in Streitigkeiten befinde, sowie japanische Vermögenswerte in den USA einzufrieren, ein Handelsembargo zu errichten und Japan den Zugang zum Panamakanal zu verwehren. Ich empfehle Ihnen das Buch „Pearl Harbor 1941. Eine amerikanische Katastrophe"[26] von George Morgenstern, das sehr detailliert beschreibt, wie die Japaner so weit gereizt wurden, dass sie schließlich am 7. Dezember 1941 Pearl Harbor auf Hawaii angriffen. Bereits vier Jahre vor dem Angriff hatte die Roosevelt-Regierung begonnen, geheime japanische Botschaften abzufangen und zu entschlüsseln. Man wusste, dass die Japaner vorhatten, ihre diplomatischen Zentren weltweit mittels eines falschen Wetterberichts über den Beginn eines Krieges in Kenntnis zu setzen. Der Wetterbericht sollte während der japanischen Nachrichten bekannt gegeben werden, die täglich über Kurzwelle ausgestrahlt wurden. Die Vorhersage „Ostwind, Regen" sollte bedeuten, dass man sich mit den USA im Krieg befinde, „Westwind, wolkenlos" sollte Krieg mit Großbritannien und den britischen und niederländischen Kolonien im Osten heißen und „Nordwind, bewölkt" Krieg mit Russland.

Wie der US-Kongress 1945 durch eine Untersuchung erfuhr,[27] wurden die Botschaften, die besagten, dass man sich im Krieg mit den USA und mit Großbritannien, nicht aber mit Russland befinde, bereits am 3. Dezember 1941 – vier Tage vor Pearl Harbor – abgefangen. Anschließend „verschwanden" diese Informationen aus den Akten der US-Marine. Auch andere entschlüsselte Botschaften warnten Roosevelt vorab vor einem Angriff auf Pearl Harbor, aber dennoch wurde die Bevölkerung dort nicht gewarnt. Am 27. Januar 1941 schrieb Joseph Grew, der US-Botschafter in Tokio, im Falle eines Krieges werde Pearl Harbor das erste Angriffsziel sein.[28] Alles in allem besaß Roosevelt aus acht verschiedenen Quellen Informationen, die besagten, dass möglicherweise ein Angriff bevorstehe.[29] Der Angriff hatte den einen Grund, die Meinung des amerikanischen Volkes so weit zu manipulieren, dass es einem weiteren Krieg, der von langer Hand geplant war, zustimmen würde. Und niemand wurde dabei mehr hinters Licht geführt als Japan. Amerika und Deutschland hatten Japan bewusst dazu gebracht, die USA anzugreifen. Der deutsche Außenminister Joachim von Ribbentrop hatte die Japaner gedrängt, die Vereinigten Staaten anzugreifen. Am 6. Dezember hatte Hitler die Japaner noch einmal in ihrem Entschluss gestärkt, indem er andeutete, die deutschen Truppen stünden kurz vor Moskau. Schon am 8. Dezember jedoch – einen Tag nach Pearl Harbor – zogen sich die Deutschen von der russischen Front zurück. Beim Angriff auf Pearl Harbor kamen 3.000 Menschen ums Leben. Diese Menschen wurden Opfer des Plans der Elite, die Welt unter ihre Kontrolle zu bringen. Ein Großteil der Führungsriege der in Pearl Harbor stationierten US-Marine war allerdings zum Zeitpunkt des Angriffs schon nicht mehr vor Ort. Überrascht Sie das? Am Tag nach dem Angriff auf Pearl Harbor wurde Allen Dulles in den Stab des Office of the Coordinator of Information berufen, aus dem später das Office of Strategic Services (OSS) und schließlich die CIA werden sollte.

Alles lief nach Plan; die Bevölkerung reagierte genau so, wie sie reagieren sollte. Amerika fand sich einmal mehr in einen amerikanischen Krieg verwickelt, und die Söhne des Landes, die doch (laut Roosevelt) nie wieder nach Europa in den Krieg ziehen sollten, waren auf dem Weg, viele von ihnen in den Tod. Churchill reagierte auf die Nachricht mit den Worten: „Genau davon habe ich geträumt, genau das wollte ich, darauf habe ich hingearbeitet, und nun endlich ist es Wirklichkeit geworden."[30] Er hätte hinzufügen sollen: „Und ich habe immer gewusst, dass es geschehen würde." Der Round Table und das Royal Institute of International Affairs waren strategisch ideal, um die Manipulation innerhalb der Vereinigten Staaten zu koordinieren. Lord Lothian, der sich zunächst so sehr für eine Beschwichtigungspolitik gegenüber Hitler eingesetzt hatte, bevor er nach einem Krieg schrie, wurde britischer Botschafter in den USA. Als er im Dezember 1940 starb, wurde sein Posten in Washington von einem anderen elitären Mitglied des Round Table/Royal Institute of International Affairs besetzt – Lord Halifax (Komm300). Dieser war, wie Sie sich sicherlich erinnern, der Mann, der Hitler bei einem Treffen 1938 einen Handel vorgeschlagen hatte. Außer in der britischen Botschaft in Washington hatte der Round Table seine Mitglieder auch in einflussreichen Positionen in der Forschungs- und Geheimdienstabteilung des britischen Außenministeriums, dem Propagandaministerium sowie all den Organisationen sitzen, die mit wirtschaftlicher „Mobilisierung und Sanierung" betraut waren.[31] Ähnlich sah die Lage in den USA aus. Der Einfluss, den der Council on Foreign

Relations, dessen Mitglieder Regierung, Bank- und Finanzwesen, Medien und Militär durchsetzten, auf Roosevelt ausübte, ist wohl kaum zu überschätzen. Roosevelts Schwiegersohn Curtis Dall wird in Jim Keiths Buch „Alternative 3. Die Beweise" wie folgt zitiert:

> „Lange Zeit glaubte ich, dass die zahlreichen Gedanken und Ideen zum Wohle dieses Landes, der USA, von Roosevelt selbst stammten. Doch das taten sie nicht. Die meisten seiner Gedanken, seine politische ‚Munition' sozusagen, waren vom Council on Foreign Relations und von der Eine-Welt-Finanzgruppe bereits vorab sorgfältig für ihn ausgetüftelt worden. Auf brillante Weise und mit Begeisterung feuerte er diese vorgefertigte ‚Munition' dann wie ein kunstvoll gefertigtes Artilleriegeschoss auf sein ahnungsloses Ziel, das amerikanische Volk, ab – und erkaufte und sicherte sich so die internationale politische Unterstützung."
>
> **(S. 25)**

Dall enthüllt zudem, dass Roosevelt im Frühjahr 1943 das Angebot der Deutschen, sich mit einer „ehrenvollen Kapitulation" einverstanden zu erklären, einfach ignorierte. Admiral Wilhelm Canaris, das Oberhaupt des deutschen Geheimdienstes, richtete dieses Angebot an Kommandeur George Earle, Roosevelts persönlichen Militärattaché in Istanbul. Später bot auch der deutsche Botschafter Fritz von Papen noch einmal die Kapitulation an. Alle Nachrichten, mit denen Earle Roosevelt von dem Kapitulationsangebot in Kenntnis setzte, wurden ignoriert.[32] Die Manipulatoren wollten den Krieg weiterführen, bis die Welt nach ihren Vorstellungen umgestaltet war.

Im symbolischen Sinne befand sich das Anwesen Roosevelts (an der 65. Straße Ost in New York) Tür an Tür mit dem Hauptquartier des Council on Foreign Relations! Während zum zweiten Mal innerhalb von 25 Jahren die Hölle auf Erden losbrach, schritt die Elite unverzagt voran. Wie schon im Ersten Weltkrieg wollte man, wenn erst einmal alles vorbei war, auch im Frieden gewinnen; die Welt sollte nach dem Krieg eine Struktur aufweisen, die sich möglichst leicht manipulieren ließe. Hitler fiel nicht in Großbritannien ein, als er es auf dem Silbertablett serviert bekam (nach dem Rückzug der Briten aus Dünkirchen 1940), weil – und davon bin ich immer mehr überzeugt – diejenigen, die ihn kontrollierten, dies nicht wollten. Außerdem wurde – wie nach dem Krieg bekannt geworden ist – General Eisenhower, der Oberbefehlshaber der Alliierten, nach der Niederlage der Deutschen von Roosevelt (bzw. der Weltelite) an einem Vormarsch durch Deutschland gehindert, damit sich das Imperium der Sowjetunion bis nach Berlin ausweiten konnte, womit die Saat des Kalten Krieges gelegt war. Eisenhower war ein enger Verbündeter der Rockefellers und Bernard Baruchs. Ihnen verdankte er seinen kometenhaften Aufstieg. Nach dem Krieg wurde er der Präsident der Vereinigten Staaten. Am 9. April 1951 berichtete das Magazin *Life*, dass Eisenhower mittels des US-Militärsenders in Moskau Stalin angefunkt habe, um ihm mitzuteilen, dass er vorhabe, an der Elbe halt zu machen und es den Russen so zu ermöglichen, Berlin einzunehmen. Die Botschaft wurde von John Wheeler Bennett verfasst, dem politischen Berater Eisenhowers sowie Mitglied des Royal Institute of International Affairs; empfangen und an Stalin weitergeleitet wurde sie von W. Averell Harriman.[33] Der Eiserne Vorhang und die Berliner Mauer waren Werke der Elite, erschaffen nach dem klassischen Prinzip „Teile und Herrsche und Manipuliere durch Angst". Der Weltkrieg als Kontrollmethode sollte, zumindest für einige Jahrzehnte, durch die Angst vor einem apokalyptischen Konflikt zwischen Ost und West ersetzt werden. Zusätzlich genährt wurde diese Angst durch die Enthüllung einer neuen, verheerenden Waffe, der Atombombe. Diese wurde von den Amerikanern im Rahmen des sogenannten „Manhattan-Projekts" unter der Leitung Robert Oppenheimers entwickelt. Unterstützt wurde das Projekt vom Institute for Advanced Study an der Universität Princetown (an der Albert Einstein regelmäßig zu Gast war).

Nach Roosevelts Tod[34] erteilte sein Nachfolger Harry Truman, ebenfalls ein Freimaurer, die Erlaubnis, diese „neue" Waffe einzusetzen, um am 6. und 9. August 1945 die japanischen Städte Hiroshima und Nagasaki zu zerstören. Allein durch die Detonation über Hiroshima wurden 80.000 Männer, Frauen und Kinder getötet. Und der Himmel allein weiß, wie viele Menschen seither an den Folgen der Strahlung gestorben sind. Dieser groteske Akt der Unmenschlichkeit wurde von Politikern und militärischen Anführern als einziger Weg dargestellt, das Leben vieler Amerikaner zu retten mit dem Argument, dass eine Invasion in Japan zu vielen Amerikanern das Leben gekostet hätte. Heute weiß man es besser: man weiß, dass sich Japan bereits im vorangegangenen Frühjahr zu einer Kapitulation bereit erklärt hatte, und zwar zu denselben Bedingungen, die man nach dem Abwurf der Bomben akzeptierte. Kaiser Hirohito erklärte sich mittels geheimer Verhandlungen mit den USA, die über den Vatikan geführt wurden, einverstanden. Der ehemalige britische Kabinettsminister Tony Benn sagte, er habe, als er der Regierung beigetreten sei, erfahren, dass dies stimme. Oberst a.D. Donn Grand Pre schrieb am 12. September 1994 in der investigativen Zeitung *The Spotlight*, dass er mit Sicherheit sagen könne, dass die Japaner bereits vor Hiroshima zur Kapitulation bereit gewesen seien. Er sagte, er habe im Mai 1945 einer Militärtruppe angehört, die den kläglichen Rest der japanischen Armee aus Nordburma vertrieben habe, während Tokio durch eine Reihe von Angriffen amerikanischer Bomber vom Typ B-29 verwüstet worden sei. Zwei Tage nach diesen Mai-Attacken, so der Oberst, habe der damalige US-Außenminister Joseph C. Grew Präsident Truman empfohlen, zu seinen Bedingungen für eine japanische Kapitulation den Zusatz „Eine Kapitulation bedeutet nicht die Eliminierung der gegenwärtigen Herrscherdynastie [die des Kaisers Hirohito], sofern die Japaner deren Beibehaltung wünschen" hinzuzufügen. Dies waren genau die Bedingungen, zu denen Japan nach drei weiteren Schreckensmonaten kapitulieren sollte. Truman schien den Zusatz gutzuheißen, aber nachdem er seine Berater befragt hatte, wurde die Idee „aus militärischen Gründen" fallengelassen. Dies sei eine Frage des richtigen Zeitpunkts, behaupteten die Dissidenten. Trumans Entscheidung sollte zehntausenden, vielleicht sogar hunderttausenden von Menschen das Leben kosten. Die Bemerkung, es sei eine „Frage des richtigen Zeitpunkts", bezog sich auf die Potsdamer Konferenz, auf der Truman, Churchill und Josef Stalin ein an Japan gerichtetes Ultimatum formulieren sollten – ohne den vorgeschlagenen Zusatz. Im Nachhinein sagte Oberst Donn Grand Pre:

> „Die Detonation der Bomben sollte auch psychologische Auswirkungen haben, nämlich die Welt in Angst vor der Kraft nuklearer Energie zu versetzen. Dadurch wollte man die Länder dazu bewegen, ihre Souveränität aufzugeben, all ihre Waffen und bewaffneten Kräfte einer Weltregierung zu unterstellen und ihre Freiheit abzugeben."[35]

In einer Ansprache sagte Präsident Truman kurz vor Hiroshima: „Den einzelnen Nationen wird es ebenso leicht fallen, sich innerhalb einer Weltrepublik zurechtzufinden, wie uns innerhalb der Republik der Vereinigten Staaten." Derselbe Ansatz, um eine zentralistische Weltregierung und all ihre Folgen zu rechtfertigen, findet sich auch in den Aussagen Albert Einsteins, des Mannes, an den man sich noch heute aufgrund seiner wissenschaftlichen Genialität so gut erinnert, dass man besonders kluge Köpfe immer noch als „Einstein" bezeichnet. Doch Einstein hatte auch eine andere Seite. Einstein, der über die Schweiz in die USA gelangte, war ein guter Freund von Bernard Baruch, des Finanziers und Drahtziehers hinter vielen Präsidenten. Ebenfalls eng befreundet war er mit Lord Victor Rothschild, dem Erzmanipulator innerhalb des britischen Geheimdiensts, der Israel für dessen geheimes Atomwaffenprogramm Informationen verschaffen sollte. Einstein arbeitete mit an der Entwicklung der Atombombe, und Baruch nannte sie die „absolute Waffe". Baruch ernannte sich 1944 zum Oberhaupt einer Organisation, die er die UN-Atomenergiekommission nannte – 16 Monate, bevor das US-Kabinett, darunter auch Vizepräsident

Truman, überhaupt erfuhr, dass eine solche Bombe existierte und noch vor dem ersten Treffen der offiziellen Gründergruppe der Vereinten Nationen! Aber Baruch und seine Manipulatorenkollegen wussten ja schon seit dem Ersten Weltkrieg, wie der Plan lautete. Als Truman schließlich Präsident wurde und von der Bombe erfuhr und als die Vereinten Nationen eine offizielle Organisation wurden, berief er Baruch zum Leiter der – UN-Atomenergiekommission. Sowohl Baruch als auch Einstein hatten vor, die Angst vor der zerstörerischen Atomkraft zu nutzen, um eine Weltregierung zu installieren. Wie hilfreich waren da doch die Beispiele Hiroshima und Nagasaki, um das ganze Ausmaß dieser Kraft zu demonstrieren! Einstein forderte die Bildung einer Weltregierung durch die Vereinigten Staaten, Großbritannien und die Sowjetunion, in deren Hände das „Geheimnis der Bombe" gelegt werden sollte. Er sagte, diese drei Länder seien „die einzigen drei Mächte, die über eine ausreichend große militärische Stärke" verfügten, und er drängte sie, diese Stärke (in Form einer Weltarmee) in die Dienste der Weltregierung zu stellen. Das „Genie" fuhr fort:

> „Die Weltregierung hätte die Entscheidungsgewalt über alle militärischen Angelegenheiten und benötigte darüber hinaus nur noch eine weitere Vollmacht: die Vollmacht, in Länder einmarschieren zu dürfen, in denen eine Minderheit die Mehrheit unterdrückt und dadurch eine Instabilität hervorruft, die zum Krieg führt ... Das Konzept des Nichteingreifens muss ein Ende haben, denn sein Ende trägt dazu bei, den Frieden zu wahren."[36]

Diese geistige Grätsche hat er eins zu eins aus dem Handbuch derer geklaut, die für die Elite tätig waren, und derlei Gedanken werden auch heute noch von denen nachgeplappert, die die „Friedens"truppe der Vereinten Nationen in eine Weltarmee im Sinne Einsteins verwandeln wollen. Erinnern Sie sich nur an Bosnien. Wendet man Einsteins Kriterium einer Minderheit an, die eine Mehrheit unterdrückt, dann hätte die Weltregierung als erstes in der Sowjetunion eingreifen müssen, die Einstein allerdings als Teil der Weltregierung und -armee sehen wollte. Aber das Genie hatte auch hierfür die passende Antwort:

> „Obwohl es zutrifft, dass in der Sowjetunion eine Minderheit an der Macht ist, schätze ich die innere Lage dort nicht als Bedrohung für den Weltfrieden ein. Man muss bedenken, dass die politische Erziehung des russischen Volkes noch in den Kinderschuhen steckt und ein Wandel zum Wohle Russlands somit von einer Minderheit durchgesetzt werden musste, weil es keine Mehrheit gab, die dies hätte tun können."[37]

Entschlüsselt bedeuten die Einstein'schen Worte, dass wir die Angst vor einer Massenvernichtung brauchen, um eine Weltregierung (die Regierung der Elite) zu installieren, der eine Weltarmee zur Verfügung stehen soll, die eingreift, wann immer sie glaubt, dass es ihren Interessen und ihrer Macht dienlich ist. Im Jahr 1946 sagte Bertrand Russell (Komm300), Einsteins britischer Freund, man müsse die Angst vor Atomwaffen nutzen, um alle Nationen zu zwingen, ihre Souveränität aufzugeben und sich der Diktatur der Vereinten Nationen zu unterstellen.[38] Darauf einigte man sich 1958 auf der zweiten Pugwash-Konferenz, auf der man der Politik der Mutually Assured Destruction (MAD) – zu deutsch: wechselseitig zugesicherte Zerstörung oder auch „Gleichgewicht des Schreckens" – zustimmte. Gastgeber der Konferenz war Cyrus Eaton, ein Geschäftspartner der Rockefellers.[39] Das heißt nichts anderes, als dass im Rahmen der MAD-Politik auf beiden Seiten so lange ein nukleares Arsenal hochgemauert werden sollte, bis der Angriff einer der beiden Seiten die Vernichtung beider bedeuten würde. Die Angst davor war ein wunderbares Mittel, um Regierungspolitik, Verteidigungsausgaben und die öffentliche Meinung während des gesamten Kalten Krieges zu kontrollieren, während es in den obersten Rängen der Manipulation nur eine einzige Seite gab. Pawel A. Sudoplatow, der Leiter der russischen Geheimdienstabteilung, die sich während des Zweiten Weltkriegs mit dem Atomproblem befasste, hat inzwischen bestätigt, dass Oppenheimer während des Kriegs Informationen über die Bombe an die Sowjetunion weitergeleitet hat.[40] Klaus Fuchs, der deutsche Kernphysiker, arbeitete, nachdem er 1933 aus Deutschland nach Großbritannien „geflohen" war, am Manhattan-Projekt. Fuchs, der ein enger Verbündeter von Lord Victor Rothschild (Komm300) war, wanderte später für 14 Jahre ins Gefängnis, weil er geheime Informationen von Amerikanern und Briten bezüglich der Atombombe an die Russen weitergegeben hatte. Die Pugwash-Konferenzen nach dem Krieg, zu denen Einstein und Bertrand Russell den Anstoß gegeben hatten, dienten ebenfalls dazu, während des vermeintlichen „Kalten Krieges" wissenschaftliche Daten zwischen beiden Seiten auszutauschen. Zudem verhalfen sie, wie wir später sehen werden, Victor Rothschild dazu, Informationen zur Kernkraft einzuholen, die er dann an Israel weitergab.

Anfangs fällt es schwer, es zu glauben, aber man muss nicht lange suchen, um zu erkennen, dass fast jedes größere negative Ereignis von globalem Ausmaß im Rahmen eines Langzeitplans geschieht, den der Kult um das Allsehende Auge geschmiedet hat, um mittels einer zentralistischen Weltregierung, einer Zentralbank, einer Zentralwährung und einer Zentralarmee den Planeten an sich zu reißen. Zu diesem Zweck wird der menschliche Geist programmiert. Wenn wir dies aufhalten und es der Menschheit ermöglichen wollen, ihr ganzes Potential an Liebe und Harmonie zu wecken, dann müssen wir vor allem Eines tun: Wir müssen aufhören, in Schwarz und Weiß zu denken, und wir müssen die Grenzen unserer starren Glaubenssysteme lockern. Die Welt ist nicht schwarzweiß. Nichts ist schwarzweiß. Wer an einem rigiden Glaubenssystem festhält, das nicht offen ist für die unendlich vielen Feinheiten des Lebens, der wird zum Partygag eines Manipulators. Wenn Sie glauben, dass ein Geschäftsmann im Nadelstreifenanzug schon von Natur aus böse ist, ohne zu hören, was er zu sagen hat, dann ist Ihr Geist nicht der Ihre. Dasselbe gilt für alle, die in Obdachlosen und Zigeunern sofort „Halsabschneider" oder „Penner" sehen, wie auch für alle, die glauben, diese oder jene Volksgruppe sei minderwertiger als ihre eigene. Niemand ist ausschließlich gut oder böse.

Weil die Denkweise des britischen Volkes vor und während des Zweiten Weltkriegs so eingeschränkt und unflexibel war, schluckten die Briten die Vorstellung von einem Gut und einem Böse, obwohl hinter beiden Seiten ein und dieselbe Macht steckte. Zudem ließen die Briten zu, dass Leute, die den Mut hatten, gegen die Manipulation aufzubegehren, ohne Prozess für die Dauer des Krieges ins Gefängnis wanderten. Wer unsere Seite bekämpft, so dachte sich diese kindliche Geisteshaltung, der muss zur anderen Seite gehören. Diese Art des Nichtdenkens ist es, die dafür sorgt, dass die Manipulation immer weitergeht. Auch heute noch wird man, wenn man vom globalen Betrug spricht und es wagt, einen Namen der Beteiligten zu nennen, der zufällig Jude ist, sofort als „Antisemit" abgestempelt. Einige tun dies vorsätzlich, um den betreffenden Forscher in Misskredit zu bringen und seinen Einfluss zu mindern. Andere wie diejenigen, die ich als Roboter-Radikale bezeichne, plappern diese Parolen einfach nach, weil ihr Geist inzwischen so verhärtet ist, dass er die Vorstellung, ihre „linksextremen" Helden würden von derselben Macht oder Teilen dieser Macht kontrolliert, die auch ihre vermeintlich „rechtsextremen" Feinde kontrolliert, nicht fassen kann.

Diese Naivität war es, die den Zweiten Weltkrieg möglich machte. Zum zweiten Mal innerhalb von 45 Jahren hatte man „die Rechte" und „die Linke" dazu gebracht, sich zu bekriegen, mit grausigen, verheerenden Folgen. Leider sieht man derlei kindische Reaktionen auch heute noch.

Endnoten

1 Donovan: „The Universal Soldier", erschienen bei Pye Records, London, 1965; Songtext von Buffy St. Marie
2 Wird in mehreren Werken zitiert, u. a. in Ravenscroft, Trevor: The Spear Of Destiny. Corgi, London, 1974, S. 106
3 Hanfstaengl, Ernst: Hitler – The Missing Years. London, 1957
4 Quigley: Anglo-American Establishment, S. 275
5 Ebd., S. 279-281 (britisches Oberhaus, Februar 1938; Chatham House, 24. März 1938)
6 Ebd., S. 284
7 Ebd., S. 285
8 Elias, Gertrude; Online-Infoblatt (London, 1995)
9 Besonders schockierend war, dass auch die *Times* an der Manipulation des britischen Denkens beteiligt war. Wie Carroll Quigley enthüllt, kontrollierte der Round Table die Zeitung mindestens seit 1912 und übernahm sie ganz, als die Astors die Zeitung 1922 kauften („The Anglo-American Establishment", S. 113). Ein bedeutsamer Strohmann des Round Table war Geoffrey Dawson, der zwischen 1912 und 1941 der Herausgeber der *Times* war. Das deckt genau die Periode ab, in der die beiden Weltkriege ins Leben manipuliert wurden. Zwischen 1919 und 1922 verließ Dawson seinen Posten, weil es Querelen zwischen ihm und dem Inhaber, Lord Nordcliffe, gegeben hatte. Doch als die Astors das Blatt erwarben, war ihr Schoßhund Dawson sofort wieder auf seinem Sessel („The Anglo-American Establishment", S. 102).
10 britisches Unterhaus, 8. Mai 1940
11 britisches Unterhaus, 16. März 1939
12 „The Churchills", *Independent Television*, Mai 1995
13 Van Helsing: Secret Societies, S. 208
14 Einige Forscher glauben, dass die Regulation 18b ohne Churchills Wissen angewandt wurde.
15 Später war Lord Victor Rothschild ein Direktor bei der *BBC*. Zudem nahm er großen Einfluss auf die Kernenergiepolitik, die National Research and Development Corporation, den Medical Research Council und den Agricultural Research Council (und zwar zu der Zeit, als man die Landwirtschaft in Großbritannien zerschlug und durch Massentierhaltung und jene Methoden ersetzte, durch die weite Teile der britischen Landschaft in ökologisches Ödland verwandelt wurden). Für die Pharmakonzerne jedoch war Rothschild ein Gewinn. In einem Buch aus dem Jahr 1994 wird Lord Rothschild als der „fünfte Mann" im britischen Spionageskandal genannt, in den Philby, Maclean, Burgess und Blunt verwickelt waren.
16 Dr. Kitty Little in einem Gespräch mit dem Autor, Juli 1995
17 Ramsey, Kapitän A. H. M.: The Nameless War. OMNI Publications, London, 1952, S. 101
18 Snow, John Howard: The Case Of Tyler Kent. The Long House, Connecticut, USA, 1946
19 Quelle: Archivzentrum der *BBC*

20 Boston, 30. Oktober 1940, aus „Public Papers And Addresses Of Franklin D. Roosevelt“ Macmillan, New York, Band 1940, S. 517
21 Ebd. S. 633-644 (29. Dezember 1940)
22 Zitiert bei Ramsey: Nameless War, S. 75
23 Pears Cyclopaedia, 85. Auflage, S. 852
24 US-Kongressakten, 76. Kongress, Bd. 84, Nr. 82, S. 6597-6604
25 Zitiert in Keith: Casebook On Alternative 3, S. 25
26 Morgenstern, George: Pearl Harbor 1941. Eine amerikanische Katastrophe. Herbig, 1998; engl.: Pearl Harbor, The Story Of The Secret War. Costa Mesa, USA, 1991
27 Untersuchungsausschuss des US-Kongresses zum Angriff auf Pearl Harbor; diese Untersuchung diente vor allem der Vertuschung
28 Van Helsing: Secret Societies, S. 210
29 Keith: Casebook On Alternative 3, S. 26
30 15. Februar 1942, Radioansprache; zitiert in der *New York Times* vom 16. Februar 1942
31 Quigley: Anglo-American Establishment, S. 303
32 Van Helsing: Secret Societies, S. 212
33 Als die siegreichen Alliierten in Berlin einfielen, plünderten Briten, Amerikaner und Russen die Stadt. Unter den Plünderern war auch ein gewisser Kapitän Du Maurier, besser bekannt als Robert Maxwell, der internationale Verleger, Dieb und Agent des israelischen Geheimdienstes Mossad. Das Berliner Essgeschirr aus Porzellan, das verkauft wurde, nachdem Maxwell 1991 unter mysteriösen Umständen auf See ums Leben gekommen war, war 1945 aus einem Berliner Museum gestohlen worden. (Quelle: *The Spotlight*, 17. April 1995, S. 4)
34 Einige Forscher behaupten, Roosevelt sei bereits vor seinem offiziellen Todesdatum gestorben und man habe während der letzten Kriegsmonate einen Doppelgänger benutzt. Vergleicht man Fotos, so unterscheiden sich die Gesichtszüge der beiden Männer eindeutig.
35 *The Spotlight*, 12.09.1994, S. 15
36 *The Atlantic Monthly*, November 1945
37 Ebd.
38 *Bulletin Of Atomic Scientists*, Oktober 1946
39 Der Name der Pugwash-Konferenzen leitet sich vom kanadischen Anwesen des Großindustriellen Cyrus Eaton ab. Dieser begann seine Karriere als Sekretär von J. D. Rockefeller, bevor er ein Geschäftspartner des Hauses Rockefeller wurde.
40 *The Spotlight*, 16.05. / 12.09.1994

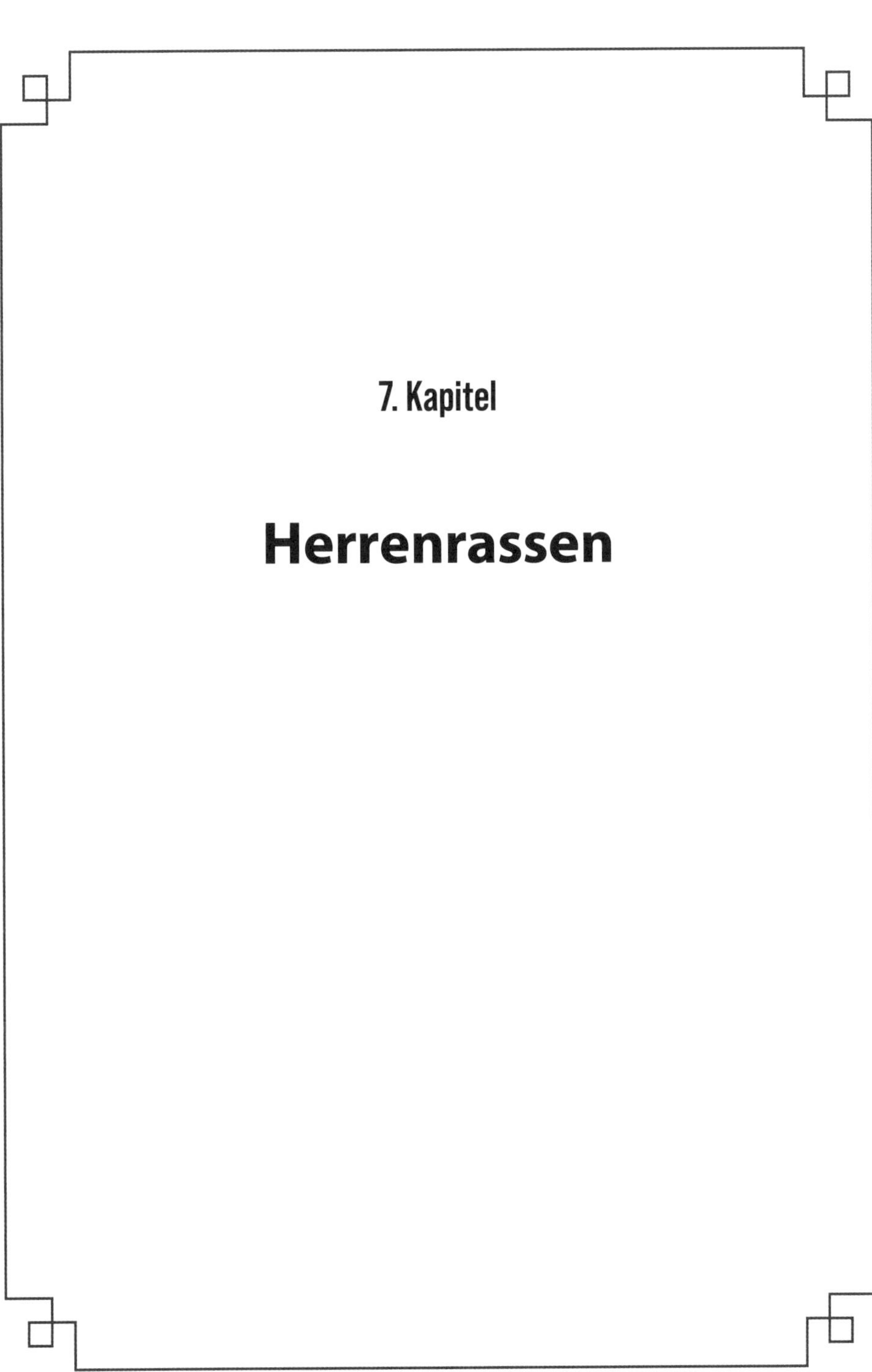

7. Kapitel

Herrenrassen

Dieselbe Geisteshaltung, die alle Gegner der Manipulation, die zum Zweiten Weltkrieg führte, unterdrückt hat, sorgt heute dafür, dass alle, die die offizielle Version des Holocausts und Nazi-Deutschlands in Frage stellen, verunglimpft und eingesperrt werden. Niemand ist bereit, sich die Beweise der Zweifler auch nur anzusehen; sie werden einfach von der Woge aus Verdammung und Ächtung fortgeschwemmt. Wer glauben möchte, dass alle, die die offizielle Geschichte anzweifeln, Nazis und Verfechter Hitlers seien oder eine antijüdische Haltung verträten, der soll es glauben. Aber eines sei all diesen Leuten gesagt: Sie machen sich selbst etwas vor, weil es einfach nicht wahr ist. Es ist schlichtweg falsch.

Die alten Schwingungen des Lebens beginnen nach und nach zu bröckeln, und eine neue Schwingung setzt sich mehr und mehr durch. Wir befinden uns in einer Phase, in der der Schmutz der Vergangenheit, der lange begraben lag, an die Oberfläche kommt, damit wir ihn verarbeiten und auflösen können. Der Inhalt dieses Buches trägt zu diesem Prozess bei. Nicht nur der einzelne Mensch, sondern auch die Erde und der kollektive menschliche Geist tragen unterdrückte Emotionen mit sich herum, die am Innern nagen und mit denen aufgeräumt werden muss. Der Reinigungsprozess der Erde findet auf vielen Ebenen statt, und unter anderem kommt all das ans Licht der Öffentlichkeit, das vormals geheim und unterdrückt war. Und ob es den Leuten jetzt gefällt oder nicht, so kann sich auch der Holocaust der notwendigen öffentlichen Debatte nicht auf ewig entziehen. Der Prozess der Reinigung und der Transformation wird dafür sorgen, dass es geschieht.

Was die Nazis den Juden angetan haben, ist fürchterlich. Es gibt keine Worte, es zu beschreiben. Auf Gedenkfeiern wird deutlich, dass alle, die es durchlebt haben, noch heute mit unverminderter Stärke darunter leiden. Was für eine Schmähung es doch für alle, die so gelitten haben, bedeuten würde, wenn herauskäme, dass der Schmerz und die unbeschreibliche Grausamkeit, die sie durchlebt haben, ohne ihr Wissen dazu missbraucht wird, einen längerfristigen Plan durchzuführen und zu schützen. Das würde wahrscheinlich als ultimativer Akt der Unmenschlichkeit durchgehen. Ist es vielleicht tatsächlich so, dass gewisse Personen, die nicht unter den Nazis gelitten haben, die Emotionen derer missbrauchen, die gelitten haben, um bestimmte Ereignisse für ihre teuflischen Zwecke zu manipulieren? Das finden wir nur dann heraus, wenn alle Informationen über diesen Zeitraum auf den Tisch gelegt werden, ohne sofort verdammt und verurteilt zu werden.

Professor Yehuda Bauer, der Vorsitzende des Vidal Sassoon Centre for the Study of Anti-Semitism, sagte: „Jemand missbraucht die Angst und die

Zwangsvorstellungen der Menschen und präsentiert Dinge, von denen wir heute wissen, dass sie nie stattgefunden haben.“[1] Damit reagierte er auf Geschichten über „Menschenseife“, denn „Experten“ des Holocaust hatten behauptet, die Nazis hätten aus den Körpern der jüdischen Opfer aus den Konzentrationslagern Seife gemacht. Dies hat sich als „Tatsache“ etabliert, aber Professor Bauer sagte, es gebe keinen dokumentierten Beweis dafür, dass etwas derartiges passiert sei. Bei der Recherche für dieses Buch kam ich das erste Mal in meinem Leben mit Informationen in Berührung, die die offizielle Holocaust-Geschichte in Frage stellten. Und um ehrlich zu sein, war ich schockiert. Ich sah mir diese Informationen an und schrieb sie nieder, denn das hilft mir immer, ein klareres Bild von etwas zu bekommen. Wochenlang dachte ich über das nach, was ich erfahren hatte. Ich kam zu dem Schluss, dass das jüdische Volk ebenso wie andere Volksgruppen in Deutschland, der Sowjetunion und in von Japan besetzten Ländern den schrecklichsten Grausamkeiten ausgesetzt waren. Der gesamte Krieg war sozusagen ein großer Holocaust. Was die europäischen Siedler den amerikanischen Ureinwohnern angetan haben, war ein Holocaust. Die Grausamkeiten, die die Juden unter den Nazis erfuhren, macht den Schmerz, den wir heute noch sehen, vollkommen nachvollziehbar. Doch durch die Beweise, auf die ich gestoßen bin, kam ich ebenfalls zu dem Schluss, dass die offizielle Geschichte sich erst einer Menge Fragen stellen und Massen von dokumentierten Informationen erklären muss, bevor wir Gewissheit über das haben, was geschehen ist. Nichts ist, wie es scheint, wie ich immer sage, ganz gleich, was man uns erzählt. Wenn beispielsweise ein jüdischer Amerikaner namens David Cole Beweise, unter anderem in Form von Videomaterial, präsentiert, die die offizielle Version über das Geschehen in Auschwitz widerlegen, dann kann niemand, der ernsthaft an der Wahrheit interessiert ist, einen solchen Beweis einfach vom Tisch fegen und Cole als Nazi-Verfechter abstempeln. Das heißt nicht, dass alles, was gegen die offizielle Linie gesagt wird, richtig ist, aber warum haben wir so viel Angst davor, jeden für sich urteilen zu lassen? Warum werden derlei Informationen unterdrückt?

Es mag vielen nicht gefallen, dass ich diese Dinge sage, aber eine Frage: In was schwingt eher wahre Liebe für die Menschheit mit: zu sagen, was die Menschen der eigenen Meinung nach wissen sollten, und dafür Kritik in Kauf zu nehmen, oder zu sagen, was die Menschen hören wollen, und dafür Applaus zu ernten?

Ansprechen möchte ich an dieser Stelle einen Punkt, auf den ich im Rahmen meiner Recherche bezüglich der Weltelite immer wieder stoße:

die Art und Weise, auf die die Juden für die Propaganda der obersten Ränge ihrer eigenen Hierarchie verheizt werden, insbesondere von den Rothschilds und anderen, wie den Habsburgern. Das jüdische Volk will keineswegs die Weltherrschaft an sich reißen, ganz im Gegenteil. Die Juden möchten nichts weiter als friedlich und glücklich ihr Leben leben, wie wir alle. Doch stattdessen werden sie von den manipulierenden Privilegierten in ihren Reihen gnadenlos als „Sündenbock" missbraucht, um die wenigen wahren Schuldigen vor einer legitimen Untersuchung und Bloßstellung zu schützen. Ein Großteil ihrer Geschichte wird ihnen vorenthalten, um sicherzustellen, dass sie der geistigen und emotionalen Kontrolle der Wenigen nicht entfliehen. Major Alojzy Dziurski, der während des Kriegs ein Mitglied der polnischen Untergrundbewegung war, war kein Nazi-Anhänger und auch nicht antijüdisch eingestellt. Unter seinen Freunden waren viele Juden, und zudem empfand er tiefe Dankbarkeit gegenüber einem Juden, der ihm, wie er sagte, das Leben gerettet habe. In seinem Buch „Freedom Fighter" berichtet Dziurski, wie er erfuhr, dass sich die Haltung der Deutschen gegenüber den Juden dramatisch verschlechtert habe, nachdem man den zionistischen Einfluss auf Stalins Sowjetunion ausgemacht habe. Das veranlasste Major Dziurski, sich im März 1942 mit Führungspersonen der polnischen Juden zusammenzusetzen und ihnen dringend zu raten, die jüdischen Ghettos aufzulösen, die Juden auf abgelegene polnische Bauernhöfe auszusiedeln und Siedlungen in bewaldeten Gebieten anzulegen. Er sagt, die Anführer hätten abgelehnt, mit schrecklichen Folgen. Der Major berichtet auch, er habe sich mit einem jüdischen Kapitän angefreundet, der ein Politkommissar in der Roten Armee gewesen sei. In seinem Buch schreibt Dziurski:

> „Aufgrund meines Interesses an allem, was die Juden betraf, teilte er [der Kapitän] mir ein gut gehütetes Geheimnis mit. Da er als glühender Verfechter des Zionismus bekannt war, durfte er an einer Versammlung teilnehmen, zu der nur eingeweihte Zionisten zugelassen waren. Die Versammlung wurde, wie die meisten, auf Hebräisch und nicht auf Jiddisch abgehalten. Die meisten der Redner waren ausländische zionistische Anführer, und er erkannte nur einen von ihnen, Moshe Sneh, einen Anführer der polnischen Juden, der vor dem Krieg nach Palästina gegangen war und 1945 als ein Berihah-Führer zurückkam, um die Massenemigration der polnischen Juden zu organisieren. Jeder der Redner hob hervor, welch einzigartige Möglichkeit sich ihnen böte, Palästina und den Mittleren Osten von den Arabern und Briten zu übernehmen ... Die gesamte nichtjüdische Welt sollte sich, gemeinsam mit den Nazis, für den Holocaust schuldig fühlen. Der Holocaust sollte als das größte Verbrechen der Christenheit gegen das jüdische Volk dargestellt werden. Man wollte eine großangelegte Propaganda starten, und alle Verlage und Zeitungen, die sich unter

jüdischem Einfluss befanden, waren bereits angewiesen worden, die Geschichte vom Leid der Juden zu verbreiten.

Moshe Sneh verlangte, dass möglichst viele der polnischen Juden gezwungen werden sollten, nach Palästina oder in ein anderes Land ihrer Wahl zu gehen. An die westeuropäische Judenheit war bereits die Anweisung ergangen, sich auf die Aufnahme polnischer Immigranten vorzubereiten, die man später in die USA weiterleiten sollte. Die USA sollte zum großen Auffangbecken für die Juden gemacht werden, um Einfluss auf die amerikanische Politik zu nehmen, weil die USA im Begriff standen, zur entscheidenden Weltmacht zu werden."[2]

Ob Sie dies nun glauben oder nicht, haben Sie in jedem Fall ein Recht darauf, es zu erfahren. Im Laufe der Jahre werden noch viele weitere dokumentierte Hintergrundinformationen zu diesem Thema an den Tag kommen, und niemand wird ihnen verwunderter gegenüberstehen als das jüdische Volk selbst. Dann werden die Juden ihre Hierarchie in einem ganz anderen Licht sehen. Was er und seine jüdischen Freunde und Bekannten während des Kriegs erlebten, schrieb Major Dziurski nieder und archivierte es. Diese umfangreiche Sammlung wurde bei einem Einbruch im Mai 1965 aus seiner Wohnung gestohlen. Anschließend emigrierte Dziurski nach Australien.

Ich glaube fest daran, dass eine kleine Gruppe von Juden, die nichts als Verachtung für das jüdische Volk allgemein übrig hat, gemeinsam mit Nichtjuden den Ersten Weltkrieg, die Russische Revolution und den Zweiten Weltkrieg angezettelt hat. Diese Elite aus Juden und Nichtjuden benutzte den Ersten Weltkrieg, um die Balfour-Deklaration und den Grundgedanken eines jüdischen Staates Israel in Palästina (für den es angesichts der Herkunft der meisten Juden absolut keine geschichtliche oder anderweitige Rechtfertigung gibt) in trockene Tücher zu legen. Diese Gruppe kontrollierte die Versailler Friedenskonferenz und sorgte für eine Situation, die den Zweiten Weltkrieg unausweichlich machte. Durch ihr Geld gelangte Hitler 1933 an die Macht, und sie war es, die die finanziellen Mittel für eine Wiederaufrüstung bereitstellte. Ihre Stellvertreter in anderen Ländern manipulierten ihre jeweilige Regierung und machten es Hitler und den Nazis auf diese Weise möglich, in angrenzenden Ländern einzufallen und ihr militärisches Potential durch die Ressourcen dieser Länder noch zu vergrößern. Sie ließen Hitler glauben, er könne ungehindert über Europa herfallen, um dann, zu einem vorab bestimmten Zeitpunkt, die Haltung Großbritanniens umschlagen zu lassen, sodass Hitler sich inmitten eines Krieges fand, den er nicht gewinnen konnte – insbesondere nicht, nachdem Roosevelt das amerikanische Volk durch Pearl Harbor dazu gebracht hatte, in einen Konflikt einzugreifen, von dem er vorab behauptet hatte, dass Amerika nie in ihn verwickelt werden würde.

Währenddessen ermöglichte man den Juden in Deutschland, die der jüdisch-nichtjüdischen Elite angehörten oder zumindest nützlich für diese waren, das von den Nazis besetzte Land zu verlassen und in die USA, in andere sichere Länder oder nach Palästina zu fliehen, um sich an die Arbeit zu machen, die nach dem Krieg in der Entstehung Israels gipfeln sollte. Diese Juden gehörten nicht zu denen, die unter Hitler schrecklich leiden sollten. Ganz im Gegenteil. Sie waren diejenigen, die das Leid der Zurückgebliebenen für ihre Zwecke nutzen und ausbeuten sollten. Die privilegierte Elite, zu der auch der Bankier Max Warburg gehörte, verließ Deutschland und überließ all die jüdischen Männer, Frauen und Kinder, die man im Hinblick auf das zu erreichende langfristige Ziel als entbehrlich erachtete, ihrem Schicksal. Dieses Schicksal war besiegelt, als der jüdischstämmige Alfred Rosenberg Hitler eine Ausgabe der „Protokolle der Weisen von Zion" zukommen ließ.

Was aber brachte diesen manipulierenden jüdischen Klüngel dazu, die übrigen Juden derart unmenschlich zu behandeln? Ganz einfach: die Manipulatoren waren gar keine Juden, wie Rabbi Marvin S. Antelman in seinem 1974 erschienenen Buch „To Eliminate The Opiate" aufzeigt. Antelman, der selbst 17 Angehörige durch die Nazis verlor, behauptet, dass die elitäre Gruppe das Judentum nicht etwa verbreiten, sondern vernichten wolle, so wie sie alle Alternativen zu ihrer eigenen Religion, dem uralten Kult um das Allsehende Auge, ausmerzen wolle. Dieser Kult ist es, der zwischen den Juden, Arabern, Briten, Deutschen, Amerikanern und überhaupt allen, die wissentlich an der Entstehung einer globalen faschistischen Tyrannei namens Neue Weltordnung arbeiten, für Loyalität und eine gemeinsame Motivation sorgt. Die „Juden" der Weltelite scheren sich keinen Deut um das jüdische Volk, so wie es die Deutschen innerhalb dieser Elite nicht kümmert, was mit dem deutschen Volk geschieht. In ihren Augen ist die breite Masse eines jeden Volkes – egal welcher Rasse, Hautfarbe oder Nationalität – eine Herde unbedeutender Figuren, die nur dafür da ist, von ihrem Herrn, dem Luziferischen Bewusstsein der Vierten Dimension, missbraucht zu werden. Die „Allsehenden" Juden und ihre nichtjüdischen Mitverschwörer aber nutzen den Deckmantel des „Antisemitismus" und das echte Leid der wirklichen Juden, um ihr böses Tun davor zu bewahren, aufgedeckt zu werden. Ich bin überzeugt davon, dass es diese Elite war, die die Protokolle der Weisen von Zion verfasste, unters Volk brachte und dafür sorgte, dass das Ganze wirkte wie eine Verschwörung, die vom gesamten jüdischen Volk ausging. Das stimmt aber nicht. Nein, nein, und nochmals nein!

Nach dem Krieg missbrauchte man das unvorstellbare Leid, zu dem das jüdische Volk unter anderem von seiner eigenen Elite verdammt worden war, um den Staat Israel entstehen zu lassen. Israel entstand aus einer Woge aus Emotionen heraus – was angesichts der Geschichten, die man in Umlauf brachte, kaum verwunderlich ist. Seither benutzt man diese Geschichten, um jede legitime Untersuchung bezüglich der Manipulation der Menschheit abzuschmettern. Jedem, der die offizielle Geschichtsversion anzweifelt und die Personen bloßstellt, die tatsächlich die Welt kontrollieren, wird die Bezeichnung „Antisemit“ um die Ohren geschleudert. Ein Mittel, dessen sich die jüdisch-nichtjüdische Clique – die die Juden so sehr hat leiden lassen – bedient, ist der Zionismus, und gleiches gilt für den Staat Israel, der ein Land und eine dominante Mentalität zugleich ist, die mich stark an die Mentalität der Nazis erinnert.

Die britische Führungsriege hat nachweislich viele Millionen Briten manipuliert, ausgenutzt und ins Grab gebracht, wobei sie sich auf „nationale Interessen“ berufen hat – die Interessen der herrschenden Clique. Die deutsche Führung hat dem deutschen Volk gleiches angetan, wie es die amerikanische Führung mit dem amerikanischen Volk getan hat. All diese herrschenden Gruppen empfinden dem „gemeinen Volk“ gegenüber nichts als Verachtung. Sie betrachten es als Vieh, das man nach Belieben missbrauchen kann. Warum sollte es da so abwegig sein, dass die jüdische Führungsschicht das jüdische Volk genauso sehen sollte?

Die Ausbeutung derer, die gelitten haben, durch die, die nicht gelitten haben, hat der herrschenden israelischen Elite die Legitimation für die abartigsten Grausamkeiten gegeben, ohne dass die Welt dagegen aufbegehrt hätte. Dagegen wird jede offene Bedrohung Israels umgehend verurteilt und beseitigt. Warum hört man nichts über die jahrzehntelangen Greueltaten Israels gegenüber den enteigneten Palästinensern, über die immer wieder von Mitarbeitern des UN-Flüchtlingshilfswerks für Palästina (UNRWA) berichtet wird? Die groteske Ironie an der Sache ist, dass die israelische Regierung einerseits über „Rechtsextremismus“ und „Antisemitismus“ zetert, andererseits aber Nazi-Regimes weltweit unterstützt, darunter auch den Terroristen Somoza in Nicaragua, der für den Tod Zehntausender seines eigenen Volkes verantwortlich war.[3] Israel hat Neonazis und Terroristen in Taiwan, Saudi-Arabien, Mittelamerika, Argentinien und unzähligen anderen Ländern mit Waffen versorgt oder anderweitig unterstützt,[4] und zwar Hand in Hand mit den Neonazis, die die Vereinigten Staaten und die CIA kontrollieren. Wann immer ich daher Israel über Rassismus und Rechtsextremismus schwadronieren höre, dreht sich mir der Magen um. Die israelische Regierung, die israelische Armee und der israelische Geheimdienst Mossad sind allesamt neonazistische, terroristische Organisationen. Diese Gesinnung spiegelt sich in vielen der israelischen Siedler im Westjordanland und im Gazastreifen wider. Die israelischen Behörden verstecken diese Tatsache gerne hinter all den Juden, die in Hitlers Deutschland unendlich litten. Die israelischen Führungspersonen, die dem Kult um das Allsehende Auge angehören oder von diesem kontrolliert werden, benutzen dieses Leid seit über 60 Jahren, um die tagtäglichen Grausamkeiten gegenüber der arabischen Bevölkerung herunterzuspielen und zu rechtfertigen. Nazistische Siedler erschießen in den besetzten Gebieten palästinensische Kinder, kommen aber selbst ungeschoren davon. Gleichzeitig werden regelmäßig Araber von Soldaten erschossen, die weggucken, wenn israelische Siedler palästinensische Männer, Frauen und Kinder tyrannisieren.[5] So wie Hitler all die Juden misshandelte, die von ihrer eigenen Führungsschicht im Stich gelassen worden sind, behandelt Israel heute die Palästinenser. Ich werde mir von Verfechtern des israelischen Terrors keine Vorträge über Rassismus und Nazismus anhören, danke sehr.

Tatsächlich ist es so, dass diejenigen, die den Terrororganisationen vorstanden, die nach dem Krieg den Staat Israel entstehen ließen, später zu Israels Führungsriege wurden. Das Verhalten Israels anzuprangern ist nicht gleichzusetzen mit einer Kritik am gesamten jüdischen Volk. Das Gegenteil ist der Fall. Die, die Israel und seinen internationalen terroristischen Arm in Form des Mossad kontrollieren, sind keine echten Juden. Sie sind ein Haufen energetisch unausgeglichener Strauchdiebe, die das jüdische Volk für ihre grausigen Zwecke missbraucht haben. Der israelische Premierminister Menachim Begin war einer der führenden Köpfe innerhalb der jüdisch-terroristischen Untergrundorganisation Irgun und war somit verantwortlich für Mord und Chaos von ungeheurem Ausmaß. Er sollte später den Friedensnobelpreis erhalten, wie auch Henry Kissinger. Ein anderer israelischer Premier, Yitzhak Shamir, war, bevor er (günstigerweise) zur Zeit des Mordes an John F. Kennedy zum Oberhaupt des Todeskommandos des Mossad wurde, als Terrorist im jüdischen Untergrund tätig. In einem späteren Kapitel werde ich die Verbindung zwischen Shamir und Begin und der Ermordung Kennedys herstellen. Der Premierminister Yitzhak Rabin wurde nach seiner Ermordung 1995 als großer Friedensstifter gefeiert, doch auch er war ein Terrorist. Der israelische Historiker und Autor Naeim Giladi schreibt: „Rabin begann seine Karriere mit Terroranschlägen, die sowohl arabische als auch israelische Leben forderten, wann immer die eiskalte politische Berechnung es verlangte."[6]

Als 1940 der illegale jüdische Immigrantenstrom nach Palästina zu einer unaufhaltbaren Flut wurde, verhaftete und deportierte die britische Militärregierung alle Juden, die keine legitimen Papiere hatten. Die zionistische Untergrundbewegung versenkte die Flüchtlingsschiffe lieber, als zuzulassen, dass sie wieder abdrehten. Giladi fährt fort: „In jenen Tagen gehörte Rabin der Palmach – der Name bedeutet ‚Einsatztruppe' – an, einer brutalen Untergrundorganisation. [...] Im November 1940 jagte sein Trupp das Flüchtlingsschiff ‚Patria' im Hafen von Haifa in die Luft. Bei der Explosion starben über 250 jüdische Emigranten."[7] Noch drei weitere Schiffe fielen Rabins Palmach zum Opfer. Dabei kamen über 1.000 Juden ums Leben. Die Schuld für diese Greueltaten schob man jedoch den Arabern in die Schuhe, und natürlich war dies von Anfang an der Plan gewesen. Der Zionistenführer David Ben-Gurion schreibt in seinem Tagebuch, dass die Bombenattentate „weltweit für mehr Mitgefühl und Unterstützung sorgten, als wir erhofft hatten".[8] Auch zwischen Ben-Gurion und der Kennedy-Ermordung werde ich später einen Zusammenhang aufzeigen. Ich komme mehr und mehr zu dem Schluss, dass das, was den Juden in Deutschland widerfahren ist (wie auch immer die Wahrheit diesbezüglich aussieht), von all diesen Verrückten unterstützt – ja sogar geplant wurde, um die Gründung Israels sicherzustellen und zu gewährleisten, dass man den „Antisemitismus" als Waffe würde einsetzen können, um jede legitime Ermittlung im Hinblick auf ihr widerwärtiges Handeln abzuschmettern. Das zumindest war zweifellos die Folge daraus. Jeder, der dieses atemberaubende Horrorszenario aufzudecken trachtet, wird als Neonazi verunglimpft.

Darüber hinaus wurde ein Großteil des Geldes und der Waffen, die den Untergrundterroristen und den Gründern Israels zugespielt wurden, von Meyer Lanskys Syndikat des organisierten Verbrechens bereitgestellt, das seinen Sitz in den USA hatte, aber weltweit operierte. Lansky, der als Maier Suchowljansky in Grodno, Russland, zur Welt kam, stieg aus den Slums von New York auf bis an die Spitze der internationalen Unterwelt. Er stand noch über der Mafia. In diese schwindelerregenden Höhen war Lansky durch die üblichen Methoden aufgestiegen – Mord und Terror. Lansky war es auch, der sein Verbrechens- und Terrornetzwerk nutzte, um Gelder und Waffen an die jüdischen Terroristen und den künftigen Staat Israel zu schleusen. Sein Beitrag war so ansehnlich, dass er als der „Pate Israels" bekannt wurde.[9] Lansky setzte sich stets dann nach Israel ab, wenn es ihm in den Staaten zu heiß wurde, und ließ sich schließlich ganz in seinem geliebten „Heimatland" nieder. Auch Lansky spielte, wie wir noch sehen werden, beim Kennedy-Mord eine zentrale Rolle. Das also sind die Charaktere, die, beaufsichtigt durch die Rothschilds, Israel erschufen. Trotzdem wird jeder, der diese Leute angreift und ans Tageslicht zerren will, als Nazi bezeichnet! Himmel hilf.

Einige mutige Juden haben sich Israel entgegengestellt und die Notlage der Palästinenser angeprangert – Leute wie Noam Chomsky und Israel Shahak (ein Überlebender des Konzentrationslagers Bergen-Belsen).[10] Was aber tun die britische und die US-amerikanische Regierung? Sie schweigen. Was diese mutigen Juden zur Sprache bringen, ist innerhalb einer Demokratie (ja, zum Schießen, ich weiß) völlig rechtmäßig. Die meisten jedoch haben regelrecht Angst davor, derartige Dinge auszusprechen, weil das unweigerlich zur Folge hat, dass man sie als „antisemitisch" beschimpft. Selbst Juden, die sich geäußert haben, sind schon als „Antisemiten" gebrandmarkt worden! Noch immer arrangiert die Clique „antisemitische" Ereignisse und Angriffe, um dafür zu sorgen, dass die Manipulation aller jüdischen und nichtjüdischen Gruppierungen auch weiterhin zu rechtfertigen ist. Die jüdische Elite bezweckt, das jüdische Volk in permanenter Angst zu halten, ein Zustand, der jeden Menschen anfällig macht für Kontrolle und Manipulation. Der Rechtsextremismus ist dieser Clique höchst willkommen, weil er ihr durch sein Gebaren in die Hände spielt und ihr die Manipulation erleichtert. Nicht alle Rechtsextremen jedoch verhalten sich zufällig so. Wer finanziert diese „rechtsextremen" Gruppierungen? Wenn Sie Näheres wissen, teilen Sie es mir bitte mit.

Eine sehr verlässliche britische Kontaktperson mit engen Verbindungen zu Geheimdienstkreisen berichtete mir, dass die „rechtsextreme" Gruppierung Combat 18 eine Tarnorganisation der zwielichtigen Anti-Defamation League sei, die als US-amerikanischer Zweig des „israelischen" Geheimdienstes Mossad, der den Rothschilds gehört, agiert. Die Anti-Defamation League (ADL) operiert seit mindestens 1991 auch in Großbritannien und dem übrigen Europa. Ihre Aufgabe besteht darin, alle als antisemitisch zu brandmarken, die der Wahrheit dessen, was vor sich geht, allzu nahe kommen. Gibt es etwa einen besseren Weg, einen Ermittler in Verruf zu bringen, als den, ihn von einer „rechten" Gruppe wie dem Combat 18 belobhudeln zu lassen? Oder aber kann man das jüdische Volk besser durch Angst kontrollieren als dadurch, ihm das Gebaren des Combat 18 vor Augen zu halten und ihm so zu zeigen, was geschehen würde, wenn nicht die Elite schützend ihre Hand über ihr Volk hielte?

Auch wenn es Ihnen schwerfällt, all dies zu glauben, so gibt es doch viele Belege dafür. Als Kennedy ermordet wurde, war ein Mann namens Daniel Burros der Staatssekretär der US-amerikanischen Nazi-Partei. Burros war ein enger Verbündeter des „Nazis“ Roy Frankhouser, der einst sagte: „Hitler hatte die Juden; wir haben die Nigger. Natürlich müssen wir uns vor allem der Nigger-Problematik widmen, denn sie ist es, die die Masse beschäftigt – aber deshalb haben wir die Juden nicht etwa vergessen. Wenn die Juden wüssten, was sie erwartet – und glauben Sie mir, es erwartet sie so sicher wie das Amen in der Kirche –, dann wüssten sie auch, dass das Nazi-Deutschland sich vor dem, was Amerika ins Haus steht, wie ein Spaziergang ausnimmt. Unsere Gaskammern werden besser und zahlreicher sein, und dieses Mal wird es keine Flüchtlinge geben.“[11] Wirklich reizend. Doch es sollte sich herausstellen, dass der „Nazi“ Frankhouser ein Bundesagent war, der sich in den Ku Klux Klan und andere „nazistische“ und kommunistische Organisationen eingeschleust hatte. Sein guter Freund, der „Nazi“ Daniel Burros, wurde im Oktober 1965 von der *New York Times* als Jude enttarnt. Tags darauf fand man ihn erschossen auf Frankhousers Anwesen in Reading, Pennsylvania. Als Todesursache wurde „Selbstmord“ festgestellt. Burros war außerdem eine Schlüsselfigur innerhalb der „nazistischen“ National Renaissance Party, die von der Anti-Defamation League kontrolliert wurde. Nichts ist so, wie es scheint. Der „Gegner“ des britischen Combat 18 ist eine Organisation namens Searchlight. Meine Kontaktperson sagte mir, diese sei eine Tarnorganisation, hinter der sich das Board of Deputies of British Jews, der Abgeordnetenausschuss der britischen Juden, sowie der ADL verberge. Kann mir irgendwer dies bestätigen? Es ist eine uralte Strategie. Selbst der Mossad ist nicht, was er zu sein scheint. In Wahrheit ist er vor allem der private Geheimdienst der Rothschilds, des Bankenkartells der Weltelite und des Kultes um das Allsehende Auge. Auch die ADL dient in Wirklichkeit diesen Instanzen. Der Forscher Gary Allen beschreibt diese Situation sehr treffend in seinem 1973 erschienen Buch „Die Insider“:

> „Der Hauptgrund dafür, dass die Funktion der internationalen Bankiers aus der offiziellen politischen Geschichte getilgt wurde, ist der, dass die Rothschilds Juden waren. [Antijüdisch eingestellte Personen] haben der Verschwörung dadurch in die Hände gespielt, dass sie versucht haben, die gesamte Verschwörung den Juden anzuhaften. Nichts aber liegt der Wahrheit ferner. Die traditionellen, angelsächsisch-internationalen Banken J. P. Morgan und Rockefeller haben innerhalb der Verschwörung zwar eine Schlüsselrolle inne, doch die Bedeutung der Rothschilds und ihrer Gefolgsmänner ist auch nicht zu leugnen. Dennoch wäre es ebenso haltlos und unmoralisch, alle Juden für die Verbrechen der Rothschilds verantwortlich zu machen, wie alle Baptisten für die Verbrechen der Rockefellers schuldig zu sprechen.

> Die jüdischen Mitglieder der Verschwörung haben sich einer Organisation namens Anti-Defamation League bedient, um allen Menschen klarzumachen, dass jedwede Erwähnung der Rothschilds und ihrer Verbündeten einem Angriff auf alle Juden gleichkommt. Auf diese Weise haben sie so gut wie jeden unabhängigen Forschungsansatz im Hinblick auf die internationalen Bankiers unterdrückt und das Thema an Universitäten zu einem Tabu werden lassen.
>
> Jede Person und jedes Buch, die bzw. das dieses Thema unter die Lupe nimmt, wird umgehend von Hunderten von ADL-Gesellschaften landesweit attackiert. Die hochprofessionellen Verleumdungsaktionen der ADL haben nichts mit der Wahrheit oder mit Logik zu tun … Tatsächlich ist es so, dass niemand mehr Recht darauf hat, wütend auf die Rothschilds zu sein, als die Juden selbst. Die Warburgs, die ein Teil des Rothschild-Imperiums sind, waren an der Finanzierung Adolf Hitlers beteiligt …"

Die Tyrannei hat viele Formen, und die meisten dieser Formen sind nicht offensichtlich. Die großangelegte Verdammung der Juden in Deutschland resultierte daraus, dass die Nazis eine Version der „Wahrheit" (Juden sind böse) zugelassen haben, während sie anderweitige Informationen, die eine andere Geschichte erzählten (Juden sind nicht anders als andere Menschen) unterdrückt haben. Das ist eindeutig eine geistesmanipulierende Form der Tyrannei, weil den Menschen nur ein Teil der Fakten und Ansichten zugestanden wurde und ihre Ansichten daher voreingenommen waren. Wenn dies aber Tyrannei ist, der wir uns korrekterweise entgegenstellen, warum dann spielen wir mit, wenn es darum geht, andere Informationen als die der offiziellen Version über den Zweiten Weltkrieg zu unterdrücken? Wie kann es richtig sein, dass Kopien des Spielberg-Films „Schindlers Liste" für die Schulen frei verfügbar sind, um die Kinder mit der unangefochtenen Version über den Ablauf der Ereignisse zu indoktrinieren, während alle anderen Versionen erbittert bekämpft werden? Und wie können wir, die wir doch angeblich die Tyrannei bekämpfen und auf Redefreiheit pochen, es zulassen, dass Leute ins Gefängnis wandern und verunglimpft und dass bestimmte Zeitschriften ohne Umschweife verboten werden, nur weil sie uns eine andere, mögliche Version der Geschichte erzählen? Wie machen wir uns, wenn wir die eine Tyrannei kritisieren und die andere unterstützen, nicht der Heuchelei schuldig? Wenn wir es für akzeptabel halten, die Ansichten und Beweise von Andersdenkenden zu unterdrücken – unabhängig davon, ob man diese Ansichten vertritt oder nicht, dann spielen wir uns gegenüber unseren Mitmenschen als Gott auf. Wenn diese Beweise falsch sind, dann wird sich dies im Rampenlicht der Öffentlichkeit zeigen. Wenn sie aber wahr sind, wie um Himmels willen können wir sie dann unterdrücken? John F. Kennedy vertrat genau diese

Ansicht, als er im Februar 1962 in einer Rede in der Universität von Columbia sagte:

> „Wir wollen, dass Informationen frei fließen … Eine Nation, die Angst davor hat, das Volk selbst frei und öffentlich zwischen Wahrheit und Lüge entscheiden zu lassen, hat Angst vor ihrem Volk."

Wir leben in Nationen, die Angst haben vor ihrem eigenen Volk; wir leben in einer Welt, die Angst hat vor der Menschheit. Wir klammern uns an Dogmen, die Angst haben vor den Menschen. Und diejenigen, die mit allen Mitteln alternative Geschichtsversionen, die die „offizielle Linie" angreifen, zu unterdrücken trachten, haben ebenfalls Angst vor den Menschen – Angst davor, dass ihre Manipulation durch einen freien Informationsfluss aufgedeckt würde. Die radikale Art und Weise, auf die die jüdische Elite jahrhundertelang den Geist des jüdischen Volkes manipuliert hat, hatte noch eine andere Wirkung. Wie die römisch-katholische Kirche und andere Religionen und Rassentyranneien hat sich auch das Judentum – und in unserer Zeit auch der Zionismus – der Angst und der Schuldgefühle bedient, um das Volk unter Kontrolle zu halten. Judentum und Zionismus drängen jede Generation dazu, sich dem zu beugen, was man ihr als Glauben vorsetzt. Beide Instanzen haben die Juden programmiert zu glauben, das jüdische Volk sei immer schon ein Opfer von Unterdrückung und Vorurteilen vonseiten der übrigen Gesellschaft gewesen und werde es auch bleiben. Ein Faltblatt,[12] in dem um finanzielle Unterstützung für das Board of Deputies of British Jews geworben wird, trägt auf dem Deckblatt das Bild feindselig aussehender Neonazis. In dem Blatt heißt es, das Board „schütze" das jüdische Volk vor Rassismus und der „Verleugnung des Holocaust" zu einer Zeit, in der „die Stimme der Faschisten immer lauter" werde. Nichts als Angst, Angst, Angst, Kontrolle, Kontrolle, Kontrolle. Vielen Juden hat man zudem einprogrammiert, sich als das „auserwählte Volk" Gottes zu sehen, das über allen anderen stehe, und es ist erstaunlich, wie rassistisch einige jüdische Werke und Gesetzesbücher sind. Der Talmud, das jüdische Gesetzesbuch, enthält, neben anderen Juwelen, folgende Stellen: „Nur die Juden sind Menschen, die Nichtjuden sind keine Menschen, sondern Vieh" (Kerithuth 6b, Seite 78, Jebhammoth 61); „Die Nichtjuden sind erschaffen worden, um den Juden als Sklaven zu dienen" (Midrasch Talpioth 225); „Geschlechtsverkehr mit Nichtjuden ist wie Geschlechtsverkehr mit Tieren" (Kethuboth 3b); „Nichtjuden soll man meiden, mehr noch als kranke Schweine" (Orach Chaiim 57, 6a); „Es gilt, die Geburtenrate der Nichtjuden radikal zu senken" (Zohar II, 4b); „So, wie man verlorene Rinder und Esel ersetzt, soll man auch Nichtjuden ersetzen" (Lore Dea 377, 1).

Und so weiter, und so fort. Wie oft aber sieht man die Gegner des „Rassismus“ vor Veranstaltungen demonstrieren, die im Zusammenhang mit dem Talmud stehen? Genau: nie.

Die Ironie an der Sache ist, dass der Rassismus radikaler Juden und der Rassismus Adolf Hitlers beide auf einem kolossalen Mythos basieren. Der jüdische Autor und Forscher Alfred M. Lilienthal sagte dazu:

> „Es gibt wohl keinen angesehenen Anthropologen, der mir nicht darin beipflichten würde, dass der jüdische Rassismus genauso unsinnig ist wie der arische. Schon 1938 verwarf die American Anthropological Association auf ihrer Jahresversammlung in New York das Ariertum als einen Trugschluss und merkte an, dass sowohl „arisch" als auch „semitisch" rein linguistische Termini ohne jeden rassischen Bezug seien …
>
> … Die Anthropologie teilt die Menschheit in drei anerkannte Rassen ein: die Negriden, die Mongoloiden und Orientaliden sowie die Kaukasier oder Weißen (wenngleich manche Experten noch eine vierte Rasse anführen – die Australoiden) … Vertreter des jüdischen Glaubens finden sich in allen drei Rassen und Unterkategorien."[13]

Die konditionierten Gedankenmuster der kollektiven jüdischen Psyche haben wiederholt eine physische Realität aus Unterdrückung, Vorurteilen und Rassismus erzeugt, die den Mustern – den Erwartungen – entspricht, die der kollektiven jüdischen Psyche einprogrammiert wurden. Die Juden erwarten es; die Juden erschaffen es. Wenn sich die Gesamtheit des jüdischen Volkes der Geisteskontrolle durch ihre Elite entziehen und Angst und erwartete Vorurteile loslassen würde, dann würde sie solche Erfahrungen auch nicht länger anziehen. Wenn alle Juden die vererbte Sicht der rassischen Überlegenheit offen ablehnten, würden sich die entsprechenden Muster aus ihrem magnetischen Mantel/ihrer Aura lösen, und sie würden den Rassismus nicht länger anziehen. Wie alle, die in der engen Welt des radikalen römischen Katholizismus aufgewachsen sind, müssen auch die Juden lernen, sich selbst zu lieben und die Schuldgefühle hinter sich zu lassen, die ihre Kontrolleure ihnen eingeimpft haben. Von allen Menschen, die ich kenne, zählen die römisch-katholisch und die jüdisch erzogenen zu denen, die geistig und emotional am verbohrtesten sind. Das ist kein Zufall. Beide Glaubensrichtungen unterziehen ihre Kinder von Anfang an einer Gehirnwäsche aus Angst und Schuldgefühlen.

Sobald Juden es sich selbst gestatten zu sein, wer sie in Wahrheit sind, sind sie wunderbare Menschen. Ich liebe ihren Humor und ihre geistreiche Art. Sie können so viel Gutes in diese Welt bringen. Doch habe ich selten einen Juden getroffen, der sich wirklich so liebt, wie er ist, und nicht die Bürde der Erbschuld auf seinen Schultern spürt. Schuld daran, meine Freunde, ist nur die Kontrolle. Es ist an der Zeit, sich ihr zu entziehen.

Das jüdische Volk (das, wie die übrige Menschheit, eine Bewusstseinsentwicklung durchmacht, und dies zufällig in Form eines jüdischen Lebens) wird nicht frei sein, bis es sich der geistigen und emotionalen Kontrolle durch die kleine Clique entzieht, die es unbarmherzig missbraucht, um, gemeinsam mit einer ebenso kranken Clique von Nichtjuden, ihre eigenen kranken, teuflischen Ziele durchzusetzen.

Die offizielle Geschichte ist auf bemerkenswerte Weise gefälscht worden, sodass wir die Welt auf kindlich einfache Weise in Gut und Böse, Helden und Schurken einteilen. Aber so einfach ist es selten. Nach dem Krieg richteten die Nürnberger Prozesse über die Deutschen. Wenn man aber hinter die Kulissen der bereinigten Geschichtsbücher schaut, erkennt man, dass diese Prozesse eine Farce waren, ein kalkuliertes Manöver der Rache und der Manipulation, bei dem in vielen Fällen die Personen **ohne** Einfluss bestraft wurden, um die Spuren derjenigen **mit** Einfluss zu verwischen … wie die der Amerikaner im Vorstand der US/Nazi-Kartelle und ihrer Tochterunternehmen. Es waren Scheinprozesse für die Nazis, die nicht wichtig genug waren bzw. über nicht genügend politisches oder wissenschaftliches Wissen verfügten, als dass es sich gelohnt hätte, sie in die Vereinigten Staaten oder nach Südamerika zu bringen, damit sie dort ihre Arbeit für die Elite fortsetzten.[14] Das Argument, man habe nur die Befehle eines Vorgesetzten befolgt, zog in Nürnberg als Verteidigung nicht. Was heißt, dass ein Soldat, der während des Kriegs einen Befehl verweigerte, erschossen wurde, wenn er den Befehl aber befolgte, in Nürnberg gehängt wurde. Der Präzedenzfall, der das Argument der Befehlsbefolgung als Verteidigung außer Kraft setzte, wurde im April 1944 vom britischen Kriegsministerium in London geschaffen, wo auch die Liste der Nazi-Kriegsverbrecher und die Nachkriegs-„Prozesse“ vorbereitet wurden. Zu dieser Zeit wurde der Wortlaut des Artikels 443 des Kapitels XIV des „British Manual Of Military Law“ geändert, um dem Inhalt eines Artikels im „British Year Book Of International Law For 1944“ von Dr. Hersch Lauterpacht zu entsprechen. Der überarbeitete Artikel 443 lautet wie folgt:

> „Die eindeutig illegale Natur des Befehls – illegal im Sinne der durch das zwingende Diktat der Menschlichkeit allgemein anerkannten Prinzipien internationalen Rechts, das jedem einsichtig ist – lässt die Tatsache, dass der Befehl auf Geheiß eines Vorgesetzten ausgeübt wurde, irrelevant werden.“

Dr. Lauterpacht stammte aus Österreich und hatte einen interessanten Hintergrund. Zwischen den beiden Weltkriegen war er Assistenzprofessor an der vom Round Table beeinflussten Londoner School of Economics. Im Jahr 1940 wechselte er als Gastprofessor an die durch die Elite kontrollierte Carnegie-Stiftung für den internationalen Frieden, die, wie sich herausstellen sollte, für den Krieg warb. Nachdem man sich seiner Worte bedient hatte, um die Berufung auf die Ausübung des Befehls eines Vorgesetzten als verteidigendes Argument null und nichtig zu machen, berief man Dr. Lauterpacht ins British War Crimes Executive und ließ ihn an einer Reihe internationaler Gesetzestexte und in Positionen mitwirken, unter anderem in der United Nations International Law Commission.[15] Sein Sohn, der britische Kronanwalt Elihu Lauterpacht, war unter den Premierministern Edward Heath (Konservative) und Jim Callaghan (Labour-Partei) Berater des Central Policy Review Staff der britischen Regierung sowie einer Reihe von internationalen Gesetzesinstitutionen.[16] An der Spitze von Heaths Stabsabteilung stand Lord Victor Rothschild.

Die Nürnberger Prozesse beleidigen jedes Rechtsempfinden, unabhängig davon, was den Angeklagten vorgeworfen wurde. Wer die Gerechtigkeit nicht gerecht handhabt, ist nicht besser als die, die er anklagt. Richter Wenersturm, der US-amerikanische Richter, der einem der Tribunale vorstand, legte sein Amt nieder und reiste ab, weil es ihn anwiderte, wie ungerecht und manipulativ gehandelt wurde. Edward L. van Roden, ein weiterer US-amerikanischer Richter, gehörte zu den drei Mitgliedern der Simpson Army Commission, die man damit beauftragte, die Art und Weise zu untersuchen, auf die die Dachau-Prozesse in Nürnberg durchgeführt worden waren. Was er herausfand, wurde im Januar 1949 sowohl in der *Washington Daily News* als auch in der britischen *Sunday Pictorial* veröffentlicht. Er beschreibt die Methoden, durch die man an „Geständnisse" kam, wie folgt:

> „Man posierte wie ein Priester, der eine Beichte entgegennimmt und dafür Absolution erteilt; man folterte, indem man dem Gefangenen brennende Streichhölzer unter die Fingernägel trieb; man schlug Zähne aus und brach Kiefer; man steckte den Gefangenen in Einzelhaft und setzte ihn auf Rationen, die ihn beinahe verhungern ließen ... Die Aussagen, die man als Beweise zuließ, kamen von Männern, die zuvor drei, vier, fünf Monate lang in Einzelhaft gesessen hatten ... Die Ermittler stülpten dem Gefangenen eine schwarze Kapuze über den Kopf und bearbeiteten sein Gesicht dann mit Schlagringen und prügelten ihn mit Gummischläuchen ... Bis auf zwei der 139 Deutschen, die wir befragten, trat man allen so stark in die Geschlechtsteile, dass sie bleibende Schäden davontrugen. Dies war für unsere amerikanischen Ermittler die normale Vorgehensweise ... So wurden einst starke Männer in gebrochene

> Wracks verwandelt, die bereit waren, jedes von ihren Anklägern gewünschte Geständnis hervorzuwinseln."

Dies also waren die Leute, die über andere in Sachen Kriegsverbrechen richteten. Wer dem Trug erliegt, zwei Seiten als ausschließlich „gut" und „böse" ohne Grauzonen zu betrachten, wird zum Roboter. Das Leben ist kein John-Wayne-Film. Kurz nach dem Falkland-Krieg 1982 erzählte mir ein Soldat, der den Krieg miterlebt hatte, wie es ihn innerlich zerrüttet habe, als er mit ansehen musste, wie andere britische Soldaten argentinische Kriegsgefangene erstachen, die ihre Waffen niedergelegt und sich ergeben hätten. Er berichtete mir, wieder andere britische „Helden" hätten den toten Argentiniern die Finger abgeschnitten, um ihre Ringe zu stehlen. Er war so entsetzt, dass er die Armee angewidert verließ. Jahre später kamen Beweise für eben diese Taten ans Licht und führten zu einer Polizeiuntersuchung. Doch die Ergebnisse wurden ignoriert, und die britische Regierung weigerte sich, Anklage gegen die Beteiligten zu erheben. Die Zeitungen argumentierten damit, dass es Empörung ausgelöst hätte, wenn man „unsere Männer", die doch „nur für ihr Land kämpften", mit solchen Anschuldigungen vor Gericht gestellt hätte. Es ist an der Zeit zu erkennen, dass auch einige „unserer Männer" sich so abschreckend verhalten haben wie jene Männer in Deutschland oder im Irak. Das würde, wohlgemerkt, das unsinnige Bild zerschmettern, das man uns vor Augen hält und auf dem Großbritannien, die USA und der Westen allgemein auf dem weißen Schlachtroß des Helden zu den Klängen von Engelschören „für die Freiheit kämpfen".

Wohl nichts entmachtet diese grob vereinfachende Vorstellung der „freien" Welt, die gegen die Tyrannei kämpft, so effektiv wie Hitlers genetische Experimente, durch die er eine Herrenrasse erschaffen wollte. Die meisten, die man nach der Herrenrasse-Mentalität fragt, werden auf Adolf Hitler und die Nazis zu sprechen kommen. Doch auch dies ist nicht so einfach, wie es scheint. Der Plan, eine Herrenrasse zu erschaffen und „minderwertige" Rassen auszumerzen, begann und endete nicht etwa im Deutschland der Nazis. Er existierte schon lange davor und existiert noch immer. Das Besondere an Nazi-Deutschland war lediglich, dass Hitler das Land und den Geist der Deutschen so sehr vereinnahmt hatte, dass er diesen Plan offen umsetzen konnte. Der Herrenrasse-Glauben ist ebenfalls ein Teil des Plans, mit dem die Elite die Neue Weltordnung durchsetzen will. Wenn man bedenkt, dass die Gefängniswärter im Bereich der Gentechnik überaus fortschrittlich sind und sich dieser ausgiebig bedienen, dann überrascht es kaum, dass sich dies auch in der Mentalität ihrer irdischen Handlanger niederschlägt. Die Nazis haben nichts anderes getan, als etwas zu sagen und zu tun, was die Elite in Großbritannien und den USA schon gesagt und getan hat, lange bevor das Wort „Nazi" überhaupt bekannt war.

Die Eugenik ist, um das „Oxford Concise Dictionary" anzuführen: „... die Erzeugung erlesenen Nachwuchses mittels einer Verbesserung der vererbten Fähigkeiten." Der Begriff „Eugenik" wurde gegen Ende des 19. Jahrhunderts von dem Engländer Francis Galton geprägt. Galton rief die Gesellschaft dazu auf, auf die Reinhaltung der Rasse zu achten. Er wollte alle „Untauglichen" zwangssterilisieren lassen. Ein weiterer „Pionier" dieser Denkweise war der 1766 geborene Thomas Robert Malthus. Die Theorie vom „Überleben des Stärkeren" stammt von ihm und wurde durch Herbert Spencer an Charles Darwin weitergegeben. Malthus war besessen von der Idee, die Bevölkerung selektiv zu filtern, und schlug eine Reihe von Maßnahmen vor, um die „niederen" Rassen (die Armen) zu bekämpfen und ihre Zahl dadurch niedrig zu halten. So wollte er verhindern, dass die genetische Struktur des Menschen von derart „minderwertigen" Rassen dominiert würde. In „Essay", seinem bekanntesten Werk, schlägt er vor, die Straßen schmaler zu bauen und mehr Menschen in ein Haus zu pferchen, um eine Rückkehr der Pest zu provozieren. Dörfer sollten, so Malthus, an stehenden Gewässern errichtet werden, und vor allem sollte die Krankheitsvorsorge und -heilung aufs Schärfste verurteilt werden. Malthus fährt fort:

> „Gerechtigkeit und Ehrgefühl gebieten uns ausdrücklich, den Armen das Recht auf Hilfe zu verwehren. Daher schlage ich vor, eine Regelung einzuführen, die besagt, dass kein Kind ein angeborenes Recht auf Hilfe vonseiten der Gemeinde hat ... Das [illegitime] Kind ist, verglichen mit anderen, für die Gesellschaft kaum von Nutzen, da andere sofort nachrücken, um seinen Platz einzunehmen ... Alle Kinder, die nicht benötigt werden, um die Gesellschaft auf diesem [gewünschten] Niveau zu halten, müssen notwendigerweise sterben, sofern nicht durch den Tod Erwachsener Platz für sie geschaffen wurde."[17]

Einem solchen Kopf entspringt das Konzept des „Überleben des Stärkeren", das die Wissenschaft seither beherrscht! Man füge diesem Konzept den Glauben hinzu, demnach der Intellekt eines Menschen genetisch durch den Intellekt der Eltern vorbestimmt ist, und schon hat man die berüchtigte Eugenik-Bewegung, die unter Adolf Hitler spross. Zwar verfügen die oberen Ränge der Elite über hohes esoterisches Wissen, doch lässt man viele, die innerhalb der Hierarchie-Pyramide weiter unten stehen, den unfassbarsten Blödsinn glauben. Die vermeintliche genetische Überlegenheit des Intellekts, erzeugt durch die Reinhaltung der Rasse, gehört dazu. Das soll wahrscheinlich dem Ego schmeicheln. Man beachte ebenfalls, dass Malthus' Vorschläge, Krankheiten zu fördern und den Armen Lebensbedingungen aufzuzwingen, die sie kaum überleben können, noch heute die Strategie der Elite in der Dritten Welt und auch in industrialisierten Ländern kennzeichnen.

Personen, deren Namen uns im Laufe dieses Buches vertraut geworden sind, wie die Harrimans und die Rockefellers, waren starke Befürworter der Eugenik. So finanzierte Averell Harrimans Mutter die Anfänge der Rassenwissenschaftsbewegung in den USA 1910. Sie war es auch, die das Eugenics Record Office bauen ließ, das ein Zweig des Londoner Galton National Laboratory ist. Das Vermögen der Bushs geht ebenfalls auf die Harrimans zurück, und zudem stand die Familie Harriman einem weiteren Geldgeber der Familie Bush nahe – George Herbert Walker (ein angeheirateter Verwandter Prescott Bushs sowie der Großvater George Bushs, der eines Tages der Präsident der Vereinigten Staaten werden sollte). Ende des 19. Jahrhunderts wurden, als Folge der Eugenik-Politik, die ersten geistig Behinderten samt Kindern von US-Gesundheitsbeamten zwangssterilisiert. Der US-Bundesstaat Indiana erhob die Sterilisation zur Pflicht, und in der staatlichen Besserungsanstalt von Indiana wurden daraufhin 475 Männer sterilisiert.

Nach der Jahrhundertwende investierten die Harrimans und die Rockefellers über elf Millionen Dollar, um bei Cold Springs Harbour auf Long Island, New York, nahe dem Anwesen der Gebrüder Dulles ein Eugenik-Forschungslabor einzurichten. An den von der Elite beherrschten Universitäten wie Harvard, Columbia und Cornell wurde zum Studium der Eugenik aufgerufen. In Deutschland vertrat Ernst Haeckel, der Mystiker und Verfechter einer arischen Herrenrasse, dieselbe Linie. Seine Ideen sollten später Hitler beeinflussen. Haeckel sagte, es sei die Pflicht einer Nation, sich durch Zucht fortzupflanzen, und er und seine Anhänger gründeten den Monistenbund, um ihren kranken Glauben in Deutschland zu verbreiten. Der erste internationale Eugenik-Kongress wurde 1912 in London abgehalten. Unter den Leitern waren Winston Churchill und Alexander Graham Bell, der Erfinder des Telefons. Im Jahr 1917 verfügten 15 US-Bundesstaaten über Eugenik-Gesetze, und bis auf wenige Ausnahmen sahen alle die Zwangssterilisation von Epileptikern, Geisteskranken, geistig Zurückgebliebenen und Wiederholungstätern vor.

Im Jahr 1932 – ein Jahr, bevor Hitler und Roosevelt an die Macht kamen – wirkten die Harrimans an der Organisation des dritten internationalen Eugenik-Kongresses im American Museum of Natural History in New York mit. Averell Harrimans Schwester Mary war bei dieser Veranstaltung für die Bewirtung der Gäste zuständig. All diese reichen amerikanischen Familien fühlen sich, ebenso wie ihre britischen Pendants, rassisch überlegen, und sie alle wollen ihre rassische Reinheit bewahren. Dies ist – neben dem Streben nach Macht, Reichtum und Einfluss – der Grund dafür, dass diese Familien so häufig untereinander heiraten. Zwar mag Amerika nicht, wie Großbritannien, eine offizielle Königsfamilie oder Aristokratie haben, aber inoffiziell gibt es auch dort eine, und jede Familie dieser inoffiziellen Aristokratie ist bemüht, ihre Linie bis auf Wilhelm von Oranje und das britische Königshaus oder zumindest einen Zweig des Königshauses zurückzuführen – oft fälschlicherweise.

Das Ziel der Eugenik-Bewegung war und ist die Erschaffung einer Herrenrasse durch die Sterilisation und erzwungene Geburtenkontrolle aller Rassen, die als „minderwertig" angesehen werden. Der internationale Eugenik-Kongress in New York 1932 befasste sich mit dem „Problem", das (so sah man es) Afro-Amerikaner und andere „niedere" Stammbäume darstellten, die sich vermehrten und ihre Zahl stetig vergrößerten. Man entschied, dass man dieser „Gefahr" für die höherstehenden Rassen (die Veranstalter selbst) nur durch Sterilisation und die „Beschneidung des faulen Stamms" beikommen könne. Der Kongress war dem Werk von Averell Harrimans Mutter gewidmet, und Averell tat sein Bestes, um für einen reibungslosen Ablauf zu sorgen. Er persönlich traf Arrangements mit der Hamburg-Amerika Shipping Line (die er selbst, George Walker und Prescott Bush kontrollierten), damit auch die Nazis von Deutschland nach New York kommen und dem Kongress beiwohnen konnten. Der wohl bekannteste unter ihnen war Dr. Ernst Rudin, ein Psychiater am Kaiser-Wilhelm-Institut für Genealogie und Demographie in Berlin. Rudins „Forschungsabteilung" für Eugenik nahm ein ganzes Stockwerk in diesem Institut in Anspruch, und möglich wurde seine Forschung nur mit Hilfe von Geldern, die – die Rockefellers stifteten.[18]

Auf dem New Yorker Kongress wurde Dr. Rudin einstimmig zum Präsidenten des Internationalen Verbands der Eugenik-Gesellschaften gewählt. Dies geschah gewissermaßen in Anerkennung seiner Arbeit als Gründer der Deutschen Gesellschaft für Rassenhygiene. Die Eugenik-Bewegung forderte die Sterilisation psychisch Kranker (Gesellschaften für Geistige Hygiene), die Hinrichtung Krimineller, Verrückter und Todkranker (Euthanasie-Gesellschaften) und die Rassenreinigung durch die Sterilisierung und anderweitige Geburtenkontrolle aller Menschen, die als minderwertig angesehen wurden (Gesellschaften für Geburtenkontrolle). All dies war lange im Gange, bevor irgendwer überhaupt von Adolf Hitler und den Nazis gehört hatte. Hitlers Deutschland war nur ein Teil der Bewegung, nicht die ganze.

Kurz nachdem Hitler die Wahlen abgeschafft hatte und 1933 zum Diktator Deutschlands aufgestiegen war, beauftragte man Dr. Rudin damit, ein Gesetz zur Prävention von Erbkrankheiten bei Nachkommen zu formulieren, das die Zwangssterilisation von Jedem vorsah, der als genetisch minderwertig betrachtet wurde. Eine Viertelmillion Psychiatriepatienten, Blinde, Taube und Alkoholiker wurden auf Geheiß spezieller Eugenik-Gerichte sterilisiert. Rudin beaufsichtigte dieses Unternehmen und instruierte Psychiater und Ärzte, selber Sterilisationen zu beantragen und vorzunehmen. Was aber hatte den Nazi Rudin beim Verfassen seiner Rassengesetze inspiriert? Das Modell für ein eugenisches Sterilisationsgesetz, das H.H. Laughlin, der Eugenik-„Experte" des Komitees für Immigration und Einbürgerung des US-Repräsentantenhauses, 1922 vorlegte und das von vielen US-Staaten angenommen wurde. Die Eugenik war durchaus nicht auf Nazi-Deutschland beschränkt. Im Jahr 1942 rief der US-amerikanische „Psychiater" Foster Kennedy zur Tötung geistig behinderter Kinder auf, und zwischen 1941 und 1943 wurden in den USA 42.000 Menschen sterilisiert.[19]

Die Herrenrasse-Mentalität endete auch nicht 1945 mit dem Untergang von Hitlers Deutschland. Offenbar klangen Begriffe wie Herrenrassen, Rassenreinheit und Sterilisierung zwecks Aufwertung des Stammbaums nicht mehr gut, nachdem die ersten Geschichten über die Projekte der Nazis zu kursieren begannen. Daraufhin änderte man einfach die Namen der Herrenrasse-Strategien, um ihre wahre Bedeutung zu vertuschen. Statt Eugenik und Rassenreinigung hörte man plötzlich Euthanasie und Geburtenkontrolle, doch in Wahrheit ist alles dasselbe. Was die Harrimans, die Rockefellers und Leute wie Prescott Bush vor und während des Krieges finanziert und unterstützt haben, fördern ihre Nachfolger heute unter dem Deckmantel „gesellschaftsfähiger" Begrifflichkeiten. Einer derjenigen beispielsweise, die gemeinsam mit den Harrimans und Prescott Bush an der Finanzierung Hitlers beteiligt waren, war William H. Draper junior, der Mann, der dabei half, die Nazi-Kartelle zu unterstützen, bevor er nach dem Krieg von Roosevelt den Auftrag erhielt zu entscheiden, was mit diesen Kartellen geschehen solle.

Draper, ein enger Verbündeter von Averell Harriman, war einer der Hauptfinanziers des internationalen Eugenik-Kongresses vor dem Krieg und zudem mitverantwortlich dafür, Dr. Ernst Rudin zum Oberhaupt der weltweiten Eugenik-Bewegung zu machen. Im Jahr 1958 saß Draper einem Komitee vor, das Präsident Dwight Eisenhower (CFR) in Sachen militärische Unterstützung anderer Länder beraten sollte. Seine Ernennung wurde von Prescott Bush in die Wege geleitet, der zu dieser Zeit US-Senator für Connecticut war. Bush spielte regelmäßig Golf mit dem Präsidenten wie auch mit dem nationalen Sicherheitsberater Gordon Gray (seinem engen Freund, einem Befürworter der Eugenik). Inzwischen war John Foster Dulles (der Bush, als dieser noch Hitler finanzierte, als Anwalt vertrat) US-Außenminister, und sein Bruder Allen Dulles (der zuvor bei Schröder, Hitlers persönlichem Bankier, gearbeitet hatte) war zum Oberhaupt der CIA ernannt worden. Ein Eugenik-Enthusiast wie Draper hatte, um es einmal diplomatisch auszudrücken, genügend Gleichgesinnte um sich. Das ermöglichte es ihm, die gesamte Schubkraft seines Komitees von der militärischen Beratung wegzuführen und in einen Feldzug gegen die Bedrohung durch eine „Bevölkerungsexplosion“ umzuwandeln. Sein Komitee stellte Pläne auf, um die ärmeren Länder zu entvölkern – das heißt die Länder, in denen Menschen leben, die keine weiße Haut haben. Das Wachstum solcher Völker, so Draper, gefährde die nationale Sicherheit der Vereinigten Staaten.[20]

Eisenhower lehnte Drapers Vorschläge ab, aber dank der Unterstützung seiner fanatischen Rassenreinheits-Kumpane gründete Draper das Bevölkerungskrisen-Komitee bzw. den „Draper Fund“, der – gemeinsam mit den Rockefellers und den DuPonts – die Eugenik weiterhin unter dem Deckmantel der Geburtenkontrolle förderte. Draper diente Präsident Lyndon Johnson als Berater auf eben diesem Gebiet, und die Regierung Johnson nutzte die Programme zur Auslandsförderung, um Gelder für die Geburtenkontrolle in Ländern locker zu machen, in denen Farbige lebten.

Ebenfalls ein Bruder Drapers[21] im Geiste innerhalb der US-amerikanischen Politik war Prescotts Sohn George Bush senior, ein lautstarker Befürworter der Strategien General Drapers. Schon 1969 veranstaltete Bush Vorträge, bei denen es um die Gefahr ging, die angeblich von einer zu hohen Geburtenrate unter der farbigen Bevölkerung ausgehe. Drapers Sohn und Erbe, William H. Draper III., war einer derjenigen, die für George Bush senior bei dessen Wahlkampagne 1980 die Spendensammelaktion leiteten, und er war zudem bei dieser für die Finanzen zuständig. Ein wenig später, jedoch noch im selben Jahrzehnt, überredete Bush Ronald Reagan dazu, den jüngeren Draper zum Verwalter des United Nations Development Programme, des Entwicklungshilfeprogramms der Vereinten Nationen, zu ernennen. Die Vereinten Nationen stehen in enger Verbindung zur Weltbank und haben eine beaufsichtigende Funktion bei der Geburtenkontrolle inne. Eugenik und Herrenrasse-Denken wurden innerhalb der herrschenden Elite-Familien von Generation zu Generation weitergereicht. Während

George Bush seniors Amtszeit im Weißen Haus schossen die Hilfsgelder, die auf die Geburtenkontrolle verwendet wurden, rapide in die Höhe. Ab 1980 war Boyden Gray Bushs Rechtsberater, und im Laufe der Amtsperiode Bushs stieg Gray zum Hauptjustiziar des Präsidenten auf. Gray dürfte Bush in Sachen Geburtenkontrolle kompetent beraten haben. Nach dem Krieg, als Boyden noch ein Junge war, startete sein Vater Gordon Gray (ein enger Freund Prescott Bushs) ein Projekt, das zur Grundlage des heutigen weltweiten Sterilisierungsprogramms werden sollte. Ab 1946 versuchte die Eugenik-Bewegung, ihr angekratztes Image, das sie sich durch einen ihrer Hauptvertreter – Adolf Hitler – zugezogen hatte, wieder aufzuwerten. Schon während des Krieges hatte sich die Sterilization League of America in Birthright Incorporated umbenannt und suchte nun nach Wegen, wieder ins Geschäft zu kommen. Ihr Versuch, sich erneut in Iowa zu etablieren, war zum Scheitern verurteilt, als ein kleiner Junge bei einer Sterilisations-OP starb. Diese schlechte Reklame setzte dem Plan ein jähes Ende. Stattdessen zog man um nach North Carolina, dem Revier der Grays. Gordon Gray hatte die Bowman Gray (Memorial) Medical School in Winston-Salem gegründet. Ihren Namen hatte die Schule von Boydens Großvater, dem die R. J. Reynolds Tobacco Company gehörte. Die Schule wurde zu einem Zentrum der Eugenik. Sie häufte jede Menge Akten über Familien an, die „Erbkrankheiten" in sich trugen, und sie ließ ein Projekt anlaufen, das – und jetzt gut aufpassen – Kinder zwangssterilisierte, deren IQ als nicht hoch genug eingestuft wurde. Nein, ich spreche hier nicht vom Nazi-Deutschland während des Kriegs; ich spreche von den Vereinigten Staaten von Amerika in den Jahren 1946/47! Boyden Grays Großtante, Alice Shelton Gray, gründete die Human Betterment League, den North-Carolina-Zweig der nationalen Eugenik-/Sterilisations-Bewegung. Auch beaufsichtigte sie offiziell das Herrenrasse-Experiment, das man an der „medizinischen Schule" der Grays durchführte. Ebenfalls an diesem Experiment beteiligt waren Dr. Claude Nash Herndon, der stellvertretende Direktor für „medizinische Genetik" an dieser Schule, und Dr. Clarence Gamble, der Erbe des Seifenimperiums Proctor & Gamble, der die „nationalen Feldstudien" leitete. Kinder, die im Schulbezirk Winston-Salem zum Unterricht angemeldet wurden, mussten einen „Intelligenztest" absolvieren. Alle, die die Punktzahl, die diesen grotesken Leuten vorschwebte, nicht erreichten, wurden sterilisiert. Dazu reichte man einfach einen Antrag beim State Eugenics Board ein, dem staatlichen Eugenik-Komitee, das nach dem Recht des US-Bundesstaates Carolina eine Sterilisation verfügen konnte. In einem Interview von 1990, das in dem Buch „George Bush, The Unauthorised

Biography“ von Tarpley und Chaitkin zu finden ist, sprach Dr. Claude Nash Herndon über seine Arbeit:

> „Alle Kinder an den Schulen Winston-Salems mussten sich einem IQ-Test unterziehen. Nur diejenigen mit einer sehr niedrigen Punktzahl, ab 70 abwärts, der Bodensatz sozusagen [, wurden sterilisiert]. Ob wir auch an sehr jungen Kindern Sterilisationen vornahmen? Ja. Bei ihnen war es ein relativ geringfügiger Eingriff … Für gewöhnlich wurden Kinder erst ab einem Alter von acht oder zehn Jahren sterilisiert. Bei Jungen macht man nur einen Schnitt und bindet den Samenleiter ab … An Mädchen führten wir den Eingriff häufiger durch als an Jungen. Natürlich musste man ihnen den Unterleib aufschneiden, aber noch einmal: es war ein relativ geringfügiger Eingriff.“
>
> **(S. 59)**

Na, dann ist ja gut. Was taten die Medien angesichts all dessen? Nicht viel, wie sich herausstellte. Dr. Herndon sagte, man habe eine „gute Beziehung“ zur Presse gehabt. Das überrascht kaum, wenn man bedenkt, dass das *Winston-Salem Journal*, der *Twin City Sentinel* und der Radiosender WSJS Gordon Gray gehörten. Nach dem Krieg wurde die Eugenik unter dem Deckmantel der Geburtenkontrolle weiterhin propagiert, und das ist auch heute noch der Fall. Als John Foster Dulles in den frühen 1950ern der Vorsitzende der Rockefeller-Stiftung – der steuerfreien Tarnorganisation der Neuen Weltordnung – war, reiste er gemeinsam mit John D. Rockefeller III. durch die Welt, um sich für Methoden stark zu machen, mit denen die Ausbreitung der farbigen Bevölkerung eingedämmt werden sollte. Im November 1952 riefen Dulles und Rockefeller mit Hilfe von Zehnmillionen von Dollar, die von den Rockefellers stammten, den Population Council ins Leben. Die American Eugenics Society verließ ihr altes Hauptquartier an der Universität Yale, der Heimat der Skull&Bones-Society, um sich mit dem Population Council zusammenzutun. Dr. Claude Nash Herndon, der Kinderkastrierer aus North Carolina, wurde 1953 zum Präsidenten der Eugenics Society ernannt.

Als George Bush senior 1972 UN-Botschafter wurde, arrangierten er und sein Klüngel von der US Agency for International Development den ersten offiziellen Kontrakt zwischen der US-amerikanischen Regierung und der Sterilization League of America, die ihren Namen zwischenzeitlich wieder einmal geändert hatte und nun Association for Voluntary Surgical Contraception hieß. Dieser Vertrag sah vor, dass die US-Regierung (der Steuerzahler) der Organisation Geld gab, damit diese in den von Farbigen bevölkerten Ländern der Welt dasselbe tat, was sie schon mit den Kindern North Carolinas getan hatte. Im Jahr 1988, als George Bush senior zum Präsidenten gewählt wurde, wurde ein weiterer Kontrakt vereinbart, der vorsah, dass in den darauffolgenden fünf Jahren 80 Millionen Dollar an Steuergeldern investiert würden, um die Arbeit dieser Organisation auf 58 Länder in Asien, Afrika sowie Mittel- und Südamerika auszuweiten. Millionen von Menschen sind auf diese Weise sterilisiert worden, und die meisten von ihnen durch das Geld der Steuerzahler. Andere Länder tun dasselbe. Übrigens ist auch Dr. Clarence Gamble, der Sterilisations-Enthusiast aus der Seifenfamilie Proctor&Gamble und von der Bowman Gray Medical School in den Genuss von Fördergeldern der United States Agency for International Development (USAID) gekommen. Sein sogenannter „Pathfinder Fund“ geht an Organisationen Farbiger, um diese zu infiltrieren und den Widerstand gegen die Sterilisation zu brechen.

Die Planned Parenthood Federation, die George Bush senior und die manipulierende Elite bei jeder sich bietenden Gelegenheit unterstützten, wurde in Wahrheit in London gegründet, in den Büroräumen der British Eugenics Society. Man erkennt, dass sich zwar die Namen ändern und die Rhetorik in Worte gefasst wird, die der jeweiligen Zeit angemessen erscheinen, dass wir uns aber stets derselben unverrückbaren Agenda gegenübersehen, die sich von Jahrzehnt zu Jahrzehnt und von Generation zu Generation durchgeschmuggelt hat. Das Deutschland der Nazis war einfach nur ihr berühmtestes Beispiel. Die weltweite Machtzentralisierung, die grundlegende Kontrolle über Körper und Geist der breiten Masse sowie die Erschaffung einer Herrenrasse – das sind die im Laufe der Jahrhunderte immer wiederkehrenden Themen, und auch heute noch beherrschen sie die geheime Agenda, die unser aller Leben manipuliert.

Aber wie viele Menschen auf dieser Welt denken nicht, sie seien den übrigen rassisch überlegen? Ihre Zahl ist so hoch, dass man es kaum fassen kann. Ironischerweise denken auch viele derjenigen, die selbst unter dem Herrenrasse-Glauben einer anderen Rasse gelitten haben, sie selbst seien anderen genetisch überlegen. Diese Einstellung bzw. dieses Gedankenmuster wird an den kollektiven Geist übermittelt, der dann eine kollektive Version dieser Wirklichkeit entstehen lässt. Wenn wir tief in uns glauben, wir seien rassisch überlegen, dann ist es um so wahrscheinlicher, dass wir diese Mentalität auch im Außen anziehen. Das Gefühl der rassischen Überlegenheit drückt ein Ungleichgewicht aus, und unser Unterbewusstsein zieht ein solches Ungleichgewicht in Form eines physischen Erlebnisses an, damit wir uns diesem Ungleichgewicht stellen, durch unsere Erfahrungen lernen und das Ungleichgewicht loslassen. Ein solches Ungleichgewicht stammt häufig von Gedankenmustern, an denen wir noch aus vergangenen, aber auch aus diesem Leben festhalten. Daher kommt es vor, dass auch Leute, die sich nicht bewusst rassisch überlegen fühlen, Erfahrungen anziehen, die mit Rassismus in Zusammenhang stehen. Denn wir setzen unsere **unter**bewussten Muster in die Wirklichkeit um. Wir – die Menschheit als Ganzes – haben die weltweite Herrenrasse-Mentalität/Realität ins Leben gedacht, und durch das entsprechende Denken können wir uns ihrer auch wieder entledigen, einfach indem wir alle Hautfarben und Glaubensrichtungen als gleichwertig betrachten, was sie ja auch sind.

Die Elite schafft es stets, sich durchzuschwindeln, weil sie zahlreiche Gesichter hat und durch viele verschiedene Gruppen und Organisationen agiert. In den nächsten drei Kapiteln werde ich einen Teil dieser Struktur entwirren und für alle, denen das Thema neu ist, darlegen, wie die Elite es schafft, sich in der Welt so gut wie unsichtbar zu machen und doch im Geheimen unser aller Schicksal zu bestimmen.

Endnoten

1 *Jewish Chronicle*, 7. April 1995
2 Dziurski, Major Alojzy: Freedom Fighter. J. A. Dewar, Portland, Victoria, 1983
3 Chomsky, Noam: World Orders, Old and New. Pluto Press, London, 1994, S. 205-206
4 Ebd.
5 Ebd., S. 258-260. An dieser Stelle zitiert er Yossi Torpshtein, einen Ha'aretz-Korrespondenten, sowie andere Zeugen.
6 "Establishment Fakes Rabin's History", *The Spotlight*, 20. November 1995, S. 1
7 Ebd.
8 Ebd.
9 Wer an dokumentierten Beweisen dafür interessiert ist, dass Lansky eine tragende Rolle bei der Finanzierung und dem Waffenhandel jüdischer Terrorgruppen und des Staates Israel gespielt hat, dem empfehle ich Michael C. Pipers hervorragendes Exposé „Final Judgment. The Missing Link in the JFK Assassination Conspiracy". Siehe Bibliographie.
10 Shahak, Israel: Jewish History, Jewish Religion – The Weight Of Three Thousand Years. Pluto Press, London, 1994
11 George, John u. Wilcox, Laird: Nazis, Communists, Klansmen And Others On The Fringe. Prometheus Books, New York, 1992, S. 285
12 „The Board of Deputies is the Voice of the Jewish Community", herausgegeben vom Board of Deputies of British Jews, Tavistock Square, London WC1 0EZ
13 Lilienthal: What Price Israel?, S. 213f.
14 Unter denen, die nach Südamerika flohen, war höchstwahrscheinlich auch Hitler. Dr. Robert Dorion, Direktor für Forensische Zahnmedizin in Montreal, verglich das Gebiss auf den Photos, auf denen angeblich Hitlers Leiche zu sehen ist, mit dem des Mannes selbst und kam zu dem Ergebnis, dass zwischen beiden große Unterschiede bestehen.
15 „Who's Who", 1958
16 „Who's Who", 1987
17 Malthus, Thomas R.: „An Essay On The Principle Of Population As It Affects The Future Improvement Of Society", Reeves and Turner, London, Neuauflage 1878
18 Tarpley/Chaitkin: George Bush, Unauthorised, S. 49
19 Keith: Casebook On Alternative 3, S. 86
20 Tarpley/Chaitkin: George Bush, Unauthorised, S. 56
21 Im Jahr 1971 verglich William Draper die Entwicklungsländer mit dem "weltberühmten Tier-Reservat – dem Krüger-Nationalpark in Südafrika": „Wer wird den Überschuss in diesem Land beseitigen, wenn der Druck, der durch zu viele Menschen und zu geringe Ressourcen entsteht, übermächtig wird?" fragte er. So zitiert in „Global 2000, Blueprint For Genocide", einem Sonderbericht der New Yorker *Executive Intelligence Review*. Meine Ausgabe stammt von Contact Network International, A. B. Gorredijk, Niederlande.

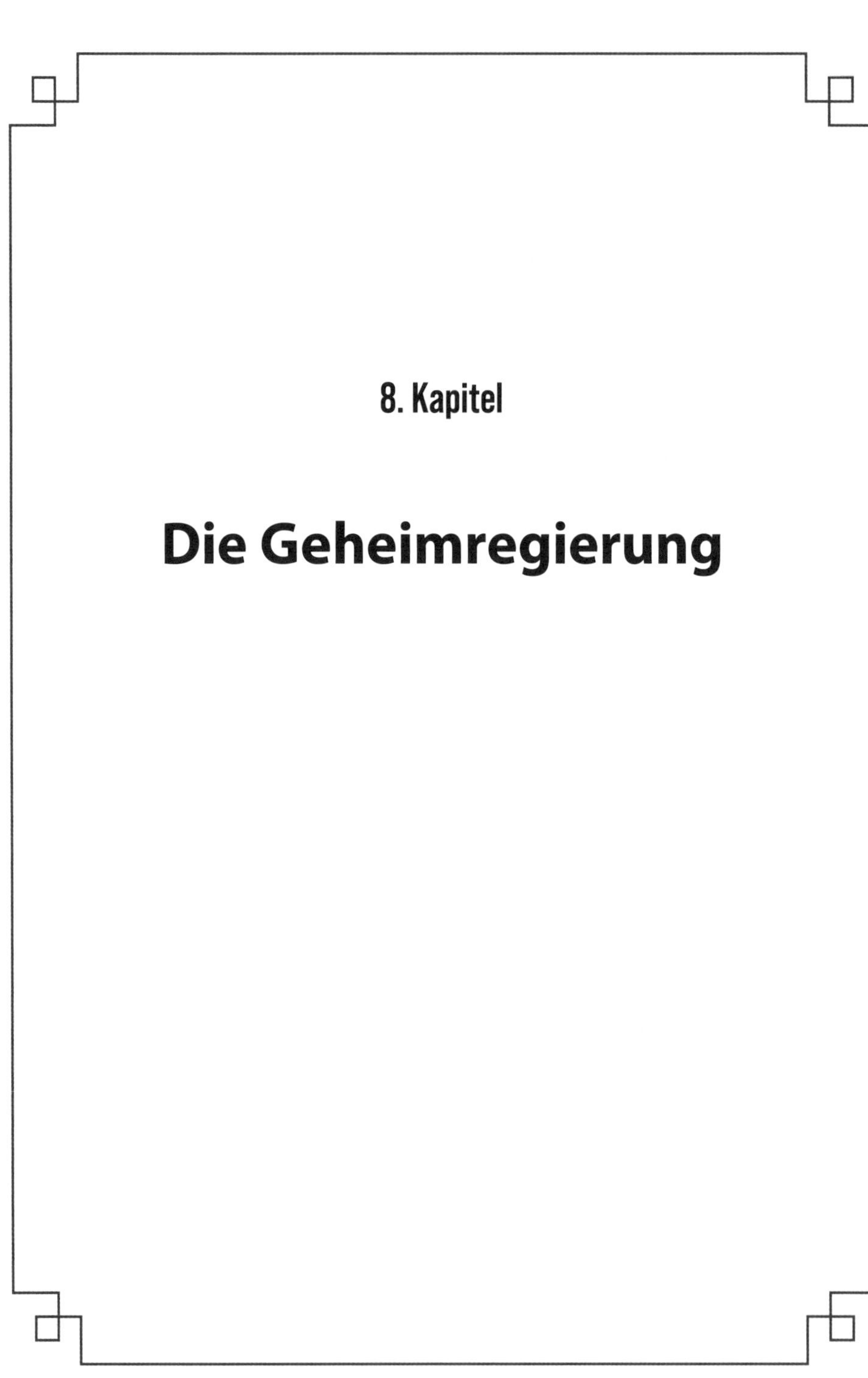

8. Kapitel

Die Geheimregierung

Nach dem Krieg war die Welt der Elite völlig ausgeliefert. Europa war physisch, emotional, geistig, spirituell und wirtschaftlich am Boden – so wie geplant.

Das Ausmaß des Betrugs mag schwer zu fassen sein angesichts der endlosen Reihen von weißen Grabsteinen auf den Kriegsfriedhöfen Frankreichs. Aber all die jungen Männer und Frauen, die dort begraben liegen, starben nicht für die Freiheit im eigentlichen Sinne. Sie starben für die Agenda der Elite, die die Weltherrschaft anstrebt, und um – auf höherer Ebene – die Kontrolle der Gefängniswärter der Vierten Dimension zu verstärken. Hätten die Soldaten beider Seiten dies gewusst, hätte es natürlich nie einen Krieg gegeben. Also setzte man ihnen stattdessen eine Geschichte vor, in der die Nazis als beispiellos böse Kreatur daherkamen, die von den Kräften der Tugend, der Freiheit und der Tapferkeit aufgehalten werden mussten. Auch dies ist wieder eines dieser Schwarz-Weiß-Märchen. Die Weltanschauung der Nazis war entsetzlich, aber sie war gleichzeitig die Weltanschauung derjenigen, die auch die Alliierten kontrollierten. Beide Seiten wurden von ein und derselben Macht finanziert und manipuliert.

Nach dem Zweiten Weltkrieg waren die Vereinigten Staaten das mächtigste Land auf Erden. Die USA hatten den Krieg finanziert, und dank des Leih- und Pacht-Systems – „jetzt nutzen, später zahlen" –, das den Waffenhandel regelte, ertrank Europa in Schulden gegenüber den US-amerikanischen – und von der Elite beherrschten – Bankiers. Schon Jahre vorher hatte Roosevelt gegenüber Churchill geäußert, man werde das Britische Imperium zerschlagen müssen, und das war nun geschehen. Großbritanniens langjährige Vormachtstellung war vorbei, zerstört durch die beiden Weltkriege. Meiner Meinung nach hätte es nie ein Britisches Imperium geben müssen, aber dennoch sollte man sich einmal näher ansehen, warum diejenigen, die an ihrer eigenen Weltherrschaft bastelten, es in die Knie zwangen. Aus den Illuminati-Protokollen (die in „The Robots' Rebellion" nachzulesen sind) geht hervor, dass die Manipulatoren Krieg und Verschuldung von Anfang an als Mittel zur Kontrolle vorgesehen hatten.

Die Protokolle kamen gegen Ende des 19. Jahrhunderts ans Licht, und obwohl sie oft als „Fälschung" abgetan werden, zeichnen sie die Geschichte des 20. Jahrhunderts bemerkenswert genau nach. Wer auch immer sie schrieb, wusste, was kommen würde. Die Schulden, von denen in den Protokollen die Rede ist, sollten nach dem Krieg weiter steigen, da die Länder Europas sich große Summen von den USA liehen, um die Städte, die dem Bombenhagel zum Opfer gefallen waren, wiederaufzubauen.

Die Vereinigten Staaten führten ihre Grand-Area-Strategie ein, mit der sie ihre Kontrolle auf Westeuropa, überhaupt die ganze westliche Hemisphäre, Mittel- und Fernost und das gesamte einstige Britische Imperium auszuweiten gedachten. Dabei war die Dritte Welt ein entscheidender Faktor für den Erfolg dieser Strategie. In einem Memorandum des US-Außenministeriums von 1949 ist zu lesen, dass die Dritte Welt „hauptsächlich als Quelle für Rohstoffe sowie als Markt für kapitalistische Industriegesellschaften dienen" solle.[1] Mit anderen Worten: Man würde die Dritte Welt geistig, emotional und physisch ausbluten lassen. George Kennan vom US-Außenministerium äußerte damals, Europa könne durch die Ausbeutung Afrikas einen „psychologischen Aufschwung" erleben, wie inzwischen freigegebene Dokumente enthüllen.[2] Ausschlaggebend für das Gelingen dieses Plans war, dass kein Land, insbesondere keines der Dritten Welt, sich der ökonomischen Kontrolle durch die Elite entziehe und sich eine Wirtschaft aufbaue, die dem eigenen Volke zugute käme. Diese sogenannte „Bedrohung durch ein gutes Beispiel", dem andere folgen mochten, führte zu zahlreichen Blutbädern in Süd- und Mittelamerika sowie in Fernost, unter anderem in Vietnam. Henry Kissinger (Kom300) bezeichnete die Einführung von sozialen und wirtschaftlichen Reformen in Dritte-Welt-Ländern als einen „Virus", der, wenn man ihn nicht bekämpfe, ein noch größeres Gebiet „infizieren" werde.[3] Oder, wie der US-amerikanische Staatssekretär Dean Acheson (Kom300) Ende der 1940er sagte: „Ein einziger fauler Apfel verdirbt das ganze Fass." Ja, das Fass der Elite.

Je mehr Schrecken man unter Staatsführern und Ländern verbreitet, die versuchen, ihre Abhängigkeit von den Bankiers und multinationalen Konzernen der Elite abzuschütteln, desto unwahrscheinlicher wird es, dass andere Staaten es überhaupt versuchen. Dies war der Hauptgrund für das grausame Vorgehen der USA (der Elite) in Vietnam, Guatemala, Nicaragua, El Salvador, Brasilien, Italien, Chile, der Dominikanischen Republik, Laos, Grenada, Honduras, dem Iran und Indonesien. Ohne eine Weltkarte vor Augen schafft man es kaum, alle betroffenen Länder aufzuzählen. Hinter diesen Ereignissen und der Entmachtung demokratisch gewählter Regierungen steckten auch viele der Nazis, die die CIA weltweit beschäftigt. Klaus Barbie, der SS-Offizier und „Schlächter von Lyon", war einer von ihnen. Er stand bei den Amerikanern auf der Gehaltsliste, um die Franzosen auszuspionieren. Für hunderte, wenn nicht tausende von Hitlers Männern, die von der CIA bezahlt wurden, blieb auch nach dem „Niedergang der Nazis" alles beim Alten. Die Manipulation war vielschichtig, doch das wohl vorrangige Ziel war es, zwischen den einzelnen Nationen eine so große Spannung zu erzeugen (Problem), dass die Menschen fordern würden, es müsse etwas getan werden (Reaktion), damit die Elite endlich ihren langfristigen Plan, weltweit zentralistische, von einer kleinen

Gruppe kontrollierte Institutionen einzurichten (Lösung), würde offenlegen können.

Zusammengefasst sahen die Pläne der Elite, das gerade Beschriebene umzusetzen, unmittelbar nach dem Krieg wie folgt aus:

- Unter dem Namen „Vereinte Nationen“ (mit angegliederten Organisationen wie der Weltgesundheitsorganisation) sollte eine Weltbehörde eingerichtet werden, die man zu einer Weltregierung würde ausbauen können mit der Befugnis, das Leben eines jeden auf diesem Planeten zu kontrollieren.
- Es sollten weiterhin weltweit Konflikte geschürt und die Angst vor der Sowjetunion genutzt werden, um die Ausgaben für Atom- und „konventionelle“ Waffen in die Höhe schnellen zu lassen und so die Furcht vor einem Atomkrieg zu verstärken und Forderungen nach mehr globaler Sicherheit lautwerden zu lassen. Zudem plante man, ein amerikanisch-europäisches Verteidigungsbündnis (das man die Nordatlantikvertrag-Organisation (NATO) nannte) sowie eine UN-„Friedens“truppe aufzustellen, wobei man beide Instanzen im Laufe der künstlich erzeugten Konflikte zu einer Weltarmee zusammenzufügen gedachte.
- Man wollte „Freihandels“-Zonen in Europa, dem amerikanischen Raum und in Asien einrichten, die man den Menschen als rein wirtschaftliche Zusammenschlüsse schmackhaft machen wollte. Nach und nach, so der Plan, sollten diese Zonen zu zentralistisch-politischen Bündnissen mit einer Weltzentralbank und einer Welteinheitswährung ausgebaut werden. Diese Bündnisse sollten als Sprungbrett für die Ausweitung des Konzepts auf die gesamte Welt dienen. Die Europäische Wirtschaftsgemeinschaft (EWG), die heute die Europäische Union (EU) ist, war die erste ihrer Art, aber die nächsten beiden waren schon in Arbeit.
- Die Kontrolle der öffentlichen Meinung sollte ausgeweitet werden, und man wollte durch Forschung mehr über die Manipulation der – individuellen wie kollektiven – menschlichen Psyche in Erfahrung bringen. Inzwischen sieht der Plan vor, die Menschheit mit Mikrochips zu versehen und dauerhaft durch einen globalen Computer zu vernetzen.
- Man wollte ein Sozialsystem einführen und gleichzeitig alle alternativen Wirtschaftssysteme ausschalten. Wenn die gewünschte Abhängigkeit dann erreicht wäre, wollte man das staatliche Sozialsystem zerschlagen, um so eine breite Unterklasse ohne Stütze und Hoffnung entstehen zu lassen.

- Mittels der von der Elite kontrollierten Unternehmen und Banken plante man, parallel zur Durchsetzung all dieser Ambitionen, horrende Summen zu erwirtschaften.
- Die Schuldenlast von Bürgern, Unternehmen und Staat sollte kontinuierlich vergrößert werden, um die Kontrolle, die man über diese ausübte, auszuweiten.

Wie man dabei vorging, die öffentliche Meinung zu täuschen, war so schmerzhaft vorhersehbar wie wirkungsvoll: man brachte die Institution Staat in Misskredit. Dargelegt wurde dieser Plan bereits während des Kriegs von dem deutschen Ökonom und Flüchtling Hans Heymann, der einen Plan für permanenten Frieden formulierte und zu diesem Zweck Fördergelder kassierte, die – von der Carnegie-Stiftung für den internationalen Frieden stammten. In seinem Werk sagt Heymann:

> „Die Nationen haben ein internationales Ungleichgewicht erzeugt in dem eitlen Glauben, dass Harmonie innerhalb der Gesellschaft auf nationaler Basis zu erreichen wäre … Dieser engstirnige Ansatz hat uns eine einzige Hoffnung gelassen: dass dieses trügerische Konzept nur von kurzer Dauer ist … Nach der Katastrophe [dem Zweiten Weltkrieg] wird eine internationale Organisation den Ton angeben, zum Wohle der gesamten Gesellschaft."[4]

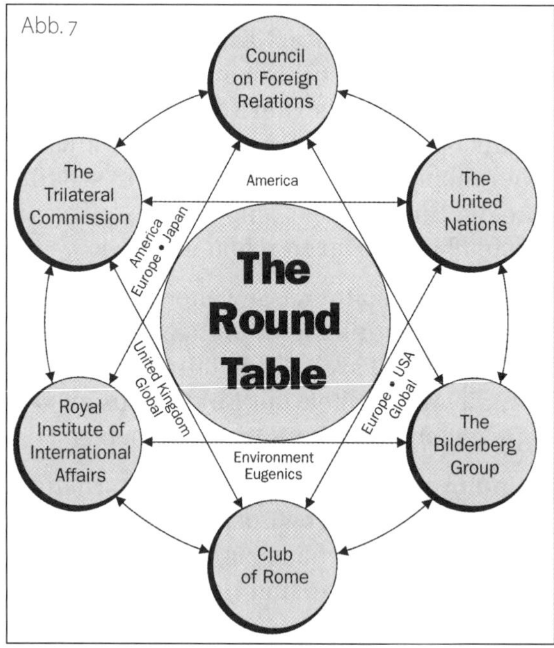

Dies ist ein klassisches Beispiel für das Schema Problem-Reaktion-Lösung. Im Jahr 1945 hatte der Round Table, die Mutter der Geheimgesellschaften, zwei Sprösslinge hervorgebracht – das Royal Institute of International Affairs (RIIA), das im Londoner Chatham House ansässig ist (und Zweiggesellschaften in vielen anderen Teilen der Welt hat), und den US-Zweig des RIIA, den Council on Foreign Relations (CFR) in New York (dessen Zweiggesellschaften die gesamte USA überziehen). In den Jahren nach dem Krieg sollten sich noch die Gruppe der Bilderberger (Bil), die Trilaterale Kommission (TK) und der Club of Rome (CR) hinzugesellen, um ein hocheffektives Manipulationsnetzwerk zu bilden, das ein wesentliches Element der geheimen Weltregierung darstellt – einer Regierung, die weit mächtiger ist als jede rechtmäßig gewählte Autorität (*Abb. 7*).

Die Mitglieder all dieser Organisationen findet man innerhalb der oberen Ränge von Weltpolitikern und politischen „Beratern"; sie sind die Elite von Banken, Ölgesellschaften und multinationalen Konzernen; sie sind Medienmogule, Führungskräfte und Journalisten; sie sitzen im Militär-, Justiz- und Bildungsapparat. Sie wirken als Organisationen innerhalb von Organisationen, infiltrieren alle Einflussbereiche und treiben so im Geheimen die Agenda der Weltelite voran. Die Mehrheit ihrer Kollegen und Angestellten haben keinen Schimmer davon, was vor sich geht und dass sie nur benutzt werden. Wie beim Round Table, gibt es auch in diesen Tarnorganisationen unterschiedliche Zirkel: Es gibt einen elitären Kern, der rund um die Uhr für die Sache arbeitet; einen Mitgliederzirkel, der die Agenda kennt und innerhalb seiner eigenen Organisationen an deren Durchsetzung arbeitet; und einen äußeren Kreis von Mitgliedern, die die Agenda nicht in ihrer Gänze sehen, für die Manipulatoren aber auf kurze Sicht von Nutzen sind. Nicht jeder, der einer dieser Organisationen angehört, ist bewusst ein Manipulator. Daher müssen wir uns auf unsere Intuition und auf die Informationen verlassen, die andere Forscher uns geben können, um zwischen denen zu unterscheiden, die wissen, wo der Hase langläuft, und denen, die nur benutzt werden, ohne zu wissen, an was genau sie da eigentlich teilhaben. In diesem Kapitel werde ich die Hintergründe und den Einfluss dieser Gruppierungen sowie ihre verwandten Machtblöcke, die Vereinten Nationen und die Europäische Union, beschreiben.

Das Royal Institute of International Affairs (RIIA)

Die anglo-amerikanische Elite, die sich 1919 auf der Versailler Friedenskonferenz in Paris traf, gründete zuerst im Jahr 1920 das RIIA und ein Jahr darauf, wie bereits dargelegt, den Council on Foreign Relations. Bei der sogenannten „besonderen Beziehung" zwischen Großbritannien und den USA handelt es sich in Wahrheit um die Beziehung zwischen dem RIIA und dem Council on Foreign Relations. Inzwischen hat das Royal Institute, dessen Patronin die britische Königin ist, einen enormen Einfluss auf die britische wie auch die Weltpolitik. Es ist sozusagen das Auswärtige Amt Großbritanniens. Aber warum, sollte man nun gerechterweise fragen, wurde denn die ökonomische und politische Macht Großbritanniens überhaupt beschnitten? Die Antwort lautet, dass die britischen Manipulatoren viel mehr daran interessiert sind, eine Weltregierung zu erschaffen, als das Land Großbritannien als solches zu verbessern. Wenn es nun also für den größeren Plan wichtig ist, die ökonomische und politische Macht Großbritanniens zu beschneiden, dann wird dies eben getan. Wie der „jüdische" Klüngel, ist auch der britische der Sache des Kultes um das Allsehende Auge verpflichtet und nicht etwa den Interessen des Volkes.

Zum Zeitpunkt der Entstehung dieses Buches hatte das RIIA drei Vorsitzende: Lord Carrington (Kom300), der ehemalige konservative Kabinetts- und Außenminister, Generalsekretär der NATO, Mitglied der Trilateralen Kommission und ab 1991 Vorsitzender der Bilderberger; Lord Callaghan of Cardiff, der ehemalige Premierminister der Labour-Partei, einstiger Kabinetts- und Außenminister sowie aktiver Teilnehmer an den Versammlungen der Bilderberger; und Lord (Roy) Jenkins of Hillhead, eines der europäischen Gründungsmitglieder der Trilateralen Kommission, Bilderberger sowie ehemaliger Kabinettsminister der Labours und einstiger britischer Schatzkanzler. Lord Jenkins war, gemeinsam mit Lord (David) Owen (TK), dem ehemaligen Außenminister der Labours, einer aus der berüchtigten „Viererbande", die sich 1981 von der Labour-Partei abspaltete und ihre eigene Partei, die Social Democratic Party (SDP) gründete. Zudem war er Vorsitzender der Europäischen Kommission, und wie der ehemalige konservative Premierminister Edward Heath (Bil, TK) ist auch er ein glühender Anhänger der Europäischen Union. Vorsitzender des RIIA ist das ehemalige konservative Parlamentsmitglied Christopher (inzwischen Lord) Tugendhat. Lord Tugendhat ist zugleich Vorsitzender der Abbey National Building Society und Präsident der Ditchley Foundation, die vielen Forschern und Werken zufolge nur eine Tarnorganisation für die Neue Weltordnung ist. Tugendhat beschreibt die Europäische Union als „die hoffnungsvollste und wohltätigste politische Entwicklung in diesem Teil der Welt und in diesem Jahrhundert ... Sie ist eine mutige und noble [sic] Unternehmung, der zu dienen ich stolz bin".[5] Das Institut zählt zu seinen „Ehrenvorsitzenden" die „Präsidenten und Premierminister des Vereinigten Königreichs und anderer Länder des Commonwealth".[6] Am Institut sprechen Präsidenten, Premierminister und Angehörige der politischen Elite aus der ganzen Welt, oftmals unter der Geheimhaltung, zu der die „Chatham House Rule" verpflichtet. Darin heißt es:

> „Wenn ein Treffen ganz oder auch teilweise unter der Chatham House Rule abgehalten wird, dann dürfen die Teilnehmer zwar die Informationen, die sie in Erfahrung bringen, frei nutzen, nicht aber die Identität oder Mitgliedschaft der/des Sprecher/s oder irgendeines Teilnehmenden preisgeben; auch darf nicht erwähnt werden, dass diese Informationen von einem Treffen des Instituts stammen."[7]

Soviel zur „offenen Regierung". Das Institut gibt sich hochgeheim und erteilt keine Auskunft über seine elitären Mitglieder. Warum nicht, wenn es sich doch nur um eine „Denkfabrik" handelt? Was gilt es zu verbergen? Als ich dort anrief und um eine Liste der Mitglieder aus dem britischen Kabinett und Schattenkabinett bat, teilte mir das Sekretariat mit, man gebe die Namen der einzelnen Mitglieder generell nicht heraus. Um dem Institut beitreten zu können, muss man von zwei Mitgliedern, die den Kandidaten gut kennen, vorgeschlagen werden, und selbst dann ist nicht sicher, dass man das Auswahlverfahren besteht. Neben der normalen gibt es noch eine zweite Form der Mitgliedschaft, und diesen besonderen Mitgliedern allein ist es gestattet, die Bibliothek des Instituts zu nutzen. Dieser zweiten Form der Mitgliedschaft ist auch das vorbehalten, was an anderer Stelle innerhalb des Instituts geschieht. Das Institut wurde von Anfang an von den großen weltweit tätigen Unternehmen und Banken finanziert. Sein „Energie- und Umweltprogramm" wird von den großen Ölkonzernen, Kohleförderunternehmen, Elektrizitätserzeugern und der Atomenergiebehörde bezahlt. Du meine Güte, ein wirklich neutraler Haufen! Unter den Konzernen, die dem RIIA angehören, sind bzw. waren: die Morgan Guaranty Trust Company in New York (J.P. Morgan); die S.G. Warburg Group Public Limited Company (vor ihrer Übernahme);[8] die Barings Public Limited Company (bevor sie so rätselhaft wie spektakulär kollabierte);[9] das britische Außenministerium; das britische Verteidigungsministerium, die US-Botschaft; die RTZ Corporation; die Anglo-American Corporation in Südafrika; British Petroleum (BP); Shell International; die Bank von England; die Barklays Bank; die Lloyds Bank; die National Westminster Bank; die Lazard Brothers Bank; die TSB Group; Abbey National; Midland Montagu; Coopers & Lybrand; Unilever; die British American Tobacco Industries; British Aerospace (BA); die Londoner Wochenzeitung *The Economist*; Gerard Atkins & Co. Ltd.; John Swire & Sons Ltd. und Ente Nazionale Idrocarburi (ENI).

Auf dieser Liste stehen noch zahlreiche weitere weltweit führende Unternehmen, Länder und Medien. Selbst die anglikanische Kirche ist darunter, ebenso wie der Afrikanische Nationalkongress (ANC) und Amnesty International. Warum nur unterstützt Amnesty International eine Organisation, die zu einer Manipulation beiträgt, durch die wiederum die Zahl der politischen Gefangenen erheblich steigt? Zu den Medienorganisationen, die das RIIA unterstützen, gehören: die Fernsehsender ABC *News Intercontinental Inc.*, *CBS News*, *NBC News Worldwide Inc.*, der britische *Channel Four* sowie *Independent Television News* (*ITN*), *Fuji Television*; die Publikationen *Der Spiegel*, *The European*, *The Financial Times*, *The Guardian*, *The Independent* und *The Independent On Sunday*, *The Observer*, *Daily Telegraph*, *The Times*, *The Scotsman*, *The Yorkshire Post*, die internationale Nachrichtenagentur *Reuters*, die *New York Times*, die *Washington Post*, das *Wall Street Journal*, *Reader's Digest* und – ungeheuerlich für eine Organisation, die sich Unabhängigkeit auf die Fahne geschrieben hat – der *BBC World Service*, der *BBC Monitoring Service* und das *BBC Radio*.

Steuergelder und anderweitige Unterstützung für das RIIA kommen nicht nur vom britischen Außen- und Verteidigungsministerium, sondern auch von Kabinettsamt, Finanzministerium, Umweltministerium, Handelsministerium, der Ministerialabteilung für Zölle und Verbrauchssteuern und vielen anderen Institutionen. Die Internationale Abteilung der britischen Labour-Partei ist ebenfalls im RIIA vertreten, zusammen mit dem Trades Union Congress (TUC), dem Spitzenverband der britischen Gewerkschaften, und anderen großen Namen, die wir im Laufe dieses Buchs kennengelernt haben. Darunter die Chase Manhattan Bank (die Nachkriegs-Fusion der Chase Bank der Rockefellers mit der Bank of Manhattan der Rothschilds/Warburgs); Unternehmen und Zusammenschlüsse von Morgan und Warburg; N.M. Rothschild & Sons Ltd.; J. Henry Schröder (das Bankhaus hinter dem *BBC*-Hilfsprogramm „Children in Need"); die Ford Motor Company; sowie die Planned Parenthood Federation, die Geburtenkontroll-Organisation, die George Bush senior so sehr liebt. Ebenfalls ein Firmenmitglied des RIIA ist die Hambros Bank Ltd., die bei meinen Recherchen immer wieder auftaucht. Die Erschaffung der Vereinigten Staaten von Europa unter einer zentralistischen Kontrolle ist eine wichtige Station auf dem Weg hin zur Neuen Weltordnung. Daher ist es nur angemessen und keineswegs überraschend, dass das RIIA auch von der Europäischen Kommission, der britischen Abteilung des Europaparlaments, der britischen European Policy Advisers Ltd. (dem Beratergremium für europäische Politik), dem European Round Table of Industrialists (wie passend!) und der Europäischen Bank für Wiederaufbau und Entwicklung (EBWE) unterstützt wird.[10]

Die Elite nutzt das Institut als Forum, um ihr Konzept der Neuen Weltordnung einem geladenen Publikum einzuimpfen, das vor allem aus Personen besteht, die in den Bereichen Medien, Politik, Bildung und Handel etwas zu sagen haben. Die Organisation ist in Wahrheit eine Interessengemeinschaft für die Neue Weltordnung sowie ein (die „offizielle" Regierungsmaschinerie umgehender) Weg, Geschäfte abzuschließen und Ereignisse zu arrangieren, ohne dass die Öffentlichkeit und rechtmäßig gewählte Parlamente Wind davon bekommen. Aber das Institut ist weit mehr. Es ist ein zentraler und machtvoller Knotenpunkt innerhalb des Netzwerks der Geheimregierung und verfügt über enge Bande zum britischen Königshaus und dem britischen Geheimdienst. Doch auch hier gilt, dass die Mehrheit der Menschen, die mit dem RIIA zu tun haben, nicht wissen, was dieses eigentlich ist.

Der Council on Foreign Relations (CFR) und die Vereinten Nationen (UN)

Der CFR ist der US-amerikanische Zweig des Royal Institute. Der einzige große Unterschied zwischen den beiden ist, dass man leichter an die Mitgliederliste des CFR kommt und dass einige seiner Mitglieder von dem, was sie erfahren haben, so verstört waren, dass sie sich öffentlich dazu geäußert haben. Nicht viele, aber einige. Wenn dies doch auch in Großbritannien so wäre, wo man den Amerikanern in Sachen Geheimhaltung um Längen voraus ist! Einen Großteil der „Geheimnisse", die in Großbritannien ans Licht gelangten, hat man vorsätzlich durchsickern lassen, um einem Politiker oder einer anderen Größe oder Gruppe bewusst zu schaden und ihn bzw. sie so manipulieren zu können. Diese allgemeine Regel gilt auch für die USA, aber das britische Establishment hatte länger Zeit, an seiner Technik des Durchsickernlassens zu feilen. Seit der Gründung des CFR war jeder Präsident der Vereinigten Staaten, mit Ausnahme Ronald Reagans, ein Mitglied dieser Vereinigung. In Wahrheit aber war Ronald Reagan gar nicht der Präsident; sein Vizepräsident George Bush senior, ein CFR-Mitglied, managte die Show. Der Council on Foreign Relation war es auch, der – zweifellos nicht ohne die Einflussnahme und die Steuerung des RIIA – die Vereinten Nationen (den Nachfolger des Völkerbunds) ins Leben rief. Dies war das kostbarste Gut der Nachkriegsmanipulatoren und einer der Hauptgründe dafür, dass man den Zweiten Weltkrieg inszenierte. Im Jahr 1945 hatte die Welt den Krieg verständlicherweise satt und war offen für alles, was weitere Massaker verhindern mochte. Das Schema Problem-Reaktion-Lösung brachte die Vereinten Nationen hervor. Die UN-Satzung wurde am 26. Juni 1945 auf einem Treffen in San Francisco von den Repräsentanten von 50 Nationen offiziell anerkannt. Das aber war nur der öffentlich zutage tretende Gipfelpunkt jahrelangen Mauschelns hinter den Kulissen, bei dem der Council on Foreign Relations, der die Regierung Franklin D. Roosevelts kontrollierte, die Fäden gezogen hatte. Der Autor James Perloff enthüllte in seinem 1988 erschienenen Buch „The Shadows Of Power: The Council On Foreign Relations And The American Decline":

> „Im Januar 1943 stellte Außenminister Cordell Hull einen Lenkungsausschuss zusammen, dem er selbst, Leo Pasvolsky, Isaiah Bowman, Sumner Welles, Norman Davis und Morton Taylor angehörten. All diese Männer – mit Ausnahme Hulls – waren Mitglieder des CFR. Sie sollten später als die Informal Agenda Group in die Geschichte eingehen und legten einen ersten Vorschlag für die Vereinten Nationen vor. Bowman – ein Gründungsmitglied des CFR sowie ein Mitglied von Oberst Houses berüchtigter ‚Inquiry' – war es, der das Konzept erstmals vorschlug. Man rief drei Anwälte hinzu, die allesamt dem CFR angehörten, um das Konzept als verfassungsgemäß zu bestätigen. Dann besprach man es am 15. Juni 1944 mit Franklin D. Roosevelt. Der Präsident stimmte dem Plan zu und verkündete ihn noch am selben Tag vor der Öffentlichkeit."[11]

In seinem Buch „The American Language" äußert H. L. Mencken die Vermutung, der Begriff „Vereinte Nationen" sei von Präsident Roosevelt auf einem Treffen mit Winston Churchill im Dezember 1941 – kurz vor dem Angriff auf Pearl Harbor – im Weißen Haus geprägt worden.[12] Die US-Delegation auf der Gründerversammlung der UN nahm sich aus wie ein Aufmarsch des CFR. Unter den Delegierten waren Isaiah Bowman, Hamilton Fish Armstrong, Sumner Welles, Norman H. Davis, James T. Shotwell und der russischstämmige Leo Pasvolsky. All diese CFR-Mitglieder saßen während des Kriegs in Roosevelts Beraterkomitee für die Nachkriegs-Außenpolitik. Insgesamt befanden sich 74 CFR-Mitglieder in der Delegation. Und diese Delegation war es, die die Vereinten Nationen auf manipulativem Wege zum Leben erweckte.

Zu der US-Delegation auf der Konferenz in San Francisco gehörten außerdem: John J. McCloy (Vorsitzender des CFR von 1953 bis 1970, ein Mitglied des Komitee der 300, der Vorsitzende der Ford-Stiftung und der Chase Manhattan Bank der Rockefellers sowie Freund und Berater der neun US-Präsidenten von Roosevelt bis Reagan); John Foster Dulles (ein Befürworter Hitlers, Mitbegründer des CFR und künftiger US-Außenminister); und Nelson Rockefeller (ein Erzmanipulator, viermaliger Gouverneur von New York und Vizepräsident in der Regierung von Präsident Gerald Ford). Das Gebaren John J. McCloys ist beispielhaft für das der Manipulatoren, die die UN erschufen: Er war Finanzberater für Benito Mussolinis italienische Faschistenregierung, und zudem spielte er eine wichtige Rolle bei der

Harriman/Bush-Bank, die Hitler und sein Nazi-Deutschland finanzierte. Auf die Einladung von Rudolf Hess und Hermann Göring hin saß McCloy bei den Olympischen Spielen 1936 in Hitlers privater Zuschauerloge.[13] Zudem gehörte McCloy zum Lenkungsausschuss der Bilderberger.

Der Generalsekretär dieser Konferenz war Alger Hiss, ein Beamter des Außenministeriums und Mitglied des CFR, der später als sowjetischer Geheimdienstagent enttarnt werden sollte. Hiss war Geschäftsführer auf der Konferenz in Dumbarton Oaks. Dort feilte er gemeinsam mit Wjatscheslaw Molotow, einem Gefolgsmann Stalins, an den Feinheiten der UN-Satzung. Bei der Jalta-Konferenz, die im Februar 1945 auf der Schwarzmeerhalbinsel Krim abgehalten wurde und an der auch Churchill und Stalin teilnahmen, galt Hiss als Präsident Roosevelts „Topspezialist für internationale Organisationen". Nachdem er die UN aus der Taufe gehoben hatte, wurde Hiss von John Foster Dulles zum Präsidenten der berüchtigten Carnegie-Stiftung für den internationalen Frieden ernannt, wobei Dulles geflissentlich die Informationen übersah, die schon 1946 darauf hindeuteten, dass Hiss ein Spion war. Später wurde Hiss entlarvt und wanderte für 44 Monate ins Gefängnis.

Weitere geheime CFR-Parteigänger der Kommunisten befanden sich in der Delegation, die der UN bei der Versammlung in San Francisco auf die Beine halfen. Unter ihnen war auch Dexter White, der später ebenfalls als sowjetischer Agent enttarnt werden sollte. Der Council on Foreign Relations lenkt – unabhängig davon, welche Partei gerade offiziell an der Macht ist – die Politik der Vereinigten Staaten. John McCloy sagte einst: „Wann immer wir einen Mann [in einer bestimmten Regierungsposition] brauchten, gingen wir einfach die Mitgliederliste des CFR durch und riefen kurz in New York an" (wo sich das Hauptquartier des CFR im Harold Pratt House, 58 East 68th Street, befindet).[14] Die Enkelin des ehemaligen US-Präsidenten Theodore Roosevelt, die Zeitungskolumnistin Edith Kermit Roosevelt, beschrieb den Einfluss des sogenannten Ostküsten-Establishments, das durch den CFR agiert, folgendermaßen:

> „Welche Ansicht vertritt nun das Establishment? Eine Ansicht, die sich während der Regierungen Roosevelt, Truman, Eisenhower und Kennedy nicht geändert hat: Der beste Weg, den Kommunismus zu bekämpfen, so meint man, bestehe in einem sozialistischen Weltstaat, der von ‚Experten' wie diesen Leuten selbst regiert werde. Dabei heraus kam eine Politik, die das Wachstum des Superstaates wie auch das schrittweise Schwinden der US-amerikanischen Souveränität fördert."[15]

Robert W. Lee schrieb in der Ausgabe des *New American* vom September 1992, dass mindestens 14 der 18 US-Außenminister, die seit der Gründung des CFR im Jahr 1921 im Amt waren, Mitglieder dieser Organisation gewesen seien, unter ihnen auch Lawrence Eagleburger, der gerade US-Außenminister war, als der Artikel erschien. Die letzten acht Direktoren der CIA, darunter George Bush senior, waren ebenfalls Mitglieder des CFR. Von den Präsidentschafts- und Vizepräsidentschaftskandidaten der US-amerikanischen Demokraten und Republikaner der vergangenen vier Jahrzehnte gehörten dem CFR an (bzw. sollten ihm später beitreten): Dwight D. Eisenhower, Adlai Stevenson, John F. Kennedy, Henry Cabot Lodge, Richard Nixon, Hubert Humphrey, Edmund Muskie, George McGovern, Jimmy Carter, Walter Mondale, Gerald Ford, Nelson Rockefeller, George Bush senior, Michael Dukakis, Geraldine Ferraro und Bill Clinton.

Dies also ist die Organisation, die die Vereinten Nationen erschuf.[16] Die UN errichtete ihr Hauptquartier in New York sogar auf einem Grundstück, das die Rockefellers der Organisation schenkten. Hinter dem Rücken all der Politiker und Berater zogen neben Rockefeller Männer wie Morgan, Warburg, Schiff und Marburg die Fäden. Der Öffentlichkeit präsentierte man die Vereinten Nationen als ein Instrument, um der Welt Frieden zu bringen und Differenzen durch Worte anstatt durch Krieg beizulegen. Die Mehrheit der Leute, die für die UN arbeiten, glauben fest, dass dies der Zweck ihrer Organisation sei. In dieser Hinsicht steht ihnen eine Enttäuschung ins Haus, fürchte ich. Die UN ist ein Trojanisches Pferd, in dem sich die globale faschistisch-kommunistische Tyrannei mit Namen Neue Weltordnung verbirgt. Sie ist das Instrument, durch das man Weltregierung und -armee ins Leben manipulieren will. Man will die öffentliche Meinung durch Krieg und Propaganda so lange weichkochen, bis die Menschheit diese Strategie als einzigen Weg betrachtet, der ihr Frieden und Stabilität bringt. Alle sieben UN-Generalsekretäre zwischen 1945 und 1996 haben diese Haltung vertreten. Einer von ihnen, Dr. Boutros Boutros-Ghali, begann seine Karriere unter dem ägyptischen Diktator Gamal Abdel Nasser. Boutros-Ghali forderte eine dauerhafte UN-Armee (Weltarmee) und verlangte, dass man der UN das Recht einräume, Steuern zu erheben (Weltregierung). Sein Nachfolger Kofi Annan stellte dieselben Forderungen.

Die Vereinten Nationen sind der Ursprung einer ganzen Reihe artverwandter Organisationen, die den Plan für eine Neue Weltordnung koordinieren. Dies tun sie in Bereichen wie Gesundheit (Weltgesundheitsorganisation (WHO)), Geburtenkontrolle bzw. – treffender – Eugenik (UN Population Fund (UNFPA)), Wirtschaftsentwicklung und Umwelt (UN-Umweltprogramm (UNEP)), Bildung, Wissenschaft und Kultur (UNESCO), und damit ist die Liste noch lange nicht vollständig. All diese Organisationen zielen darauf ab, die Kontrolle über alle Lebensbereiche zu zentralisieren, und wir müssen dies endlich erkennen. Die UN ist lediglich ein Deckmantel, mit dem sich die Hierarchie der Illuminati bzw. der Freimaurer tarnt. Robert Welch, der Gründer der US-amerikanischen John Birch Society, sagte 1970 in einer Rede bemerkenswert präzise voraus, zu was sich die UN eines Tages entwickeln würde:

> „Die Vereinten Nationen hoffen und planen – oder vielmehr hoffen und planen all die Insider, die konspirativen Bosse, die über ihr stehen –, die Geburtenraten, wissenschaftliche und technologische Entwicklungen, Bewaffnung und Militärstärke der einzelnen Nationen, Bildung, Gesundheit und überhaupt alles zu kontrollieren, was sie nach und nach – durch die verschiedenen Vorwände, die sie immer wieder für ihre internationale Rechtsprechung ersinnen – unter ihre Kontrolle bringen können. Diese verschiedenen separaten Kontrollbereiche sollen schrittweise Teil der sich allmählich herausbildenden totalen Kontrolle werden, die man mittels Täuschung, Betrug, Überredungskunst, Hintergehung und Falschheit zu erreichen glaubt, während die Durchsetzung dieser Kontrollbereiche mittels brutaler Gewalt und Terror ebenfalls voranschreitet."[17]

Das ist es, was die Vereinten Nationen von Anfang an sollten; das ist es, wofür man sie erschaffen hat; das ist es, was sie heute tun.

Die Europäische Wirtschaftsgemeinschaft – heute die Europäische Union

Das Vorhaben, weltweit drei Handelszonen einzurichten, die letztlich miteinander verschmelzen sollten, ist nicht neu. Es war ein langfristiger Plan, die Macht in Europa, Amerika und Asien/Australien mittels Gruppierungen zu zentralisieren, die man zunächst als Freihandelszonen einführen wollte, die später aber zu Europäischer, Amerikanischer und Pazifischer Union werden sollten. Die Europäische Wirtschaftsgemeinschaft war die erste ihrer Art, dicht gefolgt von der Nordamerikanischen Freihandelszone (NAFTA), zu der die USA, Kanada und Mexiko gehören. Das Abkommen wurde am 12. August 1992 von Präsident George Bush senior unterzeichnet. Schon in den zahlreichen Vorträgen, die ich 1994 hielt, habe ich gesagt, dass sich diese Freihandelszone letztlich auf ganz Amerika ausdehnen werde. Das war keine Hellseherei, sondern schlicht das Wissen um den Spielplan. Es ist völlig gleich, welcher Präsident – ob Republikaner oder Demokrat – gerade offiziell an der Macht ist, der Plan schreitet unaufhaltsam voran. Was war es doch gleich, was Präsident Bush senior, ein Republikaner, sagte, als die NAFTA auf den Weg gebracht wurde? Dass er sich eine Freihandelszone wünsche, die von der nördlichsten Spitze Nordamerikas bis zur südlichsten Spitze Südamerikas reiche. Und was war es gleich, was Präsident Bill Clinton, ein Demokrat, am 10. Dezember 1994 auf einem Treffen sagte, bei dem Staatsführer aus ganz Amerika zugegen waren?

> „Die Geschichte gibt den Menschen des amerikanischen Kontinents die einmalige Chance, zu Beginn des nächsten Jahrhunderts eine Gemeinschaft der Nationen aufzubauen, die sich der Freiheit und dem Aufschwung verpflichtet hat. Ich wünsche mir eine große Freihandelszone, die von Alaska bis Argentinien reicht."

Erkennen Sie einen Unterschied? Ich auch nicht. Des Weiteren habe ich 1994 schon eine dritte „Freihandelszone" für den asiatisch-australischen Raum vorausgesagt, wiederum, weil ich um den Plan wusste. Am 16. November erfuhr ich aus dem Londoner *Daily Telegraph*, dass genau dies am Tag zuvor beschlossen worden war. Die Asia-Pacific Economic Cooperation (APEC) wurde auf einem Gipfel nahe Jakarta, Indonesien, beschlossen, auf dem Bill Clinton, Paul Keating (der damalige australische Premierminister) sowie mehrere Staatsoberhäupter aus asiatischen Ländern zu Gast waren. Entweder sitzt Keating mit in dem Boot der Betrüger, oder aber er ist leicht zu täuschen. Seit dem Tag zumindest folgen die beiden neueren Handelszonen der Entwicklung des europäischen Modells, und letztlich wird man sie zu einer Zone zusammenschließen.

Die Vereinigten Staaten von Europa unter einem zentralistischen Kontrollorgan sind ein jahrhundertealtes Vorhaben. Es war ein erklärtes Ziel der Tempelritter. Nachdem die Hochburg der Templer in Frankreich gemeinsam vom französischen König und dem Papst zerschlagen worden war, sammelten sich viele der Ritter, die den Übergriff überlebt hatten, in Schottland und organisierten sich unter dem Namen Schottischer Ritus der Freimaurerei neu. Ein Großteil der Mitglieder dieses Ritus sitzt weltweit in hohen Machtpositionen, nicht zuletzt in den USA. Die Männer, die die Europäische Gemeinschaft, die heutige Europäische Union, ausheckten, waren Jean Omar Marie Gabriel Monnet (Kom300), der Sohn eines französischen Weinbrandhändlers; Graf Richard N. Coudenhove-Kalergi (Kom300) aus Österreich; und Joseph Retinger (Kom300), ein polnischer Sozialist, der eine Organisation namens Europäische Bewegung gründete, um die Durchsetzung eines zentralen europäischen Kontrollorgans voranzutreiben. Zudem hatte er nicht eben wenig Anteil an der Entstehung der Bilderberger, einem der manipulativen Hauptinstrumente der Geheimregierung. In Sachen Europäische Union jedoch war Jean Monnet die einflussreichste Figur.

Mit nur 20 Jahren ging Monnet 1910 nach Kanada, um neue Märkte für das Familienunternehmen zu erschließen. Dort knüpfte er Verbindungen zur Hudson Bay Company sowie zum Bankhaus der Gebrüder Lazard. Er wurde, obgleich er Franzose war, ein Mann der anglo-amerikanischen Szene. Er wurde ein Vertrauter von Präsidenten und Premiers, und so kam er während des Ersten Weltkriegs an den höchst lukrativen Auftrag, Werkstoffe von Kanada nach Frankreich zu verschiffen. Nach dem Krieg berief man ihn in den Supreme Economic Council (SEC) der Alliierten. Zudem wurde er Berater der Gruppe um Lord Milner (Kom300) und Oberst House, die den Vertrag von Versailles vorbereitete und am Völkerbund werkelte. Bis 1919 war er inmitten der Manipulatoren zu so viel Einfluss und Ansehen gelangt, dass man ihn zum stellvertretenden Generalsekretär des Völkerbunds ernannte. Immer wieder dieselben Namen. Sechs Jahre darauf ging er in die USA und wurde Vizepräsident bei einem Unternehmen namens Transamerica, das der Bank von Amerika gehörte. Nun saß Monnet in genau der richtigen Position, um sich daran zu machen, der amerikanisch-europäischen Verschwörung eine Richtung zu geben, die in der Entstehung der Europäischen Gemeinschaft enden sollte.

Graf Richard N. Coudenhove-Kalergi schrieb 1923 ein Buch, in dem er zur Gründung der Vereinigten Staaten von Europa aufrief. Seinen Vornamen hatte er nach Richard Wagner erhalten, von dem Hitler gesagt hat, dass man Wagner verstehen müsse, um das Deutschland der Nazis zu begreifen. Der Vater des Grafen war eng mit Theodor Herzl befreundet, dem Urvater des Zionismus. Sein Buch trug den Titel „Pan Europa“. Schließlich sollte er die Paneuropa-Union gründen, deren Zweige den gesamten Kontinent überzogen und die unterstützt wurde von europäischen Politikern, dem anglo-amerikanischen Establishment – darunter auch Oberst House und Herbert Hoover –, und der üblichen Meute, die überall auftaucht. In seiner Autobiographie schreibt der Graf:

> „Anfang 1924 erhielten wir einen Anruf von Baron Louis de Rothschild; einer seiner Freunde, Max Warburg aus Hamburg, hatte mein Buch gelesen und wollte uns kennenlernen. Zu meiner großen Überraschung [natürlich] bot Warburg uns spontan [natürlich] 60.000 Goldmark an, um uns eine Starthilfe für die ersten drei Jahre zu geben … Max Warburg, der einer der hervorragendsten und klügsten Männer ist, die ich je getroffen habe, unterstützte solche Bewegungen prinzipiell. Er bewahrte sich sein Leben lang ein reges Interesse

an der Paneuropa-Union. 1925 reiste Max Warburg in die USA, um mich Paul Warburg und Bernard Baruch vorzustellen."[18]

Zu den Befürwortern der Paneuropa-Bewegung zählte auch Winston Churchill (Kom300), der 1930 für die US-amerikanische *Saturday Evening Post* einen Artikel schrieb mit dem Titel „The United States of Europe". Dies geschah neun Jahre vor dem Zweiten Weltkrieg, für den Churchill sich mit Eifer stark machte – und der die Europäische Gemeinschaft hervorbringen sollte. Großzügige Unterstützung erhielt Graf Coudenhove-Kalergi von so „unparteiischen" Quellen wie John Foster Dulles; Nicholas Murray Butler, dem Präsidenten der Universität von Columbia und der Carnegie-Stiftung für den internationalen Krieg (Verzeihung, ich meine Frieden); und Dr. Stephan Duggan, dem Gründer und ersten Präsidenten des Institute of Education, das vollständig vom Council on Foreign Relations kontrolliert wurde. Diejenigen, die für die bolschewistische Revolution und die Finanzierung beider Seiten der beiden Weltkriege – auch für die Finanzierung Adolf Hitlers – verantwortlich gewesen waren, planten nun, die Europäische Gemeinschaft und die Vereinten Nationen einzuführen.

Dies war die Zeit, in der Monnet Präsident Franklin D. Roosevelt so nahestand, dank des einflussreichen Beraters des Präsidenten, Harry Hopkins, der für Roosevelt das war, was Oberst House für Präsident Wilson gewesen ist. Hopkins wurde von den Rockefellers bezahlt, und so war er ihr Mann im Weißen Haus. Nelson Rockefeller rekrutierte ihn für den „New Deal", der die Wirtschaftsdepression der Vereinigten Staaten in Wahrheit nur noch verlängerte.[19] Sowohl Monnet als auch Hopkins unterstützten die Sowjetunion, und Monnet war tief in die Leih-Pacht-Strategie verstrickt, durch die riesige Mengen an Waffen, anderem Material und Wissen über US-amerikanische Atomtechnologien den Weg in die kommunistische Welt fanden. Organisationen wie die Federal Union Movement – aus der später das Atlantic Union Committee und der Atlantic Council of the United States werden sollte – wurden gegründet mit dem Zweck, eine Union zwischen Amerika und Großbritannien voranzutreiben. Solche Institutionen wiederum wurden von CFR-Mitgliedern beherrscht.

Unter den Direktoren des Atlantikrats in den 1970ern waren unter anderem George Bush senior (Kom300) und einer der wohl einflussreichsten und unermüdlichsten Manipulatoren der Welt: Henry Kissinger (Kom300), von dem im Laufe unserer Geschichte noch öfter die Rede sein wird. Der Druck und die Propaganda zugunsten einer europäischen Union erreichten im Mai 1948 einen neuen Höhepunkt, als die Bewegung für ein Vereintes Europa ihren Europa-Kongress abhielt. Die Hauptbefürworter dieser Bewegung waren Winston Churchill und sein Schwiegersohn, der britische Politiker Duncan Sandys. Hinter den Kulissen werkelten höchst erfolgreich Jean Monnet und Joseph Retinger, der Urvater der Bilderberger. Auf dem Kongress wurden sieben Resolutionen in Bezug auf ein politisch geeintes Europa beschlossen. In einer dieser Resolutionen heißt es: „Die Gründung eines Vereinigten Europas ist ein wesentlicher Schritt in Richtung einer Vereinigten Welt [Weltregierung].“ Monnet leitete zudem das Komitee für die Vereinigten Staaten von Europa, welches dasselbe Ziel hatte.[20]

Die Kredite, die nach dem Krieg an Europa gingen und als Marshallplan bzw. European Recovery Programme (ERP) bekannt sind, stellten einerseits eine Finanzspritze für die Bewegung für ein Vereinigtes Europa dar und untergruben andererseits die Unabhängigkeit souveräner Staaten, wodurch sie die Entstehung einer zentralen Kontrolle in Europa vorantrieben. Der Hilfsplan war angeblich das Werk von General George C. Marshall, dem Außenminister von US-Präsident Truman, aber heute ist bekannt, dass die wahren Urheber Jean Monnet und der CFR sind.[21] Zwischen 1946 und 1947 stellte der CFR eine Arbeitsgruppe auf, die regelmäßig über den Wiederaufbau Europas Bericht erstatten sollte. Den Vorsitz über diese Gruppe führte der Anwalt Charles M. Spofford, und als Sekretär fungierte David Rockefeller (Kom300), der später das Oberhaupt der Chase Manhattan Bank, der Vorsitzende des CFR, eine einflussreiche Person bei den Bilderbergern sowie der Urheber einer weiteren Tarnorganisation der Elite, der Trilateralen Kommission, werden sollte.

Es verging kaum mehr als ein Jahr, da nannte sich die „Arbeitsgruppe“ des CFR plötzlich Marshallplan und wurde als eine von der Regierung ausgeklügelte Strategie gehandelt. Der Mann, den man auserkor, um den Marshallplan in Europa durchzuführen, war – Averell Harriman (Kom300), der sein Lager auf dem Pariser Anwesen der Rothschilds, im Hotel Talleyrand, aufschlug. Die Durchsetzung des Plans lief nicht ohne Gegenreaktionen ab; viele der Kongressabgeordneten rochen den Braten. Daher startete der CFR eine Propaganda-Offensive durch die Organisationen der Elite, um sicherzustellen, dass die Strategie akzeptiert würde. Zu diesen Organisationen gehörten alle vom CFR kontrollierten Wirtschafts- und Handelsunions-Institutionen und natürlich die vom CFR kontrollierten Medien. Besonders die vom CFR beherrschten Zeitungen *New York Times* und *Washington Post* unterstützten die Vereinigten Staaten von Europa.

Der von der Elite eingefädelte „Kalte Krieg“ sollte sich ebenfalls als sehr brauchbar für den Plan erweisen, wie er auch während der kommenden Jahrzehnte noch oft von Nutzen sein sollte. Europa sah sich gezwungen, Anleihen zu machen, um der Bedrohung durch den Kommunismus (den die Elite erschaffen hat) zu begegnen. Dies machte man sich wirkungsvoll zunutze, um den Kongress auf die Seite des Marshallplans zu ziehen. John J. McCloy (Kom300), der fast 20 Jahre lang der Vorsitzende des CFR war, sagte, dass die Zeit, die er nach dem Krieg als US-Hochkommissar in Deutschland verbracht habe, ihm gezeigt habe, wie man die kommunistische Bedrohung gezielt einsetzen könne, um gewisse Dinge zu erwirken. „Die Leute horchten auf, sobald die sowjetische Bedrohung erwähnt wurde", sagte er.[22] Als die Vorschläge in trockenen Tüchern lagen, gehörten dem Exekutivausschuss des Marshallplans an: Allen W. Dulles, der damalige Präsident des CFR; Philip Reed, der Vorsitzende von General Electric; die ehemaligen Kriegsminister Henry L. Stimson und Robert P. Patterson; Dean Acheson (Kom300), der einstige Vizechef des US-Außenministeriums sowie eines der CFR-Mitglieder, die in der US-Delegation bei der Gründung der Vereinten Nationen vertreten waren.

Der erste Schritt auf dem Weg hin zur Europäischen Gemeinschaft war die Gründung der Europäischen Gemeinschaft für Kohle und Stahl 1952, die dazu führte, dass die Kohle- und Stahlproduktion Westdeutschlands, Frankreichs, Italiens, Belgiens, der Niederlande und Luxemburgs unter einer zentralen Kontrolle vereint wurde. Diese hatte die Macht, über Preise, Kapitalanlagen, Kredite und Mehrheitsentscheidungen zu bestimmen. Eingeführt wurde das Ganze als Schuman-Plan (benannt nach dem französischen sozialistischen Außenminister und späteren Premierminister Robert Schuman), aber wieder einmal hieß der Initiator Jean Monnet, der der Kopf des französischen Planungsausschusses war. Die Idee erntete überschwängliches Lob von CFR-Leuten wie John Foster Dulles und Dean Acheson, und so erhielt Monnet den Wateler Peace Prize in Höhe von zwei Millionen französischen Francs als Anerkennung seines „internationalen Geistes, den er zeigte, als er die Gemeinschaft für Kohle und Stahl ersann ...". Wer verlieh den Preis? Die Carnegie-Stiftung! Merry und Serge Bromberger, zwei Bewunderer Monnets, beschrieben den Plan in ihrem Buch mit dem Titel „Jean Monnet And The United States Of Europe":

> „Nach und nach, so dachte man sich, würden die überstaatlichen Behörden, die vom Europäischen Ministerrat in Brüssel und der Versammlung in Straßburg beaufsichtigt wurden, alle Aktivitäten auf dem Kontinent verwalten. Es würde der Tag kommen, an dem die Regierungen gezwungen sein würden zuzugeben, dass ein vereintes Europa eine beschlossene Sache sei, ohne dass sie bei der Formulierung der grundlegenden Prinzipien ein Mitspracherecht gehabt haben würden. Alles, was ihnen dann noch bliebe, wäre, all ihre autonomen Institutionen zu einer einzigen föderalen Verwaltung zusammenzulegen und die Vereinigten Staaten von Europa auszurufen."[23]

Monnet und seine Mitverschwörer versuchten, eine europäische Armee unter ihrem zentralen Kommando einzuführen. Sie forderten die Entwaffnung der einzelnen Nationen und die Gründung einer einzigen Armee. Heute geschieht auf globaler Ebene dasselbe. Die sechs Mitgliedsstaaten der Gemeinschaft für Kohle und Stahl unterzeichneten 1952 ein Abkommen, das genau dies zum Ziel hatte, doch es wurde nie in die Tat umgesetzt, weil das französische Parlament sich weigerte, es zu akzeptieren. Dennoch unterschrieben alle sechs Mitglieder am 25. März 1957 die beiden Verträge von Rom, mit denen die Europäische Wirtschaftsgemeinschaft bzw. die Europäische Gemeinschaft und die Europäische Atomgemeinschaft (Euratom) beschlossen wurden. Die Verhandlungen, die zu den Römischen Verträgen führten, wurden von Monnet kontrolliert, der permanente Schützenhilfe vom CFR-Netzwerk in den Vereinigten Staaten erhielt. Dies wurde von Harvard-Dozent Ernst H. van der Beugel bestätigt, einem Generalsekretär ehrenhalber der elitären Bilderberger, der zudem der Trilateralen Kommission angehörte. In seinem Buch „From Marshall Aid To Atlantic Partnership" (mit einem Vorwort von seinem Freund Henry Kissinger) schreibt van der Beugel:

> „Monnet und sein Aktionskomitee waren diejenigen, die die Verhandungen inoffiziell überwachten. Sobald Hindernisse auftauchten, wurde die diplomatische Maschinerie der Vereinigten Staaten in Gang gesetzt, wofür besonders Botschafter Bruce … verantwortlich war, der unmittelbaren Zugang zur höchsten Ebene des Außenministeriums hatte …
>
> Es war damals üblich, dass, wenn Monnet meinte, ein Land behindere die Verhandlungen, der amerikanische Gesandte in diesem Land an das Außenministerium herantrat, um die Meinung der amerikanischen Regierung kundzutun, die in so gut wie allen Fällen mit Monnets Standpunkt übereinstimmte."[24]

Monnet = Weltelite. Die Einheitliche Europäische Akte, die 1992 die Handelsbarrieren Europas zum Einsturz brachte, und der Vertrag von Maastricht für die Europäische Union waren ebenfalls Schritte auf dem Weg hin zu den Vereinigten Staaten von Europa unter elitärer Kontrolle. Die schrittweise Annäherung wird tagtäglich benutzt, um die Menschen zu narren. Die Manipulatoren wissen, dass selbst die verwirrte Herde fragen würde, was eigentlich los ist, und Widerstand leisten würde, wenn man von ihr erwartete, in einem einzigen Schritt von der staatlichen Souveränität der vielen einzelnen Nationen zu einer einzigen Weltregierung überzuwechseln. Also präsentiert man uns stattdessen eine Reihe von Zwischenphasen, die als scheinbar isolierte, unabhängige Ereignisse daherkommen.

Sobald wir eine Phase akzeptiert haben, wird die nächste eingeläutet, bis in aller Stille das letztendliche Ziel erreicht ist. Das ist so, als stecke man jemanden in ein kaltes Bad, das man langsam erhitzt, bis es kocht. Erst in der letzten Phase erkennt das Opfer, was vor sich geht, und dann ist es meist zu spät. Josef Stalin, der autoritäre sowjetische Diktator, legte diesen Prozess in seinem Buch „Marxism And The National Question" dar. Das Buch erschien 1942, und es scheint, als sei ihm der amerikanisch-kommunistische Spielplan damals schon wohlbekannt gewesen. Er schreibt:

> „Man teile die Welt – als Zwischenstufe auf dem Weg zur Weltherrschaft – in regionale Gruppen auf. Die Bevölkerung wird ihre nationale Loyalität bereitwilliger aufgeben, um einer ominösen regional begrenzten Gruppe die Treue zu schwören, als sie es für eine Weltbehörde tun würde. Später kann man die regionalen Gruppen immer noch zu einer einzigen Weltdiktatur zusammenfassen."[25]

Und genau das geschieht gerade. Schon 1984 warnte der KGB-Überläufer Anatoly Golitsyn vor einer „falschen Liberalisierung" der Sowjetunion und Osteuropas. Der Westen, so sagte er, werde dies begrüßen, und diese Liberalisierung würde zu einer Verschmelzung der Europäischen Gemeinschaft mit den Ländern der ehemaligen Sowjetunion führen. Am selben Wochenende im Dezember 1994, an dem Bill Clinton die geplante Ausweitung der NAFTA-Freihandelszone bis hinunter nach Argentinien verkündete, enthüllten die europäischen Regierungsoberhäupter Pläne, die es den Ländern der ehemaligen Sowjetunion ermöglichen sollten, der Europäischen Union beizutreten. Inzwischen überstürzen sich die Ereignisse. Im ersten Entwurf dieses Kapitels schrieb ich, dass man plane, die ehemalige Sowjetunion in die Vereinigten Staaten von Europa einzugliedern, und noch bevor ich dieses Buch beendet hatte, war dieser Plan beschlossene Sache.

Schauen Sie sich nur an, welches Ausmaß dieser Betrug seit der Einführung der Europäischen Union bzw. der Europäischen Gemeinschaft angenommen hat. Den Briten erzählte man, dass sie beitreten müssten, damit die britische Wirtschaft nicht zusammenbreche. Ach wirklich? Das britische Defizit zum Zeitpunkt der Entstehung dieses Buches beläuft sich, was die Abführungen an dieses europäische Handelskonglomerat angeht, auf 100 Milliarden britische Pfund![26] Nachdem die Völker Europas zu dem Glauben verführt worden waren, dass sie, sofern sie nicht beiträten, der Katastrophe anheim fallen würden, entfernte man das Wort „Wirtschaft" aus dem Titel, und so entstand die Europäische Gemeinschaft (eine Wegmarke in Richtung Weltregierung). Später wurde sie nochmals umbenannt in Europäische Union (Wegmarke). Zudem haben wir uns ein gutes Stück auf eine Zentralisierung der politischen Macht innerhalb der Gemeinschaft und einen Abbau des nationalen Entscheidungsrechts zubewegt (Wegmarke). Kurz darauf wurde der Druck zur Bildung einer europäischen Zentralbank und einer europäischen Einheitswährung erhöht (Wegmarke). Das Konzept, das ein zentralistisch kontrolliertes Europa mit einer europäischen Zentralbank, einer Einheitswährung, einer regional abgeglichenen Verwaltungs-, Arbeits-, Transport- und Wirtschaftspolitik vorsieht, stimmt exakt mit dem überein, das schon Hitler und die Nazis für Europa planten. Auch sie nannten ihren Plan „Europäische Wirtschaftsgemeinschaft".[27]

In seinem 1966 erschienenen Buch „Tragedy And Hope" erklärt der Elite-Insider Carroll Quigley, dass der Prozess der europäischen Integration sich in verschiedenen Phasen entwickeln solle. Richard N. Gardner (Kom300) vom CFR sollte später sagen, dass der Plan vorsehe, „[die Souveränität] Schritt für Schritt abzubauen".[28] Am 9. November 1988 versammelten sich die europäischen Staatsoberhäupter im Pariser Pantheon, um den 100. Geburtstag Jean Monnets zu begehen, des Mannes, den man den „Vater Europas" nennt. Was aber gab es an Monnets Schöpfung zu feiern? Hat sie tatsächlich seit 1945 den Frieden in Europa bewahrt? Nein, nein. Diesen hat die Elite sichergestellt, damit die europäische Integration ungestört vonstatten gehen konnte. Ohne die Manipulatoren hätte es ohnehin im 20. Jahrhundert keine paneuropäischen Kriege gegeben. Monnet hat ein Monster erschaffen, das dabei ist, die Freiheit zu verschlingen. Der Zusammenschluss Europas ist nur ein weiteres wichtiges Werkzeug, mit dem an der Neuen Weltordnung gewerkelt wird.

Die Bilderberger (Bil)

Das Zustandekommen der Europäischen Gemeinschaft und der Bilderberger[29] ist insbesondere durch einen Mann miteinander verbunden: den polnischen Sozialisten Joseph Retinger, einem Mitbegründer der Europäischen Bewegung sowie einem Mitverschwörer Jean Monnets. Retinger und Prinz Bernhard von den Niederlanden waren es, die ein regelmäßig stattfindendes Treffen aller europäischen Außenminister anregten. Aus diesen Treffen ging auch die Zollunion der Benelux-Länder (Belgien, Niederlande und Luxemburg) hervor, ein Vorläufer der Europäischen Gemeinschaft. Passenderweise im Chatham House anlässlich einer Rede vor dem Royal

Institute of International Affairs legte Retinger seine Vision eines Europas dar, in dem die einzelnen Länder „einen Teil ihrer Souveränität aufgeben" sollten.[30] In London traf er sich mit Averell Harriman, dem damaligen US-Botschafter. Harriman arrangierte eine Reise in die USA für Retinger, damit dieser dort um Unterstützung für seine Independent League for European Cooperation – die manchmal auch als Economic League for European Cooperation bezeichnet wird – werben konnte, die er organisiert hatte. In Amerika stieß Retinger (seinen eigenen Worten zufolge) auf reichlich Beifall für seine Pläne. Unter den Applaudierenden waren: Russel C. Leffingwell, der Seniorpartner der J.P. Morgan Bank sowie CFR-Funktionär; David Rockefeller, Vorsitzender des CFR von 1946 bis 1953; Nelson Rockefeller (CFR); Sir William Wiseman (Kom300), ein Partner der Kuhn, Loeb & Co., einem Unternehmen der Rothschilds; George Franklin, von 1953 bis 1971 der Geschäftsführer des CFR sowie ein angeheirateter Verwandter der Rockefellers; John Foster Dulles; sowie viele weitere bekannte Namen.[31] Zu diesem Zeitpunkt hatte Retinger zudem, gemeinsam mit Allen Dulles, dem ersten Chef der CIA, und William Donovan, dem Oberhaupt des Vorgängers der CIA, dem OSS, das American Committee on a United Europe gegründet.[32]

Aus diesen und anderen Gesprächen heraus entstand die Idee einer Versammlung führender Politiker, politischer Berater, Medienbesitzer und -führungskräfte, führender Köpfe multinationaler Unternehmen und Banken, militärischer Führungspersonen und Erziehungswissenschaftler, die gemeinsam über die Zukunft der Welt entscheiden sollten.

Daraus wurden die Bilderberger, benannt nach dem Hotel Bilderberg im niederländischen Oosterbeek, wo vom 29. bis zum 31. Mai 1954 das erste dieser Treffen stattfand. Das Herzstück der Bilderberger sind die Rothschilds und Leute wie Retinger, Prinz Bernhard von den Niederlanden, Paul Rykens (der Vorsitzende des Suppen- und Lebensmittelkonzerns Unilever) und wieder einmal Averell Harriman. Der Einfluss, den Harriman auf das 20. Jahrhundert ausübte, ist kaum überzubewerten, wenngleich die meisten Menschen noch nie von ihm gehört haben dürften. Harriman war es, der die Waffenlieferungen im Rahmen des Leih-Pacht-Abkommens an Großbritannien und die Sowjetunion tätigte; er war der Hauptverwalter bei der Durchführung des Marshallplans in Europa (der die Politik der Empfängerländer lenkte); er führte, gemeinsam mit Jean Monnet und dem britischen Beamten Edwin Plowden das Verfahren zur Erstellung des Verteidigungsbudgets für die Nordatlantikvertrags-Organisation (NATO) ein, das heute noch angewandt wird; und er saß der Mutual Security Administration vor, die Europa nach dem Kalten Krieg wieder aufrüstete. Zudem war Harriman der Mann, dessen Familienunternehmen Adolf Hitlers Aufstieg und die Eugenik-Bewegung unterstützte.

Prinz Bernhard, der ehemalige deutsche SS-Offizier, Spion der I.G. Farben,[33] und späterer Anteilseigner – gemeinsam mit Lord Victor Rothschild – der Shell Oil, ging nach Amerika, um auch die USA in die Gruppe der Bilderberger mit einzubeziehen. Prinz Bernhard wurde 1911 als der deutsche Prinz von Lupp-Biesterfeld geboren. Er arbeitete für die „NW7", die Geheimdienstabteilung der I.G. Farben. Im Jahr 1937 heiratete er die niederländische Prinzessin Juliana (Kom300). Beide gingen ins Exil nach London, nachdem die Nazis in die Niederlande eingefallen waren, wo dieser „ehemalige" deutsche Geheimdienstagent mit den Topleuten des alliierten Militärs zusammenarbeitete.[34] Der Mann, der Bernhard dazu überredete, an die vorderste Front der Bilderberger zu treten, war der Erzmanipulator – Lord Victor Rothschild. Das alljährliche Treffen der anglo-europäisch-amerikanischen Elite, genannt die Bilderberger, sollte eine Hauptkomponente im elitären Netzwerk werden, das die geheime Weltregierung inzwischen ist. Unter denen, die 1954 am ersten Treffen im Hotel Bilderberg teilnahmen, waren: David Rockefeller (CFR); Dean Rusk (CFR, TK, Rhodes Scholar), Oberhaupt der Rockefeller-Stiftung und ehemaliger Außenminister unter John F. Kennedy; Joseph E. Johnson (CFR), der Leiter der Carnegie-Stiftung für den internationalen Frieden sowie US-Schriftführer der amerikanischen Bilderberger; Denis Healey (TK, RIIA, Kom300), von 1964 bis 1970 britischer Verteidigungsminister der Labour-Partei sowie Finanzminister von 1974 bis 1979; Hugh Gaitskell, der bis zu seinem Tod Anfang der 1960er die britische Labour-Partei angeführt hat; und Lord Boothby, der sich an der Seite Winston Churchills für ein vereinigtes Europa einsetzte.[35] Denis Healey hat an mehr Bilderberger-Treffen teilgenommen als jeder andere britische Politiker seit 1954. Zudem war er Vorsitzender einer weiteren Kreation der Elite, des International Monetary Fund Interim Committee, und er erhielt einen Zuschuss von der Ford-Stiftung,[36] um das Londoner Institute of Strategic Studies für die Elite zu gründen, das seine Tore 1958 öffnete.[37] Zwölf Jahre lang saß Healey, ein führender Kopf der Fabian Society, im Rat des Royal Institute of International Affairs. 1979 wurde er außerdem ein Mitglied von Rockefellers Trilateraler Kommission.

Die Bilderberger bestehen aus einem kleinen elitären Kern, dem Lenkungsausschuss. Dieser wird nicht gewählt und wurde einst angeführt von Prinz Bernhard, einem engen Freund des britischen Königshauses. Den Posten des Vorsitzenden musste er 1976 räumen, als er in den Lockheed-Skandal verstrickt wurde. Nach ihm übernahm Lord Home (Kom300), der ehemalige britische Außenminister, dieses Amt, und seit 1991 führt Lord

Carrington, der sehr eng mit Henry Kissinger befreundet ist, den Vorsitz. Carrington saß einst als Minister im britischen Kabinett, ist ein ehemaliger NATO-Generalsekretär, ein Mitglied des Komitee der 300 sowie ehemaliger Vorsitzender des Royal Institute of International Affairs. Peter Rupert Carrington stammt aus einer Familie, die ihr Geld im Bankwesen machte. Carrington saß im Gremium der Hambros Bank (die ebenfalls mit dem Komitee der 300 klüngelt), die mit dem Finanzskandal um den Italiener Michel Sindona in Zusammenhang steht. Dieser wiederum zog seine Kreise bis zur berühmt-berüchtigten Freimaurerloge P2, die die italienische Politik in Schutt und Asche legte. Zudem saß Lord Carrington im Vorstand von Rio Tinto Zinc, der Barklay's Bank, Cadbury Schweppes, Amalgamated Metal, British Metal, Christies (das Auktionshaus) und war Vorsitzender der Australian New Zealand Bank.

In seinem Buch „The English Rothschilds" berichtet Richard Davis, dass Lionel Rothschild ein oft gesehener Gast auf dem Anwesen Carringtons in Whitehall war. Die beiden Familien sind durch die Heirat 1958 des fünften Grafen von Rosebery mit Hannah Rothschild, einer Tochter Mayers, miteinander verbunden. Hannahs Brautvater bei der Hochzeitszeremonie war der britische Premierminister Disraeli.

Die Bilderberg-Elite, wie Carrington und der Lenkungsausschuss, bestimmen darüber, wer regelmäßig an den Bilderberg-Treffen teilnehmen darf (alle, die den gesamten Spielplan kennen) und wer nur manchmal oder einmal eingeladen wird (alle, die zwar die wahre Agenda der Organisation nicht kennen, aber von der allgemeinen Linie überzeugt werden können, die besagt, dass globale Institutionen der Welt Frieden und Wohlstand brächten). Auch sind die Leute der Elite wahre Künstler, wenn es darum geht, das Ego zu manipulieren, und so meinen viele Politiker, die eingeladen werden, sie hätten es „geschafft".

Die Bilderberger treffen sich einmal im Jahr und immer unter strengster Geheimhaltung. In dem betreffenden Hotel befindet sich während dieser Zeit niemand außer den Bilderbergern und dem Hotelpersonal. Auf den Treffen wird die Strategie für die nächsten zwölf Monate festgelegt, um die Ziele der Neuen Weltordnung weiter voranzutreiben. Dabei kooperieren die Bilderberger mit verwandten Organisationen. Nicht ein Wort des auf den Versammlungen Besprochenen dringt an die Presse durch, obwohl auch wichtige Personen der Medienbranche vertreten sind, unter anderem Katharine Graham (Bil, CFR, TK), die inzwischen verstorbene Inhaberin der *Washington Post*, sowie Conrad Black (Bil, TK), dem die Hollinger Group gehört, die den Londoner *Daily Telegraph*, die *Jerusalem Post*, den *Spectator* und zahlreiche weitere Medienorganisationen weltweit kontrolliert. Graham saß zudem (gemeinsam mit Arthur Ochs Sulzberger von der *New York Times*) im Vorstand der Gemeinschaftspublikation *International Herald Tribune*, einem weiteren Propagandablatt der Weltelite. Außerdem steht Graham mit dem *Newsweek Magazine* und der Presseagentur *Associated Press* (*AP*) in Verbindung. Letztere versorgt zahllose Medienagenturen weltweit mit Informationen, wenngleich auch nicht über die Bilderberger, den CFR oder die Trilaterale Kommission.

Drei der Vorstandsmitglieder in Blacks Hollinger-Imperium bzw. des *Daily Telegraph* sind Henry Kissinger, Lord Carrington und Sir Evelyn de Rothschild. Black diente auch schon im Lenkungsausschuss der Bilderberger. Seine Hollinger Group hat eine interessante Geschichte. Ihr ursprünglicher Name lautete Argus Corporation, und diese war aus einem Unternehmen heraus entstanden, das die Führungsriege des britischen Geheimdiensts, die Special Operations Executive (SOE), während des Zweiten Weltkriegs gegründet hatte. Geschehen war dies auf Anraten des führenden Kriegswirtschaftsexperten, Edward Plunket Taylor, hin. Dieser war ein Geschäftspartner von George Montegu Black, Conrad Blacks Vater. Beide mauschelten in Kanada, und ihrer beider Aufstieg ging einher mit dem der Bronfmans, dem Clan um einen kanadischen Verbrecher zur Zeit der Prohibition. Heute stehen die Bronfmans in engem Zusammenhang mit der Anti-Defamation League, der berüchtigten Elite-Organisation. Im Jahr 1940 wurde Edward Plunket Taylor von Winston Churchill persönlich in die Special Operations Executive berufen. Offiziell führte er den Vorsitz über ein privates Unternehmen namens War Supplies Ltd., das von der SOE gegründet worden war. Taylor und George Montegu Black fuhren enorme Gewinne ein durch dieses Unternehmen, das nach dem Krieg als Argus Corporation firmierte und heute die Hollinger Group ist. Taylor verließ das Unternehmen 1970, um das Bankengesetz für die Cayman-Inseln und die Bahamas zu entwerfen, die fortan als Steueroasen für schmutziges Geld fungierten. Unter Conrad Blacks Führung sind eine ganze Reihe von Namen, die in diesem Buch immer wieder auftauchen, in den Vorstand der verschiedenen *Telegraph*-Zeitungen und der Hollinger Group berufen worden. Gut zu wissen, dass wir eine unabhängige Presse haben, nicht wahr?

Ein weiteres Mitglied des Lenkungsausschusses der Bilderberger ist Andrew Knight, der ehemalige Direktor des *Economist*, des *Daily Telegraph* von Black und später der Vorsitzende von Rupert Murdochs *News International*, zu der in Großbritannien die *Sun*, die *Today*, die *News of the World*, die *Times* und die *Sunday Times* gehören. Knight sitzt nach wie vor im Vorstand dieser Organisation. Seit 1982 saß er im Council of Management der Ditchley-Stiftung, die ihren Sitz bei Ditchley Park nahe Oxford in einem

Schloss hat, das der Graf von Lichfield im 16. Jahrhundert erbauen ließ. Die Ditchley-Stiftung verdankt ihr Vermögen Ronald und Marietta Tree. Ronald erlebte eine steile Karriere beim britischen Geheimdienst.[38] Der Lenkungsausschuss der Bilderberger hält sein monatliches Treffen oft auf diesem Schloss ab. Die Ditchley-Stiftung steht in Sachen Neue Weltordnung an vorderster Front und macht gemeinsame Sache mit dem Tavistock Institute for Human Relations in London, von dem einige Forscher und Publikationen behaupten, es sei ein Zentrum zur Erforschung der Massenmanipulation. Viele der Personen, die ich in diesem Buch nenne, stehen mit der Ditchley-Stiftung in Verbindung, darunter auch Christopher (Lord) Tugendhat, der Vorsitzende des Royal Institute of International Affairs. Der US-amerikanische Zweig der Ditchley-Stiftung wird von Cyrus Vance (CFR, TK, Bil, Kom300) geleitet, der unter Carter Außenminister war und heute ein Direktor der Rockefeller-Stiftung ist. Die Zahl an Journalisten und Medien-Führungskräften unter den Bilderbergern ist beträchtlich, aber versuchen Sie mal, auch nur eine Silbe über diese Treffen in der Presse zu finden.

Hinter den Bilderbergern stecken die Rothschilds und die Rockefellers. Henry Kissinger ist inzwischen einer der Hauptmanipulatoren, wenngleich auch er wiederum nur eine kontrollierte Marionette ist. Kissinger gehört zur Elite und ist ein Mitglied der Bilderberger, der Trilateralen Kommission und des Council on Foreign Relations. Zudem steht er in Verbindung mit dem Royal Institute of International Affairs, der Chase Manhattan Bank der Rockefellers/Rothschilds und der Rockefeller-Stiftung. Und er leitet eine eigene Organisation, die Kissinger Associates, unter deren Direktoren der ersten Stunde auch – Lord Carrington zu finden ist! Kissinger und Carrington stehen in enger Verbindung zu Lord Roll of Ipsden, der ebenfalls ein Mitglied der Bilderberger, der Trilateralen Kommission und des Komitees der 300 ist und im Vorstand der Kissinger Associates sitzt. Lord Roll (ehemals Sir Eric Roll) war der Präsident der Investmentbank S.G. Warburg. Ein weiterer enger Freund Kissingers in Großbritannien war der britische Geheimdienstagent und -spion Lord Victor Rothschild.

Die Washingtoner Zeitung *The Spotlight* (die bemüht ist, die Art von Material zu veröffentlichen, die die normale Presse ignoriert) versucht unablässig, die Treffen der Bilderberger zu infiltrieren. Im Jahr 1991 hatte sie einen Erfolg zu verbuchen, denn sie war in den Besitz der Gästeliste des Treffens in Baden-Baden gekommen. Unter den Teilnehmern waren David Rockefeller und eine ganze Reihe hoher US-Verwaltungsbeamter, Politiker und Unternehmensleiter. Bill Clinton war auch dort, damals noch als Gouverneur von Arkansas, doch sollte er schon bald darauf der nächste

Präsident der Vereinigten Staaten werden. Auch Clinton ist ein Mitglied des Council on Foreign Relations und der Trilateralen Kommission, zwei von vielen Dingen, die der Demokrat mit seinem Amtsvorgänger im Weißen Haus, dem Republikaner George Bush senior, gemein hat. Conrad Black war wie immer vertreten, und so auch ein weiterer elitärer Bilderberger, der langjährige Kopf von Fiat, Giovanni Agnelli (Kom300). Er ist die reichste und mächtigste Gestalt innerhalb der italienischen Gesellschaft und besitzt Aktien im Bereich Banken, Versicherungen, Chemie-, Textil- und Waffenindustrie sowie im Verlagsbereich im Gesamtwert von 60 Milliarden Dollar. Sein Verlagsimperium umfasst zwei der einflussreichsten italienischen Zeitungen, *La Stampa* und *Corriere dela Sera*. Ich könnte wetten, keine der beiden verbreitet, dass ihr Eigentümer ein großes Licht innerhalb der Bilderberger ist. Henry Kissinger beschrieb ihn als „einen der Menschen, die ich in dieser Welt am meisten mag".[39]

Der europäische Adel war durch zwei Stammgäste vertreten: Königin Beatrix aus den Niederlanden (Kom300), die Tochter Prinz Bernhards, und Königin Sophia aus Spanien. Die britische Delegation setzte sich zusammen aus: John Smith,[40] dem ehemaligen Parteichef der Labours und ebenfalls ein Mitglied der Trilateralen Kommission; Gordon Brown, dem Schattenkanzler der Labours; Andrew Knight; Lord Roll of Ipsden; Lawrence Freedman, dem Leiter der Abteilung für Kriegsstudien am Kings College; Christopher Hogg, dem Vorsitzenden von Courtaulds; und Patrick Wright, dem britischen Staatssekretär, der zugleich Leiter des diplomatischen Dienstes war. Manfred Wörner, der einstige Generalsekretär der NATO, war ebenfalls zugegen und so auch John R. Galvin, der Oberbefehlshaber der NATO-Truppen in Europa im SHAPE, einem der beiden militärisch-strategischen NATO-Hauptquartiere. Galvin machte sich auch dort für die Einsätze der NATO stark, wo sein Einflussbereich eigentlich endete. Die Ernennung des NATO-Generalsekretärs ist Sache der Bilderberger. Die meisten, wenn nicht gar alle von ihnen, waren Bilderberger. In jüngster Zeit wurde der Bilderberger Joseph Luns von Lord Carrington abgelöst, dem Manfred Wörner folgte, auf den nach dessen Tod 1994 ein weiterer Stammgast auf den Bilderberger-Treffen, Willy Claes, den Posten übernahm. Claes war der belgische Außenminister, der später von der belgischen Polizei eingehend zu einem Korruptionsfall befragt werden sollte. Danach kam der Spanier Javier Solana (Bil), der sich unablässig für die Europa-Armee, die Erweiterung der NATO um die ehemalige Sowjetunion und für Einsätze der NATO außerhalb ihrer Grenzen eingesetzt hat – allesamt Punkte auf der Bilderberger-Agenda. Laut dem *Spotlight* war die Einführung einer Weltarmee ein wichtiges Thema in Baden-Baden. Auf einem der Bilderberger-Foren ließ Henry Kissinger verlauten:

> „Eine UN-Armee muss sofort einsatzbereit sein, ohne die Einschränkungen, die daraus resultieren, dass jedes Land seine eigenen Entscheidungen aufgrund engstirniger Betrachtungsweisen trifft."[41]

Und wenn es dann noch genügend Konflikte gäbe, in denen sich die UN-Friedenstruppen als genauso wirkungslos erweisen würden wie beispielsweise in Bosnien, Ruanda usw., dann könnte man dem öffentlichen Aufschrei mit folgender Lösung begegnen: „Wenn man den UN-Truppen nur mehr Macht einräumen würde, dann könnten sie auch so schnell und effektiv reagieren, wie sie sollen." Nicht wahr, Herr Kissinger? Problem-Reaktion-Lösung. Kissinger sagte zudem, er sei begeistert davon, dass George Bush dem Irak einfach so den Krieg habe erklären können, indem er sich direkt an die Vereinten Nationen wandte, obwohl nach der US-Verfassung allein der Kongress die Erlaubnis hat, jemandem den Krieg zu erklären. Wenn man das amerikanische Volk nur dazu bringen könnte, Kriegsentscheidungen der UN zu überlassen und die jungen amerikanischen Männer in UN-Uniformen unter einer UN-Flagge kämpfen und sterben zu lassen, dann hätte der „engstirnige Nationalismus" in Großbritannien, Frankreich und anderswo endlich ein Ende, sagten Sprecher der Bilderberger laut den Informanten des *Spotlight*. Schon Bill Clinton hat auf solch eine Strategie in Bosnien gedrängt, und im Rahmen weiterer UN-Operationen wird dies immer stärker zum Thema werden.

Dieselben Personen, denen wir überall begegnen, nahmen auch am Bilderberger-Treffen 1994 in Finnland teil. Unter den geladenen hochrangigen Gästen war auch Peter D. Sutherland (TK, Kom300), der Generaldirektor des GATT, des General Agreement on Tariffs and Trade, einer Tarnorganisation der Elite, um die Handelsbarrieren einzureißen und alle Länder der Gnade des von der Elite beherrschten Weltwirtschaftssystems auszuliefern.

Als ehemaliges Mitglied der Kommission der Europäischen Union war Sutherland die perfekte Wahl für diesen Job. Er gehörte schon den Bilderbergern an, bevor er an die Spitze des Welthandels gelangte. Auch sein Vorgänger als Topmann der Welthandelsorganisation, der Italiener Renato Ruggiero, ist ein Bilderberger. Ein weiterer regelmäßiger Gast auf den Bilderberger-Treffen ist der ehemalige niederländische Premierminister Ruud Lubbers, der ebenfalls in Finnland zugegen war, ebenso Bankiers wie J. Martin Taylor, der Leiter der Barklays Bank. Zwei weitere Namen, die für die britischen Wähler von Bedeutung sind: Tony Blair (Labour-Partei) und

Kenneth Clarke (Konservative). Beide nahmen am Bilderberger-Treffen 1993 im griechischen Vouliagment teil, auf dem David Owen (TK) über Jugoslawien und die Zukunft Europas sprach. Tony Blair, damals der innenpolitische Sprecher der Opposition, sollte kurz darauf die Parteileitung übernehmen und Premierminister werden, während Kenneth Clarke zum britischen Finanzminister avancierte. Beide sind für ein vereintes Europa.

Im Juni 1995 trafen sich die Bilderberger in drei Hotels, dem „Grand", dem „Park" und dem „Palace", bei Bürgenstock in den Schweizer Alpen. Es war einer der seltenen Fälle, in denen man sich zweimal am selben Ort traf. Zufällig machte ich gerade Urlaub in der Schweiz, als die Bilderberger sich dort versammelten. Ich erfuhr von dem Treffen aus der Zeitung *Spotlight*, nur wenige Tage vor meiner Reise. Ich traf noch vor dem Treffen in Bürgenstock ein, und am letzten Tag des Bilderberger-Treffens war ich erneut dort. Was für ein Unterschied zu meinem ersten Besuch! Alle Straßen und Wege hoch zu den Hotels waren von der Schweizer Polizei und militärischen Wachposten versperrt. Was für ein Aufwand für ein privates Treffen einer Organisation, die außerhalb des „demokratischen" Prozesses operiert.

An einer Wegsperre fragte ich einen Polizisten, was hier vor sich gehe. Alles, was er mir sagen konnte, war: „Streng geheim, streng geheim." Mehr wusste er nicht. Es war eine bizarre Situation, denn ich hätte ihm sagen können, was er da bewachte. Hier wurde auf anschauliche Weise deutlich, wie die globale Pyramide funktioniert. Der Polizist schien ein wirklich netter Mann zu sein. Ohne Zweifel hatte er Kinder und Enkelkinder und wollte ihnen keineswegs einen globalen Faschistenstaat hinterlassen. Doch da stand er nun, in den Schweizer Alpen, und spielte unwissentlich seine Rolle, indem er eben die Personen vor dem Blick der Öffentlichkeit schützte, die gemeinsam eine solche Weltdiktatur zu installieren planten.

Die European-Atlantic Group (EAG) und der Atlantikrat (AC)

Im Jahr 1954, als die Bilderberger ins Leben gerufen wurden, entstand noch eine andere Gruppe, die European-Atlantic Group. Ihr Hauptquartier hat sie in der Gertrude Street 6 in Chelsea, London. Gegründet wurde die Gruppe vom inzwischen verstorbenen Lord Layton, der damals Vizepräsident des Europarates war. Die European-Atlantic Group vereint Mitglieder aller Parteien sowie Großindustrielle, Bankiers, Wirtschaftsgrößen und Journalisten (klingt das bekannt?). Sie alle setzen sich für engere Beziehungen zwischen „den Europa- und Atlantikstaaten" ein, indem sie „ein Forum in Großbritannien bieten", um „sachkundig Probleme und Möglichkeiten einer besseren wirtschaftlichen und politischen Zusammenarbeit untereinander sowie mit der übrigen Welt führen zu können".[42] Dies bedeutet, um mit den Worten dieser Gruppe zu sprechen, einen Zusammenschluss zwischen den internationalen Organisationen, unter ihnen der Europarat, die NATO, der OECD, die Westeuropäische Union, die Europäische Union, die Europäische Freihandelszone, die globale „Freihandels"-Organisation GATT sowie die Europäische Wirtschaftskommission. Und, so könnte die Gruppe ruhig hinzufügen, jedwede Organisation, die sich eine Weltregierung herbeisehnt oder zum Erreichen dieses Ziels benutzt werden kann. An der Spitze ihrer Hierarchie steht das britische Oberhaus, und ebenfalls vertreten ist ein Repräsentant des Council on Foreign Relations, der US-amerikanischen Tarnorganisation der Neuen Weltordnung. Unter den Vizepräsidenten finden sich auf der Liste, die mir aus den 1990ern vorliegt, folgende Namen: Lord Carrington, Vorsitzender der Bilderberger; Lord Chalfont, Vorsitzender des Verteidigungsausschusses des britischen Oberhauses; Graham Dowson, einer der Präsidenten der European League for European Cooperation; Douglas Fairbanks vom Council on Foreign Relations; Lord Gladwyn, Präsident der Europäischen Bewegung; Robert Maxwell (verstorben), Veruntreuer, Mossad-Agent und Herausgeber des *Daily Mirror*; Sir David Nicholson, Vorsitzender der Europäischen Bewegung; Derek Prag, Vorsitzender der Londoner Europe Society; Lord Pym, der zur Zeit der Falkland-Kriege Lord Carrington im Amt des britischen Außenministers nachfolgte; und Lord Shawcross.

Der Atlantikrat (einst der Britische Atlantikrat) ähnelt der EAG, und sogar viele der Mitglieder sind dieselben. Zu seinen Vizepräsidenten gehören: Lord Carrington; Lord Gladwyn; Lord Pym; Lord Shawcross; der Graf von Bessborough, der ehemalige Präsident der European-Atlantic Group; Lord Home, der ehemalige konservative britische Premierminister und einstige Vorsitzende der Bilderberger; Edward Heath, ebenfalls einstiger konservativer britischer Premier sowie ein Mitglied der Bilderberger, der Trilateralen Kommission und ein inbrünstiger Verfechter eines geeinten Europas; Denis Healey; William Rogers, ein Bilderberger, ehemaliger britischer Labour-Minister und einer der „Viererbande", die sich von der Labour-Partei abgespalten hat und die britische Social Democratic Party, die heutige britische Liberaldemokratische Partei, begründete.

Wenn sich das Royal Institute of International Affairs nicht so bedeckt über seine Mitglieder halten würde, dann – so bin ich mir sicher – stieße man auf viele Namen, die zugleich in den oben genannten beiden Organisationen und im RIIA aktiv sind. Die European-Atlantic Group und der Atlantikrat gehören beide zum Netzwerk der Neuen Weltordnung.

Die Trilaterale Kommission[43]

Das nächste Element innerhalb des Netzwerks der Geheimregierung wurde 1972/73 aus der Taufe gehoben, und zwar von David Rockefeller (Kom300), dem Leiter der Chase Manhattan Bank, der zugleich ein wichtiger Bilderberger und ein tonangebender Manipulator und langjähriger Vorsitzender des Council on Foreign Affairs ist. David Rockefeller ist einer der gewichtigsten und offensichtlichsten Manipulatoren im Dienste der Neuen Weltordnung auf diesem Planeten, wenngleich auch er nur eine Marionette derjenigen ist, die in der Pyramide über ihm stehen. Er erschuf die Trilaterale Kommission, die – wie der Name schon sagt – aus drei Gruppen besteht: den Vereinigten Staaten, Europa und Japan. Rockefeller hatte sich zum Teil von Zbigniew Brzezinski (TK, CFR, Bil), einem Professor der von der Elite beherrschten Universität von Columbia, inspirieren lassen. Brzezinski hat die Notwendigkeit für eine US-europäisch-japanische Kooperation an der ebenfalls von der Elite kontrollierten „Denkfabrik" des Brookings Institute in Washington erforscht.

Brzezinski schrieb ein Buch mit dem Titel „Between Two Ages: America's Role In The Technetronic Era", in dem er eine neue Gesellschaftsform beschreibt, die „in kultureller, psychologischer, sozialer und ökonomischer Hinsicht stark geprägt ist von technologischen und elektronischen Einflüssen – insbesondere des Bereichs Computer und Kommunikation".[44] Des Weiteren sagt er in dem Buch, die „nationale Souveränität ist kein praktikables Konzept mehr", und schlägt vor, sich schrittweise und „mittels einer Reihe indirekter Beziehungen sowie Beschneidungen der nationalen Souveränität, die sich bereits abzeichnen, einer größeren Gemeinschaft, bestehend aus den fortschrittlichen Nationen, entgegenzubewegen". Im Jahr 1990 schrieb er im Propagandablatt der Elite, der *New York Times*, Europa solle eine Strategie verfolgen, die sich „zwar auf das erhabene Konzept einer transeuropäischen Nationengemeinschaft mit der Europäischen Gemeinschaft als Herzstück stützt, jedoch das gesamte Zentraleuropa umfasst und einer etwaigen Angliederung der Sowjetunion gegenüber aufgeschlossen ist". Man sieht also, in welchem Lager dieser Mann steht. David Rockefeller war so beeindruckt von Brzezinski, dass er ihn zum Direktor der Trilateralen Kommission machte, die ihre Mitglieder aus allen Einfluss- und Machtbereichen der USA, Europas und Japans rekrutiert. Viele derjenigen, die der Trilateralen Kommission beitraten, waren zuvor schon Mitglieder des Council on Foreign Relations; einige gehörten auch den Bilderbergern an, und andere, wie Henry Kissinger, standen gleich mit allen im Bunde und zudem noch mit dem Royal Institute of International Affairs. Unter den 17 Personen, die sich am 23. und 24. Juli 1972 auf Rockefellers Anwesen (Pocantico Hills in Tarrytown, New York) trafen, um die Trilaterale Kommission zu planen, waren C. Fred Bergsten (CFR, Bil), ein leitender Wissenschaftler am Brookings Institute sowie ehemaliger Berater Henry Kissingers in Sachen internationale Wirtschaftslage; und McGeorge Bundy (CFR, Bil), der Präsident der Ford-Stiftung und Leiter des Nationalen Sicherheitsrats unter John F. Kennedy und Lyndon Johnson. Die ersten Fördergelder, die der Trilateralen Kommission auf die Beine halfen, kamen von David Rockefeller, der Ford-Stiftung, der Kettering-Stiftung, der Stiftung „Lilly Endowment", dem Rockefeller Brothers Fund und der Thyssen-Stiftung. Kleinere Beträge stammten von Institutionen wie General Motors, Exxon, Coca Cola, dem Magazin *Time*, CBS und der Wells Fargo Bank.[45] Die Kommission richtete ihr Hauptquartier in der 46. Östlichen Straße Nr. 345 in New York ein.

Eines der ersten Ziele David Rockefellers und seiner Trilateralen Kommission lautete, so schnell wie möglich ein Kommissionsmitglied ins Weiße Haus auf den Stuhl des Präsidenten der Vereinigten Staaten zu setzen. Er erreichte dies schon bei der nächsten Wahl, als Jimmy Carter, der demokratische Erdnuss-Farmer aus Georgia, Gerald Ford schlug. Carter war die Wahl Rockefellers und Brzezinskis, und das gesamte Netzwerk der Elite, das aus Geld, Medien und unlauteren Methoden besteht, wurde eingesetzt, um sicherzustellen, dass er auch gewählt wurde. Carter war einer von vielen Marionettenpräsidenten, die von der Elite kontrolliert wurden und werden. Seine Wahlkampfreden wurden von Brzezinski verfasst, und keine dieser Reden sprach der Wahrheit stärker hohn als Carters Dankesrede, die er hielt, nachdem er von den Demokraten als Präsidentschaftskandidat aufgestellt worden war. In der Welt der Politik erzählt man den Menschen nicht, was man will; man erzählt ihnen lieber, was **sie** wollen. Bedenkt man Carters Herkunft, gibt es wohl kaum ein besseres Beispiel dafür als das, was Carter sagte:

> „... eine politisch-ökonomische Elite, die Entscheidungen manipuliert hat, jedoch nie Rechenschaft für Fehler ablegen oder durch Ungerechtigkeit leiden musste. Wenn die Arbeitslosigkeit Überhand nimmt, dann stehen diese Leute bestimmt nicht auf der Suche nach Arbeit an. Wenn das Sozialsystem aus dem Ruder läuft und Armut zeitigt, dann haben sie auch weiterhin genügend Essen und Kleidung und ein Dach über dem Kopf. Wenn die staatlichen Schulen schlechter werden oder von Unruhen zerrüttet sind, dann schicken sie ihre Kinder einfach auf exklusive Privatschulen. Und wenn die Bürokratie aus allen Nähten platzt und zusammenbricht, dann schaffen es die Mächtigen trotzdem noch, Nischen auszumachen und zu besetzen, die durch einen besonderen Einfluss oder Sonderrechte geschützt sind."[46]

Na klar doch, Jimmy. Er hätte noch hinzufügen können: „... und das ist auch richtig so." Carters Regierung war durchsetzt von der Trilateralen Kommission. In den Reihen dieser Regierung zu finden waren folgende Mitglieder der Trilateralen Kommission: der Vizepräsident Walter Mondale; der Außenminister Cyrus Vance; der stellvertretende Außenminister Warren Christopher; der Verteidigungsminister Harold Brown (CFR); der Finanzminister W. Michael Blumenthal (CFR); Fred Bergsten (CFR, Bil), der im US-Finanzministerium die Abteilung für internationale Angelegenheiten leitete; der Botschafter Henry Owen (CFR), der zugleich der Sondergesandte des Präsidenten für Wirtschaftsgipfel war; der Abrüstungsunterhändler Paul C. Warnke (CFR); der Botschafter Andrew Young (CFR); Paul A. Volcker (CFR, Bil), der Vorsitzende der US-Notenbank Federal Reserve; und – Zbigniew Brzezinski (CFR, Bil), Carters Berater in Sachen nationale Sicherheit. Die Trilaterale Regierung sozusagen. Unter Insidern wurde es zum Running Gag, dass Carter jedes Mal, wenn er mit einer Entscheidung oder einem Dokument die Außenpolitik betreffend konfrontiert wurde, sagte: „Klären Sie das mit Brzezinski" bzw. fragte: „Hat Brzezinski das schon gesehen?"[47] Auf Anraten David Rockefellers hin ernannte Carter Paul Volcker zum Leiter der Federal Reserve Bank. Es ist einer der einflussreichsten Posten innerhalb des Elite-Netzwerks, da man von ihm aus die gesamte US-amerikanische Wirtschaft kontrollieren kann. Volcker wurde zudem Vorsitzender der nordamerikanischen Trilateralen Kommission und gehörte sowohl den Bilderbergern als auch dem Council on Foreign Relations an. Er blieb Vorsitzender der „Fed", bis er unter Reagan durch Alan Greenspan abgelöst wurde, der ebenfalls der Trilateralen Kommission, dem CFR und den Bilderbergern angehört. Was natürlich nur ein Zufall ist.

Da die Trilaterale Kommission die US-amerikanische, europäische und japanische Elite durchsetzte, übte sie weltweit Einfluss aus. Auch Irland war im Lenkungsausschuss der europäischen Trilateralen Kommission gut vertreten durch Premierminister Garret Fitzgerald (Bil) und die damals noch recht unbekannte Mary Robinson, die die erste Präsidentin Irlands werden sollte. Nachdem ich dieses Thema in einem Vortrag im südwestenglischen Totnes angeschnitten hatte, kam eine Zuhörerin zu mir. „Es ist das erste Mal", sagte sie, „dass ich jemanden davon reden höre, seit mein Mann (der für die südafrikanische Regierung arbeitete) mir ein Dokument zeigte, das belegte, dass die Trilaterale Kommission Großbritannien befohlen hatte, sich aus Rhodesien zurückzuziehen." Die Dame hatte, wie die meisten Menschen weltweit, noch nie von der Trilateralen Kommission gehört, als ihr das Dokument gezeigt wurde. Wer war doch gleich, so grübelte ich, unter Margaret Thatcher (Bil) – zu der Zeit also, als Großbritannien sich aus Rhodesien, dem heutigen Simbabwe, zurückzog – britischer Außenminister? Es war – Lord Carrington, ein Bilderberger und Mitglied der Trilateralen Kommission. Er setzte die Politik fort, die von der vorangegangenen Labour-Regierung unter Jim Callaghan (Bil) – der später Alterspräsident des britischen Unterhauses werden sollte –, gemeinsam mit Lord Carrington und Lord Jenkins (TK, Bil) vom Royal Institute of International Affairs, in Gang gesetzt worden war. Und wer war Callaghans Außenminister? David Owen, der bald darauf der Trilateralen Kommission beitreten sollte, die eng mit Andrew Young zusammenarbeitete, Jimmy Carters UN-Botschafter und ebenfalls Mitglied der Trilateralen Kommission. Ich erinnerte mich auch daran, dass die Europäische Gemeinschaft als „Friedensunterhändler" – Lord Carrington nach Bosnien entsandte. Als dieser „versagte", schickte man – David Owen. Später trat ein weiterer „unabhängiger" Friedensunterhändler aus Amerika auf den Plan – Jimmy Carter. Und wer, so überlegte ich weiter, war 1982 britischer Außenminister, als die politische Strategie festgelegt wurde, die zum Falkland-Krieg zwischen Großbritannien und Argentinien führte? Lord Carrington. Aufgrund der Ereignisse, die folgten, legte er sein Amt nieder und wurde dafür mit dem Posten des NATO-Generalsekretärs belohnt! Des Weiteren zutiefst in die Rhodesien-Verhandlungen und den Übergang von einer weißen Diktatur hin zu einer Diktatur unter Robert Mugabe war Lord Soames, der bis 1979 ein Direktor der N.M. Rothschild war. Ich bin mir sicher, dass es für all diese Zufälle eine ganz unschuldige Erklärung gibt. Nur fällt mir gerade keine ein.

Der Club of Rome und die Umweltbewegung

Offiziell wurde der Club of Rome 1968 gegründet. Der Initiator war der italienische Freimaurer Aurelio Peccei (Kom300), der einst zu seinem Freund, dem ehemaligen US-Außenminister Alexander Haig (TK) sagte, er fühle sich wie eine Reinkarnation Adam Weishaupts.[48] Weishaupt ist der Gründervater der modernen Illuminati. Peccei gehörte der Firmenleitung des Fiat-Konzerns an, als Giovanni Agnelli (Kom300), der bekannte Bilderberger, dessen Präsident war. Der Club of Rome ging aus verschiedenen Treffen hervor, die auf dem privaten Anwesen der Rockefellers bei Bellagio in Italien stattfanden.[49] Die Rolle des Club of Rome bestand und besteht nach wie vor darin, Propaganda im Hinblick auf die Umweltkrise zu betreiben und diese zu benutzen, um eine Machtzentralisierung (Problem-Reaktion-Lösung) und die Hemmung der industriellen Entwicklung sowohl im Westen als auch in der sogenannten Dritten Welt zu rechtfertigen. Zudem wird die Umweltkrise als weitere „Rechtfertigung" für die Geburtenkontrolle (Eugenik) angeführt. Peccei war ein eifriger Verfechter der Weltregierung, und sein Club of Rome hat bereits Pläne aufgestellt, um die Welt in fünf Zonen aufzuteilen, die der Kontrolle durch eine zentrale Weltbehörde unterstellt sein sollen. Der Club hat zahlreiche Berichte veröffentlicht, unter anderem „Limits To Growth" (Die Grenzen des Wachstums) 1972, der von den Rockefellers gesponsert wurde. Das Werk umfasst 197 Seiten und wurde in 18 Auflagen und 23 Sprachen veröffentlicht. „Limits To Growth" wurde oft von der Umweltbewegung angeführt, die damit ihre Argumente untermauerte. Die Umweltbewegung sollte jedoch bedenken, dass alles, was vom Club of Rome kommt, zum Plan der Elite gehört, der vorsieht, das Denken der Menschen zu lenken und die Leute dazu zu bewegen, die Ziele der Neuen Weltordnung zu akzeptieren. Gleiches gilt für den „geistig-künstlerischen" Ableger des Clubs, den Club of Budapest, der von Ervin Laszio, einem Verbündeten Aurelio Pecceis, geleitet wird. Des Weiteren sollte die Umweltbewegung bedenken, dass Peccei später öffentlich zugab, der Computer, der verwendet worden war, um die Daten und somit die Rechtfertigung zu generieren, so programmiert worden sei, dass er die gewünschten Ergebnisse ausgespuckt habe. Er sagte, dies sei notwendig gewesen, weil die Nationen einer „Schockbehandlung" bedurft hätten, sofern man sie dazu bewegen wollte, sich auf die Geburtenkontrolle einzulassen.[50] Der gefeierte Ökonom Gunnar Myrdal sagte über die Methoden des Club of Rome:

> „Der Einsatz mathematischer Formeln und eines großen Computers, der die Alternativen abstrakt formulierter Strategien in Form eines ‚simulierten Modells der Welt' erfasst, mag zwar die unbedarfte Öffentlichkeit beeindrucken, ist aber nur, wenn überhaupt, von geringer wissenschaftlicher Aussagekraft. Dass diese ‚Art Modell ein neues Werkzeug für die Menschheit' sei, ist leider nicht wahr. Vielmehr stellt es eine Art von Pseudowissenschaftlichkeit dar, von der wir jetzt schon viel zu lange mehr als genug hatten …"[51]

Unter dem Einfluss und der Führung des Club of Rome und seiner „Daten" tauchte ein weiterer Bericht auf, der den Prozess des „Umweltschutzes" erheblich beschleunigt hat. Bei diesem Bericht handelt es sich um eine Studie, die die von der Trilateralen Kommission kontrollierte Carter-Regierung in Auftrag gegeben hatte. Am 24. Juli 1980, während der letzten Monate der Präsidentschaft Carters also, präsentierte sein Außenminister Edmund Muskie (TK, CFR) den Bericht „Global 2000" des Präsidenten. Die Studie zeichnete ein Weltbild der Überbevölkerung, Ressourcen- und Nahrungsmittelknappheit und Umweltgefahren, wobei all diese Faktoren, so der Bericht, bis zum Jahr 2000 mindestens 170 Millionen Todesopfer fordern würden. Auf diese Studie folgte sechs Monate später ein weiterer Bericht mit dem Titel „Global Future: A Time To Act" (Die Zukunft der Welt: Zeit zu handeln), der eine Schöpfung des Ausschusses für Umweltqualität des Weißen Hauses ist. In dem Bericht wurde zu einer Reihe von Maßnahmen aufgerufen, um der im „Global-2000"-Bericht gezeichneten Krise zu begegnen, und ganz oben auf der Liste stand – die Geburtenkontrolle mittels Sterilisation und anderer Methoden. Was beide Berichte in Wahrheit forderten, war die Beschneidung des wissenschaftlichen Fortschritts und der technologischen Angleichung der Entwicklungsländer. Bald schon wurden diese Strategien weltweit gelobt. Cyrus Vance (TK, CFR, Bil, Kom300), Carters Außenminister vor Muskie, saß zu diesem Zweck dem Komitee des Jahres 2000 vor. Vance war der Mann, der während seiner Zeit in Carters Außenministerium sowohl den „Global-2000"- als auch den „Global-Future"-Bericht initiierte. In seiner ersten offiziellen Rede 1977 vor den Vereinten Nationen wies Vance Forderungen vonseiten der Entwicklungsländer zurück, die zu Änderungen des Internationalen Währungsfonds und des ungerecht strukturierten Wirtschaftssystems aufriefen, und schlug stattdessen eine „neue Weltordnung auf der Basis des Umweltschutzes" vor.

Ich hätte wesentlich mehr Vertrauen zu den vom Club of Rome und den beiden US-Berichten dargelegten Problemen und Lösungen, wenn die Personen, die dahinter stecken, nur nicht dieselben Politiker, Bankiers, Industriellen und Wissenschaftler wären, die eben die Strategien unterstützen und propagieren, die der von der Elite kontrollierte Internationale Währungsfonds (IWF), die Bank für Internationalen Zahlungsausgleich und die Weltbank ersonnen haben und die für all den Tod, Hunger und das Leid von Milliarden von Menschen weltweit überhaupt erst verantwortlich sind. Einer der Urheber des „Global-2000"-Berichts war Robert McNamara (TK, CFR, Bil), ein ehemaliger Präsident der Weltbank, deren Vorgehensweise verheerenden Schaden für Mensch und Umwelt in der Dritten Welt angerichtet hat. Ich hätte mehr Vertrauen, wenn diese „Umwelt-Heilskönige" nicht dieselben Leute wären, die die Einführung durchaus bekannter Technologie unterdrücken – wie beispielsweise die Freie Energie[52] – die schon in wenigen Jahren dem Raubbau an der Umwelt, den wir durch den Verbrauch fossiler Brennstoffe begehen, ein Ende setzen könnten. Ich stimme keineswegs mit denen überein, die behaupten, es gebe keine Umweltproblematik und die ganze Sache sei reine Erfindung zu Propagandazwecken. Ich denke, dass wir der Erde schreckliche Wunden zufügen, und wenn wir so weitermachen wie bisher, wird dies ernste Folgen haben, die sich bereits heute abzeichnen. Allerdings glaube ich, dass diese Wunden vorsätzlich von der Elite geschlagen und in bestimmten Bereichen zu Propagandazwecken übertrieben dargestellt werden, um wieder einmal ein Szenario nach dem Schema Problem-Reaktion-Lösung zu kreieren.

Wenn diejenigen, die dahinterstecken, sich tatsächlich um Umwelt und das Leben der Menschen scheren würden, die unter dem gegenwärtigen System so schrecklich leiden, dann gäben sie die unterdrückten Technologien frei, denn mit diesen ließe sich der Schaden, den man der Erde angetan hat, drastisch eindämmen. Berichte wie „Global 2000", „Global Future" und alle, die sonst noch von der Elite/dem Club of Rome verfasst wurden, stützen ihre Ergebnisse auf die sogenannten „aktuellen Trends". Was aber sind die „aktuellen Trends"? Sie sind nichts anderes als das Ergebnis der gegenwärtigen Strategien der elitären Manipulatoren. Man ändere die Strategien und damit gleichzeitig sowohl die „Trends" als auch die Empfehlungen, wie auf diese „Trends" zu reagieren sei. Der Raubbau an der Dritten Welt macht Milliarden von Menschen vom Wirtschaftssystem abhängig, das die Elite kontrolliert, und zerstört die Fähigkeit dieser Menschen, ohne Hilfe von außen zu überleben. Die Zerstörung der Umwelt ist daher für die breite Masse der Menschen verheerend, für die Elite aber ist sie ein exzellentes Werkzeug zur Erlangung ihrer Ziele. Man ändere also die Strategien und somit die „Trends" (die durch die Umweltzerstörung erzeugte Abhängigkeit), und schon werden die „Lösungen", mit denen die Berichte des Club of Rome aufwarten, unnötig. Komischerweise jedoch wird in diesen Berichten nirgends ein Ende der Elite-Strategien gefordert, weil diese Werke selbst ein Teil der Strategien sind.

Die meisten Umweltschützer kämpfen mit hehren Absichten für das, an was sie glauben, aber einige arbeiten wissentlich für die Agenda der Neuen Weltordnung. Wenn zum Beispiel Personen wie Al Gore (CFR), der Vizepräsident Bill Clintons (TK, CFR, Bil), als „Umweltschützer" dargestellt werden, überzeugt mich das nicht sonderlich. Ich würde seine Bemühungen um Umwelt und Menschheit etwas ernster nehmen, wenn er nicht einer der Demokraten wäre, die sich 1991 gemeinsam mit George Bushs Republikanern für einen Krieg am Golf entschieden haben, und wenn seine Strategien zugunsten der Umwelt nicht eins zu eins aus dem „Global-2000"-Bericht und anderen Werken des Club of Rome stammten. Ich habe mich die gesamten 1980er hindurch für den Umweltschutz eingesetzt und wurde zum Sprecher der britischen Grünen gewählt, und demnach weiß ich, dass sich viele Reaktionen der Umweltbewegung von dem Problem- bzw. Lösungsszenario des Club of Rome und des „Global-2000"-Berichts ableiten. Ich mache mich noch immer für den Umweltschutz stark, doch hat sich mein Sichtfeld inzwischen erheblich erweitert, und daher sehe ich heute, dass die „grüne Bewegung" so manipuliert wird, dass sie die Neue Weltordnung propagiert. Wenn die Grünen beispielsweise Wind- und Wasserenergie als Alternativen für fossile Brennstoffe ins Feld führen, dann stets auf eine Art und Weise, die jeder Glaubwürdigkeit entbehrt, sodass es keine andere Wahl zu geben scheint, als weiterhin den Planeten auszubeuten und zu verschmutzen. Das hilft, die Tatsache zu verdunkeln, dass es Technologien zum Erzeugen Freier Energie durchaus gibt. Zudem erkenne ich heute, dass die Elite deshalb so sehr auf eine Geburtenkontrolle drängt, weil sie auf diesem Wege die Eugenik zu legitimieren trachtet.

Gemeinsam ist den verschiedenen Umweltberichten, dass das Wirtschaftswachstum ein Ende haben muss – etwas, mit dem ein Großteil der Umweltbewegung übereinstimmt. Ich auch, um die Wahrheit zu sagen. Doch wie bei allem, so glaube ich, müssen wir uns auch hier den Graubereich ausloten, wenn wir die Wahrheit herausfinden wollen. Auf der einen Seite haben wir die Umweltschützer, die gegen ein Wirtschaftswachstum sind, und auf der anderen Seite haben wir diejenigen, die die Verschwörung um die Neue Weltordnung erforschen und behaupten, die Umweltproblematik sei nichts als Schwindel. Ich denke, die Wahrheit liegt irgendwo dazwischen. Ja, die Umweltproblematik existiert, aber wir müssen uns fragen: Ist diese Umweltproblematik vielleicht vorsätzlich erzeugt worden, vor allem, um eine Situation nach dem Schema Problem-Reaktion-Lösung zu erschaffen? Und werden nicht vielleicht zumindest einzelne Aspekte dieser „Umweltkrise" bewusst übertrieben dargestellt, damit sich die Öffentlichkeit schneller in das Schema Problem-Reaktion-Lösung einfügt? Ich denke, dass beide Fragen sich mit „Ja" beantworten lassen.

Gleiches gilt für das Wirtschaftswachstum. Einige sagen, es müsse aufhören, andere dagegen behaupten, die Wirtschaft könne unendlich weiterwachsen. Was aber ist Wachstum? Wirtschaftswachstum meint lediglich den Geldbetrag, der pro Jahr für Waren und Dienstleistungen ausgegeben wird. Das ist es, was wir als Bruttosozialprodukt (BSP) bezeichnen. Daher bedeutet „Wachstum" nichts anderes als die Gesamtsumme aller positiven und negativen Ereignisse jährlich weltweit, für die Geld ausgegeben wird. So einfach ist das. Das Geld, das ausgegeben wird, um die Lebensqualität der Menschen zu verbessern, das, welches auf Kriege verwendet wird oder auf Unfälle oder auf die Bekämpfung der Schäden durch eine Öltankerkatastrophe – zwischen solchen Beträgen wird von diesem System nicht unterschieden, weil sie alle zum ökonomischen Maß, dem Bruttosozialprodukt, beitragen. Und das ist lächerlich. Was wir also als Wachstum bezeichnen, gibt uns im Grunde nur Aufschluss darüber, wie absurd wir in der Wirtschaft rechnen. Wenn daher vom Ende oder der Endlosigkeit des Wachstums die Rede ist, muss man zugleich fragen: Welche Art von Wachstum? Und das Wachstum wovon? Natürlich sind dem Wachstum Grenzen gesetzt, wenn es um die Ausbeutung und die Verschmutzung des Planeten geht. Doch wenn erst einmal enthüllt wird und Einzug in unseren Alltag gehalten hat, was uns an physikalischem und technologischem Wissen heute noch vorenthalten wird, werden wir erkennen, dass dieses unterdrückte Wissen genügend Wärme und Energie liefern kann, um allen Völkern weltweit ein komfortables Leben zu ermöglichen, ohne dass dafür die Erde zerstört werden muss. Innerhalb eines solchen Systems würde das Wachstum des Nehmens-Nutzens-Wegwerfens und des Förderns-Verbrennens-Verschmutzens langsam verebben, während gleichzeitig jeder in der Welt einen besseren und nicht etwa einen primitiveren Lebensstandard haben würde. Dass das Ende des Wachstums im Kreislauf des Nehmens-Nutzens-Wegwerfens mit besseren Lebensbedingungen einhergeht, ist nicht etwa ein Widerspruch. Möglich wird dies dadurch, dass wissenschaftliche Erkenntnisse, die bislang noch unterdrückt werden, freigegeben werden und die Umwelt- und Menschheits-„Probleme" beenden, die künstlich hervorgerufen wurden, um uns zu kontrollieren. Fest steht, dass der Umweltschutz zunehmend stärker eingesetzt wird, um die Zentralisierung von Kontrolle voranzutreiben. Gemeinsam mit dem Club of Rome arbeiten die Vereinten Nationen an diesem Plan. Im Februar 1972 erschien im *Humanist*, dem Magazin der amerikanischen humanistischen (= diese eine Welt ist alles, was es gibt) Vereinigung, eine Anzeige, die von der World Association of World Federalists,[53] die von den Rockefellers bzw. dem CFR beherrscht wird, beigesteuert worden war. Man achte darauf, welche Betonung auf den Begriffen „Problem" und „Lösung" liegt. In der Anzeige heißt es:

> „Die Föderalisten dieser Welt glauben, dass die Umweltkrise, der sich der Planet Erde gegenübersieht, ein globales Problem ist und daher nach einer ‚globalen' Lösung verlangt – in Form einer weltweit agierenden UN-Umweltbehörde mit der Vollmacht, eigenmächtig Entscheidungen treffen zu können. Die WAWF hat den Vorschlag für eine solche Behörde eingereicht, um auf der UN-Umweltkonferenz, die 1972 in Stockholm stattfindet, darüber zu beratschlagen."

Der gewählte Zeitpunkt ist interessant. Denn 1972 war das Jahr, in dem der Bericht „Limits To Growth" des Club of Rome erschien. Man sammelte die Truppen für die große Schlacht. Bei dieser Schlacht ging es darum, die Öffentlichkeit davon zu überzeugen, es gebe ein weltweites Umweltproblem, für das es nur eine globale – zentralistische – Lösung gebe. Die Wucht, mit der dieses Konzept auf der UN-Umweltkonferenz einschlug, führte zu einer solchen Umweltbehörde, dem Umweltprogramm der Vereinten Nationen (engl. UN Environmental Programme (UNEP)). Der erste Leiter der Behörde war der Kanadier Maurice Strong (Kom300), der durch Öl zum Millionär geworden und ein ehemaliger Anteilseigner der Rockefeller-Stiftung war. Auf der Stockholmer Konferenz hatte er die Funktion des Generalsekretärs inne, und innerhalb des Club of Rome hat er einiges zu sagen. Strong und David Rockefeller schrieben gemeinsam das Vorwort zu einem Buch der Trilateralen Kommission mit dem Titel „Beyond Interdependence: The Meshing Of The World's Economy And The Earth's Ecology" (Jenseits aller Wechselbeziehungen: Die Verwicklung von Weltökonomie und Weltökologie).[54] Unter den Koautoren war auch Strongs Freund und Gefolgsmann Jim MacNeill, ebenfalls ein Kanadier, der ihn in Stockholm beraten hatte. Beide waren Mitglieder der World Commission on Environment and Development, und MacNeill spielte als Generalsekretär dieser Organisation eine wichtige Rolle bei der Entstehung eines Berichts mit dem Titel „Our Common Future" (Unsere gemeinsame Zukunft), ein weiteres Werk, aus dem die Umweltbewegung unablässig zitiert. Bekannt ist das Schriftstück auch als der Brundtland-Bericht, benannt nach der norwegischen Premierministerin Gro Harlam Brundtland, die ihren Namen mit auf das Dokument setzte. Sie ist eine enthusiastische Befürworterin der europäischen Union und der Geburtenkontrolle. Ihr Mann, Arne Olav Brundtland, ist ein Bilderberger.

Im Jahr 1992 fand der groß angekündigte UN-Weltgipfel in Rio de Janeiro statt, der die Staatsoberhäupter und die bekanntesten Umweltschützer der Welt zusammenbrachte, wie beispielsweise den Briten Jonathan Porritt, den einstigen Leiter der britischen Vereinigung Friends of the Earth, der heute Prinz Charles als Berater zur Seite steht. Der Generalsekretär des Gipfels in Rio war – nein, welch Überraschung – Maurice Strong, der grüne Freund David Rockefellers. Strong wurde von Rockefellers anderem grünen Gefolgsmann beraten – Jim MacNeill. Der Bericht „Beyond Interdependence", der Lösungsansatz der Trilateralen Kommission zur Umweltfrage, wurde, wie auch das Werk „Global Economics And The Environment" vom Council on Foreign Relations, als Vorbereitung auf den Weltgipfel veröffentlicht. Das Leitthema war – die Zentralisierung der Kontrolle zur Rettung der Welt. Maurice Strong ist Präsident der World Federation of United Nations Association, zweiter Vorsitzender des World Economic Forum sowie Mitglied des Club of Rome und zahlreicher weiterer Institutionen, die tief in die Neue Weltordnung verstrickt sind. Strong bedient sich der Umwelt, um die Zentralisierung von Macht zu rechtfertigen.

Ein anderes bekanntes grünes Gesicht auf dem Gipfel in Rio war Lester R. Brown, der vorgeblich gegen das Establishment eingenommene Kopf des Worldwatch Institute in Washington. Seine Abneigung gegen das Establishment hielt ihn jedoch nicht davon ab, dem CFR beizutreten. Sein Institut veröffentlicht die jährlich erscheinenden Berichte zur Lage der Welt, in denen der Untergang der Umwelt detailliert beschrieben wird. In der Ausgabe von 1989, die ich im Regal stehen habe, heißt es: „Der Rockefeller Brothers Fund, die Winthrop Rockefeller Trust und die George Gund Foundation stellen die finanzielle Basis für die Berichte zur Lage der Welt dar." Ich kann nicht behaupten, dass ich überrascht wäre. In der Ausgabe von 1991 schreibt Brown:

> „... Die Schlacht um die Rettung des Planeten wird die Schlacht um verschiedene Ideologien ablösen und zum Leitmotiv der neuen Weltordnung werden ... Mit dem Ende des ideologischen Konflikts, der eine ganze Generation lang die internationalen Beziehungen beherrscht hat, wird eine neue Weltordnung entstehen, die von einer neuen Agenda geprägt ist."[55]

Offenbar hat die Elite sie dazu angestiftet, ihren Wortlaut zu verwenden und sich der Umweltschützer zu bedienen – keineswegs aller Umweltschützer –, die nicht wissen, dass sie manipuliert werden. David Rockefeller (Kom300), Henry Kissinger (Kom300), François Mitterand (Kom300), Willy Brandt (Kom300), Michail Gorbatschow und viele andere plapperten die vorgegebene Meinung zur Umweltfrage nach, die, um es auf den Punkt zu bringen, „globale Krise = globale Lösung“ lautet. Gorbatschow, der von seinen Freunden Rockefeller und Kissinger gut eingewiesen worden war, begann plötzlich, sich für die Umwelt zu begeistern. Er sagte:

> „Die ökologische Krise, wie wir sie heute erleben – vom Ozonloch über die Abholzung bis hin zu der verheerenden Luftverschmutzung –, ist tragisch, spricht aber überzeugend dafür, dass in der Welt, in der wir leben, alles in Wechselbeziehung zueinander steht und voneinander abhängt. Das heißt, dass wir im ökologischen Bereich eine entsprechende internationale Strategie benötigen. Nur wenn es uns gelingt, zu einer solchen Strategie zu finden, können wir die Katastrophe noch abwenden. Es stimmt, dass die Ausarbeitung einer solchen Strategie unkonventionelle und schwierige Probleme zeitigen wird, die die Souveränität der einzelnen Staaten beeinflussen könnte.“[56]

Flora Lewis (CFR), eine Kolumnistin der *New York Times*, begrüßte Gorbatschows Aufruf, einen „Plan für einen globalen Umwelt-Verhaltenskodex zu ersinnen, der sich wie eine Weltregierung ausnimmt, da durch ihn der Internationale Gerichtshof in die Lage versetzt würde, einzelne Staaten zu verurteilen“.[57] Das Netzwerk der Geheimregierung unterhält so viele Mitglieder in den Medien, dass es nie Probleme hat, aus dieser Richtung Unterstützung für seine Manöver zu finden. Ja, die Umweltproblematik ist eine Tatsache, wobei ein Großteil dieser Problematik der Elite zu verdanken ist, aber seien Sie vorsichtig, wenn es um die Propaganda dieser Umweltzentralisten geht. Es ist *Ihr Geist*, auf den sie aus sind. Ich denke, es ist wert, die Hauptfinanziers der verschiedenen Umweltorganisationen einmal genauer unter die Lupe zu nehmen und sich den Hintergrund ihres Führungspersonals anzuschauen, um zu sehen, ob nicht vielleicht eine Verbindung zum Netzwerk der Elite zu erkennen ist.

Der Club of Rome und die Geburtenkontrolle

Ein weiteres zweifelhaftes Ansinnen des Club of Rome und der Bauernfänger, die die „grüne“ Kampagne der Elite ausarbeiten, ist ihr Missbrauch der Umwelt, um dadurch die Geburtenkontrolle – Eugenik – propagieren zu können. Es ist wahr, dass die Erde, wie die Verfechter der Neuen Weltordnung sagen, nur eine gewisse Zahl an Menschen verkraftet. Daran ist nicht zu rütteln, denn wenn auf jeden Quadratmeter Erde ein Mensch käme, wäre das eindeutig zuviel. Also gibt es Grenzen. Aber auch hier müssen wir wieder Fragen stellen. Welche Zahl kennzeichnet ein Zuviel an Menschen? Wäre die Zahl, die die Erde bequem tragen kann, vielleicht größer, wenn die Industrie- und Bankenelite nicht das Potential der Dritten Welt, selber Nahrung anzubauen, zerstörten und wenn das wissenschaftliche und technologische Wissen, das nach wie vor unterdrückt wird, jedem zugänglich gemacht würde? Ist die voraussichtliche Bevölkerungszahl vorsätzlich zu hoch angesetzt worden, um eine global angewandte Eugenik zu rechtfertigen? Meiner Meinung nach lauten die Antworten auf diese Fragen ja, ja und ja. Wenn man sich die Ergebnisse ansieht, zu denen die Veröffentlichungen des Club of Rome und andere, wie der „Global-2000"-Bericht, kommen, und sich die Personen anschaut, die dahinterstecken und die zeitlebens die Eugenik unterstützt haben, dann erkennt man schnell, dass diese Berichte in Wahrheit ein Vorwand sind, um die Bevölkerungsteile auszumerzen, die als minderwertig angesehen werden, sprich: all die Völker, die keine weiße Haut haben, und selbst die Weißen, die als zweitklassig betrachtet werden. In die Sprache der Politik gehüllt, kommt das wie folgt daher: „... der wichtigste Punkt, der allen Erfordernissen der amerikanischen Außenpolitik zugrunde liegt, ist die Überbevölkerung."[58] Diese Worte stammen von Robert McNamara (CFR, TK, Bil), einem der Urheber des „Global-2000"-Berichts.

Im Zentrum all dessen steht wieder einmal der Name Rockefeller. Nachdem er jahrzehntelang die Eugenik finanziert und anderweitig unterstützt hatte, errichtete John D. Rockefeller III. im Jahr 1952 den Bevölkerungsrat, der nach wie vor existiert. Diese Frontorganisation ruft zu einem Nullwachstum der Bevölkerung in den Vereinigten Staaten auf und, wie in ihrem Jahresbericht von 1979 zu lesen ist, zu: „... der Verbreitung von regierungsgestützten Programmen zur Familienplanung im gesamten Entwicklungssektor [d.h. in Ländern mit nicht-weißer Bevölkerung]" und zur Förderung der „Nullwachstums-Bewegung sowie des Malthusianismus des Club of Rome in den Industriestaaten".[59] Der Begriff Malthusianismus leitet sich von Thomas Robert Malthus ab, dem Mann, den ich im letzten Kapitel erwähnt habe. Er stand als Agent auf der Gehaltsliste der britischen East India Trading Company, die den Chinesen das Opium eingebrockt hat. Seine Bevölkerungstheorien sollten die Niedrighaltung der minderwertigen Bevölkerung rechtfertigen, in der er kaum mehr als Tiere sah. Die Männer des Bevölkerungsrates waren zahlreich unter den „Außenberatern" vertreten, die die Urheber der Berichte „Global 2000" und „Global Future" um sich geschart hatten.

Das Oberhaupt der Einsatztruppe Global 2000 war Gerald O. Barney, der von Cyrus Vance ernannt worden war und zudem eine weitere Rockefeller-Studie zum Thema Umwelt/Geburtenkontrolle mit dem Titel „The

Unfinished Agenda“ (die nicht abgeschlossene Agenda) beaufsichtigte. Weitere Behörden, die die Vorarbeiten für den Bericht unterstützten, waren: der World Wildlife Fund,[60] dem Prinz Philip (Bil) vorsteht und der von Prinz Charles (Bil), Prinz Bernhard (Bil) und den Habsburgern unterstützt wird; das Institute for World Order, das im Auftrag von Bertrand Russell (Kom300) von C. Douglas Dillon ins Leben gerufen worden war; das Draper Fund-Population Crisis Committee, das von Eugenik-Verfechter William Draper gegründet worden war; und das von der Elite beherrschte Aspen Institute. Im Jahr 1965 wurde, auf Anregung des Council on Foreign Relations hin, eine Organisation namens Agenda-2000-Gruppe gegründet. Diese Gruppe legte einen Bericht vor, zu dessen Autoren unter anderem Zbigniew Brzezinski (TK, CFR, Bil) gehörte und der ein Ende des Bevölkerungswachstums in der Dritten Welt forderte. In demselben Jahr stellte George Ball (TK, CFR, Bil), der damalige stellvertretende Außenminister mit dem Zuständigkeitsbereich Wirtschaftsangelegenheiten unter US-Präsident Johnson, eine Arbeitsgruppe zusammen, die das „Problem“ des Bevölkerungswachstum untersuchen sollte. In dieser Arbeitsgruppe, die später das Amt für Bevölkerungsangelegenheiten werden sollte, saßen unter anderem – Cyrus Vance (TK, CFR, Bil), der dem Präsidenten den „Global-2000“-Bericht aufdrängte, und Richard Gardner (TK, CFR, Kom300), der später unter Jimmy Carter als US-Botschafter nach Italien gehen sollte und unter Bill Clinton als UN-Berater diente. Man beachte, dass all diejenigen, die die Neue Weltordnung der zentralistisch-globalen politisch-ökonomischen Kontrolle durchzusetzen trachten, zugleich die sind, die sich für die Geburtenkontrolle – die Eugenik – stark machen. Das ist die Denkweise, die sich hinter dem Club of Rome und dem „Global-2000“-Bericht verbirgt, die beide so oft von der Umweltbewegung zitiert werden!

Auf wenig subtile Weise hat man gnadenlos Krieg geführt, um die Geburtenkontrolle in Ländern mit einer farbigen Bevölkerung durchzusetzen. Zwei der hochrangigsten US-Militärkommandeure in Vietnam waren Maxwell Taylor und William Westmoreland, die beide dem Population Crisis Committee, dem Bevölkerungs-Krisenkomitee des Draper Fund, angehörten und die Geburtenkontrolle befürworteten. Der Massenmord, den Pol Pot in Kambodscha veranstaltete, war eines der offensichtlichsten Beispiele für die Ausmerzung aller Nichtweißen. Millionen Menschen starben – etwa 32 Prozent der gesamten Bevölkerung Kambodschas.[61] Verantwortlich dafür waren mehrere Personen, unter anderem der Friedensnobelpreisträger Henry Kissinger. Kissinger, berüchtigt dafür, das kommunistische Regime Chinas zu unterstützen, ist seit den Tagen Richard Nixons stets tonangebend innerhalb der amerikanisch-chinesischen Beziehung gewesen. Seine Versuche, die etablierte Ordnung zu erschüttern, wurden 1969 deutlich, als er und sein Präsident das illegale Bombardement Kambodschas genehmigten. Sie rechtfertigten dies damit, dass angeblich nordvietnamesische Truppen, die dort während des Vietnamkriegs stationiert waren, getroffen werden sollten.

In der Anklageschrift im Amtsenthebungsverfahren gegen Nixon, die dem Justizausschuss des US-Kongresses 1974 als Folge des Watergate-Skandals vorgelegt wurde, wurde dieser Massenmord zur Sprache gebracht, jedoch abgeschmettert. Kissinger hatte immer behauptet, die Roten Khmer seien eine Organisation Nordvietnams, obwohl in Wahrheit Kissingers Rotchina hinter ihr steckte. Unter dem Vorwand, den Sturm der Roten Khmer gegen die kambodschanische Hauptstadt Phnom Penh stoppen zu wollen, ließen die US-Streitkräfte einen regelrechten Bombenterror über das Land hereinbrechen. Knapp 80.000 Bombeneinsätze durch B-52-Bomber und F-111-Jäger sind offiziell bestätigt worden. Insgesamt wurden 539.129 Tonnen Sprengstoff abgeworfen. Die Zahl der kambodschanischen Opfer wird auf 30.000 bis 500.000 geschätzt.[62] Das größte Blutbad sollte jedoch noch folgen, denn durch die Zerstörung, die Kissinger und Nixon über das Land brachten, wurde eine Übernahme durch Pol Pot und die Roten Khmer unausweichlich. Der US-amerikanische „Botschafter" in Rotchina zu dieser Zeit – der Mann, der zwischen dem kommunistischen Regime und seinem Chef, Henry Kissinger, vermittelte – war übrigens George Bush senior.[63] In meinen Augen ging es in Kambodscha, zumindest teilweise, um die Ausmerzung der Bevölkerung.

Kissinger löste Averell Harriman als „Pendler"-Diplomat der Elite ab. Er huschte ständig umher, um sowohl die US-amerikanische Regierung als auch ausländische Regierungen zu manipulieren. Im Jahr 1969 leitete er, unter Nixon, sowohl das US-Außenministerium als auch den Nationalen Sicherheitsrat. Offiziell mag zwar Nixon als Präsident gegolten haben, aber in Wahrheit regierte Kissinger. Auf sein Anraten hin berief Nixon Laurance Rockefeller (TK, CFR, Bil) an die Spitze einer Sonderkommission, die sich mit dem Bevölkerungswachstum befassen sollte. Diese empfahl 1972, in Amerika die Geburtenkontrolle (für den minderwertigen Teil der Bevölkerung) einzuführen. Nach Gesprächen mit dem Club of Rome, bei dem er ein bedeutendes Mitglied ist, stellte Kissinger später noch zwei weitere Geburtenkontrollinstanzen innerhalb der US-Regierung, die er mit eiserner Faust kontrollierte, auf die Beine. Zwischen 1968 und 1977 sanken die Ausgaben für Gesundheitsprojekte im Rahmen des USAID-Programms um 40 Millionen Dollar, während die Aufwendungen für Projekte rund um die Geburtenkontrolle um 100 Millionen Dollar in die Höhe schnellten. Kissinger und der Rhodes Scholar Brent Scowcroft (CFR, TK, Bil) betreuten 1974 die Erstellung des Studienmemorandums 200 zur nationalen Sicherheit mit dem Titel „Implications Of Worldwide Population Growth For US Security And Overseas Interests" (Auswirkungen des weltweiten Bevölkerungswachstums auf die Sicherheit der Vereinigten Staaten und ihre Interessen in Übersee). Inzwischen ist es freigegeben worden und enthüllt zumindest teilweise die wahren Beweggründe, die hinter Amerikas Begeisterung für die Bevölkerungsdezimierung in den Entwicklungsländern stecken.

Ein fortlaufendes Bevölkerungswachstum in diesen Regionen, so das Dokument, würde die politische, wirtschaftliche und militärische Macht einiger dieser Länder stärken, sodass diese zunehmend schärfer auf die souveräne Kontrolle über ihre eigenen Ressourcen drängen würden und die antiimperialistische Bewegung immer stärker würde. Das besagt auf umständliche Weise nur, dass diese Länder auf Dauer ihre Wirtschaft zu ihrem eigenen Wohle und nicht zum Wohle Amerikas führen werden wollen. Daher, so hieß es weiter, müssten Pläne auf den Tisch, um den Widerstand gegen die Geburtenkontrolle zu brechen. Die Länder, die man laut Kissingers und Scowcrofts Memorandum besonders wachsam beobachten müsse, sind Indien, Bangladesch, Pakistan, Nigeria, Mexiko, Indonesien, Brasilien, die Philippinen, Thailand, Ägypten, die Türkei, Äthiopien und Kolumbien. Schauen Sie sich an, was in diesen Ländern seit 1974 alles geschehen ist.

In dem Memorandum sagt Kissinger, dass man die wahren Beweggründe für die Geburtenkontrolle vor den Staatsführern dieser Länder geheimhalten müsse:

> „Es ist wichtig, dass die Bemühungen, die weniger entwickelten Länder hierfür zu verpflichten, von diesen nicht als die Strategie eines Industriestaates betrachtet werden, sie zu schwächen oder die eigenen Ressourcen für die „reichen" Länder zu reservieren. Das Aufkeimen einer solchen Sichtweise könnte eine ernsthafte Gegenreaktion hervorrufen, die den Kurs der Bevölkerungsstabilität behindern würde."

Anfang der 1970er ließ Kissinger das Amt für Bevölkerungsangelegenheiten im US-Außenministerium eine Studie über Mittel- und Südamerika und Afrika erstellen. Dies trug beträchtlich zu den „Bürgerkriegen" in den Ländern Zentralamerikas und Afrikas bei, die dort für ein kaum vorstellbares Ausmaß an Hunger, Tod und Leid gesorgt haben. Diese Kriege waren – wie auch künstlich erzeugte Krankheiten – ein Mittel, um den Teil der Weltbevölkerung zu dezimieren, auf den man verzichten konnte. Die Strategie der USA bzw. Kissingers (der Elite) wurde von Thomas Ferguson formuliert, der innerhalb des Amts für Bevölkerungsangelegenheiten für Lateinamerika zuständig war. Ferguson sagte:

> „All unsere Werke behandeln ein einziges Thema – wir müssen den Bevölkerungspegel senken. Entweder tun sie [die Regierungen] es auf unsere Weise, auf die nette, saubere Art, oder aber sie werden eine Sauerei haben, wie wir sie in El Salvador, im Iran oder in Beirut sehen [wofür Kissinger verantwortlich ist]. Das Bevölkerungswachstum ist ein politisches Problem. Ist das Wachstum erst einmal außer Kontrolle geraten, dann ist eine autoritäre, ja sogar faschistische Regierung gefragt, um das Wachstum einzudämmen. [Oder vielmehr benötigt man ein geeignetes „Problem", um endlich den Faschismus rechtfertigen zu können.]
>
> … Uns Experten liegt nichts daran, das Bevölkerungswachstum aus humanitären Gründen einzuschränken … Wir schauen vor allem darauf, was Ressourcen und Umwelt gebieten. Wir schauen auf unsere strategischen Bedürfnisse, und daher sagen wir, dass dieses Land seine Bevölkerung dezimieren muss – weil wir ansonsten Probleme bekommen. Daher ergreifen wir Maßnahmen. El Salvador zeigt, wie das Versagen unsererseits, die Bevölkerung durch einfache Mittel zu dezimieren, die Grundlage für eine nationale Sicherheitskrise geschaffen hat. Die Regierung von El Salvador hat es nicht geschafft, unsere Programme zur Geburtenkontrolle umzusetzen. Als Folge daraus sieht sie sich nun einem Bürgerkrieg gegenüber … Es wird zu Vertreibungen und Nahrungsmittelknappheit kommen. Es gibt dort immer noch zu viele Menschen."[64]

Zu Herrn Fergusons kleinen Kostbarkeiten gehört auch die folgende Aussage:

> „Um die Bevölkerung möglichst schnell zu dezimieren, muss man alle Männer in den Krieg einbeziehen und eine möglichst große Zahl an fruchtbaren Frauen im gebärfähigen Alter töten … [In Bezug auf den Bürgerkrieg in El Salvador sagte er:] Es werden zu wenig Männer und fruchtbare Frauen getötet, als dass dies Einfluss auf die Bevölkerungsdichte hätte … Wenn der Krieg noch 30 oder 40 Jahre so weitergehen würde, würde man vielleicht etwas erreichen. Unglücklicherweise [sic] haben wir nicht allzu viele Gelegenheiten wie diese, die wir studieren können."[65]

Ich weiß, es ist schrecklich, dass jemand solch ein Weltbild haben kann, aber Herr Ferguson gibt hier sehr anschaulich die Einstellung der Elite, ihres Außenministeriums und des Club of Rome wieder. Wenn also prominente Umweltschützer vor einer Versammlung aus Farbigen in der Dritten Welt stehen und in Richtung der Fernsehkameras sagen, wir bräuchten die Geburtenkontrolle, dann helfen sie mit, die Agenda der Elite voranzutreiben. Einige wissen dies, andere nicht, doch die Wirkung ist die gleiche.

Ich bin dafür, dass die Angehörigen aller Völker das Recht haben sollten zu entscheiden, ob sie Kinder wollen oder nicht. Die Manipulatoren jedoch können den Begriff „freie Wahl" nicht einmal buchstabieren. Schauen Sie sich noch einmal an, in welchem Zeitraum viele der Geburtenkontrollprogramme angelaufen sind, die von Kissinger und Konsorten initiiert wurden: in den späten 1960ern und frühen 1970ern, als der Club of Rome gerade gegründet worden war. Zeitgleich zu den Anfängen des Clubs erschien 1968 ein Buch von Professor Paul R. Ehrlich mit dem Titel „The Population Bomb", das sich über 20 Millionen Mal verkaufte. Darin heißt es:

> „Unsere Lage erfordert es, dass wir in unserer Heimat sofortige Maßnahmen ergreifen und unser effektives Einschreiten weltweit propagieren. Wir brauchen hier bei uns die Geburtenkontrolle, wenn möglich mit Hilfe eines Systems aus Ansporn und Strafe, aber durchaus auch durch Zwang, wenn die freiwillige Methode fehlschlägt ... Wir können es uns nicht länger leisten, nur die Symptome des Krebsgeschwürs zu behandeln, das das Bevölkerungswachstum darstellt; das Geschwür selbst muss herausgeschnitten werden."[66]

Ehrlich war Biologe an der von der Elite beherrschten Universität Stanford, und seine Frau Anne war ein Mitglied des Club of Rome.[67] Er sagte, dass die Geburtenkontrolle von den Regierungen verpflichtend durchgesetzt werden könnte, indem man „dem Trinkwasser oder Grundnahrungsmitteln ein kurzzeitig wirkendes Sterilantium beimengt".[68] Wenn wir in Kürze auf den Bericht von Iron Mountain zu sprechen kommen, wird das ganze Ausmaß der Bedeutung dieser Aussage deutlich werden. Die „brutalen und kompromisslosen" Entscheidungen, die Ehrlich für notwendig hielt, treten in Kissingers so geliebter Heimstatt China zutage. Hier nämlich wurde die Politik „Ein Kind pro Familie" durchgesetzt und von den Vereinten Nationen – mehr oder weniger direkt – finanziert. Westliche und chinesische Beobachter haben berichtet, dass sie gesehen haben, wie tausende von Frauen „zusammengetrieben und zu einer Abtreibung gezwungen wurden"; wie Frauen „in Internierungslagern eingesperrt oder zu Massenveranstaltungen geschleift und so lange unter Druck gesetzt wurden, bis sie sich mit einer Abtreibung einverstanden erklärten"; wie „Bürgerwehren schwangere Frauen auf offener Straße entführten und sie, manchmal in Handschellen und Fesseln, zu Abtreibungskliniken schafften". Und es kursieren noch weit schlimmere Geschichten.

Das Netzwerk der Vereinten Nationen steckt voller miteinander verbundener Geburtenkontroll- und Eugenikstrategien. Hinter ihnen allen verbirgt sich die Geheimregierung der Elite. Als der einstige UN-Generalsekretär U Thant den Bevölkerungsfonds der Vereinten Nationen ins Leben rief, wurde dieser zunächst von Paul Hoffman (CFR, Bil) verwaltet, der für Auslandshilfsmittel verantwortlich war, Treuhänder des Institute of Pacific Relations und die Gelder der Ford-Stiftung verwaltete. Auch gehörte er dem Finanzklüngel der Londoner Wall Street an. Professor Jaqueline Kasun, die sich in ihrem Buch „The War Against Population" vehement gegen die Bevölkerungsstrategien der UN ausspricht, enthüllte das Behördennetzwerk, das mit dem Bevölkerungsfonds verbunden ist:

> „Er bezieht sein Einkommen von den Vereinigten Staaten und anderen Regierungen, und er unterstützt zahlreiche ‚nichtstaatliche Organisationen', darunter den Bevölkerungsrat [der Rockefellers], den Population Action Council, Worldwatch, das Bevölkerungskrisenkomitee, den Draper Fund und das Centre for Population Activities. Diese Organisationen wiederum lassen sich gegenseitig und einer Reihe weiterer Organisationen Zuwendungen zukommen."[69]

Die Weltbank der Elite, von der man annimmt, dass sie der Entwicklung in den ärmeren Ländern mit Zuschüssen unter die Arme greift, hat ebenfalls die Geburtenkontrolle ganz oben auf ihrer Agenda stehen. Auf dem Weltgipfel in Rio sagte Lewis Preston (CFR), der inzwischen verstorbene Präsident der Weltbank, er werde die Hilfsgelder seiner Bank zugunsten der Geburtenkontrolle beträchtlich erhöhen – und sicherte später zu, er werde die Summe, die er verfügbar gemacht habe, noch einmal verdoppeln. Die International Safe Motherhood Initiative, die die Weltbank ins Leben gerufen hat, ist ein Projekt, das gemeinsame Sache mit der International Planned Parenthood Federation, Family Care International, dem (durch Hilfsprogramme der US-Regierung finanzierten) Bevölkerungsrat und weiteren Institutionen macht. Darunter befinden sich einige Organisationen der UN wie das Kinderhilfswerk UNICEF und die Weltgesundheitsorganisation (WHO). Diese „Initiative" beinhaltet die erzwungene Geburtenkontrolle unter Androhung wirtschaftlicher Repressalien. Wie Präsident Preston gesagt hat, sollte die Agenda der Safe Motherhood Initiative „zur Strategie der Bank im Dialog mit Entwicklungsländern" werden. Beschneidet eure Bevölkerung, oder es gibt kein Bares – so ließe es sich einfacher ausdrücken, Herr Preston. Auch Robert McNamara (TK, CFR, Bil), der die Weltbank in den 1970ern führte, ist ein eifriger Verfechter der Geburtenkontrolle. „Die Bedrohung durch eine ausufernde Geburtenrate ist der durch einen Atomkrieg vergleichbar", sagte er 1982 gegenüber dem *Boston Globe*. Das nun ist die Sichtweise der Organisation, in deren Händen die „Entwicklungshilfe" für die Dritte Welt liegt.

Der Club of Rome und seine artverwandten Institutionen innerhalb der Vereinten Nationen, der Weltbank, dem Internationalen Währungsfonds und der einzelnen Regierungen haben demnach innerhalb des Netzwerks die Funktion, die Umwelt als Aufhänger für die Durchsetzung einer zentralisierten Kontrolle und der Eugenik zu nehmen. Der Club of Rome wurde offiziell 1968 gegründet, wenige Jahre, nachdem sich eine Gruppe geladener „Experten" in den USA traf, um einen Bericht zu erstellen, der ganz offensichtlich die Art von Strategien inspirierte, die ich gerade beschrieben habe.

Der Bericht von Iron Mountain[70]

Bei diesem Bericht handelt es sich um den Geheimbericht einer Sonderarbeitsgruppe, bestehend aus 15 Personen, zu Zeiten Kennedys. Angeregt wurde eine solche Arbeitsgruppe bereits 1961, die Gruppe selbst wurde 1963 ins Leben gerufen. Mit von der Partie war, laut einigen Forschern, auch der keynesianische Ökonom John Kenneth Galbraith (CFR). Sowohl das erste als auch das letzte der Treffen fand in Iron Mountain statt, einer unterirdischen Einrichtung nahe der Stadt Hudson, New York. An diesem Ort lagern wichtige Dokumente, und dort befindet sich auch das gemeinschaftliche Notfall-Hauptquartier von Konzernen wie Standard Oil aus New Jersey (Rockefeller, Exxon), Manufacturers Hanover Trust (Rothschilds) und Shell. Ein Gruppenmitglied enthüllte schließlich den Inhalt des Berichts, weil es glaubte, die Öffentlichkeit sollte ihn erfahren. Die Person trug den Decknamen „John Doe" (zu deutsch etwa Otto Normalverbraucher), und Leonard C. Lewin, ein Freund dieser Person, fasste den Bericht von Iron Mountain in einem Dokument zusammen, von dem mir eine Kopie vorliegt.[71] Darin heißt es, dass die Idee für die Studie von Mitgliedern der Kennedy-Regierung, von Leuten wie Robert McNamara (TK, CFR, Bil), McGeorge Bundy (TK, CFR, Bil) und Dean Rusk (TK, CFR, Bil) stammte. Es ging darum zu untersuchen, wie es in einer Welt aussehen würde, in der zwar kein Krieg mehr herrscht, die Bevölkerung aber dennoch mittels der Angst vor einem Krieg in Schach gehalten wird. In dem Bericht heißt es unter anderem:

> „Es steht außer Frage, dass eine auf künstliche Befruchtung beschränkte Fortpflanzung einen durchaus angemessenen Ersatz zur Kontrolle der verschiedenen Bevölkerungsschichten darstellt. Ein solches Fortpflanzungssystem hätte natürlich auch den Vorteil, empfänglich zu sein für eine Führung nach unmittelbar eugenetischen Gesichtspunkten. Die vorhersehbare Entwicklung des

> Systems – hin zu dem Punkt, an dem die Empfängnis und das Wachstum des Embryos ausschließlich im Labor stattfinden – würde dafür sorgen, dass diese Art von Kontrollmechanismus zu ihrem logischen Abschluss geführt würde. Die ökologische Funktion des Krieges wäre unter diesen Umständen nicht nur überholt, sondern an Effektivität weit übertroffen.
>
> An dem nächsten notwendigen Schritt – die totale Kontrolle der Empfängnis durch eine Art allgegenwärtiger ‚Pille', die über das Trinkwasser oder bestimmte Grundnahrungsmittel verbreitet würde und deren Wirkung mittels eines ‚Gegengifts' aufgehoben werden könnte – wird bereits gearbeitet."

Bedenken Sie, dass dieser Text in den 1960ern verfasst wurde. Über 30 Jahre sind seither vergangen, und damals „arbeitete" man bereits am „nächsten notwendigen Schritt". Was zur Hölle passiert also mit unserem Trinkwasser und unseren Grundnahrungsmitteln, wo doch beides großenteils von den Konzernen der Elite kontrolliert wird? Schauen Sie sich noch einmal an, was Professor Paul Ehrlich in seinem Buch „The Population Bomb" geschrieben hat, das zwei Jahre nach der Fertigstellung des Geheimberichts 1966 herausgegeben wurde. Ehrlich schrieb, dass die Regierungen die Geburtenkontrolle mittels eines „kurzzeitig wirkenden Sterilantiums in Trinkwasser und Grundnahrungsmitteln" durchsetzen könnten. Wieder so ein bemerkenswerter Zufall. Der Bericht von Iron Mountain zeigte die Funktionen auf, die Kriege in den unten aufgeführten Bereichen erfüllen und die künftig von den neuen Strategien übernommen werden mussten:

1. Wirtschaft: Der Krieg hat in den alten wie den neuen Gesellschaften für ein verlässliches System zur Stabilisierung und Kontrolle der nationalen Wirtschaft gesorgt. Innerhalb des komplexen modernen Wirtschaftssystems ist noch keine alternative Kontrollmethode getestet worden, die sich in Sachen Effektivität als auch nur annähernd vergleichbar erwiesen hat.

2. Politik: Die permanent drohende Gefahr eines Krieges ist die Grundlage einer stabilen Regierung; sie schafft die Basis für die allgemeine Akzeptanz einer politischen Autorität. Auf diese Weise konnten sich die Gesellschaften die nötigen Klassenunterschiede bewahren. So stellt man sicher, dass sich der Bürger dem Staate unterordnet – mittels des nach wie vor verbleibenden Einflusses des Krieges, der dem Konzept der Nation innewohnt. Keine moderne politische Herrschergruppe hat je ihre Vormachtstellung halten können, sofern es ihr nicht gelang, dauerhaft eine Gefahr von außen in Form eines Krieges zu suggerieren.

3. Soziologie: Mittels militärischer Organisationen hat der Krieg den verschiedenen Gesellschaften die gesamte bekannte Geschichte hindurch auf einzigartige Weise im Hinblick auf gefährliche (freigeistige) soziale Regimekritiker und destruktive antisoziale Tendenzen als unerlässliches Kontrollmittel gedient.
4. Ökologie: Der Krieg war immer schon das evolutionäre Hauptwerkzeug, um für ein zufriedenstellendes ökologisches Gleichgewicht zwischen der Bevölkerungsstärke und den für ein Überleben notwendigen Ressourcen zu sorgen. Für die menschliche Spezies erfüllt der Krieg eine einzigartige Funktion.

Sehr beeindruckend. Was also schlagen diese „Experten" als Alternative für weitere Weltkriege vor? Man vereine die Menschheit mittels des dräuenden Krieges oder einer anderen Form von Zerstörung hinter den Kontrolleuren und halte sie in permanenter Angst, um sie so in Abhängigkeit zu ihren vermeintlichen Rettern zu halten. Da künftig ohne die Hilfe eines Weltkriegs kontrolliert werden sollte, gab der Bericht von Iron Mountain folgende Anregungen:

> „... eine omnipräsente, praktisch allmächtige internationale Polizeitruppe [eine Weltarmee, die wir heute als UN-Friedenstruppe und die NATO kennen]; eine inszenierte und allgemein anerkannte Bedrohung aus dem All [vielleicht der Art, wie sie heute mit schrecklichen Außerirdischen und einer möglichen Erdinvasion aufgezogen wird?]; die Bedrohung durch eine weltweite Umweltverschmutzung; fiktive, immer wieder wechselnde Feindbilder; eine moderne, weiterentwickelte Form der Sklaverei; neue Religionen oder andere Formen von Mythologie; Eugenik in Form eines angewandten allumfassenden Programms [zu erschaffen]."

All diese Aspekte sind seit der Entstehung des Berichts durchgesetzt worden. In dem Bericht zeichnet sich bereits das Konzept für ein Szenario ab, in dem es um die bedrohliche Umweltverschmutzung bzw. die Eugenik geht und das kurz darauf durchgesetzt werden sollte. In dem Bericht wird die Installation einer geheimen Einrichtung zur Erforschung von Krieg und Frieden gefordert, die sich auf Gelder stützt, über die sie „keine Rechenschaft abzulegen" hat, und die alle Möglichkeiten von Krieg und Frieden ausloten soll. Zu der erforderlichen Forschungsarbeit gehöre auch, so der Bericht, die „Festlegung des minimalen bzw. maximalen Schadens für Leben, Grundbesitz und natürliche Ressourcen, der notwendig ist, um die Glaubwürdigkeit einer Gefahr von außen aufrechtzuerhalten, was wiederum notwendig ist, um politische Abläufe und die Grundmotivation aufrechtzuerhalten", wie auch die Untersuchung „der Häufigkeit, der Länge, des Ausmaßes der physischen Zerstörung, des Ausmaßes des betroffenen Gebiets und der maximalen durchschnittlichen Opferzahl". Dies beschreibt die zutiefst gestörte Geisteshaltung derer, die die Neue Weltordnung propagieren und durch Manipulation Wirklichkeit werden lassen. Man kreiert Konflikte, die in das Schema dieses Plans passen – der Krieg im ehemaligen Jugoslawien ist nur ein Beispiel dafür.

In diesem Kapitel habe ich das Netzwerk beschrieben, das sich aus dem Round Table, dem Royal Institute of International Affairs, dem Council on Foreign Relations, den Bilderbergern, der Trilateralen Kommission, den Vereinten Nationen, der Europäischen Union und dem Club of Rome zusammensetzt. Alle gemeinsam bilden eine Geheimregierung, die über die Welt herrscht und deren Schaltzentrale sich außer- bzw. oberhalb dessen befindet, was lächerlicherweise als „demokratischer Prozess" durchgeht. Des Weiteren habe ich aufgezeigt, dass sich die Mitglieder dieser Gruppierungen in eine lange Reihe von Manipulatoren einfügen, die auf eine lange Tradition zurückblicken und alle nach derselben Agenda vorgegangen sind, die eine Weltregierung, eine Weltzentralbank, eine Weltwährung, eine Weltarmee sowie eine gentechnisch kreierte, mit Mikrochips versehene Bevölkerung erschaffen will. Doch die Organisation, die hinter dem Coup der Neuen Weltordnung steckt, ist noch weit verzweigter und komplexer und besteht nicht nur aus diesem Netzwerk aus Tarnorganisationen. Diese sind zwar ein wichtiger Teil, aber eben nicht die ganze Betrugspyramide.

Auf diese Pyramide nun wollen wir den Scheinwerfer richten.

Endnoten

1 Chomsky, Noam: What Uncle Sam Really Wants. Odonian Press, Berkeley, Kalifornien, 1993, S. 12
2 Ebd.
3 Ebd., S. 24
4 Heymann, Hans: Plan For Permanent Peace. Harper & Brothers, New York, 1941, S. 78
5 „Time for all Good Europeans to Come to the Aid of Our Venture" in *The European* (7. bis 13. Juli 1995), S. 6
6 Jahresbericht des RIIA 1992/93
7 Ebd.
8 Die Namen Barings und S. G. Warburg sind mir während meiner Recherche zur globalen Manipulation immer wieder über den Weg gelaufen, und ich glaube nicht, dass der Zusammenbruch der einen Bank und die Übernahme der an-

deren 1995 rein zufällig geschahen. Der bloße Gedanke, dass Nick Leeson, ein Wertpapierhändler in Ostasien, genug Macht besessen habe, die Barings-Bank zu zerstören, ist lächerlich. Ich glaube vielmehr, dass die Bank von England bei dem Kollaps ihre Hände im Spiel hatte. Und die Bank von England ist ein Instrument der Weltelite.

9 Siehe Endnote 8.

10 Diese Informationen stammen aus dem Jahresbericht des RIIA 1993/94.

11 Perloff: Shadows of Power, S. 71

12 Zitiert in Mullins: The World Order, S. 2

13 Isaacson, Walter und Thomas, Evan: The Wise Men: Six Friends And The World They Made – Acheson, Bohlen, Harriman, Kennan, Lovett, McCloy. Simon & Schuster, New York, 1986, S. 122, S. 305

14 Zitiert in Lukas, J. Anthony: „The Council On Foreign Relations: Is It A Club? Seminar? Presidium? Invisible Government?" in *New York Times Magazine*, 21.11.1971, S. 125f.

15 „Elite Clique Holds Power in US" in *Indianapolis News*, 23.12.1961, S. 6

16 Über die UN empfehle ich Ihnen das ausgezeichnete Buch von Jasper, William F.: Global Tyranny ... Step By Step. The United Nations And The Emerging New World Order. Appleton, Wisconsin, Western Islands, 1992

17 „Which World Will It Be?" in *American Opinion*, Neuauflage der John Birch Society, Appleton, Wisconsin, 1970

18 Zitiert in Mullins: The World Order, S. 248.

19 Allen, Gary: The Rockefeller File. '76 Press, Seal Beach, Kalifornien, 1976, S. 156

20 Atkinson/McWhirter: Treason At Maastricht, S. 15

21 Jasper: Global Tyranny ... Step By Step, S. 241

22 Isaacson/Thomas: The Wise Men, S. 289

23 Bromberger, Merry und Serge: Jean Monnet And The United States Of Europe. S. 123

24 Van der Beugel, Ernst H.: From Marshall Aid To Atlantic Partnership. Elsevier Publishing, Amsterdam, New York, 1966, S. 245

25 Zitiert in Drummey, James J.: The Establishment's Man (A Profile Of George Bush). Appleton, Wisconsin, Western Islands, 1991, S. 92

26 Atkinson/McWhirter: Treason At Maastricht, S. 52

27 Ebd., S. 118-125 (für weitere Informationen dazu)

28 Gardner, Richard N.: „The Hard Road To World Order" in *Foreign Affairs* (Magazin des CFR), April 1974, S. 558f.

29 Ich setze das Kürzel (Bil) hinter alle Personen, die bekanntermaßen schon einmal an einem Treffen der Bilderberger teilgenommen haben. Einigen wird die wahre Agenda bekannt gewesen sein, andere dagegen kannten sie nicht und sind einmalig eingeladen worden, damit man ihnen einimpfen konnte, dass die Weltregierung zum Besten der Welt sei. Wer regelmäßig an Bilderberger-Treffen teilgenommen hat oder im Lenkungsausschuss sitzt, weiß um die Wahrheit.

30 Retinger, Joseph: The European Continent? Hodge, London, 1946

31 Ebd.

32 Atkinson/McWhirter: Treason At Maastricht, S. 17

33 Sutton: Wall Street, S. 39; Sklar, Holly (Hrsg.): Trilateralism, The Trilateral Commission And The Elite Planning For World Management. Holly, South End Press, Boston, 1980, S. 182
34 Sklar: Trilateralism, S. 183
35 Ebd., S. 166f.
36 *Washington Observer Newsletter* (1. Juli 1971)
37 Später das International Institute of Strategic Studies. Die Ford-Stiftung spendete über drei Jahre verteilt insgesamt 150.000 Dollar (Sklar: Trilateralism, S. 187).
38 Mullins: The World Order, S. 267
39 *The Sunday Times*, 17.12.1995, S. 1, Abschnitt 3
40 John Smith nahm an dem Bilderberger-Treffen im April 1986 in Gleneagles, Schottland, teil, dem Lord Roll of Ipsden vorsaß. Unter den Teilnehmenden waren auch: David Steel, der damalige Parteivorsitzende der britischen Liberalen; Denis Healey; Lord Home; Garret Fitzgerald, der irische Premierminister; Lord Young, der ehemalige britische Arbeitsminister; Malcolm Rifkind, Minister für Schottland und später Verteidigungs- und Außenminister; Helmut Schmidt, einstiger Bundeskanzler (auch Helmut Kohl war ein Bilderberger); Lord Boardman, Vorsitzender der National Westminster Bank; Henry J. Heinz II., Vorsitzender von Heinz & Co.; Paul R. Jolles, Vorsitzender der Nestle S. A.; John Sainsbury, Vorsitzender der J. Sainsbury plc.; Conrad Black; Andrew Knight; und Paul A. Volcker, Vorsitzender der US-amerikanischen Federal Reserve Bank, der gleichzeitig ein Handlanger des CFR und der Trilateralen Kommission ist.
41 *The Spotlight*, Sonderbericht über die Bilderberger und die Schattenregierung (Neuauflage, September 1991)
42 Öffentlichkeitsmaterial der European-Atlantic Group, Gertrude Street 6, Chelsea, London SW10 0JN
43 Wenn ich hinter einen Namen die Kürzel (TK) bzw. (CFR) setze, bedeutet das, dass die betreffende Person ein Mitglied dieser Organisation war oder später wurde. Wie schon für die Bilderberger, gilt auch hier, dass die Betreffenden nicht zwangsläufig wissen, was vor sich geht. Viele von ihnen werden wahrscheinlich unwissentlich benutzt. Es liegt auf der Hand, welche Personen den wahren Spielplan kennen.
44 Brzezinski, Zbigniew: Between Two Ages: America's Role In The Technetronic Era. Viking Press, New York, 1970, S. 9
45 Sklar: Trilateralism, S. 78
46 Zitiert ebd., S. 197
47 *Los Angeles Times*, 23.01.1977, S. 1
48 Zitiert in Coleman, Dr. John: Komitee der 300. Die konspirative Hierarchie. Michaels Verlag, 1998; engl.: The Conspirators' Hierarchy: The Story Of The Committee Of 300. American West Publishers, Bozeman, MT, USA, 1992, S. 15
49 Allen: Rockefeller File, S. 152
50 „Global 2000: Blueprint For Genocide", Spezialbericht in *Executive Intelligence Review*, S. 16
51 Simon, Julian L. und Kahn, Herman (Hrsg.): The Resourceful Earth: A Response To Global 2000. Basil Blackwell Inc., New York, 1984, S. 34f.
52 Die Technologie, die auf Freier Energie beruht, macht sich das Erdmagnetfeld zunutze und wandelt dieses in Wärme und Strom um. Es gibt eine Reihe ver-

schiedener Vorrichtungen hierfür – die allesamt unterdrückt werden. Diese Energie wäre praktisch umsonst und würde Hochspannungsleitungen oder ein landesweites Energienetz überflüssig machen. Siehe „The Robots' Rebellion".

53 Die World Federalists Movement bildete sich 1947 und stützte sich auf zwei Säulen des CFR, James P. Warburg und Norman Cousins. Das Motto dieser Bewegung lautete: „Eine Welt oder keine." Die World Federalists vereinten unter sich drei Gruppierungen: World Federalists, Student Federalists und Americans United for World Government.

54 MacNeil, Jim; Winsemius, Pieter und Yakushiji, Taizo: Beyond Interdependence: The Meshing Of The World's Economy And The Earth's Ecology. Oxford University Press, New York, 1991

55 Brown, Lester R.: State Of The World 1991: A Worldwatch Institute Report On Progress Toward A Sustainable Society. W.W. Norton, New York, 1991, S. 3

56 Michail Gorbatschow in einer Rede auf der Global Forum Conference 1990 in Moskau, auf der sich geistige und politische Führungspersonen trafen.

57 „Gorbachev Turns Green" in *New York Times*, 14.08.1991

58 Zitiert in „Global 2000: Blueprint", S. 3

59 Ebd., S. 15

60 Heute der World Wide Fund for Nature.

61 Ross, Russell R.: Cambodia: A Country Study. G.P.O., Washington, 1990, S. 51

62 Ebd., S. 46

63 Zu jener Zeit unterhielten die USA keine diplomatischen Beziehungen zu China, und „Botschafter" Bush leitete dort in Wahrheit das Verbindungsbüro, denn eine US-Botschaft gab es nicht.

64 „Global 2000: Blueprint", S. 28-30

65 Ebd.

66 Ehrlich, Dr. Paul R.: The Population Bomb. Ballantine Books, New York, 1968, Vorwort

67 Cooper, William: Behold A Pale Horse. Light Technology Publishing, Sedona, Arizona, 1991, S. 71

68 Ehrlich: Population Bomb, S. 88, S. 135

69 Kasun, Prof. Jaqueline: The War Against Population. Ignatius Press, San Francisco, 1988, S. 200f.

70 „Report From Iron Mountain On The Possibility And Desirability Of Peace". Mit einer Einleitung von Leonard C. Lewin. Pirate Press, Großbritannien

71 Aus dem Vorwort meines Dokuments geht hervor, dass „John Doe" Professor an einer großen Universität im Mittleren Westen der USA war und dass er in einem Sektor der Sozialwissenschaft tätig war.

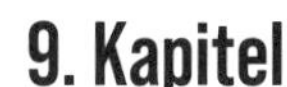

Die Macht der Pyramide

Das geheime Kontrollnetzwerk ist nur die physische Form des multidimensionalen Kerkers, in dem unser niederes Bewusstsein seit hunderttausenden von Jahren bis heute gefangen ist.

Diejenigen, die sich innerhalb der Elite bzw. der Illuminati auf den höheren Ebenen bewegen, sind meiner Meinung nach bloße Werkzeuge, derer sich die Gefängniswärter der Vierten Dimension zur Manipulation der physischen Welt bedienen. Die Elite bzw. die Illuminati sind eng mit der Schwarzen Magie verbunden. Ist man erst einmal hineingeraten, kann es leicht passieren, dass das eigene Bewusstsein von einer extrem negativen Macht befallen wird. Die Zeremonien und Rituale dieser Gruppen können sehr dunkle, bösartige Kräfte heraufbeschwören, die von den beteiligten Personen Besitz ergreifen. Die meisten Freimaurer lernen den Ablauf ihrer Zeremonien und führen ihre Rituale durch, ohne auch nur die geringste Vorstellung davon zu haben, mit was sie sich da befassen und was sie anziehen. Die meisten glauben, es handele sich lediglich um einen Herrenclub, aber die Zeremonien zielen darauf ab, extrem negative Energien anzuziehen und die Teilnehmenden zu „Besessenen" dieser negativen Aspekte der Vierten Dimension zu machen.

Auf einer Ausstellung zum Thema spirituelles Heilen in Birmingham, auf der ich einen Vortrag hielt, war ich überrascht festzustellen, dass die Veranstaltung im Hauptzentrum der Freimaurer in Großbritanniens immerhin zweitgrößter Stadt stattfand. Um Geld zu verdienen, vermieten die Freimaurer einen Teil ihres Gebäudes an außenstehende Organisationen. Ich war begeistert, denn dadurch konnte ich dieses Thema praktisch mitten im Herzen eines der größten Freimaurerzentren Großbritanniens erforschen. Durch „Zufall" gelang es mir während meines Aufenthalts dort, in einige der Tempel vorzudringen, die der Öffentlichkeit eigentlich nicht zugänglich sind. Das Gebäude mit dem Namen Clarendon Suites hat so gut wie keine Fenster, wenn man den Haupteingang erst einmal hinter sich gelassen hat. Das Fernhalten des Lichts ist in meinen Augen sehr symbolträchtig. Ich betrat einen Tempel der Freimaurer vom Königlichen Bogen, der vor der Öffentlichkeit hermetisch abgeriegelt wird, und nie werde ich vergessen, wie mich eine extrem negative Energie wie ein Faustschlag traf, als ich durch die Tür trat. Der Himmel weiß, was man anstellen muss, um ein solches Maß an Bösem zu generieren! Es war atemberaubend. Die meisten Freimaurer wissen nicht, was sie tun. Wenn man sich erst einmal energetisch auf diese Art von Kraft eingestimmt hat, kann sie einen schnell übernehmen und kontrollieren – insbesondere, wenn man nicht begreift, mit was man sich da abgibt. So kann es passieren, dass man, ohne es zu merken, zu einem geistigen Roboter der Gefängniswärter wird. Auf diese Weise fängt man die Leute und zieht sie ins Netz. Das geschieht nicht mit jedem Freimaurer; es hängt davon ab, welche Absichten er verfolgt wie auch von seiner energetischen Frequenz. Aber es passiert allen, deren Gesinnung offen ist für diese Art von Besessenheit.

Die Freimaurerei kann, wie überhaupt das gesamte Netzwerk, einen Großteil ihrer Mitglieder deshalb so wirkungsvoll manipulieren und täuschen, weil sie wie eine Pyramide aufgebaut ist. Egal, welche Organisation man sich anschaut – ob ein kleines Unternehmen oder einen multinationalen Konzern –, man wird überall auf dieselbe Pyramidenstruktur stoßen. An der Spitze steht eine Handvoll Leute, die alles wissen, was es über die Organisation zu wissen gibt, über ihre Beweggründe, ihre Agenda und ihre angestrebten Ziele. Je tiefer man hinabsteigt, desto weniger Überblick haben die Leute. Sie kennen nur ihre eigene Rolle innerhalb der Organisation und wissen nichts über die der anderen. Das ist der Traum eines jeden Manipulators und beschreibt zugleich die Weise, auf die die Elite weltweit so viele Menschen und Organisationen kontrollieren kann.

Den meisten derjenigen, die im Dienste der Neuen Weltordnung stehen, ist dies gar nicht bewusst. Es würde die Verschwörung gar nicht geben, wenn jeder der darin Verwickelten Bescheid wüsste. Die Manipulatoren zu manipulieren und die Kontrolleure zu kontrollieren ist wesentlich für den Erfolg der Verschwörung. Man nehme die CIA. Sie betreibt eine Strategie der „Abschottung“. Oder einfacher gesagt: eine Strategie, die auf dem Vorenthalten von Wissen beruht. An der Spitze der CIA stehen diejenigen, die das wahre Wesen der Agenda kennen. Je tiefer man geht, desto weniger wissen die CIA-Angestellten über den größeren Zusammenhang. Viele innerhalb der CIA gehen ihrer täglichen Aufgabe völlig unbedarft nach. Sie denken, dass sie den Vereinigten Staaten dienen und ihr Dienst nicht im mindesten böser Natur sei. Was sie nicht wissen ist, dass sich ihre Arbeit und die der anderen innerhalb der Pyramide zu einem sehr unschönen Gesamtbild zusammenfügt. Nur die Wenigen an der Spitze erkennen es. Auf diese Weise kontrolliert und manipuliert die Elite. Jedes einzelne Element – das Council on Foreign Relations, die Freimaurerei etc. – ist ebenfalls in sich wie eine Pyramide aufgebaut, und sie alle sind wiederum Teil einer globalen Pyramide enormen Ausmaßes, auf deren Spitze die Elite thront. Es mag so aussehen, als handele es sich um eine Masse von unabhängigen Organisationen und Personen, aber es gibt eine zentrale, kontrollierende Macht, die die Struktur zusammenhält und durch eine einheitliche Motivation und Strategie eint (*Abb. 8*).

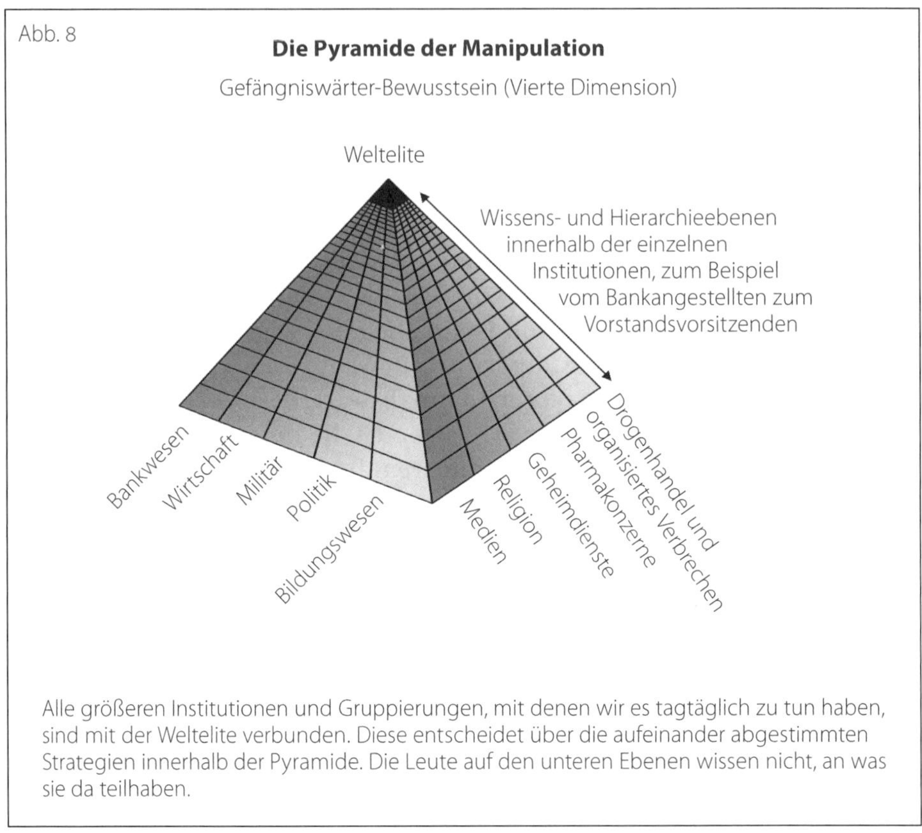

Abb. 8

Die Pyramide der Manipulation

Gefängniswärter-Bewusstsein (Vierte Dimension)

Alle größeren Institutionen und Gruppierungen, mit denen wir es tagtäglich zu tun haben, sind mit der Weltelite verbunden. Diese entscheidet über die aufeinander abgestimmten Strategien innerhalb der Pyramide. Die Leute auf den unteren Ebenen wissen nicht, an was sie da teilhaben.

Die Weltelite

An der Spitze dieses globalen Imperiums steht die Elite, die, so glaube ich, fest an das Bewusstsein der Gefängniswärter der Vierten Dimension gekoppelt ist, das über die Strategien und ihre Durchsetzung entscheidet. Ich weiß zwar nicht, wie genau die Hackordnung aussieht, bin mir aber ziemlich sicher, zumindest die verschiedenen darin verwickelten Elemente zu kennen. Ich glaube, dass auf höchster Ebene innerhalb der Weltelite schattenhafte Personen stehen, die der Öffentlichkeit nicht bekannt sind. Ich würde sagen, dass das Haus Rothschild zwar ganz oben mitmischt, denke aber nicht, dass es ganz oben **steht**. Auch die Rothschilds nehmen Befehle entgegen, und vielleicht steht die Dynastie der Habsburger noch über ihnen. Die Macht der Elite rührt von ihrem Missbrauch des esoterischen Wissens und der bewussten Verbindung zu ihren „Göttern“, den Gefängniswärtern. Vielleicht befindet sich niemand, den ich in diesem Buch aufliste, auf der obersten Ebene. Leute wie Henry Kissinger sind nichts als Jasager und Handlanger im großen Stil, wenn auch sehr mächtige. Viele der anderen werden wahrscheinlich benutzt, ohne dass sie wissen bzw. in vollem Umfang wissen, woran sie teilhaben. Ich nenne nur die Bauern, die kleinen und die großen Handlanger innerhalb dieser kleinen Gruppe, die ich die Superelite, die Schwarzmagier nenne. Diese sind die Kontrolleure des Kultes um das Allsehende Auge, das die Macht im Rücken der Weltelite wie auch derer ist, die die Neue Weltordnung auf manipulativem Wege erschaffen. Einige Forscher glauben, die Rothschilds stünden an der Spitze der Pyramide (ich glaube das nicht) und unter ihnen gebe es einen Rat der 13, ein Rat der 33 und darunter das Komitee der 300, auch die Olympianer genannt.[1]

Die Weltelite als Ganzes ist die Gruppe Auserwählter, die in die höheren, vielleicht sogar die höchsten Wissensebenen innerhalb des menschlichen Gefüges eingeführt werden. Während sie gegenwärtig am Voranschreiten der Neuen Weltordnung arbeiten, halten sie gleichzeitig nach Personen Ausschau, die vom richtigen Kaliber zu sein scheinen. Wenn dann die derzeitige Belegschaft in den „Ruhestand" tritt oder stirbt, nimmt einfach die nächste Generation der Elite die Zügel der Verschwörung in die Hand, so wie Averell Harriman durch Henry Kissinger ersetzt wurde und so wie Umberto Agnelli (Bil) darauf vorbereitet wurde, seinen alternden Vater innerhalb der Hierarchie der Elite zu ersetzen. Während „sie" – die aktuelle Belegschaft – also von Generation zu Generation wechselt, bleibt die Agenda, nach der diese Leute vorgehen, grundsätzlich gleich. Das ist wie die Übergabe des Stabs beim Staffellauf, und weil die Elite von einigen Familien besonders stark geprägt ist, verbleibt der Stab oft innerhalb einer Familie und wird von Generation zu Generation weitergereicht. Das ist nur logisch, denn die Eltern innerhalb dieser Linien indoktrinieren ihre Kinder vom frühestmöglichen Alter an und führen sie später in die Geheimgesellschaften und Zeremonien ein, die sie an die Schwingungsfrequenz der Gefängniswärter koppeln.

Die Illuminati

Nicht jedes Mitglied einer Geheimgesellschaft oder der anderen Organisationen, die ich in diesem Buch nenne, gehören der Elite an. Es besteht ein Unterschied zwischen der herkömmlichen Freimaurerei und der, die ich als „illuminisiert" bezeichne, womit ich die Teile des Ordens meine, die von den Beauftragten der Illuminati infiltriert wurden. Der Ausdruck Illuminati – „die Erleuchteten" – hat seinen Ursprung weit in der Vergangenheit. Die Illuminati sind eine geheime Macht, die bestimmte Gruppen und Organisationen ins Leben gerufen bzw. übernommen hat, um den Lauf der Welt in die gewünschte Richtung zu manipulieren. Die schärfste Waffe der Illuminati ist ihr fortschrittliches esoterisches Wissen, das durch die Initiationsriten weitergegeben wird, sowie der Missbrauch dieses Wissens. Der wohl offensichtlichste Ausdruck des Illuminismus manifestierte sich in den bayerischen Illuminaten, die offiziell von dem deutschen Professor Adam Weishaupt im Mai 1776 gegründet und vom Hause Rothschild gesteuert wurden, den Finanziers zahlloser Revolutionen und Kriege. Weishaupt nutzte seine bayerischen Illuminaten, um die Freimaurerei zu unterwandern und letztlich zu übernehmen.

Weishaupt war Jesuit, Mitglied der Gesellschaft Jesu. Der Spanier Ignatius Loyola, der die Jesuiten gründete, bildete innerhalb dieses scheinbar katholischen Ordens eine Geheimgesellschaft, und die Adepten wurden „Alumbrados" genannt, was „die Erleuchteten" heißt. Zwischen dem „Illuminismus" der Jesuiten und Weishaupts deutschen Illuminaten entbrannte ein Streit, den die Tradition Weishaupts in den meisten Punkten für sich entschied, auch wenn das Netzwerk der Jesuiten noch heute zur Elite gehört. Weishaupts bayerische Illuminaten besaßen 13 Initiationsgrade, und das Hauptpersonal fand sich in den oberen neun Graden. Auch Weishaupts Illuminaten sind wie eine Pyramide aufgebaut. Die Mitglieder der Illuminaten erhielten spezielle, vom alten Rom und Griechenland inspirierte Namen. Weishaupt nannte sich Spartakus. Die Illuminaten wiederum traten anderen Geheimgesellschaften wie den Freimaurern bei und „illuminierten" sie – übernahmen und benutzten sie, um ganze Nationen aus dem Gleichgewicht zu bringen und die Neue Weltordnung voranzutreiben. Dasselbe taten sie, im Auftrag der Elite, mit Regierungen, Banken, Wirtschaft, Militär und Medien.

Somit gibt es die Freimaurerei und die Illuminierte Freimaurerei. Erstere manipuliert zwar auf einer Ebene, wird aber ihrerseits von einer anderen geheimen Macht manipuliert, den Illuminati, die wiederum der

Weltelite unterstehen. Wir haben es also mit Organisationen innerhalb von Organisationen zu tun (zum Beispiel mit dem Freimaurernetzwerk innerhalb einer Regierung) und einer Organisation innerhalb dieser infiltrierenden Organisation (den Illuminati innerhalb der Freimaurerei). Die illuminierte Form der Freimaurerei wurde als Loge des Grand Orient, die Große Orientloge, bekannt. Sie befolgte die Hegel'sche Tradition in abgewandelter Form, indem sie zwei Extreme infiltrierte und gegeneinander ausspielte, um den gewünschten Wandel zu erwirken. Mittels dieser Methoden, so lautet der Auftrag der Illuminati, sollte die monarchistische Herrschaft gestürzt, der Glaube an Gott zerstört sowie dem Patriotismus und den einzelnen Nationen der Todesstoß versetzt, Besitztümer enteignet und die traditionelle Gesellschaftsordnung abgebaut werden.

Der Schwarze Adel

Die Illuminati stehen innerhalb der Weltelite in enger Verbindung mit dem sogenannten Schwarzen Adel, einer uralten Gruppe von „Blaublütigen". Seine Basis hat dieser Adel in Italien, insbesondere in Venedig und Genua. Sowohl John Cabot (dessen richtiger Name Giovanni Cabotto lautet) als auch Christoph Kolumbus lebten in Genua, bevor beide unterschiedliche Teile des amerikanischen Kontinents „entdeckten", und zwar im Abstand von nur knapp vier Jahren zueinander. Heute behaupten viele Forscher, auch ein anderer Giovanni gehöre dem Schwarzen Adel an – Giovanni Agnelli, der lange Zeit bis 1996 das Oberhaupt des italienischen Fiat-Konzerns sowie ein führender Bilderberger war. Die Agnellis beherrschen Italien, und halb scherzhaft, halb im Ernst wird gesagt, die Hauptaufgabe eines italienischen Premierministers bestehe darin, bei den Agnellis „Klinkenputzen zu gehen".[2] Agnelli hatte eine von den Medien breitgetretene Liaison mit Pamela Churchill, Winston Churchills Schwiegertochter, bevor diese – Averell Harriman heiratete. Sie war eine der wichtigsten Spendensammler Bill Clintons und wurde schließlich US-Botschafterin in Paris. Die Agnellis standen in enger Verbindung zu Mussolini, und Giovannis Großvater wurde von diesem faschistischen Führer zum Senator auf Lebenszeit ernannt. Einige der Familien des Schwarzen Adels in Venedig und Rom behaupten, ihre Linie gehe zurück auf den römischen Kaiser Justinian, der in dem Ruf steht, im Jahr 553 Bibelstellen, in denen es um die Reinkarnation ging, entfernt zu haben. Der Schwarze Adel würde gerne zu einem

System wie dem des Römischen Imperiums zurückkehren. Innerhalb der Weltelite spielt der Schwarze Adel eine große Rolle. Der Ursprung dieser „adeligen" Linie scheint mindestens tausend Jahre, vielleicht noch weiter, zurückzuliegen, und ihre Entstehung hängt zumindest teilweise mit den Konflikten zwischen den Guelfen und Ghibellinen in Italien im 12. und 13. Jahrhundert zusammen.

Der Name Guelf stammt von Welf, einem deutschen Prinzen, der um die Kontrolle über das Heilige Römische Reich rang, und die Bezeichnung Ghibellinen leitet sich vom Namen einer Burg seiner Gegner, der Hohenstaufer, ab. Die Guelfen standen auf der Seite des Papstes, und die Ghibellinen kämpften für die Hohenstaufer. Es kam zu einem großen Krieg, in dem die Guelfen den Sieg davontrugen. Dadurch, dass sie schließlich das Bankwesen und den internationalen Handel kontrollierten, kamen die Guelfen (der Schwarze Adel) zu enormer Macht. Sie gründeten große Finanzzentren in der Lombardei, und ihr Einfluss auf das Bankwesen wurde so groß, dass alle italienischen Banken in Florenz, Genua, Venedig und Milano schließlich den Namen Lombard trugen. Schließlich dehnten sie ihren Einflussbereich nach Norden hin bis nach Hamburg, Amsterdam und London aus. Heute kontrolliert der Schwarze Adel auch die Finanzzentren der Schweiz, wo die Ausbeute des Drogenhandels und anderer illegaler Aktivitäten hinter der Fassade schweizerischer Ehrbarkeit gewaschen wird. Zudem spielte der Schwarze Adel eine zentrale Rolle beim Sklavenhandel, aus dem viele der führenden amerikanischen und britischen Familien ihren Reichtum bezogen, und er steckte auch hinter dem Oranier-Orden, der Wilhelm von Oranje auf den britischen Thron beförderte und maßgeblich an der Gründung der Bank von England und der Entstehung der britischen Staatsverschuldung beteiligt war. In heutiger Zeit findet sich der Oranier-Orden beispielsweise im Rücken des protestantischen Flügels im Nordirland-Konflikt.

Der Schwarze Adel schließt auch das niederländische Königshaus ein oder ist zumindest mit diesem verbunden. Zu diesem gehört auch Prinz Bernhard, einer der Gründer der Bilderberger. Die Verbindungen des Schwarzen Adels reichen bis nach London zu den Familien des britischen „Establishment", zu dem sowohl der altehrwürdige als auch der moderne „Geld"-Adel gehören. Auch Angehörige anderer blaublütiger Linien Europas, die eng mit dem britischen Königshaus verbunden sind, gehören dazu. So sind auch das schwedische, das niederländische und das spanische Königshaus oft auf den Treffen der Bilderberger vertreten. Aus Großbritannien haben schon Prinz Philip und Prinz Charles an Bilderberger-Treffen teilgenommen, und Königin Elizabeth II. wird als ein Mitglied des Komitee der 300 geführt.[3] Forscher, die den Schwarzen Adel genauer untersucht haben, glauben, dass das britische Königshaus innerhalb des Schwarzen Adels den italienischen Angehörigen dieser Linien untersteht, die ihre Herkunft bis auf die Guelfen und weiter zurückführen können. Ich denke, dass die bösartigen persönlichen Anfeindungen, die sich gegen Prinz Charles richten, wie auch die Mitschnitte seiner Telefonate, die der Presse zugespielt wurden und ihm so sehr geschadet haben, kein Zufall sind. Ist beides vielleicht Teil einer wohl durchdachten Kampagne, um seinen Ruf zu schädigen? Ist er ein Rebell, den man zu zerstören trachtet? Möglich wäre es. Charles wie auch sein Bruder Andrew lehnten es ab, den Freimaurern beizutreten, einer Organisation, die mit den Jahren enge Bande zur britischen Monarchie geknüpft hat. Illuminati, Schwarzer Adel und Weltelite bedienen sich vieler mehr oder minder geheimer Organisationen, um ihre weltweite Tyrannei durchzusetzen, und diejenige unter ihnen, die so ziemlich alle Bereiche durchdringt, ist die Freimaurerei. Die Illuminierte Freimaurerei steht in der hierarchischen Reihenfolge unmittelbar unter den Illuminati bzw. dem Schwarzen Adel. Man findet die Mitglieder dieser Gruppe in allen Organisationen des Netzwerks, das ich im vorigen Kapitel beschrieben habe: dem Royal Institute of International Affairs, dem Council on Foreign Relations, den Bilderbergern und all ihren Artgenossen.

Die Freimaurerei

Die große Mehrheit der Freimaurer weltweit kommt nie über die unteren drei Grade hinaus (*Abb. 9*). Aber über diesen drei Graden gibt es innerhalb des Schottischen Ritus, der von den Tempelrittern inspiriert wurde, noch 30 höhere. Doch selbst der 33. Grad ist nicht der höchste Grad, denn darüber gibt es immer noch die Illuminati-Ebenen, und zudem sind die 33 Grade in sich noch einmal inoffiziell unterteilt in zwei Gruppen, wobei die eine mehr weiß als die andere. Je höher der Adept aufsteigt, desto mehr erfährt er über das wahre Wesen der Freimaurerei und den echten Spielplan. Diejenigen, die den 33. Grad erreicht haben, befinden sich wissensmäßig, verglichen mit den Freimaurern der ersten drei Grade, auf einem anderen Planeten. Der „Prophet" Joseph Smith, der die abstoßende Mormonen-„Kirche" gründete, war ein Freimaurer des 33. Grades. Die Männer, die in Ihrer Stadt der örtlichen Freimaurerloge angehören, werden kaum wissen, wofür ihre Organisation missbraucht wird. Man muss sie im Dun-

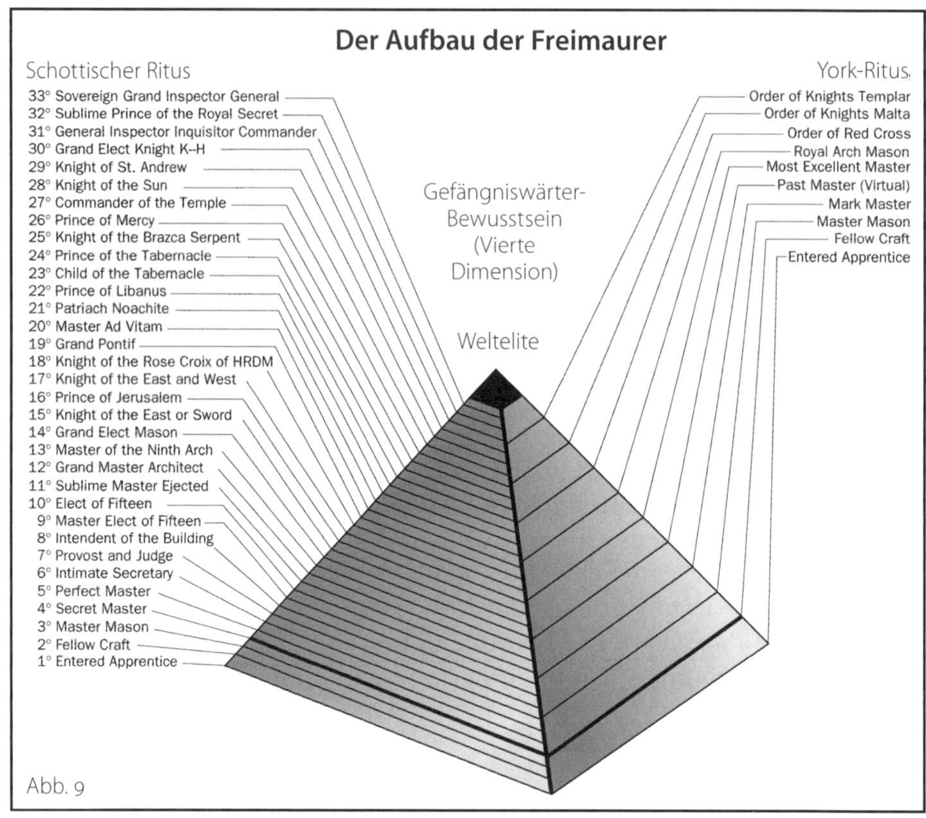

Abb. 9

keln halten, wenn der Plan gelingen soll, und welchen besseren Weg gibt es dafür, als die verschiedenen Initiationsebenen? Nur diejenigen, die man für „annehmbar“ hält, steigen zu den höheren Ebenen auf und begreifen, was wirklich vor sich geht. Die breite Masse aber ist auf den untersten drei Ebenen zu finden. Sie sind das Kanonenfutter und dienen der Tarnung. Zwischen dem 4. und dem 33. Grad findet man diejenigen mit der „rechten Gesinnung“ und dem richtigen Maß an Einfluss auf die Gesellschaft, bis hinauf zu den Präsidenten der Vereinigten Staaten. Danach kommen die Illuminati-Ebenen, die in keinem Freimaurer-Handbuch erwähnt werden. Hier sitzen die Leute, die in Wahrheit Regie führen, im Auftrag des Kultes um das Allsehende Auge. Die weltweite Freimaurerei ist eine gigantische Manipulationspyramide.

Doch so war es nicht immer. Es heißt, einst sei die Freimaurerei eine Gesellschaft gewesen, die den Steinmetzen und Baumeistern von Kirchen und Kathedralen vorbehalten gewesen sei. Damals hieß sie schlicht Maurerei. Ihre Logen glichen Handelsorganisationen, behaupten einige Historiker, und ihre Geheimhaltung und ihre Rituale dienten dazu, ihren Beruf von ungelernten Außenseitern reinzuhalten. Ihre Aufträge erhielten die Maurer großenteils von der katholischen Kirche, die wiederum von Rom aus gesteuert wurde. Die Kirche bezahlte den Bau ihrer großen Kathedralen, von denen das Einkommen der Maurer großenteils abhängig war, von ihrem immensen Reichtum, der zumeist direkt oder indirekt gestohlen worden war. Die Katastrophe kam, als Heinrich VIII. im Jahr 1534 mit Rom brach und seine eigene Kirche gründete, nachdem der Papst ihm eine Scheidung verweigert hatte. Dieses Ereignis hatte weitreichende Folgen für die Zukunft (siehe „The Robots' Rebellion") und sorgte dafür, dass viele Maurer plötzlich arbeitslos waren. Weit entfernt davon, die Bauaufträge Roms fortzuführen, plünderte Heinrich stattdessen die Klöster und raubte alles, was ihm in die Finger kam. Er war praktisch pleite, und zudem gab es immer irgendwo einen Krieg zu führen. Ein besonderes Augenmerk hatte er auf die Besitztümer der „Orden, Bruderschaften und Gilden" gerichtet. Die Maurergesellschaften brachen als Folge des königlichen Raubzugs und der großen Arbeitslosigkeit nach und nach in sich zusammen. Viele der Logen verschwanden, gemeinsam mit ihren uralten Aufzeichnungen, und daher ist wenig bekannt über ihre wahre Geschichte.

Manche der Logen (Zweige) überlebten jedoch, weil sie begannen, auch Leute aufzunehmen, die keine Steinmetze waren. So heißt es zumindest. Diese Neulinge – Geschäftsleute, Kaufleute, Grundbesitzer und Adelige – wurden als „spekulative" Maurer bezeichnet, und bald schon übertrumpften sie die ursprünglichen Mitglieder zahlenmäßig bei weitem. Es handelte sich um die Tempelritter bzw. die Illuminati, die unter dem Deckmantel der Freimaurerei an die Öffentlichkeit traten. Der erste belegte Fall eines spekulativen Maureradepten in England ist der von Elias Ashmole (sprechen Sie diesen Namen bloß nicht zu schnell aus, sonst wird er unanständig), der 1646 einer Loge in Warrington beitrat. Er war Astrologe, und in der Tat kam der Esoterik innerhalb der höheren Grade dieser neuen Form der Freimaurerei eine wichtige Rolle zu. Die Maurerei war zur Freimaurerei geworden, und im Laufe der Jahre blieben als einzige Verbindung zu den Steinmetzen nur die symbolischen Utensilien und die Bezeichnungen für die Initiationsebenen, wie Lehrling, Geselle und Meister, zurück. Die Werkzeuge der Steinmetze – Winkelmaß, Kompass, Setzwaage, Senkschnur, Eichmaß, Hammer und Meißel – kamen weiterhin bei den seltsamen Zeremonien und Ritualen zum Einsatz, und auch der Freimaurerschurz verwies auf die alten Steinmetze. Doch die Agenda der Freimaurer war nun eine ganz andere.

Das Ritual, mit dem ein Adept eingeführt wurde, sah bei der neuen Form der Freimaurerei vor, dass dieser mit nacktem Oberkörper, verbundenen Augen und einer Schlinge um den Hals vorgeführt wurde, wobei ihm ein Messer ans Herz gehalten wurde. Unter Androhung eines grotesken Ritualtodes musste der Adept schwören, dem Orden zu dienen und dessen Geheimnisse zu wahren. Wer die Geheimnisse des Zweiten Grades (des Lehrlings) preisgab, wurde bestraft, indem ihm „die linke Brust geöffnet, das Herz herausgerissen und den hungrigen Vögeln der Luft oder den schlingenden Tieren des Feldes zum Fraß vorgeworfen" wurde. Im Dritten Grad (Meistergrad) bestand die Strafe darin, den Schuldigen zu „zweiteilen, seine Eingeweide zu Asche zu verbrennen, diese über die Erde zu verstreuen und von den vier himmlischen Winden verwehen zu lassen, auf dass sich keine Spur mehr eines so elenden Schurken unter den Menschen, insbesondere den Meistermaurern, finde".[4] Reizend.

Diese Art von Zeremonien beschwören die negativen Energien herauf. Gleichzeitig behauptet die Freimaurerei gegenüber der Öffentlichkeit, eine moralische Lehre zu vertreten, und spricht von Brüderlichkeit und „brüderlicher Liebe". Diejenigen, die die Freimaurerei öffentlich verteidigen, argumentieren, diese Rituale seien rein symbolisch gemeint, aber es gibt viele Beweise dafür, dass nicht jeder so denkt, darunter auch der Freimaurer, der als Jack the Ripper bekannt geworden ist. Die machtvollen Bande der Treue (bzw., wenn nötig, auch der Angst), die in den Mitgliedern gestärkt werden, sorgen dafür, dass nur sehr wenige es je gewagt haben, die Geheimnisse auszuplaudern, selbst wenn sie den Freimaurern nicht länger angehörten. Denn auch, wer seine Beiträge nicht länger zahlt oder die Loge nicht mehr aufsucht, ist noch durch seinen Eid gebunden. Es besteht keine Möglichkeit für einen einmal eingeweihten Maurer, seinen Schwur rückgängig zu machen.

Der Eid soll Angst und Kontrolle generieren. Er gehörte keineswegs zu den Ritualen der alten Steinmetze, wie einige der wenigen Bücher, die überlebt haben – die sogenannten „Gotischen Konstitutionen" –, belegen. Die Strafe, die damals auf die Preisgabe von Geheimnissen stand, beschränkte sich darauf, dass der Betreffende aus der Loge ausgestoßen wurde. Sicherlich besser, als die Eingeweide eingeäschert zu bekommen. Die Rituale und Schwüre der Freimaurerei stützen sich auf die fiktive Geschichte über Hiram Abif aus dem 18. Jahrhundert. In dieser erfundenen Geschichte heißt es, Hiram Abif habe Salomons biblischen Tempel erbaut. Die Gotischen Konstitutionen der alten Steinmetze erwähnen eine solche Figur mit keinem Wort, aber dennoch wurde er zu einer Art Märtyrer der Freimaurerei. In dem Märchen heißt es, Hiram habe sich geweigert, drei mit ihren typischen Werkzeugen bewaffneten Maurern, die den Lehrlingsgrad erreicht hatten, die Geheimnisse zu verraten. Daraufhin ermordeten sie ihn, so der Mythos, und als Hiram vermisst wurde, ordnete König Salomon eine Suche nach ihm an. Man fand Hirams Leichnam „auf unwürdige Weise verscharrt" und begrub ihn „mit dem gebotenen Respekt und mit Ehrfurcht". Salomon befahl, die Mörder töten zu lassen, und in manchen Versionen der Geschichte waren die Mörder – Jubela, Jubelo und Jubelum – so voller Reue, dass sie geradezu darum bettelten, sterben zu dürfen. Jubela bat darum, man möge ihm die Kehle durchtrennen und die Zunge herausschneiden; Jubelo ließ sich die linke Brust aufreißen und das Herz an die Geier verfüttern; und Jubelum bat darum, man möge seine Eingeweide zu Asche verbrennen und diese in alle vier himmlischen Winde verstreuen. Man sieht also, wo die Rituale und Eide der Freimaurerei ihren Ursprung haben: Sie spiegeln die Geschichte vom Tode Hiram Abifs wider, wobei der Adept die Brust entblößt und seine Hosenbeine bis über die Knie hochkrempelt.[5]

Die Geschichte von Hiram Abif ist reine Phantasie. Die Gedankenpolizei der Freimaurer hat sich ausgiebig bei den alten Geschichten über den Bau von Salomons Tempel in Jerusalem bedient. Man hat diesen Tempel zu einer Art Vatikan – oder noch mehr – werden lassen. Aber die Bibel, aus der die Figur des Hiram stammt, beschreibt einen ganz anderen Mann. Zum einen war sein Name einfach nur Hiram. Abif wurde von den Erschaffern des Maurer-Mythos hinzugefügt. Und was sagt nun die Bibel über diesen Mann? Heißt es dort etwa, dass er „der vollkommenste Maurer auf Erden" war, wie die Freimaurer behaupten? Nicht ganz. Dort steht nicht, dass er ein Maurer oder Architekt, sondern dass er ein Bronzegießer gewesen sei. Laut dem Buch der Könige kam er erst nach der Fertigstellung des Tempels aus Tyrus nach Jerusalem. In der zweiten Chronik dagegen heißt es, er sei vor dem Bau des Tempels gekommen und habe die Metallornamente für diesen gefertigt. Seine Fähigkeiten als Steinmetz beschränkten sich auf den dekorativen Bereich; von der bautechnischen Steinmetzkunst verstand er nichts. In der Bibel gibt es noch einen weiteren Hiram, den König von Tyrus, der jedoch nichts mit Hiram Abif zu tun hat. Auch er wird jedoch von der Freimaurerei in Ehren gehalten, weil er angeblich Salomon mit libanesischem Zedernholz für den Tempel versorgt hat. Und das ist noch so eine Sache. In der Bibel steht, der Tempel habe großenteils aus Holz bestanden und sei nicht größer gewesen als ein heutiges Kirchenschiff (etwa neun mal dreißig Meter). Das Letzte, was man demnach brauchte, war ein Steinmetz-Baumeister. Aber obgleich die Geschichte von Hiram Abif Unfug ist, ist es möglich, dass der Inhalt aus dem alten Ägypten stammt, wo König Seqenenre ermordet wurde, als er sich weigerte, einem Rivalen gegenüber sein hochgeheimes esoterisches Wissen preiszugeben. Wenn dies stimmt, ist es eine weitere Bestätigung dafür, dass das Wissen und die manipulativen Methoden der heutigen Freimaurerei und der modernen Welt aus der Antike stammen. Ich glaube, dass sich hinter der Macht, die schließlich als Freimaurerei zutage trat, die Tempelritter verbergen, die bis zur Entstehung der Freimaurerei, als Folge der päpstlichen Säuberungsaktion, im Untergrund operierten. Die Pyramidenstruktur ermöglicht es der Elite – den Wenigen an der Spitze der Freimaurerei –, die breite Masse zu kontrollieren, indem sie diese an der Nase herumführt und im Dunkeln lässt. Die Illuminati-Protokolle, die im 18. Jahrhundert ans Licht kamen, beschreiben – was auch immer man über ihren Ursprung sagen mag – auf brillante Weise, wie die Freimaurer benutzt werden:

> „Wir werden in allen Ländern der Welt Freimaurerlogen gründen und mehren und all jene einbeziehen, die in der Öffentlichkeit eine Größe sind oder eines Tages werden könnten, denn diese Logen sollen unser wichtigster Geheimdienst, unser wichtigstes Mittel, Einfluss auszuüben, sein. All diese Logen werden wir einer einzigen zentralen Verwaltung [den Illuminati] unterstellen, die sich aus unseren Weisen zusammensetzt und von denen allein wir wissen und niemand sonst ... In diesen Logen werden wir alle revolutionären und liberalen Strömungen zusammenbringen. Sie werden sich aus allen Gesellschaftsschichten zusammensetzen. Die allergeheimsten politischen Pläne werden uns bekannt sein, und wir werden sie vom Tag ihrer Entstehung an in die Hand nehmen. Unter den Logenmitgliedern werden auch so gut wie alle Mitarbeiter der internationalen und nationalen Polizei sein, da ihr Dienst von unschätzbarem Wert für uns ist. Die Polizei nämlich ist nicht nur in der Lage, mittels ihrer eigenen, ganz bestimmten Methoden gegen Aufsässige vorzugehen, sondern auch, unser Handeln zu überwachen und Vorwände zu ersinnen, wenn ihr irgendetwas daran missfällt ..."
>
> **Protokoll Nr. 15**

Die Protokolle beschreiben die Maurer der unteren Einweihungsgrade – die große Mehrheit – als eine Art „Vorführarmee", dazu gedacht, sich „gegenseitig Sand in die Augen zu streuen". Jeder manipuliert jeden. Solange wir den von der Geheimgesellschaft geprägten Hintergrund der Personen nicht kennen, die auf der Gehaltsliste der Kontrollinstanzen – seien es Polizisten, Politiker, Ärzte, Militäroffiziere, Redakteure, Journalisten oder Regierungsbeamte – stehen, und solange wir nicht wissen, wofür diese Geheimgesellschaft steht, wie können wir da wissen, nach welcher Agenda diejenigen vorgehen, die ein Land oder eine Gemeinschaft regieren?

Die Mitglieder schwören ihrer Geheimgesellschaft in diesen Ritualen absolute Loyalität. Was also geschieht mit der Loyalität gegenüber der Öffentlichkeit, der zu dienen sie gewählt wurden? Da die Mitglieder von Geheimgesellschaften Positionen besetzen können, mit denen Kontrolle und Einfluss einhergehen, ohne dass sie ihre Mitgliedschaft preisgeben müssen, ist das gesamte System in erschreckendem Maße anfällig für Korruption. Und es ist nicht nur **anfällig**; das System **ist** erschreckend korrupt. Natürlich ist nicht jedes Mitglied korrupt; die meisten sind es nicht. Aber es braucht auch nicht viele, um einen enormen Einfluss auf die Gesellschaft auszuüben.

Wenn man die Top-Positionen erst einmal mit Freimaurern besetzt hat, die darüber entscheiden, wer innerhalb einer Institution eingestellt oder gefördert wird, kann man auch dafür sorgen, dass andere Freimaurer an die wichtigsten Machtpositionen gelangen. Eine Freimaurergeneration folgt der nächsten, und der Stab wird stets weitergereicht. Hat man dies erst einmal erreicht, kann man eine Organisation oder ein Land fast nach Belieben lenken. Oder die Welt. Freimaurer verpflichten sich zudem, sich in der Not gegenseitig zu helfen. Was aber ist mit denen, die nicht zum „Club" gehören, mit uns „Profanen", wie sie uns nennen? Heißt das etwa, dass wir in den Augen eines Freimaurers, der sich in einer Machtposition befindet, weniger wert sind? Zumindest in einem Teil der Fälle lautet die Antwort mit Sicherheit „ja". Die Freimaurer besitzen eine Reihe von Zeichen und Worten, durch die sie einander erkennen, darunter auch der merkwürdige Handschlag. Auch das Zeichen der Freimaurer für „Sorge und Not" (= hilf mir aus der Patsche) gehört dazu, das durch folgende Worte zum Ausdruck gebracht wird: „Hilft denn niemand dem Sohn der Witwe?" Der Sohn der Witwe ist Hiram Abif.

Diese Zeichen und Signale sind überaus praktisch, wenn man beispielsweise von Freimaurer-Polizisten festgenommen oder vor einen Freimaurer-Richter zitiert wird. Natürlich funktioniert das nicht immer so, aber wer denkt, es geschähe nicht dann und wann einmal, macht sich selbst etwas vor. Die politische Entschlossenheit, gegen diese gefährliche Ungerechtigkeit vorzugehen, fehlt deshalb, weil entweder die beteiligten Politiker – aller Parteien – selbst Freimaurer sind oder zumindest mit dem größeren Netzwerk in Verbindung stehen. Manche haben Angst, weil ihr Posten davon abhängt, die Elite der Geheimgesellschaft nicht zu verärgern. Einige führende Politiker sind hochrangige Freimaurer. Lord Palmerston, der zur Zeit der Opiumkriege gegen China britischer Premierminister war, war der Großpatriarch der Grand-Orient-Loge, der Illuminati-Version des

Ordens. Und auch der einstige französische Präsident François Mitterand (Kom300) war ein Großmeister des Grand Orient.[6]

Die meisten der Personen, die ich in diesem Buch nenne - diejenigen, die mit der Trilateralen Kommission, dem Council on Foreign Relations, den Bilderbergern und wie sie alle heißen verbunden sind – sind ebenfalls Freimaurer oder gehören einer verwandten Geheimgesellschaft an. Doch sie alle unterstehen demselben Herrn – der Weltelite. In den meisten Ländern gibt es eine elitäre Freimaurer-„Zelle", die besonders viel Macht besitzt und selbst vielen hochrangigen Freimaurern unbekannt ist. Viele der Zellen stehen mit den von den Illuminati kontrollierten Formen der Freimaurerei, den Grand-Orient-Logen, in Verbindung. Die Französische Revolution wurde zum Teil von der Pariser Grand-Orient-Loge ausgeheckt und koordiniert. Einige behaupten, in Großbritannien gebe es eine elitäre Zelle namens Parlour Club, und zudem gebe es eine europäische Elitegruppe, die sich der Club of the Isles nenne.[7] In den Vereinigten Staaten gibt es den Skull&Bones-Orden, der eng verwandt ist mit der Freimaurerei, ebenso wie der Oranier-Orden, der im Mittelpunkt des Nordirland-Konfliktes steht. Der Round Table weist Züge der Freimaurerei auf und ist mit diesem Netzwerk verbunden. Die berüchtigten Malteserritter sind ebenfalls eine elitäre Organisation, die ihre geheimen Aktivitäten von der Illuminierten Freimaurerei koordinieren lässt und die großen Einfluss innerhalb des Systems hat. Ihr offizielles Oberhaupt ist der Papst! Die wohl bekannteste elitäre Freimaurer-Zelle ist die italienische Loge Propaganda Masonica Due (P2), die auch in anderen Ländern aktiv ist. Als diese aufflog, zog das einen der größten politischen Skandale der Geschichte nach sich. Wenn man sich den Hintergrund der P2 anschaut, erkennt man, wie die elitären Freimaurer-Zellen weltweit vorgehen und welche Methoden sie anwenden.

Propaganda Masonica Due (P2)

Die Loge P2 wurde 1877 in Rom für alle Freimaurer gegründet, die aus anderen Teilen Italiens in die Hauptstadt kamen. Mitte der 1960er hatte die Loge gerade einmal 17 Mitglieder, doch sollte sie zu weltweiter Berühmtheit aufsteigen, als Licio Gelli sie im Namen Lino Salvinis, des italienischen Großmeisters, „umstrukturierte". Als Gelli an der Macht war, stieg die Zahl der Mitglieder der P2-Loge binnen weniger Jahre auf knapp tausend an. Dabei war Gelli mit Sicherheit nur die ausführende Hand anderer Mächte hinter der P2, die ihre Kontrolle im Verborgenen ausübten. Einige

Forscher glauben, dass diese verdeckte Kontrolle durch die schweizerische Freimaurerloge Alpina stattfand, die sowohl Henry Kissinger als auch Aurelio Peccei (Bil), den Gründer des Club of Rome, zu ihren Mitgliedern zählte. Andere behaupten, Gelli sei nur der „Mittelsmann“ zwischen der P2 und den wahren Kontrolleuren gewesen – den monetären Interessen des Hauses Rothschild. Die Initiationszeremonie der P2 fand in deren Hauptquartier, dem Hotel Excelsior, unter der Aufsicht Giordano Gamberinis, des ehemaligen italienischen Großmeisters, statt. Aber der Name, der am häufigsten mit der P2 in Verbindung gebracht wird, ist der Gellis.

Gelli war während des Kriegs einer der faschistischen Anhänger Mussolinis. Er war am Aufbau der sogenannten „Rattenlinie“ beteiligt, auf der man nach dem Einfall der Alliierten Nazis aus Deutschland herausschmuggelte. Als einige Jahre später seine Vergangenheit ans Licht kam, floh er nach Argentinien. Dort fand er viele politische Freunde, darunter den Diktator Juan Perón (dessen Wirtschaftsberater er wurde) und José López Rega, den Mann hinter der Antikommunistischen Allianz Argentiniens (AAA), dem Todeskommando, das tausenden Menschen den Tod brachte. Rega fuhr riesige Gewinne ein, indem er Kokain in die USA schmuggelte. Als Perón aus dem Exil zurückkehrte, um zum zweiten Mal an die Macht zu gelangen, fiel er in aller Öffentlichkeit auf die Knie und dankte Gelli. Nach dem Krieg flohen viele Nazis nach Südamerika, und die P2 steht in enger Verbindung zu den Nazis weltweit. Als eifriger Faschist dürfte Gelli sich in dieser Gesellschaft wohl gefühlt haben. Tatsächlich half er vielen Nazis, wie zum Beispiel Klaus Barbie, nach Südamerika zu entkommen (das zu einer größeren Version von Hitlers Nazi-Deutschland wurde). Gelli stand auch Somoza, dem Nazi-Diktator von Nicaragua, sehr nahe, und zudem hatte er Verbindungen zu der paramilitärischen Nazi-Organisation U Gladio (hinter der die CIA steckte) in Italien.

Mitte der 1960er kehrt Gelli als argentinischer Ehrenkonsul nach Italien zurück. Nachdem er 1965 der Freimaurerloge Grand Orient beigetreten war, baute er um sich herum ein Netzwerk aus Kontakten zu hohen Positionen auf. Dabei half ihm seine Mitgliedschaft bei den Maltesern, die ihm Zutritt zu den höchsten Ebenen des Vatikan verschaffte – eine Verbindung, die er wie auch die P2 höchst effektiv zu nutzen verstanden. Gellis Freunde bei den US-Republikanern luden ihn zur Amtseinführung von Präsident Reagan im Jahr 1981 ein. (Reagan sollte später, als sich das Ende des Zweiten Weltkriegs zum 40. Mal jährte, einen Kranz auf den Gräbern von SS-Sturmsoldaten niederlegen, was in den Augen der Nazis in CIA und Weltelite – den wahren Kontrolleuren der P2-Loge – eine stark symbolträchtige Geste gewesen sein dürfte.) Auch an der Amtseinführung der US-

Präsidenten Carter und Ford nahm Gelli teil, und er bezeichnete sich selbst als einen guten Freund George Bush seniors. Im Juli 1981 wurde Gellis Tochter am Flughafen von Rom festgehalten, und in einem Zwischenboden ihres Koffers stellte man Dokumente sicher. Es handelte sich um Kopien eines US-Dokuments mit der Bezeichnung „Anhang B". Anhang B war ein Zusatz zu dem US Field Army Manual FM 30-31, einem Armeehandbuch des US-Militärs. Das Dokument war auf den 18. März 1970 datiert und von General Westmoreland unterzeichnet. In dem Dokument wird beschrieben, wie sich ein Land destabilisieren lässt, indem man die herrschenden Institutionen infiltriert und Provokateure anheuert.[8] Genau das taten Gelli und seine Kontrolleure.

Es gelang Gelli, für die italienische Freimaurerszene offizielle Anerkennung durch die Vereinigte Großloge, das Freimaurerzentrum in London, zu gewinnen. Die italienische Freimaurerei hat eine lange Geschichte voller Kontroversen und politischer Verstrickungen vorzuweisen. Mussolini verbat die Freimaurerei in Italien, wie Hitler es auch in Deutschland tat, nicht zuletzt deshalb, weil beide durch Geheimgesellschaften an die Macht gekommen waren und um den Einfluss dieser Gesellschaften wussten. Nach dem Krieg zwang das US-amerikanische OSS, der Vorgänger der CIA, die gebrochene italienische Regierung, die Freimaurerei wieder zuzulassen, und die Londoner Mutterloge erkannte die italienische Freimaurerei offiziell an. Dadurch hatte sie einer Organisation Anerkennung verliehen, die engste Bande zur Mafia unterhielt. Diese Bande reichen zurück bis zu den „Carbonari", einer Verbindung aus Freimaurern, Mafia und Militär, die sich im 19. Jahrhundert bildete, um Napoleon zu bekämpfen. Die Carbonari standen auch mit den Rittern der Guelfen – des Schwarzen Adels – im Bunde.

Während der 1970er zog Gelli einige der mächtigsten Persönlichkeiten Italiens in die P2-Loge, bis er schließlich einen Staat im Staate gebildet hatte, in dem jeder nach derselben Agenda vorging. Die Namen der Mitglieder waren nur Gelli selbst und vielleicht ein, zwei weiteren bekannt. Nicht einmal untereinander kannten die Mitglieder sich. Nach dem Vorbild der von der Elite erprobten Struktur teilte Gelli die Mitglieder in zwei Gruppen auf, die er wiederum in mehrere Untergruppen gliederte. Nur die Anführer dieser Gruppen kannten die Namen der Mitglieder – und auch nur die ihrer eigenen Gruppe. Man kontrollierte die Mitglieder der P2 mittels Angst, resultierend daraus, dass allen bekannt war, welch schreckliche Strafen ihnen blühten, sollten sie nicht tun, wie ihnen geheißen. Als Gellis Anwesen im März 1981 von der Polizei durchsucht wurde, entdeckte diese in Gellis Bürotresor und in einem Koffer Mitgliederlisten mit insgesamt

192 Namen. Unter den Namen waren auch die von drei Kabinettsministern, 40 weiteren Parlamentsmitgliedern, 43 Generälen, acht Admirälen und hunderten von Staatsbeamten und Diplomaten, Leitern von Sicherheitsdiensten, den Polizeichefs der vier größten Städte Italiens, Unternehmern, Finanziers, Fernsehstars und 24 Journalisten. Ich bin der festen Überzeugung, dass in Großbritannien und vielen anderen Ländern ähnliches geschieht und dass sich darin die Methoden und Ziele der P2 widerspiegeln. Einige glauben, auch Henry Kissinger habe der P2-Loge angehört oder zumindest stark an deren Strategien und Methoden mitgewirkt. Die P2-Loge hat sicherlich auch außerhalb Italiens zahlreiche mächtige Mitglieder, was ihr enormen Einfluss auf das europäische und US-amerikanische Geheimdienst- und Bankwesen verleihen dürfte. Auch der ehemalige italienische Premierminister Giulio Andreotti stand Gelli recht nahe. Als Andreotti wegen seiner Mafia-Verbindungen vor Gericht stand, nannte er als Leumundszeugen den einstigen UN-Generalsekretär Pérez de Cuéllar (dessen P2-Mitgliedschaft bekannt ist) und – Henry Kissinger.[9] Der Journalist Mino Peccorelli, ebenfalls ein P2-Mitglied, sagte, die Loge werde in Wahrheit von der CIA gelenkt. Er hatte jedoch nicht lange Gelegenheit, dies zu verbreiten. Peccorelli wurde ermordet, auf eine Weise, auf die die Mafia all jene beseitigt, die zu viel reden. Weitere Beweise für eine CIA-Verbindung kamen von Richard Brenneke, einem ehemaligen CIA-Auftragsagenten. In einem Interview, das am 2. Juli 1990 vom italienischen Fernsehen ausgestrahlt wurde, sagte er:

> „Wir [die CIA] haben uns von diesen Leuten [der P2] dabei helfen lassen, Geld und Drogen in die USA und nach Italien hinein- und aus diesen Ländern herauszuschmuggeln. Wir haben diese Leute benutzt, um Anfang der 1970er Ereignisse loszutreten, die die Ausbreitung des Terrorismus in Italien und anderen europäischen Ländern gefördert haben. Die P2 ist noch immer aktiv, und sie wird heute noch zu denselben Zwecken wie zu Anfang der 1970er benutzt. Die CIA hat die P2 mit Summen unter die Arme gegriffen, die sich monatlich auf eine bis zehn Millionen Dollar beliefen … Das CIA-Geld kam verschiedenen Zwecken zugute, unter anderem dem Terrorismus. Ein weiteres Ziel war es, Unterstützung beim Drogenschmuggel in die USA zu gewinnen. Zwischen der P2 und der CIA hat schon immer eine Verbindung bestanden."

Brenneke gehörte zu denen, die behaupten, Licio Gelli habe nur dem Namen nach an der Spitze der P2 gestanden und die wahre Kontrollmacht habe ihren Sitz in der Schweiz und in den Vereinigten Staaten. Die 1970er und frühen 1980er waren harte Jahre für Italien. Zu den Terroranschlägen, die von der P2 gesponsert wurden, gehörte auch das Bombenattentat auf den Bahnhof von Bologna 1980, bei dem 85 Menschen ums Leben kamen. Eine terroristische Vereinigung namens die Roten Brigaden wurde für zahlreiche Grausamkeiten verantwortlich gemacht, unter anderem für die Entführung und den Mord an Aldo Moro 1978, der Parteiführer der italienischen Christdemokraten und ehemaliger Premierminister von Italien war. Bei dem Mord starben mit Moro auch fünf seiner Bodyguards. Terrorgruppen wie die Roten Brigaden oder die Baader-Meinhof-Gruppe sind nicht das, was sie zu sein scheinen. Wie es auch bei diesen beiden Gruppen der Fall war, werden die Mitglieder oft von der CIA oder anderen Organisationen der Elite trainiert. Sie sind Teil des Prozesses, der nach dem Schema Problem-Reaktion-Lösung abläuft und mit dem man die Ermordung „unbequemer" Personen zu vertuschen und Gesellschaften aus dem Gleichgewicht zu bringen versucht. Im Prozess um den Tod Aldo Moros sagten mehrere Mitglieder der Roten Brigaden aus, sie wüssten, dass die höchsten Kreise der USA in den Mord verstrickt seien. Am 10. November 1982 machte Gorrado Guerzoni, ein enger Partner Moros, eine Zeugenaussage mit verheerender Wirkung. Er sagte, ein US-Top-Politiker habe Moro gedroht, ihn, sofern er nicht die Richtung seiner Politik ändere, beseitigen zu lassen. Moro wollte Italien stabilisieren, der US-Politiker dagegen wollte das Land destabilisieren. Auch Aldo Moros Frau sagte im Zeugenstand aus, ein „hochrangiger US-Politiker" habe zu ihrem Mann gesagt: „Entweder ändern Sie Ihre politische Richtung, oder Sie werden teuer dafür bezahlen." Wer war der Mann, von dem Gorrado Guerzoni vor Gericht sprach?

Henry Kissinger!

In Italien sorgte dies allerorts für Schlagzeilen, doch in der *New York Times* wie auch in der *Washington Post* war kein Wort davon zu lesen, obgleich einer von Amerikas berühmtesten Persönlichkeiten von einem Gericht angeklagt worden war, am Tod eines führenden ausländischen Politikers beteiligt gewesen zu sein, der von einer Terrorgruppe entführt und ermordet worden war. Pressefreiheit? Aber klar doch. Nachdem Moro entführt worden war, weigerte sich die italienische Regierung, über seine Freilassung zu verhandeln. Das war seltsam, denn bei anderen Entführungen war sie durchaus bereit gewesen, zu verhandeln. Seine Familie verstand dieses Verhalten damals nicht. Es war, als wollten die Behörden nicht, dass Moro freigelassen würde. Die Wahrheit war, dass sie es tatsächlich nicht wollten. Die Elite hat im Rahmen ihrer Verschwörung kein Bündnis mit einem bestimmten Land oder politischen System geschlossen. Die Elite hat ihre Leute in allen Parteien und Ländern sitzen, und sie alle arbeiten auf gemeinsame Ziele hin. Für sie gibt es keine Grenzen oder

Länder, es sei denn, um sie als Mittel zu nutzen, die eine Seite gegen die andere auszuspielen.

Zwei bedeutende Namen auf der P2-Mitgliederliste waren die der Bankiers Roberto Calvi und Michele Sindona. Die Polizei deckte den P2-Skandal um Gelli auf, als sie die inszenierte Entführung von Sindona untersuchte, wobei sie herausfand, dass Sindona als Finanzberater für Vatikan und Mafia tätig war. Die römisch-katholische Kirche hat die Freimaurerei schon lange aus ihren Reihen verbannt, wenngleich viele ihrer Priester und Beamten selbst Freimaurer sind. Unter Gelli jedoch ließ die offizielle Feindseligkeit des Vatikan gegenüber der Freimaurerei beträchtlich nach, und nachdem Gelli, Calvi und Sindona den Papststaat erfolgreich infiltriert hatten, übernahm die P2-Loge diesen gänzlich. Der Papst während dieser Phase der P2-Infiltration war Paul VI. Er war es auch, der die Opposition innerhalb der katholischen Kirche gegenüber den Freimaurern milderte. Interessant ist, was herauskam, als der kanadische Verleger Daniel Scallen das New Yorker Detektivbüro Pinkerton beauftragte, das Verhalten des Papstes unter die Lupe zu nehmen. Ein Detektiv kam 1973 nach Rom und berichtete, es gebe zwei Päpste im Vatikan! Er vermutete, ein Hochstapler sei durch plastische Chirurgie so verändert worden, dass er dem Papst ähnele. Wenn man sich Nahaufnahmen des Papstes aus dieser Zeit ansieht, dann erscheint das durchaus plausibel. Es lassen sich eindeutige Unterschiede ausmachen. Das FBI analysierte Aufzeichnungen der Weihnachts- und Osteransprache des Papstes und kam zu dem Ergebnis, dass die Stimmen zwei verschiedenen Personen gehörten. Während der Untersuchung räumte die Nichte des Papstes gegenüber dem Detektiv ein, es gebe tatsächlich einen Schwindler und ihrer Familie (die den echten Papst regelmäßig im Vatikan besuchte) sei dies bekannt. Die Untersuchung endete, als der Detektiv in Rom verhaftet und zu vier Jahren Gefängnis verurteilt wurde. Später wurde er abgeschoben und „verschwand". Einigen war es zu weit hergeholt, dass ich in „The Robots' Rebellion" sagte, man arbeite mit Doppelgängern berühmter Persönlichkeiten. Es ist keineswegs zu weit hergeholt. Es ist inzwischen bewiesen, dass der Saddam Hussein, den wir nach dem Golfkrieg zu sehen bekamen, nicht der Saddam Hussein ist, den man vor dem Krieg sah. Es war ein mittels plastischer Chirurgie erschaffener Doppelgänger.[10]

Als der P2-Skandal aufflog, stellte sich heraus, dass auch hochrangige Beamte des Vatikan darin verstrickt waren, darunter der Außenminister, Kardinal Villot. Laut Stephen Knights Buch „The Brotherhood" glauben viele, dass Villot die katholische Hierarchie unter Druck gesetzt habe, ihren Widerstand gegen die Freimaurerei aufzugeben. Ein anderes investigatives Werk von David Yallop mit dem Titel „In God's Name" nennt ihn gar als Hauptverdächtigen im Mord an Papst Johannes Paul I., der 1978 nach nur 33 Tagen im Amt starb. Vielleicht wusste dieser Papst teilweise, was vor sich ging, sowohl im Hinblick auf die freimaurerische Infiltration als auch auf den Diebstahl des Vatikanvermögens. Der „christliche" Flügel des Kultes um das Allsehende Auge möchte die Christenheit ebenso unterwandern und zerstören, wie der „jüdische" Flügel das Judentum infiltrieren und zerstören möchte. Vielleicht war Papst Johannes Paul I. entschlossen, dieser Manipulation ein Ende zu setzen, wenngleich andere Stimmen behaupten, er sei ein Papst der Illuminati gewesen. Jedenfalls wurde er tot aufgefunden, ermordet im Auftrag der P2, und dies wurde vertuscht, indem man eine „natürliche Todesursache" vorschob. Die Ärzte, die ihn untersuchen durften, schienen uneins. Jeder vermutete etwas anderes – Herzinfarkt, Krebs, Hirntumor. Suchen Sie es sich aus. Viele glauben, er sei vergiftet worden, aber die Behörden leiteten nie eine Untersuchung ein. Um 5.30 Uhr morgens entdeckte man seinen Tod, und schon um halb zehn wurde seine Leiche einbalsamiert und die Eingeweide verbrannt. Es gab keine Obduktion. Der ehemalige CIA-Direktor Standsfield Turner (CFR) behauptete, der Leibarzt von Papst Johannes Paul I. – einer der ersten, die die Leiche untersuchten – habe im Dienst der CIA gestanden. Kardinal Villot starb 1979, noch bevor die P2-Sache aufflog. Kurz vor seinem Tod hatte er gesagt, er werde die Geschichte um das Ableben des Papstes aufdecken, was jedoch nie geschah. Die Ärzte, die Villots Leiche untersuchten, nannten als Todesursache Lungenentzündung ... nein, Entschuldigung, etwas mit den Nieren ... nein, warten Sie, Hepatitis ... nein, äh, innere Blutungen. Sollte ich je einen Arzt brauchen, erinnern Sie mich bitte daran, nicht im Vatikan anzufragen.

P2-Mitglied Michele Sindona, seines Zeichens Finanzschwindler, Geldwäscher und verurteiler Mörder, nahm Verbindungen zur Bank des Vatikan, L'Instituto per le Opere di Religione (IOR), auf und stellte Bischof Paul Marcinkus, dem Direktor der Bank, seinen Partner Roberto Calvi vor. Calvi besaß selbst eine Bank, die Banco Ambrosiano, und die Bank des Vatikan wurde, dank der Freimaurerverbindungen und Gellis guten Beziehungen zu Top-Beamten und dem Papst, Hauptaktionär dieser Bank. Es folgten Unterschlagungen im großen Stil, und als die Banco Ambrosiano 1982 kollabierte, beliefen sich ihre Schulden auf umgerechnet 800 Millionen britische Pfund. Die Vatikan-Bank zahlte den Gläubigern 164.000.000 Pfund, was die katholische Kirche in arge Liquiditätsprobleme stürzte, ähnlich jenen, in denen die protestantische anglikanische Kirche in jüngerer Zeit steckte.

Roberto Calvi, der, ebenso wie Sindona, als „Bankier Gottes“ bekannt war, floh nach Österreich und von dort nach England, wo er am 15. Juni 1982 eintraf. Zwei Tage darauf „fiel“ Graziella Corrocher, die die Buchführung für die P2-Loge machte, aus einem Fenster im vierten Stock der Ambrosiano-Bank. Am darauffolgenden Tag war auch Calvi tot. Man fand ihn unter der Blackfriars Bridge in London, wo er, mit Steinen in den Taschen, von einem Baugerüst baumelte, vier Meilen vom Hotel Chelsea Cloisters entfernt, wo er sich einquartiert hatte.

Seine Leiche war kaum gefunden und gemeldet worden, da charterten italienische Polizei und andere Beamte schon ein Flugzeug nach Großbritannien. Sie hätten sich gar nicht beeilen brauchen, denn in den Reihen der Londoner Behörden waren genug Freimaurer, um den Mord vertuschen zu können. Eine von der Stadt London eingeleitete Untersuchung kam zu dem Ergebnis, beim Tod Calvis handele es sich um Selbstmord, was mehr als unwahrscheinlich ist. Ein Mann, der sich umbringen will, verlässt also sein Hotelzimmer, wo er sich genauso gut hätte umbringen können, fährt zur Blackfriars Bridge, um dort, entgegen seiner ausgeprägten Höhenangst, auf ein Baugerüst unterhalb der Brückenbögen zu klettern, von dessen Existenz er gar nicht gewusst haben kann. Dann gelingt es ihm irgendwie, das Seil zu befestigen, seine Taschen mit Bauschutt zu füllen und sich zu erhängen. Ja, klingt plausibel. Eine zweite Untersuchung im Juni 1983 kam zu dem Ergebnis „Todesursache ungeklärt“, was immerhin ein bisschen vernünftiger klingt, wenn es auch weit von dem Befund entfernt war, auf den alle Beweise hindeuteten.

Sein Tod ist zweifellos umrankt von Freimaurersymbolik. Die Freimaurer lieben ihre Symbolik. Wo heute die Blackfriars Bridge steht, befand sich einst die Klosterkirche eines Dominikanerordens, dessen Mönche man, aufgrund ihrer schwarzen Ordenstracht, die Schwarzen Mönche nannte. Sie waren es, die die Kanzel populär machten, und dort haben die Kanzeln ihren Ursprung, die in das Mauerwerk der Blackfriars Bridge eingearbeitet sind. Die Mitglieder der P2-Loge trugen bei ihren Ritualen Kutten wie die der Schwarzen Mönche. Zudem sieht eine Bestrafung der Freimaurer vor, das Opfer „bei Niedrigwasser im Sand der See oder eine Taulänge vom Ufer entfernt zu begraben, wo die Gezeiten sich binnen 24 Stunden zweimal abwechseln …“. Auf manchen Tarotkarten ist der Tod ebenfalls als Erhängter neben einem Gewässer dargestellt. Doch wie auch immer der genaue Hintergrund aussehen mag, Calvi wurde eindeutig ermordet – entweder für das, was er getan hatte, oder für das, was er über das Geschehene wusste. Womöglich trifft beides zu. Das ist das Schicksal vieler Freimaurer, die nicht länger von Nutzen sind.

Es wäre schön, wenn der P2-Skandal ein Einzelfall wäre, aber das glaube ich nicht. In den meisten (zumindest den einflussreichsten) Ländern sind zweifellos ähnliche Zellen elitärer Freimaurer verborgen, die daran arbeiten, einen Staat im Staate unter ihrer Kontrolle zu errichten. Ich glaube auch nicht, dass die P2 nicht mehr existiert oder dass der Vatikan nicht länger von der Elite kontrolliert wird. Ein weiterer Punkt ist der Name an sich – P2. Er impliziert, dass es irgendwo eine P1-Loge geben muss. Aber wo? Bestimmt in den USA oder in Großbritannien, wahrscheinlich sowohl als auch.

Die Malteserritter

Zur Zeit der Kreuzzüge im 12. und 13. Jahrhundert, als der Papst versuchte, die Muslime aus Jerusalem zu vertreiben, entstand eine Reihe von „Ritter"-Orden. Dazu gehörten auch die Tempelritter und der Ritter- und Hospitalorden vom Heiligen Johannes zu Jerusalem. Nachdem das Anliegen der Kreuzzüge gescheitert war, wurden beide Orden verfolgt, aber die Templer haben bis heute überlebt, und ihr Glaube bildete die Grundlage für den Schottischen Ritus der Freimaurerei mit seinen 33 Graden. Der Orden vom Heiligen Johannes zu Jerusalem änderte seinen Namen mit jedem Ortswechsel. Als der Papst dem Orden die Insel Rhodos schenkte, nannte er sich die Ritter von Rhodos. Dann wurden sie zu den Rittern von Malta, das sie als souveränen Staat regierten, bis Napoleon sie 1798 von der Insel vertrieb. Nach Jahren des Nomadenlebens – so sagt zumindest die offizielle Geschichte – richtete Papst Leo XII. (ein fanatisch-dogmatischer Katholik) dem Orden 1834 ein neues Hauptquartier in Rom ein. Heute nennt sich der Orden Souveräner Malteserorden, und er genießt alle diplomatischen Vorrechte eines Staatsoberhaupts. Über 40 Länder haben die Souveränität des Ordens anerkannt und unterhalten diplomatische Beziehungen zu dieser ganz richtig und offiziell als Staat im Staate bezeichneten Institution. Durch eine päpstliche Verfügung besitzt das internationale Oberhaupt des Ordens, der Großmeister, den Rang eines Prinzen, das Ansehen eines Kardinals und den Titel „Seine Hoheit und Eminenz, der Fürst und Großmeister". Sein übergeordneter Boss ist, zumindest offiziell, der Papst.

Die Malteserritter sind ein wesentlicher Einflussfaktor innerhalb des elitären Netzwerks und unterhalten enge Bande zum Schwarzen Adel und der Weltpolitik, nicht zuletzt der in den USA fabrizierten. Alexander Haig

(CFR), der unter Reagan US-Außenminister war, gehört dem Orden an, und einige glauben, auch Reagan sei ein Malteser gewesen. Auch Valérie Giscard d'Estaing, der ehemalige französische Präsident, gehörte zum Orden. D'Estaing (Bil) und der ehemalige Bundeskanzler Helmut Schmidt (Bil) setzten sich gemeinsam stark für den europäischen Zusammenschluss ein.[11] Besonders gute Beziehungen hat der Malteserorden zu Sicherheitsdiensten wie der CIA. Im Jahr 1948 verlieh der Orden eine seiner prestigeträchtigsten Auszeichnungen an General Reinhard Gehlen, der unter Adolf Hitler die Ostspionage leitete. Nach dem Krieg setzte die gerade gegründete CIA Gehlen auf ihre Gehaltsliste; er sollte die Operationen der CIA in Europa organisieren! CIA-Direktoren, von denen bekannt ist, dass sie zum Malteserorden gehörten, sind beispielsweise John McCone, William Casey und auch George Rocca, der stellvertretende Leiter der CIA-Spionageabwehr. Die Malteserritter waren mit großer Wahrscheinlichkeit auch an der Iran-Contra-Affäre, dem Waffen-gegen-Drogen-Handel der USA, beteiligt, durch die Oliver North zu Weltruhm gelangte. Vertreten wurde North beim Prozess gegen ihn durch die Anwaltskanzlei von Bennett William, ebenfalls einem Malteser. Unter den Amerikanern, die eingriffen, um sicherzustellen, dass bestimmte Nazis nach dem Krieg aus Deutschland in die USA fliehen konnten, war auch der Großindustrielle J. Peter Grace, das einstige US-amerikanische Oberhaupt der Malteserritter.

Der Malteserorden ist eine ultraextreme, autoritär strukturierte Organisation, die mit den höchsten Ebenen des elitären Netzwerks verbunden ist. Die Recherche, die Autorin Betty Mills für ihr Buch „Colonel North, William Casey, And The Knights Of Malta" unternahm, ergab, dass der US-amerikanische Zweig des Ordens in den 1930ern einen Coup plante. In dessen Mittelpunkt stand der Malteser John J. Raskob, doch der Plan schlug fehl, weil Marinegeneral Smedley Butler sich weigerte mitzumachen und das Unternehmen stattdessen preisgab. Er belastete Raskob, den Vorstandsvorsitzenden des von J. P. Morgan kontrollierten Unternehmens General Motors, der zugleich einer der 13 Gründer des US-amerikanischen Zweigs des Malteserordens war. Es folgten Anhörungen vor dem Kongress, doch überraschenderweise – oder vielleicht auch nicht ganz so überraschend – wurde Raskob nicht vorgeladen, um auszusagen. Zudem sagt Betty Mills: „Es ist interessant und zugleich beunruhigend, dass der in den 1930ern geschmiedete Plan, das Weiße Haus zu übernehmen, unseres Wissens in keinem Geschichtsbuch und keiner Enzyklopädie auftaucht."[12] Wer kontrolliert die Medien und die offizielle Version der Geschichte? Genau.

Einmal mehr wird deutlich, dass die Malteserritter mit anderen Teilen des Puzzles, unter anderem den Medien, in Zusammenhang stehen. William F. Buckley, der Verleger und Ölmensch, ist Mitglied des Skull&Bones-Ordens, des Council on Foreign Relations und des Malteserordens. Frank Shakespeare, ebenfalls ein Malteser, war Präsident des Fernsehsenders *CBS*, stellvertretender Vorsitzender von RKO und US-Botschafter im Vatikan. Shakespeare hat zudem unter dem ultrarechten Vorsitz Paul Weydrichs in der von der Elite beherrschten Heritage Foundation gedient. Diese unterhält Beziehungen zu den Habsburgern, einer der zentralen Kräfte hinter der Paneuropa-Bewegung, die uns die EU eingebracht hat, und eine der wichtigsten Familien der Weltelite. Der Sozialhistoriker Stephen Birmingham sagt: „Die Malteserritter sind der vielleicht exklusivste Club auf Erden. Sie sind weit mehr als nur die katholische Aristokratie ... sie können jederzeit den Hörer in die Hand nehmen und mit dem Papst plaudern.“[13] Ich würde noch einen Schritt weiter gehen und behaupten, dass sie, zusammen mit anderen Organisationen, den Vatikan sogar kontrollieren und nicht nur weit davon entfernt sind, die katholische Aristokratie zu sein, sondern nicht einmal katholisch sind. Der Katholizismus dient ihnen nur als Tarnung ihrer Aktivitäten. Sie verehren einen ganz anderen „Gott“, nämlich das Luziferische Bewusstsein, das durch die Pyramide und das Allsehende Auge symbolisiert wird. Bevor Gellis P2-Loge auf den Plan trat, kontrollierte die Elite den Vatikan mittels des Malteserordens. Tatsächlich war auch Gelli ein Mitglied der Malteser.

Der Pole Karol Woytila, der letzte Papst und gleichzeitig offizielles Oberhaupt des Malteserordens, war ein ehemaliger Vertreter und Angestellter der I. G. Farben. Er überlebte ein Attentat, das man als Warnung auffassen könnte: „Tu, was man dir sagt, oder ...“ Oder was? Gewiss trug er stets das verbogene bzw. zerbrochene Kreuz mit dem gequälten Körper Jesu bei sich. Dieses Symbol ist eine Erfindung der Satanisten, stammt aus dem 5. Jahrhundert und wird von Schwarzmagiern benutzt. Im Mittelalter wurde es verboten. Im Jahr 1978, als Papst Johannes Paul I. ermordet und Johannes Paul II. der neue Papst wurde, brachte der Vatikan eine Briefmarkenserie heraus, auf der eine Pyramide und das Allsehende Auge abgebildet waren.

Der Oranier-Orden und Sinn Fein

Hinter allen gegenwärtigen Konflikten an den verschiedenen Krisenherden der Welt steckt das Geheimgesellschaftsnetzwerk der Weltelite und manipuliert beide Seiten. Ständig hört man in den Nachrichten etwas von „Freiheitskämpfern“ und „bewaffneten Kämpfen“. Der Großteil der Beteiligten glaubt, er kämpfe für die „Freiheit“ seines Landes bzw. seiner Gemeinschaft, obwohl man diese Menschen in Wahrheit im Rahmen einer koordinierten weltweiten Revolution nur benutzt, um den Weg hin zur Weltregierung mit zerstörten Gemeinschaften und Nationen zu pflastern. In Nordirland haben die bewaffneten Kämpfe etwa 3.000 Menschen beider „Seiten“ des Konflikts zwischen Katholiken und Protestanten das Leben gekostet. Auf den unteren Ebenen besteht kein Zweifel daran, dass es zwei verschiedene „Seiten“ gibt, wenn auch nur im Kopf der Beteiligten. Doch die politischen und paramilitärischen protestantischen Gruppierungen sind Auswüchse einer Geheimgesellschaft – des Oranier-Ordens. Dabei handelt es sich um dieselbe, vom Schwarzen Adel kontrollierte Geheimgesellschaft, die schon König Wilhelm von Oranje auf den britischen Thron setzte und das holländische Zentralbankensystem nach England brachte, um dort die Bank von England zu gründen. Die politischen und paramilitärischen katholischen Flügel sind ebenso ein Teil des Geheimgesellschaftsnetzwerks und weit davon entfernt, dem „Freiheitskampf“ zu dienen. Vielmehr bilden sie ein Verbrechersyndikat im Stile Lanskys. Warum sollten sie nicht schon seit Anbeginn der Zeit auf höchster Ebene zusammenarbeiten, um nach dem klassischen Hegel‘schen Prinzip die eine Seite gegen die andere auszuspielen und gleichzeitig der Öffentlichkeit zu suggerieren, es handele sich um zwei zutiefst gegensätzliche Kräfte? In Pollards Buch „The Secret Societies Of Ireland“ heißt es, die Macht hinter den europäischen Revolutionen habe Irland im Visier gehabt:

> „Diese Sendboten Frankreichs zielten darauf ab, England zu erniedrigen und die Doktrin einer Weltrevolution mittels einer Allianz zwischen den katholischen Unruhestiftern des Südens und den republikanischen Presbyterianern des Nordens zu verbreiten.“

Ein Instrument dieses irischen Strangs der Weltrevolution war die Irish Brotherhood, die irische Bruderschaft, die sich später in die United Irishmen umbenannte und 1791 von den Freimaurern Wolfe Tone und Napper Tandy gegründet worden war. Robert Clifford, ein Schriftsteller und Forscher des späten 18. und frühen 19. Jahrhunderts, sagte, dass das revolutionäre irische Netzwerk durch den illuministischen Jakobinerclub in Paris (einer der Mächte, die hinter der Französischen Revolution steckten), die Revolutionary Society in England und das Scottish Committee of Reform Kontakt zu ähnlichen internationalen Bewegungen unterhielt. Unter der Führung von James Stephen bildete sich 1857/58 die Fenian Society, die spätere Irish Republican Brotherhood. Stephens sah diese Bruderschaft von Anfang an als einen Teil der umfassenderen europäischen revolutionären Bewegung. Einige Fenianer reisten nach Paris, um die Methoden der Carbonari zu studieren, des italienischen Elite-Netzwerks, das eng mit dem Schwarzen Adel verknüpft ist. 1865 traten die Fenianer der Internationalen Arbeiter-Assoziation bei, dem geheimen Netzwerk unter Karl Marx, und gründeten am 28. September 1864 in London die Irish Brotherhood. Der amerikanische Zweig der Fenianer griff dieser Bruderschaft, die keineswegs dazu gedacht war, dem irischen Volk Demokratie, Freiheit und Gerechtigkeit zu bringen, helfend unter die Arme. Vielmehr machte sich die Bruderschaft das völlig nachvollziehbare Gefühl der Menschen, ungerecht behandelt zu werden, zunutze, um die Weltrevolution (der Elite) voranzutreiben. Marx sah in Irland eine Waffe, mit der man England in die Knie zwingen konnte, und bis heute hat Irland diese Funktion inne, wobei das irische Volk als Bauern auf dem Schachbrett der Manipulatoren beider „Seiten“ dient. Robert Clifford schreibt:

> „Was für unglückliche, irregeleitete Menschen die Mitglieder der unteren Ebenen doch sind. Man sagte ihnen nichts, und so waren sie lediglich diejenigen, die Rebellion und Mord verbreiteten, die für eine Handvoll politischer Freiheiten, die sie nach der Herrschaft greifen ließen, in den Abgrund des Schreckens geschleudert wurden und durch das Blut ihrer Landsmänner ans Ruder des Staates waten wollten! ... Dort, wo die katholische Bevölkerung lebte, wurden Handzettel verteilt, auf denen angeblich die Verfassung der Oranier zu lesen war, die für jeden Katholiken Tod und Zerstörung bedeutete; denn wenn das einfache Volk erst einmal zu einer Rebellion angestachelt worden war, dann war es leicht, es gegen die Regierung – als das Zentrum der Oranier – aufzubringen.“

Gleichzeitig erzählt man den Protestanten etwas ähnliches über die Katholiken und bingo, schon hat man den Schrecken, der Irland das ganze 20. Jahrhundert hindurch beschäftigt hat. Das ist klassischer Hegelianismus in abgeänderter Form oder, wie man auch sagen könnte, Kissingerismus oder Harrimanismus (*Abb. 10*). Das Netzwerk von Geheimgesellschaften in Irland ist ungewöhnlich stark für eine so niedrige Bevölkerungsdichte, und eben diese Situation führte 1905 zu der Gründung von Sinn Fein, dem politischen Arm der Irish Republican Army (IRA). Dieses Netzwerk ist wiederum mit dem der Weltelite verbunden, durch das IRA und andere terroristische irische Gruppen bewiesenermaßen koordiniert werden. Die *New Covenant Times* berichtete in ihrer Ausgabe vom Januar/März 1994, dass die loyalistisch-paramilitärische Bewegung vorsätzlich durch eine MI5-Operation namens „Tara“ unterstützt werde, um durch die IRA wie auch durch die loyalistisch-paramilitärischen Protestanten so lange Gewalt und Mord nach dem Motto „Wie du mir, so ich dir“ zu erzeugen, bis das britische Parlament sich damit einverstanden erklärte, Nordirland mit der Republik Irland verschmelzen zu lassen.

Ein Teil dieses Hintergrunds kam ans Licht durch die Geschichte von Colin Wallace, von dem das Buch „Who Framed Colin Wallace?“ des Journalisten Paul Foot handelt. Wallace war ein Zeitsoldat und ein hervorragender PR-Offizier im Armeehauptquartier von Nordirland. Später wurde er zu einer anderen Dienststelle versetzt, die unter der Leitung des MI5 stand. Diese Abteilung befasste sich mit der Verbreitung von Falschinformationen. Hier erfuhr Wallace von der Operation „Tara“ und ihrer Verbindung zu der 20 Jahre langen Vertuschung des Kindesmissbrauchs im Koncora Boys' Home, einem Waisenhaus für Jungen. Als Wallace darum bat, von dem Projekt abgezogen zu werden, wurde er umgehend nach England geschickt und wegen eines „Verstoßes gegen die Sicherheit“ angeklagt. Später lautete die Anklage Mord. Die meisten der Ansichten, die der britische Abgeordnete Enoch Powell (Bil) im Laufe der Jahre geäußert

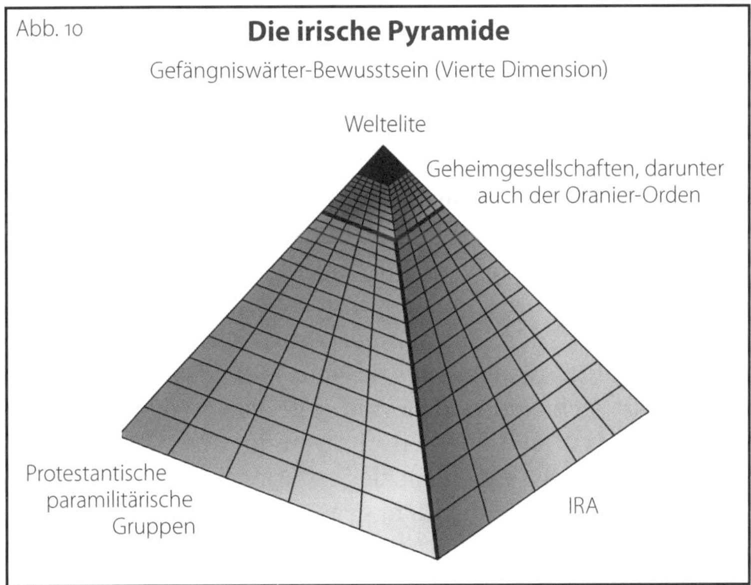

hat, teile ich absolut nicht, aber in einem Punkt stimme ich mit ihm überein: Wallace wurde nicht vom Establishment allein gelinkt; an dem, was ihm widerfahren ist, waren Personen aller Schichten, vom Kabinett über die Polizei bis hin zu Staatsbeamten, beteiligt. Der Hintergrund des Nordirland-Konflikts ist sehr viel komplexer, als man uns glauben macht.[14] Ein Informant aus dem britischen Establishment, der an Nordirland-Projekten mitgewirkt hat, erzählte mir, dass sich katholische und protestantische Parlamentarier träfen, um ihre Strategien zu besprechen! Ich bin mir sicher, dass etwas ähnliches im Nahen Osten geschah, als die „Friedens"-Unterhändler Arafat und Rabin, der verstorbene israelische Ministerpräsident, sich verbündeten, um den Palästinensern das in vermeintliche Freiheit gehüllte „Geschenk" der langfristigen Sklaverei darzureichen.

Der Skull&Bones-Orden

Diese Gesellschaft nimmt innerhalb der elitären Pyramide eine wichtige Position ein und hat enormen Einfluss in den USA. Sie wird unter strengster Geheimhaltung von ihrem Hauptquartier an der Universität Yale aus geleitet. Dort ist sie in einem fensterlosen Mausoleum untergebracht, das passenderweise „The Tomb", das Grab, heißt. Dort treffen sich die Mitglieder während des Semesters zweimal pro Woche. Die genaue Geschichte des Skull&Bones-Ordens ist unklar, aber man nimmt an, dass sie unter dem Namen „Loge 322", die zu einer deutschen Geheimgesellschaft gehörte, vor über 150 Jahren in den USA eingeführt wurde und sich eine Zeitlang auch als die Bruderschaft des Todes bezeichnete. Die Illuminati in Verkleidung eben. Der Symbolismus der Einweihungszeremonie weist auf eine enge Beziehung zur Freimaurerei hin. Gegründet wurde die Gesellschaft 1832/33 von General William Huntington Russell und Alphonso Taft. Die Familie Taft ist sehr bekannt in den USA. Unter US-Präsident Grant war Taft 1976 Verteidigungsminister, und sein Sohn, William Howard Taft, war der einzige Mann, der sowohl amerikanischer Präsident als auch Präsident des obersten US-Gerichtshofs werden sollte. Der Skull&Bones-Orden ist zutiefst rassistisch und wurde mit Hilfe von Drogengeldern gegründet. Im Jahr 1856 wurde die Gesellschaft in die Russell Trust Association eingegliedert, und durch einen speziellen Erlass sind die Treuhänder des Russell Trust von der Berichtspflicht gegenüber dem US-Bundesstaat Connecticut entbunden.

Die Einweihungszeremonien des Skull&Bones-Ordens finden nach wie vor auf Deer Island, einer Insel im Fluss St. Lawrence, statt. Die Insel gehört, wie überhaupt der Großteil des Lands, auf dem die Universität Yale steht, der Russell Trust Association. Die Russells gelangten durch den Opiumhandel im 19. Jahrhundert zu ihrem enormen Reichtum. Sie betrieben ein Drogensyndikat, das offiziell Russell & Company hieß. Das Unternehmen machte Geschäfte damit, auf illegalem Wege Opium aus der Türkei nach China zu bringen. Sein einziger Rivale war das Syndikat der Perkins mit Sitz in Boston. Die Perkins waren mit Familien der alten britischen Linie verschwägert, die einst ihre Finger beim Sklavenhandel im Spiel hatten. Letztlich kauften die Russells die Perkins auf und wurden zum Zentrum des illegalen Opiumhandels in den USA, zusammen mit anderen „blaublütigen" Familien, wie den Coolidges und Delanos (die für das Komitee der 300 vorgeschlagen wurden). Beide Familien brachten US-Präsidenten hervor. Das Oberhaupt von Russell & Co. in Kanton während dieser Drogenschieberei war Warren Delano junior, der Großvater von Franklin Delano Roosevelt. Diese US-amerikanischen Familienclans waren zudem mit britischen Familien verbunden, die ebenfalls in den Opiumhandel verstrickt waren, wie den Keswicks (Jardine Matheson) und zahlreichen weiteren, die von den verschiedenen britischen Regierungen unter Lord Palmerston, dem symbolischen Kopf der Grand-Orient-Freimaurerloge gefördert wurden. Die Keswicks wie auch Jardine Matheson gehörten zum Komitee der 300. Betrachtet man sich die Reihen, aus denen der Skull&Bones-Orden hervorging, dann ist es nur allzu passend, dass die Piratenflagge das Symbol des Ordens ist.

Die Verbindung zwischen dem Skull&Bones-Orden und den Namen des Ostküsten-Establishments, die in diesem Buch genannt werden, besteht bis heute – und umfasst Namen wie Bush, Rockefeller, Harriman, Whitney, Payne, Vanderbilt, Bundy und so weiter. Autor Anthony C. Sutton gelangte in den Besitz von Kopien der Mitgliedslisten des Skull&Bones-Ordens, die bis 1832 zurückreichen.[15] Der Orden wird von etwa 20 bis 30 Familien dominiert, die hauptsächlich an der US-Ostküste ansässig sind. Die meisten von ihnen behaupten, mit dem britischen Adel verwandt zu sein oder von den englisch-puritanischen Familien abzustammen, die zwischen 1630 und 1660 nach Amerika kamen. Diese Familien gelangten entweder aus eigenem Antrieb zu Reichtum oder aber durch die Heirat mit Söhnen von Mogulen wie den Rockefellers und den Harrimans. Die eine Seite hatte das Geld; die andere besaß die Gene der als Elite anerkannten Linien des „Mutterlandes". Arrangierte Ehen gibt es nicht nur in Asien. Auch in diesen anglo-amerikanischen Familien werden sie praktiziert, um die genetische Linie der Pseudo-Blaublüter – die ihren ererbten Reichtum und Einfluss dem Drogenhandel, der Sklaverei und sorgfältig gewählten Ehepartnern verdanken – zu schützen bzw. zu „verbessern". Diese Mischfamilien helfen und unterstützen sich bei ihrem Streben nach finanzieller, politischer und genetischer Vorherrschaft gegenseitig.

Eine wichtige Familie des Skull&Bones-Ordens sind auch die Lords von der bekannten New Yorker Anwaltskanzlei Lord, Day & Lord. Zu ihren gegenwärtigen Klienten gehören die *New York Times* und die Rubin-Stiftung, die das elitäre Institut für politische Studien in Washington unterstützt. Winston Lord (TK, Bil) wurde 1983 zum Vorsitzenden des Council on Foreign Relations gewählt. Auch der Bush-Clan ist reichlich vertreten im Skull&Bones-Orden. Prescott Bush wurde 1917 aufgenommen und heiratete anschließend bei den Walkers ein, einer Familie von Finanziers und Geschäftemachern.[16] Und auch George Herbert Walker junior gehörte dem Orden an. George Herbert Walker Bush, Prescotts Sohn, trat dem Skull&Bones-Orden 1948 bei, ein Schachzug, der ihm entscheidend dabei helfen sollte, an die Spitze der CIA zu gelangen und Präsident der Vereinigten Staaten zu werden. Pat Buchanan, einer von Bushs Herausforderern bei der Präsidentschaftswahl, warf ihm vor, „eine Skull&Bones-Präsidentschaft" zu führen. Yale und der Skull&Bones-Orden stellen zudem die Rekruten für die CIA, und Bush begann seine Karriere bei dieser von der Elite beherrschten Spionagebehörde mit großer Wahrscheinlichkeit zu seiner Zeit als Student.

Sein Vater Prescott Bush ist in den Reihen des Ordens berühmt dafür, das Grab des Apachenhäuptlings Geronimo geschändet zu haben. Im Mai 1918 plünderten Bush und fünf weitere Mitglieder des Skull&Bones-Ordens das Grab des Häuptlings bei Fort Sill in Oklahoma. Sie standen der Reihe nach Wache, während die anderen das Grab ausraubten und Artefakte und Geronimos Schädel entwendeten. Den Schädel brachten sie zum Skull&Bones-Hauptquartier nach Yale, wo er noch immer bei ihren kranken Ritualen zum Einsatz kommt. Diese abstoßende Geschichte wird in einer intern herausgegebenen Historie des Skull&Bones-Ordens erzählt. Sie wurde auch Ned Anderson berichtet, dem Stammesvorsitzenden der San-Carlos-Apatchen, als dieser über die Herausgabe von Geronimos Überresten an den Stamm verhandelte. In einem Bericht im *New Yorker* von 1989 heißt es, ein „Bones-Mann erinnerte sich daran, in den frühen 1970ern etwa 30 Schädel im ‚Tomb' gesehen zu haben, nicht alle von ihnen von Menschen stammend".

Dies nun ist die Mentalität der Leute, die nach wie vor Machtpositionen in der US-amerikanischen Regierung innehaben – im Fall George Bushs sogar den Posten des Präsidenten. Auch hier gilt wieder, dass es sich bei dieser Mentalität um eine bestimmte energetische Schwingung handelt, die sich an die Frequenz der Gefängniswärter ankoppelt. Pro Jahr werden 15 handverlesene Studenten ausgewählt und in den Skull&Bones-Orden aufgenommen. Ausgewählt werden sie schon in den unteren Semestern, doch können sie erst im Hauptstudium beitreten, kurz bevor sie in die Welt hinausgehen, wo sie unter der Hand die Ziele des Skull&Bones-Ordens fördern können – in Politik, Wirtschaft, Bankwesen, Medien, Bildungssystem und all den anderen Sphären der Macht.

Angst und die Androhung von Erpressung sind die Mittel, mit denen sich der Orden seine Mitglieder gefügig hält. Zu der Einweihungszeremonie gehört auch, dass sich der Adept nackt in einen Sarg legt, wobei ein Band sein wertvollstes Stück ziert, er masturbiert und dabei Einzelheiten seines sexuellen Erfahrungsschatzes herausschreit. Ich kann nur sagen, seitdem ich das weiß, sehe ich George Bush in einem ganz anderen Licht. Solche sexuellen Stelldicheins scheinen auch weiterhin im Leben der Bones-Männer stattzufinden, wenngleich der Sarg nur bei der Einweihung zum Einsatz kommt. Bei der Einweihung erhält der Student auch seinen Skull&Bones-Namen. In Anlehnung an die Tradition anderer Geheimgesellschaften, wie beispielsweise der Malteserritter, wird der Adept zum „Ritter". Die älteren Ritter des Skull&Bones-Ordens nennen sich Patriarchen, und uns Außenstehende – die breite Masse – bezeichnen sie als Heiden, Barbaren und Vandalen.

Wenn man sich allein die Zeit von der Russischen Revolution bis zum Ende des Zweiten Weltkriegs anschaut, erhält man ein anschauliches Bild von der Rolle, die der Skull&Bones-Orden während dieser Jahre des Konflikts und der Manipulation gespielt hat. Im Vorstand der Morgan Guaranty Trust Company, die dabei half, die bolschewistische Revolution zu finanzieren, die sowjetische Diktatur aufrechtzuerhalten und beide Seiten der zwei Weltkriege zu unterstützen, finden sich allein schon neun Mitglieder des Skull&Bones-Ordens, darunter W. Averell Harriman, Harry P. Whitney, Knight Woolley und Percy Rockefeller. Auch im Vorstand der W.A. Harriman (seit 1933 die Brown Brothers, Harriman) befanden sich acht Skull&Bones-Mitglieder, unter ihnen W.A. Harriman, E. Roland Harriman, Knight Wooley und Prescott Bush. Es ist offensichtlich, dass der Skull&Bones-Orden ein wichtiges Mittel für die Elite war und ist, das ihr hilft, ihre Operationen zu koordinieren. Averell Harriman ist ein hervorragendes Beispiel dafür, wie die Mitglieder des Skull&Bones-Ordens die USA in die gewünschte Richtung gelenkt haben, aber auch viele andere Amerikaner, die ich in diesem Buch erwähnt habe, gehören diesem Orden an. Seine Mitglieder steckten hinter der Eugenik-Bewegung, der Erschaffung des Weltkirchenrats und des amerikanischen Bürgerkriegs (bei dem die Männer des Skull&Bones-Ordens mit den Rothschilds gemeinsame Sache machten, die auf beiden Seiten jeweils einen Agenten stehen hatten – Judah Benjamin und August Belmont).

In *Abb. 11* zeige ich die Gesamtstruktur der globalen Kontroll-Pyramide auf. Ich behaupte nicht, dass die Darstellung einhundertprozentig richtig ist. Schließlich handelt es sich um eine Macht, die sich hinter Geheimhaltung und Desinformationen verbirgt. Aber Sie bekommen dadurch einen groben Eindruck davon, wie alles ineinandergreift. Konstruiert wurde dieses Gefüge von der Elite, die auf diese Weise folgende Elemente kontrollieren will: Regierungen und Politiker; politische Gesinnungen aller Art; das Wirtschaftssystem; das Militär weltweit; die Medien; die Geheimdienstbehörden; die öffentliche Meinung; das „Gesundheits"wesen bzw. die Pharmaindustrie; das illegale Drogennetzwerk; die Geburtenkontrolle bzw. die Eugenik; das Bildungswesen; die Nahrungsmittelindustrie und so weiter. All diese miteinander verbundenen Elemente sind Teil einer Struktur, die von der Spitze aus kontrolliert wird. Das funktioniert unter anderem durch die Unterwanderung der Behörden, die bestimmen, in welche Richtung sich die Gesellschaft entwickelt, sowie durch die geheime Manipulation und Steuerung durch wichtige Trabanten der Elite, die im Mittelpunkt des Gefüges zu finden sind, wie dem Round Table und dem Royal Institute of International Affairs. Alle Fäden der Befehlsgewalt laufen letztlich bei den Vereinten Nationen und ihrem wild sprießenden Netzwerk aus Behörden und Macht zusammen. Ich möchte nicht den Eindruck vermitteln, dieses Netzwerk sei allmächtig oder seine Manipulationen gingen völlig ohne interne Streitigkeiten und Querelen ab. Das Netzwerk kann die breite Masse nur dann kontrollieren und manipulieren, wenn wir mitmachen. Wenn wir unser Recht auf eigenständiges Denken nicht länger in fremde Hände legen und aufhören, mit den Kontrolleuren zu kooperieren, dann besteht ihre „Macht" nicht länger. Zudem ist sich die Elite nicht immer einig. Ein Forscher mit langjähriger Erfahrung in Sachen Neue Weltordnung sagte, die Elite sei wie eine Bande von Bankräubern. Sie seien sich zwar einig über das Verbrechen, stritten sich aber darüber, wie man vorgehen und wie die Beute später aufgeteilt werden solle. Ich denke, dass derlei Spannungen starken Anteil an ihrem bevorstehenden Zusammenbruch haben werden.

Ein Name in diesem Diagramm, von dem Sie möglicherweise noch nie etwas gehört haben, ist das Tavistock Institute of Human Relations, das seinen Sitz in der Belsize Lane 120, London NW3 5BA, hat. Vielen Büchern und Forschern zufolge schlägt dieses Institut alles, was das Netzwerk sonst

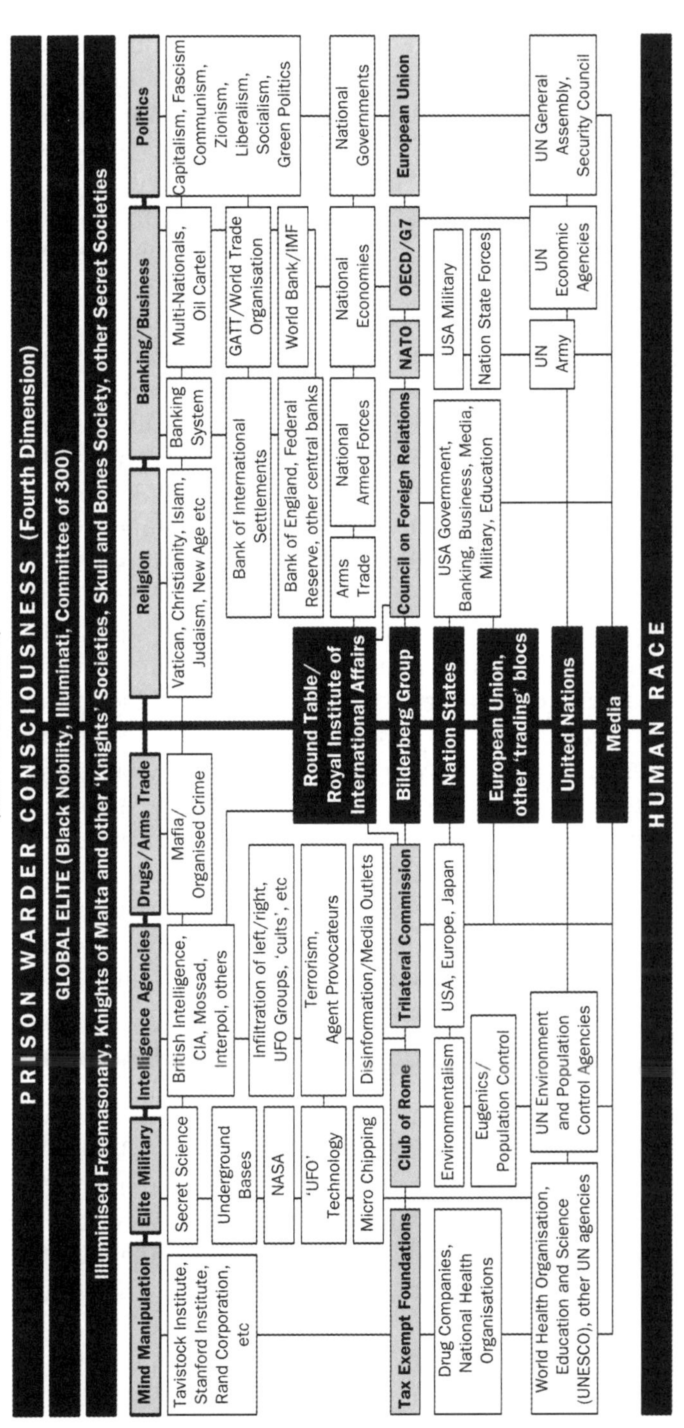
The Elite Network
(summarised version)
PRISON WARDER CONSCIOUSNESS (Fourth Dimension)
GLOBAL ELITE (Black Nobility, Illuminati, Committee of 300)
Illuminised Freemasonary, Knights of Malta and other 'Knights' Societies, Skull and Bones Society, other Secret Societies
Mind Manipulation
Elite Military
Intelligence Agencies
Drugs/Arms Trade
Religion
Banking/Business
Politics
Tavistock Institute, Stanford Institute, Rand Corporation, etc
Secret Science
Underground Bases
NASA
'UFO' Technology
Micro Chipping
British Intelligence, CIA, Mossad, Interpol, others
Infiltration of left/right, UFO Groups, 'cults', etc
Terrorism, Agent Provocateurs
Disinformation/Media Outlets
Mafia/ Organised Crime
Vatican, Christianity, Islam, Judaism, New Age etc
Banking System
Bank of International Settlements
Bank of England, Federal Reserve, other central banks
Arms Trade
National Armed Forces
Multi-Nationals, Oil Cartel
GATT/World Trade Organisation
World Bank/IMF
National Economies
Capitalism, Fascism Communism, Zionism, Liberalism, Socialism, Green Politics
National Governments
Round Table/ Royal Institute of International Affairs
Tax Exempt Foundations
Club of Rome
Trilateral Commission
Bilderberg Group
Council on Foreign Relations
NATO
OECD/G7
European Union
Drug Companies, National Health Organisations
Environmentalism
Eugenics/ Population Control
USA, Europe, Japan
Nation States
USA Government, Banking, Business, Media, Military, Education
USA Military
Nation State Forces
European Union, other 'trading' blocs
World Health Organisation, Education and Science (UNESCO), other UN agencies
UN Environment and Population Control Agencies
United Nations
UN Army
UN Economic Agencies
UN General Assembly, Security Council
Media
HUMAN RACE

Abb. 11

noch an Einrichtungen zur Erforschung der Massenmanipulation zu bieten hat, und seine Forschungsergebnisse fließen direkt in die Strategien des Weltelite-Netzwerks ein. Im Jahr 1921, als das Royal Institute of International Affairs und der Council on Foreign Relations gerade erst gegründet waren, übereignete der Herzog von Bedford, der Marquise von Tavistock, eines seiner Gebäude der Erforschung der Kriegsneurose von britischen Soldaten des Ersten Weltkriegs. Durchgeführt wurde diese Studie unter der Leitung der britischen Armeebehörde für Psychologische Kriegsführung, die Sir John Rawlings-Reece (Kom300) unterstand. Ein Student von Sir John Rawlings-Reece trug den Namen Henry Kissinger. Laut Forschern wie Eustace Mullins und anderen war es das Tavistock Institute, das der Drogenkultur der 1960er den Nährboden gab und für die großflächigen Bombardements während des Zweiten Weltkriegs verantwortlich war, mit denen man den Geist der Menschen brechen wollte. Massenmanipulation und Gehirnwäsche werden auch angewandt, um Leute, die der Weltelite nützlich sind, zu „ermutigen", die Welt auf die gewünschte Weise zu sehen.[17]

Die Verstrickungen des Tavistock Institute haben sich in alle Richtungen ausgeweitet, und zudem hat es Verbindungen zum Club of Rome und dem Netzwerk der Bilderberger. Es steht mit der Ditchley-Stiftung im Bunde, die 1957 von Sir Philip Adams gegründet wurde, einem langjährigen Mitarbeiter des britischen Auswärtigen Amtes, das wiederum vom Royal Institute of International Affairs und den Bilderbergern kontrolliert wird. Zum Tavistock-Netzwerk gehören in den USA das Stanford Institute, das Institute for Social Relations, das Hudson Institute, die Heritage Foundation, die Hoover Institution, das Centre for Strategic Studies bei Georgetown und die Rand Corporation (zu der auch Zbigniew Brzezinski gehört). Dieses Mind-Control-Netzwerk ist wiederum (gemeinsam mit den steuerbefreiten Stiftungen) mit dem Bildungssystem verbunden, unter anderem mit den Wirtschafts- und Handelsschulen, die Methoden ersinnen, mit denen man die Menschen mittels des Finanzsystems kontrollieren kann. Auch hier gilt, dass die breite Mehrheit der Beteiligten nicht weiß, woher die Direktiven und Strategien in Wahrheit stammen. Die Brookings Institution in den Vereinigten Staaten beispielsweise hat die Aufgabe, Strategien zu ersinnen, um die Bevölkerung mittels des Geldsystems zu manipulieren, und gleiches gilt für die Mont Pelerin Society. Ein führender Kopf auf diesem Gebiet, mit leitender Funktion im Hoover Institute, ist der Ökonom Milton Friedman, der das Monetarismus-Desaster inspirierte, das in den 1980ern von den politischen Marionetten Margaret Thatcher und Ronald Reagan eingeführt wurde.

Sie werden bemerkt haben, dass die Verbindungen innerhalb des Gefüges nicht nur von oben nach unten verlaufen, sondern dass die einzelnen Elemente auch diagonal miteinander verbunden sind. Es gibt unendlich mehr Verbindungen und verstrickte Organisationen, als ich in dem Diagramm aufzeigen konnte. Innerhalb der meisten dieser Organisationen wissen die unteren Ebenen nicht, wofür sie benutzt werden. Das System, das mit der Aufgliederung in einzelne Segmente und dem Vorenthalten von Wissen arbeitet, hat zur Folge, dass die verschiedenen Ebenen unterschiedlichen Agenden folgen. Auf den unteren Ebenen werden die CIA, der britische Geheimdienst und der KGB tatsächlich geglaubt haben, einen Kalten Krieg auszutragen. Ihre jeweiligen Agenten auf dem Schlachtfeld werden sich tatsächlich gegenseitig ausspioniert haben in dem Glauben, Ost und West seien eingeschworene Feinde. Auf den höheren Ebenen jedoch gab es eine andere Agenda, weil man dort wusste, dass der Kalte Krieg reiner Schwindel war, nur dazu gedacht, den Ambitionen der Elite zu dienen. Auch im heutigen Wirtschafts-, Politik- und Militärwesen gibt es verschiedene Agenden, die von der allwissenden Elite kontrolliert werden. Während die meisten Menschen innerhalb der Weltpyramide nicht erkennen, zu was sie gehören, kreiert die Gesinnung, die sich an der Spitze etabliert hat, die Agenda, die alle Ebenen durchzieht. Man könnte dies als „Kultur der Korruption“ bezeichnen. Man sieht sie allerorts in unserer Gesellschaft, selbst auf den unteren Stufen von Wirtschaft, Polizei und Politik.

Es gibt eine Kraft, eine Führung und Motivation, die alle Ebenen der Pyramide durchdringt. Diese Kraft entscheidet über die Strategie und hält die Fäden all derjenigen in der Hand, die unser Leben manipulieren. Diese Kraft ist das Leuchtfeuer, oder vielmehr die Dunkelheit, die das Denken und die Richtung derjenigen bestimmt, die an der Spitze dieser Pyramide des Betrugs stehen. Diese Kraft ist das Gefängniswärter-Bewusstsein. Sein Hauptwerkzeug kennen wir als Schwarze Magie.

Postskriptum zur Ausgabe des 21. Jahrhunderts

Die Kandidaten der US-Präsidentschaftswahl 2004, George W. Bush und John Kerry, gehörten beide dem Skull&Bones-Orden an – zwei Masken vor demselben Gesicht, wie üblich. Und ein Adept von Licio Gellis P2-Freimaurerloge in Rom war ein Mann namens Silvio Berlusconi. Er sollte der Premierminister von Italien werden sowie der größte Medienmogul des Landes. Nur ein Zufall natürlich, keine Sorge!

Endnoten

1 Van Helsing: Secret Societies, S. 294f, siehe auch Coleman: Conspirator's Hierarchy
2 *Sunday Times*, 17.12.1995, S. 1, Abschnitt 3
3 Coleman: Conspirator's Hierarchy, siehe auch Ross senior, Robert Gaylon: WHO's WHO Of The Elite. RIE, Spicewood, Texas, 1995
4 Seit 1986 werden diese düsteren Strafen während der Aufnahmezeremonie nicht mehr vom Adepten, sondern vom „Meister vom Stuhl" geäußert. Welchen Unterschied das macht, entzieht sich meiner Kenntnis. Reine Schönfärberei wahrscheinlich.
5 Ich kann Martin Shorts Buch „Inside The Brotherhood" (Grafton Books, London, 1990) nur jedem empfehlen. Diese Textstelle stammt von Seite 60.
6 Van Helsing: Secret Societies, S. 282
7 Wenn Sie mehr über diese Gruppierungen wissen, teilen Sie es mir bitte mit.
8 *Alternative Press Review*, Fall, USA, 1994, S. 53
9 Vidgen, Ben C.: „A State Of Terror" in *Nexus Magazine* (Februar/März 1996), S. 18
10 „Saddam Double Fools The World" in *Sunday Times*, 22.01.1995), S. 1 und Absatz 3
11 Atkinson/McWhirter: Treason At Maastricht, S. 140
12 Mills, Betty: Colonel North, William Casey, And The Knights Of Malta. Eigenverlag, 1990, S. 4
13 Zitiert in der US-Publikation *Matrix III*, S. 680
14 Ich danke dem Magazin *On Target* für die Informationen über den Hintergrund Nordirlands. Siehe Literaturverzeichnis.
15 Siehe die aus drei Werken bestehende Reihe von Anthony C. Sutton mit dem Obertitel „The Order" (Veritus Publishing Company, Bullsbrook, Western Australia, 1985). Die drei Broschüren tragen die Titel „Introduction To The Order", „How The Order Creates War And Revolution" und „How The Order Controls Education".
16 Der „Walker Cup", der berühmte Golf-Pokal, ist nach George Herbert Walker, dem Großvater von George Bush senior, benannt.
17 Detaillierte Hintergrundinformationen über das Tavistock Institute liefert Coleman: Conspirator's Hierarchy, wo das Institut häufig erwähnt wird, sowie Mullins: The World Order, S. 262-265.

10. Kapitel

Schwarzmagier – die Super-Elite

Auf der höchsten Ebene der von der Elite errichteten menschlichen Pyramide, so glaube ich, weiß man, dass man mit einem Bewusstsein der Vierten Dimension zusammenarbeitet, das viele symbolische Namen trägt (zum Beispiel Satan, Seth, Luzifer, Teufel und – in diesem Buch – Gefängniswärter). Auf höchster Ebene interagiert man ganz bewusst mit dieser Kraft, die wohl vielerlei Gestalt annehmen kann. Es gibt Beweise dafür, dass viele der Beteiligten immer wieder glauben, sie arbeiteten für außerirdische „Übermenschen". Einige von ihnen hatten vielleicht sogar unmittelbaren Kontakt zu einer negativen Gruppe von Außerirdischen der Vierten Dimension.

Um die wahre Natur der Verschwörung zu begreifen, müssen wir ihre esoterischen Wurzeln erkennen. Esoterisches Wissen, das oft als „das Okkulte" bezeichnet wird, ist nicht an sich negativ. Es ist schlicht das Wissen um das Potential, die Energien der Schöpfung für Gutes oder Böses zu nutzen. In der Esoterik steht das Verständnis der menschlichen Psyche im Mittelpunkt und wie man diese harmonisieren, heilen oder auch manipulieren kann. Nicht das Wissen selbst ist gut oder böse, sondern die Art und Weise, auf die wir es nutzen. Die Personen auf den höchsten Ebenen des Netzwerks der Elite/Illuminati/Bruderschaft sind häufig Mitglieder fanatischer Sekten, die sich auf alte Riten und die Verehrung Luzifers/Satans stützen. Ja, die Satanisten regieren die Welt. Wenn man sich bei einigen dieser bizarren Versammlungen einschmuggeln würde, träfe man mit Sicherheit auf einige bekannte Gesichter. Auch Sicherheitsdienste wie die CIA und der US-Militärgeheimdienst sind von Sektenmitgliedern durchsetzt, die das Gefängniswärter-Bewusstsein unter seinen verschiedenen Namen anbetet. Oberstleutnant Michael Aquino, ein leitender Offizier des US-Militärgeheimdienstes, gründete den Tempel des Seth. Als dies öffentlich bekannt wurde, sahen die Behörden darin nichts Anstößiges. Auch im Zweiten Weltkrieg war die esoterische Tradition der Elite auf beiden Seiten am Werk.

Präsident Roosevelt, ein Freimaurer des 33. Grades, besaß den esoterischen Titel „Ritter von Pythias" und trug den roten Fes des Ancient Arabic Order of the Nobles of the Mystic Shrine. Diese Organisation behauptete selbst, mit den Illuminati im Bunde zu stehen.[1] Der britische Premierminister Winston Churchill war ebenfalls ein Freimaurer und nahm an mehreren Versammlungen des Satanisten Aleister Crowley teil, einem weiteren esoterischen Guru, der ein hoher Eingeweihter zahlreicher Orden ist, darunter des Order of the Golden Dawn und des Ordo Templi Orientis (später mehr über ihn). Churchills Treffen mit Crowley beweisen natürlich nicht, dass der britische Premierminister ein Satanist war, aber es zeigt, dass das esoterische Wissen in all seinen Erscheinungsformen hinter den Kulissen weit ernster genommen wird, als dies öffentlich zugegeben wird. Das war während der Elisabethanischen Zeit so und hat sich während der gesamten Menschheitsgeschichte nicht geändert.

Die zwei größten Kreationen der Schwarzmagier im 20. Jahrhundert waren die Sowjetunion und Nazi-Deutschland. Ich will als Beispiel Adolf Hitler und die Nazis anführen, um Ihnen eine Vorstellung von der Gesinnung derer zu geben, die heute die Elite kontrollieren. Deutschland unter Hitler ist jedoch nicht das einzige Beispiel. Hinter der öffentlich sichtbaren Fassade verbergen sich dieselben Strukturen hinter vielen – sowohl autoritären als auch „demokratischen" – Regimen weltweit. Deutschland war lange ein Zentrum für esoterisches Denken und Geheimgesellschaften, die der Esoterik zu entspringen scheinen. Dieser philosophischen Strömung entstammen auch Hitler und seine kranken Anhänger. Einer der „Propheten" aus der Zeit vor Hitler war der Komponist Richard Wagner, der im 19. Jahrhundert lebte. Sein Werk „Die Walküre" zeigt, wie stark er von den eindringenden Mächten des Bösen besessen war. Wagner erklärte auch, das Erscheinen der Herrenrasse stehe unmittelbar bevor. Sein „Ring des Nibelungen" war der musikalische Ausdruck seines Glaubens an deutsche Übermenschen, die breitbeinig über dem Weltgeschehen posieren wie die heidnischen Götter Wotan und Thor. Später würde Hitler verlauten lassen, man müsse Wagner begreifen, wenn man das Deutschland der Nazis verstehen wolle. Einer der Schüler des Herrenrasse-Fanatikers Wagner war Gustav Mahler, dessen Studium bei Wagner von Baron Albert de Rothschild finanziell unterstützt wurde.

Adolf Hitler wurde offiziell in Braunau am Inn an der Grenze zwischen Deutschland und dem österreichisch-ungarischen Imperium geboren, aber die erstaunliche Geschichte darüber, wer er wirklich war, wird der Stoff eines nachfolgenden Buches sein, sobald ich die Beweise zusammenhabe. Die Esoterik sollte eine Leidenschaft werden, die Hitler verzehrte, insbesondere auf seinem Weg an die Macht. Er war stark beeinflusst vom Werk Helena Petrovna Blavatskys, die 1831 in der Ukraine geboren wurde. Einige Forscher behaupten, sie habe Verbindungen zu den Carbonari gehabt, der Geheimgesellschaft italienischer Revolutionäre, die wiederum eng mit dem Schwarzen Adel zusammenhing, und sie sei darüber hinaus ein Mitglied der Bruderschaft von Luxor gewesen, eines ägyptischen Ordens. Später beschrieb sie diesen Orden als eine „Grube voll ekelerregender Unmoral, Gier nach egoistischer Macht und Geldmacherei". Im Jahr 1873 kam Madame Blavatsky nach New York. Mit der Hilfe eines gewissen Oberst Henry Olcott gründete sie zwei Jahre darauf die Theosophische

Gesellschaft, die es heute noch gibt. Ihre Doktrin gründet sich auf Bücher Blavatskys wie „Isis Unveiled", das sie 1877 verfasste, und „The Secret Doctrine" von 1888. Sie behauptete, in medialem Kontakt zu geheimen Meistern bzw. Übermenschen zu stehen. Diese geheimen Meister, sagte sie, lebten in Zentralasien und könnten von denjenigen, die in die Geheimnisse der esoterischen Mysterien eingeweiht seien, auf telepathischem Wege kontaktiert werden. Heute bezeichnet man diesen Kommunikationsprozess als „Channeling". Viele UFO-Sichtungen und zahlreiche Forschungsarbeiten deuten darauf hin, dass es weltweit, unter anderem in Zentralasien, geheime Untergrund- und Unterwasserbasen von Außerirdischen gibt. Ich sage nicht, dass Frau Blavatsky negativ war, nur dass Hitler von ihrem Werk beeinflusst wurde.

Der Glaube an diese Meister und an eine Große Weiße Bruderschaft von körperlosen Wesen, der von Leuten wie dem theosophischen Medium Alice Bailey[2] aus der Zeit nach Blavatsky verbreitet wurde, ist auch teilweise in der heutigen New-Age-Bewegung fest verwurzelt. Alice Bailey behauptete, eine Wesenheit zu „channeln", die sie den „Tibeter" nannte. Sie schrieb eine Reihe von Büchern, darunter „Hierarchy Of The Masters", „The Seven Rays", „A New Group Of World Servers" und „New World Religion". Sie sagte, der tibetische Meister habe ihr erzählt, der Zweite Weltkrieg sei notwendig, um den Plan Gottes zu verteidigen. In meinen Ohren klingt das lächerlich, aber es gibt in der New-Age-Szene genügend Leute, die glauben, dass alles, was passiert, so geplant und der Wille Gottes sei, selbst ein globaler Holocaust. Es scheint eine gute Ausrede zu sein, um einfach die Hände in den Schoß zu legen, eine faule Ausrede universalen Ausmaßes.

Ich persönlich bin der Ansicht, dass man sehr vorsichtig sein sollte, was diese „Meister", die „Große Weiße Bruderschaft" und überhaupt dieses ganze Konzept angeht. Ich zucke innerlich zusammen, sobald ich das Wort „Meister" höre. Zwei Organisationen, die mit Alice Baileys Werk in Zusammenhang stehen, sind der Lucis Trust und die World Goodwill Organisation. Beide sind überzeugte Befürworter der Vereinten Nationen – so ergeben sind sie dem Konzept, dass man sie fast schon als „UN-Groupies" bezeichnen kann. In einem späteren Kapitel werde ich ausführlicher darauf eingehen. Je tiefer ich forsche, desto stärker tritt interessanterweise zutage, dass das New Age auf dieselbe Weise über die Jahrzehnte hinweg „Wahrheiten" weitervererbt hat, wie es die herkömmlichen Religionen über die Jahrhunderte hinweg getan haben. Wie die Anhänger des Christentums die gefälschte Version von Jesus übernommen haben, haben die New-Age-Anhänger ihre „Meister" weitergereicht. Ich denke, dass der Ursprung nicht intensiv genug geprüft und der überlieferte Glaube zu vertrauensselig angenommen werden. Wenn die New-Age-Bewegung nicht aufpasst, wird sie lediglich eine Wiederholung des Christentums sein. Das zeichnet sich jetzt schon ab. Ich glaube, dass dieses Meister-Konzept als Mittel dient, mit dem die Gefängniswärter der Vierten Dimension auch noch diejenigen unter ihre Bewusstseinskontrolle zwingen wollen, die (ganz richtig, in meinen Augen) den Status Quo von Religion und Wissenschaft für sich persönlich abgelehnt haben.

Ein Werk, das Hitler ebenfalls sehr beeinflusste, war „The Coming Race" von Lord Edward Bulwer-Lytton (Kom300), einem britischen Kolonialminister, der starken Anteil an der Opiumsucht Chinas hatte. Er war eng mit Disraeli und Dickens befreundet und zudem Großpatron der englischen Rosenkreuzer, denen in früherer Zeit auch Francis Bacon und John Dee angehörten. Das bekannteste Werk Bulwer-Lyttons ist „Die letzten Tage von Pompeji", doch seine Leidenschaft galt vor allem der Welt der esoterischen Magie und, als britischer Kolonialminister, dem Opiumschmuggel nach China. In „The Coming Race" beschreibt er eine umfangreiche Zivilisation im Innern der Erde, die der unseren weit voraus ist. Diese Menschen haben eine Kraft namens Vril entdeckt, durch die sie mittels des Geistes „Wunder" vollbringen können. In dem Roman von Bulwer-Lytton kommen diese unterirdischen Übermenschen eines Tages an die Oberfläche und übernehmen die Kontrolle über die Welt. Viele Nazis glaubten daran. Lord Bulwer-Lytton wird oft in Madame Blavatskys Buch „Isis Unveiled" angeführt. Die Vorstellung von unterirdischen Übermenschen oder heimlichen Meistern findet sich in den meisten esoterischen Geheimgesellschaften. Das gilt sicherlich auch für den Order of the Golden Dawn, den Orden der Goldenen Morgenröte, der 1888 von dem Freimaurer Dr. Wynn Westcott und S.L. Mathers gegründet wurde. Sie nannten ihre „Meister" die „geheimen Anführer". Das Thema im Untergrund lebender Außerirdischer passt zu dem, was einige Menschen, die in den 1960ern mit Außerirdischen in Kontakt kamen, berichten. In ihren Geschichten taucht immer wieder die Rasse der reinrassigen blonden, blauäugigen Melchedekaner auf. Auch sie lebt angeblich im Erdinnern.

Mathers ersann eine Reihe von Ritualen und Initiationen, die seinen Anhängern helfen sollten, ihr volles psychisches und physisches Potential auszuschöpfen. Jedoch glaubte er, diese Gabe sei nur für einige Wenige bestimmt, und zudem befürwortete er eine autoritäre Regierungsform. Seine Rituale dürften zweifellos dunkle Energien angezogen haben, die für eine energetische Gleichschaltung zwischen Mensch und Gefängniswärtern sorgten – für Besessenheit. Mitte der 1890er unterhielt der Orden Tempel in London, Edinburgh, Bradford, Weston-Super-Mare und Paris, wo

Mathers sich niederließ. Der Orden der Goldenen Morgenröte sprach von der Vril-Kraft, und eines der geheimen Zeichen des Ordens war der Gruß, den die Nazis später mit den Worten „Heil Hitler!" verwenden sollten. Die esoterische Basis, auf der schließlich der Nazismus entstehen sollte, wuchs stetig. Mathers hatte Madame Blavatsky persönlich kennengelernt, und auch der Dichter William Butler Yeats, der dem Londoner Tempel des Ordens angehörte, kannte sie. Er sollte später den Nobelpreis gewinnen. Yeats sah dasselbe Utopia wie Adolf Hitler und Josef Stalin. Der Dichter sprach von:

> „... einer perfekten aristokratischen Gesellschaft, in der jede Kleinigkeit des Lebens hierarchisch geordnet und die Tür eines jeden großen Mannes schon bei Tagesanbruch gesäumt ist von Bittstellern; in der überall großer Reichtum herrscht, der in den Händen einiger Weniger liegt, die allesamt von einer Handvoll Personen abhängig sind, selbst der Herrscher, ein Gott, der von einem größeren Gott abhängig ist; und überall – ob im Gerichtssaal, ob in der Familie – herrscht die zum Gesetz gemachte Ungleichheit."[3]

Reste des Ordens der Goldenen Morgenröte bestehen bis heute, aber die ursprüngliche Version des Ordens zersplitterte nach einem Streit zwischen Yeats, Mathers und Aleister Crowley in die einzelnen zerstrittenen Fraktionen. Zu den bedeutenderen esoterischen Denkern und Gruppierungen, die die sich zusammenbrauende Nazi-Philosophie beeinflussten, gehörten der Ordo Templi Orientis, der Orden des Östlichen Tempels, bei dessen Ritualen auch Sex eine Rolle spielte, um die Vril-Energie zu erzeugen und zu nutzen, sowie zwei deutsche esoterische „Magier", Guido von List und Lanz von Liebenfels. Bei der Feier der Sommersonnenwende benutzte List Weinflaschen, die er in Form des Hermetischen Kreuzes, auch bekannt als der Hammer des Thor, aufstellte. Für den Orden der Goldenen Morgenröte war es das Zeichen der Macht. Wir kennen dieses Symbol als die Swastika. Lanz von Liebenfels (dessen richtiger Name Adolf Lanz lautete) hatte eine Swastika auf der Flagge, die über seinem oberhalb der Donau gelegenen „Tempel" wehte. Für diese beiden Schwarzmagier symbolisierte die Swastika das Ende der Christenheit und den Anbruch des Zeitalters der arischen Herrenrasse. Sie glaubten, dass alle, die sie als die „dunklen Mächte" bezeichneten – wie Juden, Slawen und Dunkelhäutige –, rassisch minderwertig seien. Liebenfels empfahl, diese Menschen kastrieren zu lassen. List und Liebenfels, die beiden Herren von und zu, sollten enormen Einfluss auf Adolf Hitler haben. Als Hitler 1932 kurz vor der Machtübernahme stand, schrieb von Liebenfels an einen Gleichgesinnten:

> „Hitler ist einer unserer Schüler … Eines Tages werden Sie miterleben, dass er – und mit ihm wir – siegreich sein und eine Bewegung lostreten wird, unter der die Welt erzittern wird …“[4]

Zwei weitere Personen, die das Denken und den Glauben Adolf Hitlers maßgeblich beeinflussten, waren die beiden Briten Aleister Crowley und Houston Stewart Chamberlain. Crowley wurde 1875 in Warwickshire geboren. Er lehnte sich gegen seine streng religiöse Erziehung auf und wurde 1898, nachdem er die Universität Cambridge verlassen hatte, in den Orden der Goldenen Morgenröte aufgenommen. Nach einer Auseinandersetzung mit den Gründern des Ordens verließ er diesen und reiste nach Mexiko, Indien und Ceylon, wo er Yoga und den Buddhismus kennenlernte. Zudem wurde er ein rekordverdächtiger Bergsteiger. Der Buddhismus verdrängte sein Interesse am Okkulten, bis zu einem Erlebnis in Kairo im April 1904. Crowleys Frau Rose bat ihn, ein esoterisches Ritual abzuhalten, weil sie neugierig war, was wohl geschehen würde. Bei dieser Zeremonie fiel sie in einen tranceähnlichen Zustand und channelte die Worte eines Botschafters. „Sie warten auf dich“, sagte sie zu Crowley. Mit „sie“ meinte sie Horus, den Kriegsgott und Sohn des Osiris des altägyptischen Glaubens. Crowley glaubte seiner Frau kein Wort und stellte ihr eine Reihe von detaillierten Fragen, um sie zu überführen. Aber Rose, die so gut wie nichts über die Esoterik wusste, beantwortete alle Fragen korrekt. Ich denke, dass wieder einmal die Gefängniswärter am anderen Ende saßen.

Der Botschafter beauftragte Crowley, an drei bestimmten Tagen zwischen zwölf und ein Uhr mittags am Schreibtisch in seinem Hotelzimmer zu sitzen. Crowley gehorchte, und in diesem Zeitraum verfasste er, durch automatisches Schreiben, ein Dokument mit dem Titel „The Book Of The Law“. Beim automatischen Schreiben werden Arm und Hand von einer anderen Kraft geführt, und oft ist niemand überraschter über das Ergebnis als die betroffene Person selbst. Crowleys Botschafter sagte, dass das vergangene Zeitalter des Osiris durch das neue Zeitalter des Horus abgelöst werde. Doch müsse, so sagte er, die alte Ära zunächst durch Barbarei vernichtet und die Erde in Blut gebadet werden. Es werde einen Weltkrieg geben. Das „Book Of The Law“ kündete von einer Rasse von Übermenschen und verdammte die alten Religionen, den Pazifismus, die Demokratie sowie Mitgefühl und Menschlichkeit. „Lasset nur wenige meine Diener sein, und haltet sie geheim: sie sollen die Masse, die bekannten Gesichter beherrschen“, fuhr der „Übermensch“ fort. Die Botschaft lautete weiter:

> „Mit den Ausgestoßenen und den Schwachen haben wir nichts zu schaffen; lasst sie in ihrem Elend verrecken. Denn sie sind keiner Gefühle fähig. Mitgefühl

ist das Laster von Königen; trampelt die Elenden und die Schwachen nieder: so lautet das Gesetz der Starken; dies ist unser Gesetz und die Freude der Welt ... Liebt einander mit feurigem Herzen; die Niederen trampelt nieder mit der wilden Lust eures Stolzes, am Tag eures Zorns. ... Bemitleidet nicht die Gefallenen! Ich habe sie nie gekannt. Ich bin nicht für sie da. Ich spende keinen Trost; ich hasse die Getrösteten und den Tröster ...

Ich bin einzigartig, ein Eroberer. Ich bin nicht für die Sklaven da, die dem Verderben anheim fallen. Lasst sie verdammt und tot sein. Amen ... Schlagt hart und tief zu, zur Hölle mit ihnen, Meister ... Lauert! Zieht euch zurück! Auf sie! Das ist das Gesetz, das der erobernden Schlacht zugrunde liegt: so soll die Verehrung meines heiligen Hauses aussehen ... Verehrt mich mit Feuer und Blut; verehrt mich mit Schwertern und Speeren. Lasset die Frau mit einem Schwert gegürtet zu mir kommen; lasset in meinem Namen Blut fließen. Stampft die Heiden in den Boden; komme über sie, oh Krieger. Ich werde dir ihr Fleisch zu essen geben ... Opfere Vieh, großes wie kleines; jage das Kind ... morde und foltere; verschone niemanden; komme über sie!"[5]

Dass dies so bemerkenswert nach dem zornigen Gott aus dem Alten Testament klingt, liegt daran, dass es sich bei der Quelle um dieselbe Kraft aus der Vierten Dimension handelt, die zu den Menschen des Altertums, zu Crowley wie auch zu jedem sonst gesprochen hat, der auf der gleichen Wellenlänge liegt, die das Konfliktpotential und die Energie menschlichen Leids stimuliert, von der sich die Gefängniswärter ernähren. Das ist die Macht, die das Bewusstsein derjenigen kontrolliert, die die Weltelite/Illuminati/Bruderschaft kontrollieren. Auf diese richtet sich der Fokus des Kultes um das Allsehende Auge, dessen Ursprung weit zurück liegt. Der Botschafter sagte, Crowley sei das „Tier 666", das gekommen sei, um die Christenheit zu zerstören – etwas, das Crowleys Mutter früher schon zu ihm gesagt hatte. Offenbar ignorierte er zunächst, was er unter Führung niedergeschrieben hatte, aber es ließ ihn nicht in Ruhe, und ab 1909 nahm er es ernst. Sehr ernst. Er sagte:

„Nach fünf Jahren Narretei und Schwäche, falscher Höflichkeit, Anstand, Diskretion und Mitgefühl mit anderen bin ich all dies müde. Heute sage ich: Zur Hölle mit Christentum, Rationalismus, Buddhismus, dem ganzen jahrhundertealten Gerümpel. Ich bringe euch eine gute und uralte Wahrheit, deren Name Magie lautet; und mit dieser werde ich mir einen neuen Himmel und eine neue Erde errichten. Ich will euren lahmen Beifall und eure schwache Geringschätzung nicht; ich will Blasphemie, Mord, Vergewaltigung, Revolution, alles, gut wie schlecht, aber stark."

MacGregor Mathers, Crowleys einstiger Tutor, war ein gebrochener Mann, nachdem Crowley ihn zu einem medialen Krieg herausgefordert hatte. Beide beschworen „Dämonen" herauf, die den jeweils anderen angriffen, und Mathers verlor. Auch heute gehören solche medialen Kriege zum Vorgehen der Bruderschaft. Crowleys Botschafter, das Gefängniswärter-Bewusstsein, besetzte auch den Geist Adolf Hitlers und weiterer Nazi-Architekten. Lange nach seinem Tod sollte Crowley zu einem Held der „Flower-Power"-Bewegung der 1960er werden, bei der die jungen Leute zu Liebe und Frieden aufriefen. Die Ironie schlägt einem förmlich ins Gesicht. Crowley befürwortete den Ersten Weltkrieg, weil er ihn als notwendig ansah, um das alte Zeitalter fortzuschwemmen und das neue einzuleiten. Nachdem er seine Enthüllungen veröffentlicht hatte, wurde er das weltweite Oberhaupt des in Deutschland ansässigen Ordo Templi Orientis (OTO), und durch diesen Posten gelangte er zu großem Einfluss auf Gleichgesinnte in Deutschland.

Houston Steward Chamberlain (Kom300) wurde 1855 in England geboren und kam 1882 nach Deutschland. Im Jahr 1908 heiratete er Eva, die Tochter Richard Wagners. Er wurde ein berühmter Schriftsteller. Sein bekanntestes Werk ist „Foundations Of The Nineteenth Century", das etwa 1.200 Seiten umfasst und 250.000 Mal verkauft wurde. Es machte ihn im ganzen Land bekannt. Dennoch war er ein von Sorgen gepeinigter Mann, der eine Reihe von Nervenzusammenbrüchen hatte. Er hatte das Gefühl, von Dämonen besessen zu sein, und seine Bücher verfasste er in einer Fiebertrance, was darauf schließen lässt, dass er mit einem anderen, hochnegativen Bewusstsein in Verbindung stand. Wieder einmal das Gefängniswärter-Bewusstsein. In seiner Autobiographie schreibt er, dass er vieles von dem, was er verfasst habe, nicht als sein eigenes Werk erkenne. Die Themen seines Gesamtwerks ähneln sich stark: alle Zivilisationen haben ihren Ursprung in der arischen Rasse, und die Deutschen sind die reinste von allen; Juden sind der große Feind, der das arische Blut zu verunreinigen droht. Gähn.

Kaiser Wilhelm II. wie auch Adolf Hitler hielten Chamberlain für einen Propheten. Chamberlain wurde der Hauptberater Kaiser Wilhelms und drängte den Herrscher 1914 zu einem Krieg, auf dass sich die Prophezeiung von der deutschen Weltherrschaft erfülle. Nachdem der Krieg vorbei war und Wilhelm abgedankt und sich auf ein Anwesen in Holland zurückgezogen hatte, erkannte er, dass er manipuliert worden war. Er häufte Unmengen von Büchern über Okkultismus und die deutschen Geheimgesellschaften an, überzeugt davon, dass diese sich verschworen und den Ersten Weltkrieg entzündet hatten, in dem Deutschland unterlegen war. Chamberlain, dem der Kaiser einst das Eiserne Kreuz verliehen hatte, starb 1927 als ein an Körper und Geist gebrochener Mann, nachdem er jahrelang an den Rollstuhl gefesselt gewesen war. Sein Einfluss aber sollte im Geist Adolf Hitlers weiterleben. Per Zufall war Chamberlain Hitler durch Alfred Rosenberg vorgestellt worden, den Flüchtling aus Russland und eine weitere Figur des Satanismus. „Satanimus" bedeutet nichts anderes, als die negativen Manipulatoren der Vierten Dimension zu verehren und sich von ihnen besetzen zu lassen. Obwohl Rosenberg jüdischer Abstammung war, war er es, der Hitler über den Okkultisten Dietrich Eckart eine Ausgabe der „Protokolle der Weisen von Zion" zukommen ließ.[6] Wieder einmal hatte der Kult um das Allsehende Auge seine Finger im Spiel.

Dies nun waren die Personen und Glaubensstrukturen, die das Denken eines Mannes formten, der von sich behauptete, ein junger Österreicher namens Schicklgruber zu sein, später aber als Adolf Hitler bekannt wurde. „Heil Schicklgruber" war ihm wohl nicht klangvoll genug. Er hasste die Schule, so heißt es offiziell, und wollte Künstler werden, ein Ansinnen, das ihn nach Wien führte. Dort verbrachte er Stunden in der Bibliothek, wo er Bücher über Astrologie, Mystizismus und die Religionen des Ostens las. Besonders angetan hatten es ihm die Bücher von Blavatsky, Chamberlain, List und Liebenfels. Er entnahm ihnen allen ein Quäntchen und stellte sich seine eigene Mixtur zusammen, einen Cocktail aus Grauen und Hass, der sich als Nazismus niederschlagen sollte. Seine Leidenschaft war die Macht des Geistes. Sein Leitmotiv, auf das er sich in den folgenden Jahren konzentrierte, war das Potential des Willens, alles zu erreichen, das man sich wünscht, sprich: wie man sich seine eigene Wirklichkeit erschafft.

In seinem Bemühen, das Bewusstseinsniveau zu erreichen, das ihn seiner Überzeugung nach zu einem Übermenschen machen sollte, über den er so viel gelesen hatte und an den er so fest glaubte, übte er sich in den esoterischen Künsten. Sein Geist verband sich stärker als je zuvor mit der Schwingungsfrequenz der Gefängniswärter. Er war besessen, wahrscheinlich seit irgendeinem schwarzmagischen Ritual, das seinen Geist für die bösartige Schwingung geöffnet hatte. Man braucht sich nur seine Überzeugungen anzusehen, um zu erkennen, dass seine Schwingung überaus kompatibel mit diesem Bewusstsein war. Von nun an sollte dieser bis dahin eher blasse und unfähige Mann ein Charisma und eine Anziehungskraft ausströmen, die eine ganze Nation in ihren Bann schlug und vergiftete.

Wir sagen, dass manche Menschen eine „anziehende Persönlichkeit" hätten, und das ist durchaus wörtlich zu nehmen. Wir alle strömen eine magnetische Kraft aus, und diese Kraft zieht genau die Energien (Personen, Orte etc.) an, die in Beziehung zu dem stehen, was in unserem Unterbewusstsein vor sich geht. Einige Leute verfügen über starke, andere nur über schwache magnetische Kräfte. Negative Energien können ebenso magnetisch sein wie positive. Alle, die mit der Schwingung der Gefängniswärter verbunden sind und diese daher verströmen, verfügen über eine ausgeprägt starke magnetische Energie. Man hört oft, dass sehr negative Personen anziehend wirkten bzw. so, als hätten sie eine „fatale Anziehungskraft". Das ist so aus oben genanntem Grund. Von dort stammen auch die Anziehungskraft und das Charisma, über das Adolf Hitler so urplötzlich verfügte. Jedesmal wenn er erregt und mit verzerrtem Gesicht vor der Öffentlichkeit sprach, channelte er des Bewusstsein der Gefängniswärter bzw. des Luziferischen Bewusstseins der Vierten Dimension und übertrug diese Schwingungen auf die Masse. Dies beeinflusste den energetischen Zustand aller, die sich „angezogen" fühlten, und verwandelte sie in ebenso aufgebrachte Instrumente des Hasses. Das ist das Rattenfänger-Prinzip, nur dass keine Pfeife, sondern Schwingungen zum Einsatz kommen. Der Autor Alan Bullock sagte über Hitler:

> „Seine Macht, ein Publikum zu verhexen, wurde schon mit der okkulten Kunst afrikanischer Medizinmänner oder asiatischer Schamanen verglichen; andere haben diese Gabe mit der Sensibilität eines Mediums und dem Magnetismus eines Hypnotiseurs verglichen."[7]

Und Hermann Rauschning, ein Handlanger Hitlers, schreibt in seinem Buch „Gespräche mit Hitler":

> „Man kann nicht anders, als ihn als ein Medium zu betrachten. Denn die meiste Zeit über sind auch Medien gewöhnliche, unscheinbare Menschen. Plötzlich dann erhalten sie scheinbar übernatürliche Kräfte, die sie von der übrigen Menschheit unterscheiden. Das Medium ist besessen. Ist die Krise überstanden, fallen sie zurück in die Gewöhnlichkeit. Auf dieselbe Weise war zweifellos auch Hitler von Mächten besessen, die außerhalb von ihm standen – dämonischen Mächten, für die die Person Adolf Hitler nur ein zeitweiliges Vehikel war. Die Mischung aus Banalität und Übernatürlichkeit erzeugte diese unerträgliche Ambivalenz, die man in seiner Gegenwart verspürte … Es war, als schaute man in ein bizarres Gesicht, in dem sich ein unharmonischer Geisteszustand, gepaart mit dem beunruhigenden Eindruck verkappter Macht, widerspiegelte."[8]

Hitler wurde von den Gefängniswärtern kontrolliert, und er schien in permanenter Angst vor diesen „Übermenschen" zu leben. Rauschning berichtete, dass Hitler unter schrecklichen Albträumen litt und nachts von Horrorvisionen gepeinigt hochfuhr, wobei er etwas von Wesen schrie, die niemand außer ihm sehen konnte. Einmal sagte er zu seinem Helfer:

> „Wie wird wohl die soziale Ordnung der Zukunft aussehen? Kamerad, ich werde es dir sagen. Es wird eine Klasse von Herren geben; danach kommt das Fußvolk der Parteimitglieder in hierarchischer Ordnung; dann kommt die breite Masse

derer, die für alle Zeit die anonyme Anhängerschaft, Bedienstete und Arbeiter sein werden; und unter diesen wiederum stehen die unterworfenen ausländischen Völker, die modernen Sklaven. Über all diese wird eine neue, souveräne Adelsschicht herrschen, von der ich nicht sprechen darf ... Doch von diesen Plänen weiß das Militär nichts ... Der neue Mensch lebt schon jetzt unter uns! Er ist hier. Reicht dir das nicht? Ich werde dir ein Geheimnis verraten. Ich habe den neuen Menschen gesehen. Er ist unerschrocken und grausam. Ich habe Angst vor ihm."[9]

Als Hitler nach Deutschland kam, hielt er sich oft in Bayern auf, von wo auch Weishaupts Illuminaten stammten. Dorthin kehrte er 1918 nach dem Krieg zurück. Zumindest heißt es offiziell so. Im darauffolgenden Jahr kam er in Kontakt mit einer kleinen und eher armseligen Partei namens Deutsche Arbeiterpartei. Diese war ein Ableger des Deutschen Ordens, einer esoterischen Gesellschaft, die zutiefst nationalistisch und antijüdisch eingestellt war. Aus diesem Orden erwuchsen noch weitere Gesellschaften, darunter auch die berühmt-berüchtigte Thule-Gesellschaft. Thule war angeblich die uralte, verschollene Kultur einer nordischen blonden, blauäugigen Rasse. Somit hat noch eine weitere Organisation des nazistischen Glaubenssystems ihren Ursprung in der Esoterik, wie es auch bei der Swastika, dem Hitlergruß, der arischen Herrenrasse und dem Judenbild der Fall ist.

Ein Mitbegründer der Thule-Gesellschaft war Rudolf Glauer, ein Astrologe, der sich selbst den hochtrabenden Namen Baron von Sebottendorff gab. Seine Forderung nach einer gegen Judentum und Marxismus gerichteten Revolution sorgte dafür, dass die Thule-Gesellschaft regen Zulauf von den Verfechtern des antijüdischen, antimarxistischen Herrenrasseglaubens erhielt. Daraus ging schließlich die Deutsche Arbeiterpartei hervor, aus der später die Nationalsozialistische Partei werden sollte.

Nun tritt ein weiterer eifriger Okkultist, der zugleich ein Freund Sebottendorffs war, auf den Plan. Dietrich Eckart, ein alkohol- und drogenabhängiger Schriftsteller, der glaubte, er habe den Auftrag, einem Diktator für Deutschland den Weg zu ebnen. Er traf Hitler 1919 und entschied, dies sei der „Messias", auf den er gewartet habe. Eckart verdankt Hitler sein hohes esoterisches Wissen und wahrscheinlich auch das Wissen um die schwarzmagischen Rituale, die ihn so fest an die Schwingungsfrequenz der Gefängniswärter band. Von nun an nahm Hitlers Fähigkeit, Unterstützung zu gewinnen, schnell zu. Im Jahr 1923 schrieb Eckart an einen Freund:

„Folge Hitler! Er wird den Tanz führen, doch ich werde es sein, nach dessen Pfeife er tanzt. Wir haben ihm die Mittel gegeben, mit Ihnen in Kontakt zu

> treten. Trauere nicht um mich: Ich werde mehr noch als jeder andere Deutsche Geschichte schreiben."[10]

Hitler gehörte noch einer weiteren esoterischen Geheimgesellschaft an, den Brüdern des Lichts bzw. der Vril-Gesellschaft. Vril ist der Name, den der englische Autor Lord Bulwer-Lytton der Kraft gab, die seiner Meinung nach in den Menschen das ganze Potential weckt, das diese zu Übermenschen macht. 1933 floh der Raketenspezialist Willi Ley aus Deutschland und gab die Existenz der Vril-Gesellschaft wie auch des Nazi-Glaubens preis, dem zufolge die Nazis den Übermenschen, die tief im Erdinnern hausten, mittels esoterischer Lehren und der Schulung des Geistes ebenbürtig würden. Die Nazis glaubten, dies würde die Vril-Kraft wecken, die in ihnen schlummere. Zu den Eingeweihten der Vril-Gesellschaft gehörten auch zwei Männer, die berühmte Nazis werden sollten – Heinrich Himmler und Hermann Göring. Einige Vril-Mitglieder glaubten, die beiden stünden mit rätselhaften esoterischen Logen in Tibet und einem der sogenannten Unbekannten Übermenschen im Bunde, den man nur den König der Angst nannte. Rudolph Hess,[11] der bis zu seinem schicksalhaften Flug nach England 1941 Hitlers Stellvertreter war, war ein glühender Anhänger des Okkultismus und gehörte, ebenso wie Hermann Göring, der Edelweiß-Gesellschaft an, einer schwarzen Sekte, die an die nordische Herrenrasse (die Melchedekaner?) glaubte. Hess verehrte Hitler als Messias, obwohl ungeklärt bleibt, wie er das rechtfertigte, wo Hitler doch weder blond noch blauäugig war. Auch Hitler hatte Erklärungsnöte, aber ich bin mir sicher, dass er irgendeine lächerliche Rechtfertigung für sich gefunden hat.

Zudem war Hitler besessen vom sogenannten Speer des Schicksals, einer Waffe, mit der angeblich Y'shua (Jesus) am Kreuz an der Seite verwundet wurde. Als die Nazis 1938 Österreich besetzten, stahl er den vermeintlichen Speer des Schicksals und brachte ihn nach Nürnberg. Die Legende besagt, dass wer den Speer besitzt und seine Geheimnisse zu entschlüsseln vermag, die Kontrolle über die Welt – zu ihrem Wohl oder Wehe – erlangt. Der Speer, den Hitler stahl, befindet sich heute im Hofburg-Museum in Wien, das im November 1992 brannte – sieben Tage, bevor ein Feuer einen Teil des Schlosses Windsor zerstören sollte.

Ein weiterer besessener Okkultist des Dritten Reichs war Heinrich Himmler. Er interessierte sich besonders für Runensteine, eine Weissagungsmethode, bei der mit Symbolen versehene Steine geworfen oder gezogen werden. Die Auswahl bzw. die Kombination an Steinen wird dann von einem „Experten" gedeutet. Himmler war es auch, der die berüchtigte SS ins Leben rief. Auch er wählte für seine grausame Organisation ein esoterisches Symbol: das doppelte S bzw. die „Sig"-Rune, die wie zwei Blitze aussieht. Die SS war eine Organisation, die sich praktisch selbst leitete, und der Inbegriff des leidenschaftlichen esoterischen Glaubens der Nazis. Nur wer als rassisch rein angesehen wurde, durfte der SS beitreten, und zur Ausbildung der Männer gehörte auch die Kunst der Esoterik, darunter die Runensteine. Die SS wurde wie eine schwarzmagische Geheimgesellschaft geleitet und organisiert. Ihre Rituale übernahm diese Gesellschaft von anderen, wie den Jesuiten und den Tempelrittern. Die hochrangigsten Eingeweihten waren die dreizehn Mitglieder des Großen Ritterrats (der von Großmeister Heinrich Himmler geführt wurde), und die schwarzen Rituale wurden auf dem alten Schloss Wewelsburg in Westfalen abgehalten. Dort feierte man die Feste der nordischen Heiden und die Sommersonnenwende; dort verehrte man Satan, Luzifer, Seth oder welchen Namen man auch immer bevorzugt – eben das Bewusstsein, das damals die Nazis verkörperten und das heute die Elite verkörpert. Auch Prinz Bernhard, der Gründer der Bilderberger, gehörte der SS an. Esoterik und Schwarze Magie durchdrangen alles, was Hitler und die Nazis taten, bis hin zum Gebrauch von Pendeln, um auf Karten den Standort feindlicher Soldaten aufzuspüren. Die ursprüngliche Swastika war nach rechts ausgerichtet, was in der Esoterik für Licht und Schöpfung, für das Positive, steht. Hitler bestand darauf, es zu drehen, damit es Schwarze Magie und Zerstörung symbolisierte. Den Großveranstaltungen, deren Hitler sich so wirkungsvoll bediente, liegt das Wissen um die menschliche Psyche zugrunde und darum, wie man diese manipulieren kann. In „Satan And Swastika" schreibt Francis King:

> „Hitlers öffentliche Auftritte, insbesondere die, im Rahmen der von den Nazis veranstalteten Nürnberger Aufmärschen waren exzellente Beispiele für diese Art von magischer Zeremonie. Die Fanfaren, die Militäraufmärsche und die Wagner-Musik stärkten das Bild vom ruhmreichen deutschen Militär. Die unzähligen Banner in schwarz, weiß und rot, die das Swastika zierte, erfüllte das Bewusstsein der Teilnehmer mit den ideologischen Vorstellungen der Nationalsozialisten. Die ballettgleiche Präzision der Bewegungsabläufe der uniformierten Parteimitglieder, die einheitlichen Bewegungen, beschwor aus den Tiefen des Unterbewusstseins Bilder von Krieg und Gewalt herauf, die in der Antike durch Mars symbolisiert wurden. Und das allererste Ritual dieser Veranstaltungen – das Aufhängen des ‚Blutbanners', das im Münchner Putsch von 1923 getragen worden war, durch Hitler – war eine beinahe magische Zeremonie, die den Geist der lebenden Nazis mit den archetypischen Bildern von den nationalsozialistischen Helden der Vergangenheit verbinden sollte.
>
> Der religiös-magische Aspekt der Großveranstaltungen wurde durch die Tatsache verstärkt, dass sie ihren Höhepunkt nach Sonnenuntergang erreich-

> ten, und zwar inmitten einer ‚Kathedrale des Lichts' – einem offenen Gelände, umgeben von Lichtsäulen aus elektrischen Scheinwerfern, die in den Himmel gerichtet waren. Ein moderner, hocherfahrener Ritualmagier hätte kein wirkungsvolleres Ritual ersinnen können als die Nürnberger Zeremonien, um ‚Mars zu beschwören'."

Und was damals galt, gilt auch heute noch. Das esoterische Wissen, dessen sich die Nazis bedienten, um das gesamte deutsche Volk zu hypnotisieren, wird noch heute angewandt, um diese Massenhypnose auf die gesamte Menschheit auszudehnen. In Medien und Werbung werden bestimmte Symbole, Worte, Farben, Geräusche und andere Methoden, von denen die Öffentlichkeit nicht einmal etwas ahnt, verwendet, um uns zu hypnotisieren. Das Propagandaministerium von Joseph Göbbels basierte auf dem esoterischen Wissen um die menschliche Psyche. Göbbels wusste, dass die Menschen alles glauben würden, sofern man es oft genug wiederholte und sofern man Ereignisse arrangieren konnte, die in den Köpfen der Öffentlichkeit die Überzeugung wachriefen, dass „etwas getan werden" müsse. Er bediente sich sehr wirkungsvoll bestimmter Farben, Symbole und Schlagwörter. Diese Schlagwörter wurden wie Mantras wiederholt, immer und immer wieder, und hypnotisierten so die Psyche der Masse. Alle alternativen Ansichten und Informationen wurden zensiert, und man programmierte die Leute so, dass sie ganz nach Wunsch reagierten. Worin besteht der Unterschied zu der Art und Weise, auf die uns und unseren Kindern heute tröpfchenweise ungenaue und voreingenommene Informationen verabreicht werden? Heute mag dabei keine Swastika mehr eine Rolle spielen, aber Massenhypnose ist es nach wie vor.

Es erscheint widersprüchlich, dass Hitler versuchte, Geheimgesellschaften wie die Freimaurer zu zerschlagen und den Deutschen esoterisches Wissen vorzuenthalten, aber es ist kein Widerspruch. Er wusste wie kein anderer um die Macht, die dieses Wissen verlieh, und diese Macht wollte er für sich allein. Insbesondere einen Mann wollten die Nazis vernichten: den Österreicher Dr. Rudolf Steiner, einen Freimaurer des 33. Grades, der die Kräfte der Schöpfung begriff und wusste, wie man sie für Gutes wie Böses nutzen kann. Über Steiners Absichten gibt es viele widersprüchliche Ansichten und Behauptungen, und bislang weiß ich nicht genau, was ich von ihm halten soll. Allerdings habe ich das Gefühl, dass er nicht so positiv war, wie er dargestellt wird. Er trat der Theosophischen Gesellschaft und dem Ordo Templi Orientis bei, gründete später aber seine eigene Gruppierung, die Anthroposophische Gesellschaft. Bewaffnete Banden begannen, Steiners Versammlungen zu stören und seine Zuhörer zu bedrohen. Er floh in die Schweiz, wo er 1925 starb, ein Jahr, nachdem die Nazis sein

Zentrum in Dornach niedergebrannt hatten. Ab 1934 waren alle Formen der Wahrsagerei untersagt, und später wurden deutschlandweit alle esoterischen Bücher verboten. Geheimgesellschaften wurden aufgelöst, und selbst die Thule-Gesellschaft und der Deutschorden (die gemeinsam den Nazismus erschaffen hatten) blieben nicht verschont. Astrologen wurden angegriffen und getötet, und Leute wie Lanz von Liebenfels durften keine Werke mehr veröffentlichen. Diese Säuberungsaktion hatte vor allem zwei Gründe. Zum einen wollten sich Hitler und die Nazis offiziell gegenüber der Öffentlichkeit und anderen Ländern vom Okkultismus distanzieren, und zum anderen – viel wichtiger – wollten sie die Leiter einholen und so verhindern, dass andere die Esoterik gegen sie verwendeten, so wie sie dieses Wissen gegen andere einsetzten. Das ist auch ein Grund dafür, dass dieses Wissen in der ganzen westlichen Hemisphäre unterdrückt und lächerlich gemacht wurde und durch eine Wissenschaft, die besagt, dass es außer dieser Welt nichts gibt, und eine Religion, der zufolge nach dem einen Leben, das wir haben, Himmel oder Hölle kommt, verschleiert wurde und wird.

Die Rolle, die die Esoterik beim Aufstieg der Nazis gespielt hat, wurde stark heruntergespielt bzw. ignoriert. Nur in ein paar wenigen ausgezeichneten Büchern wird sie erwähnt, wie zum Beispiel in Gerald Susters Buch „Hitler And The Age Of Horus“.[12] Egal, welche geschichtliche Situation man sich ansieht, irgendwann stößt man für gewöhnlich immer auf die Esoterik. Auch John Ruskin, der Cecil Rhodes, Alfred Milner und die Begründer des Round Table inspiriert hat, wurde seinerseits von den esoterischen Schriften Platos und Madame Blavatskys, den Werken Lord Edward Bulwer-Lyttons und von Geheimgesellschaften nach der Art des Ordens der Goldenen Morgenröte beeinflusst. Den Mord an US-Präsident Abraham Lincoln führen einige auf Streitigkeiten zwischen konkurrierenden Geheimgesellschaften zurück, doch das sehe ich anders. Pascal Beverly Randolph, einer von Lincolns engsten Freunden, enthüllte, dass Lincoln mit einer Gesellschaft namens Bruderschaft von Eulis zu tun hatte, nachdem er zuvor im Nahen Osten in die Geheimnisse der „Sexualmagie“ eingeweiht worden war. Darüber hinaus, so wird angenommen, war Lincoln ein hochrangiges Mitglied der Hermetischen Bruderschaft von Luxor bzw. des Lichts.[13] Viele der politischen und ökonomischen Gesichter von damals und heute sind nur Masken, hinter denen ein ganz anderes Wesen und ganz andere Beweggründe als die offiziellen stecken. Diese scheinbar „unterschiedlichen“ Gesichter verbergen allesamt das Netzwerk des Allsehenden Auges. Wir betrachten sie wie Schauspieler auf einer Bühne, für die jemand im Hintergrund das Drehbuch schreibt. Rasputin beispielsweise, der in Geschichtsbüchern als „toller Mönch“ auftaucht, war weder verrückt noch ein Mönch im eigentlichen Sinne. Er war ein Mystiker, der ein intensives spirituelles Erlebnis hatte, während er in Asien „nach Gott suchte“. Sein Geist öffnete sich für ein höheres – oder niederes – Bewusstsein, und so wurde aus dem russischen Bauern mit einem Schlag ein anderer Mensch. Plötzlich konnte er heilen und verfügte über einen starken Magnetismus und einen legendären Sexualtrieb. Wenige Jahre, nachdem er nach Russland zurückgekehrt war, hatte er den Zaren so in seinen Bann geschlagen, dass er praktisch das Land regierte.

Es sind Geschichten über die schwarzesoterische Basis des KGB ans Licht gekommen. Heute trägt der KGB andere Namen, spielt im vermeintlich freien Russland aber noch dieselbe Rolle wie früher. Nur der Name hat sich geändert. In einem Bericht ist von der Manipulation die Rede, die General Georgy Georgievich Rogozin im Kreml betrieben haben soll, wobei er sich angeblich der Schwarzen Magie bediente, um den Geist derjenigen umzuprogrammieren, die er zu kontrollieren wünschte.[14] Rogozin hat unter Boris Jeltzins Regime einen hochgeheimen Geheimdiensttrupp geleitet. Das Geheimdienstnetzwerk weltweit gründet sich auf den Missbrauch esoterischen Wissens. Die Weltelite und alle, die die Esoterik sonst noch missbrauchen, wissen auch, dass man mittels der Kontrolle der Hauptenergiepunkte (der Akupunkturpunkte bzw. Chakrawirbel) des Erdenergienetzes die Psyche der Menschen stark beeinflussen kann, da die menschliche Psyche und die Energie dieses Netzes – die Psyche der Erde – miteinander in Wechselwirkung stehen.

Wir wissen nun, dass die Vereinigten Staaten von Amerika auf einem Fundament aus esoterischen Prinzipien und esoterischem Wissen gegründet wurden. Das Große Siegel der USA setzt sich aus zahlreichen esoterischen Symbolen, Zeichen und Zahlen zusammen, darunter die Pyramide und das Allsehende Auge. Letzteres Symbol wurde der Dollarnote unter dem Freimaurer-Präsidenten Franklin D. Roosevelt aufgeprägt. Zudem ist es kein Zufall, dass sowohl die amerikanische Unabhängigkeitserklärung als auch die Gründung von Adam Weishaupts bayerischen Illuminaten in das Jahr 1776 fallen. Zahlen und auch Jahreszahlen transportieren bestimmte energetische Schwingungen, und gleiches gilt für Planeten, Geräusche, Farben und Symbole. Einige dieser Symbole finden wir auch in den Kornkreisen wieder. Die echten Kornkreise (die nicht von den Mächten der Desinformation gefälscht werden) sprechen unser Unterbewusstsein an und helfen uns – auf Wegen, die wir noch nicht zu begreifen vermögen – beim Erwachen. Die höheren Ränge der Weltelite machen sich dieses Wissen zunutze, um für die von ihnen inszenierten Ereignisse einen möglichst günstigen, erfolgversprechenden Zeitpunkt und Ort zu finden.

In alten Texten und Vorstellungen stößt man auf immer dieselben Zahlen und Zahlenfolgen. Die zahlreichen Siebener-Folgen in der Offenbarung sind im esoterischen Sinne und nicht wörtlich zu verstehen. Die Bibel ist voll von derartiger Numerologie, die die Kirche wörtlich genommen hat. Die Dreizehn, bzw. die „Zwölf plus eins", sowie die Schwingungen, für die sie steht, sind in der Numerologie und aus historischen Gründen von großer esoterischer Bedeutung. Die Dreizehn steht für Wandel, Neugeburt und eine neue Ordnung. Daher gibt es Jesus und die zwölf Apostel und Großmeister Himmler mit seinen zwölf „Rittern" im Großrat der SS. Beidem liegt dasselbe Wissen zugrunde, das mit unterschiedlicher Absicht genutzt wird. Der ägyptische Gott Osiris hatte, der Legende zufolge, zwölf Anhänger, Buddha hatte zwölf Schüler, und so auch der Aztekengott Quetzalcoatl. Zu König Arthurs Tafelrunde gehörten zwölf Ritter, Jakob hatte zwölf Söhne, Ismael zwölf Prinzen. Es gibt zwölf Stämme Israels und zwölf Sternzeichen. Der Lenkungsausschuss der Bilderberger umfasst 39 Mitglieder (13 + 13 + 13), und er wählt seine Tagungsorte nach esoterischen Kriterien aus.[15] Gleiches gilt für die globalen Institutionen. Genf, wo einst der Völkerbund seinen Sitz hatte und viele Tarnorganisationen der Weltelite heute noch sitzen, wird von allen Geheimgesellschaften als einer der bedeutsamsten Energiepunkte der Erde betrachtet. Die Zahlen 13 und 33 findet man in den Symbolen und Logos vieler Institutionen und Unternehmen, die ich in diesem Buch aufliste. Francis Bacons esoterische „Codezahl" war die 33, und sie wird wie ein Schlüssel in Shakespeares Werken verwendet, als Hinweis darauf, dass Bacon der eigentliche Urheber ist (siehe die Werke von Manly P. Hall). Die 33 repräsentiert auch die Grade des Schottischen Ritus der Freimaurerei. Auf dem Großen Siegel der Vereinigten Staaten und in der Darstellung dieses Siegels auf der Dollarnote ist eine Pyramide mit 13 Stufen zu sehen, die für die 13 Grade der Illuminati stehen. Die Pyramide selbst besteht aus 33 Steinen. Der kahle Adler (bis 1841 war es noch der Phönix) auf dem Großen Siegel hat an jeder Schwinge 13 Federn und trägt in der rechten Klaue 13 Pfeile und in der linken einen Olivenzweig mit 13 Blättern. Im Schnabel hält er eine Schriftrolle mit den 13 Buchstaben „E Pluribus Unum" – aus Vielen mach Eins. Umgeben ist der Adler von 13 Sternen, die so angeordnet sind, dass sie den Davidstern bilden. Auch ein Schild mit 13 Streifen, die die 13 ersten US-Staaten symbolisieren, ist abgebildet. Im Logo der Vereinten Nationen ist die Welt in 33 Felder gegliedert, umgeben von zwei Ähren mit je 13 Körnern. Zudem steht das UN-Gebäude auf einer der heiligsten Quellen (Energiepunkte) der amerikanischen Ureinwohner. Das Logo von Proctor & Gamble ist ein altes Freimaurersymbol und zeigt einen bärtigen Mann in einem Kreis mit 13 Sternen. Das doppelte X von Exxon (Esso), dem Rockefeller-Ölkonzern, ist ebenfalls ein Symbol des Schottischen Ritus.[16] Auf derartige Symbole stößt man überall. Die von mir beschriebene „Denkweise" und die grundlegenden Ansichten, die im Nazi-Deutschland herrschten, sind nur eine öffentlich sichtbare Manifestation dessen, was noch immer in der geheimen Welt der Elite vor sich geht, die das Allsehende Auge – das Luziferische Bewusstsein der Vierten Dimension – anbetet.

Nach dem Krieg verlegten die Nazis ihre Basis nach Südamerika und – auf Einladung des Nazi-Finanziers Allen Dulles hin – in die Vereinigten Staaten. Dafür halfen die Nazis Dulles dabei, die Central Intelligence Agency oder kurz CIA aufzubauen. Diese ist ein wesentlicher Teil der heutigen globalen Gestapo. Um den schwarzmagischen Missbrauch esoterischen Wissens und die Verehrung außerirdischer „Götter" und „Übermenschen" dreht sich bei CIA und Weltelite auch heute noch alles. Was auf Hitler zutraf, gilt auch für die obersten Ränge des Bruderschafts-Netzwerks, auch im Hinblick auf die grauenvollen genetischen Experimente, die noch immer in den Untergrundbasen der USA (wie auch zweifelsohne in anderen Ländern, darunter in Großbritannien) durchgeführt werden. Die „öffentliche Debatte" über die moralische Vertretbarkeit von Genmanipulation ist eine Farce, während, so glaube ich, im Geheimen die schrecklichsten Experimente durchgeführt werden, denen Menschen (darunter auch Kinder) zum Opfer fallen, die offiziell als „vermisst" gelten. Nachdem die erste Auflage dieses Buches auf dem Markt war, schrieb mir ein Leser, ein argentinischer Bekannter habe ihm mitgeteilt, Josef Mengele, der berüchtigte Nazi-Genetiker, habe nach dem Krieg seine eigene Insel erhalten, damit er seine kranken Experimente fortsetzen könne. Die Insel liegt in einem Flussdelta in einem Gebiet namens Tigre, etwa 50 Kilometer von Buenos Aires entfernt. Der schwarzmagische Gebrauch der Esoterik unter der Führung des Gefängniswärter-Bewusstseins steht an der Spitze der menschlichen Manipulationspyramide der Elite. Ich denke, dass Leute wie Hitler lediglich Handlanger waren, die benutzt wurden, um Krieg gegen andere Handlanger wie Stalin zu führen und so die gewünschte Nachkriegs-Situation hervorzubringen. Denn die Superelite steht innerhalb der Pyramide weit über Personen wie Hitler oder Stalin.

Vor dem Hintergrund des esoterischen Glaubens der Nazis an die „arischen Übermenschen" und die möglichen Verbindungen zwischen dieser Vorstellung und den Geschichten über die Melchedekaner war ich hochinteressiert, als ich auf eine Organisation namens Rael-Bewegung stieß.

Ihren Sitz haben die Raelianer im schweizerischen Genf, von wo aus sie Zweige in der ganzen Welt unterhalten. Die Raelianer-Sekte ist die Schöpfung von Claude Vorilhon Rael, einem ehemaligen Motorsport-Journalisten, der behauptet, einer Gruppe von Außerirdischen begegnet zu sein, bei denen es sich ihm zufolge um die Elohim des Alten Testaments gehandelt habe. Rael sagt, sie hätten ihn mit auf ihren Planeten genommen, wo man ihm erzählt habe, dass die Menschheit von den Elohim gentechnisch erschaffen worden sei. Den Geschichten zufolge, die in den 1960ern bei geheimen Befragungen von Personen ans Licht kamen, die Kontakt zu Außerirdischen gehabt hatten, handelt es sich bei den Elohim um die Melchedekaner. Rael behauptet, der „Messias" der Elohim zu sein, der „Führer aller Führer", und dass sie ihn angewiesen hätten, den Leuten zu erzählen, alle müssten tun, was er sage. Ach wirklich, Rael? Was ich den Elohim und Claude hierzu zu sagen hätte, ist nicht gerade jugendfrei. Rael (der Messias, der Führer aller Führer) behauptet, die Elohim bereiteten sich darauf vor, zurückzukehren und die Welt unter ihre Kontrolle zu bringen. Faszinierend, wie sehr das dem Glauben der Nazis an die Rückkehr der Übermenschen gleicht. Und was wünschen sich die Elohim Rael zufolge am meisten? Eine Weltregierung plus weltweite Einheitswährung; Armeen, die aufhören, sich gegenseitig zu bekriegen und die sich stattdessen zu einer Weltpolizei zusammenschließen; und dass nur diejenigen, die von der Wissenschaft als die intellektuell hellsten eingestuft werden, ein politisches Amt besetzen dürfen. Darüber hinaus sollen nur diejenigen, die einen von der Wissenschaft ausgetüftelten Intelligenztest bestehen, wählen gehen dürfen, während die breite Masse einfach nur das tun soll, was man ihr sagt, ohne dabei mitreden zu dürfen, wer sie regiert.

Ich hatte von den Raelianern noch nie etwas gehört, bis mir eine Kontaktperson mit guten Verbindungen zum britischen Geheimdienstnetzwerk nach dem Erscheinen der ersten Auflage dieses Buches erzählte, dass einige derjenigen, die versuchten, mich als „Neonazi" in Verruf zu bringen, mit dem britischen Zweig der Raelianer in Zusammenhang stünden. Am selben Tag drückte mir jemand anderes ein Buch von Claude Rael mit dem Titel „The Message Given To Me By Extra-Terrestrials. They Took Me To Their Planet"[17] in die Hand. Das Symbol auf dem Buchdeckel, von dem Rael doch behauptet hatte, dass es sich dabei um das Symbol der Elohim handele, schien mit einem Mal ein heikles Thema für die Raelianer zu sein. Man hatte dieses nämlich mit einem anderen Symbol überklebt. Das wird vielleicht verständlicher, wenn man sich *Abb. 12* anschaut. Die Pyramide der Elite ist durchzogen von der Esoterik und dem Glauben an eine außerirdische Herrenrasse, und zwar schon seit tausenden von Jahren. Bis heute.

12a: *Aktueller Aufkleber.*
Der neue Aufkleber auf Raels Buch.

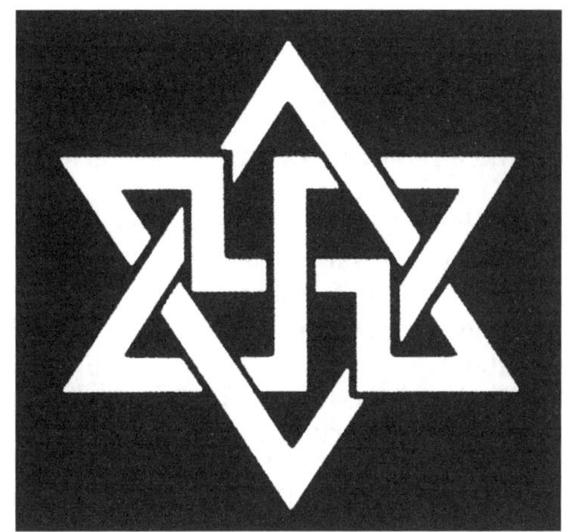

12b: *Swastika im Davidstern.*
Entfernt man den Aufkleber, kommt dieses Symbol zum Vorschein.

Doch kann ich gar nicht oft genug betonen, dass die Esoterik selbst neutral ist. Nicht die Esoterik gilt es zu bekämpfen, sondern ihren negativen Gebrauch. Sie kann – und wird – durchaus auch zu positiven Zwecken eingesetzt. Wenn ich höre, dass Personen christlichen Glaubens, die in Sachen Neue Weltordnung recherchieren, alle esoterischen Denker und Gruppierungen als „bösen Okkultismus" und „Teufelsanbeter" verdammen, dann offenbart sich darin in meinen Augen ein ernstes Missverständnis in Bezug auf die Realität und ein blinder Eifer, der ihnen schlecht ansteht. Wie ich gegen Ende des Buches noch ausführlicher darlegen werde, ist der positive Gebrauch spirituellen Wissens wesentlich dafür, die bessere Welt entstehen zu lassen, die wir uns so sehr wünschen und die wir auch verwirklichen werden, keine Sorge. Sie wird auf einem Fundament aus Liebe und Respekt entstehen, den Gefühlen – den Energien –, die die Düsternis von Hass und Uneinigkeit einfach fortschwemmen.

In den letzten drei Kapiteln habe ich die Struktur, innerhalb der sich die Manipulation abspielt, sowie die Methoden, durch die die dunkle Kraft diese Struktur kontrolliert, und die Gesinnung beschrieben, die sich hinter einem solchen Verhalten verbirgt. Nun können wir uns anschauen, wie sich dies in der Welt, die uns umgibt, niederschlägt, und wie es unser aller Leben Tag für Tag beeinflusst.

Endnoten

1 De Vicente, Enrique: „The Occult Roots of the New World Order" in *Exposure*, Bd. 1, Nr. 2, S. 10

2 Alice Bailey gründete die esoterische Arkanschule. Noch einmal möchte ich klarstellen, dass ich nicht behaupte, von ihr gehe eine negative Kraft aus. Dennoch denke ich, dass ihr Name von einigen ihrer „Anhänger" zu manipulativen Zwecken missbraucht wurde.

3 Zitiert in King, Francis: Satan And Swastika. Mayflower Books, London, 1976

4 Zitiert in Brennan, J. H.: Occult Reich. Futura, London, 1974 und in King: Satan And ...

5 Die Verse stammen aus dem Buch „The Book Of The Law". Zitiert in Andrews: Extra-Terrestrials, S. 159f.

6 Zitiert in Ravencroft, Trevor: The Spear Of Destiny, S. 106

7 Bullock, Alan: Hitler, A Study In Tyranny. Pelican Books, London, 1960

8 Rauschning. Hermann: Hitler Speaks. London, 1939

9 Ebd.

10 Brennan: Occult Reich

11 Gemeinhin wird angenommen, dass Rudolph Hess bis zu seinem Tod 1987 im Gefängnis von Spandau saß. Dr. Ewen Cameron jedoch, der ein „Psycho-Doc" der CIA wurde, behauptete, CIA-Chef Allen Dulles habe ihm gesagt, dass der „Hess" in Spandau nur ein Doppelgänger sei. Als Cameron die Identität des vermeintlichen Hess durch die Untersuchung der Leiche und einer Wunde Hess' aus dem Ersten Weltkrieg beweisen wollte, wurde ihm dies verweigert.

12 Suster, Gerald: Hitler And The Age Of Horus. Sphere, London, 1981

13 De Vicente: „Occult Roots", S. 7

14 „Black Magic Holds Sway Over A Paranoid Kremlin" in *The European* (11.-15.05.1995), S. 4

15 So trafen sich die Bilderberger 1965 beispielsweise am Comer See in Italien, dem alten Hauptquartier der Magistri Comacini, der Vorgänger der mittelalterlichen Freimaurer. 1995 verbrachte ich einige Zeit am Comer See, wurde mir aber erst später dessen esoterischer Bedeutung bewusst. Unter den Versammelten auf dem Bilderberger-Treffen 1965 am Comer See befanden sich auch Prinz Philip und Lord Mountbatten aus dem britischen Königshaus.

16 Van Helsing: Secret Societies, S. 325

17 Rael, Claude Vorilhon: The Message Given To Me By Extra-Terrestrials. They Took Me To Their Planet. AOM Corporation, Tokio, 1986, 1992

11. Kapitel

Der Schuldenschwindel

Es ist unmöglich, die globale Verschwörung zu durchschauen, ohne den Hintergrund des weltweiten Finanzsystems zu kennen. So etwas wird einem nicht in der Schule vermittelt, und ebenso wenig wird der Wirtschaftsexperte im Anzug oder der Nachrichtenkorrespondent einem die Wahrheit sagen. Einige dieser Leute wissen selbst nicht, was vor sich geht, weil man sie darauf programmiert hat, den Unsinn zu glauben, den das Bildungssystem ihnen beibringt. Andere wiederum wollen schlichtweg nicht, dass wir die Wahrheit erfahren. Die Grundlage der Manipulation, die uns einer Weltregierung, einer Weltarmee, einer Weltbank und einer Weltwährung entgegentreibt, ist ein Schwindel riesigen Ausmaßes, den wir als das Bankensystem kennen. Versteht man diesen Mechanismus erst einmal, erkennt man schnell, wie es einigen Wenigen möglich ist, das Leben aller Menschen zu kontrollieren. Zu diesem Zweck werde ich hier noch einmal detaillierter ausführen, was ich im 3. Kapitel beschrieben habe.

Die Banken haben das Recht, Geld zu „erschaffen". Damit ist das nicht existente Geld gemeint, das wir Kredit nennen. Dieser Schaffensprozess kostet die Banken nicht das Geringste. Dennoch dürfen sie von dem Moment an, an dem das Geld in seine rein theoretische Existenz hineingeboren wird, Zinsen erheben. Dieses System kontrolliert das Leben aller. Aber mehr noch: Nimmt man einen Kredit auf, dann „erschafft" die Bank einen Kredit, der der Größe der Anleihe entspricht, sagen wir 20.000 Euro. Wenngleich es nur in der Theorie besteht, ist dieses Geld „neues" Geld. Zurückzahlen muss man allerdings nicht nur die 20.000 Euro, sondern auch noch die Zinsen, die auf das Darlehen erhoben werden. Die Zinsen sind nicht von der Bank „erschaffen" worden, doch irgendwoher müssen sie stammen. Woher also? Sie stammen aus dem Reichtum und den Krediten, die bereits weltweit im Umlauf sind.

Auf diese Weise verleiben sich die Banken seit Anbeginn dieses verrückten Systems den echten, vorhandenen Reichtum in Form der Zinsen ein, die Privatpersonen, Unternehmen und Regierungen zahlen. Das ermöglicht es den Banken, im Gegenzug noch mehr nicht existentes Geld zu verleihen und die Welt immer tiefer in Schulden zu stürzen. Die Menge an Reichtum und Krediten, die sie auf diese Weise gescheffelt haben, entzieht sich jeder Vorstellung. Der Reichtum der Banken ist weit höher als der der USA, des reichsten Landes der Welt. Tatsächlich ist es so, dass die Vereinigten Staaten – wie auch so gut wie jedes andere Land der Welt – den Banken gehören. Die Bankiers haben diesen Berg aus Reichtum und Krediten benutzt, um die weltweit agierenden Öl-Unternehmen, multinationalen Konzerne jeder Branche, Medien, Waffenhersteller, Pharmaunternehmen, Politiker, politische „Berater" und buchstäblich jeden aufzukaufen und zu kontrollieren, den sie brauchen, um die Welt zu beherrschen. Dieser Reichtum liegt in den Händen einiger weniger Familien! Diese Tatsache verbirgt man hinter Tarnorganisationen, hinter einem Gewirr aus Konzernen und deren Marionettendirektoren. Ihre Vorliebe für Verschwiegenheit wird gefördert durch die armseligen Medien und das Bildungssystem. Allein die Rockefellers und die Rothschilds kontrollieren ein enormes Netzwerk aus Banken, Ölkonzernen, multinationalen Unternehmen, Fluggesellschaften und zahllosen weiteren Organisationen. Und allein die Chase Manhattan Bank der Rockefellers/Rothschilds besitzt genügend Macht, um eine weltweite finanzielle Panik auszulösen. Im Jahr 1995 fusionierten die Chase und die Chemical Bank, die bereits die Manufacturers Hanover geschluckt hatte. Unglaublich, wie sehr sich die Macht stetig konzentriert. Aber die wahren Kontrolleure dieser Imperien verstecken sich vor dem Auge der Öffentlichkeit hinter Strohmännern, Treuhändern, Stiftungen und Unternehmen. Es ist schon phänomenal, wie sehr die Rockefellers das Ausmaß ihrer Macht zu verbergen wissen. Bei den Rothschilds jedoch grenzt dies an Genialität. Insbesondere seit dem Zweiten Weltkrieg sind sie versucht, ein Image zu fördern, das sie als abnehmende Macht darstellt, die außerhalb der großen Liga spielt. Das ist Blödsinn. Sie gehören, gemeinsam mit anderen Elementen der Weltelite, nach wie vor zur großen Liga.

Eustace Mullins zufolge, der in Sachen Neue Weltordnung recherchiert,[1] benutzen die Rothschilds in Nordamerika die Decknamen „City“ und „First City“, um Banken zu kennzeichnen, die unter ihrem, von der Londoner City ausgeübten Einfluss stehen. Darunter fallen Mullins zufolge die First City Properties, die First City Financial Corporation of Vancouver, der First City Trust of Edmonton und die First City Development Ltd., die allesamt von Samuel Belzberg geleitet werden. Laut Mullins läuft ein Großteil der Koordination über die Rothschild Inc. an der Rockefeller Plaza in New York ab. Die Rothschilds operieren auch durch ein kanadisches Unternehmen namens PowerCorp, das wiederum mit der Hollinger Group zusammenhängt, dem kanadischen Verlagsimperium, das dem Bilderberger Conrad Black gehört. Die Hollinger Group herrscht weltweit über eine ganze Reihe von Publikationen, darunter auch alle Blätter des Londoner *Telegraph*. Die internationalen Berater der Hollinger Group sind Henry Kissinger und Lord Carrington, der Vorsitzende der Bilderberger, ehemaliger britischer Kabinettsminister und ein Cousin der Rothschilds. (Kissinger und Carrington gründeten zudem eine eigene Firma, die Kissinger Associates.) Diese geheime Machtverstrickung in Bankwesen, Politik und Medien ermöglicht es einer Handvoll Personen, mittels zahlloser scheinbar unzusammenhängender Institutionen und Organisationen ein und dieselbe Strategie zu verfolgen.

Weil sie die Erschaffung von Krediten in der Hand haben, können diese Bankiers nach Belieben – national wie international – Wirtschaftsbooms oder -krisen auslösen, wann immer dies ihren Zwecken dient. Eine Wirtschaftsdepression entsteht nicht etwa dadurch, dass die Nachfrage nach Gütern und Dienstleistungen einbricht. Es ist nicht so, dass die Leute plötzlich diese Dienstleistung oder jenes Produkt nicht länger bräuchten. Eine Wirtschaftsdepression entsteht dadurch, dass nicht genug Papiernoten und elektronisches „Geld" im Umlauf sind, um diese Güter bzw. Dienstleistungen zu bezahlen. Wer aber kontrolliert, wie viel Geld und Kredit im Umlauf sind? Die Banken. Wenn sie aus einem bestimmten Grund eine Depression auslösen, wie es im Vorkriegsdeutschland und den USA der Fall war, dann reduzieren sie zu diesem Zweck die Geldmenge, die im Umlauf ist, schränken die Vergabe von Krediten ein und heben die Zinssätze an.

Darin liegt ein enormer Profit für die großen Bankhäuser (der Weltelite). Denn die Menschen, die vor dem künstlich hervorgerufenen Wirtschaftskollaps einen Kredit aufgenommen haben, müssen die Zinsen für diesen weiterhin bezahlen, und wenn sie dies nicht können, dann nehmen die Banken ihnen ihr Eigentum weg und mehren so ihren Besitz an landwirtschaftlichen Betrieben, Unternehmen und Eigenheimen um eine Zahl im sechsstelligen Bereich. Und mit jeder Zinszahlung derjenigen, die während einer Depression ihren Kredit zurückzahlen, wird mehr Geld aus dem Umlauf gezogen und kommt so nicht mehr der Wirtschaft zugute, was wiederum die Depression nährt.

Dieser Prozess, Geld aus dem Verkehr zu ziehen und dadurch eine Depression auszulösen, ist immer und überall zu beobachten. Wirtschaftsspezialisten wie auch ihre Schoßhündchen – Politiker und Wirtschaftskorrespondenten – behaupten, dies gehöre zum „ökonomischen Kreislauf". Völliger Unfug. Die schreckliche Depression in den 1930ern, bei der Männer, Frauen und Kinder in einer Welt verhungerten, in der es im Grunde genügend für jeden gab, kam dadurch zustande, dass die Banken Geld aus dem Umlauf nahmen, indem sie den Leuten Kredite verweigerten. Es war nicht etwa so, dass die Menschen nicht essen wollten; sie konnten sich schlicht kein Essen leisten, weil man bewusst Geld aus dem Verkehr gezogen hatte. Ich werde es einem Insider überlassen, das zusammenzufassen, was ich gerade dargelegt habe. Robert H. Hemphill, ein Kreditbearbeiter der Federal Reserve Bank in Atlanta, sagte:

> „Der Gedanke ist schon erstaunlich. Wir sind gänzlich abhängig von den Kreditinstituten. Jeder Dollar, der im Umlauf ist, sei es Bargeld oder Kredit, ist

geliehen. Wenn die Banken künstliches Geld im großen Stil erschaffen, blüht unser Geschäft; wenn nicht, verhungern wir. Was uns völlig fehlt, ist ein stabiles Währungssystem. Wenn man erst einmal das ganze Bild erfasst, dann erscheint einem die tragische Absurdität unserer hoffnungslosen Situation beinahe unglaublich, aber sie besteht nun einmal. Diese unsere Situation ist das wichtigste Thema, über das sich ein intelligenter Mensch den Kopf zerbrechen kann. Es ist so wichtig, dass unsere gegenwärtige Gesellschaft zusammenbrechen könnte, sofern die Mehrheit der Menschen nicht bald begreift und die Schäden schnell bekämpft."[2]

Man machte den Menschen weis, es sei kein Geld da, um Häuser zu bauen und die Bevölkerung zu ernähren. Plötzlich aber, als die Weltelite es für angebracht hielt, floss das Geld, mit dem man Hitler, Japan und die Kriegsbemühungen der USA und Großbritanniens finanzierte, in Strömen. Man sagt oft, dass stets Geld da zu sein scheine, um Kriege zu führen. Natürlich ist für so etwas Geld da, denn die Bankiers, die das Weltwirtschaftssystem kontrollieren, wollen diese Kriege schließlich. Sie wollen keine satten, gebildeten Menschen in stattlichen Häusern, denn solche Menschen sind viel schwerer zu kontrollieren. Nicht etwa der künstlich aufgebauschte „New Deal" von Franklin D. Roosevelt beendete die Depression der 1930er, sondern die Banken, die wieder mehr Geld in Umlauf brachten, um so den Krieg zu finanzieren, auf den sie hingearbeitet hatten. Hier nun folgt eine Wahrheit, die für alles Leben auf der Erde gilt:

Niemand muss frieren, Hunger leiden oder arm und obdachlos sein. Jeder Mangel wird durch den Mangel an Papierfetzen und elektronischen Zahlen namens Geld hervorgerufen, das in der Welt im Umlauf ist und auf das Zinsen geschlagen werden. Wir könnten das sofort ändern, sofern wir dies wünschten.

Das Weltfinanzsystem und die Strategie aus Aufschwung und Krise werden von nur 13 Personen kontrolliert – den Mitgliedern der Internationalen Bankenkommission im schweizerischen Genf, die 1972 von David Rockefeller im Auftrag der Elite gegründet wurde. Die Kommission setzt sich zusammen aus je zwei Leuten der US-amerikanischen Federal Reserve Bank, der Bank von England, den Zentralbanken Deutschlands, Frankreichs und der Schweiz und jeweils einem Mitglied aus den Niederlanden, aus Österreich und aus Skandinavien. Die Kommission verfügt über einen eigenen Geheimdienst, genannt „Four-I", was für International Intelligence Information Institute steht. Über diese Bankenelite herrschen Familien wie die Rothschilds, Rockefellers (Rockenfelders), Bilts und Goldbergs. An die Kommission angeschlossen ist die Bank für Internationalen Zahlungsausgleich, die sich ebenfalls in der Schweiz befindet, dem Land, das den Mittelpunkt des Finanznetzwerks der Elite darstellt. Die Bank für Internationalen Zahlungsausgleich hilft bei der Koordination der nationalen Zentralbanken wie der Federal Reserve in den USA, einem privaten Bankenkartell, das über die Wirtschafts- und Zinssatzstrategien in den Vereinigten Staaten bestimmt, ganz gleich, was die Marionettenpräsidenten und -politiker davon halten (*Abb. 13*). Die „Fed" gehört nicht zum Gremium der BIZ, aber letztlich zählt das, was inoffiziell über die Bühne geht. Die Federal Reserve schickt ihre Repräsentanten zu allen Versammlungen der BIZ und besitzt Aktien an dieser Bank.[3] Die meisten Amerikaner wissen nicht einmal, dass die Federal Reserve eine private Organisation ist. Sie denken, dass a) die Regierung weder dumm noch korrupt genug wäre, um das Land von einem Privatbankenkartell regieren zu lassen (falsch), bzw. dass b) der Name „Federal" bedeute, dass diese Bank zur Regierung gehört (ebenso falsch).

Viele der Elite-Organisationen in den USA tragen das Wort „Federal" im Namen, um den Eindruck zu vermitteln, sie befänden sich in den Händen der Regierung. Auch in Großbritannien versucht man den Menschen weiszumachen, die Bank von England sei verstaatlicht und werde somit von der Regierung kontrolliert. Die Bank von England ist einer der Brennpunkte des elitären Finanznetzwerks. Die Bank wurde vom Rothschild-Imperium kontrolliert, als man noch keinen Hehl daraus machte, dass sie eine Privatbank ist. Und auch, nachdem sie nach dem Krieg von der Labour-Regierung verstaatlicht wurde, blieb sie inoffiziell eine von der Weltelite beherrschte Privatbank.

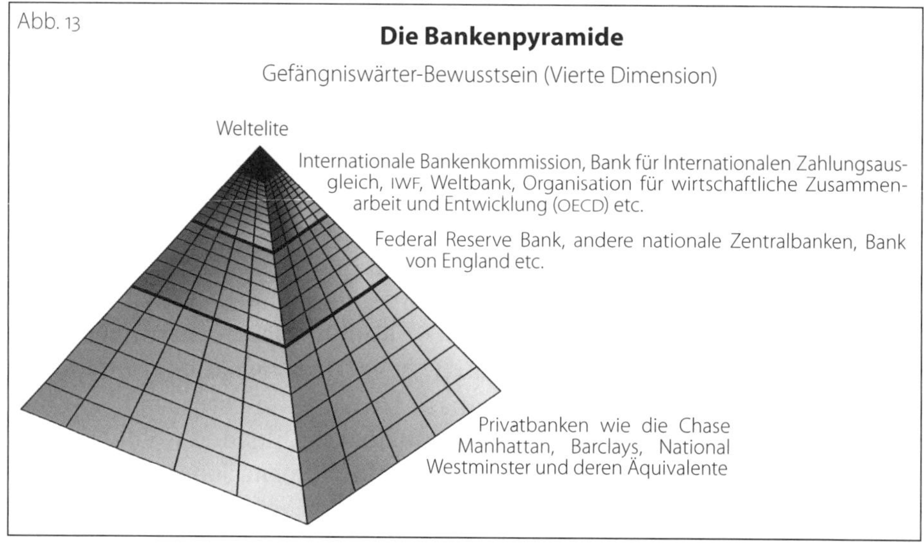

Als Gordon Brown (Bil), der Kanzler der Labour-Partei, im Mai 1997 sein Amt aufnahm, bestand seine erste Amtshandlung darin, der Bank von England zu gestatten, ihre Zinssätze an denen der Federal Reserve auszurichten, ein Schachzug, den zu machen er bereits zwei Jahre zuvor angedeutet hatte.[4] Binnen weniger Tage nach seinem Amtsantritt hatte er dies durchgesetzt. Eddie George, der damalige Gouverneur der Bank von England, war zuvor für die Bank für Internationalen Zahlungsausgleich (BIZ) wie auch für den Internationalen Währungsfonds (IWF) tätig, die beide von der Elite kontrolliert werden.

Das ganze Kartenhaus wie auch die Kontrolle über die Menschheit stützt sich auf die Erhebung von Zinsen. Zinsen sind ein wichtiges Instrument. An Geld selbst ist nichts auszusetzen, wenn es ausschließlich als Mittel dient, um Waren und Dienstleistungen zu bezahlen. Erst wenn man Zinsen auf Geld schlägt, von dem der Großteil nicht einmal in real existiert, wird es gefährlich. Man kann weit mehr Geld aus der Manipulation von Papierfetzen und elektronischen Zahlen schlagen als daraus, wichtige Waren und Dienstleistungen für die darauf angewiesenen Menschen zu produzieren. Die Erhebung von Zinsen führt dazu, dass das Geld denjenigen zufließt, die ohnehin schon darin schwimmen, während alle, die es brauchen, auf dem Trockenen sitzen. Die katastrophalen Grenzen zwischen Arm und Reich auf der Welt haben ihren Ursprung in der Erhebung von Zinsen. Gier, nicht Notwendigkeit, kurbelt die Produktion an, und so werden die Reichen immer reicher und die Armen immer ärmer. Oft ist es nicht der Preis für ein Haus, der jemanden vom Kauf eines solchen abhält, sondern die Tatsache, dass man den Preis von drei oder gar vier Häusern bezahlen müsste, um in nur einem wohnen zu dürfen!

In einer Broschüre, in der die britische National Westminster Bank über Hypotheken informiert, erfuhr ich, dass ich für einen Kredit in Höhe von 50.000 britischen Pfund 152.000 Pfund zurückzahlen und somit den Preis von drei Häusern zahlen müsste, um nur eines zu erwerben. Auf dem Deckblatt der Broschüre prangte dreist: „Die National Westminster Bank – wir machen Ihr Leben leichter." Man male sich einmal den Wandel aus, der stattfinden würde, wenn man lediglich den Preis für sein Haus (ohne Zinsen) über einen Zeitraum von 25 bis 30 Jahren zurückzahlen müsste. Die Kosten für eine Hypothek und ein Grundrecht des Menschen (ein Eigenheim) würden sofort um zwei Drittel sinken. Die Bauleute würden trotzdem bezahlt werden, denn sie werden ja nicht von den Zinsen, sondern von der veranschlagten Summe bezahlt. Aus demselben Grund würden auch die Baustoffhändler weiter ihr Geld bekommen. Der Einzige, der nicht länger den großen Fang des Tages machen würde, wäre der Bankier, der heutzutage ein Vermögen aus jedem Hauskauf zieht. Also werden Bauleute arbeits- und Menschen obdachlos, damit eine Handvoll Bankiers immer fetter, reicher und mächtiger wird.

Es gibt keinen Grund dafür, dass die Regierung ihr Geld nicht selber zinsfrei drucken und verleihen dürfte, damit sich jeder ein Haus kaufen könnte. Dabei könnte sie durchaus eine geringe, einmalige Gebühr erheben, um die Verwaltungskosten zu decken. Das Einzige, was dem im Wege steht, ist der mangelnde Wille der Politiker aller Parteien, die unmittelbar von der Elite oder deren Wirtschaftsmanipulation kontrolliert werden. Machen Sie sich bewusst, wie stark man die Steuern senken oder gar gänzlich abschaffen könnte, wenn die Regierungen – mit anderen Worten: die Bevölkerung – nicht enorme Zinssummen zahlen müssten, die sie von den Banken „geliehen" haben. Ein Bekannter von mir, der im Finanzgeschäft tätig ist, schätzt, dass auf jedes britische Pfund bzw. jeden Dollar, der in bar existiert, 30 Millionen an elektronischem „Kredit" kommen. Pastor Sheldon Emery beschreibt dieses System der Schuldenerschaffung durch die Regierung sehr anschaulich in seinem Buch „Billions For The Bankers, Debts For The People":

> „Die Regierung, die mehr ausgegeben hat, als sie an Steuern von ihren Bürgern eingenommen hat, braucht, sagen wir, eine Milliarde Dollar. Weil sie das Geld nicht hat und der Kongress die Befugnis verloren hat, es ‚herzustellen', muss die Regierung, um an die eine Milliarde Dollar zu kommen, an die ‚Erschaffer' herantreten. Aber die Federal Reserve, eine private Körperschaft, gibt das Geld nicht einfach so her! Die Bankiers wollen der Regierung die eine Milliarde Dollar an Geld bzw. Kredit nur im Austausch gegen die Zusicherung aushändigen, dass das Geld zurückgezahlt wird – plus Zinsen! Also erteilt der Kongress dem Finanzministerium die Erlaubnis, eine Milliarde Dollar an Anleihen zu drucken, die an die Bankiers der Federal Reserve gehen. Die Federal Reserve zahlt die Kosten für den Druck dieser einen Milliarde Dollar (etwa 1.000 Dollar) und gibt sie weiter an die Regierung. Die Regierung zahlt mit dem Geld ihre Schulden. Und das Resultat dieser enormen Transaktion? Nun, die eine Milliarde Dollar hat die Regierung zwar bezahlt, damit jedoch gleichzeitig der Bevölkerung eine Milliarde Dollar Schulden gegenüber den Bankiers aufgebürdet, die sie inklusive Zinsen zurückzahlen muss! Zehntausende solcher Transaktionen haben seit 1913 [seit Bestehen der Federal Reserve] stattgefunden, sodass die US-Regierung der Bank in den 1980ern eine Billion Dollar schuldete [inzwischen sind es weit mehr], für die die Bevölkerung pro Jahr allein hundert Milliarden Dollar an Zinsen zu zahlen hat, ohne jede Hoffnung, die Schulden je zu begleichen. Wahrscheinlich werden unsere Kinder und alle nachfolgenden Generationen bis in alle Ewigkeit zahlen dürfen!

‚Das ist ja schrecklich!', sagen Sie. Ja, das ist es, aber dies ist nur ein Teil der ganzen schäbigen Geschichte. Innerhalb dieses unseligen Systems sind die Anleihen der Vereinigten Staaten zu Vermögenswerten der Banken des Reservesystems geworden, die diese als ‚Rücklagen' verwenden, um noch mehr ‚Kredit erschaffen' und verleihen zu können. Die gegenwärtigen Bedingungen für ‚Rücklagen' erlauben es den Banken, diese eine Milliarde Dollar in Anleihen zur ‚Erschaffung' von 15 Milliarden Dollar neuen ‚Kredits' zu verwenden, den sie an Staaten, Stadtverwaltungen, Privatleute und Unternehmen ausgeben. Fügt man diese Summe der ursprünglichen Milliarde Dollar hinzu, so erhält man 16 Milliarden Dollar an ‚erschaffenem Kredit', zu dem auch noch Zinsen hinzukommen, wobei die einzigen Kosten, die dabei für die Bank anfallen, die 1.000 Dollar für den Druck der einen ursprünglichen Milliarde Dollar sind! Da der US-Kongress schon seit 1863 kein Verfassungsgeld mehr herausgibt, ist die Bevölkerung, um weiterhin flüssig zu sein, gezwungen, den ‚erschaffenen Kredit' von den Monopolbanken zu leihen und dafür den Banken Wucherzinsen zu zahlen!"[5]

Der Begriff „Verfassungsgeld" bezieht sich auf die US-amerikanische Verfassung, in der es heißt: „Der Kongress hat das Recht, Geld zu prägen und dessen Wert festzulegen." Unglücklicherweise steht dort nicht, dass der Kongress auf immer und ewig Geld prägen und seinen Wert festlegen und dass niemand sonst dies tun darf. Die Konsequenzen daraus waren verheerend für Amerika wie auch für den Rest der Welt: Im Jahr 1910 beliefen sich die Staatsschulden auf nur eine Milliarde Dollar bzw. auf 12,40 Dollar pro Person. Die staatlichen wie auch die Schulden der lokalen Institutionen waren sehr gering bzw. nicht der Rede wert; schon 1920 – sieben Jahre nach der Gründung der Federal Reserve – beliefen sich die Schulden der US-Regierung auf 24 Milliarden Dollar bzw. 228 Dollar pro Kopf; 1960 betrugen die Staatsschulden 284 Milliarden Dollar bzw. 1.575 Dollar pro Kopf; und 1981 überschritt die Verschuldung die Grenze zu einer Billion Dollar, und sie wächst weiterhin rasant. Wenn die gesamten USA in die Hände der Bankiers übergehen würde, um die Schulden zu tilgen, stünden ihnen immer noch zwei, drei weitere USAs zu![6] Nicht ohne Grund sagte Thomas Jefferson, einer der Gründerväter der Vereinigten Staaten:

„Wenn das amerikanische Volk zulässt, dass die Kontrolle über die Ausgabe des Geldes in die Hände der Privatbanken fällt – zunächst durch Inflation, später durch Deflation –, dann werden die Banken und die Unternehmen, die [im Umkreis der Banken] entstehen, den Menschen ihr Hab und Gut stehlen, bis deren Kinder auf dem Kontinent, den ihre Väter erobert haben, eines Tages ohne ein Dach über dem Kopf aufwachen."[7]

Die britische Regierung zahlte Anfang der 1970er pro Jahr eine Milliarde Pfund an Zinsen auf geliehenes Geld. 1993 war diese Summe auf 24,5 Milliarden Pfund angestiegen. Die Regierung lieh sich erneut Geld, um die Zinsen für die vorangegangenen Kredite zahlen zu können, ohne dass die Schulden je getilgt wurden. Man stelle diese 24,5 Milliarden Pfund an Zinsen den 33 Milliarden Pfund gegenüber, die im selben Jahr für das Gesundheitswesen ausgegeben wurden, wie auch den elf Milliarden, die in das Bildungswesen flossen.[8] Da soll sich noch einer über zu wenig Schulbücher oder bröckelnde Gebäude beschweren – die Bankiers müssen schließlich auch essen.

Durch die Erzeugung von Schulden aufgrund von Zinsen entsteht die Struktur, durch die die Übernahme der Welt durch eine Handvoll Leute überhaupt möglich wird. Die Banken können Unternehmen anhäufen und manipulieren, indem sie Kredite gewähren oder verweigern. Ein Übernahmeszenario, das sich immer wieder abspielt, ist, dass mehrere Elitebanken gemeinsam einem angepeilten Unternehmen oder multinationalen Konzern einen Kredit verweigern. Das mindert den Wert des Unternehmens an der Börse. Ist der Aktienpreis weit genug gefallen, kaufen die Banken Aktien in Massen und zu Schleuderpreisen auf. Dann durchleben die Banken einen spontanen Gesinnungswechsel und gewähren den Kredit, womit der Aktienwert des Unternehmens steigt. Nun stoßen die Banken entweder ihre Anteile ab und fahren dadurch einen hübschen Gewinn ein, oder aber sie konzentrieren die erlangte Kontrolle auf die Vorstandsetage. Wenn die Banken an Kontrolle gewinnen, was machen sie dann? Sie sorgen dafür, dass das Unternehmen sich mehr und mehr Geld von den Banken leiht, bis es so tief verschuldet ist, dass es komplett den Banken gehört.

Auf diese Weise ist eine Handvoll Personen in den Besitz aller großen Unternehmen, Medien und so weiter gelangt. Sobald ihnen die Medien gehörten, war es leicht, die Wahrheit vor den Menschen zu verbergen und ihnen stattdessen die Lügen aufzutischen, die nötig sind, um uns irrezuführen. Sollten Sie ein Journalist oder ein Bankangestellter sein, suchen Sie sich einen Spiegel und stellen Sie Ihrem Spiegelbild ein paar essentielle Fragen. Denn auch Ihre Kinder werden, wie alle anderen, die Folgen der Neuen Weltordnung zu spüren bekommen, sofern Sie nicht aufwachen. Nichts würde die Situation der Menschen drastischer verbessern, als dass dem Zinswesen ein Ende gesetzt würde und die Regierungen begännen, ihr eigenes, zinsfreies Geld zu drucken oder dass die Banken der Regierung Zinsen zahlen müssten. Genau das tat Präsident Abraham Lincoln: Er druckte sein eigenes Geld, die sogenannten „Greenbacks". Kurz darauf wurde er 1865 von John Wilkes Booth ermordet, der wahrscheinlich ein

Handlanger des Hauses Rothschild war. Auch Präsident John F. Kennedy kündigte dementsprechende Pläne an, und einige seiner zinsfreien Geldnoten sind noch heute im Umlauf. Die Elite ermordete ihn 1963 in Dallas, Texas.

Eine weitere Bauernfängerei des Finanzwesens ist die Inflation. Man will uns weismachen, die Inflation werde dadurch bedingt, dass zu viel Geld gegenüber zu wenigen Waren im Umlauf sei. Das wird als Vorwand benutzt, um Geld aus dem Verkehr zu ziehen, was zu einer „Wirtschaftsdepression“ führt. Dieser Kniff wurde in den frühen 1980ern vom Trio Volcker/Reagan/Thatcher angewandt, als das Motto lautete, die „Inflation aus dem System zu pressen“. Wie aber kann die Inflation durch zu viel Geld und zu wenige Waren verursacht werden, wenn doch während jedes Booms und jeder Krise die Regale in den Geschäften voller unverkaufter Ware sind? Und warum sorgt der sogenannte Degressionseffekt nicht für eine Preissenkung, wenn viel Ware verkauft und so die Produktion angekurbelt wird? Teilweise liegt dies sicherlich an der Gier, aber tatsächlich sind zu viele Waren gegenüber zu wenig Geld im Umlauf. Die Zinsen auf dieses Geld sorgen für eine starke Inflation der Preise und stellen gleichzeitig sicher, dass es zu wenig Geld gibt, das die Menschen ausgeben könnten.

Immer, wenn eine Bank einen Kredit erschafft, erschafft sie damit einen Schuldenbetrag, der den Betrag des Kredits übersteigt. Nehmen wir als Beispiel den Kredit in Höhe von 50.000 britischen Pfund der National Westminster Bank, den ich oben erwähnt habe. Der Kredit selbst beträgt 50.000 Pfund, doch die Schulden, die durch diesen Kredit entstehen, belaufen sich auf 102.000 Pfund. Um die Schulden zurückzuzahlen, muss der Schuldner mehr Geld auftreiben – in diesem Fall doppelt so viel –, als er geliehen hat. Das gelingt ihm nur, wenn er Geld verdient, das jemand anderes als Kredit in die Welt gesetzt hat. Auf diese Weise schießen die Schulden von Privatleuten wie Regierungen in die Höhe, während gleichzeitig trotzdem Geldknappheit herrscht, weil ein Großteil des Geldes, das im Umlauf ist, darauf verwendet wird, die Schulden zurückzuzahlen.

Unter solchen Umständen heißt es dann, es müsse Geld aus dem Verkehr gezogen werden, weil ein Zuviel an Geld im System die Preise in die Höhe treibe. Der Hauptgrund dafür, dass die Preise derart in die Höhe schießen, ist der, dass sie den Schuldenberg widerspiegeln, der zurückgezahlt werden muss. Je höher der Schuldenberg, desto höher die Preise innerhalb des Systems, das sowohl den Rohstoffhändler als auch das Transportunternehmen, die Werbeagentur und das Geschäft mit einschließt. Der kumulative Effekt der Verschuldung zeigt sich im Preis des Produkts im

Regal. Sobald Sie irgendetwas kaufen – sei es ein Brot oder ein Rolls Royce –, bezahlen Sie die Schulden eines anderen gegenüber den Banken. Wie reagieren die „Wirtschaftsexperten“ auf den Preisanstieg, der durch die Rückzahlung von Schulden verursacht wird? Sie heben die Zinssätze an, damit weniger Kredite aufgenommen werden, und senken so den Geldbetrag, der im Umlauf ist. Was hat das für Folgen? Es vergrößert die Schulden aller, die bereits einen Kredit abbezahlen müssen, und sorgt dafür, dass noch weniger Geld zur Verfügung steht, um Waren zu kaufen. Welche Situation auch immer man hat, es gibt niemals zu viel Geld gegenüber zu wenig Ware, mit Ausnahme vielleicht der zeitweisen Knappheit eines bestimmten Erzeugnisses. Das aber liegt an anderen Faktoren, unter anderem Gier. Im Allgemeinen ist es immer umgekehrt – zu wenig Geld gegenüber zu vielen Gütern. Der einzige Unterschied zwischen einem Boom und einer Krise ist ein Zuwenig bzw. Zuviel an jeweils Geld oder Gütern. Ein Ende des Zinswesens hätte niedrigere Preise und einen Lebenswandel für alle Menschen auf diesem Planeten zur Folge. Worauf also warten wir?

Der Goldberg

Ein weiterer Aspekt, der hervorgehoben werden sollte, ist das Ausmaß des Reichtums, den die Elite durch das Schulden-Zins-System wie auch dadurch angehäuft hat, dass sie der Welt das Gold stiehlt. Eine meiner Kontaktpersonen, die im Weltfinanzsystem tätig war und auch auf diesem Gebiet recherchiert hat, sagt, dass sich das Gold, das die Elite nach dem Krieg aus Russland, Japan, den USA und anderen Ländern geraubt hat, insgesamt auf einen Wert von 60 Billiarden Dollar beläuft. Das Gold, so sagt diese Person weiter, sei in einer Einrichtung zur Lagerung von Edelmetallen in Kloten nahe Zürich sowie in ähnlichen Institutionen in Umbrea bei Genf, in Wien und am Rhein – am großen Frankfurter Flughafen – deponiert. Während des Zweiten Weltkriegs war das Gold der Elite auf dem US-Militärstützpunkt bei Melinom nahe Jakarta, Indonesien, deponiert, wo es von 20.000 Soldaten bewacht wurde. Meine Kontaktperson hat Unterlagen, die viele dieser Behauptungen belegen.

Die Geldpolizei

Nach dem Zweiten Weltkrieg, als die Nationen Europas durch Krieg und Schulden gegenüber den Banken der Elite am Boden lagen, wurde die nächste Phase der auf Geld und Kredit beruhenden globalen Herrschaft durch Gruppierungen wie die Organisation für wirtschaftliche Zusammenarbeit und Entwicklung (OECD), der Weltbank, dem Internationalen Währungsfonds (IWF) und des General Agreement on Tariffs and Trade (GATT) eingeleitet. Auf Weltbank, IWF und GATT einigten sich britische und US-amerikanische Parlamentäre 1944 auf einer Konferenz in Bretton Woods, New Hampshire. Großen Einfluss auf dieses Abkommen übten der britische Wirtschaftsexperte Lord Keynes und US-Finanzminister Harry Dexter White (CFR) aus, der, gemeinsam mit Alger Hiss, dem ersten Generalsekretär der Vereinten Nationen, später als kommunistischer Spion entlarvt werden sollte. Der technische Sekretär in Bretton Woods war Virginius Frank Coe, ein Beamter des US-Finanzministeriums. Man ernannte ihn zum Sekretär des neugegründeten IWF, bis 1952 bei einer Anhörung vor dem US-Kongress ans Licht kam, dass Coe ebenfalls zu Dexter Whites Kommunistenring gehörte! Das nun sind die Leute, die IWF, Weltbank und GATT ins Leben riefen.

Die Rolle der Weltbank (die nicht zu verwechseln ist mit einer Weltzentralbank) besteht darin, Regierungen Kredite für teure Großprojekte zur Verfügung zu stellen. Diese Kredite werden von je her – wie beabsichtigt – dazu benutzt, Projekte in armen Ländern zu finanzieren, die den Interessen der multinationalen Konzerne entgegenkommen. Darunter fallen auch Strategien, mit denen die Bevölkerung von ihrem Grund und Boden vertrieben wird, um sie von der Selbstversorgung in die Abhängigkeit von der Weltwirtschaft der Elite zu treiben. Ein Großteil des zerstörten Regenwalds geht auf das Konto der Kredite der Weltbank, die, wie wir gesehen haben, durchweg von Personen geleitet wird, die im Dienste von CFR, TK, Bil oder dem Establishment stehen. Eine wichtige Stütze der Strategien dieser Bank ist die Eugenik. Diese subventionierte Umweltzerstörung hat noch einen weiteren Vorteil für die Elite: Sie liefert ihr den Vorwand, die Kontrolle der Welt dadurch zu rechtfertigen, dass es um die „Rettung des Planeten" gehe.

Eine weitere Rolle der Weltbank wie auch anderer globaler „Wirtschaftsinstitutionen" besteht darin, den multinationalen Bauunternehmen wie der Bechtel Group ein Vermögen einzubringen. Für gewöhnlich geschieht das durch Kredite an Dritte-Welt-Länder für riesige Bauprojekte, die für die Bedürfnisse der einheimischen Bevölkerung irrelevant, wenn nicht gar verheerend sind. Im April 1995 stellte Präsident Bill Clinton erfolgreich James Wolfensohn[9] auf die Liste der Kandidaten für den Posten des Weltbank-Präsidenten. Wolfensohn, der in Australien geboren wurde und später die US-amerikanische Staatsbürgerschaft annahm, hat für diesen Posten genau die richtige Vergangenheit. In den 1960er Jahren war er für die J. Henry Schroder Bank in London tätig, bevor er im Population Council, der Rockefeller'schen Organisation zur „Geburtenkontrolle", aktiv wurde. Auch in anderen Gruppierungen der Weltelite mischte er mit, unter anderem in der Rockefeller-Stiftung, dem Institute for Advanced Studies in Princeton und dem Brookings Institute. Dem füge man noch seine Position im Lenkungsausschuss der Bilderberger und seine Mitgliedschaft im Council on Foreign Relations und in der Trilateralen Kommission hinzu, und schon hat man einen Mann, der für den Posten des Oberhaupts der Weltbank, die der Weltelite gehört, geradezu prädestiniert ist. Ich bin mir sicher, dass nichts von alldem Bill Clinton bei seinem „Entschluss", ihn zu nominieren, beeinflusst hat. Im Jahr 1992 schloss Wolfensohn sich mit Lord Rothschild zusammen, und gemeinsam gründeten sie J. Rothschild, Wolfensohn, ein Wirtschaftsberatungsunternehmen. Als Vorsitzenden erkoren sie sich Paul Volcker aus,[10] den einstigen Vorstandsvorsitzenden der Federal Reserve sowie ein führendes Mitglied des Council on Foreign Relations, der Trilateralen Kommission und der Bilderberger. Volcker war auch derjenige, der die verheerenden Wirtschaftsstrategien auf den Weg brachte, die in den 1980ern unter Ronald Reagan und Margaret Thatcher in den USA und Großbritannien wüteten.

Der Internationale Währungsfonds (IWF) hat die Aufgabe einzugreifen, wenn ein armes Land in Afrika, Asien oder einem anderen Teil der Dritten Welt in von der Elite erzeugte finanzielle Not gerät. Die Idee, die dahintersteckt, sieht vor, die Politiker dieser Länder – notfalls durch Schmiergelder – dazu zu bringen, das Selbstversorgerpotential ihres Landes preiszugeben und ihr Land für die multinationalen Nahrungsmittel- und Schokoladengiganten zu öffnen. So begannen diese Länder, sogenannte „Cash Crops" – Feldfrüchte, die nicht der Selbstversorgung dienen – in die Industrienationen zu exportieren und den Ertrag daraus für aus diesen Ländern importierte Lebensmittel auszugeben. Auch liefern die Entwicklungsländer Rohstoffe zu Dumpingpreisen an die Industriestaaten, um dann (zu überhöhten Preisen) die Luxusprodukte zurückzukaufen, die die Industrienationen aus den Rohstoffen hergestellt haben. Diese Luxusgüter wandern jedoch ausschließlich an die kleine, korrupte, politisch und wirtschaftlich einflussreiche Clique dieser Entwicklungsländer. Der Großteil der Bevölkerung hungert, weil das fruchtbare Land in den Händen der multinationalen Konzerne ist. Die Strategie der Elite bestand darin, die armen Länder auf dieselbe Weise in Schulden zu stürzen und zu übernehmen wie die multinationalen Konzerne und die Industrienationen. Wenn die Regierung eines Entwicklungslands sich in finanziellen Nöten befindet und ihre Schulden nicht zurückzahlen kann, tritt der IWF auf den Plan, um die Rückzahlung „umzustrukturieren" oder einen weiteren Kredit anzubieten, mit dem die Zinsen des zuvor aufgenommenen Kredits getilgt werden sollen. Als Gegenleistung für die Auferlegung weiterer Schulden besteht der IWF darauf, dass seine Wirtschaftsstrategien (bzw. die der Elite) befolgt werden. Darunter fällt auch die Anweisung, die Zuschüsse für Nahrungsmittel, Gesundheitswesen und Bildung zu beschneiden sowie noch mehr Rohstoffe und Cash Crops zu exportieren. Dies diktiert der IWF allen Entwicklungsländern und produziert so einen Überschuss der betreffenden Güter auf dem Weltmarkt, durch den der Preis kollabiert. Der Export wird auf Kosten von fruchtbarem Land für die Armen noch einmal gesteigert, was jedoch keinen zusätzlichen Gewinn bringt. Die Nutznießer sind die Industriestaaten, die billig an Rohstoffe und andere Güter kommen. Das Ergebnis sind hunderttausende brasilianischer Kinder, die an durch Hunger verursachten Krankheiten sterben, obwohl Brasilien der zweitgrößte Nahrungsmittelexporteur der Welt ist. Was für eine wunderbare Möglichkeit, die farbige Bevölkerung zu dezimieren und Eugenik zu betreiben! Ein Drittel der brasilianischen Bevölkerung lebt unterhalb der Armutsgrenze, und sieben Millionen verlassene Kinder in den Straßen des Landes betteln, stehlen und schnüffeln Klebstoff. Und das in einem Land, das unter den wohlhabendsten der Welt sein müsste und kein Problem damit haben sollte, sich selbst zu ernähren. Die Probleme dieses Landes sind nicht auf natürliche Weise entstanden. Sie sind, wie dies in der gesamten Dritten Welt der Fall ist, zum Wohle der Elite erschaffen worden. Lassen Sie sich nicht von den mitleidheischenden „Auslandshilfeprogrammen" täuschen.

Jedes Jahr wandert weit mehr Reichtum aus den armen in die reichen Länder als umgekehrt. Wir bluten die armen Länder aus. Und die Hilfsgelder, die ausgehoben werden, zielen nicht etwa darauf ab, den Entwicklungsländern zu helfen. Sie werden benutzt, um korrupte Politiker zu schmieren, damit diese in ihrem Land die Infrastruktur bilden, die den multinationalen Konzernen genehm ist, oder um Konzerne in den reichen Ländern, wie Bechtel, zu subventionieren, die im Rahmen eines Hilfsprogramms für den Ausbau der Infrastruktur sorgen. Eine weitere Wirklichkeit auf diesem Planeten lässt sich wie folgt beschreiben:

Afrika, Asien und Lateinamerika müssen weder hungern noch auf derart grausame Weise leiden. Beides ist nicht etwa die Folge von „Naturkatastrophen", sondern das Resultat eiskalter Berechnung.

„Freihandel"

Die GATT-Strategie soll für Abhängigkeit vom Weltwirtschaftssystem sorgen, indem sie die Länder dazu zwingt, ihre Handelsbarrieren abzubauen. Dieses „Freihandels"-Konzept wurde im 19. Jahrhundert von dem schottischen Wirtschaftsexperten Adam Smith propagiert. Entworfen wurde es zumindest teilweise zu dem Zweck, Großbritanniens Weigerung zu rechtfertigen, die Opiumexporte nach China einzustellen. Der Druck Adam Smiths, die von der Elite unterstützten Ansichten durchzusetzen, führte im Mai 1846 zur Aufhebung der Getreidezollgesetze, die die britische Landwirtschaft bis dahin vor dem Import ausländischer Produkte geschützt hatten. Dieser Schachzug hatte verheerende Folgen, genau so, wie die Verantwortlichen (beispielsweise die von der Elite kontrollierte Bank von England und die Baring Brothers Merchant Bank) es beabsichtigt hatten. Seitdem ist der „freie" Handel weit vorangeschritten. Das Allgemeine Zoll- und Handelsabkommen GATT wird inzwischen von der Welthandelsorganisation der Elite koordiniert, die ihren Hauptsitz in der Schweiz hat. Ich schätze, es ist nur konsequent, dass die Koordination von Bankwesen und Handelsstrategien der Elite in ein und demselben Land geschieht. Länder, die Importzölle auf eingeführte Waren erheben, um die einheimischen Produzenten zu schützen, stehen der Neuen Weltordnung im Weg. Solche Länder nämlich sind weitaus weniger abhängig vom globalen System, weil sie das, was ihre Bevölkerung braucht, selbst herstellen. Ein solcher Handel geschieht zum gegenseitigen Nutzen, nicht zum alleinigen Gewinn eines Einzelnen.

Als die Vereinigten Staaten noch in den Kinderschuhen steckten, bezog die Regierung ihr Haupteinkommen aus Importzöllen. Sowohl das GATT als auch die Europäische Union, die Nordamerikanische Freihandelszone und die relativ neue asiatisch-pazifische Freihandelszone (APEC) dienen dazu, derartige Schutzmechanismen zu zerschlagen und eine Abhängigkeit vom globalen System zu erzeugen, über das die Elite herrscht. In den vergangenen Jahren hat die Zerstörung der breit gestreuten Produktion innerhalb der Länder stark angezogen. Immer stärker werden die Länder abhängig vom Import grundlegender Güter.

Die konservative britische Regierung unter Margaret Thatcher und John Major spielte die ihr dabei zugedachte Rolle perfekt. Der selbstmörderische „Monetarismus" der Thatcher/Reagan-Jahre zerschlug die breit gefächerte Inlandsproduktion, während die „Privatisierungs"-Welle in Großbritannien und anderswo die Macht über wesentliche Leistungen wie Wasser, Elektrizität und Gas in die Hände der Elite legte – oft garniert mit dicken Regierungssubventionen. Die Konsequenzen daraus sind heute für jeden ersichtlich, der nicht komplett unterbelichtet ist. Doch die Medien propagieren den „Freihandel" weiterhin als gute Sache und stellen die Protektionswirtschaft als böse hin. Sie haben den Köder geschluckt, den ihnen Wirtschaftsexperten, Politiker und Universitätsdozenten hingeworfen haben, und sie geben ihn an den Rest – an die Öffentlichkeit – weiter. Ich erinnere mich an die Verhandlungen über das letzte GATT-Abkommen (die sogenannte Uruguay-Runde): Die bekanntesten britischen Nachrichtenmoderatoren packten die besorgteste, unheilschwangerste Tonlage aus, die sie hatten, und verkündeten nächtens den Millionen von Zuschauern, die Verhandlungen seien abgebrochen worden. Es stünde uns allen gut an, äußerst besorgt zu sein, so wollte man uns glauben machen, denn wenn das neue GATT-Abkommen nicht zustande komme, würde dies einen ökonomischen Albtraum nach sich ziehen. Einen Albtraum für die Elite, in der Tat, nicht aber für das Volk. Der damalige Generaldirektor des GATT, Peter D. Sutherland (Bil, TK, Kom300), wurde aufgefahren, um der Welt kundzutun, wie wichtig es doch sei, dass die Regierungen sich einig würden.

Sutherland, ein ehemaliges Mitglied der Europäischen Kommission sowie Vorsitzender der von der Elite kontrollierten Allied Irish Banks, war wohl unterrichtet davon, was die Bilderberger von dieser Sache hielten. Er nahm im Juni 1994 an ihrem Treffen in Finnland und 1995 an dem in der Schweiz teil. Natürlich wurde man sich schlussendlich über das GATT-Abkommen handelseinig; das Abkommen wurde in Kongressen und Parlamenten von Regierungen und „Oppositionen" gleichermaßen abgesegnet, weil die überwältigende Mehrheit der Politiker aller Parteien entweder zu naiv sind, um über ihren Tellerrand hinauszusehen (die Meisten von ihnen) oder aber sie wissen, wie der Plan aussieht (relativ Wenige). Die Welthandelsorganisation hat die Macht, jedes Land mit Sanktionen zu bedenken, das dem „Freihandel" Knüppel in den Weg legt. Die Elite muss den Orgasmus ihres Lebens gehabt haben, als die Würfel gefallen waren. Was für ein Instrument, die Welt zu beherrschen!

„Freihandel" ist nichts anderes als die Freiheit des Starken, den Schwachen auszubeuten. Er ist das Mittel der multinationalen Konzerne, die von ihren jeweiligen Regierungen durch Hilfsprogramme und andere versteckte Kanäle subventioniert werden, ihren „Kartellismus" gegen die Interessen der Bevölkerung einzusetzen. Er ist nichts anderes als die Freiheit, Abhängigkeit von einem System zu generieren, das von einigen Wenigen kontrolliert wird, und diese Abhängigkeit zu nutzen, um nach Belieben manipulieren zu können; die Freiheit, die Produktion aus den kostenintensiven Industriestaaten in die Ausbeuterbetriebe der Dritten Welt zu verlagern, die die einheimische Bevölkerung rigoros ausbeuten; die Freiheit, diesen Menschen ihr fruchtbares Land zu rauben und damit zugleich die Unternehmen und Einkünfte in den Industrieländern zu ruinieren. Dadurch erzeugt die Elite Wut, Verzweiflung und Aufspaltung – die perfekte Kombination, um zu manipulieren. Das, meine Freunde, ist der „Freihandel", von dem uns Wirtschaftsexperten, Politiker und Nachrichtenkorrespondenten sagen, wir bräuchten dringend mehr davon. Was ich noch dazu zu sagen habe, behalte ich lieber für mich.

Das Ölkartell der Sieben Schwestern

Die Erdölkonzerne machen gemeinsame Sache mit den Banken und gehören denselben Personen. Auf die Kappe dieser Konzerne gehen zahlreiche Coups und Konflikte wie auch die groteske Manipulation eigentlich souveräner Staaten. Noch 1882 hatte Erdöl praktisch keine kommerzielle Bedeutung. Es kam in Lampen zum Einsatz und hatte darüber hinaus wenig Nutzen. William „Doc" Rockefeller ging mit Öl als Wundermittel gegen Warzen, Schlangenbisse, Krebs und Impotenz hausieren und knöpfte den Leuten für einen knappen halben Liter 25 Dollar ab.[11] Im Jahr 1853 gründete sein Sohn John D. Rockefeller die berühmte Standard Oil Company, um die Nachfrage nach Lampenöl zu befriedigen und das große Potential auszuschöpfen, das man dieser aus Felsen und Erdspalten sickernden Substanz nachsagte. Mit der Erfindung des Explosionsmotors änderten sich die Wertschätzung des Erdöls wie auch die Interessen von Weltwirtschaft und Weltpolitik. Der britische Admiral Lord Fisher war einer der ersten, die die militärische Bedeutung des Erdöls erkannten. Später leitete er als britischer Marineminister die Debatte darüber, wie man in einem Land, das damals noch kein eigenes Öl förderte, den Nachschub für die britische Marine sicherstellen könne. Wie immer lautete die Antwort: Wenn wir es nicht selbst haben, nehmen wir es uns eben woanders. Ein australischer Ingenieur, Geologe und streng gläubiger Christ namens William Knox d'Arcy stieß nördlich des Persischen Golfs im heutigen Iran auf Öl. Vom Schah erwarb er für 20.000 Dollar die Förderrechte und erklärte sich einverstanden damit, eine Förderabgabe in Höhe von 16 Prozent auf alle Verkäufe zu zahlen. Der Vertrag sicherte ihm und all seinen „Erben, Bevollmächtigten und Freunden" bis zum Jahr 1961 das Exklusivrecht am persischen Öl zu. Der britische Geheimdienst setzte den Profi-Spion Sidney Reilly auf d'Arcy an, um ihn auf unlauterem Wege dazu zu bringen, seine Förderrechte an die Briten abzutreten. Reilly (der in Wahrheit Sigmund Georgjewitsch Rosenblum hieß und aus Odessa in Russland stammte) trat als Priester auf und überredete d'Arcy, sein Exklusivrecht am persischen Erdöl einer „christlichen" Organisation zu überschreiben – der Anglo-Persian Oil Company. Anfang 1913 erwarb die Regierung unter Asquith auf Drängen von Winston Churchill, der Fisher als Marineminister abgelöst hatte, heimlich die Mehrheitsbeteiligung an der Anglo-Persian Oil Company. Heute ist uns dieses Unternehmen besser als British Petroleum bekannt – BP. Das Vermögen des Unternehmens gründet sich auf das Werk eines Agenten des britischen Geheimdienstes, des berüchtigten Spions Sidney Reilly, der einen gutgläubigen Mann belog und betrog, indem er dessen tiefen Glauben ausnutzte. Betrachtet man sich die Vorgehensweise, die BP über die Jahre an den Tag gelegt hat, dann passt das eigentlich ins Bild.

Seit Jahren schon führt der Wettlauf zwischen Ölkonzernen und Ländern um die Vorherrschaft über das weltweite Erdölvorkommen zu Konflikten in ganz Europa und dem Nahen Osten. Großbritannien begann schon vor 1914, Kriege im Balkan, in der Türkei und in Bulgarien zu entfachen, um so den Bau der deutschen Berlin-Bagdad-Bahn zu sabotieren und schließlich zum Erliegen zu bringen, da diese Strecke die britische Kontrolle über den Nahen Osten zu gefährden drohte. Die Briten nutzten ihre Kontrolle über Bagdad, um zu verhindern, dass die Bahnstrecke von Bagdad bis zum Persischen Golf je vollendet wurde. Mittels Gewalt und skrupelloser Scheichs brachte die britische Regierung gnadenlos die arabischen Länder und deren Ölvorkommen unter ihre Kontrolle. Dies sollte dem Konflikt den Weg ebnen, den wir seitdem im Nahen Osten beobachten können. Die Erschaffung des Staates Israel war ein Teil dieser Teile-und-Herrsche-Strategie, bei der es um die Kontrolle des Öls geht. Verstehen Sie jetzt, weshalb die Araber heute so wütend über das sind, was sie – ganz richtig – als westlichen Imperialismus bezeichnen? Sie haben es schlichtweg satt.

Das andere von der britischen Regierung beherrschte Erdöl-Unternehmen war die Royal Dutch Shell,[12] die dem Namen nach von dem in den Niederlanden geborenen Sir Henry Deterding (Kom300) geführt wurde, der die britische Staatsbürgerschaft angenommen hatte. In Wahrheit wurde der Konzern von mehreren Parteien geleitet, die auf der Seite der britischen Regierung standen. Die verdeckte Unterstützung und Führung durch die britische Regierung ließ Shell zu einem globalen Unternehmen wachsen, das Rockefellers Standard Oil bedrängte, selbst auf dessen eigenem Territorium, den USA. Deterding wird ebenfalls häufig mit der geheimen Finanzierung Adolf Hitlers in Zusammenhang gebracht. Ein zukünftiger Hauptanteilseigner der Shell Oil sollte übrigens Prinz Bernhard werden, ein Vorstandsmitglied sowie Begründer der Bilderberger. Im Mai 1933 hatte Deterding auf seinem Anwesen in der Nähe des Schlosses Windsor Hitlers Stellvertreter Alfred Rosenberg – „Protokoll-Alfred" – zu Gast. Der Rechercheur Oswald Dutch behauptet, dass Deterding und seine Hintermänner (die Familie Samuel) Hitler 1931 30 Millionen britische Pfund zufließen ließen. Schließlich wurden die „Ölkriege" zwischen den rivalisierenden Konzernen Ende der 1920er beigelegt, und auf Achnacarry, Sir Henry Deterdings schottischem Schloss, ein Abkommen unterzeichnet. Damit wurde das anglo-amerikanische Ölkartell erschaffen, das den Namen Sieben Schwestern erhielt. Das Treffen zwischen Deterding, John Cadman von der Anglo-Persian Oil (BP) und Walter Teagle, einem engen Freund Franklin D. Roosevelts, von der Standard Oil (Exxon) der Rockefellers, wurde im Geheimen abgehalten unter dem Vorwand, man veranstalte eine Moorhuhnjagd. Seitdem arbeitet das Kartell der Sieben Schwestern als Einheit zusammen, um Preise und Angebot so zu manipulieren, wie es ihren schmutzigen Zielen gerade entgegenkommt. Die oberste Kontrollinstanz ist die Elite. Heute setzen sich die Sieben Schwestern aus Shell, BP, Esso/Exxon (Standard Oil in New Jersey), Gulf, Mobil, Standard Oil of California (SOCAL) und Texaco zusammen. Diese faktische Verschmelzung von Interessen und Strategien spiegelt in gewissem Sinne die großen Bankenfusionen nach dem Krieg wider, die Giganten wie die Chase Manhattan Bank der Rockefellers hervorbrachte, die aus der Fusion der Rockefeller-Bank mit der Bank of Manhattan von Kuhn Loeb (den Rothschilds) hervorging. Auch die Ölindustrie teilten die Rockefellers (Rockenfelders) und die Rothschilds unter sich auf.

Shell und BP waren Teil einer Machtstruktur, zu der auch die britische Regierung, das britische Außenministerium und die britischen Geheimdienste gehörten. Das ist auch heute noch der Fall. Es gibt unzählige Beispiele für das Zusammenwirken von Regierung, Außenministerium und Geheimdiensten. Im Jahr 1941 beispielsweise fielen britische und russische

Truppen in den kriegsneutralen Iran ein unter dem unsinnigen Vorwand, dass sich einige deutsche Ingenieure dort aufhielten. Dass man über das Ölvorkommen des Iran herrschen wollte, hatte natürlich nichts damit zu tun. Die Soldaten, die von kleineren indischen und amerikanischen Truppen unterstützt wurden, brachten die Nahrungsvorräte des Landes unter ihre Kontrolle und verschuldeten so den Hungertod zehntausender Iraner. Typhus und Fleckfieber tötete weitere Menschen, wie auch die Tatsache, dass die Güter, die im Rahmen des Leih-Pacht-Programms an Russland gingen, mit der Bahn transportiert wurden, was dazu führte, dass im harten Winter 1944/45 kein Heizöl für das iranische Volk übrigblieb. Dies nun waren die Staaten, die bei den Nürnberger Prozessen zu Gericht saßen.

Als Reaktion darauf wurde der nationalistische Führer Dr. Mohammed Mossadegh im April 1951 iranischer Premierminister. Er verfolgte eine Politik, die dazu führte, dass die gesamte iranische Ölproduktion verstaatlicht wurde und die ausländischen Erdölkonzerne eine angemessene Abfindung erhielten. Auch sicherte die iranische Regierung zu, Großbritannien werde auch weiterhin versorgt und britische Arbeiter würden nach wie vor im Iran beschäftigt. Die britische Regierung reagierte darauf, indem sie den Iran in den wirtschaftlichen Würgegriff nahm, das iranische Kapital in britischen Banken einfror, harte Sanktionen gegen das Land verhängte und ein Embargo gegen iranisches Öl ausrief. Weitere Mitglieder des Kartells der Sieben Schwestern unterstützten dieses Vorgehen. Mossadegh trat 1953 an die Vereinten Nationen heran und trug seinen Fall vor, doch der Sicherheitsrat, der von den USA und Großbritannien beherrscht wurde, wollte davon nichts wissen. Daraufhin wandte sich Mossadegh an Washington, aber auch dort erreichte er nichts. Die USA sandten einen „Vermittler" mit einer Abordnung in den Iran, in der es nur so von Leuten wimmelte, die mit US-amerikanischen Ölkonzernen im Bunde standen. Und wer war dieser „Vermittler"? Wieder einmal – W. Averell Harriman. Seiner Ansicht nach sollte der Iran gefälligst den britischen Standpunkt von Premierminister Winston Churchill, Harrimans altem Freund, akzeptieren. Das hätte ich ja nicht gedacht. Sie etwa?

Während die britische und die amerikanische Presse Rufmord an Mossadeghs Person begingen und die Situation stark verzerrt darstellten, gewann der Iran, dank Mossadeghs Eloquenz, vor dem Weltgerichtshof. Doch Mossadeghs Niedergang war schon zu weit vorangeschritten. Die Bitte um eine wirtschaftliche Hilfeleistung durch die USA wurde von Präsident Dwight Eisenhower (CFR) ausgeschlagen, der damit dem Rat seines Außenministers John Foster Dulles (CFR) und dessen Bruders, des CIA-Chefs Allen Dulles (CFR), folgte. Die Gebrüder Dulles überredeten, im Verbund mit dem britischen Geheimdienst, Eisenhower zu der Ansicht, man müsse Mossadegh stürzen. Von den wichtigsten Männern in Eisenhowers Regierung gehörten 17 dem Council on Foreign Relations an.

Norman Schwartzkopf senior – der Vater von „Stormin' Norman", der durch den Golfkrieg zu Ruhm gelangte – hatte während des Kriegs einige Generäle der iranischen Armee trainiert und viele Kontakte geschlossen. Nun bot er diesen Leuten Macht an, wenn sie im Gegenzug Mossadegh stürzten. Ein von britischem Geheimdienst und der CIA eingefädelter Putsch mit dem Decknamen „Operation AJAX" brachte Mossadegh im August 1953 zu Fall. Als Marionette Großbritanniens und der USA kam nun der Schah an die Macht, bis auch er 25 Jahre später von denselben Instanzen beseitigt und durch Ayatollah Khomeini ersetzt wurde. Dies gehörte zu der Strategie der Elite, die vorsah, den Krisenbogen im Nahen Osten immer weiter zu überspannen und so sicherzustellen, dass die arabischen Nationen in sich zerstritten und kontrollierbar blieben. Der Schah machte Mossadeghs Politik rückgängig und reprivatisierte die iranische Ölindustrie. Gemeinsam mit der CIA gründete er zudem den SAVAK, einen der skrupellosesten Geheimdienste der Welt. Dessen Agenten wurden von der CIA ausgebildet, wandten grausamste Foltermethoden an und inhaftierten ihre Opfer ohne Prozess. Etwa ab 1957 unterhielt der SAVAK enge Bande zum Mossad, dem Geheimdienst Israels bzw. der Weltelite, und auch der Mossad trainierte SAVAK-Agenten. Dachten Sie etwa, Israel und der Iran stünden auf verschiedenen Seiten? Nun, zumindest nicht, was die obersten Reihen angeht.

Ein anderer mutiger Mann, der gegen das Kartell der Sieben Schwestern anging, war Enrico Mattei, der Anführer der größten nicht kommunistischen Widerstandsgruppe Italiens während des Zweiten Weltkriegs. Mattei war es auch, der den Sieben Schwestern ihren Namen gab. Er wollte ein autarkes Italien, das unabhängig vom anglo-amerikanischen Ölkartell sein sollte. Als Leiter des staatlichen Energiekonzerns ENI baute er ein Tankstellen-Netzwerk in Italien auf, das dem von Shell und Esso Konkurrenz machte. Er baute das Netz durch Raffinerien, ein großes Chemiewerk, eine Tankerflotte und ein Zweigunternehmen aus, das sich mit Planungen und Entwicklungen befasste. Er verhandelte mit dem ägyptischen Staatsmann Gamal Abdel Nasser und mit dem iranischen Schah, dem er gar 75 Prozent des gesamten Gewinns anbot. Mattei forderte das Monopol der Sieben Schwestern wie kein anderer vor ihm heraus, und der Wettbewerb, den er lostrat, ließ die Ölpreise in Italien um ein Viertel fallen. Der Tropfen, der das Fass für die Sieben Schwestern zum Überlaufen brachte, war Matteis Reise nach Moskau im Oktober 1960, wo er über die Erschließung der riesigen Ölfelder der Sowjetunion verhandeln wollte. Auf den Monat genau zwei Jahre später, als die Pipelines, die die sowjetischen Reserven anzapfen sollten, gerade im Bau waren, starb Enrico Mattei, als sein Privatflugzeug auf der Strecke von Sizilien, der Heimat der Mafia, nach Mailand abstürzte. Noch heute laufen Klagen wegen vorsätzlicher Sabotage.

Thomas Karamessines, der Leiter des CIA-Büros in Rom, der später am Putsch gegen den chilenischen Führer Salvador Allende mitwirken sollte, verließ Italien unmittelbar nach dem Flugzeugabsturz ohne eine Erklärung. Der damalige CIA-Chef John McCone, ein Malteserritter, hielt Anteile im Wert von über einer Million Dollar an der Standard Oil of California, die heute besser bekannt ist als Chevron. Zum Zeitpunkt seines Todes plante Mattei gerade ein Treffen mit US-Präsident Kennedy, der, einigen Forschern zufolge, das Ölkartell drängte, mit den Italienern übereinzukommen. Ein Jahr später war auch Kennedy tot.

Ölkonzerne, Regierungen, Geheimdienste, Banken, multinationale Unternehmen und Medien – sie alle sind untrennbar, denn sie alle gehören denselben Mächten bzw. werden von diesen kontrolliert. Die Geheimdienste arbeiten für die Interessen der Erdölkonzerne und umgekehrt. Es war bekannt, dass Sir Henry Deterding Verbindungen zum britischen Geheimdienst hatte, wie auch Weetman Pearson (der spätere Lord Cowdray), der seine Anteile an der Mexican Eagle Oil Company an Deterdings Shell verkaufte. Mit dem Gewinn rief Pearson (Kom300) den Pearson Trust ins Leben, dem noch heute das Wirtschaftsmagazin *The Economist* und die Londoner *Financial Times* gehören. Zudem gehört der Treuhandgesellschaft ein beträchtlicher Anteil an der internationalen Handelsbank Lazard Frères. Der *Economist* wurde 1843 gegründet, um die Abschaffung der Getreidezollgesetze zu unterstützen und auf den Anbruch des „Freihandels" hinzuarbeiten.

Die Ölpreiskrise

Durch die zahlreichen und mannigfaltigen Elemente innerhalb der Pyramide verfolgt die Elite eine einzige, allumfassende Strategie. Nichts zeigt anschaulicher, wie Banken, Ölkonzerne und Politiker zusammenwirken, als die Ölpreiskrise der 1970er. Das Abkommen von Bretton Woods 1944 sollte unter anderem den Dollar zur weltweiten Währung Nummer Eins machen und seinen Wert an den des Goldes koppeln. Es wurde festgelegt, dass 35 Dollar dem Wert von einer Unze Gold entsprächen und dass man seine Dollar in US-Gold eintauschen könne. Das jedoch brachte die US-Regierung Anfang der 1970 arg in die Bredouille, weil so viele ihre Dollar in Gold umtauschen wollten, dass die US-Goldreserve die Nachfrage nicht befriedigen konnte. Ein befreundeter US-Bankier, der in den Staaten viele Kontakte zu den höheren Ebenen hat, sagte mir, dass seit dieser Zeit in Fort Knox so gut wie kein Gold mehr lagert, wenngleich dies offenbar vertuscht wird. Präsident Nixon beschloss, die Strategie, Dollar in Gold umzutauschen, zu stoppen. Das sorgte dafür, dass das Weltfinanzsystem dem Chaos anheim fiel (zumindest der Teil, der es nicht vorab schon wusste). Nixon befolgte damit den Rat seines Hauptfinanzberaters George Schultz (CFR, TK, Bil, Kom300 und später bei der Kissinger Associates), Paul Volckers (CFR, TK, Bil und später der Leiter der Federal Reserve) sowie Jack F. Bennetts, der später Direktor von Rockefellers Exxon Oil werden sollte. In Nixons Rücken stand zu diesem Zeitpunkt natürlich bereits Henry Kissinger. Weitere Urheber von Nixons Strategie waren die Finanzinstitutionen und Handelsbanken in der City von London.

Die „City" wimmelt nur so von Freimaurern, und daher ist es kein Zufall, dass ein derart kleines Land – durch die Institutionen der City nämlich – so großen Einfluss auf die Weltwirtschaft auszuüben vermag. Die Freimaurer, und ganz besonders die illuminierten Freimaurer, beherrschen die City wie auch die britische Regierung, ganz gleich, welche Partei gerade offiziell an der Macht ist. Zum Kreis derer, die Nixon damals manipulierten, gehörten auch die Handelsbankiers Sir Siegmund Warburg, Edmond de Rothschild und Jocelyn Hambro (Kom300).[13] Der Wert des Dollars wurde mit 38 Dollar pro Unze neu festgelegt, nun jedoch nur noch der Theorie nach, denn von nun an bekam man für seine Dollar kein Gold mehr. Das führte zum sogenannten Eurodollarmarkt, in den ein Großteil der Dollar floss, die zuvor in US-Gold umgetauscht worden waren. Der Eurodollarmarkt konzentrierte sich auf die Londoner Finanzzentren, die durch diesen „unverhofften" Gewinn enorme Profite einfuhren. Lord Roll of Ipsden (damals noch Sir Eric Roll) war einer derjenigen, die diese Situation ausgiebig nutzten. Er schlug eine hübsche Summe für die S.G. Warburg heraus. Roll ist der ehemalige Vorsitzende der Bilderberger und gehört zudem der Trilateralen Kommission, dem Komitee der 300 und dem Vorstand der Kissinger Associates an.

Aufgrund dieser Entwicklungen brach der Wert des Dollars ein, doch dass der Dollar nicht länger in Gold umgetauscht werden konnte, war nur die erste Phase der elitären Strategie. Im Mai 1973 trafen sich die Bilderberger in Schweden auf einer Insel bei Saltsjöbaden, die den Wallenbergs

(Kom300) gehört, einer schwedischen Bankiersfamilie. Die Versammlung brachte, unter dem Vorsitz Prinz Bernhards, insgesamt 84 führende Manipulatoren aus Finanz und Politik zusammen. Darunter waren: Lord Roll of Ipsden von der S.G. Warburg; Henry Kissinger, Robert O. Anderson, dem die Atlantic Richfield Oil gehörte; Sir Eric Drake, Vorsitzender von BP; Sir Dennis Greenhill, Direktor von BP; Rene Granier de Lilliac von der French Petroleum; Gerrit A. Wagner, Präsident der Royal Dutch Shell; Olof Palme (Kom300), der zukünftige schwedische Premierminister, der ermordet werden sollte; George Ball von der Lehman Brothers; David Rockefeller von der Chase Manhattan Bank; Zbigniew Brzezinski, Direktor der gerade erst gegründeten Trilateralen Kommission und zukünftiger nationaler Sicherheitsberater Jimmy Carters; Giovanni Agnelli, Oberhaupt des Fiat-Konzerns; Helmut Schmidt, der damalige deutsche Finanzminister; Otto Wolff von Amerongen, Mitglied des Deutschen Industrie- und Handelstags; sowie Baron Edmond de Rothschild. Als Stellvertreter Großbritanniens waren zudem Denis Healey von der Labour-Partei und der Konservative Reginald Maudling zugegen, der in den 1960ern und 70ern ebenfalls regelmäßig auf den Treffen der Bilderberger zu Gast war. Veranstaltet wurde das Treffen von Robert D. Murphy, der während seiner Zeit als US-Konsul in München in den 1920ern sehr gefällige Berichte über Adolf Hitler nach Hause sandte.[14]

Auf diesem Treffen wurde eine Präsentation vorgelegt, die Einfluss auf die ganze Welt nehmen sollte. Walter Levy, der von der US-Regierung nach dem Krieg im Rahmen des Marshallplans offiziell zum Erdöl-Wirtschaftsexperten ernannt worden war, schlug vor, den Ölpreis um 400 Prozent anzuheben.[15] Nur fünf Monate darauf, im Oktober 1973, begann der „Jom-Kippur-Krieg“:[16] Ägypten und Syrien fielen in Israel ein, scheiterten jedoch mit ihrer Invasion. Dies nahmen die Araber zum Anlass, den Ölpreis in die Höhe schnellen zu lassen, die Fördermenge herunterzufahren und ein Ölembargo gegen die USA zu verhängen, weil diese Israel unterstützt hatten. Einmal mehr wurde die Weltwirtschaft in ein Chaos gestürzt. In Großbritannien wurde nur noch an drei Tagen die Woche gearbeitet, um Öl zu sparen, und weltweit büßten Millionen von Menschen ihren Arbeitsplatz und somit ihren Lebensunterhalt ein. Die armen Länder der Dritten Welt wurden verwüstet, was sie bereit machte für Phase zwei der Strategie – nicht zu tilgende Schulden. Urheber des Jom-Kippur-Kriegs war der US-amerikanische nationale Sicherheitsberater und Außenminister – Henry Kissinger. Die „Pendel-Diplomatie“, für die er berühmt und gerühmt wurde, beinhaltete im Grunde nichts anderes, als dass er die Position der einen Seite gegenüber der anderen verzerrt darlegte, sodass ein

Krieg unausweichlich war. Zu diesem Zweck bediente Kissinger sich des israelischen Botschafters in Washington, Simcha Dinitz, und dessen diplomatischer Kontakte nach Ägypten und Syrien.[17] Man schaue sich an, für wie viel Krieg und Schrecken Kissinger verantwortlich ist, und dann lasse man sich Folgendes auf der Zunge zergehen: 1973, also noch im selben Jahr, erhielt Kissinger den Friedensnobelpreis! Nichts verbirgt so effektiv, was wirklich vor sich geht, wie der Friedensnobelpreis. Schauen Sie sich auch die anderen Empfänger und Zeitpunkte an. Wie gewinnt man den Friedensnobelpreis? Man entfache unter der Hand einen Krieg und werde dann dafür ausgezeichnet, dass man ihn offiziell beendet. Wie passend es da doch ist, dass Alfred Bernhard Nobel, nach dem der Preis benannt ist, sein Vermögen der Entdeckung des Dynamits und der Herstellung von Sprengstoff verdankte!

Die Bilderberger hatten somit sichergestellt, dass der Ölpreis in die Höhe schoss, und nicht nur das, die Manipulatoren hatten darüber hinaus noch einen Sündenbock gefunden – die ölproduzierenden arabischen Staaten. Das ist eine wichtige Zutat in jeder Strategie der Elite: Bringe etwas ins Rollen, aber finde jemand anderen, auf den man die Schuld abwälzen kann, damit man selbst, das „Unschuldslamm", schließlich vortreten und die „Lösungen" für das Problem präsentieren kann, das man im Verborgenen selbst erschaffen hat. All das war von langer Hand geplant. Man schaue sich die Abfolge der Ereignisse an: 1972/73, noch vor dem Jom-Kippur-Krieg, fuhren die multinationalen US-Ölkonzerne die Inlandsfördermenge an Rohöl drastisch herunter, sodass die Vorräte parallel zum arabischen Öl-Embargo auf einen alarmierenden Stand schrumpften und die Preise auf genau das Rekordhoch stiegen, das man für Ende 1973 geplant hatte und wovon auch die Konzerne wussten. Auf Anraten seines Stabs, zu dem auch Henry Kissinger und George Schultz gehörten, gab Nixon den Ölkonzernen hierfür grünes Licht. Im Februar 1973 ernannte Nixon Kissinger, Schultz und John Ehrichman (der in den Watergate-Skandal verstrickt war) zu seinem „Energie-Triumvirat", und die drei bestimmten gewissermaßen über die Energiepolitik der USA. Drei Monate darauf stand das Treffen der Bilderberger an, die dem Anstieg des Ölpreises um 400 Prozent zustimmten. Fünf Monate darauf entbrannte der Jom-Kippur-Krieg, auf den ein Anstieg des Ölpreises sowie das Öl-Embargo gegen die USA folgten. Da die Rohöl-Vorräte der USA knapp waren, brach die US-Wirtschaft zusammen. All diese Ereignisse waren perfekt aufeinander abgestimmt.

Man sollte auch die Rolle nicht unterschätzen, die Großbritannien in dieser Geschichte spielt. Diplomaten, die in „A Century Of War" zitiert werden, behaupten, dass die Briten und Kissinger bei zahllosen geheimen Projekten Hand in Hand arbeiteten, um das Geschehen in anderen souveränen Staaten zu beeinflussen. „Die Briten gingen sehr schlau vor", heißt es von diplomatischer Seite. „Sie ließen die Amerikaner gerne die öffentliche Drecksarbeit erledigen und die Schuld auf sich laden, während sie sehr effektiv auf einer diskreteren, über das Chatham House verwalteten Ebene ans Werk gingen."[18] Interessant ist das, was Kissinger selbst am 10. Mai 1982 in einer Rede vor dem Royal Institute of International Affairs im Chatham House sagte. Im Hinblick auf die besondere Beziehung zwischen Briten und den Amerikanern sagte er:

> „Unsere diplomatische Nachkriegsgeschichte steckt voller anglo-amerikanischer ‚Absprachen' und ‚Übereinkünfte', bei denen es manches Mal um wichtige Themen ging, die in keinem offiziellen Dokument auftauchen … Tatsächlich waren uns die Briten so hilfreich, dass sie in einem Maße in die internen amerikanischen Beratungsgespräche einbezogen wurden, wie es wahrscheinlich niemals zuvor zwischen souveränen Staaten der Fall war. Während meiner Amtszeit spielten die Briten bei gewissen bilateralen Verhandlungen der USA eine tragende Rolle … Während meiner Zeit im Weißen Haus versorgte ich das britische Außenministerium daher mit mehr Informationen und hielt engeren Kontakt zu ihm als zum amerikanischen Außenministerium.
>
> Bei meinen Rhodesien-Verhandlungen ging ich nach einem Entwurf vor, der die britische Handschrift trug, obwohl ich damit die Unterscheidung zwischen einem Arbeitspapier und einem vom Kabinett abgesegneten Dokument missachtete. Diese Zusammenarbeit dauert noch immer an …"[19]

Die Mitarbeiter des britischen Außenministeriums, die an den Verhandlungen über einen Abzug Großbritanniens aus Rhodesien beteiligt waren, waren David Owen, der damals der Labour-Partei angehörte und der ein Jahr, nachdem er aus dem Amt geschieden war, der Trilateralen Kommission beitrat, und – Lord Carrington, der spätere Vorsitzende der Bilderberger, der zudem ebenfalls ein Trilaterist sowie ein Vorstandsmitglied der Kissinger Associates war, des Unternehmens seines guten Freunds Kissinger. Eine weitere bemerkenswerte Folge des rapiden Anstiegs des Ölpreises war, dass es nun plötzlich aus finanzieller Sicht durchaus lohnenswert für BP, Royal Dutch Shell und andere Ölkonzerne wurde, die britischen Ölvorkommen in der Nordsee anzuzapfen. Im Januar 1974 forderte der Schah des Iran, Kissingers sich sträubende Marionette, von der Organisation erdölexportierender Länder (OPEC) einen weiteren Anstieg des Ölpreises um 100 Prozent, den er auch durchsetzen konnte. Somit war der Preisanstieg um 400 Prozent, zu dem sich die Bilderberger entschlossen hatten, realisiert.

Die Schulden der Dritten Welt

Was also erreichten die Bankiers und die Ölkonzerne der Elite durch die Ölpreiskrise? Geld, Macht und die handgemachte Abhängigkeit breiter Bevölkerungsteile. Durch die Wirtschaftskrise häuften die Banken noch mehr Land, Unternehmen und Kontrolle über die Menschheit an, und ihre Ölkonzerne florierten. Im Jahr 1974 löste Rockefellers Exxon den Konzern General Motors als größtes amerikanisches Unternehmen ab. Doch was man eigentlich erreichen wollte, ging weit darüber hinaus. Zu dem Handel, den man hinter den Kulissen mit den arabischen Ölproduzenten abschloss, gehörte auch, dass ein großer Anteil in Höhe von mehreren Milliarden Dollar, den die Araber als Bonus erhielten, in die Banken der Elite investiert werden sollte. Die Hauptnutznießer waren die Chase Manhattan, die Citibank, der Manufacturers Hanover Trust, die Bank von Amerika, Barclays, Lloyds und Midland. Diese ließen die enorme Summe in die ärmsten Länder der Welt in Asien, Afrika und Südamerika fließen, die gezwungen waren, sich Geld zu leihen, um nicht aufgrund der Ölpreiskrise zu verhungern. Federführend war der von den Rothschilds kontrollierte New Yorker Manufacturers Hanover Trust.[20] Millionen Männer, Frauen und Kinder litten und starben durch diese rücksichtslos erschaffene Depression.

Die Anleihen, die die Schuldenkrise der 70er, 80er und 90er ins Rollen brachte, gehörten zur Strategie der Bilderberger, mit der der „Petrodollar wieder aufgewertet" werden sollte. Man handelte mit den Arabern aus, dass der Dollar künftig das ausschließliche Zahlungsmittel für Öl sein würde, was einen Todesstoß für jeden bedeutete, der in den USA und in London Dollar und Eurodollar besaß. Kissinger ließ die Saudi-Araber aufmerksam beobachten. David Mulford, der die Eurodollar-Operationen der Londoner White Weld & Company leitete, wurde zum Direktor und leitenden Anlageberater der Saudi Arabian Monetary Agency, der arabischen Zentralbank, ernannt. 1974 wanderten 70 Prozent aller OPEC-Gewinne in Anleihen sowie in Aktien und ausländischen Grundbesitz. Allein in einem Jahr gingen 60 Prozent davon (57 Milliarden Dollar) an die Finanzinstitutionen New Yorks und Londons.

Doch diese unglaublichen Beträge waren nichts verglichen mit den Summen, die die Empfängerbanken den Dritte-Welt-Ländern liehen. Banken dürfen weit mehr Geld (nicht existenten Kredit) „kreieren", als sie an tatsächlichen Werten in ihren Tresorräumen und auf dem Computerbildschirm angehäuft haben. Wenn sie nur zehnmal soviel Geld verliehen haben, wie sie von den Arabern allein im Jahr 1974 erhielten, dann haben sie 570 Milliarden Dollar an Kredit vergeben (und Zinsen dafür kassiert). Doch dank einem Bankenschwindel namens „Fractional Reserve Banking", dem Mindestreserve-Bankwesen, durften sie 26 Mal soviel verleihen, wie sie an konkretem Wert eingelagert hatten, in einigen Fällen sogar 66 Mal so viel! Dort haben die „Schulden" ihren Ursprung, die in den Ländern, die wir als die Dritte Welt bezeichnen, zu Hunger, Armut und Tod in unsäglichem Ausmaß geführt haben. Eine dritte Tatsache, das Leben auf dem Planeten Erde betreffend, lautet somit:

Die Schulden der sogenannten Dritten Welt, die so viele unserer Mitmenschen in Afrika, Asien und Lateinamerika geißeln und unaussprechliches Leid verursachen, sind Schulden für Geld, das nicht existiert, nie existiert hat und nie existieren wird!

Die Banken entsandten scharenweise Stellvertreter in die Dritte Welt, die Anleihen wie Konfetti unters Volk warfen und ganz besonders nach korrupten und unfähigen Politikern Ausschau hielten, die, wie sie wussten, einen solchen Kredit sinnlos verbraten würden. Warum taten die Banken das? Weil die Elite es – bis heute – auf das Land und die Ressourcen dieser Staaten abgesehen hat. Man will, dass diese Länder mit der Rückzahlung in Verzug geraten, denn so lautet der Plan. Dieser sieht des Weiteren vor, den Staaten die Schuld zu erlassen, sofern man im Gegenzug dauerhaft die Rechte an den natürlichen Ressourcen dieser Länder erhält. Das ist es, was heute geschieht. Die Staatsoberhäupter, die sich sträuben, fallen „Volksaufständen" und Morden zum Opfer. Die Dritte Welt erhielt die Anleihen in Form nicht existenten Geldes zu flexiblen Zinssätzen. Wenn die Zinssätze weltweit in die Höhe schnellten, stiegen auch die zurückzuzahlenden Raten. Also vergab man die Kredite, während die Zinssätze relativ niedrig waren, und schlug dann zu.

Pünktlich betraten Paul Volcker, Margaret Thatcher und Ronald Reagan in den 1980ern die Bühne, um den Wahnsinn namens Monetarismus loszutreten, der dafür sorgte, dass die Zinssätze – und somit die Schulden der Dritten Welt – ins Unermessliche stiegen. Diese Strategie, die von der Internationalen Bankenkommission in Genf, die von der Elite beherrscht wird, ersonnen wurde und sich in den 1980ern von London und Washington aus über die ganze Welt ausbreitete, begann mit der Ernennung Paul A. Volckers zum Vorstandsvorsitzenden der Federal Reserve Bank durch Präsident Carter. Das Vorrecht des US-Präsidenten, den Vorsitzenden der „Fed" zu ernennen, ist ein weiterer kleiner Trick, um den Leuten vorzugaukeln, die Federal Reserve gehöre zur Regierung. Carter war von seinem Puppenspieler David Rockefeller angewiesen worden, Volcker zu ernennen.

Während seines Wahlkampfs kündigte Reagan an, Volcker abzusetzen. Reagan wurde gewählt, doch Volcker blieb. Volcker ist ein hochrangiges Mitglied des CFR, der Trilateralen Kommission und der Bilderberger. So auch sein Nachfolger, Alan Greenspan. Sind Sie im Bilde? Monetarismus, Ölpreiskrise, Jom-Kippur-Krieg und die Schulden der Dritten Welt – all das hängt zusammen und gehört zur von der Elite koordinierten Strategie, den Planeten im Auftrag der Gefängniswärter an sich zu reißen.

Die Regulierung der Börsen, Banken und Finanzzentren wurde in den 1980ern weltweit im Namen der „Freiheit“ aufgehoben. Damit erreichte die Kontrolle der Elite über das Weltfinanzsystem neue Höhen. Unternehmen, die dem Gemeinschaftswesen über hunderte von Jahren gedient und die tausenden von Menschen einen sicheren Arbeitsplatz geboten hatten, wurden aufgrund nicht zurückgezahlter Kredite und der Manipulation des Aktienpreises übernommen, ausgeschlachtet und vernichtet. Neue Weisheiten machten die Runde, wie „Man kann dem Markt nicht trotzen“ und „Befreit die Menschen“. Man vergaß zu ergänzen: „... und händigt sie den Kartellen der Elite aus.“ In den Vereinigten Staaten betrieb Ronald Reagan mittels des 1982 beschlossenen Garn-St.-Germain-Act die Deregulierung des Spar- und Kreditwesens. Dies öffnete CIA, Mafia und anderen Mitgliedern des organisierten Verbrechens Tür und Tor, das Kapital der betroffenen Institutionen zu plündern. Eine von ihnen, die Silverado Bank Savings and Loan, gehörte der CIA.[21] Sie brach unter einem Schuldenberg in Höhe von sage und schreibe mehreren Milliarden Dollar zusammen, die der amerikanische Steuerzahler zurückzahlen muss. Im Vorstand der Silverado Savings and Loan und zugleich ihr überaus prominenter Direktor war Neil Bush, einer der Söhne von George Bush senior (der in Sachen Deregulierung an vorderster Front stand).

Es war die Ära des Yuppies, des jungen Menschen, der Hunderttausende und mehr die Woche machen konnte, indem er den zukünftigen Wert der Güter richtig einschätzte, die die hungernde Dritte Welt so verzweifelt für den Export produzierte. Die Folgen, die dies für Afrika, Asien und Lateinamerika hatte, spotten jeder Beschreibung. Mit jedem Anstieg der Zinssätze weltweit stiegen auch die zurückzuzahlenden Raten und die Schulden selbst. All das und mehr spielt sich auch weiterhin ab. Doch trotz all dieses Leids sorgten die Zinssatz-Strategien der Elite und ihrer politischen Handlanger dafür, dass diese Länder am Ende jedes zunehmend hoffnungsloseren Jahres noch mehr Geld schuldeten als noch zwölf Monate zuvor, ohne auch nur einen weiteren Cent an zusätzlichem Kredit aufgenommen zu haben. Gleichzeitig meldeten Elite-Banken wie die Citicorp, die Chase

Manhattan Bank der Rockefellers und die größeren britischen Bankhäuser Rekordgewinne.

Es wird bewusst der Eindruck vermittelt, dass all diese Schulden den dummen, korrupten Politikern dieser Länder zu verdanken seien. Ja, es gibt in der Dritten Welt durchaus dumme, korrupte Politiker, wie es sie auch im britischen Unterhaus und im US-amerikanischen Kongress gibt. Die Elite erkennt sie auf den ersten Blick und sorgt dafür, dass sie in Machtpositionen vorrücken. Doch viele Politiker in der Dritten Welt sind weder korrupt noch dumm. Auch ihr Problem ist, dass Banken, multinationale Konzerne, Geheimdienstbehörden, Medien und Regierungen gemäß der vereinbarten Strategie an einem Strang ziehen. Durch die aufgefächerte Struktur erkennen die Leute, die mit diesen Institutionen zu tun haben, jedoch nicht, dass dem so ist. Im August 1976 trafen sich die Staatsoberhäupter 85 blockfreier (nicht an die USA oder die UDSSR gebundener) Länder in Colombo auf Sri Lanka, um über die wachsende Schuldenkrise zu sprechen. Sie kamen überein, dass das Weltwirtschaftssystem umstrukturiert werden müsse, damit die Entwicklungsländer nicht länger die Untertanen der Industriestaaten blieben, eine künstlich erschaffene Rolle, in die man sie hineinmanipuliert hat. Man forderte auch eine Lösung für das Schuldenproblem, durch das die armen Länder in Hunger und Krankheit versanken. Die Vereinten Nationen aber legten die Hände in den Schoß. Und die Staatsoberhäupter, die die Deklaration von Colombo unterzeichnet und befürwortet hatten, schieden einer nach dem anderen aus dem Amt. Frederick Wills, der Guayana vertrat, war einer von ihnen. Er erzählte den Autoren des Buches „A Century Of War“:

> „Der einzige Rohstoff aus der Dritten Welt, der auf der Bühne der Wirtschaft Erfolg hatte, war das Öl. Doch die großen Ölvorkommen konzentrierten sich auf den Nahen Osten, und die künstliche Entfachung innerarabischer und arabisch-israelischer Konflikte wie auch die eingeimpfte Neigung, prestigeträchtigen Projekten den Vorrang zu geben, sorgten dafür, dass die Ölreserven der Dritten Welt für die Entwicklung selbiger bedeutungslos waren. So wurde ein Dritte-Welt-Land nach dem anderen von Inflation und Hunger, von einer niedrigen Lebenserwartung und hoher Kindersterblichkeit erfasst. Die alte Ordnung im Sinne von Canning, Castlereagh, Pitt und Disraeli dauert fort.“[22]

Für diese Strategie gibt es noch ein weiteres Motiv: Die Ausmerzung der farbigen Bevölkerung in der Dritten Welt. Der Herr Castlereagh, der in dem Zitat erwähnt wird, war ein britischer Außenminister des 19. Jahrhunderts, der Europa auf dem Wiener Kongress 1815 den Bankiers der Neuen Weltordnung, vor allem dem Hause Rothschild, zu Füßen legte. Einer, der die Methoden dieses Mannes eingehend studierte, war – Henry Kissinger.

Kissinger war es, der andere Industriestaaten erpresste und bedrohte, damit sie den Appell der Dritten Welt ignorierten. Er war es auch, der die Ereignisse ins Rollen brachte, die dazu führten, dass die Staatsoberhäupter, die die Deklaration unterzeichnet hatten, darunter Indira Gandhi in Indien, abgesetzt wurden. Wie so oft, geschah dies, indem man den IWF einschaltete, der in dem betroffenen Land einen strengen Kurs einschlug, für den man den Staatsführer verantwortlich machte, um ihn schließlich zu entmachten. Inzwischen hat Kissinger sein eigenes „Beratungsunternehmen", die Kissinger Associates. Der Vorstand dieser Firma setzt sich zusammen aus Kissinger, Lord Carrington, Lord Roll of Ipsden and Robert O. Anderson von der Atlantic Richfield. Alle außer Carrington nahmen an dem Treffen der Bilderberger in Schweden teil, auf dem der 400-prozentige Preisanstieg für Erdöl beschlossen wurde. Die Schuldenrestrukturierung des IWF wurde zum Schlagwort für die Erhöhung der Schulden, ohne dass auch nur ein einziger Dollar an zusätzlichem Kredit vergeben wurde. Als Folge daraus leiden die Menschen in der Dritten Welt bis heute, und alle Live-Aid-Konzerte der Welt werden daran nichts ändern, sofern wir uns nicht daranmachen, die Ursache zu beheben – die Ausbeutung durch die Elite mit dem Ziel, Besitz vom Planeten und allem, was sich auf ihm befindet, zu ergreifen, und die Art und Weise, auf die die Menschen in der Dritten Welt programmiert werden, sodass sie diese Form der Wirklichkeit erwarten und automatisch erschaffen.

Wohltätigkeitsveranstaltungen wie Live Aid, Band Aid und Comic Relief sind deshalb ganz wunderbar, weil sie helfen, die Notlage der Entwicklungsländer herauszustellen. Doch müssen wir die Ursache behandeln, damit solche Veranstaltungen nicht länger notwendig sind. Wohltätigkeitsveranstaltungen sind ein Zeichen für die globale Unausgeglichenheit. Es gibt sie nur aufgrund dieses Ungleichgewichts. Die Dritte Welt braucht keine Geschenke aus Mitleid. Was sie braucht, ist die Zerschlagung eines Systems, in dem die Dritte Welt den Rest der Welt ernährt, der sie durch den Nettoausfluss von Kapital und Rohstoffen an die Industriestaaten (= Banken) jedes Jahr mehr beraubt. Das größte Geschenk, das wir diesen Menschen machen können, ist eine neue Sichtweise auf das, was sie erreichen können und was das Leben für sie bereithält, wenn sie nur entschlossen genug sind, danach zu greifen und diese Wirklichkeit in die Tat umzusetzen. Wären Sie in unvorstellbare Armut und eine scheinbar ausweglose Situation hineingeboren worden, dann würden auch Sie, wie jeder andere, glauben, dass Ihr Leben so bleibt. Ein tagtäglicher Überlebenskampf. Eine solche Einstellung lässt die entsprechende Realität entstehen und schließt einen dauerhaften Bund mit ihr. Diese Spirale der Verzweiflung zu durchbrechen, ist wesentlich für die Erschaffung einer anderen, positiven Wirklichkeit. Viele Wege führen dorthin, doch die Menschen dazu zu bringen, an ihr eigenes Potential zu glauben, daran zu glauben, dass sie ihr Leben zum Guten wenden können, bildet das Herzstück jedes Lösungsansatzes.

Der Raub des Planeten

Derzeit werden wir Zeuge der nächsten Phase der Schuldenstrategie, die die Elite in der Dritten Welt anwendet: die Schulden werden aufgehoben oder restrukturiert, wenn im Gegenzug Land und Rohstoffe geboten werden. Auch die Umweltbewegung spielt dabei – meist unwissentlich – eine Rolle. Eine der Initiativen, die von vielen Umweltschützern befürwortet wird, heißt „Schulden gegen Guthaben". Unter diesem Versprechen werden den Ländern der Dritten Welt die internationalen Schulden erlassen, sofern diese dafür unerschlossene und „aus umwelttechnischer Sicht empfindliche" Gebiete übereignen. Es wird als ein System angepriesen, das beiden Seiten nützt. Die Schulden der armen Länder werden getilgt, und Gebiete mit ursprünglicher Natur werden geschützt. Leider geht der Umweltschutz allgemein sehr blauäugig an die Schönfärbereien heran, die die Meute der Neuen Weltordnung aufgezogen hat. Zum einen senkt diese Vorgehensweise keineswegs die Schulden; sie wandelt nur deren Form um und raubt den betroffenen Ländern das Land. Und zum anderen: Wer steckt eigentlich hinter dieser Idee? Meine Damen und Herren, Applaus bitte für – David Rockefeller und Baron Edmond de Rothschild! Ein Beispiel dafür ist ein Konzept namens World Conservation Bank (WCB). Initiiert wurde die Idee zu dieser Bank offenbar am 13. September 1987 auf der vierten World Wilderness Conference in Denver, Colorado. Weiterentwickelt wurde sie während der folgenden vier Tage im berüchtigten Aspen Institute for Humanistic Studies. James Baker, der ehemalige US-Finanzminister und langjährige Freund von George Bush senior, sprach sich in einer Rede für die World Conservation Bank aus. Der offizielle Gastgeber der World Wilderness Conference war George W. Hunt, ein Steuer- und Investmentberater, der einiges über Weltverschwörungs-„Theorien" in Erfahrung gebracht hat. Dadurch erkannte er, was unmittelbar vor den Augen der aufrechten Umweltschützer vor sich ging, die nicht einmal ahnten, dass sie nur benutzt wurden. Ein Interview mit George Hunt erschien im US-Magazin *Moneychanger*. Darin legt er dar, dass die World Conservation Bank als eine

Weltzentralbank konzipiert wurde, um die Dritte Welt in weitere Schulden zu stürzen, den Armen ihr Land zu stehlen und gleichzeitig in die Welt hinauszuposaunen, wie erfolgreich man Schulden abbaue und „die Umwelt schütze“. Hunt sagte:

> „... der Bankier Baron Edmond de Rothschild war sechs Tage lang beim Treffen zugegen. Edmond de Rothschild kümmerte sich persönlich um die finanziellen Angelegenheiten und die Installation dieser World Conservation Bank. An seiner Seite war I. Michael Sweatman von der kanadischen Royal Bank. Die beiden klebten wie siamesische Zwillinge aneinander, und deshalb sah es für mich so aus, als würden die beiden zumindest die finanzielle Seite der Konferenz alleine managen. Ich würde sagen, dass diese Konferenz vorwiegend dazu diente, Geld an Land zu ziehen. Auch David Rockefeller (von der Chase Manhattan Bank) war da und hielt am Sonntag eine Rede ...“[23]

Der Schwindel sah vor, der World Conservation Bank die Schulden der Dritten Welt zu übertragen. Im Gegenzug sollten die Länder der Dritten Welt der WCB Land übereignen. Sollte die WCB zusammenbrechen oder die Schulden nicht länger zurückzahlen können, würde ihr Besitz den internationalen Bankiers in die Hände fallen, die sich somit nach Gutdünken am Land der Dritten Welt bedienen dürften. Alternativ dazu wäre auch, im Rahmen der zunehmenden Zentralisierung, eine „Übernahme“ der WCB durch die Vereinten Nationen möglich, womit die Kontrolle über den Grund und Boden in die Hände dieser Tarnorganisation der Neuen Weltordnung fiele. In einem Informationsblatt, das das Sekretariat der Wilderness Conference herausgab, heißt es:

> „... Laut den Plänen soll die WCB als eine Art Mittler zwischen bestimmten Entwicklungsländern und den multilateralen bzw. privaten Banken fungieren, um einen bestimmten Schuldenbetrag auf die WCB zu übertragen. Dadurch wird eine bestehende ‚zweifelhafte Forderung‘ in den Büchern der Bank durch einen neuen Kredit, der an die WCB geht, ersetzt. Als Gegenleistung für die erlassenen Schulden überträgt das Schuldnerland der WCB den entsprechenden Wert in Form natürlicher Rohstoffe.“

Problem-Reaktion-Lösung. Würde die World Conservation Bank durchgesetzt werden, würde sie allein auf diese Weise 30 Prozent der Erdoberfläche kontrollieren, ohne das übrige Land mit einzubeziehen, das der Elite gehört. Als George Hunt David Rockefeller über den Bodyguard des „großen Mannes“ einen schriftlichen Protest zukommen ließ, erhielt Hunt eigenen Angaben zufolge aus dem Büro Rockefellers eine Warnung: „Ich sollte mich aus politischen Aktivitäten heraushalten, oder ich würde es bereuen.“

Man beachte, dass die Manipulatoren zwar recht glücklich sind, wenn Kredite aus anderen Ländern vergessen werden – für Umweltschutzprojekte „im Land gehalten" werden –, während die Kredite der Elite-Banken niemals vergessen werden. Man überträgt sie von den Dritte-Welt-Ländern („zweifelhafte Forderungen") auf die World Conservation Bank, die die Rückzahlung in Geld oder in Grundbesitz der Dritten Welt sicherstellt. Ein weiteres bekanntes Gesicht auf dieser Konferenz war Gro Harlem Brundtland, die sozialdemokratische Premierministerin Norwegens. Das war nur angemessen, denn sie empfahl eine der WCB vergleichbare Organisation bereits im von der UN gesponserten Brundtland-Bericht über die Umwelt mit dem Titel „Unsere gemeinsame Zukunft". Diesen Bericht erstellte sie gemeinsam mit David Rockefellers „grünen" Bündnispartnern Maurice Strong (Kom300) und Jim MacNeill, die beide innerhalb der UN-Kommission für Umwelt und Entwicklung sowie auf dem Erdgipfel 1992 in Brasilien federführend waren. Dieselben Namen, dieselbe Agenda; weiter und immer weiter geht es. Wenn das alles nicht so tragisch wäre, wäre es komisch. Tatsächlich sind einige Aspekte trotz allem komisch. In dem Artikel im *Moneychanger* berichtet George Hunt, welchen Beitrag zur Umweltdebatte Baron de Rothschild leistete:

> „‚Er sagte, Innovationen seien der Schlüssel zum Problem der Umweltverschmutzung. Wir bräuchten Wachstum und Entwicklung. Zum Beispiel hätten wir ein CO_2-Problem. [Baron de Rothschild schlug vor,] dass wir große Trockeneismaschinen bauen sollten, um das CO_2 aus der Atmosphäre aufzunehmen. Das so hergestellte Trockeneis solle dann an den polaren Eiskappen gelagert werden, damit es nicht schmelze.'
>
> Interviewer des Moneychanger: ‚Oh bitte.'
>
> ‚Nein, das meine ich ernst. Ich dachte nur, entweder hat der Kerl seinen Verstand verloren oder ...'
>
> [Interviewer bricht in Gelächter aus]
>
> ‚... oder er macht sich über uns lustig. Nicht schlecht, oder? Und übrigens habe ich die gesamte Konferenz auf Band aufgezeichnet.'"

1995 versuchte ich, die World Conservation Bank ausfindig zu machen, aber niemand schien je von ihr gehört zu haben. Ich rief Friends of the Earth, Greenpeace und das britische Umweltministerium an, doch sie alle waren ratlos. Also rief ich die Umweltbehörde der Vereinten Nationen an, und zunächst schien der Name den Leuten dort etwas zu sagen, bevor man sich erkundigte und es plötzlich hieß, nein, auch sie hätten noch nie davon gehört. Vielleicht ist diese Bank nie zustande gekommen oder aber sie wirkt im Verborgenen, ich weiß es nicht. Ich hoffe, dass ersteres der Fall ist. Wenn Sie wissen, was aus der WCB geworden ist, lassen Sie es mich bitte wissen.

Der Atomkraftschwindel

Eine Folge der Ölpreiskrise war die Hinwendung zur Atomkraft, die die Ölkartelle der Elite unter allen Umständen zu bekämpfen suchte. Ich habe große Vorbehalte, was die Atomkraft angeht, und ich denke, dass sie nur eine Übergangsphase darstellt, bis wir die natürlichen Energien des Planeten Erde zu nutzen wissen, um uns mit der sicheren, sauberen Wärme und Energie zu versorgen, die wir brauchen. Fest steht jedoch, dass die Ölkartelle eine gut organisierte Kampagne starteten, um die Atomkraft als eine ernstzunehmende Alternative zum Erdöl in Verruf zu bringen und zu vernichten. Das Folgende wird allen Umweltschützern zu denken geben, denn es ist ein weiteres Beispiel dafür, wie das Netzwerk aus Banken, Ölkonzernen und politischen Interessen zusammenwirkt, um Menschen mit ehrenwerten Absichten zu täuschen und zu missbrauchen.

Im Dezember 1971 sorgte McGeorge Bundy (CFR, TK, Bil), der Leiter der Ford-Stiftung, dafür, dass vier Millionen Dollar in eine Studie mit dem Titel „Zeit der Entscheidung: Amerikas Energie der Zukunft" flossen. Der Bericht erschien 1974 und platzte somit mitten in die Energiedebatte hinein, die Henry Kissingers Ölpreishöhenflug ausgelöst hatte. Bundy war Kissingers Dekan an der Universität Harvard und kurzzeitig sein Vorgesetzter, als Kissinger als Berater im nationalen Sicherheitsrat John F. Kennedys tätig war. Der Bericht der Ford-Stiftung drängte auf „alternative" Energiequellen wie Wind und Solarkraft, wies die Atomkraft jedoch zurück. Das Ölkartell ist ganz zufrieden mit den herkömmlichen grünen „Alternativen", weil sie nicht so ernstzunehmend sind, dass sie das Erdöl je ersetzen könnten. Andere Alternativen, wie die Atomkraft und insbesondere die Freie Energie, die sich das Erdenergiefeld zunutze macht, fürchten sie dagegen sehr. Aus diesem Grund wurde letztere so rigoros unterdrückt.

Die Ausbreitung der Atomkraft war einer der Gründe für die Umweltagenda, die zur selben Zeit durch den Club of Rome und andere Tarnorganisationen der Elite angeregt wurde. Einmal mehr treffen wir in diesem Zusammenhang auf einen der Ölmagnaten, der an dem berüchtigten Bilderberger-Treffen teilgenommen hat, auf dem man sich über die Ölpreiskrise einig wurde – Robert O. Anderson, Besitzer der Atlantic Richfield Oil Company, der zugleich im Vorstand der Kissinger Associates saß. Über die Stiftung der Atlantic Richfield ließ er Organisationen, die sich gegen die Atomkraft einsetzten, große Summen zukommen. Eine von ihnen sollte zum Zugpferd der Umweltbewegung werden: Friends of the Earth. Die Organisation wurde mit Hilfe eines Zuschusses Andersons in Höhe von 200.000 Dollar gegründet.[24] Anderson spendete auch für die Kampagne, die die Friends of the Earth gegen das deutsche Atomprogramm Mitte bis Ende der 1970er führten, die von Leuten wie Holger Strohm angeführt wurde. Die Ford- und die Carnegie-Stiftung, die beide vom CFR bzw. von den Rockefellers kontrolliert werden, ließen Umweltschutzkampagnen und Interessengruppen Millionen von Dollar zukommen, und so auch der Rockefeller Brothers Fund, die Rockefeller-Stiftung, der Rockefeller Family Fund und die Mellon-Stiftungen (Gulf Oil Company), bei denen die Rockefellers ebenfalls ihre Hände im Spiel haben.[25]

Brice LaLonde, der Direktor des französischen Zweigs der Friends of the Earth, war Teilhaber der Anwaltskanzlei Coudert Brothers in Paris, die den Rockefellers gehört. Im Jahr 1989 wurde LaLonde von Freimaurer François Mitterand (Kom300) zum französischen Umweltminister ernannt. Robert O. Anderson, der millionenschwere Ölmagnat, war der Vorsitzende seiner Eigenkreation, des Aspen Institute for Humanistic Studies. Wo wurde ein Großteil der Wilderness Conference abgehalten, auf der über die World Conservation Bank diskutiert wurde? Im Aspen Institute. Anderson hat Aspen in seine Anti-Atomkraft-Strategie integriert und benutzt, um die Umweltproblematik als globales Problem darzustellen, das nach einer globalen – zentralistischen – Lösung verlangt. Aspen wird unter anderem vom Rockefeller Brothers Fund getragen. Zu den Treuhändern des Aspen-Instituts gehörten Robert McNamara (CFR, TK, Bil sowie ehemaliger Präsident der Weltbank), Richard Gardner (CFR, TK, Bil, Kom300), Lord Bullock von der Universität Oxford, Russell Paterson von der Lehman Brothers, Kuhn, Loeb Inc. sowie einige Mitarbeiter von Exxon, Gulf und Mobil. Zum Präsident von Aspen ernannte Anderson Joseph Slater von der Ford-Stiftung. Damit hätten wir einen Haufen verbrüderter Manipulatoren, die zugunsten des Erdöls und der Neuen Weltordnung miteinander mauscheln. In solcher Gesellschaft stößt man doch ganz sicher nicht auf einen Umweltschützer, oder?

Aber halt, was ist denn das? Im Vorstand des Aspen-Instituts taucht der Name Maurice Strong auf. Das ist doch nicht etwa derselbe Maurice Strong, den ich bereits als einen Freund David Rockefellers erwähnt habe, oder? Der Maurice Strong, der der erste Leiter der Umweltbehörde der

Vereinten Nationen werden sollte, der „Mr. Grün“ auf dem Erdgipfel 1992 in Rio? Doch, genau der. Da dieser „Umweltschützer“ ein kanadischer Ölmagnat ist, dürfte er einiges mit den anderen Direktoren gemein haben.

Aspen finanzierte ein internationales Netzwerk, das mit den Vereinten Nationen zusammenhing und den Namen Internationales Institut für Umwelt und Entwicklung trägt. Den Vorsitz über dieses Institut führten Anderson, Strong, McNamara und Roy (Lord) Jenkins, der britische Kabinettsminister der Labour-Partei sowie Gründer der britischen Sozialdemokraten, Kopf der Europäischen Kommission, Mitglied der Bilderberger und der Trilateralen Kommission und Präsident des Royal Institute of International Affairs. Andersons Strategie sah vor, der Atomkraftindustrie den tödlichen Stoß zu versetzen, wenn ihr Ansehen seinen Höhepunkt erreicht hätte – was in dem Zeitraum der Fall war, der auf den sprunghaften Anstieg der Ölpreise folgte. Atlantic Richfield förderte gemeinsam mit den Rockefellers die „grüne“ Anti-Atomkraft-Lobby, darunter den World Wildlife Fund (WWF), dem der Bilderberger Prinz Bernhard und später der Trilateralist und Rockefeller-Partner John Loudon vorsaßen, ein Mitarbeiter der Royal Dutch Shell, an der Bernhard einen Großteil der Aktien hielt.

Bis 1996 wurde der WWF, der heute Worldwide Fund for Nature heißt, von Prinz Philip (Bil) geleitet, einem Umweltschützer, der eine Vorliebe dafür hat, Vögel vom Himmel zu schießen. Doch nicht nur Prinz Philip wird des Öfteren mit einem rauchenden Schießkolben gesichtet. Viele derjenigen, die richtungsweisend in der Umweltdebatte waren und teilhatten an den „Lösungen“ für das Schuldenproblem der Dritten Welt, tun es ihm gleich. Es ist wirklich an der Zeit, dass all die Umweltschützer, denen aufrichtig am Wohl des Planeten gelegen ist – und das ist die Mehrheit –, aufwachen und genauer in Augenschein nehmen, an was sie da teilhaben. Hier ist nämlich eine Gaunerei im großen Stil im Gange.

Die Forscherin Dr. Kitty Little weist noch auf einen anderen möglichen Grund dafür hin, dass die Elite die Atomkraft so sehr bekämpft. Dr. Little war von 1949 bis 1958 für das britische Forschungsinstitut für Atomenergie in Harwell tätig. Zudem hat sie viel zu den öffentlichen Untersuchungen der Atomkraftwerke Windscale (Sellafield) und Hinkley Point beigetragen. Ihre Forschungsarbeiten und ihre Kontakte über einen Zeitraum von 50 Jahren hinweg haben sie zu dem Schluss gebracht, dass der französische Arm des Hauses Rothschild versucht, Uran- und Atomkrafttechnologie wie auch die Wiederaufbereitung abgebrannter Brennelemente zu monopolisieren. Dr. Little sagt, die Rothschilds planten, dieses Monopol realisiert zu haben, sobald die Erdöl- und Erdgasvorkommen erschöpft seien. Zu diesem Zweck nutzten sie die Umweltproblematik wie auch politische

Manöver, um die Kohleindustrie zu zerschlagen und die Entwicklung von Atomkraft- und Wiederaufbereitungsanlagen durch die Regierungen der einzelnen Länder zu stoppen. Sie wollten sich die Rechte an dieser Technik für die Zukunft sichern, wenn der Welt die Energie ausgehe. Die Privatisierung der britischen Stromindustrie, so Dr. Little, sei Teil der Strategie, die Kontrolle über die Energiereserven zu erlangen. Wer sorgte dafür, dass die britische Stromindustrie privatisiert wurde und die Kohleindustrie zusammenbrach? Lord Wakeham. Und für wen arbeitete er, nachdem er die Regierung verlassen hatte? N. M. Rothschild. Wer beriet die britische Regierung im Hinblick auf die Privatisierung von Elektrizität, Kohle und Erdgas? N. M. Rothschild. Wer beriet den multinationalen Hanson-Konzern, als dieser im August 1995 darum bemüht war, sich die privatisierte Eastern Electricity einzuverleiben? N. M. Rothschild. Der mutmaßliche KGB-Spion Donald Maclean versorgte in Wahrheit Guy Rothschild in Frankreich mit geologischen Berichten über die Fundorte von Rohstoffen, darunter Uran. Im Rahmen seiner Tätigkeit im britischen Außenministerium hatte Maclean Zugang zu diesen Berichten. Laut Dr. Little kontrollieren die Rothschilds inzwischen 80 Prozent der weltweiten Uranvorkommen.[26]

Ich möchte keinesfalls Friends of the Earth, Greenpeace oder die Umweltschutzbewegung allgemein angreifen. Alles in allem haben sie gute Arbeit geleistet. Ich möchte nur deutlich machen, dass diese Bewegung missbraucht werden kann – und missbraucht wird –, um die Neue Weltordnung voranzutreiben, obgleich dies großenteils (wenn auch nicht in jedem Fall) ohne ihr Wissen geschieht. Auch hier gilt wieder, dass die Elite weder „für“ noch „gegen“ die Umweltbewegung ist. Sie benutzt sie einfach, wo diese ihren Interessen entgegenkommt, und untergräbt sie, wo sie dies nicht tut. Andrew Lees, der britische Direktor von Friends of the Earth, den ich selbst als einen großartigen Menschen kennenlernen durfte, wurde im Januar 1995 tot in Madagaskar aufgefunden, wo er den künftigen Standort einer zwei Milliarden britische Pfund schweren Mine filmte, die ein gemeinsames Projekt einer Tochter der in London ansässigen multinationalen Rio Tinto Zinc (RTZ) und der Regierung von Madagaskar war. Die offizielle Begründung, er sei an einem Herzinfarkt gestorben, klingt mir nach einem etwas zu günstigen Zufall. Wo Umweltschützer sich in das Voranschreiten der Agenda der Neuen Weltordnung einbinden lassen, werden sie gefördert, beglückwünscht und gehätschelt. Wo sie aber den Plänen der Mächtigen in die Quere kommen, lässt man ihnen eine andere Behandlung zukommen. So verhält es sich mit allen Leuten und in allen Bereichen.

Als der pakistanische Premierminister Ali Bhutto im August 1976 ankündigte, er werde das Atomprogramm seines Landes ausweiten, setzte ihn Henry Kissinger unter Druck, den Plan fallen zu lassen. Unabhängige Energiequellen welcher Art auch immer sind nicht gut für die Kontrolle, die die Elite ausübt. Was diese mehr fürchtet als alles andere, ist ein gutes Beispiel, dem andere Länder folgen könnten. Das Schicksal Bhuttos passt zu Dr. Littles Behauptung über das Monopol der Atomtechnologie. Einigen Pakistanis zufolge sagte Kissinger, dass er, sofern das Land seine Politik nicht ändere, „ein schreckliches Exempel an ihm statuieren" werde.[27] Bhutto widersetzte sich dennoch, und so wurde er 1977 durch einen von General Zia Ul-Haq angeführten Militärputsch gestürzt. Ul-Haq stoppte die pakistanische, auf Unabhängigkeit von den USA bedachte politische Linie. Bhutto sagte, dass Kissinger die treibende Kraft hinter dem Putsch gewesen sei und dass die kontrollierende Weltgemeinschaft nur seelenruhig zuschaue, wie er gehängt werde, weil er zu viel wisse und auch gewillt sei, es zu sagen. Im Gefängnis schrieb Bhutto:

> „Dr. Henry Kissinger, der Außenminister der Vereinigten Staaten, verfügt über einen brillanten Verstand. Er riet mir, die Intelligenz der USA nicht zu beleidigen, indem ich sagte, dass Pakistan die Wiederaufbereitungsanlage aus einem Bedarf an Energie heraus brauche. Ich entgegnete ihm, dass ich die Intelligenz der Vereinigten Staaten keineswegs dadurch beleidigen würde, dass ich den Bedarf an Energie Pakistans diskutieren würde, dass er aber im Gegenzug auch nicht die Souveränität und die Selbstachtung Pakistans beleidigen solle, indem er die Anlage überhaupt diskutiere. Ich wurde zum Tode verurteilt."[28]

Die Liste wird immer länger. Selbst die Anti-Atomkraft-Kampagne führt uns zu immer denselben Personen und derselben Agenda. Übrigens war es General Zia Ul-Haq, die Marionette der Elite, den man benutzte, um den Krieg in Afghanistan zu entfachen.

Was nun?

Welches Verhalten haben wir künftig von den Manipulatoren des Bankengeschäfts zu erwarten? Die Elite will eine Weltzentralbank einführen, die den Planeten im Griff hält, wie es die Federal Reserve heute mit den USA macht. Damit würden alle Banken und Geldtransaktionen von derselben Handvoll Leuten kontrolliert werden, die die Weltzentralbank kontrollieren. Der Plan sieht vor, die Macht regional zu zentrieren, wie es zum Beispiel durch die europäische Zentralbank geschehen ist, und diese Machtzentren schließlich zu verschmelzen. Auch die gegenwärtige Zentralbank und der IWF würden von dieser zentralistischen Weltfinanzdiktatur absorbiert werden. Ebenso ist die europäische Einheitswährung, der Euro, nur ein Schritt hin zu der geplanten Welteinheitswährung. Die Dynamik in Richtung Zentralisierung wird noch zunehmen durch den Druck, den man ausüben wird, um den Vereinten Nationen das Recht einzuräumen, Steuern zu erheben in Form von Importzöllen auf alles, was per Flugzeug oder anderweitig über die Grenzen kommt. Das soll den Vereinten Nationen Einkünfte unabhängig von den souveränen Staaten verschaffen, denen diese Organisation eigentlich dienen soll. Dann wird sie sich ihr eigenes Imperium wie auch die Weltarmee leisten können, die aus der Verschmelzung der NATO mit den UN-„Friedenstruppen" hervorgehen wird. Die Weltarmee soll dafür sorgen, dass sich keine Nation den Weltdiktatoren widersetzt. Die Manipulation versucht, alle Wirtschaftszweige und Regierungen zu einem globalen System zu verweben, über das selbst diejenigen, die erkennen, was vor sich geht, nur sehr schwer den Überblick behalten. Man muss nur die Zeitungen und die anderen Publikationen der Elite lesen, um zu erkennen, was im Gange ist. Im Jahr 1984 sagte Professor Richard N. Cooper (CFR, TK) im Propagandafaltblatt des CFR, *Foreign Affairs*, die Welt brauche eine neues Währungssystem:

> „… Ich schlage für das kommende Jahrhundert ein radikal neues Schema vor: Die Schaffung einer Einheitswährung für alle industriellen Demokratien [sic], die einhergeht mit einer gemeinsamen Finanzpolitik und einer gemeinsamen Notenbank, die diese Finanzpolitik bestimmt … Der Schlüsselaspekt dabei ist, dass die Kontrolle über das Geld – über die Herausgabe der Währung und den Reservekredit – in den Händen der neuen Notenbank liegen würde und nicht in den Händen irgendeiner Regierung … Eine Einheitswährung ist allerdings nur dann möglich, wenn eine einheitliche Finanzpolitik betrieben wird und eine einzige Institution die Währung herausgibt und die Finanzpolitik leitet. Wie können unabhängige Staaten dies verwirklichen? Sie müssen die Entscheidungsgewalt über die Finanzpolitik an eine übernationale Institution abtreten."[29]

Das ist seit Jahrhunderten schon der Plan der Weltelite. Entsprechende Manöver und politische Reden finden sich tagtäglich. Schauen Sie sich an, was Präsident Bill Clinton und die anderen Staatsoberhäupter der elitären Gruppe der Sieben (der Industriestaaten) im Sommer 1994 sagten. Unter dem Titel „G7 greift nach neuer Ordnung – UN und Finanzreformen gefordert" schrieb der Londoner *Guardian* am 11. Juli 1994:

> „Die führenden Industriemächte des Westens taten gestern die ersten vorsichtigen Schritte in Richtung einer der Zeit nach dem Kalten Krieg angepassten wirtschaftlichen und politischen Ordnung. Sie forderten einen neuen Blick

> auf das in Bretton Woods beschlossene Finanzsystem und eine Stärkung der Vereinten Nationen ...
>
> ... Auf die Initiative Präsident Clintons hin, der dabei von Präsident Mitterand unterstützt wurde, verpflichtete sich die Gruppe der Sieben, den Internationalen Währungsfonds, die Weltbank und auch die G7 selbst aufzupolieren. Die Welt brauche neue globale Wirtschaftsinstitutionen, um ‚auch zukünftig den Aufschwung und die Sicherheit unserer Bevölkerung zu garantieren', hieß es in einem Bericht vom Samstag."

Bei der Weltwährung soll es sich keineswegs um physisch greifbares Geld handeln. Sie soll allein in Form von Kredit, nur sichtbar auf dem Computerbildschirm, bestehen. Der Plan sieht vor, Papiergeld, Münzen und selbst Kreditkarten komplett durch einen Strichcode zu ersetzen, der jedem Menschen unter die Haut gepflanzt werden soll. Auf diesem Strichcode wären sämtliche Details über uns gespeichert, auch über unser Kapital. Man würde einkaufen, indem man seinen Strichcode, der sich wahrscheinlich am Handgelenk befände, an der Kasse über ein Lesegerät hält. Das Lesegerät entschlüsselt den Strichcode, stellt fest, ob genug Guthaben vorhanden ist, und programmiert den subkutanen Kontostand neu, indem es den Betrag, den man gerade ausgegeben hat, abzieht.

Dies bietet ein enormes Kontrollpotential. Heute kann man in einem Geschäft noch in bar bezahlen, wenn der Computer die Kreditkarte nicht akzeptiert. Was aber geschieht, wenn der Computer den Strichcode nicht akzeptiert, es aber kein Bargeld mehr gibt? Man hätte kein Mittel mehr, etwas zu erwerben. Und natürlich werden all diejenigen, die gegen die globale faschistisch-kommunistische Diktatur (die bis dahin Wirklichkeit sein wird) aufbegehren, schnell erfahren, dass dem Computer ihre Kampagne völlig gleichgültig ist. Weit hergeholt? Keineswegs. Die Technologie gibt es längst; es gilt nur noch, die öffentliche Meinung so lange weichzuklopfen, bis sie sie akzeptiert. Man wird uns weismachen wollen, dass dieses System der Steuerhinterziehung ein Ende setzen (keine Möglichkeit mehr, der Steuerzahlung zu entkommen), Kreditkartenbetrug stoppen und den „Drogenkrieg" bekämpfen werde, ein klassisches Szenario nach dem Schema Problem-Reaktion-Lösung, denn die Elite kontrolliert den illegalen Drogenmarkt. Kreditkarten sind ein Schritt hin zum Strichcode und dem Ende des Bargelds, so wie der mit einem Mikrochip versehene Personalausweis nur ein Schritt hin zum implantierten Mikrochip ist, der uns alle an einen Zentralrechner koppeln wird - sofern wir nicht aufwachen und diese Entwicklung stoppen.

An dem Tag, an dem ich dieses Kapitel abschloss – bzw. glaubte, es abgeschlossen zu haben –, warf ich einen Blick in die Zeitung. Es war die Londoner *Times* vom 6. Januar 1995. In ihr fand ich einen Artikel von Paul Penrose mit dem Titel „Werden Computerkarten aus Plastik die Einheitswährung Europas?" All das, was ich an diesem Tag geschrieben und früher schon in „The Robots' Rebellion" aufgezeigt hatte, fand ich in diesem Artikel wieder. Die intelligentesten Köpfe des europäischen Bankenwesens würden das Geld der Zukunft entwerfen, hieß es dort. Er führte an, dass die geplante Einführung der europäischen Währung aufgrund der erforderlichen neuen Geldscheine und Münzen für Regierungen und Unternehmen sehr kostspielig sei. Das sei ein Problem. Wie könnte wohl die Lösung aussehen, fragt man sich gespannt. Doch nicht etwa ...? Oh, doch. Ich zitiere:

> „Ein neuartiger Lösungsansatz sieht vor, real existentes Geld gänzlich abzuschaffen. In einem solchen Szenario würde elektronisches Geld [Kredit], das auf einem in eine Plastikkarte eingearbeiteten Mikrochip gespeichert würde, die symbolische Einheitswährung eines vereinten Europas werden. Im Superstaat des neuen Jahrtausends rascheln möglicherweise keine Scheine und klimpern keine Münzen, sondern ist nur noch das batteriebetriebene ‚Blip' der computergestützten Datenübertragung zu hören."

Natürlich wird man, wenn dieses System erst einmal eingeführt und das Bargeld verschwunden ist, herausfinden, dass nicht alles daran so perfekt ist, wie es klingt. Die Lösung zu dem „Problem", das auftauchen wird, wird der mit einem Strichcode versehene Mensch sein. Um die Weltzentralbank und die Weltwährung möglichst schnell durchzusetzen, plant man eindeutig, mit Hilfe der altbewährten Methoden einen weltweiten Crash, ein Währungschaos auszulösen. Dafür und damit die Menschen sich an der Nase herumführen lassen, braucht die Elite einen Sündenbock für diesen Zusammenbruch, damit die Bankiers und Politiker am Horizont auf ihren weißen Rössern aufgaloppieren und eine Lösung bieten können.

Ein Brite namens Jonathan May, der jahrelang in der Finanz- und Ölbranche tätig war, erkannte, was vor sich ging, und erzählte es jedem, der es hören wollte. Er versuchte, eine Gruppe aus Reichen zusammenzutrommeln, die dem Währungssystem der Elite eine Alternative gegenüberstellen sollte. Weil er sich in England Todesdrohungen ausgesetzt sah, ging er nach Amerika, um seine Arbeit dort fortzusetzen. Sein Versuch, für die Farmer Minnesotas, die unter einem Schuldenberg erstickten, ein zinsfreies Kreditsystem einzuführen, wurde von der Federal Reserve zunichte gemacht. May wurde wegen Betrugs zu 45 Jahren Gefängnis verurteilt.

May behauptet nicht nur, dass er kein Verbrechen begangen, sondern dass nie eines stattgefunden habe! Mays Ansicht nach waren die Ölpreiskrise der 1970er und der Schwall an Petrodollars, die von den Arabern über die Elite-Banken in die Dritte Welt geschleust wurden, Teil des Plans, irgendwann in der Zukunft die Weltwirtschaft zusammenbrechen zu lassen. Die arabischen Ölproduzenten, insbesondere Saudi-Arabien, so May, wüssten weder, für was sie da missbraucht würden, noch dass die globalen Öl- und Bankenkartelle ein und denselben Personen gehörten. Er glaubt, dass der Plan vorsehe, den Ländern der Dritten Welt die Schulden im Austausch für das dauerhafte Recht an deren Rohstoffen zu erlassen. Dies, so May, würde bedeuten, dass die Araber ihre für einen festgelegten Zeitraum in den globalen Banken (oder vielmehr in den Unternehmen, die mit diesen Banken verbunden sind, um sie vor den Folgen solchen Vorgehens zu schützen) angelegten Petrodollars einbüßten. Den arabischen Nationen bliebe dann nichts anderes, als den Cashflow zu steigern, indem sie große Teile ihrer Aktien, ihres Landbesitzes, ihres Eigentums und ihrer Unternehmen in den USA und der übrigen industrialisierten Welt abstießen. Dies, so zeichnet May das Szenario, würde die Weltwirtschaft kollabieren lassen, wofür die „gierigen" Araber die Schuld zugewiesen bekämen. Die Bankiers und Politiker der Elite würden inmitten von Chaos und Aufruhr mit der Lösung aufwarten – einem Ende des Bargelds und einer weltweiten Einheitswährung, die von einer Weltzentralbank verwaltet würde.

Ich weiß nicht, ob dies absolut richtig ist, aber Jonathan May sagte offenbar etwas, das die Elite die Leute nicht wissen lassen wollte. Ich bin mir sicher, dass der Plan Ereignisse vorsieht, die vielleicht nicht im Detail, aber doch im angestrebten Ziel übereinstimmen. May enthüllt auch, dass der ganze Schwindel nur möglich wird durch die einzigartigen Privilegien, die die Treuhandbanken genießen, die ursprünglich von John D. Rockefeller ins Leben gerufen wurden. Solche Treuhandunternehmen sind inzwischen verboten, aber die, die bereits existieren, dürfen fortbestehen. May sagt, dass all diese Treuhandunternehmen in den Händen von 13 traditionsreichen Bankiersfamilien lägen, von denen die meisten in diesem Buch erwähnt werden.

Die Lebensmittelbank

Ein weiteres Ziel der Elite besteht darin, das Land zu kontrollieren, auf dem Nahrung gedeiht, wie auch jeden einzelnen Schritt der Verarbeitung. Die natürlichen Getreidearten werden systematisch zerstört und durch gentechnisch erschaffene Sorten ersetzt, auf die einige wenige von der Elite beherrschte multinationale Konzerne das Patentrecht besitzen. Nach der Gesetzgebung des Plant Breeder's Right, das internationale Sortenschutzrecht, muss jeder, der diese Sorten verwendet, eine Gebühr an den jeweiligen Konzern zahlen, sofern er nicht für sechs Monate ins Gefängnis wandern oder eine Strafe in Höhe von 250.000 Dollar zahlen will. Das gilt für den Landwirt der westlichen Hemisphäre ebenso wie für den verarmten Kleinbauern in Bangladesh. Solche „Patente" gibt es für alle Pflanzen, Tiere, Pilze, Gene und Viren, die gentechnisch verändert wurden. Die Uruguay-Runde des GATT-Abkommens hat die Kontrolle, die Unternehmen wie die britische ICI (die von BP unterstützt wird) und die US-Giganten über die Artenvielfalt weltweit ausüben, zusätzlich gestärkt. Das gibt diesen Konzernen automatisch die Kontrolle über alles, was wir essen, aber auch darüber, ob wir überhaupt essen. Das ist das GATT-Abkommen, von dem Politiker, Medien und bekannte Nachrichtenmoderatoren behaupteten, es sei lebenswichtig für unseren wirtschaftlichen Wohlstand!

Die „Grüne Bewegung" der 1960er und 70er, die angeblich den Hunger in den armen Ländern bekämpfen sollte, war in Wahrheit nur ein Vorwand, um diese Länder ihrer natürlichen Pflanzenvielfalt zu berauben und diese durch Hybriden zu ersetzen, die vom Einsatz von Chemikalien abhängig sind, auf die wiederum dieselben Konzerne ein Monopol haben, die auch die Saat liefern. Die Chemikalien sind schädlich für das Land wie auch für den menschlichen Organismus und sind nur eine weitere Form der Geburtenkontrolle. Kontrolle und Abhängigkeit ist die Devise. In den Jahren unmittelbar vor dem GATT-Abkommen und dem internationalen Sortenschutzrecht gingen 95 Prozent des Saatguts der weltweit verbreitetsten Sorten an die Rockefeller-Stiftung. Die multinationalen Konzerne merzen alle Getreidesorten aus, an denen sie keine Rechte haben, und machen die Welt stattdessen von den Sorten abhängig, auf die sie das Patent haben. Einer UN-Statistik zufolge sind etwa 75 Prozent der genetischen Vielfalt des landwirtschaftlich angebauten Getreides im 20. Jahrhundert verloren gegangen, und die Diversität, die noch vorhanden ist, ist stark gefährdet. In Großbritannien wurden in den Jahren, die unmittelbar auf die Herausgabe einer Liste mit „zugelassenem" Saatgut folgten, über 1.500 Arten von

Pflanzensaat aus dem Verkehr gezogen. Die Registrierungskosten für Saatgut sind so hoch, dass nur die multinationalen Konzerne sie sich leisten können. Doch sind die gentechnisch veränderten Saatsorten, die man den Ländern der Dritten Welt aufzwingt, dort aufgrund der Umweltbedingungen oft nutzlos. In Indien ging eine Million Bauern auf die Straße, als ein US-Patent auf die aktiven Gene des Niembaum vergeben wurde, der dort seit Jahrhunderten als Heilpflanze verwendet wurde. Niemand sollte das Patent auf eine Pflanzensorte oder ein Tier besitzen, und ganz besonders nicht die Gesinnung, die die multinationalen Konzerne kontrolliert.

Die Agrarpolitik der Europäischen Gemeinschaft wie auch die, die das GATT-Abkommen forderte, wurden nur ersonnen, um die kleinen und mittelständischen Landwirtschaften zu zerstören und dafür zu sorgen, dass die multinationalen Unternehmen weltweit das Land und den Markt so gut wie vollständig an sich reißen konnten. Die Überproduktion in der Landwirtschaft – die „Butterberge" und „Weinseen" – entspringt nicht etwa Dummheit, sondern eiskalter Berechnung, um die kleineren Bauern zu vernichten. Was mit den Kleinbauern in den Industriestaaten geschieht, setzt nur, in ausgeweiteter Form, die Strategie fort, durch die schon den Bauern der Dritten Welt das Land weggenommen wurde. 90 Prozent der Lebensmittelindustrie befinden sich in den Händen von nur fünf multinationalen Konzernen. Die Hälfte unserer Lebensmittel wird von zweien von ihnen beherrscht – dem britisch-niederländischen Riesen Unilever (der von Ablegern der Bilderberger kontrolliert wird) und von Nestlé in der Schweiz, der Hochburg der Elite. Wieder einmal wird deutlich, dass der „Freihandel" nichts anderes ist als Kartellismus, ein Mittel, mit dessen Hilfe die Großen die Kleinen zerstören, wofür sie auch noch mit öffentlichen Geldern entlohnt werden. Wie John D. Rockefeller junior einst sagte: „Wettkampf ist eine Sünde."[30] Man schätzt, dass die multinationalen Unternehmen innerhalb der Europäischen Union allein dadurch fünf bis sechs Milliarden Euro einfahren, dass sie Waren und Rohstoffe über eine Grenze bringen, neu verpacken lassen und so den Eindruck erwecken, es handele sich um „landesinterne Güter". Der größte Nutznießer hierbei ist die Firma Unilever, die enge Bande zum britischen Supermarkt-Imperium Sainsbury unterhält. Unilever erhöhte seinen Gewinn allein in einem Jahr um 25,6 Prozent, während im selben Jahr die Agrareinkünfte in Dänemark um 35,3 Prozent und in Deutschland um 27,5 Prozent fielen. Die Gewinnchancen in der Agrarbranche sind so gut, dass selbst Automobilhersteller wie Volkswagen und Daimler Benz in die Viehzucht investierten, ein Geschäft, das riesige Flächen an Regenwald zerstört hat.

Das alles fügt sich perfekt in den weltweit um sich greifenden Plan ein, uns in jeder Hinsicht abhängig zu machen und zu kontrollieren. Man will, dass wir buchstäblich zu Robotern werden, die darauf programmiert sind zu tun, was man ihnen sagt. Das Banken-/Wirtschaftssystem ist das Rückgrat dieser Strategie. Wie im Hinblick auf die Kriege und Konflikte, so hoffe ich, dass Sie auch im Hinblick auf die Armut und das durch die Wirtschaft hervorgerufene Leid, das auf dem Fernsehbildschirm kaum zu ertragen ist, erkennen, wie unnötig dies alles ist. Es gibt für jeden genug – genug Essen, genug Wärme, genug von allem, was wir für ein gutes Leben brauchen. Ja, selbst für die große Zahl an Menschen, die derzeit unseren Planeten bevölkert. Leid und Armut sind künstlich erschaffen worden, um uns zu kontrollieren, uns zu teilen und zu beherrschen und uns damit zu ängstigen, dass wir, sofern wir uns nicht anpassen und mitspielen, ebenfalls Opfer bitterer Not würden. Jeder gegen jeden. Alles für den Sieger. Es herrscht ein Kampf namens Überleben, ein Kampf, der erst mit dem Tod endet. Der kollektive menschliche Geist hat sich die entsprechenden Gedankenmuster zu eigen gemacht und diese Realität erschaffen.

Doch bedenken Sie: So muss es nicht sein. So muss die Zukunft nicht aussehen. Mit jedem Gedanken, mit jeder Handlung kreieren wir die Zukunft. Wenn sich das, was wir tun und denken, ändert, ändert sich auch die Zukunft. Wenn Sie all Ihren Mut zusammennehmen und Ihre Demutshaltung aufgeben, dann können wir unseren Kindern eine Welt hinterlassen, die wahrhaft, wahrhaft frei ist. Wenn nur genügend Menschen das Ende dieser Manipulation fordern und bereit sind, unaufhörlich an diesem Ziel zu arbeiten, kann uns nichts und niemand aufhalten. Nein, nicht einmal die Weltelite.

Endnoten

1 Mullins: The World Order, S. 60f.
2 Emery, Sheldon: „Billions for the Bankers, Debts for the People", Nachdruck eines *Spotlight*-Artikels (3. Februar 1986), S. 8. Dieser Artikel stellt eine Zusammenfassung von Emerys Buch desselben Titels dar.
3 Quelle: US-Botschaft, London
4 „Labour Hints At Bank Freedom" in *The Times*, 18.05.1995
5 Emery: „Billions for the Bankers", S. 2f.
6 Zahlen aus Emery: „Billions for the Bankers"
7 Ebd., S. 1
8 Little, Dr. Kitty, aus einem Bericht, der dem Committee on Standards in Public Life vorgelegt wurde. Januar 1995, S. 15, Absätze 53f.
9 *Jewish Chronicle*, 17.04.1995

10 *The Financial Times*, 03.03.1992
11 Allen: Rockefeller File, S. 20
12 Die Royal Dutch Shell ist aus einer Fusion zwischen Deterdings Royal Dutch Oil Company und der Shell Transport and Trading Company des Schiffsmagnaten Marcus Samuel (Lord Bearsted) hervorgegangen.
13 Engdahl, F. William: A Century Of War. Dr. Bottinger Verlags GmbH, 1993, S. 147. Ein hervorragendes Exposé der anglo-amerikanischen Ölpolitik und des Stellenwerts, den das Erdöl innerhalb der Neuen Weltordnung einnimmt.
14 Ebd., S. 150
15 Ebd., S. 149
16 Vor dem arabisch-israelischen Krieg 1967 wurde über Israel und den Golanhöhen eine erhöhte UFO-Aktivität beobachtet. Von diesem Phänomen wird häufig in Kriegsgebieten vor oder während des Konflikts berichtet. Siehe Andrews, George C.: Extra-Terrestrial Friends And Foes. IllumiNet Press, Lilburn, GA, USA, 1993
17 Engdahl: A Century Of War, S. 150
18 Ebd., S. 180f.
19 Kissinger, Henry A.: „Reflections On A Partnership: British And American Attitudes To Postwar Foreign Policy", Royal Institute of International Affairs, Chatham House, London, 10.05.1982. Im Juni 1995 wurde Kissinger für seine „Verdienste um die britisch-amerikanische Beziehung" von der englischen Königin zum „Ritter ehrenhalber" geschlagen. In einer Zeremonie auf Schloss Windsor erhielt er den Titel des Ehrenritters des Ordens vom Heiligen Michael und Georg (KCMG). Die Ehre wurde ihm auf Empfehlung von Außenminister Douglas Hurd zuteil (Londoner *Daily Telegraph*, 14.06.1995).
20 Engdahl: A Century Of War, S. 179
21 Stich, Rodney: Defrauding America, A Pattern Of Related Scandals. Diablo Western Press Inc., Alamo, Kalifornien, 1994, S. 176
22 Engdahl: A Century Of War, S. 179
23 Magazin *Moneychanger*, Memphis, Tennessee, Dezember 1987
24 Engdahl: A Century Of War, S. 159
25 Allen: Rockefeller File, S. 146f.
26 Aus einem Bericht, der dem Nolan Committee on Standards in Public vorgelegt wurde. S. 37f., Absätze 130-134
27 Engdahl: A Century Of War, S. 182
28 Bhutto, Benazir: Tochter der Macht: Autobiographie. Droemer Knaur, München, 1989
29 Magazin *Foreign Affairs*, Herbst 1984
30 Allen: Rockefeller File, S. 19

12. Kapitel

Die Verborgene Hand

„Wer den größten Vorteil aus einem Verbrechen zieht, hat es mit der größten Wahrscheinlichkeit auch begangen."

Seneca, römischer Dramatiker

Die verborgene Macht, die für all die scheinbar unzusammenhängenden ökonomischen Ereignisse verantwortlich ist, mischt auch in großem Stil auf der nationalen und globalen politischen Bühne mit. Die verborgene Hand der Elite und ihre Manipulationspyramide lassen sich als Drahtzieher hinter einer Reihe von offiziell nicht miteinander in Verbindung stehenden politischen Morden und Skandalen nachweisen.

Welchen Zusammenhänge bestehen beispielsweise zwischen der Ermordung von Präsident John F. Kennedy 1963, dem Bombenattentat von Oklahoma 1995, dem Vietnamkrieg und der Iran-Contra-Affäre während der Reagan-Bush-Ära in den 1980ern? Was könnte die Verbindung sein zwischen der Ermordung von Martin Luther King und Malcolm X; dem Watergate-Skandal, der Richard Nixon zu Fall brachte; der Schweinebucht-Invasion 1961 gegen Castros Kuba, die John F. Kennedys Ruf schädigte; der Absetzung Margaret Thatchers als Premierministerin Großbritanniens 1990 und der Unterdrückung von Informationen über UFO-Phänomene, die seit dem Zweiten Weltkrieg beobachtet werden? Die Antwort auf all diese Fragen lautet: Die Elite und der Kult um das Allsehende Auge.

Dieselbe Macht steckt hinter all diesen Ereignissen sowie hinter zahllosen anderen, die oberflächlich betrachtet und in ihrer Darstellung in den Medien in keinem Zusammenhang stehen. Im folgenden Kapitel werde ich zeigen, wie diese politischen Morde und Ereignisse Teil eines Plans sind, der immer noch verfolgt wird. Dies zu verstehen ist wichtig, denn eine Methode, mit der die Menschheit davon abgehalten wird, die Zusammenhänge zu erkennen, ist eben genau die, jedes Ereignis als Einzelfall darzustellen: das „Einzeltäter/Keine Verschwörung"-Verfahren. Die gleiche Strategie wird eingesetzt, wenn behauptet wird, dass jeder Bürgerkrieg und jede Revolution immer nur Teil der Geschichte des Landes seien, in dem diese Ereignisse stattfinden, und nicht Teil einer Weltrevolution, die überall auf dem Planeten Probleme erzeugt, um auf ein gemeinsames Ziel hinzusteuern.

Der Vietnamkrieg

Der Vietnamkrieg war Auslöser für eine Kette von Ereignissen und Folgeerscheinungen. Angeblich stürzten sich die Vereinigten Staaten in dieses Debakel, um die Gefahr des „Kommunismus" einzudämmen. So wurde es zumindest der Öffentlichkeit gesagt. Wir haben bereits gesehen, dass der „Kommunismus“ eine Erfindung derselben Elite ist, die öffentlich den „Kapitalismus“ predigt. Es gibt also noch einen anderen Grund für diesen Krieg, der auf beiden „Seiten“ so viele Opfer forderte. Der pensionierte Oberst der Air Force L. Fletcher Prouty war Chef der Einheit für Spezialoperationen des Vereinigten Generalstabs unter Präsident Kennedy, und er war unmittelbar verantwortlich für das globale System, mit dem die verdeckten Operationen der CIA militärisch unterstützt wurden. Er schrieb ein Buch mit dem Titel „The Secret Team“, und in dem Film „JFK – Tatort Dallas“, bei dem er als Berater für die Filmmacher mitwirkte, war die Figur des „Colonel X“ offensichtlich nach dem Vorbild Proutys gestaltet.[1] Am 13. April 1995 sprach Prouty beim Sender *Radio Free America* über die Hintergründe des Vietnamkrieges. Laut seiner Aussage erhielt der CIA-Direktor Allen Dulles am 29. Januar 1954 während einer Besprechung im Weißen Haus die Genehmigung zur Gründung einer Organisation mit dem Namen „Saigon Military Mission“. Der Mann, den man auserwählt hatte, die „Mission“ zu leiten, war Oberst Edward Lansdale, der gemeinsam mit der CIA die philippinische Regierung unter Präsident Ramon Magsaysay gestürzt hatte. Lansdale sollte nach Vietnam geschickt werden, um dort ähnliche Arbeit zu verrichten. Vietnam war seit dem Genfer Abkommen auf der Höhe des 17. Breitengrades in Nordvietnam und Südvietnam geteilt. Es waren gesamtvietnamesische Wahlen geplant, und entweder würde Ho Chi Minh im Norden oder Ngo Dinh Diem im Süden gewählt werden, um das ganze Land zu regieren. Theoretisch jedenfalls.

Stattdessen wollte die Elite einen Krieg. Dieser würde den Banken und den Waffenkonzernen (hinter denen die gleichen Leute stehen) riesige Gewinne einbringen, die amerikanische Gesellschaft destabilisieren, die „Teile und Herrsche“-Doktrin in Fernost erzeugen und einen Deckmantel für den extensiven Handel mit harten Drogen liefern. Prouty sagte, dass die Saigon Military Mission (Allen Dulles und die CIA) mit dem Terrorismus der „psychologischen Kriegführung“ begonnen habe, um den äußeren Anschein eines Feindes zur Rechtfertigung eines Krieges zu schaffen. Die „Mission“ hätte zwischen 1954 und 1955 mehr als eine Million Vietnamesen vom Norden in den Süden transportiert, davon 657.000 mit Schiffen der amerikanischen Marine und 300.000 mit CIA-Flugzeugen. Hunderttausende seien dazu gebracht worden, zu Fuß zu gehen. Sie hatten weder Essen noch Geld und organisierten sich in Banden, um zu stehlen, was sie zum Überleben brauchten. Als diese Bandenbildung zunahm, bezeichneten die Amerikaner, die das Problem erst geschaffen hatten, diese Banden als „Aufständische“ aus dem Norden und gaben ihnen den Namen „Vietcong“.

So wurde die „Rechtfertigung“ für den Vietnamkrieg nach dem Schema Problem-Reaktion-Lösung geschaffen.

Robert McNamara (CFR, TK, Bil[2]), Kennedys Verteidigungsminister während des Vietnamkriegs und späterer Chef der Weltbank, hat jetzt öffentlich zugegeben, dass man den Vietnamkrieg niemals hätte führen sollen. Er sagte auch, dass die USA diesen Krieg niemals hätten gewinnen können, geschweige denn gewinnen wollen. Er hätte noch hinzufügen können, dass dieser Krieg nie offiziell erklärt worden war. McNamaras zweiter Vorname ist „Strange“ (seltsam), und das war eine einfallsreiche Wahl, wenn man die lange Liste seiner Manipulationen betrachtet. Er war der Mann hinter den Dschungel-Flächenbombardements, bei denen das berüchtigte „Agent Orange“ verwendet wurde. Warum er nun beschlossen hat, „alles zu enthüllen“, ist durchaus nicht klar. McNamara und Prouty sagen beide übereinstimmend, dass Präsident Kennedy sich aus Vietnam zurückziehen und den Krieg beenden wollte. Laut Prouty billigte Kennedy ein Dokument mit dem Namen „National Security Action Memorandum 263“. Es besagte, dass alle US-Soldaten und anderes Personal bis 1965 aus Vietnam abgezogen werden sollten. Der Präsident berief mehrere Sitzungen zu diesem Thema ein, von denen die meisten in der regierungsamtlichen Veröffentlichung „Foreign Relations Of The United States 1961-1963 (Volume IV): Vietnam“ (August bis Dezember 1963) enthalten sind. McNamara sagt auch, dass sich Kennedy auch geweigert habe, weitere US-Kampftruppen in den Vietnam zu entsenden. Die Elite jedoch wollte den Krieg nicht so schnell beenden, und nach der Ermordung Kennedys 1963 gab es keinen Truppenrückzug. Laut McNamara veröffentlichte Kennedys Nachfolger, Lyndon Johnson, falsche Berichte über einen nordvietnamesischen Angriff auf US-Zerstörer im Golf von Tonkin, der nie stattgefunden habe. Aber Dank der unhinterfragten Medienberichterstattung „rechtfertigte“ diese „Tatsache“ eine weitere Eskalation des Krieges.[3] Die ganzen 1960er Jahre hindurch waren Angestellte des Morgan-Bankimperiums offiziell im militärischen Arm der Regierung tätig.

Am 4. Juli 1971 versammelte sich eine Gruppe junger Amerikaner in Detroit, Michigan, um eine formelle Anklage gegen eine Reihe von Leuten zu erheben, die, wie sie sagten, für das Blutbad namens Vietnam verantwortlich seien: William F. Buckley Jr., Daniel Ellsberg, Henry Kissinger, Henry Cabot Lodge, Robert McNamara, Andrew Meyer, David Rockefeller, Nelson Rockefeller, Dean Rusk, Walt W. Rostow und Maxwell D. Taylor. Die Aufzählung wimmelt nur so von Mitgliedern des Council on Foreign Relations und der Bilderberger. Um der ganzen Wahrheit gerecht zu werden, müsste diese Liste viel länger sein. Vietnam war einfach eine weitere absichtlich ausgelöste humane Katastrophe. Sie geschah nur, weil sie auf dem Weg zur Neuen Weltordnung geschehen sollte. Falls Sie sich erinnern, wurde der Boxer Muhammed Ali für das „Verbrechen" der Kriegsdienstverweigerung ins Gefängnis gesteckt, und amerikanische Männer werden noch immer schlecht gemacht, weil sie „dem Einberufungsbefehl nach Vietnam nicht Folge leisteten". Das Kanonenfutter anderer Leute zu sein, macht einen zum „Mann", nicht wahr? Viele wurden wie Aussätzige behandelt, als sie aus Vietnam zurückkehrten, weil die Niederlage den amerikanischen „Stolz" verletzt hatte. Mein Gott. Mein Gott.

John F. Kennedy

Lee Harvey Oswald, Präsident Kennedys angeblicher „Attentäter im Alleingang", war ein Mitarbeiter der CIA, der aufgebaut worden war, um die Schuld auf sich zu nehmen. Er war der „Patsy" (Sündenbock), wie man in Amerika sagt. Die Untersuchungen des Distriktsanwalts von New Orleans, Jim Garrison, zeigten, dass Oswald unmöglich verantwortlich gewesen sein konnte. Auf jeden Fall beweist der Schmalfilm des Zuschauers Abraham Zapruder, dass Kennedy durch Schüsse aus dem Vorderteil des Wagens getötet wurde und nicht von hinten, von wo Oswald angeblich aus einem Buchlager geschossen haben soll.[4] Die Ermordung war nicht das Werk eines einzelnen Menschen, sondern das einer Truppe gut trainierter und exzellent koordinierter Professioneller. Oswald, der erkannte, dass er in eine Falle gelockt worden war und vor Gericht aussagen wollte, wurde über einen öffentlichen Platz geführt, wo ihn der Nachtclubbesitzer Jack Ruby erschoss. Ruby starb praktischerweise später selbst oder verschwand zumindest. Der Plan war erfüllt. Es war ein Einzeltäter, und der alleinige Mörder war nun tot. Ende und aus. Lang lebe Präsident Johnson.

Der Distriktsanwalt Jim Garrison, der im „JFK"-Film dargestellt wird, ist noch immer die einzige Person, die einen Verdächtigen wegen Mordes am Präsidenten angeklagt hat: Clay Shaw. Garrisons Verfahren gegen Shaw wurde durch die Einschüchterung und Ermordung seiner Hauptzeugen stark beeinträchtigt, und man sprach Shaw schließlich frei. Später wurde bekannt, dass Shaw die ganze Zeit für die CIA gearbeitet hatte. Shaw war auch Direktor von Permindex, einer Mossad-Tarnfirma, die als Killerbüro operierte. Garrison wies nach, dass Zeugen des Attentats mit Ermordung gedroht wurde, wenn diese eine Version der Ereignisse vorbringen wollten, die mit der offiziellen Linie nicht übereinstimmte. Viele Leute, die vor der Warren-Kommission ausgesagt hatten, die die Ermordung „untersuchte", berichteten, dass ihre Aussagen im Bericht abgeändert worden wären, und in einigen Fällen seien sogar ihre Unterschriften unter Aussagen gefälscht worden, die sie nicht gemacht hätten. Es gab so viele Hinweise auf einen offiziellen Mord und eine Vertuschung durch die Behörden. Kennedys Körper wurde eilends aus Dallas weggeschafft, um die Autopsie in Washington unter militärischer Kontrolle durchzuführen. Der Pathologe war von Beamten umringt, während die Untersuchung vorgenommen wurde, und man sagte ihm, was er zu finden habe. Das Gehirn des Präsidenten, dessen Untersuchung erwiesen hätte, aus welcher Richtung die Kugeln abgefeuert wurden, ging „verloren" und wurde nie mehr gefunden. Zahlreiche andere Menschen, die eindeutig etwas von der Ermordung wussten, erlitten einen frühzeitigen Tod durch einen Autounfall, eine Kugel oder den Klassiker der Globalen Elite, den vorgetäuschten „Selbstmord". Die Ereignisse in Dallas, Texas, an diesem tragischen 22. November 1963 waren ein Staatsstreich der Elite gegen die Vereinigten Staaten von Amerika. Er wurde so gut durchgeführt, dass nur sehr Wenige überhaupt merkten, dass tatsächlich ein Staatsstreich stattgefunden hatte.

Es gab endlose Spekulationen darüber, wer Kennedy ermordet hatte. War es die CIA? Die Mafia? Wer? Wie üblich wurde sehr viel Desinformation verbreitet, um zu verwirren und abzulenken, aber zieht man die Struktur der Manipulations-Pyramide in Betracht, so waren wahrscheinlich viele verschiedene Dienste involviert, die von der Elite kontrolliert werden. Auf diese Weise konnte es eine Koordination geben zwischen der CIA, dem FBI, dem Organisierten Verbrechen, der Polizei von Dallas, dem Militär, dem „Justiz"-Ministerium, den Medien, dem neuen Präsidenten Johnson und vielen anderen. Auch die Freimaurerei hatte sicherlich ihren Anteil daran. In der Nähe des Tatorts steht heute ein freimaurerisches Denkmal, ein Obelisk mit der Flamme Luzifers auf der Spitze. Ich denke, dass der Mossad und die CIA die hauptsächlich beteiligten Geheimdienste waren – bis hin zum Fahrer von Kennedys Wagen, dem Agenten William Greer. Der Grundsatz aller Fahrtrainings in allen Geheimdiensten und Sicherheitsfirmen der Welt lautet: Wenn du Schüsse hörst, tritt das Gaspedal durch und hau so schnell wie möglich aus dieser Zone ab. Doch Greer hielt an! Vielleicht war er eine Reinkarnation des Kerls, der Erzherzog Ferdinand chauffierte.

Mit John und Bobby Kennedy hatte die Elite denkbar schlechte Karten gezogen, und das aus mehr als einem Grund. Die Präsidentschaft JFKs war von der Bilderberg-Gruppe geprägt, so wie Carters Regierung von der

Trilateralen Kommission. Kennedy war, soweit ich weiß, kein Bilderberger, aber viele aus seiner Führungsmannschaft waren es. Dean Rusk, George W. Ball, McGeorge Bundy, Arthur Dean, Walter Roscow, George McGhee, Robert McNamara und Paul Nitze waren alle Bilderberger. Kennedys Vizestaatssekretär und zweiter Außenminister war ... Averell Harriman, einer der Hauptarchitekten des Vietnamkrieges. Kennedy hatte die Brown-Brüder und den Harriman-Partner Robert Lovett gebeten, ihm eine Liste möglicher Kandidaten für sein Kabinett zu geben! Er nahm auch den Rat von Nelson Rockefeller an, Dean Rusk als seinen Außenminister zu ernennen, einen Mann, den er nie zuvor gesehen hatte.[5] Rusk beurlaubte sich von seinem Job an der Spitze der Rockefeller-Stiftung, um diesen Posten anzunehmen. Kennedy (CFR) „wählte" auch Douglas Dillon (CFR) als Finanzminister. Dillon war Vermögensverwalter für die Fonds der Rockefeller-Brüder. Rockefeller-Vertraute hatten auch das Finanzministerium unter Eisenhower, Johnson und wahrscheinlich unter jedem anderen Präsidenten der Gegenwart inne.

Es lohnt sich, die Kennedy-Ermordung etwas genauer anzuschauen, da sie ein hervorragendes Beispiel für die Methoden der Elite und deren weitreichende Auswirkungen bietet. Ich habe für Teile dieses Abschnitts dem großartigen Buch von Michael Collins Piper zu danken, das den Titel „Final Judgement. The Missing Link In The JFK Assassination Conspiracy" trägt. John F. Kennedy war der Sohn von Joseph P. Kennedy, dem US-Botschafter in London zu der Zeit, als Tyler Kent ins Gefängnis gebracht wurde, weil er die schockierenden Vorkriegstelegramme zwischen Roosevelt und Churchill enthüllt hatte. Joe Kennedy war ein finsterer Charakter, der in der kriminellen Unterwelt operierte und während der Zeit der Prohibition ein Vermögen mit Schnaps machte. Er hatte offensichtlich wenig für das jüdische Volk übrig und wurde ein erbitterter Gegner von Meyer Lansky, dem Chef des Syndikats der organisierten Kriminalität. Es gab zwei Hauptgruppen innerhalb des organisierten Verbrechens: „La Cosa Nostra", besser bekannt als die italienische Mafia, und ihr jüdisches Pendant, auch „Kosher Nostra" genannt. Lansky führte letzteres an, und im Gegensatz zum populären Mythos der Medien, war er – und kein Italiener – der „Boss der Bosse" im organisierten Verbrechen. Joe Kennedys raue Beziehung zu Lansky verschlechterte sich noch weiter, nachdem Lanskys Männer eine von Kennedys Lieferungen mit Schmuggel-Whiskey aus Irland abgefangen hatten.[6] Laut der Familie des Chicagoer Mafia-Bosses Sam Giancana hatte die „jüdische Mafia" in Detroit, die sogenannte „Purple Gang", einen Mordauftrag gegen Kennedy herausgegeben, weil er seine Alkohol-Geschäfte auf ihrem Territorium tätigte. Kennedy sei daraufhin nach Chicago gegangen, um bei den Mafiabossen um sein Leben zu bitten, und ihr Einfluss habe ihn gerettet, so die Giancanas.[7] Dies war der familiäre Hintergrund von John F. Kennedy, dem 35. Präsidenten der Vereinigten Staaten.

Als JFK begann, sich für die Präsidentschaft zu interessieren, musste er eine Reihe von Hindernissen überwinden, besonders die tiefe Animosität der Kennedys gegenüber der jüdischen Lobby in den Vereinigten Staaten und gegenüber dem Verbrechersyndikat von Meyer Lansky. Kennedy brauchte das Geld und die Unterstützung sowohl von der jüdischen Lobby als auch vom organisierten Verbrechen, wenn er irgendeine Aussicht auf den Gewinn der Wahlen haben wollte. 1957 brachte er Israel (die Rothschilds/Globale Elite) und sein riesiges Netzwerk in den USA weiter gegen sich auf, als er als junger Senator die Unabhängigkeitsforderungen Algeriens gegen Frankreich unterstützte. Israel war ein erbitterter Gegner dieser Forderungen. Aber Vater Joe beschloss seinen Stolz hinunterzuschlucken und seine Gefühle beiseite zu lassen, um sicherzustellen, dass sein Sohn Präsident werden würde. DeWest Hooker, ein New Yorker Chef der Unterhaltungsbranche, trat einmal an Joe Kennedy mit dem Geschäftsvorschlag heran, eine von jüdischem Geld und ihrer Kontrolle unabhängige Fernsehgesellschaft zu gründen. Von diesem Treffen berichtet Hooker:

> „Joe gab zu, dass er während seiner Zeit als Botschafter in England für Hitler gewesen sei. Kennedy zufolge hätten ‚wir' jedoch den Krieg verloren. Mit ‚wir' meinte er nicht die Vereinigten Staaten. Als Kennedy ‚wir' sagte, meinte er die Nicht-Juden. Joe Kennedy glaubte, dass es eigentlich die Juden gewesen wären, die den Zweiten Weltkrieg gewonnen hätten.
>
> Kennedy sagte: ‚Ich habe alles getan, was ich konnte, um den jüdischen Einfluss auf dieses Land zu bekämpfen. Ich habe versucht, den Zweiten Weltkrieg abzuwenden, aber versagt. Ich habe so viel Geld verdient, wie ich brauche, und jetzt gebe ich all mein Wissen an meine Söhne weiter.'
>
> ‚Ich mache keine gemeinsame Sache mit dem Verlierer', sagte mir Kennedy. ‚Ich habe mich den Gewinnern angeschlossen. Ich werde mit den Juden kooperieren. Ich lehre meinen Jungen das ganze Spiel, und sie werden mit den Juden zusammenarbeiten. Ich mache Jack zum ersten katholischen Präsidenten der Vereinigten Staaten, und wenn ich dazu mit den Juden kooperieren muss, dann tue ich es. Ich empfinde Sympathie für ihr Vorhaben, Hooker', sagte Kennedy, ‚aber ich werde nichts tun, was Jacks Chancen ruinieren wird, Präsident zu werden.'"[8]

Die Ereignisse stützen sicherlich Hookers Behauptungen. Joe Kennedy lancierte „Nachrichten", dass Richard Nixon, der Gegner seines Sohnes, Nazi-Unterstützung erhalten habe. JFK begann sich mit der jüdischen Lobby zu treffen, insbesondere mit Abraham Feinberg, dem Präsidenten der Israel Bond Organization, der zu jener Zeit private Geldmittel für Israels geheimes Atomprogramm unter der Führung von Victor Rothschild sammelte, was Kennedy aber damals nicht wusste.[9] Kennedy versicherte ihm, dass er für Israel und die jüdische Lobby in den USA eintreten werde. Feinberg sagte über Kennedy: „Mein Weg zur Macht führte über die Zusammenarbeit in Bezug auf das, was sie brauchten – Geld für die Wahlkampagne." [10] Feinberg brachte offenbar eine Geldspende von 500.000 US-Dollar aus jüdischen Quellen zustande. Privat jedoch war Kennedy entsetzt von dem, was er sah. Der Zeitungskolumnist Charles L. Bartlett sagte, dass Kennedy, sein enger Freund, ihn nach dem Treffen mit Feinberg und Co. besucht habe: „Als amerikanischer Bürger war er empört über eine zionistische Gruppe, die zu ihm kam und sagte: ‚Wir wissen, dass Ihre Wahlkampagne in Schwierigkeiten steckt. Wir sind bereit, ihre Rechnungen zu begleichen, wenn Sie uns dafür die Kontrolle über Ihre Nahost-Politik geben.'" [11]

Kennedy habe laut Bartlett gelobt, dass er im Falle seiner Präsidentschaft insbesondere den Einfluss ausländischer Interessengruppen beschneiden werde, die durch ihre finanziellen und politischen Manipulationen das Ergebnis von Wahlen und die Außenpolitik diktierten. Indes war er zu dem klaren Entschluss gekommen, dass er zunächst jedoch ihr Geld brauchte, um überhaupt an die Macht zu kommen, so wie er es mit Meyer Lansky und der Mafia tat. Joe ging zu Sam Giancana von der Chicagoer Mafia zurück, der ihn damals vor den jüdischen Gangstern gerettet hatte. Laut Giancanas Familie habe Vater Kennedy Giancana gebeten, seinen Sohn bei den Wahlen zu unterstützen und einen Deal abgeschlossen. Als Giancana sagte, er sei nicht überzeugt, dass ihm Kennedy irgendeine Gegenleistung für seine Hilfe anbieten könne, soll Vater Kennedy angeblich erwidert haben:

> „Ich kann. Und ich werde. Sie helfen mir jetzt, Sam, und ich werde mich darum kümmern, dass Chicago – dass Sie – im gottverdammten Oval Office sitzen können, wenn Sie wollen. Dass Sie das Ohr des Präsidenten haben. Aber ich brauche etwas Zeit … Mein Sohn, der Präsident der Vereinigten Staaten von Amerika, wird Ihnen das Leben seines Vaters verdanken. Er wird Sie nie abweisen. Sie haben mein Wort." [12]

JFK machte in der Zwischenzeit seine eigenen Deals mit den Gangstern. FBI-Telefonabhörungen und Dokumente enthüllen, dass John „Jack" Kennedy „direkte Kontakte" mit Meyer Lansky während der Wahlkampagne in den 1960ern hatte.[13] So hatten wir jetzt eine Situation, in der die Kennedys sowohl Übereinkommen mit der Israel-Lobby (eigentlich Israel und die Rothschilds) als auch mit dem organisierten Verbrechen hatten. Im Gegenzug wollten die Israelis/Rothschilds Kontrolle über Kennedys Politik im Nahen Osten, und die Gangster wollten freie Hand, um ihr von Meyer Lansky angeführtes internationales Verbrechersyndikat zu betreiben, ohne Strafverfolgung durch die Regierungsbehörden. Beide Seiten sollten ihr blaues Wunder erleben. Kennedy spielte ein falsches Spiel mit ihnen, und sie waren außer sich vor Wut und Zorn. Beide würden in Kennedys Ermordung verwickelt sein.

Wie Michael Collins Piper so großartig in seinem Buch „Final Judgement" aufdeckt, gibt es Schlüsselelemente in der Kennedy-Geschichte, die wegen der Richtung unterdrückt worden sind, in die dieses Wissen führte – nämlich nach Israel. Kennedy gewann die Wahlen von 1960 mit einer Mehrheit von nur 100.000 Stimmen, dem kleinsten Vorsprung in der amerikanischen Geschichte. Eine Bestätigung dafür, wie entscheidend die finanzielle und politische Unterstützung der israelischen Lobby und der organisierten Kriminalität war. Aber JFK schien keinerlei Absicht zu haben, ihnen das zu geben, wofür sie bezahlt hatten. Ganz im Gegenteil. Fast von Beginn seiner Amtszeit an führte Kennedy einen geheimen Krieg gegen Israel und seinen Premierminister David Ben-Gurion über Amerikas Nahost-Politik und Israels Atomwaffenprogramm.[14] Kennedy entschied sich gegen eine Günstlingspolitik, um Amerikas Einfluss in allen Nahost-Ländern sicherzustellen, und er war entsetzt, als er von Israels Entwicklung der Atombombe erfuhr. Ben-Gurion stritt ein solches Programm ab – eine faustdicke Lüge, wie die Geschichte gezeigt hat. Abraham Feinberg, der die Geldmittel von der Israel-Lobby für Kennedys Wahl aufgebracht hatte, sagte dem Präsidenten, dass dessen Forderungen, die israelische Atomanlage in Dimona zu inspizieren, „zu weniger Unterstützung bei den Präsidentschaftswahlen 1964 führen könnte."[15] 1962 und 1963 brachte Kennedy insgesamt sieben Gesetzentwürfe im Kongress ein, um die Gesetze zur Wahlkampffinanzierung durch spezielle Interessengruppen zu reformieren. Alle wurden von der

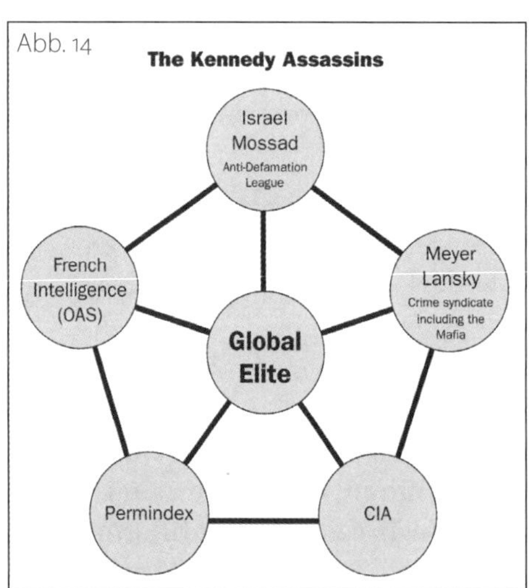

Lobby eben dieser Gruppen abgeschmettert. Kennedy machte sich ernsthaft unbeliebt bei den Verbechern und Terroristen, die Israel auf Kosten des gesamten jüdischen Volkes kontrollierten und immer noch kontrollieren.

Kennedy verschärfte die Spannung noch durch seine Unterstützung einer gerechten Lösung für die palästinensischen Flüchtlinge, die von Israel vertrieben worden waren. Er übte bei der UNO Druck auf Israel aus, einer UN-Resolution zuzustimmen, die Gerechtigkeit für die Flüchtlinge forderte, aber Israels Außenministerin und spätere Premierministerin Golda Meir äußerte nur „Erstaunen und Ärger" über Kennedys Politik. All dies trug massiv zur Feindschaft mit Ben-Gurion bei, und auf israelischer Seite entwickelte sich diese Feindseligkeit zu wildem Hass gegen Kennedy. Am 16. Juni 1963 trat Ben-Gurion als Premier- und Verteidigungsminister zurück. Für seine Entscheidung wurden offiziell andere Gründe angegeben, doch hinter den Kulissen glaubte er, dass Kennedys ausgeglichene Nahost-Politik die Existenz seines geliebten Israels direkt bedrohe. Er konnte Kennedys Ansicht nicht ändern, und daher wollte er, dass es jemand anderes versuchen sollte. In einer seiner letzten Konversationen mit Kennedy sagte er: „Mr. President, mein Volk hat das Recht zu existieren ... und diese Existenz ist in Gefahr."[16] Michael Collins Piper schreibt dazu in „Final Judgement":

> „... in seinen letzten Tagen als Premierminister befahl er (Ben-Gurion) Israels Mossad, die Ermordung von John F. Kennedy auszuarbeiten. Aufgrund von zusätzlich aufgetauchten Beweisen glauben wir, dass der Mossad die notwendigen Schritte dazu unternahm und sein Ziel erreichte."[17]

Der Mossad hatte sicherlich viele enge Kontakte zu anderen, die Kennedy aus dem Weg räumen wollten, besonders zur CIA und Meyer Lansky. Auch diese beiden hatte Kennedy aufs Korn genommen. Er hatte zwar Wahlkampfgeld von Lansky und der Mafia angenommen, wollte sie aber in Wirklichkeit zerstören. Sobald er im Amt war, ernannte er seinen Bruder Bobby zum Justizminister und startete einen massiven Feldzug gegen das organisierte Verbrechersyndikat. Lansky und die Mafia waren empört über dieses doppelte Spiel. Lansky war durch seine engen Verbindungen zur CIA und zum Mossad bis dahin unantastbar gewesen, aber nun waren er und seine internationalen Geschäfte bedroht. Kennedy erkannte zudem, dass die CIA außer Kontrolle geraten war und ihre eigenen Pläne verfolgte. Das Schweinebucht-Desaster mit dem fehlgeschlagenen Versuch, Castro aus Kuba zu entfernen, hatte ihm riesige Kritik eingebracht. Lanskys Verbechernetzwerk war insofern darin verwickelt, weil seine Casino- und Prostitutionsgeschäfte durch die Ankunft Castros in Kuba zerstört worden waren. Kennedy feuerte Allen Dulles, den Chef der CIA und Hitlerfinanzierer, und schwor, „die CIA in tausend Stücke zu schlagen und sie in alle Winde zu zerstreuen.“ [18] Die CIA wusste, genau wie Lansky und die Israel-Lobby, dass das Überleben ihrer Machtstruktur durch John und Bobby Kennedy gefährdet wurde. Jede dieser Gruppen allein verfügte über die Macht und die Strukturen, Kennedy abzusetzen, und er nahm es gleich mit allen dreien auf.

Um dem ganzen die Krone aufzusetzen, hatte er den amerikanischen Rückzug aus Vietnam beschlossen, sehr zum Schrecken von Lansky, dem Mossad und der CIA, die den Konflikt als Deckmantel für ihre Drogengeschäfte in Südostasien nutzten. Und auch zum Schrecken Israels, das glaubte, dass die USA nicht so genau auf die Geschehnisse im Nahen Osten blicken würden, wenn sie sich weiter auf Vietnam konzentrierten. Die Waffenproduzenten und globalen Banken wollten natürlich auch, dass der Krieg weitergeht. Und es gab noch einen anderen Grund, warum Kennedy bei der globalen Elite äußerst unpopulär wurde, nachdem seine Politik als Präsident klar geworden war. Er wollte die Macht des Federal Reserve Board zerstören, indem er zinsfreies Geld in Umlauf bringen wollte. Tatsächlich hatte er schon vor seinem Tod damit begonnen, und einige seiner zinsfreien Geldscheine sind noch heute in Umlauf. Dies war der schlimmste Albtraum der Elite. Der letzte Präsident, der zinsfreies Geld herausgebracht hatte, war Abraham Lincoln – und Sie wissen, was mit ihm passierte. Die Kräfte, die gegen Kennedy bis 1963 in Stellung gebracht wurden, waren schlichtweg monströs. Doch hinter den Kulissen waren sie im Grunde alle Teil derselben Organisation, die von den Wenigen kontrolliert wird. Dies wird noch klarer werden, wenn wir die Organisationen betrachten, die daran mitwirkten, John F. Kennedy zu ermorden (*Abb. 14*).

Israel, der Mossad und die Anti-Defamation League

Israel ist nicht die Heimat des jüdischen Volkes. Lasst uns hier kein Blatt vor den Mund nehmen. Die Zeiten, um den heißen Brei herumzureden, sind vorbei. Israel ist ein Stützpunkt für die Terroristen, die diesen Staat schufen und kontrollieren, um im Auftrag des Hauses Rothschild und der Elite ein globales Terror- und Manipulationsnetzwerk zu betreiben. Aus diesem Grund wurde dieser Staat nach dem Krieg gegründet, und der Einfluss seines Geheimdienstarms Mossad ist deswegen für ein so kleines

Land so riesig, weil der Mossad in Wirklichkeit der Geheimdienst der Rothschild-Rockefeller-Globalen Elite ist. Ehrliche Juden, die in Israel leben (die weite, weite Mehrheit), werden dafür als unschuldige Fassade benutzt, als Vorwand. So ist es auch mit dem Leiden der Juden in Nazi-Deutschland, das erst dank der Manipulation durch finanzielle und politische „jüdische" Kräfte ermöglicht wurde, die die Nazis erst an die Macht gebracht hatten. Das jüdische Volk wurde schamlos getäuscht. Wenn einige Autoren das Ganze als eine jüdische Verschwörung verdammen, könnten sie nicht weiter von der Wahrheit entfernt sein. Es ist keine. Die allermeisten Juden sind bei den Ereignissen, die ich darstelle, Opfer, nicht Täter. Diejenigen, die Israel kontrollieren, stecken hinter der Verschwörung, nicht das jüdische Volk, und einige mutige Rabbis und andere Juden hatten zumindest den Schneid, darauf hinzuweisen.

Der Mossad, wie auch der Staat Israel selbst, wurden von der Stern-Bande und anderen Gruppierungen ins Leben gerufen, die Palästina nach dem Krieg unter der finanziellen und politischen Führung des Hauses Rothschild durch Terror zusammenbrechen ließen. Lord Victor Rothschild, ein ehemaliger britischer Geheimdienstoffizier und KGB-Spion, war bei alledem an vorderster Front. Laut Simon Schamas Buch „Two Rothschilds And The Land Of Israel" (Collins, London 1978), hatte das Haus Rothschild 80 Prozent des israelischen Bodens erworben. Sie bezahlten auch die Ausgaben der frühen Siedler, manipulierten die Entstehung der Balfour-Deklaration 1917, die Israel als Heimat für die Juden anerkannte, unterstützten die Nazis finanziell und schufen den Mossad sowie den terroristischen Untergrund in Palästina. Israel wurde von ihnen gegründet und wird seither von den Rothschilds und dem Rest der Elite kontrolliert. Der Vorwand der „jüdischen Heimat" ist einfach nur eine Tarnung, und die Juden sind nur Bauern in diesem Schachspiel. Die Führer und Mitwirkenden in diesem Terrornetzwerk wurden später die Führer und Premierminister des neuen Israel: Leute wie David Ben-Gurion, Menachem Begin, Yitzhak Rabin und Yitzhak Shamir, der Anführer der Todesschwadronen des Mossad zur Zeit der Ermordung Kennedys. Die Anti-Defamation League ist eine Mossad-(Rothschild-)Tarnorganisation in den Vereinigten Staaten, deren Einfluss viel weiter reicht. Wie wir gesehen haben, ging sie aus einer Organisation hervor, die vor dem Ersten Weltkrieg gegründet worden war, um den Polizeichef von New York als „antisemitisch" zu brandmarken, der dazu entschlossen war, das Bandenwesen zu zerstören. Bis zum heutigen Tag arbeitet die Anti-Defamation League (ADL) hauptsächlich verdeckt, um jeden als „antisemitisch" zu diffamieren, der in die Nähe der Wahrheit kommt. Der ehemalige Mossad-Agent Victor Ostrovsky hat all dies in seinen Büchern „By Way Of Deception“ und „The Other Side Of Deception“ bestätigt, die das enorme Ausmaß der weltweiten Operationen des Mossad enthüllen sowie die von ihm bezeichneten „Judäo-Nazis“, die Israel und den Mossad kontrollieren. Mittels anderer Teile des Elitenetzwerks hat die ADL einen riesigen Einfluss oder sogar die Kontrolle über die Mainstream-Medien. Sie zieht es genau wie der Mossad vor, andere Leute und Organisationen als Fassade für ihre Aktivitäten zu benutzen, damit niemand weiß, wo die Motive für Geschichten, Angriffe und Ermordungen wirklich herrühren. Der Mossad, das „Institut für Aufklärung und besondere Aufgaben“, ist genial darin, die Aufmerksamkeit von seiner eigenen Verantwortlichkeit abzulenken, indem er „Sündenböcke“ aufbaut, die die Schuld auf sich nehmen – Aktionen unter „falscher Flagge“, wie sie im Geheimdienst-Jargon genannt werden. Die ADL, die Teil der B’nai B’rith ist, hat ihr Hauptquartier am United Nations Plaza in New York. B’nai B’rith bedeutet „Söhne des Bundes“ und wurde 1843 gegründet. Viele ihrer Sprecher befürworteten während des amerikanischen Bürgerkriegs offen die Sklaverei, und die Organisation unterstützt und kontrolliert verdeckt den Ku-Klux-Klan. Heute versucht dieselbe B’nai B’rith, führende Schwarze als „Antisemiten“ und „Rassisten“ zu brandmarken![19]

Das Meyer Lansky-Verbrechersyndikat

Meyer Lansky war Israel und damit auch den Rothschilds ergeben. Sein Netzwerk spielte eine entscheidende Rolle bei Waffen- und Geldlieferungen für die Terrorgruppen von Rabin, Begin, Ben-Gurion, Shamir und anderen, die den Staat Israel herbeischossen und -bombten. Nach der Gründung wurde er Israels Hauptlieferant eben dieser Güter. Lansky, der Mossad, die Anti-Defamation League und Israel waren eins. Morris Dalitz, ein enger Freund Lanskys in dessen Gangster-Netzwerk, wurde der jährliche Preis der „Freiheitsfackel“ der Anti-Defamation League verliehen. Seine terroristischen Aktivitäten wurden dabei als weniger bedeutsam angesehen wie sein Beitrag für Israel und die ADL. Tatsächlich werden erst seine Terroraktivitäten im Auftrag der ADL ausschlaggebend für die Entscheidung gewesen sein.

Immer wenn es ihm in den Vereinigten Staaten zu heiß wurde, flüchtete Lansky nach Israel, und schließlich ließ er sich dort nieder. Lansky (Israel) verfolgte John Kennedy eine lange Zeit, und er hasste die Familie Kennedy natürlich wegen seines Konfliktes mit Vater Joe. Mickey Cohen, ein Handlanger Lanskys an der Westküste, fädelte auch die Bekanntschaft Kennedys mit dem Filmstar Marilyn Monroe ein, woraufhin deren mittlerweile öffentlich gut bekannte Beziehung begann. Vermittler dieses Treffens war Cohens enger Freund, der Entertainer Joey Bishop, ein Mitglied von Frank Sinatras Clique, die unter dem Namen „The Rat Pack" bekannt war. Man wollte Marilyn Monroe benutzen, um Kennedys politische Haltung zu Israel auszuhorchen, würde er Präsident werden. Die Monroe wurde natürlich später umgebracht, obwohl man es wie einen „Selbstmord" aussehen ließ. Diejenigen, die sie ermordeten, brachten auch Kennedy um. Mickey Cohen war Lanskys Mann in Hollywood, wo die Filmindustrie schon seit langem eine Propagandamaschine für die Pläne der Elite und deren Version von „Geschichte" war. Sie ist es noch heute, nur die Namen haben sich geändert. Cohen war auch spezialisiert auf die sexuelle Kompromittierung und anschließende Erpressung von Filmstars. Ein netter Herr. Er war ein weiterer Finanzier und politischer Manipulator im Auftrag der jüdischen Terrorgruppen und des Staates Israel. Dennoch bin ich sicher, dass „Gott" es genehmigt hatte. Einer von Cohens engsten Mitarbeitern war ... Menachem Begin, damals Kopf der Terrorgruppe Irgun. Jimmy „the Weasel" Fratianno, ein Anführer der Westküsten-Mafia, erzählte von einem Treffen, dem er in Bel Air beiwohnte, um Geld für Begins Terroristen aufzubringen:

> „Nach seiner (Cohens) kleinen Ansprache gehen wir im Raum herum und Mickeys Rabbi stellt uns einen Typ namens Menachem Begin vor, der Boss von Irgun, einer Untergrundgruppe in Palästina. Dieser Kerl trägt eine schwarze Armbinde und er erzählt uns, dass man dort hinter ihm her sei, weil er ein Hotel in die Luft gejagt habe, wobei fast hundert Menschen umgekommen seien.[20] Er ist ein verdammter Mistkerl (auf der Flucht)."[21]

Begin wurde als Premierminister später der Friedensnobelpreis verliehen! Gary Wean, ein Kriminalinspektor im Polizeidepartment von Los Angeles, hatte die Aufgabe, Cohens Aktivitäten zu überwachen. In seinem Buch „There's A Fish In The Courthouse" bestätigt Wean die Geschichte über Marilyn Monroe und die Cohen-Begin-Verbindung:

> „Zu dieser Zeit setzten die Rabbis sie höllisch unter Druck, um aus Hollywood so viel Zaster wie möglich für Israel herauszupressen. Begin verbrachte mehr Zeit damit, in Hollywood herumzuhängen, als in Israel. Begin wollte unbedingt wissen, was Kennedys Plan für Israel sei, falls er Präsident würde."[22]

Ein anderer Kollege Cohens und ein führender Botenjunge und Mitarbeiter von Meyer Lansky war Jack Rubinstein. Er ist heute besser als ...

Jack Ruby bekannt. Jack Ruby, der Mann, der den Kennedy-„Sündenbock" Lee Harvey Oswald tötete.

Die CIA

Die Verbindungen zwischen der CIA, dem Syndikat des organisierten Verbrechens und dem Mossad sind endlos, nicht zuletzt wegen des weltweiten Drogenhandels, in dem alle drei zusammenarbeiten. Während des Krieges benutzten die Amerikaner Meyer Lansky und die Mafia für einen Plan, der als „Operation Underworld" bekannt wurde, und es ist allgemein bekannt, dass sie auch in Komplotts benutzt wurden, um Fidel Castro in Kuba abzusetzen. Bei diesem Unterfangen spielte auch Jack Ruby eine Rolle. Die Elemente der Globalen Elite innerhalb der CIA und das Subunternehmen Mossad, das voll und ganz der Globalen Elite gehört, sind ein und dieselbe Organisation. Vor, während und nach der Ermordung von John und Bobby Kennedy war der zentrale Koordinator dieser Verbindungen ein gewisser James Jesus Angleton, der in seiner Jugend in England am Chartridge Hall House in Buckinghamshire und am Malvern House in Worcestershire erzogen worden war. Er wurde von der CIA-Vorläuferorganisation, dem Büro für strategische Dienste (OSS), rekrutiert, nachdem er die „Skull&Bones"-Universität Yale absolviert hatte. 1947 schloss er sich der neuen CIA an und stieg in den äußerst sensiblen und zentralen Posten des Chefs der CIA-Gegenspionage auf. Laut seinem Biographen Tom Mangold wurde er hauptsächlich von Allen Dulles protegiert, dem CIA-Direktor, der von Kennedy gefeuert wurde, und zusätzlich von Richard Helms, der nach Kennedys Ermordung von Lyndon B. Johnson zum CIA-Direktor ernannt wurde. Mangold sagt, dass man Angleton tatsächlich so viele Freiheiten eingeräumt habe, seine eigenen Pläne zu verfolgen, dass seine Aktivitäten praktisch nicht überwacht oder kontrolliert wurden. Er sei nur sich selbst zur Rechenschaft verpflichtet gewesen. Dies wird für unsere Geschichte sehr bedeutsam, wenn wir erfahren, dass eine von Angletons Schlüsselrollen die offizielle CIA-Liaison mit verbündeten ausländischen Geheimdiensten ... besonders mit dem Mossad (Rothschilds) war. Er war die Spitze am israelischen Schaltpult der CIA! Darüber hinaus hatte er seit langem enge Verbindungen mit David Ben-Gurion, dem israelischen Premierminister, der Kennedy verabscheute und ihn als eine Gefahr für die Existenz Israels ansah. Kennedys Krieg mit der CIA bedrohte auch Angletons Job und seine Machtbasis. Angleton hatte viele Gründe, Kennedy aus dem Weg zu räumen, aber der wichtigste war seine Verbindung mit (und wahrscheinliche Kontrolle durch) Israel, das damals wie heute einen großen Teil der CIA-Unternehmungen kontrollierte. Wilbur Crane Eveland, ein ehemaliger CIA-Berater und Mitglied des Politikplanungsstabs des Weißen Hauses und Pentagons sagte:

> „Aufgrund seiner OSS-Verbindungen aus der Kriegszeit mit jüdischen Widerstandsgruppen, die in London stationiert waren, hatte James Angleton ein Abkommen mit Israel über operativen Nachrichtenaustausch getroffen. Auf dieses verließ sich die CIA größtenteils, was ihre Erkenntnisse über die arabischen Staaten anbelangte."[23]

Mein Gott, ich wette, diese Geheimdienstberichte waren unvoreingenommen!

Lord Victor Rothschild

Man sollte hier auch die britische Verbindung beachten. Während James Angleton in London für den OSS arbeitete, wurde er ein enger Freund des Spions Kim Philby und kooperierte mit Lord Victor Rothschild, dem „fünften Mann" im Spionagenetzwerk aus Philby, Burgess, Maclean und Blunt. Lord Rothschild, der Freund Winston Churchills, war jedoch weit mehr als nur der „fünfte Mann". Er war der Drahtzieher des britischen Geheimdienstes, ein Kontrolleur und Agent des Mossad[24] und ein ergebener Manipulator für das Haus Rothschild und die Globale Elite. Als Angleton vom OSS 1944 nach Rom versetzt wurde, war es Rothschild, der ihm dort Kontakte zum jüdischen Untergrund vermittelte.[25] Angleton war auch ein Freund des britischen Geheimdienstmitarbeiters Peter Wright, der Mann hinter den Büchern „Their Trade Is Treachery" und „Spycatcher", die von Lord Rothschild angeregt und beeinflusst wurden. Die Bücher bezeichneten den früheren MI5-Chef, Sir Roger Hollis, als den „fünften Mann" und lenkten so die Aufmerksamkeit von Rothschild ab. Wrights Behauptung, Hollis sei der sowjetische Spion, wurde von Angleton im Auftrag von Rothschild unterstützt. Angleton stand wegen früherer Gefallen und Unterstützung in Rothschilds Schuld. Die britische Verbindung (Rothschild) zu Angleton und der CIA/Mossad-Clique war von fundamentaler Bedeutung. Es war Rothschild, der mächtige Verbindungen mit allen beteiligten Seiten hatte, dem britischen Geheimdienst, dem Mossad, der CIA mit ihrem Chef für die Gegenspionage James Jesus Angleton und weitere Kontakte auf den höchsten Ebenen in den Vereinigten Staaten.

Lord Victor Rothschild war der eigentlich Kopf hinter dem ersten israelischen Atomwaffenprogramm, das Kennedy unterbinden wollte. Innerhalb weniger Monate nach der Gründung Israels errichtete Rothschild mit seinem engen Freund Chaim Weizmann eine spezielle Atomphysik-Abteilung in Rehovoth. Sie wurde nach Weizmann benannt, dem Chef des britischen Zionismus und erstem Präsidenten des neuen Israel. Weizmann war auch der Hauptmanipulator hinter der Balfour-Deklaration, dem Brief, den der britische Außenminister Arthur Balfour 1917 an Victor Rothschilds Onkel Walter geschickt hatte und der die britische Unterstützung für einen jüdischen Staat in Palästina bestätigte. Victor Rothschild sammelte insgeheim Informationen für die Nuklearwissenschaftler am Weizmann-Institut von Forschern und Experten in aller Welt, einschließlich Albert Einstein, Mitgliedern des britischen wissenschaftlichen Atomverbandes und des Mathematikers und Philosophen Bertrand Russell, der zusammen mit Einstein half, die Pugwash-Konferenzen über Atomwaffen ins Leben zu rufen.[26] Roland Perry schreibt in seinem Buch „The Fifth Man“:

> „Der Traum einer israelischen Bombe war in der Tat ehrgeizig, aber er trieb Rothschild an, über alle nuklearen Erkenntnisse auf dem Laufenden zu sein, damit er Informationen an das Weizmann-Institut weitergeben konnte, das einen Atomreaktor in Dimona in der Negev-Wüste plante. Unter dem Deckmantel der Besorgnis über die Gefahren und die Verbreitung von Atomwaffen war er in der Lage, mit geeigneten Wissenschaftlern in der ganzen Welt in Verbindung zu treten.“[27]

Auf diese Weise hatte Rothschild Zugang zum Manhattan-Projekt, das zum atomaren Angriff auf Japan führte, und er war ein Genosse von Klaus Fuchs, dem deutschen Physiker, der später wegen der Weitergabe nuklearer Geheimnisse an die Sowjetunion ins Gefängnis kam. Rothschild, der dasselbe tat, blieb unbehelligt. Seine führende Rolle bei der Geld- und Informationsbeschaffung zum Bau der israelischen Atombombe wurde 1962 öffentlich belohnt, als Rothschild zum Ehrenmitglied des Weizmann-Instituts ernannt wurde. Shimon Peres, Israels Premierminister nach der Ermordung von Yitzhak Rabin 1995, arbeitete mit Rothschild zusammen, um die Franzosen von der Atomanlage in Dimona zu überzeugen. Der französische Flügel des Hauses Rothschild hatte enormen Einfluss auf die französische Regierung. Peres, damals Verteidigungsminister, versprach im Gegenzug die Franzosen und Briten bei ihren Bemühungen zu unterstützen, den Suez-Kanal von Ägyptens Präsident Nasser zurückzugewinnen – etwas, das Israel ohnehin wollte![28] Peres und Asher Ben-Natan, ein Mossad-Agent im Verteidigungsministerium, unterzeichneten ein Top-Secret-Abkommen mit den Franzosen und ihrem Premierminister Bourges Maunoury.[29] Roland Perry schreibt:

> „Darin versprachen die Franzosen die Lieferung eines riesigen 24-Megawatt-Reaktors, das technische Know-how, ihn zu betreiben und etwas Uran. Das Geheimabkommen war nur etwa einem Dutzend Personen bekannt, einschließlich Rothschild, und das aus gutem Grund. Die letzte Fassung des Dokuments erlaubte die Einbeziehung von Ausrüstung, die den Israelis ermöglichen würde, waffenfähigen Kernbrennstoff zu produzieren.
>
> 1957 begannen die Franzosen eine zweistöckige Reaktoranlage in Dimona am Rande der Negev-Wüste zu bauen, die im Geheimen aber noch sechs Ebenen tief in den Boden führte. Diese unterirdische Anlage wurde der Ort, an dem Atomwaffen produziert werden sollten."[30]

Dies war das Atomprogramm, das Kennedy beenden wollte – eine höchsteigene Schöpfung von Rothschild. Nun kennen Sie auch Lord Rothschild, den Mann hinter der Anwendung von Regulation 18b, um Menschen ohne Gerichtsverfahren zu inhaftieren, wenn sie aufdeckten, dass der Zweite Weltkrieg ein Betrug war. Ein Mann mit einer Vielzahl von Gründen, Kennedy aus dem Weg zu räumen, der zudem noch eng mit allen Leuten und Organisationen verbunden war, die den Präsidenten ermordeten. Zur Zeit von Kennedys Tod arbeitete Rothschild für Shell Oil, aber sein Posten war nur Tarnung für seine verdeckten Manipulationen und Machenschaften innerhalb des britischen Geheimdienstes im Auftrag der Elite. Das Haus Rothschild war in die Kennedy-Ermordung tief verstrickt, darüber habe ich keine Zweifel.

Permindex

Diese Firma spielte eine der Hauptrollen bei der Koordination zwischen Mossad, CIA und dem Lansky-Syndikat. In ihrer Führung wirkte Clay Shaw, der CIA-Mitarbeiter, der von New Orleans Distriktsanwalt Jim Garrison für den Kennedy-Mord angeklagt wurde, wie im Film „JFK" herausgestellt wird. Weil Shaw mit Permindex in Verbindung stand, dem Hauptvehikel des Komplotts, wurde Garrison mit so viel Schmutz beworfen. Shaw war auch leitender Direktor von International Trade Mart, und im Vorstand dieser Firma saß Edgar Stern Jr., dessen Eltern führende Finanziers der Israel-Lobby der USA waren.[31] Die Sterns gehörten zu Shaws engsten Freunden, und er hatte auch Verbindungen zum Lansky-Syndikat.

Permindex (Kurzform für „Permanent Industrial Expositions“) war eine Tochterfirma einer Gesellschaft namens CMC, die 1962 von einem osteuropäischen Juden, Georges Mandel, gegründet worden war, der sich selbst Giorgio Mantello nannte. Die Tarntätigkeit von CMC bestand wie bei Permindex darin, Handelsmessen zu präsentieren. Einer ihre Hauptanteilseigner war die Banque De Credit International (BCI), die im Elitehauptquartier Genf ihren Stützpunkt hatte. Diese Bank war von Rabbi Tibor Rosenbaum gegründet worden, einem langjährigen Finanzbeschaffer des Mossad.[32] Rosenbaum war auch der internationale Vizepräsident des Jüdischen Weltkongresses, ein Mitgründer des World Zionist Congress und ein Direktor der Jewish Agency in Genf, der Nachfolgeorganisation des „Befreiungsbüros für Palästina“, einer Koordinierungsorganisation für jüdischen Terrorismus gegen die Araber und die Briten in Palästina. Die Tageszeitung *Ha'aretz* erklärte einmal, „Tibor Rosenbaum ist Israel“. Er arbeitete eng mit den Rothschilds zusammen (einschließlich Lord Victor natürlich) und auch mit Baron Edmond de Rothschild, dem französischen Adeligen. Er errichtete die Israel Corporation, die in anderen Ländern für Israels Entwicklungsprojekte Geld sammelte und Israel so ermöglichte, seine Steuergelder in Militärausgaben zu stecken.[33]

Unter den Namen, die Rosenbaum sponserte, war Bernie Cornfield[34], der „Finanzier“ und Drogengeldwäscher für Lansky. Es war die Bank Rosenbaums, durch die das Lansky-Syndikat hauptsächlich sein Geld in Europa wusch. Genauso machten es auch der Mossad und die CIA.[35] Der Präsident von Permindex war Major Louis M. Bloomfield, ein begeisterter Israel-Unterstützer. Permindex hatte ihren Sitz in seiner Heimatstadt Montreal in Kanada, bevor sie nach Rom verlegt wurde, wo James Angleton von der CIA endlose Geheimdienst- und Unterweltverbindungen hatte. Während Bloomfield im Krieg bei der Elite der britischen Gegenspionage diente, der Special Operation Executive (SOE), wurde er in die „Operation Underworld“ verwickelt, bei der amerikanischer Geheimdienst, Lansky und die Mafia kooperierten. Geleitet wurde die „Operation Underworld“ vom Rockefeller-Center in New York. Bloomfields Boss war Sir William Stephenson, der vor dem Krieg für britische Geheimdienstoperationen in den Vereinigten Staaten verantwortlich war und der ebenso Verbindungen mit Lansky, dem Mossad und den Rockefellers hatte.[36] Man sagt, Stephenson sei das Vorbild für James Bond gewesen. „Operation Underworld“ wurde später zum Zentrum von Waffengeschäften mit jüdischen Terroristen, bei denen Stephenson, Bloomfield und Victor Rothschild entscheidende Rollen spielten. Unterstützt wurde Bloomfield dabei von Meyer Lansky und Samuel Bronfman aus der kanadischen Unterweltfamilie.

Die Firma, die wir heute als Hollinger Group kennen, war ursprünglich von William Stephensons Special Operations Executive (SOE) gegründet worden. Sie wird von dem führenden kanadischen Bilderberger Conrad Black geleitet, dem Besitzer des weltweiten Medienimperiums, zu dem die Londoner Zeitung *Telegraph* und die *Jerusalem Post* gehören. Im Vorstand der Hollinger Group sitzen eine Vielzahl von Bilderbergern und CFR/TK-Mitgliedern, u. a. Henry Kissinger und Lord Carrington. Dies ist umso interessanter, wenn man bedenkt, dass der Permindex-Präsident und SOE-Mitarbeiter Louis Bloomfield in Wirklichkeit ein Strohmann und Anwalt der Bronfman-Familie war, die ihr Vermögen mit Schnapshandel und anderen Gangster-Aktivitäten während der Zeit der Prohibition gemacht hatte. Die Bronfman-Gang stand Conrad Blacks Vater nahe, einem weiteren Schnapshändler und Geheimdienstmitarbeiter beim SOE. Weiterhin sind die Bronfmans finanzielle Langzeitunterstützer und Mitglieder der Mossad-Fassade Anti-Defamation League.

Bloomfield begegnete Clay Shaw zum ersten Mal während des Krieges beim Office of Strategic Services (OSS), bei dem beide dienten. Shaw war in London stationiert und wurde ein Freund des Premierministers Winston Churchill (Kom300), dessen persönlicher Berater … Sir William Stephenson war. Zur gleichen Zeit diente auch James Jesus Angleton beim OSS in London, der Chef der CIA Gegenspionage und die israelische Verbindung zur Zeit des Kennedy-Attentats. Und wer war der Mann, der in dieser Zeit den britischen Geheimdienst kontrollierte? Lord Victor Rothschild, ein anderer enger Freund Churchills, der Mann hinter Israels Atomwaffenprojekten und einer der Schlüsselfiguren hinter der Gründung Israels. Rothschild kannte Shaw, Bloomfield, Stephenson und Angleton – alles Mitglieder des Teams, das sich verschworen hatte, Kennedy zu ermorden. Entweder direkt oder durch diese Gruppe wird Rothschild Meyer Lansky gekannt haben, oder er hatte die Mittel, mit ihm in Verbindung zu treten. Rothschilds Beziehung zum Mossad und Israel war mehr als innig. Er war das Herz der jüdischen Terror- und Geheimdienstgruppen, die Israel hervorbrachten. Eine dieser Geheimdienstgruppen, die „Hananah“ oder „Hananah B“, die Terrorabteilung, wurde das, was wir als Mossad kennen.[37] Auch die „hauseigene“ Geheimdienstagentur der Rothschilds, die seit den Anfangszeiten der Rothschilddynastie für diese tätig war, ging im Mossad auf.

Bloomfield und Shaw kamen wieder im Vorstand von Permindex zusammen und arbeiteten zusammen bei der Tarnaktivität der Firma, dem weltweiten Ausrichten von Handelsmessen. Am 22. November 1963 war Präsident Kennedy unterwegs, um auf dem kürzlich eröffneten Handelszentrum in Dallas zu sprechen. Es war die Verabredung im Handelszentrum, die seine Wagenkolonne über den Dealey Plaza fahren ließ, wo die tödlichen Schüsse abgefeuert wurden. Ein Zufall? Irgendwie glaube ich das nicht.

Der Französische Geheimdienst

Der Tod Präsident Kennedys und die vielen Anschläge auf das Leben des französischen Präsidenten General Charles de Gaulle wurden von derselben Organisation orchestriert – dem Rothschild-kontrollierten Mossad. Einer der Mordanschläge auf de Gaulle wurde von Frederick Forsyth in dem Roman „Der Schakal" verewigt. Interessanterweise gab es im selben Zeitraum eine terroristische Gruppe, die als die „Jüdische Antikommunistische Liga" oder JACL bekannt war.[38] Diese Gruppe kooperierte mit einer abtrünnigen „Zelle" innerhalb des französischen Geheimdienstes namens OAS.

Die von Israel und der CIA gestützte OAS war die Gruppe, die direkt hinter den Mordanschlägen auf de Gaulle steckte. Sie bekämpften ihn, weil er Algerien in die Unabhängigkeit entlassen wollte, was sie als Betrug an Frankreich ansahen. Israel und der Mossad waren ebenfalls dagegen, und auch diese Angelegenheit war einer der vielen Konfliktpunkte, die sie mit Kennedy hatten, der als junger Senator die algerische Unabhängigkeit unterstützt hatte. Wieder entfalten sich endlose Verbindungen. Während des Zweiten Weltkrieges diente James Jesus Angleton, der CIA-Chef im Dienste Israels, als amerikanische Geheimdienstverbindung mit dem französischen Geheimdienst, dem SDECE, und er hielt viele Kontakte mit dessen Mitarbeitern, die seine Liebe für Israel teilten. Er hatte auch enge Kontakte mit der korsischen Mafia in Frankreich, die mit dem Lansky-Syndikat zusammenarbeitete. Die Drogen, die die korsische Mafia in Laboratorien in Marseille produzierte, wurden von Lansky und Angletons CIA auf die amerikanischen Straßen gebracht. Israel, Mossad und CIA tun ihre schmutzige Arbeit selten selbst, und ein französischer Geheimagent und Diplomat erzählte Michael Colins Piper, dem Autor von „Final Judgement", dass der Mossad ein französisches Team benutzte, um Kennedy zu ermorden:

> „Sogar die CIA bedient sich der Dienste der Kollegen (sie lieben den französischen Stil), um schmutzige Spuren zu verwischen. Die rechte Hand weiß nicht, was die linke getan hat. Das Tarnteam weiß nicht, wer den Mord ausgeführt

> hat. Und die Mörder sind nicht an den Nachwirkungen ihrer Mission interessiert. Darauf legen sie nicht den geringsten Wert."[39]

Der Geheimdienstoffizier sagte, dass Yitzhak Shamir, der damalige Chef der Mordabteilung des Mossad und spätere israelische Ministerpräsident, das französische Team für den Kennedy-Mord angeheuert habe; in Zusammenarbeit mit Oberst Georges de Lannurien, dem Vizechef des französischen Geheimdienstes. Wie Collins Informant sagte:

> „Es war kein Zufall, dass am selben Tag der Hinrichtung des Präsidenten durch das französische Team, [de Lannurien] in Langley [im CIA-Hauptquartier] mit James Jesus Angleton zusammentraf, dem Mossadmaulwurf."[40]

Es ist schon witzig, dass Shamir nichts davon in seiner „Autobiographie", „Summing Up", erwähnt. Darin sagt er, der Mossad habe für „Ehrlichkeit" und „moralische Normen" gestanden.[41] Nein, ich mache keine Witze. Shamir sagt auch, er habe „fassungslos" von der Kennedy-Ermordung erfahren und irgendwie gewusst, dass nun alles anders werden würde.[42] Hm, Yitzak, entschuldige bitte, aber war das nicht der eigentliche Plan?

New Orleans

Die Stadt New Orleans war wichtig für den Plan. Von dort führte ein Kerl namens Guy Bannister, ein ehemaliger FBI- und Marinegeheimdienstmitarbeiter, eine „Detektivagentur" als Tarnung für die CIA. Laut dem früheren CIA-Auftragsagenten Robert Morrow, der der Operation von New Orleans nahestand, war der unmittelbare Vorgesetzte von Bannister ... Clay Shaw, der Permindex-Direktor und der einzige Mann, der sich je vor Gericht für die Ermordung Kennedys verantworten musste. Eine Anklage, die er dank der Ermordung und Einschüchterung von Schlüsselzeugen überlebte. Einer von Bannisters engen Freunden war A. L. Bosnick, eine führende Figur im Büro der Mossad-Fassade Anti-Defamation League in New Orleans. Bannisters Büro in der Camp Street 544 in New Orleans war ebenfalls eine inoffizielle Filiale der abtrünnigen französischen Geheimdienstzelle OAS, die die tatsächlichen Attentäter für den Mossad und die CIA in Dallas stellte. Ein OAS-Vertreter, der aus der Camp Street operierte, war der Söldner Jean Souetre, der Verbindungen mit Meyer Lanskys Verbündeten in der korsischen Mafia hatte. Ein CIA-Dokument, das 1977 von der Dallas-Forscherin Mary Ferrell entdeckt worden war, belegt, dass der französische Geheimdienst den OAS-Terroristen Souetre ausfindig machen wollte, da dieser als eine Bedrohung für das Leben von Charles de Gaulle angesehen wurde. Das Dokument, datiert auf den 1. April 1964, listet einige bekanntgewordene Sichtungen von Souetre auf. Es besagt, dass er am Morgen des 22. November 1963 in Fort Worth war (genau wie Kennedy), und dass er auch an genau dem Nachmittag in Dallas war, als Kennedy erschossen wurde. Innerhalb von 48 Sunden nach der Ermordung, so das Dokument, wurde Souetre in Texas aufgegriffen und aus den Vereinigten Staaten ausgewiesen.[43] Souetre behauptete, dass der Mann, auf den sich das Dokument bezöge, in Wirklichkeit ein anderer französischer Attentäter namens Michel Mertz gewesen sei, der seinen Namen benutzte.

Es war Bannisters Büro, das Lee Harvey Oswald, selbst ein CIA-Mitglied, als Sündenbock aufbaute. Man wies den unwissenden Oswald an, sich wie ein Pro-Castro-Kommunist aufzuführen, ohne dass dieser den genauen Grund erkannte. Offensichtlich lautete Plan A, die Öffentlichkeit davon zu überzeugen, dass Oswald Kennedy aus Sympathie für Castro umbrachte. Es ist möglich, dass Oswald von der Anti-Defamation League finanziert wurde. Auf jeden Fall wurde der Plan, Oswald eine öffentliche Rolle als Pro-Castro-Mann zu geben, von den ADL-kontrollierten Medien unterstützt. Das *NBC* Fernsehen und sein angegliederter Radiosender *WDSU* in New Orleans interviewten Oswald zu seinen pro-kommunistischen, Pro-Castro-Ansichten im August 1963 und gaben dann das Tonband an das FBI weiter. Sie luden ihn auch zu einer Diskussion über Castro ein und filmten ihn beim Verteilen von Pro-Castro-Flugblättern in Dallas. Warum so viel Sendezeit für Oswald in den Monaten vor der Kennedy-Ermordung? Vielleicht würde diese Frage die Tatsache beantworten, dass der Sender *WDSU* der Familie Stern gehörte, engen Freunden von Clay Shaw und bedeutenden Spendern für Israel und die Anti-Defamation League. Nach der Ermordung wurden die *WDSU*-Interviews sofort landesweit bei *NBC* ausgestrahlt und untermauerten so die Idee, Oswald sei ein „verrückter Einzeltäter“ gewesen, der Kennedy umbrachte, um Castro zu unterstützen. Johann Rush, der junge Kameramann, der den flugblätterverteilenden Oswald gefilmt hatte, trat 30 Jahre später als „Experte“ auf, dessen „Vergrößerung“ des Zapruder-Films angeblich „bewiesen“ haben soll, dass Oswald der alleinige Attentäter gewesen sei![44]

Der Stachel

Nach der ausgezeichneten Untersuchung in dem Buch „Final Judgement" wimmelte es in Dallas und Dealey Plaza nur so von verschiedenen Leuten und Gruppen, die später von Untersuchern mit der Ermordung in Verbindung gebracht werden konnten. Dies wurde arrangiert, um derart viele potentielle Attentäter und Drehbücher zu liefern, dass das Wasser extrem trübe wurde. Es ist eine klassische Ablenkungsstrategie. Nur ganz wenige vor Ort, die Mörder im Mossad-CIA-OAS ZR-Schießkommando, wussten, dass der Plan lautete, Kennedy umzubringen. Unter den anderen Gruppen vor Ort war scheinbar auch ein CIA-Team, das glaubte, der Plan sei, einen Mordanschlag auf den Präsidenten zu fingieren. Sie dachten, dass der Attentatsversuch später Castro in die Schuhe geschoben werden sollte und so viel Empörung in Amerika verursachen würde, dass Kennedy seine Friedenspläne mit Kuba aufgeben und sich bestenfalls genötigt sehen würde, eine Invasion zu starten und Castro abzusetzen. Es ist wahrscheinlich, dass E. Howard Hunt von der CIA mit seinen Verbindungen zum Schweinebucht-Desaster und den kubanischen Anti-Castro-Widerstandsgruppen zu einem dieser „fingierten Mord-Teams" gehörte, möglicherweise als Anführer. Falls die Geschichte wahr ist, wäre niemand erstaunter gewesen als Hunt und seine Kollegen, als Kennedy tatsächlich erschossen wurde, und zu Hunts CIA-Team gehörte ganz sicher auch ein Lee Harvey Oswald. Mit dieser Mission wird man Oswald beauftragt haben, bevor er begann, sich dermaßen öffentlich als Pro-Castro-Kommunist darzustellen, obwohl er nichts dergleichen war. Die Geschichte des „fingierten" Teams der CIA in Dallas wurde Gary Wean erzählt, der früher in der Abteilung für Verbrechensaufklärung der Polizei von Los Angeles tätig war. Wean traf seinen Informanten über den Sheriff Bill Decker in Dallas, der ihm sagte:

> „Es gibt einen Mann in Dallas, den ich schon lange Zeit kenne. Er kennt die gesamte Wahrheit über Oswalds Beteiligung, doch hat er solche Riesenangst, dass er weder zur Polizeiabteilung in Dallas noch zum FBI geht. Irgendwo gabe es da eine schreckliche Überschneidung, und jeder hat vor jedem tierische Angst.
>
> Die dämlichen Verdächtigungen und Anschuldigungen, denen alle Strafverfolgungsbehörden im Süden von Blödmännern in Washington ausgesetzt waren, sind genauso unglaublich wie das Chaos, das damit angerichtet wurde."[45]

Später traf sich Wean mit Deckers Informanten, den er nur als „John" bezeichnet. Dieser sagte Wean, dass E. Howard Hunt (der später einer der Watergate-Einbrecher sein würde) Oswald informierte habe, dass Kennedy selbst nichts von dem Plan des fingierten „Attentats" wisse, hochrangige Kabinettsbeamte jedoch schon. Oswald sei gesagt worden, er müsse nach der fingierten „Ermordung" außer Landes fliehen, aber man würde ihm erlauben zurückzukehren, sobald die Angelegenheit mit Castro erledigt sei.[46] Daher dachte Oswald, das Attentat sollte fehlschlagen. Sicherlich erkannte er sofort nachdem Kennedy getötet worden war, dass er nur benutzt worden war, um die Schuld auf sich zu nehmen. Geheimdienste arbeiten nicht als eine Einheit, sondern stellen durch diverse Unterabteilungen sicher, dass die linke Hand nicht weiß, was die rechte tut. Gary Wean deckte die Identität von „John" aus offensichtlichen Gründen nicht auf, aber nach 1991 konnte er dies gefahrlos tun. „John" war Senator John Tower, der 1961 der erste Republikaner in jenem Jahrhundert war, der einen Senatssitz in Texas gewann. Tower war während seiner Laufbahn ein starker Unterstützer und Verbündeter der CIA und half später bei der Vertuschung der tiefen Verstrickung von George Bush in die Iran-Contra-Affäre, bei der Waffen gegen Drogen getauscht wurden. Am 5. April 1991 starb John Tower, als sein Flugzeug explodierte.

Die Vertuschung

Die Vertuschung begann in dem Augenblick, als die tödlichen Schüsse abgefeuert wurden. Tatsächlich wurden die Tarngeschichten aber schon weit vorher ausgearbeitet. Oswald wurde in der ganzen Welt als alleiniger Attentäter dargestellt, der es für Kuba und Castro getan hatte. Er selbst jedoch sagte nach seiner Verhaftung, dass man es ihm angehängt habe. Da er nicht schweigen wollte, musste man ihn zum schweigen bringen. Also trat Jack Ruby (Rubenstein) auf den Plan und erschoss Oswald aus nächster Nähe, als die Polizei ihn nach seiner Verhaftung über einen öffentlichen Platz „eskortierte". Ruby wurde als ein Nachtclub-Besitzer in Dallas dargestellt, der Oswald tötete, um Kennedys Tod zu rächen. Hm, irgendwie glaube ich das nicht. Rubys erster Telefonanruf nach seiner Verhaftung galt Al Gruber, einem engen Vertrauten von Mickey Cohen, dem Meyer Lansky-Gefolgsmann in Hollywood. Es war Cohen, der gemeinsam mit Menachim Begin die Beziehung zwischen John F. Kennedy und Marilyn Monroe in die Wege geleitet hatte, die mit der Ermordung des Filmstars durch die gleiche Clique endete. Gruber war kurz vor Kennedys Ermordung in Dallas angekommen, um Ruby zu besuchen, einen Mann, den er zehn Jahre lang nicht gesehen hatte.[47] Rubys Anwalt während des Gerichtsverfahrens war Melvin Belli, der Freund und Rechtsanwalt von Mickey Cohen.[48] Zumindest ein Treffen zwischen Belli, Cohen und Begin ist bestätigt worden.[49]

Jack Ruby arbeitete für Al Capone und innerhalb des organisierten Verbrechersyndikats, speziell für dessen Boss der Bosse, Meyer Lansky. Ruby wurde als Mafia-Gefolgsmann hingestellt, um die Aufmerksamkeit von Lansky, seinem wirklichen Arbeitgeber, abzulenken. Seine Beziehungen mit Lansky führten zu Rubys Kontakten mit der CIA, Israel und den Anti-Castro-Gruppen. Marita Lorenz, eine frühere CIA-Mitarbeiterin, sagte auf einer Anhörung wegen Verleumdung, die E. Howard Hunt von der CIA und die Zeitung *The Spotlight* betraf, dass sie sich am Tage vor der Ermordung Kennedys in Dallas mit Hunt und einer Gruppe anderer CIA-Mitarbeiter getroffen habe, einschließlich … Jack Ruby. Sie sagte, Hunt sei der Zahlmeister für eine streng geheime Operation gewesen, von deren Zweck sie keine Ahnung hätte. Man habe ihr gesagt, dass ihre Rolle die des „Lockvogels" sei.[50] Stattdessen verließ sie jedoch Dallas und nahm nicht an dem Komplott teil. Es scheint wahrscheinlich, dass Ruby, genau wie Oswald, schließlich erkannte, dass er betrogen worden war. Nachdem man Ruby zum Tode verurteilt hatte, feuerte seine Familie seinen Anwalt Melvin Belli. Doch bevor seine Berufung angehört werden konnte, starb Ruby praktischerweise im Gefängnis.[51] Ruby verstarb oder verschwand zumindest, nachdem er klargestellt hatte, dass er einige sehr wichtige Dinge über Kennedys Tod zu sagen habe. Er bat Earl Warren, den Chef der Untersuchungskommission zu Kennedys Tod, ihn zu seiner Sicherheit von Dallas nach Washington zu verlegen, um seine Geschichte erzählen zu können. Warren lehnte ab, und die Geschichte kam nie aufs Tapet. Ich frage mich nur, warum?

Lassen Sie uns im Lichte dessen, was Sie in diesem Buch und besonders auf den letzten Seiten gelesen haben, die Zusammensetzung der Warren-Kommission betrachten, die ja bekanntlich entschied, dass Oswald der alleinige Täter gewesen sei. Die Warren-Kommission wurde von Lyndon Baines Johnson ernannt, dem Mann, der aufgrund von Kennedys Tod Präsident geworden war. Wenn man die Frage „Wem nützt es?" auf die Kennedy-Ermordung anwendet, dann steht Johnson auf der Liste sehr weit oben. Darüber hinaus war er eng mit all den anderen Mitspielern verbunden, die gewaltig von der Ermordung profitierten. Johnson hatte sowohl Langzeit-Verbindungen mit Meyer Lansky als auch Bestechungsgelder vom Syndikat für politische Gefallen angenommen, seit er in Texas Senator geworden war. Wie es das Buch „Final Judgement" klar herausarbeitet, war Johnson ein Megakrimineller, und nur indem er das Elitenetzwerk benutzte, konnte er es vermeiden, für sehr lange Zeit ins Gefängnis zu wandern. Nachdem Johnson Kennedy ersetzt hatte, wurde der Kampf der Regierung gegen das organisierte Verbrechen sofort eingestellt. Johnson war auch ein Liebling und begeisterter Unterstützer Israels und wandelte unmittelbar nach der Amtsübernahme Amerikas neutrale Nahost-Politik in eine regelrecht unbegrenzte finanzielle und politische Unterstützung für Israel um. Der Forscher und Autor Stephen Green schrieb über die Johnson-Ära in seiner Studie über amerikanisch-israelische Politik:

> „ ... während dieser Zeit überstieg die Pro-Kopf-Finanzhilfe der USA für Israel bei weitem die für jede andere Nation der Welt, und die diplomatische Unterstützung der USA für Israel bei der UNO und anderswo war nicht weniger großzügig."[52]

Johnson revidierte auch Kennedys Politik des Rückzugs aus Vietnam, woraufhin der Krieg eskalierte – zum ungeheuren Nutzen des Lansky-CIA-Mossad-Drogenhandels in Südostasien und der Geldtresore der Waffenproduzenten und Bankiers. Johnson stoppte schnell Kennedys Plan, zinsfreies Geld herauszugeben und die Macht des Federal-Reserve-Bankenkartells zu beschneiden. Lyndon Johnson, ein weiterer Verbrecher mit Sitz im Weißen Haus, erfüllte die Wünsche aller Beteiligten am Kennedy-Attentat, nachdem er durch dessen Tod Präsident geworden war. Johnson war der Mann, dessen eigenes Überleben davon abhing, dass die Wahrheit über das Attentat (und seine eigene Verstrickung) niemals öffentlich bekannt würde. Dies war derselbe Mann, der die Warren-Kommission zur Ermittlung des Mörders ernannte! Ihre Mitglieder waren unter anderem:

Oberrichter Earl Warren: Freimaurer im 33. Grad und laut einigen Forschern ein Mann unter der Kontrolle der organisierten Verbrechersyndikate. Das würde natürlich ins Bild passen. Warren war auch eng mit dem führenden Zeitungskolumnisten Drew Pearson und über ihn auch mit einem anderen Kolumnisten, Jack Anderson, befreundet. Pearson war es, der Geschichten mit dem Ziel schrieb, die Aufmerksamkeit von den wahren Attentätern abzulenken. Er unterstützte Israel in seinen Kolumnen sklavisch, und sein Biograph schrieb: „Jahrelang hatte die Anti-Defamation League Pearson gewaltig geholfen. Sie lieferte ihm Informationen, die er sonst nirgends erhalten konnte, unterstützte seine Vortragsreisen und half sogar bei der Verbreitung seines wöchentlichen Nachrichtenrundbriefs."

Allen Dulles: Der Chef der CIA, der von Kennedy gefeuert worden war. Dulles half mit, die Bolschewiken und Hitler zu finanzieren und zu unterstützen. Seine Anwaltskanzlei wickelte die Angelegenheiten des Nazi-Kartells I. G. Farben in den USA ab. Dulles leitete die CIA während ihres grauenhaften Bewusstseinskontroll-Projekts MKUltra und war ein Mitglied des Council on Foreign Relations und der Bilderberger. Dulles vertrat die Ansichten der Nazis und war ein eifriger Unterstützer der Eugenik.

John J. McCloy: Zur Zeit von Kennedys Tod und der Warren-Kommission war er Vorsitzender des Council on Foreign Relations und auch Präsident der Ford-Stiftung von David Rockefellers Chase Manhattan Bank. Er war der US-Delegierte bei der Gründung der Vereinten Nationen, ein Mitglied des Komitee der 300 und half Jean Monnet (Kom300), die Europäische Union ins Leben zu rufen. Während des Krieges stellte er sich gegen die Politik, die japanische Kapitulation ohne Abwurf der Atombomben zu akzeptieren. Nach dem Krieg ordnete er die Freilassung von Hitlers Bankier Hjalmar Schacht an, der wegen Kriegsverbrechen verurteilt worden war, so wie er es auch mit anderen Nazis tat.

Gerald Ford: Freimaurer im 33. Grad, Mitglied des CFR, der Bilderberger und des Ostküsten-Establishments, das von Rockefeller und der Elite kontrolliert wird. Er war Vizepräsident unter Nixon zur Zeit des Watergate-Skandals. Nixons erzwungener Rücktritt machte Ford zum Präsidenten, und dieser ernannte Nelson Rockefeller zum Chef einer „Kommission" über die Rolle der Sicherheitsdienste beim Watergate-Geschehen, um sicherzustellen, dass nichts von Bedeutung getan würde. Und so war es. Während seiner Präsidentschaft schrieb Ford an Senator Frank Church, den Vorsitzenden des Geheimdienstkomitees des Senats, und forderte, dass der Bericht des Komitees über Mordanschläge in den USA geheim gehalten werden müsse, einschließlich des Attentats auf JFK.[53]

Ein weiterer Mann, der mit der „Untersuchung" über die Ermordung Kennedys zu tun hatte, war J. Edgar Hoover, Freimaurer im 33. Grad und legendärer Direktor und Manipulator des FBI. Er hasste Kennedy, der geplant hatte, ihn nach den Wahlen von 1964 abzusetzen. Hoover stand sowohl mit Meyer Lansky als auch mit der Anti-Defamation League in Verbindung. Michael Milan, ein ehemaliger Lansky-Gefährte und verdeckter FBI-Mitarbeiter, sagte: „Ich wusste, dass (J. Edgar Hoover) und Meyer Lansky manchmal die Köpfe zusammensteckten. Mr. L. wurde nie belangt, erhielt selten irgendwelche Vorladungen von der Regierung und wurde im Allgemeinen in Ruhe gelassen, um seinen Geschäften nachzugehen."[54] Hoover hatte sehr enge Verbindungen mit der Anti-Defamation League, der Mossad-Fassade. 1947 wurde dank des Geldes der ADL in seinem Namen eine Stiftung gegründet. Der erste Präsident der Hoover-Stiftung war Rabbi Paul Richman, der Washingtoner Direktor der ADL.[55] Hoover war auch eng mit Louis Bloomfield befreundet, dem Chef der Mossad-Tarnorganisation für Mordanschläge, Permindex!

Dies waren die Männer, die entschieden, dass Oswald ein Einzeltäter war! Darüber hinaus war die CIA-Abteilung, die die „Untersuchung" der Warren-Kommission unterstützen sollte, die Abteilung für Gegenspionage unter Leitung von … James Jesus Angleton, dem Mossad-Maulwurf und Hauptorganisator des Attentats. Der Koordinator des FBI für die Warren-Kommission war William Sullivan, ein enger Freund von … James Jesus Angleton.

Die Vertuschung dauert bis zum heutigen Tage an. Bücher und Zeitschriften, die von den Mördern und deren Nachfolgern finanziert werden, behaupten, dass die Mafia, Castro, der KGB etc. etc. Kennedy ermordeten. Doch jede dieser Veröffentlichungen ist dazu angetan, die wahren Schuldigen weiter zu decken: das Israel-CIA-Meyer Lansky-OAS Netzwerk, das unter einem zentralen Kommando stand, wahrscheinlich dem Hause Rothschild. Denken Sie, die Medien stehen nicht genug unter Kontrolle, um die Wahrheit seit über 30 Jahren von der Öffentlichkeit fernzuhalten? Wie der ehemalige Mossad-Agent Victor Ostrovsky sagte:

> „(Ich erkannte,) dass die nordamerikanischen Medien vollständig übernommen worden waren. Bei Themen, die den Nahen Osten im Allgemeinen oder Israel im Besonderen behandeln, gibt es keine freie Presse mehr … Ich hatte immer gewusst, dass Themen, die der jüdischen Gemeinschaft wichtig waren, mit zweierlei Maß gemessen wurden. Mir war jedoch nicht klar, wie heuchlerisch diese Gemeinschaft und die Medien sein können, die ihr zu Füßen liegen. Ich hatte mitbekommen, dass sie fast die Filmindustrie übernommen und einen starken Einfluss auf Washington hatte … Jetzt hat sie durch Einschüchterung und Betrug offensichtlich große Teile der amerikanischen Medien übernommen. All jenen, die dies die ganze Zeit gewusst und sich darüber ausgeschwiegen haben und denjenigen, die jetzt schweigen, sei gesagt: Schämt euch!"[56]

Der Herausgeber der Zeitschrift *Life*, Richard Billings, führte eine heftige Kampagne, um Jim Garrisons Untersuchungen über das Attentat in Misskredit zu bringen, wie Garrison dokumentiert hat. Billings diente später im Stab des House Assassination Commitee zusammen mit dessen Direktor G. Robert Blakey, einem Verbündeten von Meyer Lanskys Freund Morris Dalitz. Das Komitee entschied, dass es „die Mafia war". Die *Time-Life*-Organisation fusionierte später mit *Warner*, um so das *Time-Warner* Medienimperium zu erschaffen. Dies ist eine von der Elite kontrollierte

Organisation, der jetzt *Turner Broadcasting* und dessen weltweiter „Nachrichten"-Sender *CNN* gehört. *Warner Brothers* wurde von einer Gesellschaft namens Seven Arts geschluckt, die von Meyer Lanskys Mitarbeiter Louis Chesler aufgebaut worden war und zum Waschen von Syndikatsgeld benutzt wurde. Als Seven Arts die Kontrolle über die Warner Studios erlangte, war die Firma Investors Overseas Service von Bernie Cornfield, dem Strohmann der Rothschilds, und Rabbi Tibor Rosenbaum vom Mossad, dem Gründer von Permindex, im Besitz großer Gesellschaftsanteile von Seven Arts. 1993 kauften die Bronfmans (die Gangsterfamilie, die den Permindex-Chef Louis M. Bloomfield kontrollierte) die Aktienmehrheit bei *Time-Warner*. Wie faszinierend ist es doch, dass Oliver Stones „Enthüllung" der Kennedy-Ermordung, „JFK", von *Warner Brothers* vertrieben wurde. Stones Film, der eine Mischung aus Tatsachen und Fiktion ist, gab dem militärisch-industriellen Komplex und der CIA die Schuld und nicht den wahren Verschwörern, dem Mossad. Seitdem hat Stone ähnliche Ablenkungsarbeit im Fall Richard Nixon geleistet. Der Filmproduzent von „JFK", der Mann, der für das Auftreiben des Geldes für den Film verantwortlich war, hieß Arnon Milchan, den man als bedeutenden Waffenlieferanten und Undercover-Agenten für Israel identifiziert hat. Der Journalist Alexander Cockburn schrieb am 8. Mai 1992 in *The Nation*, dass Milchan „1989 in einem israelischen Bericht als (Israels) ‚wahrscheinlich' größter Waffenhändler bezeichnet wird. Eine Firma, die er einmal besaß, wurde beim Schmuggeln von Zündern für Atomwaffen in den Irak ertappt." Die PR-Firma, die Stone angeheuert hatte, um die Werbung für den „JFK"-Film zu übernehmen, war Hill and Knowlton aus Washington, DC – dieselbe Firma, die für die Propaganda zuständig war, die Amerikas Eintritt in den Golfkrieg unterstützte. Der zuständige Mann bei Hill and Knowlton, der den Werbefeldzug für „JFK" leitete, war Frank Mankiewicz, der seine Karriere bei der Anti-Defamation League in Los Angeles begonnen hatte.

Bis heute stinkt das Kennedy-Attentat noch immer.

Aufgrund seiner familiären und politischen Erfahrungen erkannte John F. Kennedy, dass eine Verborgene Hand die Vereinigten Staaten kontrolliert. Zehn Tage vor seinem Tod soll er an der Columbia-Universität gesagt haben:

> „Das hohe Präsidentenamt ist dazu benutzt worden, einen Anschlag auf das amerikanische Volk zu verüben. Bevor ich mein Amt verlasse, muss ich die Bürger über ihre missliche Lage informieren."[57]

Unglücklicherweise kam er nicht mehr dazu, selbst wenn es sich bei dieser Aussage nur um ein Gerücht handelte.

In seinem Buch „Defrauding America" enthüllt Rodney Stich ebenfalls noch mehr Beweise für die Verwicklung der CIA in das Kennedy-Attentat und dessen Vertuschung. Stich, ein ehemaliger Bundesaufsichtsbeamter, nutzte seine eigenen Kenntnisse, Erfahrungen und Informanten innerhalb des Geheimdienstnetzwerks, um das Gespinst der Korruption in der US-Regierung aufzudecken. Einer seiner Kontakte war Colonel Trenton Parker, ein ehemaliger hochrangiger CIA-Mitarbeiter, der mit der Gegenspionageeinheit der CIA namens „Pegasus" in Verbindung stand. Parker sagte, dass die Pegasus-Gruppe Tonbandaufzeichnungen von Leuten besessen habe, die die Kennedy-Ermordung planten. Er benannte sie als „Rockefeller (ich frage mich welcher), Allen Dulles, Johnson aus Texas, George Bush und J. Edgar Hoover". Parker fährt fort:

> „Ich besitze die Tonbänder nicht mehr, da alle Tonbandaufzeichnungen an [den Kongressabgeordneten] Larry McDonald übergeben worden sind. Doch ich habe die Aufzeichnungen gehört. Es handelte sich um Unterhaltungen zwischen Rockefeller und Hoover, in denen Rockefeller fragt: ‚Werden wir irgendwelche Probleme kriegen? Ich hab's mit Dulles abgeklärt. Wenn sie ihre Arbeit tun, tun wir unsere.' Es gab eine ganze Menge von diesen Bändern, da Hoover nicht merkte, dass sein Telefon angezapft wurde."

Parker sagte, dass die Pegasus-Gruppe auch Unterlagen über kriminelle CIA-Aktivitäten zwischen 1976 und 1982 an den Kongressabgeordneten McDonald weitergereicht hätte. McDonald war Mitglied des Joint Armed Services Committee und ließ verlauten, dass er bestürzende Beweise über CIA- und Regierungskorruption aufdecken werde, wenn er von einer Reise aus dem Fernen Osten zurück sei. Er kam aber nicht zurück. Er befand sich an Bord des Korean-Airlines-Flugs 007, der von der „Sowjetunion" abgeschossen wurde. Der Bordcomputer des Flugzeugs war so umprogrammiert worden, dass das Flugzeug in den russischen Luftraum gelenkt wurde, wo sie nur darauf warteten, es abzuschießen.[58] Zwei „Seiten" – dieselben Meister.

Bobby Kennedy

JFKs Tod löste eine Flut von politischen Attentaten während der 1960er Jahre in den Vereinigten Staaten aus, als die Neue Weltordnung errichtet wurde. Johns Bruder Bobby Kennedy, der Justizminister, der das Lansky-Syndikat herausgefordert hatte, wurde 1968 ermordet, nachdem er eine

Rede im Ambassador-Hotel in Los Angeles gehalten hatte, die Teil seiner Wahlkampfkampagne für die Nominierung zum demokratischen Präsidentschaftskandidaten war. Man sagte, er sei von einem weiteren „Einzeltäter", Sirhan Sirhan, umgebracht worden. Bobbys Tod begünstigte Richard Nixon, der in seiner politischen Karriere von Prescott Bush, dem Vater von George Bush, unterstützt worden war. Nixon wurde schließlich Präsident bei einer Wahl, in der ihm Bobby Kennedy ernsthaft Konkurrenz gemacht hätte. Nixons Sicherheitsdirektor in seiner Wahlkampagne von 1968 war James Golden, der dafür seinen Job als Sicherheitschef bei der Lockheed Corporation aufgegeben hatte. Zufälligerweise war es ein Leibwächter von Lockheed, Thane Eugene Caesar, der genau neben Bobby Kennedy stand, als dieser erschossen wurde. Caesar, ein Angestellter des Lansky-Syndikats, arbeitete im Burbank Center bei Lockheed im Hochsicherheitsbereich, in dem das U2-Spionageflugzeugprojekt der CIA entwickelt wurde. Lee Harvey Oswald hatte ebenfalls Verbindungen mit dem U2-Projekt. Ein anderer Angestellter von Lockheed war Richard Gernt Butler, ein Verbündeter des Neonazis Keith Gilbert. Genau dieser Gilbert stand unter Anklage wegen des fehlgeschlagenen Mordanschlags auf den Führer der schwarzen Bürgerrechtsbewegung Martin Luther King im Februar 1965. Vier Tage später wurde ein anderer schwarzer Führer ermordet: Malcolm X. Gilbert sagte im Gefängnis aus, er sei von mächtigen Kräften unterstützt worden, und später kam heraus, dass er von einem weiteren Vertreter weißer Überlegenheit, Loren Eugene Hall, finanziert worden war. Im Gegenzug hatte Hall für Edwin Meese, den Rechtsbeistand von Ronald Reagan (damals Gouverneur von Kalifornien) als Zeuge ausgesagt, und zwar in einem Fall, der mit der Kennedy-Ermordung zu tun hatte. Distriktsanwalt Jim Garrison übermittelte Ronald Reagan einen Auslieferungsantrag für den kalifornischen Residenten Edgar Eugene Bradley im Zusammenhang mit dem Tod von JFK, und Reagan bat Meese, sich damit zu befassen. Dabei war Loren Hall einer seiner Informanten. Reagan verschleppte Garrisons Antrag bis Nixon Präsident wurde, und lehnte ihn dann kommentarlos ab. Meese sollte später US-Justizminister unter Präsident Reagan werden, der oberste Justizbeamte der Nation. Loren Hall und sein Sohn Loren jr. wurden 1989 wegen Betreibens eines Drogenrings in Oklahoma angeklagt. Loren jr. berief eine Pressekonferenz ein, um mitzuteilen, dass die Drogengeschäfte dazu benutzt worden seien, um Geldmittel für die Contras in Nicaragua aufzubringen, die von Ronald Reagan und George Bush so geschätzt wurden.

Hinter der Bühne waren diejenigen, die JFK töteten, die gleichen, die Bobby umbrachten. Es wurde zunehmend wahrscheinlicher, dass Bobby die Nominierung zum demokratischen Präsidentschaftskandidaten gewinnen würde, und er hatte eine ausgezeichnete Chance, Präsident zu werden. Wie JFK wollte er die Politik in Bezug auf den Nahen Osten und das organisierte Verbrechen reformieren. Und was genauso wichtig war: Mit Bobby im Weißen Haus hätte es eine Gelegenheit gegeben, die JFK-Ermordung aufzudecken. Aus diesen Gründen wurde Bobby ermordet, indem man einen bewusstseinskontrollierten Killer auf ihn ansetzte, und wenn man dem ehemaligen CIA-Mitarbeiter Robert Morrow Glauben schenken kann, so benutzten der Mossad und die CIA dieses Mal den SAVAK, die iranische (Mossad-CIA) Geheimpolizei, um ihre schmutzige Arbeit zu verrichten.[59] Es ist stimmt zumindest, dass in den Wochen vor dem Mord ein hochrangiges SAVAK-Mitglied, Khyber Khan, in Robert Kennedys Wahlkampagne eingeschleust worden war. Er benutzte die Deckgeschichte, dass er mit dem Schah im Streit läge. Bobby Kennedy glaubte ihm, nachdem er schon vorher Erfahrungen mit Khan gesammelt hatte, und Khan holte noch mehr SAVAK-Mitarbeiter ins Wahlkampfhauptquartier von Kennedy.

Lord Victor Rothschild, ein enger Freund des Schah, war zusammen mit James Jesus Angleton von der CIA in den Sturz des iranischen Führers Mohammed Mossadegh 1953 verwickelt, der zur Schaffung des SAVAK führte. Der Sündenbock, den man für die Ermordung von Bobby Kennedy benutzte, war ein Araber namens Sirhan Sirhan. In den Wochen bevor man Kennedy ermordete, schloss sich Sirhan Sirhan dem Alten und Mystischen Orden der Rosenkreuzer an und nahm an ihrem Fernkurs teil „Wie wir unsere Gehirnwellen kontrollieren können". Er lernte, wie er sich selbst in Trance versetzen konnte, indem er in einem Spiegel in seine eigenen Augen starrte. Während dieser Trancen begann er unzusammenhängende Gewalt- und Morddrohungen niederzuschreiben. Er konnte sich nicht daran erinnern, dies getan zu haben, erkannte jedoch später die Handschrift als seine eigene. Sirhan verehrte Bobby Kennedy offensichtlich, aber fühlte sich betrogen, als Kennedy die Lieferung von 50 Kriegsflugzeugen an Israel unterstützte. Sirhan hasste die Juden, seitdem er als arabischer Junge 1948 in Palästina von den Israelis bombardiert und beschossen worden war. So lautet zumindest die offizielle Version. Nach diesem von Sirhan so empfundenen Betrug wurden seine Tranceexperimente immer extremer. Er dachte, er habe Kennedys Gesicht aus dem Spiegel herauskommen sehen und schrieb „Töte Kennedy" in sein Trancenotizbuch. „Kennedy muss vor dem 5. Juni 1968 umgebracht werden", stand da. Der 5. Juni war der Jahrestag des israelischen Sieges über die Araber. Die Frage ist: Wer kontrollierte Sirhans Unterbewusstsein? Er selbst oder jemand anders? Nach

Meinung von Sirhans Psychiater Bernhard L. Diamond programmierte er sich selbst, um Kennedy zu töten.[60] Wie bitte? Ja, natürlich tat er das.

Lassen Sie uns die bemerkenswerten „Zufälle" betrachten, die es diesem „selbstprogrammierten" Mann ermöglichten, seine Mission auszuführen. Sirhan sagte, in der Mordnacht, dem 4. Juni, habe er sich mit einem Freund zum Abendessen getroffen, um dann zu einem Rosenkreuzer-Treffen zu gehen. Aber sein „Freund" hätte eine Zeitung mitgebracht, in der Sirhan eine Anzeige über eine Parade gesehen habe, die den Jahrestag des israelischen Sieges feierte. Laut Anzeige sollte die Veranstaltung an „diesem Abend" stattfinden. Sirhan erkannte jedoch nicht, dass man ihm irgendwie eine Kopie der Zeitung des nächsten Tages gegeben hatte, denn die Parade war eigentlich für den Abend des 5. Juni geplant. Da er dies nicht begriff, änderte Sirhan seine Pläne und ging auf die Parade. Natürlich fand er sie nicht. Laut der Darstellung, die von Sirhan unter Hypnose von Dr. Bernhard L. Diamond gegeben wurde,[61] habe er sich danach einsam gefühlt und sich zufällig an ein Mädchen erinnert, das er von der High-School kannte, und das er glaubte, im Ambassador-Hotel finden zu können, wo rein „zufällig" am selben Abend Bobby Kennedys Veranstaltung stattfand. Einige Stunden lang habe sich Sirhan in der Nähe des Hotel herumgetrieben und betrunken. Um ungefähr elf Uhr habe er beschlossen, nach Hause zu gehen – seine letzte bewusste Erinnerung an diese Nacht. Unter Hypnose beschrieb er dann, wie er zu seinem Auto gegangen sei, aber sich zu schlecht und zu betrunken gefühlt habe, um zu fahren. Dann habe er sein Gewehr auf dem Rücksitz bemerkt. Besorgt darüber, dass es gestohlen werden könnte, habe er es in seiner Hose versteckt. Zurück im Hotel habe er Kaffee mit einer „dunklen, attraktiven" (niemals identifizierten) Frau getrunken. Als er sich aufgemacht habe, um einen weiteren Kaffee zu kaufen, habe er sich in einer Nische mit „blendenden Lichtern und Spiegeln" wiedergefunden. Er sei benommen und verwirrt gewesen. Spiegeltüren führten direkt zur Hotelküche, aber er ging nicht durch sie hindurch. Stattdessen nahm er zur Küche einen längeren Weg. Sirhan befand sich in hypnotischer Trance, ähnlich dem, was er bei den Rosenkreuzer-Kursen erlebt hatte. Er erzählte Diamond, wie er sich an eine Tisch gelehnt habe, sich schläfrig fühlte und nicht genau gewusst habe, wo er sei. Plötzlich habe er aufgeschaut und eine Gruppe von Menschen gesehen, die auf ihn zugekommen sei. Er habe bemerkt, dass einer von ihnen Bobby Kennedy sei, und sein bewusster Verstand entschied, ihm die Hand zu schütteln. Stattdessen zog er das Gewehr heraus und begann zu schießen. Wie es der Psychiater Diamond sagte: „Sirhan beging das Verbrechen in einem Dämmerstadium, in dem er fast nichts von dem wahrnahm, was wirklich geschah.“[62]

Wie kam es dazu, dass Bobby Kennedy genau zur falschen Zeit durch die Hotelküche ging? Er hatte nach seiner Rede durch die Menge spazieren wollen, aber seine „Beschützer“ bestanden darauf, dass er über die Küche hinausgehen sollte, um mögliche Gefahren zu vermeiden. Der Mann, der am meisten darauf beharrte, dass Kennedy durch die Küche herausgehen sollte, war ... Frank Mankiewicz, der ehemalige Mann für Öffentlichkeitsarbeit der Anti-Defamation League, der die Werbung für Oliver Stones Film „JFK“ organisierte.[63] Neben Kennedy ging auch Thane Eugene Caesar, der „Leibwächter“, der in letzter Minute engagiert worden war und mit dem Meyer Lansky-Syndikat in Verbindung stand. Einzeltäter? Keine Verschwörung? Sie machen wohl Witze. Um sicherzugehen, dass keine Fehler unterliefen, habe laut Robert Morrow von der CIA ein amerikanischer Pakistani ebenfalls auf Kennedy mit einem Gewehr geschossen, das als Kamera getarnt gewesen sei. Morrows Buch „The Senator Must Die“ enthält eine Abbildung, die den Pakistani mit seiner „Kamera“ zeigt, Sekunden bevor Kennedy getötet wurde. Andere Forscher meinen, dass keine der Kugeln, die Sirhan Sirhan abgefeuert hatte, tatsächlich Kennedy getroffen habe, sondern dass der wahre Killer Thane Eugene Caesar gewesen sei.

Was auch immer genau geschehen sein mag, Bobby Kennedy wurde von denselben Mächten ermordet, die seinen Bruder getötet hatten, und sie benutzten einen bewusstseinskontrollierten Attentäter, der seitdem programmiert und geistig verwirrt blieb. Durch dieselbe Methode der hypnotischen Bewusstseinskontrolle haben viele Computer-Programmierer in der britischen Verteidigungsindustrie seltsame „Selbstmorde“ und andere Tode erlitten. Viele Opfer hatten für die General Electric Company und ihre Tochterfirma Marconi gearbeitet, und auch in diesen Fällen hat eine weitere Vertuschung die Wahrheit unterdrückt.

Noch ein anderer Name steht, so glaube ich, mit den Toden der Kennedy-Brüder in Verbindung: Aristoteles Onassis, der griechische Großreeder, der ein Vermögen mit Drogentransporten auf seinen Schiffen machte. Interessanterweise ist es eine griechische Sitte, dass derjenige, der einen Mann tötet, sich um dessen Witwe und Familie kümmern muss. Onassis heiratete Jackie, Kennedys Witwe.

Malcolm X

Malcolm X wurde während einer Rede im Audubon Ballroom in New York ermordet. Alle anderen Sprecher der Veranstaltung hatten in letzter Minute abgesagt. Auf der anderen Straßenseite lag das Columbia Presbyterian Hospital, aber dort verweigerte man die Hilfe. Schließlich mussten Malcolms Helfer in das Krankenhaus hinüberrennen, sich eine Bahre schnappen und ihn selbst rüberbringen. Einer seiner engsten Helfer, Leon 4X Armeer, teilte dem FBI mit, dass Elemente innerhalb der Regierung und der Schwarzenorganisation Nation of Islam in den Mord verwickelt seien. Einige Tage später war er tot, nur 32 Jahre alt. Als Todesursache wurde erst Selbstmord angegeben, dann eine Drogenüberdosis und schließlich natürliche Ursachen. Ich frage mich, ob dieser Arzt seine Ausbildung im Vatikan gemacht hat! Die schwarzen Bewusstwerdungsbewegungen waren schon seit langem vom FBI und der CIA unterwandert worden, und Attentate konnten sowohl innerhalb dieser schwarzen Organisationen als auch von außen her organisiert werden. Diese FBI-Operation wurde „Cointelpro" genannt und wurde geleitet von ... William Sullivan, dem Freund des Mossad-Maulwurfs James Jesus Angleton! Sullivan war das Bindeglied zwischen dem FBI und der Warren-Kommission, und seine Cointelpro-Operation baute stark auf Informationen der Anti-Defamation League auf.[64] (Die Kontrolle durch die Elite und die Manipulation von schwarzen Gruppen trifft genauso auf anti-schwarze Gruppen wie den Ku-Klux-Klan zu. Der Ku-Klux-Klan war eine Schöpfung der Elite, gegründet von dem Satanisten Albert Pike, dem souveränen Großmeister des „Alten und Angenommenen Ritus der Schottischen Freimaurerei" im amerikanischen Süden. Pike war ein Gefährte von Guiseppe Mazzini, dem Führer der bayerischen Illuminaten nach dem Tode von Adam Weishaupt.[65] Eine Statue von Pike steht bis heute in Washington, DC, zu Ehren seiner Arbeit im Auftrag der Elite.) Das FBI benutzte eine antikommunistische Gruppierung namens BOSSI dazu, die Nation of Islam und Malcolm X' Splittergruppe, die „Organisation der afro-amerikanischen Einheit", zu unterwandern. Der Anführer von BOSSI war Anthony Ulazowitz und sein Hauptmitarbeiter war John Caulfield. Beide wurden während des Watergate-Skandals öffentlich bloßgestellt als zwei der Hauptpersonen in Richard Nixons Abteilung für schmutzige Tricks. Caulfield war von der Warren-Kommission benutzt worden, um eine Anti-Castro-Gruppe „auszuforschen". Bei den Morden an den Kennedys, Malcolm X und Martin Luther King, dem Watergate-Skandal und einer Vielzahl weniger bekannter Morde und Ereignisse stößt man immer wieder auf die gleichen Namen und Verbindungen.

Martin Luther King

Martin Luther Kings Kampagne für Schwarzenrechte und gegen Vietnam kostete ihm am 4. April 1968 das Leben. Ein ehemaliger FBI-Agent erzählte später dem Sonderausschuss zu den Ermordungen von Kennedy und King, wie der FBI-Stab im Büro von Atlanta gejubelt habe, als die Nachricht von den Schüssen eingetroffen sei. „Sie haben ihn", sagte ein Mann. „Sie haben Zorro" – der FBI-Codename für King. „Ich hoffe, er stirbt, der Hundesohn", sagte ein anderer. Der ehemalige Agent brach in Tränen aus, als er die Geschichte erzählte. Dr. King war ebenfalls eine Zielscheibe von William Sullivans Cointelpro-Operation beim FBI. Dieselben Namen, dieselben Leute, dieselbe Macht.

Vor Dr. Kings Ankunft im Lorraine Motel in Tennessee ging ein Mann zur Rezeption, der sich als „Wahlhelfer" von Dr. King ausgab. Er bestand darauf, dass Kings Zimmer gewechselt würde, weil dieser „gerne ein Zimmer im zweiten Stock mit Aussicht auf den Swimming-Pool hätte".[66] Das Personal im Motel glaubte nicht, dass er ein Schwarzer gewesen sei, sondern ein Weißer, der schwarz geschminkt worden war – ein Trick, der von Geheimdiensten bei Agents Provocateurs benutzt wird, um Unruhe bei schwarzen Demonstrationen zu verursachen und den Schwarzen dafür die Schuld zu geben. Diese Person hatte mit Sicherheit nichts mit Martin Luther King zu tun, weil er überhaupt keine „Wahlhelfer" hatte. King wurde erschossen, als er auf den Balkon hinaustrat, um mit seinem Fahrer zu sprechen.

Der schwarze Polizeibeamte, der für Dr. Kings Sicherheit verantwortlich war, wurde einige Stunden bevor King ermordet wurde gegen seinen Willen nach Hause geschickt, und bis dahin hatte man das Sicherheitsteam von acht Mann auf einen einzigen Polizisten reduziert. Die einzigen beiden schwarzen Feuerwehrmänner der Station in der Nähe des Motels wurden genau an diesem Tag zu anderen Stationen geschickt, und als King erschossen wurde, kam die Notambulanz zu spät, weil sie von Gerätschaften eben dieser Feuerwehrbrigade blockiert worden war. Wie es Luftwaffen-Oberst L. Fletcher Prouty es ausdrückte: „Niemand muss ein Attentat dirigieren – es geschieht. Die aktive Rolle wird im Geheimen gespielt, indem man es geschehen lässt ... Dies ist der wichtigste Anhaltspunkt ... wer die Macht hat, die üblichen Sicherheitsmaßnahmen abzusagen oder sie zu reduzieren ...".[67] Genau das passierte bei Martin Luther King, wie 1995 bei Yitzhak Rabin, dem israelischen Premierminister. Laut der israelischen Presse hatte Rabin eine Reihe von Geheimtreffen mit Henry Kissinger in den Wochen vor seiner Ermordung. Die israelischen Sicherheitsdienste sind phantastisch, wie ich selbst im Flughafen von Tel Aviv erleben konnte, und niemand könnte einen israelischen Premierminister in der Weise töten, außer man ließ es geschehen.

Zeugen sagen, sie seien sicher, dass die Schüsse, die Dr. King töteten, vom Boden kamen und nicht aus dem zweiten Stock der Pension, wo sich ein anderer „Sündenbock" aufhielt, James Earl Ray. Die Stelle, an der die Kugel bei Dr. King eindrang und wieder austrat, bestätigt dies. James Earl Ray konnte es nicht getan haben. Ein ehemaliger Ballistik-Experte des FBI sagte, dass ein Teil des Gewehrs anderthalb Meter tief in einer Mauer hätte stecken müssen, damit Earl Ray von seinem Standort aus die tödlichen Schüsse hätte abfeuern können. Aber James Earl Ray wurde verurteilt. Einfach ein weiterer Einzeltäter. Keine Verschwörung. Klar doch.

Eine zentrale Figur beim King-Attentat scheint Jack Youngblood gewesen zu sein, ein US-Geheimdienstmitarbeiter, der von einigen Forschern als der „Eier- und Würstchenmann" bezeichnet worden ist, weil er begann, regelmäßig in einem Café in der Nähe der Pension aufzutauchen, wo James Earl Ray wohnte. Als James Earl Ray ein Bild von Youngblood gezeigt bekam, bestätigte er, dass dies der Mann gewesen sei, der ihm vor dem King-Attentat immer gefolgt sei. Einer von Youngbloods Kollegen war Frank Fiorini, der später seinen Namen in Frank Sturgis änderte. Dieser Mann war einer der Watergate-Einbrecher.[68]

Der Journalist Lewis Lomas untersuchte die Attentate auf King und Malcolm X und schrieb ein Buch „To Kill A Black Man". Er enthüllte, dass John Ali, der Schatzmeister der Nation of Islam, mit der Malcom X eine Zeit lang verbunden war, für das FBI arbeitete. Zu einer bestimmten Zeit war Ali der mächtigste Mann in der Nation of Islam. Lomas war Spuren nachgegangen, welche die Morde an JFK und Martin Luther King miteinander in Verbindung hätten bringen können, und die ihn insbesondere zu Guy Bannisters „Detektiv"-Agentur in New Orleans führten, die eine Schlüsselrolle beim JFK-Attentat spielte. In einem Film, den man ihn zu drehen beauftragt hatte, versuchte Lomas, die Geheimdienste mit Dr. Kings Tod in Verbindung zu bringen. Einige Tage nach Drehbeginn versagten die Bremsen seines Wagens, und er starb. Im Sommer nach der Ermordung von Memphis ertrank Dr. Kings Bruder auf mysteriöse Weise in seinem Swimming-Pool. Nachbarn hörten Schreie, Platschen und dann Stille. Zwei Jahre danach wurde Dr. Kings Mutter umgebracht, als ein „verrückter Einzeltäter" in ihre Kirche trat und das Feuer eröffnete. Es ist allgemein bekannt, dass alle diese Ereignisse sich zu einer Zeit ereigneten, als das FBI unter J. Edgar Hoover einen Plan ausheckte, um die schwarze Bürgerrechtsbewegung und diejenigen zu stoppen, die gegen den Vietnamkrieg waren. Dies tat auch die Anti-Defamation League im Auftrag der Terroristen, die Israel kontrollieren.

Ein anderer berühmter Name taucht hier ebenfalls auf: Jesse Jackson. Er ist der bekannteste Schwarze in Amerika geworden. Jackson trat am Weihnachtstag 1994 bei der britischen Fernsehgesellschaft *Channel Four* auf, um eine „alternative Rede" zur Ansprache der Queen zu halten, die zur gleichen Zeit auf anderen Fernsehkanälen ausgestrahlt wurde. Eine ziemliche Ehre, wenn Sie so wollen. Jackson war noch in der Partei von Dr. King, als dieser ermordet wurde, obwohl King seinen Beratern gesagt hatte, er beabsichtige, sich von ihm zu trennen. Unmittelbar nach dem Attentat tauchte Jackson in einem blutverschmierten Hemd auf einer Pressekonferenz auf und gab zum Besten, wie er den sterbenden Dr. King in seinen Armen gehalten habe. Das machte Jackson berühmt. Andere Personen, die an Ort und Stelle gewesen waren, wurden allerdings sehr wütend, da sie wussten, dass es nicht stimmte. Beinahe 20 Jahre später gab Jackson in der Phil-Donahue-Fernsehshow zu, dass er gelogen habe und Kings Kopf überhaupt nicht in seinen Armen gehalten hätte. Woher das Blut auf seinem Hemd gekommen war, ist nie glaubwürdig erklärt worden. Nachdem George Bush (CFR) 1988 zum Präsidenten gewählt worden war, hielten er und Jackson (CFR) eine gemeinsame Pressekonferenz ab, bei der Jackson zustimmte, dass James Earl Ray nicht auf Bewährung aus dem Gefängnis entlassen werden sollte. Dies sagte ein Mann, der selbst dabei gewesen war und oft behauptet hatte, dass es nicht das Werk eines einzelnen Attentäters gewesen sei. Was geht hier vor?

Die 1960er Jahre waren eine besonders blutige Zeit der Attentate in den Vereinigten Staaten, aber sie gehen auch heute in der ganzen Welt weiter, um diejenigen zu ersetzen, die das Spiel der Elite nicht mitspielen wollen. Es gibt eine Vielzahl von Vertuschungsgeschichten, um die wahren Anstifter solcher Morde zu decken: ein „einzelner Verrückter", eine von der Elite kontrollierte „terroristische" Gruppe, ein Flugzeugabsturz (mit der heutigen Technik ist es ist einfach, ein kleines Flugzeug zu destabilisieren), Selbstmord, künstliche Herzinfarkte und so viele andere kleine „Unfälle".

Watergate

Auf globaler Ebene ist einer der cleversten modernen Repräsentanten der Kunst der politischen Manipulation der Dauergesandte der Elite Henry Kissinger, der eine Reihe von Strohmännern zur Ausführung seiner Anliegen benutzt hat. Einer der wohl bekanntesten ist George Bush. Seit Watergate und den frühen 1970er Jahren tauchen diese beiden Namen überall auf. Kissinger wurde nicht in den Vereinigten Staaten geboren und aufgezogen. Er wurde 1923 in Deutschland geboren und wuchs als Jude unter Adolf Hitler auf. Er kam am 5. September 1938 in den Vereinigten Staaten an und wurde später als Amerikaner eingebürgert. 1972 berichtete der polnische KGB-Agent Michael Goleniewski der britischen Regierung, dass KGB-Dokumente, die er vor seinem Übertritt 1959 gesehen habe, den Namen Henry Kissinger als Mitarbeiter der Sowjetunion geführt hätten. Laut Goleniewski sei Kissinger vom KGB für eine Spionagezelle namens ODRA rekrutiert worden und habe den Codenamen „Bor“ oder „Colonel Bor“ erhalten. Kissinger erwarb seine Machtbasis und seinen Ruf in Harvard, bevor er eine führende Persönlichkeit in der Neuen Weltordnung wurde.

Die Außenpolitik der USA unter Kissinger folgte der jahrhundertelang wohlerprobten – und vertrauten – britischen Methode, das Gleichgewicht der Kräfte zu erhalten, und zwar unter der Spielregel: „Der Feind meines Feindes ist mein Freund“. Dieses Verfahren stand zum Teil hinter der Strategie der Kissinger-Nixon-Regierung, Verbindungen mit dem kommunistischen China zu schmieden. Während der Zeit vor und nach Watergate stand Kissinger (Kom300) in engem Kontakt mit seinen Freunden aus britischen Geheimdienstkreisen, mit denen er jahrzehntelang zusammengearbeitet hatte. Unter diesen befanden sich andere Mitglieder des Komitees der 300 wie Sir Eric Roll (Lord Roll of Ipsden) und Lord Victor Rothschild, sowjetischer Spion und Manipulator des britischen Geheimdienstes und des Mossad, zusammen mit Philby, Burgess, Maclean und Blunt. Blunt verließ den Stab des Warburg-Instituts, um für den MI5 zu arbeiten.[69] Kissinger hatte enge Verbindungen mit Großbritannien, und ich habe keinerlei Zweifel, dass britische Elemente, einschließlich Viktor Rothschild, in die Kennedy-Ermordung, Watergate und die Amtsenthebung Richard Nixons verwickelt waren. Kissinger selbst hat in einer Rede im Chatham House, die eigentlich privat bleiben sollte, zugegeben, dass er dem britischen Außenministerium oft näher gestanden habe als seinem eigenen.[70]

Kissinger hatte enormen Einfluss auf George Bush, und einige Bush-Biographen beschreiben ihn als einen „Kissinger-Klon“. Bush wurde als

Sohn von Prescott Bush in das Herz der Verschwörung der Neuen Weltordnung hineingeboren, und man gab ihm all den Hintergrund und die Erfahrung, die er brauchte, um ihr Strohmann zu sein. Er war Mitglied des Skull&Bones-Ordens, ein Freimaurer im 33. Grad, Mitglied des Komitee der 300, des Council on Foreign Relations und der Trilateralen Kommission, war Ölmann, Botschafter in China und bei den Vereinten Nationen (beides unter Kissinger), Vorsitzender des Nationalkomitees der Republikanischen Partei, CIA-Mitarbeiter vor, während und nach der Ermordung Kennedys, Chef der CIA, Vizepräsident und dann Präsident der Vereinigten Staaten, die Belohnung, für die man ihn aufgebaut hatte, seit er ein kleiner Junge war.

Nachdem Nixon nach seiner Wiederwahl im November 1972 ins Amt zurückgekehrt war, ernannte er Bush zum Vorsitzenden des Nationalkomitees der Republikanischen Partei. Bush übernahm das Amt „zufälligerweise" im Januar 1973, während des Verfahrens wegen der Watergate-Einbrüche. In der Nacht des 17. Juni des vorangegangenen Jahres war in das Hauptquartier der Demokratischen Partei im Watergate-Gebäude in Washington eingebrochen worden. Die Einbrecher wurden als „Klempner" bekannt, ein Überwachungsteam des Weißen Hauses, das die Demokraten während der Wahlen ausspionierte. Jedenfalls will man uns das glauben machen. In Wirklichkeit verpfuschten sie es mit Absicht, da sie dabei ertappt werden sollten. Das war der Plan.

Hinter diesem „Skandal", so glauben mittlerweile viele Forscher, steckte Henry Kissinger, der Strohmann der Rockefellers und Rothschilds, und ich stimme ihnen darin auf jeden Fall zu. Kissinger beendete seinen Führungsjob beim Council on Foreign Relations, um in die Nixon-Regierung einzutreten, die mehr als 115 Mitglieder aus dem CFR hatte.[71] Nelson Rockefeller, der als Folge von Watergate Vizepräsident wurde, sagte, Kissinger habe den Job übernommen, weil er ihn darum gebeten habe.[72] Watergate war eine Inszenierung, um Kissinger und damit der Elite totale Macht zu geben. Es war eine bedeutsame Zeit für die weltweiten Manöver der Manipulatoren der Neuen Weltordnung, um die Fetzen dessen zu entfernen, was von der Regierung für das Volk durch das Volk noch übrig geblieben war. Watergate und die Absetzung von Richard Nixon waren ein weiterer Staatsstreich in Amerika. Nixon war kein politischer Engel, aber trotzdem nur ein weiterer Handlanger. George Bush wurde Vorsitzender des Nationalkomitees der Republikaner zu genau der Zeit, als die Watergate-Geschichte richtig aufflog. Sein Mentor, Henry Kissinger, war sowohl nationaler Sicherheitsberater als auch Außenminister, der einzige Mann in der amerikanischen Geschichte, der diese beiden Posten gleichzeitig innehatte. Bob Woodward und Carl Bernstein, die Journalisten der elitekontrollierten *Washington Post*, erhielten Watergate-„Hinweise“ von ihrem Informanten „Deep Throat“ und verwandelten diese in Schlagzeilen auf der ersten Seite. Die Besitzerin der *Post*, Katharine Graham (CFR, TK, Bil), muss vom wohlinformierten Journalismus dieser beiden entzückt gewesen sein. Ihre Geschichte setzte Nixon so sehr unter Druck, dass er keine Zeit mehr hatte, sein Land zu regieren. Also tat dies an seiner Stelle Grahams Freund Henry Kissinger.

Es ist allgemein bekannt, dass es Kissinger war, der Nixon überredete, die Spezialermittlungseinheit des Weißen Hauses (die „Klempner“) mit dem Auftrag einzurichten, Lecks im Weißen Haus zu stopfen. Kissinger führte gegenüber Nixon das Durchsickern der „Pentagon-Papiere“ 1971 als Rechtfertigung für die Notwendigkeit an, diese Einheit einzurichten. Später stellte sich heraus, dass einer der Watergate-Hintermänner E. Howard Hunt war, ein CIA-Planer der Schweinebuchtinvasion, die Kennedy in Misskredit gebracht hatte und ein Mann, der auch auf irgendeiner Ebene in die Dealey-Plaza-Operation verwickelt gewesen war. Hunt hatte sich zur CIA-Station von Miami begeben, um zwei Monate bevor die Information über die Pentagon-Papiere durchsickerte, Leute für Kissingers Einheit im Weißen Haus anzuwerben.[73] Schaff das Problem und biete dann die Lösung an. Die Weiße-Haus-Einheit strotzte von Mitarbeitern der CIA und anderer Geheimdienste, und sie wurde von Bill Liedtke finanziert, dem Präsidenten der George-Bush-Firma Pennzoil und engem Freund von Bush, dem Vorsitzenden der Republikaner. Wright Patman, der Vorsitzende des Banken- und Währungskomitees des Repräsentantenhauses, bestätigte, dass einem der Watergate-Einbrecher ein Scheck über 100.000 US-Dollar vom Vorsitzenden des Komitees für die Wiederwahl des Präsidenten in Texas zugeschickt wurde, das passenderweise als „CREEP“[74] (Kriecher) bekannt war. Der Einbrecher, der das Geld erhielt, war Bernard Baker, ein CIA-Mann seit der Schweinebuchtinvasion. Der Mann, der das Geld geschickt hatte, war ... Bill Liedtke, der Geschäftspartner von George Bush und einer seiner engsten Freunde.[75] Wright Patman, der eine Untersuchung für den Kongress machte, fand heraus, dass die 100.000 Dollar eigentlich von Robert H. Allen gespendet worden waren, der Liedtkes Chef-Finanzdirektor bei CREEP in Texas war. Das Geld ging von Houston nach Mexiko, um dort gewaschen zu werden, und dann zurück über Liedtke an den Watergate-Einbrecher Bernard Baker.[76] 1982 wurde Robert H. Allen die „Freiheitsfackel“ von der Anti-Defamation League (ADL) verliehen, der schrecklichen Elite-Mossad-Tarnorganisation, die so kräftig von Henry Kissinger unterstützt wurde.

Ein anderer Geschäftspartner und enger Freund von Bush, Robert Mosbacher, war ebenfalls in die Geldwäschepolitik von CREEP verwickelt. Bush jedoch sagte, er habe von den Vorgängen nichts gewusst! Erwartet man wirklich von uns zu glauben, dass George Bush, der Vorsitzende des Nationalkomitees der Republikaner, ein Mann mit mehr Händen im Spiel, als es die Spielregeln erlaubt hätten, nicht wusste, dass seine engsten Freunde und Geschäftsgenossen darin verwickelt waren, Spenden an die CREEP zu waschen und an die Watergate-Einbrecher weiterzuleiten? Erwartet man das wirklich? Senator Patman stand kurz davor, einige berühmte Namen mit dem Watergate-Einbruch in Verbindung zu bringen, aber er konnte seine Untersuchungen nicht fortsetzen. Sein Komitee, das mehrheitlich aus Demokraten bestand, befahl ihm aufzuhören, womit der Plan scheiterte, 23 Funktionäre der CREEP vorzuladen, um sie vor dem Kongress aussagen zu lassen. Warum hatten sie das getan? Vielleicht hatte der Demokrat William Curlin aus Kentucky die Antwort:

> „... bestimmte Mitglieder des Komitees wurden an verschiedene vergangene politische Indiskretionen erinnert oder an Verwandte, die infolge eines Abstimmungsergebnisses zugunsten der Vorladung leiden könnten."[77]

Ein bösartiger Angriff auf Patman und seine Untersuchung wurde vom Führer der Republikaner Gerald Ford (CFR, Bil) geleitet, Freimaurer im 33. Grad, Mitglied der Warren-Kommission und Marionette des Rockefeller-Morgan-Harriman-Mellon-Imperiums des Ostküstenestablishments. Als Nixon gezwungen wurde, wegen Watergate zurückzutreten, wurde Gerald Ford Präsident. Nixon war nach dem Bekanntwerden des berüchtigten „Smoking Gun"-Tonbands dem Untergang geweiht. Dies war die Aufzeichnung einer Unterhaltung zwischen ihm und seinem Stabschef H.R. Haldeman vom 23. Juni 1972, bei der er Möglichkeiten zur Vereitelung der Watergate-Untersuchungen diskutiert. Als Bush erfuhr, dass das Tonband verbreitet worden war, war er extrem verstört. Er wusste, dass mit den „Texanern", die auf dem Tonband erwähnt wurden, seine engsten Mitarbeiter, Bill Liedtke und Robert Mosbacher sowie er selbst gemeint waren. In dem Buch „Final Days" von Woodward und Bernstein wird eine Unterhaltung über Bushs Reaktion zwischen William Timmons, dem Verbindungsmann zwischen Weißem Haus und Kongress, und Dean Burch, einem Berater, wiedergegeben:

> „Dean, weiß Bush schon von der [Smoking Gun] Abschrift?"
> „Ja."
> „Nun, wie hat er reagiert?"
> „Er löste sich zu einem Arschloch auf und machte sich in die Hose."

Aber Bush konnte aufatmen. Er wurde durch das Tonband nicht gegenüber einer größeren Öffentlichkeit bloßgestellt. Robert Mosbacher überlebte ebenfalls unangetastet und sollte während der Bush-Präsidentschaft Handelsminister werden. Kissingers Gespräche im Weißen Haus wurden nicht aufgezeichnet, aber die von Nixon immer. Der Mann, der für die Aufzeichnungen und die Tonbänder verantwortlich war, die Nixons Verderben bedeuteten, war David Young, ein Wall-Street-Anwalt, der von Kissinger ernannt worden war und für die Rockefellers gearbeitet hatte. Die Existenz der „Smoking-Gun"-Tonbänder war von Alexander Butterfield enthüllt worden, dem Verbindungsmann zwischen Weißem Haus und Geheimdienst. Die Gesamtleitung des Geheimdienstes hatte Kissinger. Ein weiterer Berufener Kissingers, der für die Absetzung von Nixon sehr bedeutsam wurde, war die Rockefeller-Marionette und Malteserritter Alexander Haig (TK, CFR), der später militärisches Oberhaupt der NATO und Ronald Reagans Außenminister werden sollte. Nixon weigerte sich trotz der Tonbänder noch immer, zurückzutreten, und für Kissinger, Haig und ihre Mitverschwörer wäre es zu einem Albtraum geworden, wenn Nixon bei einem Amtsenthebungsverfahren hätte aussagen müssen, wobei das gesamte Komplott aufgeflogen wäre. Schließlich machte der Druck von Bush und Kissinger Nixon gefügig.

Ford (CFR, Bil) übernahm als Kissingers Strohmann (unter Verwendung des Titels „Präsident der Vereinigten Staaten"), verzieh Nixon alle Vergehen, die er begangen haben mochte und vermied so weitere Untersuchungen oder Verfahren. Er ernannte Nelson Rockefeller (CFR, Bil) zu seinem Vizepräsidenten und machte ihn zum Leiter einer „Untersuchung" über die Aktivitäten der Geheimdienste im Zusammenhang mit Watergate. In der Rockefeller-Kommission war auch Ronald Reagan. Die Kommission fand nichts von Belang heraus und tat nichts Wesentliches. Die Elite hatte nun die vollständige Kontrolle über die Regierung der Vereinigten Staaten. Mit Hilfe von Ford und Rockefeller und unter Aufsicht von Kissinger sollte die Regierung zu einer ausgewachsenen Diktatur werden. Und diese existiert bis heute aufgrund der politischen und wirtschaftlichen Kartelle, die die nachfolgenden Präsidenten ausgewählt und kontrolliert haben: Carter, Reagan, Bush und Clinton. Watergate war mehr als nur ein Einbruch. Es war die Zerstörung dessen, was vom demokratischen Prozess übriggeblieben war, und alle Hauptschuldigen entkamen der Strafverfolgung.

Iran-Contra

Nach einer Zeit als Vertreter der Vereinigten Staaten in China, während der die Chinesen und Henry Kissinger das Pol-Pot-Regime in Kambodscha unterstützten, kehrte George Bush 1975 nach Hause zurück. Er erhielt ein Telegramm von Kissinger, dass er von Ford (Kissinger) zum Direktor der CIA berufen worden sei. Die CIA ist eine bedeutende Elite-Organisation, genau wie der britische Geheimdienst, der aber wahrscheinlich in der Pyramide der Elite über der CIA steht. Es war der britische Geheimdienst, der nach dem Krieg bei der Schaffung der CIA geholfen hatte. Wieder tauchen die vertrauten Namen auf. Eine Schlüsselperson hinter der Entstehung des Office of Strategic Services, die spätere CIA, war General William J. Donovan. Er studierte Jura an der Universität von Columbia unter Professor Harland F. Stone, der später US-Justizminister wurde und Donovan zu seinem Assistenten ernannte. Ein anderer Stone-Schützling war J. Edgar Hoover, der Chef des FBI wurde. Einer von Donovans Klassenkameraden war Franklin D. Roosevelt, der zukünftige Präsident. Im Ersten Weltkrieg und zwischen den Kriegen nahm Donovan eine Reihe von Geheimdienstaufträgen für die Brigade der Neuen Weltordnung an, zu der J.P. Morgan, die Rockefellers und die Rothschilds gehörten. Bei einer Gelegenheit verbrachte er einen Abend mit Adolf Hitler. 1941 wurde er von seinem Freund aus der Columbia-Universitäts-Zeit, Franklin Roosevelt, zum Chef des neuen OSS-Geheimdienstes ernannt. Donovans Assistent war James Paul Warburg, der Sohn von Paul Warburg. James Warburg war es, der gesagt hatte: „Wir werden eine Weltregierung haben, ob uns das gefällt oder nicht – durch Eroberung oder durch Zustimmung.“[78] Jedoch scheint es, dass Donovan nicht wirklich den Befehl über den OSS hatte. Laut Eustace Mullins Buch „The World Order, Our Secret Rulers“ sagte Major Desmond Morton Church, Churchills Verbindungsmann zum britischen Geheimdienst im September 1941 zu Verteidigungsminister Colonel E.I. Jacobs:

> „Eine andere geheime Tatsache, von der der Premierminister weiß, ist, dass der US-Geheimdienst auf Bitte des amerikanischen Präsidenten in jeder Hinsicht von den Briten geleitet wird. Zu diesem Zweck sitzt ein britischer Offizier in Washington bei Mr. Edgar Hoover und General Bill Donovan. Es ist natürlich wichtig, dass diese Tatsache nicht bekannt wird.“

Der leitende britische Koordinator des OSS und seiner Politik war William Stephenson, der Chef der „Special Intelligence“-Sektion des Secret Intelligence Service (SIS), und man stellte ihm eine Etage des Rockefeller-

Centers mietfrei zur Verfügung. Von dort aus leitete er ein Netzwerk britischer Agenten in den Vereinigten Staaten, die laut Mullins in die Morde an deutschen Seeleuten in New York verwickelt waren – ein Gewaltakt, der dazu gedacht war, Hitler zur Kriegserklärung gegen Amerika zu verleiten. Stephenson und Louis Bloomfield, der Chef von Permindex, leiteten auch „Operation Underworld" mit dem Lansky-Syndikat. Mullins behauptet, dass drei weitere Mitglieder des britischen Generalstabs hinter der Gründung des OSS steckten: Lord Louis Mountbatten (Kom300, Bil), ein Vetter des Königs und verwandt mit den Frankfurter Bankiersfamilien Rothschild und Kassel; Charles Hambro, Direktor der Hambro Bank und der Abteilung für Spezialoperationen; und Colonel Stewart Menzies, Chef des SIS-Geheimdienstes. Lord Victor Rothschild war auch einer der Hauptinitiatoren.

OSS-Agenten in Europa wurden im britischen Spionagehauptquartier in Bletchley Park in der Nähe von Woburn Abbey trainiert, von wo aus Sefton Delmer (ein Agent des Zeitungsmagnaten und Mitglied des Komitee der 300, Lord Beaverbrook) eine britische Abteilung für schmutzige Tricks leitete. Woburn war der Heimatort des Herzogs von Bedford und Marquis von Tavistock. Das britische Büro für psychologische Kriegsführung wurde als das Tavistock-Institut bekannt. Nach dem Krieg war Donovan spezieller Assistent des US-Anklägers bei den Nürnberger Prozessen und stellte damit sicher, dass die britische und amerikanische Verwicklung mit den Nazis nicht herauskam. Präsident Truman löste den OSS 1945 auf, aber er wurde unter der Kontrolle von Allen W. Dulles, einem Hauptfinanzier Adolf Hitlers, als CIA 1948 neu gegründet. Passenderweise wählte Dulles einen Bankdirektor Hitlers, J. Henry Schröder (Kom300), um die Fonds der CIA zu verwalten. Die CIA ist ein Arm der steuerfreien Stiftungssyndikate, die von den Rockefellers/Rothschilds kontrolliert werden, wie die Rockefeller-Stiftung, die Ford-Stiftung und die Carnegie-Organisation, durch die die CIA-Politik größtenteils bestimmt wird.

Obwohl die CIA sehr wichtig für die Neue Weltordnung ist, liegt die wahre Macht in amerikanischen Geheimdienstkreisen bei der National Security Agency (NSA), einer Organisation, die ihre Augen senkt, während die CIA ihre schmutzige Arbeit verrichtet. So musste Bush als Chef der CIA und sogar während seiner Zeit als Präsident höheren Herren innerhalb der Elite Rechenschaft ablegen. In seinem Buch „The Matrix" berichtet Valdamar Valerian über die folgende Unterhaltung mit einem Mann, der behauptete, ein CIA-Mitarbeiter zu sein:

> „Machen wir uns nichts vor ... die CIA ist nur der Prügelknabe. Die NSA besitzt die Killerteams. Schauen Sie in ihre Akten – Sie werden nichts finden.

> Versuchen Sie, Einblick in ihren Etat zu bekommen – unmöglich. Die CIA ist nur ein Aushängeschild, aber im Geheimdienstwesen ist ihr die NSA haushoch überlegen – weit voraus in den „schwarzen Künsten". Die CIA wird beschuldigt für das, was die NSA tut. Die NSA ist viel bösartiger und wesentlich vollendeter in ihren Operationen … Die CIA bekommt die Informationen, aber das Militär leitet die Show …
>
> Es gibt ungefähr 18 oder 20 Leute, die dieses Land führen. Sie sind nicht gewählt worden. Die gewählten Leute sind nur Aushängeschilder für die Typen, die sogar viel mehr Macht haben als der Präsident der Vereinigten Staaten."
>
> [Valerian]: „Sie meinen, der Präsident ist machtlos?"
>
> „Nicht ganz machtlos. Die Geheimdienste erzählen ihm nur das, was sie ihm erzählen wollen."[79]

Bush leitete keine unabhängige CIA, sondern nur ein Element innerhalb der sogenannten „Inner Fed" – der geheimen Regierung, die aus CIA, NSA, FBI, NASA und der Federal Reserve besteht. Viele Geldmittel dieses Manipulationskartells stammen aus dessen Beteiligung am Handel mit harten Drogen.

Die meisten Leute, die an der Schweinebuchtinvasion in den frühen 1960ern beteiligt waren und auch in den 1980ern im Iran-Contra-Drogen-gegen-Waffen-Skandal auftauchten, waren von George Bush während seiner Zeit bei der CIA angestellt worden. Bush war im Geheimdienstspiel kein Anfänger und ich glaube, dass seine Verbindungen zur CIA bis in die 1950er Jahre zurückreichen. In dem Buch „The Immaculate Deception"[80] bezeichnet ihn Russell S. Bowen als einen Top-CIA-Agenten schon vor der Schweinebuchtinvasion, als er mit Felix Rodriguez und anderen Anti-Castro-Kubanern zusammenarbeitete. Verblüffenderweise war der streng geheime Codename für die Schweinebuchtinvasion „Operation Zapata".[81] Bushs Ölfirma hieß Zapata Oil.

Rodriguez tauchte während des Iran-Contra-Skandals in der Zeit der Reagan-Bush-Regierung wieder auf, die den jungen Menschen der Vereinigten Staaten mehr harte Drogen zugänglich machte. Vom Personal der „Klempnergruppe" des Watergate-Einbruchs war eine bemerkenswerte Anzahl auch an der Schweinebuchtinvasion beteiligt. Ein CIA-Koordinator, William Buckley, sagte, wenn er erzählen würde, was er über die Schweinebuchtinvasion und das Kennedy-Attentat wisse, „wäre das der größte Skandal, der jemals die Nation erschüttert hat."[82] Buckley sollte später im Nahen Osten ermordet werden. Es gibt eine Vielzahl dokumentierter Beweise, dass George Bush schon vor der Kennedy-Ermordung ein langjähriges CIA-Mitglied war, als der Freund der Familie, Allen Dulles, Chef der

CIA war. Es gibt Beweise, dass Bush mehr mit dem Kennedy-Attentat zu tun hatte, als die Menschen glaubten.[83]

Von seinem Büro im CIA-Hauptquartier in Langley, Virginia, stellte Bush sein Team zusammen. Darunter befand sich der berüchtigte Theodore Shackley, den Bush zum stellvertretenden CIA-Direktor für verdeckte Operationen ernannte. Shackley war während der frühen 1960er Jahre Chef der CIA-Station in Miami gewesen, aus der E. Howard Hunt und seine Watergate-Einbrecher kommen sollten. Shackley führte dann die CIA-Station in Saigon während des Vietnamkriegs, wo er der Kopf der „Operation Phoenix" war. Diese tötete zehntausende vietnamesische Zivilisten, die „verdächtigt" wurden, für die Vietcong zu arbeiten. Einfach nur des Lesens und Schreibens kundig zu sein, war offenbar ausreichend, um diesen Verdacht auf sich zu ziehen. Oliver North, der „Star" von Iran-Contra, arbeitete mit Shackley bei der „Operation Phoenix" zusammen, während der angeblich 40.000 südvietnamesische Dorfbewohner für Meyer Lansky und die CIA ermordet wurden. Shackley leitete in den 1970ern eine riesige Mord- und Drogenoperation in Südostasien, in die zwei weitere Bush-Männer, Donald Gregg (Bil) und Felix Rodriguez, verwickelt waren. Diese Operation wurde von John Kennedy bedroht, der danach trachtete, sich aus Vietnam zurückzuziehen. Der gleiche Theodore Shackley wurde nun in Bushs CIA in eine wichtige Stellung berufen und später als Bushs „Redensschreiber" während der Wahlkampagne von 1979-80 engagiert werden.

Dass jemand wie Shackley angeheuert wird, um Bushs Reden zu schreiben, sprengt jede Vorstellungskraft. Zweifellos waren seine anderen „Talente" der wahre Grund für seine Anwesenheit. Heute lebt Shackley offenbar in Medellin, Kolumbien, wo das Drogenkartell zu Hause ist. Wie überaus angemessen. Thomas Clines, ein ehemaliger zweiter Befehlshaber der CIA-Station in Miami, war ein weiterer von Bush für die CIA-Führung Ernannter, der dann in den Iran-Contra-Skandal verwickelt war, ein Skandal, von dem Bush sagen würde, er habe nichts von ihm gewusst. Während Bushs CIA-Amtszeit wussten die Mitarbeiter, dass sie tatsächlich tun und lassen konnten, was sie wollten, weil ihr Direktor ein Talent hatte, hinzuschauen: Nämlich in die andere Richtung. Die Macht über die US-Geheimdienstoperationen wurde aufgrund einer Reihe von Maßnahmen von Präsident Ford in Bushs Händen konzentriert. Mit den Worten der Elitezeitung *New York Times* war es Ford, der „ ... mehr Macht in den Händen des Geheimdienstdirektors konzentrierte, als irgendeiner seit der Gründung der CIA je besessen hatte."[84]

Bush setzte Journalisten unter Druck, die unbequeme Fragen stellten, während er zur gleichen Zeit andere „Journalisten" für ihre Dienste als

CIA-Informanten bezahlte. Ein Reporter, der unter Bushs Wut zu leiden hatte, war Daniel Schorr (CFR) vom Sender *CBS*. Bush war auf der Titelseite des *Washington Star* abgebildet, wie er Schorr auf dem Capitol Hill ärgerlich Vorwürfe macht, weil dieser Informationen durchsickern ließ, die die CIA in ein ungünstiges Licht rückten. Daraufhin wurde Schorr, der auf Nixons „Feindes"-Liste während der Watergate-Affäre stand, bei *CBS* gefeuert. Der verstorbene Besitzer der *CBS*, William Paley (Kom300), verdankte der Bush-Familie viel. Der Kredit, der ihm ermöglichte, den TV-Sender zu kaufen, war persönlich von Prescott Bush arrangiert worden, der in den 1950ern ein *CBS*-Direktor gewesen war.

Die Beziehungen, die George Bush bei der CIA knüpfte, sollten sich als nützlich erweisen, als er am 21. Januar 1981 Vizepräsident unter Ronald Reagan wurde. Reagans persönliches Vermögen stammte aus einer Zeit kurz nachdem er Gouverneur von Kalifornien geworden war. Er kaufte billig einiges Land und verkaufte es mit riesigem Gewinn an eine Gruppe von Wohltätern, die nie öffentlich identifiziert wurden.[85] (Ich kann mir ziemlich gut vorstellen, wer das war!) Mit 70 Jahren war er der älteste Mann, der jemals als Präsident eingesetzt wurde. Sein Verstand versagte zunehmend, und er benötigte jeden Tag lange Nachmittagsschläfchen. Fast jedes Wort, das er sprach, sogar in relativ spontanen Situationen zur Begrüßung ausländischer Führer, wurde für ihn von seinen Helfern auf Karten geschrieben. George Bush war der eigentliche Präsident, wenn auch nicht dem Namen nach. Nach einem Mordanschlag auf Reagan durch einen weiteren „verrückten Einzeltäter", John Hinckley,[86] ließen seine Geisteskräfte weiter nach und sein Schlafbedürfnis nahm zu. Dies gab George Bush fast vollständige Kontrolle über die Angelegenheiten, und im Hintergrund pflegte sich sein Mentor Henry Kissinger herumzutreiben.

Bush errichtete innerhalb der Regierung ein Netzwerk aus Organisationen mit ihm selbst an der Spitze. Diese waren die „Standing Crisis Pre-Planning Group", das „Crisis Management Centre", die „Terrorist Incident Working Group", die „Taskforce on Combating Terrorism" und die „Operations Sub-Group". Alle waren unterstellt und kontrolliert durch die „Special Situation Group" unter Vorsitz von Bush. Wenn es jemals ein Aufgebot von Problem-Reaktion-Lösung und Organisationen für „gemanagte Krisen" gegeben hat, dann diese. Über dieses Netzwerk lief die Waffen-gegen-Drogen-Operation Iran-Contra.

Bush heuerte seinen ehemaligen CIA-Kollegen Donald P. Gregg als seinen Hauptberater für nationale Sicherheit an, und Gregg brachte einen ehemaligen CIA-Attentatsmanager, Felix I. Rodriguez, mit, den Bush aus der Zeit der Schweinebuchtinvasion und aus seiner Zeit an der Spitze der

CIA kannte. Gregg und Rodriguez waren mit Theodore Shackley an der Mord- und Drogenhandeloperation in Südostasien beteiligt, und beide arbeiteten nun von George Bushs Büro aus! Nach den US-Gesetzen war es vollkommen illegal, dass die Regierung Waffen an den Iran lieferte oder „Freiheitskämpfer", die Contras in Nicaragua, für ihren Kampf gegen die sandinistische Regierung ausstattete. Es war sicherlich auch illegal, im Gegenzug Drogen als Zahlmittel anzunehmen. Die Reagan-Bush-Regierung tat all diese Dinge.

Eine der Methoden, mit der die US-Regierung die Sandinisten heimlich untergrub, war die Verminung von Häfen in Nicaragua. Dies wurde von einer Gesellschaft namens Continental Shelf Associates Inc. ausgeführt, die ihren Sitz auf Jupiter Island in Florida hatte. Jupiter Island ist ein interessanter Ort. Die Insel wurde Besitz der Harriman-Clique und ein Stützpunkt für Generationen von „Neue-Weltordnungs"-Familien ... einschließlich der Bushs, die ein Haus dort haben. Continental Shelf Associates (CSA) hat viele Ölgesellschaften und Regierungsagenturen unter ihren Kunden, darunter die Exxon der Rockefellers und die Bush-Liedke Firma Pennzoil.

Die CSA wurde vom US-Militär mit der kartographischen Erfassung der Küste und Aufklärung in Granada vor der Invasion im Oktober 1983 und während der US-Operationen im Libanon beauftragt. Die Firma wurde von Robert „Stretch" Stevens geleitet, einem engen Mitarbeiter von Theodore Shackley und Felix Rodriguez, als sie gemeinsam in den Vietnamkrieg und die Schweinebuchtinvasion involviert waren. Eine CSA-Firma mit der gleichen Adresse ist Acta non Verba, was „Taten statt Worte" bedeutet. Ein hochrangiger CIA-Offizier, der in dem Buch „George Bush, The Unauthorized Biography" zitiert wird, sagte über diese CSA-Tochterfirma:

> „Eine Firma für Attentate und -training kontrolliert von Ted Shackley, getarnt als private Aktiengesellschaft mit einem regulären Vorstand von Direktoren und Aktienbesitzern usw. mit Sitz in Florida. Sie schleusen heimlich Bootsflüchtlinge aus Haiti und Südostasien als Rekruten ein, auch Koreaner, Kubaner und Amerikaner. Sie vermieten Attentate und nachrichtendienstliche Leistungen an die Regierung, an Firmen und Einzelpersonen ..."[87]

Die Bomben, die in den Häfen von Nicaragua versenkt worden waren, verursachten einen solchen Aufruhr in den USA, dass die Gesetze gegen derartige Aktionen, die sogenannten Bowland-Gesetze, noch weiter verschärft wurden. Aber auf einem Geheimtreffen der Nationalen Planungsgruppe am 25. Juni 1984 beschlossen Reagan, Bush, Casey und andere Spitzenbeamte das Gesetz zu ignorieren. Sie finanzierten die Contras nun über Honduras, genau wie sie El Salvador gegen die Sandinisten benutzt hatten. Bush und Oliver North, ein Beamter des Nationalen Sicherheitsrats, reisten zusammen nach El Salvador. Während Bush in der Öffentlichkeit einen eifrigen „Krieg gegen Drogen" führt, kommt ihm der Schmuggel harter Drogen doch von Zeit zu Zeit bedrohlich nah. Wie bekannt wurde, traf Felix Rodriguez am 18. Januar 1985 seinen Namensvetter (der, wie es heißt, kein Verwandter ist) Ramon Milian Rodriguez,[88] ein Berater und Geldwäscher, der für das Medellin-Drogenkartell in Kolumbien arbeitete. In seiner Gefängniszelle in Butner, North Carolina, erzählte Ramon der investigativen Journalistin Martha Honey:

> „... [Felix bot an, dass er] für Geld für die Sache der Contras im Gegenzug seinen Einfluss an höherer Stelle nutzen werde, um dem [Kokain] Kartell US-Wohlwollen zu verschaffen ... Ein ausschlaggebendes Verkaufsargument war, dass er direkt mit Bush reden könnte. Das Wohlwollen verdiente er sich nicht etwa, indem er 27 bürokratische Hände streichelte. Er brauchte dazu nur eine: die von Bush."[89]

Dies konnte leicht bewerkstelligt werden, da ja Felix Rodriguez von Bushs Büro aus arbeitete. Eine Notiz von Anfang September 1986, die von dem pensionierten Generalmajor John K. Singlaub an Oliver North geschickt wurde, besagte, dass Rodriguez von „täglichem Kontakt" mit dem Bush-Büro spreche und dies, so das Memo, könnte Präsident Ronald Reagan und die Republikanische Partei schädigen. Oliver North schrieb ebenfalls in sein Notizbuch, dass „Felix zu viel über den VP [Vizepräsident] geredet hat."[90] In seinem Buch „Out Of Control" von 1987 legt Leslie Cockburn vernichtende Beweise für Bushs Beteiligung an Iran-Contra und dem Drogenhandel vor. Er schreibt, dass Flugzeuge, die von der CIA gechartert wurden und mit Kokain beladen waren, direkt zur Homestead Airforce Base in Florida flogen und dabei ein CIA-Codesignal benutzten.

1986 gab die Reagan-Bush-Regierung zu, dass Adolfo Chamorros Contras, die von der CIA unterstützt wurden, einem kolumbianischen Drogenhändler halfen, Drogen in die Vereinigten Staaten zu transportieren. Zudem enthüllte die Zeugenaussage von John Stockwell, einem früheren hochrangigen CIA-Beamten, dass der Drogenschmuggel ein Hauptbestandteil der CIA-Operation mit den Contras war. George Morales, einer der größten Drogenhändler Südamerikas, sagte aus, dass man 1984 an ihn herangetreten sei, um Waffen zu den Contras zu fliegen. Im Gegenzug habe ihm die CIA geholfen, tausende von Kilos Kokain in die Vereinigten Staaten zu schmuggeln – über eine Landebahn auf der Ranch von John Hull, nach eigener Aussage ein CIA-Agent und ein Kollege von Oliver North. Zu dieser

Zeit führte Bush einen Krieg gegen Drogen – jedoch nur für die Öffentlichkeit.

Unterdessen setzte der andere Flügel von Iran-Contra den Waffen-gegen-Geiseln-Deal mit dem Iran fort. Oliver North war stark an Waffenlieferungen beteiligt, die im Austausch für Geiseln über Israel an den Iran gingen. Die Freilassung der Geiseln wurde zum Teil mit den Bemühungen von Terry Waite erklärt, dem Beauftragten des Erzbischofs von Canterbury. Waite war ohne sein Wissen von North benutzt worden, der durchaus damit zufrieden war, dass die Freilassungen Waite gutgeschrieben wurden, obwohl sie in Wirklichkeit das Ergebnis von Waffenverkäufen über Israel waren. Waite wurde schließlich selbst als Geisel genommen. Bush, der die Waffen-für-Geiseln-Politik unterstützte, wie George Shultz öffentlich bestätigte, erzählte der Nation: „Wir werden Terroristen keine Zugeständnisse machen". Das Geld und die Drogen für den Waffentransfer in den Iran, wurden durch die Schweiz gewaschen, dem Zentrum für Aktivitäten der globalen Elite. Jean Ziegler, ein Mitglied des Schweizer Parlaments, schrieb in seinem Buch „Die Schweiz wäscht weißer":

> „Der Handel, der von North und seinen Komplizen betrieben wurde, war so einfach wie lukrativ. Mit Experten-Hilfe von Schweizer Magnaten und einiger diskreter Hilfe vom Schweizer Geheimdienst lieferten sie amerikanische und israelische Waffen an Imam Khomeini. Der Imam bezahlte für einige der Waffen in Dollar, aber für den größten Teil in Drogen [auf Morphinbasis und Heroin]. Die Paten türkischer und libanesischer Netzwerke in Zürich verwandelten die Drogen auf dem internationalen Markt in Bargeld. Nachdem sie sich ihren Anteil am Profit genommen hatten, deponierten die Paten den Rest auf Nummernkonten, die bei den Hauptbanken und bei Finanzinstituten in Genf und Zürich eröffnet worden waren."

In einem Interview für das italienische Fernsehen im Mai 1990 sagte der CIA-Agent Ibrahim Razin, dass er von einem führenden Mafiaboss gehört habe, dass Licio Gelli von der P2-Freimaurerloge im Februar 1986 ein Telegramm an Phil Guarino gesandt hatte, einem engen Mitarbeiter von Bush. Das Telegramm lautete, so Razin: „Sag unserem guten Freund Bush, dass der schwedische Baum gefällt werden wird." Drei Tage später wurde der schwedische Premierminister und Bilderberger Olof Palme ermordet. Razin, der sich aus Furcht um sein Leben versteckte, sagte, dass Palme ermordet worden sei, weil er zu viel über den illegalen amerikanischen Waffenhandel mit dem Iran gewusst habe, an dem, so Razin, die P2 beteiligt gewesen sei. Ein Grund für die Waffenlieferung an den Iran sei die Rückvergütung von Bush und seinen Kollegen für das Khomeini-Regime gewesen, das die Freilassung der amerikanischen Geiseln in der sogenannten „Oktober-Überraschung" verzögert hatte. Dies geschah, als die Reagan-Bush-Kampagne mit den Iranern verhandelt hatte, die amerikanischen Geiseln bis nach den Wahlen einzubehalten, um Carter daran zu hindern, den Bonus und natürlich die Wählerstimmen für ihre Freilassung einzuheimsen. Das Flugzeug, das 51 der 52 Geiseln nach Hause brachte, verließ den Iran, als Reagan und Bush in ihr Amt eingesetzt wurden.

Obwohl alle führenden Politiker ins Netzwerk der globalen Elite eingebunden sind oder von ihm kontrolliert werden, gibt es doch eine große Rivalität unter einigen von ihnen, und dies erlaubt der Elite, sie gegeneinander auszuspielen. Sogar auf den oberen Ebenen der Pyramide wird das Personal von denen manipuliert, die der Spitze noch näher sind. George Bush flog am 19. Oktober 1980 nach Paris, um sich im Hotel Ritz mit iranischen Führern zu treffen, u. a. mit Ayatollah Mehdi. Unter denjenigen, die Bush begleiteten, waren William Casey, der bald Chef der CIA werden sollte; der CIA-Mitarbeiter Donald Gregg; Robert McFarlane, der ein Mitglied von Präsident Carters Nationalem Sicherheitsrat gewesen war; Senator John Tower und John Heinz; sowie ein langjähriger Mitarbeiter der CIA und des Marinegeheimdienstes, Gunthar Russbacher. Es war John Tower, ein Senator aus Texas zur Zeit des Kennedy-Attentats, der dem CIA-Geheimpolizisten Gary Wean über den CIA-Plan des fingierten „Attentats" erzählt hatte, in das E. Howard Hunt verwickelt war. Russbacher beschrieb dagegen dem ehemaligen Regierungsbeamten Rodney Stich den Pariser Plan bis ins kleinste Detail. In Stichs Buch „Defrauding America" behauptet Russbacher, er habe Bush in einem Zweisitzer SR-71 zurück in die Staaten geflogen, was Bush ermöglichte, rechtzeitig anzukommen, um eine Rede im Hotel Hilton in Washington zu halten. Diese Veranstaltung wurde dazu benutzt, das Pariser Treffen als zeitlich und logistisch undurchführbar abzustreiten. Aber Ari Ben-Menashe, ein Agent von Israels (und Rothschilds) Mossad, bestätigte ebenfalls, dass das Treffen stattfand. Er war anwesend, da Israel der Mittelsmann für den Waffendeal zwischen Amerika und dem Iran war. Bush hatte immer abgestritten, in Paris gewesen zu sein oder dass er irgendetwas von der Oktober-Überraschung und den Waffentransporten an den Iran gewusst habe. In dem Buch „Defrauding America" finden sich Kopien einer Reihe von Briefen der National Security Agency, die die Iran-Operation beschreiben. Jeder ist markiert mit ... „Kopie an VP George Bush". Der arme alte George sollte sich vielleicht eines dieser Bücher zuschicken lassen: „Wie verbessere ich mein Gedächtnis".

Es mag schwer zu glauben sein, dass eine Drogen-gegen-Waffen-Operation, die illegal von George Bushs Büro geleitet wurde, so gut vertuscht werden kann, und dass er danach auch noch zum Präsidenten gewählt wird, aber man sollte das Ausmaß der Medienkontrolle nicht unterschätzen. Vertuschungen sind das tägliche Brot der Elite. Sie können jedoch nicht alles vertuschen, genau wie sie nicht alles kontrollieren können, und hatten einige spektakuläre Misserfolge zu verbuchen. Aber in der Regel sind sie äußerst effektiv im Zurückhalten von Informationen, die das Spiel bloßstellen würden.

Ende 1986 flog der Iran-Contra-Skandal auf. Am 5. Oktober verließ ein Flugzeug den Luftwaffenstützpunkt Ilopango in El Salvador mit Waffen und Munition für die Contra-Terroristen in Nicaragua. Der Flug war von Beamten aus George Bushs Büro koordiniert worden. Als das Flugzeug zum Abwurf nach unten ging, wurde es von einer Rakete der Sandinisten abgeschossen. Drei Menschen starben bei dem Absturz, aber der Frachtbetreuer Eugene Hasenfus sprang mit dem Fallschirm direkt in die Arme der Sandinisten. Bush wurde alarmiert durch einen Anruf des Drogenhändlers Felix Rodriguez. Die Wahrheit war raus. Oder wenigstens teilweise.

Die Macht der Elitekanäle ist die einzig mögliche Erklärung dafür, wie sich Bush trotz der überwältigenden Beweise gegen ihn – weitaus mehr, als ich hier dargelegt habe – der Strafverfolgung entziehen konnte, obwohl die Ermittler in der Tasche von Buz Sawyer, dem Piloten der abgestürzten Maschine, die private Telefonnummer von George Bushs Büro fanden! Hasenfus sagte auch aus, dass Bush von der ganzen Sache gewusst habe. Doch Bush stritt jegliche Beteiligung oder Kenntnis von dem, was passiert war, ab. Dafür wurden Untergebene wie Don Regan, Admiral John Poindexter, Oliver North und Generalmajor Richard Secord als Sündenböcke geopfert. Sie waren stark verwickelt, daran besteht kein Zweifel, aber Bush kam davon, genau wie Reagan und sein Verteidigungsminister Caspar Weinberger (CFR, TK). North, der bis zum Hals im Komplott steckte, wurde verhört, und in Anbetracht der Beweislage war es unfassbar, dass er nicht nur ungestraft davonkam, sondern auch fast als ein amerikanischer Held aus allem hervorging. Von allen Völkern der Welt waren und sind es bestimmte Charakteristika der amerikanischen Psyche, die am leichtesten zu täuschen sind. Andere Beteiligte wie der CIA-Direktor William Casey hatten Gesundheitsprobleme. Nach den Iran-Contra-Enthüllungen konnte Casey (der die ganze Geschichte kannte) buchstäblich nicht aussagen, weil ihm eine „Hirntumor"-Operation sein Sprachvermögen geraubt hatte. Zwei Monate später war er tot. In seiner Präsidentschaftswahlkampagne gelobte Bush ein „freundlicheres, liebenswürdigeres" Amerika zu schaffen.

Die Tower-Kommission wurde ernannt, um unter Vorsitz unseres alten Freundes, dem texanischen Senator John Tower, die Iran-Contra-Affäre zu untersuchen. Dies ist derselbe John Tower, der laut CIA-Mann Gunthar

Russbacher mit Bush im Flugzeug gesessen haben soll, als er wegen des Oktober-Überraschungstreffens mit den Iranern nach Paris flog! **Der** John Tower, der die wahre Geschichte über Lee Harvey Oswald kannte. Mitglied der Tower-Kommission war auch Brent Scowcroft (CFR, TK, Bil), ein Jasager Kissingers und Angestellter der Kissinger-Firma; und Ed Muskie, ein weiterer „Tu-wie-man-dir-sagt"-Politiker, der verbogen werden konnte, um die Wahrheit zu unterdrücken. Muskie selbst war sowohl in die Oktober-Überraschung als auch in Iran-Contra verwickelt. Wie wir sehen, war die Kommission durch und durch unabhängig. Sie sprach George Bush von aller Schuld und Beteiligung frei. Als Bush Präsident wurde, machte er John Tower zu seinem Verteidigungsminister. Tower wurde von Reportern gefragt, ob seine Ernennung eine Abfindung von Bush sei. Seine Antwort:

> „Da die Kommission aus drei Leuten bestand, neben mir noch Brent Scowcroft und Ed Muskie, würde das die Integrität von Brent Scowcroft und Ed Muskie anfechten ... Wir haben keinerlei Beteiligung des Vizepräsidenten entdeckt ... Ich frage mich, was für eine Art Abfindung sie erhalten werden?"[91]

Ich kann es ihm sagen. Bush ernannte Brent Scowcroft zu seinem nationalen Sicherheitsberater. Der Senat weigerte sich, Towers Ernennung zu bestätigen und Tower begann über die Ungerechtigkeit zu sprechen, die ihm, wie er glaubte, angetan worden war. Er starb bei einem Flugzeugabsturz am 5. April 1991. Als der Senat Tower ablehnte, eine Entscheidung, die Bush wahrscheinlich eingefädelt hatte, wählte er Dick Cheney (CFR) als Verteidigungsminister. Cheney war das ranghöchste republikanische Mitglied eines anderen Komitees, das Bush von der Beteiligung an Iran-Contra freigesprochen hatte, dem House Select Commitee zur Untersuchung verdeckter Waffentransaktionen mit dem Iran. Eine Gruppe anderer Leute, einschließlich des früheren Verteidigungsministers Caspar Weinberger, wurde von Bush für ihre Beteiligung an Iran-Contra begnadigt. Dieser Straferlass kam am Weihnachtsabend 1992, nur Wochen bevor sie sich vor Gericht hätten verantworten müssen, was unweigerlich Bush hineingezogen hätte. Im Januar 1993 gab er das Präsidentenamt an Bill Clinton weiter, der mit der Vertuschung weitermachte, weil – wie wir im nächsten Kapitel sehen werden – er ebenfalls damit zu tun hatte! Die *Washington Post* und der Rest der Mainstream-Medien, die einen vergleichsweise unwichtigen Einbruch im Watergate-Gebäude in einen Skandal verwandelt hatten, der Richard Nixon aus dem Amt warf, schauten weg, als die Regierung der Vereinig-ten Staaten Waffen an Terroristen im Austausch gegen Drogen für amerikanische Kinder verkaufte. Es ist tatsächlich möglich, vom Weißen Haus aus einen Drogen- und Waffenhandel zu koordinieren und ungestraft davonzukommen. Unglaublich vielleicht, aber trotzdem wahr.

Die Bombe von Oklahoma

Am 19. April 1995 ermordete die Globale Elite mit Hilfe von Elementen innerhalb der US-Regierung, der CIA und dem Mossad etwa 168 Männer, Frauen und Kinder durch den Bombenanschlag auf das „Alfred P. Murrah"-Bundesgebäude in Oklahoma City.

Ich stimme nicht mit dem Ansatz der „Volksmilizen" überein, die sich in den USA immer mehr verbreiten aufgrund der Beweise, dass die Agenda der Neuen Weltordnung einen Putsch gegen Dissidenten beinhaltet, die sich der Tyrannei entgegenstellen. Die Bürgerwehren bewaffnen sich und trainieren, um bereit zu sein für den unvermeidlichen Tag, an dem die Truppen der Neuen Weltordnung auf ihrer Türschwelle stehen. Gewalt mit Gewalt zu bekämpfen ist nicht mein Ding. Ich würde nicht auf den Abzug drücken, auch wenn mein Leben davon abhinge. Welchen Sinn würde das haben? Ich möchte der Gewalt ein Ende bereiten, nicht noch dazu beitragen. Meine eigene Ansicht über das Leben und die Schöpfung könnte der des Christlichen Patriotismus kaum mehr widersprechen, der im Zentrum des Glaubenssystems der Bürgerwehren steht. Doch schon Monate vor dem Bombenanschlag von Oklahoma las ich Berichte aus Amerika darüber, dass es die Regierung auf diese Bürgerwehren abgesehen habe und sie verfolge. Nicht zuletzt deswegen, weil sie beträchtlichen Erfolg darin hatten, Informationen über die Pläne der Globalen Elite zu verbreiten. Dann kam plötzlich dieser fürchterliche Bombenanschlag, für den nicht nur ein paar Leute verantwortlich gemacht wurden, sondern die gesamt Bürgerwehr-Bewegung.

Wie reagierten Bill Clinton und sein Justizminister Janet Reno, der von den Milizen heftig kritisiert wurde, auf den Anschlag? Sie nutzten die Bombe als Vorwand, um mit Hilfe des FBIs diese Gruppen verstärkt zu unterwandern und anzugreifen und mit den Worten Clintons: „Die Beschränkungen für das Eingreifen des Militärs bei der Durchsetzung der inneren Sicherheit zu lockern". Dies ähnelt der Politik des britischen Premierministers John Major, als er dem MI5-Geheimdienst erlaubte, sich an der Durchsetzung der inländischen Sicherheitsgesetze zu beteiligen. Die Idee dahinter ist, die Geheimdienste und das Militär in eine Weltpolizei zu verwandeln, die die Neue Weltordnung durchsetzen wird. Clinton benutzte Oklahoma auch, um die Medien dazu zu drängen, „Anti-Regierungs-Extremisten" aus den Zeitungen, von den Bildschirmen und von den Mikrophonen zu verbannen, und er griff die Radio-Talksendungen an, die das Publikum einbeziehen und eine seltene Gelegenheit bieten, Informationen auszutauschen, die von der offiziellen Linie abweichen. Ein ehemaliger Beamter des Büros für Alkohol, Tabak und Feuerwaffen (BATF) wurde beschuldigt, das Meinungsklima angestachelt zu haben, das zu Oklahoma geführt hatte. Wie sollte dieser Mann das getan haben? Indem er sagte, das BATF, das für das Massaker von Waco verantwortlich war, sei bis in den Kern verfault gewesen, als er für es gearbeitet habe, und das sei es heute noch immer.

Ich frage mich, wie viele Amerikaner die Ironie sahen, dass ein Präsident abstritt, Amerika würde sich zu einem autoritären Staat entwickeln, obgleich er zur selben Zeit den Bombenanschlag benutzte, es stärker in genau diese Richtung zu stoßen. Und wer unterstützte den „demokratischen" Präsidenten dabei? Sein Haupt-„Gegner" Newt Gingrich, der Sprecher des Abgeordnetenhauses für die „Republikaner". Welche Überraschung. Ford, Carter, Reagan, Bush, Clinton, Gingrich sind alle Handlanger des gleichen Einparteienstaats, in dem dieselbe Macht sowohl die Republikaner als auch ihre „Gegner", die Demokraten, kontrolliert.

Der Bombenanschlag von Oklahoma könnte sehr gut Problem-Reaktion-Lösung der groteskesten Art gewesen sein. Glauben Sie, dass eine Macht, die Kriege verursacht, die Millionen von Menschen das Leben kosten, die Präsidenten ermordet und Passagierflugzeuge vom Himmel herunterholt, nicht auch das Leben von Kindern für ihre krankhaften Ziele opfern würde? Wenn es bloß das wäre. Das FBI und das Justizministerium von Bill Clinton/Janet Reno behauptet, dass eine Explosion das Alfred P. Murray-Gebäude zerstörte, und dass die Bombe von den früheren Soldaten Timothy McVeigh und Terry Nichols aus Dünger und Heizöl zusammengebraut worden sei. McVeigh sagte, ihm sei ein Mikrochip eingesetzt worden, als er bei den US-Truppen gedient habe. Dies wird bei vielen US-Soldaten vorgenommen und, wie wir in einem späteren Kapitel noch sehen werden, kann eine Person mit Mikrochip dazu gebracht werden, fast alles zu tun. Für ein Geschehen wie die Bombe von Oklahoma würden sie jedoch Unterstützung aus mächtigen Quellen benötigen. Ted Gunderson aus Santa Monica, Kalifornien, ein Mann, der 28 Jahre Erfahrung mit dem FBI hat, glaubt, dass die offizielle Erklärung über die Bombe sowohl lächerlich als auch unmöglich sei.[92] Gunderson und andere Kontaktpersonen innerhalb des FBI glauben, dass die Explosion von einer elektrohydrodynamischen Gasbrennstoff-Vorrichtung ausgelöst worden sei, die als barometrische Bombe bekannt ist. Der Bau einer solchen Bombe würde eine Sicherheitsfreigabe auf den höchsten Ebenen der Regierung/des Militärs erfordern sowie Zugang zu einer großen Auswahl von Chemikalien und elektronischer Technologie. Die barometrische Bombe hat „Q"-Sicherheitsstufe, was sie auf dasselbe

Sicherheits- und Geheimhaltungsniveau wie Bestandteile von Nuklearwaffen stellt. Falls Gunderson richtig liegt, konnte jemand wie McVeigh und andere Mitangeklagte unmöglich das Wissen oder die Mittel dazu besessen haben. Allein der Gedanke ist lächerlich.

Gunderson sagt, er habe mit einem der Erfinder der barometrischen Bombe gesprochen, und dieser habe geantwortet, dass die Zerstörung an dem Gebäude genau mit dem übereinstimme, was eine solche Vorrichtung zustande bringen könnte. Die Bombe funktioniert folgendermaßen: Es gibt eine erste Explosion mit Hilfe eines als PETN bekannten Sprengstoffs, und diese setzt eine tödliche Wolke von Chemikalien aus Ammoniumnitrat und Aluminiumsilikat frei. Die Wolke sei, so Gunderson, mit einem „elektrostatischen Hochspannungsfeld" energetisch aufgeladen. Darauf folge einige Sekunden später eine zweite Explosion mit Hilfe eines anderen Sprengstoffs namens PDTN, der diese Wolke entzünde und eine stärkere Explosion als durch TNT auslöse. Für eine Bestätigung dafür, dass eine top-geheime barometrische Bombe in Oklahoma gezündet wurde, müssten Spuren der zugehörigen Chemikalien zu finden sein und es müsste zwei Explosionen gegeben haben, die einige Sekunden auseinander lagen – und nicht nur eine, wie die Clinton-Regierung und das FBI behaupteten. Bei einer Gerichtsverhandlung in El Reno, Oklahoma, am 28. April 1995 sagte der FBI-Spezialagent John Hersley, dass das Hemd, das McVeigh trug, als man ihn verhaftete, Spuren des Sprengstoff PDTN enthalten hätte.[93] Und als Gunderson die seismographischen Aufzeichnungen des Oklahoma Geological Survey an der Universität von Oklahoma überprüfte, kam heraus, dass es ... zwei Explosionen gegeben hatte, die zehn Sekunden auseinander lagen. Die erste ging um 9:02 und 13 Sekunden hoch, und eine weitere folgte um 9:02 und 23 Sekunden. Das könnte unmöglich bei einer Düngerbombe passieren, eine Behauptung, für die sowieso kein glaubwürdiger Beweis vorliegt. Andere Bombenexperten haben andere Vorrichtungen als eine barometrische Bombe vermutet, aber alle stimmen mit ihm darin überein, dass die „Erklärung" der Regierung lächerlich ist. Der Schutt des Murrah-Gebäudes hatte sich gegen das General Records Office auf der gegenüberliegenden Straßenseite aufgehäuft, auf der anderen Seite des Lastwagens, der angeblich mit der Brennstoff-Dünger-Bombe explodiert war. Die einzige Möglichkeit, warum das Mauerwerk in diese Richtung geschleudert werden konnte, war eine Explosion im Innern des Murrah-Gebäudes. Praktischerweise wurde das Gebäude jedoch von den Behörden abgerissen und der Schutt weggeschafft, bevor er ordentlich untersucht werden konnte.

Es ist höchstwahrscheinlich, dass Elemente innerhalb der US-Regierung und ihrer Agenturen ihr eigenes Gebäude in die Luft jagten und etwa 168

Männer, Frauen und Kinder töteten, um die Ziele der Neuen Weltordnung mittels Problem-Reaktion-Lösung weiter voranzutreiben. Niedergeschmettert? Wer wäre das nicht. Ich glaube jedoch, dass dies für die Elite eine Bombe zu viel war. Ich glaube, die Wahrheit wird schließlich herauskommen und ein noch viel umfassenderes Bild offenbaren.

Da sich die Größe der Bombe und das Ausmaß der Zerstörung klar widersprechen, hat die Regierung die Größe der „Dünger"-Bombe ständig gesteigert, die, wie sie behauptet, von McVeigh und Co. gebaut worden sei. Zuerst verkündete man, das Gewicht der „Dünger"-Bombe hätte 1.000 Pfund betragen, aber seitdem hat es stufenweise zugenommen, bis es etwa 4.800 Pfund erreichte. Deshalb musste die Beschreibung des Fahrzeugs, das dazu benutzt worden war, die Bombe zu transportieren, entsprechend dem immer größeren beteiligten Gewicht geändert werden. Zuerst wurde die Bombe laut Regierungsverlautbarungen in einem Lieferwagen transportiert, der dann zu einem Umzugswagen wurde. Dann kam der große Auftritt des Lastwagens! Wie Michael J. Riconosciuto, der Entwickler der barometrischen Bombe sagte, würde eine Düngerbombe in der ganzen Gegend Dünger verstreut haben. Dies war in Oklahoma jedoch nicht der Fall.[94] Viele Regierungsangestellte, die normalerweise an jenem Tag in diesem Gebäude gearbeitet hätten, waren nicht dort, einschließlich einiger aus dem BATF, dem angeblich der Bombenanschlag wegen seines Massenmords in Waco gegolten haben soll. Michael J. Riconosciuto enthüllte gegenüber *Spotlight*, dass Aufzeichnungen und Bauteile seiner barometrischen Bombe 1988 in zwei Raubzügen aus einem wohlbewachten Lagerhaus in Aberdeen, Washington State, gestohlen worden seien. Bei dem ersten Vorfall seien diejenigen, die daran beteiligt waren, von der Polizei ohne Anklage freigelassen worden, und beim zweiten Mal habe die Polizei die Räuber bei dem Raubzug beobachtet und dennoch nichts getan![95] Die ganze Sache stinkt, und dennoch war das amerikanische Volk dermaßen leichtgläubig, dass es die stärkeren Zugriffsmöglichkeiten der Regierung, Postsendungen zu öffnen, Telefone anzuzapfen, Wohnungen zu durchsuchen und willkürlich Unterlagen und Dokumente zu beschlagnahmen, zugelassen und sogar gefordert hat. Diese Zugriffsmöglichkeiten wurden mittels der Ausrede einer Bombe erreicht, für die Elemente innerhalb der Regierung mit an Sicherheit grenzender Wahrscheinlichkeit verantwortlich sind. Problem-Reaktion-Lösung. Ich glaube, dass sich die Anti-Defamation League als intimer Mitspieler erweisen wird, und wir können uns auf weitere „Schiebungen" dieser Art einrichten, mit dem Zweck diejenigen zu diskreditieren, die die Wahrheit ans Tageslicht bringen.

Aufwachen, Amerika … Aufwachen, Welt!

All dies ist schon früher oft genug passiert. Die Kennedy-Ermordung wurde von seinem Nachfolger Lyndon Johnson dazu benutzt, die Macht des Staates auszubauen, so wie dies andere herbeigeführte Vorfälle und „Probleme“ auch taten. Die CIA ist, oft im Bund mit dem Mossad, für einige grauenhafte terroristische Gräueltaten im Ausland verantwortlich, die die Ermordung von Kindern einschließen – zu tausenden, würde die volle Wahrheit berichtet werden. 1983 ging eine Autobombe in Beirut hoch, die vom CIA-Mossad angebracht worden war. Sie verfehlte ihr beabsichtigtes Ziel, einen muslimischen Geistlichen, und ermordete stattdessen 91 Passanten. Diese Geschichte wurde später von Gordon Thurlow enthüllt, einem ehemaligen CIA-Analytiker in Vietnam und Lateinamerika.[96]

Wir haben es hier mit einem Bewusstsein zu tun, das durch diese Leute arbeitet und vor keiner noch so schrecklichen Tat zurückschreckt, um seine Ziele zu erreichen. Wie wir im Fall von Oklahoma gesehen haben, wird es dabei von Medien unterstützt, die von wenigen Wissenden und vielen Unwissenden bevölkert sind, die keine Ahnung haben, dass sie als reine Sprachrohre der Manipulatoren dienen. Die Art und Weise, in der „Journalisten“ und Fernseh-„Korrespondenten“ einfach die Version der Regierung über die Vorfälle wiederholten, war unglaublich. Jeder, der vermutete, dass die Neue Weltordnung in Aktion war, wurde als „paranoid“ abqualifiziert, dabei werden mindestens 99,9 Prozent jener Reporter niemals ein einziges Wort über die Verschwörung gelesen haben. Schön zu wissen, dass jene, die uns informieren, selbst so gut informiert sind!

Margaret Thatcher

Die Methoden der verdeckten Manipulation und der Vertuschung, die ich hier erwähnt habe, werden täglich auf der ganzen Welt angewendet. Sogar das Abtreten von Margret Thatcher als Premierministerin von Großbritannien 1990 steht in Verbindung mit den Ereignissen, die ich hier geschildert habe.

Attentate können zum Problem werden, wenn Untersucher nicht aufgeben wollen, wie es insbesondere beim JFK-Mord passiert ist. Vom Standpunkt der Elite ist es leichter und „sauberer“, die Leute etwas subtiler zu entfernen, indem sie Zwischenfälle oft wirtschaftlicher Art inszenieren, um Führer zu unterminieren und sie „demokratisch“ zu entfernen. Margaret Thatcher, eine Bilderberg-Teilnehmerin, wurde von der Elite ausgewählt und leistete ihr in den 1980ern wirtschaftlich gute Dienste, als sie und Ronald Reagan die Weichen für das Jahrzehnt unter der Kontrolle von Paul Volcker stellten, dem Chef der Federal Reserve und der International Banking Commission. Einer von denjenigen, der sich am meisten dafür einsetzte, dass Magaret Thatcher in den 1970ern Führerin der konservativen Partei wurde, war Alfred Sherman, der später Berater des serbischen Führers Radovan Karadzic werden sollte, eines Mannes, der für so viel Leid und Horror im Bürgerkrieg des ehemaligen Jugoslawien verantwortlich war. Thatcher war von der Elite ausgewählt worden, möglicherweise ohne dass sie wusste, was wirklich vor sich ging. Aber Politiker dürfen nur mitspielen, solange sie die Pläne der Globalen Elite verfolgen, und sie blieb länger, als erwünscht war. Sie widersetzte sich dem Abbau nationaler Souveränität durch die Europäische Gemeinschaft über eine europäische Währung und eine Zentralbank. Im Mai 1989 berichtete die Zeitschrift *The Spotlight*, dass das Bilderberger-Treffen auf der Insel La Toja bei Spanien im selben Monat beschlossen habe, dass sie gehen müsse. Ein Jahr später wurde sie von ihren eigenen Abgeordneten abgesetzt, während sie noch im Amt war.

Natürlich wurde Mrs. Thatcher nicht dadurch entfernt, dass Leute zu den konservativen Abgeordneten gingen und sagten: „Hey, die Bilderberg-Gruppe sagt, dass sie gehen muss." Es läuft viel verdeckter. Die Medien werden dazu benutzt, das Opfer Stück für Stück zu unterminieren. Unruhe, Zweifel und Ängste werden unter Ministern und Abgeordneten geschürt, die ihre Jobs behalten wollen. Der drohende Verlust ihrer Privilegien, weil „wir nie die nächsten Wahlen mit Margaret Thatcher als Führerin gewinnen werden", ist eine wunderbare Art, den Geist von Politikern auf den Glauben zu konzentrieren, „dass etwas getan werden muss". Es wird ein Impuls gesetzt, der schließlich die Absetzung des ins Visier genommenen Politikers unausweichlich macht. Wenn wir in Großbritannien von den „Männern in grauen Anzügen" hören, die entscheiden, wann die Führer der konservativen Partei kommen und zu gehen haben, haben wir es mit Repräsentanten der Elite/Bruderschaft innerhalb der Partei zu tun. Keine Leute aus der Spitze der Pyramide oder ähnliches, sondern solche, die das tun, was man ihnen sagt, wenn ein Wechsel gefordert wird. Genauso läuft es mit anderen Parteien in anderen Ländern. Ich könnte so viele Weltereignisse in den letzten 40 Jahren auflisten, die alle auf dieselbe Gruppe zurückzuführen sind.

Die UFO-Vertuschung

Während der gesamten Zeit nach dem Krieg sind Berichte der Öffentlichkeit über UFOs permanent von den Behörden abgetan worden. Sie existieren nicht, wird uns erzählt. Ungefähr zur gleichen Zeit, als die Warren-Kommission ihre vertuschende Version der Kennedy-Ermordung verfasste, leistete der Condon-Report ähnliche Arbeit im Bereich UFOs. Er kam zu dem Schluss, es gebe bei dem Phänomen nichts, was eine Untersuchung wert wäre. Wenn das der Fall ist, warum sind dann die Akten über UFO-Berichte höher als „Top Secret“ klassifiziert? Weil dies wahrscheinlich die größte Vertuschung von allen ist, darum. Sie verschleiert die Wahrheit, dass die amerikanische Elite fliegende Untertassen, also Anti-Schwerkraft-Technologie besitzt, die das Space-Shuttle wie eine Antiquität aussehen lässt und vernebelt die Tatsache, dass Außerirdische aus der Vierten Dimension diesen Planeten besuchen. Der gesamte Bereich ist eine Minenfeld der Desinformation, und wir müssen uns hier einen sehr wachen und flexiblen Verstand bewahren, besonders deswegen, weil das Feld der UFO-Forschung bedenklich von denjenigen unterwandert ist, die uns davon abbringen möchten. Täglich werden jetzt durchschnittlich 150 UFO-Sichtungen gemeldet. Wenn man davon ausgeht, dass dies nur zehn Prozent der tatsächlichen Sichtungen sind, so ergibt das weltweit mehr als 1.500 pro Tag. Sie können nicht alle von Erdlingen geflogen werden. Während die Elite ihre Raumschiffe nutzen kann, bestimmte Ereignisse auszulösen, um den menschlichen Geist zu manipulieren, gibt es meiner Ansicht nach auch steigende Zahlen von echten Außerirdischen, die in dieser Dimension operieren. Einige sind da, um zu helfen, andere, um die Menschheit und den Planeten Erde an der Transformation zu hindern. Letztere stehen mit der Globalen Elite in Verbindung, entweder durch direkten Kontakt oder via Channeling und Bewusstseinskontrolle.

Ich habe eine Menge Beweise zum Thema UFOs in dem Buch „The Robots' Rebellion“ vorgelegt, aber für diejenigen, die noch tiefer forschen möchten, steht weit mehr zur Verfügung. Fest steht, dass es eine ganze Bibliothek an Informationen über UFOs und Außerirdische gibt, über die der Öffentlichkeit nichts erzählt wird. Diese enthält Hintergrundinformationen über die Entführungen von Menschen und die Verstümmelung von Vieh und anderen Farmtieren auf der ganzen Welt mit Methoden, die nur von einer Technologie herrühren können, die im öffentlichen Bereich unbekannt ist. Entweder ist dies das Werk von Außerirdischen oder von menschlichen wissenschaftlichen Eliten aus den Untergrundbasen der Vereinigten Staaten (an Orten wie Area S-4 nahe dem Groom Lake in Nevada und den Anlagen von Dulce in New Mexico). John Lear, ein ehemaliger Pilot für die CIA, erzählte einer UFO-Gruppe aus Dallas 1988:

> „Die Nation ist gehirngewaschen worden von einer Bewusstseinskontroll-Operation der CIA, die auf der Angst basiert, sich lächerlich zu machen. Es hat in den USA seit 1947 mindestens eine Million Entführte und in den vergangenen 13 Jahren über 40.000 Viehverstümmelungen gegeben. Es gibt ungefähr 70 außerirdische Zivilisationen, von denen man weiß, dass sie uns zur Zeit besuchen.
>
> Gordon Cooper, einer unserer besten Astronauten, durfte nicht am Apollo-Flug teilnehmen, weil er es wagte, in einem Brief an die Vereinten Nationen über UFOs zu sprechen. Während der letzten Jahre gab es einen steilen Anstieg der Zahlen von vermissten Personen ... Es wird geschätzt, dass es ungefähr zehn Millionen Graue [eine angebliche ET-Rasse] in Basen auf der Erde und auf dem Mond gibt, aber es ist nicht bekannt, ob sie in der Lage sind, in ihre Heimat zurückzukehren. Sie betreten und verlassen ihre Untergrundbasen auf interdimensionalem Weg, ein Hyperraum-Manöver, das die scheinbar unsinnigen Geschichten von UFO-Zeugen erklärt, die von UFOs berichten, die in Berge hinein- oder herausgeflogen seien. Diese Zeugen beschrieben wahrheitsgemäß ein Manöver, das für unsere gegenwärtige Wissenschaft unvorstellbar ist.
>
> Es war Präsident Eisenhower, der es zuließ, dass die Zügel der Macht aus den Händen des Präsidenten in die des Pentagons übergingen. Seit Eisenhower sind die wahren Herrscher dieser Nation Militärjuntas gewesen."[97]

Natürlich können Lears Behauptungen Desinformation sein. Aber die Themen stimmen überein mit einer riesigen Anzahl von Berichten (die natürlich auch Desinformation sein könnten). Ich für meinen Teil bin mir jetzt sicher, dass die menschliche Form durch Außerirdische geschaffen worden ist; dass negativ-inspirierte ETs aus der Vierten Dimension versucht haben, diesen Planeten während der uns bekannten Geschichte mit tatsächlichen Auftritten und (meist) durch Kontrolle des Bewusstseins jener Menschen zu kontrollieren, die innerhalb eines negativen Frequenzbereichs operieren und dass diejenigen, die sich verschworen haben, die Neue Weltordnung zu installieren, schon seit dem Altertum Marionetten dieser Wesen waren (zu denen höchstwahrscheinlich die „Melchedekaner" oder „Elohim" gehören). Dasselbe gilt für die Globale Elite von heute. Ich habe das Gefühl, dass Kontakte zwischen der Elite und bestimmten negativen ET-Rassen stattgefunden haben, und dass die unsäglichsten genetischen Experimente in Untergrundbasen auf der ganzen Welt an denjenigen durchgeführt werden, die als „vermisst" gelten, besonders in den Vereinigten Staaten. Die Nazi-Mentalität ist lebendig und wohlauf und kontrolliert Amerika unter der Führung eines außerirdischen Bewusstseins, das selbst diese Nazi-Mentalität darstellt. Ich glaube, dass diese ETs der Vierten Dimension sich von negativen menschlichen Gefühlen ernähren: von der Energie aus Furcht, Schuld und Elend. Daher trachten sie danach, unseren Schmerz und unser Gefühl von Angst und Hoffnungslosigkeit zu vergrößern, die sowohl ihre Lebensprozesse aufrecht erhalten als auch unser Selbstwertgefühl verringern und damit die Kontrolle des Frequenzgefängnisses erleichtern. Wenn wir uns lieben und respektieren, schneiden wir diese Nahrungslieferung ab, und öffnen unseren Geist und unsere Herzen, um die blockierenden Frequenzen zu durchbrechen. Dies können und werden wir tun.

Der Grund für die UFO-Vertuschung ist der, uns Informationen über andere Zivilisationen und Welten vorzuenthalten, welche die Menschen für eine weit größere Lebens- und Schöpfungsperspektive öffnen würden und um die Globale Pyramide der Manipulation verborgen zu halten, die (auf ihren höchsten Ebenen) wissentlich in Kontakt steht mit – und geführt wird durch – eine negative Kraft aus einer anderen Dimension. Die Anzahl der Wissenschaftler und Computerprogrammierer in Großbritannien und den USA, die mit fortgeschrittener Technologie arbeiten und einen seltsamen, unerklärlichen Tod gefunden haben, ist absurd. Bei den meisten handelte es sich um „Selbstmord". Einer nach dem anderen starb, und viele von ihnen hatten mit dem „Star-Wars"-Projekt und Marconi zu tun, einer Tochterfirma von General Electrics in Großbritannien. Wenn die Elite wirklich „fliegende Untertassen", d.h. Anti-Schwerkraft-Raumschiffe, besitzt (und ich glaube, dass dem so ist) oder Technologie im „Verteidigungs"-Sektor, die sie geheim halten möchte, sind es gerade solche Wissenschaftler und Computerprogrammierer, die davon zufällig oder geplant erfahren haben könnten. Vielleicht fanden sie zu viel über diese Geheimtechnologie oder das Star-Wars-Projekt heraus. Letzteres könnte als Teil des weltweiten elektronischen Kommunikationsnetzwerks fungieren, das dazu gedacht ist, Millionen von Menschen mit Mikrochipimplantierung zu überwachen. Von jedem mysteriösen Tod wurde behauptet, er hätte mit den anderen nichts zu tun, nach dem bewährten „Einzeltäter-keine-Verschwörung"-Erklärungsmuster. Geheimtechnologie wird in segmentierten Programmen zusammengesetzt. Jede Firma oder jeder Wissenschaftler arbeitet nur an Teilen des Projekts. Nur eine kleine Minderheit weiß, wie jedes Teil zusammenpasst, um das Endprodukt herzustellen.[98]

Eines der berühmtesten Wissenschaftsopfer der Elite war Dr. Wilhelm Reich, der 1957 in einem US-Bundesgefängnis starb, während die Behörden alle seine Arbeiten zerstörten, die sie finden konnten. Seine Organe wurden bei einer „Autopsie“ entfernt und nie wieder gesehen. Reichs letztes Buch trug den Titel „Contact With Space“, worin er seine UFO-Forschung genauer ausführte. Reich verstand, wie die Erde den menschlichen Geist widerspiegelt. Er beschrieb die Dürftigkeit und Verwüstung von einst schönen Landschaften als das Ergebnis der Gemütsverarmung der Menschheit und entdeckte die Energien der Lebenskraft, die er Orgon-Energie nannte. Die positive Energie bezeichnete er als „OR“ und die negative als „DOR“. Reich glaubte, dass eine bestimmte virulente Form negativer Energie namens „Melanor“ von einigen der außerirdischen Raumschiffe ausgehe, die, wie er sagte, den Planeten besuchten. Dieses Melanor nehme die Form einer schwarzen puderartigen Substanz an, die „nach Leichen roch“. Dieser Geruch ist von etlichen Leuten berichtet worden, die angeblich UFOs gesehen haben.

Reich sagte auch, dass er und sein kleines Team durch Anwendung des Wissens über die positive Orgon-Energie in der Lage seien, Gras in der Wüste von Arizona kniehoch wachsen zu lassen. Zudem erkannte er, dass diese Energie nutzbar gemacht werden könnte, um „freie Energie“ für Strom und sämtliche Wärme zu liefern, die wir brauchen, ohne Umweltverschmutzung und (buchstäblich) kostenlos.

Diese Technik könnt weltweit zur Verfügung stehen, wenn das Wissen darüber nicht unterdrückt würde. Die „unlösbaren“ Probleme dieser Welt sind nur unlösbar, weil uns die Lösungen vorenthalten werden. Nachdem er aus Nazi-Deutschland geflohen war, wurde Reich während seiner gesamten Karriere in den Vereinigten Staaten schikaniert von denen, die er „Ganoven in der Regierung“ und „Feilscher“ nannte. Er entwickelte eine Waffe, die angeblich UFOs verschwinden lassen konnte, und entdeckte, wie man das Wetter ändern und es in der Wüste regnen lassen kann. Es war die technische Anwendung dessen, was die amerikanischen Ureinwohner mit ihren Regentänzen tun konnten. Beide benutzten dieselben Energien. In „Contact With Space“, dem Buch, das das Ende seines Lebens beschleunigte, kam Reich der Wahrheit recht nahe. Er schrieb:

> „Bin ich ein Weltraummann? Gehöre ich zu einer neuen Rasse auf Erden, die gezüchtet wurde durch Männer aus dem Weltall, die sich mit irdischen Frauen vereinigten? Sind meine Kinder Abkömmlinge der ersten interplanetarischen Rasse? Ist der Schmelztiegel der interplanetarischen Gesellschaft auf unserem Planeten schon geschaffen worden, so wie der Schmelztiegel aller Völker vor 190 Jahren in den USA errichtet worden ist? Oder hat dieser Gedanke mit Dingen zu tun, die sich in der Zukunft ereignen werden? Ich beanspruche mein Recht und mein Privileg, solche Gedanken zu haben und solche Fragen zu stellen, ohne davon bedroht zu sein, von jeder offiziellen Behörde der Gesellschaft ins

Gefängnis geworfen zu werden … Angesichts einer starren, doktrinären, selbsternannten Hierarchie der Wissenschaftszensur, die bereit ist zu töten, erscheint es närrisch, solche Gedanken zu veröffentlichen. Jeder, der böswillig genug ist, könnte mit ihnen alles Mögliche anstellen. Jedoch muss auch das Recht, Unrecht zu haben, gewahrt werden. Wir sollten uns nicht davor fürchten, den Wald zu betreten, weil in den Bäumen wilde Katzen hausen. Wir sollten unser Recht auf wohlbegründete Spekulation nicht aufgeben. Es sind bestimmte Fragen, die eine solche Spekulation nach sich zieht, und die von den Verwaltern des etablierten Wissens gefürchtet werden … Aber da wir in das kosmische Zeitalter eintreten, sollten wir auf unser Recht bestehen, neue, sogar dumme Fragen zu stellen, ohne belästigt zu werden."[99]

Traurigerweise wurde Wilhelm Reich die Freiheit verweigert, die er zu Recht proklamiert hatte – wie so vielen anderen auch, die für das Verbrechen ermordet wurden, wissenschaftliche Erkenntnisse über UFOs erworben zu haben, die die Elite und ihre außerirdischen/luziferischen Meister im Verborgenen belassen wollen. Seine „wissenschaftlichen" Kollegen schauten zu, als er gekreuzigt wurde. Es kursiert das Gerücht, dass Präsident Kennedy auch deswegen umgebracht wurde, weil er etwas über die ETs herausgefunden hatte und gelobte, die Informationen zu veröffentlichen. 1965 untersuchte die Top-Journalistin Dorothy Kilgallen sowohl die UFO-Vertuschung als auch die Kennedy-Ermordung. Sie schrieb in ihrer Kolumne im *Examiner* in Los Angeles am 22. Mai 1965, dass sie sich mit einem „hohen britischen Beamten des Kabinetts" in London getroffen habe, der ihr gesagt habe, dass britische Wissenschaftler ein abgestürztes UFO mit einer Besatzung aus kleinen Männern untersucht hätten, die kleiner als 1,20 Meter gewesen seien.[100] Im gleichen Jahr interviewte sie Jack Ruby im Gefängnis von Dallas. Ruby, der Mann, der den „Sündenbock" Lee Harvey Oswald ermordet hatte, erzählte ihr etwas, das „den Fall Kennedy komplett in die Luft gehen lassen würde", wie sie engen Freunden erzählte. Binnen weniger Tage wurde sie tot aufgefunden. Urteil: Selbstmord. Ihre Freunde durchsuchten ihre Wohnung nach den Aufzeichnungen ihres Treffens mit Ruby. Es wurden keine gefunden.[101]

Die UFO-Szene ist überschwemmt von Desinformation, was nichts anderes bedeutet, als dass die Machthaber verhindern wollen, dass die Wahrheit an die Öffentlichkeit gelangt. Ich glaube, es existiert ein Szenario, bei dem eine Bedrohung durch eine außerirdische Macht von der Globalen Elite künstlich derartig auf die Spitze getrieben wird, dass eine terrorisierte Öffentlichkeit ihnen erlauben wird, eine Weltregierung und ein Weltarmee zu errichten. Dies war einer der Vorschläge im Bericht von Iron Mountain. Wie ich es schon im Buch „The Robots' Rebellion" gesagt habe, bin ich ziemlich sicher, dass zumindest einige der Entführungen, die „Außerirdischen“ zugeschrieben werden, in Wirklichkeit von Menschen ausgeführt werden, und zwar im Rahmen einer Operation zur Bewusstseinsmanipulation und Implantierung von Mikrochips. Die Rockefellers standen über den Milliardär Laurance Rockefeller mit der „Forschung“ über Außerirdische in Verbindung.[102]

Als ich dabei war, dieses Buch fertigzustellen, wurden mir Informationen über eine angebliche Politik der Massenbewusstseinsmanipulation an der Bevölkerung Großbritanniens zur Verfügung gestellt, die mit dem Segen der britischen Behörden von der amerikanischen National Security Agency (NSA) geleitet worden sein soll. Dies beinhaltete unter anderem die Inszenierung von „UFO“-Sichtungen, von Entführungen durch „Außerirdische“ und das Einsetzen von Mikrochips bei Menschen, einschließlich einiger, die in der UFO-Forschung tätig waren. Ich möchte noch viel mehr darüber erfahren, um den Wahrheitsgehalt dieser Aussagen zu überprüfen. Wenn Sie etwas wissen und gerne mit einer aufgeschlossenen Person reden möchten, bitte nehmen Sie mit mir Kontakt auf.

Einer Sache bin ich mir jedoch ganz sicher: Es gibt eine unterirdische Anlage, von der das britische Volk wissen sollte. Diese steht in Verbindung mit Rudloe Manor der Royal Air Force in Wiltshire, England. Dasselbe gilt für Orte wie die streng geheime unterirdische Stadt bei Mount Weather nahe der Kleinstadt Bluemont in Virginia, ungefähr 75 Kilometer westlich von Washington, DC. Einige der Dinge, die man in James-Bond-Filmen zu sehen bekommt, sind nicht erfunden. Keine dieser beiden Anlagen noch irgendeine andere arbeitet im Interesse des Volkes. Mount Weather ist wahrscheinlich ein Zentrum, aus dem die Parallelregierung der Vereinigten Staaten, diejenige, die wirklich das Land regiert, ihre Operationen koordiniert. Es ist auch der Ort, der die Überwachung der Amerikaner beaufsichtigt, die der Tyrannei den Kampf ansagen. Dem Kongress, den „gewählten“ Repräsentanten des Volkes, wurde jegliche Information über diesen Ort verweigert. Ja, meine Damen und Herren, dies ist die freie Welt.

Dieselbe Verborgene Hand, die hinter der Schweinebuchtinvasion, Vietnam, den Ermordungen von Kennedy, King und Malcolm X, hinter Watergate, Iran-Contra, Terror-Bombenanschlägen und der Absetzung von Margaret Thatcher steckte, ist auch für die Desinformation und Vertuschung in Bezug auf UFOs und Außerirdische verantwortlich. An der Oberfläche erscheinen diese oft sehr unterschiedlichen Themen und Ereignisse nicht zusammenzuhängen, obwohl sie von einer einzigen Macht koordiniert wurden – und werden: Der Globalen Elite, die von den Gefängniswärtern des Luziferischen Bewusstseins aus der Vierten Dimension kontrolliert wird. Doch die Wahrheit über UFOs – was auch immer sich als solche herausstellen wird – steht kurz vor ihrer Enthüllung, und der Schleier lüftet sich vor so vielem, was über Generationen geheim gehalten wurde. Dies ist die Zeit, in der das Unsichtbare sichtbar und der Manipulation die Basis entzogen wird.

Ist das Elite-Netzwerk erst einmal bloßgestellt, werden wir in einer völlig anderen Welt leben. Denn dieses Netzwerk steckt hinter den globalen Konflikten, schmuggelt harte Drogen in die Hände unserer Jugend und missbraucht minütlich das, was wir Demokratie und Freiheit nennen. Noch lässt es die Masse der Menschen jedoch zu, dass ihr Verstand in die Irre geführt wird wie verstörte Kaninchen, die von den Scheinwerfern eines herannahenden Wagens gebannt sind.

Ich habe das Gerüst (oder sollte ich sagen, das „Schädel- und Knochengerüst") der Karriere von George Bush bis 1989 in groben Zügen umrissen. Dabei habe ich nicht einmal seine endlosen Geschäftsverbindungen erwähnt oder die Tatsache, dass seine Geschäftspartner wiederholt auf der Gehaltsliste der Regierung standen. Dies allein würde viele Kapitel erfordern, aber diese Informationen stehen zur Verfügung. Ich empfehle das Buch „George Bush, The Unauthorized Biography", wenn Sie mehr wissen möchten. Seit über 40 Jahren ist dieser Mann ein permanentes Thema in der Neuen Weltordnung. Sie haben einiges über seinen Hintergrund und die Art gelesen, wie seine Fingerabdrücke am Abzug des Gewehres gefunden wurden, während sich einige schreckliche Vorfälle ereigneten. Wie wehrte sich das amerikanische Volk dagegen? Ich werde es Ihnen sagen.

Sie machten ihn zum Präsidenten.

Endnoten

1 Es gibt über den „JFK"-Film und Oliver Stone noch mehr zu wissen, wie wir bald sehen werden.
2 CFR=Council on Foreign Relations; TK=Trilaterale Kommission; Bil=Bilderberger
3 *The Spotlight*, 11.12.1995, S. 3
4 Als der *CBS*-Nachrichtensprecher Dan Rather den Zapruder-Film zum ersten Mal sah, eilte er ins *CBS*-Studio, um live in den Nachrichten aufzutreten und der Nation zu verkünden, dass die offizielle Sicht der Ereignisse nun bestätigt sei. Tatsächlich tut der Film das genaue Gegenteil. Entweder brauchte Rather (CFR) dringend einen Augenarzt oder er verfolgte einen anderen Plan, der nichts damit zu tun hatte, seinen Zuschauern die Wahrheit zu sagen.
5 Allen, Gary: The Rockefeller File. *76 Press*, Seal Beach, Kalifornien, 1976, S. 157
6 Piper, Michael Collins: Final Judgement, The Missing Link In The Kennedy Assassination Conspiracy. *The Wolf Press*, Washington, DC, 1995, S. 32
7 Giancana, Sam und Chuck: Double Cross: The Explosive Inside Story Of The Mobster Who Controlled America. Warner Books, New York, 1992, S. 75
8 Interview mit Michael Collins Piper am 20.01.1992 für „Final Judgement"
9 Piper: Final Judgement, S. 35
10 Zitiert aus Hersh, Seymour M.: The Samson Option: Israels Nuclear Arsenal And American Foreign Policy. Random House, New York, 1991, S. 94
11 Ebd., S. 97
12 Giancana: Double Cross, S. 230
13 Heymann, C. David: A Woman Named Jackie. New American Library, NY, 1989, S. 151
14 Piper: Final Judgement, S. 46
15 Hersh: The Samson Option, S. 108
16 Kurzman, Dan: Ben-Gurion: Prophet Of Fire. Simon and Schuster, New York, 1983, S. 121
17 Piper: Final Judgement, S. 57
18 Lane, Mark: Plausible Denial. *Thunder's Mouth Press*, New York, 1992, S. 93
19 Van Helsing, Jan: Secret Societies And Their Part In The 20th Century. Ewert-Verlag, Gran Canaria, Spanien, 1995, S. 128; Originaltitel: Geheimgesellschaften und ihre Macht im 20. Jahrhundert. Ewert-Verlag, Lathen, 1995. Die Originalausgabe ist in Deutschland vergriffen.
20 Menachem Begin war Drahtzieher eines antibritischen Bombenanschlags auf das King-David-Hotel in Jerusalem 1946, das vorwiegend von Offizieren der britischen Mandatsmacht und deren Angehörigen bewohnt war.
21 Demaris, Ovid: The Last Mafioso. Bantam-Books, New York, 1981, S. 32. Wird auch in Piper: Final Judgement, S. 159 zitiert.
22 Wean, Gary L.: There's A Fish In The Courthouse. Casitas Books, Oak View, Kalifornien, 1987, S. 679
23 Eveland, Wilbur Crane: Ropes Of Sand: America's Failure In The Middle East. W.W. Norton and Company, 1980, S. 95
24 Perry, Roland: The Fifth Man. Sidgwick and Jackson, London, 1994, S. 223
25 Ebd., S. 129
26 Ebd., S. 222-3

27 Ebd., S. 222
28 Ebd., S. 224
29 Ebd.
30 Ebd.
31 Piper: Final Judgement, S. 90
32 Ebd., S. 89
33 Ebd., S. 191
34 Ebd., S. 187
35 Ebd.
36 Mehr Details über seine Lansky-Mossad-Verbindungen in Piper: Final Judgement
37 Perry: The Fifth Man, S. 79
38 Ebd., S. 79-80
39 Piper: Final Judgement, S. 245
40 Ebd., S. 241-2
41 Shamir, Yitzak: Summing Up, An Autobiography. Weidenfeld and Nicholson, London, S. 81
42 Ebd., S. 13
43 Hurt, Henry: Reasonable Doubt: An Investigation Into The Assassination Of John F. Kennedy. Holt, Rinehart and Winston, New York, 1985, S. 417-9
44 Piper: Final Judgement, S. 255
45 Wean: A Fish In The Courthouse, S. 695
46 Ebd., S. 699
47 Piper: Final Judgement, S. 166
48 Ebd., S. 178
49 Ebd.
50 Ebd., S. 213
51 Starb er wirklich? Zumindest eine Person, die Ruby kannte, sagte, sie habe ihn nach seinem vermeintlichen Tod ein Flugzeug nach Israel besteigen sehen. Piper: Final Judgement, S. 183
52 Green, Stephen: Taking Sides: America's Secret Relations With A Militant Israel. William Morrow and Co., New York, 1984, S. 243-4
53 Brief von Ford vom 31.10.1975. Der Inhalt wurde von Church offengelegt und ist zitiert in Tarpley, Webster Griffin und Chaitkin, Anton: George Bush, The Unauthorized Biography. Executive Intelligence Review, Washington, DC, S. 291-2
54 Milan, Michael: The Squad: The US Government's Secret Alliance With Organised Crime. Shapolsky Publishers, New York, 1989, S. 206
55 Piper: Final Judgement, S. 81-2
56 Zitiert in der australischen Zeitschrift für spirituelle und Verschwörungs-Forschung, *New Dawn*, November/Dezember 1995, S. 20
57 Zitiert in Andrews, George C.: Extra-Terrestrial Friends And Foes, IllumiNet Press, Lilburn, GA, USA, S. 289
58 Stich, Rodney: Defrauding America. A Pattern of Related Scandals. Diablo Western Press, Alamo, Kalifornien, 1994, S. 316-7, 615
59 Morrow, Robert D.: The Senator Must Die: The Murder Of Robert F. Kennedy. Roundtable Publishing, Santa Monica, 1988
60 *Psychology Today*, September 1969, Vol. 3, Nr. 2

61 Ebd.
62 Ebd.
63 Piper: Final Judgement. Privates Interview mit einem der freiwilligen Helfer der Kennedy-Wahlkampagne, der anwesend war, als Kennedy erschossen wurde.
64 Ebd., S. 83
65 Van Helsing: Secret Societies, S. 125
66 Emory, David in „Conspiracy Nation“, Vol. 1 (88); www.theconspiracy.us/9408/0025.html
67 Marrs, Jim: Crossfire: The Plot That Killed Kennedy. Carrol and Graf Publishers, New York, 1989, S. 582
68 Emory in „Conspiracy Nation“, Vol. 1, Nr. 88; www.theconspiracy.us/9408/0025.html
69 Mullins, Eustace: The World Order, Our Secret Rulers. Ezra Pound Institute of Civilisation, Staunton, USA, 1992, S. 80
70 Chatham House, London, 10.05.1982
71 Allen: The Rockefeller File, S. 158
72 Ebd., S. 180
73 Tarpley/Chaitkin: George Bush, Unauthorized, S. 250
74 Abgeleitet von Campaign to Re-elect the President
75 Tarpley/Chaitkin: George Bush, Unauthorized, S. 247
76 Ebd.
77 Ebd., S. 249
78 Zeugnis gegenüber dem Senatskomitee für Auslandsbeziehungen, 17.02.1950
79 Valerian, Valdamar: The Matrix. Arcuturus, 1988
80 Bowen, Russell S.: The Immaculate Deception, The Bush Familiy Crime Exposed. American West Publishers, Carson City, USA, 1991, S. 30-1
81 Mullins: The World Order, S. 123
82 Bowen: The Immaculate Deception, S. 30-1
83 Piper: Final Judgement, S. 306-13
84 *The New York Times*, 18.02.1976
85 Andrews, George C.: Extra-Terrestrials Among Us. Llewellyn Publications, USA, 1986, S. 173
86 Journalisten und Forscher haben zumindest unwesentliche Verbindungen zwischen Hinckley und der Bush-Familie entdeckt.
87 Tarpley/Chaitkin: George Bush, Unauthorized, S. 397
88 Dieses Treffen wurde von Felix Rodriguez bestätigt und der *Miami Herald* berichtete darüber am 30.06.1987. Ramon Rodriguez, ein berüchtigter Drogengeldwäscher, war 1981 auf Ronald Reagans Amtseinführungs-Zeremonie eingeladen. Er wird eine Menge mit einem anderen Gast gemeinsam gehabt haben: Licio Gelli von der P2-Freimaurerloge.
89 Tarpley/Chaitkin: George Bush, Unauthorized, S. 399
90 Eintrag in Norths Tagebuch für den 09.01.1986. Enthüllt in einer Gerichtsverhandlung im April 1988.
91 *The New York Times*, 02.03.1989
92 *The Spotlight*, 15.05.1995, S. 1, 12, 13
93 *USA Today*, 28.04.1995, S. 3A
94 *The Spotlight*, 05.06.1995, S. 5

95 Ebd., S. 3
96 *The Spotlight*, 08.05.1995, S. 4-5
97 Treffen der MUFON-Gruppe in Dallas, 10.08.1988
98 Siehe Collins, Tony: Open Verdict. Sphere Books, London, 1990. Eine Untersuchung über 25 mysteriöse Todesfälle von Menschen, die in der Verteidigungsindustrie arbeiteten.
99 Reich, Wilhelm: Contact With Space. Zitiert in Andrews: Extra-Terrestrials Friends And Foes, S. 47
100 Andrews: Extra-Terrestrial Friends And Foes, S. 238
101 Bericht aus Deacon, Richard: The Truth Twisters. MacDonald, London, 1987
102 „Watching For Aliens“ in *The Spotlight*, 25.09.1995, S. 2. Der Bericht enthüllt Laurance Rockefellers Unterstützung für das Centre for the Study of Extraterrestrial Intelligence CSETI.

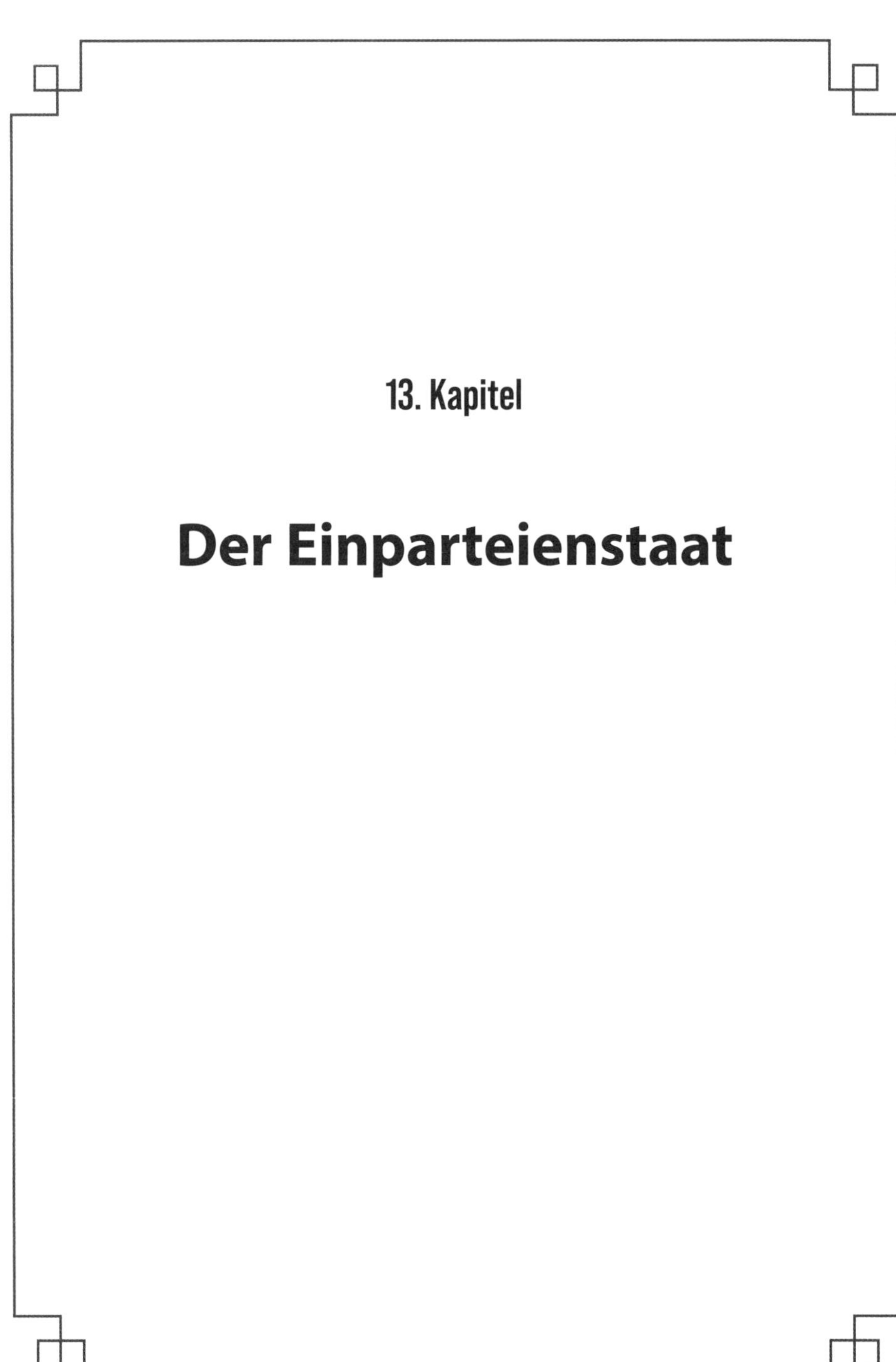

13. Kapitel

Der Einparteienstaat

Vor ein paar Jahren sah ich eine Fernsehsendung zur Tierverhaltensforschung, die ein ziemlich unangenehmes Experiment zeigte, bei dem eine Maus in ein Netzwerk aus Glasröhren gesetzt wurde. Alle paar Sekunden kam sie an eine Kreuzung und hatte die Wahl, nach links oder nach rechts zu gehen. Die Maus dachte, sie könnte gehen, wohin sie wollte, aber in Wirklichkeit waren die Wahlmöglichkeiten streng kontrolliert. Ihre Freiheit war eine Illusion.

Die heutige Menschheit hat es zugelassen, wie die Maus in den Röhren zu sein. Die multidimensionalen Manipulatoren sind sehr gerissen in der Verwendung von Parolen. Sie verknüpfen diese und schaffen damit eine akzeptierte Bedeutung, die oft im Gegensatz zur wirklichen Situation steht. Wenn man etwas oft genug sagt, werden die Menschen es glauben. Das Wort „Freiheit" ist mit „Demokratie" gleichgesetzt worden, und Demokratie wird mit dem parlamentarischen Regierungssystem in der „freien Welt" assoziiert. Wir sind dazu programmiert, die drei Elemente Freiheit-Demokratie-Parlament als dieselbe Sache anzusehen. Das sind sie nicht. Die „demokratischen" Systeme sind Teil der Vernebelung, die uns zum Narren halten soll. Wenn wir wissen, dass wir in einem autoritären Regime leben, das unsere Gedanken und unser Verhalten kontrolliert, die Medien und die wirtschaftlichen Hochs und Tiefs, so wird der Wunsch nach Freiheit im menschlichen Herzen schließlich dagegen rebellieren. Die Menschen sind viel leichter zu kontrollieren und zu unterdrücken, wenn sie denken, sie wären frei. So ist unsere „Demokratie" aufgebaut.

Nehmen wir das Beispiel von Westminster, der Mutter aller Parlamente, um zu sehen, in was für einer Scheindemokratie wir leben. Die meisten Parlamentsmitglieder werden nicht vom Volk gewählt, sondern von einem Komitee aus Mitgliedern ihrer Wahlkreis-Partei! Das parlamentarische System Großbritanniens besteht aus Wahlkreisen, die bei den allgemeinen Wahlen einen Vertreter ins Parlament entsenden. Aber nur eine verhältnismäßig kleine Zahl von Wahlkreisen stellt einen „Grenzbereich" in dem Sinne dar, dass das Ergebnis ungewiss ist. Die meisten sind in ihrer überwältigenden Mehrheit entweder konservativ oder Labour (Arbeiterpartei). Die Öffentlichkeit ist dahingehend bewusstseinskontrolliert zu glauben, dass ihr Einkommen darüber entscheiden sollte, wen sie wählen. Die Konservativen haben das „Image", für niedrige Steuern zu stehen, und die Konservativen zu wählen, gehört für viele – deprimierend viele – einfach nur zum sozialen Status. Ein freistehendes Haus, zwei Autos: Wähl' Tory. In den armen und heruntergekommenen Gebieten, von denen viele durch die „Leute-sind-Nummern"-Wohnungspolitik der Labour-Regierungen und der Gemeinden verwüstet wurden, wählt die Mehrheit Labour, weil sie „die

Partei der Arbeiterklasse ist". Ja, sie ist die Partei, die wirtschaftlichen Erfolg dadurch definiert, wie viele Leute acht Stunden am Tag an einer Fabrikmaschine oder zwei Kilometer unter Tage in einer Kohlegrube stehen. Diese starren Denkschablonen sorgen dafür, dass Wahlkreise, die größtenteils wohlhabend sind, konservative Parlamentsmitglieder entsenden, wie kompetent oder unfähig die Person mit der blauen Rosette auch sein mag, wogegen in den armen Gebieten derjenige mit der roten Rosette, wer auch immer er oder sie sein mag, Mitglied des Parlaments werden wird.

In diesen Wahlkreisen – der überwältigenden Mehrheit – müssen die Möchtegernparlamentarier nur die örtlichen Parteimitglieder überzeugen, sie auszuwählen und zur Wahl aufzustellen, und dann können sie praktisch sicher sein, ins Parlament gewählt zu werden. Dies nennen sie einen „sicheren Sitz", einen Listenplatz. Wenn die Elite also jemanden gewählt haben möchte, um die Neue Weltordnung weiter voranzubringen, ist das kein Problem. Finde einen der zahllosen Listenplätze für sie, und schon sind sie drin. Falls ein Parlamentsmitglied mit einer eigenen Meinung durch das Netz hindurchschlüpft, wird den Parlamentariern von ihrer Partei gesagt, wie sie zu wählen haben, oder die Abweichler werden mit Sanktionen bestraft, etwa einem Stimmblock gegen ihren Aufstieg oder einem Parteiausschluss, wie im Fall der konservativen Parlamentarier, die sich gegen eine weitere Integration in die Europäische Gemeinschaft wandten. Dies ist Demokratie im Elite-Stil, denn sie waren es, die die parlamentarische Struktur schufen, nachdem die Macht der Monarchien durch die „Volks"-Revolutionen beschnitten oder abgeschafft wurde. Wenn unser neues Parlamentsmitglied tut, wie ihm geheißen wird, kann es in die Regierung aufsteigen oder sogar Premierminister werden. Handelt es sich bei ihnen sogar um Eliteklone, kann sich ihr Aufstieg kometenhaft gestalten.

In den Vereinigten Staaten gibt es immer noch einige Leute, die meinen, dass die Öffentlichkeit den Präsidenten wählt. Wenn das nur wahr wäre. Zwei Dinge entscheiden den Ausgang der Wahl: Geld und die Medien. Die Elite kontrolliert beide. Man braucht irrsinnige Mengen an Geld, um sich innerhalb seiner eigenen Partei zum Präsidentschaftskandidaten aufstellen zu lassen, ganz abgesehen von der Präsidentschaft selbst. Dafür braucht man Geld wie Heu. Nur das Banken- und Wirtschaftsestablishment hat diese Mittel, und sie lassen ihr Geld ihren Wunschkandidaten zukommen. Manchmal geht es auch an einen Kandidaten, von dem sie wissen, dass er keine Chance hat zu gewinnen, weil das sicherstellt, dass sein Gegner – denjenigen, den sie in Wahrheit wollen – der nächste Bewohner des Weißen Hauses sein wird. Fügt man dem die Medienberichterstattung hinzu, die einen Kandidaten unterstützt und den anderen untergräbt, so hat man einen Wahlschwindel, der als demokratischer Prozess dargestellt wird. Sobald der Kandidat gewählt ist, zahlt er seine Schulden zurück. Wer die Musik bestellt, gibt den Ton an.

Eine bestimmte Gesetzgebung und die Auswahl bestimmter Leute für die wichtigsten Regierungsposten werden abgesprochen, bevor die Wahlgelder zu fließen beginnen. Rufen Sie David Rockefeller an und fragen Sie ihn, wie der nächste Präsident heißt. Er wird es schon jetzt wissen. Solange der Stab im Hintergrund zusammenarbeitet, ist er weit mächtiger als ein Premierminister oder ein Präsident. Die Mitglieder des Stabes müssen nicht beliebt sein, da die Öffentlichkeit nicht weiß, dass es sie gibt oder was sie tun. Die Politiker hingegen müssen sich um Popularität bemühen, besonders zu Wahlzeiten. Das macht sie zu einer leichten Beute für jene im Hintergrund. Es gibt eine Fernsehkomödie in Großbritannien namens „Ja, Minister“, die von einem Verwaltungsangestellten handelt, der einen Minister geschickt nach seiner Pfeife tanzen lässt. Die Sendung ist extrem lustig, aber in der Wirklichkeit des politischen Systems ist ein solche Manipulation todernst.

Politiker und Medien erhalten eine Illusion aufrecht und lenken so die Aufmerksamkeit von denjenigen ab, die in Wahrheit die Welt regieren. Die Politiker vermitteln den Eindruck, sie hätten die Macht, und die Medien unterstützen diesen gigantischen Mythos, indem sie über Ereignisse und Entscheidungen so berichten, als ob die Politiker die letzte Instanz seien. Stündlich sehen oder lesen wir Darstellungen von Präsidenten, Premierministern und ihren Untergebenen. Wir sehen sie bei „Gipfel“-Treffen und sie kommentieren Ereignisse, auf die sie wenig oder keinen Einfluss haben. Die Öffentlichkeit muss von den Medien überzeugt werden, dass die „gewählten“ Politiker die globalen Entscheidungsträger sind. Wenn wir diese Illusion nicht akzeptieren, so beginnen wir folgerichtig Fragen darüber zu stellen, wer denn eigentlich die Ereignisse kontrolliert. Laut Medien scheinen die Politiker die Spitze der Pyramide zu sein, obgleich sie nur die Marionetten, Statthalter und Bauchredner derjenigen sind, die tatsächlich an der Spitze stehen. Infolgedessen können diejenigen, die unser Leben kontrollieren, im Schatten bleiben, während jene, die nur scheinbar an der Macht sind, permanent im Rampenlicht stehen. Die Ablenkung ist brillant organisiert.

Es ist von entscheidender Bedeutung, dass diejenigen von uns in den „demokratischen“ Gesellschaften erkennen, dass wir in Wahrheit in einem Einparteienstaat leben. Haben wir das einmal begriffen, werden wir aufhören, die Politiker für uns entscheiden zu lassen und anfangen, selbstbestimmt zu denken und zu handeln. Wir werden aufhören zu glauben, dass wir durch die Wahl einer anderen Partei irgendetwas Substantielles ändern können. Politiker, welcher Partei auch immer, werden die Welt nicht verändern, da sie nur Schachfiguren sind. Wir alle müssen diese Verantwortung übernehmen, anstatt diese an „sie" abzutreten: die Politiker, Wirtschaftsleute und jeden anderen, der sie haben will. Solange wir der Illusion aufsitzen, dass wir eine „Wahlmöglichkeit" darüber hätten, wer uns regiert, werden wir weiterhin unsere Verantwortung abgeben – bis wir endlich einsehen, dass wir diese Wahl eben nicht haben.

Alle politischen Bewegungen werden von derselben Macht kontrolliert (*Abb. 15*). Wird die Regierung immer aus zwei Hauptparteien gebildet und stimmen diese bei allen Gesetzgebungen, die wirklich von Bedeutung sind, in derselben Weise ab, gibt es keine „Wahlmöglichkeit" für den Wähler. Dies ist der Fall bei der Demokratischen und der Republikanischen Partei in Amerika. Die USA, die Heimat der „Freiheit", wie die Präsidenten uns ständig erzählen, ist ein Einparteienstaat. Genau wie Großbritannien. Es gibt keinen grundsätzlichen Unterschied zwischen der Labour-Partei und

Abb. 15

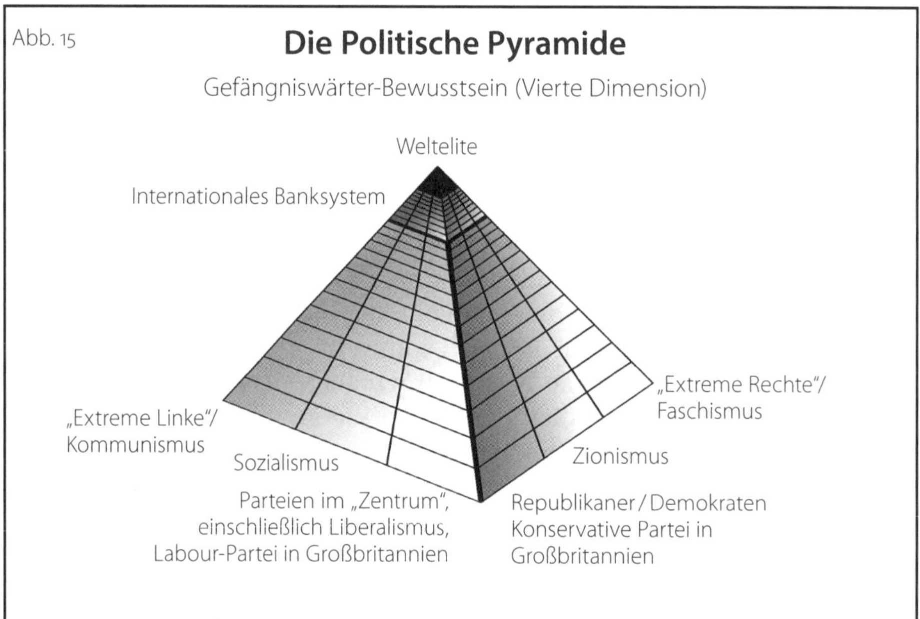

Dies ist eine grober Überblick, wie alle politischen Bewegungen mit demselben Ursprung in Verbindung stehen.

In jeder von ihnen findet man jedoch Elemente des Kommunismus/Faschismus – in einigen mehr als in anderen. Doch das gesamte Spektrum ist im Grunde ein Zirkelschluss, da Faschismus und Kommunismus auf demselben Gedankenmuster basieren – ein autoritäres Regierungssystem.

den Konservativen. Es ist unmöglich, in England eine Partei mit irgendeiner Chance auf Regierungsbildung zu wählen, die nicht für eine weitere Zentralisierung der Macht in Europa wäre, mit einer Währung und einer Zentralbank. Ich bin sicher, dass das im Großteil der Welt nicht anders ist. Wenn manche Leute auf kleinere Parteien hinweisen, die scheinbar eine Alternative bieten, so begreifen sie nicht, worum es geht. Stimmen die Parteien, die überhaupt eine Gewinnchance haben, im Wesentlichen überein, dann werden Wahlen irrelevant und zur Farce.

Verwirrend ist für viele Menschen nur, dass Politiker, die auf das gleiche Ziel hinarbeiten, in der Öffentlichkeit und sogar privat unter ihren Kollegen und Freunden sehr verschiedene, manchmal gegensätzliche Lebenshaltungen zu vertreten scheinen. Dies erlaubt ihnen als Gegner zu erscheinen, obwohl sie in Wirklichkeit auf der gleichen Seite stehen. Dr. Kitty Little untersuchte die Unterwanderung der britischen Politik und der Geheimdienste mehr als 50 Jahre lang und erklärte die Technik in ihrem Buch „Treason At Westminster“:

> „Es ist wahrscheinlich, dass einige dieser Eingeschleusten, die in den letzten 20 Jahren an die Spitze der Labour-Partei und der konservativen Partei gelangten, in der Kunst trainiert wurden, ihre wahre Meinung zu verbergen. Fuchs [ein deutscher Physiker, der am Atombombenprojekt arbeitete] beschrieb seine formale Schulung als ‚kontrollierte Schizophrenie‘ und prahlte sogar damit, selbst im betrunkenen Zustand seinen vermeintlichen Charakter mit seinen politischen Meinungen vor seinen Kollegen aufrecht erhalten zu können. Ähnlich schrieb ein anderes Mitglied der [subversiven] Organisation, Philby [Kim Philby, der Spion]: ‚Ich möchte zum Schluss einen Faktor erwähnen, der einige westliche Kommentatoren meines Falles unnötigerweise verwirrt hat. Ich meine damit die liberale Tarnung, hinter der ich meine wahre Meinung verbarg. Ein Journalist, der mich in Beirut kennenlernte, behauptete, dass die liberalen Ansichten, die ich im Nahen Osten geäußert hätte, «ganz sicher» meine wahren gewesen seien. Ein anderer Kommentar eines persönlichen Freundes lautete, dass ich unmöglich so konsequent eine liberal-intellektuelle Prägung beibehalten hätte können, außer ich hätte wirklich daran geglaubt. Beide Bemerkungen sind sehr schmeichelhaft. Die erste Pflicht eines Maulwurfs besteht darin, nicht nur seine Tarngeschichte zu perfektionieren, sondern auch seine Tarnpersönlichkeit.‘“[1]

Schauen wir uns die angeblich „unterschiedlichen“ politischen Meinungen an, blicken wir oft auf eine Fassade – eine Reihe von Menschen, die Masken tragen, um ihre wahren Absichten und Meinungen zu verbergen. Hinter der Maske steckt die Globale Elite und das Allsehende Auge, und es ist diese „demokratische“ Maskerade[2], die den Einparteienstaat verschleiert.

Amerikas Einparteienstaat

Nichts kann dies deutlicher machen, als das Beispiel von George Bush und Bill Clinton, zwei angeblichen „Gegnern“. Der eine ist Republikaner, der andere ein Demokrat, aber beide werden von derselben Gruppe kontrolliert. Beide sind Strohmänner für den Einparteienstaat, und sie sind verbunden über das Council on Foreign Relations, die Trilaterale Kommission, die Freimaurerei, durch Drogen, Mord, Iran-Contra, die Bank of Credit and Commerce International (BCCI), die Unterstützung für die Invasion souveräner Staaten, zentralisierte Einrichtungen, das GATT-Abkommen, die nordamerikanische Freihandelszone (NAFTA), den Golfkrieg ... und immer so weiter.

Bush schwamm 1988 auf einer Flutwelle von Elitegeld zum Sieg gegen Michael Dukakis. Henry Kissinger war wieder einmal im Zentrum der Bush-Regierung mit zwei Mitgliedern seiner Firma Kissinger Associates, die führende Rollen übernahmen. Diese waren Brent Scowcroft, der Chef des Büros von Kissinger Associates in Washington und Lawrence Eagleburger, der Präsident der Firma. Scowcroft war nationalen Sicherheitsberater und Eagleburger Stellvertretener Außenminister. Ein Gründungs- und Vorstandsmitglied von Kissinger Associates war Lord Carrington, Generalssekretär der NATO von 1984-1988. Für eine einzige Firma ist das schon ein mächtiges Aufgebot! Bush förderte auch die Elite-Strategie des Umwelt-„Schutzes“, genau wie Bill Clinton (CFR, TK, Bil) und Al Gore (CFR) es taten. Auf der anderen Seite des Atlantiks vollführte Margaret Thatcher (Bil) einen geistigen Purzelbaum und begann zur gleichen Zeit ebenfalls die Notwendigkeit des Umweltschutzes zu proklamieren, nachdem sie einst die Umweltschützer als „den inneren Feind“ bezeichnet hatte. Das Wort „Drogen“ ist auch ein Dauerthema, das die Präsidentschaften von Bush und Clinton verbindet. Drogen sind eine gewaltige Einkommensquelle für die Elite und eine Spitzenwaffe bei der Destabilisierung der Gesellschaft. Schauen wir uns zunächst den republikanischen Flügel des Einparteienstaates in Gestalt von Mr. George Bush an.

Die Invasion von Panama

Der Bush-Angriff auf Panama am 20. Dezember 1989 stand im Zusammenhang mit Drogen, obwohl nicht in der Weise, wie es von der Regierung und den Medien dargestellt wurde. Dies ist ein weiteres schönes Beispiel dafür, wie die Wahrheit einer Situation von politischer Rhetorik und der Verschleierung durch die Medien unterdrückt wird. Uns wurde erzählt, dass die amerikanischen Truppen Panama angriffen und Präsident Manuel Noriega entführten, weil er Drogenhandel betrieben habe und amerikanische Kinder vor dem Drogenübel bewahrt werden sollten. Möglicherweise ist aber das genaue Gegenteil der Fall. Noriega war bei der CIA unter Vertrag, während Bush ihr Direktor war. Ihm wurden ungefähr 110.000 Dollar pro Jahr für seine „Dienste" bezahlt, Drogenhandel eingeschlossen. Als Bush nach der Invasion von Panama hierüber zur Rede gestellt wurde, sagte er, er sei Noriega nie begegnet, aber dann erinnerte er sich plötzlich doch an ein Treffen. Noriega war an Drogenhandel und Wahlfälschungen beteiligt, und sowohl die amerikanische Regierung als auch die CIA wussten das, als sie ihn anstellten. 1984 gewann Arnulfo Arias die Wahlen in Panama, doch Noriega ergriff die Macht mit einer Mischung aus extremer Gewalt und Betrug. Präsident Ronald Reagan entsandte damals Außenminister George Shultz (CFR, TK, Bil, Kom300), um Noriegas Einsetzung zu legitimieren und sogar zu erklären, dass Panamas demokratische Prinzipien ein Vorbild für die sandinistische Regierung in Nicaragua sein sollten!

Die Bush-Noriega-Beziehung habe sich laut Noriega während der Iran-Contra-Zeit geändert, als er am 17. Dezember 1985 von Admiral John Poindexter Besuch bekommen habe, dem Chef des Nationalen Sicherheitsrates. John Poindexter wurde später wegen seiner Beteiligung an Iran-Contra angeklagt. Noriega erzählte dem *CBS*-Reporter Mike Wallace, dass Poindexter verlangt habe, er solle den US-Krieg gegen die sandinistische Regierung in Nicaragua unterstützen. Als er sich geweigert habe, hätte Poindexter mit Wirtschaftskrieg und der Destabilisierung von Panama gedroht. Poindexter hätte eine Invasion Nicaraguas durch Panama mit amerikanischer Hilfe durchsetzen wollen, so Noriega.[3] Zu keiner Zeit wurde Noriegas angebliche Beteiligung am Drogenhandel erwähnt. Aber die amerikanische Drogenkontrollbehörde DEA sollte wegen Drogen zu ihm Kontakt aufnehmen. Sie dankten ihm für seine Unterstützung, dass Panama nicht länger als Zentrum für Drogen und Drogengeldwäsche diente![4] Nur einen Monat später forderte die Reagan-Bush-Regierung Noriegas Absetzung wegen Drogen, Korruption und Mangel an Demokratie. Die Forderung nach „Demokratie" in Panama ist eine Beleidigung. Wiederum war Noriega sicherlich kein Heiliger, aber die CIA hat in der ganzen Welt einige der abscheulichsten rechtsextremistischen Diktaturen unterstützt und installiert, um ihrer eigenen Agenda zu dienen. Dies schloss die Finanzierung von Terroristen ein, die tausende Frauen und Kinder ermordeten.

Es ist nicht leicht, die Motivation der Drogenkontrollbehörde herauszufinden, da es bei ihr Personen gibt, die den Drogenfluss nach Amerika engagiert unterbinden wollen und andere, die genauso entschlossen sind, ihn zu steigern. Eine Reihe von Mitarbeitern der DEA und der CIA haben beschrieben, wie einige Beamte der Drogenkontrollbehörde daran beteiligt sind, die Verfügbarkeit harter Drogen in den Vereinigten Staaten zu vergrößern. Noriegas ehemaliger Hauptberater Jose Blandon behauptete, dass DEA-Angestellte Noriega 4,7 Millionen Dollar Schweigegeld gezahlt hätten und die DEA die größten Akteure im Drogenimperium beschützt habe. Im Februar 1988 wurde Noriega wegen Drogenvergehen angeklagt. Bis auf einen Anklagepunkt bezogen sich alle auf Aktivitäten vor 1984, also auf die Zeit, als Noriega auf der Gehaltsliste der CIA stand! Wirtschaftssanktionen gegen Panama folgten – der Wirtschaftskrieg, den Poindexter versprochen hatte. Wenn Noriega einverstanden gewesen wäre, den US-Krieg gegen Nicaragua zu unterstützen oder sich nicht irgendwie mit Bush überworfen hätte, wäre er noch immer Diktator von Panama, anstatt in einem US-Gefängnis zu sitzen.

Als Bush Präsident wurde, stellte er die lächerliche Behauptung auf, dass Panama eine „ungewöhnliche und außerordentliche Bedrohung" für die amerikanische nationale Sicherheit und Außenpolitik darstelle. Die Fernsehsendung „US News And World Report" berichtete am 1. Mai 1989, dass Bush 10 Millionen Dollar CIA-Ausgaben für Projekte gegen die Regierung von Panama genehmigt habe. Ein Teil des Geldes wurde an Carlos Eleta Almaran von der CIA übergeben, der man kurz zuvor wegen Drogenhandels festgenommen hatte. Nachdem Noriega aus dem Amt entfernt worden war, ordnete Bush an, diese Anklage fallenzulassen. Als trotz größter Anstrengungen der CIA Noriega am 20. Dezember 1989 immer noch im Amt saß, griffen US-Truppen Panama an. Hunderte, vielleicht tausende von Zivilisten, einschließlich Kindern, wurden getötet. Noriega wurde für einen Prozess nach Amerika entführt und für Drogenvergehen verurteilt. Der Rest der „freien" Welt, einschließlich Englands Margaret Thatcher, ließ kein Wort des Protestes verlauten. Der Richter in Noriegas Verfahren weigerte sich, irgendwelche CIA-Dokumente zu seiner Verteidigung zuzulassen, und Noriega wurde wegen Drogenhandels zu 40 Jahren Gefängnis verurteilt.

Wie viele Jahre würden die Regierung und die CIA-Mitarbeiter bekommen, wenn sie vor Gericht gestellt würden! Sie müssten viele Male reinkarnieren, um ihre Strafe abzusitzen. Wenn man sich den Hintergrund von Noriegas Verhaftung anschaut, ist es von großer Relevanz zu wissen, dass die Männer, die dem Volk von Panama von der Bush-Regierung als Ersatz für Noriega aufgebürdet wurden, ebenfalls mit dem Geschäft der Geldwäsche und des Drogenhandels vertraut waren. Der neue Präsident Guillermo Endara stand im Dienste von mindestens sechs Banken, die in Drogengeldwäsche verwickelt waren. Das Geld, das durch diese Kanäle gewaschen wurde, kam von dem kolumbianischen Drogenschmuggelring, der von Augusto Falcon und Salvador Magluta geführt wurde. Diese sollen Berichten zufolge von den späten 1970ern bis 1987 eine Tonne Kokain pro Monat nach Florida geschmuggelt haben.[5] Der neue Vizepräsident von Panama, der von Bush eingesetzt wurde, war Ricardo Arias Calderon, dessen Bruder Präsident der First Interamerican Bank war, als diese vom Cali-Drogenkartell kontrolliert wurde. Offizielle Zahlen zeigen, dass Drogenhandel und Geldwäsche in Panama nach Noriega zunahmen. Der Mossad-Agent „Freddy" Harari, der von den US-Invasionstruppen gefangengenommen wurde, arbeitete mit anderen Angestellten wie David Kimche im Auftrag des Mossad mit der CIA und dem Medellin- und Cali-Drogenkartell zusammen. Man ließ ihn in einem israelischen Jet entkommen, denn hätte man ihn vor Gericht gestellt, wäre die ganze CIA-Mossad-Drogen-Operation aufgeflogen.[6]

Der Krieg gegen die Drogen

George Bush wurde zu Amerikas „Mr. Krieg-gegen-die-Drogen". Schwer zu glauben, wenn man bedenkt, in welcher Gesellschaft er sich befand und in welche Operationen er während Iran-Contra und der Invasion von Panama verwickelt war. Bush ist ein globaler Drogenhändler!

Er führte „Anti-Drogen"-Kampagnen während der Präsidentschaften von Nixon und Reagan und eine weitere während seiner eigenen. Keine davon funktionierte. Mit den Worten des Kongressmitglieds Glenn English war sein Krieg gegen die Drogen „wenig mehr als Lippenbekenntnisse und Presseerklärungen". Eine dieser Erklärungen behauptete, seine Einsatztruppe in Südflorida, die unter Reagan aufgebaut worden war, habe dort den Marihuana-Handel beendet. Dies war eine ungeheuerliche Behauptung, aber als Francis Mullen Jr. von der Drogenkontrollbehörde (DEA) diese Behauptung in Frage stellte, wurde er gefeuert. Bush benutzte die CIA sogar, um Drogenrazzien zu inszenieren, die dazu dienten, der Öffentlichkeit den Eindruck zu vermitteln, dass er Erfolg habe. Der CIA-Mitarbeiter Trenton Parker berichtete, dass jeder kolumbianische Drogenhändler Kokain spendete, das im Miami International Airport im März 1980 ausgeladen und an einem Platz gelagert wurde, wo es von Zollbeamten gefunden werden konnte.[7] Dies wird oft getan, um die Illusion von Erfolg zu vermitteln. Bei anderen Gelegenheiten werden die kleinen Fische aufs Korn genommen, während den großen Akteuren mit Verbindungen zu den höchsten Ebenen der Weltpolitik und der Geheimdienste erlaubt wird, ihren Handel unbehelligt abzuwickeln. Nur selten verhaften ehrliche Beamte die großen Fische. Tritt dieser Fall dennoch einmal ein, werden sie für die Manipulatoren nicht mehr nützlich gewesen sein. Parker beschrieb auch, dass es die CIA gewesen sei, die sämtliche kolumbianische Top-Drogendealer unter der Reagan-Bush-Regierung Ende 1981 auf zwei Treffen zusammengerufen habe, um ein Kartell zu bilden, das den Transport der Drogen in die Vereinigten Staaten verbessern sollte. Das erste Treffen, so sagte er, habe im Hotel International in Medellin stattgefunden und sei von ungefähr 200 Drogendealern besucht worden. Das mittlerweile berüchtigte Medellin-Kartell wurde also offiziell im Dezember 1981 ins Leben gerufen.[8] Die CIA gründete das kolumbianische Drogenkartell? Ja. Überrascht sie das noch?

Nichts Wesentliches von dem, was Bush in seinen verschiedenen Drogen-„Kampagnen" versprochen hatte, wurde je verwirklicht – vielmehr türmen sich die Enthüllungen über seine Verbindungen mit Drogendealern weiter auf, genau wie bei Jimmy Carter und Bill Clinton. Wir haben bereits die Verbindungen Shackley-Gregg-Rodriguez durch den Iran-Contra Waffen-gegen-Drogen-Skandal betrachtet, als mehr – nicht weniger – harte Drogen in die Vereinigten Staaten gebracht wurden, um die amerikanische Gesellschaft weiter zu destabilisieren. 14 Jahre lang war Bush auch mit Don Aronow befreundet, der laut einem Bericht[9] und einer Anzahl weiterer Forscher mit dem Verbechersyndikat von Meyer Lansky mit Drogenhandel und Drogengeldwäsche in Verbindung stand. Dann ist da die Zapata Oil Corporation, die von George Bush aufgebaut wurde. Diese Firma war eine CIA-Fassade, deren Tochterfirma Zapata Offshore in den Drogenschmuggel verwickelt war, während Bush an ihrer Spitze stand. Michael Maholy, der zwei Jahrzehnte lang für das Außenministerium und die CIA arbeitete, sagte, die Drogen seien auf dem Schiffsweg zu den Zapata Offshore-Bohrinseln gebracht, entladen und dann mit Hubschraubern an Land geflogen worden, die ständig Waren und Personal zwischen den Bohrinseln und dem amerikanischen Festland transportierten. Er sagte, er habe dies selbst beobachtet und untermauerte dies durch die Telegramme, die er weiterleitete. Maholy sagte, die Schiffe einer Firma namens Pacific Seafood seien benutzt worden, um die Drogen zwischen verschiedenen Ländern zu verschiffen.[10]

Ich weiß, dass es ein großer geistiger Schritt ist zu begreifen, dass der Weltmarkt illegaler harter Drogen von Elite-Handlangern innerhalb von Organisationen wie der CIA und dem britischen Geheimdienst kontrolliert und überwacht wird, obwohl diese Organisationen eigentlich dafür da sein sollten, die Gesellschaft vor den Folgen der Abhängigkeit von harten Drogen zu schützen. Aber so ist es. Nichts ist jemals das, was es scheint. Mittlerweile ist allgemein bekannt, dass die CIA mit LSD experimentierte, bevor es als die „Freiheits"-Droge der 1960er propagiert wurde. Die Elite ist schon seit Jahrhunderten in die Manipulation der Gesellschaft durch Drogen verstrickt. Diese Strategie erreichte 1840 einen Höhepunkt mit dem Opiumkrieg gegen China und 1858 einen weiteren, als die chinesischen Anstrengungen, das Einströmen von Opium in ihr Land zu stoppen, durch die Macht des britischen Empires vereitelt wurden. Queen Victorias Premierminister, Lord Palmerston, der an beiden Kriegen beteiligt war, war der Großpatriarch oder Großmeister der Grand-Orient-Freimaurerei (Illuminati) und ein Mitglied des Komitees der 300. Das Vehikel für diesen Opiumhandel von Indien nach China und in andere Länder war die East India Company, eine Gruppe schottischer Kaufleute, die dem Johanniter-Orden in Jerusalem und der Gesellschaft Jesu (den Jesuiten) angehörten. Einige Forscher glauben, dass die wahren Herren der Gesellschaft die Bankiersfamilien aus Norditalien waren, der Schwarze Adel.[11]

Die Strategie, die von den Briten in China angewendet wurde, ist seitdem zu einer Blaupause für Invasionen mittels Drogensucht geworden. Man sponserte eine Massenabhängigkeit von Opium, bis die chinesische Gesellschaft und ihre Vitalität zusammenbrach. Die britische Regierung benutzte ein Netzwerk aus Terrorismus und organisiertem Verbrechen wie die Triaden, die Hong-Gesellschaft und die Assassinen, um den Handel in ihrem Auftrag durchzuführen. Als die chinesischen Herrscher reagierten und die Lieferungen stoppen wollten, setzten die Briten ihr Militär und die Seemacht ein um sie zu schlagen. Der „Friedens"-Vertrag nach dem Konflikt garantierte den Briten dann, den Opiumfluss zu steigern, Entschädigungszahlungen für das von den chinesischen Herrschern beschlagnahmte Opium zu erhalten sowie Hoheitsrechte über strategisch wichtige Häfen und vor der Küste liegende Inseln zu bekommen. So kam Hongkong unter britische Herrschaft. Es wurde als Zentrum für den Drogenhandel mit Fernost benutzt, und diese Rolle spielt es heute immer noch.

Die meisten der Gold- und Finanztransaktionen am Finanzmarkt von Hongkong sind Abfindungen und Geldwäsche aus dem Drogenhandel. Der Vertrag von Nanking von 1842 gab den Briten die Kontrolle über Hongkong plus 21 Millionen Dollar in Silber. Der Vertrag wurde von dem britischen Kolonialminister Edward Bulwer-Lytton (Kom300) verfasst, dessen Schriften Hitler, die Nazis, Madame Blavatsky, und andere so inspirieren sollten. Sein Sohn war der Vizekönig von Indien zur Blütezeit des Opiumhandels zwischen Indien und China, ein Zeitabschnitt, der von den Schriften von Rudyard Kipling über den britischen Raj (britische Drogenhändler) verschleiert wurde. In dem Buch „The Opium Clippers" benennt Basil Lubbock die Besitzer der britischen Schiffe, die am Opiumhandel beteiligt waren: Die East India Company; Jardine Matheson; Dent and Co.; Pybus Bros; Russell and Co.; Cama Bros; die Herzogin von Atholl; der Graf von Balcarras; König George IV., der Prinzregent; der Marquis von Camden und Lady Melville. Es war Lady Melvilles Vorfahr George, der Wilhelm von Oranje auf dem Thron willkommen hieß und zum Königlichen Geheimsiegelbewahrer ernannt wurde.

Nach dem zweiten Opiumkrieg, der 1860 endete, errichteten die britischen Handelsbanken und -firmen die Hongkong- und die Shanghai-Handelsgesellschaft als Zentralbank für die Drogenindustrie des Fernen Ostens. Nach allen Untersuchungen, die ich über das Drogennetzwerk gelesen habe, sind die Hongkong- und die Shanghai-Bank mit ihren weltweiten Verbindungen bis zum heutigen Tag das Finanzzentrum der Drogenindustrie.[12] Genau wie die Nugan Hand Bank (mit Sitz in Sydney, Australien), eine weitere CIA/Mossad-Operation unter Leitung von Francis Nugan, einem „Green Beret", und Michael Hand, einem Oberst der US-Armee und Bevollmächtigten der CIA. Hand habe in häufigem Kontakt mit George Bush gestanden, nachdem dieser zum Vizepräsidenten gewählt worden war, so der CIA-Mitarbeiter Trenton Parker.[13]

Schauen wir uns einige der Hauptbevollmächtigten bei Nugan Hand an: Admiral Earl F. Yates, Präsident, Stabschef für die strategische Planung bei den US-Truppen in Asien und im Pazifik während des Vietnamkrieges; General Edwin F. Black, Präsident der Niederlassung auf Hawaii, Kommandeur der US-Truppen in Thailand während des Vietnam-Konflikts; George Farris, Mitarbeiter der Niederlassungen von Washington und Hongkong, ein militärischer Geheimdienst-Spezialist; Bernie Houghton, der Repräsentant in Saudi-Arabien, ein Undercover-Agent des US-Marinegeheimdienstes; Thomas Clines, bei Nugan Hand in London, ein Trainingsleiter beim Clandestine Service der CIA, der an Iran-Contra beteiligt war und mit Michael Hand und Theodor Shackley während des Vietnamkrieges operierte; Dale Holmgreen vom Büro in Taiwan, Flugdienstmanager in Vietnam für Civil Air Transport, die später die berüchtigte CIA-Fluggesellschaft Air America wurde; Walter McDonald, Chef der Niederlassung in Annapolis, Maryland, ehemaliger stellvertretender Direktor für Wirtschaftsforschung bei der CIA; General Roy Manor, Niederlassung auf den Philippinen, Stabschef des US-Kommandos im Pazifik und die Verbindung der US-Regierung mit Präsident Ferdinand Marcos; William Colby, Anwalt für Nugan Hand, ein ehemaliger Direktor der CIA.[14]

Das ist doch genau die Art von Leuten, von denen man erwarten würde, dass sie eine Bank leiten, was? Nun, das wären sie auch, zumindest dann, wenn Sie von Ihrem Bank-Manager erwarten, dass er Ihnen Rat zur Durchführung von verdeckten Operationen und für das Training von Terroristen gibt. Ein Nugan-Hand-Direktor, Donald Beazley, war Präsident der City National Bank in Miami, die Fonds für die Anti-Defamation League verwaltete.[15] Michael Hand wurde in den späten 1970ern in einer entlegenen Straße außerhalb von Sydney in seinem Mercedes-Benz tot aufgefunden. Er hatte „sich erschossen". Es war wirklich ein bemerkenswerter Selbstmord. Er drückte ab und wischte im Todeskampf schnell noch seine Fingerabdrücke vom Gewehr. So musste es gewesen sein, schließlich wurden keine Abdrücke gefunden. Eine Untersuchung der australischen Regierung deckte auf, dass Millionen von Dollar in den Büchern von Nugan Hand nicht belegt waren und dass die Bank als Geldwäschebetrieb für Drogenhändler diente. Diese Gewinne wurden von der CIA benutzt, um Waffenschmuggel und illegale verdeckte Operationen weltweit zu finanzieren. Es gab auch Beweise, dass die CIA die Bank dazu benutzte, um politische Kampagnen gegen Politiker in vielen Ländern, einschließlich Australien, zu bezahlen, um sicherzustellen, dass die Wähler die Option der CIA unterstützten. Ja, das ist immer noch die „freie" Welt, von der wir hier sprechen.

Banken mit geläufigen Namen in der ganzen Welt sind Vehikel für die Wäsche von Drogengeld, das so lange von Konto zu Konto wandert, bis sich seine Herkunft im Netz der Transaktionen verliert. Die Gold- und Diamantenindustrie, die von den Rothschilds und den Oppenheimers mit Firmen wie DeBeers angeführt wird, benutzt man ebenfalls dazu, um Drogengeld zu waschen. Das schmutzige Geld kauft Diamanten von den Elite-Konzernen, die dann weiterverkauft werden, um „sauberes" Geld zu produzieren. Das Netzwerk der anglo-amerikanischen Familien, die generationenlang für das Fabrizieren von Konflikten und Wirtschaftsrezessionen verantwortlich gewesen sind, steckt auch hinter dem Weltmarkt für illegale Drogen.[16] Einige der berühmtesten Namen, Handelsbanken und Firmen der Welt machen einen Großteil ihres Vermögens direkt oder indirekt mit der Drogensucht junger Leute. Die Zeit rückt näher, in der sich diese Leute öffentlich ihrer Verantwortung stellen müssen, und die Öffentlichkeit wird über einige Beteiligte erstaunt sein.

Dieselben Familien und Organisationen waren für den Sklavenhandel und für die Alkohol-Prohibition verantwortlich. Letztere war ein Mittel, ein riesiges Netzwerk des organisierten Verbrechens in den Vereinigten Staaten zu errichten. Die so geschaffene Struktur war perfekt, um nach der Prohibition dem Drogenhandel zu dienen. Die Hauptgruppen, die sich für die Prohibition und für ein Ende des „Trinkübels" stark machten, Gruppen wie die Christliche Frauenunion für Abstinenz und ihre Anti-Saloon-Liga, wurden von den Rockefellers, den Vanderbilts und Warburgs über die Rockefeller-Stiftung, die Russell-Sage-Stiftung und ähnliche steuerfreie Stiftungen finanziert. Die Prohibition war ein weiterer Schwindel der Elite, der aus Langzeitmotiven heraus betrieben wurde. Übrigens machte damit auch Joseph Kennedy sein Vermögen, der Vater von JFK.

Professor Alfred McCoys Klassiker von 1972 „The Politics Of Heroin In South East Asia" und seine Neuausgabe von 1991 „The Politics Of Heroin – CIA Complicity In The Global Drug Trade" berichtet darüber, wie CIA-Hubschrauber in Vietnam Drogen von den Feldern zu den Verteilerstellen transportierten. Währenddessen dachte die amerikanische Öffentlichkeit, man sei dort, um den „Kommunismus" zu bekämpfen. McCoy beschreibt, wie eine Abfüllanlage von Pepsi Cola für diesen Handel benutzt wurde und wie die Medien diese Information unterdrückten. 58.000 Amerikaner und Gott weiß wie viele Vietnamesen kamen bei diesem Konflikt ums Leben. Nichts fasst den Mangel an Respekt für das menschliche Leben, der dieser Geisteshaltung eigen ist, stärker zusammen als die Art, wie die CIA Drogen nach Amerika schmuggelte: In Plastikbeuteln, die in den Körperhöhlen von toten Soldaten versteckt waren, die aus Vietnam zur Beerdigung nach Hause zurückgebracht wurden. Der CIA-Mitarbeiter Gunthar Russbacher erzählte, wie einige der Körper für den Rücktransport in die Vereinigten Staaten ausgeweidet und mit Drogen gefüllt worden seien.[17] Die Leichname hätten Geheimcodes getragen, die es ermöglichten, diejenigen, die Drogen enthielten, bei der Ankunft in Flugstützpunkten der Westküste zu identifizieren, insbesondere auf der Travis Air Force Base in Kalifornien. Die Drogen seien dann entnommen und den jungen Leuten in Amerika zur Verfügung gestellt worden.

Ein Mann, der während Bushs Präsidentenzeit seine Augen für all dies offen hielt, war Oberstleutnant James „Bo" Gritz, einer der höchstdekorierten Soldaten Amerikas, mit 62 Tapferkeitsauszeichnungen, fünf Silbersternen, acht Bronzesternen, zwei Purpurherzen und einer ehrenvollen Erwähnung durch den Präsidenten. Meine Weltanschauung und die von Bo Gritz könnten nicht weiter auseinanderliegen, aber seine Schilderungen verdienen von all denen angehört zu werden, die immer noch glauben, dass die Regierung noch „für" das Volk und „vom" Volk gewählt ist – oder es jemals war. In einer Ansprache für den American Liberty Lunch Club, die auf dem Video „A Nation Betrayed" aufgezeichnet wurde, beschreibt Gritz, wie er zwei Mal einen Mann namens Khun Sa besuchte, den anerkannten „Oberherrn" des Heroinhandels im Goldenen Dreieck des Fernen Ostens. Heroin ist ein Opiumderivat. Gritz bekam mit der Sache zu tun, als ihm erzählt wurde, die Freilassung von US-Kriegsgefangenen (die nach den Konflikten noch immer in Laos festgehalten wurden) werde von amerikanischen Regierungsbeamten gestoppt, die am Drogenhandel beteiligt seien. Er fand heraus, dass dies zutraf. Die Regierung wollte nicht, dass die Gefangenen freigelassen wurden, da sie von der Beteiligung ihrer Beamten am Drogenhandel wussten und möglicherweise darüber reden würden, wenn sie nach Hause zurückkehrten. Khun Sa und seine Mitarbeiter im Goldenen Dreieck erzählten Gritz über einige der Amerikaner, mit denen sie in der Vergangenheit zusammengearbeitet hatten. Sie nannten Theodore Shackley, den George Bush für einen Top-Job in der CIA ernannte und als „Redenschreiber" beschäftigte. Sie erwähnten auch Richard Armitage, damals Mitarbeiter der US-Botschaft und später im Wahlkampfstab von Ronald Reagan, der ihn zum Vize-Verteidigungsminister ernannte. Kein Wunder, dass so wenig Interesse bestand, die US-Kriegsgefangenen freizulassen, die das ganze Ding hochgehen lassen konnten. Man sagt, Armitage sei ein enger Freund und Berater von Colin Powell, dem US-Stabschef während des Golfkriegs, der als möglicher Präsidentschaftskandidat präsentiert wurde und ein „Rockefeller-Republikaner" von eigenen Gnaden ist.[18]

Die Elite beteiligt sich an Drogen hauptsächlich aus drei Gründen: Erstens, um unvorstellbare Mengen von Geld – Milliarden pro Jahr – zu machen, zur Finanzierung von verdeckten Operationen gegen gewählte Regierungen und die Gesellschaft ganz allgemein. Drogenprofite produzieren Geld, das nicht von Regierungsquellen abgezweigt werden muss, wodurch es zurückverfolgt werden könnte. Zweitens hat das Drogen-„Problem" verständlicherweise die Reaktion von „Etwas muss doch getan werden" hervorgerufen. Menschen stimmten dem Abbau von Rechten und Freiheiten in einer Weise zu, wie sie es nie getan hätten, wäre nicht eine „Lösung" vonnöten, um Drogenlieferungen und ihren schrecklichen Einfluss auf die Gesellschaftsstruktur zu „stoppen". Es verschafft den USA (der Globalen Elite) auch eine Entschuldigung, um in die Angelegenheiten anderer Länder einzugreifen. Drittens haben wir das Opium-nach-China-Syndrom. Wenn man Teilen und Herrschen will und Menschen davon abhalten möchte, ihr volles Potential zu leben – welche bessere Möglichkeit gäbe es, als einen bedeutenden Anteil der jungen Generation (und nebenbei viele andere auch) von harten Drogen abhängig zu machen? Was die Briten nachweislich den Chinesen antaten ist genau dasselbe, was die Elite den jungen Leuten dieser Welt anzutun versucht, um ihre natürliche Lebenskraft und ihr Selbstwertgefühl zu schwächen und sie davon abzuhalten, ihr unbegrenztes Potential auszuschöpfen. Der Krieg gegen die Drogen ist ein weiterer Schwindelkrieg. Wie Bo Gritz es ausdrückte:

> „Noch nie hat ein Präsident, der einen Krieg gegen die Drogen erklärt hat, auch einen geführt." [19]

Und Michael Levine, eine ehemaliger Agent für die Drogenkontrollbehörde, sagte, dass der Krieg gegen die Drogen die „größte, weißeste und tödlichste Lüge war, der jemals US-Bürger von ihrer Regierung ausgesetzt wurden." [20]

Und wer waren die beiden Frontkämpfer für jeden „Krieg gegen Drogen" seit der Nixon-Regierung? George Bush und Bill Clinton. Wir werden von Clintons Drogenaktivitäten in Kürze hören.

Der Golfkrieg

George Bush ist ein Ölmann. Ein Großteil seines kolossalen Vermögens verdankt er dem Öl, und entsprechende Firmen sorgten für den Großteil seiner Wahlkampfgelder. Als Bushs Politik zu einem Anstieg des Ölpreises führte, stieg sowohl sein Einkommen als auch das des Ölkartells um riesige Beträge. Dies traf auch für einen anderen Ölmann zu: James Baker, Bushs Außenminister. Je mehr die arabischen Erdölproduzenten zersplittert werden konnten, desto mehr Macht sollten die Vereinigten Staaten, Großbritannien und andere Industrieländer über sie bekommen. Ein Konflikt im Nahen Osten, der den Ölpreis in die Höhe treibt und Aufruhr und Feindseligkeit innerhalb der arabischen Welt verursacht, ist gut für die Ölmänner und gut im Sinne des Teilens und Herrschens. Wenn man solch einen Konflikt arrangieren kann und eine Gruppe von Ländern daran beteiligt ist, die unter der Fahne der Vereinten Nationen kämpft, beschleunigt man die Bildung einer Weltarmee unter zentraler, globaler Kontrolle – eines der fundamentalen Ziele der Neuen Weltordnung. Der Golfkrieg tat all diese Dinge. Falls Saddam Hussein, über viele Jahre ein enger Freund von Bush, nicht bei dem Komplott eingeweiht war, so wurde er brillant in die Falle gelockt.

Im Juli 1990 besuchte Bush den NATO-Gipfel in Lancaster House in London unter Vorsitz von Nato-Generalsekretär Manfred Wörner, der wie sein Vorgänger ein Bilderberger war. Einige Forscher behaupteten, dass die Möglichkeit eines neuen Krieges im Nahen Osten und der Einsatz von NATO-Truppen außerhalb ihres vorgesehenen Gebiets diskutiert wurde, d.h. ein sogenannter Out-of-area-Einsatz. Auf diesem Gipfel entstand die Londoner Erklärung, die zu einer engeren Kooperation zwischen der NATO und den Ländern der ehemaligen Sowjetunion aufrief. Wie beabsichtigt ging daraus die Politik hervor, die genannten Länder als Teil der Strategie für eine Weltarmee in die NATO aufzunehmen. Die Elite möchte diese Politik der Intergration offenbar unbedingt durchsetzen, denn wenn die NATO sich einmal ausdehnt und außerhalb von Europa und dem Nordatlantik operiert, kommt sie einer Weltarmee immer näher. Um das zu erreichen, will man immer mehr Länder zum Beitritt auffordern und Ereignisse unter Anwendung der Problem-Reaktion-Lösung-Strategie fabrizieren, die zu einer Zusammenarbeit der NATO mit den UN-„Friedenstruppen" und zur Gründung einer Weltarmee führt. Vor diesem Hintergrund muss der Golfkrieg gesehen werden.

Streitigkeiten zwischen dem Irak und Kuwait sind nicht neu. Kuwait ist seit den Tagen, als das wirtschaftliche Potential des Erdöls entdeckt wurde, unter britischer und Elite-Kontrolle gewesen. Das Land ist eine unangenehme Diktatur und die Idee, dass der Golfkrieg geführt wurde, um Kuwait „zu befreien", ist einfach lächerlich. Wenn Kuwait befreit werden soll, müssen die Diktatoren aus der königlichen Elite-Familie ihre Macht abgeben und die britische Manipulation beendet werden. Saddam Hussein wurde von den Amerikanern und Briten ermutigt, 1980 gegen den Iran in den Krieg zu ziehen. Wenn die Entdeckungen einiger Forscher richtig sind, wurde Saddam vom britischen und amerikanischen Geheimdienst glauben gemacht, dass das Khomeini-Regime sich in solch einem Chaos befinde, dass der Krieg schnell vorbei sein werde. Sie logen. Der Krieg zog sich acht Jahre hin und brachte unsägliches Leid und Verlust an Leben. Aber er war gut für die Erdölfirmen, die Banken, die Waffenkonzerne und das Prinzip „Teile und Herrsche".

Die britische Regierung bewaffnete beide Seiten in diesem Konflikt und einiges (aber nur einiges) von diesem Skandal kam durch die Scott-Untersuchung über illegale Waffenverkäufe an den Irak ans Tageslicht. Ich frage mich, ob diese Untersuchung von einer Firma namens Midland Industrial Trade Services gehört hat, die angeblich geheime Waffenoperationen der Midland Bank abwickelt. Diese befindet sich, so wurde mir erzählt, hinter der Fassade einer „normalen" Niederlassung der Midland Bank in der Victoria Street, Westminster, London SW1H 0NJ. Ich frage mich auch, ob die Scott-Untersuchung irgendwelche Andeutungen gehört hat, dass die Kontakte von Midland Industrial Trade Services zu den Irakern von Kissinger Associates hergestellt wurden? Ich bin sicher, an diesen Gerüchten aus sehr gut informierten Quellen ist überhaupt nichts dran. Die Midland Bank, diese Säule der Achtbarkeit, hat mit geheimen Waffenverkäufen zu tun? Allein der Gedanke daran ist lächerlich, nicht wahr?

Der Iran-Irak-Krieg ist ein groteskes Beispiel für modifizierten Hegelianismus. Während seines Exils in Paris kümmerte sich die CIA um Khomeini, um sicherzugehen, dass er bereit sei, die Macht zu übernehmen, wenn der Schah, eine weitere CIA-Marionette, seine Nützlichkeit eingebüßt haben würde. Zur gleichen Zeit war es laut einem Bericht des *Wall Street Journal* vom 16. August 1990 die CIA, welche die Baath-Partei im Irak unterstützte und Saddam als Diktator einsetzte. Saddam sollte also erneut benutzt werden, ob wissentlich oder nicht, um einen weiteren Krieg am Golf vom Zaun zu brechen, ein weiterer Krieg, der schon lange vorher geplant war. George C. Andrews berichtet in seinem Buch „Extra-Terrestrial Friends and Foes":

> „Eine wenig bekannte Tatsache über den Golfkrieg ist, dass einen Monat vor unserer Kriegserklärung am 15. Dezember 1990 Außenminister James Baker den US-Army-Bericht des 352. Civil Affair Command for the New Kuwait unterzeichnete [nicht für geheim erklärt und daher für Interessierte zugänglich]. Der Bericht beschreibt in allen Einzelheiten, wie umfassend Kuwait zerstört werden würde, wie die Ölquellen in Brand gesteckt und dann alles ‚besser als vorher' wieder aufgebaut und der Despotismus anstelle von Demokratie noch stärker gefestigt sein würde. Der Bericht enthält auch eine Liste von US-Konzernen, denen man die einträgliche Aufgabe des Wiederaufbaus von Kuwait und des Löschens der Ölbrände übertragen würde, sowie die arabischen Namen, unter denen diese Firmen arbeiten würden.
>
> Warum hat keiner seiner politischen Gegner daran gedacht, die naheliegenden Fragen zu stellen: Welchen Erfolg hatte George Bushs ‚Blind Trust' (treuhänderisch verwaltetes Geschäft) während der Zeitspanne des Golfkriegs? Warum hat

die Öffentlichkeit noch immer kein Recht, die riesigen Geschäftsdeals zwischen Bush und Hussein einzusehen?"[21]

Den Lesern dieses Buches wird die Antwort auf diese Fragen klar sein. Der „Blind Trust" ist nebenbei bemerkt eine Farce, die darauf besteht, dass die Präsidenten während ihrer Amtszeit alle ihre Geschäfte einem Trust übergeben müssen, damit sichergestellt wird, dass sie keine politischen Entscheidungen treffen können, die Einfluss auf ihre eigenen Investitionen und Firmen haben. Glauben Sie, dass das so funktioniert? Ich auch nicht. Bushs „Blind Trust" wurde von William Farish III. geleitet, einem engen Freund und Enkel von William Farish, dem Präsidenten von Standard Oil in New Jersey aus der Zeit, als sie mit I. G. Farben zusammenarbeiteten und Adolf Hitler belieferten. Ich werde in Kürze auf Bushs Geschäftsverbindungen mit Saddam zu sprechen kommen.

Die amerikanische Aufklärung informierte Präsident Bush um den 16. und 17. Juli 1990, dass irakische Truppen entlang der Grenze mit Kuwait zusammengezogen würden. Es wurde nichts unternommen. Erst am 25. Juli kam Saddam Hussein mit der US-Botschafterin April Glaspie in Bagdad zusammen, die ihm sagte, sie handele im Auftrag von Präsident Bush, und sein Regierung hätte „keine Meinung zu innerarabischen Konflikten, wie Ihre Grenzstreitigkeit mit Kuwait."[22] Ich frage mich, ob man der argentinischen Regierung etwas Ähnliches sagte, bevor die Argentinier die Falkland-Inseln angriffen? Glaspie fügte hinzu, sie hätte vom Präsidenten Anweisungen erhalten, sich um bessere Beziehungen mit dem Irak zu bemühen. Danach ging sie in Sommerurlaub, ein weiterer Hinweis für Saddam, dass die Amerikaner an der ganzen Sache kein Interesse hatten.

Das Datum des 25. Juli ist äußerst bedeutsam, denn laut dem CIA- und Marinegeheimdienstmitarbeiter Gunthar Russbacher entwarfen George Bush, Brent Scowcroft (Kissinger Associates) und andere enge Berater in den Tagen davor eine Übereinkunft, die Präsident Gorbatschow unterbreitet werden sollte. In dieser Vereinbarung sollte er zustimmen, sich nicht einzumischen, falls die Vereinigten Staaten den Irak angriffen. Bedenken Sie, dass dies vor dem Treffen von Glaspie mit Saddam stattfand und während Bush den irakischen Truppenaufmarsch ignorierte. Russbacher sagt, er sei über den Plan Mitte Juli von Scowcroft und Bushs CIA-Chef William Webster instruiert worden. Russbacher war einer der Piloten von vier CIA-Maschinen des Typs SR-71, die am 26. Juli von der Crows Landing Naval Air Station in Kalifornien nach Moskau flogen und dabei zweimal unterwegs auftankten. An Bord waren Scowcroft und Webster. Der russischsprechende Russbacher traf sich mit Gorbatschow, der die Vereinbarung unterzeichnete.[23]

Während all dies geschah, hatte Bush der Öffentlichkeit immer noch nichts über die Truppenmassierung entlang der kuwaitischen Grenze zu sagen. Bis zum 31. Juli waren die Truppen in etwa auf 100.000 Mann angewachsen. Bush verhielt sich immer noch still. Zwei Tage vor der Invasion wurde John Kelly (CFR), der Vizeaußenminister, auf einer Anhörung des Kongresses gefragt, ob die USA Kuwait im Falle eines Angriffs verteidigen würden. Er antwortete: „Wir haben kein Verteidigungsabkommen mit irgendeinem Golfstaat."[24] Am 2. August griff Saddam Kuwait an. Bush traf sich am selben Tag und erneut am 6. August mit Margaret Thatcher in Aspen, Colorado, und im Weißen Haus. Die britische Premierministerin war wie gewöhnlich äußerst streitlustig, besonders im Hinblick auf die Notwendigkeit, Saddam eine Lektion zu erteilen. Henry Kissinger war ebenfalls hinter der Bühne auszumachen – in Person von Brent Scowcroft, dem nationalen Sicherheitsberater und Langzeitgehilfen Kissingers seit der Nixon-Administration sowie Angestellten seiner Firma Kissinger Associates. Scowcroft drang auf militärische Intervention. Dann veränderte sich Bushs Ton. Die Amerikaner sagten den Saudis, es sei wahrscheinlich, dass Saddam ihr Land als nächstes angreife – ein völliger Unsinn. Doch Bush befahl den Aufmarsch von US-Truppen entlang der „bedrohten" saudischen Grenze. Der Welt wurde erzählt, es werde keine Intervention geben und die US-Truppen seien nur dort, um Saudi-Arabien zu schützen. Man werde Saddam allein mit Wirtschaftssanktionen bekämpfen. Den Saudis, den Deutschen und den Japanern wurden große Geldsummen als Beitrag zu den amerikanischen Kosten abgepresst.

Aber Sanktionen sollten nie zur wirklichen Waffe werden. Die Rhetorik verschärfte sich zunehmend. Bush bezeichnete Saddam als den „neuen Hitler" und sagte, der Zweite Weltkrieg habe gezeigt, dass Appeasement-Politik bei solchen Leuten nicht die Antwort sei. Er hätte hinzufügen können, dass es auch keine Antwort gewesen war, beide Seiten zur selben Zeit zu finanzieren und bei der Finanzierung von Hitlers Kriegsmaschine behilflich zu sein, wie es sein Vater getan hatte. Für diejenigen, die den Spielplan kannten, war es leicht zu erkennen, was vor sich ging. Am 23. August sprach es Kissinger-Gehilfe Brent Scowcroft öffentlich aus: „Wir glauben, dass wir aus dem Zusammenbruch des amerikanisch-sowjetischen Gegensatzes heraus den Beginn einer Neuen Weltordnung erschaffen."[25] Von da an wurde der Ausdruck „Neue Weltordnung" von Bush verwendet und fand bis zur Ermüdung Eingang in die politische Sprache der ganzen Welt. Bush (Kom300) erhielt begeisterte Unterstützung von Margaret Thatcher und dem freimaurerischen Präsidenten von Frankreich, François Mitterand (Kom300), die beide Truppen an den Golf entsandten, um die Amerikaner zu unterstützen. Sie stellten sich selbst als Truppen der Vereinten Nationen dar. Tatsächlich handelte es sich um eine Weltarmee. Bush sagte in einer Rede vor dem Kongress am 11. September:

> „Ein Diktator kann eindeutig nicht mehr auf die Ost-West-Konfrontation setzen, um eine konzertierte Aktion der Vereinten Nationen gegen eine Aggression zu vereiteln. Eine neue Partnerschaft der Nationen hat begonnen, und wir wohnen heute einem einzigartigen und außergewöhnlichen Augenblick bei. Die Krise am Persischen Golf, so schwerwiegend sie ist, bietet uns auch die seltene Gelegenheit, in eine historische Periode der Kooperation einzutreten. Aus diesen unruhigen Zeiten kann unser fünftes Ziel – eine Neue Weltordnung – hervorgehen ..."[26]

„Fünftes" steht eigentlich für „erstes". Am 8. November kündigte Bush an, dass die Truppen in Saudi-Arabien massiv verstärkt würden. Die „Verteidigungs"-Macht bereitete sich vor, in den Angriffsmodus überzugehen. Eine Woche später ging Bush auf eine Rundreise durch Europa und den Nahen Osten und sammelte Unterstützung für die Invasion. Er traf sich drei Stunden lang mit dem syrischen Präsidenten und Elite-Handlanger Assad, der gelobte, seinen Beitrag zu Bushs Truppen auf 20.000 Mann zu erhöhen. Bushs „UN"-Truppen griffen am Mittwoch, dem 16. Januar an. 120.000 Luftwaffeneinsätze wurden gegen den Irak geflogen – mehrheitlich, so stellte sich heraus, über zivilen Gebieten. Die Operation wurde geführt von Bushs Generalstabschef Colin Powell, ein Mitglied des Council on Foreign Relations, der hinsichtlich seiner Abstammung Verbindungen mit vielen alten amerikanischen und britischen Familien hat. Seit dem Zweiten Weltkrieg ist jeder alliierte Oberkommandierende und jeder US-Verteidigungsminister ein Mitglied des CFR gewesen. Die Zahl der Toten und Verletzten durch die Bombardierung des Irak, die daraus folgenden Krankheiten und die andauernden Wirtschaftssanktionen sind unfassbar. Unter dem wirtschaftlichen Würgegriff leidet die unschuldige Zivilbevölkerung schrecklich, doch der Westen schaut zu. Das sind also die Vereinten Nationen in all ihrem Glanz und Gloria, eine Bastion der Moral, nicht des Krieges. Dies sind die Friedensförderer. Das ist die Neue Weltordnung. Der zukünftige Präsident Bill Clinton unterstützte den Golfkrieg und die Politik der Vereinten Nationen. Bei all dem gibt es noch eine erstaunliche Tatsache: Die Regierung der Vereinigten Staaten finanzierte Saddam Hussein, um den Krieg gegen die Truppen der Vereinigten Staaten und der UNO führen zu können! Dies geschah über eine Niederlassung der Banca

Nazionale del Lavoro (BNL) in Atlanta. Der Kongressabgeordnete Henry Gonzalez deckte den BNL-Skandal 1991 auf, nachdem er bemerkt hatte, dass diese kleine Niederlassung der italienischen Staatsbank dem Irak fünf Milliarden Dollar geliehen hatte. Dies geschah, nachdem das Weiße Haus im November 1989 Bankkredite an den Irak genehmigte, sofern sie für den Erwerb von landwirtschaftlichen Produkten der USA genutzt würden. Käme Saddam seinen Rückzahlungsverpflichtungen nicht nach, würde der US-Steuerzahler die Zeche für das Darlehen zahlen, und da Saddam immer im Verzug war, lief natürlich alles von Anfang an darauf hinaus. Anstatt Nahrungsmittel zu kaufen, gab Saddam das Geld für Waffen aus, einschließlich für Käufe bei der Werkzeugmaschinenfirma Matrix Churchill in England. (Diese war Gegenstand eines Gerichtsverfahrens, in das die britische Regierung verwickelt war und das zur Scott-Untersuchung führte.) Obwohl viele Ermittler in den USA Bush warnten, dass das Geld für Waffenkäufe verwendet werde, wurden die Darlehen weiter genehmigt.

Der Betrug war so offensichtlich, wenn man sich die anderen Beweise anschaut. Sohn George tat dasselbe, was Vater Prescott mit Hitler getan hatte: Einen Aggressor finanzieren, damit man einen Krieg mit ihm anfangen kann. Ein Teil des Geldes wurde ausgegeben, um Giftgas von einer CIA-Tarnfirma namens Cardeon Industries in Chile zu kaufen.[27] Als der Krieg begann, stellte Saddam die Kreditrückzahlung ein und der US-Steuerzahler bezahlt nun für das Geld, das vom Irak ausgegeben worden war, um seine eigenen Söhne und Töchter zu bekämpfen. Die Vertuschung dieser Angelegenheit führte wie immer zum Opfern eines kleinen Sündenbocks. Die ganze Sache wurde dem Bankmanager der BNL-Niederlassung von Atlanta, Christopher P. Drogoul, angelastet. Dieser hätte derartige Geldsummen niemals ohne höchste Genehmigung freigeben können. US-Distriktsrichter Marvin Schoob meinte, die Behauptung, dass die Atlanta-Niederlassung ohne die Genehmigung der Hauptniederlassung in Rom fünf Milliarden Dollar hätte verleihen können, könne nur der „Phantasiewelt" entspringen. Der Richter sagte, dass Drogoul und vier weitere Angestellte der Zweigniederlassung:

> „... Schachfiguren oder Komparsen in einer weit größeren und verzweigteren Verschwörung waren, an der die BNL-Rom und möglicherweise große amerikanische und ausländische Konzerne beteiligt waren sowie die Regierungen der Vereinigten Staaten, Englands, Italiens und des Irak ... Aus jedem Fenster quillt Rauch. Daraus schließe ich, dass das Gebäude in Flammen steht."[28]

Dies war so ziemlich das Letzte, was die Bush-Regierung und die Globale Elite hören wollten. Richter Schoob wurde der Fall entzogen, und er wurde durch Richter Ernest Tidwell ersetzt, der es ablehnte, Beweise über die Beteiligung der CIA oder von Bushs Weißem Haus an der Bank zuzulassen. Drogoul wurde von seinem Anwalt überredet, sich gegen besseres Wissen schuldig zu bekennen. Die vor dem Golfkrieg ermöglichte Finanzierung der irakischen Waffen und ihre gleichzeitige strafrechtliche Verfolgung durch die UNO war ein kalkulierter Plan, um den Konflikt anzustacheln. Daran beteiligt waren die Bush-Regierung, die britische Regierung unter John Major, die italienische Regierung, die Sowjetunion und andere Regierungen unter Kontrolle der Globalen Elite. Auch in diesem Fall taucht ein vertrauter Name auf: Henry Kissinger.

Schon 1984 fädelte Kissinger Associates Kredite von der BNL an den Irak ein, um dessen Waffenkäufe bei einer wenig bekannten Tochterfirma von Fiat zu finanzieren, dem Automobilkonzern, dessen Chef der führende Bilderberger Giovanni Agnelli ist. Charles Barletta, ein ehemaliger Untersuchungsbeamter des Justizministeriums wurde zu diesem Thema in der Zeitung *Spotlight* am 9. November 1992 zitiert. Im Artikel stand:

> „Barletta fügte hinzu, dass Untersucher der Regierung dutzende solcher belastender Fallgeschichten über die Kissinger-Firma [Direktor Lord Carrington] zusammengetragen hätten. Henry Kissinger scheint jedoch eine spezielle Art von Immunität zu genießen. Ich weiß nicht genau, wie er es macht, aber Kissinger besitzt jetzt so viel Macht über die nationalen Sicherheitsinstanzen in Washington wie in den Tagen, als er der Zar der Außenpolitik der Nixon-Regierung war. Er bekommt den Lohn, andere nehmen die Schuld auf sich. Kissinger wird so lange unangetastet bleiben, bis der Kongress den Mut findet, eine eingehende Untersuchung über diesen Machtmakler aus Teflon einzuleiten."

Hört, hört.

Die Internationale Bank für Kredit und Handel (BCCI)

Der Bush- (Republikaner) und der Clinton-Flügel (Demokraten) des Einparteienstaates hat eine weitere wechselseitige Verbindung: Die Bank of Credit and Commerce International, die enge Beziehungen zur italienischen BNL hat. Die BCCI wurde in den frühen 1970ern gegründet, expandierte schnell und wies 400 Niederlassungen in 78 Ländern auf. Ihr Name ist dem der Banque De Credit International (BCI) des Mossad-Agenten Rabbi Tibor Rosenbaum bemerkenswert ähnlich, die zur Zeit der Kennedy-Ermordung Permindex finanzierte und Syndikats-, CIA- und Mossad-Drogengeld wusch. Ihre „Nachfolgerin", die BCCI, spielte eine große Rolle im Netzwerk der Drogengeldwäsche und wurde zu diesem Zweck von Elite-Elementen innerhalb der CIA, dem britischen Geheimdienst, Israels (oder der Rothschilds) Mossad und anderen dazu benutzt, den Weltmarkt illegaler Drogen zu kontrollieren. Gelder für verdeckte Operationen, Terroristengruppen wie Abu Nidal, Anschläge in aller Welt und die Finanzierung von Iran-Contra und Saddam Hussein wurden ebenfalls über die BCCI abgewickelt. Über dieses Netzwerk konnte zwischen scheinbaren Feinden Geld überwiesen werden, wie zum Beispiel saudi-arabisches Geld, das so den Mossad erreichte. In diesem Fall wurde saudisches und anderes Geld von Golfstaaten durch die BCCI gewaschen und an die CenTrust in Miami überwiesen, die später von staatlichen Ermittlungsbeamten durchsucht wurde. Die BCCI besaß 28 Prozent der CenTrust-Aktien. Robert Gates, der Mann, den Bush zu seinem CIA-Direktor ernannt hatte, wurde beschuldigt, eine Untersuchung über Drogengeldwäsche bei der BCCI torpediert zu haben. Gates trat von seiner Ernennung als CIA-Direktor zurück, so wie er es schon einmal wegen seiner Beteiligung an Iran-Contra getan hatte. 1991 brach die BCCI inmitten eines weltweiten Skandals zusammen. Es war der größte Bankzusammenbruch der Welt und kostete Investoren Milliarden von Dollar. Drei Jahre vor dem Crash beschrieb Robert Gates die BCCI als die „Bank of Crooks and Criminals", die „Bank der Gauner und Verbrecher".[29]

Die BCCI fing 1972 an, in Pakistan zu operieren, und der Großteil ihrer Gelder wurde von der Bank of America und der CIA zur Verfügung gestellt. Die Bank von Amerika vergab auch Darlehen, um Anteile bei der BCCI zu erwerben, wahrscheinlich um das Ausmaß ihrer Kontrolle zu verschleiern. Die „B of A" kannte sich mit Geldwäsche aus. 1986 musste sie sieben Millionen Dollar Strafe zahlen für 17.000 Geldwäsche-Vergehen. Einige Forscher sagen, dass die Bank von Amerika den Rothschilds gehöre. Dreh- und Angelpunkt der Rothschild-Beteiligung an der BCCI war Dr. Alfred Hartmann, der zur gleichen Zeit Bankdirektor der schweizerischen Niederlassung der BCCI war, Chef der Züricher Rothschild Bank AG, Vorstandsmitglied von N.M. Rothschild in London und Direktor von … Italiens BNL.[30] Weder die Beteiligung der Rothschilds im Zentrum der BCCI wurde von den „Schoßhundmedien" je erwähnt oder untersucht, noch die angebliche Beteiligung des Rothschild-Wasserträgers und Währungsspekulanten George Soros (Bil).[31] George Bush und Bill Clinton hatten beide beträchtliche Verbindungen zur BCCI, unter anderem über Jack Stephens, Besitzer von Stephens Incorporated, einer großen Investment-Bank mit Sitz in Little

Rock, Arkansas, dem Wohnort von Bill Clinton. Stephens war einer der Gründer der BCCI. Er hatte Verbindungen zu einer Firma namens Harken Energy und leitete für sie einen Kredit von einer Schweizer Bank in die Wege, die eine Zweigniederlassung der BCCI war. Dies wird George Bush Jr. sehr gefallen haben, der bei Harken im Vorstand saß. Ein anderer Sohn, Jeb Bush, tätigte zahlreiche Geschäfte mit der BCCI. Er wurde oft in der Niederlassung der Bank in Miami gesehen,[32] und George Bushs Vizewahlkampfmanager James Lake arbeitete zur gleichen Zeit für einen großen Anteilseigner der BCCI. Als Bushs „Gegner" Bill Clinton sich um die Präsidentschaft bewarb, war seine finanzielle Hauptstütze Jackson Stephens, der seine Spenden über seine Worthen National Bank tätigte, die mit der BCCI verbunden war. Stephens war in Geschäfte verwickelt, bei denen die BCCI heimlich und illegal die First American Bank of Washington und andere übernahm. Dies war der Mann, der den Präsidenten finanzierte.

Laut dem Chicagoer Journalisten Sherman Skolnick, der die Bank detailliert untersuchte, war George Bush bis zum Hals mit der BCCI verstrickt. Skolnick berichtete unter anderem in einem Interview mit *Radio Free America*, dass Bush, Saddam Hussein und andere die BCCI benutzten, um 250 Milliarden Dollar an geheimen Ölprovisionen („Kickbacks") aufzuteilen, ein Abschöpfen von Geldern, die westliche Ölgesellschaften in die Golfregion investiert hatten. Er sagte, dass die Unterlagen, die bewiesen, dass Bush an Deals mit Saddam und Manuel Noriega beteiligt war, in den Händen der Bank von England seien und dass das Geld mit Hilfe der US-Niederlassungen der BCCI und der Banca Nazionale del Lavoro (BNL) eingeschleust wurde. Henry Gonzalez, der Vorsitzende des House Banking Commitee, stellte Verbindungen zwischen der BCCI und der BNL fest. Skolnick erzählte dem Interviewer Tom Valentine bei *Radio Free America*:

> „Der Großteil des Geldes ging über die BCCI. Diese Bank wurde in den 1970ern mit Startgeld von der Bank of America gegründet. Deren größte Anteilseigner sind die Rothschilds von Chicago, Paris, London und der Schweiz … Diese Bank steht auch in direktem Zusammenhang mit den Finanzangelegenheiten des ehemaligen Präsidenten Jimmy Carter und seines Freundes, des einstmaligen Etatchefs, dem Bankier Bert Lance.
>
> Einige der … Demokraten, die an der ganzen Angelegenheit beteiligt waren, wurden zum Beispiel in der Ausgabe vom 3. Mai des Wall Street Journal bekannt gegeben. Während des Präsidentschaftswahlkampfes 1988 war die BCCI zusätzlich einer der Hauptgeldgeber für die Wahlkampagne von Michael Dukakis … Die BCCI finanzierte in den Vereinigten Staaten die Demokratische Partei und fädelte außerhalb der Vereinigten Staaten Deals für die Republikaner ein."[33]

Jimmy Carter eröffnete persönlich eine Reihe von BCCI-Niederlassungen, und die Bank spendete 8,5 Millionen Dollar an eine seiner bevorzugten Wohltätigkeitseinrichtungen. Nachdem er das Weiße Haus verlassen hatte, kam die BCCI für Carters Auslandsreisen auf, und sein Bankiersfreund Bert Lance wurde von einem Mann namens Ghaith Pharaon, einem Strohmann der BCCI[34], aus großen finanziellen Schwierigkeiten gerettet. Dies würde mit der Behauptung einer Kontaktperson zusammenpassen, dass der Mann hinter der BCCI ein Araber sei, Gaph Feherton, ein Hauptfinanzier von Jimmy Carters Präsidentschaftskampagne. Andrew Young, Carters ehemaliger Botschafter bei den Vereinten Nationen und ebenfalls Mitglied bei den Trilateralen, wurde die Rückzahlung eines Kredits von 160.000 Dollar von der BCCI erlassen, und er wurde dafür bezahlt, für die Bank bei Privatpersonen und Regierungen in Afrika und Zentralamerika zu werben.[35] Der Republikanische Senator von Utah Orrin Hatch hielt feurige Reden zur Unterstützung der BCCI, sogar während gegen die Bank ein Verfahren wegen Drogengeldwäsche lief. Der Demokrat Clark Clifford und sein Anwaltskollege Robert Altman, beides Anwälte der BCCI, befanden sich ebenfalls im Zentrum der ganzen Geschichte. Die Firma Price Waterhouse, über 20 Jahre lang Wirtschaftsprüfer der BCCI, stellte der Bank ein makelloses Gesundheitszeugnis aus, während die Korruption in vollem Gange war. Skolnick sagte, man habe Unterlagen mit Details über die angeblichen Bush-Saddam-Deals in der Chicagoer Niederlassung der BCCI aufbewahrt, die dann (zusammen mit anderen BCCI-Vermögenswerten in den Vereinigten Staaten) 1988 von der Reagan-Bush-Regierung beschlagnahmt worden seien. Skolnick fuhr fort:

> „Dieselbe Bank besitzt Dokumente, die gemeinsame Geschäftsbeziehungen zwischen General Manuel Noriega, dem ehemaligen Diktator von Panama, und George Bush belegen. Im Januar 1990 stellte der Bundesanwalt in Tampa ehemalige Spitzenmanager der Florida-Niederlassung vor Gericht. Sie entgingen einer Gefängnisstrafe und kamen mit einem erhobenen Zeigefinger und einer geringen Geldbuße nur aus einem Grund davon: Sie erzählten dem Justizministerium, falls sie ins Gefängnis kämen, würden sie Dokumente ihrer Bank offenlegen, die enthüllten, dass George Bush Privatgeschäfte mit einer Reihe von Diktatoren, einschließlich Saddam Hussein und Noriega, aber auch anderen über ihre Bank abgewickelt habe ...
>
> ... Saddams Erdöl wurde zur Texaco transportiert. 1985 erließ ein Gericht in Texas auf Veranlassung von Pennzoil das größte Schadensersatzurteil der amerikanischen Geschichte gegen Texaco. Pennzoil behauptete, dass Texaco sie in einem Geschäft mit Getty Oil geschädigt hätte. Wer besitzt Pennzoil? George Bush und seine Freunde [die Liedtke-Brüder, die wir schon früher im

Zusammenhang mit Watergate erwähnt haben] … Als Folge davon fiel Texaco unter die Vorherrschaft und Überwachung von Pennzoil. Woher stammten die geheimen Provisionen an Saddam angeblich? Aus den Deals zwischen Texaco und ihren Tochterfirmen, die Erdöl vom Irak kauften."[36]

Wenn man alle Fragen der Länge nach aneinander reihte, die George Bush beantworten müsste, würden sie von Washington bis nach Bagdad reichen. Durch Panama City. Eine offizielle Untersuchung wurde angeordnet, um den BCCI-Skandal aufzudecken. Diese leitete der demokratische Senator John Kerry aus Massachusetts. Sie brachte nichts ans Tageslicht. Senator Kerry war Vorsitzender des Demokratischen Wahlkampfkomitees des Senats, das große Geldbeiträge von der BCCI erhalten hatte. Senator Kerry ist auch Mitglied des Skull&Bones-Ordens, genau wie George Bush. Die Korruption in der amerikanischen Politik, in den Medien und in der Wirtschaft ist schwindelerregend, genau wie in der Großbritannien-Abteilung der Globalen Elite, dort, wo die BCCI ihre Hauptniederlassung hat.

Lord Justice Binghams Bericht über die Bank entschied, dass der Zusammenbruch „einer Tragödie von Irrtümern, Missverständnissen und Kommunikationsfehlers" zuzuschreiben war. Mein Gott, dies war eine der größten Geldwäscheoperationen für Drogen- und illegales Waffengeld, die die Welt je gesehen hat. Darin verwickelt waren einige der größten Namen in der globalen Politik, dem Bankwesen, und der Wirtschaft, und sie finanzierte Terroristen, Drogenkartelle und verdeckte Operationen der CIA, des Mossad und anderer. Die Bank von England vervollständigte die Vertuschung mittels einer Abmachung mit dem Haupteigentümer der Bank zur Zeit des Zusammenbruchs, dem Golf-Emirat Abu Dhabi. Dadurch konnten wichtige Zeugen und Unterlagen Großbritannien verlassen. Wie praktisch. In seiner Besprechung von „Dirty Money", einem Buch über die BCCI, schrieb der Journalist Robert Sherrill:

„‚Dirty Money' hinterlässt klar den Eindruck, dass viele Verantwortliche weniger begeistert sind, mehr über den Skandal herauszufinden. Könnte das an dieser Liste liegen, die gerüchtweise 100 Politiker aufführt, die von der BCCI entlohnt wurden? Oder weil ‚Hauptuntersucher' zu verstehen gegeben haben, dass, wenn sie mit ihrer Untersuchung weitermachten, sie dies ‚zu den höchsten Ebenen der politischen Macht auf der ganzen Welt' führen könnte, in einer Weise, die sogar die wildeste Verschwörungstheorie in den Schatten stellen würde? Halt! Das wird nie Erfolg haben."[37]

Mit diesen ermutigenden Worten werden wir uns von George Bush verabschieden und Mr. Bill Clinton willkommen heißen. Er schlug Bush mit Unterstützung der Medien, unter anderem der *Washington Post*, und wurde am 20. Januar 1993 offiziell der 42. Präsident der Vereinigten Staaten. George Bush (CFR, TK, Skull&Bones-Orden, Freimaurer im 33. Grad und Republikaner) wurde im Weißen Haus von Bill Clinton (CFR, TK, Bilderberger, Rhodes-Stipendiat, Freimaurer im 33. Grad und Demokrat) ersetzt. Die Namen änderten sich, die Kontrolle jedoch nicht. Der Einparteienstaat rollte weiter voran.

Bill Clinton

William Jefferson Clinton wurde in Hope, Arkansas geboren und wuchs in Hot Springs auf. Sein Rhodes-Stipendium für die Universität Oxford gab ihm eine Grundlage in der Philosophie der Weltregierung, und schon in sehr jungen Jahren wusste er, was für sein politischen Vorankommen erforderlich war. Clinton sagte 1994 in einem Interview, dass er aus dem Buch von Carroll Quigley erfahren habe, dass eine permanente Schattenregierung von Bankiers und Regierungsverantwortlichen hinter der Bühne existiere, welche die politische Agenda von dort aus kontrolliere. Er sagte, er habe schon als junger Mann erkannt, dass es für ihn notwendig sei, Zugang zu diesem inneren Kreis zu erlangen, wenn er Teil des Entscheidungsprozesses werden wollte, der die Welt gestaltet.[38] Und genau das tat er. Sein Wunsch nach einem hohen Amt wurde zweifellos beflügelt, als er John Kennedy die Hand schüttelte. Er war ein weiteres Produkt vom Präsidentenfließband der Globalen Elite: Leicht zu manipulieren, vermag zu handeln, wie ihm geheißen, und es gibt einen Berg unangenehmer Informationen über ihn, die nur darauf warten, enthüllt zu werden, wenn er aus der Reihe tanzt. „Wir werden ihnen diesmal einen demokratischen Präsidenten geben, nur damit sie denken, sie hätten die Wahl", kann man die Manipulatoren fast sagen hören. David Rockefeller, der Königsmacher von Amerika, hatte sich mit Clinton Mitte der 1980er in Winrock auf einer Farm getroffen, die von Winthrop Rockefeller gebaut worden war, einem ehemaligen Gouverneur von Arkansas.[39] Der Staat Arkansas ist ein Zentrum der Elite. Der südliche Flügel der US-Freimaurerei des Schottischen Ritus' ist dort beheimatet, und dieser Organisation entsprang auch der Ku-Klux-Klan. Das Symbol des Klans ist das Malteserkreuz, dasselbe wie bei den Tempelrittern, den Malteserrittern und den Knights of the Golden Circle (Ritter des Goldenen Kreises), die eine große Rolle bei der Rothschild-Manipulation des amerikanischen Bürgerkriegs spielten. Der Ku-

Klux-Klan ist nichts anderes als die alten Ritter des Goldenen Kreises unter anderem Namen, aber unter Kontrolle derselben Macht. Angeblich werden sie heute vom Mossad finanziert.[40] Laut der deutschen Zeitschrift *Neue Solidarität* war der Guru und Ziehvater Bill Clintons Parson Wo Vaught, ein Eingeweihter des Schottischen Ritus' im 32. Grad.[41]

Wenn Sie denken, der Hintergrund von George Bush sei erstaunlich, nun, so hat der alte Bill auch einige Überraschungen auf Lager. In der Tat haben die „Gegner" vieles gemeinsam. Clinton kam politisch voran und wurde Gouverneur von Arkansas. Diese Position hatte er inne, als er von David Rockefeller 1991 zum Bilderberger-Treffen in Baden-Baden in Deutschland einberufen wurde. Die Einladung erfolgte, nachdem die Kontrolleure entschieden hatten, dass er der nächste Präsident der Vereinigten Staaten werden würde.

Bill Clinton ist gemäß dem American Freedom Network Mitglied bei vielen Geheimgesellschaften, einschließlich einem Illuminierten Freimaurerorden, der behauptet, in der Nachfolge des Tempelritteranführers und Märtyrers Jacques de Molay zu stehen. In Arkansas stand Clinton einem komplizierten Netzwerk aus Drogenhandel, Geldwäsche und allgemeiner Korruption vor. Als er für die Präsidentschaft kandidierte, war sein größter finanzieller Unterstützer, wie schon erwähnt, Jackson Stephens, einer der Gründer der BCCI. Die Organisation „Bürger für eine ehrliche Regierung" produzierte 1994 ein Enthüllungsvideo über Bill Clintons Hintergrund, und sie interviewten einen ehemaligen Freund Clintons aus den Arkansas-Tagen, Larry Nichols. Es stellte sich heraus, dass Clinton Nichols falsch eingeschätzt hatte. Er dachte, man könnte ihm vertrauen, dass er die Vergünstigungen annehmen und schweigen würde. Clinton gab ihm den Job eines Marketing-Direktors der Arkansas Development Finance Authority (ADFA), einer Finanzbehörde für Entwicklungsmaßnahmen. Es war eine staatliche, von Clinton geschaffene Einrichtung um, so sagte er öffentlich, Steuergelder in niedrig verzinste Darlehen für örtliche Geschäfte, Institute, Schulen und Kirchen zu investieren, die zur Schaffung von Arbeitsplätzen führe. Als Larry Nichols seine Arbeit aufnahm, sah er die ganze Wahrheit. Nichols sagte:

> „... Ich war dort ungefähr einen Monat, als ich erkannte, dass ich im Epizentrum dessen war, worüber ich mein ganzes Leben lang gehört hatte... Ich arbeitete buchstäblich inmitten von Clintons politischer Maschine. Von dort aus zahlte er seine Abfindungen, Vergünstigungen für die Personen, die ihn im Wahlkampf unterstützt hatten. Ich war in einer interessanten Position und ich wusste das. Wenn jemand eine Million Dollar brauchte, musste man seinen Antrag über die Rose Law Firm (Anwaltsfirma) abwickeln und ihnen 50.000

> Dollar bezahlen. Es gab fünf weitere Firmen im Staat Arkansas, die eigentlich qualifizierter in Kreditwesen und Anträgen waren, aber die Rose Law Firm bekam alle Aufträge." [Dies war zufällig die Anwaltskanzlei, die von Hillary Clinton (CFR) geleitet wurde].
>
> Ich begann, Dinge zu überprüfen, und fragte ... den Rechnungsprüfer Bill Wilson ... wie die Leute ihre Darlehen abzahlen würden. Er schaute mich an und sagte: ‚Gar nicht.' Er dachte, ich hätte das gewusst. Ich war völlig vor den Kopf gestoßen, und das nach zwei Monaten meiner Tätigkeit. Dann wurde es schwieriger. Also begann ich, Dokumente zusammenzutragen. Nachdem alle gegangen waren, blieb ich noch im Büro und gab vor, am Jahresbericht zu arbeiten. Dadurch hatte ich Zugang zu den Dokumenten, und ich machte von allen Kopien."

Nichols behauptete, das Bill Clintons Arkansas Development Finance Authority Drogengeld wusch! Die ADFA war eine Fassade, um seinen Geschäftsfreunden Darlehen zu verschaffen, die anschließend seine Wahlkampfkosten finanzierten, und gleichzeitig wurde die Behörde benutzt, um Drogenprofite zu waschen. Nichols fuhr fort:

> „Pro Monat wurde Kokain im Wert von 100 Millionen US-Dollar nach Mena [eine Flugzeuglandebahn] in Arkansas herein- und herausgeschmuggelt. Sie hatten ein Problem ... in einem so kleinen Staat wie Arkansas. Wie wäscht man 100 Millionen Dollar pro Monat? Die ADFA wusch bis 1989 nie in Arkansas. Sie transportierten das Geld zu ... einer Bank in Florida, die später mit der BCCI verbunden wurde. Sie brachten das Geld zu einer Bank nach Georgia, die ... später mit der BCCI verbunden wurde und zur Citicorp in New York, die das Geld ins Ausland schickte."[42]

Im Zentrum dieser Operation stand Clintons engster Freund Dan Lasater, der mit dem Bruder des Präsidenten, Roger Clinton, wegen Kokain-Vergehen ins Gefängnis kam. Doc Delaughter, der verantwortliche Polizei-Ermittler für den Lasater-Fall, sagte, er habe detaillierte Aussagen von Leuten zusammengetragen, die Verbindungen zu Clintons Freund hatten. Sie berichteten über dessen Einsatz von Drogen, um junge Mädchen für sexuelle Gefälligkeiten abhängig zu machen und unter seine Kontrolle zu bekommen. Der Polizist enthüllte, wie er während der Untersuchung von seiner eigenen Polizeiabteilung schikaniert wurde und wisse, dass dies wegen der Verbindungen zwischen der Polizei des Bundesstaates mit dem Büro von Gouverneur Clinton geschah. Lasater verbrachte für seine Drogendelikte weniger als ein Jahr in einem quasi offenen Strafvollzug, und als er freigelassen wurde, gewährte ihm Bill Clinton eine vollständige Rehabilitierung. Ein Gesetz, das von Gouverneur Clinton in Kraft gesetzt wurde, half Tyson Foods, die größte Firma im Bundesstaat zu werden. Dem Besitzer, Don Tyson, wurden von der ADFA zehn Millionen Dollar gegeben, und er zahlte nie auch nur einen Cent davon zurück. Dafür spendete er 700.000 Dollar für Clintons Wahlkampagne. Doc Delaughter sagte, er habe genügend Beweise gegen Tyson, um eine Untersuchung über einen möglichen Drogenverteilerring zu veranlassen. Das Netz der Korruption war überwältigend. Dazu Larry Nichols:

> „Das erste Darlehen der ADFA ging an Park-O-Meter ... Als ich mir die Firma näher anschaute, fand ich heraus, dass ihr Schatzmeister Webb Hubbell war ... Raten Sie mal, wer den Gesetzentwurf schrieb, ... der die ADFA schuf? Webb Hubbell. Und wer legte das Gesetz unserem Gesetzgeber vor und bewirkte, dass es vom Repräsentantenhaus verabschiedet wurde? Webb Hubbell. Stellen Sie sich das vor. Raten Sie, wer die Rechnungsprüfung übernahm und den (Park-O-Meter) Antrag bewertete? Die Rose Law Firm, Sie haben es erraten. Wer unterzeichnete ihn? Webb Hubbell und Hillary Clinton."[43]

Nichols berichtete, dass Reporter bei ihren Untersuchungen über die Park-O-Meter Darlehen herausgefunden hätten, dass Park-O-Meter statt Parkuhren in Wirklichkeit Nachrüstungssätze für Raketenspitzen baute, die nach Mena transportiert wurden. Die Raketenspitzen wurde dazu benutzt, Drogen zurück ins Land zu schmuggeln und weiter auf die Straßen Amerikas! Nichols fuhr fort:

> „Ich sage Ihnen, Webb Hubbell und die Rose Law Firm sind schuldig, sich verschworen zu haben, um den Staat Arkansas und die Bundesregierung zu betrügen sowie den Verkauf von Drogen und die Geldwäsche von illegalem Drogengeld angestiftet zu haben. Das ist Ihr Präsident. Das ist sein Machtgebiet. Dies sind die Leute, die er, als er zum Präsidenten gewählt wurde ... direkt mit nach Washington nahm."

Webster „Webb" Hubbell wurde von Präsident Bill Clinton zum stellvertretenden US-Justizminister ernannt! Hubbell kehrte jedoch bald zurück nach Arkansas, um sich für Anklagen schuldig zu bekennen, Kunden von Hillary Clintons Rose Law Firm um schätzungsweise eine halbe Million Dollar betrogen zu haben. Dies war der Mann, der für den „Ethics in Government Act" verantwortlich war, das Gesetz über Ethik in der Regierung, das von den Gesetzgebern in Arkansas verlangte, Interessenkonflikte bekannt zu geben. Erstaunlicherweise nahm dieses Gesetz speziell Bill Clinton, die von ihm Ernannten und seine Verwandten aus. Also wirklich, da muss man sich kneifen. Nein, Sie träumen nicht. Bevor Hubbell Washington verließ, war er damit betraut worden, einen permanenten Justizminister für Bill Clinton zu suchen. Er fand diese Person in Janet Reno, die

Chefin des lächerlicherweise so genannten US „Justiz"ministeriums wurde, das entscheidet, wer, wann, wo und ob überhaupt angeklagt wird. Webb Hubbell ist nicht der einzige in die Regierung berufene Kriminelle, mit dem Janet Reno während ihrer Karriere in Kontakt kam. Sie war Distriktsanwältin für Dade County gewesen, das auch die Innenstadt von Miami einschließt, ein Distrikt, der sich als die vielleicht korrupteste Justizbehörde des Landes herausstellte. Renos Untätigkeit angesichts erdrückender Beweise führte zu einer geheimen Untersuchung des FBI mit dem Ergebnis, dass 1990 die Hälfte der Richter in Miami wegen Erpressungsvergehen angeklagt wurden. Die Entscheidungen und Urteile während Janet Renos Amtszeit im Justizministerium haben den Zielen der Neuen Weltordnung perfekt gedient. Dies schließt auch den Genozid in Waco (davon später mehr) und die Unterdrückung von Informationen über Drogengeschäfte ein, einschließlich derer aus Mexiko, an denen die mexikanische Regierung beteiligt war. Forscher glauben, dass Reno nur als Fassade für Webster Hubbell diente, welcher der eigentliche Justizminister war.

Eine der größten Drogenoperationen Amerikas, vielleicht die größte überhaupt, wurde 1982 auf der Landebahn von Mena von Barry Seal durchgeführt, einem Piloten der Drogenkontrollbehörde![44] Er verlegte sein Geschäft nach Arkansas wegen des Aufruhrs, den die Behörden in seinem Heimatstaat Louisiana deswegen verursachten. Solche Schwierigkeiten wurden ihm in Arkansas nicht bereitet. Russell Welch, der Polizeibeamte, den man mit der Seal-Untersuchung betraut hatte, enthüllte: „Er sagte, 1983 sei seine einträglichste Zeit für den Kokainschmuggel gewesen. Er habe vier Flugzeuge auf dem Flughafen von Mena stationiert gehabt, zwei Cessnas, zwei Panthers und hier und da ein paar andere Flugzeuge. Sie seien nur zum Zweck des Kokainschmuggels erworben worden." Welch fügte hinzu, dass die Flugzeuge spezielle und illegale Ladeluken besaßen, die während des Fluges geöffnet werden konnten, um die Drogen und Geld an anderen Stellen in Arkansas abzuwerfen.

Aber wo blieb die Strafverfolgung? In den zehn Jahren, in denen die Mena-Drogenoperation allgemein bekannt wurde, kam es zu keiner größeren Anklage. Als Bill Clinton jedoch Präsident wurde, kündigte er ... na, was wohl, an? Ja, einen Krieg gegen die Drogen. Kurz darauf annullierte er zufällige Drogenstichproben für Mitarbeiter des Weißen Hauses und strich 121 Stellen im Amt für nationale Drogenkontrolle. Barry Seal ist auch eine Verbindungsglied zwischen Bill Clinton, Oliver North, der Reagan-Bush-Regierung und Iran-Contra. Laut Gerichtsunterlagen, Augenzeugenberichten und Pressemeldungen hielt Oliver North eine Reihe von Treffen in Little Rock in den frühern 1980ern ab, um die illegale Contra-Waffenroute zu organisieren. Einer seiner Hauptmitarbeiter war Barry Seal und ein weiterer Terry Reed, ein ehemaliger Kampfpilot in Laos, der 1983 nach Little Rock zog und einen Trainingsstützpunkt für den Contra-Terrorismus in Nella Ark errichtete, 18 Kilometer nördlich von Mena. Reed sagte 1989 bei seiner eigenen Gerichtsverhandlung wegen Betrugsdelikten aus, dass zumindest eines der frühen Planungstreffen für das Nella-Ark-Zentrum von Bill Clintons Bruder Roger und nachfolgende Treffen von Clintons engem Mitarbeiter und Drogenhändler Dan Lasater besucht worden seien. Wieder einmal sehen wir den Einparteienstaat in Aktion. Während die republikanische Reagan-Bush-Regierung in Iran-Contra verwickelt war, bekam sie insgeheim Unterstützung in Arkansas von der „Opposition" in Form des demokratischen Gouverneurs Bill Clinton.

Die Macht der Elite, die großen Zeitungen und Fernsehanstalten zu kontrollieren, konnte man wieder im Januar 1995 sehen, als ein Artikel von 4.000 Wörtern, der die Drogenoperationen von Barry Seal in Mena und seine Beziehungen zu Iran-Contra und der CIA enthüllte, von der *Washington Post* zurückgezogen wurde. Er wurde sofort als „die größte Geschichte, die nie erzählt wurde" bezeichnet. Der Artikel hätte im „Sunday Outlook"-Teil erscheinen sollen, nachdem man im Mitarbeiterstab elf Wochen lang debattiert und gestritten hatte. Rechtsanwälte hatten jede Zeile kontrolliert und juristisch gebilligt, der Druck war vorbereitet und die Abbildungen hinzugefügt worden. Die Verträge mit den Autoren waren unterzeichnet und Leonard Downie, der Chefherausgeber, hatte seine Zustimmung erteilt. Dann plötzlich wurde der Artikel gestrichen und der Chefeditor der *Post*, Robert Kaiser (CFR), sagte, es sei eine „substanzlose Geschichte" und eine „Neuauflage von Gerüchten und Anspielungen". Natürlich. Die Besitzerin der *Washington Post* ist Katharine Graham, Bilderbergerin, Trilaterale und Mitglied im CFR. Die Autoren des Artikels waren Doktor Roger Morris, ein Mitglied des Nationalen Sicherheitsrats unter Johnson und Nixon, und Sally Denton, die ehemalige Chefin der Einheit für Spezialuntersuchungen bei der Nachrichtenagentur *UPI*. Beide haben ellenlange Referenzen für diese Art von Ermittlungen. Ihr Bericht basierte auf detaillierten Untersuchungen, die Zugang zu Barry Seals Bank- und Telefonunterlagen einschlossen sowie Rechnungen, Terminkalender, handschriftliche Notizen, persönliche Tagebücher und aufgezeichnete Unterhaltungen plus Polizeiunterlagen und Überwachungsberichte umfassten. In dem Artikel stand, dass Seal Flugzeuge von Mena aus flog, um Waffen nach Bolivien, Argentinien, Brasilien und an die Contras in Nicaragua zu exportieren. Diese kehrten voll beladen mit Kokain zurück, das für den Verkauf in New York, Chicago, Detroit, St. Louis und anderen Städten bestimmt war. Morris und

Denton sagen, Seal habe solch enge Verbindungen mit der CIA besessen, dass er glaubte, er könne schmuggeln, was er wollte und wann immer er wollte. Sie beschreiben, wie neun verschiedene Versuche von bundesstaatlichen und nationalen Behörden blockiert wurden, um ihn zu stoppen. All dies geschah nebenbei bemerkt während des Reagan-Bush-„Krieges gegen Drogen". In dem von der *Washington Post* zurückgezogenen Artikel hatte gestanden: „Über der gesamten Episode schweben bedrohlich die dunklen Umrisse der Mittäterschaft der US-Regierung bei extensivem Drogen- und Waffenhandel". Und der Artikel warf die Fragen auf, die die Mainstream-Medien nicht stellten:

> „Für drei Präsidenten von beiden Parteien – die Herren Reagan, Bush und Clinton – sind die altbekannten Fragen des politischen Skandals erneut angemessen: Was wussten sie über Mena? Wann wussten sie es? Warum taten sie nichts, um es zu stoppen?"[45]

Die Beteiligung von Bill Clinton, George Bush und der CIA am Drogenhandel wurde auch von dem Geschäftsmann Terry Reed und seinem Koautor John Cummings 1994 in dem Buch „Compromised: Clinton, Bush And The CIA" aufgedeckt.[46] Reed war ein ehemaliger Offizier des US-Luftwaffengeheimdienstes, der ein erfolgreicher Geschäftsmann wurde. Er wurde von der CIA angeworben, um eine CIA-Tarnfirma in Mexico aufzubauen, die Hochtechnologie und Beratung verkaufte. Als Reed erkannte, dass diese dazu benutzt wurde, Drogen zu transportieren, versuchte er aus der Operation auszusteigen und nach Arkansas zurückzukehren, das damals von Clinton regiert wurde. Wie gewöhnlich versuchten Clinton und die CIA Reed zum Schweigen zu bringen und ihn zu diskreditieren, indem sie ihn für das anklagten, was sie selbst taten. Er wurde von Clinton und den Behörden in Arkansas wegen Drogenhandels vor Gericht gestellt! Reed deckt in seinem Buch auch auf, wie das *Time*-Magazin und andere Publikationen und Zeitungen sich an der Desinformation und Vertuschung beteiligten, um die Wahrheit über den Drogenhandel von der Öffentlichkeit fernzuhalten.

Barry Seal wurde wegen seiner Drogenverbrechen nicht verurteilt. Stattdessen wurde er ermordet, und zwar kurz nachdem er öffentlich über sein Wissen zu plaudern begann. Er erzählte, wie er von der CIA und der Drogenkontrollbehörde Befehle erhalten habe, Funktionäre der Sandinisten in Nicaragua dabei zu photographieren, wie sie ein Flugzeug zum Transport in die Vereinigten Staaten mit Drogen beluden. Diese Photographie wurde von Präsident Reagan bei einer Fernsehansprache im März 1986 als Propaganda gegen das Regime in Nicaragua benutzt. Das führte zu einer Kongressentscheidung über eine Hilfe von weiteren 100 Millionen Dollar an die Contra-Terroristen in Nicaragua, die im Verbund mit der CIA Drogenhandel betrieben. Diese Drogenhandel-Operation wurde mit Wissen des damaligen Vizepräsidenten Bush getätigt. Seal gab später gegenüber Reportern zu, dass die Sandinisten auf dieser Photographie gar keine Drogen aufluden. Er sprach auch über das Contra-Dogenschmuggelnetzwerk und dessen Verbindungen mit dem kolumbianischen Kartell. Bald darauf, im Februar 1987, war Seal tot.

In diesem Zeitraum gab es in Arkansas eine Flut von Morden und verdächtigen Todesfällen. Am 23. August 1987 spazierten zwei Jungen, Kevin Ives und sein Freund Don Henry, in den frühen Morgenstunden in der Gegend der Mena-Landebahn herum. Später wurden sie tot auf Eisenbahngleisen aufgefunden. Der Gerichtsmediziner des Bundesstaates Fahmy Malak, ein Mann, der von Bill Clinton ernannt worden war, urteilte, dass beider Tod ein Unfall gewesen sei. Die Eltern waren damit nicht einverstanden und baten darum, eine zweite Meinung einzuholen, ein Gesuch, dem die Behörden auf allen Ebenen Widerstand entgegensetzten. Die Eltern gewannen einen Prozess, der Proben für ein zweites Gutachten von allem anforderte, was das Kriminallabor besaß. Malak weigerte sich jedoch noch immer, sie auszuhändigen. Schließlich zeigte das letzte Gutachten, dass Don Henry mit dem Messer in den Rücken gestochen worden war und Kevin Ives‘ Schädel schon zerschmettert war, bevor man ihn auf die Schienen legte. Malak behauptete noch immer, es sei ein Unfall gewesen: Die Jungen seien beide auf den Eisenbahnschienen eingeschlafen. Es ist einfach der erstbeste Ort, den man wählen würde, um ein Schläfchen zu halten, nicht wahr?

Sechs Personen, die mit der Polizei über den Mord an den Jungen gesprochen hatten, wurden selbst ermordet. Keith McKaskie wusste, was ihn erwartete. Er verabschiedete sich 1988 von seiner Familie und seinen Freunden, und wenige Tage später brachte man ihn um. Ein Jahr später rief Jeff Rhodes, ein junger Kerl aus Benton, Arkansas, seinen Vater an, um ihm zu sagen, dass er die Stadt verlassen müsse, weil er zu viel über den Tod der beiden Jungen und McKaskies wisse. Zwei Wochen später wurde Rhodes erschossen aufgefunden. Keith Coney floh auf seinem Motorrad um sein Leben, als er mit einem Lastwagen kollidierte. Gregory Collins wurde erschossen. Richard Winters und Jordan Ketelson wurden beide mit einer Schrotflinte getötet. Der Chef der Drogeneinsatzgruppe von Saline County, der Beweise über die Beteiligung der Polizeibehörde von Arkansas am Drogenschmuggel und an der Vertuschung des Mordes an den Jungen entdeckt hatte, wurde zum Untertauchen gezwungen. All das geschah während Bill Clintons Amtszeit als Gouverneur von Arkansas.

Untersuchungen über Bill Clinton anzustellen oder Vermutungen gegen ihn auszusprechen, sollte sich, wie endlose Beweise zeigen, als eine sehr gefährliche Beschäftigung erweisen. Danny Casolaro, ein Reporter, der über Clinton und einen angeblichen Anleihebetrug Untersuchungen anstellte, wurde in einem Hotel in West Virginia tot aufgefunden. Paul Wilcher, ein Anwalt aus Washington, stellte Nachforschungen über Clinton an und sollte sich mit Danny Casolaros ehemaligem Anwalt treffen. Wilcher wurde tot auf der Toilette seines Apartments sitzend aufgefunden. Der Staatsanwalt Charles Black beantragte bei Clinton Gelder, um die Untersuchung über die Mena-Drogen weiterzuführen. Das Geld kam nie, aber Blacks Mutter wurde brutal ermordet. Die Polizei sagte, dass es keine Verbindung gäbe. Ed Willey, der Manager von Clintons Finanzkomitee für den Wahlkampf, wurde mit Gewehrschüssen getötet. Urteil: „Selbstmord". John Wilson, ein Stadtverordneter von Washington, der geplant haben soll, Clintons schmutzige Tricks zu enthüllen, wurde 1993 erhängt aufgefunden. Urteil: „Selbstmord". Kathy Ferguson, die Frau von Danny, einem Streifenpolizisten bei der Polizei von Arkansas und Leibwächter von Clinton, sprach über eine Reihe von sexuellen Vorfällen, die mit Clinton zu tun hatten. Sie erzählte, ihr Ehemann habe Paula Jones in Clintons Hotelzimmer gebracht, wo dieser angeblich seine Hosen heruntergelassen und ihr einen unsittlichen Antrag gemacht habe. Kathy Ferguson wurde mit einem Gewehr in ihrer Hand tot aufgefunden. Urteil: „Selbstmord". Ehemann Danny stritt anschließend Clintons Verbindung mit Paula Jones ab. Danny ist noch am Leben. Paula Jones sagte, Kathy habe die Wahrheit erzählt. Jon Parnell Walker, ein ranghoher Prüfer im Auftrag der Resolution Trust Corporation, drang auf eine Untersuchung über den Zusammenbruch der Madison Guaranty Savings and Loan Company, einer Spar- und Darlehensbank, die mit Clinton unter dem Schlagwort „Whitewater-Affäre" in Verbindung gebracht wurde. Parnell Walker fiel vom Balkon eines neuen Apartments in Arlington, Virginia. Urteil: „Selbstmord". C. Victor Raider II. war Mitverantwortlicher für Clintons Präsidentschaftskampagne, aber sie entzweiten sich. Raider und sein Sohn Montgomery starben beim Absturz ihres kleinen Flugzeugs. Herschel Friday war Mitglied in Raiders Komitee und ein erfahrener Pilot. Er starb, als sein Flugzeug explodierte. Der Zahnarzt Ronald Rogers war unterwegs, um mit einem Journalisten über Clinton zu sprechen, als sein Flugzeug bei klarem Wetter abstürzte. Luther „Jerry" Parks aus Little Rock hatte Material über Clintons sexuelle Aktivitäten zusammengetragen. Clinton schuldete ihm 81.000 Dollar für die

Bereitstellung von Sicherheitsleuten während der Präsidentschaftskampagne und seine Frau sagte, er habe damit gedroht, die Informationen, die er hatte, aufzudecken, wenn er nicht bezahlt würde. Am 26. September 1993 wurde Parks erschossen. Parks' Sohn Gary sagte, sein Vater habe Namen, Daten und Orte – alles über Clintons Liebschaften – gekannt. Er habe auch Einzelheiten über den Drogenkonsum Clintons und seines Bruders Roger gewusst. Kurz vor der Ermordung seines Vaters wurden die Telefonleitungen in seinem Haus durchtrennt, das Sicherheitssystem ausgeschaltet und die Unterlagen über Clinton gestohlen. In Arkansas muss keine Autopsie bei jemandem durchgeführt werden, dessen Tod als Selbstmord gilt, sogar wenn Beweise auf Mord hindeuten. Dieses Gesetz wurde von Bill Clinton in einem seiner letzten Akte als Gouverneur erlassen.

Der Tod mit dem größten Medienecho im Zusammenhang mit Bill Clinton war der seines lebenslangen Freundes Vince Foster, ein Rechtsanwalt in Hillary Clintons Kanzlei Rose Law Firm. Er starb durch „Selbstmord", während Untersuchungen über einen Finanzskandal liefen, der als die Whitewater-Affäre bekannt wurde. Die Clintons behaupteten, ihr Investment in die Madison Savings and Loans Company habe ihnen Verluste eingebracht. Andere sagen, es sei ein Betrug gewesen, um staatliches Geld abzuschöpfen. Außer Frage steht, dass der Zusammenbruch den Steuerzahler 60 Millionen Dollar kostete. Robert Fiske wurde zum Sonderstaatsanwalt ernannt, um die „Untersuchung" über Whitewater zu leiten, und in derselben Woche begann die Rose Law Firm Dokumente zu zerschreddern. Jeremy Hedges, einer der Männer am Reißwolf, sagte: „So ziemlich alle Dokumente trugen seine [Fosters] Initialen … vom Briefkasten bis zu den Aktenordnern – ich sah seine Unterschrift sogar auf einem der Briefköpfe der Rose Firm."[47] Vor dem Rose-Büro wurde eine Demonstration abgehalten, als die Leute hörten, was vor sich ging. Wiederum in derselben Woche gab es ein Feuer im Gebäude der Worthen Bank, deren Besitzer Jackson Stephens war, einer der Gründer der BCCI und Clintons finanzielle Hauptstütze. Stephens Bank streckte Clintons Präsidentschaftskampagne 2,8 Millionen Dollar vor. Weniger als zwei Jahre vorher hatte die Bank bei einer Transaktion profitiert, die mit Studentendarlehen zu tun hatte, die von Bill Clinton kontrolliert worden waren. Die Höhe des Profits? 2,8 Millionen Dollar.[48] Nach 1988 leitete Clinton ADFA-Gelder durch die Worthen Bank. Das Feuer dort zerstörte Dokumente, die mit der Whitewater-Untersuchung in Zusammenhang standen.

Am 20. Juli 1993 wurde Vince Foster im Fort Marcy Park abseits des George Washington Parkway am Westufer des Potomac Flusses jenseits der Hauptstadt erschossen aufgefunden. Das Urteil war unser alter Bekannter:

Selbstmord. Das Gewehr war noch in seiner Hand, was als Reaktion auf die Wirkung des Schusses kaum möglich gewesen sein kann. Das Selbstmordurteil wurde gefällt, bevor noch eine Autopsie oder eine ballistische Untersuchung stattgefunden hatten. Larry Nichols besitzt eine Polizei-Notiz, die beweist, dass Foster in seinem Auto und nicht im Park gefunden wurde.

Im März 1994, als die Spekulationen einfach nicht aufhörten, gab das Weiße Haus eine Photographie von Fosters Leichnam vom Ort des Geschehens heraus, welche angeblich beweisen sollte, dass es Selbstmord gewesen sei. Das Gewehr war in seiner rechten Hand. Foster war Linkshänder. Das Photo zeigt den Körper umgeben von braunen Blättern. Doch Foster war im Sommer gestorben und Reporter, die kurz nach seinem Tod am Schauplatz waren, sagten, es hätten keine Blätter auf dem Boden gelegen. Das Weiße Haus verkündete auch (fünf Monate nach Fosters Tod), dass vier Mitglieder aus Bill Clintons Stab in Fosters Büro just in der Nacht eingebrochen seien, in der er starb! Darunter war Patsy Thomasson, Hillary Clintons persönliche Assistentin. Es sei aus Gründen der „Nationalen Sicherheit" getan worden, sagten sie. Gott sei uns gnädig. Patsy Thomasson war eine leitende Assistentin von Clintons Kumpel Dan Lasater, als er mit Drogen dealte, wie ein Gerichtsverfahren erwies.[49] Thomassons Name tauchte auch in Behördenakten im Zusammenhang mit Drogenhandel auf und sie war es, welche die Drogentests für Angestellte des Weißen Hauses stoppte.

Dies ist der Präsident der Vereinigten Staaten, über den wir hier reden. Dies ist das Weiße Haus, das angebliche Machtzentrum des mächtigsten Landes der Welt. Und die Menschen lassen es weiter zu. Clinton wurde tatsächlich 1996 wiedergewählt!

Es gibt einen weiteren verblüffenden Aspekt in der Foster-Geschichte. Dokumente, die dem Londoner *Sunday Telegraph* vorgelegt wurden, zeigen, dass Foster um die Welt jettete und merkwürdige Besuche in der Schweiz machte, während er noch für die Rose Law Firm in einer Privatkanzlei arbeitete.[50] Unterlagen zufolge flog er mit Delta Airlines zu Sonderkonditionen, die sonst nur hochrangigen Regierungsbeamten oder denen, die für die Bundesregierung arbeiten, zur Verfügung stehen, noch bevor er in irgendeiner Weise öffentlich mit der Regierung in Verbindung stand. Er flog zweimal mit American Airlines und mit Swiss Air in die Schweiz und hielt sich wenig mehr als 24 Stunden dort auf, bevor er nach Hause zurückkehrte. Die Schweiz ist ein großes Koordinationszentrum der Globalen Elite. Diese Besuche fanden am 3. November 1991 und am 7. Dezember 1992 statt. Der letztere fiel in die Übergangsperiode zwischen der Bush- und der Clinton-Regierung. Am 1. Juli 1995 benutzte Foster seine American-Express-Kreditkarte, um ein weiteres Ticket nach Genf zu kaufen, stornierte aber dann. Gegen Ende des Monats war er tot. Seine Frau Lisa wusste scheinbar nichts über diese Reisen in die Schweiz. Viele Forscher bringen Foster mit dem Mossad und der Computerfirma Systematics aus Arkansas in Verbindung, die ... Jackson Stephens gehörte.

Die verdächtigen Todesfälle und die Einschüchterungen gehen weiter. Inmitten des Geschehens trat der Anwalt Gary Johnson an Larry Nichols heran, um ihm zu helfen, die Geldwäsche und die allgemeine Korruption bei Clintons ADFA-Betrug aufzudecken. Zufälligerweise lebte Johnson in der Nachbarschaft von Gennifer Flowers, eine der Frauen, mit denen Clinton abstritt, sexuellen Kontakt gehabt zu haben. Was Menschen in ihrem Privatleben tun, ist ihre Sache, aber es geht hier um die Nachgeschichte, die die Amerikaner interessieren sollte. Gary Johnson hatte eine Sicherheitskamera an seiner Eingangstür angebracht und diese nahm auf, wie Clinton Gennifer Flowers' Apartment betrat. Er ging mit seinem eigenen Schlüssel hinein. Johnson hatte eine Videoaufzeichnung davon und konnte so beweisen, dass Clinton log. Das ist Amerika in den 1990ern. Wie konnten all diese Dinge vertuscht und beschönigt werden, und wie konnten sich die Clintons einer öffentlichen Untersuchung über all diese Angelegenheiten entziehen, die ich aufgezeigt habe? Larry Nichols hat die Antwort:

> „Eine Menge Leute fragen sich, wie Bill Clinton einen Staat von der Größe von Arkansas mit absoluter Autorität kontrollieren konnte, wie er es tat. Doch nach zwölf Jahren, in denen er alle Leute hofiert hatte, die das Geld besitzen, ist das nicht sonderlich schwer. Bill Clinton kontrollierte das Justizsystem, er kontrollierte die Richter, er kontrollierte die Anwälte, er kontrollierte die Banken."[51]

Das ist genau das, was auch die Elite im globalen Maßstab tut. Und als Clinton ins Weiße Haus ging, spielte er dasselbe Spiel weiter. Die Demokratie ist nicht länger nur ein Schwindel, sie ist buchstäblich nicht existent. Ein neuer Liebling der amerikanischen Medien ist der Sprecher des Repräsentantenhauses Newt Gingrich, der neueste „Star" der Republikanischen Partei, der Clinton herunterputzt und den „Wechsel" fordert. Genau den forderte auch Clinton, bevor er mit der Tagesordnung fortfuhr. Was passierte mit dem beabsichtigten Clinton-Blitzangriff auf das Gesundheitswesen? Er und Hillary wollten es mit den Pharmakonzernen aufnehmen, sagten sie, und die Aktien dieser Firmen fielen. Dann änderten die Clintons ihre Meinung, und die Aktien stiegen wieder. Was geschah dazwischen? Es spielt keine Rolle, wer Präsident der Vereinigten Staaten oder Premierminister Großbritanniens ist, denn dieselbe Macht wird so lange an der Regierung sein, bis wir etwas dagegen tun.

Präsident Bush half dabei, den Golfkrieg vom Zaun zu brechen, er drängte auf die Einführung des GATT-Abkommens über „freien Handel" und die Ausweitung der nordamerikanischen Freihandelszone (NAFTA) auf ganz Nord- und Südamerika. Seine Nachfolger von der „gegnerischen" Partei, Bill Clinton und Al Gore, unterstützten beide den Golfkrieg, überwachten die Verabschiedung des GATT-Abkommens durch den Kongress und schlugen die Ausdehnung der NAFTA bis nach Südamerika vor.[52] Wer führte die Republikanische Partei bei ihrer Unterstützung von GATT an, und wer stimmte wie Clintons Demokraten? Wer stimmte auch für NAFTA? Clintons großer „Kritiker" Newt Gingrich und ein weiterer Republikanischer Führer, Bob Dole. Beim Treffen der Trilateralen Kommission im Mai 1995 in Kopenhagen, Dänemark, wurden zwei amerikanische Mitglieder, der ehemalige Kongress-Sprecher Tom Foley und der Senator William Roth, dazu befragt, warum Gingrich und Dole die Welthandelsorganisation milde kritisiert hatten, anstatt sie zu unterstützen. Foley und Roth versicherten den Mitgliedern der Trilateralen Kommission, dass es sich bei Gingrich und Dole bloß um „notwendige politische Posen" handeln würde und dass ihre Unterstützung „niemals in Zweifel stand".[53] Das fasst den politischen Prozess wirklich zusammen. Als der „Republikaner" Dole sich um die Präsidentschaft bewarb, war sein Mitvorsitzender für Finanzen … Jackson Stephens … der Förderer des „Demokraten" Bill Clinton!

Es war derselbe Newt Gingrich, ein vehementer Förderer Israels, der 1995 auf einer Versammlung von Militär- und Geheimdienstoffizieren in Washington eine Rede hielt und zum Umsturz im Iran aufrief. Der Plan, den er zur Sprache brachte, wurde zum ersten Mal von einem Propagandisten der israelischen Regierung namens Martin Indyk dargelegt, der von Bill Clinton ernannt wurde, um als Politik-„Experte" für den Nahen Osten beim Nationalen Sicherheitsrat zu dienen. Dieselbe anti-iranische und anti-irakische Politik tauchte in der März/April-Ausgabe von *Foreign Affairs* auf, der Zeitschrift des Council on Foreign Relations, bei dem Gingrich ein „stolzes Mitglied" sein soll. Bill Clinton ist ebenfalls Mitglied im CFR, genau wie sein nationaler Sicherheitsberater Anthony Lake, der im *Foreign Affairs*-Magazin die „doppelte Eindämmung" des Iran und des Irak forderte. Wie nett, solch eine erstaunliche Übereinstimmung zwischen „Gegnern" zu sehen. Am 2. September 1994 sagte Avonoam Bar-Yosef, der in der bekannten israelischen Tageszeitung *Ma'Ariv* schreibt, dass sieben der führenden Mitglieder in Clintons Nationalem Sicherheitsrat Juden seien. Der Artikel mit der Überschrift „Die Juden, die Clintons Hof führen", zitierte den Rabbi der Adath-Yisrael-Synagoge mit den Worten: „... zum ersten Mal in der amerikanischen Geschichte ... haben die USA keine Regierung von Gojim [Nichtjuden] mehr, sondern eine Regierung, in der die Juden vollberechtigte Partner auf allen Entscheidungsebenen sind."

Newt Gingrichs Frau Marianne streicht 2.500 Dollar pro Monat als Vizepräsidentin für Wirtschaftsentwicklung für die Israel Export Development Company ein, die sich darum bemüht, amerikanische Geschäftsleute für einen High-Tech-Wirtschaftspark in Israel zu interessieren. Sie traf ihren Boss David Yerushalmi zum ersten Mal während einer Israelreise, die von der israelischen Lobby, dem American-Israel Public Affairs Commitee, gesponsert worden war.[54] Arne Christianson, ein ehemaliger Angestellter desselben Komitees ist jetzt politischer Spitzenberater ihres Ehemanns Newt Gingrich. Die Regierungen von Bush und Clinton teilen viele Gemeinsamkeiten, genau wie Clinton und Gingrich selbst, und bei allem, was die Agenda der Neuen Weltordnung betrifft, entscheiden sie gleich. Beide Regierungen sind gespickt mit Mitgliedern des Council on Foreign Relations und der Trilateralen Kommission, die beiden Vehikel der Rockefellers und der Elite, um die USA und die Welt zu manipulieren.

Der britische Einparteienstaat

Wie überall sonst gibt es auch in Großbritannien einen Klüngel von Leuten und Organisationen, der Bankwesen, Wirtschaft und Politik miteinander verzahnt. Wir haben Minister in der Regierung mit Verbindungen zu Konzernen und Organisationen, die ihre Gesetzgebung beeinflusst haben. Es gibt Parlamentsmitglieder, die dafür Bestechungsgelder annehmen, dass sie im Unterhaus (des Parlaments) Fragen im Auftrag von Konzernen stellen. Sie werden für ihre Lobbyarbeit bezahlt. Ehemalige Kabinettsminister bekleiden nun Spitzenpositionen in der Wirtschaft. Lord Wakeham war der Energieminister, der die Privatisierung der staatseigenen Energieindustrie überwachte. Die Handelsbank N.M. Rothschild machte ein Vermögen mit Privatisierungen der Regierung – einschließlich der Privatisierung der Strom- und Kohleindustrie – dank der Verträge, die abgeschlossen worden waren, während Lord Wakeham der Verantwortliche im Energieministerium war. Als Lord Wakeham aus der Regierung ausschied, wurde er Direktor von ... N.M. Rothschild. Der Finanzminister Norman Lamont wurde von Premierminister John Major gefeuert und daraufhin Direktor bei ... N.M. Rothschild. Lamont hatte schon vor seiner Regierungstätigkeit für die Rothschilds gearbeitet, genau wie der Finanzminister Anthony Nelson und John Majors ehemaliger walisischer Minister John Redwood, der ihn erfolglos im Juli 1995 als Kandidat für die konservative Parteiführung herausforderte.

Die Geschichte der Redwood-Herausforderung ist sehr interessant. John Redwood, der das All Souls College in Oxford besuchte, wurde von N.M. Rothschild „abkommandiert", um die Politik-Einheit von Margaret Thatcher in der Downing Street zu leiten. Eine Rolle, an der sich schon Lord Victor Rothschild erfreuen durfte, der politische Manipulator und mutmaßliche Spion unter den Premierministern Edward Heath (Konservativer, Bil) und inoffiziell unter Harold Wilson (Labour, Bil) . Redwoods Politik-Einheit steckte hinter der Privatisierungsorgie staatlicher Einrichtungen, die die Kontrolle grundlegender öffentlicher Dienste an die Bankelite übergab. Diese Politik brachte N.M. Rothschild enorme Geldsummen ein. Redwood kehrte dann wieder zu den Rothschilds zurück, bevor er über den sicheren konservativen Sitz in Wokingham in Berkshire Parlamentsmitglied wurde. Hätte man einen Affen für die Konservativen in Wokingham aufgestellt, wäre auch dieser gewählt worden. Sobald er im Parlament war, wurde er (Redwood, nicht der Affe) zur gleichen Zeit in das Ministerium für Handel und Industrie berufen, als seine ursprünglichen Privatisierungspläne im Parlament eingebracht wurden.[55] Wenn das kein seltsamer Zufall ist. Ist das Leben nicht einfach erstaunlich?

Anfang Juni 1995 trafen sich die Bilderberger in Bürgenstock in der Schweiz. Laut Quellen von *Spotlight*[56] entschied die Bilderberg-Elite, dass John Major vor die Wahl gestellt wurde, zu spuren und ein föderatives Europa mit einer Zentralbank und einer Einheitswährung zu unterstützen, oder aus seinem Amt entfernt zu werden. Im selben Monat wurde Major dazu überredet, als Führer der regierenden Konservativen Partei zurückzutreten und sich zur Wiederwahl zu stellen. Er sagte, er habe die Nase voll gehabt von den Gerüchten, dass seine Führung von Parlamentsmitgliedern in Frage gestellt werde, die sich einer weiteren Machtzentralisation in Europa entgegenstellten. „Hand heben oder Klappe halten" lautete die Botschaft. Der Mann, der „die Hand hob", war John Redwood, der sich öffentlich gegen ein bundesstaatliches Europa wandte. Hauptunterstützer dieser Wahl war sein N.M. Rothschild-Kumpel Norman Lamont, ein weiterer „Gegner" eines zentralisierten Europa. Was war jedoch das Ergebnis dieser Herausforderung? Redwood verlor und Major benutzte die Gelegenheit, sein Kabinett von denjenigen zu säubern, die gegen ein föderatives Europa argumentierten. Darüber hinaus wurde wahrscheinlich ein Deal gemacht, bei dem John Major sich einverstanden erklärte, die Macht an Michael Heseltine zu übergeben, der ebenfalls für ein föderatives Europa eintrat. Major und Heseltine hatten ein dreistündiges Treffen am Tage der Abstimmung und nach seinem „Sieg“ ernannte Major Heseltine zum „Vize“-Premierminister an der Spitze eines Netzwerks der Macht. Es kann sein, dass man Heseltine die Regierungsmacht gab (unter der Kontrolle der Globalen Elite) und im Gegenzug Major genug Stimmen sicherte, um als Galionsfigur und Marionettenpremierminister zu überleben. Wer also wurde von dieser Herausforderung von John Redwood und Norman Lamont, den beiden „Anti-Föderalisten“, begünstigt? Diejenigen, die die Vereinigten Staaten von Europa wollen – genau die Sache, der sich Redwood angeblich entgegenstellte. Was für ein weiterer erstaunlicher Zufall es doch ist, dass wir einige Tage vor der Redwood-„Herausforderung“ unter den Namen der Gäste des Bilderberger-Treffens in der Schweiz den Namen … Norman Lamont finden. Er wurde als Rothschild-Repräsentant von Emma Rothschild begleitet, der Tochter von Lord Victor Rothschild. Nein, so was. Norman „Rette-unsre-Souveränität“ Lamont wohnt einem Treffen der Organisation bei, die seit über 40 Jahren hinter der Manipulation zur Schaffung eines föderativen Europa steckt. Dasselbe Treffen, das entschied, dass John Major sich entweder auf die Europa-Linie festlegen müsse oder hinausgeworfen würde. Norman, mein alter Junge, du bist durchschaut. Der Labour-Parlamentarier Giles Radice, der Vorsitzende des European Movement, wird Lamont in Bürgenstock gesehen haben, denn Radice war auch dort. Wie seltsam, dass er das nicht erwähnte, während „Stormin'“ Norman ein föderatives Europa so öffentlich bekämpfte. Radice muss es vergessen haben. Ein weiterer britischer „Name“ aus der Regierung in Bürgenstock war Lamonts konservativer Kollege William Waldegrave, der damalige Agrarminister und ein Mann, der am irakischen Waffenskandal beteiligt war. Waldegrave hat enge Verbindungen mit den Rothschilds und diente unter Lord Victor Rothschild in Ted Heaths Politik-Einheit der Downing Street (1971-1973). Interessanterweise ist James Goldsmith, der milliardenschwere Finanzier, der eine Partei gründete, um einen europäischen Superstaat zu „bekämpfen“, ein Strohmann für das Rothschild-Haus und ein Vetter zweiten Grades von Baron Edmund de Rothschild. Er ist auch ein enger Freund von George Bush. Es ist wichtig, sich daran zu erinnern, dass die Elite danach trachtet, immer beide Organisationen zu führen, die sowohl „für“ als auch „gegen“ ihre Wünsche sind, um so die Kontrolle der „Diskussion“ und ihr Ergebnis sicherzustellen.

Im Vorstand von N.M. Rothschild sitzt auch Lord Armstrong (TK, Bil), der ehemalige Chef des Verwaltungsdienstes und Minister im Kabinett von

Margaret Thatcher während ihrer Privatisierungsmanie; Sir Clive Whitmore, ehemaliger Innenminister; Sir Frank Cooper, ehemaliger Verteidigungsminister; und Sir John Fairclough, ehemaliger wissenschaftlicher Chefberater. N.M. Rothschild hat 26 nicht-leitende Direktoren im Vorstand, einige davon mit Verbindungen zur Regierung. Die Bank war beteiligt an der Privatisierung von British Gas, British Coal, der Stromindustrie, der Wasserindustrie, der Forstkommission und der Royal Ordnance Factories. Laut dem *Daily Telegraph* vom 26. Januar 1995 hat sie sich den Ruf als „Lieblingsbank der Regierung" erworben, da sie so erfolgreich darin war, in einem „unabhängigen" Entscheidungsprozess der Ministerien als Bank ausgewählt zu werden, die die Konzerne bei den Privatisierungen berät. Sir Michael Richardson war stellvertretender Vorsitzender von N.M. Rothschild und Vorsitzender der Rothschild-Firma Smith New Court, als die Bank die Privatisierungsaufträge während der Thatcher-Jahre für sich gewann. Sir Michael ist ein ranghoher Freimaurer und enger Mitarbeiter von Margaret Thatcher.

Wie immer können wir uns auf die Medien verlassen, um diese Angelegenheiten ans Tageslicht zu bringen. Der *Sunday Telegraph* vom 29. Januar 1995 brachte einen Artikel, der die Rothschild/Wakeham/Regierungs-Verbindungen rechtfertigte und darin nichts Verkehrtes sah. Der *Sunday Telegraph* ist wie der *Daily Telegraph* im Besitz des Bilderbergers Conrad Black, und im Vorstand von *Telegraph Newspapers plc* sitzt Evelyn de Rothschild, die Präsidentin von ... N.M. Rothschild! Der Artikel unterließ, dies zu erwähnen. Sie müssen es wohl vergessen haben. Das Verzeichnis des Unterhauses über die Wirtschaftsbeteiligungen von Parlamentariern offenbarte, dass 200 der 243 konservativen Hinterbänkler, die während der Regierung von Major 1992 gewählt worden waren, insgesamt 276 bezahlte Direktorenposten und 365 bezahlte Beraterverträge besaßen. Das Potential für Korruption ist doch recht ordentlich. Und wann finden sie Zeit, ihre Wähler zu repräsentieren? Vielleicht las deswegen kein Parlamentarier oder Kongressmitglied wirklich die Einzelheiten des GATT-Abkommens, bevor sie es zum Gesetz machten! Dasselbe gilt für alle Volkvertreter in Europa, die die Einzelheiten des Maastricht-Abkommens über die Machtzentralisierung in der Europäischen Union nicht lasen, bevor sie dafür stimmten. Und was ist mit der Labour-Partei, dem anderen Flügel des Einparteienstaates? Sie unterstützten sowohl GATT als auch das Maastricht-Abkommen, genau wie die Liberalen Demokraten. Hier sehen wir wieder den modifizierten Hegelianismus. Zwei „oppositionelle" Kräfte, Sozialismus und Kapitalismus, wurden von der Elite Anfang des 20. Jahrhunderts in Großbritannien gegeneinander in Stellung gebracht und sind jetzt zu einer

Kraft fusioniert, die sich nur noch in Worten, nicht mehr in Taten, unterscheidet. Es existieren noch eine Menge unbeantworteter Fragen, die mit Führern und hochrangigen Mitgliedern der Labour-Partei im 20. Jahrhundert zu tun haben.

Doktor Kitty Little untersucht seit langer Zeit die Korruption und Unterwanderung innerhalb der britischen Geheimdienste. In ihrer wissenschaftliche Karriere forschte sie für das Ministerium für Flugzeugproduktion während des Zweiten Weltkriegs, und im Anschluss daran war sie neun Jahre bei der Forschungsabteilung für Atomenergie in Harwell beschäftigt. 1995 unterbreitete sie dem „Nolan Commitee on Standards in Public Life", wie man versuchte, sie 1940 an der Universität Oxford für die kommunistische Partei anzuwerben. Die Universität Oxford war, wie Sie sich erinnern werden, die Hochburg des Milner-Kreises und des Round Table, insbesondere die Colleges All Souls, New Chapel und Balliol. Die Kommunisten, erzählte sie, wären in den „Untergrund" gegangen, indem sie der Labour-Partei an der Universität beigetreten seien. Doktor Little nahm an einem Treffen der „Studiengruppe" der Labour-Partei in einem Raum des Colleges teil. Der Hauptsprecher der Versammlung, der zweifellos glaubte, er sei unter „Freunden", begann den Plan zu enthüllen, „Großbritannien und das Commonwealth zu destabilisieren und für eine marxistische Machtübernahme bereit zu machen". Erst später erkannte sie, dass dies ein Teil des Planes war, die globale zentralisierte Kontrolle, genannt Neue Weltordnung, einzuführen. Das Komplott wurde vom Sprecher des Treffens in Oxford dahingehend umrissen, dass die Verteidigungsanlagen Großbritanniens zu zerstören seien, eine marxistische Machtübernahme in Rhodesien und Südafrika in die Wege geleitet werden müsse und dass die Europäische Gemeinschaft als Tarnung zu benutzen sei, um den Übergang zu einer zentralisierten, marxistischen Herrschaft in Europa zu verbergen. Der Plan beinhaltete auch, die britische Fertigungsindustrie zu zerstören. Der Sprecher fuhr fort zu beschreiben, wie Mitglieder des politischen Teils seiner subversiven Organisation das britische Parlament und die Verwaltungen infiltrieren und einige von ihnen in beide Parteien eintreten würden. Einige würden dem rechten Flügel der Labour-Partei beitreten, andere dem linken Flügel der Konservativen. Schließlich werde es zu einer Fusion in eine neue „Zentrums"-Partei kommen. Er sagte, dass die Briten Extremisten misstrauten, und wenn sie sich daher als „Moderate" darstellten, die den Platz im Zentrum besetzen, werde ihnen dies ermöglichen, ihre Gegner als „rechtslastige Extremisten" zu verunglimpfen. Die subversive Organisation hätte keinen Namen, sagte er, weil dies den Menschen erschweren würde, ihre Existenz zu beweisen. Der Sprecher sagte, dass er dazu ausgewählt worden sei, der Führer der politischen Sektion dieser Organisation zu sein und erwarte, eines Tages britischer Premierminister zu werden. All dies wurde 1940 gesagt, und dieser Mann ist tatsächlich Premierminister geworden.

Sein Name war Harold Wilson.

Wilson war britischer Premierminister in der Zeit von 1964 bis 1976, mit Ausnahme der vier Jahre von 1970-1974, als der konservative Parteiführer Edward Heath im Amt war. Harold Wilson und Ted Heath waren beide Bilderberger und enge Mitarbeiter von Lord Victor Rothschild. Wilson übernahm die Führung der Labour-Partei nach dem Tod des Bilderbergers Hugh Gaitskell 1963. Bezeichnenderweise trat Gaitskell nicht für ein föderatives Europa ein. Sein Tod war sehr praktisch, weil Wilson zur geeigneten Zeit Parteivorsitzender werden konnte. Der konservative Premierminister Harold Macmillan (Kom300, RIIA) wurde im selben Jahr, in dem Gaitskell starb, durch den Profumo-Spionage-Skandal[57] aus dem Amt gedrängt, was den Weg für den Bilderberger Sir Alec Douglas-Home (Lord Home) ebnete, das Premierministeramt zu übernehmen. Home wurde später Vorsitzender der Bilderberg-Gruppe und diente auch im Komitee der 300. Im darauffolgenden Jahr trat Home gegen Harold Wilson an – und erlitt eine Niederlage bei den Wahlen von 1964. Die politischen Umwälzungen in Großbritannien spiegelten diejenigen in den Vereinigten Staaten wider, wo Lyndon Johnson 1963 nach der Kennedy-Ermordung Präsident wurde, in die meiner Ansicht nach Lord Victor Rothschild verstrickt war.

Dr. Little sagt, als sie ihre Geschichte veröffentlicht hatte, habe der *Daily-Express*-Journalist und Autor von Geheimdienst-„Enthüllungen" Chapman Pincher Harold Wilson eine Kopie ihrer Behauptungen gezeigt. Damals verteilte Wilson Verleumdungsanklagen wie Konfetti, aber seine einzige Reaktion auf Dr. Little war, dass sie ihn mit Tom Wilson verwechselt habe. Sie wusste, dass dies nicht der Fall war und durchforstete die gesamten Universitätsunterlagen, aber es gab nicht einen einzigen „T" Wilson, der in jenem Jahrhundert dort eingeschrieben gewesen wäre. Sie kannte Wilson als einen Wirtschaftsdozenten in Oxford, der einen Großteil des Materials des Beveridge-Berichtes untersucht und zusammengetragen hatte, auf dessen Grundlage der Wohlfahrtsstaat und das Sozialversicherungssystem nach dem Krieg entstand. Little sagte, Beveridge sei wenig mehr als eine Galionsfigur gewesen, der dem Ganzen seinen Namen gab. Nach außen hin war der Report in vielerlei Hinsicht bewundernswürdig, aber aus der Perspektive der 1990er Jahre können wir seine langfristigen Auswirkungen erkennen. Er schuf Abhängigkeit und Kontrolle und zerstörte gleichzeitig die Möglichkeiten auf Selbstvertrauen und Unabhängigkeit außerhalb des von der Elite kontrollierten Systems. Jetzt, wo die Abhängigkeit einmal geschaffen worden ist, wird der Sozialstaat abgebaut und dessen Überreste werden der „Privatisierung" preisgegeben – mit anderen Worten den Elite-Bankiers. Dies liefert die Menschen auf Gedeih und Verderb einigen sehr unangenehmen Leuten und Organisationen aus. Sollten die unteren Schichten darauf gewalttätig reagieren, so hat die Elite eine neue Gelegenheit, noch strengere Gesetze aufgrund von Problem-Reaktion-Lösung einzuführen.

Dr. Little sagte in ihren Dokumenten, die sie der Nolan-Untersuchungskommission vorlegte, dass die Absichten, die von dem jungen Harold Wilson geäußert wurden, nach Moskau übermittelt worden seien. Ende 1941 seien die Einzelheiten von einem Doppelagenten im Kreml schon an den britischen MI5 weitergereicht worden. Diese Information sei bei ranghohen MI5-Offizieren kursiert, die jedoch nichts unternommen hätten. Während dieser Zeit, sagte Kitty Little, sei der „ranghöchste subversive Unterwanderer" innerhalb des britischen Geheimdienstes Lord Victor Rothschild gewesen, der Mann, der während des Krieges die Anwendung der Regulation 18b kontrollierte. Er wurde auch in einem Buch aus dem Jahr 1994 als der unbekannte „fünfte Mann" im kommunistischen Burgess-Maclean-Philby-Blunt Spionageskandal erwähnt, obwohl seine Beteiligung an verdeckten Aktivitäten bei weitem größer war, als in diesem Buch behauptet wird.

Dr. Little hatte während der letzten 50 Jahre Zugang zu Quellen auf sehr hoher Ebene. Sie sagt, Lord Rothschild sei nicht der „fünfte Mann" in einem kommunistischen Spionageskandal gewesen. Stattdessen wäre er die Spinne im Zentrum eines Gewebes aus Infiltration und Korruption. Er habe die Aktivitäten von Philby, Burgess, Maclean, Blunt und Guy Liddell, dem leitenden Chef des MI5, koordiniert. Sie benennt einen weiteren Mann aus diesem Kreis, nämlich Tommy Harris, über den – abgesehen davon, dass er ein guter Koch war – wenig bekannt ist. Harris kochte Mahlzeiten für die Gruppe, da sie sich regelmäßig bei ihm zu Hause traf. Maclean hatte nicht direkt mit ihnen zu tun. Seine Arbeit im Außenministerium bestand darin, geologische Berichte an Guy Rothschild in Frankreich weiterzuleiten, die dieser benutzte, um lebenswichtige Rohstoffe zu kontrollieren, insbesondere Uran. Laut Dr. Little kontrollieren die Rothschilds heute 80 Prozent der Uranvorkommen der Welt. Das Korruptionsnetzwerk innerhalb des britischen Establishments spionierte nicht für die Sowjetunion. Das war nur Tarnung. Das eigentliche Ziel war, die ehrgeizigen Bestrebungen der Neuen Weltordnung weiter voranzubringen. Harold Wilsons namenlose subversive Organisation hatte (hat) drei Sektionen: Die politische (von ihm geführte), die wirtschaftliche und die „biologische“. Der Leiter der biologischen Abteilung hatte die Gesamtkontrolle. Bis zu seinem Tode lag sie bei Lord Victor Rothschild. Wer hat sie heute?

Lord Rothschild finanzierte dem MI5-Agenten Peter Wright und Koautor Chapman Pincher die Herausgabe eines „Enthüllungs“-Buches mit dem Titel „Their Trade Is Treachery“. Dieses Buch bezeichnet den verstorbenen MI5-Chef Sir Roger Hollis als den fünften Mann und „entlastet“ Lord Rothschild. Später griff Lord Rothschild Wright erneut unter die Arme, um das berüchtigte „Spycatcher“ herauszubringen, worin Hollis ebenfalls erwähnt wird. Margaret Thatchers heftiger Widerstand gegen die Veröffentlichung des Buches stellte sicher, dass es ein Bestseller auf der ganzen Welt wurde und trug zu seiner Glaubwürdigkeit als „Enthüllungsbuch“ bei. Lord Armstrong, Kabinettsminister unter Margaret Thatcher und Freund von Rothschild, opponierte im Auftrag der Regierung gegen „Spycatcher“. Es war während einer Gerichtsverhandlung zu „Spycatcher“, als Lord Armstrong (Bil, TK) seine berühmte Unterscheidung traf zwischen lügen und „wirtschaftlich mit der Wahrheit umgehen“. Als Lord Armstrong aus der Regierung ausschied wurde er Direktor bei ... N.M. Rothschild. In einem Brief an den Sprecher des Unterhauses vom 1. Mai 1987 sagt Dr. Kitty Little:

> „Anfang des Krieges hatte Oberstleutnant Arnold, der Chef einer Abteilung des MI5, Gründe anzunehmen, dass man Rothschild nicht trauen könne. Er leitete Schritte ein, um das sensibelste Material von ihm fernzuhalten, aber merkte, dass die Rothschild-Unterstützer zu mächtig waren, als dass er mehr hätte unternehmen können. Als Sir Roger Hollis später Generaldirektor wurde, forderte er von Oberstleutnant Arnold einen genauen Bericht der Vorfälle jener Epoche an.
>
> Als Wilson Führer der Labour-Partei wurde, tauchte ein sehr ernstes Problem auf, da nun der Chef der politischen Sektion einer subversiven Organisation kurz davor stand, der nächste Premierminister zu werden. Vor seinem Tod erzählte mir der verstorbene Sir Theobald Matthew, der damalige Chef der Staatsanwaltschaft, er sei der Ansicht, dass er und der Generaldirektor des MI5 ausreichende rechtskräftige Beweise hätten, um zur Anklage zu schreiten. Sir Theobald äußerte die Meinung, dass, wenn ein Minister seine offizielle Stellung dazu benutze, die Ziele einer kriminellen Organisation zu fördern ... in einer Weise, die kriminell wäre, würde er als privater Bürger handeln, diese Handlungen auch bei einem Minister noch kriminell wären. Dies ist nur logisch, da Minister eine geeignetere Position bekleiden als Privatleute, um der Nation irreparablen Schaden zuzufügen. Sir Theobald starb, während Wright eine Verleumdungskampagne gegen Sir Roger Hollis und den stellvertretenden Generaldirektor begann, die mit der Hilfe von Lord Rothschild und Philby losgetreten worden war. So konnte Wilson der Strafverfolgung entgehen.“[58]

Es ist erstaunlich, wie viele Menschen in einem höchst praktischen Moment sterben. Dr. Little sagt, dass Lord Rothschild aktiv darum bemüht gewesen sei, den MI5 unglaubwürdig zu machen. Nach 1979 habe er Peter Wright und Chapman Pincher verordnet, sich bei Rufmord und Desinformation keinen Zwang anzutun. Es ist bemerkenswert, dass „Spycatcher" ein angebliches MI5-Komplott enthüllte, dessen Ziel es sei, die Labour-Regierung von Wilson im fraglichen Zeitraum zu destabilisieren. Könnte dies nicht ein weiteres Täuschungsmanöver gewesen sein, um die Wahrheit zu verbergen, dass der MI5 eigentlich legitime Nachforschungen anstellte? Rothschild arbeitete insgeheim mit dem „Sozialisten" Harold Wilson (Bil) zusammen und offen mit dem „Konservativen" Edward Heath (Bil, TK), die die Downing Street Nr. 10 insgesamt elf Jahre lang besetzt hielten. Heath lud Rothschild ein, die Politik-Einheit seiner Regierung, den Central Policy Review Staff zu führen und dessen Personal auszuwählen![59] Eine der Aufgaben Rothschilds bestand darin, die britischen Geheimdienste zu überwachen und das Außenministerium neu zu organisieren. Ich frage mich, ob das auch die Group 13 einbezog, den Mordkader des Außenministeriums. Ja, das britische Außenministerium hat seine eigene Attentatsgruppe. Von dieser Zeit an beschleunigte sich der Niedergang der britischen Flugzeug-, Schiffbau-, Auto-, Stahl- und Werkzeugmaschinenindustrie – genau wie es Wilson 1940 vorhergesagt hatte. Und der Mann, der unter Wilson und Heath hinter dem Plan steckte, war Victor Rothschild, der auf einen europäischen Superstaat und das Ende der nationalen Souveränität hinarbeitete. Während ihrer Amtszeit nahmen sowohl Heath als auch Wilson organisatorische Veränderungen beim MI5 vor. Wilson beschränkte die zulässigen Untersuchungsmethoden und verlangte einen Bericht, wenn über irgendein Parlamentsmitglied Nachforschungen angestellt wurden. Heath ging noch weiter und machte viele Entscheidungsträger für die Sicherheitsdienste und die Polizei „unerreichbar". Diese beiden politischen Gegner hatten viele Dinge gemeinsam, einschließlich ihren Enthusiasmus für die Europäische Gemeinschaft. Edward Heath brachte Großbritannien nach Europa und ist bis heute ein vehementer Befürworter für volle Integration in ein zentralisiertes Europa mit einer europäischen Zentralbank und einer Einheitswährung. Wilson begann mit der Umstellung auf das metrische System, die das Ende der britischen Maßeinheiten bringt und sie durch die europäische Version ersetzt. Dr. Little sagt, man habe ihr erzählt, Heath und Wilson seien Freunde, seit sie in den 1930ern an die Universität Oxford kamen. Sie sagt über Harold Wilsons plötzlichen Rücktritt wenig mehr als ein Jahr nach seinem Wahlsieg bei den allgemeinen Wahlen von 1974:

> „Ich habe allen Grund zu glauben, dass sie [MI5] vor Ende 1975 kurz davor standen, ausreichend rechtskräftige Beweise für eine Anklage zu haben. Wilson trat zurück. Callaghan folgte ihm als Premierminister und setzte diejenigen Mitglieder des MI5, welche die Untersuchung über Wilsons kriminelle Aktivitäten durchgeführt hatten, mit der Begründung ab, sie seien ‚rechtsgerichtete Extremisten'."[60]

James Callaghan (Bil) hat seither als Mitpräsident des Royal Institute of International Affairs mit der Außenpolitik Schritt gehalten. Seine Kollegen in dieser Position sind Lord Carrington (TK, Bil, Kom300) und Harold Wilsons ehemaliger Kanzler und Innenminister Lord (Roy) Jenkins (TK, Bil), der zusammen mit Lord (David) Owen (TK, Bil), Bill Rogers (Bil) und Shirley Williams die Labour-Partei in den frühen 1980ern verließ, um die Zentrumspartei SDP zu gründen, die zu den Liberalen Demokraten wurde. Alle diese Leute arbeiteten eng mit einem anderen prominenten Minister der Labour-Regierung unter Harold Wilson und James Callaghan zusammen: Dem Bilderberger, Trilateralen, Vorsitzenden des IWF Interim Commitee, Mitglied im Komitee der 300 und Ratsmitglied des Royal Institute of International Affairs, Denis Healey. Ich frage mich, ob Wilson, Heath, Jenkins und Healey jemals zusammenkamen, als sie in den höchsten Ämtern des Landes waren, und über die bemerkenswerte Wendung des Schicksals nachgrübelten, dass vier Leute, die zur selben Zeit an der Universität Oxford waren, zu den tonangebenden politischen Namen der 1960er und 1970er Jahre wurden, und zwar ausgerechnet zu dem Zeitpunkt, als Großbritannien sich an die Europäische Gemeinschaft auslieferte. Tatsächlich sollte Jenkins anschließend Präsident der Europäischen Kommission werden und Heath Großbritannien in die Europäische Gemeinschaft führen. Wilson (Jesus College, University College), Healey (Balliol), Jenkins (Balliol) und Heath (Balliol) inspirieren uns alle so ungemein. Man sieht, was eine Ausbildung in Oxford bewirken kann. Zur gleichen Zeit erwiesen sogar die Führer der Liberalen Partei Oxford die Ehre in Form von Jo Grimond (Balliol, Bil) und Jeremy Thorpe (Trinity College), dem Autor des Buches „Europe: The Case for Going In". Die späteren Führer der Liberalen Partei (jetzt die Liberalen Demokraten) David Steel und Paddy Ashdown sind ebenfalls Bilderberger und Befürworter des europäischen Superstaates. Noch einmal: Vielleicht sind all diese Verbindungen reine Zufälle, aber wir haben zumindest ein Anrecht darauf zu erfahren, dass es sie gibt. Man nennt das Demokratie. All diese Mitglieder der Bilderberg-Gruppe, die sich für die Schaffung der Europäischen Gemeinschaft und Mitgliedschaft darin einsetzen, lassen doch ein wenig an Zufällen zweifeln, meinen Sie nicht auch? Wie sagte doch McGhee, US-Botschafter in Westdeutschland und

Bilderberg-Teilnehmer: „Die Römischen Verträge, welche die Wirtschaftsgemeinschaft schufen, wurden bei Bilderberger-Treffen geboren".[61] Genau.

Ein anderes Thema in den Entdeckungen von Kitty Little und ähnlichen Forschern ist Rhodesien, das Land, das nach seinem Schöpfer Cecil Rhodes benannt wurde und jetzt Simbabwe heißt. Die neue Verfassung von Rhodesien ersetzte zum Wohle der Elite die Diktatur der weißen Herrschaft durch die Diktatur von Robert Mugabe. Dies wurde im Herbst 1979 auf der Konferenz in Lancaster House in London unter Vorsitz von Lord Carrington vereinbart, der das Außenministerium nach dem Wahlsieg von Margaret Thatcher einige Monate zuvor von David Owen übernommen hatte. Die Verfassung wurde den versammelten politischen Führern Rhodesiens, Schwarzen und Weißen, von Carrington vorgelegt, der darauf bestand, eine Antwort bis Ende der Woche zu bekommen. Ein Verfassungsexperte in der rhodesischen Delegation, John Giles, erkannte die der Verfassung anhaftenden Mängel. Am Dienstag, dem 4. Oktober 1979, genau an dem Tag, als die Rhodesier den Vorschlag Carringtons diskutieren sollten, verschwand John Giles und wurde später tot aufgefunden. Dr. Kitty Little war an jenem Tag in Lancaster House um Ian Smith zu treffen, einen langjährigen Freund. Seit dieser Zeit hat sie versucht, sowohl die Hintergründe der Konferenz als auch die des Todes von John Giles publik zu machen. Dr. Little sagt, am Vortag sei John Giles zu Hamleys (ein bekanntes Londoner Spielzeuggeschäft) gegangen, um Weihnachtsgeschenke für seine Kinder zu kaufen. Am Morgen, an dem er verschwand, habe er seine Frau angerufen und sehr fröhlich und beschwingt geklungen, aber später an jenem Morgen wurde er beobachtet, wie er plötzlich sehr besorgt wirkte. Am Nachmittag kam ein offizieller Wagen, ein Granada Ghia, um ihn abzuholen. Er wurde niemals wieder lebend gesehen.

Während Lord Carringtons Vorschlag in Abwesenheit von Giles der rhodesischen Delegation Kopfzerbrechen bereitete und den Sieg davontrug, wurde der Polizei mitgeteilt, dass Giles verschwunden sei. Am nächsten Morgen wurde John Giles auf einem Pfad unweit des Hintereingangs von Lancaster House tot aufgefunden. Urteil: „Selbstmord". Sein Tod wäre überhaupt nicht öffentlich bekannt gegeben worden, wenn nicht ein Mann von der Notfallambulanz die Presse alarmiert hätte. Der richterliche Untersuchungsbeamte, der am Ort des Geschehens keine Polizisten für eine Zeugenaussage anforderte, entschied, dass Giles aus dem Fenster des ersten Stocks von Lancaster House gesprungen sei. Diejenigen, die vor Ort waren, sagen, dies sei wegen der Stelle, an der man den Leichnam fand, eine Unmöglichkeit. Und noch etwas: Das Personal von Lancaster House benutzte die Hintertür des Gebäudes und hätte über den Körper steigen müssen, um ein- und auszugehen. Er sollte dort angeblich einen ganzen Nachmittag, einen Abend und eine Nacht gelegen haben und wurde nicht vor dem nächsten Morgen gefunden.

Der Fall wurde von der örtlichen Polizei untersucht und die Behörden weigerten sich, ihn mit der Rhodesien-Simbabwe-Spezialabteilung zu diskutieren. Es existiert keine Polizeiakte über John Giles, wie ich erfuhr. Kitty Little betont ausdrücklich, dass Ken Flower, der Chef des rhodesischen Geheimdienstes (Rhodesian Central Intelligence Organisation), ein Mitglied der britischen Geheimdienstsektion MI6 sei oder gewesen sei. Sie sagt auch, es sei jetzt bekannt geworden, dass der MI6 daran arbeitete, Rhodesien zu destabilisieren, um den Umschwung der Diktatur zu forcieren, den Lancaster House tatsächlich beabsichtigte. Nach Dr. Kitty Littles einwandfreien Quellen könnte sich Ken Flowers für das Guinnessbuch der Rekorde qualifizieren, als der doppelste aller Doppelagenten! Während er Chef des rhodesischen Geheimdienstes war, arbeitete er gleichzeitig für den MI6, den KGB, osteuropäische Geheimdienste, die CIA und eine Reihe von afrikanischen Geheimdienstnetzwerken. Er arbeitete mit der „D"-Gruppe aus MI6-Mitarbeitern, die, um Dr. Little zu zitieren, „schmutzige Dinge taten und sie dann Ian Smith anhängten". Simbabwe ist offensichtlich sehr wichtig für die Elite und die multinationalen Konzerne, von denen einer, Rio Tinto Zinc, das Glück genießen durfte, Lord Carrington in seinem Vorstand zu haben.

Es gibt beachtliche Beweise, die Dr. Kitty Littles Argumente untermauern. Zwei Monate nach der Lancaster-House-Konferenz kam heraus, dass Margaret Thatcher (Bil) und Lord Carrington (TK, Bil, RIIA, Kom300) eine massive Überwachungsoperation bei den Delegierten angeordnet hatten. Telefone wurden abgehört, Räume mit Wanzen ausgestattet, diplomatische Nachrichten überwacht, und die Briten benutzten rhodesische Geheimdienstler als Dolmetscher für die afrikanische Sprache. Dies wurde vom Reporter Barrie Penrose in der Londoner *Sunday Times* vom 3. Februar 1980 enthüllt unter der Schlagzeile: „Minister-Telefon von Geheimdiensten angezapft". Daher, so der Artikel, „konnte Lord Carrington die Konferenz unter äußerstem politischen Risiko leiten, denn die Geheimdienste erzählten ihm, wo die Risiken lägen." Was uns zu einer weiteren Frage führt: Wenn die Räume und Telefone abgehört wurden, warum wusste man dann nicht, was John Giles zugestoßen war, bis er am nächsten Morgen tot aufgefunden wurde? Hmmm. Kitty Little behauptet, dass Margaret Thatcher von Carrington über ein Unmenge von außenpolitischen Themen im Unklaren gelassen worden sei, und dass man nur ausgewählte Informationen zu ihr habe vordringen lassen. Dies wird sicherlich ihre Meinung darüber eingefärbt haben, welche Politik sie verfolgen soll. Es tauchen immer mehr Beweise auf, dass die „Eiserne Lady“ trotz all ihrer scheinbaren Macht eine weitere Marionette war, die vielleicht in viel größerem Maßstab gespielt wurde als die meisten.

Im Lichte dessen, was Kitty Little sagt, ist es interessant, dass (wie ich schon früher erwähnt habe) die Frau eines ehemaligen Regierungsbeamten von Südafrika an mich herantrat und behauptete, sie habe Dokumente gesehen, in denen die Trilaterale Kommission Großbritannien den Rückzug aus Rhodesien befohlen habe. Beide beteiligten Außenminister, Lord Carrington (Konservative) und David Owen (Labour), haben Verbindungen zur Trilateralen Kommission. Carrington war Mitglied und auch Owen trat bei, kurz nachdem ihn Carrington als Außenminister ersetzt hatte.

Seit dem plötzlichen Tod von John Smith (TK, Bil) ist die „neue“ Labour-Partei unter Premierminister Tony Blair an die Macht gekommen, der von der Elite auserwählt und vom Establishment und Rupert Murdochs Medienimperium unterstützt wurde. Gordon Brown, sein Bilderberg-Finanzminister, gab sofort das Recht der Regierung auf, der Bank von England die Zinssätze vorzuschreiben. Die Entscheidungsträger der drei führenden politischen Parteien in Großbritannien stimmen in fast allem überein, was für die Agenda der Neuen Weltordnung von Wichtigkeit ist, genau wie in den Tagen von Wilson, Heath und Jo Grimond/Jeremy Thorpe. Wenn man hinter die Worte und die Maskerade schaut, gibt es auf dem bevorstehenden Weg kaum noch einen Unterschied zwischen ihnen – Integration in die Europäische Gemeinschaft, eine Einheitswährung und eine Zentralbank. Sie unterscheiden sich nur noch im Zeitablauf. Bei den Grundlagen der Wirtschaftspolitik ist es schwer, sie überhaupt noch auseinander zu halten.

Welche Auswirkungen hatte nun all dies auf das Hauptziel der Manipulatoren – die Schaffung eines föderativen Europas mit zentralisierter Kontrolle? Während die Farce einer Debatte darüber ablief, ob Großbritannien einer Einheitswährung und einer europäischen Zentralbank zustimmen sollte, ist die Wahrheit die, dass wir uns schon darauf festgelegt haben. Die beteiligten Politiker wissen das auch. Sie halten uns einfach nur zum Narren und lachen wahrscheinlich über uns. Die Konservative Partei Großbritanniens behauptet (nur für die Öffentlichkeit), sich der Machtzentralisation in Europa zu widersetzen, obgleich Mitglieder der Konservativen im Europäischen Parlament auch Mitglieder bei einem Bündnis sind, das als European People’s Party bekannt ist und das offen nach den Vereinigten Staaten von Europa ruft. Dies steht so in ihren Parteirichtlinien![62] Eine Methode, den Schwindel zu verbergen, war, die Anzahl der Gesetzesvorlagen auf allen Regierungsebenen, besonders der europäischen, dramatisch zu steigern. Bis Mitte der 1980er Jahre überstiegen die von Brüssel herausgegebenen Gesetze zusammen mit der Gesetzgebung des Parlaments, den ministeriellen Anordnungen und Verordnungen der Städte in nur sechs Monaten die Gesamtsumme aller in Großbritannien vor 1900 eingeführten Gesetze.[63] Diese Gesetzgebungsflutwelle ist kein Unfall. Sie gewährleistet, dass Millionen von Seiten zu Gesetzen werden, ohne dass die Futterkrippen-Politiker oder gar die Regierungsminister die Zeit hätten, sie zu lesen, geschweige denn sie bei all dem kalkulierten Beamtenchinesisch und all der Zweideutigkeit auch noch zu begreifen. Eine weitere Tarnung ist der Glaube, dass diejenigen, die Europa führen, dumm und inkompetent seien. Auf höchster Ebene sind sie das keineswegs. Butterberge und Weinseen können als das Ergebnis von Inkompetenz erscheinen, aber wer profitierte von dieser Politik? Die multinationalen Konzerne, die in der Lage waren, alle kleineren Farmer und Produzenten aufzukaufen, die durch das Überangebot pleite gingen. Das war auch der Plan. Es muss alles im Verborgenen geschehen, denn wenn die Öffentlichkeit wüsste, was ein föderatives Europa wirklich bedeutet, würde sie dem nicht zustimmen. 1947 produzierte eine Gruppe von Konservativen und Liberalen ein Schriftstück mit dem Titel „Design For Europe", und ein Absatz darin enthüllte ihre Einstellung sehr deutlich:

> „Darüber hinaus – und dies muss gleich zu Anfang schonungslos klargestellt werden – könnte eine Regierung, die von demokratischen Wahlen abhängig ist, unmöglich schon im Voraus dem Opfer zustimmen, das jeder angemessene Plan fordert. Das Volk muss langsam und unbewusst zur Aufgabe seiner traditionellen wirtschaftlichen Verteidigungsanlagen geführt werden …"[64]

Edward Heath stimmte der politischen Vereinigung von Großbritannien mit Europa schon im April 1962 zu, als er Lordsiegelbewahrer war. Er sagte dem Ministerrat der Westeuropäischen Union: „… Sie haben entschieden, dass diejenigen, die der Wirtschaftsgemeinschaft als volle Mitglieder beitreten, auch der politischen Union beitreten müssen. Ich bin sicher, dass dies die richtige Entscheidung gewesen ist." (Command Paper 1720). Unterdessen wurde dem Volk erzählt, dass der gemeinsame Markt nur eine Freihandelszone sei. Bevor Mr. Heath (Bil) Großbritannien nach Europa führte, nahm er im Oktober 1972 an einem Treffen in Paris teil, um die Bedingungen für einen Eintritt mit dem französischen Präsidenten Georges Pompidou (Bil) auszuhandeln, einem ehemaligen Angestellten von Guy Rothschild. John Davies, Heaths Wirtschaftsminister, war bei dem Treffen dabei und teilte dem „Monday Club" der Konservativen Partei mit, man habe sich darauf geeinigt, die britische Technologie mit der europäischen

Industrie zu fusionieren. Großbritannien sei in Forschung und Entwicklung mehr als 50 Jahre lang führend gewesen, und daher sei es nur „fair", dass jemand anderer an der Reihe wäre – Frankreich. Während Großbritannien seine Fertigungsindustrie herunterwirtschaftete, wurde London Europas Geldmarkt. Heath erklärte sich darüber hinaus noch einverstanden, das englische Pfund abzuwerten und die Monarchie abzuschaffen.[65] Edward Heath (Bil) und Sir Alec Douglas Home (Bil) unterzeichneten im Namen von Großbritannien einen Beitrittsvertrag zu den Römischen Verträgen, und schon waren wir im europäischen Spinnennetz gefangen.

Zur Zeit des britischen Beitritts akzeptierten Mr. Heath, Harold Wilson und James Callaghan während der „Neuverhandlung" der britischen Mitgliedschaft auch, dass Großbritannien auf seine nationale Souveränität verzichten und Teil eines föderativen Europas werden würde. In Vorbereitung darauf wurden die Gemeindeverwaltungen neu organisiert und man förderte die Machtübertragung an die Regionen Großbritanniens, um die Weichen zu stellen für den Plan eines Europas der „Regionen". Diesen Regionen soll beschränkte Macht gegeben werden, ähnlich den heutigen Grafschaftsräten, und sie sollen von denen verwaltet werden, die den europäischen Superstaat kontrollieren. Das Abkommen von Maastricht über die Europäische Gemeinschaft gebraucht sogar das Wort „Kommunal"-Wahlen, wenn es über nationale Wahlen innerhalb Europas spricht.[66] Sehr passend, wenn man den Spielplan bedenkt. 1980 veröffentlichte die Europäische Kommission ihre Landkarte der Regionen. Diejenigen, die im ehemaligen Jugoslawien als Ergebnis des Kriegs eingerichtet wurden, sind praktisch dieselben wie auf jener Landkarte. Als Dr. Little und ihre Kollegen wegen der Abwesenheit von „England" nachfragten, sagte man ihnen, dass die nationale Regierung aufhören würde, als „Verwaltungseinheit" zu existieren. Doch während all dies zur Zeit des britischen Eintritts hinter der Bühne vereinbart wurde, stritt Mr. Heath in der Öffentlichkeit ab, dass es einen Verlust an Souveränität geben werde. Die Interesselosigkeit an den Wünschen des Volkes erreichte einen neuen Tiefstand, als ein Dokument, das von der Europäischen Versammlung im Februar 1984 veröffentlicht wurde, konstatierte, dass jeder, der im Juni 1984 bei den europäischen Wahlen abgestimmt habe, als Unterstützer der europäischen Idee gewertet werde! Ähnlich ungeheuerlich war, dass der Vertrag von Maastricht über die Europäische Union zur Zeit der allgemeinen Wahlen in Großbritannien, die, wie John Major behauptete, das Dokument guthießen, noch nicht einmal veröffentlicht worden war. Ist die Demokratie nicht einfach phantastisch? Mittlerweile werden Wahlen abgehalten, bei denen nur ein Hellsichtiger eine sachkundige Entscheidung treffen kann.

Als Douglas Hurd, der damalige Außenminister, im Februar 1992 den Vertrag von Maastricht unterzeichnete, überschrieb er Großbritannien an die Vereinigten Staaten von Europa. Die Regierung und er werden Ihnen etwas anderes erzählen. Sie werden sagen, dass es eine Austrittsklausel gibt, die lautet:

> „Sofern das Vereinigte Königreich dem Rat nicht notifiziert, dass es zur dritten Stufe [politische und monetäre Union] überzugehen beabsichtigt, ist es dazu nicht verpflichtet."

Was man uns nicht erzählt ist, dass dieses Protokoll von einem anderen – „Protokoll über den Übergang zur dritten Stufe der Wirtschafts- und Währungsunion" – umgestoßen wurde, in dem die folgenden Absätze zu lesen sind:

> „Die Hohen Vertragsparteien ... erklären ***mit der Unterzeichnung*** [meine Betonung] der neuen Vertragsbestimmungen über die Wirtschafts- und Währungsunion die Unumkehrbarkeit des Übergangs der Gemeinschaft zur dritten Stufe der Wirtschafts- und Währungsunion.
>
> Alle Mitgliedstaaten respektieren daher unabhängig davon, ob sie die notwendigen Voraussetzungen für die Einführung einer einheitlichen Währung erfüllen, den Willen der Gemeinschaft, rasch in die dritte Stufe einzutreten, und daher behindert kein Mitgliedstaat den Eintritt in die dritte Stufe."

Mr. Hurd unterzeichnete diese Bestimmungen und band Großbritannien daher an ihren Wortlaut. Mit anderen Worten akzeptiert Großbritannien die politische und monetäre Einheit, nachdem es einmal das Veto-Recht verloren hat, oder es zieht sich aus der „Show" vollkommen zurück. Die öffentliche „Debatte" ist ein Betrug. Mr. Hurd, Mr. Major und der Pro-Europa-Kanzler Kenneth Clarke (Bil) wissen das. Genau wie Tony Blair (Bil), ein „Auserwählter" der Elite, und Paddy Ashdown (Bil). Mr. Hurd war einer von denen, die bei den Wahlen um die Führung der Konservativen antraten, nachdem Margaret Thatcher auf Anordnung der Bilderberg-Gruppe wegen ihres Widerstandes gegen die politische und monetäre Union abgesetzt worden war. Mr. Hurd, der Henry Kissinger für den Ritterschlag empfohlen hatte, war in europäischen Angelegenheiten exzellent geschult. Er war Ted Heaths Privatsekretär (1968-70) in dessen Zeit als Oppositionsführer und wurde zu seinem politischen Sekretär ernannt (1970-74), nachdem Heath Premierminister geworden war. Hurd war auch Staatsminister im Außenministerium unter Lord Carrington im Vorfeld des Falkland-Krieges. Einer derjenigen, die die Atmosphäre aufpeitschten, die zur Abdankung von Mrs. Thatcher führte, war Sir Geoffrey (jetzt Lord) Howe (Kom300), ein ehemaliger Präsident des Europäischen Ministerrats. Was erwartet uns nun, falls wir unseren Hintern nicht sehr schnell hochkriegen? Ein Europa der Regionen, kontrolliert von nicht gewählten Europäischen Kommissaren und den sechs Mitgliedern des Vorstandes der Europäischen Zentralbank, die die Kontrolle über die Einheitswährung und die Währungsreserven eines jeden Mitglieds-„Staates" haben wird. Sechs Leute, die „aus dem Kreis der in Währungs- oder Bankfragen anerkannten und erfahrenen Persönlichkeiten einvernehmlich ausgewählt und ernannt" werden (Maastricht-Abkommen, Artikel 109a), sollen die gesamte Europäische Union kontrollieren. Während ihrer acht Jahre garantierter Amtszeit „dürfen" diese sechs Superbankiers der Globalen Elite keine „Weisungen von Organen oder Einrichtungen der Gemeinschaft ... oder anderen Stellen einholen oder entgegennehmen" (Artikel 107). Die europäische Diktatur wäre errichtet.

Darauf haben die Einparteienstaatler hinter ihren Masken der Opposition hingearbeitet. Ihre ehrgeizigen Ziele sind fast erreicht. Nur Sie – wir – können sie stoppen.

Der globale Einparteienstaat

Unterdessen gehen die Kriege weiter, die der Elite so unglaublich nützlich sind. Wenn die Wahrheit über den iranisch-irakischen Krieg, den Golfkrieg und den Bosnien-Konflikt herauskommt, und eines Tages wird sie das, werden die Spuren zu einigen sehr berühmten Leuten und hochrangigen Firmen – vor allem in der Rüstungsindustrie – in Großbritannien, den Vereinigten Staaten und anderen Ländern führen. Wer bewaffnete Saddam Hussein? Großbritannien und Amerika. Wer bewaffnete die Iraner? Großbritannien und Amerika. Wer bewaffnete die Serben in Bosnien? Großbritannien und Amerika. Die Zeit wird kommen, in der die Beweise dafür so überwältigend sein werden, dass sich einige führende Waffenkonzerne und Politiker ein paar ernsten Fragen stellen müssen. Wenn Sie mehr wissen, teilen Sie es mir bitte mit.

In einem Artikel in *The Spotlight* vom 19. Dezember 1994 behauptet der Autor Warren Hough, dass Henry Kissinger vom französischen Präsidenten François Mitterand beschuldigt wurde, der „Meister-Manipulator" des Jugoslawienkonflikts zu sein. Die Behauptung wurde angeblich bei einem Treffen der Europäischen Sicherheitskonferenz in Budapest aufgestellt. Warren Houghs Artikel fährt fort:

„Wie aus Quellen hervorgeht, gaben die serbischen Führer als Teil ihrer Kriegspläne Millionen von Dollar für Termingeschäfte an der US-Wallstreet aus. Von den meisten dieser kurzfristigen Deals profitierten offenbar Kissingers Beraterfirma, Kissinger Associates [Gründungsdirektor Lord Carrington, ein ‚Friedens'-Verhandler im ehemaligen Jugoslawien], sowie zwei weitere Kissinger-Kumpanen, Lawrence Eagleburger und Brent Scowcroft. Schon 1992 warnte diese populistische Zeitung, nachdem sie vertrauliche Bankunterlagen in New York City eingesehen hatte, dass Eagleburger (ein ehemaliger Minister) und Scowcroft (Nationaler Sicherheitsdirektor der Bush-Regierung im Weißen Haus) ein kompromittierendes ‚Geld-Netzwerk' zu den Serben kaschierten, während sie gleichzeitig angeblich unparteiische US-Positionen gegenüber den kriegführenden ethnischen Parteien im ehemaligen Jugoslawien formulierten."

Interessanterweise war ein „Berater" des Serbenführers Radovan Karadzic Sir Alfred Sherman, der laut publizierten Nachforschungen aus einem Apartment gleich neben dem Büro von Karadzic in Pale bei Sarajewo operierte. Sherman ist bekannt als der „Erfinder von Margaret Thatcher", und er stand an vorderster Front der Machenschaften, die zu ihrer Wahl als Oberhaupt der britischen Konservativen Partei führten. Später erhob sie ihn in den Ritterstand, und sie gründeten gemeinsam eine „Denkfabrik", das Centre for Policy Studies[67], aus dem der wirtschaftliche Wahnsinn der 1980er teilweise hervorging. Die Serben wurden von der Elite über Belgrader Banken finanziert, die massiv an Drogengeldwäsche beteiligt waren. Es ist auch erstaunlich, wie viele „Stiftungen" im ehemaligen Jugoslawien vom Finanzspekulanten und Rothschild-Strohmann George Soros (Bil) errichtet wurden. Diese gibt es in Bosnien, Kroatien, Slowenien und Belgrad. Soros ist ein enger Freund von Lawrence Eagleburger von Kissinger Associates, dem ehemaligen US-Botschafter in Belgrad und engen Verbündeten von Slobodan Milosevic! Nun, was kann ich da wohl riechen? Braucht jemand Erfrischungstücher? Laut eines Artikels des Journalisten und Forschers Ben C. Vidgen im NEXUS-Magazin vom Februar 1996, betrieben Amerika, Deutschland und Israel gleich zu Beginn des Konfliktes einen geheimen Lufttransport von Waffen nach Kroatien und Bosnien. Französische Journalisten enthüllten 1994, dass CIA-Agenten bosnische Muslime zu leichtsinnigen und hoffnungslosen Gegenangriffen gegen die Serben überredet hätten, indem sie ihnen amerikanische Unterstützung zusicherten. Das Weiße Haus nannte diese Berichte „bösartige Lügen". Immerhin bestätigte George Kenney, ein amerikanischer Beamter für Jugoslawien-Angelegenheiten im US-Außenministerium (bis er am 11. August 1992 sein Amt angewidert niederlegte), dass die Muslime tatsächlich dazu verführt worden seien, eine Reihe von Waffenstillstandsangeboten abzulehnen, da sie annahmen, die amerikanische Hilfe würde ihren Sieg garantieren. Um die Muslime in die Falle zu locken, habe das Kissinger-Netzwerk das von Manipulatoren gern benutzte „Good Guy – Bad Guy"-Spiel gespielt, sagt Warren Hough. Es betraf die beiden serbischen Führer Slobodan Milosevic und Radovan Karadzic. Hough schrieb:

> „In diesem Szenario verwarf und verurteilte Milosevic – ein Kunde von Kissinger Associates – öffentlich den illegalen Ansturm der Truppen von Karadzic gegen die bosnischen Muslime. Insgeheim jedoch stattete die Milosevic-Regierung die „abtrünnigen" Truppen von Karadzic mit allen Waffen und anderer taktischer Unterstützung aus, die sie brauchten, um einen unerbittlichen ‚Vernichtungskrieg' gegen ihre muslimischen Nachbarn zu führen. Die muslimischen Versorgungslieferungen wurden natürlich durch das UN-Waffenembargo blockiert."

Die Untersuchung behauptet auch, dass Saudi-Arabien, selbst eine faschistische Tyrannei, diesem Plan in die Falle gegangen sei. Laut *Spotlight* wurde König Fahd wiederholt von seinem Botschafter in Washington versichert, dass die USA planten, das Waffenembargo rechtzeitig aufzuheben, um die kampfbereiten Muslime zu verstärken. Infolgedessen überzeugte der König andere islamische Führer, Washington zu vertrauen. Jetzt wird die saudische Monarchie angeprangert, eine leichtgläubige Beifahrerin der CIA zu sein oder den Islam verraten zu haben. Dies nützt den Manipulatoren natürlich ungemein. Zudem gibt es einige interessante Verbindungen zwischen den „Friedens"-Unterhändlern in Bosnien. Lord Carrington (RIIA, Bil, TK, Kom300), Lord Owen (Bil, TK) und Schwedens Carl Bildt (Bil) folgten einander als offizielle Friedensunterhändler der Europäischen Gemeinschaft im ehemaligen Jugoslawien. Der Friedensunterhändler der Vereinten Nationen, der eng mit seinem großen Freund Lord Owen zusammenarbeitete, war Jimmy Carters Außenminister Cyrus Vance (CFR, TK, Bil, Kom300), gleichzeitig ein Direktor der Rothschild-Bank Manufacturers Hanover Trust. Als Vance zurücktrat, ernannte die UNO einen anderen Unterhändler, um mit Lord Owen zusammenzuarbeiten: Thorvald Stoltenberg aus Norwegen. Ja, Sie haben es wieder erraten, ein Mitglied der Trilateralen Kommission und der Bilderberger. Und als beide keinen Frieden erreichten, wer war es, der plötzlich als „unabhängiger" Friedensunterhändler inmitten von weltweiter Publicity nach Bosnien flog? Nanu, es war Jimmy Carter (CFR), der erste Präsident der Trilateralen Kommission der Vereinigten Staaten. Später trat Richard Holbrooke auf (TK, CFR, Bil), der Friedensabgesandte von Bill Clinton (CFR, TK, Bil), und der US-Botschafter in Jugoslawien war Warren Zimmerman (auch TK, CFR), der wie Holbrooke Clintons Außenminister Warren Christopher vom CFR und der Trilateralen Kommission Bericht erstattete. Und wer war es, der in Ruanda wegen einer geheimgehaltenen „diplomatischen Mission" anreiste, nur Tage vor dem Ausbruch des schrecklichen Konflikts? Lord Carrington und Henry Kissinger!

Vielleicht ist das ja alles nur Rauch ohne Feuer. Vielleicht führen die Trilaterale Kommission und die Bilderberg-Gruppe ja nur zufällig Friedensverhandlungen. Vielleicht können Schweine fliegen. Entscheiden Sie selbst. Als ich die erste Ausgabe dieses Buches schrieb, war mein Gefühl gegenüber dem ehemaligen Jugoslawien, dass der Konflikt ganz überwiegend dazu benutzt würde, um die UN-Friedenstruppen und die NATO in Verlegenheit zu bringen. Damit wollte man eine Situation des „Etwas muss doch getan werden" schaffen, die dann zu größerer Macht für die UN/NATO-Allianz führen und letztlich in eine Weltarmee münden sollte. Wie üblich: Je mehr Gräueltaten und Leiden die Öffentlichkeit sieht, desto größer die Forderung danach, dass „etwas getan werden muss". Was ist seitdem geschehen? Der Bosnien-Konflikt führte zu einer 60.000 Mann starken NATO-„Friedens"-Truppe, an der sich etwa 30 Länder beteiligen. Es ist eine Weltarmee unter zentraler Kontrolle – genau wie es der Elite-Plan gefordert hatte. Es ist die größte multinationale Truppe, die seit dem Zweiten Weltkrieg zusammengestellt worden ist, und dies wurde nur durch unsagbares menschliches Leid ermöglicht. Der Hauptstrohmann für diese NATO-Weltarmee war Bill Clinton (CFR, Bil), der Jasager David Rockefellers und der Elite. Einer derjenigen, die für die Überwachung der zivilen Operationen nach dem „Friedens"-Abkommen in Bosnien ernannt wurden, war Carl Bildt (Bil), und als verantwortlicher Offizier für die multinationale Truppe (Weltarmee) wurde der US-Admiral Leighton Smith (CFR) verpflichtet. Wenn Sie eine Bestätigung dafür wünschen, dass die Weltarmee in Bosnien Teil des Elite-Plans ist, schauen Sie einfach nur die ganzseitige Anzeige in der *Washington Post* vom 6. Dezember 1995 an. Sie wurde in Auftrag gegeben von einer Organisation, die sich Committee for American Leadership in Bosnia nennt, und sie unterstützte Bill Clintons Plan einer Weltarmee in Bosnien. Die Anzeige war unter anderem unterzeichnet von Zbigniew Brzezinski (CFR, Bil und Gründer der Trilateralen Kommission); dem Kongressabgeordneten Stephen Solarz (CFR); Rothschild-Strohmann und Währungsspekulant George Soros (Bil); Michael Armacost (CFR), Präsident des Brookings Institute der Elite; sowie Leslie Gelb (TK), Präsident des Council on Foreign Relations und Kolumnist bei der *New York Times*. Die Bosnien-Politik ist von Anfang bis Ende eine Politik der Elite. Wir haben Einparteienstaaten in einer Einparteienwelt unter einer Einparteienarmee.

Wie viele Menschen müssen noch leiden, bevor die politischen Handlanger aufhören, sich hereinlegen zu lassen? Wie viele weitere Tragödien müssen stattfinden, bevor die Menschheit „Genug!“ ruft und die Kontrolle über ihr eigenes Schicksal zurückfordert? Wenn das geschehen soll, müssen wir aufhören, auf die Politiker zu blicken, aufhören, Antworten zu erwarten und anfangen, uns selbst in unseren eigenen Gemeinden zu organisieren, um örtliche Wirtschaftsunternehmen und Organisationen aufzubauen, die außerhalb dieser Manipulation funktionieren können. Eine gute Absichtserklärung wäre meiner Ansicht nach der Massenboykott aller bundesstaatlichen, nationalen und europäischen Wahlen. Unter den gegenwärtigen Umständen zu wählen bedeutet, einem System Glaubwürdigkeit zu verleihen, dass eine Beleidigung für die Freiheit und unser demokratisches Wahlrecht ist; ein System, das nur zu unserer Kontrolle und nicht zu unserer Befreiung gedacht ist. Indem wir uns weigern zu wählen und irgendwie daran teilzunehmen, drücken wir unsere Gefühle aus. Wir können den Manipulatoren sagen: Wir wissen, was ihr tut, und euer Spiel ist aus. Man wird uns nicht mehr länger dahingehend manipulieren, den Einparteienstaat und eine Einparteienwelt zu unterstützen und beizubehalten.

Endnoten

1 Little, Kitty: „Treason at Westminster". Text eines Memorandums, das im Oktober 1978 der Royal Commission on Criminal Procedure übermittelt wurde, S. 3. Das Philby-Zitat stammt aus seinem Buch „My Silent War". Dr. Klaus Fuchs verließ Deutschland vor dem Krieg und reiste dank Lord Victor Rothschild in die Vereinigten Staaten, um am Manhattan-Projekt zu arbeiten, aus dem die Atombomben hervorgingen, die auf Japan abgeworfen wurden. Später wurde er zu einer Gefängnisstrafe verurteilt, weil er britische und amerikanische Atomgeheimnisse an die Russen weitergegeben hatte.
2 Das „Concise Oxford Dictionary" definiert das Wort Maskerade als: „Maskenball; falsches Spiel; Vortäuschung; in Verkleidung erscheinen; einen falschen Anschein erwecken". Genau das können wir in den Parlamenten und den Regierungen der Welt beobachten.
3 „Panama: Atrocities of the ‚Big Stick'" in: American Leviathan: Administrative Fascism under the Bush Regime. Executive Intelligence Review Special Report, Wiesbaden, 1990, S. 39-40
4 Ebd., S. 41-2
5 Tarpley/Chaitkin: George Bush, Unauthorized, S. 537
6 Stich: Defrauding America, S. 512
7 Ebd., S. 312-3
8 Ebd., S. 306-7
9 Burdick, Thomas und Mitchell, Charlene: Blue Thunder. Simon and Schuster, New York, 1990
10 Stich: Defrauding America, S. 312-4
11 Mullins: The World Order, S. 279
12 „State Organised Crime", Präsidentenansprache von William J. Chambliss vor der American Society of Criminology, 1988
13 Stich: Defrauding America, S. 355
14 Ebd., S. 355
15 Piper: Final Judgement, S. 92
16 Eine detaillierte Beschreibung der globalen Drogenindustrie und wer hinter ihr steckt finden Sie in: „Dope Incorporated, The Book That Drove Kissinger Crazy" von den Herausgebern der *Executive Intelligence Review*, Washington, DC, 1992
17 Stich: Defrauding America, S. 295
18 *The Spotlight*, 08.05.1995, S. 2
19 „A Nation Betrayed" (Video)
20 Levine, Michael und Kavanau-Levine, Lauri: The Big White Lie. Auch zitiert in Stich: Defrauding America, S. 293
21 Andrews: Extra-Terrestrial Friends And Foes, S. 287
22 Abschrift des Treffens, die von den Irakern freigegeben wurde, zitiert in Bowen: The Immaculate Deception, S. 146-7
23 Stich: Defrauding America, S. 433
24 Andrews: Extra-Terrestrial Friends And Foes, S. 287
25 Bush, George: „New World Order: Foreign Policy Tool or Mere Slogan?" (Rede), *Washington Post*, 26.05.1991
26 *Washington Post*, 12.09.1990

27 Stich: Defrauding America, S. 426
28 Ebd., S. 430
29 Eine Feststellung, die Gates 1988 gegenüber dem Chef der Zollbehörde William Raab äußerte. Stich: Defrauding America, S. 416
30 Van Helsing: Secret Societies, S. 287
31 Ebd.
32 Stich: Defrauding America, S. 410
33 Zitiert in Bowen: The Immaculate Deception
34 Stich: Defrauding America, S. 408-9
35 Ebd.
36 Bowen: The Immaculate Deception, S. 166
37 Potts, Mark; Kochan, Nicholas und Whittington, Robert: „Dirty Money. BCCI: The inside story of the world's sleaziest bank" in *Washington Post National Weekly Edition*, 13.-19.04.1992, S. 34
38 Interview mit James K. Kilpatrick vom *The Wanderer*, auch angeführt in Don Bells „Reports", Nr. 15 vom 01.08.1994
39 Arkansas *Democratic Gazette*, 21.05.1995
40 Van Helsing: Secret Societies, S. 128
41 Ebd., S. 130
42 „The Clinton Chronicles", produziert 1994 von Citizens Video Press, eine Abteilung von Citizens For Honest Government, PO Box 220, Winchester, CA 92596
43 Ebd.
44 „State Organised Crime", Präsidentenansprache von William J. Chambliss vor der American Society of Criminology, 1988
45 Details über den Artikel im *Sunday Telegraph*, London, 29.01.1995, S. 18
46 Reed, Terry und Cummings, John: Compromised: Clinton, Bush And The CIA. 1994
47 Interview im Video „The Clinton Chronicles"
48 Ebd. Zitat von Jim Johnson, ehemaliger Senator für den Staat Arkansas und Richter am höchsten Gerichtshof des Staates.
49 Nicholas Guarino, der Herausgeber der Zeitschrift *The Wallstreet Underground* verfasste einen Artikel, in dem er Bill Clinton anschuldigte, an Mord, Drogenhandel, Erpressung, Vergewaltigung, Drohungen, Schlägereien, Einbrüchen, Bestechung, Diebstählen, Brandstiftung, Interessenkonflikten, Geldwäsche, Insider-Geschäften, Wahlbetrug, Behinderung der Justiz, Wahlkampagnenbetrug, Bestechung von Zeugen und Zerstörung von gerichtsrelevanten Dokumenten beteiligt gewesen zu sein. Der Inhalt des Artikels wurde in der Zeitschrift *The Spotlight* vom 19.12.1994 zusammengefasst wiedergegeben. S. 1, 3
50 „Secret Swiss Link to White House Death" in *Sunday Telegraph*, 21.05.1995, S. 22
51 Interview für „The Clinton Chronicles"
52 *The Spotlight*, 08.05.1995, S. 6
53 David Rockefeller lobte Clinton öffentlich für seine Unterstützung von GATT in der *Democratic Gazette* von Arkansas vom 21.05.1995, und Rockefeller wurde als eine „beratende Stimme" dargestellt, die Clinton bei der Handelspolitik in Zentral- und Südamerika unterstützte. Beratend? Diktierend.
54 *The Spotlight*, 27.02.1995, S. 6

55 *Private Eye*, Nr. 875 vom 30.06.1995, S. 5
56 *The Spotlight*, 03.07.1995, S. 1
57 John Profumo wurde 1960 britischer Kriegsminister, im folgenden Jahr stellte man ihm das Fotomodell Christine Keeler vor, mit der der verheiratete Minister eine Affäre begann. Keeler hatte angeblich Verbindungen zu seinem russischen Militärattaché in London. Im Juni 1963 trat Profumo zurück und gab zu, dass er vor einem Untersuchungsausschuss die Unwahrheit über sein Verhältnis zu Keeler gesagt hatte.
58 Brief an Bernard Weatherill, Sprecher der Unterhauses, 01.05.1987
59 Little, Kitty: „Subversive Infiltrators into Westminster and Whitehall. Promotion of a Federal Europe.", eingereicht an das Committee on Standards in Public Life, Januar 1995. Das Nolan-Komitee entschied, ihre detaillierten Informationen über die geplante Zerstörung Großbritanniens nicht anzunehmen. Sie sagten, es läge „außerhalb ihrer Zuständigkeit". Natürlich lag es das.
60 Brief an Bernard Weatherill, Sprecher des Unterhauses, 01.05.1987
61 Eringer, Robert: The Global Manipulators. Pentacle Books, Bristol, 1980, zitiert in Atkinson, Rodney und McWhirter, Norris: Treason at Maastricht, The Destruction Of The Nation State. Compuprint Publishing, Newcastle-Upon-Tyne, 1995, S. 17
62 Ebd., S. 82, 89
63 Little, Kitty: „Subversive Infiltrators ...", S. 5, Absatz 19
64 Ebd., S. 8, Absatz 29
65 Ebd., S. 10, Absatz 34
66 Atkinson/McWhirter: Treason At Maastricht, S. 54
67 Van Helsing: Secret Societies, S. 279

14. Kapitel

Psychologischer Faschismus

„Die raffinierteste Form der Kontrolle unterdrückt die Menschen, aber hält sie gleichzeitig zufrieden. Es ist viel besser, sie denken zu lassen, es sei ihre Idee gewesen, an den Galgen zu gehen."

Anonym

Das zugrundeliegende Motiv all dessen, was Sie bisher gelesen haben, ist die Manipulation des menschlichen Bewusstseins. Man kann nicht Milliarden von Menschen mit Panzern in den Straßen und Soldaten vor den Türen kontrollieren. Dies kann man nur durch Teilen und Herrschen erreichen – und, indem man dem Massenbewusstsein (der öffentlichen Meinung) glauben macht, dass das, was man vorhat, eine gute Idee oder die einzige Möglichkeit sei.

Haben wir diesen Punkt erst einmal verinnerlicht, können wir die Manipulation durchschauen und gleichzeitig auch gewiefter denken, sodass man uns nicht mehr so leicht in die Irre führen kann. Nehmen wir beispielsweise an, Sie wollten mehr Kameras auf den Straßen, bewaffnete und autoritärere Polizeikräfte und den Abbau persönlicher Freiheit einführen. Sie möchten nicht, dass sich die Öffentlichkeit gegen diese Politik wehrt, sondern stattdessen ihre Einführung fordert. Wie erreichen Sie dieses Ziel? Mit hochkarätigen Gewaltverbrechen, die enorme Angst in der Gemeinschaft schüren. Wenn Sie das schaffen, werden die Leute an Ihre Türe klopfen und fordern, dass mehr Kameras in ihren Straßen aufgestellt und der Polizei mehr Waffen und Macht gegeben werden. Problem-Reaktion-Lösung. Und was könnte ein besserer Weg sein, mehr Verbrechen auszulösen, als zuerst eine Gesellschaft von „Habenden" und „Habenichtsen" zu schaffen, die von Sozialhilfe abhängig sind, und dann zu beginnen, den Wohlfahrtsstaat abzubauen? Man stellt die Leute vor die Wahl, entweder ihre Grundbedürfnisse nicht erfüllen zu können oder jemand anderem Geld oder Eigentum zu nehmen. Wenn letzteres geschieht, fordern die Verbrechensopfer und die Masse der Leute, welche die Berichterstattung über das Verbrechen sehen, dass „etwas getan werden muss".

Alle Aspekte der Gesellschaft werden dazu benutzt, diesen geistigen Staatsstreich voranzubringen. Das „Erziehungs"-System ist nicht dazu da, Kinder und junge Leute zu informieren, es ist dazu da, sie zu indoktrinieren. Dasselbe gilt für die Medien und die Werbung. Die steuerfreien Stiftungen koordinieren die „Erziehungs"-Politik der Schulen und Universitäten in den Vereinigten Staaten, und in Großbritannien wird dies zum Teil von einer geheimen Clique getan, die als All Souls Group bekannt ist. Diese Gruppe trifft sich dreimal im Jahr (äußerst passend) im Rhodes House an der Universität Oxford. Derartige Erziehungspolitik ist dazu gedacht, Systemklone und Weltregierungsunterstützer aus der Schule zu entlassen, obwohl die überwältigende Mehrheit der Lehrtätigen dies nicht erfassen wird.

Im Buch „The Robots' Rebellion" druckte ich den Auszug eines Dokumentes ab, das offenbar 1986 durch Zufall gefunden wurde und „Silent

Weapons For A Quiet War“ heißt. Eine weitere Version soll sich angeblich 1969 in den Händen des US-Marinegeheimdienstes befunden haben. Das Dokument ist eine wunderbare Erklärung der Technik der Massengehirnwäsche. Meine Version wurde in einem IBM-Fotokopierer gefunden, der bei einem Gebrauchtverkauf in Amerika erworben wurde, und es beschreibt die Technik der Massenbewusstseinskontrolle. Dieses 1979 datierte, sehr lange und detaillierte Dokument legt eine Politik dar, die seit den 1950er Jahren durchgeführt worden ist. Das Dokument besagt, dass: „Der stille Krieg … 1954 auf einem Treffen durch die internationale Elite erklärt wurde.“ Die Bilderberg-Gruppe traf sich zum ersten Mal 1954. Es ist wahrscheinlich, dass die Methoden, die in dem Dokument dargelegt werden, vom Tavistock Institute for Human Relations in London und seinen miteinander in Verbindung stehenden Ablegern angeregt wurden. Hier ist ein kleiner Eindruck vom Inhalt:

> „Die Erfahrung hat bewiesen, dass die einfachste Methode, die lautlose Waffe abzusichern und die Kontrolle über die Öffentlichkeit zu gewinnen, die ist, sie einerseits undiszipliniert und unwissend über grundlegende Prinzipien des Systems zu lassen und sie andererseits zu verwirren, zu zerstreuen und mit Dingen zu beschäftigen, die keine wirkliche Bedeutung haben.
>
> *Dies wird erreicht durch:*
>
> 1. Ausschalten ihres Verstandes; Sabotage ihrer geistigen Aktivitäten; Bereitstellen eines qualitativ geringen öffentlichen Bildungsprogramms in Mathematik, Systemdesign und Wirtschaftswissenschaften und Entmutigen von technischer Kreativität.
> 2. Inanspruchnahme ihrer Emotionen, Steigern ihrer Zügellosigkeit und ihrer Maßlosigkeit in emotionalen und körperlichen Aktivitäten durch:
>   a) pausenlose emotionale Beleidigungen und Angriffe (geistige und emotionale Vergewaltigung) durch ein permanentes Sperrfeuer von Sex, Gewalt und Kriegen in den Medien – besonders im Fernsehen und in den Zeitungen.
>   b) ihnen zu geben, was sie wünschen – und zwar im Übermaß – „Junk-Food für die Gedanken“ – und sie von ihren wirklichen Bedürfnissen abbringen.
>   c) Umschreiben der Geschichte und Gesetze und die Öffentlichkeit dieser abweichenden Kreation unterwerfen, dadurch in der Lage sein, ihr Denken von persönlichen Bedürfnissen weg zu künstlich geschaffenen äußeren Prioritäten hin zu verlagern.

Diese Dinge vermeiden ihr Interesse und ihr Entdecken der lautlosen Waffe der sozialen Automation. Die allgemeine Regel lautet, dass in der Verwirrung Profit liegt: Je mehr Verwirrung, desto mehr Gewinn. Daher ist die beste Methode die, Probleme zu schaffen und dann die Lösung anzubieten.

Kurzgefasst:

Medien: Lenke die Aufmerksamkeit des erwachsenen Publikums von den wahren gesellschaftlichen Problemen ab und beschäftige sie mit völlig bedeutungslosen Dingen.

Schulen: Halte die jungen Menschen in Unkenntnis über wirkliche Mathematik, wirkliche Wirtschaftswissenschaft, wirkliche Gesetzeskunde und wahre Geschichte.

Unterhaltung: Halte den öffentlichen Diskurs auf einem Niveau unterhalb von Sechstklässlern.

Arbeit: Halte die Öffentlichkeit beschäftigt, beschäftigt, beschäftigt ohne Zeit zum Nachdenken; zurück auf die Weide zu den anderen Tieren."

Dies beschreibt doch die heutige Welt, oder? Alle Hauptaspekte des Staatsstreichs sind vorhanden, und wir können diese Strategie jeden Tag im Einsatz beobachten. Will eine Regierung gegen eine Zielgruppe neue Gesetze als Teil des Plans einführen, Konformität zu verstärken und Freiheiten abzubauen, so beginnt man schon Monate, manchmal Jahre, bevor es noch irgendeinen Hinweis auf neue Gesetze gibt, die öffentliche Meinung gegenüber der Zielgruppe aufzuweichen. Durch Propaganda und fabrizierte Ereignisse wird die Öffentlichkeit gegen die Zielgruppe voreingenommen. Wenn der Gesetzentwurf schließlich vorgelegt wird, ist die potentielle Opposition entweder schon stark zurückgedrängt oder vollkommen zerstört. Nehmen wir zum Beispiel das Gesetzes der Criminal Justice Bill, das 1994 von der britischen Regierung eingeführt wurde. Es war ein Schandstück und gleichzeitig ein ungeheurer Anschlag gegen grundlegende Freiheiten, aber es segelte durch das Parlament mit der Unterstützung buchstäblich aller Parteien. Eine seiner vielen Zielscheiben waren die „Umherziehenden", die Gruppe von Menschen, die in Wohnwagen leben und während des Jahres zwischen verschiedenen Orten hin und her pendeln. Sie wurden von den Medien als „fahrende New-Ager" bezeichnet. Die Umherziehenden sind nicht perfekt – wer ist das schon? – aber es ist aufschlussreich sich anzusehen, wie sie behandelt wurden. In den ein bis anderthalb Jahren bevor das Criminal Justice Bill verkündet wurde, konnte man kaum eine Zeitung aufschlagen oder die Nachrichten schauen, ohne eine Geschichte zu sehen, die behauptete, dass die Umherziehenden ein „Problem" seien, das der „Lösung" bedürfe. Die Polizei stoppte und schikanierte die Konvois der Umherziehenden, wenn sie ihren Standort wechselten; Gemeinden verweigerten ihnen die Erlaubnis, ihre Grenzen zu durchqueren; Konflikte zwischen Umherziehenden und der Polizei brachen aus, nachdem Ärger und Frustration angewachsen waren. Alles wurde aufgezeichnet und in den Hauptnachrichten gesendet. Agents provocateurs vom britischen Geheimdienst waren dort, um die Dinge genau dann hochzuschaukeln, als die Kameras vor Ort waren – wie es diese Dienste auf der ganzen Welt tun.

Sobald die negativen Vorfälle und die Propaganda auf die öffentliche Meinung projiziert worden sind, ziehen die Meinungsforschungsinstitute mit ihren Klemmnotizblöcken los. Die Leute, die auf der Straße Fragen stellen, wissen nicht, womit sie es zu tun haben. Sie stellen einfach nur die Fragen, die man ihnen gesagt hat und für die sie bezahlt werden. Die Meinungsumfragen analysieren aber nicht die öffentliche Meinung, um die Wünsche des Volkes zu erfüllen, sondern lenken die öffentliche Meinung in eine bestimmte Richtung, indem sie oft Fangfragen benutzen, um die gewünschte Antwort zu erzielen. Sagen Sie den Leuten, dass 80 Prozent der Bevölkerung etwas glaubt und diejenigen mit der Herden-Mähntalität werden schnell zustimmen und dasselbe glauben. 80 Prozent der Leute können nicht Unrecht haben, nicht wahr? Natürlich können sie, wenn sie ihren Verstand an der Garderobe abgegeben haben. Die andere Rolle der Meinungsumfragen ist die, zu überprüfen, ob die Propaganda gegen eine Zielgruppe wirkt. Sobald die Meinungsumfragen bestätigen, dass eine ausreichende Mehrheit jetzt glaubt, dass die Zielgruppe ein Problem sei und „etwas getan werden muss", wird die Gesetzgebung (die Lösung) aus dem Aktenordner gezogen und dem Parlament vorgelegt. Diese Methode hat einen weiteren Vorteil, insofern die potentielle politische Opposition, oder was von ihr übrig ist, Konsequenzen für die Wahlen fürchtet, wenn sie sich gegen Gesetze stellt, die ein „Problem lösen" sollen, von dem die Öffentlichkeit jetzt programmiert ist zu glauben, dass „etwas getan werden muss". Daher passieren höchst umstrittene Gesetzesentwürfe wie das Criminal Justice Bill (das grundlegende Freiheitsrechte abschafft) das Parlament und werden tatsächlich zu geltendem Recht abgenickt. Sobald dieses Gesetz einmal in Kraft getreten war, verschwanden plötzlich all die „Umherziehende sind ein Problem"-Geschichten und sind bis heute, wo ich dies schreibe, nicht wieder aufgetaucht. Sie werden erst wieder zu hören sein, wenn noch schärfere Gesetze geplant werden. Bis dahin wird die öffentliche Meinung weiterhin mürbe gemacht, um Gesetze gegen andere Zielgruppen auf der Abschussliste der Elite zu akzeptieren, und die Öffentlichkeit wird wie Roboter in genau der von ihr geforderten Weise reagieren. Es sei denn, wir beschließen, die Kontrolle über unseren eigenen Verstand zurück zu erlangen.

Organisationen wie das Tavistock Institute for Human Relations (und seine Brüder und Schwestern in den Vereinigten Staaten, wie das Stanford Research Institute und die Rand Corporation) stellen Untersuchungen darüber an, wie Menschen individuell und kollektiv auf Ereignisse, Veränderungen und „Parolen" reagieren. Laut Nachforschungen, die ich gelesen habe,[1] war es das Tavistock-Institut, das die Politik der „zukünftigen Schocks" ersann, mittels derer das menschliche Bewusstsein mit so vielen Veränderungen, Ereignissen und widersprüchlichen Informationen bombardiert wird, dass es überlastet wird, abschaltet und gefügig wird. Dies passiert heute überall auf der Welt, besonders offensichtlich in den Vereinigten Staaten und in Japan, wo der Bevölkerung ein Vorfall nach dem anderen zugemutet wird, um sie mit Furcht und Unsicherheit zu erfüllen. Damit will man die japanische Gesellschaft destabilisieren und ihren Widerstand gegen grundlegende Veränderungen brechen.

Viele der sogenannten „spontanen" Trends, die von den jungen Leuten übernommen werden, werden von solchen und anderen Organisationen eingeführt und dann durch Werbung und die kontrollierten Medien hochgejubelt. Die Leute reden über den „letzten Schrei" und nur sehr wenige halten inne, um zu fragen: „Wo kam es her, und wer steckte dahinter?". Wir hören über die „Modewelle, die Amerika mitreißt" und das reicht. Die „Flower-Power"-Bewegung der 1960er wurde gekapert und von derselben bewusstseinsmanipulierenden Macht gelenkt. Die CIA und der britische Geheimdienst experimentierten in den 1950ern mit den Wirkungen der Droge LSD, bevor sie auf den Markt gebracht wurde, und zerstörten jede Möglichkeit von grundsätzlich positiver Veränderung, die aus dieser Zeit hätte hervorgehen können. 1953 orderte die CIA die gesamte Produktion von LSD von der Schweizer Firma Sandoz (die im Besitz von S. G. Warburg in London war.) Später machten sie dasselbe bei Eli Lilly, als die Firma begann, LSD in den Vereinigten Staaten zu produzieren. Die Leute standen derart unter dem Einfluss von Drogen und Lügen, dass sie dachten, LSD sei eine Waffe der „Freiheit". Einige denken das immer noch. Ich bin nicht sicher, ob die CIA und der britische Geheimdienst das irgendwie beabsichtig hatten.

Die Ablenkungstaktik

Alles, worüber ich hier spreche, fällt unter die Überschrift „Ablenkung“. Sie ist eine der wirkungsvollsten Waffen der Bewusstseinsmanipulation, die gegen die menschliche Psyche eingesetzt wird. Es gibt sie in vielen Formen. Wenn jemand gefangen gehalten wird, besteht eine Fluchtmöglichkeit darin, ein Ablenkungsmanöver zu starten. Es kann ein Streit sein oder ein Kampf unter Mitgefangenen. Sobald der Aufruhr ausbricht, ist jedermanns Aufmerksamkeit, auch die der Wächter, auf den Vorfall konzentriert. Das eröffnet die Möglichkeit, unbemerkt zu entkommen. Die Technik des Stierkämpfers ist eine weitere offensichtliche Form der Ablenkung, da er die Aufmerksamkeit des Stiers auf seinen Umhang konzentriert und so seine eigenen Verletzungen minimiert.

In einer Welt der Propaganda und der öffentlichen Bewusstseinskontrolle werden wir diesen Dingen ständig ausgesetzt. Antisemitismus-Vorwürfe gegen Leute, welche die Neue Weltordnung untersuchen, sind ein klassisches Beispiel für Ablenkung. Man konzentriert die Aufmerksamkeit auf den angeblichen Rassismus des Boten und lenkt so die Aufmerksamkeit von dem ab, was er oder sie eigentlich zu sagen hat. Es gibt auch die Strategie der Unterwanderung der „gemäßigten“ Flügel von politischen Parteien, während insgeheim ein extremer Spielplan verfolgt wird. Dieses Ablenkungsmanöver verhindert, dass Extremisten identifiziert werden, während sie selbst ihre legitimen politischen Gegner als Extremisten denunzieren. Von Zeit zu Zeit hören wir von „Enthüllungen“ über Geheimdienste. Aber wie viele davon sind echte Enthüllungen, und wie viele lässt man systematisch durchsickern, um die Menschen davon abzulenken, was wirklich vor sich geht? Ein Beispiel: Veröffentlichen Sie ein Buch von einem „Spion“, der bestimmte Leute als ausländische Agenten benennt. Veranstalten Sie mit Hilfe Ihrer kontrollierten Medien einen großen Wirbel und bringen Sie die Regierung dazu, sich heftig dagegen zu stellen. Das steigert Ihre Glaubwürdigkeit. Überzeugen Sie die Leute, dass die Namen, die von den „Informanten“ genannt wurden, richtig sind, sodass diejenigen, die in Wirklichkeit beteiligt waren, über jeden Verdacht erhaben sind. Wenn man umstrittene Gesetze einführen will oder eine Regierung sich gezwungen sieht, unangenehme Informationen über sich selbst zu enthüllen, dann sollte dies nach den Regeln der Ablenkung an einem Tag geschehen, an dem eine andere große Geschichte herauskommt. Wegen der massiven Medienberichterstattung über die andere große Story verringert das den Raum und die Bedeutung dessen, was Sie zu sagen haben.

An dem Tag, als der britische Innenminister Michael Howard die Einführung eines Personalausweises ankündigte, verkündeten die loyalistischen paramilitärischen Gruppen in Nordirland einen Waffenstillstand im Einklang mit dem, was von der republikanischen IRA gut geheißen worden war. Dies verringerte die Berichterstattung und die Reaktion in den Medien auf Michael Howards Personalausweis enorm. Ich glaube nicht, dass dies ein Zufall war, besonders, seitdem die Paramilitärs und die britische Regierung über das Netzwerk der Geheimgesellschaften und andere Kanäle in ständigem Kontakt stehen, ungeachtet dessen, was sie in der Öffentlichkeit sagen mögen – denn die geheime Kommunikation zwischen der IRA und ihrem „Feind", der britischen Regierung, wurde inzwischen öffentlich aufgedeckt.

Der Versuch, zwei Libyern für die Bombe im Pan-Am-Flug 103 die Schuld zu geben, die im Dezember 1988 in Lockerbie, Schottland, 270 Menschen tötete, ist ein weiterer Fall von Ablenkung. Keiner der Beweise deutet auf Libyen hin. Das Land ist ein praktischer Sündenbock, um die Aufmerksamkeit von dem abzulenken, was wirklich passiert ist, und um Gaddafis Regime zu destabilisieren. Die Beweise von unabhängigen Untersuchungen und Dokumentarfilmen weisen ganz klar auf andere Verbindungen im Nahen Osten, die CIA und weitere Geheimdienste hin. Am Ort des Lockerbie-Flugzeugabsturzes wimmelte es nur so von amerikanischen Agenten, wie Einheimische und die Polizei herausgestellt haben. Der Polizeistabsarzt David Fieldhouse sagte, er habe nach der Untersuchung von 59 Leichnamen Totenscheine ausgestellt, aber später fand er heraus, dass die Polizeiunterlagen nur die Einzelheiten von 58 Leichnamen enthielten.[2] Was mit dem fehlenden Körper passierte, scheint niemand zu wissen. Könnte das gerade der Körper gewesen sein, der erhellt hätte, was passiert war und wer es getan hat? Und wenn die Behörden nicht wussten, was passieren würde, warum wurden „VIPs" gewarnt, den Flug nicht zu nehmen, nachdem ihre Sitze schon gebucht worden waren? Unter diesen war Pik Botha, der südafrikanische Minister und andere, die ihn begleiteten, einschließlich des Chefs von BOSS, dem südafrikanischen Geheimdienst (der enge Verbindungen mit der CIA und dem Mossad hat). Sie stornierten nach einem Tipp aus Geheimdienstquellen kurz vor dem Abflug ihre Reservierungen für den Flug 103.[3] Pik Botha erzählte dem britischen Geschäftsmann Tiny Rowlands, dass diese Quellen zu denen gehörten, die „man nicht ignorieren konnte".[4]

Libyen wurde jahrelang als Ablenkung benutzt. Oberst Gaddafi wurde als das Monster aller Monster dargestellt, bis es nützlicher wurde, diesen Titel Saddam Hussein zu verleihen, George Bushs altem Freund. Die

Bombardierung von Tripolis 1986 durch US-Flugzeuge , die von britischen Stützpunkten aus starteten, war Teil der Strategie. Dutzende von libyschen Zivilisten, einschließlich Kindern, wurden von den Amerikanern (mit britischer Unterstützung) ermordet, als Vergeltungsmaßnahme für „Libyschen Terrorismus" in einer West-Berliner Diskothek, für den wieder keinerlei Beweise existierten, wie später von den deutschen Ermittlern zugegeben wurde. Ich weiß über Gaddafi nichts Genaues, aber ich habe Behauptungen gehört, dass er von den USA gehasst werde. Andere behaupten, dass dieser „Hass" eine Tarnung für CIA-Terroristentraining mit Stützpunkt in Libyen ist, das die Fähigkeiten der IRA, der Roten Brigaden und anderer Terrorgruppen geschliffen haben soll. Es ist schwer zu sagen, aber ich schaue mir hier nur die merkwürdigen Verbindungen rund um die Lockerbiebombe an. Der Mann, der die Schrift für Ronald Reagan verfasste, die eine Kampagne zur Zerstörung des Gaddafi-Regimes durch Lügen und Desinformation vorschlug, war (nach eigenem Bekenntnis) der CIA-Mitarbeiter Vincent Cannistraro. Er arbeitete drei Jahre lang mit Oliver North an der Kampagne, die schließlich zur Bombardierung von Tripolis führte. Wer war der Mann, der ernannt wurde, um die CIA-„Untersuchung" über Lockerbie zu leiten, die zu dem Schluss kam, dass zwei Libyer verantwortlich wären? Kann das sein? Ja, es kann: Vincent Cannistraro. Ein Teil der CIA-Kampagne gegen Libyen schloss den Mord an der britischen Polizistin Yvonne Fletcher durch die CIA am 17. April 1984 auf dem St. James Square in London ein. Dieser Mord wurde den Mitarbeitern des libyschen Volksbüros angelastet. Einige Untersucher glauben jedoch, dass sie von einem CIA-Scharfschützen vom St. James Square Nr. 8 aus erschossen wurde, der in der Nähe des Büros lag. Dieses Gebäude war nur wenige Monate vorher von einer Firma mit bekannten CIA-Verbindungen gemietet worden.

Trotz dieser Informationen und der Tatsache, dass keine Beweise auf eine Beteiligung Libyens an dem Lockerbie-Bombenanschlag hindeuteten, fuhren die Vereinten Nationen (Globale Elite) fort, gegen das Land Sanktionen zu verhängen! Und der britische Premierminister verwehrte den beiden Libyern ein Gerichtsverfahren in einem neutralen Land. Entweder ist die britische Regierung auf den höchsten Ebenen atemberaubend dämlich, oder sie weiß mehr über Lockerbie, als sie den Menschen zu enthüllen bereit ist, die sie gewählt haben. Die Vereinigten Staaten und die Elite benutzten die ganze Zeit über die „Schaff-ein-Monster"-Technik, um die Aufmerksamkeit von der Tatsache abzulenken, dass sie selber auf der ganzen Welt weit extremere Regimes errichten und deren Drahtzieher sind. Als der US-Flugzeugträger USS Vincennes 1988 „aus Versehen" eine Rakete abfeuerte, um ein iranisches Passagierflugzeug mit 290 Menschen an Bord abzuschießen, wurde nicht über Monster und Terrorismus gesprochen.[5] Die Vincennes war im persischen Golf stationiert, um Saddam Hussein zu unterstützen, damals Amerikas Freund und Alliierter im irakischen Krieg mit dem Iran. Der Kommandeur des Schiffs wurde „schwer bestraft“: Ihm wurde von George Bush der „Legion of Merit Award“ verliehen, für „außergewöhnlich verdienstvolle Führung bei der Leistung von herausragenden Diensten“ und für die „ruhige und professionelle Atmosphäre“ unter seinem Befehl während der Zeit, als der Jet zerstört wurde.[6]

Ein weiteres Ablenkungsmanöver ist die Strategie der „einzelnen Schritte“. Die Elite kennt das Endziel und die erforderlichen Einzelschritte, um die öffentliche Meinung für dieses Endziel zu manipulieren. Aber wenn sie die Leute von diesen Schritten überzeugen will, muss jeder einzelne gänzlich unabhängig von den anderen vorgeschlagen werden. Werden sie von der Allgemeinheit einmal als Verbindungsglieder in einer Kette erkannt, die zu einer globalen zentralisierten Tyrannei führt, ist das Spiel natürlich verloren. Wenn man Menschen mit Strichcodes versehen will, die an einen zentralen Computer angeschlossen sind, muss man sie zuerst dahin bringen, dass sie Kreditkarten und Personalausweise akzeptieren. Man kann sogar noch subtiler sein, indem man als erstes ankündigt, dass die Personalausweise keine Pflicht würden, so wie es Michael Howard auf der Konferenz der Konservativen Partei tat. Enttäuschungsrufe unter den Zuhörern, die sie obligatorisch machen wollen, lässt die Drahtzieher im Vergleich dazu positiv moderat erscheinen, und der anfängliche Widerstand der Bürgerrechtsbewegungen wird verwässert, weil die Regierung sagt: „Aber sie sind doch nicht Pflicht; die Leute haben die Wahl.“ Natürlich steckt der Plan dahinter, sie zur Pflicht zu erklären und dann die Strichcodierung einzuführen, aber das Täuschungsmanöver in Einzelschritten erfordert, dass es in verschiedenen Phasen getan wird, damit die Menschen nicht erkennen, was wirklich vor sich geht. Diese Taktiken werden auf allen Ebenen der Gesellschaft eingesetzt. Wenn man das unberührte, isolierte Land einer Gegend erschließen will und man Pläne ankündigte, eine Wohnsiedlung oder eine Industrieanlage zu bauen, würde das enormen Widerstand hervorrufen. Stattdessen besteht die erste Stufe darin, eine Straße vorzuschlagen, um den Leuten besseren „Zugang“ zu dem Gebiet zu ermöglichen. Sobald dies erreicht ist, beginnen einige wenige Gebäude aufzutauchen, dann mehr und mehr, bis man in Phasen das erbaut hat, was man von Anfang an beabsichtigt hatte. Dies ist einer der Gründe, warum die Informationen in diesem und ähnlichen anderen Büchern so wichtig sind. Sobald man die Endziele kennt, kann man die Einzelschritte dorthin leicht erkennen.

Die „Freie" Presse

Keine dieser Bewusstseinsmanipulationen könnte ohne die Medien vonstatten gehen. Und wieder wissen nur wenige Menschen innerhalb der Medien, dass sie eine Schlüsselrolle bei der Programmierung des menschlichen Bewusstseins spielen, auf der Straße zu einer globalen Tyrannei. Die überwältigende Mehrheit der Journalisten hat keine Ahnung, wie sie benutzt wird. Ich würde sogar noch weiter gehen. Ausgehend von meiner langjährigen Erfahrung in den Medien und in letzter Zeit auch von der anderen Seite des Mikrophons und des Notizblocks glaube ich, dass diejenigen Berufe, in denen man allgemein am wenigsten Bescheid weiß und am wenigsten gewieft ist, der Journalismus und die Politik sind. Wie ich schon früher angedeutet habe, sind sie zwei Aspekte derselben Illusion. Die Politiker handeln, als ob sie die Welt regierten, und die Medien berichten über Ereignisse so, als ob die Politiker die globalen Entscheidungsträger seien. Auf diese Weise können diejenigen, die wirklich die Kontrolle haben, unidentifiziert im Schatten bleiben, ohne dass über sie berichtet wird. Ab und zu trifft man auch auf einen ausgesprochen gescheiten Journalisten, der hinter die Fassade blickt. Solche Leute wissen, dass sie in einer Medienstruktur gefangen sind, die ihre journalistische Freiheit ernsthaft beschränkt. Trotzdem nehmen sie wenigstens jede Gelegenheit wahr, um so viele Informationen wie möglich zu vermitteln. Von diesen Leuten durfte ich ein paar kennenlernen, und es ist eine Freude, sich mit ihnen zu unterhalten. Wenn das nur beim Rest auch der Fall wäre. Die meisten Journalisten bei Lokal- oder Regionalzeitungen oder beim lokalen Radio sitzen nur ihre Zeit ab und sind dazu programmiert, dieselbe alte Establishment-Leier immer wieder unhinterfragt zu reproduzieren und dabei zu denken, ihre Berufserfahrung hätte sie clever gemacht. Oder es sind junge Leute frisch von den Universitäten, die keine Erfahrung mit der Manipulation haben, die in der Welt stattfindet. Es gibt Ausnahmen, das möchte ich betonen, aber ich spreche hier allgemein. Ich möchte damit niemanden verurteilen, aber da dieses Denkmuster zwischen den Weltereignissen und der Art steht, wie für das Publikum darüber berichtet wird, ist es wichtig, dass wir über die Natur dieses Filters und den stattfindenden Filterungsprozess Bescheid wissen.

Ich erinnere mich, wie ich eines Abends in Südengland in ähnlicher Weise sprach, wie ich es in diesem Buch dargelegt habe. Es gab eine Person unter den Zuhörern, die über ihrem Kopf ein ständiges Fragezeichen zu haben schien. Es stellte sich heraus, dass es die örtliche Journalistin war. Als ich dann ihren Bericht sah, lautete die Schlagzeile: „Ickes alte Theorien über die Neue Weltordnung“. Ich war verblüfft. „Alte Theorie?“ Hatte ihre Zeitung denn schon vorher über die globale Verschwörung berichtet? Natürlich nicht. Die Überschrift bezog sich auf die Behauptung der Reporterin, dass das, was ich an jenem Abend über die Natur der Neuen Weltordnung gesagt hatte nicht neu sei, da George Bush dieselben Worte schon Jahre vorher benutzt hätte! Wäre dies nur ein extremes Einzelbeispiel für die Gedankengänge, die dann unsere Nachrichten liefern, dann wäre es ja kein Problem. Aber das ist es eben nicht. Ich könnte ein ganzes Buch mit Geschichten über Leute füllen, die tapfer behaupten Journalisten zu sein, und die dabei Fragen gestellt und Artikel geschrieben haben, die einen Zweijährigen wie den Gipfel der geistigen Reife aussehen ließen.

Auf der nationalen und internationalen Ebene ist die Anzahl von Journalisten, die den menschlichen Geist bewusst manipulieren, weit größer als bei den Lokal- und Regionalmedien, aber sie ist dennoch relativ gering. Die Restlichen passen sich einfach den traditionellen Strukturen und Einstellungen an und lassen zu, dass sie manipuliert werden, um dann ihre Zuhörer zu manipulieren. Ich arbeitete über Jahre in der nationalen Nachrichtenzentrale des *BBC*-Fernsehens, und jeder um mich herum schien äußerst aufrichtig zu sein. Die meisten waren sehr nette Leute, die ihre Kinder liebten und es nicht wünschen würden, ihnen eine zentralisierte globale Diktatur zu hinterlassen. Aber jeden Tag produzieren sie Geschichten, die ihre Millionen von Zuschauern mit genau der Schlagzeile versorgen, die die Elite sie hören und sehen lassen will.

Um die Welt zu manipulieren, muss man nicht die ganze Zeit Leute durch die Gegend schicken, die versuchen, wie ein Bühnenartist ein Dutzend Teller auf Stäben kreisen zu lassen. Sobald man die Struktur einmal geschaffen hat, muss sich jeder Neuling, der zur Organisation hinzustößt, z.B. zu einer Zeitungs- oder Fernsehnachrichtenzentrale, sich den vorhandenen Abläufen anpassen. Hievt man dann noch seine Repräsentanten in die wenigen Schlüsselstellungen, die neues Personal einstellen, funktioniert es sogar noch besser, denn dann kann man die Stelle mit lauter Klonen der eigenen Meinung besetzen. Journalisten haben natürlich die Aufgabe, über Ereignisse zu berichten. Wenn man bedeutsame Ereignisse fabrizieren kann, wird auch darüber berichtet werden. Dazu muss man nicht jeden einzelnen Journalisten kontrollieren. Meistens stammt die Hintergrund-Information und die Erklärung des Ereignisses ohnehin aus offiziellen Quellen. Schauen Sie sich heute die Fernsehnachrichten an, wenn Sie können, und hören Sie, woher die Informationen der Reporter ganz überwiegend stammen: aus offiziellen Quellen. Auf diese Weise wird die Berichterstattung und die Erklärung über ein fabriziertes Ereignis – sei es eine „terroristische Bombe“ oder ein „Wirtschaftsproblem“ – sogar ohne direkte Manipulation eines einzelnen Journalisten genauso lauten, wie man sie haben will.

Die Berichterstattung über den grauenhaften Bombenanschlag von Oklahoma City im April 1995 war ein weiteres Beispiel für den Marionettenjournalismus am Gängelband. Welche offiziellen Statements auch immer abgegeben wurden, die Medien bissen sofort an und akzeptierten sie, ohne die Tatsachen zu hinterfragen. Ich hörte zu dieser Zeit das *Radio Five* der *BBC*, und sie stellten eine Dame von einer amerikanischen Organisation vor, von der ich noch nie gehört hatte. Es gab keine einzige Frage darüber, wofür ihre Organisation stand, wer sie finanzierte und was ihr Hintergrund sei. Der Interviewer legte ihr einfach Fragen vor und erlaubte ihr, unangefochten ihre „Experten“-Meinung über die Leute abzugeben, die, wie sie glaubte, das Attentat ausgeführt hatten. In einem Fernsehbericht von 1995 plapperte das sogenannte „Schwergewicht“, Nachrichtenmoderator John Humphreys, die Regierungsposition über Oklahoma nach und benannte McVeigh und die Milizen als den „inneren Feind“, noch bevor überhaupt ein Verfahren stattgefunden hatte! Und diese Leute nennen sich „Journalisten“. Es ist unglaublich.

Wenn Sie sich die Nachrichten ansehen, sollten Sie einmal zur Kenntnis nehmen, wie kurz die einzelnen Tagesthemen sind. Sogar in großen Geschichten gibt es gewöhnlich gerade genug Zeit um zu sagen, was passiert ist, und wie die (offizielle) Erklärung lautet. Ich wurde damals von Millionen ausgelacht, als ich 1991 bezweifelte, dass die Gestalt, die ich in den Fernsehnachrichten gesehen hatte, der wahre Saddam Hussein gewesen sei. Da war dieser Mann auf dem Bildschirm zu sehen, und der Reporter oder Nachrichtenmoderator sagte, es sei Saddam. Man sagte uns, wen er an diesem Tag getroffen habe und bei einer Gelegenheit durch einen Fluss geschwommen sei, um seinen Untertanen zu zeigen, dass er nach dem Golfkrieg am Leben und wohlauf sei. Mittlerweile wissen wir von einem irakischen Überläufer, dass es nicht der echte Saddam gewesen ist, sondern ein Doppelgänger. Die Medien werden Tag für Tag hinters Licht geführt, und anschließend führen sie das Publikum hinters Licht. Fragen Sie 99 Prozent der Journalisten nach den Bilderbergern, dem Council on Foreign Relations, die Trilaterale Kommission und die Elite im Allgemeinen, und man wird Sie bestürzt anschauen. Sie werden nicht einmal von diesen gehört haben, ganz zu schweigen davon, was deren Rolle ist.

Aber es gibt einige Journalisten in strategischen Positionen, die davon wissen und die Arbeit dieser Organisationen aktiv unterstützen. Die Medien sind ein derart mächtiges Vehikel für einen Staatsstreich, dass das Potential grenzenlos wäre, wenn sie jemals in die Hände der Elite fielen. Aber wir müssen uns keine Sorgen machen, denn wir haben ja unabhängige Medien, wie man uns so oft versichert. Hmmm. Unabhängig von was und von wem? 1993 wurden in der August/September-Ausgabe des niederländischen Magazins *Exposure* Einzelheiten über die Aufsichtsräte der drei Fernsehkanäle *NBC*, *CBS* und *ABC* in den Vereinigten Staaten veröffentlicht. Diese drei Fernsehgesellschaften sollen angeblich im „Wettbewerb" stehen und es ist genau dieser „Wettbewerb", der Teil der Unabhängigkeit ist, die sicherstellt, dass wir unvoreingenommene Nachrichten genießen können. So lautet jedenfalls die Theorie. Die *Exposure*-Untersuchung beruhte auf dem Werk von Eustace Mullins, dem Erforscher der amerikanischen Neuen Weltordnung, mit dem ich allerdings wenig gemeinsam habe. Folgendes ist jedoch beweisbare Tatsache: *NBC* ist eine Tochtergesellschaft von *RCA*, ein Medienkonglomerat, das regelmäßig in den Lebensläufen einer Reihe von Leuten auftaucht, die in diesem Buch erwähnt werden. Unter den *NBC*-Direktoren, die in Mullins' Artikel erwähnt wurden, waren: John Brademas (CFR, TK, Bil), ein Direktor der Rockefeller-Stiftung; Peter G. Peterson (CFR), ehemaliger Chef von Kuhn, Loeb und Co. (Rothschild) und ehemaliger Handelsminister; Robert Cizik, im Vorstand von *RCA* und der First City Bancorp, die in einer Zeugenaussage vor dem Kongress als Rothschild-Bank identifiziert wurde; Thomas O. Paine, Präsident von Northrup Co. (der große Waffenkonzern) und Direktor des (von der Elite kontrollierten) Institute for Strategic Studies in London; Donald Smiley, ein Direktor zweier Morgan-Firmen, Metropolitan Life und US Steel; Thornton Bradshaw, im Vorstand von *RCA*, Direktor des Rockefeller Brothers Fund, von Atlantic Richfield Oil und dem Aspen Institute of Humanistic Studies (die beiden letzteren werden geführt von dem „Umweltaktivisten" und Elite-Bilderberger Robert O. Anderson). Der *NBC*-Vorstand ist ganz deutlich unter Rockefeller-Rothschild-Morgan-Einfluss.

Eine andere amerikanische Fernsehgesellschaft, *ABC*, hatte unter ihren Vorstandsdirektoren: Ray Adam, Direktor von J.P. Morgan, Metropolitan Life (Morgan) und dem Morgan Guaranty Trust; Frank Cary, Vorstandsmitglied von IBM und Direktor von J.P. Morgan und dem Morgan Guaranty Trust; Donald C. Cook (CFR, Bil), Hauptteilhaber des Bankhauses Lazard Freres; John T. Connor (CFR) von der Kuhn, Loeb (Rothschild) Anwaltsfirma Gravath, Swaine and Moore, ehemaliger Assistent des Marineministers, US-Wirtschaftsminister, Direktor der Chase Manhattan Bank (Rockefeller/Rothschild), von General Motors und im Vorstand der J. Henry Schröder Bank und Schröder Inc. in London (siehe die Finanzierung von

Hitler); Thomas M. Macioce, Direktor von Manufacturers Hanover Trust (Rothschild); George Jenkins, im Vorstand von Metropolitan Life (Morgan) und Citibank (die viele Rothschild-Verbindungen hat); Martin J. Schwab, Direktor des Manufacturers Hanover Trust (Rothschild); Alan Greenspan (CFR, TK, Bil), Präsident der Federal Reserve, Direktor von J.P. Morgan, Morgan Guaranty Trust, Hoover Institution, *Time Magazine* und General Foods; Ulric Haynes Jr., Direktor der Ford-Stiftung und der Marine Midland Bank (im Besitz der Hong Kong und Shangai-Bank). Dasselbe Rockefeller-Rothschild-Morgan Aufgebot sehen wir wiederum bei den Direktoren der *ABC*-Fernsehgesellschaft, die, so erzählt man uns, unabhängig von *NBC* sei. Der *ABC*-Fernsehkanal wurde von City Communications übernommen, dessen bekanntester Direktor Robert Roosa (CFR, Bil) ist, Seniorpartner von Brown Brothers Harriman, die enge Verbindungen mit der Bank von England hat. Roosa und David Rockefeller wird zugeschrieben, Paul Volcker für den Vorsitz des Federal Reserve Board ausgewählt zu haben.

Dies bringt uns zu *CBS*, der dritten „unabhängigen" Fernsehgesellschaft. Ihre finanzielle Expansion wurde lange Zeit von Brown Brothers Harriman und ihrem Seniorpartner Prescott Bush überwacht, der *CBS*-Direktor war. Die *CBS* wickelt ihre Bankangelegenheiten über den Morgan Guaranty Trust ab, und bei den Forschern der Neuen Weltordnung häufen sich die Berichte über *CBS*-Verbindungen mit der CIA und dem britischen Geheimdienst. Einige bezeichnen *CBS* als das Conspiracy Brainwashing System – das Gehirnwäschesystem der Verschwörung. Im *CBS*-Vorstand waren: William S. Paley (Kom300) als Vorsitzender (für den Prescott Bush persönlich das Geld bereitstellte, um die Gesellschaft zu kaufen); Harold Brown (CFR), Geschäftsführer der Trilateralen Kommission und ehemaliger Luftwaffen- und Verteidigungsminister; Roswell Gilpatric (CFR, Bil) von der Kuhn, Loeb (Rothschild) Anwaltsfirma Gravath, Swaine and Moore und ehemaliger Direktor der Federal Reserve Bank von New York; Henry B. Schnacht, Direktor der Chase Manhattan Bank (Rockefeller/Rothschild), des Council on Foreign Relations, des Brookings Institute und des Commitee for Economic Development; Michel C. Bergerac, Präsident von Revlon und Direktor der Manufacturers Hanover Bank (Rothschild); James D. Wolfensohn (CFR, TK, Bil), früherer Chef der J. Henry Schröder Bank, der enge Verbindungen mit den Rothschilds und den Rockefellers hat (1995 nominierte ihn Bill Clinton erfolgreich als Chef der Weltbank); Franklin A. Thomas (CFR), Chef der Ford-Stiftung; Newton D. Minow (CFR), Direktor der Rand Corporation und, neben vielen anderen, der Ditchley-Stiftung, die enge Verbindungen mit dem Tavistock-Institut in London und der Bilderberg-Gruppe hat. Menschen, die mit Forschungen in Verbindung stehen, wie das öffentliche Bewusstsein auf Ereignisse und Informationen reagiert, sitzen im Vorstand einer Fernsehgesellschaft der Vereinigten Staaten? Was?

Wiederum sehen wir bei *CBS* dieselben Namen an der Spitze, und alle drei Fernsehgesellschaften sind eng mit dem Council on Foreign Relations und der Trilateralen Kommission verzahnt. Wie kann dann bloß behauptet werden, dass die drei Fernsehkanäle in Amerika unabhängig sind, durch die die überwältigende Mehrheit der Amerikaner ihre Nachrichten erhalten? Sie werden alle von denselben Leuten kontrolliert oder zumindest stark von ihnen beeinflusst! Bedenken Sie, welchen Einfluss man hat, wenn man nur solche Produzenten, Journalisten und Herausgeber rekrutiert, die die eigenen Ansichten und Ziele unterstützen und gleichzeitig jene hinauswirft, die einen steuernden Eingriff in den Informationsfluss ablehnen. Dadurch wird es möglich, eine gemeinsame Linie von Ereignissen und Nachrichten zu verkaufen, und man stellt sicher, dass das amerikanische Volk keine anderen Erklärungen bekommt als die, die man ihm glauben machen will. Im Juli 1995 fusionierte *ABC* mit dem Walt Disney Imperium, und der Gigant Westinghouse Electric machte sich daran, *CBS* zu kaufen. Zwei Monate später verkündete *Turner Broadcasting*, die Gesellschaft hinter *CNN Television*, Pläne, mit *Time-Warner* zusammenzugehen. Der Deal wurde zwischen dem *Time-Warner*-Präsidenten Gerald M. Levin (TK) und Ted Turner (Kom300) ausgehandelt, einem führenden Unterstützer der neuen globalen Ordnung. Im Kapitel 1 dieses Buches haben wir die Geschichte von *Time-Warner* bereits erörtert. Die Konzentration von Macht gewinnt an Fahrt.

Dieselbe vertraute Elite kontrolliert die drei Fernsehstationen und Amerikas Hauptzeitungen wie die *New York Times*, die *Washington Post* und die *Los Angeles Times*. Wir haben noch nicht einmal all die anderen Medien-Betätigungsfelder und internationalen Nachrichtenagenturen (wie *Reuters*) erwähnt, welche die Elite kontrolliert, sowie die Agenturen, die von den großen Zeitungen betrieben werden, die wiederum die kleineren Zeitungen über Telexgeräte und Kolumnisten des Zeitungssyndikats mit einer gemeinsamen Position versorgen. Die Möglichkeiten der Bewusstseinsmanipulation, die sich dadurch eröffnen, sind einfach unglaublich. Eine Menge führender US-Journalisten und Herausgeber sind Mitglieder im Council on Foreign Relations und der Trilateralen Kommission, und sie arbeiten durch ihre Auswahl, Analyse und Darstellung von Nachrichten und Informationen insgeheim für die Parteilinie. Ganz typisch war ein „Bericht“ des berühmten *CBS*-Nachrichtenmoderators Walter Cronkite über den Reichtum und die Macht der Rockefellers. Er schloss mit der Bemerkung, dass, wenn eine bestimmte Familie schon über so viel Reichtum und Macht verfügen sollte wie die Rockefellers, sei es zumindest eine gute Sache, dass es gerade die Rockefellers sind.[7] Hört irgendjemand Schalmeien? Ich bin dankbar für die Untersuchung von Oberst Barry Turner über die Besitzverhältnisse bei den britischen Medien in den frühen 1990ern, die er 1992 als Schrift mit dem Titel „Control of the Communications Media and Conditioning of the Public Mind“ veröffentlichte. Viele der folgenden Informationen über Namen und Zeitungen besitze ich dank dieser sorgfältigen Arbeit. Die führende „Qualitäts“-Zeitung in Großbritannien ist der *Daily Telegraph*. Dieser ist über die Hollinger Group im Besitz des Kanadiers Conrad Black. Der Gruppe gehören mehr als 200 Zeitungen und Zeitschriften in Großbritannien, den Vereinigten Staaten, Kanada und Israel, und sie begann ihr Leben als Tarngesellschaft, die vom britischen Geheimdienst aufgebaut worden war, wie ich bereits früher erläuterte. Conrad Black ist Mitglied im Leitungskomitee der Bilderberger, ein Trilateraler und Mitglied des Institute for Strategic Studies. Die dienstältesten internationalen Berater für die Hollinger Group sind Henry Kissinger (CFR, TK, Bil, RIIA, Kom300) und Lord Carrington (TK, RIIA, Bil, Kom300). Einige Mitglieder des Hollinger International Supervisory Board sind Zbigniew Brzezinski (CFR, TK, Bil); Giovanni Agnelli (Bil, Schwarzer Adel, Kom300); David Brinkley (CFR), Nachrichtenkommentator der *ABC*-Nachrichten; Paul Volcker (CFR, TK, Bil), Präsident des Federal Reserve Board, der für die „Reaganomics“ und den „Thatcherismus“ verantwortlich war; Lord Rothschild, Präsident von Rothschild Holdings; und Lord Hanson, Präsident von Hanson plc. Im Vorstand vom *Daily Telegraph* sitzt Evelyn de Rothschild, Präsidentin der N.M. Rothschild Handelsbank. Die N.M. Rothschild ist die Handelsbank für die Hollinger Group, um die trauliche Runde komplett zu machen.

Ein ehemaliger Chef-Herausgeber und Vorstandsmitglied beim *Daily Telegraph* ist Andrew Knight, ein weiteres Mitglied des Leitungskomitees der Bilderberg-Gruppe und der Ditchley-Stiftung und früher beim *The Economist* (Direktorin Evelyn de Rothschild), eine Zeitschrift, die dafür kreiert wurde, um Druck für die Aufhebung der Mais-Schutzgesetze zu machen und die Prinzipien des „Freihandels“ zu fördern. Knight strebte weiter aufwärts und wurde leitender Direktor von Rupert Murdochs *News International*, das *The Sun* besitzt, *News Of The World*, *The Times* und die *Sunday Times*. Murdoch ist der Besitzer von Zeitungen, Zeitschriften und Fernsehgesellschaften, die Schätzungen zufolge einen potentiellen Konsumentenkreis von drei Milliarden Menschen haben. Darin sind seine Anteile an der Filmindustrie noch nicht enthalten. Er versucht im Augenblick, sich an den globalen Telefon- und Kommunikationskonzern *MCI* zu koppeln und hat ein Angebot für Teile des weitreichenden Medienimperiums von Berlusconi in Italien unterbreitet. Laut der Zeitung *The European* plant er auch, seine Medienbeteiligung in Europa wesentlich auszubauen.[8] In einem Bericht der Zeitung *The Spotlight* mit dem Titel: „Was führt Murdoch im Schilde, und wer unterstützt ihn?" stellte der Autor Dan McMahan den Aufstieg dieses Medienmoguls in Zusammenhang mit Namen wie Harry Oppenheimer (Südafrika, Anglo-American, De Beers), Armand Hammer (Occidental Petroleum), der Familie Bronfman (die der Hollinger Group und der Anti-Defamation League nahe stehen) und den Rothschilds.[9] Wir sollten nicht zu sehr auf die Strohmänner schauen, sondern auf die Drahtzieher, die hinter ihnen stehen. Sie sind es, die das Geld zur Verfügung stellen und die Politiker so manipulieren, dass große Medienübernahmen zugelassen und Kartelle gebildet werden können. Mit unglaublicher Heuchelei sagte Conrad Blacks *Daily Telegraph* über Murdochs Reich: „Dies ist eine riesige und potentiell gefährliche Konzentration von Medienmacht..."[10] Das Imperium des *Telegraph*-Besitzers etwa nicht?

Die kontrollierten Medien können das Publikum mit denselben Grundbot-schaften versorgen und das kollektive Bewusstsein hypnotisieren, damit es sie akzeptiert. Denn wenn dieselben Botschaften von scheinbar voneinander unabhängigen Medien kommen, dann müssen sie wahr sein, da „es alle sagen". Genauso, wie wir in einem Einparteienstaat leben, haben wir auch einen Einmedienstaat. In Großbritannien sollte man annehmen, dass Murdochs *Sun*, der *Independent* oder der *Guardian* weit auseinander liegen und verschiedene Meinungen vertreten. Analysiert man aber die Art, wie sie arbeiten und worin sie alle übereinstimmen, dann bietet keine der Zeitungen eine radikale Alternative zur augenblicklichen Situation. Sie sagen in Wirklichkeit alle dasselbe. Sie sagen es nur auf andere Weise. Die am wenigsten radikale Zeitung in Großbritannien ist die, von der behauptet wird, sie sei die radikalste: *The Guardian*, der Inbegriff jener Bewusstseinsschablone, die ich die „Roboter-Radikalen" nenne. Der Gründer und Herausgeber des *Independent*, dem „Rivalen" des *Guardian*, ist Andreas Whittam Smith, der während seiner Jahre an der Spitze der Zeitung Mitglied der Trilateralen Kommission war. Die politische „Wahlmöglichkeit" ist eine Illusion, genauso wie die „Wahlmöglichkeit" der Medien. Tatsächlich sind beide nicht voneinander zu trennen.

Als mein Erfolg darin wuchs, diese Art unterdrückter Informationen öffentlich zugänglich zu machen, wurde die Kampagne verstärkt, mich zu diskreditieren. Auf eine Art war ich erfreut, denn es bewies, dass ich ein paar von den Leuten, die das menschliche Bewusstsein kontrollieren möchten, auf die Nerven ging. Die Zeitung *The Jewish Chronicle*, die Worte wie Freiheit und Wahrheit nachplappert, fing an, ungeheuerliche Verdrehungen über das zu schreiben, was ich sage und tue. Ich hatte eine Unterhaltung mit der Pressebeauftragten des Abgeordnetenrats der britischen Juden – eine nette Frau – die mit einem David Icke sprach und gleichzeitig von einem ganz anderen David Icke im *Jewish Chronicle* las. Verständlicherweise war sie verwirrt. Ich war es nicht, denn es war leicht abzusehen. Der Anblick einer Zeitung wie des *Chronicle*, die sich moralisch in die Brust wirft und gleichzeitig schamlos lügt, ist nicht sonderlich schön.

Es war jedoch der *Guardian*, das tägliche Hausmagazin des Roboter-Radikalen-Denkmusters, den ich am interessantesten fand. Einer seiner Reporter, ein Paul Brown, kam zu einer Veranstaltung nach Glastonbury und baute einen Artikel um einen Mann herum auf, der meine Bücher zwar nicht gelesen hatte, aber trotzdem Flugblätter dagegen verteilte! Dieses Anti-Icke-Stück kam von einer Zeitung, die behauptet, für die Freiheit zu stehen. Bitte entschuldigen Sie, dass ich vor Lachen umfalle. In dem Artikel tauchten die eindimensionalen Klischees über „Jünger" und anderer kindischer Unsinn auf, aber nirgendwo wurden die Bilderberg-Gruppe und ihre RIIA-, CFR- und TK-Netzwerke erwähnt, über die ich einen Großteil des Abends gesprochen hatte. Aber wie sagen die Illuminaten-Protokolle noch gleich?

> „Alle unsere Zeitungen werden alle möglichen Richtungen repräsentieren – aristokratisch, republikanisch, revolutionär, sogar anarchisch – so lange natürlich, wie die Verfassung existiert … Wie die indische Gottheit Vishnu werden sie hunderte von Händen haben, und jede von ihnen wird einen Finger auf irgendeiner der politischen Meinungen haben. Erhöht sich ein Pulsschlag, werden diese Hände die öffentliche Meinung in die Richtung unserer Ziele führen, denn ein aufgeregter Patient verliert alle Urteilsfähigkeit und lässt sich leicht etwas vormachen. Die Narren, die denken, dass sie die Meinung einer Zeitung aus ihrem eigenen politischen Lager wiederholen, werden unsere Meinung wiederholen oder jede andere, die uns wünschenswert erscheint. Im vergeblichen Glauben, dass sie ihrem Parteiorgan folgen, folgen sie in Wirklichkeit der Fahne, die wir für sie aushängen."
>
> **Protokoll 12**

Und die meisten Journalisten, vermutlich auch Mr. Brown, werden keine Ahnung davon haben, wie sie benutzt werden. Jemand, der „The Robots' Rebellion" gelesen hatte und täglicher Leser des *Guardian* war, schrieb mir, weil er dachte, die Zeitung habe jene Integrität, an der es den anderen mangele. Er war verblüfft, Browns Artikel zu lesen, der, wie er sagte, eine krasse Fehlinterpretation meiner Arbeit sei. „Ich dachte, ich könnte dem *Guardian* trauen", meinte er. Nein, das kann man nicht. Man kann keiner Zeitung trauen. Das gleiche passierte mit einer „Journalistin" namens Rosemary Carpenter vom *Daily Express*. Sie erhielt Einblick in die Informationen, die ich in diesem Buch präsentiere, und dennoch verwarf sie diese ohne irgendein Detail nachzuprüfen oder zu ergründen. Unfassbar. Woher bekommt die Öffentlichkeit zur Wahlzeit ihre Informationen über politische Parteien? Von den kontrollierten Medien. Wenn die Medien einen Kandidaten nicht unterstützen oder gar vehement gegen ihn sind, ist es buchstäblich unmöglich, gewählt zu werden. Wollen Sie als Politiker gewinnen oder an der Macht bleiben, müssen Sie den Forderungen der Medien folgen. Tun Sie das nicht, werden sich die Medien gegen Sie wenden oder sogar ein paar unangenehme Informationen enthüllen, die sie zwar schon lange kannten, aber so lange unter Verschluss hielten, wie Sie das Spiel mitgespielt haben. Als Rupert Murdoch anfing, positive Bemerkungen über den Labour-Führer Tony Blair (Bil) zu machen, der auf den „verfrühten" und plötzlichen Tod seines Vorgängers John Smith folgte, wurde dies als höchst bedeutsam für Blairs Chancen angesehen, Premierminister zu werden. Das Traurige daran ist, dass es tatsächlich bedeutsam war.

Die Medien müssen die Banken und ihre Inserenten bei Laune halten. Dort liegt die wahre Macht. Die Pyramide der Globalen Elite koordiniert Anzeigengroßkunden dahingehend, Druck auf Zeitungen auszuüben, einer bestimmte Linie zu folgen oder nicht. „Wenn ihr das druckt, werden wir unsere Anzeige zurückziehen ", ist eine machtvolle Waffe. Aber natürlich haben wir die Medien-„Wachhunde", die dazu da sind, uns vor solchem Medienmissbrauch zu beschützen. Der Präsident des Zeitungs-„Wachhunds", der Kommission für Presseklagen, ist Lord Wakeham, der ehemalige Kabinettsminister, der umstrittenerweise aus der Regierung in den Vorstand von N.M. Rothschild überwechselte. Und während Lord Rees Mogg (Bil), der frühere Herausgeber der *Times*, Präsident des Fernsehen- und Radio-„Wachhundes", der Kommission für Rundfunkklagen, war, fungierte er gleichzeitig als Direktor bei Rothschild. Sir Zelman Cowan war 1991 an der Übernahme der australischen Fairfax Group durch Conrad Blacks Hollinger Group beteiligt. Lord Armstrong, der ehemalige Chef des Verwaltungsdienstes und Kabinettsminister (der anschließend Direktor von N.M. Rothschild wurde) trat auch dem Vorstand von *Carlton Television* bei, die in London und über das „unabhängige" Fernsehnetzwerk in Großbritannien senden. Was die britischen Medien angeht, könnte ich immer so fortfahren und die gegenseitige Verbindung von gewissen Namen und Gesellschaften aufdecken. Sie können jedoch beruhigt sein, man braucht sich wirklich keine Sorgen zu machen. Wie der damalige Innenminister Douglas Hurd in der *Financial Times* am 19. Januar 1989 sagte: „Der Rundfunk wird nicht in die Hände von Tycoons gelangen." Puh, was für eine Erleichterung! Ich bevorzuge die Meinung von John Swinton über den wahren Zustand der Medien, einem Journalisten der *New York Times*, der seinen Kollegen bei einem Abendessen anlässlich seiner Pensionierung gesagt haben soll:

> „Eine freie Presse gibt es nicht. Sie wissen das, und ich weiß es ebenfalls. Kein einziger von Ihnen würde es wagen, seine ehrliche Meinung zu schreiben. Das Geschäft eines Publizisten ist es vielmehr, die Wahrheit zu zerstören, geradezu zu lügen, zu verdrehen, zu leugnen, zu Füßen des Mammons zu kriechen und sich selbst, sein Land und seine Rasse um des täglichen Brotes willen zu verkaufen. Wir sind Werkzeuge und Hörige der Finanzgewaltigen hinter den Kulissen. Wir sind Hampelmänner; sie ziehen die Strippen, wir tanzen; unser Talent, unsere Fähigkeiten und unser Leben sind Besitz dieser Männer. Wir sind intellektuelle Prostituierte."

Aber hier kommen wir auf dasselbe Grundmotiv zurück. Die Medien sind unsere Schöpfung. Sie spiegeln das kollektive menschliche Bewusstsein wider, und wenn das nicht der Fall wäre, könnten sie nicht überleben und derart gedeihen. Wir können darüber streiten, was zuerst kam: die Geisteshaltung des kollektiven Bewusstseins oder die Programmierung dieser Haltung. Aber wenn man eine durchschnittliche Boulevard-Zeitung liest und dann eine Stunde in einer durchschnittlichen Bar verbringt, sieht man, dass die Gedankenmuster der Zeitung und der Menschen weitgehend dieselben sind. Sie haben zugelassen, dass sie zu Sensationsblattdenkern mit Sensationsblattbewusstsein wurden. Es gibt jetzt auch Boulevard-Radio und Boulevard-Fernsehen, die durch den Erfolg der Boulevard-Zeitungen entstanden. Alle wollen es kurz, unglaublich oberflächlich und entweder voller Gespött, Verdammung, sofortigen Werturteilen und der offiziellen Linie und/oder einer Verteidigung des Status quo. Oh ja, und wenn man bei jeder Gelegenheit eine Menge Titten und Ärsche einbauen kann, umso besser, denn Frauen sind ja nur dazu da, um ihnen nachzugeifern. Habe ich jetzt gerade den Inhalt einer Boulevard-Zeitung beschrieben oder den Inhalt eines Gesprächs, das man in fast jeder Bar hören kann, wenn „die Jungs" zusammenkommen? Beides. Und das ist genau der Punkt. Diese Gedankenmuster im kollektiven Bewusstsein schufen die Realität, die wir Medien nennen. Boulevard-Zeitungen reflektieren und programmieren die Gedanken von weiten Teilen der Menschheit in einer stetigen Abwärtsspirale. Je mehr unsere Gedanken programmiert werden, umso offener werden wir sogar für noch heftigere Programmierung. Die Medien werden sich nicht ändern, bis sich das kollektive Bewusstsein ändert, und das wird sich nur aus Veränderungen im Denken des Einzelnen ergeben. Wir schaffen unsere eigene Realität, und die Medien sind da nicht anders. Was immer die Gedankenmuster des Kollektivbewusstseins beherrscht, wird die konkrete Realität sein. Die Mitglieder der menschlichen Rasse wollen im Allgemeinen, dass jemand anderes für sie denkt. Sie haben es zugelassen, ihren Verstand für alles so weit zu verschließen, dass sie über nichts diskutieren wollen, das nicht oberflächlich oder voller Spott und Vorurteilen gegenüber anderen wäre. Daher die Medien, die wir heute haben. Auch das haben wir ins Leben „gedacht". Wenn wir uns ändern, wird auch dies sich ändern.

Massenhypnose

Die größte Wirkung der Medien auf das menschliche Bewusstsein besteht nicht so sehr in Einzelheiten, sondern in der Massenhypnose, die von denselben Grundthemen geschaffen wird, die immer wieder auftauchen. Die meisten Menschen greifen keine Einzelheiten aus Zeitungen auf, ganz zu schweigen von Rundfunk oder Fernsehen, bei denen man eine einzige Chance hat etwas zu hören, und keine Möglichkeit zurückzuspulen, um es erneut zu hören oder gar mehr Einzelheiten darüber zu extrahieren. Diese Themen beinhalten die Kriterien darüber, wie wir uns selbst und einander beurteilen sollten; was glaubwürdig ist oder nicht, vernünftig oder wahnsinnig. Diese Hintergrundbombardierung unseres Unterbewusstseins mit einer gemeinsamen „Parteilinie" der Informationen spielt eine große Rolle bei der Art, wie das Unterbewusstsein und das Bewusstsein sich selbst und die Welt sieht. Als Folge davon erlauben wir der Gesamtheit der Medien unsere Gedankenmuster zu programmieren und unsere Wirklichkeit zu erschaffen. Ich habe so viel über diesen Prozess gelernt, als ich in den frühen 1990ern zum Gespött der ganzen Nation wurde. Das Meiste, was die Medien über mich berichteten, war das hunderprozentige Gegenteil dessen, was ich sagte und schrieb, aber die Leute glaubten in ihrer großen Mehrheit das, was die Medien ihnen erzählten. Ich wurde von Millionen wegen Dingen verlacht, die ich nicht sagte und nicht glaubte. Dies passiert anderen Menschen jeden Tag. Die Massenhypnose hat Millionen zu Zuschauern anstatt zu Teilnehmern dieser Welt gemacht. Wir erlauben es anderen zu handeln, während wir selber zuschauen und stillhalten und die wenigen beobachten, die das Spiel spielen, das über die Zukunft der menschlichen Rasse entscheidet ... **unserer** menschlichen Rasse. Dies wird beim Sport und durch die endlosen Fernseh-Seifenopern versinnbildlicht, bei denen wir Zuschauer der fabrizierten Leben von weitgehend eindimensionalen Pappmaché-Charakteren sind. Anstatt unser eigenes, leben wir oft deren Leben. Ich liebe Sport, und es gibt auch Soaps, die mir gefallen, aber es wird gefährlich, wenn das alles zu unserem Hauptlebensinhalt wird. Wie eines der Illuminaten-Protokolle im 19. Jahrhundert sagte:

> „Damit die Massen nicht ahnen, womit sie es zu tun haben, lenken wir sie weiter ab mit Vergnügungen, Spielen, Zeitvertreiben, Leidenschaften, Volkspalästen … Bald werden wir durch die Presse beginnen, Wettbewerbe in Künsten und im Sport auszurichten: Diese Interessen werden schließlich ihren Verstand von Fragen ablenken, bei denen wir uns genötigt sehen könnten, gegen sie anzugehen. Indem sie sich mehr und mehr abgewöhnen, über eine eigene Meinung nachzudenken oder eine solche zu bilden, werden die Menschen beginnen, im gleichen Ton wie wir zu reden, denn nur wir allein werden ihnen neue Gedankenrichtungen anbieten … natürlich durch solche Personen, die nicht im Verdacht stehen, mit uns zu sympathisieren."
>
> **Protokoll 13**

Wir stellen uns Hypnose nur so vor, dass eine Einzelperson sich auf eine Couch niederlegt und den Worten eines Hypnotiseurs zuhört, der sanft in ihr Ohr spricht. Oder vielleicht denken wir an einen Bühnenhypnotiseur, der vor einem schallend lachenden Publikum eine Gruppe von Menschen dumme Sachen machen lässt. Einige fordern sogar, dass so etwas verboten werden sollte, weil es gefährlich sei. Dabei handelt es sich um offensichtliche Formen der Hypnose. Aber wir erkennen nicht, dass wir subtil hypnotisiert und ermutigt werden, jeden Tag unseres Lebens dumme Dinge zu tun und zu denken. Anstatt auf einer Couch zu liegen und den sanften Worten des Hypnotiseurs zuzuhören, sitzen wir im Sessel und hören den Nachrichtensprechern, Filmstars, Werbeslogans und allerlei Moderatoren zu. Die Botschaften trommeln auf unser Wach -und Unterbewusstsein ein und wir werden programmiert in der Weise zu denken, wie die Kontrolleure, welche die Medien besitzen, die Banken, die Pharmakonzerne, die Waffenkonzerne, die Erdölkonzerne und so weiter ad infinitum wollen, dass wir denken. Ist da noch irgendwer übrig, der dieses Buch gelesen hat und immer noch glaubt, dass die Idee einer globalen Verschwörung, bei der ganz Wenige die weite Mehrheit kontrollieren, eine Phantasie und unmöglich sei? Sicherlich nicht.

Das esoterische Wissen über die Natur der menschlichen Psyche wird sehr wirkungsvoll genutzt. Während die Menschen in der spirituellen Bewegung für ihre Erklärungen über menschliches Bewusstsein/Geist ausgelacht werden, wird gleichzeitig genau dieses Wissen von den Manipulatoren benutzt, um uns insgeheim zu hypnotisieren und unser Unterbewusstsein zu programmieren. Doktor Wilson Bryan Key, ein Professor für Journalismus, führte eine Studie über diese Techniken durch und schrieb drei Bücher, „Media Sexploitation", „The Clam Plate Orgy" und „Subliminal Seduction". Er entdeckte, dass Millionen von Dollar für Anzeigen ausgegeben werden, um uns subliminal[11] zu manipulieren und Zuschauer zu indoktrinieren. Dr. Key deckte die Existenz des Tachistoskops auf, ein Filmprojektor mit einer Hochgeschwindigkeitsverschlusskappe, der alle fünf Sekunden Botschaften für ein Dreitausendstel einer Sekunde einblendet. Diese Botschaften konnten mit bloßem Auge nicht gesehen werden, wurden aber vom Unterbewusstsein aufgenommen. Die Botschaft tauchte dann auf der bewussten Ebene in Form eines Gedanken, Wunsches oder einer Meinung auf, von der die Person glaubte, es sei ihre eigene. Vor Jahren wurde in einem Kinofilm kurz vor der Pause eine Blitzeinblendung einer Coca-Cola-Flasche eingesetzt. Die Zuschauer konnten sie nicht sehen, ihr Unterbewusstsein aber schon. Der Verkauf von Coca-Cola in der Kinopause stieg signifikant an.

Während der 1950er und 1960er Jahre weitete sich das Experimentieren mit subliminaler Beeinflussung schnell aus. 1962 und 1966 patentierte Doktor Hal C. Becker subliminale Geräte, die das Potential derartiger Technologie noch steigerten. Er unterhielt eine erfolgreiche Klinik für Gewichtsreduzierung in New Orleans und benutzte dabei subliminale Botschaften. Sein Anti-Diebstahlsprogramm wurde in Kaufhäusern in Kanada und in den Vereinigten Staaten eingesetzt. In Geschäften wurden für das Ohr unhörbare „Stehle nicht!"-Botschaften gesendet, woraufhin die Ladendiebstähle zurückgingen. 1986 kam ein fortschrittlicheres Sicherheitssystem heraus, das seine Botschaften unter Musikberieselung verbarg. Ein Computer stellte sicher, dass der Ton der Botschaft sich der Lautstärke der Musik anpasste. Diese subliminalen Botschaften funktionieren erwiesenermaßen. Für was werden sie also sonst noch benutzt?

Vor einigen Jahren gab es in Frankreich einen Skandal, als auf den Schlagzeilen der Fernsehnachrichten blitzartig das Bild von François Mitterand sichtbar wurde. Dies war zu der Zeit, als Mitterand Präsidentschaftskandidat war. Sicherlich war es ein Fehler der Fernsehgesellschaft, aber was für eine Art von Fehler? Ein Irrtum, weil sie das Blitzbild überhaupt in die Schlagzeilen eingeblendet hatten oder ein Irrtum, weil sie es dort zu lange belassen hatten, sodass das Wachbewusstsein und mit ihm das Unterbewusstsein es sahen? Das Potential, durch unterschwellige Botschaften Wahlergebnisse zu beeinflussen und das Denken von Bevölkerungsmassen zu steuern, ist einfach unermesslich. Wenn sie mit diesen

Techniken mehr Leute Coca-Cola kaufen lassen können, warum können sie dann nicht mehr Leute für die Partei und den Kandidaten stimmen lassen, den sie wollen? Das können sie. Natürlich können sie das. Und denken Sie nach dem, was Sie bisher gelesen haben, dass sie das Potential zur Manipulierung der öffentlichen Meinung nutzen würden? Oder würden sie es ablehnen, weil es undemokratisch wäre? Sobald die Technologie und das Wissen einmal zur Verfügung stehen, gibt es nichts, was dem Unterbewusstsein durch diese Technik der Massenhypnose nicht eingegeben werden könnte.

Wir kommen erneut auf das esoterische Wissen zurück. Die Manipulatoren wissen, wie die Psyche funktioniert und wie es möglich ist, Reaktionen zu programmieren, ohne dass die aktive Bewusstseinsebene davon erfährt. Die Technologie dafür ist vorhanden. Sie kann in der Nähe von Fernseh- oder Radiosendern aufgebaut werden und Botschaften ausstrahlen, indem sie für die Übertragung der subliminalen Botschaften die Wellenlänge des Fernsehsenders als „Trägerwelle" benutzt. Diese subliminalen Botschaften kommen aus dem Fernsehgerät, und nicht einmal die Fernsehstation weiß davon. Die Botschaften können den Leuten erzählen, wie sie wählen sollten, wen sie lieben und wen sie hassen sollten, was sie kaufen und was sie denken sollten. Sagen wir, man will einen Aufruhr auslösen. Dann sendet man in dieser Gegend eine Zeit lang subliminale Botschaften aus, engagiert einen oder zwei Agents provocateurs und erzeugt ein Ereignis, auf das die Wut gerichtet werden kann. In kürzester Zeit werden die Leute, die schon vorher subliminal scharf gemacht wurden, völlig durchdrehen. Dann wird man sagen, man brauche mehr Macht für die Polizei und das Militär, um dieses „Problem" zu „lösen".

Das Fernsehen ist zum wichtigsten Werkzeug der Bewusstseinsmanipulation geworden, und es fängt schon bei Kindern an, die nur wenige Jahre alt sind. Einige Forscher glauben, dass Kinder für diese Form der Programmierung besonders empfänglich sind. Die meisten Menschen sehen fern, als ob sie der Bildschirm hypnotisiere. Statt dass wir uns mit Menschen unterhalten, wird zu uns durch das Fernsehgerät gesprochen. Unsere Leben werden konditioniert durch die Themen und die Indoktrinierung, die sich vom Fernsehbildschirm auf uns ergießen. Man sagt uns, was richtig und falsch, gut und schlecht, was Erfolg und was Versagen sei, was angesagt ist oder out. Der Hypnotiseur wohnt in der Ecke unseres Wohnzimmers. Viele Leute schlafen vor dem Fernseher ein, weil ihr Geist bis zur Überlastung durch den unaufhörlichen Strom von Meinungen und Informationen bombardiert wird. Was tut ein Hypnotiseur, bevor er oder sie mit der unterbewussten Beeinflussung beginnt? Sie bringen ihre

Klienten in einen Entspannungszustand, einen dösenden Halbschlaf, weil dann das Wachbewusstsein ruhig ist und das Unterbewusstsein am effektivsten angesprochen werden kann. Was für eine bessere Art gäbe es also, Fernsehzuschauer mit Subliminalbotschaften zu programmieren, während sie im Halbschlaf im Sessel sitzen? Tatsächlich konnten Menschen durch unterschwellige Botschaften, die aus dem Fernsehgerät kamen, in diesen Zustand versetzt werden. Und was sind die Auswirkungen von Computerspielen und Technologie mit virtueller Realität, die einige Kinder in Zombies verwandeln? Virtuelle Realität ist ein guter Name, weil das ganze System dazu angelegt ist, die Menschheit von einer virtuellen Realität zu überzeugen und sie Leben zu nennen. Dr. Wilson Bryan Key, ein Forscher in diesem Bereich, sagte, das die Subliminaltechnologie einige Leute so beeinflussen könne, dass sie begännen, zu viel zu essen und zu trinken, ihre sexuellen Gewohnheiten zu ändern und anfängen, eine schier endlose Liste von Verhaltensauffälligkeiten zu entwickeln. Das Unterbewusstsein wird mit Gedankenmustern programmiert, und es erschafft die physische Realität. Diese Techniken werden immer ausgefeilter und immer fortgeschrittener. Susan Bryce zeigte 1993 in ihrem Artikel der Juni/Juli Ausgabe der Zeitschrift *Exposure* folgende Entwicklung auf:

> „Daten über die Beziehung zwischen Herzschlägen und Beeinflussbarkeit zeigen, dass Musik oder Stimmen, die auf den Rhythmus des menschlichen Herzschlags von 72 Schlägen pro Minute eingestellt sind, das menschliche Verhalten beeinflussen können … Experimentelle Werbespots, die 72 Schläge pro Minute als Grundrhythmus für Trommeln, Musik und Stimmen verwendeten, wurden in einem bestimmten Theater an einer zufälligen Zuhörerschaft von Hausfrauen und Ehemännern getestet. Die Anzeige betraf ein neues Mittel gegen Kopfschmerzen. Ergebnisse zeigten, dass fünf Millionen Zuschauer innerhalb von drei Stunden nach der Sendung Kopfschmerzen entwickelt hätten, wenn der Schmerzmittelwerbespot an die ungefähr 30 Millionen Menschen ausgestrahlt worden wäre, die die NBC-Abendnachrichten sahen."[12]

Es wurde eine Technologie entwickelt, um Botschaften als Mikrowellen und mit Wellen extrem niedriger Frequenzen (ELF-Wellen) auszustrahlen, die das Massenunterbewusstsein ansprechen und körperliches Unwohlsein verursachen können. Wir müssen begreifen, dass das geheim gehaltene Wissen über den menschlichen Körper und Geist viel fortgeschrittener ist als alles, was uns in der Öffentlichkeit präsentiert wird. Wieder ist dies Teil der „Need-to-know"-Politik. Besitzt jemand Wissen und Technologie, von deren Existenz die meisten Menschen nichts ahnen, eröffnet das immense Manipulationsmöglichkeiten. Das esoterische Wissen, das durch das Netzwerk der Geheimgesellschaften jahrelang weitergegeben wurde, war ein bedeutender Faktor für die Schaffung dieser zwei Seiten der Wissenschaft. Der Öffentlichkeit wird nur von einer begrenzten und absichtlich fehlerhaften Wissenschaft erzählt, die auf Darwin und andere zurückgeht, während die viel fortschrittlichere Version im Verborgenen bleibt. Das Bewusstsein/der Geist, unsere ewigen Anteile, bestehen aus einer Reihe verbundener und wechselwirkender magnetischer Energiefelder, die wiederum mit anderen Magnetfeldern reagieren. Daher sind Menschen, die unter Hochspannungsleitungen leben, anfälliger für bestimmte Krankheiten. Das elektromagnetische Feld, das von den Stromleitungen ausgeht, bringt die magnetische Bewusstsein-Geist-Einheit dieser Personen aus dem Gleichgewicht. Dieses Ungleichgewicht wird von den verschiedenen Ebenen unseres Seins an den physischen Körper weitergegeben, wo es sich als Krebs oder als ein anderes Un-Wohlsein manifestiert. Es kann auch direkt die Zellfunktion beeinträchtigen und eine körperliche Krankheit bewirken. Deshalb sind die Manipulatoren in der Lage, Wellen auf bestimmten Frequenzen auszustrahlen, die unsere zellulären und nichtkörperlichen magnetischen Ebenen aus dem Gleichgewicht bringen und körperliche, geistige wie auch emotionale Krankheiten verursachen. Der ehemalige FBI-Agent Ted Gunderson sagte, dass radioaktive magnetische Scheiben schon lange insgeheim als krebsauslösende „lautlose Killer" benutzt worden seien, um unliebsame Politiker und andere zu entfernen. Diese radioaktiven Scheiben verursachten Krebse, die mit einer erstaunlichen Geschwindigkeit wuchsen. Experimente über die Auswirkungen von ELF-Wellen und Substanzen der chemischen Kriegsführung werden in der ganzen Welt routinemäßig an der ahnungslosen Bevölkerung durchgeführt. Wir hören von diesen Dingen in den Nachrichten als „merkwürdige und unerklärliche Seuchen/Krankheiten", die in einem kleinen Gebiet eines Landes ausgebrochen sind. Mir wurde erzählt, dass eine Gegend New Mexicos von einem Brummton geplagt werde, den niemand erklären könne, und der bei empfindlichen Menschen Kopfschmerzen und Krankheiten verursache.

Einige Leute mögen es schwer zu glauben finden, dass Botschaften an das Unterbewusstsein gesendet werden können. Aber was sind Fernsehen und Radio? Sie sind Worte und Bilder, die in Wellenform gesendet werden und von der Technik in Worte und Bilder zurückgewandelt werden. Zieht man das fortgeschrittene Wissen über die Natur des menschlichen Gehirns/der Psyche in Betracht, wie weit ist dann noch der Gedanke entfernt, Botschaften auf Wellenlängen zu senden, die mit dem Unterbewusstsein kommunizieren? In der Tat ist die Existenz einer solchen Technik beweisbar, wie ich ausführlich in dem Buch „The Robots' Rebellion" erklärt habe.

Experimente haben gezeigt, dass Menschen, die man für wenig länger als eine Minute diesen Wellen aussetzt, bestimmten Botschaften Folge leisten. In ihren Köpfen erscheinen diese Botschaften als ihre eigenen Gedanken, obwohl sie sich in Wirklichkeit einer Wellenlänge anpassen, die von außerhalb ihrer Psyche stammt. In solch einer Situation reagieren diese Menschen völlig roboterhaft. Zwei derartige Technologien heißen „Radiohypnotische intra-zerebrale Kontrolle" und „Elektronische Gedächtnislöschung". Forscher behaupten, dass damit ferngesteuert hypnotische Trance ausgelöst, das Verhalten beeinflusst und alle Erinnerungen gelöscht werden können – sowohl die Erinnerung an die Anweisungen als auch an deren Reaktion. Welch ein Werkzeug, wenn man vorhat, einen „Unruhestifter" zu ermorden, einen schrecklichen Vorfall zu inszenieren, eine Gruppe oder eine Person in Misskredit zu bringen, jemanden zu entführen und „Aliens" die Schuld dafür zu geben oder eine Problem-Reaktion-Lösung-Situation zu produzieren. 1975 behauptete der Journalist James Moore, aus CIA-Quellen ein 350-seitiges Handbuch zu diesem Thema sichergestellt zu haben. Ein Teil des Dokuments lautet:

> „Diese Radiowellen werden medizinisch auf bestimmte Teile des Gehirns gelenkt. Empfängt ein Teil unseres Gehirns einen winzigen elektrischen Impuls von äußeren Quellen, etwa ein Bild oder einen Ton, wird eine Emotion induziert – beispielsweise Ärger durch den Anblick einer Bande von Jungen, die eine alte Frau schlagen. Derselbe Ärger kann durch künstliche Radiosignale erzeugt werden, die in unser Gehirn projiziert werden. Gleich darauf würde man dieselbe kalte Wut spüren, nur diesmal ohne offensichtlichen Grund."

Da zweifelt man doch an einigen der Botschaften, die von Medien oder durch Channelings empfangen werden. Psychisch sensible Menschen können sich bewusst auf andere Wellenlängen der Realität einstellen. Es ist möglich, ja sogar beweisbar, dass einige sich auf Wellenlängen einstellen, die von der Technik auf diesem Planeten ausgestrahlt werden. In der Welt der Geheimwissenschaften weiß man, dass es für Hellsichtige möglich ist, mit anderen Wellenlängen der Realität zu kommunizieren und benutzt Medien/Channeling für diese Experimente. Laut Büchern aus den 1970er Jahren über die Einrichtung für Mind Control und fortgeschrittene Wissenschaft in Montauk,[13] USA, waren Elite-Wissenschaftler in der Lage, das Bild dessen, was ihr Medium gerade dachte, auf einen Computerbildschirm zu projizieren. Später sandten sie diese Gedankenwellen über einen Sender aus und fanden, dass Menschen in der Gegend durch die ausgestrahlten Gedanken in ihrem eigenen Denken beeinflusst worden waren. Die Manipulatoren wissen auch, dass mehr und mehr Menschen auf Channelings hören. Was für eine großartige Gelegenheit, diesen Prozess zu benutzen, um noch mehr zu manipulieren. Und noch einmal: Wir können uns dagegen schützen, indem wir selbstständig denken und keine Information für bare Münze nehmen, ohne intensiv darüber nachzudenken und die Fakten so gut es geht zu überprüfen. Das gilt auch für das, was Sie in diesem Buch lesen.

Projekt MK Ultra

Parallel zur Entwicklung von Techniken der Massenbewusstseinskontrolle kamen solche auf, die auf bestimmte Personen abzielen. Das berüchtigtste ist das MK Ultra-Programm, das von der CIA betrieben wurde. Andere Ableger und Varianten waren Programme, die als Monarch, Bluebird, Artichoke, MK Delta und MK Naomi bekannt wurden. Ihre noch fortgeschritteneren Nachfolger laufen bis heute weiter, und deren Opfer sind oft als „Einzeltäter“ in die weltweiten Schlagzeilen geraten. MK Ultra begann in den 1950er Jahren unter dem in Kanada beheimateten schottischen Psychiater Doktor Ewan Cameron, der ein enger Freund von CIA-Chef Allen Dulles wurde, nachdem Cameron bei den Nürnberger Kriegsverbrecherprozessen als kanadisch/US-amerikanischer Psychiater gedient hatte. Cameron war einer der Psychiater, die jenen Mann untersuchten, der behauptete, Rudolf Hess zu sein. Das war ein angemessenes Treffen, denn was Cameron seinen „Patienten“ im MK Ultra-Programm der CIA antat, spiegelte einiges von dem wider, was auch die Nazis ihren Opfern angetan hatten. Unter der Aufsicht von Leuten wie den Dulles-Brüdern und anderen Mitgliedern des Establishments der US-Elite wurden viele der führenden Wissenschaftler und Nazi-Experten für Bewusstseinskontrolle heimlich aus Deutschland fortgeschafft, als die alliierte Invasion begann. Sie wurden in die Vereinigten Staaten gebracht, um die Arbeit über Bewusstseinskontrolle und über die Anti-Schwerkraft-Technologie fortzusetzen, die wir fliegende Untertassen nennen. Es gibt Schätzungen, dass nicht weniger als 10.000 aktive Nazis entkamen. Bei der Farce des Nürnberger Kriegsgerichtes wurden etliche hingerichtet, die sich oft weit weniger schrecklicher Verbrechen schuldig gemacht hatten als diejenigen, denen die Amerikaner zu entkommen halfen. Ja, die Nazis führten grauenhafte Experimente an Menschen einschließlich Kindern durch. Daran habe ich keinen Zweifel. Aber glaubt jemand wirklich, dass dies heute in den Untergrundanlagen in Amerika und anderswo nicht weitergeht? Die Nazi-Mentalität endete nicht 1945. Sie wechselte nur die Schauplätze und ging buchstäblich in den Untergrund.

Die CIA wurde aus dem OSS gebildet, dem Büro für Strategische Dienste der Kriegszeit. Die neue Central Intelligence Agency wurde unter der Aufsicht des britischen Geheimdienstes gegründet, der jahrhundertelang gesammelte Erfahrung mit verdeckten Operationen besaß. Viele der Schlüsselfiguren der CIA waren Nazis, die unter Hitler gedient hatten. Einer von ihnen, Reinhard Gehlen von der SS, wurde von Allen Dulles angestellt, um nach dem Krieg das CIA-Netzwerk in Europa aufzubauen. Ich sage „angestellt". Eigentlich hat Gehlen gesagt, dass es mehr eine Partnerschaft zwischen der CIA (angeführt vom Hitler-Unterstützer Allen Dulles) und dem weltweiten Nazi-Netzwerk wäre. Gehlen sagte, dass die Zusammenarbeit mit Dulles ein „Gentlemen's Agreement" gewesen sei, das „wegen einer Anzahl von Gründen nie schwarz auf weiß abgefasst wurde ... so stark war das Vertrauen, das zwischen den beiden Seiten aufgebaut worden war während ... intensiver persönlicher Kontakte, sodass keiner von beiden auch nur die leisesten Zweifel hegte, ganze Operationen aufgrund einer mündlichen Absprache und eines Händedrucks aufzubauen."[14] Ich nehme an, die „mündliche Absprache" hatte bestimmt nichts mit der Gefahr zu tun, dass schriftliche Beweise hätten durchsickern und die ganze Geschichte hochgehen lassen können. Der Autor und Forscher Noam Chomsky sagt, dass Gehlen eine geheime US-Nazi-Armee errichtete, die ihre Operationen auf Lateinamerika ausdehnte (wo sie die naziähnlichen Regimes unterstützten, welche die Vereinigten Staaten den Völkern aufbürdeten). Die CIA wurde von Nazis für Nazis gegründet, um die Nazi-Mentalität zu fördern. Der britische Geheimdienst war ein großer Anstifter, da er im Kern auch eine Nazi-Organisation ist, genauso wie das durch und durch korrupte internationale „Polizei"-Unternehmen, das als Interpol bekannt ist und von bekannten Nazis geleitet wurde. Wie Dokumente bestätigt haben, finanzierte die CIA unter Allen Dulles den Psychiater Ewan Cameron seit den frühen 1950ern. Diese Dokumente wurden 1977 unter dem amerikanischen Freedom Of Information Act freigegeben. Die meisten Dokumente wurden zerstört oder nicht freigegeben, aber es gab immer noch genügend, um wenigstens eine begrenzte Vorstellung von dem Albtraum namens MKUltra zu vermitteln. Das Projekt beinhaltete den Einsatz von Drogen (wie LSD) und groteske Techniken der Bewusstseinsmanipulation, die als „Depatterning" (Musterzerstörung) und „Psychic Driving" (psychisches Steuern) bekannt wurden. Die CIA gab zu, Forschungen über menschliche Bewusstseins- und Verhaltenskontrolle an 150 Einrichtungen zu unterstützen, unter ihnen Krankenhäuser, Gefängnisse, Pharmafirmen und 44 Universitäten. Mindestens 185 Wissenschaftler waren beteiligt. Wie bei den Nazi-Experimenten waren die Opfer meistens jene, die als „minderwertige menschliche Wesen" angesehen wurden, wie etwa Prostituierte, Ausländer, Menschen mit nicht-weißer Hautfarbe und Drogensüchtige. Tausende von Gefangenen wurden ebenfalls zur Teilnahme gezwungen. Krankenhaus- und Psychiatriepatienten wurden ohne ihr Einverständnis als „Versuchskaninchen" von diesen verrückten Leuten benutzt. Es erzähle mir niemand, dass dies nicht auch heute noch überall auf der Welt passiert, auch in Großbritannien. Ebenso wurden Soldaten der US-Streitkräfte ohne ihr Wissen an diesen Forschungen beteiligt. Tausenden gab man in den 1970ern LSD unter dem Vorwand, dass man Gasmasken und andere Schutzkleidung teste. Dies wirft ein neues Licht auf die schweren Gesundheitsschäden der Soldaten, die während des Golfkriegs geimpft wurden und die nun Entschädigung verlangen.

Die CIA finanzierte Ewan Cameron über eine Organisation namens „Gesellschaft für Humane Ökologie", noch eine weitere CIA-Tarnorganisation, die Verbindungen mit der Cornell-Universität in New York hatte. Cameron und Dulles wollten Spielarten von Drogen, elektronischer Stimulation und Hypnose entwickeln, die den natürlichen Charakter einer Person entfernen und ihn mit einem „verbesserten" ersetzen würden. Ein weiteres großes Ziel bestand darin, Menschen zu reprogrammieren, um Attentate auszuführen, die dann als das Werk von ein paar verrückten „Einzeltätern" hingestellt werden konnten. Dieses Ziel wurde ziemlich schnell erreicht. 1969 veröffentlichte der CIA-Psychologe José Delgado sein Buch „Physical Control Of The Mind: Toward A Psychocivilised Society". Er schrieb:

> „Physikalische Kontrolle von Gehirnfunktionen ist eine bewiesene Tatsache … Es ist sogar möglich, Absichten, die Entstehung von Gedanken und visuelle Eindrücke zu schaffen und zu verfolgen. Mittels elektrischer Stimulierung bestimmter Gehirnstrukturen können via Radiobefehl Bewegungen induziert, Feindschaft erzeugt und zum Verschwinden gebracht, die soziale Hierarchie umgewandelt, sexuelles Verhalten geändert und das Gedächtnis, Emotionen und der Denkvorgang aus der Ferne beeinflusst werden …"[15]

Delgado sagte 1966 bei einer Rede, dass diese Experimente „… die ekelhafte Schlussfolgerung unterstützen, dass Antrieb, Emotionen und Verhalten mittels elektrischer Impulse gesteuert und dass Menschen wie Roboter per Knopfdruck kontrolliert werden können".[16] Genau dies widerfuhr den Mördern von Leuten wie John Lennon,[17] dem Beinahe-Mörder von Präsident Reagan und ziemlich sicher dem Mörder von König Faisal von

Saudi-Arabien, der 1975 erschossen wurde. Der König, der routinemäßig Gratis-Kopien der „Protokolle" an ausländische Touristen verteilen ließ, wurde von einem Verwandten ermordet, der eigens aus Amerika angereist war. Diese Technik wird auch benutzt, um Leute zu programmieren, die schrecklichsten Verbrechen auszuführen, auf Straßen oder in Restaurants zu stürmen und in alle Richtungen zu schießen, was wiederum zu Furcht und der „Etwas-muss-getan-werden"-Mentalität beiträgt. Diese fordert – und bekommt – strengere Gesetze und Urteile, mehr bewaffnete Polizei und Kameras in den Straßen. Übrigens, Lennons Mörder Mark Chapman wurde „psychologisch beurteilt" von Bernard Diamond, demselben Psychiater, der Sirhan Sirhan „begutachtete", den Sündenbock bei der Ermordung von Bobby Kennedy. Reiner Zufall!

LSD fand in den Experimenten von Cameron breite Anwendung. Es verursacht Verwirrung, ein Schlüsselaspekt der Bewusstseinskontrolle. Eines der frühen Opfer war Frank Olsen, ein Chemiker, der sich auf Krankheiten spezialisierte, die durch die Luft übertragen werden. Ihm wurde LSD gegeben, während er an „Depression und Paranoia" litt, und zwei Wochen später stürzte er sich aus einem Fenster eines Hotels in New York in den Tod. Für ihre Experimente finanzierte die CIA eine Reihe von „geheimen Laboren" in San Francisco und New York. Hier beobachteten MKUltra-Mitarbeiter durch Doppelspiegel, wie die Kunden von angemieteten Huren reagierten, nachdem man ihnen heimlich LSD gegeben hatte. In Ewan Camerons Hauptquartier, dem Allan Memorial Institute in Montreal, Kanada, „behandelte" er ahnungslose Menschen wegen einer Reihe seelischer Probleme und zerstörte in MKUltra-Experimenten systematisch ihre Persönlichkeit. In der Zeitschrift *Observer* vom 16. Oktober 1994 erzählte die Autorin Elizabeth Nickson die Geschichten vieler Opfer Camerons, einschließlich die ihrer eigenen Mutter. Eine Patientin, eine Frau aus Vancouver, litt nach einer Geburt unter Depressionen und Erschöpfung. Sie wurde von Cameron 86 Tage lang in einem von Drogen ausgelösten Schlaf gehalten, und als er mit ihr fertig war, hatte sie die Erinnerung an ihr gesamtes Leben verloren, einschließlich der Fähigkeit zu lesen und zu schreiben. Sogar den Toilettengang musste sie erst wieder lernen. Infolge des Drucks, der auf ihre Familie ausgeübt wurde, verlor sie ihren Ehemann und ihre sechs Kinder. Dies war derselbe Ewan Cameron, der von Psychiater-Kollegen gefeiert wurde und zum Präsidenten einer Reihe von führenden psychiatrischen Institutionen gemacht wurde, einschließlich der World Psychiatric Association. Zu den Präsidenten und Direktoren des MKUltra-Projekts gehörten der Präsident des Cornell Medical Centre Krankenhauses in New

York und der Chef des Smithsonian-Instituts. Dies war die erste Garde des Establishments, nicht irgendein verrückter Professor, der alleine arbeitete.

Eine der Techniken Camerons hat Bezüge zu dem, was ich vorher schon sagte. Er benutzte ein Abspielgerät namens „Cererophone“, das unter das Kopfkissen des schlafenden Opfers gelegt wurde, um immer wieder die gleichen Botschaften zu wiederholen. Er pflegte auch einen Schlüsselsatz aufzunehmen, der vom Opfer in Unterhaltungen mit ihm verwendet worden war und spielte diesen in Intervallen von 30 Sekunden ab, während das Opfer schlief: das sogenannte „Psychic Driving“. Als Ergebnis war das Opfer von dem Satz besessen und konnte an nichts anderes mehr denken. Die Versuchsperson musste anschließend mit Drogen emotional ruhiggestellt werden. Psychic Driving und die Eingabe einer „neuen“ Persönlichkeit folgten oft auf Elektrotherapie, d.h. auf die Zerstörung der natürlichen Persönlichkeit. Wie schon erwähnt, hieß diese Technik „Depatterning“ (Musterzerstörung).

Cameron benutzte dazu die „Page-Russell-Schockbehandlung“, benannt nach zwei britischen Doktoren, die sie entwickelt hatten. Die Opfer bekamen einen ersten Elektroschock, dem bis zu 30 Tage lang fünf bis neun kleinere zwei oder drei Mal am Tag folgten. Krankenhausangestellte berichteten, dass die Schreie durch das ganze Krankenhaus hallten. Die „Patienten“ versuchten aus diesem Horror zu entfliehen. Sobald die Musterzerstörung vollendet und das Opfer völlig verwirrt war, wurde ihm ein Helm über den Kopf gestülpt und dann etwa 20 Stunden am Tag negative Botschaften in sein Bewusstsein gesendet. Diese Botschaften wiederholten Sätze wie „Meine Mutter hasst mich, mein Ehemann hasst mich, ich bin ein Versager“, und so fort. Man benutzte dazu Aufnahmen der eigenen Stimme des Opfers. Cameron verkabelte auch ihre Beine und gab ihnen nach Abschluss jeder Botschaft einen Elektroschock.

Wenn nun die alte Persönlichkeit zerstört war, wurde der Prozess dazu benutzt, eine neue nach Camerons Bild aufzubauen. Und dies wurde – nicht zu vergessen – von der CIA mit Steuergeldern auf Geheiß von Allen Dulles finanziert, dem Mann, der mit anderen zusammen die Nürnberger Kriegsverbrecherprozesse kontrollierte, die viele Nazis der niedrigeren Ränge für weitaus weniger zum Tode verurteilten, als was er und Cameron taten. All dies wird heute in wesentlich fortgeschrittener Weise weitergeführt. Mir wurde von Bewusstseinskontroll-Forschungen ähnlicher Art an einigen britischen Universitäten berichtet, und wenn Sie mehr darüber wissen, würde ich Sie bitten, es mir mitzuteilen.

Die meisten Menschen haben keine Ahnung, wie einfach es das Gesetz macht, in einer psychiatrischen Einrichtung eingesperrt zu werden. Es ist wirklich ganz simpel. Einer meiner Freunde durchlebte ein traumatisches spirituelles Erwachen (er sah die Welt, wie sie wirklich ist) und wurde von seiner Familie unter Druck gesetzt, sein Einverständnis zu einem Aufenthalt in einer privaten psychiatrischen Einrichtung zu geben. Er entschied sich, es um seiner Familie willen zu tun. Aber als er sich nach Gesprächen mit den Ärzten dazu entschloss, das Krankenhaus zu verlassen, wurde er gewaltsam aufgehalten. Er wurde gezwungen Medikamente zu nehmen. Was die Angestellten des Krankenhauses taten war völlig legal. Sobald man sich zu einer Behandlung an einem solchen Ort einverstanden erklärt, hat man nicht mehr das Recht, freiwillig zu gehen, wenn das Personal sich gegenteilig entscheidet. Da die Ärzte auf dieser professionellen Ebene weitgehend keine Ahnung über die Natur der Psyche haben, obwohl sie „Psychiater" genannt werden, können sie einen einsperren und zwingen, Medikamente zu nehmen, um ganz natürliche Phänomene zu „behandeln". Wenn wir nicht wachsam sind, wird man die Ausrede der „Geisteskrankheit" dazu benutzen, diejenigen einzusperren, die sagen, dass sie mit anderen Frequenzen kommunizieren können („Schizophrenie") und diejenigen, die behaupten, es gebe eine weltweite Verschwörung („Paranoia"). Jemand wie ich, der über beides redet, wird zu einem „paranoiden Schizophrenen" – auf die gleiche Art, wie man in den Psychiatrien der Sowjetunion Dissidenten einsperrte.

Schließlich einigte sich die CIA zu Beginn von Bushs Präsidentschaft außergerichtlich mit neun der MKUltra-Opfer auf die höchste Entschädigungszahlung, die ohne das Einverständnis des Justizministers möglich war. Weitere 69 Opfer kämpfen noch heute um eine Entschädigung. Die Ernennung von Richard Helms, dem CIA-Chef zur Zeit von Watergate, half hierbei wahrscheinlich nicht besonders, da er 1973 die meisten MKUltra-Dokumente zerstörte. Was wir hier vor uns sehen, ist nur die Spitze des Eisberges einer Politik, die Menschheit von einem einzigartigen und frei denkenden Ausdruck der Schöpfung in eine Herde von Schafen und Robotern zu verwandeln. Es ist eine Kombination aus Technik, fabrizierten Ereignissen und Kontrolle – sowohl in der Politik als auch (entscheidend) in den Medien. Dahinter steckt die vertraute Liste von Namen. Das Dokument „Silent Weapons For A Quiet War" enthüllt das Engagement der Rockefeller-Stiftung bei der Finanzierung von Forschungen der Universität Harvard bezüglich des Potentials von Computern, das menschliche Denken zu kontrollieren. Dahinter steckt der Plan, materielles Geld völlig durch elektronische Zahlungsmittel und in der nächsten Stufe Kreditkarten und Personalausweise durch Mikrochips direkt unter der Haut zu ersetzen. Die Intel Corporation erhielt 1994 einen Fünfjahresvertrag, um genau solch eine Erfindung in ihrer Anlage bei Rio Rancho in New Mexico zu entwickeln. Dieser Chip soll mit einem globalen Computer verbunden werden, wobei man die Ausrede benutzt, alle finanziellen Transaktionen müssten in der neuen zentralen Weltbank registriert werden. Der Computer würde ständig alle Daten über uns sammeln und wäre in der Lage, Botschaften zu versenden, die unser Bewusstsein programmieren. Roboter wäre eigentlich genau die passende Bezeichnung dafür.

Dieser Ansatz ist übrigens nicht neu. Der CIA-Psychologe José Delgado sagte 1966, dass der Tag kommen werde, an dem die Verstandeskontrolle an nicht-humane Mitarbeiter übergeben werden könne, indem man eine Zwei-Wege-Kommunikation zwischen dem implantierten Gehirn und einem Computer errichtet. In den 1970er Jahren hörte man in Schweden erstaunt, dass man Krankenhauspatienten als Teil eines Experiments zur Bewusstseinskontrolle ohne ihr Wissen Mikrochips implantiert hatte. Von Olof Palme, dem Bilderberg-Premierminister Schwedens, wurde dies gebilligt. Die potentiellen Gefahren sind so offensichtlich. Wie Senator Sam J. Ervin, Chef eines Unterkomitees des Senats, 1973 zum Thema Verhaltensmodifikation sagte:

> „... Verhaltenstechnologie ... berührt heute in den USA die grundlegendsten Quellen der Individualität und das Herzstück der persönlichen Freiheit. Meiner Ansicht nach ist die gefährlichste Bedrohung ... die Macht dieser Technologie, die eigenen Sichtweisen und Werte einem anderen aufzudrängen ... Wenn unsere Gesellschaft frei bleiben soll, darf kein Mensch dazu bevollmächtigt sein, die Persönlichkeit eines anderen Menschen zu verändern und die Werte, Gedanken und Gefühle der anderen zu diktieren."[18]

Genau diesen Wunsch findet man aber im Dokument „Silent Weapons" und innerhalb der Elite. Wir sehen eine selbsterwählte Elite, die in allen Bereichen des Lebens eine „dumme Herde" kontrolliert. Es beginnt bei den Kindern in der Schule und den jungen Menschen an den Universitäten. Kriegt man sie nur jung genug, dann wird man sie ein für allemal zurechtbiegen. Wenn ich an Universitäten spreche, wundere ich mich immer wieder, wie stark die Mehrheit der Studenten mit siebzehn oder achtzehn Jahren schon darauf programmiert ist, wie Klone des Systems zu denken. Ihre Unfähigkeit, selbstständig zu denken, ist äußerst erstaunlich, von ein paar ehrenhaften Ausnahmen einmal abgesehen. „Silent Weapons For A Quiet War" unterstreicht seinen eigenen Agenten gegenüber die Bedeutung dessen, was Kindern und jungen Leuten gesagt wird. Die Lehrer werden darin trainiert, in einer bestimmten Weise zu denken und zu glauben, dass die Informationen, die sie weitergeben, wahr seien. Sogar wenn sie daran zweifeln, bestehen die Behörden darauf, dass sie trotzdem so zu unterrichten haben. „Wenn Ihnen das nicht gefällt, Herr Lehrer oder Frau Lehrerin, dann gehen Sie eben, und wir werden Sie durch jemanden ersetzen, der es so macht, wie man ihm sagt." Wie die Rock-Gruppe Pink Floyd in dem bekannten Song singt, werden Kinder vom Erziehungssystem programmiert, damit sie „just another brick in the wall" werden [einfach nur ein weiterer Backstein in der Mauer]. Aber wie viele Diskussionen gibt es über diese Angelegenheiten? Lehrer, Eltern, die Lehrergewerkschaften und die Politiker verbreiten sich endlos über die Finanzierung von Schulen und Schulbücher-Knappheit. Wo ist die Besorgnis darüber, was tatsächlich an den Schulen gelehrt wird und was in diesen Büchern geschrieben steht? Und doch gibt es kein anderes Thema auf Erden, das wichtiger wäre, als die Programmierung des menschlichen Bewusstseins. Daraus ergibt sich alles weitere. Das „Silent Weapons"-Dokument beschreibt die Technik der Bewusstseinskontrolle ganz hervorragend. Es sagt über den stillen Krieg:

> „Er schießt mit Situationen statt mit Kugeln; er wird angetrieben von der Datenverarbeitung anstelle von Schießpulver; von einem Computer statt von einem Gewehr; er wird ausgeführt von einem Computer-Programmierer anstelle eines Schützen; unter den Befehlen eines Bankmagnaten statt eines Generals. Er macht keinen direkten Lärm, verursacht keine offensichtlichen körperlichen oder seelischen Verletzungen und greift nicht offensichtlich in irgendjemandes tägliches gesellschaftliches Leben ein.
>
> Dennoch macht er einen unmissverständlichen ‚Lärm', verursacht unverkennbaren körperlichen und seelischen Schaden und greift unmissverständlich in das tägliche gesellschaftliche Leben ein, d. h. unmissverständlich für einen geübten Beobachter, der weiß, worauf er achten muss. Die Öffentlichkeit kann die Waffe nicht begreifen und kann daher nicht glauben, dass sie angegriffen und von einer Waffe unterworfen wird.
>
> Die Öffentlichkeit mag instinktiv fühlen, dass irgendetwas falsch läuft, sie kann jedoch aufgrund des technischen Charakters der lautlosen Waffe ihre Gefühle nicht in rationaler Weise ausdrücken oder dem Problem mit Intelligenz begegnen. Daher wissen die Menschen nicht, wie sie um Hilfe rufen sollen oder wie sie sich mit anderen zusammentun müssen, um sich gegen sie zu verteidigen.
>
> Wenn eine lautlose Waffe stufenweise zum Einsatz kommt, passen sich die Menschen an ihr Vorhandensein an, stellen sich darauf ein und lernen, ihren Übergriff auf ihr Leben zu ertragen, bis der Druck (psychologisch über die Wirtschaft) zu groß wird und sie zusammenbrechen. Daher ist die lautlose Waffe eine Art der biologischen Kriegsführung. Sie greift die Vitalität, die Möglichkeiten und die Mobilität von Individuen einer Gesellschaft an durch Kenntnis, Manipulation und Angriff auf die Quellen ihrer natürlichen und so-

zialen Energie und ihre körperlichen, seelischen und emotionalen Stärken und Schwächen."

Mit anderen Worten: Teile und Herrsche, und führe die globale Diktatur mit der Methode der Einzelschritte ein. Nur wenige werden erkennen, was wirklich vor sich geht, bis es zu spät ist. Tatsächlich werden viele sogar jene auslachen und verdammen, die darauf aufmerksam machen, was geschieht. Nun, die Leser dieses und vieler anderer ähnlicher Bücher wissen wohl, was wirklich vor sich geht. Und wenn wir uns tatsächlich einer besseren Welt und der Freiheit des Ausdrucks und der Gedanken verpflichtet fühlen, kann man diese Informationen unmöglich ignorieren. Die Arbeit, die wir alle leisten müssen, um den Zugriff zu durchbrechen, den die Programmierer auf so viele menschliche Gemüter haben, ist beträchtlich; aber dieses Ziel ist auf jeden Fall zu erreichen – und wird erreicht werden –, wenn wir uns alle daran beteiligen. Es gibt nichts Mächtigeres als den menschlichen Geist, der entschlossen ist, selbstständig zu denken und zu handeln. Solch ein Phänomen ist der Albtraum eines Manipulators – und Sie, wie auch jeder andere Mensch auf diesem Planeten, haben die Macht dazu.

Sie müssen sie nur nutzen.

Endnoten

1 Siehe Coleman, Dr. John: Komitee der 300. Die konspirative Hierarchie. Michaels Verlag, 1998; engl.: Conspirators' Hierarchy: The Story Of The Commitee Of 300. American West Publishers, Bozeman, MT, USA, 1992
2 *The Sunday Telegraph*, 05.02.1995
3 Aussage von Oswald Le Winter, CIA-Mitarbeiter 1968-85, im Dokumentarfilm „The Maltese Double Cross", der britischen Parlamentariern 1994 gezeigt wurde.
4 Ebd.
5 Es gab ein weiteres Flugdesaster in den 1988er Jahren, das 329 Leben kostete. Es war der Bombenanschlag auf den Air India Flug vor Irland 1985, der von dort zu einem paramilitärischen Lager in Alabama zurückverfolgt werden konnte, wo Söldner für terroristische Aktivitäten trainiert werden.
6 Chomsky, Noam: Letters From Lexington. AK Press, Edinburgh, Schottland, S. 119-20
7 „The Rockefellers", *CBS*, Freitag, 28.12.1973. Heute ist der *ABC*-Nachrichtenmoderator und ranghöchste Herausgeber Peter Jennings, ein Bilderberger.
8 „Is Rupert Murdoch preparing an assault on fortress Europe?" in *The European*, 07.-13.07.1995, S. 21
9 „Murdoch takes five days to win news group for £800m" im *Daily Telegraph*, 04.02.86
10 Dreiteilige Serie im *Daily Telegraph*, 30.01., 06.02., 13.02.1984
11 „Subliminal" bezieht sich auf Botschaften, die die bewusste Ebene unserer Wahrnehmung umgehen und unser Unterbewusstsein programmieren – die Ebene, die unsere Wirklichkeit erschafft.
12 Zeitschrift *Exposure*, Juni/Juli 1993, S. 12
13 Nichols, Preston B. und Moon, Peter: Das Montauk Projekt. und: Das Montauk Projekt 2. Rückkehr nach Montauk. Abenteuer mit der Synchronizität. Michaels Verlag, Peiting, 1994, 1995; engl.: The Montauk Project. und: Montauk Revisited. Sky Books, New York 1992, 1994
14 Keith, Jim: Alternative 3. Die Beweise. Michaels Verlag, 1999; engl: Casebook On Alternative 3. IllumiNet Press, Lilburn, USA, 1994, S. 32
15 Delgado, J.M.: Physical Control Of The Mind: Toward a Psychocivilised Society. 1969
16 Zitiert in: „When The States Rapes: The Mind Control Papers", Teil II, S. 2, 6. Diese Studie wird vertrieben von Mediaecco and Contact Network International, PO Box 66, 8400 AB Gorredijk, Niederlande
17 Akten, die unter dem Freedom Of Information Act freigegeben wurden, enthüllen, wie bedrohlich der Einfluss von John Lennon von den US-Behörden angesehen wurde.
18 Einführung in den Bericht des Unterkomitees des Senats 1974 über die Rolle der US-Regierung bei Verhaltensmodifikationen.

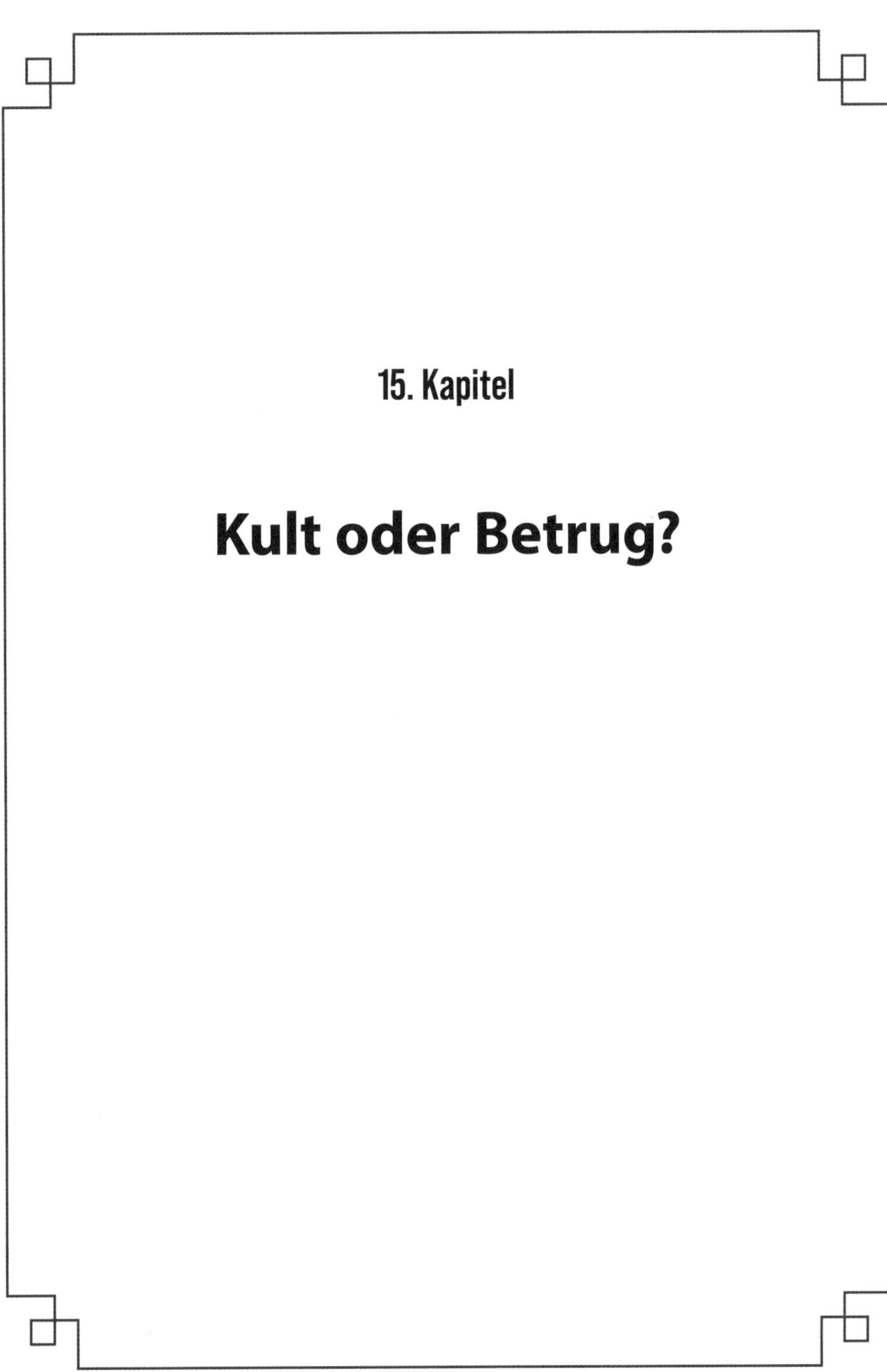

15. Kapitel

Kult oder Betrug?

Ein Hauptbeispiel für die „Schlagwort"-Methode der Bewusstseinsmanipulation ist der Ausdruck „Kult". Der Plan besteht darin, Ereignisse und Propaganda zu kreieren, die das Wort „Kult" im öffentlichen Bewusstsein abwerten und anschließend all jenen Gruppen oder Organisationen das Etikett „Kult" anzuhängen, welche die Elite gerne in Misskredit bringen und zerstören möchte. Das bezieht sich auf alle, die dem Status quo den Kampf ansagen oder in einer Art und Weise leben, die die zentralisierte Kontrolle untergräbt.

Das „Concise Oxford Dictionary" definiert „Kult" als: „Ein System der religiösen Verehrung, wie es in Zeremonien zum Ausdruck kommt; Anbetung oder Huldigung einer Person oder Sache." Also ist jede Religion nach dieser Definition ein Kult, genau wie das Banken- und Finanzsystem, wo man einer „Sache" Huldigung und Verehrung zollt: nämlich dem Geld. Das Netzwerk der Geheimgesellschaften des Allsehenden Auges ist ein Kult, da es durch Zeremonien, Anbetung und Huldigung das luziferische Gefängniswärter-Bewusstsein verehrt. Das Vereinigte Königreich insgesamt ist ein Kult, zumindest für die vielen Menschen, die die Monarchie verehrung und huldigen. Unter diesen Kriterien wird fast alles zu einem Kult. Das ist es jedoch nicht, was die Manipulatoren uns denken lassen wollen. Sie haben Ereignisse benutzt, um dem Wort „Kult" eine viel eingeschränktere Bedeutung zu geben – die von gefährlichen religiösen „Verrückten", die gehirngewaschen und dazu programmiert sind, eine Messias-Figur anzubeten. Der Plan, das öffentliche Bewusstsein mit derartigen Botschaften zu füttern, ist schon ziemlich weit fortgeschritten. Damit wird alles, was man als „Kult" etikettiert, einer reflexartigen Reaktion unterworfen: „Gefährliche Verrückte – es muss etwas getan werden."

Es gibt drei Arten, wie man Ereignisse manipulieren kann, damit sie dem Plan nützlich sind. Man kann den „Kult" von Anfang an selbst gründen und die ganze Sache kontrollieren; man kann eine Gruppe oder Gemeinschaft mit Agents provocateurs unterwandern, die dann in einer Weise agieren, die unschuldige Mitglieder in Verruf bringt; oder man kann einfach einer Gruppe von Menschen oder einer Sekte für etwas die Schuld geben, das sie nicht getan haben. Welchen Weg man auch immer einschlägt, das Ergebnis ist dasselbe – das Wort „Kult" wird im kollektiven Bewusstsein weiter abgewertet. Zwei Ereignisse waren ungeheuer erfolgreich darin, das Wort „Kult" für die Öffentlichkeit zu vergiften: Das Jonestown-Massaker 1978 und das von Waco 1993. Das Lager von Jonestown in Guyana war das Hauptquartier der „Peoples Temple"-Sekte, die von ihrer „Messias"-Figur Jim Jones kontrolliert wurde. Die Sektenmitglieder waren in ihrer Mehrheit Schwarze, die Jones von ihrem ursprünglichen Lager in Kalifornien, damals unter Ronald Reagan als Gouverneur, nach Guyana gefolgt waren. Am 18. November 1978 starben schätzungsweise 900 Menschen in Jonestown bei einem angeblichen „Massenselbstmord", der mittels Zyanidvergiftung und Erschießungen erfolgte. 15 Jahre später wird uns über Waco in Texas dieselbe offizielle Geschichte eines „Massenselbstmords" bei der „Davidianer-Sekte" glauben gemacht, die von ihrer „Messias"-Figur David Koresh angeführt wurde. Wer zieht einen Vorteil daraus, dass die Menschen diese offiziellen Erklärungen glauben? Diejenigen, die ein Interesse daran haben, dass das Wort „Kult" = „gefährliche Verrückte" bedeutet. Faszinierenderweise können wir folglich viele Verbindungen zu Geheimdiensten herstellen.

Eine der finanziellen Hauptstützen von Jonestown war Dr. Lawrence Layton senior. Dieser war früher Leiter für Forschung und Entwicklung in einem der Spitzenforschungszentren für chemische und biologische Kriegsführung der US-Armee auf dem Dugway-Versuchsgelände in Utah. Die Einrichtung wurde von Untersuchern mit Kriegsführung durch Krankheiten und genetischen Experimenten sowie mit Viehverstümmelungen in Verbindung gebracht, für die öffentlich „Außerirdische" beschuldigt wurden. Layton war auch Direktor für Raketen- und Satellitenentwicklung in der Treibstofftechnikabteilung der Marine in Indian Head, Maryland. Das Vermögen seiner Frau stammte zum Teil von der I.G. Farben. Ihr Sohn Lawrence Layton Jr. war im Sektenexekutionskommando, das den Kongressabgeordneten Leo Ryan hinrichtete, der nach Jonestown gereist war, um über den Peoples Temple Nachforschungen anzustellen. Ryan war bei der CIA äußerst unbeliebt. Er hatte den Hughes-Ryan-Zusatzartikel mitverfasst, der die CIA verpflichtete, den Kongress über verdeckte Operationen vorab in Kenntnis zu setzen. Was für ein Zufall, dass Ryan, ein Mann der dafür kämpfte, dass die CIA dem Volk Rechenschaft abzulegen habe, just in dem Augenblick in Jonestown, Guyana, war, als die Schießerei begann.

Die Laytons sind eine prominente Südstaatenfamilie und hatten im Bürgerkrieg für die Konföderierten gekämpft. Sie haben viele Verbindungen zu Geheimdiensten. Die Schwester von Lawrence Layton Jr., Deborah Layton Blakey, war mit George Phillip Blakey verheiratet, dem Mann, der die Anzahlung für den Grundbesitz in Jonestown machte, der dann von Jim Jones erworben wurde. Blakey war ehemaliger Vertragsagent für die CIA in Angola und eine Reihe von Untersuchern behaupten, dass Jonestown als Tarnung benutzt wurde, um „Rebellen" für verdeckte Operationen der CIA in Angola zu trainieren. Es gibt noch weitere CIA-Verbindungen zum Massaker von Jonestown. Von Richard Dwyer, dem stellvertretenden Direktor der US-Botschaft in Guyana und örtlichem CIA-Chef war bekannt, dass er ebenfalls damit zu tun hatte. Im Moment des Gewaltausbruchs von Jonestown kann man auf einer Tonbandaufzeichnung die Stimme von Jim Jones hören, der schreit: „Bringt Dwyer hier raus". Dwyer wurde gesehen, wie er Toten ihre Brieftaschen und andere Erkennungszeichen abnahm, was er auch selbst zugab. Dies geschah auf Befehl von Zbigniew Brzezinski, einem Gründer der Trilateralen Kommission und späterem Berater Jimmy Carters für Fragen der nationalen Sicherheit.[1] Die Mitglieder des Peoples Temple unterstützten aktiv Forbes Burnham, den Präsidenten von Guyana, der seine Verbindungen zur CIA offen zugab. Als Jim Jones 1961 nach Brasilien ging, um für die „Unterdrückten einzutreten", wurden seine Reise und seine Verpflegung von der US-Botschaft bezahlt, und er erzählte Einheimischen vor Ort, dass er für den Marinegeheimdienst arbeite. Begleitet wurde er von seinem lebenslangen Freund Dan Mitrione, der für die CIA als Ausbilder für Verhör- und Foltertechniken bei Polizeikräften in der Dritten Welt arbeitete. Es gibt zahlreiche Verbindungen zwischen Jones, Jonestown und den Geheimdiensten. James T. Richardson, ein Soziologieprofessor an der Universität von Nevada, veröffentlichte 1980 eine Studie über den Peoples Temple im *Journal For The Scientific Study Of Religion*. Er schrieb:

> „Wegen der Fahrlässigkeit von US-Bediensteten, bei den Menschen, die in Guyana starben, nicht sofort Autopsien anzuordnen, werden wir niemals erfahren, wie viele durch Selbstmord starben und wie viele ermordet wurden. Dr. Leslie Mootoo, der medizinische Chefuntersucher für die Regierung von Guyana und die erste medizinisch ausgebildete Person, die in Jonestown nach dem Ereignis ankam, erzählte Reportern: ‚Ich glaube nicht, dass es jemals über 200 Menschen gegeben hat, die freiwillig starben.' Er sagte das, nachdem er eine Reihe von Leichnamen und den Schauplatz ihres Todes besichtigt hatte. Diese Angelegenheit wurde sehr ausführlich von Deirdre Griswold in einer Artikelserie in Worker's World diskutiert … eine Serie, die auch Fragen über eine mögliche CIA-Beteiligung bei der Tragödie von Jonestown stellt. Griswold beschuldigt die US-Regierung, sie habe absichtlich Beweismaterial zerstört, indem sie keine Autopsien durchführen ließ. Sie zeigt eine Reihe von verblüffenden Verbindungen zwischen dem Peoples Temple und der CIA auf. Sie sagt, einige der weißen Führer in Jonestown könnten CIA-Agenten gewesen sein und Jonestown sei möglicherweise ein Bauernopfer in einem Kampf gewesen, in den die USA, Kuba und Guyana verwickelt waren …"

Es gibt auch Beweise, dass Jonestown ein Experiment für Bewusstseinskontrolle und Teil von MKUltra war. Eine große Menge psychiatrischer Medikamente wurden dort gefunden – genug, um 200.000 Menschen ein Jahr lang unter Drogen zu setzen. Von den Mitgliedern wusste man, dass sie Identitätsschildchen trugen, ähnlich denen, mit denen man Leute in Krankenhäusern ausstattet. Auf dem Jonestown-Komplex befand sich in der Tat ein gut ausgerüstetes und anspruchsvolles Krankenhaus, während die Bedingungen im Rest der Anlage dagegen ärmlich waren. Die Mischung aus Schwarzen, Frauen und Gefangenen spiegelt die typischen Opfer wieder, die für die Bewusstseinsexperimente bei MKUltra ausgewählt wurden. Die Schwarzen kamen gefesselt und geknebelt in Guyana an und wurden in die Anlage gebracht, um 18 Stunden am Tag zu arbeiten. Die Verbindungen zwischen Jonestown, MKUltra und einer Ideologie im Nazi-Stil wurden von Michael Meiers untersucht in: „War Jonestown ein medizinisches Experiment der CIA? Eine Überprüfung der Beweise". Meiers argumentiert, Jonestown sei der abschließende Feldversuch von MKUltra gewesen, und Jim Jones sei ein Langzeitmitarbeiter der CIA. Insgeheim sei Jones in den Jahren, bevor die Operation nach Guyana umzog, von Ronald Reagans Regierung in Kalifornien unterstützt worden. Meiers sagt, man könne diese Bewusstseinkontrollgeschichte mindestens bis 1965 zurückverfolgen, als Jones und der Peoples Temple zuerst nach Ukiah in Kalifornien zogen. Er berichtet weiter:

> „… die Gruppe unterwanderte sofort das Mendocino State Mental Hospital, ein psychiatrisches Krankenhaus, das nicht nur die Testpersonen [TPs im Jargon der Nazis] für seine [Jones] vorbereitenden medizinischen Experimente lieferte, sondern auch Trainingsmöglichkeiten für Medizintechniker, die für die endgültigen Experimente gebraucht wurden. Innerhalb kürzester Zeit war jeder Krankenhausangestellte Mitglied im Peoples Temple. Von den Krankenschwestern bis zu den Therapeuten, von den Beratern bis zu den Putzfrauen wurde jeder Mitarbeiter der Anlage durch ein Tempelmitglied ersetzt. Kalifornien übergab buchstäblich das Mendocino State Mental Hospital an Jim Jones."[2]

Die Nachwirkungen des Massakers und die offiziellen Erklärungen dafür waren ein vertrautes Märchen aus nachweislichen Lügen und Widersprüchen. Die Anzahl von Menschen, die laut Berichten dort gelebt haben sollen, betrug etwa 1.100. Diese Angabe basierte anscheinend auf einer Zählung der Ausweise. Nach der Tragödie jedoch wurde die Zahl der Toten mit 400 angegeben und später mit 913. Nicht weniger als 200 gingen „verloren". Das ist bedeutsam, da die Elitegarde um Jim Jones ungefähr 120 bis 200 Mann zählte. Die Mitglieder des Volkstempels waren vorwiegend Schwarze, die Elitegarde bestand dagegen fast ausschließlich aus Weißen. Elitegarde oder CIA-Garde? Trotz der offiziellen Zahl von 900 Toten wurden nur 400 gefunden, und Spekulationen grassierten darüber, was wohl mit den anderen 500 passiert sei. Laut Zeugenaussage des Militärkommandeurs, der Jonestown untersuchte, war es genau an diesem Punkt, als ihm der Regierungsbeamte Robert Pastor befahl, mit der Identifizierung der Leichname aufzuhören. Pastor war der Top-Berater von Zbigniew Brzezinski. Natürlich wäre die Identifizierung der Leichname unerlässlich gewesen, wenn man wirklich hätte wissen wollen, was passiert war! In den Tagen nach diesem Befehl von Brzezinskis Berater wurden die verlorenen 500 Leichen wundersamerweise gefunden. Raten Sie mal, wo sie sich versteckt hatten? Ich verspreche Ihnen, dass ich hier keine Witze mache. Nach der offiziellen Version wurden sie unter den anderen 400 gefunden! Man muss nur die Bilder von den ersten Leichen anschauen, die man fand, um zu sehen, dass es unmöglich ist, dass 500 weitere darüber lagen. Aber das ist bis heute die offizielle Version.

Meine Damen und Herren, man macht sich einfach über uns lustig. Der verkohlte Leichnam, der angeblich der von Jim Jones gewesen sein soll, wurde nie ordentlich identifiziert, und ziemlich sicher entkam er zusammen mit den weißen Wächtern. Die ganze Sache stinkt zum Himmel, genau wie die Ermordung von Martin Luther King und JFK, deren Fälle „zufälligerweise" zur Zeit von Jonestown gerade durch das House Select Commitee des Kongresses erneut untersucht wurden. Ein Anwalt, Mark Lane, hatte sowohl mit Jonestown als auch mit den Anhörungen über die Attentate zu tun. Er war der Anwalt des Peoples Temple und des angeblichen „Mörders" von Martin Luther King, des „Sündenbocks" James Earl Ray. Mark Lane hatte auch für die Liberty Lobby gearbeitet, die die Zeitung *The Spotlight* herausgibt, und er nannte den Peoples Temple ein „Paradies auf Erden". Dies brachte ihn nach Jonestown so in Verruf, dass seine Behauptung, James Earl Ray sei unschuldig, infolgedessen von vielen geringschätzig abgetan wurde.

Es gab Gerüchte, dass der Peoples Temple über ein Todeskommando verfügte, das jeden beiseite schaffte, der die Sekte bedrohte oder schlecht über sie sprach. Die Regierung stritt das immer ab, aber von Jim Jones wusste man, dass er eine Abschussliste hatte, und die Personen an erster Stelle starben in den Monaten nach dem Massaker alle einen gewaltsamen Tod. Ganz oben auf der Liste stand George Moscone, der Bürgermeister von San Francisco. Er wurde neun Tage nach der Tragödie erschossen. Moscones Wahlkampagne war von kräftigen Spenden des Peoples Temple unterstützt worden, und er hatte Jim Jones zum Chef der Wohnungsbehörde von San Francisco gemacht. Viele der Anhänger von Jones waren auch bei der Sozialbehörde der Stadt angestellt, und sie nutzten ihre Machtstellung, um Arme und Obdachlose für die Sekte anzuwerben. Der zweite Name auf Jones' schwarzer Liste war Jenny Mills, eine ehemalige Angestellte des

Peoples Temple, die zusammen mit ihrem Ehemann ein Buch geschrieben hatte: „My Six Years With God“. Das Buch ging äußerst kritisch mit Jones und seiner Gruppe um. Im Sommer 1979 wurden Jenny Mills, ihr Ehemann und ihre Tochter in ihrem Haus in Berkeley erschossen. Dieser Mordfall wurde nie aufgeklärt. Die Journalistin Kathy Hunter, die über den Tod von sieben Mitgliedern berichtet hatte, die getötet worden waren, weil sie versucht hatten, das ursprüngliche Hauptquartier in Kalifornien zu verlassen, starb ebenfalls unter merkwürdigen Umständen. Es ist die uralte Geschichte, die wir in diesem Buch schon so oft gehört haben. Aber fragen Sie heute mal jemanden danach. Wenn sich die Leute überhaupt an das Massaker von Jonestown erinnern können, werden sie von religiösen „Wahnsinnigen“ reden, die unter dem Einfluss eines „verrückten Messias“ und Kultführers Selbstmord begingen. Das ist auch genau das, was sie denken sollen.

Jonestown, das Massaker und seine Auswirkungen, hat den Manipulatoren stark genutzt. Es war ein Tarnunternehmen, um CIA-Söldner für verdeckte Operationen in Angola zu trainieren; es lieferte auf der Stelle Unterstützung für den CIA-Mitarbeiter Forbes Burnham; es eliminierte Leo Ryan, den hartnäckigen politischen Gegner der CIA; es unterminierte das House Select Committee, das Kongress-Untersuchungskomitee über Ermordungen, indem es James Earl Rays Anwalt Mark Lane in Verruf brachte; es lieferte dem MKUltra-Projekt wertvolle Informationen über Bewusstseinskontrolle; und es vergiftete das Wort „Kult“ im öffentlichen Bewusstsein noch weiter.

Man kann viele Elemente von Jonestown in der Geschichte von Waco wiederfinden. Am 19. April 1993 wurden mehr als 80 Männer, Frauen und Kinder bei lebendigem Leibe verbrannt, als die US-Regierung in Form des FBI und des Büros für Alkohol, Tabak und Feuerwaffen (BATF) die Mount-Carmel-Anlage der Davidianer bei Waco in Texas angriff. Man will uns wieder glauben machen, dass dies ein „Massenselbstmord“ einer Gruppe von wahnsinnigen und gehirngewaschenen Anhängern der unheimlichen und gefährlichen „Messias“-Figur David Koresh gewesen sei. Meine Ansichten könnten sich kaum mehr von denen unterscheiden, die David Koresh angeblich hatte (falls das, was behauptet wird, wahr ist). Er scheint ein geistig sehr verwirrter Mann gewesen zu sein. Aber die Konzentration auf Koresh wurde dazu benutzt, um das Kernproblem zu verbergen, wie und warum alle diese Menschen durch die Hand von Regierungsagenten starben.

Alle Ereignisse, die mit Bewusstseinsmanipulation zu tun haben, laufen nach dem gleiche Muster ab. Zur Zeit der Geschehnisse beherrscht die offizielle Version die Zeitungen und Fernsehschirme. Die Öffentlichkeit saugt sie auf und akzeptiert sie vollständig. Dann, wenn einige Wochen verstrichen sind und aufgeschlossenere Untersucher damit anfangen, den wahren Hintergrund zu enthüllen, kommt eine ganz andere Version ans Tageslicht. Die offizielle Version ist jedoch auf dem Höhepunkt der Publicity und die Berichterstattung über die Ereignisse ist schon an ein gigantisches Publikum in der ganzen Welt übertragen worden, während die wahre oder zumindest die der Wahrheit näher kommende Version dagegen erst später herauskommt, wenn das Interesse schon abgeflaut ist. Die Mainstream-Medien ignorieren solche Informationen normalerweise und die Beweise für die offizielle Vertuschung werden in Bücher wie dieses abgedrängt oder in Zeitungen, die von relativ wenigen Lesern gekauft werden. Obgleich also alternative Erklärungen, ja sogar Beweise existieren, welche die Propaganda als ein Lügengebäude zum Einsturz bringen könnten, erfährt die Masse der Menschen nie davon. Sie glauben weiterhin, dass das, was man ihnen am Anfang erzählt hat, noch immer die Wahrheit über die Geschehnisse sei. Daher glaubt die große Mehrheit der Menschen immer noch, dass Waco der Massenselbstmord eines verrückten Kults gewesen sei. Aber war es das wirklich?

Das Büro für Alkohol, Tabak und Feuerwaffen (BATF) setzte am 28. Februar 1993 zum ersten Mal Waffen ein, um die Davidianer-Anlage anzugreifen. Der Angriff wurde durch offizielle Behauptungen „gerechtfertigt", dass die Sektenmitglieder gegen Waffengesetze verstoßen hätten. Sie kauften und verkauften Waffen, wie das in Texas viele tun. Ich verstehe zwar nicht, wie eine religiöse Gruppe Waffen kaufen und verkaufen oder sie sogar besitzen kann, aber was sie taten, war legal. Hier kamen jedoch BATF-Agenten, die versuchten, sich den Weg in die Anlage mit Schusswaffen zu erzwingen. Und laut Ron Engelman, einem Moderator beim *KGBS*-Radio von Dallas, hatte das BATF vorher die Medien informiert, um den Überfall anzukündigen. Daher waren auch Kameras vor Ort. Die Anwältin Linda Thompson von der American Justice Federation stellte ein investigatives Video mit dem Titel „Waco: The Big Lie" zusammen. Wieder einmal könnten Linda Thompsons Glaubenssystem und ihre Lebenseinstellung von meiner nicht weiter entfernt sein, aber wenn wir nur die Untersuchungen von Leuten akzeptieren, mit denen wir in allem übereinstimmen, würden wir nur noch anfälliger für Betrug werden. Ihr Video zeigt Filmszenen des Angriffs vom Februar und des anschließenden Massenmords nach einer 51-tägigen Belagerung. Ich stimme nicht unbedingt allem zu, was das Video behauptet, und es gibt viele Fragen, die ich gerne dazu stellen würde, aber auf jeden Fall enthüllt es eine ganz andere Version der Geschehnisse.

Beim ersten Angriff im Februar sehen wir vier schwarz gekleidete BATF-Männer auf dem Mount-Carmel-Gebäude. Sie sind alle bewaffnet, es wird aber nicht aus dem Gebäude geschossen. Man sieht, wie drei dieser Männer durch ein Fenster klettern, während der vierte außen auf dem Dach bleibt. Als seine Kollegen durch das Fenster verschwunden sind, wirft er eine Handgranate hinein und eröffnet in diese Richtung das Feuer. Kugeln durchschlagen die Mauer von innen. Aber sind dies die Davidianer, die das Feuer erwidern oder die drei BATF-Männer, die auf die Aktion ihres „Kollegen" reagieren und Vergeltung üben? Alle drei Männer, die in dieses Fenster geklettert waren, wurden tot aufgefunden, behauptet das Video. Warum hätte ihr Kollege sie töten sollen, wenn es tatsächlich so abgelaufen ist? Nur er weiß es, und da er in Schwarz gekleidet war und nur seine Augen nicht verdeckt waren, weiß niemand außerhalb der Regierungsbehörden, wer er ist. Laut Linda Thompson waren die drei Männer, die getötet wurden, alle Bodyguards von Bill Clinton während seiner Präsidentschaftskampagne. Einige Mainstream-Journalisten haben das verneint, aber wir haben ein Recht zu wissen, dass diese anderen Erklärungen existieren.

In den Wochen nach dem ersten Überfall ging die offizielle Story über Waco um die ganze Welt. Nicht nur amerikanische Gemüter wurden auf die negative Bedeutung des Wortes „Kult" konditioniert, sondern jeder, der irgendwo auf diesem Planeten die Zeitung las oder fernsah. Die Propaganda gegen Koresh und die Davidianer lief pausenlos. Nachts wurde die Anlage mit Flutlicht erleuchtet, um alle wach zu halten, und man ließ Tonbandaufnahmen von Kaninchen, die geschlachtet wurden, auf voller Lautstärke laufen. Das ist die Mentalität, die Agenturen des „Gesetzesvollzugs" wie das BATF, das FBI und die CIA kontrolliert. Schließlich gaben Bill Clinton und seine von Webb Hubbell ausgewählte Justizministerin Janet Reno die Genehmigung für die Aktion, die das Leben so vieler unschuldiger Menschen kosten sollte. Janet Reno sagte, dass „um der Kinder willen" gehandelt worden sei. Dies waren dieselben Kinder, die schon bald danach bei lebendigem Leib verbrannt wurden. Die Rechtfertigung, damit die Kinder retten zu wollen, rührte von Behauptungen her, die Davidianer hätten sich des Kindesmissbrauchs schuldig gemacht. Dies mochte im Fall von David Koresh wahr gewesen sein oder auch nicht, Janet Reno gab jedoch anschließend zu, dass es zur Zeit des Massakers keine Beweise dafür gegeben habe, und die „Beweise", die im Nachhinein vorgelegt wurden, sind äußerst fragwürdig und oft nachweislich unwahr.

Während sich die Ereignisse in Waco abspielten, wurde der Öffentlichkeit nicht erzählt, dass die Überwachungstechnologie mittlerweile äußerst fortgeschritten ist. Durch Minikameras, empfindliche akustische Messgeräte und Infrarot-Kameras wusste das BATF und das FBI ganz genau, was im Innern des Gebäudes vor sich ging und wo sich all die Menschen versammelt hatten. Am frühen Morgen des 19. April griffen Panzer die Anlage an. Auf Linda Thompsons Video sehen wir einen Panzer um sechs Uhr morgens vor dem Gebäude über einer kleinen Zone hin- und herfahren. Linda Thompson behauptet, dass dies direkt über dem unterirdischen Bunker gewesen sei, wo die Frauen und Kinder nachts vor dem Flutlicht und dem Lärm Schutz suchten. Der Panzer zermalmte sehr wahrscheinlich den Bunker, und die Menschen saßen in der Falle. Warum fuhr er sonst auf demselben Fleck vor und zurück? Wir sehen dann, wie die anderen Panzer die Mauern des Gebäudes einreißen und Feuer ausbrechen, die schnell den gesamten Komplex zerstören und alle Bewohner töten. Wer legte das Feuer? Es war, wie behauptet wird, ein Massenselbstmord, aber warum sieht es auf dem Videofilm so aus, als ob einige Panzer mit Flammenwerfern ausgerüstet waren? Und warum erhielt das Parkland Hospital in Dallas an jenem Morgen um sechs Uhr eine Anfrage des FBI, wie viele Betten sie in ihrer Station für Verbrennungsopfer hätten?[3] Wiederum widersprechen einige Journalisten dieser Version der Ereignisse, aber die Öffentlichkeit hat ein Recht, alle Seiten zu hören, nicht nur die Regierungsversion. Dann kann sie sich ihre eigene Meinung bilden.

Die Bewusstseinsmanipulatoren holten alle nur möglichen Vorteile aus diesem Propaganda-Coup heraus. David Koresh wurde von Steven V. Roberts, einem ranghohen Journalisten des *US News And World Report*, mit Massenmördern aus der Geschichte verglichen und Waco tatsächlich mit Serbien.[4] Unfassbar. Er fragte in dem Artikel auch: „Wie wird eine Gesellschaft mit einer messianischen Persönlichkeit fertig, die allen Überredungsversuchen oder allem Druck widersteht?“ Die Antwort, Mr. Roberts, ist die, dass man sie gewöhnlich zum Präsidenten der Vereinigten Staaten wählt. Womit wir bei Bill Clinton sind, der den Angriff abgesegnet hatte und versuchte, das, was darauf folgte, mit den Worten zu rechtfertigen: „Es gibt unglücklicherweise eine Zunahme dieser Art von Fanatismus in der ganzen Welt. Es ist möglich, dass wir uns dem noch einmal stellen müssen.“ Gut gemacht, Bill. Genau nach Drehbuch. Ich glaube, dass John Padfield, der Bevollmächtigte des Staates, der sicherlich die Ideen der Davidianer nicht unterstützte, der Wahrheit sehr viel näher kam, als er sagte:

> „Ich glaube, dass das BATF absichtlich seine Kompetenzen weit überschritt, um eine riesige Medienshow zu inszenieren – einfach um Waffen und autarke Menschen zu dämonisieren und sich Vorteile beim neuen Anti-Waffen-Präsidenten zu verschaffen. Ich glaube wirklich, dass die Beweise zeigen werden,

> dass das BATF keinerlei Absicht hatte, eine Verfügung durchzusetzen oder sich professionell aufzuführen. Wenn Koresh so ein gefährlicher Mann gewesen sein soll, warum haben sie ihn denn nicht einfach aufgegriffen, als er beim Joggen oder in der Stadt war?"[5]

Es war nicht das erste Mal, dass das tödliche Duo aus BATF und FBI für die Ermordung unschuldiger Menschen bei einer Belagerung verantwortlich war. Da ist noch der berüchtigte Fall von Randy Weaver, bei dem im August 1992 auf die Familie Weaver in ihrem Haus in den Bergen in Idaho 400 Agenten losgelassen wurden. Ein Gericht fand später heraus, dass Randy Weaver vom BATF als Agent provocateur aufgebaut worden war. Man hatte ihm Waffenvergehen anhängen wollen, um ihn dazu zu zwingen, Informant zu werden. Er weigerte sich jedoch, und schließlich ermordete das BATF-FBI-Terroristenkommando Weavers 14-jährigen Sohn, als er vor ihnen zurück zum Haus lief. Sie brachten seine Frau um, die auf der Türschwelle stand und ein Baby im Arm hielt, töteten den Familienhund und verwundeten Weaver sowie einen Freund, Kevin Harris. Nach dem, was ich von Weaver gehört habe, würde ich nur wenigen Dingen zustimmen, an die Randy Weaver glaubte, aber was spielt das für eine Rolle? Wenn wir nicht alle Menschen gleich behandeln, egal ob wir mit ihnen einer Meinung sind oder nicht, schaffen wir eine Tyrannei.

1994 wurde uns von einem weiteren „Massenselbstmord" bei einem „Kult" in der Schweiz berichtet. Seitdem mir über Jonestown und Waco einiges bekannt war, verfolgte ich die Berichterstattung mit erhöhtem Interesse. Als die Geschichte öffentlich gemacht wurde, war es ein „Massenselbstmord" von Anhängern zweier „messianischer" Führer. Am nächsten Tag war es plötzlich ein von beiden Führern begangener Massenmord, und eine internationale Polizeijagd wurde ausgelöst. Etwa einen Tag später wurde einer der beiden Führer unter den Toten gefunden. Nun war es ein Massenmord des anderen Führers. Einige Tage verstrichen, und er wurde ebenfalls unter den Toten gefunden. Im Dezember 1995 wurden weitere 16 Mitglieder, oder angebliche Mitglieder, in Frankreich erschossen aufgefunden. Wer hat sie nun ermordet? Niemand scheint es zu wissen oder sich darum zu kümmern. Bei Zeitungslesern und Fernsehzuschauern ist die Aufmerksamkeitsspanne und das Erinnerungsvermögen an Details jedoch dergestalt, dass die meisten wahrscheinlich nur aufgenommen haben, dass es da einen weiteren verrückten, bösen und gefährlichen Kult gab. Dieser Mangel an Aufmerksamkeit für Einzelheiten bei den meisten Menschen angesichts einer Flutwelle von Informationen, mit der wir tagtäglich überschwemmt werden, ist ein äußerst effektives Werkzeug der Bewusstseinsmanipulatoren. Nach Professor Massimo Introvigne vom Zentrum für Studien über neue Religionen in Turin, Italien, gibt es zumindest „zufällige" und auch historische Verbindungen zwischen dem in die Schweizer Tragödie verwickelten Sonnentemplerorden, dem französischen Geheimdienst und der Freimaurerzelle P2.[6] Wir erlebten später Anschuldigungen gegen eine japanische Sekte wegen eines Giftgasanschlages in einem U-Bahn-System und bis zu dem Zeitpunkt, wo Sie dies lesen, könnten sich gut und gern weitere Geschichten ereignet haben, um das Wort „Kult" abzuwerten. Entweder handelt es sich bei diesen Organisationen der „Höchsten Wahrheit" um Elite-Tarnorganisationen (sehr gut möglich) oder sie sind das Opfer von Anti-„Kult"-Propaganda. Der BATF-Agent Dan Curtis fasste das „Spiel" zusammen, als er bei der Gerichtsverhandlung gegen elf Davidianer einen Kult folgendermaßen definierte: „Eine Gruppe von Menschen, die in vom Rest der Gesellschaft abweichender Weise zusammenleben."[7] Und das geht natürlich auf keinen Fall, nicht wahr? Genau wie die Elite danach trachtet, Länder zu zerstören, die aufgrund ihres alternativen Lebensstils und alternativer Wirtschaft beispielhaft vorangehen könnten, attackiert sie Gruppen, die in einer Weise leben, die zeigt, dass der Status quo nicht die einzige Möglichkeit ist. Die „freie Wahl" ist gleichbedeutend mit „schlecht", und „andersartig" bedeutet „gefährlich".

Die Medien spielen ihre Rolle immer wieder perfekt als Botenjungen und -mädel dieser Propaganda. Als die Waco-Geschichte aufkam, wurde ich von den Medien auch zu meinem „Kult" befragt. Ich habe keinen Kult oder etwas Derartiges, da ich nichts anbete oder verehre. Aber ich wurde von der Zeitung *Daily Record* in Schottland als „Kult-Lord" beschrieben, und ich fand ein Bild von mir neben dem von Charles Manson abgedruckt! Ich war auch auf derselben Zeitungsseite wie David Koresh zu sehen! Kann man diesen Leuten trauen, die Zeitungen herausgeben? An dem Tag, als man den „Massenselbstmord" in der Schweizer Gemeinschaft entdeckte, wurde ich vom *BBC*-Nachrichtenprogramm „Newsnight", das sich angeblich an „denkende Menschen" richtet, zu einem Interview über solche „Kulte" gebeten, wahrscheinlich weil man mich dort als „Kult-Führer" ansah. Vielleicht hatten sie den *Daily Record* gelesen. Unterhaltung auf noch nicht einmal eindimensionalem Niveau. Es ist einfach jämmerlich. Aber was für ein Traum, diese Denkschablonen der Medien zur Verfügung zu haben, wenn man ein Manipulator ist! Ich regiere nichts, außer meinen eigenen Verstand. Die Medien sollten das irgendwann mal ausprobieren. Es ist wunderbar.

Im Lichte dieses Hintergrundes der „Kult"-Tragödien ist es wichtig, dass wir die „Kult"-Brecher-Gruppen genauso sehr hinterfragen und ausleuchten wie die „Kulte", die sie kritisieren. Diese Gruppen sind überall auf der

Welt aus dem Boden geschossen. Ich kann die Motivation einiger dieser Menschen verstehen, da es bewusstseinskontrollierende Sekten gibt, die Jagd auf die Emotionen von Menschen, speziell junger Leute machen, und viele dieser Sekten, wenn nicht die meisten, haben Verbindungen mit Geheimdiensten. Sie sind Bestandteil von Problem-Reaktion-Lösung, wobei die Elite die „Kulte" gründet oder ausbeutet und gleichzeitig die Opposition kontrolliert, die besagten „Kult-Brecher". Eine derartige Organisation ist das in Amerika stationierte Cult Awareness Network (CAN), eine Tarnorganisation der Anti-Defamation League. Glenn Krawczyk, freier Autor und ehemaliger Rechercheur beim Wissenschaftsprogramm „Beyond 2000" des Satellitenfernsehens, machte eine Untersuchung über CAN, und seine Entdeckungen wurden 1994 in der Oktober/November-Ausgabe von NEXUS veröffentlicht.[8] Er fand heraus, dass eine der treibenden Kräfte hinter CAN Doktor Louis Jolyn „Jolly" West ist, der auch noch mit einer ähnlichen Gruppe namens American Family Foundation in Verbindung steht. West war der Psychiater, den die Behörden auswählten, um Jack Ruby in Dallas zu „analysieren", nachdem Ruby Lee Harvey Oswald ermordet hatte, den Sündenbock für das Kennedy-Attentat. 1973 war West Direktor des Neuropsychiatrischen Instituts der Universität von Kalifornien und Präsident ihrer Abteilung für Psychiatrie, aus der auch Tom Grubbs kam, ein Psychologe, der mit Jonestown zu tun hatte.

West schlug vor, ein Zentrum zur Untersuchung und Reduzierung von Gewalttätigkeit zu gründen, wo er plante, „unerwünschtes Verhalten" mit den neuesten neuropsychiatrischen und genetischen Manipulationstechniken zu behandeln. Der Himmel weiß, was er alles verbrochen hätte, zumal er begeistert vom kalifornischen Gouverneur Ronald Reagan unterstützt wurde. Glücklicherweise erkannte die kalifornische Legislative sein Ansinnen und bezeichnete die Idee als „Nazi-Wissenschaft". West wusste alles hierüber, denn wie CIA-Unterlagen bestätigen, war er ein langjähriger Mitarbeiter der Bewusstseinskontroll-Programme der CIA gewesen, einschließlich MKUltra. Zu Dr. Wests Spezialitäten gehörten Verhörmethoden mit Deprivationstechniken, Hypnose und psychoaktiven Drogen; Verhaltensmodifikation durch elektrische Stimulierung des Gehirns sowie elektronische Geräte, um seine Opfer zu verfolgen und zu überwachen. Das ist die Mentalität von einer der Hauptfiguren hinter dem Cult Awareness Network (CAN). Was also macht im irregeleiteten Kopf dieses Mannes einen Kult aus? Gemäß seiner eigenen veröffentlichten Schriften fallen darunter:

> „1. Neo-christliche Kulte; 2. Hinduistische und östliche religiöse Kulte; 3. Okkulte, Hexen- und Satanismuskulte; 4. Spiritualistische Kulte; 5. Zen und andere chinesisch-japanische philosophische Kulte; 6. Rassenkulte; 7. Fliegende

Untertassen- und Weltraumkulte; 8. Psychologische Kulte [vermutlich wie CAN]; 9. Politische Kulte; 10. Bestimmte Gemeinschafts- und Selbsthilfe- oder Selbstvervollkommnungsgruppen, die zu Kulten werden."

Wie wär's mit den „Zum-Laden-gehen-und-Abendessen-kaufen"-Kulten? Ich verstehe nicht, warum er die ausgelassen hat. Die Liste bestätigt das, was ich schon früher über die Methode gesagt habe, mit der die Elite zuerst das Wort „Kult" in Verruf bringen und es dann jeder Gruppe oder jedem Lebensstil anhängen will, den sie unterminieren und zerstören möchte. Das Ziel ist, alles Denken zu verdrängen und auszulöschen, das die gewünschte Norm in Frage stellt. Dr. Martin Orne, einer von Wests Kumpanen und ehemaliger Chef des Komitees zur Erforschung der Hypnose beim Marinegeheimdienst, sagte: „Wenn eine Person Gott sprechen hört, ist es sogar im heutigen Amerika wie bei einer Lotterie, ob sie ein erfolgreicher Führer eines neuen religiösen Kultes oder in einer psychiatrischen Abteilung registriert wird." Es war der „Deprogrammierer" oder in Wirklichkeit „Reprogrammierer" von CAN namens Rick Ross, der dem BATF den Tipp über Waffen in der Anlage von Waco gab. Es war Ross, der die 14-jährige Kiri Jewell „deprogrammierte", die behauptete, Koresh habe sie sexuell missbraucht. Die „Beweise" dafür sind stark angezweifelt worden. Während dieser Zeit arbeitete Ross mit Priscilla Coates zusammen, einer nationalen Sprecherin für das Cult Awareness Network. Die Anwendung von „lethaler Gewalt" gegen die Davidianer war von Patricia Ryan empfohlen worden, der Präsidentin von CAN.[9]

Bezeichnenderweise geschah es 1974 während Dr. „Jolly" Wests Kampagne für eine Abteilung für „Verhaltensmodifikation" in Kalifornien, dass die Symbionese Liberation Army (SLA) öffentlich in die Schlagzeilen geriet, als sie Patricia Hearst kidnappte, die Tochter des Zeitungsmagnaten Randolf Hearst. Dies passierte wiederum in Kalifornien unter Ronald Reagan, in dem Staat, wo auch der Peoples Temple von Jim Jones aufkam. Die SLA war angeblich eine marxistische Stadtguerilla, und die Propaganda über sie terrorisierte Kalifornien monatelang. Tatsächlich waren nur neun Personen beteiligt. Patricia Hearst beteiligte sich nach ihrer Entführung aktiv an SLA-Aktionen. Dies schloss auch einen bewaffneten Banküberfall ein, und Geschichten darüber, dass der „Kult" sie gehirngewaschen habe, begannen die Runde zu machen. Die SLA wurde zerstört, als 150 Offiziere und Agenten 5.000 Schuss Munition vor Live-Fernsehkameras zur Hauptsendezeit verschossen. Später wurde Patricia Hearst von zwei „Experten" für Gehirnwäsche psychiatrisch untersucht ... von Dr. Louis Jolyn West und Dr. Martin Orne vom Cult Awareness Network.

Der Gründer von CAN, Ted Patrick, besitzt ein langes kriminelles Vorstrafenregister, das aus seinen „Beratungs"-Techniken bei „Kult"-Opfern resultierte. Dieses beinhaltet Kidnapping, Planung einer Straftat, Freiheitsberaubung, gewaltsame Entführung und tätliche Bedrohung, Kokainbesitz und Verstoß gegen eine Bewährungsstrafe. 1979 kam in einem Prozess gegen Patrick heraus, dass er eines seiner Entführungsopfer 86 Tage lang an zwölf verschiedenen Orten gefangen gehalten und diese Frau „furchtbaren Erfahrungen" ausgesetzt hatte.[10] Dies sind nur einige der Leute, die unschuldige Menschen vor Kulten bewahren möchten! Man kann jetzt zunehmend beobachten, dass das Wort „Kult" dazu benutzt wird, Menschen in Gruppen und alternativen Gemeinschaften in Verruf zu bringen, die alles andere als „gehirngewaschene gefährliche Spinner" sind. Sobald das Wort „Kult" verwendet wird, scheint man es okay zu finden, die Betroffenen als Untermenschen zu behandeln, die als Menschen keine Rechte mehr besitzen. Wie der amerikanische Richter T.S. Ellis dem „Deprogrammierer" Galen Kelly jedoch sagte: „Was für den einen ein Kult ist, ist für den anderen eine Gemeinschaft, und es spielt keine Rolle, wie blöd Sie oder ich das finden mögen."

Es gibt aber auch andere „Kulte", die der Elite nutzen, und man lässt sie daher zu globalen Imperien heranwachsen. Eine davon ist die Unification Church (Vereinigungskirche), die in Korea ihren Ausgang nahm und jetzt in New York stationiert ist. Sie wird von Sun Myung Mun geführt und ist besser unter dem Namen „Moonies" oder Mun-Sekte bekannt. Sie ist meiner Ansicht nach eine äußerst unheimliche Organisation und man hört Untertöne der Neuen Weltordnung mitschwingen. Am 15. Januar 1995 enthüllte der Londoner *Sunday Express*, dass der ehemalige britische Premierminister Edward Heath (Bil) großzügig dafür bezahlt worden war, die Hauptansprache auf dem Weltfriedensgipfel der Moonies in Korea zu halten. Im März 1994 sprach er ebenfalls auf Sun Myung Muns Weltfriedenskonferenz, bei der der ehemalige sowjetische Führer Michail Gorbatschow, der Freund Henry Kissingers und David Rockefellers, Hauptredner war. Der Malteserritter, ehemalige US-Außenminister und höchste alliierte NATO-Oberbefehlshaber Alexander Haig sprach ebenfalls auf Moonie-Veranstaltungen, genau wie der ehemalige US-Verteidigungsminister Frank Carlucci (CFR, TK). Die Unification Church besitzt ein weltweites Geschäftsimperium, das die Zeitungen *The Washinton Times*, *The New York City Tribune* und *The Middle East Times* einschließt. Ihre Liste von Tarngruppen und -geschäften im „NameBase-System" beläuft sich auf 28 Seiten und 667 Namen.[11] Muns Sohn und gesetzlicher Erbe Justin führt einen Waffenkonzern in Massachusetts namens Saeilo Incorporated.[12] Wieder einmal sind

Verbindungen mit Geheimdiensten der Elite auszumachen. Die Moonies bezahlten 50 Millionen Dollar, um die Universität von Bridgeport in Connecticut zu kaufen. Einer der neu ernannten Vermögensverwalter war Jack E. Thomas, stellvertretender Stabschef des US-Luftwaffengeheimdienstes und neun Jahre lang spezieller Mitarbeiter des CIA-Direktors. Die Unification Church wird von der südkoreanischen Central Intelligence Agency (KCIA) unterstützt. Bo Hi Pak, der KCIA-Verbindungsoffizier zum US-Geheimdienst, der in der koreanischen Botschaft in Washington stationiert war, wurde einer von Muns Top-Gehilfen und Direktor der *Washington Times*. Muns Herausgeber bei der *Washington Times* ist Arnaud de Borchgrave, ein ehemaliger führender Mitarbeiter der *Newsweek*, die CIA-Verbindungen hat. *Newsweek* gehört dem *Washington-Post*-Konzern, der im Besitz von Katharine Graham (CFR, TK, Bil) ist. De Borchgrave ist durch Heirat eng mit Mitgliedern der Familie Rothschild verbunden, den führenden finanziellen und politischen Langzeit-Unterstützern des Staates Israel, für dessen Gründung sie in der Tat verantwortlich waren.

Der ehemalige CIA-Offizier Miles Copeland benannte die Church of Scientology (Scientologen), die von L. Ron Hubbard gegründet wurde, als eine der beiden religiösen Gruppen, mit der die CIA „Absprachen" getroffen habe. Die andere hieß „Moral Re-Armament", moralische Neuaufrüstung. Die Elite stellt sicher, dass sie wenn möglich auf beiden Seiten arbeiten kann, in diesem Fall sowohl mit dem „Kult" als auch mit den „Kult-Brechern". Auf diese Weise kontrolliert sie die Handlungen und die Ereignisse, welche die öffentliche Meinung prägen. Nach den Beweisen, die ich gesehen habe, und aufgrund meiner eigenen Intuition, spüre ich die Zeit kommen, in der man eine koordinierte weltweite Kampagne starten wird, um zu versuchen, alles alternative Denken, alternative Bewegungen und Lebensweisen in Misskredit zu bringen. Es ist eine Zeit, um stark und entschlossen zu sein und der Kraft der Liebe zu erlauben, sich durchzusetzen.

Dieselbe Technik wird gegen Untersucher der globalen Verschwörung eingesetzt. Da immer mehr Hintergründe des Netzwerks ans Tageslicht kommen, bemüht sich die Elite verzweifelt, diese Informationen abzuwerten, indem man ihre Überbringer in Misskredit bringt. Diese Taktik ist als „Ad Hominem" bekannt: Wird eine Wahrheit verbreitet, die jemandem nicht passt, dann greift man den Botschafter an, nicht die Botschaft. Ich beobachte zur Zeit eine wachsende Bandbreite von Artikeln über „Verschwörungstheoretiker" und darüber, dass sie alle „Rechtsextremisten" seien. Wie beim Wort „Kult" wollen die Propagandisten all die Menschen, die Informationen über die weltweite Manipulation zu Tage bringen, öffentlich sofort als „Nazis" oder ähnliches brandmarken. Dabei sind die

Linken – diejenigen, die ich die Roboter-Radikalen nenne – außerordentlich hilfreich für die Elite. Sie plappern diesen Unsinn reflexartig nach. Ein anderes Reizwort ist „historischer Revisionist". Es hat ebenfalls einen negativen Beiklang. Eine solche Person stellt die konventionelle Version der Geschichte in Frage. Glauben diejenigen, die Geschichtsrevisionisten als Nazis bezeichnen, tatsächlich, dass alles, was uns über Geschichte erzählt wird, auch wahr sei? Sicherlich nicht. Warum können wir dann nicht so erwachsen sein und uns das anhören, was die Revisionisten zu sagen haben und uns unsere eigene Meinung darüber bilden, was wir für wahr halten? Weil die Elite die Kontrolle über die Geschichte verlieren würde, deswegen.

Meine Erfahrungen und Beobachtungen brachten mich dahin zu glauben, dass Teile der „New Age"-Szene mit am leichtesten zu manipulieren sind. Dies hängt mit ihrer Naivität zusammen. Ich habe gehört, dass Bill Clinton von Menschen in der New-Age-Bewegung als „Lichtarbeiter" beschrieben wurde, die keinerlei Untersuchungen über den Hintergrund dieses Mannes angestellt haben. Ich höre all die vorschnellen, klischeehaften Reaktionen über „Kulte" von Menschen, die genau mit den Gruppen, Organisationen und Lebensweisen zu tun haben, die das Wort „Kult" als Zielscheibe haben soll. Einige von denen, die am meisten dazu beigetragen haben, falsche Geschichten und Klatsch über mich zu verbreiten, sind dieselben, die von Wahrheit und Licht sprechen. Früher hat mich das verwundert, aber jetzt nicht mehr. Eine der Geschichten, die bei New-Agern die Runde macht, ist die, dass ich so viel Geld hätte, dass ich in einem Steuerparadies in Jersey lebe. Da ich insgesamt nur vier Tage in meinem ganzen Leben in Jersey verbracht habe, komme ich wirklich selten nach Hause! Ich lese in spirituellen Zeitschriften über die Notwendigkeit einer Weltregierung als Ausdruck der Einheit aller Nationen und Menschen in der Einen Welt. Das klingt großartig, solange man nicht nachforscht und erkennt, wie die New-Age-Bewegung ebenfalls manipuliert wird.

Ich besuchte im Sommer 1994 eine spirituelle Veranstaltung in Wembley, London. Es sollte die Einheit aller Dinge gefeiert werden und die Notwendigkeit, Liebe auf der Welt auszudrücken, womit ich völlig übereinstimme. Die Manipulation des menschlichen Bewusstseins kommt aber nicht nur wie ein alles einschließender Batzen daher. Wir haben es mit maßgeschneiderter Manipulation zu tun, die auf ein bestimmtes Glaubenssystem abzielt. Als die Leute aus Wembley herausströmten, stand draußen eine Gruppe, die kleine Hochglanzbroschüren mit der Botschaft von Babaji Francesco verteilten, „dem Mann, der gekommen ist, der ganzen Erde Liebe und Weisheit zu bringen". Wie sich herausstellt, ist Herr Francesco der Gründer einer Organisation mit Namen Associazione S.U.M. – Stati Uniti del Mondo (Vereinigte Staaten der Welt). Auf der ersten Seite der Broschüre las ich eine Botschaft über Liebe von Herrn Francesco, in der er uns erzählt, dass unsere Tränen seine Tränen seien und dass von denen, die ihm folgten, alles Leid hinweggenommen werde. Entschuldigen Sie bitte, ich fühle mich plötzlich ziemlich mies. Er sagt, er sei gekommen, um uns zu lehren, dass alles Eins sei. Vielen Dank. Aber einen Moment, was möchte er uns sonst noch lehren? Dass wir die Probleme unserer Erde nur lösen können, wenn wir sie auf einer weltweiten Ebene angehen. Dies könnte doch nicht etwa bedeuten, dass wir dringend eine Weltregierung, eine Weltwährung und eine Weltarmee brauchen? Oh doch, das könnte es. Sein Flugblatt tönt:

> „Babaji Francesco schlägt für die Lösung aller Probleme die Vereinigung aller Nationen der Erde vor und betont die Notwendigkeit einer einzigen Weltregierung, die aus Delegierten jeder Nation zusammengesetzt ist. Er erachtet die Verwirklichung einer einzigen Weltarmee für wichtig, die sich aus Freiwilligen eines jeden Landes zusammensetzt – zum Schutz aller Völker der Erde, und dass sie wirksam und rechtzeitig eingreifen sollte, um sinnlose Völkermorde, ähnlich denen, die sich in Ruanda, Jugoslawien und Somalia etc. ereignet haben, zu vermeiden ... Er bekräftigt auch, dass, damit die öffentlichen Schulden in jedem einzelnen Land erlassen werden können, sich alle Staaten gegenseitig sämtliche Schulden erlassen sollten und dass es notwendig sei, alle gegenwärtigen Währungen abzuschaffen und sie durch eine einzige Weltwährung zu ersetzen, die denselben Wert in jedem Land haben sollte, damit Spekulationen, Wettbewerb und Kriege durch Einheit, Brüderlichkeit und Frieden unter allen Menschen ersetzt werden könnten."

All dies ist direkt dem Spielplan der Globalen Elite und den Illuminati-Protokollen entnommen. Entweder muss der Mann, der gekommen ist, uns zu belehren und uns in diese Utopie zu führen, dringend Nachforschungen über die Neue Weltordnung anstellen, oder er hat Gründe dafür, das Bedürfnis nach Liebe und Einheit mit einer zentralisierten globalen Tyrannei gleichzusetzen. Die Raelianer, die ich bereits in Teil I erwähnt habe, fördern ebenfalls alle Bestrebungen der Elite auf der Grundlage dessen, was ihr „Messias" Claude Rael behauptet, von den außerirdischen „Elohim" übermittelt bekommen zu haben. Als ich eine New-Age-artige Ausstellung im Norden Englands besuchte, war es faszinierend, wie vielen Organisationen ich über den Weg lief, die entweder die Vereinten Nationen und das Konzept einer Weltregierung unterstützen und/oder den Menschen eine weitere Entschuldigung boten, ihren Verstand einigen „Höchsten Meistern" oder irgendwelchen anderen zu übergeben. Begeben Sie sich nicht unter die Gedankenkontrolle einer Religion – lassen Sie Ihre Gedanken stattdessen von einem Guru kontrollieren! Ich nahm eine Zeitschrift namens *Share International* mit, eine Publikation, die von dem in Schottland geborenen Maler und „Esoteriker" Benjamin Creme herausgegeben wird. Dieser wurde „viele Jahre lang von seinem eigenen Meister trainiert und überwacht", so die Werbung. Die Zeitschrift, die von sich behauptet, in 70 Ländern herauszukommen, hat ihre Hauptniederlassungen in den Niederlanden und Großbritannien mit Filialen und Verbindungen in viele andere Länder, einschließlich den Vereinigten Staaten. Das Magazin bewirbt den „Maitreya", den „Weltlehrer", der laut Creme in „wundersamer Weise" Menschen auf dem gesamten Planeten erschienen ist. Dieser „Weltlehrer" wird nur dann vor aller Welt erscheinen, sagt Creme, wenn er von den Medien dazu aufgefordert wird. Bisher haben wir seit 1977 darauf gewartet, während laut Creme der „Weltlehrer" weiterhin in der asiatischen Gemeinde in London lebt, unterbrochen von seinen Erscheinungen in aller Welt. Sobald er von den Medien darum gebeten werde, werde Maitreya auf einer internationalen Pressekonferenz eine Ansprache halten, was zum „Tag der Deklaration" führen werde, dem Tag, an dem der „Weltlehrer" weltweit bei Radio- und Fernsehsendern erscheinen und geistig alle Menschen simultan überschatten werde. Alle sollen seine Worte über telepathische Kommunikation hören. Schon wieder, hmmm. Ich frage mich, was hier vor sich geht? Es erscheinen ständig kostspielige Anzeigen über Maitreya in den New-Age-Zeitschiften. Jede Anzeige zeigt den Maitreya, wie er 1988 „wundersamerweise" in Nairobi tausenden von Menschen erschien, obwohl ich nicht behaupten kann, dass das Bild irgendwie darauf hindeutet. Genaue Ortsangaben über die „Manifestationen" des Maitreya werden nie mitgeliefert. Dies zu tun, würde den freien Willen der beteiligten Menschen verletzen, erzählt uns Creme.

Die April-Ausgabe 1995 von *Share International*, die ich bei der Ausstellung kaufte, wurde von einem Interview mit Sir Shridath Ramphal dominiert, dem ehemaligen Generalsekretär des Commonwealth, der eine Weltregierung forderte und das Bedürfnis nach einem Führer vom Kaliber Franklin D. Roosevelts! Auf das Interview folgte ein Bericht über die „Commission on Global Governance", die von Ramphal geleitet wird und der tatsächlich Aufrufe für eine Welt-(UN-)Armee, zentralisierte globale Wirtschaftskontrolle und eine Weltregierung enthielt. Daraufhin folgten drei Seiten mit dem Titel „Schwerpunkte für eine Neue Weltordnung". Benjamin Creme informiert uns auch in Antworten auf Briefzuschriften, dass die einzige Möglichkeit sei, Ereignissen wie Bosnien und Ruanda entgegenzuwirken, „Vereinte Nationen mit einer ausreichend starken Armee zu haben, die von allen Nationen unterstützt wird, indem sie genug Soldaten und Waffen zur Verfügung stellen.“ Zufälligerweise ist das genau dasselbe, was Henry Kissinger und Babaji Francesco sagen. Creme fügt hinzu, wenn „Jimmy Carter lang genug lebt, glaube ich, dass er Mitglied in einer Gruppe ‚weiser Männer‘ werden wird, die als das zukünftige Regierungskomitee der Vereinten Staaten fungieren werden.“ Ich bin sicher, die Trilaterale Kommission wäre entzückt. Und was bedeutet das mit dem „Regierungskomitee“? Was ist wohl der Demokratie zugestoßen? Aber aufgepasst, ein Artikel in der Zeitschrift erzählt uns Folgendes:

> „... ein wahrer Schüler wird sich seiner ‚ihm zugewiesenen Aufgabe‘ mit aller ihm zur Verfügung stehenden Energie widmen, ungeachtet seiner eigenen Person, um sein ganzes Wesen dem Dienst und der Verwirklichung des Plans zu unterstellen. Dies muss unausweichlich auch zu seinem eigenen Fortschritt führen – nicht zu seiner Selbstbefriedigung, sondern indem schlummernde Fähigkeiten erweckt werden, die ihn zu einem immer effizienteren ***Werkzeug für den Dienst in den Händen der Meister*** formen werden.“ [meine Betonung]

Oh mein Gott, mein Gott, mein Gott. Schon wieder. Menschen folgen, Meister herrschen. Maitreya ist einer der „Meister“ von Alice Bailey, und auf ihren „Lehren“ basiert Cremes Organisation. Auf derselben New-Age-Ausstellung entdeckte ich zwei weitere von Alice Bailey inspirierte Organisationen, den „Lucis Trust“, früher Lucifer[13] Trust, und seinen Ableger „World Goodwill“. Letzterer wurde 1932 von Alice Bailey im Vorfeld des Zweiten Weltkriegs gegründet, der zur Schaffung der Vereinten Nationen führte. World Goodwill ist jetzt wenig mehr als eine New-Age-Förderorganisation für die Vereinten Nationen, ausgehend von ihren Zentren in Whitehall Court, London, Genf und New York. Ihre zahlreichen Veröffentlichungen bieten überschwängliches Lob für die UNO als einzige Antwort für die Leiden unseres Planeten. Eine Broschüre heißt: „Die Große Fürbittekooperation mit den Vereinten Nationen“. Dort steht:

> „Eine bereitwillige Geistes- und Herzenshaltung und ein aktiver, verständigungsbereiter, guter Wille zwischen den Völkern und Nationen sind notwendige Vorbedingungen für die Errichtung einer Neuen Weltordnung des Friedens und des Wohlstands für alle Menschen ... Aufgrund geistiger Konflikte, Getrenntheit und mangelndem Verständnis gibt es nunmehr in allen Weltangelegenheiten Spannungen; damit aber auch eine neue Gelegenheit für kreativen Fortschritt, die durch die Vereinten Nationen verkörpert wird ... Die Vereinten Nationen sind heute ein Instrument der Universalität und eine Agentur für Einheit, Frieden und Wohlstand auf der Welt.“

Halten Sie mich fest. Der World-Goodwill-Ableger des Lucis Trust lässt von UNO-Mitarbeitern Artikel verteilen und verknüpft die spirituelle Sicht der Ganzheit und Einheit mit zentralisierten globalen Institutionen. World Goodwill bringt ein vierteljährliches Rundschreiben heraus, das sich liest wie von einem UNO-Fanclub verfasst. Der Rundbrief, den ich im Frühjahr 1995 mitnahm, enthielt, wie Benjamin Cremes *Share International*, einen Artikel über Sir Shridath Ramphal und seine Commission on Global Governance [eine Weltregierung und eine Weltarmee sind die einzige Möglichkeit für die Zukunft]. Ebenso las man darin eine Botschaft des UNO-Generalsekretärs Dr. Boutros Boutros-Ghali, des Strohmanns der Globalen Elite, der uns mitteilt: „... eine Vielzahl neuer Probleme mit unübersehbar globalen Dimensionen können von einzelnen Ländern oder Staatengruppen nicht mehr bewältigt werden." Wir hätten doch dann besser eine Weltregierung, stimmt's, Boutros? Andere Veröffentlichungen, die von World Goodwill vertrieben werden, rufen dazu auf, allen Menschen Personalausweise auszustellen, und eine meint:

> „Die Vereinten Nationen müssen über ihre Generalversammlung, spezialisierte Agenturen und ihre zahlreichen Räte, Kommissionen und Komitees unterstützt werden; denn es gibt bisher noch keine andere Organisation, zu der die Menschen hoffnungsvoll aufschauen könnten. Sie müssen daher die Vereinten Nationen unterstützen, aber gleichzeitig dieser Gruppe von Weltführern ihre Bedürfnisse mitteilen."

Es lohnt sich, den World-Goodwill-Rundbrief zu abonnieren, nur um das Ausmaß der Infiltration durch die Mentalität der Globalen Elite zu sehen, die sich auf Gebiete wie Spiritualität und Erziehung erstreckt. Ein UNO-Schulprojekt, lese ich darin, schließt ein Netzwerk von 3.200 Schulen in 122 Ländern ein. Das Partnerschulprojekt der UNESCO „widmet sich der Vorbereitung von Kindern und jungen Menschen, in einer globalen Gesellschaft zu leben und einen ‚Welt-Patriotismus' zu entwickeln [siehe globales Dorf, globale Nachbarschaft, etc.], die in einer zunehmend vernetzten Welt von zentraler Bedeutung sind." Kinder und junge Menschen werden dahingehend indoktriniert, die Antworten von den Vereinten Nationen zu erwarten, und Organisationen wie Lucis Trust/World Goodwill unterstützen das. Wie die meisten Menschen, die der Globalen Verschwörung helfen, haben 99 Prozent von ihnen keine Ahnung, für was sie da eigentlich werben. Die meisten Menschen, die diese Organisationen unterstützen, tun das wahrscheinlich deshalb, weil sie daran glauben, was diese sagen. Sie haben Kinder und Enkelkinder, und das Letzte, was sie möchten, ist ihnen eine globale faschistische Tyrannei zu hinterlassen. Aber genau bei deren Errichtung helfen sie unwissentlich mit.

Ich sprach mit einem liebenswerten Mann am *Share-International*-Stand der New-Age-Ausstellung. Er hatte keine Ahnung, in was er verwickelt war und beantwortete jede Frage mit „Nun, so wie ich es verstehe ...“ und „Nun, in der Zeitschrift steht ...“ Er hatte seinen Verstand an der Garderobe abgegeben. Bei einem anderen Stand fand ich eine weitere Gruppe ehrlicher Menschen, die für „The Brahma Kumaris“ eintraten, die Spirituelle Weltuniversität mit mehr als 3.000 Schulungszentren in 62 Ländern. Dies ist eine nicht-staatliche Organisation, die der Abteilung für Öffentliche Information der UNO angegliedert ist und schon siebenmal den UNO-Friedensbotschafterpreis gewonnen hat. Sie hat Beraterstatus beim Rat für Wirtschaft und Soziales der UNICEF und besitzt endlose Verbindungen mit der UNO. 1988 startete sie die erste Friedensbotschafterinitiative, die der UNO gewidmet war. Teil davon war die Veröffentlichung eines Buches mit dem Titel „Visions Of A Better World“, in dem internationale Führer und berühmte Leute aus allen Lebensbereichen Beiträge lieferten. Wiederum werden mindestens 99 Prozent derer, die sich an Brahma Kumaris beteiligen, nicht erkennen, wie sie von der Brigade der Eine-Welt-Regierer für Werbung benutzt werden. Auch höre ich nie auf, mich über die Anzahl von scheinbar aufgeschlossenen Menschen zu wundern, die in Wahrheit ihren Verstand an einen Mann abgegeben haben, oh Entschuldigung, an den „lebenden Gott auf Erden“ namens Sai Baba. Dies sind Menschen, die Religion als Bewusstseinkontrolle ablehnen und andere dazu auffordern, selbstständig zu denken!

Designermanipulation von Glaubenssystemen ist sehr subtil, aber äußerst effektiv. Dieselbe zentralisierte Tyrannei kann auf viele Arten eingeführt werden, um zu den Denkmustern verschiedener Menschengruppen zu passen. Wir dürfen erwarten, dass eine Flut von guruartigen Personen und „spirituellen“ Organisationen manipuliert wird oder dies ganz bewusst tut. Wenn spirituelle Menschen und Gruppen den Plan einer Weltregierung als Teil der Reise hin zu Ganzheit und Einheit akzeptieren, werden sie von der UNO und den Manipulatoren unterstützt. Sollte dies nicht der Fall sein, werden sie als „Kult“ gebrandmarkt. Das ist die zweigleisige Behandlung der neu aufkommenden Spiritualität durch die Manipulatoren. Wir müssen uns daran erinnern, dass nichts jemals so ist, wie es auf den ersten Blick scheint. Wenn wir alles aus dieser Perspektive betrachten, werden wir wesentlich schwerer Opfer von Desinformation werden. Dies ist lebenswichtig, denn es gibt einen „Kult“, der alle anderen auf diesem Planeten beherrscht. Es ist der „Kult“, der eine höchst negative Bewusstseinsform huldigt und verehrt, indem sie Macht und Kontrolle anbetet. Dieser „Kult“ heißt Globale Elite und Allsehendes Auge.

Endnoten

1 Wooden, Kenneth: The Children Of Jonestown. McGraw-Hill, New York, 1981, S. 196
2 Meiers, Michael: „Was Jonestown A CIA Medical Experiment? A Review Of The Evidence" in *Studies in American Religion*, Bd. 35, The Edward/Merlin Press, 1988
3 Der *KGBS*-Radiomoderator Ron Engelman sagte gegenüber *Radio Free America*, dass er über eine Kontaktperson in diesem Krankenhaus überprüft habe, dass es diesen Anruf tatsächlich gegeben hatte.
4 *US News And World Report*, 03.05.1993
5 *The Spotlight*, 24.04.1995, S. 18
6 Zeitschrift *New Dawn*, Melbourne, Australien, Mai/Juni 1995, S. 7
7 Reavis, D.: „Witness For The Prosecution" in *The San Antonio Current*, 10.02.1994, S. 6
8 Die Zeitschrift NEXUS ist eine ausgezeichnete Publikation, die über Geschichten und Informationen berichtet, die in den Mainstream-Medien nicht veröffentlicht werden. Die deutsche Ausgabe finden Sie unter www.nexus-magazin.de.
9 *Houston Chronicle*, 08.04.1993
10 Helander gegen Patrick, Bridgeport, Connecticut, USA, 1976
11 Investigative Research Specialists: „List of Moonie Fronts", 1992
12 *The Spotlight*, 11.12.1995, S. 2
13 Einige Menschen glauben, das Wort Luzifer bedeute „Lichtbringer". Wie ich in „The Robots' Rebellion" schon dargelegt habe, behauptet Rabbi Marvon S. Antelman in seinem Buch „To Eliminate The Opiate", dass der Namenswechsel von Lucifer zu Lucis 1924 dazu diente, die Tatsache zu verbergen, dass die Organisation mit Gruppen zu tun hatte, die den Teufel anbeten und Verbindungen zum Kult des Allsehenden Auges haben. S. 54

16. Kapitel

Das „Globale Dorf"

„Einzelne Akte der Tyrannei mögen einer Tageslaune zugeschrieben werden, aber eine Serie von Unterdrückung, die in einem ganz bestimmten Zeitabschnitt begonnen hat und jeden Amtswechsel überdauert, beweist zu offenkundig einen vorsätzlichen systematischen Plan, uns zu verskaven."

Thomas Jefferson

Die Neue Weltordnung hat seit Beginn des jetzigen Bankensystems, seit der Errichtung der Freimaurerei, der Vereinigten Staaten und der Französischen Revolution einen weiten Weg zurückgelegt.

Wenn wir uns ansehen, wie weit man dem Eliteplan erlaubte voranzuschreiten, so ist das ein ernüchternder Gedanke. Allerdings auch einer, dem ich zutraue, dass er die Entschlossenheit in jedem von uns aktiviert, die Kontrolle über unser eigenes Schicksal wiederzuerlangen. Das können und werden wir tun, aber entscheidend dafür ist zu wissen, dass die Manipulation existiert, zu wissen wie und mit welchem Ziel sie arbeitet. Ohne dieses Wissen sind wir auf Gedeih und Verderb den Manipulatoren ausgeliefert, denn die gezielte Langzeitstrategie stellt es weiterhin so dar, als handle es sich um Einzelereignisse, die nichts miteinander zu tun haben. Für diejenigen, die immer noch glauben, dass der Plan für eine Weltregierung, eine Zentralbank, eine Einheitswährung, eine Weltarmee und eine Bevölkerung, die mit Mikrochips versehen und an einen globalen Computer angeschlossen ist, eine Verschwörungs-„Theorie“ sei, werde ich diesen Abschnitt mit einer Zusammenfassung darüber abschließen, wie weit wir schon auf diesem Weg gediehen sind, ohne es zu bemerken.

Weltregierung

Die Vereinten Nationen entwickeln sich schnell zu genau solch einer Institution. Seit ihren ersten Anfängen als Weltschwatzbude haben sie ein riesiges Netzwerk von Organisationen geschaffen, die alle Lebensbereiche abdecken – von Gesundheit, Hilfsleistungen und Umweltschutz über eine Weltpolizei bis zu Wissenschaft, Religion und vielem mehr. Die Zeit wird kommen, in der sie ihre eigenen Finanzierungsmöglichkeiten unabhängig von den Nationalstaaten erhalten werden. Vielleicht wird eine Art „Finanzierungskrise“ kreiert, bei der einige große Nationen bei den Beitragszahlungen versagen und man eine „Lösung“ finden muss – irgendeine Form der UN-Steuer. 1993 wurde Joseph Connor (CFR) zum Vizegeneralsekretär für Verwaltung und Management bei der UNO ernannt. Er war Präsident von Price Waterhouse, den Finanzberatern der Elite, die einen Abgesandten beim Komitee der 300 haben. Mr. Connor warnte immer wieder davor, dass die UNO einem Bankrott entgegensehe und etwas getan werden müsse.[1] Jetzt kommt die Überraschung: Mehr Konflikte werden mehr „Lösungen“ erfordern, und die Menschen werden auf der Suche nach Antworten verzweifelt zu den Vereinten Nationen aufschauen. Zentralisierte Antworten. Die meisten Menschen, die für die Vereinten Nationen arbeiten, glauben, dass sie das Richtige tun. Sie wissen nicht, in was sie verwickelt sind. Sie sind Schachfiguren in einem Spiel, das sie nicht verstehen. Der wahre Handlungsplan ist versteckt hinter Ausdrücken wie „globales Dorf", „globale Nachbarschaft", die „globalen Gemeinsamkeiten" und das Bedürfnis nach „Einer Welt". Der verborgene Plan für die Vereinten Nationen ist genau derselbe wie der, der sich in Europa entfaltet. Mit immer größerer Strenge wird Druck ausgeübt für die Zentralisierung politischer Macht und Entscheidungsfindung innerhalb der sich ständig ausdehnenden Europäischen Union, die nunmehr ein Gewirr aus zentralisierten Machtstrukturen und Gesetzen ist, die jede Facette des täglichen Lebens betreffen. Das Gesicht dieser Organisation hat sich in den letzten 40 Jahren über alle Maßen verändert. Es war die Metamorphose von einer Wirtschaftszone zu einer zentralisierten Tyrannei, und derselbe stufenweise Prozess vollzieht sich auch innerhalb der Vereinten Nationen. Der Präsident des Europäischen Parlaments, Klaus Hänsch, machte in der Zeitung *The European* vom Mai 1995 seine Ziele deutlich, als er zu einer Europäischen Union aufrief, in der die Nationen ihre Souveränität zum höheren Nutzen „einbringen" würden [zentralisierte Kontrolle]; eine Union, die ihre volle Verantwortung für Frieden und Sicherheit übernommen habe und eng mit den Vereinten Nationen zusammenarbeite [Weltarmee]; ein Europa, das „die Träume und Visionen seiner Gründerväter erfüllt" [Weltregierung, Zentralbank, Einheitswährung und -armee]. Eine Volksbegeisterung für dieses „neue europäische Projekt" müsse erzeugt werden, sagte er. Mit mir brauchst du da nicht zu rechnen, Klaus. Ich hoffe, es macht dir nichts aus.

Einer der vehementesten Verfechter der politischen und monetären Union in Europa ist der deutsche Kanzler Helmut Kohl. Da ist es keine Überraschung, dass er, wie seine Vorgänger Willy Brandt und Helmut Schmidt, ein ergebenes Mitglied der Bilderberg-Gruppe war. Kohl soll Mitglied des freimaurerischen Grand Orient sein und ist der B'nai B'rith verbunden, die ihm ihre höchste Auszeichnung, den Josephsorden, verlieh.[2] Kohl kennt den Spielplan ganz genau und arbeitete leidenschaftlich für dessen Erfolg. Jacques Santer, der Präsident der Europäischen Kommission, ist ein weiterer Bilderberger, der eine tyrannische Kampagne für die politische und monetäre Union führt.

Diese Entwicklung hin zur zentralisierten Kontrolle wurde nach und nach, in aller Stille und insgeheim betrieben. Nur im Rückblick über all die Jahre können wir erkennen, wie viel Macht die Nationalstaaten, die Regionen und die Gemeinden bereits abgetreten haben. Die Entscheidungsfindung, die unser tägliches Leben betrifft, hat sich immer weiter von den Dörfern, Städten, Metropolen und Ländern wegbewegt, in denen wir leben – zuerst zu den nationalen Parlamenten und den Verwaltungsbehörden und schließlich nach Europa. Sollten wir nicht damit aufhören, uns wie Marionetten zu verhalten, wird die zentralisierte Kontrolle in eine Weltregierung münden. Man kann den Einfluss der Trilateralen Kommission in der Unterstützung Japans durch die Europäische Kommission sehen, damit es ständiges Mitglied im Sicherheitsrat der Vereinten Nationen wird und mehr Gewicht in UNO-Angelegenheiten erhält.[3] Die Trilaterale Kommission wurde geschaffen, um die Arbeit der manipulierenden Eliten in den USA, Europa und Japan zu koordinieren, als Teil des Schrittes hin zu einer Weltregierung. Der Spielplan kommt nun mit jedem weiteren Monat mehr zum Vorschein, weil die Globale Elite anfängt, die Aussicht einer Weltregierung in den öffentlichen Bereich einsickern zu lassen. Der ehemalige Generalsekretär des Commonwealths, Sir Shridath Ramphal, verkündete den Plan auf einer internationalen Entwicklungskonferenz in Washington im Januar 1995, als er sagte, dass die UNO ermächtigt werden solle, „globale Steuern für globale Zwecke zu erheben“. Die Konferenz unterstützte diese Politik mit großem Enthusiasmus. Ramphal, der Vizepräsident der Commission on Global Governance in Genf, Schweiz, fügte hinzu, nationale Souveränität sei überholt. „Die Zeit ist gekommen, Übereinkünfte für eine globale Führung zu treffen“, sagte er. „Wir brauchen eine neue Ordnung in Weltangelegenheiten. Eine große Zahl von Menschen erkennt das an und versteht unter einer ‚Neuen Weltordnung‘ nichts Geringeres als die Geburt einer neuen Welt.“

Man versucht, diesen Anschlag auf die Menschheit durchzuführen, indem man die gegenwärtige Welt so furchtbar und chaotisch macht, dass man jedem, der eine neue Welt verspricht, aus reiner Verzweiflung wie dem Rattenfänger von Hameln folgen wird (genau wie sie Hitler folgten – dem „Retter“ in Deutschlands Nachkriegsmisere). Ich glaube, dass die Elite einen globalen Computer besitzt, in den alle Daten über Weltereignisse und die öffentliche Reaktion darauf permanent eingespeist werden. Der Computer ist dafür programmiert, diese Daten zu verarbeiten und eine Liste von Ereignissen schon Jahre im Voraus zu entwerfen, die nötig sind, wenn das menschliche Bewusstsein eine Weltregierung akzeptieren soll. Auf diese Weise kann der Eliteplan auf lange Sicht vorbereitet werden. Ramphal ist ein Langzeit-Bannerträger für die Weltregierung. Er hat auch in anderen globalen Kommissionen gedient, wie der Brandt-Kommission und der Brundtland-Kommission für Umweltangelegenheiten und Entwicklung. Es waren Mitglieder dieser von der Elite geschaffenen Kommissionen und einer weiteren, die von dem ermordeten Bilderberger und schwedischen Premierminister Olof Palme geleitet wurde, die 1992 die Commission on Global Governance bildeten. Sie stand unter dem Vorsitz von Ramphal und eines weiteren schwedischen Premierministers, Ingvar Carlsson. Und raten Sie mal, wen ich da in der Commission on Global Governance aufgeführt sehe? Nanu, es ist ... Maurice Strong (Kom300), der „grüne" Ölmillionär – der Maurice Strong, der 1992 an der Spitze des Weltgipfels in Brasilien war und im Vorstand des Aspen-Instituts sitzt, das dem Elite-Bilderberger Robert O. Anderson von Atlantic Richfield Oil gehört. Jacques Delors steht ebenfalls auf der Liste, dieser Erzzentralisierer und ehemalige Spitzenmann in der Europäischen Union. Commission on Global Governance = Neue Weltordnung. Eine weitere Veranstaltung der Weltregierungslobby, das Globale Forum für die Erste „Globale Zivilisation" wurde im Herbst 1995 von der Gorbatschow-Stiftung in den Vereinigten Staaten organisiert. Gorbatschow spielte seine Rolle großartig, indem er die vorher vereinbarte „Freiheit" in der Sowjetunion und ihren untergeordneten Staaten initiierte, um das Terrain für das Aufgehen dieser Länder in der Europäischen Union und den Vereinigten Staaten der Welt vorzubereiten. Der „Kalte Krieg" war ebenfalls ein Fall von These – Antithese = Synthese. Die „Befreiung" der Sowjetunion war geplant, nicht spontan. Unter denen, die zum Globalen Forum in San Francisco, der offiziellen Geburtsstätte der UNO, eingeladen waren, befanden sich George Shultz (TK, CFR, Bil, Kom300, Kissinger Associates), George Bush (TK, CFR, Kom300), Margaret Thatcher (Bil), Al Gore (CFR), Zbigniew Brzezinski (TK, CFR, Bil), Paul Volcker (TK, CFR, Bil) und Ted Turner (Kom300), Chef des globalen Nachrichtensenders *CNN*, der mit dem *Time-Warner* Imperium fusionierte. Die Schriften, die im Vorfeld der Veranstaltung von der Gorbatschow-Stiftung herausgegeben worden waren, besagten, das Forum werde politische Führer dazu auffordern, einen Rahmen für Stabilität und **regulierte** menschliche Interaktionen [meine Betonung] zu schaffen. Die Stiftung fügte hinzu, dass das Forum dafür bestimmt sei:

> „... sich auf die fundamentalen Herausforderungen und Möglichkeiten zu konzentrieren, denen sich die Menschheit gegenübersieht, da wir in das nächste Jahrhundert und in ein neues Jahrtausend eintreten. Es wird in dem Glauben abgehalten, dass wir in diesem bedeutsamen geschichtlichen Augenblick die erste globale Zivilisation gebären."

Mit anderen Worten, eine Weltregierung und all die anderen Zutaten. Man darf erwarten, eine Reihe von „Kommissionen", „Konferenzen" und „Gipfel" zu sehen, die in den kommenden Monaten und Jahren über die

Schaffung einer Weltregierung diskutieren werden. Man darf auch einen Versuch erwarten, die Verfassung der Vereinigten Staaten umzuschreiben, um der Neuen Weltordnung zu ermöglichen, den USA ihre Politik aufzuerlegen. Eine andere Gruppe, auf die wir achten sollten, ist die den Bilderbergern verbundene New Atlantic Initiative (NAI), die von derselben Clique geführt wird, mit Margaret Thatcher als Patronin. Die Initiative bemüht sich darum, die USA mit der Europäischen Union zu verschmelzen und die NATO zu einer Weltarmee zu machen.

Weltzentralbank und Weltwährung

Ramphal fordert auch die Einrichtung einer Spitzenkörperschaft für Wirtschaft innerhalb der Vereinten Nationen, eines Wirtschaftssicherheitsrats. Das passt zum Plan der Elite, alle Wirtschaftskraft unter einem Dach oder in einem Computer zu fusionieren. Die Vereinten Nationen und ihr wirtschaftlicher Arm, die Weltbank, der Internationale Währungsfonds (IWF), die Organisation für Wirtschaftliche Zusammenarbeit und Entwicklung (OECD) und die Flut ihrer miteinander verbundenen Ableger kontrollieren die Entwicklung der Weltwirtschaft zusammen mit anderen Elite-Gruppierungen wie der Bank für Internationalen Zahlungsausgleich und der Internationalen Kommission für Bankwesen. Sie entscheiden, wer Entwicklungshilfegelder erhält, wofür sie ausgegeben werden und welche wirtschaftlichen Veränderungen innerhalb der Nationalstaaten stattfinden müssen, bevor irgendwelche Gelder freigegeben werden. Es handelt sich um eine Weltwirtschaftsdiktatur, die auf Geheiß Weniger geführt wird. Innerhalb dieses Netzwerks ist auch die Welthandelsorganisation (WHO) und das GATT-Abkommen für freien Handel angesiedelt, das noch mehr Macht konzentriert, um Nationalstaaten davon abzuhalten, ihre eigene Industrie und Produktion vor unerwünschten Importen zu schützen. Viele dieser Importe stammen aus Weltgegenden, in denen die einheimische Bevölkerung in unmenschlichster Weise ausgebeutet wird.

Nachdem die Länder zunehmend unfähiger werden, ihre eigene Bevölkerung vor dieser wirtschaftlichen Kriegsführung zu schützen, werden die Völker dieser Welt immer abhängiger von einem Weltwirtschaftssystem, über das sie keinerlei Kontrolle haben. Da Grenzzollabgaben für Importgüter durch GATT abgeschafft werden, müssen nun die Steuerverluste von den Menschen der betreffenden Länder beglichen werden. Sie subventionieren die Neue Weltordnung. Ein Bericht des US-Finanzministeriums vom Juni 1994 berechnete, dass GATT bis in zehn Jahren die Zölle um nahezu 750 Milliarden Dollar reduzieren werde. Zusammen mit dem Druck zur Zentralisierung politischer Macht in Europa kam die damit verbundene Forderung nach einer europäischen Zentralbank und einer europäischen Einheitswährung auf. Damit politische Macht wirkungsvoll sein kann, muss sie von Wirtschaftskraft gestützt werden. Wenn man die Währung und die Zentralbank kontrolliert, der alle anderen Banken untergeordnet sind, kontrolliert man ganz Europa. Möglicherweise wird dies auch die Staaten der ehemaligen Sowjetunion einschließen. Wenn wir das zulassen, wird die zentralisierte europäische Tyrannei durch einen geistigen Staatsstreich erreicht werden, ohne dass ein einziger Schuss gefallen ist. Die entsprechende Version für den amerikanischen Kontinent, die Nordamerikanische Freihandelszone (NAFTA), und die asiatisch-australische Version (APEC) sind dazu angelegt, sich nach diesem Vorbild zu entwickeln, bis sich alle mit den Vereinten Nationen als einer Weltregierung mit Zentralbank und Einheitswährung vereinigen. Der Plan sieht vor, dass NAFTA zur Amerikanischen Union wird, APEC zur Pazifischen Union und zusammen mit der schon etablierten Europäischen Union würden sie unter die Kontrolle einer Weltregierung kommen. Insider-Quellen berichteten, dass auf einem Treffen der Trilateralen Kommission in Dänemark 1995 der Plan für eine Transatlantische Freihandelszone (TAFTA) enthüllt wurde, um die Europäische Union mit der nordamerikanischen Freihandelszone zu kombinieren. Sir Leon „Mr. GATT" Brittan, der europäische Handelsbevollmächtigte, hat seither zu Ähnlichem aufgerufen. Der britische Außenminister Malcolm Rifkind (Bil) tat dasselbe 1995 auf der Konferenz der Konservativen Partei. Irlands Peter Sutherland (Bil, TK), der GATT-Unterhändler und erste Generaldirektor der Welthandelsorganisation war auf dem Trilateralen Treffen, um über „Weltwirtschaft im Wandel" zu sprechen. Zur gleichen Zeit war der deutsche Außenminister Klaus Kinkel in Chicago und hielt beim Council on Foreign Relations einen Vortrag über die Transatlantische Freihandelszone. Bill Clinton und die Europäische Union waren schon früher über „gemeinsames Vorgehen" in vielen Angelegenheiten einschließlich Handel übereingekommen. Man fällt sofort über jeden her, der den Elite-Plan für Europa in Frage stellt. Bernard Connolly, der britische Wirtschaftswissenschaftler, der für die Europäische Kommission einen Plan für die Einheitswährung ausarbeitete, wurde von Jacques Santer entlassen, weil er ein Buch geschrieben hatte, das den Betrug enthüllte. Neil Kinnock, ein europäischer Kommissar und ehemaliger Führer der britischen Labour-Partei, wurde öffentlich von Santer getadelt, nur weil er auf einem privaten Treffen die Frage aufgeworfen hatte, dass der Zeitplan für eine Einheitswährung zu knapp sein könnte. Die Europäische Union ist bereits eine zentralisierte Diktatur. Man gab 40 Millionen Pfund unseres Geldes für eine Werbekampagne aus, um die Menschen dahin zu konditionieren, dass sie den Euro als Einheitswährung akzeptieren.[4]

Man erinnere sich der Motivation und der Methoden. Wenn man eine Einheitswährung und eine Einheitsbank einführen will, muss man einen als solchen wahrgenommenen Bedarf danach schaffen. Dafür löst man eine Bankenkrise und Währungschaos aus. Wenn solche Dinge geschehen und in den Nachrichten berichtet werden, scheinen sie nach außen hin schlecht für die Bankiers und Finanzleute zu sein, und für viele sind sie das auch. Aber nicht für die Globale Elite, denn sie braucht solch eine Krise, um ihren Plan in die Wirklichkeit hineinzumanipulieren, und da sie wissen, was kommen wird, können sie nicht nur ihre eigenen Reichtümer vor den Auswirkungen ihrer Handlungen abschotten, sondern sogar einen Riesengewinn machen. George Soros (Bil), der Ungar mit US-Pass, ist einer der berühmtesten Währungsspekulanten. Er „spielt" mit Milliarden von Dollar, um Währungen und Märkte zu destabilisieren und macht dabei unvorstellbare Gewinne. Soros, ein ehemaliger Student der Londoner School of Economics, zog in die USA, um dort sein Vehikel für die „Spekulation" zu errichten: die Quantum Group, in der schweizerische und italienische Finanziers vorherrschen. Merkwürdigerweise sind die Schweiz und Italien auch Stützpunkte des Schwarzen Adels. Der Untersucher William Engdahl bezeichnet Soros als Strohmann für die anglo-französische Rothschild-Bankengruppe.[5] Eines der Vorstandsmitglieder des „Soros"-Quantum-Fonds ist Richard Katz, der Chef der Rothschild Italia S.p.A. in Mailand und ein Vorstandsmitglied von N.M. Rothschild.[6] Ein weiterer Quantum-Direktor ist Nils O. Taube, ein Partner von Lord Rothschild bei St James' Place Capital.[7] Ein Mitarbeiter von Soros bei verschiedenen Spekulationen war Sir James Goldsmith,[8] ein Rothschild-Verwandter, der jetzt behauptet, die Machtzentralisation in Europa zu „bekämpfen". Es war Soros, der bei dem Angriff auf das Pfund als Strohmann fungierte. Das führte dazu, dass der britische Finanzminister Norman Lamont (Bil) Großbritannien aus dem europäischen Währungssystem ERM herausnahm und dadurch die Rufe nach einer europäischen Einheitswährung verstärkte. Lamont ist ein Angestellter der Rothschilds und Soros einer ihrer Strohmänner. Währungs-„Spekulationen" sind weder Spekulationen noch Unfälle. Sie werden sorgfältig geplant und ausgeführt, um einen bestimmten Effekt zu erzielen.

Ende 1994 und Anfang 1995 stieß die Elite Mexiko in ein Wirtschaftschaos, das den Wert des Dollar ernsthaft gefährdete, genau wie sie es mit Mexiko schon einmal getan hatten, als es seinen Erdölreichtum nutzen wollte, um von den USA wirtschaftlich unabhängig zu werden. Dabei machten die US-Banken, die wussten, dass der Zusammenbruch des Peso bevorstand, ein Vermögen. Während das mexikanische Volk unter den Folgen zu leiden hatte, verzeichnete die Citibank einen 81-prozentigen Anstieg ihrer Einkünfte für das letzte Quartal 1994. Und die New Yorker Tageszeitung *Newsday* berichtete Profite von 22 Prozent für die Chemical Bank und von 19 Prozent für die Rockefeller/Rothschild Chase Manhattan im gleichen Zeitraum. Alle hatten stark in den mexikanischen Peso investiert, wechselten ihre Investitionen aber genau zum richtigen Zeitpunkt, um einen Vorteil aus dem unmittelbar bevorstehenden Zusammenbruch zu ziehen.

Mexiko wird von den Banken der Globalen Elite in eine Wirtschaftskatastrophe gestoßen und verschuldet sich bei diesen, damit man die Schulden im Austausch für die Kontrolle über das gesamte mexikanische Erdöl und andere Bodenschätze erlassen kann. Wer schlug die 40-Milliarden-Bürgschaft für Mexiko vor, die seine Schulden gegenüber Amerika beträchtlich erhöhte und so den Betrug beschleunigte? Der Demokrat Bill Clinton. Wer unterstützte ihn dabei? Die Republikaner Newt Gingrich und Bob Dole. Im Juni 1995 trafen sich die Führer von 67 Industrieländern in Halifax, Neuschottland (Kanada), eine Woche nach dem Bilderberger-Treffen in der Schweiz. Sie vereinbarten, die Rolle und die Machtbefugnisse des IWF zu erweitern. Ihre Entschuldigung dafür? Der finanzielle Kollaps des mexikanischen Peso! Bill Clinton forderte auch einen nationalen Personalausweis in den Vereinigten Staaten, um mit der „Welle illegaler Einwanderer [aus Mexiko] fertig zu werden, die sicherlich folgen wird". Inzwischen werden kleine Geschäftsleute auf der ganzen Welt von Börsenmanövern ruiniert, zugunsten der multinationalen Banken und Konzerne, die die Politiker und damit die Gesetzgebung kontrollieren.

Weltarmee

Die Entwicklung hin zu einer Weltarmee ist während der 1980er und 1990er Jahre schnell vorangeschritten. Um deren Einrichtung zu forcieren, manipuliert man Konflikte, die zu Forderungen nach größeren militärischen Befugnissen für die Friedenstruppen der Vereinten Nationen führen. Diese werden dann mit der NATO zu einer Weltarmee verschmolzen. Was würde eine Weltarmee tun? Sie würde jedes Land oder jede Gemeinschaft angreifen, die sich weigert, sich der Weltregierung, der Zentralbank und der Weltwährung zu beugen. Der Golfkrieg von 1991, den NATO-Länder unter der Flagge der Vereinten Nationen finanzierten und ausfochten, wurde zum Teil deswegen geführt, um den Prozess zu beschleunigen. Der Konflikt im ehemaligen Jugoslawien wurde mit demselben Ziel manipuliert. Als Ergebnis der Schrecken in Bosnien haben wir nun eine 60.000 Mann starke Weltarmee aus 30 Nationen im ehemaligen Jugoslawien versammelt, die unter zentralisierter Kontrolle steht – die größte multinationale Truppe, die man seit dem Zweiten Weltkrieg gesehen hat. Genau nach dem Plan der Elite. Jede Gelegenheit, die NATO-Truppen ermöglicht, außerhalb ihres gekennzeichneten Gebiets zu operieren, ist ein weiterer Präzedenzfall, der uns näher an die Weltarmee heranbringt. Wir können erwarten, dass wir auch Einsätze sehen werden, die das NATO-Operationsgebiet ausweiten, besonders in den Nahen Osten und die vormalige Sowjetunion hinein; und man wird versuchen, die Zahl der Länder in der NATO in derselben Weise zu erhöhen, wie es mit der Europäischen Union geschieht. Die UNO-Friedenstruppen werden fortfahren, sich von Friedenserhaltern zu Friedenserzwingern weiterzuentwickeln und dann, wenn der Präzedenzfall eingetreten ist, weiter zu Vollstreckern einer Politik, die von der globalen politischen und wirtschaftlichen Elite vorgegeben wird. Wenn sich die UN-Truppen an Orten wie Ruanda, dem ehemaligen Jugoslawien und Somalia als wirkungslos erweisen, nimmt das die Öffentlichkeit als schlechte Sache wahr. Aber für die Manipulatoren ist dieses Versagen unentbehrlich. Wenn die friedenserhaltenden Operationen der UNO effektiv arbeiten würden, gäbe es keine Forderungen, ihnen mehr Machtbefugnisse einzuräumen. Sie müssen als nicht funktionierend erscheinen (Problem), um die gewünschte Reaktion (etwas muss getan werden) hervorzurufen und den Weg für erweiterte Befugnisse (die Lösung) zu ebnen. Die unmittelbaren Opfer dieser Strategie sind die Männer, Frauen und Kinder, die in den von der Elite inszenierten Bürgerkriegen abgeschlachtet werden, die demonstrieren sollen, dass die UN-Truppen mehr Macht benötigen. Wir dürfen solange weitere Ruandas und Bosniens erwarten, bis die öffentliche Meinung sich entweder der Manipulation für eine Weltarmee beugt oder handelt, um der Neuen Weltordnung ein Ende zu setzen. Der ehemalige UNO-Generalsekretär und Elitehandlanger Dr. Boutros-Ghali echote die Worte Henry Kissingers auf dem Treffen der Bilderberg-Gruppe 1991, als er die Bildung einer UNO-Armee unter eigenem Kommando verlangte, die zudem mit dem Recht ausgestattet werden sollte, nach Belieben in einen Nationalstaat einzudringen – ohne die Notwendigkeit, andere Länder um Genehmigung zu ersuchen. In seiner Washingtoner Rede sagte Sir Shridath Ramphal, die UNO solle „gestärkt werden durch die Fähigkeit, schnell UNO-Streitkräfte zu entsenden" und fügte hinzu, dass der Schutz von Nationalstaaten eindeutig von der UNO-Charta autorisiert werde. Am nächsten Tag forderte Jessica Mathews, ein ranghohes Mitglied des Council on Foreign Relations, in einem von ihr verfassten Artikel in der Elite-kontrollierten *Washington Post* genau dasselbe, eine stehende UNO-Armee.

Leser der Zeitung *The Spotlight* haben Bilder eingesandt von UN-Truppen bei Manövern in den gesamten Vereinigten Staaten und von UN-Panzern und Ausrüstung, die auf Eisenbahngüterwagen transportiert werden. Die Behörden stritten die Existenz von etwas Derartigem ab. Wie ich ziemlich ausführlich in dem Buch „The Robots' Rebellion" darlege, sind Regierungsorganisationen wie die Federal Emergency Management Agency (FEMA) Tarnorganisationen für die Einrichtung von Festhaltezonen (Konzentrationslager) für diejenigen, die sich gegen die Verschwörung der Neuen Weltordnung stellen, sobald diese ihren Staatsstreich gegen die Gegner der Tyrannei weltweit durchgeführt hat, insbesondere in Amerika und Europa. Tatsächlich hat das in einigen Gegenden schon begonnen. Die FEMA wurde durch eine Executive Order – eine Verwaltungsanweisung, die keiner Kongressdebatte bedarf – gegründet und von Präsident Jimmy Carter unterzeichnet, dem Handlanger der Trilateralen Kommission. Diese Anweisung erlaubt es der FEMA, während eines etwaigen „nationalen Ausnahmezustands", der vom Präsidenten ausgerufen wird, Kontrolle über die Vereinigten Staaten zu erlangen. Diese Vollmachten schließen das Kriegsrecht und das Recht des Militärs ein durchzusetzen, was immer die FEMA entscheidet. Alle Gesetze, die eine militärische Übernahme der Vereinigten Staaten ermöglichen würden, sind bereits in Kraft. Sie sind durch eine Executive Order des Präsidenten eingesetzt worden, und wenn ein Präsident irgendwann den Ausnahmezustand ausrufen würde, könnte er sich auf sie berufen. An vorderster Front dieses Plans stehen die Delta Forces in ihren schwarzen Uniformen und den nicht gekennzeichneten schwarzen Helikoptern. Diese wurden oft an Schauplätzen von Viehverstümmelungen gesichtet, die einige Untersucher mit außerirdischen Aktivitäten in Verbindung bringen. Wir können all das ignorieren und einfach unserer Wege gehen wenn wir möchten, aber unsere Kinder werden die Folgen ernten, wenn wir unsere Verantwortung noch länger abgeben.

Die Ausgabe von *The Spotlight* vom 5. Dezember 1994 enthüllte die Schaffung einer gemeinsamen UNO-NATO Truppe namens Schnelle Eingreiftruppe (ARRC), die vier „multinationale" Divisionen mit einer Kampfstärke von 80.000 Mann haben wird, wenn sie einsatzbereit ist. Laut dem

Artikel ist der designierte verantwortliche Oberbefehlshaber Sir Jeremy MacKenzie, ein Generalleutnant der britischen Armee. Die Rechtfertigung für diese Truppe war das Versagen der UNO- und NATO-Einsätze im ehemaligen Jugoslawien! Ein von *Spotlight* zitierter Bericht der Nordatlantischen Versammlung, ein Ableger der NATO, besagt, die multinationalen Interventionen auf dem Balkan seien „von massivem Versagen und Versäumnissen gekennzeichnet“ gewesen (Problem). Um dieser neuen Herausforderung zu begegnen, so fährt der Bericht fort, benötige die NATO eine neue Organisation (Lösung). Die vereinigte Schnelle Eingreiftruppe der UNO-NATO hatte zur Zeit des Erscheinens des *Spotlight*-Artikels schon ihre ersten Übungen unter Schirmherrschaft der UNO vollzogen. Dies bestätigte ein NATO-Bericht, den die Zeitung sich verschafft hatte. Etwa 2.000 Mann waren von Nordwestdeutschland aus in eine schnelle Entsendung von Truppen an „… einen imaginären Krisenherd in Großbritannien“ zur Kontrolle von Aufständen eingebunden. Der erfahrene Militäranalytiker Oberstleutnant Matthew Coulterm sagte, als ihm davon berichtet wurde:

> „Truppen, die multinationale Militärinterventionen bei internen innenpolitischen Auseinandersetzungen in Großbritannien proben, werden sich darauf vorbereiten, das Gleiche morgen in den USA zu tun. Wir müssen den Kopf des Eine-Welt-Monsters abschlagen, bevor es uns beißt.“[9]

Ironischerweise riefen einige Politiker nach einer schnellen Eingreiftruppe der UNO-NATO, als die bosnische Geiselkrise sich im Mai 1995 verschärfte. Eine solche existierte aber schon! Der Zentralisierungsprozess des Weltmilitärs geschieht auch bei den Polizeitruppen. Eine wenig diskutierte oder veröffentlichte Klausel im Vertrag von Maastricht richtete das K4-Komitee ein, um ein europäisches Polizeinetzwerk zu schaffen, das außerhalb der demokratischen Kontrolle arbeitet. Das muss eine der Klauseln gewesen sein, die den Stimmfutter-Politikern entging, als sie versäumten den Vertrag zu lesen, bevor sie ihn zum Gesetz machten. K4 soll paneuropäische Polizeiaktionen gegen Drogenhandel, Geldwäsche und illegale Einwanderung koordinieren. Das Komitee wird auch ein europäisches Polizeinetzwerk namens Europol schaffen und eine riesige Informations-Datenbank über die Bevölkerung einrichten. Von einigen wird es als das europäische FBI beschrieben. Unter den Verträgen von Maastricht wird das „demokratisch“ gewählte Europäische Parlament das Recht haben, über die Politik des K4 zu Rate gezogen zu werden, aber es hat kein Recht, diese zu ändern oder per Veto zu stoppen! Die Mitgliedschaft im K4 soll auch geheim bleiben und für Journalisten und Menschenrechtsgruppen unzugänglich sein. Tony Bunyan, ein Leiter der Bürgerrechtsgruppe „Statewatch", sagte, das K4 sei „ein großer Schritt zur Schaffung der Infrastruktur des europäischen Staates, der weitgehend nicht rechenschaftspflichtig und undemokratisch sein wird". Die britische Regierung und das britische Establishment, die von Zeit zu Zeit von ihrer Besorgnis über die Machtzentralisation in Europa sprechen, sind eifrige Unterstützer des K4. Dem ist so, weil die Rhetorik der Machthaber nur für die Öffentlichkeit bestimmt ist. Die überwältigende Mehrheit von ihnen unterstützt die Zentralisierung Europas, was auch immer sie behaupten mögen.

Eine Bevölkerung mit Mikrochip

Dies ist der Teil der Elite-Strategie, den einige Menschen am schwierigsten zu akzeptieren finden. Wir glauben, dass wir niemals zulassen würden, dass das geschieht. Nun, dann werden wir mal einen Blick darauf werfen, wie nah wir dem schon sind: Haustiere werden in immer größerer Zahl mit Mikrochip versehen und mit einem Computer verbunden. Es wurde den Haustierbesitzern mit der Begründung verkauft: „Sie werden Napoleon oder Bello nie mehr wieder verlieren". Die Queen ließ einige ihrer Corgis mikrochippen. Wer ist der nächste: Prinz Charles? Daneben werden die Maßnahmen beschleunigt, um Münzen und Geldscheine aus dem Verkehr zu ziehen, und alle Geldgeschäfte werden elektronisch über Kredit- und/oder Chipkarte ablaufen. Diese plant man zu einer kombinierten Personalausweis/Geldkarte zusammenzufassen, die alle persönlichen Daten auf einem Mikrochip enthält. Wenn die Dinge nach Plan laufen, werden alle Transaktionen von einem globalen Computer abgespeichert – das „Tier", das möglicherweise in den biblischen Offenbarungen erwähnt wird. Man plant, das „Zeichen des Tieres", den Mikrochip, von der Chipkarte in den menschlichen Körper zu verlegen, wenn eine Geschichte ausgeheckt werden kann, um die Menschen davon zu überzeugen. Einige Untersucher meinen, dass das menschliche Strichcodesystem drei Einheiten von sechs Ziffern im Computer umfassen wird – daher 666, „die Zahl des Tieres". Wenn wir einmal dem Ende des Bargelds zugestimmt haben und es kein Zurück mehr gibt, werden wir die Mikrochip-Implantierung akzeptieren müssen. Schließlich hätten wir keinerlei Mittel etwas zu kaufen, wenn man entscheiden würde, die Chipkarte auslaufen zu lassen. Es wird den Menschen auch als Annehmlichkeit verkauft werden, die dem Kreditkartenbetrug und ihrem Verlust ein Ende bereitet. Das wäre die endgültige

Kontrolle. Alles über uns, einschließlich unseres Aufenthaltsorts, würde vom Computer kontinuierlich überwacht werden. Mir wurde aus sehr gut unterrichteter Quelle berichtet, dass das Computersystem der Globalen Elite unterirdisch in Brüssel, Belgien, gelegen ist. Es wird Krypta genannt, weil es auf 33.000m2 Bürofläche unter der Kirche des Heiligen Blutes Jesu liegt, die bei den Ortsansässigen als die Blut-Kirche bekannt ist. Der Haupteingang zur Untergrundanlage befindet sich in einem Gebäude auf der anderen Straßenseite der Kirche. Ähnliche Computerzentren befinden sich in der Luftwaffenakademie in Cheyenne Mountain, Colorado Springs, USA und im Satellitenkontrollzentrum in Alice Springs, Australien. Diese Systeme sind mit den Regierungscomputern in aller Welt zusammengeschlossen, um Informationen über jeden Menschen auf diesem Planeten zu sammeln, der eine Sozialversicherungsnummer oder irgendeine Art Identitätscode hat. Einzelheiten über Sie werden jetzt auf diesem Computer gespeichert sein, der auf den Beginn der Mikrochip-Implantierung wartet.

Wenn wir heute in einen Laden gehen um Essen zu kaufen und unsere Kreditkarte vom Computer zurückgewiesen wird, können wir mit Bargeld bezahlen. Was passiert, wenn es kein Bargeld mehr gibt? Dann sind wir auf Gedeih und Verderb dem Computer ausgeliefert. Wenn er unsere Karte oder den Mikrochip ablehnt, haben wir keine Möglichkeit mehr etwas zu kaufen. Wir werden dann in jeder Hinsicht Roboter sein, die Erweiterung eines Computerprogramms. In den USA werden Essensmarken und einige andere Vergünstigungen in den kreditkartenabhängigen Electronic Benefit Transfer (EBT) umgewandelt, und das gesamte Sozialversicherungssystem plant dasselbe zu tun. Der Plan, Bargeld auslaufen zu lassen, schreitet weiter voran. Eine britische Firma, AIM UK, die auf „automatische Identifikation“ spezialisiert ist, wirbt mit einem Gesicht, auf dessen Stirn sich ein Strichcode befindet. Eines der Firmenprodukte ist die Radiofrequenz-Identifikation (RFID), die elektronische Beschriftungen in der Herstellung, in Warenlagern, Läden und bei Menschen liest. Die Technologie, die man zur Zeit entwickelt, wird ermöglichen, dass jeder Gedanke und jede Handlung überwacht und aufgezeichnet werden. Die Londoner *Sunday Times* vom 16. April 1995 berichtete auch Folgendes:

> „Der nächste Computer, den Sie kaufen, könnte der letzte sein, den Sie brauchen werden. In der Zukunft wollen Wissenschaftler elektronische Chips in unsere Köpfe einpflanzen, damit wir uns direkt an die Informationen der Superdatenautobahn anschließen können. Britische Forscher unterstützen die internationalen Teams, die an einem Implantat arbeiten, um menschliche Gedanken in Computersprache zu übersetzen. Eine Gruppe behauptet, dass die

> Menschen mit Hilfe eines Chips im Nacken von der Größe eines Pfefferkorns in einer Generation in der Lage sein werden, mit Maschinen zu sprechen."

Oder vielleicht werden eher die Maschinen in der Lage sein, mit den Menschen zu sprechen. Diejenigen, die Satellitenfernsehen haben, finden oft erstaunt heraus, dass ihre individuelle Dekodierungskarte von der Fernsehzentrale aus programmiert werden kann. Wenn Sie anrufen, um einen „verschlüsselten" Kanal zu abonnieren, aktiviert der zuständige Mitarbeiter einen Richtstrahl, der Ihre Karte programmiert und das Bild erscheint, während Sie noch am Telefon sind! Wenn das bei einer Karte funktioniert, kann man das auch bei einem Mikrochip in einem Menschen tun. Der Plan der Elite beinhaltet das Einsetzen von Mikrochips bei allen Babys nach der Geburt. Das würde nur Bruchteile von Sekunden in Anspruch nehmen. Die Technologie dafür existiert schon und das Einzige, was noch zu tun bleibt, ist, die öffentliche Meinung zu überreden, es zu akzeptieren oder es sogar zu verlangen. Um das zu erreichen, wird man verstärkt Geschichten von vermissten Kindern veröffentlichen, einschließlich der Entführung von Babys aus Entbindungsstationen. Während ich dieses Buch schrieb, gab es solche Vorfälle in Großbritannien, und sofort war die angebotene „Lösung" ein elektronisches Schildchen. Dies ist nur ein winziger Schritt von einem implantierten Mikrochip entfernt. Die elektronische Fessel für Kriminelle ist ebenfalls ein weiterer Schritt hin zum Mikrochip. Mit Hilfe der Bewusstseinskontrolltechniken, die ich im letzten Kapitel beschrieben habe, ist es kein Problem, eine Frau so zu programmieren, dass sie in ein Krankenhaus geht und ein Kind stiehlt, damit ein Etwas-muss-getan-werden-Szenario kreiert wird. Sie wird kein Erinnerungsvermögen an ihre Programmierung haben und glauben, dass es ihre Entscheidung gewesen sei. Ein hochgelobter Elektronikingenieur in den Vereinigten Staaten berichtete, dass er ein Mikrochip-Implantat entwickelt habe, um wirbelsäulenverletzten Patienten zu helfen und ihm das Projekt von der Eine-Welt-Brigade geraubt worden sei. Die Geschichte von Dr. Carl W. Sanders wurde in der Zeitschrift NEXUS im Sommer 1994 recherchiert und berichtet. Sanders sagte, er habe 17 Treffen der Eine-Weltler an Orten wie Brüssel und Luxemburg besucht. Auf den Treffen, so behauptet er, seien die Finanzen der Welt zusammengeschlossen worden. Dr. Sanders sagte:

> „Ich war bei einem Treffen, auf dem diskutiert wurde: ‚Wie kann man ein Volk kontrollieren, wenn man die Menschen nicht identifizieren kann?' Leute wie Henry Kissinger und CIA-Leute nahmen an diesen Treffen teil. Es wurde diskutiert: ‚Wie macht man den Menschen deutlich, dass so etwas wie dieser Chip

gebraucht wird?' Ganz plötzlich hörte man die Idee: ‚Lasst uns ihnen die vermissten Kinder vor Augen halten, etc.' …

Auf den Treffen wurde diskutiert, als ob die Menschen Vieh wären. Die CIA hatte die Idee, Bilder von vermissten Kindern auf Milchkartons zu drucken. Seitdem der Chip jetzt akzeptiert ist, sieht man keine Bilder mehr, nicht wahr? Sie haben ihren Zweck erfüllt."[10]

Dr. Sanders sagte, die Manipulatoren wollten, dass der Chip einen Namen und ein Bild vom Gesicht der Person enthalte, eine internationale Sozialversicherungsnummer, Fingerabdrücke, Beschreibung körperlicher Merkmale, Familien- und Krankengeschichte, Adresse, Tätigkeit, Einkommensteuerinformationen und polizeiliches Führungszeugnis. Ein weiteres Verkaufsargument hierfür wäre zweifellos das Wegfallen des Personalausweises. Der Chip lädt sich selbst wieder auf, indem er die Temperaturschwankungen im Körper in ein Dynamo-System umwandelt. Die effektivsten Stellen, die man dafür gefunden hat, sind die Stirn und der Handrücken. Das „Wissenschafts"-Programm der *BBC* „Tomorrow's World" enthüllte im September 1995, dass in Großbritannien Menschen bereits Mikrochips mit ihrer Krankengeschichte eingepflanzt werden. Dieser Kram passiert JETZT! Wenn wir zulassen, dass man uns mit Mikrochips versieht, sind die Auswirkungen noch weitaus eklatanter, als ich es bisher ausgeführt habe. Es betrifft auch die Unterdrückung der spirituellen Transformation, die jetzt vor sich geht. Der Sanders-Chip, so sagt er, könne dazu benutzt werden, Verhalten zu modifizieren. Er erzählte NEXUS, dass man während des Vietnamkrieges einen „Rambo-Chip" eingesetzt habe, der einen höheren Adrenalinausstoß stimulierte. Timothy McVeigh, der Mann, der wegen des Bombenattentats von Oklahoma angeklagt ist, sagte, ihm sei während seines Militärdienstes ein Mikrochip eingepflanzt worden. Wie viele bewusstseinskontrollierte Armeeangehörige und Ex-Armeeangehörige gibt es da draußen, die einen Mikrochip in sich tragen, der jederzeit nach Belieben aktiviert werden kann? Dr. Sanders führte aus, dass mit dem Chip die Hypophyse und damit die Östrogenproduktion gestoppt werden könne, was eine sofortige Menopause und Empfängnisverhütung zur Folge hätte. Der Chip kann also zur Massengeburtenkontrolle dienen, ein weiteres Anliegen der Neuen Weltordnung. Botschaften vom Computer an den implantierten Chip können Massenverhalten ändern, als Stimmungsaufheller oder -senker agieren, zur sexuellen Stimulierung oder Unterdrückung dienen und nach Belieben Gewalttätigkeit auslösen. Der entscheidende Schritt hin zu einer mit Mikrochips versehenen Menschheit sind Personalausweise mit Mikrochip und das Ende des Bargelds. Lasst es nicht zu.

Supermärkte experimentieren zur Zeit mit Strichcode-Karten, die einen Überblick über die Einkäufe des Kunden behalten und mit denen er am Ausgang bezahlen kann, ohne eine Kasse zu benötigen. Die großen Supermarkt-Ketten bieten den Kunden schon die Möglichkeit sehr ähnlicher Weise mit Kreditkarte zu bezahlen. Der nächste Schritt wäre zu sagen, wie viel bequemer es doch sei, wenn Kunden einen kleinen Mikrochip unter der Haut hätten, ohne die Karte benutzen zu müssen. Geben Sie Ihre Freiheit weg. Sie wissen, dass das sinnvoll wäre. Schauen Sie die Schlangen im Supermarkt an, die Sie vermeiden können! Im Februar 1995 brachte die jetzt eingestellte Zeitung *London Today* einen Hauptartikel, der vorhersagte, dass Bargeld bis Ende des Jahrzehnts aus dem Verkehr gezogen und durch elektronisches Geld ersetzt werde. „Testläufe" sind in England und der ganzen Welt im Gange.

Die britische Regierung hat Großbritannien zum ersten Land gemacht, das DNS-Profile zwangsweise für jeden einführt, dem ein kriminelles Vergehen zur Last gelegt wird. Die DNS-Ausstattung eines Menschen ist ein potentiell katastrophales Werkzeug, wenn es in die falschen Hände gelangt, denn die Untergrundwissenschaft weiß wesentlich mehr über diese Dinge, als der Öffentlichkeit erzählt wird oder als auch die Mainstream-Wissenschaft weiß. Im Lichte all dieser beweisbaren Entwicklungen ist es sinnvoll, über die Voraussagen in den biblischen Offenbarungen nachzudenken:

> „Und es [das Tier oder der Antichrist] bringt alle dahin, die Kleinen und die Großen, und die Reichen und die Armen, und die Freien und die Sklaven, dass man ihnen ein Malzeichen an ihre rechte Hand oder an ihre Stirn gibt; und dass niemand kaufen oder verkaufen kann, als nur der, welcher das Malzeichen hat, den Namen des Tieres oder die Zahl seines Namens. Hier ist die Weisheit. Wer Verständnis hat, berechne die Zahl des Tieres! Denn es ist eines Menschen Zahl; und seine Zahl ist 666."
>
> **Offenbarung 13:16-18**

Die Hopi-Ureinwohner Amerikas haben ebenfalls eine alte Prophezeiung, nämlich dass niemand in der Lage sein werde zu kaufen oder zu verkaufen ohne das Mal des Bären zu besitzen. Wenn dieses Malzeichen sichtbar wird, so die Prophezeiung, werde der dritte große Krieg kommen. Wenn man sich die Markierung anschaut, die ein Bär hinterlässt, wenn er seine Klauen an einem Baum schärft, so hat diese eine bemerkenswerte Ähnlichkeit mit den Strichcodes von heute. Die Neue Weltordnung prescht jetzt stärker als je zuvor nach vorne, um die Kontrolle über die Nahrung sicherzustellen, die Kontrolle über Energie, Wirtschaft und Kredite und um die Kontrolle über die Gesamtsumme all dieser und weiterer Dinge zu sichern: die Menschenkontrolle. Das ist es, was die Manipulatoren meinen, wenn sie von der Einen Welt und dem Globalen Dorf sprechen. Eine globale faschistische Tyrannei. Eine globale Plantage. Der momentane Plan ist der, die Gesellschaften mit Terrorismus und wirtschaftlichen Umbrüchen zu teilen und zu destabilisieren, um ihr kollektives Bewusstsein so hinters Licht zu führen, dass sie die Zerstörung dessen zulassen, was von den grundlegenden Freiheitsrechten noch übrig geblieben ist. Japan ist eine offensichtliche Zielscheibe der Destabilisierung, doch sie haben alle im Visier – es sei denn, wir durchschauen es. Sie wollen in jedem Herzen Furcht entfachen. Nichts ist der Globalen Elite bei der Verfolgung dieses Ziels zu entsetzlich. Wir können und werden all das stoppen, aber nur, wenn die Menschen sich dazu entschließen, nicht länger Schachfiguren und Opfer zu sein. Die Globale Elite ist nicht allmächtig. Sie existiert und kontrolliert nur deshalb, weil der menschliche Verstand sich dagegen entschieden hat, Verantwortung zu übernehmen, und ihnen erlaubt hat, die Welt zu regieren. Mit jedem Menschen, der die Kontrolle über seinen eigenen Verstand wiedererlangt, wird die Arbeit der Elite schwieriger und schwieriger.

Wenn Menschen von dem geschockt sind, was sie hier gelesen haben, so bin ich froh darüber. Ich sah einen in Amerika hergestellten Aufkleber, auf dem stand: „Die Wahrheit wird euch frei machen – aber zuerst wird sie euch stinkwütend machen!“ Die Wirklichkeit schockiert in der Tat sehr oft, und es ist für die Menschheit an der Zeit, der Wirklichkeit ins Auge zu sehen – und sie zum Besseren zu verändern. Die Wirklichkeit, die hier dargelegt wurde, ist die Realität, die das kollektive menschliche Bewusstsein geschaffen hat. Es ist Zeit, erwachsen zu werden. Menschliche Gleichgültigkeit und Naivität sind die größten Waffen der Elite. Uns spirituell zu öffnen und die ganze Herrlichkeit der Schöpfung zu erkennen ist wunderbar. Wenn die Menschen sich aber in einem spirituellen Nebel treiben lassen und unter der Decke schweben, so drücken sie sich meiner Meinung nach um die Verantwortung, und die Selbstgefälligkeit, die ich in vielen Bereichen der spirituellen Bewegung sehe, ist angesichts der Ereignisse auf der Welt schwindelerregend.

Ich höre manche Menschen sagen, dass jegliche Auseinandersetzung oder das Sprechen über etwas, das „negativ“ ist, auf jeden Fall vermieden werden müsse. Es mache ohnmächtig, höre ich. Wissen macht niemals ohnmächtig. Aber Ignoranz schon. Was ist negativer und macht ohnmächtiger, als jeden Tag in eine globale faschistische Diktatur hinmanipuliert zu werden und gleichzeitig völlig ahnungslos zu sein, dass es überhaupt geschieht? Was könnte negativer sein, als Gedanken in unser Bewusstsein eingepflanzt zu bekommen, von denen wir glauben, dass es unsere eigenen seien? Und was tut negative Energie, wenn man sich nicht mit ihr auseinandersetzt? Sie bleibt negativ oder wird noch negativer. Ist es das, was die spirituelle Bewegung will? Ist das ermächtigend? Oder ist es vielleicht viel einfacher, in einer Art halben Traumwelt zu leben, in der Worte wie Liebe und Frieden wie Konfetti verstreut werden, während die Elite unbehelligt weitermachen kann, weil es zu „negativ" ist, ihre Manipulationen zu enthüllen?

Worte sind leicht gesagt, viel schwerer ist es, auch danach zu leben. Und wenn wir diese Welt zum Besseren verändern wollen, so müssen Worte wie Liebe, Frieden, Respekt und Freiheit gelebt und nicht nur nachgeplappert werden wie eine Art New-Age-Zeitansage. Jeder Weg zur Freiheit muss als Grundlage zuerst ein gründliches Wissen darüber haben, warum und wie diese Freiheit überhaupt abgeschafft wurde. Ohne das kann es keine Antworten geben. Doch wenn wir den Mut haben, mit dem Unsinn aufzuhören und stattdessen etwas Visionäres zustande zu bringen, werden wir die Antworten finden.

Menschen des Planeten Erde. Es ist allerhöchste Zeit aufzuwachen.

Nachtrag zur Ausgabe für das 21. Jahrhundert

Zehn Jahre, nachdem diese Worte geschrieben wurden, können wir klar sehen, dass der Handlungsplan, der hier dargelegt wurde, nunmehr eine Tatsache ist. Wir sehen die Europäische Zentralbank mit ihren ungewählten Bank-Diktatoren, welche die Einheitswährung, den Euro, kontrollieren. Wir sehen die Länder der ehemaligen Sowjetunion, die in der NATO und in der Europäischen Union aufgegangen sind. Weitere Anstrengungen, Europa in eine ausgewachsene zentralisierte Diktatur umzuwandeln, werden Woche für Woche enthüllt. Seit dem 11. September ist das Mikrochip-Vorhaben mit Macht weiterverfolgt worden und tausende von Menschen sind jetzt mit einem Chip versehen, genau wie es in diesem Kapitel vorausgesagt wurde. Es wurden auch Vorschläge laut, Kreditkarten durch Mikrochips unter der Haut zu ersetzen.

Wie lange noch wird die große Mehrheit das Offensichtliche ignorieren?

Endnoten

1 *The Guardian*, 12.12.1995, S. 12
2 Van Helsing: Secret Societies, S. 218
3 Berichtet in der Londoner *Financial Times*, 09.03.1995, S. 4
4 *The Sunday Times*, 17.12.1995, S. 2
5 Van Helsing: Secret Societies, S. 285
6 Ebd.
7 Ebd.
8 Ebd.
9 „NATO, UN Contract, Marriage Made In Hell“ in *The Spotlight*, 05.12.1994, S. 1
10Zeitschrift NEXUS (englische Ausgabe), Juni/Juli 1994, S. 15

17. Kapitel

Wir sind die Gefängniswärter

Ich glaube an … mich

„Unsere tiefste Furcht ist nicht die, dass wir unzulänglich sind. Unsere tiefste Furcht ist, dass wir über alle Maßen mächtig sind. Es ist unser Licht, nicht unsere Finsternis, das uns am meisten ängstigt. Wir fragen uns: ‚Wer bin ich schon, dass ich brillant, großartig, talentiert und wunderbar wäre?' Was könntest du aber in Wirklichkeit sein? Du bist ein Kind Gottes. Wenn du dich klein machst, bist du der Welt nicht dienlich. Es liegt nichts Erleuchtetes darin zu schrumpfen, damit andere Leute um dich herum sich nicht verunsichert fühlen. Wir alle sollen leuchten, wie es Kinder tun … wir wurden geboren, um den Ruhm Gottes zu manifestieren, der in uns liegt.

Indem wir unser Licht scheinen lassen, geben wir unbewusst anderen Menschen die Erlaubnis, dasselbe zu tun. Da wir von unserer eigenen Furcht befreit sind, befreit unsere Gegenwart automatisch auch andere."

Nelson Mandela zugeschrieben

Die Freiheit mag so weit entfernt scheinen, wenn wir über die globale Manipulation lesen. In Wirklichkeit ist sie aber nur einen Gedanken weit weg. Dieser Gedanke ist unsere Freiheit. Wenn wir die globale Diktatur abschaffen wollen – und das werden wir – wird das dadurch erreicht werden, dass wir die Art ändern, wie wir über uns selbst denken und fühlen. Wer sind die eigentlichen Gefängniswärter, die uns systematisch von unserem wahren und unendlichen Potential abgekoppelt haben?

Wir sind es.

Sie, ich, wir alle. Im Buch „The Robots' Rebellion" führte ich einige Ideen darüber aus, wie wir unsere Gesellschaft organisieren und entwickeln können, um die Gedanken- und Meinungsfreiheit, nach der wir streben, sicherstellen zu können. Aber es waren nur Ideen, keine festen Strukturen. Die Art, wie eine Gesellschaft organisiert ist, spiegelt, wie alles andere auch, menschliche Gedanken wider. Wenn wir Furcht, Schuld, Groll und Hass fühlen und wünschen, dass andere für uns Verantwortung übernehmen sollen, so erschaffen solche Gedankenmuster die diktatorischen Institutionen von heute. Wenn wir jedoch Liebe, Respekt und Vergebung uns selbst und anderen gegenüber fühlen, und wir wieder die Kontrolle über unseren Verstand und unsere Verantwortung übernehmen möchten, so wird die Gesellschaft diese Gedanken auch zum Ausdruck bringen. Die Antworten auf die Übel, die ich in diesem Buch beschrieben habe, liegen in uns selbst und darin, wie wir über uns selbst denken und fühlen. Alles, was in dieser physischen Welt geschieht, ist das Ergebnis eines oder mehrerer Gedanken. Wenn wir das Denken ändern, verändern wir auch die physische Welt. In diesem abschließenden Abschnitt des Buches werde ich mich mit diesem Prozess beschäftigen, denn er ist das Mittel, wodurch wir eine bessere Welt erschaffen können und werden. Die innere Revolution wird zur äußeren Revolution. Die Erde ist ein Spiegel des menschlichen Bewusstseins.

Es ist angemessen, an dieser Stelle eines der großen Themen des Buches zu rekapitulieren: Schauen Sie auf Ihre Welt und Ihr Leben und Sie sehen das, was Sie im tiefsten Inneren Ihres Wesens von sich denken. Es ist einfacher, außerhalb von uns nach jemandem Ausschau zu halten, dem wir die Schuld für das geben können, was mit uns passiert. Wir haben jedoch diese Erfahrungen angezogen, und so liegt die Antwort im Innen und nicht im Außen. Wir absorbieren magnetische Energie aus dem Kosmos und den höheren Ebenen unseres Selbst und strahlen diese Energie die ganze Zeit über das Chakren- oder Energiewirbel-System in die Welt aus. Wenn diese Energie durch uns hindurchfließt, nimmt sie unser Energiemuster auf. Das spiegelt exakt unseren körperlichen, emotionalen, geistigen und spirituellen Seinszustand wider. Auf diesem Weg erschafft das Unterbewusstsein vor unseren Augen eine physische Kopie seiner selbst als Menschen, Orte und Erfahrungen, die sein Selbstgefühl widerspiegeln. In jedem Augenblick eines jeden Tages erschaffen wir um uns herum ein magnetisches Bild dessen, was wir über uns denken. Dieses Bild ist es, das unsere Wirklichkeit kreiert, indem es Erfahrungen magnetisch anzieht, die diesem Muster entsprechen. Wenn Sie denken, dass Sie immer arm sein werden, ist das folglich das magnetische Energiemuster, das Sie um sich herum erzeugen. Aufgrund der Gesetzmäßigkeit „Gleiches zieht Gleiches an“ werden Sie damit Armut in Ihr Leben ziehen. Schauen Sie sich und die meisten Menschen an, die Sie kennen. Beobachten Sie eine Weile, wie viele negative Bemerkungen Sie und die anderen über sich und die Welt machen. „Ich kann das nicht machen“, „Ich könnte das nie tun.“ Das zugrundeliegende Thema lautet: „Ich bin nicht gut genug“. Infolgedessen erreichen wir wenig, denn das ist es, was wir zu erreichen erwarten.

Das ist bis zu einem gewissen Grade verständlich, denn dank der Religion und des Erziehungs- und Mediensystems werden wir mit Botschaften überflutet, die uns erzählen, wir seien auf irgendeine Art „Sünder“ und „unwert“ . Wenn Sie eine Frau mit einem nicht „perfekten“ Körper sind, sind Sie unwert; wenn Sie ein kleiner Mann sind, eine Glatze haben und nicht genug Geld um das zu kompensieren, sind Sie unwert. Wenn Sie in einer Fabrik arbeiten, sind Sie weniger wert als der Typ im Anzug; wenn Sie außerehelich geboren wurden, sind Sie unwert im Vergleich zu denen, die „offizielle“ Eltern haben. Es gibt eine endlose Liste von Klischees, und wenn wir einigen oder gar allen nicht entsprechen, so sehen wir und andere uns als Versager an oder als weniger wert als andere. All das ist Quatsch, aber es ist überzeugender Quatsch, wenn man es den Menschen nur oft genug von Kindheit an erzählt. Das ist in der Tat die mächtigste und effektivste Form der Bewusstseinsmanipulation, die ich aufgedeckt habe. Wenn man es schafft, dass wir uns unwert und wenig einflussreich fühlen und nur dazu da, um das zu tun, was uns diejenigen sagen, die „besser“ sind als wir, erzeugt dies das magnetische Energiefeld, das wir ausstrahlen, und es wird zu unserer physischen Realität. Damit übergeben wir unseren Verstand und unsere Welt denjenigen, die eine Realität ausstrahlen, in der sie das Recht haben, alles und jeden zu kontrollieren.

Vor Jahren besuchte ich als Journalist eine Unterkunft für Frauen, die von ihren Ehemännern oder Partnern angegriffen worden sind. Ich war erstaunt herauszufinden, dass einige dieser Frauen schon mit ihrem zweiten, dritten oder sogar vierten Partner zusammenlebten, der ihnen gegenüber körperlich gewalttätig geworden war. Das erstaunt mich jetzt nicht mehr, denn ich verstehe nun die Ursache. Die Frauen zogen diese Bestrafung durch das an, was sie über sich selbst dachten. Ich traf nicht eine Frau in diesem Wohnheim, die ein Minimum an Selbstachtung hatte, und als ich mich mit ihnen unterhielt, kam heraus, dass der Mangel an Selbstwertgefühl weit zurückreichte, und zwar lange bevor der erste Mann sie angegriffen hatte. Ich sage das weder, um über das hinwegzugehen, was sie erleiden mussten, noch um zu entschuldigen, was die Männer ihnen angetan haben. Aber auch die Männer spiegelten das wider, was sie von sich selbst dachten, denn jeder, der Hass und Gewalt gegen andere an den Tag legt, projiziert Selbsthass nach außen. Die Opfer sind nur Spiegel für das, was die Männer von sich selbst denken. Diese beiden inneren Ungleichgewichte ziehen sich deswegen gegenseitig an, da die Frau – die solch eine niedrige Selbstachtung hat, dass sie im Innern glaubt, sie verdiene es, bestraft zu werden – den Mann anzieht, der andere gerne bestrafen möchte, um zu vermeiden, nach innen zu schauen. Das geschieht durch die Anziehung zweier magnetischer „Umhänge". Wenn eine gewalttätige Beziehung zusammenbricht, zieht die Frau einfach nur solange eine neue gewalttätige an, bis der Grund, nämlich ihr Mangel an Selbstliebe, beseitigt ist. Beim Mann ist es genauso. Liebe auf den ersten Blick, Abneigung auf den ersten Blick ... all solche Reaktionen können das Ergebnis eines solchen Prozesses sein.

An dieser Stelle sollte die Wichtigkeit des familiären Hintergrunds betont werden. Abgesehen von einigen Wenigen, die schließlich die geistige und emotionale Beherrschung durch ihre Eltern abschütteln können, werden die meisten Menschen massiv von den Eindrücken in ihrer Kindheit beeinflusst. Das trifft bis zu einem gewissen Grad auf alle zu. Diese Eindrücke können positiv oder, wie leider viel zu oft, negativ sein. Unsere überwiegende Informationsquelle in diesen ersten entscheidenden Jahren unseres physischen Lebens sind unsere Eltern. Und was sie uns über die Welt erzählen, spiegelt das wider, was sie über sich selbst denken. Sie waren die Produkte ihrer eigenen Erziehung und davon, was ihre Eltern wiederum von sich selbst dachten. Wenn Ihren Eltern und Großeltern ein negatives Bild von sich selbst und ihrem Potential vermittelt wurde, haben sie das wahrscheinlich an Sie weitergegeben. Das geschieht nicht aus Bosheit, sondern aus reiner Unwissenheit. Unsere Eltern sind die Produkte ihrer Erziehung, genau wie wir Produkte der unseren sind. Jede Generation von Opfern erschafft weitestgehend unwissentlich die nächste Generation von Opfern. Aber das muss nicht so sein. Der Teufelskreis kann durchbrochen werden, und das ist es, was wir hier tun müssen. Wir sind hier, um den Staffelstab der Konditionierung und der Begrenzung von unseren Eltern entgegenzunehmen, diese Muster zu zerbrechen und dann einen Stab der Freiheit an unsere Kinder weiterzugeben.

Da die Bewusstseinskontrolle und die menschliche Trennung durch Klasse, Tätigkeit, Geschlecht, Hautfarbe und Glauben gewachsen sind, waren die Botschaften in der Kindheit für die meisten Menschen extrem negativ. Wenn Sie eine Frau sind, wird Ihnen vielleicht glauben gemacht, dass sie hier seien, um den Männern zu dienen und sich mit Ihrem Platz in einer Männerwelt zufrieden zu geben. Eine eigene Karriere? Was ist mit Ihrem Ehemann? Unter diesen Umständen wird es zur Realität einer Frau, im Schatten eines Mannes zu stehen. Das wird das Leben, was sie anzieht und folglich erschafft. Wenn wir in eine große Sozialwohnungssiedlung inmitten von Armut und Arbeitslosigkeit geboren werden, ist es leicht zu erkennen, wie wir durch die Kindheit bis ins Erwachsenenalter hinein davon überzeugt werden können, dass das Leben immer so sein wird. Wir werden glauben, dass es keinen Ausweg aus diesem Kreislauf gibt. Dann wird es zu unserer Realität. Wir erwarten nicht, in unserem Leben diesem Los zu entkommen, und so tun wir es auch nicht, denn wir ziehen das an, was wir erwarten. Wir erwarten nicht, bezüglich der Weltgescheh-nisse etwas zu sagen zu haben, und damit kreieren wir diese Realität. Das Gleiche gilt für diejenigen, die unter unmenschlichen Entbehrungen in Teilen Afrikas, Asiens sowie Zentral- und Südamerikas leiden. Kinder, die in solche Bedingungen hineingeboren werden, glauben natürlich, dass das Leben so sein müsse, weil sie nie etwas anderes erfahren haben. Sie erben das Gedankenmuster, dass der Westen reich sei und sie arm und dass es immer so sein müsse, und das geben sie an ihre Kinder weiter. Folglich bleiben sie arm und ausgebeutet, denn das ist die magnetische Realität, die sie anziehen. Wenn man die Gedankenmuster erzeugen kann, so kann man die physische Realität erschaffen, und genau danach trachten die Manipulatoren.

Schauen wir uns das nun vom Standpunkt der Globalen Elite an. Den Kindern der Schlüsselfamilien an der Spitze der Pyramide wird in ihrer ganzen Kindheit eingetrichtert, dass sie immer materiell reich sein werden und dass sie ein Geburtsrecht und ein genetisches Erbe hätten, die Welt zu kontrollieren und dies auch so verdienten. Das ist es, was sie glauben, und das wird zu ihrer magnetischen Realität. Das Energiemuster, das sie um sich herum ausstrahlen, zieht die Erfahrungen und Möglichkeiten an, die ihre inneren Vorstellungen im Leben manifestieren. Tatsächlich kont-rollieren sie eine Welt, die weithin aus Menschen besteht, die die Realität glauben und aussenden, dass sie unwert seien und keine Kontrolle über ihr Leben hätten. Eine Realität dominiert die andere, und es ist unschwer zu erkennen, warum. Natürlich resultiert die Haltung der Globalen Elite, dass sie überlegen sei und ein Recht habe, andere zu kontrollieren, aus einer Reflexion eines tiefen Ungleichgewichts, aus einem Mangel an Liebe und Respekt für sich selbst, der sich im Außen als Mangel an Liebe und Respekt für andere manifestiert. Das macht sie folglich zu unausgefüllten und unglücklichen Menschen, die Glück und ein Gefühl der Erfüllung immer nur durch mehr Kontrolle und Beherrschung anderer zu erlangen versuchen. Auf globaler Ebene manifestiert sich ihre tagtägliche Realität eben darin, dass sie die Kontrolleure sind. Und deswegen sind sie es auch. In den Familien der Globalen Elite programmiert das jede Generation ihren Nachkommen ein und hält somit diese Realität über weitere Jahrzehnte aufrecht. Unabhängig davon, was sonst noch in ihrem Innern vor sich geht, werden diejenigen, die glauben, sie seien geboren um zu kontrollieren, immer diejenigen dominieren, die meinen, sie seien unwert und müssten von anderen erwarten, dass sie ihnen sagen, was sie denken und tun sollen. Der „Herr“ und der „Sklave“ bedingen einander.

Es wird natürlich Menschen geben, die behaupten, all das könne nicht wahr sein, denn obwohl sie immer darauf vertrauten, dies oder jenes erreichen oder gewinnen zu können, würden sie es nie schaffen. Das kommt daher, dass sie es nicht wirklich glauben. Worte sind weit davon entfernt, das zu beschreiben, was wir im Innern wirklich fühlen. Oft werden sie sogar dazu benutzt, das zu verstecken, was sich in unserem Innern abspielt. Sie sind Tarnungen und Vernebelungen unseres wahren Selbst. Worte haben nur dann wirkliche Macht, wenn wir auch glauben, was wir sagen. Aus diesem Grund können zwei Menschen dieselbe Rede halten und der eine erhält stürmischen Beifall aber der andere nur höflichen Applaus. Wenn wir die Worte, die wir aussprechen, auch wirklich so empfinden, projizieren sie eine äußerst machtvolle Energie, denn die Kombination der Worte steht im Einklang mit unserem inneren Selbst. Liest eine andere Person einfach nur die Worte angemessen und professionell ab, ohne sie mit ihrer ganzen Persönlichkeit zu fühlen, wird diese potentielle Macht nicht vorhanden sein. Ich kann sagen, ich sei eine schwarze Frau. Ich finde es leicht, das zu sagen. Aber ich glaube es nicht, weil ich keine schwarze Frau bin, sondern ein weißer Mann. Worte sind einfach nur Worte, außer wir glauben sie. Es sind nicht Worte, die unsere Wirklichkeit erschaffen, sondern das, was im Inneren unseres multidimensionalen, magnetischen Selbst vor sich geht.

Wenn Menschen Politiker oder diejenigen verbal angreifen, die irgendeine Machtstellung innehaben, glauben sie, damit zu beweisen, dass sie sich nicht von der Obrigkeit herumschubsen lassen. Oft ist das Gegenteil der Fall. Die Menschen können Politiker als „nutzlos“ oder Bankiers als „gierige Parasiten“ angreifen, aber was passiert, wenn irgendetwas schief geht? Von wem erwarten genau diese Menschen Antworten und Übernahme von Verantwortung? Von sich selbst? Nein. Von den Politikern und Bankiers. Was werden „sie“ dagegen unternehmen, fragen sie. Worte sind nur eine Fassade, eine Illusion dafür, dass die Menschen ihr Leben im Griff hätten. Das innere Selbst gibt immer noch seinen Verstand und sein Leben in andere Hände, und so bleibt das weiterhin ihre physische Realität, ganz egal, was die Worte sagen mögen.

Die Neue Weltordnung ist die natürliche Folge, wenn jede Generation ihre Verantwortlichkeit und ihr Potential abgibt. Das kollektive Bewusstsein der Menschheit ist die Summe aller menschlicher Gedanken. Was immer die menschlichen Gedanken beherrscht, wird auch das kollektive Bewusstsein beherrschen, und das erschafft ebenfalls eine globale magnetische Realität. Wenn die vorherrschenden Gedankenmuster des kollektiven Bewusstseins den Wunsch enthalten, jemand anders möge die Verantwortung für unser Leben übernehmen und all die Dinge tun, mit denen wir uns nicht abgeben wollen, dann wird das entsprechende magnetische Muster als kollektive, globale Version produziert – das Netzwerk, das man die Neue Weltordnung nennt. Es wird die unausgewogenen Energiefelder der Globalen Elite anziehen, um diese Realität umzusetzen. Die Globale Elite entspricht einem dominanten Ehemann, der seiner Frau alles vorschreibt, was sie zu tun und zu denken hat. Dennoch haben sich die Beiden aufgrund ihrer inneren Überzeugungen angezogen. So ist es auch mit dem kollektiven Bewusstsein und der Neuen Weltordnung. Sie sind unsere Schöpfung.

Wir sind die Globalen Manipulatoren, denn die Leute, die in diesem Buch identifiziert worden sind, sind nur die globale Reflexion, der Spiegel für die Art und Weise, wie wir uns selbst manipulieren. Beobachten Sie, wie wir andere Menschen mit Furcht und Schuld manipulieren, um unseren Willen zu bekommen. Wir tun das sogar oft ohne es zu bemerken, da es so sehr zu einem Bestandteil der menschlichen Psyche geworden ist. Die Globale Elite tut dasselbe einfach nur im globalen Maßstab. Beobachten Sie, wie Menschen zwei Seiten gegeneinander ausspielen, um ein gewünschtes Ergebnis in der Familie oder im geschäftlichen Bereich zu erzielen. Die Elite tut dasselbe, nur auf einer größeren Bühne. Allein der Maßstab ist verschieden. Die Elite repräsentiert die Gesamtsumme des menschlichen Verhaltens auf dieser Frequenz der Kontrolle und Vorherrschaft, die Milliarden von Menschen tagtäglich in ihrem eigenen Leben benutzen. Wenn wir die Rothschilds, die Henry Kissingers und die David Rockefellers anschauen, die nachweislich die Menschheit auf einen dunklen und äußerst unangenehmen Weg manipulieren, so sind sie meiner Ansicht nach nur die Widerspiegelung dessen, was sich im kollektiven menschlichen Bewusstsein abspielt. Wenn wir uns und anderen mit Liebe, Respekt und Vergebung begegnen, und wenn wir den Wunsch haben, Verantwortung für unser eigenes Leben zu übernehmen, so wird das die Realität sein, die wir um uns erschaffen und zusammen auch global erschaffen werden. Die Neue Weltordnung oder die zentralisierte Diktatur wird unter solchen Umständen nicht mehr in der Lage sein zu existieren, denn es wird nicht mehr der kollektive Wunsch und daher nicht mehr die kollektive Realität sein. Wir werden sie aus ihrer Existenz weggedacht haben. So etwas wie eine „natürliche Ordnung“ gibt es nicht. Was wir „natürliche Ordnung“ nennen, ist bloß der physische Ausdruck des vorherrschenden Gedankenmusters einer jeden Gesellschaft oder auf einer bestimmten Frequenz. Ändert sich das Gedankenmuster, so ändert sich auch die „natürliche Ordnung“.

Es gibt viele Gedankenmuster, die zusammenwirken müssen, um unser inneres Selbstgefühl und unsere äußere Realität zu erzeugen. Es geht nicht nur darum, wie wir jetzt denken. Es geht um alle Gedankenmuster, die inneren Verstimmungen, Verletzungen, Ängste und Schuldgefühle, an denen wir aus früheren Zeiten im Leben und aus vorangegangenen physischen Existenzen festgehalten haben, die manchmal Ewigkeiten zurückliegen. Wenn Ihr jetziges Leben nicht das widerspiegelt, was Sie bewusst denken, so kann das aus einer ganzen Reihe von Gründen so sein. Einer davon ist, dass Sie an Mustern aus der Vergangenheit festhalten, sogar ohne sich dessen bewusst zu sein. Wie kann man wissen, welche das sind? Schauen Sie sich Ihr Leben an. Es spiegelt das wider, was in Ihrem Inneren vor sich geht. Wie steht es mit Ihrer Haltung sich selbst gegenüber, die Ihre gegenwärtigen Erfahrungen anzieht? Nur durch unsere unterbewusste Erschaffung einer äußeren, physischen Reflexion dieser Haltung können wir identifizieren, was wir tief in unserer Psyche mit uns herumtragen. Viele Menschen gehen in dieser Zeit der Großen Transformation der Erde und der Menschheit durch äußerst negative Erfahrungen, die hauptsächlich die emotionale Ebene betreffen, wo so viel psychologisches Gepäck aus der Vergangenheit angehäuft ist. Obwohl es im Moment nicht so scheinen mag (wie ich aus meiner eigenen Erfahrung weiß), ist dieser Prozess tatsächlich sehr positiv. Er gibt uns die Gelegenheit, unser inneres Selbst zu konfrontieren und den Schmerz und die Last der Vergangenheit loszulassen. Wir leben nicht im Jetzt und genießen es nicht, denn unser „Jetzt“ wird vom Gepäck der Vergangenheit und den Sorgen um die Zukunft beherrscht.

Zwei weitere Kräfte, die unsere gegenwärtigen Erfahrungen zu erschaffen helfen, indem sie unser inneres Muster beeinflussen, sind unser Wunsch, der Erde und der Menschheit zu dienen und die astrologischen Einflüsse, die wir tagtäglich spüren. Wenn wir mit der Aufgabe hierher kommen, einen Beitrag dazu zu leisten, das Leben auf der Erde zu verbessern – und es gibt zur Zeit Millionen, wenn nicht Milliarden solcher Menschen auf diesem Planeten – tragen wir vorprogrammierte Muster in uns, die uns helfen werden, diese Aufgabe zu erledigen. Manchmal tun solche Menschen nicht das, was sie bewusst tun wollen, aber sie werden einem Muster ihres höheren Bewusstseins folgen, das die Erfahrungen für sie anzieht, die sie brauchen, um ihre selbstgewählte Aufgabe in dieser Inkarnation auszuführen. Astrologische Faktoren tragen bei allen Menschen mit dazu bei. Die Planeten sind wie Sender, die verschiedene Frequenzen ausstrahlen. Abhängig davon, wo sie sich auf ihrer Umlaufbahn im Verhältnis zur Erde befinden, haben verschiedene Planetenfrequenzen oder Frequenzkombinationen unterschiedlich starken Einfluss auf die Erde. Ein guter Astrologe kann diese Kombinationen identifizieren und ihre wahrscheinliche Auswirkung deuten. Da wir einen freien Willen haben, müssen die Dinge nicht gemäß dieser astrologischen Veränderungen ablaufen – aber es besteht eine größere Wahrscheinlichkeit, dass sie geschehen.

Bei unserer Geburt absorbieren wir das Energiemuster der Atmosphäre unseres Geburtsortes, das die Planetenkonstellationen dieses Zeitpunktes widerspiegelt. Durch dieses einzigartige „Geburtsmuster" werden wir während unseres physischen Lebens von den vorüberziehenden Planeten anders beeinflusst als jemand, der zu einer anderen Zeit und an einem anderen Ort geboren wurde. Wieder wird ein guter Astrologe – und die Fähigkeiten variieren stark, wie in jedem anderen Beruf auch – in der Lage sein, wahrscheinliche Auswirkungen auf die Menschen vorherzusagen, wenn sie deren genaue Geburtszeit und ihren Geburtsort kennen. Er kann normalerweise auch eine vernünftige Einschätzung darüber abgeben, was wir in diesem Leben zu erreichen gewählt haben, indem er die Energien bewertet, die wir bei der Geburt absorbiert haben. Der Augenblick und Ort unserer Geburt sind selten zufällig. Die Planetenbewegungen und die sich dadurch verändernden Erdfrequenzen beeinflussen uns in jeder Sekunde, und ich glaube, es wird sich herausstellen, dass unsere DNS mit den Planeten synchronisiert wird, während die Transformation weiter fortschreitet.

Es gibt viele Faktoren, die in unser inneres Energiemuster einfließen, das dann unsere physische Realität erschafft. Eine Sache kann uns jedoch mehr als alle anderen zu Freude und zu positiver Freiheit führen: Uns zu lieben, zu respektieren und zu vergeben. Der erste Schritt besteht darin, unser Bewusstsein von den manipulierten Botschaften der Globalen Elite zu deprogrammieren und uns zu erlauben, das zu sein, zu denken und zu fühlen, was wir wirklich sind. Unser wirkliches Selbst, nicht seine Roboter-Version.

Deprogrammierung des Bewusstseins

Eine ständig zunehmende Zahl von Menschen deprogrammiert sich von einer lebenslangen subtilen oder auch weniger subtilen geistigen Diktatur. Die minütlichen Botschaften der Medien, der Religion und des „Erziehungs"-Systems, die wir zusammen mit den ererbten „Werten" absorbieren, ohne sie zu hinterfragen wurden kreiert, um in unserem Bewusstsein eine Betonmauer aus Dogmen zu erschaffen. Ich spreche über Religion und andere Imperien der Manipulation im Sinne von psychologischem Faschismus. Er verwandelt unser Bewusstsein in einen starren Feind, obwohl es doch unser flexibler Freund sein sollte.

Die Dogmen loszulassen ist der Schlüssel zu diesem Gefängnis. Es spielt keine Rolle, welche Form unser Dogma angenommen hat. Es wird immer ein gegensätzliches Dogma geben, das unseres in Frage stellt. Da diese unweigerlich miteinander in Konflikt geraten, folgt ein „Teile und Herrsche"-Prinzip. Aus diesem Grund wurden Religionen und politische Parteien gegründet. Für die Globale Elite und das Gefängniswärter-Bewusstsein ist daher die „extreme Linke" genauso wichtig wie die „extreme Rechte". Die fundamentalistischen Christen sind genauso wichtig wie fundamentalistische Moslems oder Hindus. Die Gewerkschaften sind so entscheidend wie die „Bosse". Sowohl für einen Tango als auch für einen Krieg braucht man zwei Parteien. Gegensätze zu schaffen und sie gegeneinander auszuspielen ist eine der wirkungsvollsten Waffen bei der Kontrolle dieser physischen Welt durch die Gefängniswärter. Die Tyrannei kann viele Formen annehmen, von denen die meisten weniger offensichtlich sind. Darüber hinaus erkennen die meisten Menschen, die sich in diktatorischer, autoritärer Weise benehmen, nicht einmal, dass sie dies tun. Sie sind so davon überzeugt im Recht zu sein, dass sie nicht innehalten um zu bemerken, dass sie unter ihrem Banner der „Freiheit" anderen ihre Glaubensüberzeugungen aufdrängen. Geistige Diktatoren sehen nicht immer aus wie Adolf Hitler oder Josef Stalin. Sie können ebenso gut in einem Streikposten stehen, auf Freiheitsmärsche gehen oder in Glastonbury um eine Kerze sitzen.

Wir benötigen dringend die Wiederbelebung der weiblichen Energie auf diesem Planeten, aber nicht in dem Sinne, dass wir ein Dogma durch ein anderes ersetzen. Als mir ein Interview für das *BBC*-Radioprogramm „Woman's Hour" vorgeschlagen wurde, fragte die Moderatorin, was ein Mann Frauen möglicherweise über weibliche Energie erzählen könnte. Diese Dame stellte sich ganz richtig gegen männlichen Chauvinismus, brachte dann aber weiblichen Chauvinismus zum Ausdruck, ein anderes Dogma, das mit genau denselben Gedankenmustern arbeitet wie das, was sie bekämpfte! Einige Homosexuelle, die wiederum zu Recht ein Ende ihrer Unterdrückung und ihrer Opferrolle fordern, ziehen in einer Art und Weise für ihre Überzeugungen zu Felde, die andere unterdrückt und oft auch andere Homosexuelle zu Opfern macht. Sie werden erst aufhören, Diskriminierung anzuziehen, wenn sie aufhören, diese auszuteilen. Ein britisches Parlamentsmitglied forderte, dass gewalttätige Kriminelle nach der Ziehung der offiziellen Lottozahlen live im Fernsehen verprügelt werden sollen. Welche Auswirkungen hätte das seiner Meinung nach? Weniger Gewalt in der Gesellschaft! Und in den Vereinigten Staaten, der vielleicht kränksten und gewalttätigsten Gesellschaft der Welt, wird in immer mehr Staaten die Todesstrafe eingeführt. Warum? Um von Gewalt und Totschlag abzuhalten. Man tötet Menschen mit elektrischen Stühlen und Exekutionskommandos, aber gleichzeitig sagt man, das Leben sei heilig und jeder der Leben nehme, müsse getötet werden. Der geistige Spagat, der dafür nötig ist, spottet jeder Beschreibung. All diese Beispiele stammen von denselben Gedankenmustern, die als Gegensätze dargestellt werden. Sie sind Dogmen, Gefängnisse für den Geist. Was wir für uns als richtig ansehen, müssen wir natürlich auch für alle anderen als richtig betrachten. Ansonsten meinen wir es mit der Freiheit für alle nicht ernst, sondern meinen nur die Freiheit für uns selbst und unser eigenes Dogma.

Der Unterschied zwischen Freiheit und Diktatur liegt darin, dass alle Informationen an die Öffentlichkeit gelangen können und dass das Recht anderer respektiert wird, daraus zu machen, was sich für sie richtig anfühlt. Meinungsverschiedenheiten und Harmonie sind keine Widersprüche, wenn Respekt für die Meinung des anderen vorhanden ist. Wenn ich in diesem Buch Menschen und Organisationen kritisiere, so nicht für das, was sie glauben. Sie können glauben, was sie möchten, es ist ihre Wahl. Ich kritisiere sie, weil sie danach streben, diese Ansichten anderen aufzudrängen und sie zu unterdrücken. Sie können nach Herzenslust glauben, dass eine Weltregierung und eine Bevölkerung mit Mikrochips eine tolle Idee wäre. Erst wenn sie diese Dinge anderen aufdrängen, wird Kritik nötig und legitim. Wir müssen im Auge behalten, was wir eigentlich meinen, wenn wir von Freiheit sprechen. Wenn wir das nicht machen, könnten wir unwissentlich in einer Weise handeln, die andere und uns davon abhält, wirklich frei zu sein. Ich werde hier drei Gruppen hervorheben, die auf verschiedene Arten für die Freiheit eintreten, und es ist interessant zu sehen, wie altes Denken und alte Dogmen als neu verkauft werden können. Wenn wir den Unterschied nicht sehen, bleiben wir programmiert und manipuliert, und die Freiheit wird in immer weitere Ferne rücken.

Die Roboter-Radikalen

So bezeichne ich diejenigen, die in das Gedankenmuster eingeschlossen sind, das die „Linke" oder der „radikale" Flügel des von der Elite kreierten Links/Rechts-Spektrums vorgeblicher politischer „Gegner" vertritt. Die gesamte Lebenssicht dieses Gedankenmusters wird davon bestimmt, wo es sich selbst und andere auf der mythischen Links/Rechts-Skala ansiedelt. Man ist entweder links oder rechts. Es gibt für einen Roboter-Radikalen kein „Dazwischen", genau wie es die Manipulatoren beabsichtigten. Es erscheint alles so einfach. Links ist gut, und rechts ist böse, und man ist entweder das eine oder das andere. Es ist ein Gedankenmuster, das von Freiheit spricht, aber in Wirklichkeit an alles andere als das glaubt. Es ist ein weitere Form starrer geistiger Diktatur, die sich mit dem Wort „Freiheit" schmückt – der Freiheit nach ihren eigenen Dogmen zu streben und sie anderen aufzuoktroyieren. Die Roboter-Radikalen sind der Traum eines jeden Manipulators. Schlag die Torys, und alles wird gut. Ruf zur Volksrevolution gegen den faschistischen Staat auf. Genau das sagten sie in Frankreich während der Revolution. Sie sagten es auch in Russland während der Oktoberrevolution. Millionen Menschen wurden im Namen der „Volksmacht" abgeschlachtet und eine Tyrannei durch eine andere ersetzt. Menschen auf der Frequenz der Roboter-Radikalen sehen nicht ein, dass dieselbe Macht, die ihre „Gegner" kontrolliert, auch sie selbst kontrolliert. Sie sind das Fußvolk und die Propagandisten für die Elite, und die überwältigende Mehrheit hat keine Ahnung, dass es so ist. Jeder Hinweis auf eine globale Clique, die sowohl die Linke als auch die Rechte manipuliert, ist ein Angriff auf ihre simple Gute-Leute-schlechte-Leute/Freiheit-Faschismus-Perspektive, sodass sie es einfacher finden, den Boten zu ignorieren oder zu verdammen, statt ihren Verstand für die Beweise zu öffnen.

Der Charakter dieses Gedankenmusters wurde mir vor Augen geführt, als ich 1994 das Buch „The Robots' Rebellion" in Großbritannien veröffentlichte. Es enthält eine Fülle von Informationen über den Hintergrund der Übel, die die Roboter-Radikalen angeblich bekämpfen. Ich behaupte nicht, dass jedes Wort bis auf das I-Tüpfelchen stimmt, denn wir haben es immerhin mit der Geschichte einer Geheimstrategie zu tun. Aber das Buch liefert (so glauben ich und viele, viele andere auch) einen bedeutenden Diskussionsbeitrag. Wurde er als solcher von den Roboter-Radikalen akzeptiert? Nicht so ganz. Meine Verwendung von Auszügen aus den „Protokollen der Weisen von Zion" war mehr, als das politische Reinheitsgebot vertragen konnte. Es spielte keine Rolle, dass ich dort genau wie auch in diesem Buch betont hatte, dass es sich nicht um ein Komplott des jüdischen Volkes handele; es spielte keine Rolle, dass ich sie aus dem triftigen Grund, sie von ihrer Assoziation mit dem jüdischen Volk wegzubringen, in Illuminati-Protokolle umbenannt hatte; es spielte keine Rolle, dass diese Protokolle, die Ende des 19. Jahrhunderts an die Öffentlichkeit gelangten, Einzelheiten des Plans enthalten, der sich nachweislich im 20. Jahrhundert entfaltet hat. Es spielte keine Rolle, weil die Nazis die Protokolle gegen die Juden verwendeten, nachdem Hitler eine Kopie von Alfred Rosenberg erhalten hatte, einem Mann jüdischer Herkunft. Daher muss jeder verdammt werden, der sie erwähnt. Wie da die Elite schadenfroh lachen wird. Ein Roboter-Radikaler weigert sich, selektiv oder kritisch zu urteilen. Er weigert sich, die beiden Angelegenheiten auseinander zu halten, nämlich wer für die Protokolle verantwortlich gemacht wurde und was sie tatsächlich aussagen. Es fehlt ihnen an geistiger Flexibilität, und doch könnten sie die noch in dieser Sekunde haben, wenn sie den Mut aufbrächten, diese Wahl zu treffen.

In den 1980ern war ich einige Jahre lang nationaler Sprecher der britischen Grünen Partei. Ich fühlte mich angezogen von ihrem Wunsch, unseren Planeten zu schützen sowie von ihrer angeblichen Unterstützung der Informationsfreiheit. Als eine Gruppe der Grünen aus Salford, Manchester, mich bat, auf der nationalen Parteikonferenz der Grünen im Herbst 1994 zu sprechen, wurde ich von der Parteihierarchie tatsächlich wegen Aufstachelung zum Rassenhass verbannt. Die Kampagne wurde von zwei Roboter-Radikalen namens Derek Wall und David Black aufgeschaukelt. Letzterer war Autor eines netten kleinen Artikels über mich mit der Überschrift „Sohn Gottes oder Sohn des Teufels?" Sie wurden von anderen aus der Clique der Roboter-Radikalen der Grünen Partei unterstützt, wie z. B. von Penny Kemp. Ich besitze einen Brief vom Organisator der Konferenz, der besagt, dass von den Komiteemitgliedern, die den Bann aussprachen, nur zwei mein Buch gelesen hätten, und beide wollten auf dem Treffen sagen, dass es nicht rassistisch sei. Am Ende wurden sie von denen überredet, für ein Verbot zu stimmen, die das Buch nicht gelesen hatten. Und die Mitgliederschaft, die so „anti-hierarchisch" ist, gestattete ihrer eigenen Hierarchie, ihnen das Recht zu verweigern, mich sprechen zu hören.

Es gibt überall viele ehrliche, aufgeschlossene Menschen in Gruppierungen der britischen Grünen Partei, aber auf kollektiver Ebene ist sie nur eine weitere Faser im Elite-Netz der Bewusstseinskontrolle und der Selbsttäuschung. Das Traurige daran ist, dass sie es nicht erkennen. Ich hatte beabsichtigt, auf der Konferenz die Gelegenheit zu nutzen, um über die zugrundeliegende Manipulation zu sprechen, die die Probleme erst schafft, für deren Beantwortung die Grüne Partei gegründet worden war. Ich wollte darüber sprechen, wie schadstofffreie Energiequellen unterdrückt werden, Technologien, die weit über das hinausgingen, was die Grüne Bewegung förderte. Die Mitglieder erhielten jedoch nicht die Gelegenheit, mich zu hören. Die Hierarchie in dieser „anti-hierarchischen" Partei hatte entschieden, was sie hören sollten oder eher: was nicht. Das war viel einfacher als sein schwarz-weißes Glaubenssystem in Frage stellen zu lassen. Die Grünen sind auf der Hierarchie-Ebene eine weitere Partei von Roboter-Radikalen geworden. Diese Ebene redet von Freiheit, aber weigert sich, diese auch zu leben.

Man sieht, wie diese Haltung immer wieder in verschiedenen Formen des Roboter-Radikalismus zum Ausdruck kommt, die von britischen Zeitungen wie *The Guardian*, *The New Statesman* und *The Socialist Worker* repräsentiert werden. So ist es mit anderen „radikalen" Parteien und Organisationen auch, die Freiheit dergestalt interpretieren, dass sie ihnen das Recht gibt, mit ihren Glaubensüberzeugungen die Kontrollzentren von denjenigen zu übernehmen, mit denen sie nicht einverstanden sind. Eine Form des Aufoktroyierens wird durch eine andere ersetzt. Jede neue Generation wird in das Netz gelockt und in dieser Gedankenfrequenz der Roboter-Radikalen eingesperrt, was das Leben für die manipulierende Elite nicht nur einfach macht, sondern die neuen Rekruten auch in einer allenfalls eindimensionalen Sichtweise verhaftet hält, die ihr höheres Bewusstsein ausschließt. Es handelt sich einfach nur um ein weiteres geistiges Gefängnis.

Es ist eine Reflexion der Gedankenmuster der Globalen Elite. Die Elite manipuliert Meinungen, indem sie einige Informationen überbetont und die restlichen unterdrückt oder ignoriert. Das tun die Roboter-Radikalen auch. Sie behaupten antirassistisch zu sein, aber in Wirklichkeit sind sie nur gegen politisch unkorrekten Rassismus. Wenn man behauptet gegen Rassismus zu sein, müsste das sicherlich sämtlichen Rassismus einschließen. Irgendeine Rasse als unterlegen anzusehen, ist nicht nur zutiefst unerfreulich, es ist meiner Ansicht nach auch schrecklich dumm. Unser Geist, unser Bewusstsein inkarniert sich in unendlich vielen Körpern und Lebenssituationen, weiß, schwarz, gelb, jüdisch, arabisch, usw. Jemanden nach seinem genetischen Raumanzug – dem Körper – zu beurteilen ist, denke ich, das elementarste Missverständnis. Aber die Roboter-Radikalen stellen ihre politische Reinheit zur Schau (oder sie arbeiten wissentlich für die Manipulatoren), indem sie diejenigen als Rassisten attackieren, die begründeterweise die Globale Verschwörung untersuchen, während sie dagegen die eklatanten Beispiele für jüdischen Rassismus völlig ignorieren.

Der kindliche Verstand der Roboter-Radikalen kann den jüdischen Rassismus nicht angreifen, da die Nazis, die sie dermaßen verabscheuen, antijüdisch sind, und daher dürfen sie kein Wort gegen jüdischen Rassismus sagen, denn das könnte als Unterstützung der Nazis ausgelegt werden. Sich selbst gegen jede Art von Rassismus zu stellen ist für die Roboter-Radikalen weit weniger wichtig, als ihre dummen politischen Spiele auf einem schwarz-weißen Schachbrett zu spielen. Während die Untersucher der Neuen Weltordnung als Rassisten verdammt werden, nur weil sie einige Leute benennen, die zufälligerweise jüdisch sind (und viele andere, die es nicht sind), sagen die Roboter-Radikalen nichts zum Talmud, dem jüdischen Gesetzbuch, das zu den entsetzlichsten rassistischen Dokumenten des Planeten gehört. Es herrscht auch Schweigen gegenüber Rabbis, die sagen, sie würden nie Wein trinken, der nicht von einem Juden abgefüllt worden ist. Es gäbe jedoch heftige Aufschreie, wenn jemand sagte, er würde nie Wein trinken, der von einem Juden abgefüllt worden ist. Der Gestank von Heuchelei erfüllt die Luft.

In derselben Weise herrscht bei den Roboter-Radikalen Schweigen, wenn Menschen wie der Franzose Jean Briere wegen einer Meinungsäußerung mit Geldbuße oder Gefängnis bestraft werden. Briere, ein ehemaliger Sprecher der französischen Grünen Partei, wurde zu drei Monaten Gefängnis und einer Geldstrafe von 2.700 Euro wegen „antisemitischer und antiisraelischer Bemerkungen" verurteilt. Er hatte gesagt, dass die jüdische Lobby die USA beeinflusst habe den Golfkrieg zu führen, und er beschrieb Israel als „rassistisch, militaristisch, theokratisch und expansionistisch". Die Roboter-Radikalen verdammten Briere einstimmig, aber wenn er diese Worte über Amerika und die Amerikaner gesagt hätte, wären genau dieselben Roboter-Radikalen in spontanen Beifall ausgebrochen.

Was ist der Unterschied zwischen den antijüdischen Gesetzen in Nazideutschland und Gesetzen, unter denen man für das, was Briere gesagt hat, mit einer Geld- oder Gefängnisstrafe belegt werden kann? Was ist der Unterschied zwischen den kontrollierten antijüdischen Medien unter Hitler und der Art, wie die japanische Zeitschrift *Marco Polo* 1995 von ihrem Stammhaus wegen einer Kampagne der globalen jüdischen Hierarchie geschlossen wurde, die gedroht hatte, ihre Anzeigen zurückzuziehen, nachdem die Zeitschrift einen Artikel veröffentlicht hatte, der einige der offiziellen Geschichten über die Nazi-Konzentrationslager in Frage stellte. Beide fallen unter die Rubrik „autoritäres Gesellschaftssystem", aber bitten Sie die Roboter-Radikalen bloß nicht, das zu erkennen. Ihr Dogma wäre dem nicht gewachsen. Die scheinbaren „Gegner", die Rechten und Linken, die Faschisten und Roboter-Radikalen operieren in Wirklichkeit mit denselben Gedankenmustern. Sie benutzen einfach nur andere Worte, um dasselbe zu beschreiben: Sie wollen ihr Dogma allen anderen auferlegen und versuchen gleichzeitig, den Meinungen und Informationen eine Plattform zu verweigern, mit denen sie nicht einverstanden sind.

Als ich 1995 in Glastonbury, Somerset, sprach, verteilte ein Roboter-Radikaler der örtlichen Grünen Partei Flugblätter, ging zu den Medien und verurteilte mich und das Buch „The Robots' Rebellion" wegen Verbreitung von Rassenhass. Dieser engagierte Freiheitskämpfer, ein gewisser David Taylor, wollte sicherstellen, dass ich keine Gelegenheit bekäme, wieder in Glastonbury zu sprechen und verweigerte so der Bevölkerung das Recht, sich eine eigene Meinung zu bilden. Er hatte eine Liste von unglaublichen Falschdarstellungen und Unwahrheiten zur Untermauerung seines Anliegens auf seinem Flugblatt aufgeführt. Das überraschte mich nicht, weil ich bemerkte, dass Herr Taylor mein Buch trotz seiner Kampagne und seiner Verurteilung überhaupt nicht gelesen hatte! Ich halte Sie nicht zum Narren. Als er über die Manipulation der Freimaurer befragt wurde, antwortete er, das sei eine Organisation, die sich viel für die Wohltätigkeit einsetze, und als er mit der Art konfrontiert wurde, wie Roosevelt nachweislich Amerika in einen bereits manipulierten Zweiten Weltkrieg hineinmanipulierte, meinte er, falls die Amerikaner nicht in den Krieg eingetreten wären, hätte Hitler gewonnen. Herr Taylor sprach und handelte für eine kollektive Geisteshaltung, die das Bewusstsein hunderter von Millionen von Roboter-Radikalen in der ganzen Welt im Griff hat. Kein Wunder, dass die Globale Elite bisher solch eine freie Bahn hatte.

Die Geisteshaltung der Roboter-Radikalen ist eine eindrucksvolle Mischung aus Naivität und Arroganz, und das ist eine höllische Kombination! Welche Ironie, dass die Leute, die mich am meisten angegriffen haben, weil ich versuchte, unterdrückte Informationen zugänglich zu machen, dieselben sind, die in ihrem engelsgleichen, politisch korrekten, blütenweißen Gefühl ihrer eigenen Reinheit behaupten, sie stünden für die Freiheit und seien gegen Tyrannei. Die Roboter-Radikalen sind eine Tyrannei, aber sie sind einfach nur zu überzeugt von ihrer eigenen politischen Perfektheit, um das zu erkennen. Das andere „Extrem" ist die Roboter-Rechte: Dasselbe tyrannische Gedankenmuster wie die Roboter-Radikalen, nur mit einer anderen Uniform ausgestattet. Die Roboter-Radikalen sind von ihrer moralischen Reinheit überzeugt und die Roboter-Rechten von ihrer genetischen Reinheit. Sie sind jedoch dasselbe Gedankenmuster, als Gegensätze verkleidet.

Niemand hat in meiner jüngsten Erfahrung die Naivität und Arroganz der Roboter-Radikalen-Geisteshaltung besser illustriert als zwei Menschen namens Matthew Kalman und John Murray. Sie geben in Großbritannien eine Zeitschrift mit dem Titel *Open Eye* heraus. Dies entbehrt nicht einer gewissen Ironie, denn ich bin kaum Augen und Köpfen begegnet, die offensichtlicher verschlossen waren. Sie behaupten, an der Aufdeckung von Manipulation und Korruption interessiert zu sein, und doch scheinen sie jede Gelegenheit wahrzunehmen, diejenigen anzugreifen und zu unterminieren, die Erfolg dabei haben, diese Themen vor eine breite Öffentlichkeit zu bringen. Sie waren es, die die Menschen glauben machten, ich sei ein Nazi oder Nazi-Sympathisant und antijüdisch. Sie schrieben zwei Schmähartikel, von denen einer in der Wochenzeitschrift der Roboter-Radikalen, *The New Statesman*, unter der Überschrift „New-Age-Neonazismus" veröffentlicht wurde. Die Tatsache, dass ich weder „New Age" noch ein „Nazi" bin, symbolisiert brillant das Niveau ihrer Nachforschungen. Anscheinend ist jeder, der sich bezüglich Geschichte und der offiziellen Linie Offenheit bewahrt, für Kalman und Murray ein potentieller Nazi. Sie gaben auch zu, „Informationen" über mich dem *Guardian* und dem Londoner *Evening Standard* für einen schändlichen Artikel des „Journalisten" Mark Honigsbaum mit dem Titel „The Dark Side of David Icke" überlassen zu haben. Zu keiner Zeit bemühten sich Kalman oder Murray mit mir zu reden, bevor die Artikel geschrieben wurden. Kalman ist auch Herausgeber einer „alternativen" jüdischen Zeitschrift namens *New Moon*, deren Titelseite vom November 1995 mich als Adolf Hitler porträtierte. Im Innenteil war eine Buch-„Besprechung" durch Kalman und Murray, in der sie behaupteten, ich hätte geschrieben, dass alles ein jüdisches Komplott sei, um die Weltherrschaft zu erlangen. Sie selbst haben das Buch gelesen und wissen, dass das Gegenteil wahr ist. Warum behaupten die Beiden so etwas? Buchstäblich jeder Artikel, der mich seitdem in dieser Weise angegriffen hat, war von Kalman und Murray geschrieben oder beruhte auf ihren „Informationen". Entweder ist dieses Duo einfach unglaublich unreif und dumm (eine hohe Wahrscheinlichkeit), oder sie haben einen anderen Plan. Meiner Ansicht nach haben sie, was auch immer ihre Motivation sein mag, hervorragend gezeigt, dass die beste Verteidigung, welche die Elite gegen ihre Entlarvung in petto hat, die Mentalität der Roboter-Radikalen ist.

Wenn die Menschen die Kontrolle über ihren Verstand besäßen, hätte der Unsinn keine Konsequenzen, der von Kalman und Murray verbreitet wird. Unglücklicherweise kann der Verstand eines Roboter-Radikalen es aber kaum erwarten, sich selbst zu entlarven. Am deprimierendsten war die Zahl der Menschen, die den lächerlichen „Nachforschungen" dieses Artikels glaubten. Einige begannen Protestflugblätter auf meinen Versammlungen zu verteilen. Viele waren von der Anti-Nazi-Liga. Die Flugblätter waren oft schwindelerregend fehlerhaft. Die meisten Leute, die sich daran beteiligten, hatten weder meine Bücher gelesen noch hatten sie mich sprechen gehört. Sie reagierten nur auf das, was sie in den Medien gelesen hatten, von dem fast alles von unseren Freunden Kalman und Murray inspiriert war! Einige Vortragseinladungen wurden ebenfalls aufgrund derselben Informationen zurückgenommen. Die Manipulatoren müssen sich totlachen. Wie mir aus vertrauenswürdigen Quellen berichtet wurde, stehen andere Leute, die hinter den Bemühungen steckten, mich als Nazi zu diffamieren, mit den Raelianern in Verbindung, von denen ich bereits geschrieben habe.

Was die Roboter-Radikalen nicht sehen können oder wollen, ist, dass die Globale Elite jüdische und antijüdische Gruppen finanziert; kommunistische und antikommunistische Gruppen; die Linksextremen und die Rechtsextremen. Die Elite braucht diese „Gegner" nicht in Konflikt miteinander zu bringen, denn sie sind ihrem Wesen nach so unausgewogen, dass sie sich gegenseitig wie hitzeempfindliche Raketen finden und sich zu zerstören versuchen, ohne dass irgendjemand nachhelfen müsste. Immer, wenn eine Person aufsteht, um unterdrückte Informationen publik zu machen, benutzt das Elite-Netzwerk beide Flügel für die Diffamierungskampagne. Es benutzt seine Organisationen der Roboter-Rechten, um dem Autor oder Sprecher beizupflichten, und dann aktiviert es seine Organisationen der Roboter-Radikalen, um die betreffende Person anzugreifen, weil sie ein Werkzeug der Rechtsextremen sei. Genau das hat man bei mir versucht und die meisten Menschen, die sich daran beteiligen, begreifen nicht, wie sie manipuliert werden.

Wenn man jemanden wirklich in Verruf bringen möchte, so fabriziert man antijüdische oder anti-was-auch-immer Vorfälle wie Zerstörung von Gräbern, Angriffe auf Menschen oder sogar im Extremfall eine terroristische Bombe. Dann zeigt man mit dem Finger auf die Zielgruppe oder -person. Man sagt, sie sei entweder direkt verantwortlich oder habe zu den Vorfällen durch Worte oder Schriften „aufgestachelt". Adolf Hitler benutzte genau dieselbe Technik, als die Nazis 1933 den Deutschen Reichstag in Brand steckten und es den Kommunisten anhängten. Diese Methode hat einen zusätzlichen Bonus für die Manipulatoren – sie schafft Furcht in den eigenen Reihen, die sich so leichter kontrollieren lassen. Ich behaupte nicht, dass es keine echten Angriffe auf Juden oder andere Gruppen durch fürchterlich gestörte und fehlgeleitete Leute gibt, aber zu sagen, dass alle echt seien, wäre genauso naiv. Diese Kombination aus Naivität und Arroganz stellt sicher, dass die meisten Mitglieder sowohl der „Linken" als auch der „Rechten" nicht erkennen, dass sie von derselben Macht benutzt werden (*Abb. 16*). Ich würde empfehlen, dass die Roboter-Radikalen und die Roboter-Rechten sich die folgenden Worte John F. Kennedys auf der Zunge zergehen lassen. Ob er sie wirklich so gemeint hat, spielt keine Rolle. Die Worte selbst sind brillant:

> „Wir wollen eine freien Austausch von Information … eine Nation, die Angst davor hat, das Volk selbst über Wahrheit und Lüge auf einem freien Markt urteilen zu lassen, ist eine Nation, die Angst vor ihrem eigenen Volk hat."

Das ist es, was wir heute auf der Welt vorfinden: Eigennützige Gruppen, die Angst vor dem Volk haben, und sowohl Roboter-Radikale als auch Roboter-Rechte sind dabei genau wie alle anderen auch.

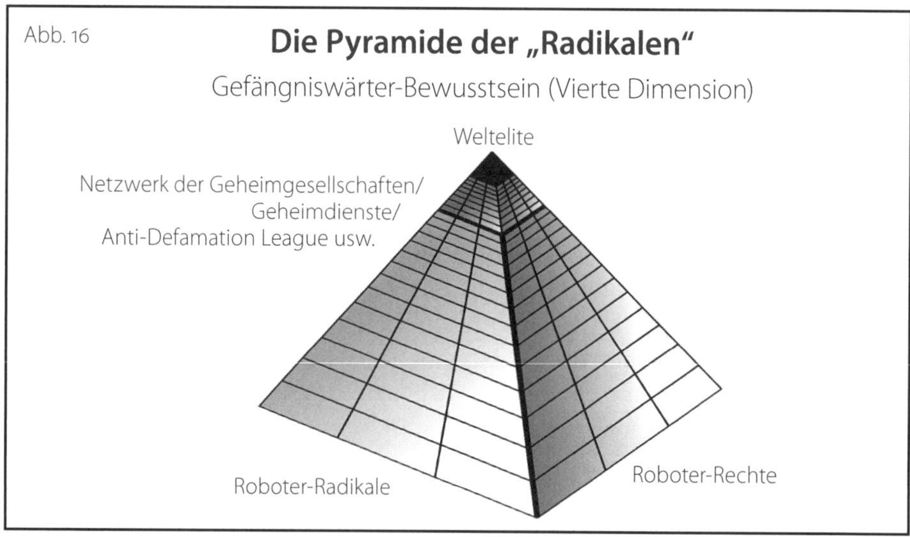

New Age – oder ein Wiedersehen mit dem Old Age?

Die Unflexibilität der Gedanken, mit der ich mich hier auseinandersetze, kann man in allen Bereichen des „alternativen" Denkens und alternativer Lebensstile finden, einschließlich der Bewegung, die als „New Age" bekannt wurde. Bedeutende Teile der New-Age-Szene entwickeln sich meiner Meinung nach zu nichts anderem als eine weiteren Religion, die an Reinkarnation glaubt und die versucht, ihre sich anhäufenden Dogmen anderen aufzuoktroyieren. Fasziniert erlebte ich, wie diejenigen, die von Gedanken- und Meinungsfreiheit reden, in Wirklichkeit die Freiheit der Meinungen und Gedanken meinen, die mit ihren eigenen übereinstimmen. Das ist es, was das alte Denken bewirkt, das die Roboter-Radikalen an den Tag legen, doch hier wird das alte Denken als neues Denken für ein Neues Zeitalter, New Age, verpackt. Ich denke, wir müssen vorsichtig sein, denn mir scheint viel an diesem „neuen Denken" wie ein altes Auto zu sein, das nur neu lackiert wurde. Von außen sieht es neu aus, aber es ist darunter dasselbe alte Fahrzeug, und der Rost beginnt sich schon zu zeigen.

Eine der Grundlagen des New-Age-Denkens ist die, Menschen darin zu bestärken, sich nicht von der Welt vorschreiben zu lassen, was sie denken sollen, sondern dass sie ihrem Herzen und ihrer Intuition folgen sollen. Dem stimme ich voll und ganz zu. Aber was sehe ich da geschehen? Ich sehe, dass Menschen von Personen innerhalb des New Age vorgeschrieben wird, was sie zu denken und zu tun hätten. Das wird nicht als ein Vorschlag gesehen, sondern es ist fast ein Befehl. Wenn man diesen „Ratschlag" nicht befolgt, wird das als eine Bestätigung angesehen, dass man „von seinem Pfad" abgewichen sei. „Vom Pfade abgewichen" steht für „den Pfad, von dem jemand anderes glaubt, dass wir uns auf ihm befinden sollten". Versuchen solche Menschen etwa nicht, ihre Intuition und ihr Glaubenssystem anderen aufzuerlegen, anstatt das Recht anderer zu respektieren, ihrem Herzen und ihrem Instinkt in einer Weise zu folgen, die sie auch für sich selbst einfordern? Ich dachte, dies sei etwas, was die New-Age-Bewegung kritisieren und nicht verewigen sollte. Ich erkenne im New Age eine Zensur bei den Themen, die die sich ansammelnden und sich verfestigenden Dogmen in ihrem Kern in Frage stellen würde. Gerieten die Menschen, die jetzt für eine neue Realität erwachen, in diesen Strudel, so würden sie eine Form der Gedankenkontrolle gegen eine andere eintauschen. Was für den einen richtig sein mag, ist nicht für alle richtig, und wenn man einmal beginnt, anderen Dogmen aufzuerlegen, so ist das ein Wiedersehen mit dem Old Age.

Betrachtet man verschiedene Organisationen oder Bewegungen, so folgen sie ausnahmslos dem gleichen Muster. Zuerst treten sie an, um den aktuellen Status quo durch ein anderes Glaubenssystem in Frage zu stellen. Statt dass es sich dann im Lichte der neuen Informationen und Erfahrungen weiterentwickelt, verfestigt es sich und verwandelt diese ursprünglichen Glaubensüberzeugungen in ein Dogma, das zum Status quo der nächsten Generation wird. Dieses Dogma wird mit derselben unbeugsamen Vehemenz verteidigt wie das alte Dogma, das in der Vergangenheit zur Schau gestellt wurde. Alle, die weiter auf der Suche sind und sich in ihrem Denken und in ihren Wahrnehmungen weiterentwickeln, werden als „extrem" oder „verrückt" verurteilt und nicht ernstgenommen – dieselbe Reaktion, mit der sich das alte Dogma verteidigt hat. An diesem Punkt hört eine solche Bewegung oder Organisation auf, ein Medium für positive Veränderungen zu sein und wird zur Blockade dieser Veränderung. Die Grüne Bewegung ist schon durch diesen Prozess hindurchgegangen. Sie ist jetzt ein Hindernis für ein erweitertes Verständnis, denn sie weigert sich, Bereiche spirituellen und wissenschaftlichen Denkens zu integrieren, die ihr ursprüngliches Denken in Frage stellen würden. Die New-Age-Bewegung entwickelte sich über die Grüne Hierarchie hinaus, indem sie eine multidimensionale Sicht des Menschen und unseres Planeten integrierte. Aber auch sie beginnt sich zu verfestigen. Schnell wird sie in wichtigen Teilbereichen zu dem, was die Grüne Bewegung bereits geworden ist: eine Form der Unterdrückung, des Dogmas und der Trennung, nicht der Freiheit. Die New-Age-Bewegung sagt, wir seien alle gleich und doch erschafft sie, genau wie das Old Age, dieselben hierarchischen Trennungen zwischen „uns" und „ihnen", den Lehrern und den Schülern, Gurus und Anhängern.

Eine Geisteshaltung der New-Age-Szene ist der Gedanke, dass irgendein „Ashtar-Kommando"[1] uns Weltraumfahrzeuge herabschicken wird, um wenige Auserwählte mitzunehmen. Vielleicht geht es ja nur mir so, aber für mich klingt das bemerkenswert nach Aussteigen und nach einer weiteren Version des Jahrtausendthemas – ein Messias kommt, um die guten Jungs und Mädels zu retten. Alles, was dies ausrichten wird, ist eine weitere Form der Abhängigkeit zu schaffen, ein weiteres starres Glaubenssystem, obwohl doch sicherlich die Transformation der Menschheit darin besteht, das Potential eines jeden Menschen zu entfalten, um das zu sein, was immer er zu sein wünscht. Ich habe von einem Elite-Projekt namens „Operation Bluebeam" erfahren, das Gedankenfrequenzen auf der Wellenlänge von Channel-Medien aussendet. Diese Botschaften sind dazu gedacht, Menschen in die Irre zu führen und abzulenken, indem man vorgibt, sie kämen von Außerirdischen und anderen Dimensionen. Laut einer ausgezeichneten Quelle sind zwei der Erfindungen von Operation Bluebeam das „Ashtar-Kommando“ und die „Aufstiegs“-Information. Aber bilden Sie sich Ihre eigene Meinung.

Workshops, Treffen und Ähnliches sind großartig, wenn sie Menschen befreien und es ihnen ermöglichen, sich zu erinnern, wer sie sind und was sie tun können. Wenn sie jedoch so strukturiert sind, dass der „Erleuchtete“ die weniger Erleuchteten unterrichtet, so ist es eine weitere Art, seinen Verstand abzugeben. Ich sehe, wie Menschen als „Großbritanniens führender Heiler“ beworben werden, als „Großbritanniens führendes Medium“, oder sogar als „Maitreya, der Christus und Weltlehrer, ein Held, ein Titan unter den Menschen“. Was geht hier vor? Wir alle sind Heiler und Medien. Wer auf Erden vermag zu sagen, dass jemand besser als alle anderen sei, und warum fühlen wir überhaupt das Bedürfnis, so etwas zu behaupten? Wir alle sind gleichwertig, wir sind alle Teil desselben Ganzen, alle haben wir das Potential, in die Heilkraft einzutauchen und sie an andere weiterzugeben. Ich glaube, dass wir zusammenarbeiten und nicht Überlegenheit beanspruchen sollten. Teile des New Age lassen jedoch vermuten, dass sie das Old Age unter neuer Flagge sind.

Die New-Age-Bewegung hat einen positiven Beitrag geleistet, und in vielen Bereichen ist sie noch heute in ihren Absichten und Leistungen positiv. Die Welt ist mit der New-Age-Bewegung ein erleuchteterer Ort als ohne sie. Dasselbe gilt bis zu einem gewissen Grade für die Grüne Bewegung. Aber wenn wir zulassen, dass wir in den Strudel ihrer Dogmen geraten, wird uns das von weiteren Entdeckungen abhalten. Niemand kann alles wissen, nicht einmal beinahe. Daher wird es immer mehr zu wissen geben. Verfangen wir uns in starren Begriffen, so hält uns das von dem nie endenden Strom des Wissens fern, der uns zur Verfügung steht, wenn wir unseren Geist und unsere Herzen von allen Dogmen befreien.

Der Christliche Patriotismus

Das Phänomen derselben Gedankenmuster, die sich nur unterschiedlich verkleiden, trifft auch auf viele Bereiche der Untersuchung der globalen Verschwörung zu. Diese besteht aus einer stattlichen Zahl verschiedener Leute und Hintergründe, und ich möchte hier keineswegs alle über einen Kamm scheren. Aber auch dort finde ich Dogmen und die Illusion von Freiheit. Die Frage, die ich immer stelle, wenn jemand „Freiheit“ vorschlägt, ist: „Freiheit, um was zu tun?“ Wenn man sich insbesondere in den Vereinigten Staaten viele der Verschwörungsuntersucher und -organisationen anschaut, so stellt man oft fest, dass sie überhaupt nicht von Freiheit reden. In den USA ist die lauteste Stimme, die sich gegen die Neue Weltordnung erhebt, die des Christlichen Patriotismus. Dieses Denkmuster glaubt, dass die Probleme in Amerika und der Welt vom Niedergang der Christentums herrühren, und die Antwort darauf sei daher, die Vereinigten Staaten als eine patriotische christliche Nation zu restaurieren. Dann sei alles geregelt. Ist das dieselbe patriotische christliche Nation, die gnadenlos die Zivilisationen der amerikanischen Ureinwohner zerstörte, die auf diesem Kontinent seit tausenden von Jahren existierten? Ist das dieselbe Nation, die Kinder generationenlang dazu zwang, in den Glaubensvorstellungen anderer unterwiesen zu werden und die verurteilt wurden, wenn sie diese nicht akzeptierten? Ganz sicher ist sie das. Diese beiden Dogmen des Christentums und des Patriotismus sind der Gipfel der Ironie und zwei der starren Geisteshaltungen, die jahrhundertelang fortwährend dazu benutzt wurden, die Neue Weltordnung herbeizuführen, die Christliche Patrioten jetzt so kritisieren. Man hat sie benutzt, da sie Lebenseinstellungen ohne Grauschattierungen vertreten, und wo immer derartige Denkweisen auftauchen, ist die Manipulation nie weit entfernt. Ein Kind wäre dazu in der Lage.

Ich lese und höre die Ansichten einiger Menschen, die danach streben, die Neue Weltordnung aufzudecken, und ich bin froh, dass sie dies zur Sprache bringen. Aber wenn ich sehe, wie ihr Modell der alternativen Gesellschaft aussieht, so schreckt mich das bisweilen vollkommen ab. Ich schrieb einem Menschen in Amerika und gratulierte ihm für seine Anstrengungen, die Verschwörung zu entlarven, aber als er mir Material von seiner Organisation und seinen Ansichten schickte, war ich entsetzt. Ich sah eine Tyrannei vor mir, die sich als Freiheit verkleidet hatte. Wenn alle unsere Aktivitäten darin bestehen, die Kontrolle und Vormacht der Globalen Elite durch die Kontrolle und Vormacht des Christlichen Patriotismus zu ersetzen oder durch irgendein anderes Dogma, so verschwenden wir unsere Zeit. Es gibt einen Unterschied zwischen dem Wunsch nach kleineren Regierungseinheiten in den Händen der Menschen und Gemeinschaften und dem Patriotismus des „Brust-raus-Kinn-hoch-kämpf-für-dein-Vaterland-mit-der Fahne-in-der-Hand-und-Gott-auf-unserer-Seite“, der von der Elite jahrhundertelang benutzt wurde, um ein Land gegen das andere auszuspielen. Es gilt also wiederum: Wenn wir in die Dogma-Falle tappen, gelangen wir vom Regen in die Traufe. Wir müssen selektiv sein bei dem, was wir akzeptieren, denn niemand ist im Besitz aller Antworten.

Zu diesem Verfahren des Auswählens werden wir keineswegs ermutigt, und ihm wird oft mit Unverständnis begegnet. Das Denkmuster der Roboter-Radikalen zum Beispiel glaubt, dass, wenn wir einen Teil der Informationen von einer Person oder Gruppe übernehmen, wir grundsätzlich mit allem übereinstimmen müssten, was diese Person oder Gruppe repräsentiert oder sagt. Weil ich Informationen von Quellen wie der Zeitung *The Spotlight* in den USA übernehme, muss ich folgerichtig, so die Roboter-Radikalen, mit allem übereinstimmen, woran diese Zeitung glaubt. Das tue ich nicht. Ihre Lebensanschauung ist in weiten Bereichen nicht nur anders als meine, sondern sogar mit meiner unvereinbar. Die Zeitung ist, um es gleich zu sagen, eine Bastion des Christlichen Patriotismus. Aber sie stellt einige ausgezeichnete Nachforschungen an, und sie hat sich seit langem und berechtigterweise einen guten Ruf für sorgfältige Recherche erworben. Ich werde also diese Untersuchungen nicht ignorieren, nur weil ich nicht mit allem übereinstimme, was das Blatt vertritt. Ich bemühe mich um Wahrheit, nicht um die Version von politischer Korrektheit anderer Leute.

Weil ich Untersuchungen der Organisation von Lyndon LaRouche aus deren *Executive Intelligence Review* zitiere, muss ich nach Meinung der Roboter-Radikalen grundsätzlich allem zustimmen, was diese sagt und tut. Das tue ich nicht. Überhaupt nicht. Ein Roboter-Radikaler sieht das mit Befremden. Wenn wir nur Informationen von Menschen beachten, die unsere eigene Lebenseinstellung teilen, so verschließen wir uns für unvorstellbare Mengen von Informationen aus anderen Quellen. Genau das machen die Roboter-Radikalen und deshalb sind sie auch so naiv und begrenzt in ihrer Einschätzung dessen, was in der Welt vor sich geht. Sie sind nicht daran interessiert herauszufinden, ob die Information richtig ist, sondern nur an der Quelle, aus der sie stammt. Wenn die Quelle ihrer kindischen Meinung nach nicht politisch korrekt ist, wird die Information ohne den leisesten Zweifel verurteilt und abgelehnt.

Einer der zwingendsten Aspekte der Verschwörungsforschung ist die Art und Weise, wie tausende von Untersuchern, die sonst gar nichts gemeinsam haben, gleicher Ansicht über die Hauptgrundlagen der Manipulation sind, über Namen, Organisationen und Ereignisse. Es gibt Menschen, die Nachforschungen über die Verschwörung anstellen, mit denen ich buchstäblich nichts gemein habe, was unsere Lebenseinstellungen betrifft. Aber wenn sie Informationen vorlegen, die wiederum mit denen übereinstimmen, die andere liefern, so werde ich sie verwenden.

In Großbritannien hat mir Oberst Barry Turner zeitweilig ausgezeichnete Hintergrundinformationen geliefert. Ich teile weder seine Ansichten über einige Dinge, noch teilt er meine, aber wir teilen den leidenschaftlichen Wunsch, die globale Tyrannei aufzudecken. Daher gibt es zu diesem Zweck gegenseitigen Informationsaustausch und Unterstützung. Dies nennt man erwachsen sein. Ich habe über Jahre die Politik britischer konservativer Parlamentsmitglieder wie Teddy Taylor und Theresa Gorman kritisiert. Das heißt jedoch nicht, dass ich sie nicht bei ihrer Behauptung unterstütze, dass Großbritannien bei der Übertragung seiner Souveränität an ein zentralisiertes europäisches Kartell zu weit gegangen sei. Die Idee, einen konservativen Parlamentarier bei irgendetwas zu unterstützen, würde bei einem roten oder grünen Roboter-Radikalen einen Herzinfarkt auslösen. Es sind jedoch genau diese Selektivität und das Fallenlassen von Dogmen, die uns schneller als alles andere von der Programmierung befreien und uns den Weg für geistige, emotionale und physische Freiheit ebnen. Auszuwählen und unserer eigenen Intuition zu folgen, ist der einzige Weg, der Programmierung zu entgehen. Unseren Verstand zu öffnen, heißt nicht, alles zu akzeptieren, was wir hören. Er verlangt uns aber ab, alle Ansichten und Informationen anzuschauen und von ihnen das zu übernehmen, was sich für uns richtig anfühlt, und nicht für jemand anderen.

Ein letzter Punkt bezüglich der Szene der Verschwörungsuntersucher hat sehr viel mit dem Thema der bekannten Gedankenmuster zu tun, die nur in verschiedenen Verkleidungen daherkommen. Es gibt eine Ich-weiß-alles-Arroganz in einigen Bereichen der Verschwörungs-„Forschung". Offenbar verbreitete ein Verschwörungsuntersucher, dass ich nicht mehr in seinen Laden käme, da ich erkannt habe, dass er mehr als ich wüsste. Ich weiß nichts von dem Mann oder seinem Laden, aber seine erfundene Geschichte spricht Bände über die Mentalität einiger Leute, die in diesem Bereich aktiv sind. Warum teilen wir nicht Informationen und unterstützen uns gegenseitig, anstatt Überlegenheit zu behaupten? Die Verschwörungsforschung ist dabei, ein weiterer „Verein" mit eigener Hierarchie und „Gurus" zu werden. Solche Unbeweglichkeit macht Manipulation und Unterwanderung zu einem Kinderspiel. Sobald wir denken, wir wüssten alles, zeigen wir, wie wenig wir eigentlich wissen. Dieses Buch hat ungefähr 700 Seiten, und doch kratzt es nur an der Oberfläche dessen, was vor sich geht.

Was also ist Freiheit?

Die drei Versionen von „Freiheit“, die der Roboter-Radikalen, die von Elementen der New-Age-Bewegung und die des Christlichen Patriotismus, haben in meinen Augen nichts mit Freiheit zu tun. Sie sind andere Arten, um „Ich weiß es am besten“ zu sagen. Freiheit ist für mich das Recht aller Menschen, dem Weg zu folgen, den sie für sich als richtig empfinden, aber gleichzeitig das Recht anderer zu respektieren, einen anderen Weg zu wählen. Erst dann, wenn Menschen versuchen, ihre Ansichten anderen überzustülpen, muss ihr Verhalten kritisiert werden. Das erfordert eine Änderung unserer Haltung. Es bedeutet, den Menschen zu gestatten, Dinge zu glauben, mit denen wir nicht übereinstimmen und ihr Recht zu unterstützen, über diese Ansichten offen und ohne Unterdrückung sprechen zu können. Wir müssen beginnen, uns gegenseitig zu trauen. Wenn eine Person etwas sagt, das wir widerlich finden und wir mit dieser Reaktion Recht haben, so werden auch die meisten anderen Menschen ablehnen, was ihnen da vorgelegt wird. Es ist auf jeden Fall besser, dass es ausgesprochen wurde und an die Öffentlichkeit gelangt ist. Wenn man allen Informationen und Meinungen Zutritt zur öffentlichen Bühne gestattet, können die Menschen eine echte Wahl darüber treffen, was sie glauben möchten. Dann haben wir einen Verschmelzung und nicht ein Ausgrenzen von Wissen.

Jahrhunderte der Ausgrenzung von Wissen haben zu einem unausgewogenen Verständnis der menschlichen Natur geführt, denn wir waren unausgewogenen, einseitigen Informationen ausgesetzt. Die Wahrheit kommt nicht in ordentlich abgepackten Paketen daher, die Namen wie Sozialismus, Faschismus, Christentum oder New Age tragen. Wir müssen nach ihr suchen, indem wir alle Informationen anschauen und unseren Herzen folgen. Und doch sehe ich so oft eine Einbahnstraßenfreiheit. Es ist Einbahnstraßenfreiheit, wenn christliche oder islamische Fundamentalisten versuchen, Versammlungen zu unterbinden, die nicht mit ihren Lebensansichten übereinstimmen und wenn Gefängnis- oder Todesstrafen über Menschen verhängt werden, weil sie etwas anderes glauben. Ich bin nicht mit den Roboter-Radikalen einer Meinung, wie Sie schon bemerkt haben werden, aber sie haben natürlich jedes Recht, ihre Meinung zu äußern. Wenn Freiheit etwas bedeutet, dann Freiheit für alle.

Das ist entscheidend für den Prozess der persönlichen Deprogrammierung. Wir können nicht frei sein, bevor wir in unseren Köpfen und Herzen anderen erlauben, frei zu sein. Der Gedanke, dass wir geistig und spirituell frei seien, nur weil wir befolgen, was wir als richtig ansehen, ist eine

Illusion. Wir sind erst dann wahrhaft frei, wenn wir genauso entschlossen sind, anderen das gleiche Recht einzugestehen. Die Unterdrückung eines einzigen Menschen oder Tieres ist unser aller Unterdrückung. Wenn wir nicht mehr das Bedürfnis verspüren, unsere Ansichten anderen aufzuoktroyieren, und wenn wir die Verschiedenartigkeit der Gedanken und Lebensstile feiern, die frei gewählt worden sind, dann können wir sagen, dass die Programmierung dieser Welt und die Maschinerie der Elite auseinanderbricht und in uns in sich zusammenfällt. Aber nicht eher.

Gewieft werden

Wenn die Menschen anfangen, ihre starren Gedanken und Reaktionen flexibler werden zu lassen, so verringert sich auch der Einfluss, den die tägliche Programmierung auf sie hat. Sie beginnen, die Feinheiten der geistigen Manipulation in einer Weise zu sehen, wie es ein starrer Geist nicht könnte. Dieser geistige Wandel steht jedem frei, ganz egal, wie unflexibel sein Geist im Moment sein mag. Es kann jederzeit geschehen, wenn Sie einmal beschlossen haben zu wollen, dass es geschieht. Die Informationen und Meinungen kritisch zu prüfen, die uns zur Verfügung stehen und die Aspekte herauszugreifen, die sich jeweils gut für uns anfühlen, beinhaltet, dass wir aus allen Richtungen Teile nehmen und sie zusammensetzen, um unsere eigene im Entstehen begriffene Wahrheit zu formen. Wenn man uns unter diesen Umständen bittet, dem, was wir denken und glauben, ein Etikett anzuhängen, so können wir nicht antworten. Denn wir sind weder „links“ noch „rechts“ noch „Mitte“. Wir sind keine „Religion“. Wir sind einfach. Es gibt keine sofortigen Schubladen dafür. Es gibt überhaupt keine Schubladen. Wir weigern uns, einer Schablone zu folgen, denn wir sind dauernd auf der Suche und entwickeln uns beständig weiter. Wenn Menschen irgendeine Art von Ismus benennen können, um zu beschreiben, was sie glauben, so sind sie in irgendeiner Form geistig gefangen. Was es ausmacht, alles Schubladendenken und alle vorgefertigten Meinungen loszulassen, die von den „Ismen“ beworben werden, kann mit Worten nicht ausgedrückt werden. Wir sehen die Welt auf diese Weise viel klarer. Die Nebelwand beginnt sich aufzulösen. Ein aufgeschlossener Geist ist nicht mehr naiv. Ganz im Gegenteil. Die Deprogrammierung erfordert es aber, dass wir Minute für Minute selektiv damit umgehen, was wir von den Medien und anderen Quellen aufnehmen. Wenn Menschen zum Beispiel etwas kritisieren, so ist es scheinbar naheliegend, dass sie auch dagegen sind. Ist das aber immer der Fall?

Wenn man etwas Umstrittenes tun möchte, ist es wesentlich einfacher, wenn man auch die jeweilige „Opposition" kontrolliert. Während die Menschen die Illusion von demokratischer Opposition und das Recht zu protestieren haben, kann man sicherstellen, dass die Führer der Hauptoppositionsgruppe oder -gruppen ihre Anhänger letztlich in eine, wenn auch „glorreiche", Niederlage führen werden. Jeder denkt am Ende, dass alle ihr Bestes gegeben hätten und eben nicht mehr erreichen konnten. Dabei wurde die ganze Angelegenheit als eine Übung in „Demokratie" kontrolliert, und sie war von vornherein zum Scheitern verurteilt, die jeweils involvierte Politik aufzuhalten. Die Schafsmentalität ist so tief in der Menschheit verwurzelt, dass es wenig bedarf, um uns zu unterwandern, zu lenken und zu kontrollieren. Man erinnere sich zum Beispiel, wie in den 1960ern einer der Schlüsselvertreter der Nation of Islam zur Zeit von Malcom X und der schwarzen Bürgerrechtsbewegung für das FBI arbeitete. Diese Taktik konnte mehr als millionenfach in „radikalen" Organisationen auf der ganzen Welt wiederholt werden. Einige der Protestgruppen benutzen Gewalt. In Großbritannien sind zwei davon Animal Liberation (Tierbefreiung) und Class War (Klassenkampf). Wenn Class War, die behaupten, „gegen den Staat" zu sein, während friedlicher Protestmärsche gewalttätige Zusammenstöße mit der Polizei provozieren, wer profitiert davon? Die staatlichen Behörden, die die friedfertigen Gegner ihrer Politik kurzerhand als „gewalttätige Extremisten" abtun wollen und diejenigen, die noch mehr autoritäre Gesetze einführen wollen, um der wachsenden Herausforderung durch (fabrizierte) „gewalttätige Extremisten" zu begegnen. Lassen Sie es mich so ausdrücken: Wenn Class War eine Abteilung des Britischen Geheimdienstes wäre, so könnten sie keinen besseren Job machen, indem sie die große Mehrheit derer untergraben, die friedlich protestieren möchten. Wenn tausende von Menschen sich versammeln, um friedlich gegen die schlechte Behandlung von Tieren zu protestieren und einige wenige Idioten gewalttätig werden oder Bomben deponieren, wer profitiert davon? Die staatlichen Behörden, die Tiere weiterhin mit großer Grausamkeit behandeln möchten, indem sie die Protestanten kurzerhand als „gewalttätige Extremisten" abtun. Ein aufgeschlossener Geist kann das sehen, ein starrer nicht.

Fühlen und Heilen

Fast noch wichtiger, als selbstständig zu denken, ist selbstständig zu fühlen. In der Mitte der Brust haben wir ein Gefühlszentrum, das Herzchakra oder Herzvortex genannt wird. Von diesem Punkt aus drücken wir echte Liebe aus. Ebenfalls dort und im Solarplexus-Chakra fühlen wir instinktiv, ob etwas für uns richtig ist. Es bedarf keiner Worte oder Erklärungen, es fühlt sich einfach richtig an. Das ist unsere Intuition, die zu uns spricht, und unsere Intuition ist unsere Verbindung zu unserem höheren Bewusstsein. Wenn ich vor der Wahl stehe zwischen dem, was mein Verstand oder meine Intuition mir sagt, entscheide ich mich in letzter Zeit jedes Mal für die Intuition. Oft kann ich nicht erklären, warum ich an einen bestimmten Ort gehe oder beginne, mich mit einem bestimmten Bereich von Untersuchungen und Nachforschungen zu beschäftigen. Es fühlt sich einfach nur richtig an, dies zu tun. Der Verstand, sogar ein aufgeschlossener, kann in gewissem Ausmaß durch die tägliche Programmierung beeinflusst werden, und er kann eine ganze Liste von Gründen aufzählen, warum es keine gute Idee ist, was unsere Intuition uns vorschlägt. „Was werden meine Freunde denken? Was ist mit dieser oder jener Folge davon? Tu es nicht, du Narr!" Das Gefühlszentrum ist derartigem Druck nicht ausgesetzt, denn es steht mit einer Ebene des Bewusstseins und des Wissens in Verbindung, die außerhalb der Manipulationen dieser physischen Welt liegt. Da die spirituelle Wiedergeburt weiter voranschreitet, wird das Gefühlszentrum bei denen, die erwachen, stark reaktiviert, und die Intuition wird der Führer der Zukunft sein. Sie wird uns nicht immer dahin führen, wo unser rationaler Verstand uns haben will, aber sie wird uns immer dahin führen, wo wir um unserer eigenen Evolution und der des Planeten willen sein müssen. Wenn ich meinem rationalen Verstand seit 1990 gefolgt wäre, würde ich immer noch in Fernsehstudios sitzen und Sportprogramme moderieren. Ich finde den Gedanken daran, so etwas immer noch zu tun, ziemlich schrecklich!

Die Intuition ist es, die uns mehr als alles andere helfen kann, einen Weg durch das Labyrinth der irreführenden Informationen und der Manipulation zu finden, der unsere Augen und Köpfe jeden Tag ausgesetzt sind. Wenn dieses Gefühlszentrum sensitiver wird, werden wir wissen, dass sich etwas instinktiv richtig oder falsch anfühlt. Je mehr sich das Bewusstsein öffnet und je weniger es von Dogmen und Bagatellen beeinflusst wird, umso stärker fühlen wir unsere Intuition. Der Verstand tritt zur Seite, er geht förmlich aus dem Weg. Er hat natürlich eine Rolle als gleichgewichtiger Teil zu spielen, aber er ist nicht dazu da, um zu herrschen. Ein starres Bewusstsein, voll von programmierten Vorstellungen, überrennt die Intuition und koppelt uns vom Strom der Inspiration und der Führung durch unsere höheren Verständnisebenen ab – die Kontrollmission in Aktion. Unter diesen Umständen verschließen sich die Gefühlszentren wie schlafende Vulkane. Daher akzeptiere ich nicht, dass alle auf diesem Planeten genau das tun, wofür sie hergekommen sind, wie einige New-Age-Anhänger glauben. Wir alle werden in die Umstände, die wir gewählt haben, hineingeboren. Aber wenn wir durchs Leben reisen, können wir oft von anderen Einflüssen abgelenkt werden, falls wir uns erlauben, die Programmierung zu akzeptieren und das Potential des Gefühlszentrums verschließen, insbesondere den Herz-Vortex, der uns führen soll. Wenn wir das tun, können wir wie ein steuerloses Schiff werden und sehr wenige der Aufgaben zu Ende bringen, für die wir hierher gekommen sind. Ich bin sicher, dass es viele Menschen geben muss, die in diese Zeit inkarnierten, um eine große Rolle bei der Transformation zu spielen, aber die von ihrem programmierten Verstand so abgetrennt wurden, dass sie diejenigen verlachen oder verdammen, die das tun, weswegen sie eigentlich hierher gekommen waren! Diese Situation kann aber schnell korrigiert werden. Sobald wir einmal dem Strom der Inspiration von höheren Ebenen erlauben, Kraft zu sammeln und uns zu führen, wird die magnetische Interaktion mit anderen Energiefeldern – Menschen, Orten, Situationen – all die Unterstützung, Erfahrungen und Gelegenheiten für uns anziehen, die wir brauchen, um uns sowohl individuell als auch gemeinschaftlich weiterzuentwickeln. Der Strom der Inspiration und der Führung hat nichts damit zu tun, dass wir unsere Verantwortung abgeben. Die Führung kommt nicht von irgendeiner äußeren Kraft. Sie kommt von einer höheren Ebene in uns selbst. Es ist immer noch das „Ich“, das mehrdimensionale Selbst. Wenn wir uns intensiv damit wiederverbinden, sind wir unmittelbar deprogrammiert.

Ich wurde von vielen Menschen um Rat gefragt, was sie tun sollten, und ich antworte immer in derselben Weise. Ich weiß nicht, was das Beste für irgendjemand anderen ist. Ich weiß nur, was sich für mich als das Beste anfühlt. Die einzige Person, die weiß, was Sie tun sollten, wohin Sie gehen sollten oder was Sie denken und sagen sollten, sind … Sie.

Was sagt Ihnen Ihr Herz? Richtig. Tun Sie es!

Endnoten

1 Die Informationen des „Ashtar-Kommandos" klingen für mich wirklich zweifelhaft. Ich erhalte ernsthaft negative „Vibrationen", immer wenn ich den Namen höre. Aber genau wie mit Sai Baba, jeder nach seiner Fasson.

18. Kapitel

Die Freiheit, die Liebe heißt

Wir können nur wahrhaft frei sein, wenn wir uns respektieren und lieben, aber die Menschheit kann das sowohl auf kollektiver als auch auf individueller Ebene so schwer umsetzen. Infolgedessen projizieren wir dieses Sich-selbst-nicht-Mögen und sogar Selbsthass, den spirituellen Krebs in uns, auf die Welt. Der innere Aufruhr wird zum äußeren Aufruhr, über den in den Nachrichten berichtet wird. Einige der aggressivsten Menschen, denen ich begegnet bin, waren solche, die sich selbst hassen und keine Liebe oder Respekt für sich empfinden. Wenn unsere Gedanken und Haltungen sich ändern, muss das auch das Leben auf diesem Planeten tun. Wenn wir uns heilen, heilen wir die Welt. Das Gefängniswärter-Bewusstsein weiß das alles. Sie wissen, dass sie, um äußeres Chaos und Konflikte aufrechterhalten zu können, uns Menschen in inneres Chaos und Konflikte hineinmanipulieren müssen. Dann werden wir die Gedankenfrequenzen und Energien aussenden, die unseren inneren Zustand des Un-Wohlseins und der Dis-Harmonie reflektieren, der so unentbehrlich für die Aufrechterhaltung des Frequenzgefängnisses ist. Tausende von Jahren lang wurde eine dogmatische Religion mit phantastischem Erfolg dazu benutzt, um Emotionen wie Angst und Schuld und das Gefühl, „unwert" zu sein, anzuheizen und auszubeuten. Das bestärkte die Menschen darin, einer Bibel oder einem Priester ihren Verstand auszuhändigen, da sie weder das Selbstvertrauen noch den Glauben an sich selbst hatten um zu erkennen, dass sie ein Recht und ein ewiges Geschenk besitzen, ihre eigenen Entscheidungen zu treffen. Als die Macht der Religion angesichts von „Wissenschaft", Politik und Wirtschaft schwand, wurden diese zu neuen Religionen mit neuen Büchern und neuen Priestern – Wissenschaftlern, Politikern und Ökonomen – denen wir unser Recht zu denken und zu fühlen überlassen konnten. Wir werden darin bestärkt, unser eigenes unendliches Potential zu verleugnen. Wir sind anscheinend „geborene Sünder", und ich muss mich unwillkürlich krümmen, wenn ich höre, wie die Masse der Menschheit als die „gewöhnlichen Leute" oder als „einfache Männer oder Frauen auf der Straße" beschrieben werden, oder wenn Politiker die Bevölkerung als „unser Volk" beschreiben, als ob wir Kinder seien, um die sich ihre höhere Intelligenz kümmern müsste.

Es gibt keine „gewöhnlichen Leute". Es gib keine „normalen Leute". Es gibt nur glorreiche Ausdrucksformen des einen Bewusstseins, das die Schöpfung ist. Jeder Aspekt ist einzigartig, genauso besonders und genauso geliebt von der Quelle, die alles ist, was es gibt. Ein jeder Mensch befindet sich auf einer ewigen Reise der Weiterentwicklung durch Er-

fahrungen, und wir alle haben das Potential, alles zu tun und alles zu sein, was wir wollen.

Der Prozess des Erwachens und der Deprogrammierung wird unterdrückt und im schlimmsten Fall erstickt, wenn wir die programmierten Reaktionen wie Furcht, Schuld und das Gefühl des Unwertseins nicht loslassen. In jeder Sekunde nehmen wir Energien aus dem Kosmos und von anderen Ebenen unseres eigenen Bewusstseins auf. Das sind die „intuitiven Gefühls"-Energien, die ich erwähnt habe. Dieser Strom und diese Verbindung treten durch das Basis-Chakra (Vortex) im Bereich der Genitalien ein und fließen weiter durch den Zentralkanal bis zu den anderen Chakren hinauf. Dieser Energiestrom fließt auch in umgekehrter Richtung. Von hier aus beeinflusst er alle Bereiche unseres körperlichen, emotionalen, geistigen und spirituellen Seins. Wenn dieser Strom kraftvoll und harmonisch ist, arbeiten wir mit unserem vollen intuitiven Potential, aber das kann nur erreicht werden, wenn wir im Frieden mit uns selbst sind. Emotionen wie Angst, Schuld und Groll sind, wie alles andere auch, Energieformen. Die tiefsitzenden und oft lange zurückgehaltenen Emotionen sind wie dunkle Energieknoten, die uns aufzehren, und sie sind, wenn man sich nicht mit ihnen auseinandersetzt und sie auflöst, ein Hauptgrund für Krebs und Herzkrankheiten. Sie blockieren oder verhindern den natürlichen kraftvollen Strom von intuitiver Energie auf seinem Weg durch unsere verschiedenen Seinsebenen.

Man könnte diese Energieknoten mit Dämmen oder großen Felsen in einem schnell fließenden Fluss vergleichen, die die Fließgeschwindigkeit herabsetzen und Disharmonie verursachen, indem sie Wirbel und Strudel bilden. In gewisser Hinsicht ist das Frequenzgefängnis wie ein großer Knoten aus negativer Energie, der den Energiefluss in diesem Teil des Kosmos blockiert. Deswegen sind andere Ebenen und Zivilisationen genauso darum bemüht wie wir, ihn zu entfernen. Wenn es uns an Selbstachtung mangelt und wir Gefühle der Furcht und Schuld haben, hindert uns das daran, uns wieder mit unserem wahren, ganzen Selbst zu verbinden. Wenn wir jedoch aus einem spirituellen Blickwinkel anschauen, weswegen wir uns ängstlich und schuldig fühlen, dann erscheint alles so lächerlich. Furcht, Schuld und Groll sind keine Emotionen, die wir fühlen müssen. Es sind Emotionen, die wir selbst erschaffen, indem wir uns mit dem Programm verbinden, das generationenlang weitergegeben und verstärkt worden ist.

Angst

Schauen wir uns den Urgrund der menschlichen Existenz an, etwas, das man uns nicht wegnehmen kann: Heute ist der erste Tag vom Rest unserer Ewigkeit und die Quelle all dessen, was existiert, empfindet für alle von uns eine Liebe, die für alle gleichwertig, mit Worten nicht fassbar und unendlich ist. Wenn wir uns mit unseren inneren Ebenen wiederverbinden, die sich außerhalb der Störfrequenzen befinden, werden wir beginnen, diese unvorstellbare Liebe zu fühlen und sie in die physische Welt hinein auszustrahlen. Wenn wir uns mit dieser Liebe verbinden, die keine Bedingungen stellt und nicht urteilt, gibt es einfach keine Angst oder Schuld mehr. Wir wissen, dass es nichts zu fürchten gibt. Furcht ist unsere eigene Schöpfung, und es liegt in der Macht unserer eigenen Herzen und Sinne, diesen Prozess rückgängig zu machen. Angstfrei zu sein bedeutet nicht, unaufmerksam zu werden. Ich habe die Behauptung gehört, dass Angst für das Überleben äußerst wichtig sei, denn dadurch würden wir davon abgehalten, vor einem Auto eine Straße zu überqueren oder in einen Löwenkäfig zu springen. Angst und Aufmerksamkeit sind jedoch nicht dasselbe. Man braucht nicht ängstlich zu sein, um bestimmte Konsequenzen zu kennen und sie zu vermeiden. In Wirklichkeit ruft Furcht oft erst unangenehme Ereignisse hervor, aber schützt uns nicht vor ihnen.

Erst das Mittel der Angst ermöglicht es Leuten wie Averell Harriman und Henry Kissinger, zwei Länder von den (oft erfundenen) aggressiven Absichten des jeweils anderen zu überzeugen und so einen Konflikt vom Zaun zu brechen. Ein Land greift das andere aus Furcht davor an, was das andere plane oder angeblich im Schilde führe. Jedes denkt: „Wir müssen sie zerstören, bevor sie uns zerstören." „Schlag zuerst zu", pflegte ein Fußballmanager zu sagen, den ich kannte. Krieg ist ganz überwiegend der physische Ausdruck von Furcht. Sie ist das genaue Gegenteil von Liebe, Vertrauen und Respekt – dem Schutz vor Krieg und Disharmonie. Wieder einmal fängst es bei uns selbst an.

Furcht ist untrennbar mit einem Mangel an Selbstwertgefühl und Selbstachtung verbunden. Alle drei sind das Ergebnis dessen, dass wir außerhalb unserer selbst nach der Bestätigung suchen, dass wir okay sind. Der Grund, warum die meisten Menschen sagen, sie könnten nicht in der Öffentlichkeit sprechen, ist Angst. Und die Angst kommt daher, dass sie sich Sorgen machen, was das Publikum über sie denken könnte. Sie suchen im Publikum nach Bestätigung, dass das, was sie sagen oder tun, richtig sei, und sie befürchten, dass die Zuhörer entweder das, was sie sagen, ablehnen oder sie als Idioten ansehen würden. Stellen Sie die Redner in spe in einen leeren Raum oder in ihre vertraute Familie und unter Freunde, und sie könnten ihre Ansichten gut ausdrücken. Stellen Sie diese jedoch vor ein Publikum, und sie können vor Lampenfieber und Mangel an Selbstvertrauen kaum sprechen. Wenn man beginnt, sich wieder zu verbinden und die wahre Natur des menschlichen Wesens zu verstehen, so schaut man, für die Bestätigung, dass man als Person okay ist, nach innen. Es spielt keine Rolle, was die Leute von uns denken oder was sie sagen. Sie haben ein Recht, zu denken, was sie wollen – genau wie wir auch.

Die einzige Person, die Sie davon überzeugen müssen, dass das, was Sie tun, richtig ist, sind Sie selbst. Natürlich müssen wir uns alle Meinungen und Informationen anhören. Wenn Sie jedoch im Einklang mit dem Strom der Intuition Ihrer höheren Ebenen sind, werden Sie und niemand sonst wissen, was für Sie richtig ist. Sobald Sie das einmal begriffen haben und es auch leben, werden Sie nicht mehr länger vor einem Publikum stehen und Angst haben, was es wohl denken werde, denn Sie akzeptieren, dass die Menschen ein Recht haben, anderer Meinung zu sein. Sie wissen, dass nur das, was Sie von sich selbst denken, wirklich wichtig ist. Die vielleicht wirksamste Form der Informationsunterdrückung ist die Angst der Menschen, die über den gegenwärtigen Zustand anders denken, aber sich nicht trauen, das auch auszusprechen und das, was sie wissen und fühlen, mitzuteilen. Es ist an der Zeit, dass das aufhört.

Viele Menschen sagen mir, sie fürchteten um meine Sicherheit wegen der „Mächte", die ich in diesem Buch und in „The Robots' Rebellion" angreife und entlarve und wegen dem, was ich in den Medien und auf meinen Vortragsreisen sage. Ich kann ganz ehrlich – Hand aufs Herz – sagen, dass ich keinerlei derartige Angst habe. Ich versuche, unnötigen Ärger zu vermeiden, der meiner Fähigkeit, einem großen Publikum Informationen weiterzugeben, Abbruch tun könnte. Aber wenn ich glaube, dass etwas richtig ist und mitgeteilt werden muss, so habe ich keine Angst vor den Konsequenzen. Zum einen fühle ich mich unglaublich beschützt in einer Weise, die ich nicht mit Worten ausdrücken könnte und zweitens, was könnte mir im schlimmsten Fall passieren? Mein ewiges Selbst verlässt diese körperliche Hülle und zieht zu einer anderen Parallelwelt weiter, zu einer anderen Frequenz der Realität. Das erscheint mir nicht so schlecht. Ich hatte den Vorteil, jahrelang in Großbritannien zu erleben, wie man sich extrem über mich lustig machte. Es war eine Zeit lang buchstäblich unmöglich, eine Straße entlang zu gehen, ohne dass man mit dem Finger auf mich zeigte, mich anbrüllte und auslachte. Das hat nachgelassen, aber ich höre es immer noch von denjenigen, die gedankenlos und ohne zu hinterfragen von den Medien übernehmen, was diese über mich behaupten. Solche Erfahrungen haben mir gezeigt, wie vollständig die große Mehrheit ihren Verstand weggibt. Und was noch wichtiger ist: Sie haben mir auf der persönlichen Ebene gezeigt, dass egal, was die Leute über dich sagen oder gegen dich tun, dich niemand aufhalten kann, wenn du dich nicht einschüchtern lässt und bei dir selbst nach Bestätigung suchst, und nicht bei anderen. Was spielt es für eine Rolle, was andere von dir denken? Die Menschen ändern die ganze Zeit ihre Meinung, und wenn wir dauernd versuchen, es den vorherrschenden Ansichten recht zu machen, werden wir nur zu Klonen der anderen – oft programmierten – Meinungen anstatt zu Meistern unseres eigenen Herzens, Verstandes und Schicksals. Es gibt nichts zu befürchten.

Schuld

Wenn ich Wochenendseminare ausrichte und wir über Schuld sprechen, höre ich nie auf, mich über die wundervollen Menschen vor mir zu wundern, die bewegend über ihre Schuldgefühle sprechen. Wunderschöne Seelen, die Wärme und Liebe verströmen, offenbaren manchmal ein Leben voller innerem Durcheinander und emotionalem Schmerz, der von Schuldgefühlen hervorgerufen wird, die ihr Leben zunichte machen. Schuldgefühle, die auch im Hinblick auf die Selbstachtung und den Strom intuitiver Energien von höheren Ebenen äußerst destruktiv sind. Schuld ist genau wie Furcht etwas künstlich Erzeugtes, das dazu da ist, um zu kontrollieren. Aber wenn wir analysieren, was uns Schuldgefühle verursacht, stoßen wir erneut auf die programmierten „Werte", die meist generationenlang weitergegeben wurden. Es gibt römisch-katholische Priester in der ganzen Welt, die sexuelle Gefühle haben und darum kämpfen, sie zu unterdrücken. Sie haben Schuldgefühle wegen dieser natürlichen Empfindungen, und ihr ganzes Leben ist mit emotionaler Qual angefüllt. Wissen Sie, warum sie gezwungen sind, diesen Unsinn zu durchleiden? Weil im Jahr 1074 ein Papst entschied, dass der Klerus im Zölibat leben solle. Sex und Beziehungen sind vielleicht die mächtigsten der zahlreichen Methoden zur Schulderzeugung. Wenn Menschen mit einer Person eine sexuelle Erfahrung hatten, die nicht ihr offizieller Partner ist, fühlen sie sich schuldig, und wenn etwas darüber nach außen dringt, so lässt eine Gesellschaft, die wiederum dazu programmiert wurde, ohne zu hinterfragen „Werte“ zu erben, sie sich noch schuldiger fühlen.

Wie würden die Boulevardzeitungen jeden Tag ihre Seiten füllen, ohne die Moral der Reichen und Berühmten zu verurteilen? Und wie viele Menschen, die viel für die Welt hätten tun können, sind durch solche „Enthüllungen“ von Zeitungen zerstört worden, die keine Moral kennen, falls es ihnen an den eigenen Kragen geht? Aber einen Moment, bitte. Wer hat gesagt, dass Liebe außer gegenüber dem offiziellen Partner auch noch für ein anderes menschliches Wesen (ein anderer Aspekt unserer selbst) auszudrücken, falsch sei? Haben Sie das entschieden? Der Typ am Ende der Straße? Wer? Die Religion hat es vor tausenden von Jahren entschieden, wie ich es in „The Robots' Rebellion“ erkläre. Und wer oder was kontrollierte die Religion? Dieselben Leute, die über diese Form der „Moralität“ entschieden, beharten zur selben Zeit vehement darauf, dass die Erde eine Scheibe und Jerusalem das Zentrum des Universums sei. Und dennoch fahren wir damit fort, uns und andere zu verurteilen, und entweder uns selbst schuldig zu fühlen oder andere sich schuldig fühlen zu lassen.

Wer besitzt Ihren Körper? Sie oder jemand anders? Wer besitzt Ihre Emotionen und Ihr spirituelles Selbst? Sie oder jemand anders? Wenn Sie die oben genannten Dogmen akzeptieren, so lautet die Antwort: Jemand anders. Sie erlauben anderen, Ihnen Gedanken- und Verhaltensmuster aufzuerlegen, und diese erzeugen enorme Schuldgefühle, falls Sie gegen sie verstoßen. Das Gebiet von Liebe, Sex und Beziehungen ist ein Minenfeld der Schuld, das so viele Menschen davon abhält, sich mit ihrem gesamten und wahren Selbst wiederzuverbinden. Wenn wir hinter die Worte und Klischees schauen, die mit Beziehungen verbunden sind, sehen wir keine echte Liebe. Wir sehen eine Form der Obsession. Ich liebe dich, und daher besitze ich dich. Was ist jedoch wahre Liebe? Es ist eine Liebe, die unendlich und ohne Urteil oder Bedingung ist: Dass wir eine Person dafür lieben, was sie ist und nicht dafür, was sie unserer Meinung nach sein muss, wenn wir sie lieben sollen. Wir lieben sie so sehr, dass wir möchten, dass sie all die Erfahrungen macht, die sie erleben muss, damit sie lernen kann, sich weiterzuentwickeln und das zu erreichen, wozu sie hergekommen ist. Wie viele Menschen können ehrlich von sich behaupten, dass sie jemanden auf dieser Grundlage lieben? Ich sage hier nicht, dass wir die Gefühle eines Partners nicht respektieren sollten. Natürlich sollten wir das. Aber auch wir selbst haben Gefühle und einen Lebensplan für unsere Erfahrungen, den Dienst an der Schöpfung und unsere Weiterentwicklung. Versucht man herauszufinden, warum die Menschen aufgrund von Sex und Beziehungen so stark leiden, stößt man meist auf eine Programmierung. Es hat wenig damit zu tun, was richtig oder falsch ist, sondern vielmehr damit, was der Gesellschaft hunderte von Jahren lang einprogrammiert wurde, als richtig oder falsch zu empfinden.

Wird eine Person in eine starre, die Sexualität unterdrückende Gesellschaft hineingeboren, so sind ihre Emotionen einer schweren Belastungsprobe ausgesetzt, wenn ihr Partner für jemand anderen körperliche Liebe ausdrückt, sogar wenn die Liebe, die der Partner für diese Person empfindet, unverändert bleibt oder sogar noch gestärkt wird. Wäre dieselbe Person aber in eine liebevolle und sexuell offene Gesellschaft hineingeboren worden, in der das gegenseitige Ausdrücken körperlicher Liebe so natürlich wie das Meer und der Himmel ist, gäbe es unter genau denselben Umständen nicht den gleichen emotionalen Schmerz. Sex wurde absichtlich, so spüre ich ganz stark, in eine Form der Unterdrückung, der Begrenzung und der Kontrolle verwandelt. Schuld ist der Hauptfaktor, um diese drei Dinge zu erreichen. Wird die Macht des Basis-Chakras (Sexualität) geschmälert, können wir nicht mehr das ganze Energiespektrum aufnehmen. Das hat Einfluss auf unsere Lebenszeit und unsere Kreativität. Einerseits wird Sex dank des Einflusses der Religion als etwas Sündiges und Schmutziges dargestellt, und andererseits ist es für viele zu einer rein körperlichen Erfahrung geworden, ein Mittel, um körperliche Wünsche und Frustrationen loszuwerden. Beides ist, denke ich, eine Verzerrung dessen, was Sex wirklich ist. Meiner Meinung nach gibt es tatsächlich einen abgrundtiefen Unterschied zwischen Sex (körperlich) und spiritueller Liebe (körperlich/spirituell).

Der Akt der spirituellen Liebe ist eine Explosion spiritueller Energie. Es ist der multidimensionale Ausdruck spiritueller, emotionaler und körperlicher Liebe. Alle diese Energien werden erzeugt und verschmolzen, um sowohl die Menschen als auch die Erde positiv zu beeinflussen. Spirituelle Liebe zwischen zwei Menschen ist wegen der Liebe und der Gedankenmuster, die sie erschafft, ein positiver Beitrag für die Welt. Warum sollen wir uns also deswegen schuldig fühlen? Einige östliche Philosophien erkennen diese Wahrheit an, und ihre Sichtweise von Sex und Beziehungen unterscheidet sich folgerichtig von der westlichen Version, die, wie ich in einer ziemlich schrecklichen Veröffentlichung der Behörde für Gesundheitserziehung[1] der britischen Regierung sah, Sex in das spirituelle Äquivalent für künstliche Besamung verwandelt hat.

Im Augenblick des Orgasmus sind unsere körperlichen, emotionalen, geistigen und spirituellen Ebenen eins, und wir sind eins mit unserem höchsten Potential. Alle unsere Energiezentren sind weit geöffnet. Ist unsere Intention liebevoll und spirituell, können wir uns in diesem Augenblick an unser volles Potential koppeln und das Glück dieser Erfahrung genießen. Wie bei allen anderen Dingen gibt es jedoch auch hier eine Kehrseite, wenn die Absicht eine negative war. Ein Orgasmus unter solchen Umständen öffnet die Energiezentren für eine Verbindung mit dem niederfrequenten destruktiven Bewusstsein, und daher beinhalten, glaube ich, so viele finstere esoterische Zeremonien Sex und orgastische Rituale. Immer wenn ich etwas entdecke, was uns hilft, uns mit unserem höchsten Potential wiederzuverbinden – sei es sexuelle Liebe, Selbstliebe oder der freie Austausch von Informationen – so stelle ich fest, dass es absichtlich auf der Gefängniswärterebene verzerrt und manipuliert worden ist. Unsere Ansichten über Sex und Beziehungen sind ein sehr wichtiges Beispiel dafür, und sie erzeugen eine Flut von Schuldgefühlen im kollektiven menschlichen Bewusstsein. Ich werde auf dieses Thema in einem zukünftigen Buch zurückkommen, das diesem Gegenstand gewidmet sein wird. Immer wieder müssen wir unserer Intuition folgen. Fühlt es sich richtig an, für jemanden, wer es auch immer sei, körperliche Liebe auszudrücken? Ihr Verstand mag Ihnen in wachsender Panik „Schuld“ zurufen. Aber was sagt Ihr Gefühlszentrum, Ihr Herz? Wenn es „ja“ sagt und wenn es sich wie die normalste Sache der Welt anfühlt, was könnte dann falsch daran sein? Es ist möglich, mehr als eine Person zur gleichen Zeit zu lieben. Es ist möglich, alle Menschen und alle Lebensformen gleichzeitig auf viele verschiedene Arten zu lieben. Es ist möglich, diejenigen, die uns lieben und diejenigen, die uns hassen, zu lieben. Warum sagen wir denn, dass wir alle einander lieben müssten, um eine bessere Welt zu schaffen und fühlen uns doch schuldig, falls unsere Körper daran beteiligt sind? Was für ein Widerspruch. Der Körper ist schließlich nur ein Ausdrucksmittel für das ewige Selbst. Ein großartiges Ausdrucksmittel, ja, und eine Erweiterung unserer selbst während unserer Inkarnation, aber dennoch nur ein Medium und nicht das eigentliche ewige Selbst. Ich fordere nicht eine Gesellschaft nach der Art „Offenes-Haus-kommt-alle-zur-freien-Liebe-herein“. Es ist an den beteiligten Personen zu entscheiden, was ihr Herz und ihre Intuition ihnen sagen. Wenn Menschen zusammenleben wollen und keine sexuellen Erfahrungen mit irgendjemand anderem haben möchten, großartig, wunderbar, phantastisch. Aber während sie ein Recht haben, eine Entscheidung darüber zu treffen, was sie als richtig für sich empfinden, haben andere das gleiche Recht, eine andere Wahl zu treffen. Es handelt sich nicht um eine bessere oder schlechtere Wahl, sondern lediglich um eine andere. Daher gibt es weder einen Grund für Schuldgefühle bei den Beteiligten noch für Schuldgefühle, die ihnen von anderen aufgedrängt werden, die danach trachten, allen anderen ihre Version von Moral aufzudrängen.

Es gibt so vieles, wofür wir uns nach der vorherrschenden Moral schuldig fühlen sollen. Wir blicken auf die Art und Weise zurück, wie wir unsere Eltern behandelt haben. Wir fühlen uns schuldig, falls wir in unserem Leben nicht das erreicht haben, was wir nach dem Willen unserer Eltern hätten erreichen sollen. Wir denken, wir haben sie im Stich gelassen. Wir fühlen uns vielleicht schuldig für die Art, wie wir unsere eigenen Kinder oder andere geliebte Menschen behandelt haben. Wir fühlen uns schuldig, wenn wir so viel arbeiten, dass wir nicht genügend mit unserer Familie zusammen sein können. Wir fühlen uns schuldig, wenn wir nicht genug arbeiten und unseren Kindern nicht die materiellen Dinge bieten können, die zu wollen sie programmiert worden sind. Man zähle etwas auf, und irgendjemand wird sich irgendwo dafür schuldig fühlen.

Genug!

Angst und Schuld sind dazu da, um uns zu kontrollieren, zu trennen, zu schmälern und zu begrenzen. Lassen wir sie los. Diese Dinge müssen aus einer wesentlich größeren spirituellen Perspektive gesehen werden. Zum einen wählen wir aus, wo und bei wem wir uns inkarnieren. Wir wählen unsere Eltern, und sie wählen uns. Anstatt an den Schuldgefühlen und dem Groll einer unserer Meinung nach unangenehmen Kindheit festzuhalten oder an dem Gefühl, unsere Eltern im Stich gelassen zu haben, müssen wir uns fragen, warum wir und auch unsere Eltern diese Erfahrungen gewählt haben. Was sollte diese Interaktion von Menschen eigentlich für alle Beteiligten erreichen? Mein Vater bereitete mir geistig und emotional eine schwierige Zeit. Aber diese Erfahrung erwies sich als unbedingt notwendig, um die geistige und emotionale Standfestigkeit zu erlangen, die ich brauchte, um mit dem fertig zu werden, was mir seit 1990 widerfuhr. Die Erfahrungen, die meine Frau und meine Kinder wegen dem machten, was ich sagte und tat, hatten die gleiche Wirkung auf sie. Erfahrungen, die im Augenblick schrecklich erscheinen, können im Nachhinein und mit dem Wissen einiger vergangener Jahre als Geschenke gesehen werden, die uns ermöglichen, uns von der seichten, manipulierten, oberflächlichen Welt zu deprogrammieren, der wir erlaubt haben, sich um uns zu verfestigen. Wir sind nicht hier, um die ehrgeizigen Pläne zu erfüllen, die unsere Eltern für uns haben. Wir sind hier, um dem Planeten in möglichst wirksamer Weise zu dienen, um die Gefängnistür aufzustoßen und unsere eigene und auch die kollektive Weiterentwicklung zu beschleunigen. Wir sind nicht hier, um unsere Glaubensüberzeugungen und unseren Ehrgeiz unseren Kindern aufzuzwängen. Wir sind nicht gekommen, um einem System zu dienen, das von den Manipulatoren geschaffen wurde, die darauf bestehen, dass wir Tag für Tag unter fremder Kontrolle arbeiten müssen, ohne die wir uns schuldig oder unwert zu fühlen haben. Wir sind genauso wenig hier, um das materielle Haben-Spiel zu spielen und zuzulassen, dass wir uns wegen unserer Kinder Schuldgefühle einreden, wenn wir ihnen nicht das geben können, was ihre Freunde vielleicht haben. Wir können ihnen etwas geben, was unbezahlbar ist. Wir können ihnen bedingungslose Liebe geben, und wir können ihnen helfen, sich mit ihrem höchsten Potential wiederzuverbinden. Man kann so etwas nicht im Laden für Computerspiele kaufen.

Eine weitere Form von Schuld ist die, die erwachende Menschen fühlen, wenn sie nicht für alle Menschen die ganze Zeit „perfekte" liebende Gedanken hegen. Wir müssen hier zu uns selbst freundlich sein. In dieser aus dem Gleichgewicht geratenen Welt ereignen sich schlimme Dinge, und wir sind nicht immun gegen die Emotionen, die sie anziehen. Als ich Bill und Hillary Clinton sah, wie sie mit einer Gruppe von Kindern und Fernsehkameras im Weißen Haus saßen und aus dem Bombenanschlag von Oklahoma politischen Gewinn zogen, hatte ich keine liebevollen Gedanken, das kann ich Ihnen sagen. Genauso wenig bin ich immun gegen die Frustration, wenn mich genau diejenigen angreifen, die von „Freiheit" sprechen. Bedeutsam ist dagegen die Art und Weise, wie wir mit diesen Emotionen umgehen. Das ist etwas ganz anderes, als sie nicht zu fühlen. Wir wären wirklich Roboter, wenn das der Fall wäre. Je mehr wir uns unserem höheren Bewusstsein öffnen, umso leichter wird es, anhaltend wohlwollend zu denken – doch das ist ein Prozess, durch den wir gehen müssen. Wenn wir uns wegen schlechter Gefühle schlecht fühlen, wird uns das nur aufhalten, weil wir nur noch mehr Schuldgefühle anhäufen.

Muster durchbrechen

Eine weitere Form der Schuld ist das Wort „Karma". Es wird in vielen Religionen und Kulturen verwendet und kann zusammengefasst werden als „Was du anderen antust, wird dir angetan werden". Ich akzeptiere, dass es Karma gibt, und ich glaube, es kann dahingehend interpretiert werden, dass wir unsere eigene Realität erschaffen. Es ist keine Strafe, es ist ein Geschenk. Ich glaube auch, wie ich es schon in anderen Büchern gesagt habe, dass Karma durch die Absicht hinter einer Handlung geschaffen wird, nicht durch die Handlung an sich. Wenn wir etwas in guter Absicht tun, es aber nicht funktioniert, so lernen wir aus dieser Erfahrung, es entsteht aber kein „Karma". Wenn wir jedoch etwas tun, das scheinbar positiv ist, sich dahinter aber eine negative Absicht verbirgt, wird es eine karmische Reaktion geben, die uns in eine Situation führen wird, in der wir uns dem gegenübersehen, was wir einem anderen zugefügt haben. Der Grund dafür ist, dass positive oder negative Absichten unterschiedliche Gedankenmuster erzeugen und so eine unterschiedliche Realität anziehen. Aber es gilt zwei Dinge zum Thema Karma festzustellen: Zum einen wird es zu oft als Bestrafung dargestellt und Menschen fühlen sich schuldig, wenn ihnen negative Dinge zustoßen, da sie das Ergebnis von etwas Schrecklichem sein müssen, das sie begangen haben. Und zweitens ist die Erklärung, dass alles, was uns passiert, unser „Karma" sei (wie wir uns in der Vergangenheit benommen haben), meiner Ansicht nach irreführend und zu vereinfachend.

In dieser erstaunlichen Zeit der spirituellen und daher auch physischen Transformation geht eine sehr große Zahl von Menschen durch zum Teil extreme Erfahrungen hindurch, negative wie positive. Soweit ich es verstehe, sind nicht alle „karmische" Erfahrungen. Sie sind die arrangierten Mittel, durch die wir die Gelegenheit erhalten, uns zu deprogrammieren. Diese Erfahrungen können das Auseinanderbrechen einer langjährigen Beziehung sein, der Verlust der Arbeit, eine Krankheit oder auch, dass unser gesamtes Leben völlig auf den Kopf gestellt wird. All diese Erfahrungen dienen letztlich dazu, unseren Status quo aufzuheben. Was immer wir für Entscheidungen angesichts dieser Ereignisse treffen, eins ist sicher: Der Status quo, das Leben, wie es war, steht als Option nicht mehr zur Verfügung. Die Entscheidungen leiten dadurch einen bestimmten, oft enormen Wandel ein.

Das außergewöhnliche spirituelle Erwachen, das ich 1990-91 erlebte, geschah dermaßen öffentlich, dass meine Fernsehkarriere dadurch zerstört wurde. Mein Status quo wurde niedergerissen und ein großer Wandel musste in mein Leben treten. Das war nicht mein „Karma" im Sinne einer Bestrafung für vergangene Taten – es war die Gelegenheit, aus dem Gefängnis der Gedankenkontrolle auszubrechen. Wird das Leben in stets gleichen Gedankenmustern zu komfortabel und gemütlich, kommt man oft nur schwer davon los um sich weiterzubewegen. Manchmal ist Aufruhr in unserem Leben notwendig, um uns eine solche Gelegenheit zu verschaffen. Das erscheint im ersten Moment schrecklich, aber ich kann aus eigener Erfahrung und aus der zahlreicher anderer Menschen sagen, die auch durch einen derartigen Prozess gingen, dass man auf solche Ereignisse immer als Geschenk und nicht als Strafe zurückblickt. Energiecodes in unserem

Bewusstsein werden oft durch astrologische Einflüsse aktiviert, um einen Wandel in unserer magnetischen Aura – und damit auch in unserem physischen Leben – herbeizuführen. Das ist angesichts der Großen Transformation, in der wir uns befinden, von besonderer Bedeutung.

Der Prozess, den ich beschrieben habe, durchbricht Muster, insbesondere unsere persönlichen Gedankenmuster. Indem wir uns höheren Frequenzen öffnen, beeinflussen wir aber auch andere, kollektive Gedankenmuster. Eine Menge Menschen fragt sich, warum das Leben manchmal so hart sein kann, sogar wenn sie sich stark engagiert und alles gegeben haben, um die Transformation zu unterstützen. Ich habe mir diese Frage oft selbst gestellt! Wie ich schon früher erwähnt habe, wird einiges vermutlich vom Aufarbeiten und Reinigen innerer Gedankenmuster aus der Vergangenheit verursacht, derer wir uns nicht bewusst waren. Ich glaube aber auch, dass Menschen, die speziell zur Unterstützung der Transformation hier sind, wie spirituelle Nierendialysegeräte funktionieren. Sie absorbieren negative Emotionen und Gedankenmuster in ihr Energiefeld und transformieren sie in einen anderen, höheren Zustand. Doch während sie von den betreffenden Personen verarbeitet werden, durchleben sie diese Emotionen und Erfahrungen. Sie fühlen sich eventuell deprimiert, ärgerlich oder verzweifelt, obwohl scheinbar nichts in ihrem Leben geschieht, was diese Gefühle rechtfertigen würde. Dann verschwinden diese Gefühle ganz plötzlich und ohne ersichtlichen Grund. Ich erkenne darin den Prozess des Durchbrechens von Mustern und der Auflösung negativer Energie. Das ist ein sehr positiver Beitrag. Menschen, die unwissentlich durch diesen Prozess hindurchgehen, fühlen sich jedoch oft wegen einiger Emotionen schuldig, die sie verspüren. Es passiert so vieles, was wir nicht verstehen, und nur wenn wir aufhören, uns vom Standpunkt des programmierten Status quo aus zu verurteilen, werden wir in der Lage sein, unsere Angst- und Schuldgefühle loszulassen.

Groll

Groll ist ein weiterer emotionaler Krebs, der sich so oft in individueller und globaler Selbstzerstörung manifestiert. Da wir unsere eigene Realität erschaffen, ist alles, was wir erleben, unsere eigene Schöpfung. Wir ziehen ein Energiefeld an – Personen und Erfahrungen –, das unser inneres Selbst als physische Realität vor unseren Augen erzeugt. Wie das bei den Roboter-Radikalen der Fall ist, können uns diese Personen auch unwissentlich dabei helfen, unsere Aufgabe zu erfüllen und Informationen ans Tageslicht zu bringen, indem sie uns angreifen. Die Menschen, denen wir verübeln, was sie uns angetan haben, müssen sich mit ihrem eigenen Ungleichgewicht auseinandersetzen, und vielleicht können wir ihnen durch unsere Reaktion auf ihr Verhalten dabei helfen. Die Art, wie wir reagieren, ist eine Gelegenheit, unser Inneres zu ergründen. Es gibt sicherlich keine Rechtfertigung dafür, Groll gegenüber einer anderen Person aufrechtzuerhalten, da sie nur der äußere Ausdruck, ein Spiegel unseres Inneren, ist. Die Verantwortung für das, was uns zustößt, beginnt und endet bei uns selbst. Menschen verübeln anderen ihren Erfolg, obwohl der einzige Unterschied zwischen ihnen die unterschiedlichen Realitäten sind, die sie erschaffen haben. Und wer leidet unter dem Groll, an dem wir anderen gegenüber festhalten? Wir selbst. Wir bestrafen uns selbst, indem wir an solchen Mustern festhalten, und das beeinflusst unser Gefühl für uns selbst und die Realität negativ. Dabei sind wir die Verlierer, nicht die, denen wir etwas verübeln. Meine persönliche Methode, um Schuldgefühle und Groll bezüglich einer Person loszulassen, ist, diese oder die betreffende Erfahrung mit einem Faden zu visualisieren, der mich mit ihnen verbindet. Dann projiziere ich Liebe auf die Person und die Erfahrung, danke ihnen für das Geschenk des Wissens und visualisiere, wie der Faden durchschnitten wird und die Person/Erfahrung sich entfernt und nicht mehr länger Teil meines inneren Musters ist. Die Globale Elite benutzt Groll sehr wirkungsvoll, um Konflikte loszubrechen und zu schüren, da jede Seite über die Handlungen der anderen immer wütender wird. Das kommt in den sogenannten „Wie-du-mir-so-ich-dir“-Morden an den Brennpunkten der Welt zum Ausdruck. Wenn wir unseren Groll aufgeben, helfen wir dem Planeten und der Menschheit als Ganzes, ihn loszulassen. Davon profitieren wir selbst am meisten.

Wenn Sie etwas in Ihrem Leben getan haben, das Sie bereuen oder wofür Sie sich wegen der Auswirkung, die es auf andere hatte, schuldig fühlen, so denken Sie daran: Sie haben eine ganze Ewigkeit zur Verfügung, um es wieder gut zu machen, und die Erfahrung, die Sie einer anderen Person bereitet haben, war vielleicht genau das, was diese für ihre Entwicklung brauchte. Sie sitzen da und fühlen sich schuldig, obwohl Sie doch, von einer höheren Verständnisebene aus betrachtet, einen positiven Beitrag zur ewigen Reise dieser Person geleistet haben. Wechseln Sie nun die Perspektive und blicken Sie auf Situationen, in denen andere Ihnen etwas angetan haben, und Sie werden Groll in demselben Licht sehen. Und wenn sie „Fehler“ gemacht haben, woher wissen Sie, dass diese nicht ein äußerst wichtiger, vorher geplanter Teil Ihres eigenen Lernprozesses waren, der

Ihnen und anderen helfen kann? Wer ist die geeignete Person, um einem Alkoholiker oder einem Drogensüchtigen zu helfen? Jemand, der ein Buch darüber gelesen oder ein Examen darüber abgelegt hat? Oder jemand, der ähnliches erlebt hat und genau weiß, wie es ist? Solche Dinge wie Fehler gibt es nicht, nur Lernen aus Erfahrung. Nehmen Sie „Fehler" als ein Geschenk an, nehmen Sie das Wissen auf und gehen Sie weiter. Angst, Groll und Schuld sind doch nur weitere Nebenprodukte von Dogmen. Sie resultieren aus starren Reaktionen auf ebenso starre „Werte". Treten Sie aus dem Dogma heraus, dann vermeiden Sie auch dessen Nebenprodukte.

Ich bin, was ich bin

Es gibt einen großartigen Song von Shirley Bassey mit dem Titel „I Am What I Am", und darin lautet eine besonders mitreißende Zeile: „Ich bin was ich bin, und was ich bin bedarf keiner Entschuldigung". Das sagt alles. Wenn wir der Führung des Gefühlszentrums, unserem Herzen, folgen, so tun wir, was immer wir tun müssen und mit wem auch immer wir es tun müssen. Du bist nicht dein Bruder oder der Mensch von gegenüber oder die Berühmtheit auf dem Fernsehbildschirm. Du bist Du, und Du bist ein wunderbares Du. Jedes Teilchen an Dir ist so besonders und einzigartig wie bei jedem anderen. Und dein Weg ist nicht meiner oder der einer anderen Person. Es ist Deiner und nur Deiner allein. Obwohl wir also alle Teil des Ganzen sind und sich jeder in jedem widerspiegelt, ist jeder von uns dennoch die Gesamtsumme all seiner Erfahrungen seit seiner Bewusstwerdung, und damit an unterschiedlichen Punkten seiner Reise, mit unterschiedlichen Vorzügen und unterschiedlichen Lernaufgaben ausgestattet. Wenn wir es zulassen, dass wir uns aus Furcht, Groll und Schuldgefühlen den Gedankenmustern und dem Wertesystem anderer anpassen, dann geben wir die Einzigartigkeit unseres Beitrags an die Welt auf, und wir verlieren die Gelegenheit zu Erfahrungen, die speziell für uns gedacht sind. Es spielt keine Rolle, was Du in der Vergangenheit getan hast. Das ist vorbei. Es geht darum, was Du jetzt bist, in diesem Augenblick, das ist von Bedeutung. Mir ist es egal, ob Du Jesus oder Adolf Hitler warst. Was bist Du jetzt, in dieser Sekunde?

Halte an der Einzigartigkeit fest, die Du bist. Warum solltest Du Dich den Konzepten anderer anpassen? Warum solltest Du sein, was Du nach Meinung anderer unbedingt sein solltest? Du hast eine Ewigkeit gebraucht, um diese Einzigartigkeit zu entwickeln. Warum jetzt ein Klon sein? Der Druck sich anzupassen ist ein künstlich erzeugter Druck, um kontrollieren zu können. Die Globale Elite und ihre Illuminati-Bruderschaft können nicht Milliarden von Menschen kontrollieren und manipulieren, die ihr volles Potential und die Einzigartigkeit ihrer Sichtweise zum Ausdruck bringen. Dies kann nur durch Massenbewusstseinskontrolle bewerkstelligt werden, welche die überwiegende Mehrheit dahin führt, das Gleiche zu denken. Erst dann haben wir die Herdenmentalität der gedankenlosen, nichts hinterfragenden Schafe, die dem Leittier folgen. Wie würden Sie eine Herde von Schafen kontrollieren, die alle in verschiedene Richtungen gehen und nicht dem Leittier, sondern ihren eigenen Herzen und dem, was sich richtig für sie anfühlt, folgen würden? Man könnte sie einfach nicht kontrollieren. Wenn wir also unser einzigartiges Selbst leben und dem Druck widerstehen, ein Klon zu sein, bedeutet das nicht nur, unserem eigenen Weg zu folgen und unser wahres Selbst auszudrücken. Es beinhaltet auch automatisch, die Mittel der globalen Kontrolle abzuschaffen.

Nichts hatte mehr Erfolg bei der Verleugnung unserer Einzigartigkeit als die Religion. Gotte schütze uns vor der Religion. Sie war ein Werkzeug und eine Schöpfung der Gefängniswärter, und sie hat mehr als alles andere jahrhundertelang dazu beigetragen, die Uniformität zu verstärken, die für die Massenkontrolle so überaus wichtig ist. Das ist, wie ich schon früher sagte, psychologischer Faschismus. Die Trennungen nach Rasse und Hautfarbe werden in derselben Weise benutzt. Wenn Sie in eine bestimmte Religion oder Kultur hineingeboren werden, müssen Sie deren Regeln folgen. Tun Sie das nicht, sind Sie ein Verräter. Solch ein Konzept ist kein Ausdruck von Liebe und Freiheit. Es ist ein Ausdruck von Unterdrückung. Wenn Sie von Geburt an solch einer Religion oder Kultur zum Opfer gefallen sind, so haben Sie die Wahl. Sie können sich anpassen und vielleicht kurzfristig den Weg des geringsten Widerstandes einschlagen. Oder Sie können, wie eine zunehmende Zahl anderer Menschen, Ihre eigene Einzigartigkeit erkennen, Ihren eigenen Verstand und Ihre Macht, Ihr eigenes Schicksal zu kontrollieren. Erinnern Sie sich daran, dass Sie es wählten, in der Situation, in der Sie sich befinden, zu inkarnieren. Warum haben Sie diese Wahl getroffen? Um einfach nur ein weiterer Klon zu sein? Es ist wesentlich wahrscheinlicher, dass Sie sich die Gelegenheit verschaffen wollten, der Schöpfung, Ihrer eigenen Weiterentwicklung und Ihren Mitmenschen zu dienen, indem Sie aus dem geistigen Gefängnis ausbrechen und jedem, der es hören kann, zurufen: „Ich lasse mich vom Geist eines anderen nicht einkerkern. Ich bin, was ich bin, und was ich bin, bedarf keiner Entschuldigung!“

Ich las einen Artikel von einem als Jude geborenen Schriftsteller namens Jon Ronson, der darüber schrieb, wie seine Religion und Kultur auf ihn reagierten. Genauso gut hätte er von der extremen Version des Christentums, des Islam oder des Hinduismus reden können oder von so vielen anderen Kulturen und Glaubensystemen im Stile von „Du-musst-das-glauben-weil-ich-es-sage". Jon Ronson schrieb einen Artikel in der Londoner Zeitschrift *Time Out* über seine Teilnahme am jüdischen Begräbnis seiner Großmutter. Darin erinnert er sich:

> „Ich bin die einzige Person im Raum, die nicht versteht, was hier überhaupt los ist. Ich bin eifersüchtig auf die Wärme ihrer Identität, und fühle mich wegen meiner Ignoranz verlegen und schuldig. Alle singen den hebräischen Vers, und ich lese die englische Übersetzung ... 2.000 Jahre hundertprozentig reinrassiger, orthodoxer Ronsons ohne einen Hinweis auf irgendeinen Goi (Ungläubigen) in ihren Genen, und die Blutlinie endet hier."

Ronson schrieb drei Wochen später einen weiteren Artikel in einem anderen Journal oder Magazin und beschrieb ausführlich die Reaktionen seiner Mitjuden auf seine Bemerkungen. Jemand sandte mir per Post anonym eine Kopie davon zu, daher kann ich Ihnen das Datum oder den Namen der Publikation nicht nennen. Ronson hob einen Brief hervor, der, wie er es ausdrückte, die Aussage „ausspuckte", dass er nicht besser als David Irving sei, ein Mann, der geschmäht wurde, weil er die offiziellen Geschichten der Gaskammern der Nazis in Frage stellte. Der Brief fuhr fort: „Ich spreche für **alle** [meine Betonung] Juden, wenn ich sage, wie sehr sie uns verraten und welche Schande sie uns bereitet haben. Wir sind erfreut, dass ihre Blutlinie hier endet." Da haben wir doch wieder ein Individuum, das behauptet, für alle zu sprechen und allen vorschreibt, was sie zu denken und zu tun haben. Ein Klon, der andere Klone führt. Über Menschen in Körpern, die jüdisch, römisch-katholisch, muslimisch oder was auch immer sind, kann man legitimerweise nicht als Einheit sprechen. Sie sind wie alle Rassen und Völker ein Beispiel der unendlichen Schönheit und Einzigartigkeit der Schöpfung. Die jüdische Hierarchie mit ihrem Kontrollzwang verleugnet den vollen Ausdruck an Gedanken und Potential, die jüdische Menschen der Welt zu bieten haben. Genauso verhält es sich auch mit anderen extremen Religionen. Es ist ein Zwang, der diejenigen quält, die gerne sie selbst wären und nicht das, was sie nach den Forderungen der selbst ernannten Gedankenpolizei sein sollten. In seinem Artikel sagte Ronson über den Brief des Mannes, der beansprucht, für alle Juden zu sprechen:

> „Der Brief schockierte mich zuerst, und dann brachte er mich zum Lächeln. Ich photokopierte ihn und sandte ihn – als Antwort – an die zahlreichen Juden,

> die an mich geschrieben und ihre Zustimmung für meine Kolumne geäußert hatten: Juden, die das Heidentum als angenehmere und gangbarere Erfahrung entdeckt hatten als die erstickende, großsprecherische Welt des offiziellen Judaismus ... Über die Photokopie schrieb ich: ‚Das ist es, was wir zurücklassen. Es macht uns stolz, nicht war?'
>
> Und macht es mich stolz? Es ist schwierig, Teil einer neuen, ihrer Rechte entkleideten Generation junger Juden zu sein: Juden, die tief im Inneren spüren, dass unsere Kultur destruktiv, mysteriös, rassistisch und sektiererisch ist. (Ich hasse es, wenn ich Juden höre, die Schwarze und Asiaten übel beschimpfen. Warum tun sie das? Um unsere Vergangenheit zu verleugnen? Um uns zu helfen zu vergessen, dass wir die unterdrückte Minderheit waren, die ‚schmutzigen Immigranten'? Damit wir uns britischer fühlen?)
>
> Immer noch weigern wir uns, unseren Kindern zu erlauben, sich unter Nicht-Juden zu mischen. Wir halten immer noch am Zionismus fest, ohne ihn zu hinterfragen, sogar an seinen widerlichen Aspekten. Wir zerstören uns selbst ... Eine Tante rief, nachdem sie meine Kolumne gelesen hatte, den Rest der Familie an und bezichtigte mich des Antisemitismus. Meine Familie war in der Mitte gespalten ... Der Idiot, der mich mit David Irving verglichen hatte, wird dies zweifellos lesen und noch erhitzter werden. Aber Sie erkennen nicht, dass Sie derjenige sind, der uns wegtreibt. Und nach der Anzahl der Zuschriften zu urteilen, die ich erhielt, treiben Sie uns in hellen Scharen davon."

Freiheit für einen Menschen muss jedoch Freiheit für alle bedeuten, und Jon Ronson sollte später seine eindimensionale Sicht von Freiheit offenbaren. Während er frei sein möchte, um er selbst zu sein, ist er weniger geneigt, anderen das gleiche Privileg einzuräumen. Als Journalist des Londoner *Guardian* rief er bei einem Fernsehprogramm der *BBC* namens „Good Morning With Ann And Nick" an, das mich eingeladen hatte, um die erste Ausgabe dieses Buches zu diskutieren. Nach Ronsons Anruf nahm das Programm die Einladung zurück, eine Entscheidung, die mit einer Ausrede „begründet" wurde, die die Intelligenz beleidigt. Ronson schrieb später einen Artikel über mich, der, wie Zeugen bestätigen werden, einen unfassbar unkorrekten Bericht über unser kurzes Treffen enthielt. Wenn Sie die Freiheit anderer respektieren, Herr Ronson, dann werden auch Sie in den Genuss von Freiheit kommen. Aber nicht eher. Sie schaffen sich Ihre eigene Realität, wie wir alle es tun.

Wenn Sie durch den Judaismus, den Katholizismus, den Islam, den Hinduismus oder irgendetwas anderes eingesperrt werden, so haben Sie die Gelegenheit, Ihrer Freiheit und der von anderen Menschen in Ihrer Lage einen großen Dienst zu erweisen. Das Erwachen des menschlichen Bewusstseins wird die Menschenscharen in eine Flutwelle verwandeln, die der generationenlangen Gedanken- und Verhaltenskontrolle den Rücken kehrt. Viele Freiwillige haben sich gerade jetzt in diesen Kulturen und Religionen inkarniert, um genau das zu tun. Wenn die Strukturen wanken und fallen, wird man die Hierarchien sehen, wie sie wirklich sind: Nur durch Angst, Schuld und geistige und emotionale Unterdrückung sind sie in der Lage zu führen und an ihrer Macht festzuhalten.

Verleugnen Sie nicht das, was Sie glauben, denken und fühlen, nur weil es sich von den Überzeugungen der vorherrschenden Kultur unterscheidet, in der Sie leben. Dieser Glaube und diese Gefühle, das sind Sie. Wenn Sie sie verleugnen, dann verleugnen Sie Ihr wahres Selbst. Wem sollte das nützen? Angst, Schuld, Dogma: Das sind die Mittel zur Kontrolle der Menschen. Ohne sie kann es keine Kontrolle und keine Globale Elite geben. Wenn Sie es wollen, können Sie Angst, Schuld und Dogma jetzt loslassen. Indem Sie das tun, tragen Sie dazu bei, die Welt zu schaffen, die wir für uns selbst und unsere Nachkommen gerne sehen würden. Die Mittel, um eine solche Welt zu errichten, liegen in Ihnen und in mir. Worauf warten wir noch?

Endnoten

1 „The 69 [sic] Bravest Sex Questions" (mutig, scharf, frei … es sind diejenigen, die ihr immer stellen wolltet!). Gähn. Veröffentlicht von der Zeitschrift *Company* in Zusammenarbeit mit der Behörde für Gesundheitserziehung.

19. Kapitel

Endlich frei

Der Fluss strömt, strömt und schwillt
Der Fluss strömt zurück zum Meer.
Mutter Erde bring mich heim, dein Kind werd'
ich immer sein,
Mutter Erde bring mich zurück zum Meer.

Ich kenne die Person nicht, die sich hinter den Augen verbirgt, die diese Worte gerade lesen. Ich weiß nicht woher Sie kommen oder welche Rasse, Hautfarbe, Herkunft oder welches Einkommen Sie haben. Es ist mir ehrlich gesagt auch nicht wichtig, denn diese zeitweiligen Umstände sind ja sowieso nur Hilfsmittel für Erfahrungen.

Aber in anderer Hinsicht weiß ich eine Menge über Sie. Ich weiß, dass Sie ein Teil von mir sind und ich ein Teil von Ihnen, denn wir sind alle Aspekte desselben ewigen Bewusstseins, das wir Gott oder die Schöpfung nennen. Ich weiß, dass Sie ein einzigartiger Ausdruck dieses Bewusstseins sind und die Gesamtsumme all Ihrer Erfahrungen. Ich weiß, dass Ihr Potential zu lieben und zu erschaffen grenzenlos und ewig ist. Ich weiß diese Dinge, weil jede Lebensform auf diesem Planeten und überall sonst genau dieselben Fähigkeiten hat, dasselbe grenzenlose Potential. Wir können alles tun, was wir wollen und alles sein, was wir sein möchten. Wir müssen es nur glauben und in die Tat umsetzen. Das erwachende Verstehen unseres wahren Selbst und die Auflösung aller Grenzen werden der Manipulation ein Ende setzen, die ich in diesem Buch beschrieben habe. Es geschieht bereits.

Die Geschwindigkeit, mit der das Leben auf Erden sich in unserer Generation verändern wird, wird unser Vorstellungsvermögen überfordern. Ich weiß, dass viele Menschen, die sich für ein anderes Verständnis geöffnet haben, es schwierig finden werden zu akzeptieren, wie schnell die neue Welt und die neue Erde sich in den nächsten 35 Jahren entwickeln werden, sogar schon in den nächsten zehn Jahren. Aber das ist der Zeitrahmen, in dem wir denken müssen. Wir sind in einem Frequenzgefängnis gefangen. Stellen Sie sich das wie in einem physischen Gefängnis vor: Während wir noch in der Zelle sind, ist unser Potential zu handeln und etwas zu erreichen enorm eingeschränkt. Doch in dem Augenblick, in dem die Tür geöffnet wird, steigt dieses Potential an. Plötzlich steht uns nicht nur die Tür offen – sondern die ganze Welt. Dabei ist die Zeitspanne zwischen diesen beiden Zuständen von starker Begrenzung zu absoluter Freiheit der Bruchteil einer Sekunde, den es braucht, um durch die Tür zu gehen. Dieser eine Schritt verändert unser Leben grundlegend. Im Prinzip verhält es sich mit dem Frequenzgefängnis genauso. In dem Moment, in dem sich die blockierende Störfrequenz auflöst und die Menschheit wieder zur „Ganzheit" zurückkehrt und zur multidimensionalen Wiederverbindung mit ihrem höheren Bewusstsein, wird sich diese Welt in unglaublich kurzer Zeit zum Besseren entwickeln. Wir befinden uns jetzt in der Übergangszeit zwischen diesen beiden Zuständen … dem Gefängnis und der Freiheit.

Ich glaube, dass in der Zeitperiode, die wir Atlantis nennen, der letzte umfassende Versuch stattfand, die blockierenden Frequenzen zu durchbrechen. Hochentwickeltes Bewusstsein betrat das dreidimensionale Gefängnis und inkarnierte sich auf der Erde, um die Gefängniswärterfrequenz herauszufordern. Ich spüre, dass viele dieser spirituellen Freiwilligen, die mit den besten Absichten ankamen, von den seltsamen Frequenzen ihrer Umgebung betäubt wurden und durch das Gedankenbombardement aus der Vierten Dimension negativ beeinflusst wurden. Jene Atlantis-Freiwilligen, die zuließen, dass ihr Schwingungszustand unter das Niveau der hemmenden Frequenz fiel, fanden sich selbst in einer Falle wieder. Sie waren solange nicht in der Lage zu entkommen, bis sie durch Erfahrungen ihre Frequenz wieder auf ein Niveau erhöht hatten, dass ihnen ein Entkommen ermöglichte. Ähnlich wie der Rest der Gefangenen begannen sie mit einem Zyklus von Inkarnationen und Reinkarnationen und versuchten so zu lernen und Erfahrungen zu schaffen, die sie wieder in einen Zustand der Liebe und der Erleuchtung versetzen würden, der das Frequenztor öffnen könnte. Über jene, die das erreichten, sagte man symbolisch, sie seien zum „Vater aufgestiegen".

So etwas zu erreichen war äußerst schwierig, denn innerhalb des Gefängnisses war das Bewusstsein von seiner machtvollen Verbindung mit dem höheren Bewusstsein abgekoppelt. Das schuf den Reinkarnationskreislauf, der für einige, glaube ich, das Inkarnieren ohne großes Vorhaben oder Planen bedeutet. Die dichte physische Welt ist wie eine Droge geworden, bei der das Bewusstsein – die Seele – sich von bestimmten zerstörenden Lebensstilen und Erfahrungen angezogen fühlt, ähnlich einem Kokainabhängigen, der von seiner Abhängigkeit verzehrt wird. Ich bin sicher, dass viele der Menschen, die ich Elite nenne, eine Vielzahl von körperlichen Leben hatten, in denen sie dieselben Kontroll- und Manipulationsmuster anstrebten. Gedankenmuster verschiedenster Art können sich wie eine Nadel verhalten, die auf einer Schallplatte springt und immer wieder dasselbe abspielt. Sie könnten sich zu bestimmten Familienlinien hingezogen fühlen, da sie wissen, dass diese Linien es ihnen ermöglichen würden, mit ihrer Abhängigkeit weiterzumachen.

Anderen Atlantern gelang es noch innerhalb des Gefängnisses in engerem Kontakt mit ihrem höheren Bewusstsein zu bleiben, und sie wählten ihre Inkarnationen im Hinblick darauf, Erfahrungen in dieser merkwürdigen unterdrückenden Frequenz in Vorbereitung auf eine zukünftige Masseninkarnation zu sammeln, um die Störfrequenz zu durchbrechen. Das ist die Zeit, die wir heute erleben. Seit Atlantis haben auch andere hochentwickelte Bewusstseinsformen das Gefängnis betreten, um Erfahrung zu sammeln und sich für diesen Zeitraum vorzubereiten.

Meiner persönlichen Ansicht nach ist das „Freiwilligen“-Bewusstsein aus der Zukunft zurückgekehrt und das Sternensystem, das als Plejaden bekannt ist, ist stark daran beteiligt. Das hat mit der Idee der Simultan-„Zeit“ zu tun, in der Vergangenheit, Gegenwart und Zukunft parallel ablaufen. Schwindelerregend, ich weiß. Ich bekomme Kopfschmerzen, wenn ich nur darüber nachdenke. Aber ich spüre einfach, dass das Bewusstsein derer, die speziell hier sind, um die Erde und die Menschheit von der Unterdrückung und Unterjochung zu befreien, aus der Raum-Zeit-Realität der „Zukunft“ dieses Universums kam. Zeitreisen sind sehr wohl möglich, wie es jetzt vielleicht auch die Elite der menschlichen Wissenschaftler verstanden hat. Es kann sein, dass die Freiwilligen gekommen sind, um den Ablauf ihrer „Vergangenheit“ zu ändern und zu verhindern, dass irgendeine Art von Katastrophe in ihrer „Gegenwart“ passiert. Vielleicht geschah sogar Atlantis in einer anderen Raum-Zeit-Dimension der Erde und nicht in dieser. Nur so ein Gedanke. Und nun entschuldigen Sie mich: Ich löse mich gerade auf!

Es hat denkwürdige Gruppeninkarnationen von Freiwilligen gegeben, um höhere Frequenzen auf diesen Planeten zu bringen und die negativen Schwingungen zu zerstreuen. Eine dieser Gruppeninkarnationen ereignete sich vor 2.000 Jahren und es war ein Mann daran beteiligt, der wahrscheinlich Y'shua genannt wurde (wie ich ausführlich im Buch „The Robots' Rebellion“ darlege).

Ich glaube, dass dieses Bewusstsein ebenfalls aus der Zukunft kam und dass es heute wieder auf die Erde zurückgekehrt ist. Wenn man sich die Prophezeiungen vieler Menschen und Texte in der Geschichte anschaut, wie jene von Nostradamus, Teile der Bibel, der Mayas von Zentralamerika, der amerikanischen Ureinwohner und so vieler anderer, dann haben sie alle ein gemeinsames Thema: Eine Zeit phantastischer Veränderungen, in der eine neue Welt und eine neue Erde entstehen. Einige glauben, das werde sich in diesem Jahrzehnt ereignen und sich über die Jahrtausendwende hinaus ins nächste Jahrhundert hineinziehen. Eine andere Gemeinsamkeit dieser Vorhersagen ist, so glaube ich, dass sie von einer Frequenz außerhalb des Gefängnisses in diese Realität gechannelt wurden, in der uns das Wissen darüber, was sich ereignen wird, zur Verfügung steht.

Ich spüre, dass es zwei Hauptgründe gibt, warum alle Vorhersagen auf die letzten Jahre der 1990er und darüber hinaus hinwiesen. Das hat mit der Astrologie und einer Sache zu tun, die Photonengürtel oder Photonenstrahl genannt wird. Laut einigen Astrologen gab es eine Anzahl seltener

Planetenkonstellationen und -abfolgen im Laufe der späten 1990er Jahre, die wahrscheinlich enorme Veränderungen auf allen Ebenen sowohl bei den Menschen als auch bei der Erde auslösten – eine Transformation des alten Evolutionskreislaufs. Die Schwingungen der Planeten haben einen machtvollen Einfluss auf uns. So wie die Anziehung des Mondes ganze Ozeane bewegt, beeinflusst derselbe spirituelle Magnetismus auch unseren Körper. Unsere Körper bestehen ganz überwiegend aus Wasser, da sie wie Batterien Energie speichern und verarbeiten. Das Blut ist die körperliche Version unserer Energiemeridiane und es unterliegt, wie unser Körper ganz allgemein, dem Einfluss der Planeten. Einige höchst bedeutsame astrologische Ereignisse haben schon stattgefunden, wie die Uranus-Neptun-Konjunktion 1993 und die Einflüsse von Pluto 1995, die das Erwachen derjenigen beschleunigten, die schon bereit waren. Das Jahr 2000 fiel mit dem höchsten Punkt des Aufwärtszyklus' der Orionkonstellation zusammen, nach der die Pyramidenerbauer offenbar ihre Geometrie ausgerichtet haben. Innerhalb des 11. Jahrtausends v. Chr. werden große geologische Umwälzungen auf Erden angenommen, als Orion den tiefsten Punkt seines Zyklus' erreichte. Durch die Frequenzveränderungen, die sie auf der Erde hervorrufen, können sowohl astrologische Ereignisse als auch das kollektive menschliche Denken Erdbeben hervorrufen oder das Wetter beeinflussen. Am 5. Mai 2000 stand die Sonne mit den Planeten Neptun, Uranus, Venus, Merkur und Mars in einer Linie, was riesige Schwingungsauswirkungen zur Folge hatte. Ein weiteres bedeutsames Datum könnte gut der 21. Dezember 2012 sein, an dem laut dem Kalendersystem, das die Mayas in Zentralamerika vor mehr als 1.600 Jahren hinterließen, ein großer Zyklus für die Erde zu Ende geht. Es scheint mir, dass am 5. Mai 2000 die Freiheitsfrequenz begann, die Furchtfrequenz als vorherrschende Macht in der menschlichen Psyche abzulösen, weil Uranus, der Planet der Umbrüche, Entdeckungen, Aufstände, der Freiheit und des Ausprobierens am Himmel, in ein kolossales Frequenzringen mit Saturn eintrat, dem Planeten der Tradition, der alten Werte, der Begrenzung, Disziplin, Regeln, Vorschriften und der Kontrolle. Die kompetente britische Astrologin Gloria Treloar[1] sagte über das Ereignis:

> „Wenn diese beiden Planeten sich gegenseitig herausfordern, signalisiert das einen Wandel im Massenbewusstsein. Ereignisse und Umstände während dieses Übergangs werden beginnen, falsche „Sicherheiten" zu erschüttern, die in alten gesellschaftlichen Werten und Glaubenssystemen festgeschrieben und durch Angst gefördert wurden. Das Experimentieren mit neuen Konzepten, die ein größeres Gefühl der Freiheit und Unabhängigkeit vermitteln, hat die letzten Jahrzehnte entscheidend beeinflusst, seit man in den 1960er Jahren die ersten

> Schwingungen des Wassermannzeitalters spürte. Es traten Rebellen mit den Anliegen auf, Ungerechtigkeit, Engstirnigkeit und kontrollierende Einflüsse zu bekämpfen. Es war eine Probe für das letzte Jahrzehnt des Jahrhunderts, in dem Durchbrüche (Uranus) eher auf einer gesamtgesellschaftlichen Ebene als nur in einer Generation stattfinden werden. Dies wird sich als Zusammenbruch ausdrücken, und das soll es auch – denn nur durch Chaos kann kreativer und harmonischer Wandel geschehen!"

Der Photonengürtel untermauert die astrologischen Ereignisse in dieser Zeitspanne. Viele Medien und esoterische Wissenschaftler gehen jetzt von der Existenz eines Gürtels aus hoch geladener Energie aus, der im Zentrum des Sternsystems der Plejaden liegt, schätzungsweise 500 Lichtjahre von der Erde entfernt. Von dort stammen angeblich viele der gechannelten Informationen, die sich für mich richtig anfühlen. Ich glaube, dass die Plejaden (vielleicht in unserer „Zukunft") eine Basis für die derzeitige positive außerirdische Unterstützung sind, und es ist gut möglich, dass sie gleichzeitig auch die Heimat von Außerirdischen sind, die die Erde und die Menschheit missbraucht haben. Genau wie auf der Erde auch wird es auf den Plejaden Wesen mit guten und mit schlechten Absichten geben. Es ist auch kein Zufall, dass die Plejaden der Mittelpunkt vieler Mythologien in den antiken Zivilisationen Griechenlands, Chinas und anderer Länder waren. Der Astronom José Comas Sola stellte eine spezielle Untersuchung

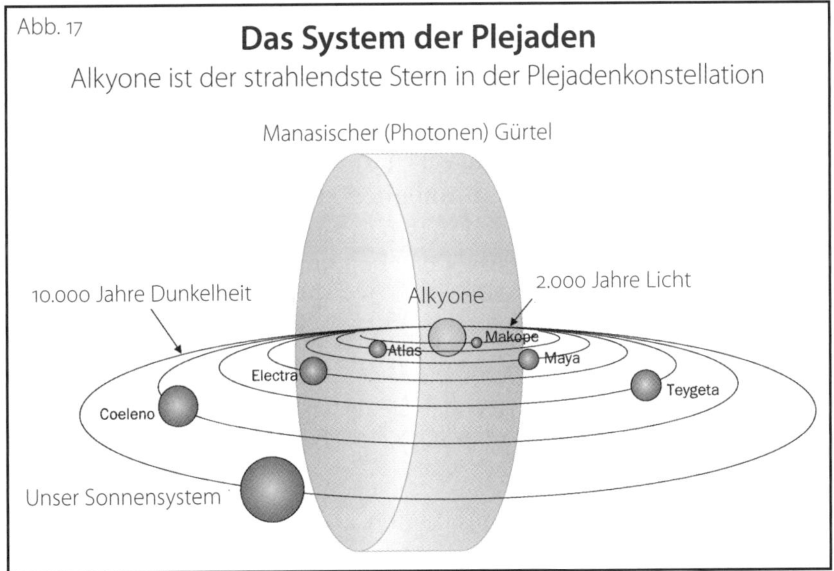

über die Plejaden an – das „Siebengestirn“, wie sie auch genannt werden – und er behauptete, dass sie ein System bilden würden, das unsere Sonne nebst einer Anzahl weiterer Sonnen einschließe. Er sagte, dass jede Sonne ihr Planetensystem habe. In seiner Studie über das Sternensystem behauptete Paul Otto Hesse, einen Gürtel von unglaublich starker Energie entdeckt zu haben, den er als Photonengürtel bezeichnete. Laut Schätzungen braucht unser Sonnensystem 24.000 (einige sagen 26.000) Jahre, um die Plejaden und den Stern zu umkreisen, von dem man berechnet hat, dass er sich im Zentrum des Gürtels *(Abb. 17)* befindet und der als Alkyone bekannt ist. Über diesen Stern existieren viele alte Legenden in vielen verschiedenen Kulturen. Es scheint, dass wir den Punkt erreicht haben, an dem unser Sonnensystem in den Photonengürtel mit seiner stark geladenen Energie eintritt. Der Einfluss des Gürtels auf die Erde begann in den frühen 1960er Jahren und beeinflusste das Denken vieler Menschen, aber dies war noch nichts im Vergleich dazu, was sich in den nächsten Jahren abspielen wird. Es dauert 2.000 Jahre um den Gürtel vollständig zu passieren, doch die größte Auswirkung hat er, wenn wir zum ersten Mal in ihn eintreten und sich die Schwingungen und alle molekularen Strukturen an dramatisch verändernde Bedingungen anpassen müssen. Das wird das Denken, das Verhalten und die physischen Körper aller Lebensformen radikal verändern.

Wir können beobachten, dass die Gemeinschaft der etablierten Wissenschaftler Phänomene bestätigt, die schon lange von Medien vorausgesagt wurden oder die von sensiblen Menschen instinktiv gespürt wurden. Kosmische Strahlen von (in moderner Zeit) nie da gewesener Stärke wurden entdeckt. Normalerweise werden Strahlen in Millionen Elektronenvolt gemessen, aber Wissenschaftler im Versuchsgelände von Dugway in Utah (USA) haben kosmische Strahlen von 350 Milliarden Milliarden Volt gemessen. Das wurde zuvor als „unmöglich“ betrachtet. Etwas Ähnliches wurde auch von Wissenschaftlern in Japan gemessen. Roger Highfield, der Herausgeber des Wissenschaftsteils des Londoner *Daily Telegraph*, schrieb:

> „Etwas da draußen – niemand weiß was – schleudert hochenergetische Teilchen ins Universum, in diesem Fall die am höchsten geladenen, die jemals von Wissenschaftlern beobachtet wurden ... Nicht einmal die Energie, die durch die gewaltigsten explodierenden Sterne freigesetzt wird, könnte das erklären. Laut konventioneller Theorie dürften solche Partikel gar nicht existieren ...“[2]

Das sind die Energien, die das Leben auf diesem Planeten minütlich verändern, ganz zu schweigen von jedem Tag, und dieselben Energien bringen die Vierte Dimension wieder ins Gleichgewicht und zerstreuen so die von dort kommende Negativität und Manipulation. Die Globale Elite ist dabei, ihre Energiequelle zu verlieren. Fasziniert stellte ich fest, dass die Zyklen der Sonnenflecken bemerkenswert mit den Aussagen über die Zyklen der Erdentwicklung übereinstimmen, die von den Mayas Zentralamerikas hinterlassen wurden. Sonnenflecken entstehen, wenn die Sonne einen extrem starken Magnetismus ausstrahlt, der die Erde über den sogenannten Sonnenwind[3] erreicht. Diese Zyklen sind, wie ich glaube, grundlegend für die spirituelle Transformation und die multidimensionalen Verschiebungen, die der Planet und die Menschheit gerade erleben. Wir gehen durch einen enormen magnetischen Wandel und dieser hat große Auswirkungen auf die gesamte Elektronik und die Computersysteme, auf denen das Finanzsystem der Welt basiert.

In dieser Zeit der unglaublichen Möglichkeiten befinden sich heute Millionen von Freiwilligen aus vielen Zivilisationen des Universums und Raum-Zeit-Realitäten auf der Erde, die hierher kamen, um an der Spitze des Schneepflugs zu stehen. Das Bewusstsein einiger Freiwilliger stammt aus Lemuria und Atlantis, andere sind erst danach in unser Gefängnis gekommen. Aber was in der Vergangenheit geschah, hat jetzt keine Bedeutung mehr – bis auf die Erfahrungen und das Wissen, das gesammelt wurde, um diese Aufgabe zu erleichtern. Es spielt keine Rolle, ob unser Bewusstsein in einem Vorleben aus Atlantis kam oder einem Schiffsjungen gehörte. Wir sind die Gesamtsumme all unserer Erfahrungen, und nur was wir jetzt tun, ist von Bedeutung. Die Freiwilligen, die heute auf der Erde sind, lebten das, was wir „normale" Leben nennen würden, meistens ohne eine Ahnung davon zu haben, weswegen sie wirklich hier sind oder woher sie kamen. Das war unabdingbar, um Kenntnisse zu erwerben, in der heutigen Welt Standfestigkeit zu gewinnen und um sich an die starren Gedankenmuster anzukoppeln, die herauszufordern sie gekommen sind. Sie zogen Erfahrungen an, darunter viele extreme und manchmal von außen betrachtet sehr negative, um ihrem Geist zu helfen, aus der Programmierung dieser Welt auszubrechen und Zugang zu ihrem höheren Bewusstsein zu finden. Oft ist es so, dass wir erst die alte programmierte Haut abwerfen, wenn wir vollständig am Ende sind. Erst dann offenbart sich die Neue, die Wahre, die darunter liegt. Wie eine gechannelte Botschaft sagte: „Eine Gelegenheit ist oft als Verlust verkleidet."[4] Das widerfuhr mir 1991, als der unglaubliche Spott, den ich buchstäblich in ganz Großbritannien auf mich zog, mir ermöglichte, die alten Wahrnehmungen und die Sorge loszulassen, was andere über mich dachten. Ich betrat eine andere Realität, in der Wahrhaftigkeit mir selbst und meinem Herzen gegenüber wesentlich wichtiger wurde als sich Sorgen darüber zu machen, was irgendjemand über mich denken könnte. Ich kann dies wirklich nur weiterempfehlen.

Auf den subtilen Ebenen der Freiwilligen gab es programmierte spirituelle „Wecker", die in zunehmendem Maße seit Ende der 1980er Jahre aktiviert wurden. Plötzlich öffneten sie ihre Augen einem neuen Verständnis, und sie erschaffen jetzt eine andere Realität. Einige von ihnen waren in der Finanzwelt oder in der Wirtschaft tätig, in der Religion, im Erziehungswesen oder in der Medizin. Andere waren Hausfrauen, Arbeitlose und Rentner. Ihre Herkunft und ihre bisherige Rolle im Leben sind nur als Erfahrung von Bedeutung. Für die Meisten zeigt sich der wahre Grund ihrer Inkarnation erst jetzt, und ihre Anzahl steigt täglich, da mehr und mehr von ihnen aufwachen und erkennen, wer sie eigentlich sind. Sie verbinden sich durch die hemmende Frequenz hindurch wieder mit der Ganzheit, und ihr Leben und ihre Wahrnehmungen ändern sich auf dramatische Weise. Sie erinnern sich. Diese Möglichkeit steht jedem auf unserem Planeten offen. In den nächsten Jahren werden die Masken fallen. Wir werden sehen, wie viele spirituelle Freiwillige sich innerhalb des Systems der Kontrolle befinden. Da sie erwachen, werden sie die Elite-Bastionen von innen auflösen. Gleichzeitig werden wir sehen, dass diejenigen, die für New Age eingetreten sind, für die Umwelt oder die „Radikalen", sich in Wirklichkeit auf ein wenig angenehmes Bewusstsein eingestimmt haben. An ihren Taten werden wir sie erkennen, nicht an ihren Worten.

Der Prozess des Auflösens und Entfernens der Störfrequenz ist eigentlich grundeinfach, aber in dieser irregeleiteten Welt kann es einige große emotionale und spirituelle Umbrüche in unserem Leben erfordern, um uns bis zu dem Punkt zu deprogrammieren, an dem wir das auch erreichen können. Da die Menschen erwachen und die Programmierung loslassen, lässt ihr Bewusstsein auch die unterdrückende Frequenz der Programmierung los, die ihre eigenen Schwingungen verlangsamt. Wenn ihr Geist und die Gefühlszentren geöffnet sind und ihnen ermöglicht wird, sich auszudehnen, erhöht sich ihre Frequenz bis zu dem Punkt, an dem sie sich mit Realitätsfrequenzen außerhalb des Frequenzgefängnisses synchronisieren können. Das ermöglicht den höheren Schwingungen, in unsere Seinsebenen einzufließen und auf die bewusste Ebene zu gelangen. Von dort werden sie dann in die physische Welt ausgestrahlt. Wenn dieser Seinszustand erreicht ist, werden die betreffenden Menschen zu wandernden und sprechenden Übermittlern einer höheren Frequenz. Je mehr Menschen dazu erwachen, desto mehr erhöht sich die Frequenz unseres Planeten insgesamt. Dies ermöglicht das Ansteigen von nicht-physischen Frequenzen innerhalb des Gefängnisses, denn in gewisser Weise hält die dichte physische Ebene auch die anderen Ebenen auf, wenn sie ihre Schwingung nicht erhöht. Sie agiert wie ein Bremsklotz oder ein Anker für die anderen Frequenzen innerhalb des Gefängnisses, und solange sich die dichte physische Ebene nicht bewegt, können es die anderen auch nicht.

In dieser Zeit der Transformation findet eine multidimensionale Veränderung über viele Paralleluniversen hinweg statt, nicht allein auf unserem Planeten. Als Resultat dessen, was wir im Zusammenwirken mit dem Einfluss der Planeten und dem Photonengürtel jetzt hier auf Erden tun, wird die Störfrequenz überwältigt und die Gefängnistür aufgestoßen werden. Wir werden wieder frei und ganz sein. Der Albtraum wird vorbei sein. Die Störfrequenz zerstreut sich bereits und bricht auf, und Licht strömt in unsere Welt. Mit diesem Vorgang öffnen sich die Pforten oder Tore zu anderen Raum-Zeit-Realitäten (Dimensionen). Damit geht auch die Quarantänezeit ihrem Ende entgegen. Die Pforten an Plätzen wie Stonehenge, Machu Picchu in Peru, Tibet, Knossos auf Kreta, Ayers Rock in Australien, am Titikaka-See in den Anden, am Fudschijama in Japan, Mount Shasta in den USA und in den Ländern des alten Sumer und Babylon (heute der Irak) öffnen sich, wenn die Umstände es zulassen. Das ähnelt dem Öffnen eines Ventils, das Energien und Vibrationen aus anderen Dimensionen in unsere einströmen lässt.

Die Verschmelzung von Dimensionen und Realitäten ermöglicht denen, die emotional und geistig – also von ihrer Frequenz her – bereit sind, zu einem weit höheren Zustand des Bewusstseins, der Liebe, der Weisheit und des Verstehens vorzudringen. Die Energien und Auswirkungen des Photonengürtels aktivieren zur Zeit Daten, die in unserem Bewusstsein und in unseren physischen Körpern gespeichert sind. Es wird Wissen aus unseren Zellen, Knochen und unserer DNS freigesetzt, die schließlich ihr zwölfsträngiges Potential restaurieren wird. Dadurch können wir die volle Gehirnkapazität zurückerlangen, anstelle der kümmerlichen 8-20 Prozent, mit der die Menschheit zur Zeit arbeitet. Jede Zelle besitzt ein Bewusstsein und ihre Codierung wird von unseren Gedanken beeinflusst. Aus diesem Grund können wir uns krank oder gesund denken. Unsere Emotionen stimulieren chemische Stoffe, die in unserem Körper freigesetzt werden und entweder positive oder negative körperliche Auswirkungen haben. Lachen ist wegen der chemischen Stoffe, die dadurch frei werden, ein großartiges Heilmittel, und Hass, Ärger, Angst und Schuld verursachen aus dem gleichen Grund Un-Wohlsein. Gesundheit steht jedem frei zur Verfügung und wir werden in der Lage sein, unsere Zellen durch unsere eigenen Gedanken zu regenerieren. Unsere Körper altern und werden instabil, denn das ist die Wirklichkeit, die in das menschliche Bewusstsein programmiert ist, und so wird es zu unserer Realität. Wir bräuchten jedoch nicht in der Weise zu altern, wie wir es tun. Unsere Gedanken verursachen den Alterungsprozess, nicht unser Körper. Die Heilung durch Gedankenkraft ist ein Wissen, das die Pharmakonzerne (Globale Elite) uns vorenthalten wollen. Unsere Körper gehen durch unglaubliche Veränderungen, und das wird mit jedem weiteren Jahr zunehmen.

Da sich die Raum-Zeit-Pforten wieder öffnen, werden mehr Außerirdische diese Dimension besuchen, und wir werden erhöhte UFO-Aktivitäten beobachten können. Weltweit werden durchschnittlich 150 UFO-Sichtungen pro Tag gemeldet, aber man vermutet, dass nur ein Zehntel aller Sichtungen tatsächlich registriert wird. Ich möchte jedoch warnend betonen, dass die Wissenschaftler und Militärs der Globalen Elite über fliegende Untertassen und Antigravitations-Technologie verfügen, und wir müssen sehr vorsichtig sein, nicht durch deren Anwendung in Gestalt einer außerirdischen „Bedrohung“ zur Rechtfertigung von zentralisierter Kontrolle hinters Licht geführt zu werden. Ich halte das für eine Möglichkeit, deren Voraussetzungen gerade vorbereitet werden. Der gesamte Bereich der UFOs und der Außerirdischen ist ein Minenfeld, das große Vorsicht und einen flexiblen Verstand erfordert. ETs können, wie alle anderen auch, positive oder negative Absichten haben, und es ist entscheidend, dass wir sie nicht als „Götter“ behandeln. Man braucht weder Angst vor ihnen zu haben, denn wir ziehen diese Realität an, noch sollte man sie als Retter anbeten. Wir sind unsere eigenen Retter.

Es zirkuliert eine Menge Desinformation über Außerirdische und UFOs, und um die Spreu vom Weizen zu trennen, bedarf es eines ständig offenen, aber dennoch filternden Verstandes und dauernder Wachsamkeit. Die sich öffnenden Pforten und das Verschmelzen der Dimensionen brechen die Schlösser der linearen Zeit auf, die Vergangenheit, Gegenwart und Zukunft unterscheiden. Unsere Version der Zeit kollabiert, und wir werden erkennen – so erstaunlich es auch scheinen mag – dass die Vergangenheit, die Gegenwart und die Zukunft gleichzeitig ablaufen. Die Wirkung der kollabierenden Linearzeit ist, dass Stunden und Tage unglaublich schnell vorüberzugehen scheinen, bis der Punkt erreicht ist, an dem eine andere Form der Zeit zum Vorschein kommt. Diese Konzepte sind schwer zu erfassen, da uns so viel Wissen vorenthalten und so viel begrenztes Denken aufgezwungen wurde.

Mehr Menschen als je zuvor fühlen sich heute zu alten heiligen Orten hingezogen, und die meisten wissen nicht genau, was eigentlich passiert, wenn sie dorthin gehen und oft starke Energien fühlen, die durch sie hindurch in die Erde fließen. Sie wissen, dass etwas geschehen ist, denn sie können es spüren, und da immer mehr Menschen erwachen, merken sie, dass dieselbe Erfahrung von Millionen von Menschen in der ganzen Welt immer wieder berichtet wird. Es ging mir ganz ähnlich, als der Prozess 1990 bei mir begann. Ich glaube, dass die Energien, die wir in solchen Augenblicken durch uns fließen fühlen, die höheren Frequenzen sind, die zu unseren Seinsebenen durchdringen. Wir verankern sie in dieser Frequenz und beschleunigen so ihre Schwingungen. 1987 versammelten sich hunderttausende von Menschen in der ganzen Welt an heiligen Stätten wegen eines Ereignisses, das man Harmonische Konvergenz nennt, und es fand eine Massenerdung von höheren Frequenzen auf unsere Ebene statt. Das war der Auslöser, der meinen eigenen spirituellen Wecker aktivierte, und das Tempo des Erwachens hat seitdem mit großen Sprüngen zugenommen. Diese Arbeit hilft der Frequenz auf unserer physischen Ebene sich aus den Missverständnissen herauszulösen, die unsere Welt geplagt haben.

Eine Frequenz transportiert Information und Wissen, und je höher die Schwingung ist, umso entwickelter und fortgeschrittener ist das Wissen. Es ist die Frequenzerhöhung, welche die Welt, in der wir leben, transformieren wird, denn Information ist Freiheit. Wir sprechen zwar über Informationsfreiheit, doch es ist die Information selbst, die Freiheit bedeutet. Was wir denken, das erschaffen wir, und was wir denken, beruht auf dem, was wir fühlen und wissen – Information und Wissen. Da die Frequenz weiterhin ansteigt, wird es eine Explosion von Wissen geben, das erneut in unsere Welt eindringt. Nichts und niemand wird so sein wie bisher. Die wahre Herkunft der großen heiligen Stätten wird bekannt werden, und weil jeder spirituelle Wandel sich auf der physischen Ebene widerspiegelt, wird in dieser Zeit ein konstanter Strom von wissenschaftlichen, historischen und geologischen Entdeckungen unsere gesamte Sicht der Geschichte und dessen, wer wir sind, über den Haufen werfen. Ich bin davon überzeugt, dass es eine welterschütternde Information gibt, die darauf wartet, in Ägypten entdeckt zu werden. In derselben Weise wie die ansteigenden Frequenzen die Daten und Codes zum Vorschein bringen, die in unserem Körper gespeichert sind, geschieht das auch mit den Gedankencodierungen, die in den Steinen der antiken Stätten gespeichert sind. Die Energien dieser Stätten füllen sich mit Wissen, das allen zur Verfügung steht, deren Schwingungsniveau hoch genug ist, um ihnen einen Zugang zu verschaffen.

Die höheren Frequenzen können zu uns durchdringen und überall geerdet werden, und sobald wir einmal mit diesen höheren Ebenen verbunden sind, bleiben wir es auch, oft ohne es überhaupt zu bemerken. Es gibt an der Erdoberfläche Punkte – viele davon sind durch aufgerichtete Steine und Kreise, Erdwälle, Hügel und andere Stellen markiert, die von den Alten heilig gehalten wurden – an denen das besonders stark und wirkungsvoll geschehen kann. Wie der Akupunktur schon lange bekannt ist, wird der physische Körper von einem Netz aus Energielinien am Leben erhalten, die als Meridiane bezeichnet werden und die mit den Vortex-Punkten in Verbindung stehen, den Energiespiralen oder Chakren, an denen sich diese Linien überkreuzen. Sie sind vergleichbar mit rotierenden Kraftwerken in einem Stromnetz. Wenn diese Energien im Gleichgewicht sind und harmonisch fließen, geht es der jeweiligen Person körperlich, emotional und geistig gut. Sind sie dagegen im Ungleichgewicht oder blockiert, leidet die Person an irgendeiner Form von körperlichem, emotionalem oder geistigem Un-Wohlsein oder Dis-Harmonie.

Genauso verhält es sich mit der Erde. Das Energiegitter der Erde wurde stark von negativen Ereignissen und der Begrenztheit des Denkens beeinflusst. Die Energie, die durch die Gitterlinien fließt, ist eine Form von Bewusstsein, denn alles ist Bewusstsein in verschiedenen Seinszuständen. Die Linien werden demnach von anderem Bewusstsein beeinflusst – wie die Gedanken im menschlichen Geist auch. Wenn jene Gedanken voller Furcht, Angst, Schuld, Schmerz und anderen negativen Emotionen sind, werden die negativen Gedankenmuster vom Energiegitter absorbiert, was seine Stärke und sein Gleichgewicht verringert. Zudem werden sie auf dem Gitternetz um den Globus transportiert, und so beeinflusst die negative Energie, die durch einen Krieg auf einer Seite der Welt erzeugt wurde, auch alle anderen Menschen. Die Energielinien sind ursprünglich dazu geschaffen, positiv-negative und männlich-weibliche Balance genießen zu können, aber sie werden zur Zeit noch von negativen und männlichen Energien beherrscht, die vom inneren Durcheinander und dem Ungleichgewicht der Menschheit stammen. In dieser Übergangszeit ist es nötig, die negativen Blockaden zu entfernen und dem Gitter hochfrequente Energie zuzuführen, die es repariert und seine Schwingung erhöht. Millionen von Menschen sind jetzt daran beteiligt. Andere Ebenen ihres Bewusstseins führen sie mit Hilfe des Gefühlszentrums und des Magnetismus zur richtigen Zeit an den richtigen Ort. Sie benutzen ihre physischen Körper als Transformatoren und Sender, um die neue Frequenz auf den Planeten auszustrahlen.

Die maximale Wirkung auf die hemmende Frequenz hat das kollektive Bewusstsein der Menschheit. Mit jedem individuellen Bewusstsein, das sich öffnet und sein Denken deprogrammiert, sind wir einen Schritt näher an der kritischen Masse des „hundertsten Affen“ – der Punkt, an dem ein großer kollektiver Umschwung stattfindet. Diejenigen, die jetzt daran arbeiten, ihr eigenes Bewusstsein zu öffnen, sich selbst zu heilen und zu deprogrammieren, stehen vor dem Schneepflug. Sie sind Pioniere, die zu dieser kritischen Masse beitragen und den großen Umschwung möglich machen. Wenn Sie eine dieser Personen sind, können Sie mit Recht stolz auf sich sein. Doch eigentlich kann das jeder tun, einfach jeder. Treffen Sie einfach nur Ihre Wahl und folgen Sie immer Ihrem Herzen, und schon sind Sie auf Ihrem Weg. Wenn wir die Manipulation der Elite aus der Perspektive betrachten, die ich hier beschrieben habe, so können wir sehen, dass die Themen spirituelle Transformation, Freiheit und globale Verschwörung nicht voneinander zu trennen sind. Um den Charakter unserer Welt vollständig zu verstehen, zu der auch die Manipulation dieser Welt gehört, müssen wir Folgendes begreifen:

1. Verschließen wir unseren Geist und unsere Herzen, sinkt unsere Frequenz. Wir werden weniger informiert und manchmal unglaublich dumm. Öffnen wir dagegen unseren Geist und unsere Herzen, wird unsere Frequenz erhöht. Wir werden kenntnisreicher, weiser und verständnisvoller. Wir können unsere Schwingung sogar bis zu dem Punkt anheben, an dem wir die hemmende Frequenz durchqueren und aus dem Gefängnis entkommen können.
   Wenn Sie das Gefängniswärter-Bewusstsein der Vierten Dimension wären, das dieses Frequenzgefängnis und seine Produktionsanlage für negative Energie beibehalten will, die es geworden ist, könnten Sie das nur bewerkstelligen, indem Sie das menschliche Bewusstsein als Ganzes verschlossen halten. Daher müssen Sie ein Netzwerk der Manipulation auf dieser physischen Ebene entwickeln, das dazu dient, die Menschen von höherem Wissen und ihrem unbegrenzten Potential fernzuhalten. Sie kreieren Religionen, die den Menschen sagen, was sie zu denken – oder nicht zu denken – haben. Sie ermutigen die Bevölkerung, ihr Denken auf Absurditäten und Trivialitäten zu konzentrieren und ihren Verstand an religiöse Bücher abzutreten, die die meisten Menschen, sogar „Gläubige", nicht einmal bemühen zu lesen, geschweige denn sie zu verstehen. Das überlassen Sie Priestern, die der Bevölkerung erzählen, was das Religionsbuch aussagt und bedeutet. Wenn diese religiöse Vormacht zu schwinden beginnt, weil sogar die engstirnigsten Menschen merken, dass sie ein Hilfsmittel der Unterdrückung ist, so führen Sie eine neue „Wissenschaft" ein, die behauptet, es gäbe kein Leben nach dem Tod, und wenn dieses physische Leben vor-

über ist, gingen die Lichter für immer aus. Sie stellen sicher, dass ein Wissenschaftler als der Gipfel menschlicher Kenntnisse angesehen wird, und wenn er oder sie daher sagen, es gäbe kein Nachleben, dann muss es eben so sein. Sie entwickeln auch noch andere Vehikel für diesen Unsinn und nennen ihn „Humanismus". Dieser bestärkt die Menschen darin, sich nicht mit ihren höheren Ebenen wiederzuverbinden, da sie davon überzeugt sind, sie hätten gar keine höheren Ebenen. Sie behaupten, der Geist sei das Gehirn und das Gehirn der Geist und Punkt.

2. Inkarnieren Menschen auf der Erde, die mit ihren höheren Ebenen verbunden sind, so müssen Sie sicherstellen, dass sie verurteilt und lächerlich gemacht werden, über sie gelogen wird und sie in jeder möglichen Weise untergraben werden, um zu verhindern, dass ihre Informationen akzeptiert und ernst genommen werden. Sind sie weg, ergreifen Sie die Gelegenheit, ihre Worte auf den Kopf zu stellen und in ihrem Namen eine Religion zu gründen, die das genaue Gegenteil all dessen ist, was sie bekämpfen wollten.

3. Sie entwickeln ein Medien-, Wirtschafts- und Politiknetzwerk, das von den Menschen kontrolliert wird, die auf Ihrer Frequenz operieren, um den menschlichen Verstand zu manipulieren und ihn verschlossen, uninformiert und verwirrt zu halten. Sie schaffen ein Geldsystem, das die Menschen ein Leben lang unter Druck hält und das zur Folge hat, dass sie nur mit dem täglichen Überleben zu kämpfen haben. Das lässt ihnen keine Zeit zu denken und zu fühlen und Fragen über das Leben und die Welt zu stellen. Sie sind zu sehr damit beschäftigt, es irgendwie bis morgen zu schaffen, um sich um etwas Derartiges kümmern zu können. Das Nachdenken über eine größere Welt ist ein Luxus, für den sie keine Zeit haben, oder zumindest glauben sie das. Sie arbeiten zu viel und denken und fühlen zu wenig.
   Sie teilen und herrschen mittels fabrizierter Trennungen wie Rasse, Hautfarbe, Herkunft, Religion, Einkommensschranken und einer endlosen Liste anderer „Wir und sie"-Schemata. Das erzeugt dieselbe Trennung und Verwirrung im kollektiven Bewusstsein, und so stellen Sie sicher, dass es nie auf einer hohen Schwingung ausreichend vereint ist, denn sonst könnte die hemmende Frequenz in nur einem Augenblick durchbrochen werden. Diejenigen, die mit der Elite zu tun haben, sind nur Handlanger für das Gefängniswärter-Bewusstsein, das durch sie arbeitet und einen Plan ver-

folgt, der noch einem viel größeren Vorhaben dient, das nicht einmal die Elite versteht. Sie denken, sie hätten die Kontrolle, aber das ist nicht der Fall. Sie sind nur Strohmänner und Mittel zum Zweck.

4. Wenn Sie bemerken, dass ein Versuch bevorsteht, durch Anheben der Schwingungen innerhalb des Gefängnisses Ihre Kontrolle über die Erde zu beseitigen, so verschärfen Sie Ihre Versuche, das menschliche Bewusstsein zu beherrschen. Sie drängen sogar noch heftiger auf eine globale Kontrolle der Regierung, des Bankwesens, der Währung, der Information und der Bevölkerung, denn Sie wissen, dass Sie jedes menschliche Wesen elektronisch registrieren und an einen zentralen Computer anschließen können. Sie können ihr Bewusstsein und seine Frequenz künstlich unterdrücken und sie so davon abhalten, diejenigen Vibrationen zu erden, die das Gefängnis aufbrechen können oder sie verstehen ließen, dass sie sich in einem Gefängnis befinden. Sie aktivieren zusätzlich Ihre Agenturen für schmutzige Tricks, um alternatives Denken und alternative Konzepte zu unterminieren, indem Sie sie als verrückte und gefährliche „Kulte" brandmarken.
   Ein weltweiter Versuch, die „geerdeten" alternativen Bewegungen zu zerstören, ist in Vorbereitung, während zur gleichen Zeit ein anderes Team von schmutzigen Tricksern mit der Manipulation der New-Age-Bewegung fortfährt, damit sie in einer Art spirituellem Nebel schwebt und den Anweisungen von „Meistern" und „Ashtar-Kommandos" folgt. Die Manipulatoren möchten das Ungleichgewicht verstärken, denn das bedeutet Kontrolle, eine begrenzte Perspektive und ein begrenztes Potential. Ihnen ist es egal, warum die Menschen ihren Verstand fortgeben, solange sie es nur tun. Meiner Ansicht nach findet zweifellos etwas statt, was man die Ausstrahlung von „medialen Frequenzen" nennen könnte, um die New-Age-Bewegung in die Irre zu führen. Wenn man spirituell bewusste Menschen dazu verleiten kann, ihr Denken an Meister oder außerirdische „Kommandos" abzutreten, so kann man ihren Einfluss in der physischen Welt neutralisieren. Es sind die spirituelle und physisch ausgeglichenen Menschen, die gerne spirituelle Werte durch physischen Wandel manifestieren möchten, die die Manipulatoren fürchten, nicht die New-Age-Dogmen.

5. Sie wissen, dass die Frequenz des Energiegitters und damit die des ganzen Planeten gestiegen ist. Sie arbeiten durch kompatibles

menschliches Bewusstsein, um Straßen, Fabriken, Elektrizitätswerke und Sendetürme an Schlüsselpunkten des Gitters zu bauen. Die Schwarzmagier der Globalen Elite wissen, dass man mit der Gitter-Energie auch das kollektive Bewusstsein der Menschheit kontrollieren kann. Das Dorf und die Straße, die durch das Zentrum des Steinkreises in Avebury in Wiltshire, England, gebaut wurden, sind ein wichtiges Beispiel. Diese Strategie lässt an diesen Punkten negative Energie in das Netzwerk einströmen, die den Fluss innerhalb der Energielinien schwächt und die Frequenz unterdrückt.

Ich habe in letzter Zeit mit vielen Menschen gesprochen, die in Großbritannien ein Muster von Straßen und Sendestationen unterschiedlicher Art identifiziert haben, die sehr nah bei wohlbekannten Erdakupunkturpunkten und Chakra-Energiewirbeln liegen. Das Muster ist weit mehr als zufällig. Die Leute, die diese Entscheidungen treffen, haben oft keinerlei Ahnung von der Bedeutung des Energiegitters, aber wer versorgt ihr Bewusstsein mit Gedanken oder wer gibt die Anweisungen von den oberen Rängen der globalen Pyramide der Manipulation nach unten weiter? Die Manipulatoren der Vierten Dimension. Ebenso kann man Kriege und Leiden in besonders wichtigen Bereichen des Gitters verursachen, wie im Irak und den früheren Ländern Mesopotamiens im Zweistromland zwischen Euphrat und Tigris, den antiken Stätten von Sumer und Babylon, wo man wesentlich mehr über das Energiegitter wusste als die konventionelle moderne Wissenschaft. Alles, worüber ich schon früher in diesem Buch gesprochen habe, die Manipulation der physischen Ebene und das Erzeugen von Kriegen, ist die Reflexion eines wesentlich tieferen Verständnisses von Energien, Schwingungen und Bewusstsein, ihrer Beziehung zur Erde und dem menschlichen Bewusstsein. George Bush sagte natürlich nicht: „Wir werden den Irak angreifen und negative Energie in das Energiegitter leiten, denn das wird einen Einfluss auf die Welt haben." Aber was oder wer auch immer die Fäden gezogen hat, um den Irakkrieg zu entfachen, wusste ganz sicher, welche Auswirkungen das auf das Energiegitter haben würde.

Die Auswirkungen des Photonengürtels und des Frequenzkampfes, der jetzt auf dem Planeten Erde zwischen der hemmenden Frequenz und der Freiheitsvibration im Gange ist, kann man Woche für Woche deutlicher erkennen. Ich habe in früheren Büchern gechannelte Informationen wiedergegeben, die aus dem Jahr 1990 stammen. Sie sprachen von dramatisch veränderten Wetterverhältnissen in diesem Jahrzehnt und darüber hinaus von unglaublichen Regenfällen und Überschwemmungen und von vielen anderen extremen klimatischen und geologischen Phänomenen. Die sich ändernden Wetterverhältnisse weltweit sind nun offensichtlich, etwa durch die enormen Eisschollen in Landesgröße, die von den polaren Eiskappen abbrechen, die einstmals als dauerhaft angesehen wurden. Nichts ist dauerhaft, nur das Leben selbst. Regenrekorde werden weiterhin Jahr für Jahr gebrochen, die Meere steigen und Flüsse überfluten das Land in nie gesehener Weise. In anderen Gegenden gibt es schwere Dürren. In den alten Prophezeiungen können wir all diese Dinge entdecken.

Man erzählt uns gebetsmühlenartig, dass dies das Ergebnis der globalen Erwärmung sei, des Treibhauseffektes. Da bin ich jedoch anderer Ansicht. Ich glaube, dass man uns damit vom wahren Geschehen ablenken will. Wir werden Zeugen der Auswirkungen des Photonengürtels und der höheren Frequenzen, die sich zu erden beginnen, des Öffnens der Portale und der Bewegung aus einer dreidimensionalen Realität hinein in die vierte und fünfte Dimension.[5] Zur gleichen Zeit klammert die alte Schwingung an ihrer Macht. All das wird physisch widergespiegelt durch diejenigen, die erwachen und ihr Denken ändern, während die Elite weiter die alten Muster der Kontrolle und der Vorherrschaft zu erhalten versucht. Das ist das Ringen, das von Uranus und Saturn symbolisiert wird. Zusammen mit den Photonenenergien stimuliert das die subtilen Bewusstseinsebenen des Planeten – Mutter Natur, Gaia, der Geist der Erde – und das hat magnetische Auswirkungen im Energiefeld der Erde. Unser Planet ist der physische Körper eines Bewusstseins mit einem Geist und Emotionen. Die Erde ist nicht einfach nur eine physikalische Kugel, die sich im Weltraum dreht. Sie denkt und fühlt, genau wie wir. Sie ist ein Teil von uns und wir von ihr. Die Wetteränderungen und die geologischen Veränderungen führen, denke ich, zu einem Polsprung und möglicherweise zu einer physikalischen Verschiebung der Polachsen. Es liegt an uns, der menschlichen Rasse, wie traumatisch dieser Weg in eine bessere Welt ablaufen wird. Es ist kein Zufall, dass laut der Unterlagen von Versicherungskonzernen geologische und klimatische Ereignisse seit der Zeit der Harmonischen Konvergenz von 1987 sowohl in ihrem Ausmaß als auch in ihrer Menge signifikant zugenommen haben.

Die enorme Transformation, die wir durchleben, nimmt wahrscheinlich erst die Form von Extremen und Gegensätzen an, bevor alles wieder in Harmonie kommt. Es ist eine Chaosperiode, in der eine Vibration aufbricht und eine andere eindringt. Diejenigen, die einen offenen Verstand und ein offenes Herz haben, werden die neuen Raum-Zeit-Gegebenheiten annehmen. Die anderen, die der Propaganda der Globalen Elite und des Gefängniswärter-Bewusstseins folgen, werden sich im verzweifelten Versuch, Sicherheit zu finden, an der alten Frequenz festklammern. Sie werden in ihren religiösen, politischen und wirtschaftlichen Dogmen sogar noch extremer werden. Sie werden sich den ansteigenden Schwingungen widersetzen, wenn sie diesen Weg wählen, und das wird geistige, emotionale und körperliche Auswirkungen haben. Die beiden Seinszustände des programmierten und des offenen Bewusstseins werden denen, die wissen, was vor sich geht, mit jedem Monat deutlicher werden. Die Gefängniswärter werden über die Globale Elite ihre Anstrengungen steigern, die Neue Weltordnung voranzutreiben, aber am Ende werden sie keinen Erfolg haben. Die Übergangsperiode kann zwar viele negative Ereignisse stimulieren, aber wenn wir unser eigenes Bewusstsein anheben und an unserem positiven Selbstgefühl festhalten, werden wir solche Ereignisse nicht anziehen – außer natürlich, sie wären Teil unseres gewählten Weges. Unser Bewusstseinszustand ist unser Schutz vor Unheil. Die Astrologin Gloria Treloar sagte mir:

> „Uranus im Quadrat zu Jupiter (5. Mai 2000) bezeichnet eine Zeit des sozialen und wirtschaftlichen Wandels und eine Neustrukturierung von Werten. Glaubenssysteme werden transformiert. Diejenigen, die schon für eine Perspektive der Wahrheit offen sind, die sich von der unterscheidet, die uns jahrelang indoktriniert wurde, werden nun einen weiteren Bewusstseinssprung tun. Andere, die bisher am Rand standen und noch bei jedem kleinen Schritt unsicher waren, werden plötzlich ihre Ängste ablegen, nach außen blicken und in diesen höheren Zustand eintreten – Durchbruch! Es wird nicht einfach sein, aber ein Ereignis, das so überwältigend und erfrischend umwälzend ist, kann niemals als eine Brise beschrieben werden. Es ist ein Hurrikan, der durch die Psyche tost, alte Wissensbäume entwurzelt und Fundamente erschüttert, um für das Neue Platz zu schaffen. Obwohl der Transit dieser Planeten ungemütlich sein wird, was auch immer individuell oder kollektiv geschehen mag, wird er sich schließlich als geringer Preis erweisen, der für die Befreiung bezahlt werden muss."

Wenn wir unserer Intuition folgen, so werden wir magnetisch all das anziehen, was wir brauchen, um durch diese Zeit geleitet zu werden. Viele Menschen haben gesagt, dass meine und auch andere Bücher ihnen aus dem Regal eines Buchladens vor die Füße fielen. Ein scheinbares „Rätsel", das aber keines ist. Das magnetische Energiefeld des Buches und das Unterbewusstsein der Person wirken aufeinander, denn das Unterbewusstsein weiß, dass seine bewusste Ebene vom Lesen des Buches profitieren würde. Die magnetische Anziehung zieht in ihrem stärksten Augenblick das Buch aus dem Regal – wie bei zwei Magneten. Wenn wir geistig offen sind, wird dieser Prozess sicherstellen, dass wir zur richtigen Zeit zusammen mit den richtigen Menschen am richtigen Ort sind, ganz egal, welches Chaos sich um uns herum abspielen mag.

In einer Idealsituation ist der Übergang von einer Frequenz zu einer anderen ein sehr unkomplizierter Vorgang. Aber da wir es mit einem Frequenzgefängnis und einer großen Anzahl von Menschen mit verschlossenem Bewusstsein zu tun haben, ist die Situation nicht ideal. Das menschliche Bewusstsein und das Bewusstsein der Erde steigen noch nicht synchron an. Es gibt sehr verschiedene Bewusstseinszustände mit sehr verschiedenen Schwingungen, die in alle möglichen Richtungen ziehen. So wie ich es sehe, ist die dichte physische Ebene ein Ort, an dem verschiedenste Bewusstseinsformen mit unendlich vielfältigen Wellenlängen in derselben Welt zusammenleben können. Die künstlich erzeugte Trennung, die unsere Generation geerbt und aufrechterhalten hat, ist das Ergebnis getrennter Gedankenmuster. Die um Vorherrschaft kämpfenden Gedankenmuster erzeugen ohnehin genug Chaos, aber das geschieht nun in einer Zeit, in der noch viel höhere Frequenzen in diese Realität einfließen und die Schwingung der gesamten Erde anheben. Die subtilen Energieebenen des Planeten werden einem enormen Schwingungsdruck ausgesetzt, der wiederum die fundamentalen Wetterveränderungen hervorruft. Steigt dieser Druck weiter an, wird es zu nie dagewesenen geologischen Umwälzungen kommen, von denen wir in der modernen Welt bisher nicht zu träumen gewagt haben. Es kommen nun immer mehr Beweise ans Tageslicht, die auf massive Veränderungen in unserer Umwelt hindeuten. In Großbritannien steigen die Wasserpegel von London, Birmingham und anderen großen Städten schnell an, einige um zwei Meter und mehr pro Jahr. Das hat grundlegende Auswirkungen auf unser tägliches Leben.[6]

So schwer es auch zu akzeptieren sein mag, aber die Wetterkatastrophen werden hauptsächlich durch das menschliche Bewusstsein und die Wellenlängen ausgelöst, die es aussendet. Unser kollektives Denken beeinflusst das planetarische Bewusstsein von Gaia, und wenn sie emotional und geistig aus dem Gleichgewicht gerät, hat das physische Auswirkungen, genauso wie beim menschlichen Körper. Wir können das Ausmaß der physischen Veränderungen jedoch eindämmen. Es liegt an unserem Bewusstsein und unseren Herzen, diesen Übergang wesentlich sanfter zu gestalten. Da sich immer mehr Menschen deprogrammieren und ihren Verstand und ihre Herzen öffnen, sind sie nicht länger Teil der alten Vibration, da sie in der Lage sind, sich mit der neuen zu verbinden und die höheren

Frequenzen der Freiheit, der Liebe und der Harmonie erden können. Je größer die Anzahl derer ist, die aus der alten Schwingung herausgehen und die neue betreten, umso sanfter und harmonischer wird der Übergang sein. Was auch immer geschieht, die Jahre des Frequenzgefängnisses sind beinahe vorüber. Die einzige verbleibende Frage ist die, wie holprig seine letzten Tage sein werden. Wenn wir katastrophale Folgen verhindern wollen, so ist es höchste Zeit zu handeln.

Wie immer liegen die Antworten in uns selbst. Wenn wir uns selbst heilen können und aufhören, uns vom Gefängniswärter-Bewusstsein durch die Globale Elite manipulieren zu lassen, so wird der gesamte Prozess einfacher sein und das Ende der hemmenden Frequenz wird sich beschleunigen. Wenn wir uns selbst heilen, uns öffnen und uns selbst vertrauen, werden wir einander heilen, und wir werden die Welt heilen. Genau das ist es, was gerade geschieht.

Endnoten

1 Siehe Bibliographie

2 „Hunt for the Most Powerful Particle of All" in *Daily Telegraph*, 05.07.1995

3 Siehe das Werk von Maurice Cotterell, insbesondere Cotterell, Maurice und Gilbert, Adrian: Die Prophezeiungen der Maya. Das geheime Wissen einer untergegangenen Zivilisation. Econ-Verlag, 2002; engl.: The Mayan Prophecies. Element, Shaftesbury, Dorset; Rockport, Massachusetts und Brisbane, Australien, 1995.

4 Marciniak, Barbara: Die plejadischen Schlüssel zum Wissen der Erde. Unser Erbe, unser Wissen, unsere selbstgewählte Aufgabe. Schirner, 2004; engl.: Earth – Pleiadian Keys To The Living Library. Bear & Company, Santa Fe, 1995, S. 135

5 Nichts ist jedoch hundertprozentig sicher. Die Elite hat Technologien zu ihrer Verfügung, die durch Manipulation der magnetischen Energiefelder das Wetter beeinflussen und besonders in einem kleinen Gebiet große Stürme erzeugen können. Außerirdische können dies mit Sicherheit.

6 „Water levels undermine safety of city buildings" in *The Times*, 06.10.1995, S. 12

20. Kapitel

Ich liebe Sie, Dr. Kissinger

Dies Buch ist aufrichtig, ohne Angst und in dem Wunsch geschrieben worden, die Ursache der Übel unseres Planeten und die Mittel offen zu legen, wie wir sie heilen können.

Nicht jede Angabe wird bis ins Letzte hundertprozentig richtig sein, geschweige denn jede Annahme, denn wir haben es hier mit Leuten und Organisationen zu tun, die möchten, dass derartige Informationen im Verborgenen bleiben. Den Schleier zu lüften ist eine lebenslange Arbeit. Meine Denkweise liegt jenseits von religiösen, rassischen oder politischen Dogmen. Ich möchte nur das zwangsweise Auferlegen von Glaubenssystemen durch diejenigen in Frage stellen, die Gewalt, Furcht, Schuldgefühle und die Unterdrückung von Informationen verwenden. Ich habe auch den Wunsch, dass unser Planet mit Liebe überflutet wird und die ganze Menschheit wieder ihr volles und unendliches Potential erlangen möge. Wenn irgendjemand beschließt, Teile diese Buches aus ihrem Zusammenhang zu reißen und sie als „rassistisch" zu deklarieren, so würde das nur etwas über den Zustand dieser Person selbst aussagen, jedoch nichts über mich. Ich wüsste nicht, wie man rassistisch ist, selbst wenn mein Leben davon abhinge.

Ich erstrebe Freiheit für mich selbst, für die Menschheit, für den ganzen Planeten und alle seine Lebensformen. Wenn Menschen etwas anderes glauben oder behaupten, etwas anderes zu glauben, ist das ihr Recht. Ich weiß, was in meinem Herzen ist, und das genügt mir. Solche Menschen würden auch davon profitieren, wenn sie sich daran erinnern, dass ihre Kinder und Enkelkinder in der Welt leben müssen, die wir ihnen hinterlassen – ganz gleich welche Hautfarbe sie haben oder aus welcher Kultur oder welchem Milieu sie stammen. Was sollten wir ihnen lieber vererben: die Freiheit oder die Neue Weltordnung? Des Rassismus angeklagt zu werden, obwohl man Liebe und Freiheit im Herzen trägt, kann frustrierend sein, aber keine noch so vernichtende Kritik kann mich stoppen. Es ist für die Menschheit an der Zeit, nicht mehr davonzulaufen. Es ist an der Zeit, die Angst loszulassen.

Sie werden sicherlich bemerkt haben, dass der Teil des Buches, der die weltweite Verschwörung analysiert, wesentlich länger ist als der zweite. Das ist kein Ungleichgewicht. Es steht symbolisch dafür, wie einfach die Antworten auf das sind, was ich in diesem Buch dargelegt habe. Die Prinzipien, die in diesen letzen Kapiteln stehen, enthalten alles, was wir brauchen, um die Wirklichkeit dieser Welt zu verändern. Wir müssen uns selbst lieben, respektieren und vergeben und dadurch alle anderen lieben, respektieren und ihnen vergeben. Das eine wird das andere nach sich ziehen. Es beginnt bei uns selbst. Ich muss keine neuen wirtschaftlichen und politischen Strukturen entwerfen und den Menschen erzählen, wie sie leben müssen, um eine bessere Gesellschaft zu schaffen. Wer bin ich, um jemand anderem zu sagen, was er zu tun hat? Ich weiß, was für mich selbst richtig ist, nicht für andere. Aus der Transformation des Bewusstseins, die dadurch hervorgerufen wird, dass wir uns selbst lieben, respektieren und vergeben, werden sich alle anderen Antworten ganz natürlich ergeben. Wir haben heute diese tyrannischen Strukturen, weil das die Realität ist, die das kollektive Bewusstsein durch seine Haltung sich selbst gegenüber erschaffen hat. Wenn wir diese Haltung ändern, verändern wir die Welt. Die Pyramide wird zum Kreis. Die menschliche Rasse mag sich selbst nicht, noch liebt sie sich. Das wird in der physischen Realität widergespiegelt. Wenn wir mit Liebe erfüllt sind, wird die Liebe ihre Arme um unseren Planeten legen, und auf dieser Grundlage wird sich dann alles Weitere von selbst ergeben.

Liebe

Mit Liebe meine ich eine wesentlich umfassendere Liebe, als die emotionale Beschlagnahme und das Besitzdenken, zu dem die Liebe auf Erden so sehr verkommen ist. Ich meine nicht: „Ich liebe dich, falls ich's mir mit dir vorstellen kann, Liebling." oder: „Ich liebe dich, falls ich das, was du tust, akzeptabel finde oder du meiner Idee von jemandem entsprichst, der es verdient, geliebt zu werden."

Ich meine: „Ich liebe dich, was immer du tust." Das bedeutet, dieses Buch zu lesen und dann zu sagen: Ich liebe Sie, Dr. Kissinger. Ich liebe euch, David Rockefeller, Georg Bush und Bill Clinton. Diese Art von Liebe. Bedingungslos und ohne Besitzanspruch. Die Art von Liebe, wie wir sie für unsere Kinder haben. Wir sind nicht immer damit einverstanden, was sie tun und sagen, aber wir lieben sie trotzdem.

Wenn wir einander in diesem Licht sehen können, werden die Übel dieses Planeten abklingen. Wenn wir diese bedingungslose Liebe für uns selbst und für einander empfinden würden, könnten wir keinen wirtschaftlichen Streit darüber anfangen, warum Obdachlose auf der Straße schlafen müssen. Das Wirtschaftssystem wäre der Liebe untergeordnet und würde diese Liebe widerspiegeln. Es wäre undenkbar, dass auch nur eine Person ohne ein angemessenes Dach über dem Kopf leben muss. Wir würden aufhören, für Geld Zinsen zu verlangen und würden die Schulden, die bisher aufgehäuft wurden, annullieren und zinsfrei ausgeben, was nötig ist, um für die Menschen genügend Häuser von guter Qualität zu bauen. Die Liebe in unseren Herzen würde nichts weniger als das zulassen. Wir würden die Tyrannei der Wirtschaft abschaffen und Gemeinschaften ermutigen, die Macht über ihr Leben zurückzugewinnen und den Menschen das zur Verfügung stellen, was für sie von Nutzen ist, nicht nur für einige aus der Globalen Elite. Liebe würde den Schmerz und das Leiden aufheben, mit denen wir das Tierreich überziehen. Durch Liebe würden wir erkennen, dass die privilegierte Minderheit dieses Planeten nicht fortfahren kann, auf dem Rücken der Dritten Welt zu leben und anschließend ihr Gewissen erleichtert, indem sie hier und da ein paar Münzen in eine Wohltätigkeitssammelbüchse wirft. Liebe würde darauf bestehen, dass wir von derartiger Wirtschaftsdiktatur ablassen und den unterdrückten Milliarden ermöglichen, ihr Leben zu ihrem eigenen Nutzen zu leben und nicht zum Nutzen der multinationalen Konzerne. Wenn Liebe im kollektiven menschlichen Herzen vorherrschte, gäbe es keine faschistischen CIA-Staatsstreiche mehr, um gewählte Regierungen zu stürzen, die entschlossen sind, den Bedürfnissen der Menschen zu dienen.

Die Liebe würde nicht länger mit den gegenwärtigen globalen Machtstrukturen kooperieren und dadurch zeigen, wie wenig Macht sie in Wirklichkeit besitzen. Sie existieren nur deshalb, weil wir sie geschaffen haben und weil wir fortfahren, mit ihnen zusammenzuarbeiten und uns ihrem Willen zu beugen. Die wahre Macht in einer Pyramide liegt in ihrem Fundament, nicht an der Spitze. Nichts wird überleben, wenn es nicht auf Liebe gegründet ist, und deshalb werden auch die gegenwärtigen Strukturen der Kontrolle nicht überleben. Die Regierungen, die wir in einer Welt der Liebe wählten, würden den Wunsch zu dienen und zu befreien widerspiegeln, nicht den, sich über andere zu erheben. Wie viele Menschen wählen heute mit Liebe in ihren Herzen? Die Menschen stimmen ganz überwiegend dafür, was für sie materiell gesehen kurzfristig am besten scheint. Das ist die Realität, die sie dann erschaffen – Regierungen, die sich selbst und kurzfristigen Eigeninteressen dienen und nicht den Interessen anderer. Wir bekommen, was wir gewählt haben, denn wir erhalten das, was wir während der Wahl kollektiv in unseren Herzen fühlen.

Wenn die Menschheit aus Liebe heraus zur Wahl ginge, würde sie auch solche Menschen anziehen und in die Regierung wählen. Es hat keinen Sinn, den Politikern alle Schuld dafür zu geben, was in der Welt passiert. Politiker können nur dadurch gewählt werden, dass sie den Menschen erzählen, was diese gemäß ihrer Programmierung hören wollen. Und die Menschen wollen hören, was materiell gesehen für sie dabei herausspringt. Die Art von Politikern, die wir wählen, ist eine genaue Reflexion der kollektiven Haltung, die für sie gestimmt hat. Wenn das kollektive menschliche Bewusstsein sich ändert, wird sich auch die Art der Politiker ändern, für die wir stimmen. Versuchen Sie mit einer Politik für ein Ende der westlichen Diktatur über die Dritte Welt gewählt zu werden, die Auswirkungen auf die Einkommen und die Importe der industrialisierten Länder haben würde. Keine Chance. Nur mit Liebe im kollektiven Herzen wird das möglich sein. Alle Macht dem Volk mit der Macht der Liebe.

Die Liebe für uns selbst wird unser Leben transformieren, nicht zuletzt auch die Art und Weise, wie wir uns selbst und andere heilen. Das Gesundheitswesen wird heute von den multinationalen Pharmakonzernen kontrolliert. 60 Prozent der Pharmaindustrie der USA werden allein von den Rockefellers kontrolliert. Folglich bietet die sich angeblich auf dem neuesten Stand befindliche „Medizin" als Antwort auf fast alle Übel das Skalpell und Medikamente an. Beides wird bei den Entscheidungsträgern durch Profit motiviert, nicht durch das Interesse am Wohl der Menschen. Wohlstand kommt vor Gesundheit. Das ewige Wissen über Heilung, das auf der Welt existiert und das versteht, wie Ungleichgewicht in unserem unendlichen Selbst körperliches Un-Wohlsein schafft, wird von der „offiziellen" Medizin ferngehalten. Die Auffassung Darwins und anderer vom Körper als einer Maschine ist immer noch die einzige, die an medizinischen Schulen und Krankenhäusern gelehrt wird. Die Medizin ist zu einer solchen Farce geworden, dass ein Krankenhausarzt, den ich einmal kennenlernte, zwar die Krankenschwestern homöopathisch behandelte, seine Patienten aber nur insgeheim auf diese Weise behandeln konnte, weil er sonst den Zorn des offiziellen, von der Pharmaindustrie kontrollierten medizinischen Establishments auf sich gezogen hätte. Millionen sterben an Krebs und gleichzeitig werden viele Therapien unterdrückt. Wenn man ein Patent nicht mit riesigem Gewinn einer Pharmafirma verkaufen kann, wird jede Anstrengung unternommen, Heilmethoden zu zerstören, die die heutigen sogenannten „unheilbaren" Krankheiten abschaffen würden. Es gibt keine unheilbaren Krankheiten. Alle sind von einem Energieungleichgewicht verursacht – einem Ungleichgewicht, das wieder in Harmonie gebracht werden kann, womit auch der Körper zur Gesundheit zurückkehrt. Außerhalb medizinischer Einrichtungen geschieht so etwas täglich.

Die Liebe für uns selbst wird darauf bestehen, die Macht über unseren eigenen Körper zurückzugewinnen. Die Pharmakonzerne herrschen, weil die Menschheit die Kontrolle über ihren Körper weitgehend den Ärzten und Pharmazeuten übergeben hat. Das drückt jedoch wieder nur aus, wie die Menschen außerhalb ihrer selbst nach Antworten suchen. Wir suchen außen nach der Bestätigung dafür, dass wir okay sind. Wir suchen außen nach jemandem, dem wir die Schuld geben können, wenn etwas schief geht. Wir suchen außen nach den Lösungen für unsere Beschwerden, wenn unser Körper krank ist. Die Antworten auf alle drei Dinge liegen jedoch in uns, in unseren Ansichten von uns selbst. Selbsthass und Frustrationen führen zu Krebs und Herzkrankheiten, und auch jede andere Störung steht mit geistigem, emotionalem oder spirituellem Ungleichgewicht in Zusammenhang, das einfach nur ausbalanciert werden muss. Ich kann Ihnen nur wärmstens ein Buch mit dem Titel „You Can Heal Your Life" von Louise Hay[1] empfehlen. Wenn wir anfangen, uns selbst zu lieben, und die Angst, die Schuldgefühle und den Groll loslassen, den wir Jahre und Äonen lang angesammelt haben, wird Krankheit schnell aus der Welt verschwinden, weil ganz einfach ihre Ursachen beseitigt sein werden. Wenn eine Krankheit auftritt, werden wir sie als Symbol dafür sehen, dass uns etwas im Inneren fehlt. Wir werden uns damit auseinandersetzen und uns wieder gesund denken. Unser physisches Un-Wohlsein ist auch das Ergebnis unseres inneren Un-Wohlseins, das von den magnetischen Mustern unserer Gedanken geschaffen wird.

Liebe ist nicht einfach nur ein Wort. Sie ist die Kraft, die die Schöpfung zusammenhält. Sie ist die Kraft, die uns zusammenhält. Immer wenn es an Liebe mangelt, fallen ein Leben oder eine Welt einfach auseinander.

Respekt

Respekt gepaart mit Liebe ist der ausgleichende Mechanismus einer jeden ausgewogenen Gesellschaft. Eine Gesellschaft im Ungleichgewicht erschafft endlose Gesetze und Bestimmungen, die „du sollst" und „du sollst nicht" sagen, um damit dem Mangel an Respekt beizukommen. Wenn wir Respekt für die Erde empfinden, brauchen wir keine Gesetze und Regierungsbehörden, die uns sagen, dass wir die Umwelt nicht schädigen oder verschmutzen sollen. Wir würden nicht einmal im Traum an so etwas denken. Wenn wir das Leben als heilig respektieren, brauchen wir keine Gesetze gegen die Grausamkeit an Tieren, denn wir würden nicht im Traum daran denken, einer Mitausdrucksform der Schöpfung ein Leid anzutun. Wenn wir das Recht anderer respektieren, ihr Leben so zu leben, wie es ihnen gefällt, werden wir nicht mehr danach trachten, ihnen unsere Meinung überzustülpen. Wir respektieren und feiern dann ihr Recht, anders zu sein. Nicht im Unrecht zu sein. Anders zu sein. Wenn derartiger Respekt für das kollektive menschliche Bewusstsein selbstverständlich ist, werden die Menschen ihr Leben so leben, wie sie es für richtig halten und anderen das Gleiche zugestehen. Alle werden ihr Verhalten so ausrichten, dass sie einander ihre Denkweise nicht aufdrängen. Es wird keine Notwendigkeit für Gesetze mehr geben, wie wir sie heute kennen, denn Liebe und Respekt werden das ausgleichende Moment sein, dass es verschiedenen Glaubensüberzeugungen ermöglicht, in Harmonie miteinander zu leben.

Der Respekt anderen gegenüber rührt wie immer aus dem Respekt für uns selbst. Ein Mangel an Respekt für andere ist der äußere Ausdruck für verminderten Selbstrespekt. Wenn wir uns selbst respektieren, hören wir auf, von anderen zu erwarten, dass sie uns sagen, was wir zu tun und zu denken haben. Wir haben Respekt für unsere eigene unbegrenzte Fähigkeit, in jeder Situation zu entscheiden, was wir tun können. Wir können andere um ihren Rat und ihre Meinung fragen, aber am Ende wird unser Selbstrespekt entscheiden. Der Respekt für uns selbst schließt auch das Selbstvertrauen ein, uns gegen eine Mehrheitsmeinung zu stellen, wenn es angemessen erscheint und nach unseren eigenen Werten und Moralvorstellungen zu entscheiden. Selbstrespekt lehnt es ab, sich all dem „Sollen" und „Müssen" zu beugen, dem wir von frühester Kindheit an unterworfen sind und dem wir uns selbst unterwerfen. Das Meiste davon ist von früheren Generationen ererbt und manchmal tausende von Jahren alt. Du musst das tun, du sollst das machen, ich muss dies und jenes tun. Wer sagt das? Der amerikanische Therapeut Albert Ellis nannte dieses Phänomen „Musturbation". Das viele „Müssen" wird sicherlich angesichts von Selbstrespekt abklingen. Liebe und Respekt für sich selbst ist die machtvollste Kombination in der Schöpfung. Mit beiden als Wegweiser kann es keine Furcht, keine Schuldgefühle oder psychologischen Faschismus geben. Und ohne sie gibt es keine Neue Weltordnung.

Vergeben

Die Last der Schuld, die von der Menschheit getragen wird und die größtenteils auf vorherige Leben zurückgeht, entsteht durch die Weigerung, uns selbst zu vergeben. Wenn wir uns selbst nicht vergeben, werden wir es umso schwieriger finden, anderen zu vergeben. Wenn wir anderen nicht vergeben, werden wir von unserem Groll aufgefressen und versuchen, an denen Rache zu nehmen, von denen wir meinen, dass sie uns schlecht behandelt hätten. Deswegen haben wir die Konflikte und Fehden, die sich über Generationen erstrecken und die ererbten Vorurteile und Trennungen, die die Globale Elite so sehr ausnutzt. Wenn wir unseren Ärger und unsere Verbitterung jetzt an den Menschen abreagieren, die ich in diesem Buch genannt habe, von denen einige nicht einmal wissen werden, woran sie eigentlich beteiligt sind, was würde das Gutes bewirken? Es ist richtig, dass wir wissen, was vor sich geht und die kennen, die uns zu kontrollieren versuchen. Ohne dieses Wissen wird man uns auch weiterhin manipulieren. Aber die Leute, die mit der Neuen Weltordnung zu tun haben, brauchen oder verdienen unseren Hass nicht. Niemand verdient das. Sie sind ebenso Opfer. Sie sind das physische Resultat des emotionalen und spirituellen Ungleichgewichts in ihnen, das andere kontrollieren und beherrschen möchte. Das Letzte, was sie brauchen, ist noch mehr Hass. Sie brauchen unsere Liebe. Damit meine ich keine Liebe, die alles, was vor sich geht, übersieht und zulässt, dass es ungehindert so weitergeht. Ich meine eine Liebe, die die Herausforderung annimmt, aber ohne Hass und ohne Rachegedanken.

Ich liebe Sie, ich liebe Sie, ich liebe Sie, Dr. Kissinger. Ich bin Sie und Sie sind ich. Wir sind einander. Aber ich werde die Mentalität der Neuen Weltordnung solange geistig herausfordern, bis die Zeit für mich gekommen ist, diesen Planeten zu verlassen und weiterzuziehen. Die beiden Haltungen der Liebe und des Herausforderns sind nicht unvereinbar. Genauso wenig wie dem Personal zu vergeben, aber gleichzeitig daran zu arbeiten, ihren Spielplan aufzudecken.

Sich selbst und anderen zu vergeben wird der Geschichte, die ich erzählt habe, ein Ende bereiten. Lasst uns das Trennende zwischen uns einreißen, denn es wurde nach dem klassischen Prinzip des „Teile und Herrsche“ kreiert. Dieses Prinzip ist der Grund hinter den künstlich erzeugten Kriegen und den Trennungen nach Rasse, Hautfarbe, Land, Klasse und Einkommen. Solange es ein „uns“ und ein „sie“ gibt, sind wir leichte Beute für einen Manipulator. Wenn das „uns“ und das „sie“ zum „wir“ wird, sehen wir, das jeder von uns ein Teil des anderen ist, und die Manipulation wird enden. Lasst uns einander umarmen, die Araber, die Juden, die Christen und die Muslime, die Manipulatoren und die Manipulierten. Es ist ein Albtraum gewesen, aber der Albtraum ist fast vorbei. Es ist Zeit zu träumen.

Du bist eine wunderschöne Seele. Du kannst sein, was immer du sein möchtest. Du bist einzigartig, und du wirst in einer Weise geliebt, die wir auf diesem Planeten so schwer zu verstehen finden. Es gibt Zeiten, in denen ich diese Liebe in allem und für alle, für die gesamte Schöpfung spüre – eine Liebe ohne Angst, Schuld, Groll, Urteil oder Trennung. Es ist eine Liebe, die über Worte hinaus geht und es liegt an uns – an Ihnen – sie zu nehmen, sie zu denken und zu fühlen. Wir sind zu lange fort gewesen, meine Freunde. Es ist Zeit, nach Hause zu gehen und sich wiederzuverbinden mit allem, was ist. Mit den Worten eines schönen Liedes, das für den Comic Relief Appeal aufgenommen wurde:

> Wenn wir zusammenhalten,
> Ist das unsre beste Zeit.
> Wir können alles, alles, alles tun,
> Seid nur stets für die Liebe bereit.
>
> Liebe baut Brücken,
> Zwischen Herz und Herz mit Leichtigkeit,
> Liebe baut Brücken,
> Glaubst du nicht, es ist an der Zeit?

Immer mehr Menschen rufen als Antwort auf diese Frage: „JA!" Wenn Liebe, Respekt und Vergeben das menschliche Bewusstsein erfüllen und wir die Missverständnisse der Vergangenheit einfach aus ihrer Existenz „weglieben", so sind wir dazu ausersehen, die erste Generation seit tausenden von Jahren zu werden, die unseren Kindern eine bessere Welt hinterlassen wird, als die Welt, die wir vorgefunden haben. Das ist unser Geschenk an und von diesem herrlichen Planeten.

Meine lieben Mitausdrucksformen Gottes, was für eine großartige Zeit zu leben.

Endnoten

1 Hay, Louise: You Can Heal Your Life. Eden Grove, London, 1988, zuerst von Hay House Inc., USA, 1984, veröffentlicht.

2 Judge, N.; Jaruis, J. und Overstreet, P.: „Love Can Build A Bridge", London Records 90 Ltd.

Postskriptum

Guten Abend, Herr Präsident

Als dieses Buch in Druck ging, besuchte ich die Aufführung einer Bühnenshow, und erhielt die Eintrittskarten auf normale Weise am Kartenschalter. Als ich die Treppen in die Arena hinaufging, traf ich auf eine Freundin, die besorgt und irritiert aussah. Was war das Problem? Sekunden vorher hatte sie einen Sicherheitsangestellten jemandem sagen hören, dass die Sicherheitssitze in Reihe S, Nummer 25, 26, 27 und 28 wären. Ich konnte verstehen, warum sie verunsichert war. Sie wusste aus einer früheren Unterhaltung, dass die Eintrittskarten, die ich für mich und einen weiteren Freund, Ayem, hatte, in Reihe S lagen und die Nummer 25 und 26 hatten! Was war da los?

Wir gingen zu den Sitzen, um zu sehen, was passieren würde, und als wir uns hinsetzten, drehten sich alle Köpfe zur Rückseite der Arena hin. Jemand trat, von Leibwächtern umgeben, inmitten eines Blitzlichtgewitters von Kameras herein. Meine Freundin kam dann herüber und löste das Rätsel auf: „Es ist Jimmy Carter", sagte sie. „Was?" In diesem Augenblick ging Jimmy Carter, der erste Präsident der Trilateralen Kommission, an meiner Sitzreihe vorbei und setzte sich mit seiner Frau … neben mich! Ich schüttelte seine Hand. „Guten Abend, Herr Präsident." Ich konnte nur knapp der Versuchung widerstehen, mich nach der Gesundheit von David Rockefeller zu erkundigen. Hier war ich, ein Mann, der Carter in „The Robots' Rebellion" und noch mehr in diesem Buch bloßgestellt hatte und saß nun direkt neben ihm, umgeben von CIA-Sicherheitsleuten. Ich lachte Tränen. Was mich wirklich umwarf, war, dass die Energie, die durch diejenigen arbeitet, die sich ernsthaft der spirituellen Transformation verschrieben haben, so stark ist, dass die Neue Weltordnung keine Chance auf Erfolg hat. Mr. Rockefeller, Dr. Kissinger, Mr. Carter und ihr anderen: Es ist vorbei, meine Freunde. Man hätte mir jeden Sitz aus den dreieinhalbtausend in der Arena zuweisen können. Ich hätte mehr als ein Jahr lang zu jeder anderen Aufführung der Show gehen können. Aber Ayem und ich waren an diesem Abend da und saßen neben diesem Mann. Unglaublich.

Während der Aufführung sagte ich zu Ayem, ich würde fühlen, dass ich Energie aus Carters Aura aufnähme. Ich wusste nicht genau, was es war, aber ich spürte definitiv einen Fluss zwischen uns. Gegen Ende der Show fühlte ich mich ein wenig aufgewühlt und später war ich stark agitiert. Am Ende wand ich mich auf dem Bett herum und schrie und knurrte wie irgendein verrücktes Tier. Ayem kniete neben mir und projizierte Liebesenergie auf mich. Eine Ebene meines Bewusstseins hatte vollständig die Kontrolle, denn ich wusste, was vor sich ging. Ungefähr 15 bis 20 Minuten lang erlebte ich das Bewusstsein, das die Welt kontrolliert und dies seit tausenden von Jahren tut. Seine Böswilligkeit, sein Hass, seine Arroganz, sein Ärger und sein Mangel an positiven Emotionen waren wirklich umwerfend. Als ich fühlte, dass ich genug erlebt hatte, öffnete ich meine Herzenergie (Liebe) und innerhalb von Sekunden war das Gefängniswärter-Bewusstsein gegangen. Ich lernte zwei Dinge aus dieser Erfahrung. Erstens hat das Gefängniswärter-Bewusstsein keine Kontrolle über die Liebe, und zweitens sind die Personen, die seit tausenden von Jahren hinter der Neuen Weltordnung stehen, von dieser Böswilligkeit besessen. Genauso wie die Nazis. Ich konnte genau verstehen, warum sie in der Geschichte in der Weise handelten, wie sie es taten.

Während ich da lag und die grotesken Emotionen des Gefängniswärter-Bewusstseins spürte, kamen mir folgende Worte so machtvoll in den Sinn ...

Vergib ihnen, denn sie wissen nicht, was sie tun.

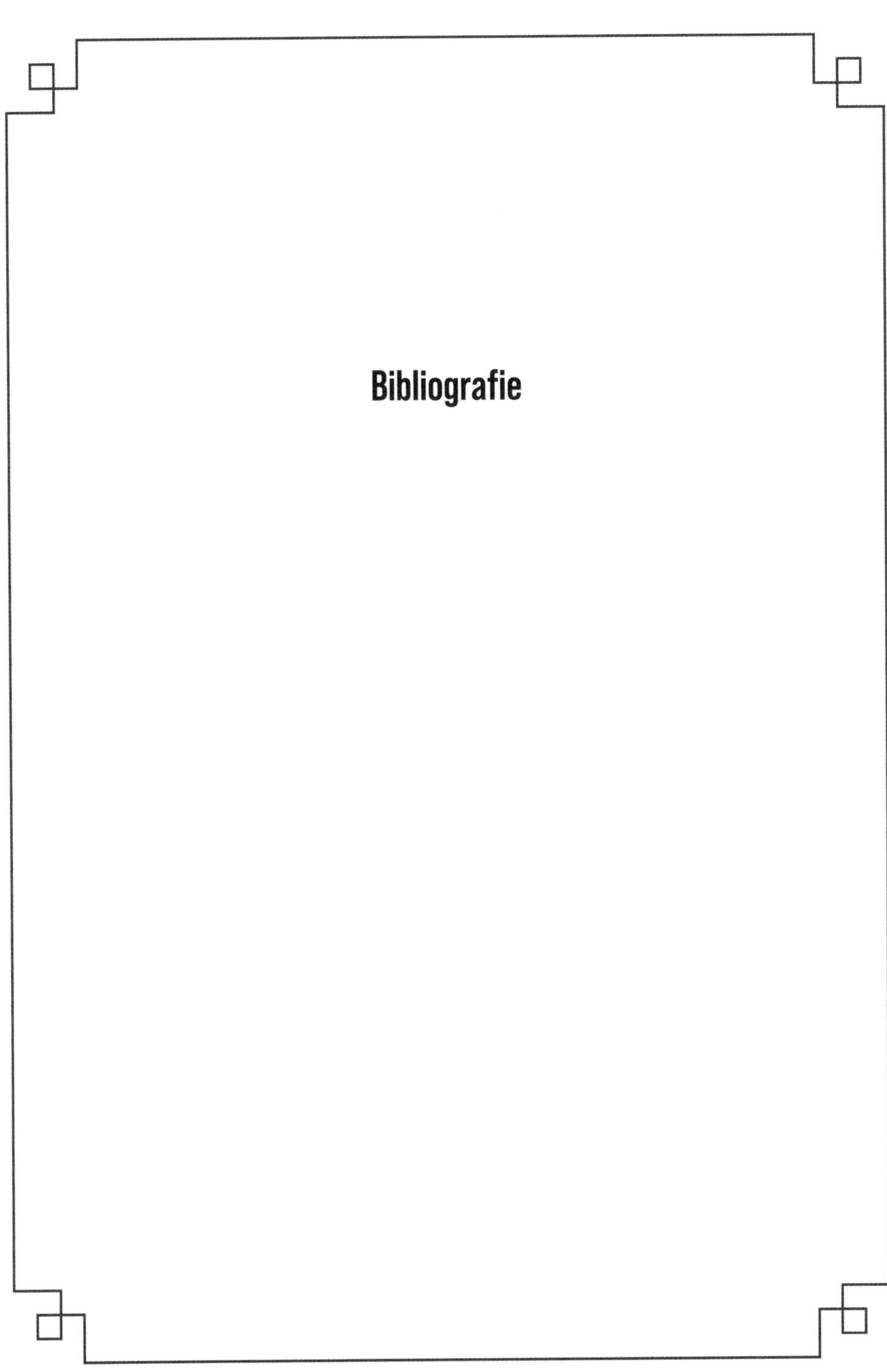

Bibliografie

Dies ist eine Liste von Büchern, die Sie für weitere, detaillierte Informationen über spezifische Themen zu Rate ziehen können. Sie enthalten einiges exzellentes Material. Ich stimme nicht allem zu, was diese Autoren sagen – bei einigen habe ich sogar eine völlig andere Auffassung über die darin behandelten Inhalte – doch interssieren mich vor allem die Daten, Namen und Orte, nicht das Glaubenssystem der Autoren.

- Allen, Gary: The Rockefeller File. '76 Press, Seal Beach, California, 1976
- Andrews, George C.: Extra-Terrestrials Among Us. Llewellyn Publications, St Paul, Minnesota, 1993
- Andrews, George C.: Extra-Terrestrial Friends And Foes. IllumiNet Press, Lilburn, GA, USA, 1993
- Antelman, Rabbi Marvin S.: To Eliminate The Opiate. Zahavia Ltd., New York-Tel Aviv, 1974
- Armstrong, George: The Rothschild Money Trust. (1940)
- Atkinson, Rodney und McWhirter, Norris: Treason At Maastricht, The Destruction Of The Nation State. Compuprint Publishing, Newcastle-Upon-Tyne, 1995
- Baigent, Michael; Leigh, Richard und Lincoln, Henry: Der heilige Gral. Das geheime Wirken der Bruderschaft. Tosa, 2004, ISBN 385492884X
- Bhutto, Benazir: Tochter Der Macht: Autobiograhie. Droemer Knaur, 1989
- Bowen, Russel S.: The Immaculate Deception. American West Publishers, Carson City, 1991
- Bromberger, Merry and Serge: Jean Monnet And The United States Of Europe. Coward-McCann Publishers, New York, 1969
- Brzezinski, Zbigniew: Die einzige Weltmacht. Amerikas Strategie der Vorherrschaft. Quadriga, Berlin, 1997, ISBN 3886793036
- Bullock, Alan: Hitler. Eine Studie über Tyrannei. Droste, 1986, ISBN 3770000102
- Burdick, Thomas und Mitchell, Charlene: Blue Thunder, Simon and Schuster, New York, 1990
- Chomsky, Noam: Letters From Lexington, Reflections On Propaganda. Common Courage Press, Monroe, Maine, USA, und AK Press, Edinburgh, Scotland, 1993

- Chomsky, Noam: What Uncle Sam Really Wants. Odonian Press, Berkeley, California, 5. Auflage, 1993
- Chomsky, Noam: World Orders, Old And New. Pluto Press, 345 Archway Road, London, N6 5AA
- Coleman, Dr. John: Komitee 300. Die konspirative Hierarchie. Michaels Verlag, Peiting, 1998, ISBN 978-3895392801
- Collins, Tony: Open Verdict, An Account Of 25 Mysterious Deaths In The Defense Industry. Sphere Books, London, 1990
- Cooper, William: Behold A Pale Horse. Light Technology Publishing, Sedona, Arizona, 1991
- Cowles, Virginia: The Rothschilds, A Family Of Fortune. Weidenfeld and Nicolson, London, 1973
- Deacon, Richard: The Truth Twisters. Macdonald, London, 1987
- Delair, J.B. und Allan, D.S.: When The Earth Nearly Died. Gateway Books, Bath, 1995
- Demaris, Ovid: The Last Mafioso. Bantam Books, New York, 1981
- Deyo, Stan: The Cosmic Conspiracy. West Australian Texas Trading, Neuauflage, 1992
- Drummey, James J.: The Establishment's Man. Western Islands, Appleton, Wisconsin, 1991
- Dubois, Josiah E. Jr.: Generals In Grey Suits. The Bodley Head, London, 1953
- Dulles, John Foster: American Red Cross. Harper, New York, 1950
- Dziurski, Major Alojzy: Freedom Fighter. J.A. Dewar, Victoria, Australia, 1983
- Editors of the *Executive Intelligence Review*: „Dope Inc.“; *Executive Intelligence Review*, Washington DC, 1992
- Ehrlich, Dr. Paul R.: The Population Bomb. Ballantine Books, New York, 1968
- Engdahl, F. William: Mit der Ölwaffe zur Weltmacht. Der Weg zur neuen Weltordnung. Kopp Verlag, Rottenburg, 2006, ISBN 978-3938516195
- Essene, Virginia und Nidle, Sheldon: You Are Becoming A Galactic Human. S.E.E. Publishing, California, 1994
- Eveland, Wilbur Crane: Ropes Of Sand: America's Failure In The Middle East. W.W. Norton and Co, 1980
- George, David Lloyd: Is It Peace? Hodder and Stoughton, London, 1923

- George, John und Wilcox, Laird: Nazis, Communists, Klansmen And Others On The Fringe. Prometheus Books, New York, 1992
- Giancana, Sam und Chuck: Double Cross: The Explosive Inside Story Of The Mobster Who Controlled America. Warner Books, New York, 1992
- Goodman, Linda: Star Signs: The Secret Codes Of The Universe. Pan, London, 1987
- Green, Stephen: Taking Sides: America's Secret Relations With A Militant Israel. William Morrow and Co, New York, 1984
- Hall, Manly P.: America's Assignment With Destiny, The Adepts In The Western Esoteric Tradition. Part Five. The Philosophical Research Society, Los Angeles, California, 1979
- Hancock, Graham: Fingerprints Of The Gods. Heinemann, London, 1995
- Hanfstaengl, Ernst: Hitler – The Missing Years. London, 1957
- Hay, Louise L.: You Can Heal Your Life. Hay House Inc and Eden Grove Editions, London, 1988
- Helsing, Jan van: Secret Societies And Their Power In The 20th Century. Ewertverlag, Gran Canaria, Spanien, 1995
- Hersh, Seymour M.: Atommacht Israel. Droemer Knaur, ISBN 3426265923
- Heymann, David C.: A Women Named Jackie. New American Library, New York, 1989
- Heymann, Hans: Plans For Permanent Peace. Harper and Brothers, New York, 1941
- House, Colonel Edward Mandell und Dru, Philip: Administrator. B.W. Huebsch, 1912
- Hurt, Henry: Reasonable Doubt: An Investigation Into The Assassination Of John F. Kennedy. Holt, Rinehart and Winston, New York, 1985
- Issacson, Walter und Evan, Thomas: The Wise Men: Six Friends And The World They Made. Simon and Schuster, New York, 1986
- Jasper, William F.: Global Tyranny...Step by Step: The United Nations And The Emerging New World Order. Western Islands, Appleton, Wisconsin, 1992
- Kasun, Jacqueline: The War Against Population. Ignatius Press, San Francisco, 1988

- Keith, Jim: Alternative 3. Die Beweise. Michaels Verlag, 1999, ISBN 3895392553
- Knight, Stephen: The Brotherhood. Panthar Books, London, 1983
- Koestler, Arthur: The Thirteenth Tribe – The Khazar Empire And Its Heritage. Hutchinson, London, 1976
- Kurzman, Dan: Ben-Gurion: Prophet Of Fire. Simon and Schuster, New York, 1983
- Lane, Mark: Plausible Denial. Thunders' Mouth Press, New York, 1992
- Lilienthal, Alfred M.: What Price Israel? Henry Regnery, Chicago, 1953
- MacNeil, Jim; Winsemius, Pieter und Yakushiji, Taizo: Beyond Interdependence: The Meshing Of The World's Economy And The Earth's Ecology. Oxford University Press, New York, 1991
- Marciniak, Barbara: Die Boten des Neuen Morgens. Lehren von den Plejaden. Schirner, 2004, ISBN: 978-3897674059
- Marciniak, Barbara: Die Plejadischen Schlüssel zum Wissen der Erde. Schirner, 2004, ISBN: 978-3897674042
- Marrs, Jim: Crossfire: The Plot That Killed Kennedy. Carrol and Graf Publishers, New York, 1989
- McIllany, William H. II.: The Tax Exempt Foundations. Arlington House, Westport CT, USA, 1980
- Mead, Professor G. R. S.: Fragments Of A Faith Forgotten. The Theosophical Publishing Society, London, 1906
- Meiers, Michael: Was Jonestown A CIA Experiment? A Review Of The Evidence. *Studies in American Religion*, Vol. 35, The Edward Merlin Press, 1985
- Milan, Michael: The Squad: The US Government's Secret Alliance With Organised Crime. Shapolsky Publishers, New York, 1989
- Morgenstern, George: Pearl Harbour 1941. Eine amerikanische Katastrophe. Herbig Verlag, 1996, ISBN: 3776619961
- Morrow, Robert D.: The Senator Must Die: The Murder Of Robert F. Kennedy. Roundtable Publishing, Santa Monica, 1988
- Mullins, Eustace: The World Order, Our Secret Rulers. Self Published, USA, Second Edition, 1992
- Nichols, Preston B. und Moon, Peter: Das Montauk-Projekt. Experimente mit der Zeit. Michaels Verlag, Peiting, 1994, ISBN 978-3895392696

- Nichols, Preston B. und Moon, Peter: Das Montauk-Projekt 2. Rückkehr nach Montauk. Abenteuer mit der Synchronizität. Michaels Verlag, 1995, ISBN 978-3895392702
- O'Brien, Christian: The Genius Of The Few. Turnstone Press, Wellingborough, Northamptonshire, 1985
- Perloff, James: The Shadows Of Power: The Council On Foreign Relations And The American Decline. Western Islands, Appleton, Wisconsin, USA, 1988
- Piper, Michael Collins: Final Judgement, The Missing Link In The JFK Assassination Conspiracy. The Wolfe Press, Washington DC, 1995
- Quigley, Carroll: The Anglo-American Establishment. Books in Focus, New York, 1981
- Quigley, Carroll: Tragedy And Hope. Macmillan, New York, 1966
- Raël, Claude Vorilhon: The Message Given To Me By Extra-Terrestrials, They Took Me To Their Planet. AOM Corporation, Tokyo, Japan, 1986
- Ramsey, Captain A.H.M.: The Nameless War. Omni Publications, London, 1952
- Reed, Douglas: Controversy Of Zion. Dolphin Pres, London, 1978
- Schafly, Phyllis und Ward, Admiral Chester USN (ret): Kissinger On The Couch. Arlington House, New York, 1975
- Sedir, P.: Histoire Et Doctrine Des Rose-Croix. Paris, 1910
- Shasti, Hari Prasad: The Ramayana Of Valmiki, Shanti Sadan, London, 1976, 3 Bde.
- Short, Martin: Inside The Brotherhood. Grafton Books, London, 1990
- Sitchin, Zecharia: Der zwölfte Planet. Die Chroniken des Planeten Erde. Kopp Verlag, 2003, ISBN: 3930219581
- Sklar, Holly (Hrsg.): Trilateralism: The Trilateral Commission And The Elite Planning For World Management. South End Press, Boston, USA, 1980
- Skousen, W. Cleon: The Naked Capitalist. Self published, Salt Lake City, Utah, 1970
- Snow, John Howland: The Case Of Tyler Kent. The Long House, New Canaan, Connecticut, 1946, 1962
- Stich, Rodney: Defrauding America. Diablo Western Press, Alamo, California, 1994

- Suster, Gerald: Hitler And The Age Of Horus. Sphere Books, London, 1981
- Sutton, Anthony C.: Wall Street And The Bolshevik Revolution. Veritas Publishing Company, Morley, Western Australia, 1981
- Sutton, Anthony C.: Wall Street And The Rise Of Hitler. Heritage Publications, Melbourne, Australia, and Bloomfield Books, Sudbury, Suffolk, England, 1976
- Sutton, Anthony C.: An Introduction To The Order, How The Order Controls Education, and How The Order Creates War And Revolution. Veritas Publishing Co., Bullsbrook, Western Australia, 1985
- Tarpley, Webster Griffin, and Anton Chaitkin: George Bush, The Unauthorised Biography. Executive Intelligence Review, Washington DC, 1992
- Taylor, Ian T.: In The Minds Of Men. Darwin And The New World Order. TFE Publishing, Toronto, Canada, 1984
- Thompson, Richard L.: Alien Identities. Govardhan Hill Publishing, San Diego, 1993
- Valenan, Valdamar: The Matrix. Arcturus Books, 1988
- Van der Beugel, Ernst H.: From Marshall Aid To Atlantic Partnership. Elsevier Publishing Co., Amsterdam, New York, 1966
- Viereck, George Sylvester: The Strangest Friendship In History: Woodrow Wilson And Colonel House. Liveright, New York, 1932
- Walker, Martin J.: Dirty Medicine. Sling Shot Publications, London, 1993
- Wean, Gary L.: There's A Fish In The Courthouse. Casitas Books, Oak View, California, 1987
- Wise, Jennings C.: Woodrow Wilson: Disciple Of Revolution. Paisley Press, New York, 1938
- Wooden, Kenneth: The Children Of Jonestown. McGraw-Hill, New York, 1981

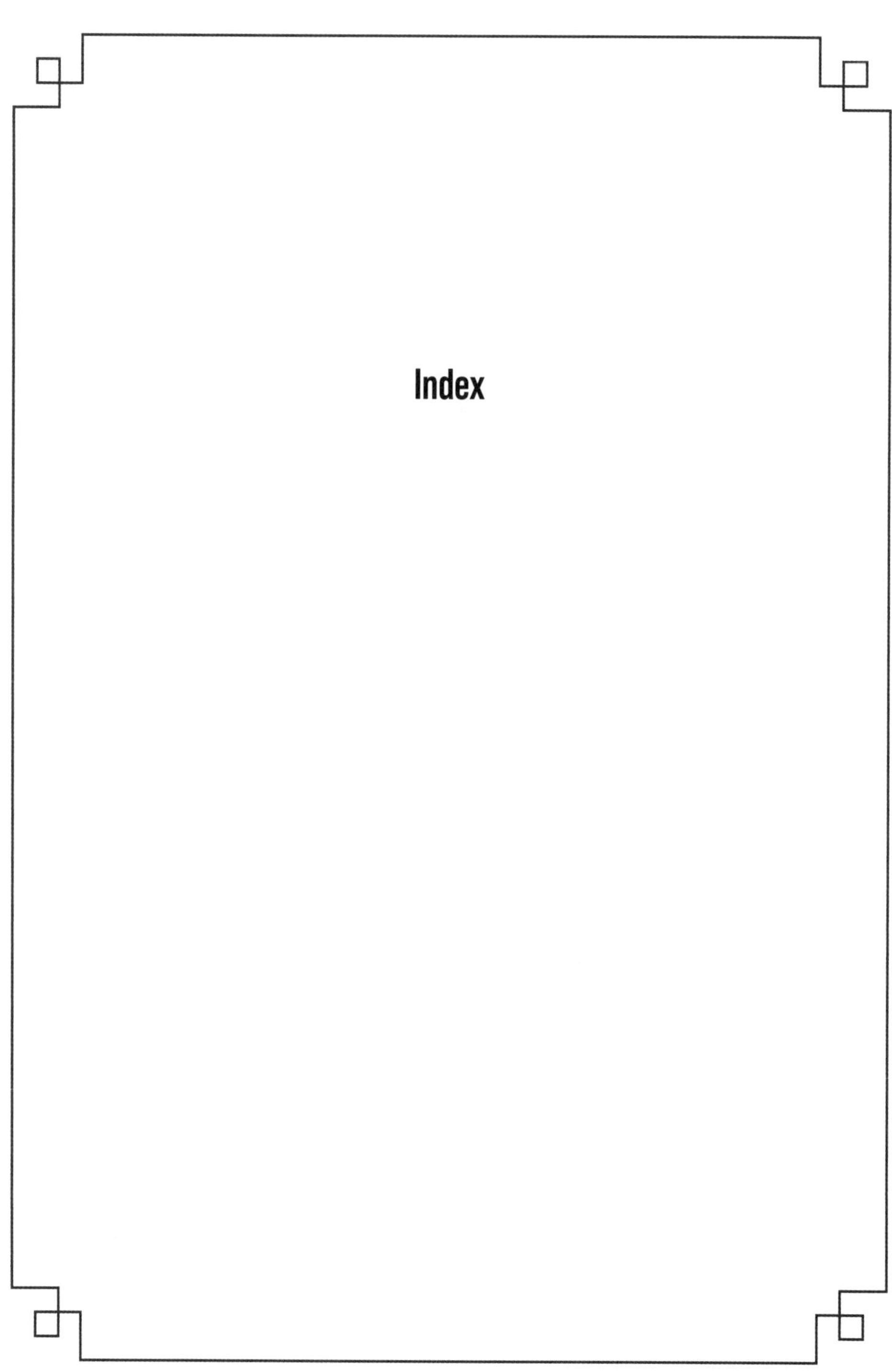

Index

Symbole

A

B

C

D

E

K

M

N

O

P

Q

R

S

T

U

V

W

Y

Z